Cirurgia de
AMBULATÓRIO

Cirurgia de
AMBULATÓRIO

Cirurgia de AMBULATÓRIO

PAULO ROBERTO SAVASSI-ROCHA

Professor Titular do Departamento de Cirurgia da Faculdade de Medicina da UFMG. Chefe do Instituto Alfa de Gastroenterologia do Hospital das Clínicas da UFMG. Belo Horizonte/MG.

SORAYA RODRIGUES DE ALMEIDA SANCHES

Professora Adjunta-Doutora do Departamento de Cirurgia da Faculdade de Medicina da UFMG. Membro do Grupo de Esôfago, Estômago e Duodeno do Instituto Alfa de Gastroenterologia do Hospital das Clínicas da UFMG. Coordenadora da Residência em Cirurgia Geral do Hospital das Clínicas da UFMG. Belo Horizonte/MG.

ALEXANDRE LAGES SAVASSI-ROCHA

Cirurgião Geral. Mestre em Medicina (Área de Concentração: Gastroenterologia) pelo Curso de Pós-Graduação em Gastroenterologia da Faculdade de Medicina da UFMG. Doutorando em Medicina (Área de Concentração: Ciências Aplicadas à Cirurgia e à Oftalmologia) pelo Curso de Pós-Graduação da Faculdade de Medicina da UFMG. Membro do Grupo de Esôfago, Estômago e Duodeno do Instituto Alfa de Gastroenterologia do Hospital das Clínicas da UFMG. Belo Horizonte/MG.

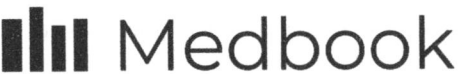

CIRURGIA DE AMBULATÓRIO
Direitos exclusivos para a língua portuguesa
Copyright © 2013 by
MEDBOOK – Editora Científica Ltda.

NOTA DA EDITORA: Os autores desta obra verificaram cuidadosamente os nomes genéricos e comerciais dos medicamentos mencionados; também conferiram os dados referentes à posologia, objetivando informações acuradas e de acordo com os padrões atualmente aceitos. Entretanto, em função do dinamismo da área da saúde, os leitores devem prestar atenção às informações fornecidas pelos fabricantes, a fim de se certificarem de que as doses preconizadas ou as contraindicações não sofreram modificações, principalmente em relação a substâncias novas ou prescritas com pouca frequência. Os autores e a Editora não podem ser responsabilizados pelo uso impróprio nem pela aplicação incorreta de produto apresentado nesta obra.

Apesar de terem envidado o máximo de esforço para localizar os detentores dos direitos autorais de qualquer material utilizado, os autores e editores desta obra estão dispostos a acertos posteriores caso, inadvertidamente, a identificação de algum deles tenha sido omitida.

Editoração Eletrônica: REDB – Produções Gráficas e Editorial Ltda.

CIP-BRASIL. CATALOGAÇÃO-NA-FONTE
SINDICATO NACIONAL DOS EDITORES DE LIVROS, RJ

R298c

Savassi-Rocha, Paulo Roberto, 1947-
  Cirurgia de ambulatório / Paulo Roberto Savassi-Rocha, Soraya Rodrigues de Almeida Sanches, Alexandre Lages Savassi-Rocha. - Rio de Janeiro : MedBook, 2013.
  960p.

  Inclui bibliografia
  ISBN 978-85-99977-81-1

  1. Cirurgia ambulatorial. I. Sanches, Soraya Rodrigues de Almeida. II. Savassi-Rocha, Alexandre Lages. III. Título.

12-3344.   CDD: 617.024
                CDU: 616-089.8

18.05.12 30.05.12   035739

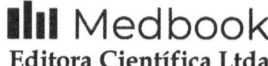 Medbook
Editora Científica Ltda
Avenida Treze de Maio 41/sala 804 – Cep 20.031-007 – Centro – Rio de Janeiro – RJ
Telefone: (21) 2502-4438 – www.medbookeditora.com.br – instagram: @medbookoficial
contato@medbookeditora.com.br – vendasrj@medbookeditora.com.br

AGNALDO LOPES SILVA FILHO

Especialista em Cirurgia Geral e Ginecologia e Obstetrícia. Doutor em Ginecologia pela UNESP. Pós-Doutorado pela Universidade do Porto/Portugal. Professor Adjunto do Departamento de Ginecologia e Obstetrícia da Faculdade de Medicina da UFMG. Professor da Pós-Graduação em Ginecologia da Faculdade de Medicina de Botucatu (UNESP). Professor da Pós-Graduação do Programa de Saúde da Mulher da Faculdade de Medicina da UFMG. Belo Horizonte/MG

AGNALDO SOARES LIMA

Professor Adjunto do Departamento de Cirurgia da Faculdade de Medicina da UFMG. Coordenador do Grupo de Transplantes do Instituto Alfa de Gastroenterologia do Hospital das Clínicas da UFMG. Doutor em Medicina. Belo Horizonte/MG

ALBERTO JULIUS ALVES WAINSTEIN

Cirurgião Oncológico. Mestre em Medicina pela Faculdade de Medicina da UFMG. Doutor em Oncologia pela Fundação Antônio Prudente/Hospital do Câncer – SP. Pós-Doutorado no Albert Einstein Cancer Center, New York/EUA. Pós-Doutorado no Karmanos Cancer Institute, Michigan/EUA. Professor da Faculdade de Ciências Médicas de Minas Gerais. Coordenador do Centro de Oncologia do Hospital Alberto Cavalcanti da FHEMIG. Vice-Presidente do Grupo Brasileiro de Melanoma. Belo Horizonte/MG

ALBERTO OKUHARA

Membro do Serviço de Cirurgia Vascular do Hospital das Clínicas da UFMG. Especialista em Cirurgia Vascular pelo MEC. Belo Horizonte/MG

ALCEBÍADES VITOR LEAL FILHO

TSA-SBA. Anestesiologista do Hospital das Clínicas da UFMG. Belo Horizonte/MG

ALEXANDRE DE ANDRADE SOUSA

Titular da Sociedade Brasileira de Cirurgia de Cabeça e Pescoço. Doutor em Medicina (Área de Concentração: Ciências Aplicadas à Cirurgia e a Oftalmologia) pelo Curso de Pós-Graduação da Faculdade de Medicina da UFMG. Membro do Grupo de Cirurgia de Cabeça e Pescoço do Instituto Alfa de Gastroenterologia do Hospital das Clínicas da UFMG. Coordenador do Serviço de Cirurgia de Cabeça e Pescoço do Hospital da Baleia. Belo Horizonte/MG

ALEXANDRE LAGES SAVASSI-ROCHA

Cirurgião Geral. Mestre em Medicina pelo Curso de Pós-Graduação em Gastroenterologia da Faculdade de Medicina da UFMG. Doutorando em Medicina (Área de Concentração: Ciências Aplicadas à Cirurgia e à Oftalmologia) pelo Curso de Pós-Graduação da Faculdade de Medicina da UFMG. Membro do Grupo de Esôfago, Estômago e Duodeno do Instituto Alfa de Gastroenterologia do Hospital das Clínicas da UFMG. Belo Horizonte/MG

ALEXANDRE PRADO DE RESENDE

Cirurgião do Grupo de Transplantes e do Grupo de Fígado, Vias Biliares, Pâncreas e Baço do Instituto Alfa de Gastroenterologia do Hospital das Clínicas da UFMG. Chefe do Serviço de Cirurgia Geral II do Hospital Vera Cruz. Título de Especialização Avançada em Cirurgia Visceral e Digestiva pela Universidade Louis Pasteur – Strasbourg/França. Belo Horizonte/MG

ÂNGELA ANDRADE MAESTRINI

Doutora em Oftalmologia pela Universidade Federal de Minas Gerais. Belo Horizonte/MG

ANTÔNIO EDUARDO PEREIRA MORATO

Membro das Equipes de Cirurgia de Mão do Hospital Mater Dei e do Hospital da Polícia Militar de Minas Gerais. Belo Horizonte/MG

ANTÔNIO LACERDA FILHO

Professor Adjunto do Departamento de Cirurgia da Faculdade de Medicina da UFMG. Membro do Grupo de Coloproctologia do Instituto Alfa de Gastroenterologia do Hospital das Clínicas da UFMG. Membro Titular da Sociedade Brasileira de Coloproctologia. Belo Horizonte/MG

ANTÔNIO TUFI NEDER FILHO

Médico Ortopedista e Cirurgião de Mão. Membro Titular da Sociedade Brasileira de Ortopedia e Traumatologia. Membro Titular da Associação Brasileira de Cirurgia de Mão. Membro da American Academy of Orthopaedic Surgeons. Membro da American Society for Surgery of the Hand. Belo Horizonte/MG

ARNALDO PEREIRA FERRAZ

Professor Adjunto do Departamento de Cirurgia da Faculdade de Medicina da UFMG. Membro do Grupo de Urgência do Instituto Alfa de Gastroenterologia do Hospital das Clínicas da UFMG. Belo Horizonte/MG

BEATRIZ SILVA DE ABREU

Médica Dermatologista. Membro Efetivo da Sociedade Brasileira de Dermatologia. Belo Horizonte/MG

BERNARDO ALMEIDA CAMPOS

Professor Substituto do Departamento de Cirurgia da Faculdade de Medicina da UFMG. Membro do Serviço de Cirurgia Pediátrica do Hospital das Clínicas da UFMG. Mestre e Doutorando em Cirurgia do Curso de Pós-Graduação em Ciências Aplicadas à Cirurgia e à Oftalmologia da Faculdade de Medicina da UFMG. Belo Horizonte/MG

BRUNO ANTONIO MACIENTE

Acadêmico da Faculdade de Medicina da UFMG. Belo Horizonte/MG

BRUNO RIGHI RODRIGUES DE OLIVEIRA

Cirurgião Geral e do Aparelho Digestivo do Instituto Alfa de Gastroenterologia do Hospital das Clínicas da UFMG. Belo Horizonte/MG

CARLOS EDUARDO GUIMARÃES LEÃO

Chefe do Serviço de Cirurgia Plástica e Queimados da Rede FHEMIG. Membro Titular da Sociedade Brasileira de Cirurgia Plástica. Membro Titular Fundador da Sociedade Brasileira de Queimaduras. Membro Titular da Federação Ibero-Latino-Americana de Cirurgia Plástica. Membro Titular Fundador da Associação Brasileira de Cirurgia de Restauração Capilar. Membro Titular (Cadeira 13) da Academia Mineira de Medicina. Belo Horizonte/MG

CARLOS FARIA SANTOS AMARAL

Professor Aposentado do Departamento de Clínica Médica da Faculdade de Medicina da UFMG. Belo Horizonte/MG

CARLOS INÁCIO COELHO DE ALMEIDA

Especialista em Cirurgia Plástica pelo Hospital dos Defeitos da Face – São Paulo. Membro Titular da Sociedade Brasileira de Cirurgia Plástica. Active Member of the International Society of Asthetic Plastic Surgery (ISAPS). Preceptor Chefe do Serviço de Cirurgia Plástica do Hospital Júlia Kubitschek da FHEMIG. Belo Horizonte/MG

CIRÊNIO DE ALMEIDA BARBOSA

Mestre e Doutor em Cirurgia pela Faculdade de Medicina da UFMG. Titular do Colégio Brasileiro de Cirurgiões. Professor Titular de Cirurgia do Instituto Metropolitano de Ensino Superior – IMES/UNIVAÇO. Professor Assistente do Departamento de Cirurgia da Faculdade de Ciências Médicas de Minas Gerais. Belo Horizonte/MG

CLÉCIO PIÇARRO

Professor Adjunto do Departamento de Cirurgia da Faculdade de Medicina da UFMG. Membro do Serviço de Cirurgia Pediátrica do Hospital das Clínicas da UFMG. Belo Horizonte/MG

DACLÉ VILMA CARVALHO

Enfermeira. Doutora em Enfermagem. Professora Associada da Escola de Enfermagem da UFMG. Belo Horizonte/MG

DANIEL XAVIER LIMA

Professor Adjunto da Faculdade de Medicina da UFMG. Mestre e Doutor em Cirurgia pela Faculdade de Medicina da UFMG. Membro Titular da Sociedade Brasileira de Urologia. Belo Horizonte/MG

DANIELA REZENDE NEVES

Médica Dermatologista. Membro Efetivo da Sociedade Brasileira de Dermatologia. Belo Horizonte/MG

ELINE LIMA BORGES

Professora Adjunta-Doutora da Escola de Enfermagem da UFMG. Estomaterapeuta TiSOBEST. Belo Horizonte/MG

FABIANO SOARES CARNEIRO

Título Superior de Anestesiologia pela Sociedade Brasileira de Anestesiologia (TSA/SBA). Instrutor e Anestesiologista do Centro de Ensino e Treinamento (CET) do Hospital das Clínicas da UFMG. Anestesiologista do Hospital Lifecenter. Belo Horizonte/MG

FÁBIO MENDES BOTELHO FILHO

Residente de Cirurgia Geral do Hospital das Clínicas da UFMG. Belo Horizonte/MG

FERNANDA VIDIGAL VILELA LIMA

Professora Substituta do Departamento de Oftalmologia e Otorrinolaringologia da Faculdade de Medicina da UFMG. Mestranda no Curso de Pós-Graduação em Ciências Aplicadas à Cirurgia e à Oftalmologia da Faculdade de Medicina da UFMG. Belo Horizonte/MG

FLÁVIA VASQUES BITTENCOURT

Especialista em Clínica Médica e Dermatologia. Mestre e Doutora em Medicina pela UFMG. Professora Adjunta da Faculdade de Medicina da UFMG. Coordenadora do Ambulatório de Lesões Pigmentadas do Serviço de Dermatologia do Hospital das Clínicas da UFMG. Belo Horizonte/MG

GABRIEL GONTIJO

Professor do Departamento de Clínica Médica da Faculdade de Medicina da UFMG. Mestre em Dermatologia pela UFMG. Preceptor de Cirurgia no Serviço de Dermatologia do Hospital das Clínicas da UFMG. Especialista em Dermatologia, Cirurgia Dermatológica, Cirurgia Micrográfica de Mohs, Cosmiatria e *Laser* em Dermatologia. Membro Efetivo da Sociedade Brasileira de Dermatologia. Membro Efetivo da Sociedade Brasileira de Cirurgia Dermatológica. Membro Permanente do Conselho Deliberativo da Sociedade Brasileira de Cirurgia Dermatológica. Membro Efetivo da American Academy of Dermatology. Vice-Presidente Eleito da Sociedade Brasileira de Dermatologia. Belo Horizonte/MG

GLAYSSON TASSARA TAVARES

Preceptor da Residência de Dermatologia do Hospital das Clínicas da UFMG. Professor Assistente de Dermatologia da Faculdade de Medicina da UFMG. Belo Horizonte/MG

GUILHERME SOUZA SILVA

Membro do Grupo de Cirurgia de Cabeça e Pescoço do Instituto Alfa de Gastroenterologia do Hospital das Clínicas da UFMG e dos Serviços de Cirurgia de Cabeça e Pescoço do Hospital da Baleia e Hospital Alberto Cavalcanti/FHEMIG. Belo Horizonte/MG

GUSTAVO BRAGA MURTA

Membro do Serviço de Cirurgia Vascular do Hospital das Clínicas da UFMG. Especialista em Cirurgia Vascular pela AMB/CFM. Área de Atuação em Ecografia Vascular pela AMB/CFM. Belo Horizonte/MG

GUSTAVO MEYER DE MORAES

Especialista em Cirurgia de Cabeça e Pescoço pela Sociedade Brasileira de Cirurgia de Cabeça e Pescoço. Professor Substituto do Departamento de Cirurgia da Faculdade de Medicina da UFMG. Membro do Grupo de Cirurgia de Cabeça e Pescoço do Instituto Alfa de Gastroenterologia do Hospital das Clínicas da UFMG. Belo Horizonte/MG

HENRIQUE GOMES DE BARROS

Professor Adjunto do Departamento de Cirurgia da Faculdade de Medicina da UFMG. Mestre e Doutor pela Faculdade de Medicina da UFMG. Cirurgião do Instituto Alfa de Gastroenterologia do Hospital das Clínicas da UFMG. Belo Horizonte/MG

ISABELA DE ANDRADE SOUSA

Cirurgiã-Dentista. Especialista em Periodontia. Membro do Grupo de Cirurgia de Cabeça e Pescoço do Instituto Alfa de Gastroenterologia do Hospital das Clínicas da UFMG. Belo Horizonte/MG

IVANA DUVAL DE ARAÚJO

Professora Associada da Faculdade de Medicina da UFMG. Especialista em Cirurgia Geral. Doutora em Medicina (Área de Concentração: Cirurgia) pela UFMG. Belo Horizonte/MG

JANE ANDRÉA VIEIRA NOVAES

Enfermeira do Instituto Alfa de Gastroenterologia do Hospital das Clínicas da UFMG. Especialista em Assistência de Enfermagem ao Portador de Lesão Cutânea. Especialista em Sistematização da Assistência em Enfermagem. Belo Horizonte/MG

JOÃO MARCOS ARANTES SOARES

Titular da Sociedade Brasileira de Cirurgia de Cabeça e Pescoço. Mestre em Cirurgia de Cabeça e Pescoço pelo Hospital de Heliópolis. Doutor em Medicina pela Faculdade de Medicina da UFMG. Professor Adjunto da Faculdade de Medicina da Universidade Federal de São João Del Rei. Belo Horizonte/MG

JOMAR REZENDE CARVALHO

Titular da Sociedade Brasileira de Cirurgia de Cabeça e Pescoço. Membro Titular da ABORL. Mestre pelo Departamento de Otorrinolaringologia e Cirurgia de Cabeça e Pescoço da UNIFESP – Escola Paulista de Medicina. Membro do Grupo de Cirurgia de Cabeça e Pescoço do Instituto Alfa de Gastroenterologia do Hospital das Clínicas da UFMG. Cirurgião de Cabeça e Pescoço e Otorrinolaringologista do Hospital N.S. das Graças. Sete Lagoas/MG

JOSÉ MARIA PORCARO SALLES

Coordenador do Grupo de Cirurgia de Cabeça e Pescoço do Instituto Alfa de Gastroenterologia do Hospital das Clínicas da UFMG. Mestre em Cirurgia pela Faculdade de Medicina da UFMG. Titular da Sociedade Brasileira de Cirurgia de Cabeça e Pescoço. Belo Horizonte/MG

JOSÉ RENAN DA CUNHA-MELO

Professor Titular do Departamento de Cirurgia da Faculdade de Medicina da UFMG. Coordenador do Grupo de Fígado, Vias Biliares, Pâncreas e Baço do Instituto Alfa de Gastroenterologia do Hospital das Clínicas da UFMG. Belo Horizonte/MG

JÚNEA MARTINS DA COSTA ARAÚJO

Médica Formada pela UFMG. Especialista em Cirurgia Geral e Cirurgia Plástica pelo Hospital das Clínicas da UFMG. Membro da Sociedade Brasileira de Cirurgia Plástica (SBCP). Belo Horizonte/MG

KELLY CRISTINE DE LACERDA RODRIGUES BUZATTI

Médica Residente em Coloproctologia do Hospital das Clínicas da UFMG. Belo Horizonte/MG

LEONARDO BUENO NEVES

Médico Dermatologista. Membro Efetivo da Sociedade Brasileira de Dermatologia. Belo Horizonte/MG

LUCIANO FERNANDES LOURES

Especialista em Ginecologia e Obstetrícia pelo Hospital das Clínicas da UFMG. Mestrando em Saúde da Mulher pela Faculdade de Medicina da UFMG. Belo Horizonte/MG

LUIS FERNANDO FIGUEIREDO KOPKE

Mestre em Dermatologia pela UFMG. Pós-Graduando em Dermatologia Cirúrgica pela Universidade de Munique (LMU München). Ex-Preceptor de Cirurgia Dermatológica das Residências Médicas em Dermatologia da Santa Casa de Belo Horizonte e Hospital das Clínicas da UFMG. Florianópolis/SC

LUIZ FERNANDO BARRETO SAMPAIO

Cirurgião Geral. Belo Horizonte/MG

MANOEL JACY VILELA LIMA

Professor Assistente do Departamento de Cirurgia da Faculdade de Medicina da UFMG. Coordenador da Disciplina de Cirurgia Ambulatorial do Departamento de Cirurgia da Faculdade de Medicina da UFMG. Belo Horizonte/MG

MARCELO DIAS SANCHES

Professor Associado do Departamento de Cirurgia da Faculdade de Medicina da UFMG. Coordenador do Programa de Pós-Graduação em Ciências Aplicadas à Cirurgia e à Oftalmologia da UFMG. Coordenador da Residência Médica em Cirurgia do Aparelho Digestivo do Hospital das Clínicas da UFMG. Coordenador do Programa de Transplante de Pâncreas do Instituto Alfa de Gastroenterologia do Hospital das Clínicas da UFMG. Belo Horizonte/MG

MARCELO ELLER MIRANDA

Professor Associado-Doutor do Departamento de Cirurgia da Faculdade de Medicina da UFMG. Chefe do Departamento de Cirurgia da Faculdade de Medicina da UFMG. Membro do Serviço de Cirurgia Pediátrica do Hospital das Clínicas da UFMG. Belo Horizonte/MG

MARCELO OURIVES

Membro Titular da Sociedade Brasileira de Cirurgia Plástica. Título de Especialista da Sociedade Brasileira de Cirurgia Plástica. Belo Horizonte/MG

MARCELO RAUSCH

Professor Assistente do Departamento de Cirurgia da Faculdade de Medicina da UFMG. Membro do Grupo de Urgência do Instituto Alfa de Gastroenterologia do Hospital das Clínicas da UFMG. Belo Horizonte/MG

MARCO ANTÔNIO GONÇALVES RODRIGUES

Professor Associado e Coordenador da Disciplina de Clínica Cirúrgica do Departamento de Cirurgia da Faculdade de Medicina da UFMG. Coordenador do Grupo de Esôfago, Estômago e Duodeno do Instituto Alfa de Gastroenterologia do Hospital das Clínicas da UFMG. Doutor em Medicina. Belo Horizonte/MG

MARCO TÚLIO COSTA DINIZ

Professor Associado do Departamento de Cirurgia da Faculdade de Medicina da UFMG. Cirurgião do Grupo de Esôfago, Estômago e Duodeno do Instituto Alfa de Gastroenterologia do Hospital das Clínicas da UFMG. Coordenador da Equipe de Cirurgia Bariátrica do Hospital das Clínicas da UFMG. Belo Horizonte/MG

MARIA LUÍZA GONÇALVES CAVALIERI

Especialista em Angiologia e Cirurgia Vascular. Membro da Sociedade Brasileira de Angiologia e Cirurgia Vascular. Belo Horizonte/MG

MILHEM JAMELEDIEN MORAIS KANSAON

Cirurgião Geral do Instituto Alfa de Gastroenterologia do Hospital das Clínicas da UFMG. Cirurgião Oncológico do Instituto Mário Penna. Membro Titular da Sociedade Brasileira de Cirurgia Oncológica. Membro do Grupo Brasileiro de Melanoma. Belo Horizonte/MG

MIRIAN CABRAL MOREIRA CASTRO

Preceptora do Serviço de Otorrinolaringologia do Hospital das Clínicas da UFMG. Chefe do Serviço de Otorrinolaringologia da Santa Casa de Belo Horizonte. Professora de Otorrinolaringologia da Faculdade de Ciências Médicas de Minas Gerais. Doutora em Cirurgia pela UFMG. Belo Horizonte/MG

NATHÁLIA MANSUR PAZ

Médica pela Faculdade de Medicina da UFMG. Belo Horizonte/MG

PAULO CUSTÓDIO FURTADO CRUZEIRO

Professor Adjunto-Doutor do Departamento de Cirurgia da Faculdade de Medicina da UFMG. Professor de Cirurgia da Faculdade de Medicina da Unifenas – Belo Horizonte. Membro do Serviço de Cirurgia Pediátrica do Hospital das Clínicas da UFMG. Belo Horizonte/MG

PAULO ROBERTO DA COSTA

Professor Adjunto das Disciplinas de Anatomia Médica A e B da UFMG. Mestre e Doutor pela UFMG. Membro Titular da Sociedade Brasileira de Cirurgia Plástica. Vice-Coordenador do Serviço de Cirurgia Plástica do Hospital das Clínicas da UFMG. Belo Horizonte/MG

PAULO ROBERTO SAVASSI-ROCHA

Professor Titular do Departamento de Cirurgia da Faculdade de Medicina da UFMG. Chefe do Instituto Alfa de Gastroenterologia do Hospital das Clínicas da UFMG. Belo Horizonte/MG

PEDRO HENRIQUE OSÓRIO

Cirurgião Geral do Hospital Vera Cruz. Cirurgião do Trauma. Belo Horizonte/MG

RACHEL GUERRA DE CASTRO

Especialista em Dermatologia pelo Hospital das Clínicas da UFMG. Preceptora da Residência Médica em Dermatologia do Hospital das Clínicas da UFMG. Belo Horizonte/MG

RAFAEL CALVÃO BARBUTO

Mestre e Doutor em Cirurgia pela Faculdade de Medicina da UFMG. Professor Adjunto do Departamento de Cirurgia da Faculdade de Medicina da UFMG. Coordenador do Grupo de Parede Abdominal e Retroperitônio do Instituto Alfa de Gastroenterologia do Hospital das Clínicas da UFMG. Belo Horizonte/MG

RAFAEL DE ABREU MORAES

Médico Residente de Dermatologia do Hospital das Clínicas da UFMG. Belo Horizonte/MG

RENATO SANTIAGO GOMEZ

Professor Titular do Departamento de Cirurgia da Faculdade de Medicina da UFMG. Pesquisador CNPq. Mestre e Doutor em Farmacologia pela UFMG. Pós-Doutorado em Farmacologia e Anestesiologia pela Weill Cornell Medical College. Co-Responsável pelo Centro de Ensino e Treinamento em Anestesiologia do Hospital das Clínicas da UFMG. Anestesiologista do Hospital das Clínicas da UFMG. Belo Horizonte/MG

RICARDO JAYME PROCÓPIO

Membro do Serviço de Cirurgia Vascular do Hospital das Clínicas da UFMG. Coordenador do Setor de Cirurgia Endovascular do Hospital das Clínicas da UFMG. Especialista em Cirurgia Vascular pela AMB/CFM. Área de Atuação em Radiologia Intervencionista e Angiorradiologia pela AMB/CFM. Belo Horizonte/MG

ROBERT BICALHO DA CRUZ

Coordenador das Equipes de Cirurgia de Mão do Hospital Mater Dei e do Hospital da Polícia Militar de Minas Gerais. Belo Horizonte/MG

RODRIGO ALBUQUERQUE

Especializando em Endoscopia Digestiva do Hospital Madre Teresa Regulamentado como Centro de Ensino e Treinamento da Sociedade Brasileira de Endoscopia Digestiva. Belo Horizonte/MG

RODRIGO RODA RODRIGUES SILVA

Mestre em Gastroenterologia pela Faculdade de Medicina da UFMG. Médico Endoscopista do Instituto Alfa de Gastroenterologia do Hospital das Clínicas da UFMG e do Hospital Felício Rocho. Membro Titular da Sociedade Brasileira de Endoscopia Digestiva (SOBED). Especialização em Endoscopia Biliopancreática e Ecoendoscopia no Hospital Edouard Herriot, Lion/França. Belo Horizonte/MG

ROGÉRIO AUGUSTO PINTO DA SILVA

Mestre em Medicina pela UFMG. Especialista em Ultrassonografia pelo Colégio Brasileiro de Radiologia. Médico da Clínica CEU Diagnósticos e do Instituto Alfa de Gastroenterologia do Hospital das Clínicas da UFMG. Preceptor da Residência Médica em Radiologia e Diagnóstico por Imagem do Hospital das Clínicas da UFMG. Belo Horizonte/MG

SARAH PEREIRA DE FREITAS

Mestranda do Programa de Pós-Graduação em Ciências Aplicadas à Cirurgia e à Oftalmologia da Faculdade de Medicina da UFMG. Belo Horizonte/MG

SÉRGIO ALEXANDRE DA CONCEIÇÃO

Professor Adjunto do Departamento de Cirurgia da Faculdade de Medicina da UFMG. Membro do Grupo de Coloproctologia do Instituto Alfa de Gastroenterologia do Hospital das Clínicas da UFMG. Belo Horizonte/MG

SORAYA RODRIGUES DE ALMEIDA SANCHES

Professora Adjunta-Doutora do Departamento de Cirurgia da Faculdade de Medicina da UFMG. Membro do Grupo de Esôfago, Estômago e Duodeno do Instituto Alfa de Gastroenterologia do Hospital das Clínicas da UFMG. Coordenadora da Residência em Cirurgia Geral do Hospital das Clínicas da UFMG. Belo Horizonte/MG.

SUMARA MARQUES BARRAL

Cirurgiã Geral e Cirurgiã Plástica. Membro Especialista da Sociedade Brasileira de Cirurgia Plástica. Professora Substituta do Departamento de Cirurgia da Faculdade de Medicina da UFMG. Mestre em Cirurgia pela Faculdade de Medicina da UFMG. Belo Horizonte/MG

TEÓFILO BRAZ TARANTO GOULART

Membro Titular da Sociedade Brasileira de Cirurgia Plástica. Preceptor do Centro de Estudos e Pesquisas na Área da Cirurgia Plástica do Hospital Mater Dei. Belo Horizonte/MG

THIAGO DEGANI DUMONT

Médico Formado pela UFMG. Especialista em Cirurgia Geral e Cirurgia Plástica pelo Hospital das Clínicas da UFMG. Membro da Sociedade Brasileira de Cirurgia Plástica (SBCP). Belo Horizonte/MG

TÚLIO PINHO NAVARRO

Professor Adjunto-Doutor do Departamento de Cirurgia da Faculdade de Medicina da UFMG. Especialista em Cirurgia Vascular pela AMB/CFM. Área de Atuação em Angiorradiologia e Cirurgia Endovascular pela AMB/CFM. Área de Atuação em Ecografia Vascular pela AMB/CFM. Coordenador dos Serviços de Cirurgia Vascular do Hospital das Clínicas da UFMG e do Hospital Risoleta Tolentino Neves. Belo Horizonte/MG

VERA LÚCIA DE ARAÚJO NOGUEIRA LIMA

Especialista em Lesão Cutânea. Enfermeira do Hospital das Clínicas da UFMG. Belo Horizonte/MG

VINÍCIUS RODRIGUES TARANTO NUNES

Médico Residente em Cirurgia Geral do Hospital das Clínicas da UFMG. Belo Horizonte/MG

VITOR ARANTES

Professor Adjunto do Departamento de Cirurgia da Faculdade de Medicina da UFMG. Mestre e Doutor em Gastroenterologia pela UFMG. Endoscopista do Instituto Alfa de Gastroenterologia do Hospital das Clínicas da UFMG e do Hospital Lifecenter. Membro Titular da Sociedade Brasileira de Endoscopia Digestiva (SOBED). Belo Horizonte/MG

WAGNER ANTÔNIO PAZ

Membro Titular da Sociedade Brasileira de Mastologia. Médico Assistente Estrangeiro pela Faculdade de Medicina da Universidade de Strasbourg/França. Coordenador do Serviço de Mastologia do Instituto Mário Penna e do Hospital Alberto Cavalcanti. Belo Horizonte/MG

WALTON ALBUQUERQUE

Doutor em Medicina pela UFMG. Coordenador Médico da Seção de Endoscopia do Instituto Alfa de Gastroenterologia do Hospital das Clínicas da UFMG. Endoscopista do Hospital Madre Teresa. Belo Horizonte/MG

Prefácio

O enorme sucesso alcançado pelo livro *Cirurgia Ambulatorial*, editado em parceria com o Prof. Franklin Pinto Fonseca em três edições e algumas reimpressões, aliado à crescente ambulatorização dos procedimentos cirúrgicos, motivou-nos a investir na edição de um livro, com roupagem nova, sobre o mesmo tema.

A pluralidade de afecções e a multidisciplinaridade que envolvem a matéria exigem, por parte do editor, abordagem abrangente, objetiva sem ser superficial e pragmática sem ser simplista. Tal exigência reflete-se no cuidado dispensado na elaboração dos 49 capítulos que integram a obra, muitos dos quais não contemplados no livro anterior e agora representados em suas múltiplas facetas.

O cuidado primário em Medicina constitui realidade inconteste em todo o mundo. Na área cirúrgica, com a implementação de procedimentos minimamente invasivos, essa realidade tem sido ainda mais notória. Atualmente, mais de 80% dos procedimentos cirúrgicos podem ser realizados em regime ambulatorial ou em regime tipo hospital-dia (*day hospital*). Esses dados fornecem a exata dimensão da importância deste livro.

Esta obra pretende ser útil não apenas aos estudantes e médicos residentes, mas também ao policlínico atarefado, aos profissionais que trabalham em ambulatórios e serviços de urgência e ao médico do interior. Ela não traz, pelas suas características, as incumbências de um tratado, mas tem a pretensão de ultrapassar os limites de um compêndio. Procura rever conceitos, uniformizar condutas, atualizar temas, contribuindo, assim, para melhorar a atenção ao paciente, não raras vezes mal atendido em área tão abrangente.

Mister agradecer a todos que contribuíram, direta ou indiretamente, para a confecção deste texto em sua primeira edição; aos colaboradores, que, que com presteza e eficiência, atenderam ao nosso convite; e à Editora Medbook, que, mais uma vez, confiou em nosso trabalho. Agradecemos, em especial, a Rosana Maria Almeida Cruz, pelo inestimável auxílio prestado na revisão e digitação dos textos aliado ao incansável e precioso trabalho que realizou.

Os autores

Sumário

Cirurgia de
AMBULATÓRIO

Cirurgia de
AMBULATÓRIO

Instalações e Equipamentos | Capítulo

Henrique Gomes de Barros
Bruno Antonio Maciente

1

CIRURGIA AMBULATORIAL

A mudança do pensamento sobre o valor terapêutico do repouso no pós-operatório abriu perspectiva para o desenvolvimento da cirurgia ambulatorial. Entre 1800 e 1940, o repouso era visto como uma das contribuições mais importantes à recuperação pós-operatória. Todavia, a partir de experiências forçosamente vivenciadas durante a Segunda Guerra, aumentaram-se as observações apoiando a redução não só do repouso pós-operatório, como também do período de internação hospitalar.[1]

Contudo, mesmo antes desse período, registros de experiências bem-sucedidas com operações sem internação hospitalar começaram a ser mais frequentes na literatura. Ainda em 1909, o Royal Glasgow Hospital for Children apresentou resultados de tratamento cirúrgico ambulatorial de quase 9.000 crianças, salientando que eram tão satisfatórios quanto os obtidos com operações realizadas em regime de internação hospitalar.[2]

No Brasil, as primeiras experiências registradas representaram iniciativas isoladas de entusiastas ou de instituições, a partir da necessidade de natureza didática ou assistencial, sem contar com o apoio formal de políticas de saúde pública.[1]

Durante todo esse período, vem-se observando crescente aperfeiçoamento dos conceitos, práticas e técnicas cirúrgicas e anestésicas. A incorporação de recursos para prevenção da dor e da náusea pós-operatórias, a difusão de conhecimento no meio médico, a melhoria da qualidade dos estabelecimentos e do sistema de saúde, além da necessidade da redução dos custos, vêm contribuindo para o seu desenvolvimento.[3]

Atualmente, procedimentos ambulatoriais já representam mais de 66% do total das operações realizadas nos EUA.[4] No Hospital das Clínicas da UFMG, no ano de 2010, foram realizados 16.459 procedimentos cirúrgicos ambulatoriais pelas diversas especialidades clínicas.

Os critérios para classificar uma operação eram muito subjetivos e imprecisos. Vélez-Gil e Gonzáles[5] estratificaram em quatro níveis as cirurgias, baseados em cinco variáveis: pessoal, anestesia, material e equipamento, sala de operações e hospitalização.

A cirurgia nível I não necessita pessoal especializado (exceto o cirurgião), não requer anestesiologista (a anestesia local é realizada pelo próprio cirurgião) e o paciente permanece dentro do centro cirúrgico apenas o tempo necessário para a operação, recomendações e prescrição pós-operatórias. Para vários procedimentos, o cirurgião não necessita de auxiliar (como na drenagem de abscesso, cauterização de verruga vulgar, exérese de pequenas lesões etc.).

Na cirurgia nível II, o procedimento anestésico, por apresentar maior grau de complexidade (sedação, bloqueios de membro, peridural ou raquianestesia e anestesia geral), deve ser realizado pelo anestesiologista. Não requer internação hospitalar, pois não demanda cuidados especiais no pós-operatório (como a imobilização, jejum prolongado e hidratação venosa, cuidados com sondas, drenos ou cateteres etc.). O centro para cirurgia nível II deve contar com sala para recuperação pós-anestésica, onde o paciente permanecerá em observação por algumas horas, até que tenha condições para receber alta para o domicílio.

Nas cirurgias níveis III e IV, há necessidade de cuidados especiais no pós-operatório que demandam internação do paciente. O que diferencia as cirurgias nível III daquelas nível IV são, dentre outros: tempo de internação hospitalar, complexidade do procedimento, necessidade ou não de equipe multidisciplinar e de cuidados intensivos pós-operatórios.

Cirurgia ambulatorial compreende todos os procedimentos níveis I e II,[5] independentemente do profissional que a realiza (cirurgião geral, pediátrico ou plástico, urologista, otorrinolaringologista, endoscopista, ginecologista, oftalmologista, dermatologista, ortopedista etc.),[6] e sob qualquer tipo de anestesia (desde anestesia local até anestesia geral). Apresenta inúmeras vantagens, quando comparada a um mesmo procedimento realizado em regime de internação hospitalar, tais como: maior conforto para o paciente e o acompanhante; retorno precoce ao lar e ao trabalho; menor risco de infecção hospitalar; maior rotatividade de leitos, o que permite maior abrangência de atendimento; menor custo para o paciente, para a instituição e para o sistema de saúde; e, segundo Sega e Catalani,[7] torna mais "amena" a relação entre o médico e o paciente.

Em relação ao porte da operação e dos cuidados pós-operatórios, a cirurgia ambulatorial também pode ser classificada como de pequeno ou de grande porte.[8] A cirurgia ambulatorial de pequeno porte é aquela realizada geralmente sob anestesia local, com alta do paciente imediatamente após o procedimento. Incluem as operações feitas no consultório ou ambulatório (exérese de lesões de pele, postectomia, vasectomia etc.). A cirurgia ambulatorial de grande porte demanda técnica anestésica mais complexa, realizada pelo anestesiologista, sendo necessário período de monitoração durante a recuperação pós-operatória e ambiente apropriado (herniorrafia umbilical, papilotomia endoscópica, colecistectomia laparoscópica etc.).

A realização das cirurgias ambulatoriais é regulamentada por portarias do Conselho Federal de Medicina.[9,10] A decisão final de inclusão de pacientes para tratamento cirúrgico ambulatorial deve ser realizada pelo cirurgião e, quando necessário, também pelo anestesiologista. O cirurgião, baseado na anamnese e no exame físico, indica a operação e faz a sua programação, mediante anuência do paciente e levando em conta aspectos fisiológicos, psicológicos e sociais.

São candidatos à intervenção cirúrgica ambulatorial: pacientes hígidos ou com distúrbios sistêmicos leves, decorrentes de doenças crônicas; pacientes que serão submetidos a procedimentos cirúrgicos que não necessitem de cuidados especiais no pós-operatório; e quando há garantia de acompanhante adulto, lúcido e previamente identificado. A maioria dos pacientes submetidos a cirurgia ambulatorial deve pertencer às classes I e II do escore da American Society of Anesthesiology (ASA): pacientes classificados como ASA I não apresentam alterações orgânicas, fisiológicas, bioquímicas ou psiquiátricas, enquanto pacientes avaliados como ASA II apresentam afecções sistêmicas pouco relevantes e facilmente corrigíveis. Pacientes classificados como ASA III devem ser, preferencialmente, operados em regime de internação por apresentarem afecções sistêmicas relevantes, mesmo que controladas clinicamente. Eventualmente, se reunirem condições para serem tratados em regime ambulatorial, o procedimento deve ser feito em unidade integrada a hospital geral.

A cirurgia em regime ambulatorial deve contar com a cooperação do paciente e do acompanhante no pré e no pós-operatório. Assim, faz-se necessário avaliar o estado psicológico dos candidatos. Adultos e crianças com distúrbio mental, de atitude ou de comportamento devem, de preferência, ser submetidos a tratamento cirúrgico em regime de internação hospitalar.

INSTALAÇÕES

A organização das unidades de cirurgia ambulatorial pressupõe a mesma qualidade e segurança das unidades destinadas a cirurgia em regime de internação hospitalar. Os estabelecimentos para realização de procedimentos ambulatoriais podem ser classificados em três tipos:[11]

- **Unidade ambulatorial tipo I:** consultório médico que, mediante adaptação, possibilita a realização de procedimentos cirúrgicos de pequeno porte, sob anestesia local;
- **Unidade ambulatorial tipo II:** ambulatórios isolados, centros de saúde e unidades básicas de saúde onde é possível a realização de procedimentos de pequeno e de grande porte, com anestesia local ou bloqueio locorregional (com ou sem sedação). Além das salas com as devidas especificações, a unidade de saúde deve contar com sala para recuperação e observação pós-operatória do paciente;
- **Unidade ambulatorial tipo III:** estabelecimento de saúde que, anexado a hospital geral, permite a realização de procedimentos cirúrgicos ambulatoriais de grande porte, em salas cirúrgicas próprias ou dentro de centro cirúrgico, mediante apoio de sua infraestrutura (serviço de nutrição e dietética, centro de esterilização de material, lavanderia, rouparia, almoxarifado, centrais de gases, de vácuo, de ar comprimido e de ar condicionado, sistema de coleta e processamento de lixo etc.).

As unidades de cirurgia ambulatorial devem apresentar condições higiênico-sanitárias ambientais, de esterilização e de desinfecção de acordo com normas vigentes e estabelecidas pela Agência Nacional de Vigilância Sanitária (ANVISA) do Ministério da Saúde (MS). Conforme a Resolução nº 1.363/93 do Conselho Federal de Medicina, devem também apresentar condições mínimas de segurança para as práticas cirúrgicas e anestésicas e garantia de suporte hospitalar 24 h, para assistência após a alta ou para complicações que demandem internação, seja em estrutura própria ou por convênio com outra instituição.

As especificações sobre instalações e equipamentos de interesse da área da saúde, atualmente vigentes na legislação, seguem a RDC nº 050, de 21 de fevereiro de 2002, regulamentada pela ANVISA. À ANVISA cabe a função de fiscalizar e punir a inobservância a essas especificações. Como a RDC nº 050 é extremamente detalhada, será realizada aqui compilação dos principais pontos para que um centro de cirurgia ambulatorial esteja rigorosamente dentro das normas ditadas pela lei e apto a funcionar.

É atribuição físico-funcional de um centro de cirurgia ambulatorial: ser capaz de recepcionar ou, quando indicado, de transferir pacientes; garantir assistência alimentar do paciente e do acompanhante enquanto se encontram dentro da instituição; garantir o controle ambiental de infecções; assegurar a execução dos procedimentos cirúrgico-anestésicos que são mais bem indicados; dispor de anestesiologista para procedimentos específicos; ser capaz de executar, em situações de emergência, os procedimentos que são realizados de rotina; proporcionar cuidados pós-operatórios; garantir o apoio ao diagnóstico; e retirar ou manter órgãos para transplante.

Determina que a estrutura mínima necessária para o funcionamento de um centro de cirurgia ambulatorial deve contar com: acesso restrito de pessoal; espaço físico vedado e não transitável; área de recepção de paciente; sala de guarda e preparo de substâncias controladas e anestésicas, com acesso de pessoal limitado; área de escovação (que será abordada mais adiante neste capítulo); uma ou mais salas destinadas especificamente para os procedimentos cirúrgicos, cada uma com, no mínimo, 20 m², dimensão mínima de 3,5 m e pé-direito mínimo de 2,7 m (cada sala poderá conter apenas uma mesa cirúrgica); sala de utilidades; banheiro com vestiário (no mínimo um); depósito para equipamentos e materiais (com acessos interno e externo ao centro cirúrgico independentes); sala de preparo de equipamentos e materiais (quando o centro cirúrgico ambulatorial não for anexo a bloco cirúrgico de hospital geral); e vias de circulação interna independentes para pessoal, suprimentos e resíduos (Figura 1.1).

Determina também que o centro para cirurgia ambulatorial nível II deverá contar com: área de preparo de paciente com espaço mínimo para recebimento de uma maca de tamanho padrão e que impeça a transferência de uma mesma maca da área externa para a área interna do bloco; área de recuperação pós-operatória com espaço mínimo para duas macas de tamanho padrão (o número de macas nesse espaço deve ser, obrigatoriamente, igual ao número de salas de cirurgia, acrescido de mais uma maca); sala de apoio às operações; sala de prescrição; posto de enfermagem e serviços (um para cada seis salas de operação); e sala administrativa.

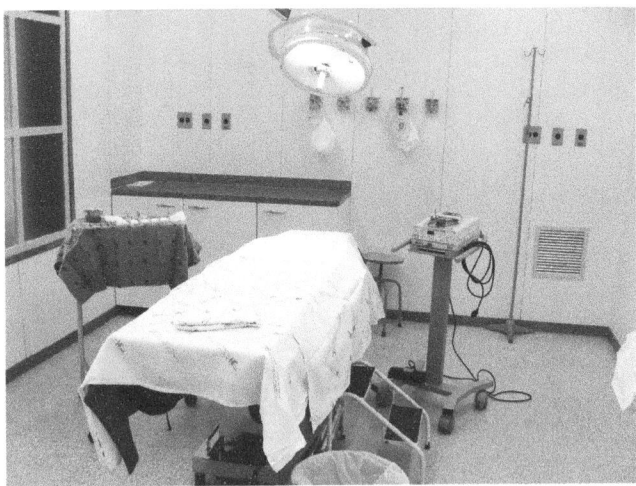

Figura 1.1 Ambiente apropriado para a realização de procedimentos cirúrgicos ambulatoriais.

Deve dispor de: centrais para fornecimento de água fria e de água quente, de oxigênio e de vácuo clínico (canalizado ou portátil); ar condicionado (capaz de controlar a qualidade do ar); coleta e afastamento de efluentes diferenciados; armazenamento e encaminhamento de perfurocortantes e contaminados; elétrica de emergência; exaustão; e centrais de fornecimento de óxido nitroso e de ar comprimido (canalizado ou portátil), nos casos onde se realizarão cirurgias nível II (Figura 1.2).

Recomenda-se, também, mas sem obrigatoriedade, a existência de: copa; sala de espera para acompanhantes; sanitários para pacientes e acompanhantes; sala de estar para a equipe; e sala de revelação de radiografia e para realização de exame anatomopatológico (biópsia por corte-de-congelação), quando for o caso.

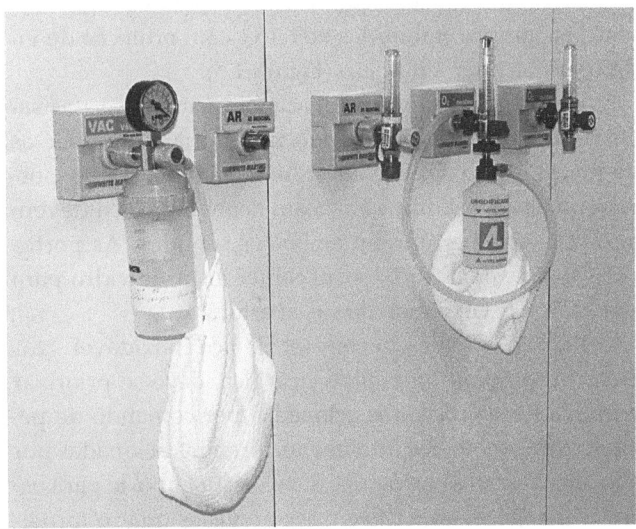

Figura 1.2 Fontes ligadas a centrais de oxigênio, ar medicinal e vácuo, e conectores.

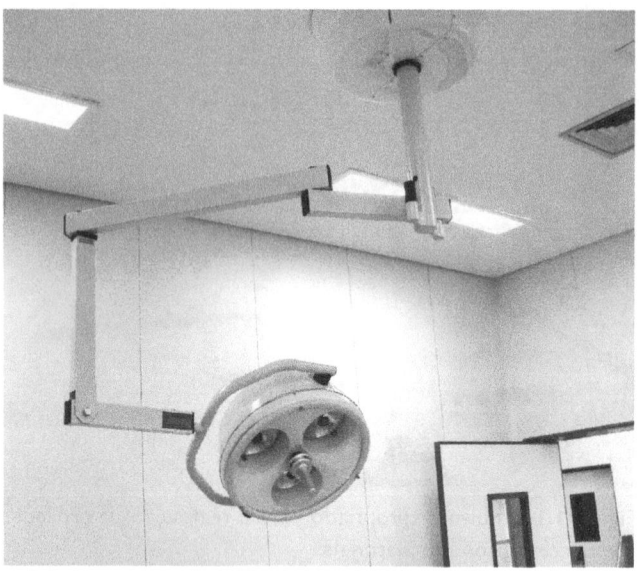

Figura 1.3 Foco de luz para cirurgias e luz ambiente de acordo com a RDC nº 050.

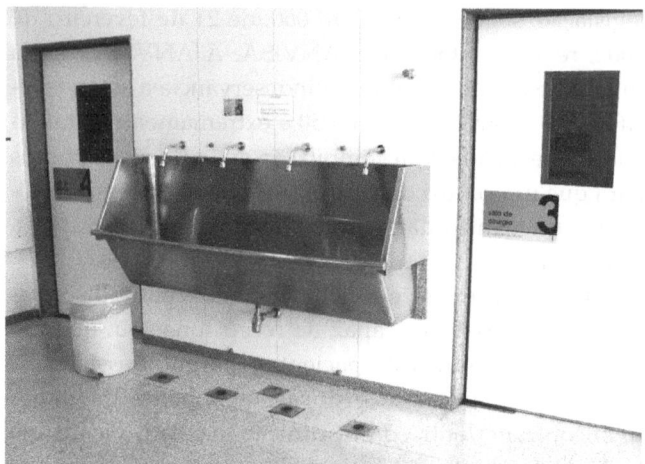

Figura 1.4 Bancada do lavatório em aço inoxidável; torneiras com espaçamento adequado e de acionamento pelo pé. Portas das salas de operação sem maçanetas, com abertura em ambos os sentidos e com visor de vidro.

As salas de operação não devem ter janelas ou, caso existam, devem permanecer lacradas.

Materiais de acabamento e revestimento para pisos e paredes devem apresentar o menor número possível de ranhuras ou frestas. Materiais cerâmicos ou pedras naturais não podem apresentar índice de absorção de água superior a 4% em sua especificação técnica. É vedada a utilização de azulejos, ardósia, borracha, carpete ou madeira não tratada.

Devem ser utilizadas tintas resistentes à desinfecção mecânica e química, à base de PVC ou de poliuretano. Paredes de ambientes onde serão realizados procedimentos radiológicos deverão conter proteção à base de chumbo ou barita.

Luminárias, à exceção dos focos para cirurgia, devem ser sempre embutidas no teto e com proteção de vidro para facilitar a limpeza (Figura 1.3).

Não se devem utilizar maçanetas em portas das salas de operação, mas, quando necessárias, priorizar as de mecanismo com alavanca. Idealmente, todas as portas que tenham limite com o ambiente cirúrgico devem permitir sua abertura em ambos os sentidos. As portas das salas de operação devem conter visor de vidro para diminuir a necessidade de sua abertura.

Bancadas e pias devem ser de aço inoxidável. Nas áreas de preparo da equipe cirúrgica, deve-se priorizar a utilização de torneiras acionadas por comando de pé, as eletrônicas ou, eventualmente, torneiras acionadas por alavanca. Junto às torneiras, deve existir suporte para escovas e degermante. Devem ser previstas quatro torneiras para cada par de salas de operação e outras duas para cada par adicional de salas (Figura 1.4).

EQUIPAMENTOS

Todo centro cirúrgico ambulatorial deve contar com material completo necessário para ressuscitação cardiopulmonar, ou seja, para intervir de maneira eficaz em casos de parada cardiorrespiratória e outras complicações graves.

Todo o equipamento e medicação necessários devem estar acondicionados em mesa móvel (Figura 1.5). Deve ser composto de monitor cardíaco, desfibrilador, marca-

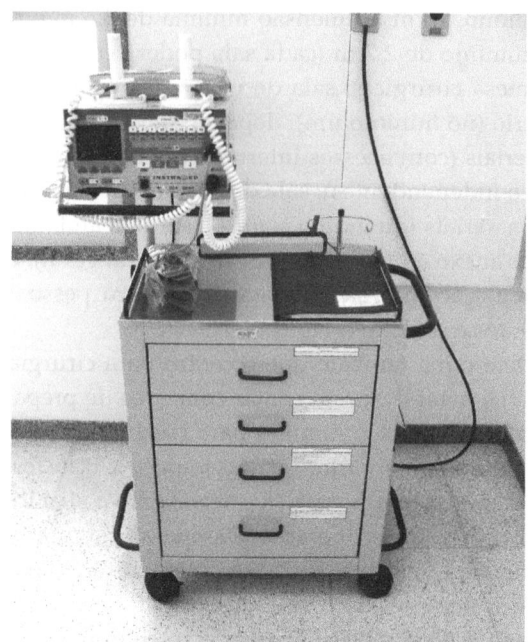

Figura 1.5 Estante móvel com equipamento de ressuscitação cardiopulmonar e gaveteiro de acesso restrito, contendo materiais e medicamentos para situações de emergência.

passo e eletrocardiógrafo. Deve disponibilizar material para assistência ventilatória (unidade ventilatória, laringoscópio, tubos orotraqueais e cânulas de traqueostomia em diferentes numerações etc.); para punção ou dissecção venosa (jelcos, agulhas, seringas, cateteres de acesso venoso periférico ou central e instrumental cirúrgico delicado); e medicação apropriada (lidocaína, adrenalina, noradrenalina, atropina, dopa e dobutamina, digital, morfina, bloqueador neuromuscular, benzodiazepínicos, soluções hidreletrolíticas nas diversas apresentações, bicarbonato de sódio etc.).

Na cirurgia ambulatorial nível I de superfície, os movimentos cirúrgicos devem ser delicados e precisos. O material para cirurgia ambulatorial não pode ser improvisado nem mal planejado, isto é, originado de descartes, refugos, excedentes ou adquiridos de listagens de material para operações de grande porte ou para abordar cavidades (Figura 1.6). Contudo, em diversas situações, são fornecidos ao profissional que irá executar cirurgia nível I instrumental danificado, inadequado ou de dimensões desproporcionais, tais como cabo de bisturi nº 4, lâminas de bisturi nºs 20 a 22, porta-agulha de 25 cm, tesoura de 20 cm, afastadores grosseiros. Essa ocorrência deve ser evitada.

Nos vários capítulos deste livro, serão abordadas particularidades sobre os equipamentos que mais frequentemente são utilizados em diversos procedimentos cirúrgicos, das mais variadas especialidades médicas.

Como não há consenso na literatura quanto à especificação de instrumental que deve compor um *kit* para cirurgia ambulatorial, e que poderia atender a todas as situações, é sugerida uma lista de material básico, considerado necessário para realização nível I superficial.

A anestesia local deve ser realizada com seringas descartáveis de 1 a 20 mL, cada qual utilizada em função

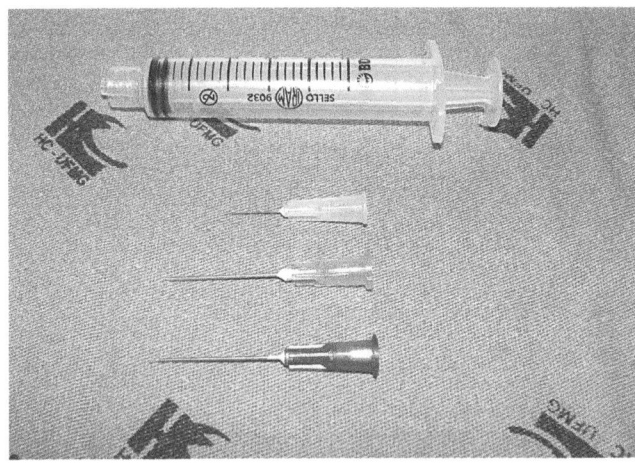

Figura 1.7 Detalhe de seringa e agulhas descartáveis distintas, para aspirar a solução anestésica do frasco e para administrá-la ao paciente (nº 13 × 3).

da extensão do bloqueio anestésico. A punção deve ser feita com a agulha descartável nº 13 × 3. Agulhas maiores ou mais calibrosas em geral não são necessárias e deve-se ter critério para indicá-las, pois provocam dor em maior intensidade. Deve-se realizar botão anestésico na derme, com agulha nº 13 × 3, antes de transfixá-la com agulhas mais calibrosas (Figura 1.7).

Cada conjunto de instrumental para cirurgia nível I de superfície deve conter:

- Pinça de antissepsia tipo Foerster, de 20 cm;
- Duas ou mais pinças de campo tipo Backhaus de 8 cm (para procedimentos que utilizem campos cirúrgicos avulsos ou que demandem o uso de caneta de eletrocautério ou mangueira de silicone para aspirador a vácuo);
- Cabo de bisturi nº 3 e lâminas descartáveis 15 e 11;
- Tesouras de Metzenbaum curva e de Mayo reta, de 14 cm. As melhores apresentam a superfície cortante de carbeto de tungstênio (widia);
- Pinças de Adson e de dente-de-rato de 12 cm;
- Pinças hemostáticas de Halstead retas e curvas, tipo mosquito, de 12 cm; no mínimo dois pares;
- Porta-agulha de Derf, 12 cm, com mordentes de 3.600 dentes por polegada quadrada, preferencialmente de carbeto de tungstênio (para fios com força tênsil igual ou inferior a 5-0). Porta-agulha de Mayo-Hegar, de 15 cm, com mordentes de 2.500 dentes por polegada quadrada (para fios com força tênsil igual ou superior a 4-0);
- Um par de afastadores de Farabeuf estreitos, de 10 cm ou um par de afastadores de Senn;
- Campo cirúrgico fenestrado de 80 × 80 cm² ou quatro campos cirúrgicos avulsos de 60 × 60 cm²;

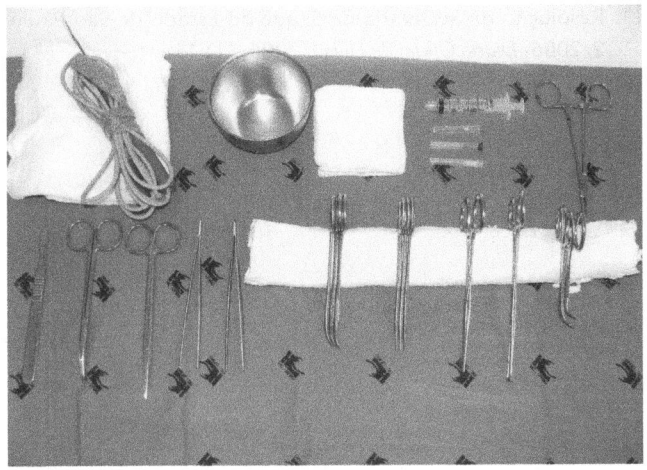

Figura 1.6 Mesa de apoio contendo instrumental cirúrgico adequado para operações de superfície.

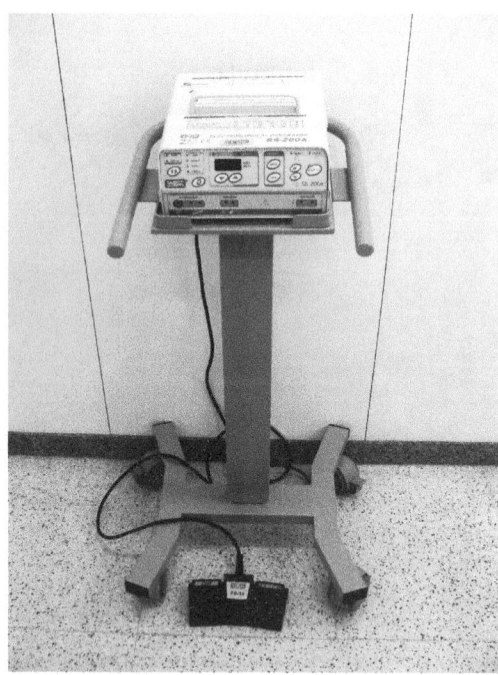

Figura 1.8 Exemplo de equipamento para eletrocauterização utilizado em cirurgias ambulatoriais.

- Pacotes com compressas cirúrgicas;
- Bico de aspirador de 10 cm, mangueira de silicone para conexão com o sistema de aspiração a vácuo e caneta de eletrocautério, quando necessários.

Devem ser disponibilizados aparelho para eletrocauterização, com funções de corte e de coagulação (Figura 1.8), e sistema de aspiração a vácuo (canalizado ou não).

ALTA AMBULATORIAL

Após o término do procedimento, consideram-se os seguintes critérios para determinar se o paciente encontra-se apto para alta hospitalar: orientação no tempo e no espaço; estabilidade dos sinais vitais há pelo menos 60 min; ausência de náuseas e vômitos; ausência de dificuldade respiratória; capacidade de ingerir líquidos; capacidade de locomoção, se não houver contraindicação; sangramento em ferida operatória mínimo ou ausente; ausência de dor de média ou de grande intensidade; ausência de retenção urinária; e conhecimento, por parte do paciente e do acompanhante, verbalmente e por escrito, da relação dos cuidados pós-anestésicos e pós-operatórios, bem como a determinação de uma unidade para atendimento de eventuais intercorrências.

Referências Bibliográficas

1. Santos JS, Sankarankutty AK, Salgado Jr W *et al*. Cirurgia ambulatorial: do conceito à organização de serviços e seus resultados. *Medicina* (Ribeirão Preto), 2008; *41*(3):270-82.
2. Nicholl JH. The surgery of infancy. *Br Med J*, 1909; *2*:753-6.
3. Pregler JL, Kapur AP. The development of ambulatory anesthesia and future challenges. *Anesthesiol Clin North America*, 2003; *21*(2):207-28.
4. Richman DC. Ambulatory surgery: how much testing do we need? *Anesthesiol Clin*, 2010; *28*(2):185-97.
5. Vélez-Gil A, Gonzáles A. Nueva classificación de níveles de atención quirúrgica. *Acta Med Del Valle*, 1976; *7*:80-8.
6. Fonseca FP, Savassi-Rocha PR. Cuidado primário em cirurgia ambulatorial – A cirurgia ambulatorial – Instalações e equipamentos. *In:* Fonseca FP, Savassi-Rocha PR (eds.) *Cirurgia Ambulatorial*. Rio de Janeiro: Guanabara Koogan, 1999, pp 1-4.
7. Sega FM, Catalani AS. Day-surgery. The "Regina Elena" National Cancer Institute experience. *J Exp Clin Cancer Res*, 1998; *17*(3):367-70.
8. Davis JE, Sugioka K. Seleção do paciente para a grande cirurgia ambulatorial – avaliação cirúrgica e anestesiológica. *Clin Cir Am Norte*, 1987; *67*(4):743-54.
9. Resolução do Conselho Federal de Medicina 1.409/1994. *Diário Oficial da União*, 1994; (1):8548.
10. Resolução do Conselho Federal de Medicina 1.802/2006. *Diário Oficial da União*, 2006; (1):102.
11. Resolução da Secretaria da Saúde do Estado de São Paulo 2/2006. *Diário Oficial da União*, 2006; (1):116.

Pré, Per e Pós-Operatório | Capítulo 2

Marco Antônio Gonçalves Rodrigues
Agnaldo Soares Lima

INTRODUÇÃO

Um procedimento cirúrgico, por mais simples que seja, promove sempre desequilíbrio na integridade anatomofuncional do paciente. A magnitude desse desequilíbrio e de suas consequências depende, além das condições clínicas do paciente, do caráter eletivo ou emergencial da operação, da experiência da equipe, da infraestrutura tecnológica do complexo hospitalar e, especialmente, do porte e natureza da operação e da anestesia.

A cirurgia de ambulatório compreende operações menos complexas do que as de maior porte, que requerem, no pós-operatório, maiores cuidados e internação hospitalar, e, algumas vezes, também internação alguns dias antes do procedimento para preparo e cuidados pré-operatórios.

Os procedimentos cirúrgicos podem ser divididos em quatro categorias ou níveis, de acordo com a intensidade potencial do trauma: I, II, III e IV.[1] Nos dois primeiros níveis, não sendo necessária a internação, os procedimentos podem e devem ser realizados em ambulatório. Diferem entre si pelo fato de que, no primeiro nível, a anestesia é local, não sendo necessários anestesiologista e período de recuperação pós-anestésica. Graças ao desenvolvimento de novos medicamentos anestésicos, mais seguros, que permitem recuperação anestésica mais rápida e com menor número de efeitos indesejáveis, tem-se observado, em todo o mundo, grande incentivo à realização dos procedimentos nível II.[2-4] No nosso meio, o sistema de saúde começa a perceber os benefícios da ambulatorização da cirurgia, tanto para os pacientes quanto para o próprio sistema de saúde, considerando as inúmeras e incontestáveis vantagens, inclusive econômicas, dessa prática, já observadas em vários serviços.[5-7]

Para o sucesso do procedimento, é indispensável o perfeito entrelaçamento dos principais aspectos do pré, per e pós-operatório, entre eles: emprego de técnica operatória correta, baseada nos princípios fundamentais de diérese, hemostasia e síntese; garantia de condições ideais para o desenvolvimento de cicatrização adequada; e profilaxia das infecções do sítio cirúrgico, que constituem as complicações pós-operatórias mais frequentes.

PRÉ-OPERATÓRIO

O pré-operatório é o período compreendido entre a indicação e a decisão cirúrgicas e o momento em que a intervenção se realiza.

Nos **procedimentos cirúrgicos nível I**, algumas vezes o pré-operatório se restringe a poucos minutos, devendo o cirurgião, nesse período, ser capaz de diagnosticar a afecção cirúrgica e proceder à avaliação clínica pré-operatória, com base usualmente apenas na anamnese e no exame físico.

No pré-operatório de **procedimentos cirúrgicos nível II**, o cirurgião deverá, sempre que possível, contar com tempo maior para possibilitar melhor conhecimento do estado clínico do paciente com a realização de eventuais exames complementares e cuidados pré-operatórios. Esse tempo permitirá o agendamento do procedimento, que deverá contar, em geral, com a presença de anestesiologista, não prescindindo da reserva de vaga na sala de recuperação pós-anestésica.

Avaliação Clínica Pré-Operatória

Adequada avaliação clínica deve ser feita inicialmente com o objetivo de diagnosticar, estudar, registrar e, se necessário, documentar fotograficamente a doença de base. O exame clínico pré-operatório, tão logo se defina a indicação cirúrgica, deve objetivar também: detecção de condições clínicas que possam aumentar o risco anestésico-cirúrgico; conhecimento da função básica pré-operatória do paciente, que poderá servir de modelo para futuras comparações; e diagnóstico de outras lesões de tratamento cirúrgico, eventualmente abordadas no mesmo ato operatório.[8,9]

Diagnóstico da afecção cirúrgica

O diagnóstico da afecção cirúrgica tratada no ambulatório geralmente é feito por meio da anamnese e do exame físico, menos frequentemente necessitando de exames complementares.

Anamnese. A anamnese é extremamente útil na avaliação cuidadosa da afecção cirúrgica. Muitas lesões de localização superficial estão associadas a outras profundas ou constituem parte de uma síndrome. Consideramos exemplos: a neurofibromatose, o xeroderma pigmentoso e o hemangioma cutâneo. A história pregressa do paciente pode justificar o aparecimento de algumas lesões, como nos casos de neoplasias malignas sobre cicatrizes de queimaduras antigas, assim como de implantes tumorais em cicatrizes de laparotomias realizadas no tratamento de tumores intraperitoneais. A pesquisa dos hábitos e das condições socioeconômicas do paciente pode favorecer o diagnóstico da afecção; lesões pré-neoplásicas e neoplásicas de lábio e cavidade oral se associam, frequentemente, a tabagismo e etilismo. Doenças sexualmente transmissíveis verrucosas vaginais e/ou anais são mais comuns em casos de promiscuidade sexual. A história familiar, por sua vez, pode sugerir o diagnóstico de doenças associadas à hereditariedade.

Exame físico. Em algumas situações, o exame físico constitui a base para o diagnóstico, em particular, de afecções superficiais, comumente tratadas no ambulatório. A inspeção exige iluminação adequada, preferencialmente natural. A palpação das lesões oferece informações sobre sua consistência, mobilidade e presença de dor. Na manipulação de lesões infecciosas secretantes ou de cavidades naturais, o uso de luvas de procedimento constitui medida de biossegurança e precaução universal e, como tal, não deve ser negligenciado.

Registro e documentação da avaliação. A descrição das lesões superficiais em prontuário ou ficha de atendimento deve incluir seu aspecto macroscópico, seu local exato e suas dimensões. Documentação fotográfica das lesões (desde que com a autorização do paciente) e relatório detalhado (com descrição macroscópica e hipóteses diagnósticas) para o anatomopatologista são mais do que desejáveis. O pequeno porte do procedimento cirúrgico não deve ser menosprezado nem utilizado como justificativa para a não notificação ou o registro insuficiente do exame clínico e do tratamento realizado. Aspectos médicos, éticos e legais justificam essa necessidade.

Avaliação do estado clínico geral e do risco cirúrgico

Ao diagnosticar situações clínicas (presença de afecções, uso de medicamentos etc.) que aumentam o risco anestésico-cirúrgico, a intensificação do preparo pré-operatório e a adequação do planejamento de cuidados perioperatórios podem reduzir a morbidade perioperatória.[10]

O exame clínico pré-operatório constitui a melhor indicação para diagnosticar afecções ou outras condições clínicas que possam interferir nos resultados do procedimento cirúrgico. Tanto a anamnese quanto o exame físico devem ser feitos da maneira mais detalhada possível, mesmo quando em caráter de urgência e/ou no pré-operatório de procedimentos de menor porte. O exame clínico deve incluir a avaliação do estado nutricional, a pesquisa de sinais de doenças hemorrágicas e de antecedentes alérgicos a anestésicos e antimicrobianos e o diagnóstico de lesões cutâneas que possam interferir no ato cirúrgico.[10] Processos infecciosos sistêmicos ou focais, para os quais não exista indicação de drenagem cirúrgica, contraindicam a cirurgia de ambulatório eletiva. A história familiar pode ser útil na descoberta de distúrbios metabólicos e da coagulação sanguínea. O exame físico pode revelar a existência de afecções associadas que podem interferir no procedimento cirúrgico. A presença de púrpuras ou equimoses sugere coagulopatia algumas vezes ignorada pelo doente. O estado nutricional do paciente é um dos dados pré-operatórios mais importantes, e seus extremos – obesidade e desnutrição – influem negativamente na evolução pós-operatória.

Todos os pacientes que serão submetidos a procedimentos cirúrgicos mesmo de pequeno porte devem ser avaliados em relação a três condições básicas de saúde: capacidade de cicatrização, estado de coagulação e condições imunológicas (defesa anti-infecciosa).

Avaliado o estado de saúde do paciente, é possível categorizá-lo, na dependência do potencial risco anestésico-cirúrgico, em três categorias:

* pacientes sem risco especial;
* pacientes com pequeno/médio/grande risco;
* pacientes sem condições cirúrgicas.

A Sociedade Americana de Anestesiologia (ASA) define cinco classes de risco anestesiológico, acrescidas de uma classe especial, E, que indica o eventual caráter emergencial da operação (Quadro 2.1). A classificação da ASA é clássica, muito utilizada, mas deve ser vista com reservas, pelo seu caráter extremamente genérico que não considera as especificidades do paciente e de sua doença, tampouco o vulto da operação.

Exames complementares pré-operatórios. Algumas vezes, a solicitação de exames complementares pode ser necessária. Especialmente em procedimentos cirúrgicos nível II, o maior trauma cirúrgico e a realização de sedação, bloqueio regional ou anestesia geral justificam essa necessidade. Quase sempre, quanto mais localizada

Quadro 2.1 Classificação do risco anestesiológico proposta pela Sociedade Americana de Anestesiologia

ASA I. Paciente saudável, sem outras afecções além da que motivou a indicação cirúrgica. Afecção cirúrgica de caráter localizado *(0,01%)*

ASA II. Paciente com doença sistêmica leve a moderada *(0,1%)*

ASA III. Paciente com doença sistêmica grave que limita sua capacidade física, mas não o incapacita e não acarreta risco de vida constante *(1%)*

ASA IV. Paciente com doença grave incapacitante, constituindo risco de vida constante *(10%)*

ASA V. Paciente agônico, moribundo, sem expectativa de sobrevivência em médio prazo, com ou sem o procedimento cirúrgico

(Os percentuais entre parênteses, após cada tipo, indicam a probabilidade estatística de óbito pela cirurgia; se a indicação cirúrgica for emergencial, a possibilidade estatística de óbito dobra nas três primeiras categorias – que se tornam 1E, 2E e 3E e não altera significativamente o prognóstico nas últimas categorias.)

for a anestesia, menor será o risco do paciente. A anestesia geral ocasiona usualmente maior risco que o bloqueio regional, que, por sua vez, representa geralmente maior risco que a anestesia local. Contudo, o procedimento anestésico nunca deve ser subestimado.

Tipos de exames pré-operatórios. Os exames complementares pré-operatórios podem ser solicitados com duas orientações diferentes: (1) **exames orientados pela avaliação clínica**, com o objetivo de esclarecer informações incompletamente compreendidas pela anamnese e exame físico e para avaliar o resultado de terapêuticas instituídas. Esses exames poderiam ser solicitados mesmo que o paciente não estivesse sendo preparado para um procedimento cirúrgico. A menor suspeita clínica de problemas potencialmente graves justifica a realização dessa propedêutica, com finalidade de diagnóstico ou para dimensionamento clínico do problema; (2) **exames pré-operatórios de rotina**, solicitados mesmo em pacientes sem nenhuma alteração ao exame clínico, exceto pela afecção que motiva a indicação cirúrgica. A princípio, o maior número de informações sobre o paciente poderia parecer vantajoso. No entanto, a solicitação indiscriminada de exames complementares no pré-operatório de pacientes com exame clínico normal e os eventuais erros na realização e análise desses exames constituem problemas importantes na prática médica. Alguns autores[11-14] têm afirmado que um resultado alterado de exames complementares em pacientes assintomáticos pode não indicar a presença de doença, sendo, portanto, de pouco valor a triagem rotineira pré-operatória. Por outro lado, exames solicitados de rotina também são, com frequência, ine-

ficazes no diagnóstico de afecções assintomáticas e têm representado custo alto e desnecessário.[12,14-16] Muitas vezes, a solicitação indiscriminada desses exames decorre da inexperiência, do despreparo ou do descompromisso das equipes médicas.[13,16]

Critérios para solicitação de exames pré-operatórios de rotina. Os exames pré-operatórios de rotina devem ser solicitados na dependência do porte ou nível do procedimento cirúrgico e da idade e sexo do paciente. Os principais aspectos que têm influenciado na sistematização da abordagem propedêutica pré-operatória incluem: (1) a frequência de alterações dos exames complementares mais indicados, (2) o valor específico de cada exame complementar na definição do risco anestésico-cirúrgico e do prognóstico perioperatório do paciente, (3) a possibilidade de o resultado anormal do exame favorecer a condução terapêutica e influenciar a evolução perioperatória de cada caso, (4) problemas médico-legais, (5) relação custo-benefício do exame.[10,11,17]

Principais exames complementares pré-operatórios. Dois estudos clínicos randomizados compararam o efeito da realização ou não de exames pré-operatórios de rotina na ocorrência de eventos ou complicações pós-operatórias.[12,18] Nesses dois estudos, a população estudada era constituída, na sua grande maioria, por pacientes com baixo risco clínico, sem doenças graves ou condições clínicas descompensadas, e submetidos a operações de pequeno porte, como cirurgias de ambulatório e correções de catarata. Os pacientes foram randomizados para realização da operação proposta com ou sem exames pré-operatórios (hemograma, ureia, creatinina, eletrólitos, glicemia em jejum, eletrocardiograma e radiografia de tórax). Não houve diferença de morbimortalidade perioperatória entre os pacientes que realizaram a avaliação pré-operatória com ou sem exames complementares. Portanto, para procedimentos cirúrgicos de baixo risco em pacientes de baixo risco clínico, a operação poderia ser realizada sem exames pré-operatórios.[11,12,18,19] Todavia, novos estudos devem ser realizados para melhor definir o assunto, considerando especialmente a insegurança dos anestesiologistas em abandonar os exames pré-operatórios antes de operações de ambulatório nível II, para se adequarem aos protocolos institucionais.[17,18,20]

Para Roizen,[14] pacientes assintomáticos e clinicamente sadios (ASA 1) que irão realizar intervenções cirúrgicas sem previsão de hemorragia vultosa não necessitariam de nenhum exame complementar pré-operatório caso se trate de homens com menos de 40 anos.

São vários os protocolos e rotinas que orientam os exames pré-operatórios.[11,17,19] Os principais exames complementares sugeridos atualmente para serem realizados no pré-operatório, especialmente antes de operações nível II, estão assinalados no Quadro 2.2.

Quadro 2.2 Principais exames complementares pré-operatórios de rotina e orientados pelo exame clínico

TIPO DE EXAME	CARACTERÍSTICA DO PACIENTE	Hemograma	TP/TTP	PLQ	TS/RS	K+	U/C	GLIC	RXT	ECG	Ex.Urina	EXAMES ADICIONAIS
ROTINA	**IDADE**											
	< 14 anos	X										
	< 40 anos	mulheres									mulheres	
	40 - 60 anos	mulheres					X	X	X	X	X	
	> 60 anos	X					X	X	X	X	X	PFR, EN, ECO
	Procedimento com sangramento significativo	X	X	X	X							
ORIENTAÇÃO PELO EXAME CLÍNICO	**CONDIÇÕES ASSOCIADAS**											
	Doença cardiovascular	X					X	X	X	X		TE
	Doença pulmonar	X							X	X		PFR, GA
	Tabagistas	X							X	X		PFR, GA
	Doença hepática	X	X	X			X					PFH
	Doença renal	X	X			X	X				X	CC
	Diabetes					X	X	X		X	X	F, GH, FO
	Discrasias sanguíneas		X	X	X				X			
	Malignidade	X							X			AN, ALB
	Obesidade classe ≥ 2	X						X	X	X		P, PFR, GA, PS, ECO
	MEDICAMENTOS											
	Anticoagulantes	X	X		X							
	Digoxina					X	X			X		
	Diurético					X	X					
	Corticosteroides					X		X				TEC

TP/TTP – tempo de protrombina e tempo de tromboplastina; PLQ – plaquetas; TS/RS – tipagem sanguínea e reserva de sangue; K – potássio; U/C – ureia e creatinina; Glic – glicemia; RXT – radiografia de tórax; ECG – eletrocardiograma; PFR – prova de função respiratória; EN – exame neurológico; ECO – ecocardiograma; TE – teste de esforço; GA – gasometria arterial; PFH – provas de função hepática; CC – *clearance* da creatinina; F – frutosamina; GH – glico-hemoglobina; FO – fundo de olho; AN – avaliação nutricional; ALB – albumina; P – peso; TEC – teste de estímulo com corticotrofina; PS – polissonografia (suspeita de apneia do sono). (Modificado de Marcello & Roberts, 1996.)[21]

Seleção dos Pacientes

Uma das principais etapas do pré-operatório, de fundamental importância para o sucesso das cirurgias de ambulatório, é a seleção dos pacientes, que deve basear-se em: aspectos pessoais, como a aceitação do paciente; aspectos cirúrgicos, como o porte e a duração do procedimento; e características sociofamiliares, como a distância do domicílio ao centro hospitalar e a facilidade de transporte.[5,11,19] Para Santos *et al*. 2008,[7] os critérios para seleção do paciente devem incluir: pacientes hígidos, ou seja, sem distúrbios sistêmicos graves (ASA I ou II); procedimentos cirúrgicos que dispensem cuidados especiais no pós-operatório; e presença de acompanhante adulto e lúcido. Outro aspecto fundamental que não pode ser negligenciado é a condição psicológica do paciente.[5,11] Pacientes com distúrbios mentais e comportamentais, tanto quanto aqueles que, pelas condições socioeconômicas tenham dificuldade para retornar em caso de complicações, deveriam ser submetidos a operações em regime de internação.

Preparo Pré-Operatório

Preparo psíquico

Optando-se pelo procedimento cirúrgico ambulatorial, recomenda-se explicar ao paciente, de modo conciso e didático, os principais aspectos de sua afecção, particularmente aqueles que motivaram a indicação cirúrgica, e do procedimento a ser realizado, incluindo os cuidados pós-operatórios e as eventuais sequelas pós-operatórias. Essa conduta favorece o melhor preparo psíquico, ampliando a colaboração do paciente durante o procedimento (sobretudo paciente operado sob anestesia local) e a adesão ao seguimento pós-operatório. Como medida complementar e não substitutiva, recomenda-se, mesmo em cirurgias de ambulatório, o preenchimento do termo de consentimento informado, no qual o paciente registra ter sido orientado em relação aos aspectos supracitados e estar de acordo em ser submetido ao procedimento.

Jejum

Apesar de rara, a ocorrência de manifestações clínicas, como convulsões, vômitos e aspiração do conteúdo gástrico, em consequência de dose excessiva ou hipersensibilidade ao anestésico, justifica a recomendação de jejum pré-operatório de 3h a 4 h para intervenções cirúrgicas eletivas sob anestesia local (nível I).[22]

O preparo de pacientes para procedimentos cirúrgicos nível II deve incluir maior período de jejum, devido ao procedimento anestésico. Em crianças, pelo metabolismo acelerado e intolerância ao jejum prolongado, o período de jejum que se recomenda tem sido de 2h a 4 h para líquidos e 6 h para alimentos sólidos.[22] Em adultos, por sua vez, a orientação tradicional dos anestesiologistas para abstenção de alimentos sólidos é de 8 h. Contudo, em decorrência das consequências metabólicas desse jejum prolongado, desnecessário na maioria dos casos, alguns autores têm proposto, mesmo para adultos, o período máximo de jejum de 6 h. O fato é que essas condutas não são consensuais e necessitam ser mais avaliadas e discutidas.[22]

Suspensão de medicamentos

A maioria dos medicamentos não deve ser suspensa antes de procedimentos cirúrgicos nível I ou II. Constituem exceções os anticoagulantes orais, pelo risco de hemorragia grave e de difícil controle, e os medicamentos passíveis de interagir com anestésicos nos pacientes indicados para anestesia geral (p. ex., inibidores da monoamina oxidase). Pacientes em uso de hipotensores, hormônios tireoidianos, entre outros, devem utilizar o medicamento até o dia da operação.

Pré-anestésico

A sedação pré-anestésica aumenta o limiar da sensibilidade dolorosa e pode ser utilizada em procedimentos cirúrgicos ambulatoriais sobretudo em crianças, pacientes ansiosos e naqueles que estão sentindo dor.

Quando se opta pela anestesia geral, o emprego dos pré-anestésicos favorece indução suave e rápida, além de aliviar a dor no pré e pós-operatório, quando presente, minimizando ainda alguns dos efeitos colaterais dos agentes anestésicos, como salivação, bradicardia e vômitos. Antes de cirurgias de ambulatório eletivas, sem o componente dor, os benzodiazepínicos são os medicamentos de escolha porque não deprimem a respiração, não causam efeitos colaterais sobre o sistema circulatório e são muito bem tolerados e seguros. Antes de procedimentos de urgência indicados no tratamento de afecções que provocam dor, o emprego de opioide (meperidina – 100 mg), pode estar indicado, por via intramuscular, 1 h antes da operação.

Preparo da região a ser operada

Especialmente antes das operações de ambulatório nível II, é necessário avaliar a necessidade da degermação pré-operatória e da tonsura para realizar o preparo da região operada. Na sala de operação, complementa-se o preparo da pele com a antissepsia pré-operatória e a delimitação da área a ser operada por meio da colocação dos campos cirúrgicos esterilizados. Em operações eletivas, recomenda-se obedecer às seguintes rotinas:

Tonsura. A raspagem dos pelos no local da operação aumenta a incidência de infecção incisional superficial, principalmente em feridas limpas.[23,24] A remoção dos pelos por meio de tonsura com tesoura deveria ser realizada exclusivamente quando a incisão estivesse prevista em região rica em pelos que poderiam interferir com a adequada visualização do campo operatório ou dificultar a aproximação das bordas da ferida e a aplicação do curativo. A realização da tonsura poderia também evitar, no momento da incisão da pele, a secção dos pelos e de sua permanência na intimidade dos tecidos, agindo como corpo estranho. No entanto, a tonsura promove lesão da camada córnea e escarificação da pele, favorecendo a proliferação da microbiota indígena da pele e a colonização bacteriana local, aumentando a incidência de infecção incisional, também conhecida como infecção do sítio cirúrgico. Esse risco é mais frequente quando a tonsura é realizada com lâmina e quanto maior o tempo decorrido entre sua realização e o ato operatório. A remoção dos pelos deve ser feita no máximo 1h a 2 h antes da operação e, quando a tonsura com tesoura não for possível, deve-se preferir a elétrica.[24-27] A incidência de infecção incisional superficial é semelhante, quando se faz a tonsura com lâmina ou com auxílio de creme depilatório. Este último, no entanto, apresenta risco de reação alérgica cutânea, sobretudo se o paciente não tem costume de utilizar esse método. Os cílios e sobrancelhas nunca deverão ser removidos.

Degermação pré-operatória. A prévia aplicação de antissépticos degermantes na área a ser operada, ou seja, o banho com ênfase nessa região, tem sido recomendada com o objetivo de prevenir as infecções incisionais. Por meio de uma única aplicação de povidona-iodo (degermante) ou clorexidina (sabonete líquido), 1h a 2 h antes do ato cirúrgico, observam-se retirada de sujidades, remoção da camada lipídica da superfície epidérmica e redução local da microbiota indígena cutânea. Essa prática parece reduzir, em até 50%, as infecções em operações limpas.[28] Por essa razão, tem sido mais indicada antes de operações limpas, particularmente naquelas com grande risco de infecção estafilocócica.[24] Seu emprego rotineiro é controverso, exigindo mais estudos e reflexões, diferentemente do banho com água e sabão, que é consensual.[28,29]

Próteses, adornos, roupas e cosméticos

Especialmente antes de procedimentos cirúrgicos nível II, pode ser necessário remover as próteses do paciente, em especial as lentes de contato e as peças dentárias móveis, como dentaduras, pivôs, pontes, sobretudo as de menor tamanho. O paciente não deve também fazer uso de adornos, alfinetes, grampos de cabelo, *piercings* etc. Com o emprego do eletrocautério, podem ocorrer queimaduras, se o paciente estiver portando material metálico ou mesmo em contato com superfície que possa conduzir eletricidade. O paciente deve ser encaminhado à sala de operação usando preferencialmente roupas do hospital, que são de algodão e fáceis de remover. Também é preciso evitar o uso de cosméticos. O uso de maquiagem e perfume deve ser evitado por dificultar a monitoração perioperatória. Pode ser necessário remover esmalte da unha, para facilitar o funcionamento do oxímetro de pulso.

Esvaziamento vesical

O paciente deve ser orientado a urinar antes de ser encaminhado à sala de operação. Essa atitude evita o embaraço e a dificuldade de o paciente precisar urinar no ambiente cirúrgico antes ou no decorrer da operação, além de prevenir a distensão exagerada da bexiga e a consequente retenção urinária pós-operatória, que demandará, frequentemente, cateterismo vesical terapêutico. Em cirurgias de ambulatório, pela curta duração do procedimento, condição clínica habitual do paciente (ASA I ou II) e natureza das operações, raramente está indicado o cateterismo vesical peroperatório.

Preparos especiais

Circunstâncias especiais podem exigir preparos específicos. No pré-operatório de cirurgias orificiais, por exemplo, clisteres, laxativos ou supositórios são importantes, para evitar que a eliminação de fezes, durante o ato cirúrgico, atrapalhe o desempenho do cirurgião. Pacientes imunossuprimidos ou portadores de próteses devem ser submetidos à antibioticoprofilaxia. No entanto, o uso rotineiro e indiscriminado de antibiótico profilático em cirurgia de ambulatório não se justifica e deve ser desencorajado.

PEROPERATÓRIO

O período peroperatório é aquele compreendido entre o início e o término da intervenção cirúrgica. Nesse período, devemos estudar também todos os cuidados e as rotinas que começam com o encaminhamento do paciente para a sala de operação e terminam, nas cirurgias de ambulatório, com sua alta da sala de recuperação ou sua liberação para o domicílio.

Sala de Operação

A sala de operação deve ser preparada previamente à entrada do paciente. A utilização de vestimentas exclusivas ao centro cirúrgico, como pijamas e macacões, é benéfica para evitar o transporte de microrganismos resistentes, mas é dispensável nos procedimentos cirúrgicos nível I. Toda a equipe presente na sala de operação deve utilizar gorro e máscara. Os cabelos deverão estar completamente cobertos pelo gorro, pois constituem importante fonte de contaminação pela presença de *Staphylococcus aureus* e bactérias Gram-negativas.[30] A máscara tem como finalidade impedir a propagação de microrganismos existentes na nasofaringe e cavidade oral dos membros da equipe para o sítio cirúrgico. Considerando a rica microbiota aí existente, as máscaras deverão ser de boa qualidade, com capacidade de filtração do ar adequada.

É importante reduzir ao mínimo a infecção que tem origem na sala de operação, também por intermédio de medidas contra a contaminação ambiental. Esses cuidados preventivos incluem o planejamento da sala de operação, sua limpeza rigorosa, a desinfecção da mesa operatória, da mesa de instrumentos e dos equipamentos, além da adequada esterilização do instrumental cirúrgico.

No planejamento da sala de operação, além do seu tamanho adequado, é importante instalar e manter bom sistema de ventilação, que deve ser revisado e limpo periodicamente. Esse sistema deve atender a quatro objetivos fundamentais: prover o ambiente de aeração adequada; remover acúmulo de gases anestésicos; prevenir a contaminação do campo cirúrgico; e, se possível, controlar também a temperatura e umidade do ambiente.

É de grande importância o controle do número de pessoas que transitam na sala de operação, tanto quanto a restrição à entrada nessa sala aos indivíduos com processos infecciosos, particularmente de infecções otorrinolaringológicas, cursando com tosse e espirro, e de infecções cutâneas piogênicas.[26]

O cirurgião e sua equipe devem considerar que o ambiente cirúrgico não é familiar ao paciente como o é para o médico. O instrumental cirúrgico, os equipamentos, o uso de máscara e gorro, o cheiro de desinfetantes e antissépticos, tudo acentua o estresse do paciente. O diálogo com o paciente muitas vezes é suficiente para acalmá-lo. Durante o ato cirúrgico, estando o paciente acordado, a equipe cirúrgica deve ater-se a comentários sobre o procedimento cirúrgico, evitando conversas paralelas que sugiram ao paciente distração ou descompromisso da equipe com o procedimento em curso.

Instalações, equipamentos e materiais

Aspectos relacionados com as instalações, equipamentos e materiais necessários à cirurgia de ambulatório são abordados no Capítulo 1. O instrumental cirúrgico utilizado em cirurgias de ambulatório nível I habitualmente é pouco numeroso, embora possa ser bastante especializado, como no caso de alguns procedimentos de cirurgias plásticas e oftalmológicas.[7] O material dito "comum" consiste em pinças anatômicas e dente-de-rato, tesouras curvas e retas, pinças hemostáticas, porta-agulhas,

ganchos, afastadores e bisturis, que devem ser dispostos na mesa cirúrgica de maneira padronizada, para facilitar seu encontro durante o ato cirúrgico (ver Capítulo 1).

Recursos humanos

Além da equipe cirúrgica – cirurgião, auxiliar(es) e anestesiologista (este quando indicado), a presença de um técnico de enfermagem na sala de operação é essencial. O fornecimento de material médico-hospitalar de consumo e o preparo e posicionamento dos equipamentos devem ser rápidos e eficientes, para que não se prolongue desnecessariamente o ato cirúrgico.

Recursos técnicos auxiliares

São vários os recursos auxiliares que o cirurgião deve dispor para realização de procedimentos ambulatoriais, incluindo eletrocautério, aparelho portátil de radiografia ou radioscopia para remoção de corpos estranhos radiopacos, aparelhos de criocautério e raios *laser*, e microscópios cirúrgicos para operações sobre estruturas delicadas, como a neurorrafia. Para a utilização do eletrocautério, o mais útil dos recursos auxiliares citados, alguns cuidados especiais devem ser observados: o paciente não deve portar nenhuma vestimenta de náilon nem de outro material sintético, nem usar ornamentos metálicos que possam conduzir corrente elétrica. Além disso, o paciente não deve, em nenhum ponto, tocar diretamente nas partes metálicas da mesa cirúrgica. A placa de aterramento do eletrocautério, de preferência do tipo adesiva, para garantir melhor contato, deve ser posicionada próximo à área a ser operada, na nádega ou em um dos membros inferiores. A área de contato da placa com a pele deve ser a maior possível, e deve ser facilitada pelo uso de pastas condutoras e por tonsura em áreas com muito pelo. O posicionamento inadequado ou a ruptura do circuito de aterramento podem ser responsáveis por graves queimaduras, sobretudo quando o paciente é submetido a bloqueio, sedação profunda ou anestesia geral.[31]

Antissepsia, Esterilização e Desinfecção
Antissepsia

Consiste na destruição ou redução do número de microrganismos (bactérias nas formas esporuladas ou vegetativas, vírus e fungos) localizados na pele ou mucosas de um ser vivo, por meio da aplicação de solução química, conhecida como antisséptico. O antisséptico ideal deve ter amplo espectro de ação e alto poder germicida, atuar sobre os microrganismos de modo rápido e prolongado (efeito residual), manter sua ação mesmo em presença de líquidos orgânicos, produzir baixo índice de efeitos colaterais (irritação tecidual local, interferência nos mecanismos de cicatrização, reação de hipersensibilidade e toxicidade geral por absorção cutânea) e ser solúvel, estável, não corrosivo, de odor agradável e baixo custo.

O álcool iodado, utilizado por muitos anos em cirurgia de ambulatório, deve ser definitivamente abandonado, já que é menos potente, não apresenta efeito residual e promove muitos efeitos colaterais (irritação, queimadura e hipersensibilidade ao iodo).

Os principais antissépticos atualmente disponíveis são os iodóforos e a clorexidina. O iodóforo mais utilizado é a povidona-iodo, cuja molécula carreadora é a polivinilpirrolidona. Apresenta vantagens em relação às outras soluções iodadas: não queima, não mancha tecidos, raramente provoca reações de hipersensibilidade, não interfere no metabolismo e mantém ação germicida residual.[24] Apresenta início de ação poucos minutos após sua aplicação. A povidona-iodo tem menor efeito residual do que a clorexidina. Atualmente, a clorexidina é comercializada no Brasil sob a forma de sabonete líquido e solução alcoólica. Seu custo ainda é superior ao da povidona-iodo. Outra desvantagem do uso da clorexidina é o aparecimento de manchas de cor marrom nas roupas cirúrgicas, do paciente ou do leito, quando lavadas com alvejantes à base de hipoclorito. Apresenta baixo potencial de toxicidade e irritabilidade, e mantém sua ação mesmo em contato com matéria orgânica, tais como secreções purulentas, urina e sangue. Contudo, em altas concentrações, a clorexidina deve ser mantida longe dos olhos e das orelhas. Estudos recentes[32,33] têm demonstrado que a clorexidina é mais eficiente do que a povidona-iodo na prevenção de infecções incisionais superficiais e profundas, mas não na profilaxia das infecções de cavidades e órgãos.

Esterilização

A esterilização constitui o procedimento que promove a destruição de todos os microrganismos, tanto na forma vegetativa quanto na esporulada, em superfícies inertes. É obtida através de métodos físicos (calor seco ou úmido, radiação) ou químicos (líquidos ou gasosos).[25]

Desinfecção

A desinfecção compreende os processos ou métodos de destruição dos microrganismos patogênicos, exceto daqueles esporulados, existentes em superfícies ou objetos inanimados, tais como mesas, bancadas e certos equipamentos da sala de operação, mediante a aplicação de agentes físicos ou químicos, como o glutaraldeído, os fenóis sintéticos e os hipocloritos.[25]

Antibioticoprofilaxia

O emprego do antibiótico profilático visa reduzir a incidência de infecção incisional, sendo indicado sobretudo em operações potencialmente contaminadas e em alguns casos selecionados de operações limpas. Em pacientes com feridas consideradas sujas ou infectadas, o uso de antimicrobiano deve ser terapêutico e não profilático, mas deve ser iniciado, preferentemente, antes do procedimento cirúrgico.[26]

Princípios da antibioticoprofilaxia

O objetivo da antibioticoprofilaxia só será alcançado se, no momento da intervenção, já houver níveis teciduais adequados para impedir a adesividade das bactérias aos tecidos manipulados e sua proliferação. Para isso é imprescindível que os antimicrobianos sejam administrados por via endovenosa e, preferencialmente, 30 a 60 min antes do início dos procedimentos cirúrgicos.[7,34,35]

Indicações e inconvenientes da antibioticoprofilaxia

Está indicada sobretudo quando o risco de infecção for especialmente importante, seja por sua frequência ou por sua gravidade.[7,36] A avaliação do risco de ocorrer infecção do sítio cirúrgico deve considerar, principalmente, os seguintes fatores: potencial de contaminação e duração do procedimento e condições clínicas do paciente. Com relação à gravidade da infecção, destacam-se as situações em que, apesar de o risco da infecção ser baixo, sua ocorrência seria desastrosa.

Alguns inconvenientes e desvantagens têm sido observados com o emprego de antimicrobianos profiláticos em cirurgia. Entre eles, ressaltam-se a falsa sensação de segurança, as reações colaterais, a resistência a antimicrobianos e o custo.[37]

Escolha dos antimicrobianos

As cefalosporinas de primeira geração (cefazolina e cefalotina) são os medicamentos mais amplamente empregados em profilaxia cirúrgica, entre outras razões por terem amplo espectro de ação e atuarem sobre o *S. aureus*, uma das bactérias mais prevalentes em infecções do sítio cirúrgico.[38] A cefazolina tem sido o medicamento de escolha, pois atinge concentração tecidual maior e mais rápida e apresenta meia-vida mais longa. Sua posologia é de 1g a 2 g, EV, 30 min a 60 min antes do início do procedimento. Pacientes com mais de 60 kg e/ou procedimentos com maior sangramento constituem indicações para uso de dose dobrada (2 g). Pacientes com diminuição da perfusão tecidual, por exemplo, pela utilização de garroteamento hemostático, também devem receber 2 g. Para a maioria dos procedimentos ambulatoriais, a recomendação é de 1 ou, no máximo, 2 doses de antibiótico profilático.[26] Considerando a duração das operações de ambulatório, raramente será necessária dose adicional após 3 h, de modo a garantir bons níveis teciduais de antimicrobiano no momento do fechamento da pele.

A manutenção do antimicrobiano no pós-operatório só se justifica caso o cirurgião depare-se com processo infeccioso durante o procedimento cirúrgico, quando o uso de antimicrobiano deve ser convertido à forma de terapêutica clássica.

Heparinoprofilaxia

O emprego de heparinoprofilaxia na prevenção de complicações tromboembólicas em pacientes submetidos a cirurgia de ambulatório é pouco comum, considerando o porte das operações, as condições clínicas dos pacientes e sua deambulação precoce. Contudo, a alta letalidade do tromboembolismo pulmonar tem justificado seu emprego em operações de ambulatório nível II, sobretudo em pacientes com mais de 40 anos e/ou que apresentem fatores de risco adicionais.[7]

A dose de heparina indicada para pacientes com 40 a 60 anos ou com algum fator de risco é de 5.000 unidades no subcutâneo a cada 12 h (risco moderado). Contudo, para pacientes com mais de 60 anos (risco alto), a dose recomendada seria de 5.000 unidades no subcutâneo a cada 8 h ou heparina de baixo peso molecular (p. ex., 40 mg de enoxeparina).[39]

A profilaxia medicamentosa, no risco moderado, é recomendada 2 h antes da anestesia geral ou 12 h antes da punção em bloqueio espinhal. Já no caso de alto risco, deve ser realizada 12 h antes tanto da anestesia geral quanto do bloqueio espinhal.[7]

Preparo da Equipe Cirúrgica

O cirurgião prepara-se para o ato cirúrgico com a degermação das mãos, antebraços e cotovelos, utilizando solução degermante. A iodopolivinilpirrolidona ou povidona-iodo degermante é a substância mais empregada atualmente, podendo ser substituída pela clorexidina (sabonete líquido).[24] A degermação deve ser feita esfregando-se as mãos e os antebraços com ajuda de esponjas de poliuretano ou de escovas com cerdas macias descartáveis. A escovação das unhas auxilia a retirada da sujidade subungueal. A degermação deve ser realizada pelo período mínimo de 5 min. Ao término, deve-se enxaguar com água corrente, a partir das mãos, deixando o excesso de água escoar pelos cotovelos. Secar com compressas esterilizadas. A equipe cirúrgica deve, então, paramentar-se com capote e luvas estéreis.

A maior parte dos procedimentos ambulatoriais nível I pode ser realizada apenas com uso de luvas estéreis, sem avental cirúrgico esterilizado. As luvas devem ser calçadas assepticamente, não se tocando em sua parte externa, ou seja, a que entrará em contato direto com o instrumental cirúrgico e o campo operatório.[25] Sempre que houver dúvida quanto à integridade da luva pela possibilidade de perfurações, ela deve ser imediatamente trocada, reduzindo a incidência das infecções incisionais e minimizando o risco de contaminação ocupacional.

Posições Operatórias

O paciente deve ser acomodado na mesa cirúrgica, em posição adequada para a realização do procedimento cirúrgico, de forma a permitir bom acesso e adequada exposição do campo operatório, de modo a facilitar a atuação da equipe cirúrgica, porém assegurando também posição confortável o bastante para que possa ser bem tolerada pelo paciente, sobretudo naqueles sob anestesia local. Deve-se estar atento para evitar posições viciosas, que podem levar a compressões nervosas ou lesões tenomusculares. Posições especiais e mesas cirúrgicas apropriadas podem ser necessárias em operações proctológicas, ortopédicas e ginecológicas.

Preparo do Campo Operatório
Antissepsia

Os cuidados com a região a ser operada começam com a remoção dos pelos caso possam prejudicar o ato operatório. Uma antissepsia do campo operatório eficiente deve ser ampla (no mínimo, 20 cm a 30 cm ao redor da futura incisão) e realizada com soluções que apresentem grande poder germicida e efeito prolongado (povidona-iodo ou clorexidina). As soluções degermantes são utilizadas para remover resíduos e oleosidade da pele. Seu uso pode ou não ser seguido da aplicação da formulação alcoólica (PVP-I tintura). Recomenda-se aplicar o PVP-I degermante, remover o excesso de espuma com compressa esterilizada seca e, então, aplicar a tintura, utilizando pinça e gazes esterilizadas. Os movimentos devem ser uniformes partindo das áreas menos contaminadas para as mais contaminadas e descartando a gaze antes de retornar ao ponto inicial. A solução deve secar espontaneamente. É condenável a utilização de álcool etílico ou misturas de álcool-éter após a degermação com povidona-iodo, pois tais substâncias podem eliminar o efeito residual desses antissépticos.[24] Contudo, estudos recentes têm demonstrado o valor da associação de clorexidina sabão líquido com álcool etílico no preparo do campo operatório.[32,33]

Em regiões de mucosa, a formulação aquosa sem sabão (PVP-I tópico) constitui a mais apropriada. O acúmulo de sabão ou solução alcoólica em mucosas (principalmente na genitália) de pacientes submetidos a bloqueio ou anestesia geral pode resultar em irritação ou queimaduras químicas. A área degermada deve ser ampla e generosamente tratada, por tempo similar àquele utilizado pelo cirurgião para degermação das mãos. Ao término do procedimento cirúrgico, o excesso da solução antisséptica deve ser removido com compressa embebida em solução salina a 0,9%. O contato prolongado com a pele do paciente, sobretudo das soluções alcoólicas e nas áreas perineais e genitais, deve ser evitado sob pena de causar irritação e queimadura.

Colocação dos campos cirúrgicos

Após a antissepsia, os campos cirúrgicos devem ser colocados delimitando a área cirúrgica. Devem ser posicionados de maneira a permitir confortável acesso à lesão e a eventuais reparos anatômicos úteis ao cirurgião. Seu emprego objetiva estabelecer barreira asséptica para reduzir a passagem de microrganismos de áreas não estéreis para estéreis. Em procedimentos cirúrgicos nível I, realizados sob anestesia local, a colocação dos campos cirúrgicos pode incomodar um pouco o paciente, sobretudo quando na face. O benefício do uso de campos adesivos plásticos descartáveis, alguns inclusive impregnados com soluções antissépticas, tem sido avaliado,[40] contudo seu uso rotineiro não está, por ora, indicado, considerando, entre outros fatores, seu alto custo.

Anestesia

Nas operações sob anestesia local, esta é realizada no momento. Convém ressaltar, mais uma vez, que o paciente deve ser previamente informado sobre o procedimento. A forma de administração do anestésico pode assustá-lo mais que o próprio ato cirúrgico. Os detalhes técnicos sobre a anestesia em cirurgia de ambulatório estão expostos no Capítulo 3.

Técnica Cirúrgica

A técnica cirúrgica correta é um dos fatores mais importantes na profilaxia da infecção do sítio cirúrgico e na garantia de processo de cicatrização rápido, com bom efeito estético. Obediência aos princípios fundamentais da técnica operatória – diérese, hemostasia e síntese – é a pedra angular do êxito da operação.

Fios Cirúrgicos

Os fios cirúrgicos a serem utilizados na cirurgia ou nas operações de ambulatório serão escolhidos com base no procedimento e, também, nas propriedades dos fios. Esses detalhes são abordados no Capítulo 4.

Uso de Drenos

Os drenos podem ser tubulares ou laminares (Penrose) e são utilizados com finalidade profilática ou tera-

pêutica, propiciando a eliminação de secreções acumuladas. O uso profilático clássico está indicado em casos de descolamento tecidual extenso, com risco de formação de sero-hematomas. Nesse caso, drenos de sucção convencional, além de promoverem a remoção da secreção que se forma, mantêm a aposição dos retalhos cutâneos e facilitam a revascularização precoce do plano anatômico dissecado. Quanto menor o tempo de permanência do dreno, menor a possibilidade de complicações com seu uso, especialmente a contaminação retrógrada de microrganismos.[41] Nos casos de infecção aguda supurativa, a utilização do dreno tem orientação terapêutica, podendo ser utilizados drenos laminares, colocados na área em que ocorre acúmulo da secreção. Logo que a drenagem diminuir satisfatoriamente, o dreno deverá ser tracionado progressivamente, até sua completa retirada, ou então removido de uma só vez.

Curativo

Concluído o procedimento cirúrgico, o cirurgião deve escolher o tipo de cobertura para a ferida, especialmente importante durante as primeiras 48 h, tempo estimado para sua epitelização. Deve também avaliar a necessidade de enfaixamento e/ou imobilização do segmento operado. Os objetivos e as técnicas dos curativos podem ser conhecidos no Capítulo 8.

Uso Tópico de Antissépticos e Antibióticos

Considerando a escassez de estudos clínicos controlados, o valor profilático e terapêutico da aplicação de antisséptico na ferida é difícil de avaliar. Contudo, existem suspeitas de que essa prática possa agravar o trauma tecidual, lesar as células de defesa do hospedeiro e retardar a cicatrização das feridas. A opção pela aplicação de antissépticos no interior de feridas e em mucosas deve recair sempre sobre soluções aquosas (antissépticos tópicos), preferencialmente diluídas em solução salina.

A aplicação tópica ou irrigação de antimicrobiano na ferida com interesse profilático apresenta muitos adeptos;[42] os medicamentos mais utilizados são as cefalosporinas, a canamicina, a rifocina, a ampicilina e a gentamicina, geralmente diluídas em solução salina. Contudo, mais recentemente, o emprego de antibiótico tópico tem sido desestimulado.[43]

Outros Cuidados Peroperatórios

O cirurgião deve, ainda, preocupar-se com os registros da operação, incluindo descrição detalhada do procedimento cirúrgico. Caso tenha sido retirado material orgânico, na forma de peça cirúrgica ou líquidos biológicos, a solicitação de exame anatomopatológico ou de culturas e análises bioquímicas deve ser feita, incluindo breve histórico do caso. O material a ser enviado deve ser convenientemente conservado, embalado e identificado, sendo esta conduta também responsabilidade da equipe cirúrgica.

PÓS-OPERATÓRIO

Classicamente, o pós-operatório é o período que se inicia ao final da intervenção cirúrgica e termina com o retorno do paciente às suas atividades laborativas habituais. Em cirurgia de ambulatório, considerando o trauma mínimo e a pequena repercussão sistêmica causados pelos procedimentos habitualmente realizados, tem sido considerado o término desse período o momento em que se observa a completa cicatrização da ferida cirúrgica.

O cirurgião deve, então, reavaliar clinicamente o paciente, definir o momento ideal para sua alta, adotar as principais medidas profiláticas e terapêuticas para as eventuais complicações pós-operatórias e esclarecer ao paciente, de modo detalhado, aspectos relacionados com os cuidados com a ferida cirúrgica, uso de medicamentos e retornos para realização de curativos e para retirada de pontos. Pacientes devidamente orientados experimentam ansiedade e estresse pós-operatórios menores.[44]

Avaliação Clínica e Alta do Paciente

Para os pacientes submetidos a operação sob bloqueio regional ou anestesia geral, o pós-operatório imediato exige período de recuperação pós-anestésica. Monitoração dos sinais vitais (pulso, pressão arterial, temperatura e frequência respiratória) e cuidados preventivos ou terapêuticos para vômitos são os que habitualmente se necessita fazer nesse período.

Critérios para alta ambulatorial

Para segurança dos pacientes submetidos a cirurgia de ambulatório, é importante definir e respeitar os critérios para alta ambulatorial. Santos *et al.*[7] definiram critérios que estão sumariados no Quadro 2.3.

Cuidados Pós-Operatórios

Os pacientes e seus acompanhantes devem receber explicações quanto aos cuidados com a ferida operatória, assim como orientações quanto ao repouso, dieta e uso de medicamentos. Essas explicações devem ser dadas de maneira detalhada e, preferencialmente, por escrito, de forma legível e precisa. O retorno para controle clínico, avaliação do resultado anatomopatológico, curativos e retirada de pontos deve ser claramente agendado com o paciente, devendo ser a ele explicado sobre a rede de assistência médica em caso de possíveis complicações.

Quadro 2.3 Condições de alta do paciente submetido a cirurgia de ambulatório[7]

- Orientação no tempo e no espaço
- Estabilidade dos sinais vitais há pelo menos 60 min
- Ausência de náuseas e vômitos
- Ausência de dificuldade respiratória
- Capacidade de ingerir líquidos
- Capacidade de locomoção, se não houver contraindicação
- Sangramento mínimo ou ausente
- Ausência de dor de grande intensidade
- Ausência de retenção urinária
- Conhecimento, por parte do paciente e do acompanhante, dos cuidados pós-anestésicos e pós-operatórios
- Definição da unidade responsável pelo atendimento de eventuais intercorrências

Revisão da ferida e troca de curativos

Principalmente nos casos de abscessos, feridas traumáticas e infecções incisionais, constitui boa conduta a marcação de retornos com o objetivo de acompanhar a evolução da ferida cirúrgica (controle da infecção e cicatrização). Nesses retornos, o cirurgião, ou um profissional de saúde devidamente treinado, deve providenciar a limpeza da ferida, a tração ou retirada de drenos e a troca asséptica de curativos, quando indicadas.

Retirada de pontos

Os fios cirúrgicos empregados na síntese cutânea exercem a contenção mecânica indispensável até que o processo de cicatrização ganhe ou adquira o mínimo de força tênsil e o processo restaurador possa evoluir após a sua remoção, com reduzido risco de deiscência. Sua retirada precoce aumenta a possibilidade de não deixar marcas na pele e de se obter, portanto, melhor resultado cosmético. Nesses casos, a realização de curativo com fita microporosa pode ser útil para manter as bordas da ferida bem unidas. Outra opção a ser avaliada caso a caso é o emprego de suturas com fios cirúrgicos que não precisam ser removidos (ver Capítulo 4).

Para definir o momento mais seguro para retirada dos fios cirúrgicos, é essencial conhecer os fatores sistêmicos e locais que afetam a cicatrização da ferida cirúrgica. Os fatores sistêmicos incluem desnutrição, idade (os idosos apresentam cicatrização mais demorada), diabetes melito, uso de corticoides e anti-inflamatórios não esteroides, anemia e radioterapia. São vários os fatores locais: presença de sero-hematomas, tecidos desvitalizados, corpos estranhos, tensão excessiva nos pontos, suprimento sanguíneo local deficiente e, por fim, a infecção incisional, que retarda especialmente a primeira fase do processo reparador.

Algumas circunstâncias propiciam particularidades importantes no processo de cicatrização cutânea, devendo também pesar na definição do melhor momento para retirada dos pontos, e incluem: o local anatômico, a obediência da cicatriz às linhas de força da pele e o aspecto da cicatriz.

Local anatômico. Nos locais em que a pele é mais fina e vascularizada, como na região cervicofacial, o processo de cicatrização é mais rápido por causa do seu rico suprimento sanguíneo, e os pontos podem ser retirados mais precocemente. No dorso da mão, onde a pele é frouxa e escorregadia, o processo cicatricial é mais lento, fato também observado nas suturas da região lombar.

Obediência da cicatriz às linhas de força da pele. As bordas da ferida traumática ou incisão cirúrgica que não são paralelas às linhas de força citadas têm tendência a se afastarem. Assim, requerem mais tempo para a retirada dos pontos sem o perigo de deiscência. O mesmo cuidado deve ser observado nas feridas próximas às dobras articulares (como região patelar e cotovelo).

Aspecto da cicatriz. Podemos considerar como o período médio para retirada dos pontos o tempo de 7 a 10 dias após a sutura da pele, desde que a ferida apresente-se seca, sem edema ou outros sinais infecciosos, e desde que o paciente não apresente fatores e particularidades que interfiram significativamente na cicatrização de sua ferida.

Medicamentos

Em decorrência do próprio procedimento anestésico-cirúrgico ou de eventuais complicações pós-operatórias, podem surgir sinais e sintomas (dor, febre, náuseas, vômitos e soluços) ou complicações que necessitam de tratamento medicamentoso eficiente.

Analgésicos

A dor de pequena ou moderada intensidade é a queixa mais frequente após cirurgia de ambulatório. As terminações nervosas livres da pele são sensíveis ao corte e ao aumento da tensão local, secundário à reação inflamatória (edema e exsudato). Quando a dor é de grande intensidade, é imprescindível diagnosticar e tratar suas causas, entre elas: edemas, seromas, hematomas, infecção e pontos de sutura muito apertados. Os efeitos deletérios da dor intensa são inúmeros, a saber: sofrimento e problemas psicológicos, diminuição da perfusão tecidual, aumento do consumo de oxigênio, alteração respiratória, aumento do catabolismo e diminuição da movimentação, com maior risco de complicações tromboembólicas.[7,45]

A analgesia deve iniciar logo em seguida à suspensão da anestesia ou após o término do efeito do anesté-sico local. Atualmente, existem diversos tipos de analgésicos com potência e diferentes vias de administração, podendo-se optar pela via intravenosa, intramuscular, subcutânea, oral ou retal. A dipirona, o ácido acetilsalicílico e o acetaminofeno são os medicamentos mais prescritos devido à sua boa eficácia e baixo custo. Entretanto, geralmente se prestam para o controle da dor de pequena intensidade. A associação com anti-inflamatórios não esteroides aumenta a potência analgésica, mas também os efeitos colaterais. Estes atuam como analgésicos de ação periférica, por meio da inibição da síntese de prostaglandinas, que são os mais potentes estimuladores dos receptores da dor.[45] A prescrição desses e de outros medicamentos deve ser realizada de maneira clara e detalhada.

A ansiedade também constitui fator importante tanto na maior ocorrência quanto na menor tolerância à dor; daí a importância da boa relação médico-paciente no sentido de tranquilizar o paciente com discussão franca, porém o mais otimista possível.

Antitérmicos

Considera-se como temperatura corporal média normal o valor de 37°C, aceitando-se variação de 0,5°C em condições basais. A febre é caracterizada por elevação corpórea acima de 37,5°C. Atualmente tem se observado tendência a tratar febre acima de 38°C, considerando que o uso frequente de antitérmicos poderia dificultar a observação das características da febre (intensidade, cronologia etc.). Além disso, o aumento da temperatura corporal parece favorecer a defesa orgânica nos casos de infecção. Em contrapartida, a febre elevada pode causar desidratação, aumento do catabolismo tecidual, sobrecarga cardíaca, *delirium* e convulsões.

Quando há febre, seu tratamento sintomático é feito com os analgésicos já citados, os quais apresentam também ação antitérmica. É imprescindível, porém, tentar diagnosticar a causa da febre a fim de que seu fator etiológico seja combatido ou removido, como se observa na infecção incisional supurativa, que requer drenagem cirúrgica, e em pacientes imunossuprimidos e/ou toxemiados, que requerem o emprego de antibioticoterapia. Nesse caso, a febre surge, geralmente, entre os quarto e sétimo dias pós-operatórios.

Antieméticos

O risco de náuseas e vômitos diminui com o avançar da idade, em homens e entre tabagistas. A história prévia de náuseas e vômitos pós-operatórios, as operações de longa duração e aquelas acompanhadas de dor pós-operatória intensa se associam com maiores riscos de sua ocorrência.[46,47] Náuseas e vômitos já foram intercorrências comuns no pós-operatório imediato de procedimentos realizados sob anestesia geral. Atualmente eles têm sido menos observados, em particular pela evolução dos medicamentos empregados pelos anestesiologistas. O uso peroperatório de opioides está relacionado com maior probabilidade de náuseas e vômitos pós-operatórios, enquanto a anestesia venosa com propofol se associa a menor probabilidade de ocorrência dessa complicação.[47] As náuseas e vômitos pós-operatórios estão entre os fatores que retardam a alta de pacientes submetidos a cirurgia de ambulatório e devem ser prevenidos no período perianestésico.[46,48]

Anti-inflamatórios

Quando há edema traumático, a aplicação de calor é, às vezes, eficiente. Os anti-inflamatórios não esteroides são inibidores da síntese das prostaglandinas. Juntamente com os fibrinolíticos têm indicação em casos selecionados de cirurgia de ambulatório. Por causa de seus efeitos colaterais e da discutível eficácia terapêutica de alguns deles, ainda hoje devem ser prescritos com cuidado.

Antimicrobianos

Em apenas alguns casos de infecção incisional superficial, está indicado o emprego de antibioticoterapia. Eles incluem pacientes imunossuprimidos, com repercussão sistêmica ou apresentando feridas infectadas com áreas de necrose ou, ainda, em casos em que a infecção possa causar sequelas importantes para a saúde do paciente. De início, a escolha do antimicrobiano deve ser feita de modo empírico, recaindo sobre o medicamento que apresenta maior possibilidade de atuar sobre o(s) provável(is) microrganismo(s) causadores da infecção. Pesam também, na escolha do antimicrobiano, o quadro clínico do paciente e os possíveis efeitos tóxicos e custo do fármaco. Nas infecções polimicrobianas, devam-se associar dois ou mais antimicrobianos de largo espectro. Alterações na antibioticoterapia poderão ser feitas a partir (1) da resposta clínica, (2) dos resultados das culturas e antibiogramas, (3) do aparecimento de reações tóxicas ou efeitos colaterais.

Complicações Pós-Operatórias
Infecções incisionais

A infecção da ferida cirúrgica, mais adequadamente denominada infecção incisional superficial, é a complicação pós-operatória mais frequente em cirurgia de ambulatório. Constitui processo pelo qual o microrganismo estabelece interações com o hospedeiro após sua penetração e multiplicação no interior do organismo. Exceto nos traumas acidentais, nos quais a contaminação por microrganismos começa no momento em que se rompeu a barreira cutâneo-mucosa, a penetração das bactérias

nos tecidos do paciente acontece na sala de operações, por exemplo, a partir dos membros da equipe cirúrgica. No entanto, a microbiota do próprio doente é o foco em 33% das ocorrências. A não ser em casos de negligência com drenos ou curativos, o pós-operatório não contribui de maneira significativa para a contaminação do sítio cirúrgico. O tratamento da infecção incisional vai depender de suas condições, a saber: (1) as infecções simples, circunscritas, como a celulite, podem ser conduzidas conservadoramente, por intermédio de aplicação de calor seco, que, aumentando o fluxo sanguíneo local pela vasodilatação, auxilia a fagocitose; elevação do membro, quando o processo infeccioso aí se localiza; repouso da área acometida etc.; nas celulites extensas, impõe-se a antibioticoterapia; (2) quando ocorre a formação de secreção purulenta em torno de um ponto da sutura da pele, o tratamento consiste em sua remoção precoce; (3) nas infecções incisionais supurativas (abscesso subcutâneo), devem-se remover alguns pontos para propiciar a drenagem eficiente da secreção purulenta; pode-se colocar dreno laminar de látex e complementar o tratamento, em alguns casos, com cobertura antimicrobiana; (4) por fim, nas infecções necrosantes, o tratamento baseia-se no desbridamento local rigoroso, na internação hospitalar e na escolha e emprego criterioso de antimicrobiano.

Tratamento local largamente utilizado em nosso meio, nos casos de ferida infectada, é o açúcar cristal. Apresenta efeito bactericida por ação osmótica, destruindo a membrana e parede celular bacterianas. Por dispensar a esterilização, ser de fácil utilização, de baixo custo e não apresentar efeitos colaterais, o açúcar tem demonstrado excelente ação no tratamento local das infecções incisionais supurativas. A troca do curativo nessa situação deve ser frequente.

Deiscência de sutura

A cicatrização incompleta resulta da ação combinada de dois ou mais fatores, anteriormente discutidos. Quando a lise do colágeno sobrepuja a sua síntese, ocorre a deiscência. Diante do déficit de cicatrização, devem-se remover ou controlar os fatores que a afetam e manter a sutura cutânea por período mais longo. O tratamento da deiscência consiste na ressíntese cutânea ou na opção pela cicatrização por segunda intenção, dependendo de a deiscência ser parcial ou total, do local da ferida, da presença ou não de infecção, entre outros.

Hematomas e seromas da ferida operatória

Os hematomas constituem uma das complicações mais comuns da ferida operatória e caracterizam-se pela presença de sangue e coágulos no espaço subdérmico. Resultam de falha na técnica de hemostasia, exceção aos casos de distúrbios hemorrágicos. Manifestam-se por sensação de compressão e dor local, podendo haver saída de pequena quantidade de líquido sero-hemorrágico entre os pontos da sutura. Pequenos hematomas podem ser tratados conservadoramente; contudo, hematomas de maiores proporções devem ser explorados, considerando-se o risco potencial de infecção e retardo no processo reparador. Após drenagem do hematoma, a hemostasia deve ser revista cuidadosamente. Embora o hematoma possa predispor a infecções, não se justifica o emprego sistemático de antibiótico profilático.

Os seromas decorrem do acúmulo de líquido de aspecto seroso e de origem plasmática ou linfática entre os planos de dissecção operatória. São mais frequentes em pacientes obesos e submetidos a descolamentos extensos do tecido subcutâneo, principalmente quando é necessária a transecção de grande número de vasos linfáticos e não se consegue eliminar o espaço vazio. Nesses casos, podem ser prevenidos por intermédio da colocação de drenos de sucção convencional. O tratamento dessa afecção depende dos sinais e sintomas e da progressão do volume do líquido. Quando esse volume é reduzido e estável, deve ser mantido sob observação. Quando mais acentuado, deve-se aspirar o fluido acumulado com o auxílio de agulha e seringa, sob rigorosos cuidados de assepsia, seguida da aplicação de curativo compressivo. Os seromas podem recoletar exigindo novas punções. Seromas de grandes proporções podem ser tratados com a colocação de drenos laminares ou de sucção.

Cicatrização hipertrófica, queloidiana ou retrátil

As cicatrizes hipertróficas e queloidianas apresentam excesso de tecido cicatricial, que simulam tumores dérmicos e podem causar deformidades estéticas e funcionais. Apresentam fibroblastos atípicos, excesso de componentes da matriz extracelular e deposição maciça do colágeno devido à sua maior produção e menor degradação. Pode resultar da não obediência aos princípios fundamentais da técnica cirúrgica ou de fatores inerentes ao paciente.[49] A cicatriz queloidiana, por exemplo, é mais frequente em melanodérmicos e feodérmicos, e parece estar relacionada com mecanismo autoimune. Outros fatores envolvidos incluem história familiar positiva e tendência a crescimento durante puberdade e gestação (fator hormonal).[50,51] São mais frequentes nas regiões superiores do tronco, ombros e pré-esternal.[51]

Os queloides aparecem geralmente 1 ano após o trauma, invadem a pele normal, não regridem espontaneamente e apresentam característica recidivante. Sua terapêutica inclui diferentes métodos: compressão da cicatriz, injeção de corticoides (para queloides recentes), ressecção e sutura primária seguida da aplicação de corticoides.[52,53]

Outras opções incluem placas de silicone, laserterapia, crioterapia, radioterapia e, mais recentemente, alguns medicamentos (bloqueador dos canais de cálcio, imiquimode e interferon).[49,50,53-56]

As cicatrizes hipertróficas podem ser planas, aparecem a partir do primeiro mês, têm menor relação com a pigmentação da pele e acometem mais as articulações e faces extensoras, possivelmente pela tensão gerada. Têm sido tratadas por meio de injeção de corticoides dentro do tecido cicatricial abundante ou ressecção cirúrgica. Após a ressecção cirúrgica, tanto nas cicatrizes hipertróficas quanto nos queloides, é indispensável evitar tensão nas bordas da ferida e manter o trajeto desta última no sentido das linhas de força da pele,[49] preferencialmente associando um dos métodos profiláticos citados.

A cicatriz retrátil tem como uma de suas principais causas a incisão cirúrgica perpendicular às linhas de força da pele, especialmente nas áreas cutâneas muito móveis, como ocorre nas pregas de flexão. Ela pode ser corrigida com zetaplastia.

Mais detalhes são encontrados no Capítulo 46.

Reação por corpo estranho

Corpos estranhos presentes na intimidade dos tecidos, tais como fios inabsorvíveis, podem dar origem à formação de pequeno trajeto fistuloso desde o fio até a superfície cutânea, com a eliminação crônica de secreção purulenta, frequentemente asséptica. A cura acontece com a eliminação espontânea ou a retirada cirúrgica do corpo estranho.

Referências Bibliográficas

1. Vélez-Gil A, Gonzáles A. Nueva classificación de niveles de atención quirúrgica. *Acta Médica del Valle*, 1976; 7:80-8.
2. Hempel K, Siewert JR, Lehr L. Ambulatory surgery – definition, socioeconomic and legal aspects. *Chirurg*, 1995; 66:277-81.
3. Smith I, Nathanson MH, White PF. The role of sevoflurane in outpatient anesthesia. *Anesth Analg*, 1995; 81:S67-72.
4. Watcha MF, White PF. New antiemetic drugs. *Int Anesthesiol Clin*, 1995; 33:1-20.
5. Ahmad NZ, Byrnes G, Naqvi SA. A meta-analysis of ambulatory versus inpatient laparoscopic cholecystectomy. *Surg Endosc*, 2008; 22:1928-34.
6. Santos JS, Silva MB, Zampar AG *et al.* Mutirões de colecistectomia por videolaparoscopia em regime de cirurgia ambulatorial. *Acta Cir Bras*, 2001; 16(supl I):52-6.
7. Santos JS, Sankarankutty AK, Salgado Jr W *et al.* Cirurgia ambulatorial: do conceito à organização de serviços e seus resultados. *Medicina* (Ribeirão Preto), 2008; 41(3):274-86.
8. Garcia-Miguel FJ, Serano-Aguilar PG, Lopez-Bastida J. Preoperative assessment. *Lancet*, 2003; 362:1749-57.
9. Michota FA, Frost SD. The preoperative evaluation: use the history and physical rather than routine testing. *Cleve Clin J Med*, 2004; 71:63-70.

10. Rodrigues MAG. Sistematização da Abordagem Propedêutica Pré-operatória. *In:* Castro LP, Savassi-Rocha PR, Coelho LGV (eds.) *Tópicos em Gastroenterologia 4.* Rio de Janeiro: Medsi, 1993; *1*:1-16.

11. Richman DC. Ambulatory surgery: how much testing do we need? *Anestesiology Clin*, 2010; *28*:185-97.

12. Chung F, Yuan H, Yin L *et al.* Elimination of preoperative testing in ambulatory surgery. *Anesth Analg*, 2009; *108*:467-75.

13. Rabkin W, Horne JM. Preoperative electrocardiography:effect of new abnormalities on clinical decisions. *Can Med Assoc J*, 1983; *128*:146-8.

14. Roizen MF. Preoperative patient evaluation. *Can J Anaesth*, 1989; *36*:513-9.

15. Naar BJ, Hansen TR, Warner MA. Preoperative laboratory screening in healthy Mayo patients: cost-effective elimination of tests and unchanged outcomes. *Mayo Clin Proc*, 1991; *66*:155-9.

16. Mantha S, Roizen MF, Madduri J, Rajender Y, Shanti Naidu K, Gayatri K. Usefulness of routine preoperative testing: a prospective single-observer study. *J Clin Anesth*, 2005; *17*:51-7.

17. Gualandro DM, Yu PC, Calderaro D *et al.* II Diretriz de Avaliação Perioperatória da Sociedade Brasileira de Cardiologia. *Arq Bras Cardiol*, 2011; *96*(3 supl 1):1-68.

18. Schein OD, Katz J, Bass EB *et al.* The value of routine preoperative medical testing before cataract surgery. Study of Medical Testing for Cataract Surgery. *N Engl J Med*, 2000; *342*(3):168-75.

19. Papaceit J, Olona M, Ramón C *et al.* Encuesta nacional sobre manejo preoperatorio y criterios de selección de pacientes en las unidades de cirugía mayor ambulatória españolas. *Gac Sanit* 2003; *17*:384-92.

20. Yuan H, Chung F, Wong D. Current preoperative testing practices in ambulatory surgery are widely disparate: a survey of CAS members. *Can J Anesth*, 2005; *52*:675-9.

21. Marcello PW, Roberts PL. "Routine" preoperative studies. Which studies in which patients? *Surg Clin N Amer*, 1996; *76*:11-23.

22. Green CR, Pandit SK, Schork A. Preoperative fasting time: is the traditional policy changing? Results of a national survey. *Anesth Analg*, 1996; *83*:123-8.

23. Alexander JW, Fischer JE, Boyajian M *et al.* The influence of hair-removal methods on wound infections. *Arch Surg*, 1983; *118*:347-52.

24. Larson EL. Hand washing and skin preparation for invasive procedures. In: APIC (ed.) *Infection Control Applied Epidemiology*, 1996; 191-7.

25. DeCastro MG, Fauerbach L, Masters L. Aseptic Technniques. *In:* APIC (ed.) *Infection Control Applied Epidemiology*, 1996; 201-4.

26. Polk Jr HC, Simpson CJ, Simmons BP, Alexander JW. Guidelines for prevention of surgical infection. *Arch Surg*, 1983; *118*:1213-7.

27. Moro ML, Carrieri MP, Tozzi AE, Lana S, Greco D. Risk factors for surgical wound infections in clean surgery: a multicenter study. Italian PRINOS Study Group. *Ann Ital Chir*, 1996; *67*:13-9.

28. Mangram AJ, Horan TC, Pearson ML *et al.* Guideline for prevention of surgical site infection. *Infect Control Hosp Epidemiol*, 1999; *20*:247-80.

29. Kalantar-Hormozi AJ, Davami B. No need for preoperative antiseptics in elective outpatient plastic surgical operations: a prospective study. *Plast Reconstr Surg*, 2005; *116*:529-31.

30. Black WA, Bannerman CM, Black DA. Carriage of potentially pathogenic bacteria in the hair. *Br J Surg*, 1974; *61*:735-8.

31. Rolly G. Two cases of burns caused by minuse of coagulation unit and monitoring. *Acta Anaesthesiol Belg*, 1978; *29*:313-6.

32. Darouiche RO, Wall MJ Jr, Itani KM *et al.* Chlorhexidine-alcohol versus povidone-iodine for surgical-site antisepsis. *N Engl J Med*, 2010; *362*(1):18-26.

33. Levin I, Amer-Alshiek J, Avni A *et al.* Chlorhexidine and alcohol versus povidone-iodine for antisepsis in gynecological surgery. *J Womens Health* (Larchmt), 2011; *20*:321-4.

34. Dellinger EP. Prophylactic antibiotics: administration and timing before operation are more important than administration after operation. *Clin Infect Dis*, 2007; *44*(7):928.

35. Zelenitsky SA, Ariano RE, Harding GK *et al.* Antibiotic pharmacodynamics in surgical prophylaxis: an association between intraoperative antibiotic concentrations and efficacy. *Antimicrob Agents Chemother*, 2002; *46*:3026.

36. Ludwig KA, Carlson MA, Condon RE. Prophylactic antibiotics in surgery. *Annu Rev Med*, 1993; *44*:385-93.

37. Condon RE, Wittmann DH. The use of antibiotics in general surgery. *Curr Prob Surg*, 1991; *12*:807-907.

38. Ronald AR. Antimicrobial prophylaxis in surgery. *Surgery*, 1983; *93*:172-3.

39. Geerts WH, Bergqvist D, Pineo GF *et al.* Prevention of venous thromboembolism: American College of Chest Physicians Evidence-Based Clinical Practice Guidelines (8th ed). *Chest,*. 2008; *133*(6):381S-453S.

40. Psaila JV, Wheeler MH, Crosby DL. The role of plastic wound drapes in the prevention of wound infection following abdominal surgery. *Br J Surg*, 1977; *64*:729-32.

41. Moss JP. Historical and current perspectives on surgical drainage. *Surg Gyn Obst*, 1981; *152*:517-27.

42. Lord Jr JW. Intraoperative antibiotic wound irrigation. *Surg Gyn Obst*, 1983; *157*:357-61.

43. Lapolla WJ, Levender MM, Davis SA *et al.* Topical antibiotic trends from 1993 to 2007: use of topical antibiotics for non-evidence-based indications. *Dermatol Surg*, 2011; *37*:1427-33.

44. Swan BA. Assessing symptom distress in ambulatory surgery patients. *Medsurg Nurs*, 1996; *5*:348-54.

45. Rawal N. Postdischarge complications and rehabilitation after ambulatory surgery. *Curr Opin Anaesthesiol*, 2008; *21*:736-42.

46. Le TP, Gan TJ. Update on the management of postoperative nausea and vomiting and postdischarge nausea and vomiting in ambulatory surgery. *Anesthesiol Clin*, 2010; *28*:225-49.

47. Junger A, Hartmann B, Benson M *et al*. The use of an anesthesia information management system for prediction of antiemetic rescue treatment at the postanesthesia care unit. *Anesth Analg*, 2001; *92*:1203-9.

48. Chung F, Mezei G. Factors contributing to prolonged stay after ambulatory surgery. *Anesth Analg*, 1999; *89*:1352-9.

49. Rahban SR, Garner WL. Fibroproliferative scars. *Clin Plast Surg*, 2003; *30*:77-89.

50. Alster TS, Tanzi EL. Hipertrophic scars and keloids. *Am J Clin Dermat*, 2003; *4*:235-43.

51. Datubo-Brown DD. Keloids a review of literature. *Br J Plast Surg*, 1990; *7*:43-70.

52. Berman B, Bieley H. Keloids. *J Am Acad Dermat*, 1995; *33*:117-23.

53. Kelly AP. Medical and surgical therapies for keloids. *Dermatol Ther*, 2004; *17*:212-8.

54. Oliveira GV, Nunes TA, Magna LA *et al*. Silicone versus non-silicone gel dressing: a controled trial. *Dermat Surg*, 2001; *27*:721-6.

55. Lee RC, Doon H, Jellem AF. The response of burn scars to intralesional verapamil. Report of 05 cases. *Arch Surg*, 1994; *129*:107-11.

56. Berman B, Villa. Imiquimod 5% cream for keloid management. *Dermatol Surg*, 2003; *29*:1050-1.

Anestesia para Cirurgia Ambulatorial

Renato Santiago Gomez
Paulo Roberto da Costa

Capítulo

3

INTRODUÇÃO

A anestesia ambulatorial é aquela realizada em procedimentos diagnósticos e/ou terapêuticos após a qual o paciente permanece na unidade até a plena recuperação de suas funções físicas e mentais, quando então receberá alta sem pernoitar no hospital.[1] No passado se restringia à realização de anestesia local ou locorregional para procedimentos de pequeno porte. A evolução das técnicas anestésica e cirúrgica permitiu a extensão dos benefícios do regime ambulatorial aos pacientes submetidos a todos os tipos de anestesia, bem como a grande variedade de intervenções cirúrgicas. Entretanto, a anestesia ambulatorial apresenta características próprias, como seleção criteriosa de pacientes, dos procedimentos, dos medicamentos e das técnicas anestésicas, e critérios rígidos de alta para obter as vantagens desse tipo de atendimento.[2,3] Atualmente, há tendência bem estabelecida de crescimento dos procedimentos realizados em regime ambulatorial. Estima-se que cerca de 60% a 70% de todas as operações eletivas nos Estados Unidos são realizadas em regime ambulatorial.[4]

VANTAGENS DA CIRURGIA AMBULATORIAL[1,5]

1. Diminuição dos custos hospitalares.
2. Menor ansiedade para o paciente e familiares.
3. Retorno precoce ao lar e ao trabalho.
4. Menor risco de infecção hospitalar.
5. Disponibilização de maior número de leitos para os pacientes que necessitam internação.
6. Agilização das operações por diminuição da burocracia necessária para a internação.

PAPEL DO CIRURGIÃO NA ANESTESIA AMBULATORIAL

1. Avaliação: selecionar o tipo de procedimento baseado na duração, na extensão, no estado físico do paciente (ASA) e nas condições socioeconômicas. Solicitar exames complementares de rotina.
2. Instrução: informar ao paciente sobre o procedimento e cuidados no pós-operatório. Informar sobre a necessidade da presença de um acompanhante adulto e da possibilidade de internação.
3. Agendamento do procedimento e encaminhamento para avaliação anestesiológica.

PAPEL DO ANESTESIOLOGISTA NA ANESTESIA AMBULATORIAL

1. Avaliação: verificar se o procedimento poderá ser realizado em regime ambulatorial; certificar-se de que o paciente está apto para o procedimento; avaliar a necessidade de interconsulta com especialistas e exames específicos orientados pelo estado clínico do paciente.
2. Instrução: tempo de jejum, medicamentos pré-anestésicos, horário da operação, necessidade de acompanhamento por pessoa adulta e informar sobre os critérios de alta ambulatorial.

RECURSOS HUMANOS E MATERIAL

A realização de procedimentos anestésicos e cirúrgicos em regime ambulatorial exige que os aspectos operacionais da unidade estejam de acordo com as normas de segurança necessárias para atender às particularidades associadas a esses procedimentos. A anestesia ambulatorial pode ser realizada, basicamente, em três tipos de Unidade Ambulatorial Hospitalar: aquelas integradas ao hospital, as independentes do hospital e as mistas.[1,5]

A Resolução nº 1.409/94, de âmbito Federal, publicada no Diário Oficial da União em 14.06.1994, determina as condições da Unidade Ambulatorial, os critérios para seleção dos pacientes e as condições de alta, englobando a Resolução nº 1.363/93 do Conselho Federal de Medicina, que estabelece as condições mínimas de segurança para a anestesia ambulatorial.[1,5,6] Assim, toda unidade deverá contar, obrigatoriamente, com material para ressuscitação cardiopulmonar, recursos para suporte vital e pessoal treinado para tal. A unidade ambulatorial deve estar preparada para prevenir ou tratar eventuais complicações, possibilitando área adequada para admissão e para os acompanhantes dos pacientes. Além disso, deve-se ter a garantia de suporte hospitalar, caso necessário, por meio de acomodação própria ou por convênio, assim como assistência após a alta dos pacientes durante 24 h por dia em caso de complicações.

A Sociedade Brasileira de Anestesiologia (SBA), por meio de sua Comissão de Normas Técnicas, publicou, em 1994, regulamentação quanto ao uso de anestésico local, necessidade de monitoração e de anestesiologista na sala de operação em cirurgia ambulatorial (Jornal do CFM, maio/94).[7] A comissão determina que: a anestesia local, para pequenos procedimentos cirúrgicos, em que a dose de anestesia local empregada não exceda 10% da dose total permitida, pode ser praticada em qualquer ambiente ambulatorial sem restrição; a anestesia local para procedimentos de médio porte, que implique aplicação de dose maior do que 10% da dose máxima recomendada e menor do que 50%, deve ser realizada em ambiente cirúrgico, com veia canulizada e paciente monitorado com monitor cardíaco e oxímetro de pulso; e anestesia local para procedimentos de grande porte, que impliquem a utilização de uma dose maior que 50% da dose recomendada, deve ser realizada em ambiente cirúrgico e com veia canulizada, sob supervisão e responsabilidade do anestesiologista.

SELEÇÃO DO TIPO DE OPERAÇÃO

Desde a primeira publicação abrangente sobre anestesia ambulatorial no Brasil,[8] cresceu a lista de procedimentos que podem ser realizados em regime ambulatorial, e muitos fatores contribuíram para isso: segurança do ato anestésico, avanço da monitoração, evolução das técnicas cirúrgicas, evolução dos equipamentos cirúrgicos e anestésicos, surgimento de novos medicamentos anestésicos com perfil farmacocinético mais apropriado, melhora da qualidade da analgesia pós-operatória, adequação dos hospitais, integração da equipe anestésico-cirúrgica e possibilidade de maior rotatividade do centro cirúrgico.[9,10] A possibilidade da realização de determinado procedimento cirúrgico, em regime ambulatorial, depende das condições da unidade em que será realizada, da extensão do procedimento, da duração estimada do procedimento, da provável perda sanguínea peroperatória, da presença de infecção e da intensidade de dor no pós-operatório.[3,5,10-12]

A extensão do procedimento é fator importante, sendo fundamental que seja minimamente invasivo (videoci-rurgias, endoscopias, exames de tomografia computadorizada e ressonância magnética). Idealmente, devem ser selecionados procedimentos com duração igual ou inferior a 2 h. À medida que as condições técnicas evoluem e há maior experiência acumulada, esse tempo pode ser prolongado até 3 h ou 4 h, salientando-se que o tempo de recuperação anestésica será, na maioria das vezes, mais prolongado, e maiores serão as chances de complicações pós-operatórias que obrigam a internação do paciente.[10-12]

A presença de dor forte, não controlável com analgésicos comuns, pode limitar a alta do paciente.[1,3] Quando for necessário o uso de opioides ou outras formas mais complexas para o alívio da dor, o paciente deverá ficar internado. Na seleção de cirurgia para o regime ambulatorial, é necessário saber se é possível controlar a dor com analgésicos comuns e, de preferência, por via oral.[3]

A possibilidade de hemorragia é outro fator limitante na seleção dos procedimentos. Hemorragia volumosa durante a operação, além do risco de sangramento no pós-operatório, exige vigilância contínua e controle rigoroso, implicando permanência hospitalar.[3] Finalmente, outra limitação ocorre nas situações em que o paciente apresenta infecção, necessitando de antibióticos por via venosa, hidratação e troca frequente de curativos.

O Quadro 3.1 mostra os principais procedimentos cirúrgicos habitualmente realizados em regime ambulatorial. Trata-se de lista sumária, podendo variar entre os diversos serviços ambulatoriais.[3]

SELEÇÃO DA TÉCNICA ANESTÉSICA

A anestesia ideal é aquela que garanta condições ideais para a operação, permita o retorno rápido da consciência com pouco efeito residual pós-operatório e apresente baixa incidência de efeitos colaterais. Qualquer técnica anestésica (local, local associada a sedação, locorregional, geral, raquianestesia etc.) pode ser realizada na anestesia ambulatorial. A limitação de sua utilização dependerá mais do tipo da duração do procedimento para o qual a anestesia será realizada.[1,3,9]

Discutiremos neste capítulo os aspectos particulares de cada uma das técnicas anestésicas disponíveis e suas indicações e contraindicações para pacientes externos. A decisão sobre a técnica a ser utilizada é de responsabilidade do anestesiologista, mas são obrigatórios a integração com a equipe cirúrgica e o esclarecimento e consentimento do paciente.

SELEÇÃO DOS PACIENTES[1-3,5,10-13]
Geral

1. Presença de acompanhante adulto idôneo.
2. Fácil comunicação com a unidade ambulatorial.

Quadro 3.1 Principais procedimentos cirúrgicos realizados em regime ambulatorial

Especialidade	Procedimento
Cirurgia geral	Exérese de pequenas lesões da pele, laparoscopia, varicectomia, biópsia, herniorrafia, hemorroidectomia
Cirurgia pediátrica	Cistos e fístulas cervicais, extirpação de tumores superficiais, hidrocele, hérnias, hemangiomas, postectomia
Oftalmologia	Blefarorrafia, catarata, estrabismo, ptose palpebral, sutura de conjuntiva
Otorrinolaringologia	Abscessos, adenoamigdalectomia, corpo estranho, biópsia, septoplastia, epistaxe, polipectomia, frenotomia, laringoscopia, timpanotomia
Ortopedia	Artroscopia, exame sob anestesia, tenotomia, tenorrafia, amputação de dedo, miorrafia, cisto sinovial
Ginecologia	Curetagem uterina, cirurgias da vulva, laparoscopia, laqueadura
Urologia	Cistoscopia, orquipexia, vasectomia, postectomia, retirada de cálculo, hidrocelectomia, varicocelectomia
Cirurgia plástica	Correções estéticas, lipoaspiração, correção de orelha em abano, rinoplastia, pálpebras, prótese mamária
Exames diagnósticos	Endoscopia digestiva, ressonância, tomografia, colonoscopia, urografia, broncoscopia

3. Fácil locomoção até a unidade ambulatorial.
4. Condições de cumprir os cuidados pós-operatórios.
5. Nível intelectual e condição socioeconômica.
6. Aceitação pelo paciente.
7. Colaboração do paciente.

Específica

1. Idade: por apresentar baixa correlação com a evolução pós-operatória, não é considerada, na maioria das vezes, fator limitante desde que as comorbidades estejam controladas. Os extremos de idade requerem maior atenção, principalmente os prematuros. Assim, devido ao maior risco de apneia nas primeiras 24 h pós-anestesia, os prematuros que na data da operação tenham idade pós-conceptual (gestacional + pós-natal) até 46 semanas não devem ser atendidos ambulatorialmente. Em relação aos idosos, os aspectos mais importantes estão relacionados com o impacto que o procedimento pode causar ao organismo, ocorrendo maior limitação da anestesia ambulatorial na presença de comorbidades, especialmente pulmonares, cardiovasculares e neurológicas. Os idosos são mais propensos a dificuldades sociais que perturbam sua recuperação no domicílio, além de apresentarem recuperação da consciência mais lenta, e, portanto, geralmente requerem maiores cuidados pós-operatórios.
2. ASA: os pacientes com estado físico ASA I (ausência de doença sistêmica) e ASA II (portador de doença sistêmica leve a moderada controlada) podem ser submetidos a procedimentos em regime ambulatorial

sem maiores problemas. Entretanto, maior controvérsia ocorre nos pacientes ASA III (presença de doença sistêmica que leva a limitação funcional) e ASA IV (presença de doença sistêmica que leva a incapacidade funcional). Nesses pacientes, o estado de compensação atual da doença e o vulto do procedimento irão nortear a liberação para o atendimento ambulatorial. Na vigência de uma ou mais das seguintes situações, a anestesia ambulatorial é contraindicada: pacientes ASA III e IV não compensados; crianças com episódios de apneia e dificuldade de deglutição; crianças com passado de síndrome de angústia respiratória infantil e displasia broncopulmonar; crianças com parentes vítimas de síndrome de morte súbita infantil; obesidade mórbida; usuários de inibidores de monoamina oxidase; pacientes com asma em atividade; história familiar de hipertermia maligna; epilepsia sem controle satisfatório; uso de drogas e pacientes com distúrbios mentais ou cognitivos.

PREPARO DO PACIENTE[1-3,5,14,15]

O preparo adequado do paciente para a cirurgia tornará a intervenção mais segura e mais confortável para ele e para a equipe cirúrgico-anestésica. O esclarecimento do paciente e de seus familiares quanto às peculiaridades da anestesia em regime ambulatorial contribuirá para a sua tranquilização e o sucesso do procedimento. As exigências em termos de preparo pré-operatório e cuidados pós-operatórios devem ser colocadas claramente, de preferência por escrito, e devem ser checadas no momento da marcação e antes do início da operação.

A visita pré-anestésica é obrigatória antes da realização de qualquer tipo de anestesia, inclusive ambulatorial. Em muitos centros, esse contato entre o anestesiologista e o paciente é feito por meio do agendamento de consulta pré-anestésica. Nessa oportunidade, o paciente conhece seu anestesiologista e pode esclarecer suas dúvidas acerca do procedimento a que será submetido. Esse profissional, por sua vez, por meio de anamnese e exame físico completos e da avaliação dos exames laboratoriais recomendados, poderá tomar conhecimento dos aspectos clínicos de seu paciente. Tais cuidados podem também ser tomados no dia da operação, já no ambulatório em que será realizado o procedimento. Essa situação requer perfeita integração entre as equipes cirúrgica e anestésica, já que caberá ao cirurgião selecionar os pacientes e orientá-los no pré-operatório e, ao anestesista, checar se as condições necessárias para a realização do procedimento foram cumpridas.

A solicitação de exames complementares, tanto em pacientes ambulatoriais quanto internados é baseada na idade, gênero e vulto da operação (exame de rotina). Os outros exames complementares são determinados com base nas indicações clínicas (exame orientado pela clínica). Existem vários protocolos na literatura e entre os diferentes serviços, considerando: (a) presença de dados positivos na história clínica ou exame físico; (b) necessidade de ter valores pré-operatórios de alguns exames que possam sofrer alterações durante o ato anestésico-cirúrgico; (c) condição específica que possa incluir o paciente em grupo de risco, mesmo sem dado positivo de história clínica ou exame físico.

Em geral, os pacientes devem continuar utilizando os medicamentos de uso crônico. As exceções incluem os medicamentos, anticoagulantes orais, insulina, inibidores da enzima conversora da angiotensina e antagonistas da angiotensina II. O tempo de jejum pré-operatório recomendado tem mudado nos últimos anos. De fato, a ingestão de quantidades moderadas de líquidos sem resíduos ou "claros" (café, chá, água, sucos coados etc.) até 2 h ou 3 h antes da operação não altera o volume gástrico residual, melhora o conforto do paciente e reduz a incidência de hipovolemia e hipoglicemia, sem aumentar a chance de aspiração de conteúdo gástrico em pacientes submetidos a anestesia geral. Pacientes com obesidade mórbida, refluxo gastresofágico e diabéticos com alteração da motilidade gástrica estão mais propensos à aspiração e devem ter seu tempo de jejum estendido.

CRITÉRIOS DE ALTA AMBULATORIAL[1,3,5,6,16]

Tão ou mais importante quanto selecionar adequadamente pacientes e procedimentos para anestesia em ambulatório é efetuar a alta em condições satisfatórias de segurança e conforto para o paciente. Pacientes excessivamente nauseados ou com dor que não respondam a analgésicos comuns não devem receber alta. A presença de sangramento significativo, sedação residual e de dificuldades sociais que impliquem risco pós-operatório também são fatores limitantes da alta.

A Regulamentação 1.409/94 do CFM, quanto às condições de alta após realização de procedimento anestésico ambulatorial, exige: (a) orientação no tempo e espaço; (b) estabilidade dos sinais vitais há, pelo menos, 60 min; (c) ausência de náuseas e vômitos; (d) ausência de dificuldade respiratória; (e) estar apto para ingerir líquidos e se locomover; (f) sangramento mínimo ou ausente; (g) ausência de dor de grande intensidade e sinais de retenção urinária.

O paciente ou o acompanhante responsável deve receber orientações por escrito, incluindo: acompanhamento contínuo por um adulto até a residência; não dirigir veículos, operar máquinas, assinar documentos e andar na rua nas primeiras 24 h; o horário para alimentação e o retorno do uso de medicamentos habituais; comunicar ao médico responsável ou ao anestesiologista a ocorrência de efeitos colaterais (náuseas, vômitos, prostação, febre, dor, sangramento etc.); retornar ao local de atendimento ambulatorial em caso de complicações.

FARMACOLOGIA DOS ANESTÉSICOS LOCAIS[2,5,10-13,17]

Conceito

Os anestésicos locais são agentes farmacológicos que bloqueiam a condução nervosa de modo temporário e reversível após a administração regional. Dependendo da concentração e do anestésico utilizado, são capazes de produzir tanto bloqueio sensorial quanto motor.

Histórico

O primeiro anestésico local descrito foi a cocaína, extraída das folhas de *Erythroxylon coca*, em 1860, por Nieman, na Alemanha. Em 1884, Köller a utilizou, pela primeira vez, como agente de uso tópico em oftalmologia. A cocaína é capaz de levar à dependência e causa vasoconstrição local. Seu uso limita-se, atualmente, à diminuição do sangramento em operações otorrinolaringológicas. Em 1905, Einhorn e Braun sintetizaram a procaína, mais hidrossolúvel e menos tóxica que a cocaína, compatível com o uso sistêmico. Em 1943, Löfgren sintetizou a lidocaína, que rapidamente se tornou o anestésico local de escolha em cirurgia. Apresentando bloqueio de condução mais rápido, intenso e duradouro que a procaína, e podendo ser utilizada topicamente e como potente antiarrítmico, tornou-se o agente-padrão com o qual todos os outros anestésicos locais são comparados.

Estrutura Química

A segurança e a eficácia no uso de anestésicos locais na anestesia regional dependem do conhecimento da farmacologia e da toxicidade local e sistêmica desses agentes. Os anestésicos locais variam em seus efeitos clínicos, e essas diferenças dependem de sua estrutura química. Em geral, os anestésicos locais têm a seguinte fórmula básica, constituída de três partes:

1. *Radical aromático:* representa a porção lipofílica da molécula do anestésico local, responsável por sua penetração no nervo. Entre os exemplos de radicais aromáticos, estão o ácido benzoico (cocaína, benzocaína, tetracaína), o ácido para-aminobenzoico (PABA) (procaína, cloroprocaína) ou a xilidina (lidocaína, bupivacaína, mepivacaína, ropivacaína, etidocaína). O ácido PABA pode funcionar como hapteno e determinar reações alérgicas raras com os anestésicos locais que incluem a xilidina.
2. *Cadeia intermediária:* representa o elemento estrutural do anestésico local. Relaciona-se com a potência e a toxicidade dos anestésicos locais.
3. *Grupo amina:* é a porção ionizável e hidrofílica da molécula. Determina o início de ação (latência anestésica) na dependência do pKa e o pH do meio em que o anestésico é administrado.

De acordo com a natureza química da ligação na cadeia intermediária, os anestésicos locais podem ser separados em dois grupos: aminoéster e aminoamida. Os aminoésteres (cocaína, tetracaína, procaína, cloroprocaína) são biotransformados rapidamente no plasma (colinesterase plasmática) e fígado. Os aminoamidas (lidocaína, etidocaína, bupivacaína, prilocaína, mepivacaína, ropivacaína) dependem da biotransformação pelos microssomos hepáticos.

Propriedades Físico-Químicas

1. Potência

A solubilidade lipídica parece ser o determinante primário da potência anestésica intrínseca. A membrana nervosa é composta de 90% de lípides e 10% de proteínas, e representa o sítio de ação dos anestésicos locais.

2. Latência anestésica

O início de ação depende basicamente do pKa dos diferentes agentes. A lipossolubilidade e a concentração do anestésico local exercem pequeno efeito na latência anestésica.

Os anestésicos locais são bases fracas, portanto insolúveis em água. Para que se tornem hidrossolúveis, os anestésicos locais são comercializados sob a forma de sal (cloridrato) e, geralmente, resultam da reação entre amina (base fraca) e HCl (ácido forte). Assim, em um frasco de anestésico local temos o agente sob a forma de cloridrato, em solução aquosa. Nessa solução, parte do anestésico local estará na forma ionizada e parte na forma não ionizada, dependendo do pKa do agente e do pH do meio. Essa proporção é regida pela equação de Henderson-Hasselbach:

$$pKa - pH = log\ ionizado/não\ ionizado$$

Consideremos um anestésico local com pKa de 7,40 administrado em um local em que o pH do meio é 7,40. Nessa situação, a proporção entre a forma ionizada e a não ionizada será a mesma. Entretanto, esse mesmo anestésico local em meio mais ácido (pH < 7,4) apresentará maior proporção na forma ionizada. O contrário, por sua vez, ocorrerá diante de um pH mais básico (pH > 7,4), quando maior proporção do anestésico local estará na forma não ionizada.

Como os anestésicos locais são introduzidos o mais próximo possível da membrana nervosa, há necessidade de difusão do medicamento pelas barreiras biológicas até chegar à membrana celular. A fração não ionizada (lipossolúvel) é a forma responsável pela penetração tecidual e nervosa. Por outro lado, a fração ionizada apresenta baixa capacidade de difusão tecidual. Assim, quanto maior a proporção entre as formas não ionizada e ionizada (p. ex., meio básico), mais rapidamente o anestésico local chegará à membrana nervosa, e a latência anestésica será pequena. Por outro lado, em um meio mais ácido, a forma não ionizada se encontrará em menor proporção relativa à ionizada, e o anestésico local apresentará baixa capacidade de difusão, aumentando-se a latência anestésica. É por essa razão que o anestésico local tem pequeno efeito em regiões infectadas e inflamadas, onde o pH local é geralmente muito ácido e maior proporção do anestésico local se encontrará na forma ionizada (baixa capacidade de difusão).

A porcentagem de um anestésico local na forma não ionizada, quando injetado no tecido (pH 7,4), é inversamente proporcional ao pKa desse agente. Por exemplo, a lidocaína apresenta um pKa de 7,9, e a bupivacaína, um pKa de 8,1; portanto, no pH fisiológico, aproximadamente 75% da lidocaína se encontrarão na forma ionizada e 25% na forma não ionizada; no caso da bupivacaína, 85% se encontrarão na forma ionizada e 15% na forma não ionizada. Portanto, o início de ação da lidocaína é mais rápido do que o da bupivacaína.

3. Duração de ação

A duração da anestesia local está primariamente relacionada com o grau de afinidade proteica do agente, uma vez que o local de ação deste é um receptor proteico no canal de sódio (ver mecanismo de ação) da membrana nervosa. Compostos que apresentam maior afinidade proteica permanecem ligados ao canal por período de tempo maior, produzindo bloqueio de condução mais longo. A bupivacaína apresenta afinidade proteica de 95% e, assim, sua duração de ação é maior do que a da lidocaína, que apresenta baixa afinidade proteica (65%) dissociando-se mais rapidamente do canal de sódio.

Clinicamente, a duração de ação também sofre influência do efeito vasoconstritor do anestésico local. A cocaína e a ropivacaína são os únicos agentes que, nas doses utilizadas, apresentam efeito vasoconstritor. Apesar de sua afinidade proteica semelhante, a ropivacaína pode apresentar maior duração de ação que a bupivacaína, devido ao seu efeito vasoconstritor.

4. Bloqueio diferencial sensorimotor

Alguns anestésicos locais, na dependência da concentração empregada, podem apresentar bloqueio maior das fibras sensitivas do que motoras. O exemplo clássico é a bupivacaína, que, nas concentrações de 0,125% e 0,25%, apresenta bloqueio sensorial efetivo com mínimo bloqueio motor, o que é fundamental na analgesia epidural para parto vaginal, em que o comprometimento motor deve ser o menor possível. Por outro lado, a etidocaína apresenta baixo grau de bloqueio diferencial sensorimotor, sendo indicada em cirurgias ortopédicas nas quais o relaxamento muscular é desejável.

Mecanismo de Ação

O local de ação dos anestésicos locais é a membrana celular, onde bloqueiam o processo de excitação-condução (despolarização). O processo de excitação-condução nervosa consiste no influxo de sódio do compartimento extra para o intracelular. O efeito eletrofisiológico primário dos anestésicos locais é um decréscimo na velocidade e no grau de despolarização (potencial de ação) da membrana axonal por meio do bloqueio na condutância dos canais de sódio. Assim, o limiar de excitabilidade para a transmissão nervosa não é mais atingido, e o impulso nervoso deixa de ser propagado ao longo do nervo. Entretanto, não há interferência com o potencial de repouso nem com o limiar de excitabilidade.

A passagem do sódio através da membrana nervosa (condutância) depende da conformação do canal de sódio, que, por sua vez, depende da diferença de potencial existente através da membrana. Sabe-se que os canais de sódio existem em três conformações diferentes: aberta, inativada e em repouso. Durante cada potencial de ação, os canais de sódio ciclam de um estado para outro. A forma aberta permite a passagem de íons, enquanto as formas inativada e em repouso são não condutoras. A fração ionizada do anestésico local é a forma ativa da molécula que atua na superfície interna da membrana, fixando-se nos orifícios internos dos canais de sódio, estabilizando-os em configuração inativa e/ou repouso, impedindo, assim, a permeabilidade ao sódio. Porém, a forma ionizada (hidrossolúvel) só pode penetrar no interior da célula, via canal de sódio, na conformação ativada. Assim, a maior parte do anestésico local penetra no interior da célula na forma não ionizada (lipossolúvel) via difusão através da matriz lipídica da membrana. Como o meio intracelular é mais ácido que o meio extracelular, uma maior fração do anestésico local se encontra na forma ionizada (ativa) no interior da célula, podendo assim bloquear a condutância dos canais de sódio. Secundariamente, os anestésicos locais podem interromper a condutância ao sódio por meio da forma não ionizada (lipossolúvel) que se dissolve na membrana, levando à sua expansão. Essa expansão obstrui os canais de sódio por contiguidade; entretanto, esse efeito é muito modesto clinicamente e parece ocorrer com a benzocaína.

A ação bloqueadora dos anestésicos locais nos canais de sódio não se limita ao nervo, mas a todas as estruturas excitáveis (fibras musculares lisas dos vasos, miocárdio e neurônios). Nesses tecidos, a ação "tóxica" do anestésico local será maior na presença de situações que aumentam a despolarização celular (hipoxia, acidose, taquicardia etc.), pois haverá maior ciclo de canais de sódio (aberta-inativada-repouso) e, consequentemente, determinando maior estabilização desses canais na conformação inativada e em respouso, ambas não condutoras. Ocorre, assim, impregnação contínua desses tecidos pelo anestésico local.

Atividade Anestésica

1. *Massa de anestésico local:* um aumento na massa ou quantidade de anestésico local usualmente resulta em anestesia mais profunda, duradoura e com menor latência. Entretanto, a quantidade ou massa utilizada deve respeitar certos limites. Existe correlação direta entre a massa utilizada e a concentração plasmática, podendo-se atingir, assim, os níveis tóxicos aos sistemas nervoso central e cardiovascular. Na faixa pediátrica, a lidocaína deve ser utilizada em doses de 7 mg/kg a 10 mg/kg, quando utilizamos soluções sem ou com adrenalina, respectivamente; no adulto, não deve ser ultrapassada a dose de 500 mg, utilizando-se, sempre que possível, a associação com adrenalina. As doses máximas recomendadas para a bupivacaína e ropivacaína são de 2 mg/kg a 3 mg/kg.

2. *Uso de vasoconstritor:* a adrenalina, na concentração de 5 µg/mL (1:200.000), é frequentemente adicionada aos anestésicos locais para diminuir sua absorção vascular, aumentando a profundidade e a duração da anestesia. A adrenalina, além de reduzir a velocidade de absorção do anestésico local, diminui a incidência de fenômenos de intoxicação, reduz o sangramento cirúrgico e melhora a qualidade do bloqueio por ação analgésica direta em receptores α_2. A prática da mistura de anestésicos locais leva, por vezes, à utilização de adrenalina em concentrações menores, como, por exemplo, 1:400.000, que não se mostra eficiente em reduzir a absorção do anestésico local. Como as soluções de anestésico local com adrenalina encontradas no comércio apresentam pH muito baixo (a adrenalina é oxidada em pH básico), a maior parte do anestésico local se encontra na forma ionizada, o que diminuirá seu desempenho, aumentando o tempo de latência. Portanto, o ideal seria a associação no momento de sua administração. Assim, para obtermos a concentração de adrenalina de 5 µg/mL, basta utilizarmos 0,1 mL (100 µg) da ampola de adrenalina (1 mL, 1:1.000), para cada 20 mL de anestésico local. Não se deve utilizar adrenalina em órgãos com circulação terminal (dedos, artelhos, pênis), em pacientes com hipertensão arterial descontroloda, arritmias cardíacas, *angina pectoris* instável, em tratamento com antidepressivos e/ou inibidores de monoamina oxidase, cardiopatas descompensados e na anestesia intravenosa regional. Seu uso deve ser criterioso em pacientes diabéticos e idosos.

3. *Técnica regional utilizada:* a latência anestésica e a duração de ação dependem da técnica utilizada. A latência anestésica é menor na anestesia infiltrativa e raquianestesia; por outro lado, a duração é menor devido à menor massa utilizada. Nos bloqueios de plexo braquial e peridural, a latência é maior, assim como a duração da anestesia (maior massa de anestésico local utilizada).

4. *Estado físico ou clínico do paciente:* pacientes com insuficiência hepática podem apresentar prolongamento da duração da anestesia, principalmente com os anestésicos do grupo aminoamida. A hipotensão arterial e o choque podem, teoricamente, diminuir a absorção vascular do anestésico local, prolongando a duração de ação. As grávidas, obesos e idosos apresentam maior dispersão do anestésico local no espaço epidural, necessitando-se de menores quantidades de anestésico local por segmento da medula.

5. *Uso de bicarbonato de sódio:* modificações no pH da solução anestésica também têm sido advogadas para melhorar a qualidade da anestesia regional. A adição de bicarbonato, por exemplo, aumenta o pH da solução anestésica, e uma maior fração do anestésico local estará na forma não ionizada (lipossolúvel), encurtando assim a latência de ação. Pode-se utilizar 1 mL de $NaHCO_3$ (8,4%) para cada 10 mL de lidocaína e 0,1 mL de $NaHCO_3$ para cada 10 mL de bupivacaína. Essa associação também parece ser mais confortável para o paciente durante a infiltração do anestésico local (pH menos ácido).

Farmacocinética

1. *Absorção:* após a administração do anestésico local, ocorre a sua absorção sistêmica. Essa absorção depende do local de injeção (maior no bloqueio intercostal, devido à maior vascularização, e menor na raquianestesia e infiltração subcutânea). A aplicação tópica na mucosa traqueobrônquica, por exemplo, deve ser feita com muito critério, já que a mucosa não oferece dificuldade à passagem do anestésico, equivalendo, praticamente, a uma injeção intravenosa. Quanto maior a massa de anestésico local utilizada, maior será a concentração plasmática, assim como o risco de reações tóxicas. Por outro lado, a presença de vasoconstritor reduz a absorção sistêmica e a probabilidade de reações tóxicas. A propriedade vasoconstritora do anestésico local também influencia a absorção, tendo a cocaína e a ropivacaína menor absorção sistêmica por apresentarem efeito vasoconstritor.

2. *Distribuição:* após a absorção, os anestésicos locais ligam-se às proteínas plasmáticas (α-globulinas e albumina) e distribuem-se pelos tecidos. Anestésicos locais de grande ligação proteica (bupivacaína e ropivacaína) terão sua fração livre muito aumentada com pequenas reduções de proteinemia. O primeiro órgão a receber os anestésicos locais, uma vez presentes na circulação, é o pulmão. Este funciona como "armazenador" temporário de grandes quantidades desses agentes, protegendo o SNC e o coração. Posteriormente, os demais tecidos com alta perfusão (coração, SNC, fígado e rins) recebem os anestésicos locais, e somente em uma fase mais tardia é que os músculos e gorduras receberão esses agentes. Finalmente, quanto maior a fração do anestésico local ligada às proteínas plasmáticas, menor é a quantidade de anestésico transferida para o feto através da placenta.

3. *Biotransformação:* as aminoamidas são depuradas do plasma pelo metabolismo hepático. Em pacientes com insuficiência cardíaca congestiva e insuficiência hepática, a monoetilglicinaxilidida, metabólito ativo da lidocaína, pode contribuir para a toxicidade sistêmica, mesmo quando os níveis plasmáticos da lidocaína estão na faixa terapêutica. Os aminoésteres são rapidamente depurados do plasma pelas colinesterases do fígado e do plasma. Os níveis plasmáticos desses agen-

tes podem se elevar nos pacientes com deficiência de colinesterase ou com colinesterase atípica. Entretanto, a insuficiência hepática modifica em pequeno grau a metabolização dos aminoésteres.

Toxicidade dos Anestésicos Locais

1. Sistêmica

Os anestésicos locais podem atingir outras membranas excitáveis em quantidade para produzir efeitos tóxicos, seja por superdosagem, absorção exagerada ou injeção intravascular inadvertida. As principais membranas a serem consideradas são as do SNC e do coração. Os sinais e sintomas de intoxicação pelo anestésico local dependem não só da concentração plasmática, mas também da velocidade com que se estabelece essa concentração.

O SNC é mais sensível aos anestésicos locais do que o sistema cardiovascular. Quanto maior a potência de um anestésico local, maior é sua toxicidade. Assim, a bupivacaína é 4 vezes mais tóxica ao SNC do que a lidocaína. À medida que se eleva a concentração plasmática, observam-se importantes sinais clínicos para o diagnóstico e de intoxicação pelos anestésicos locais: formigamento de lábios e língua, zumbidos, distúrbios visuais, abalos musculares, convulsões, inconsciência, coma, parada respiratória, depressão cardiovascular e parada cardíaca. É importante lembrar que o anestésico local exerce sempre efeito depressor da membrana celular, e que os fenômenos excitatórios observados inicialmente (abalos musculares, convulsões) decorrem da depressão preferencial das vias inibitórias. Com o aumento da concentração plasmática dos anestésicos locais, ocorre depressão das vias excitatórias e observam-se manifestações clínicas de depressão generalizada do SNC (inconsciência, coma, parada respiratória e depressão cardiovascular). Assim, outros agentes depressores do SNC devem ser evitados no tratamento inicial da intoxicação desse sistema.

Como as convulsões provocadas por anestésicos locais são limitadas, as medidas terapêuticas corretas incluem a correção da hipoxia e da acidose além da manutenção da circulação cerebral (facilita a redistribuição do anestésico para a circulação sistêmica). Caso não se consiga ventilar e oxigenar o paciente, deve-se utilizar succinilcolina (relaxante muscular) para facilitar o procedimento. Reservar o uso de benzodiazepínicos e barbitúricos para as convulsões subentrantes e duradouras.

Concentrações maiores dos anestésicos locais (cerca de 4 a 7 vezes maiores do que as que causam convulsões) podem produzir decréscimo da contratilidade e condutividade miocárdicas, arritmias cardíacas refratárias e vasodilatação, provocando colapso cardiovascular resistente ao tratamento. A bupivacaína é mais cardiotóxica do que a lidocaína em cerca de 70 vezes, pois há um padrão

de ligação rápida no canal de sódio e saída lenta deste, permanecendo, assim, por mais tempo ligada ao canal de sódio do miocárdio. A cardiotoxicidade aumenta na presença de hipoxia, acidose, taquicardia, hiperpotassemia e gravidez. A depressão cardiovascular também pode ser secundária à depressão do centro vasomotor. Vários medicamentos têm sido propostos para o tratamento da depressão miocárdica e das complexas arritmias cardíacas, todas com resultados questionáveis (NaCl a 7,5%; amrinona, emulsão lipídica etc.). A depressão miocárdica induzida por anestésico local é, em geral, resistente ao tratamento farmacológico, com ressuscitação cardiopulmonar de longa duração, principalmente na presença de anestésicos de longa duração (bupivacaína e etidocaína). A toxicidade cardíaca da ropivacaína é intermediária à da lidocaína e bupivacaína.

O mais importante na recuperação dos pacientes com intoxicação por anestésico local é o pronto atendimento, que inclui medidas vigorosas de ventilação, oxigenação, suporte cardiovascular e correção da acidose. A prevenção da toxicidade pelo uso correto da técnica e da dose anestésica deve ser encorajada.

2. Reações Alérgicas

São raras, mas podem colocar em risco a vida do paciente. Os aminoésteres como a procaína induzem reações alérgicas, principalmente por serem derivados do PABA. Em uma série de testes cutâneos, só foram observadas reações positivas com os agentes do tipo éster. As reações alérgicas às aminoamidas são extremamente raras, porém as preparações comerciais desses agentes podem conter metilparabeno como preservativo. Este apresenta estrutura química semelhante à do PABA, tendo a capacidade de provocar hipersensibilidade. Os parabenos estão presentes em concentrações variadas nas soluções de anestésicos locais, cosméticos e alimentos. A exposição prévia aos parabenos pode sensibilizar os pacientes à administração subsequente de anestésico local contendo esses preservativos, levando a reações alérgicas não relacionadas com o anestésico.

A metemoglobinemia é o resultado do metabolismo da prilocaína, anestésico aminoamida, em toluidina, que é capaz de produzir metemoglobinemia detectável, especialmente quando a dose total excede 500 mg. O azul de metileno (1 mg/kg) intravenoso pode ser utilizado nos casos em que não ocorre a reversão espontânea da metemoglobina em hemoglobina reduzida.

Anestésicos Locais Específicos

Aminoésteres

1. *Cocaína:* usada principalmente por via tópica, especialmente em otorrinolaringologia e na intubação

nasotraqueal devido ao efeito vasoconstritor. Como apresenta alta toxicidade sistêmica, não é utilizada nos outros tipos de anestesia local.

2. *Procaína:* agente de baixa potência e com duração rápida de ação (50 min) na anestesia infiltrativa. É 4 vezes menos tóxica do que a cocaína. Não deve ser usada em pacientes alérgicos às sulfamidas, pois estas apresentam um radical para-aminobenzoico, que é comum à procaína.

3. *Tetracaína:* é 10 vezes mais potente e tóxica do que a procaína. É eficaz em todos os tipos de anestesia, mas é utilizada, primariamente, na raquianestesia. Apresenta início de ação lento, com efeito prolongado (4 h a 6 h na presença de vasoconstritor). A dose de segurança é de 1,5 mg/kg no adulto e 0,5 mg/kg na criança. Por sua alta toxicidade, deve ser administrada com extrema cautela, mesmo quando utilizada por via tópica. Assim como ocorre com a procaína, não deve ser usada em pacientes alérgicos às sulfamidas ou em uso desses medicamentos (efeito antagônico).

4. *Cloroprocaína:* apresenta rápido início de ação. Seu metabolismo é 4 vezes maior que o da procaína, o que limita sua duração de ação e sua toxicidade sistêmica. É utilizada basicamente na anestesia peridural ambulatorial, pois a recuperação anestésica é muito rápida. Pode causar toxicidade local na raquianestesia devido ao conservante bissulfito de sódio. Entretanto, recentemente tem sido comercializada sem esse conservante, e o seu uso tem ganho novamente aceitação na anestesia ambulatorial.

Aminoamidas

1. *Lidocaína:* é o agente mais utilizado, pois apresenta potência intermediária (4 vezes menor que a da bupivacaína), rápido início de ação (1 min a 2 min), duração moderada (1 h a 2 h) e baixa toxicidade sistêmica. Pode ser utilizada na anestesia local, anestesia locorregional, raquianestesia, anestesia peridural e anestesia regional intravenosa. Pode ser utilizada como antiarrítmico e coadjuvante na anestesia geral. Clinicamente, utiliza-se solução a 1% ou 2% com ou sem adrenalina (1:200.000).

2. *Mepivacaína:* apresenta potência e latência anestésica similares às da lidocaína, com duração de ação um pouco mais prolongada. Não é efetiva por via tópica e apresenta baixa toxicidade sistêmica.

3. *Prilocaína:* é o menos tóxico dos anestésicos aminoamidas, o que favorece o seu uso na anestesia regional intravenosa. Apresenta perfil farmacológico similar ao da lidocaína. Pode causar metemoglobinemia quando utilizada em altas doses. O uso de misturas eutéticas de anestésicos locais (Emla®), em que se combinam al-

tas concentrações de bases de anestésico local (lidocaína e prilocaína a 5%) em emulsão óleo-água, aumenta a eficácia do anestésico local, que atinge altas concentrações de substância ativa (80%). Essa preparação (creme) proporciona anestesia da pele para punção venosa, retirada de amostras de sangue e procedimentos cirúrgicos superficiais. Possibilita, ainda, anestesia tópica da mucosa genital para cirurgias superficiais ou antes da anestesia infiltrativa. A absorção sistêmica depende da dose utilizada e do tempo de aplicação. A duração da anestesia é em torno de 1 h.

4. *Bupivacaína:* é um dos anestésicos locais mais utilizados. É o anestésico aminoamida mais potente, com latência anestésica maior que a lidocaína e duração de ação mais prolongada. Apresenta acentuado bloqueio diferencial sensorimotor; assim, quando utilizada em baixas doses, ocorre, preferencialmente o bloqueio sensorial. Está bem indicada na prevenção e no tratamento da dor pós-operatória. Pode ser utilizada na anestesia infiltrativa, no bloqueio de nervos periféricos e plexos nervosos, na anestesia peridural e na raquianestesia. Não é recomendada na anestesia regional intravenosa. Atenção especial deve ser dada à absorção sistêmica. Na prática clínica, é utilizada a solução a 0,5% com ou sem adrenalina (1:200.000).

5. *Etidocaína:* tem 50% da potência da bupivacaína. Pode ser utilizada na anestesia infiltrativa, bloqueio de plexos nervosos e anestesia peridural.

6. *Ropivacaína:* estruturalmente relacionada com a bupivacaína e a mepivacaína. Apresenta latência anestésica semelhante à da bupivacaína, porém é menos potente (30% menor que a da bupivacaína) e tem ação vasoconstritora. Em doses e concentrações baixas, o grau e a duração do bloqueio motor são pequenos. Entretanto, com doses mais elevadas, a ropivacaína produz bloqueio motor satisfatório para a realização de cirurgias. Ela apresenta atividade cardiotóxica intermediária entre a bupivacaína e a lidocaína. Existe também maior margem de segurança entre as doses convulsivas e letais em comparação com a bupivacaína, sugerindo que a ropivacaína apresenta margem de segurança maior se injetada inadvertidamente na circulação sanguínea. Pode ser utilizada em todas as técnicas anestésicas. Comercialmente, está disponível em três concentrações: 2,0 mg/mL, 7,5 mg/mL e 10 mg/mL sem adrenalina.

ANESTESIAS LOCAL E LOCORREGIONAL[18]

As técnicas anestésicas locais ou locorregionais apresentam, potencialmente, algumas vantagens na anestesia ambulatorial: menor incidência de náuseas e vômitos no pós-operatório, analgesia pós-operatória residual, recuperação mais rápida ao fim do procedimento cirúrgico e menor risco de aspiração do conteúdo gástrico. Entre suas limitações estão o maior tempo necessário para a realização da técnica anestésica, retardando o início da operação, a ansiedade do paciente acordado e a possibilidade de lesão nervosa.

Anestesia Local[18]

Tópica

Os anestésicos locais são usados para produzir anestesia tópica pela sua aplicação nas membranas mucosas do nariz, boca, árvore traqueobrônquica, trato geniturinário, conjuntiva, conduto auditivo, membrana timpânica, reto etc. Entretanto, para ser eficaz topicamente, são necessárias altas concentrações de anestésicos locais. Os anestésicos locais de uso tópico podem ser instilados (conta-gotas), embebidos em algodão ou utilizados na forma de geleia (p. ex., anestesia do meato uretral), *spray* (anestesia da orofaringe) e creme (anestesia da pele). O anestésico local tópico mais utilizado atualmente é a lidocaína. A absorção sistêmica é acentuada e rápida quando administrada nas membranas mucosas. Desse modo, existe risco de toxicidade sistêmica diante de grandes volumes de solução anestésica. O estado de consciência deve ser constantemente avaliado, e atenção deve ser dada à dosagem máxima recomendada. A lidocaína pode atingir níveis similares aos da administração venosa 15 min após o uso de *spray* antecedendo a intubação traqueal.

Infiltrativa

Está indicada nas remoções de pequenas lesões cutâneas, incisão da pele para drenar coleções subcutâneas (hematomas, abscessos), exérese de pequenos tumores e corpos estranhos, sutura de feridas da pele etc. A anestesia é obtida por ação direta do anestésico local sobre as terminações nervosas da pele e do tecido celular subcutâneo do local a ser operado. É importante lembrar que a sensação do tato e da propriocepção pode permanecer mesmo na presença de analgesia satisfatória. Quando se pratica a infiltração local, deve-se proceder dentro de técnica asséptica. Inicialmente, realiza-se pequena infiltração intradérmica, em botão anestésico, com agulha fina e curta (13 × 3). Quando se realiza a injeção do anestésico na pele, aparece uma distensão dérmica e os poros cutâneos tornam-se pálidos (aspecto de casca de laranja). Normalmente, administra-se pequena quantidade de anestésico (0,5 mL a 1,0 mL).

Uma vez obtida a infiltração intradérmica, passa-se a utilizar agulha de maior calibre e comprimento para atingir os planos mais profundos. A agulha é inclinada em diferentes ângulos, com o anestésico sendo então injetado após a aspiração prévia da seringa para evitar sua administração intravascular. É importante salientar que os bloqueios tronculares ou de nervos periféricos podem exigir infiltração local complementar para a obtenção de anestesia adequada.

Bloqueio de campo[18]

Nessa técnica, a infiltração local é realizada delimitando uma área circunscrita onde está a lesão a ser tratada. Está indicado na exérese de tumores da pele e do subcutâneo, drenagem de coleções líquidas, remoção de corpos estranhos, tratamento de feridas traumáticas, realização de traqueostomias, lesões do couro cabeludo etc. Para obter o bloqueio, faz-se a infiltração em botões anestésicos em, pelo menos, dois pontos diametralmente opostos, delimitando a área a ser anestesiada. Introduz-se a agulha obliquamente até os planos mais profundos da lesão a ser operada, respeitando a área circunscrita. Aspira-se a seringa previamente à administração do anestésico local. Uma vez completada a anestesia, toda a área delimitada pela infiltração poderá ser incisada.

Conforme a extensão da lesão, nas lesões do couro cabeludo pode ser necessária a realização de múltiplos bloqueios de campo, pois trata-se de região com grande inervação. Além disso, a vascularização local é acentuada e os anestésicos locais devem ser associados à adrenalina.

Bloqueios regionais

Bloqueio do plexo braquial.[5,10-13,18] Pode ser utilizado para a anestesia do membro superior em toda a sua extensão, desde a mão até o ombro. Sua alta eficácia e confiabilidade proporcionam analgesia e relaxamento muscular bastante satisfatórios. A ausência de repercussões sistêmicas significativas permite recuperação rápida e alta precoce do paciente, constituindo técnica interessante em procedimentos ambulatoriais.

1. Recursos e equipamentos. O bloqueio de plexo braquial, assim como a maioria dos bloqueios, só deve ser realizado por indivíduos treinados e com experiência com essa técnica e suporte de vida. A monitoração contínua do paciente é fundamental durante o procedimento (oximetria de pulso, eletrocardiografia, pressão arterial não invasiva). São necessários bandeja estéril contendo material para antissepsia e campos estéreis para a delimitação e proteção da área a ser bloqueada. A utilização de estimulador de nervo periférico pode substituir com vantagens a percepção de parestesia em pacientes sedados, reduzindo o risco de lesão nervosa. A utilização da ultrassonografia nos bloqueios regionais facilita a identificação dos plexos nervosos, permitindo a administração de menor volume de anestésico local.

2. Seleção e preparo dos pacientes. Esse bloqueio pode ser útil para a maioria dos pacientes a serem submetidos a intervenções do membro superior, inclusive crianças. Exceções incluem: pacientes muito obesos, com anatomia de superfície mal definida; pacientes que recusam esse tipo de anestesia; aqueles com infecção no local de punção; os portadores de coagulopatia; os alérgicos a anestésicos locais.

Em cirurgia eletiva, o jejum é indispensável. A necessidade de exames complementares pré-operatórios segue as regras válidas para quaisquer cirurgias. O paciente deve ser esclarecido e tranquilizado em relação ao procedimento a que será submetido. A utilização de pré-medicação sedativa alguns minutos antes do bloqueio contribui para o alívio de sua ansiedade. Entretanto, nas situações em que a sensação parestésica é importante, a sedação pode dificultar a realização do bloqueio.

3. Anatomia. O plexo braquial fornece quase toda a inervação somática para o membro superior. Ele é formado pela união dos ramos ventrais das divisões primárias anteriores das raízes nervosas de C5 a T1. Fibras nervosas de C4 e T2 podem ou não estar presentes e raramente coexistem no mesmo paciente. Há, também, fibras autonômicas do simpático.

Três troncos nervosos são formados pelas combinações de ramos de cada uma dessas raízes. O tronco superior é constituído pelos ramos ventrais de C5 e C6 e mais um variável pequeno ramo de C4. O tronco médio é formado pelo ramo ventral de C7. O tronco inferior é formado pelos ramos ventrais de C8 e T1 mais algumas variáveis fibras de T2. Ao passarem pela borda lateral da primeira costela e sob a clavícula, cada tronco se divide em divisões anteriores e posteriores.

Distalmente à clavícula, as divisões posteriores desses troncos se combinam para formar o fascículo posterior, que originará os nervos axilar, radial, supraescapulares inferior e superior e toracodorsal. O fascículo lateral é formado pela união das divisões anteriores dos troncos médio e superior. Na região da borda lateral do músculo peitoral menor, esse fascículo origina o ramo lateral do nervo mediano, o nervo peitoral lateral e termina com o nervo musculocutâneo. Por sua vez, o fascículo medial é continuação da divisão anterior do tronco inferior e dá origem ao ramo medial do nervo mediano, ao peitoral medial, ao cutâneo medial do braço, ao cutâneo medial do antebraço e ao ulnar (Figura 3.1).

Algumas áreas do ombro são inervadas pelo plexo cervical superficial, com fibras de C1 a C4. Esses ramos convergem lateralmente ao processo transverso e atravessam o platisma na região da borda posterior do músculo esternocleidomastóideo. Os nervos braquial cutâneo

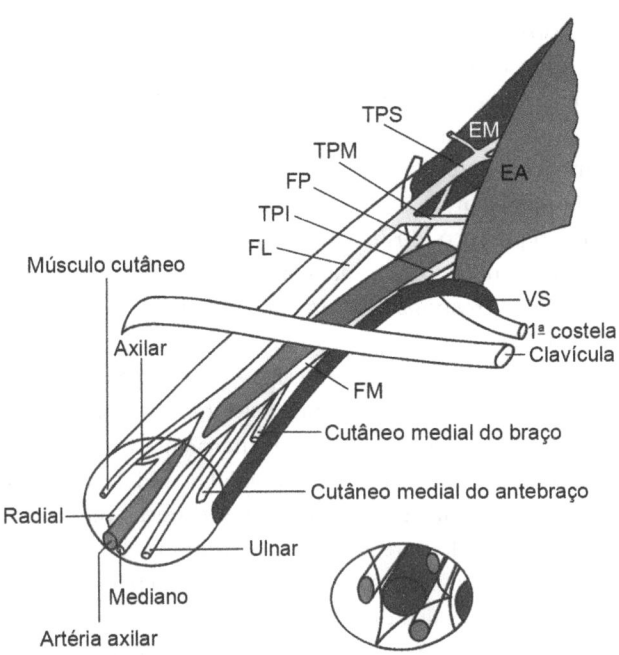

Figura 3.1 Origem do plexo braquial e suas relações anatômicas principais. EA: músculo escaleno anterior; EM: músculo escaleno médio; FL: fascículo lateral; FM: fascículo medial. FP: fascículo posterior; TPI: tronco primário inferior; TPM: tronco primário médio; TPS: tronco primário superior; VS: veia subclávia. Em destaque, observam-se as trabeculações da bainha conjuntiva, dividindo o compartimento perivasculoneural em subcompartimentos.

medial (C8 a T1) e intercostobraquial (T2) inervam a pele das regiões proximais posteriores e mediais do terço proximal do membro superior. Por estarem fora da bainha do plexo braquial, esses nervos podem estar excluídos do bloqueio desse plexo. Em cirurgias do ombro ou naquelas em que é utilizado manguito pneumático, pode ser necessária a complementação com bloqueio individualizado desses nervos.

4. Bloqueio do plexo braquial por via interescalênica (técnica de Winnie). Essa técnica pode ser utilizada para a anestesia de todo o membro superior, inclusive o ombro. É usada mais frequentemente em operações sobre o braço e antebraço e quando o braço não pode ser posicionado para o bloqueio axilar. Em cerca de 15% a 20% dos casos ocorre bloqueio insuficiente do nervo ulnar.

O espaço entre os músculos escaleno anterior e médio no nível da cartilagem cricoide constitui bom acesso à bainha do plexo braquial. Uma linha imaginária traçada entre essa cartilagem e a veia jugular externa delimita, na superfície cervical, a fenda interescalênica, referência importante para a realização do bloqueio. Com o paciente em decúbito dorsal e a cabeça rodada 30° a 45° para o lado oposto ao do bloqueio, palpa-se a fenda interescalênica junto à veia jugular externa, no nível da cartilagem cricoide. Em caso de dificuldade em sua localização, solicita-se ao paciente que eleve a cabeça para a identificação do músculo esternocleidomastóideo. Uma vez palpada a borda posterior desse músculo, e já tendo o paciente relaxado o pescoço, desliza-se a mão lateralmente para encontrar os músculos escaleno anterior e médio; o espaço entre eles corresponde justamente à fenda interescalênica (Figura 3.2).

Um pequeno botão anestésico é feito na pele dessa região, e, evitando-se a veia jugular externa, introduz-se uma agulha calibre 25, quase perpendicularmente à pele e levemente direcionada nos sentidos medial e caudal. A percepção de um "clique" provocado pela perfuração da bainha, ou a presença de parestesias ou estímulo motor evocado pelo estimulador, indica a localização correta para a injeção do anestésico. Antes da injeção, deve-se certificar de que não houve punção vascular inadvertida. Uma pressão proximal sobre a bainha, enquanto se injeta, pode facilitar a disseminação distal do anestésico e diminuir a incidência de bloqueio cervical ou estrelado acidental.

O tipo da solução anestésica a ser utilizada varia com a duração provável do procedimento. Habitualmente, utiliza-se lidocaína (1% a 2%), bupivacaína (0,25% a 0,5%) ou ropivacaína (0,5% a 1,0%). A adição de vasoconstritores aumenta a duração do bloqueio e diminui a absorção do anestésico. O volume recomendado é de cerca de 30 mL de solução anestésica.

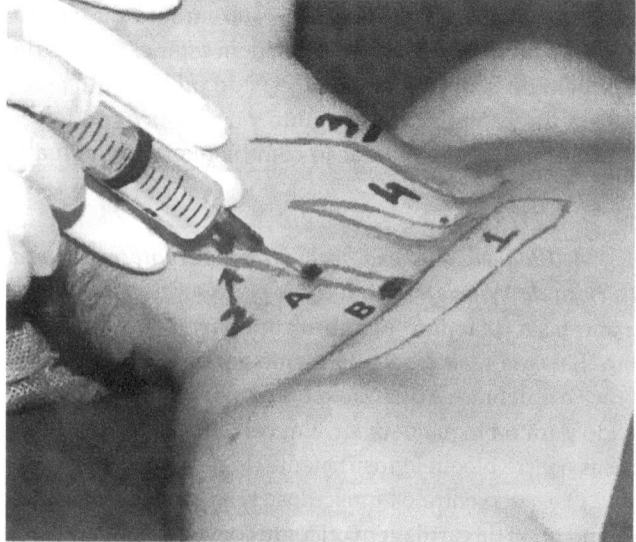

Figura 3.2 Bloqueio do plexo braquial por via interescalênica (técnica de Winnie). (**1**) clavícula; (**2**) sulco interescalênico; (**3**) cartilagem cricoide; (**4**) músculo esternocleidomastóideo; (**A**) abordagem interescalênica; (**B**) abordagem perivascular subclávia. A agulha é direcionada em sentidos cefalocaudal e lateromedial.

A proximidade com a artéria vertebral aumenta o risco de injeção intravascular do anestésico. Nesse caso, convulsões e parada cardiorrespiratória podem ocorrer. Em caso de penetração da agulha no forame intervertebral, pode ocorrer injeção epidural, subdural ou subaracnóidea de anestésico, com suas consequências. Pneumotórax, bloqueio acidental do gânglio estrelado e do nervo laríngeo recorrente podem levar à síndrome de Horner (miose, ptose palpebral e anidrose) e rouquidão, respectivamente. Paralisia diafragmática unilateral por bloqueio frênico, hematomas e infecção são complicações mais raras dessa técnica.

5. Bloqueio do plexo braquial por via perivascular subclávia. Essa técnica proporciona bloqueio denso e rápido de todo o membro superior. Na região da borda lateral do músculo escaleno anterior, a bainha do plexo braquial passa abaixo da clavícula para adentrar a axila, apoiando-se sobre a primeira costela nesse ponto. Na fenda interescalênica nesse nível, pode-se palpar a artéria subclávia atrás da clavícula, que serve como referência, já que o plexo encontra-se imediatamente anterior a ela nesse ponto. Um acesso infraclavicular utilizando-se o processo coracoide como referência também pode ser utilizado, mas facilita a ocorrência de pneumotórax, o que torna sua indicação pouco recomendável, especialmente em procedimentos ambulatoriais.

O paciente deve ficar deitado com a cabeça desviada 30° a 45° para o lado contralateral ao do bloqueio. Identifica-se o ponto médio da clavícula e tenta-se a palpação da artéria subclávia afastando-se a borda posterior do esternocleidomastóideo para palpar a fenda interescalênica. Após a realização de botão anestésico na pele, a agulha deve ser introduzida nesse espaço no sentido caudal. A percepção de parestesia no braço, ou a obtenção de resposta motora ao estimulador no local desejado, confirma o posicionamento correto da agulha. O volume a ser injetado varia entre 20 mL a 30 mL em adultos. Em caso de aspiração de ar durante a injeção, deve-se suspeitar de perfuração pleural, e uma radiografia de tórax torna-se obrigatória (Figura 3.3).

A principal complicação dessa técnica é o pneumotórax, que ocorre em 1% a 6% dos casos. Raramente é significativo do ponto de vista clínico e, em geral, requer apenas acompanhamento, sem necessidade de drenagem. Sua ocorrência pode ser observada várias horas após o procedimento. Por esse motivo, questiona-se o uso dessa técnica em cirurgia ambulatorial, e os pacientes devem ser orientados a procurar assistência médica caso apareçam sintomas respiratórios. A ocorrência de hematoma no local da punção é complicação rara, assim como a absorção e injeção intravascular de anestésico.

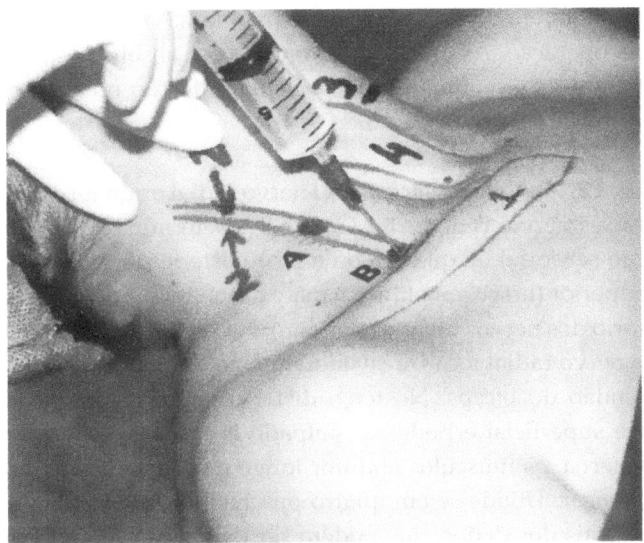

Figura 3.3 Bloqueio do plexo braquial por via perivascular subclávia. (**1**) clavícula; (**2**) sulco interescalênico; (**3**) cartilagem cricoide; (**4**) músculo esternocleidomastóideo; (**A**) abordagem interescalênica; (**B**) abordagem perivascular subclávia. O ponto de introdução da agulha é mais caudal do que na via interescalênica. A agulha é direcionada em sentidos cefalocaudal e lateromedial.

6. Bloqueio do plexo braquial por via axilar. Pode ser utilizado para procedimentos da metade distal do braço até a mão. É especialmente útil para a anestesia da face medial do antebraço e da mão. Por apresentar menor incidência de complicações torácicas, é a técnica de escolha para a realização de bloqueio do plexo braquial em regime ambulatorial.

Ao cruzar a clavícula, a artéria subclávia passa a se chamar artéria axilar. É importante atentar para o fato de que o nervo musculocutâneo deixa a bainha do plexo braquial antes da axila, encontrando-se, nesse nível, no interior do músculo coracobraquial. Esse nervo é o responsável pela sensibilidade da face lateral do antebraço e pode haver falha de bloqueio nessa região. Nesse caso, o nervo pode ser bloqueado isoladamente, por meio da infiltração em leque de anestésico, seja no músculo coracobraquial na região axilar ou na região do cotovelo, em sua face anterior, na borda lateral do tendão do bíceps.

A bainha perivascular do plexo braquial acompanha os fascículos nervosos até o terço médio do braço. Essa bainha é multicompartimental, com subdivisões mais ou menos estanques comunicadas entre si em alguns pontos. A importância prática dessas septações é a possível interferência com a distribuição do anestésico injetado em seu interior. Assim, recomenda-se que a injeção de anestésico seja feita em mais de um sítio de punção justamente para evitar ilhas de bloqueio.

O paciente deve ser posicionado deitado, com o cotovelo fletido 90° e o braço abduzido e apoiado no mesmo plano do tronco ou ligeiramente mais elevado (Figura 3.4).

O volume da injeção em adultos varia entre 30 mL e 40 mL. O bloqueio axilar pode ser realizado de quatro modos diferentes, sempre utilizando a palpação da artéria axilar como referência (Figura 3.5).

Na técnica transarterial, a artéria axilar é palpada em seu ponto mais alto na axila, e a agulha é direcionada no seu sentido. Uma vez penetrada a agulha (o que pode

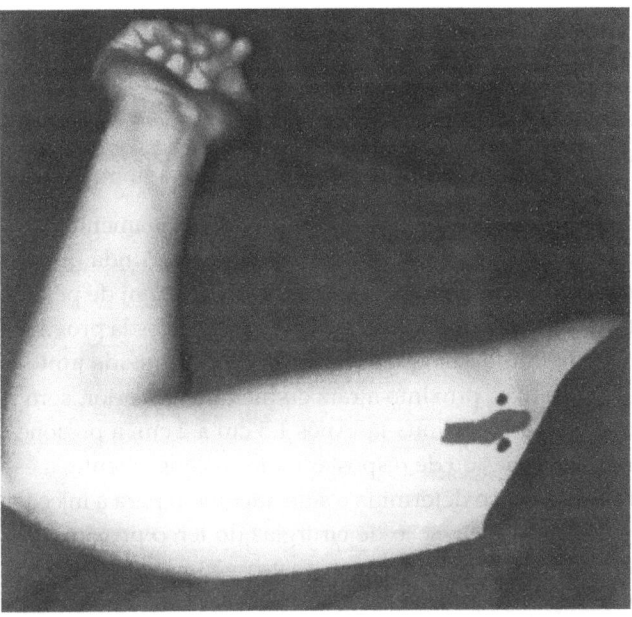

Figura 3.4 Abordagem axilar do plexo braquial. Posição correta do membro superior a ser bloqueado com o cotovelo fletido a 90° e o braço abduzido. Palpa-se a artéria axilar no ponto mais alto da axila.

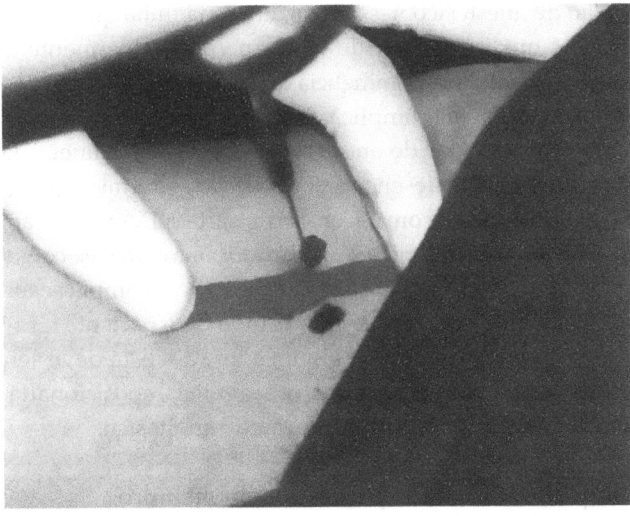

Figura 3.5 Abordagem axilar do plexo braquial. A agulha é introduzida em direção tangencial à artéria axilar, no ponto mais alto de sua palpação no oco axilar.

ser identificado pelo enchimento espontâneo da seringa com sangue), ela é avançada ou recuada até sair do lúmen arterial, posicionando-se assim no espaço perivascular, onde o anestésico deverá ser injetado. Durante a injeção, pode-se exercer pressão digital distal, facilitando a disseminação proximal do anestésico e melhorando a qualidade do bloqueio.

Na técnica perivascular, a agulha é introduzida perpendicularmente à pele e um pouco acima ou abaixo da artéria axilar. A transmissão da pulsação dessa artéria à agulha, denotando penetração na bainha vasculonervosa, marca o local em que o anestésico deve ser injetado. A utilização de agulha de punção venosa tipo *butterfly* ou escalpe facilita a percepção das pulsações e a imobilização da agulha, tornando menores as chances de erro na administração do anestésico.

As técnicas de obtenção de parestesias e estímulo elétrico dos nervos baseiam-se no posicionamento adequado da agulha por um desses métodos. Ainda que de mais difícil realização, apresentam a vantagem de permitir melhor identificação dos nervos e previsão da provável distribuição do bloqueio. A agulha é introduzida junto à artéria axilar, próximo à raiz do membro superior, sem a intenção de puncioná-la. Após 1,5 cm a 2 cm, a presença de parestesias ou de respostas motoras consequentes a estímulo elétrico determina o sítio adequado para a injeção.

Para a realização de cirurgias do terço proximal do braço, ou caso se utilize torniquete pneumático, os nervos intercostobraquial e cutâneo medial do antebraço devem ser também bloqueados à parte, quando se elege a via axilar. O primeiro encontra-se fora da bainha perivascular, e o segundo pode deixá-la próximo à cabeça umeral, escapando a esse bloqueio. Ambos localizam-se na região subcutânea e podem ser facilmente bloqueados pela infiltração de anestésico nesse local, em uma linha que cruza as faces medial e axilar do braço, perpendicularmente a este, no nível da proeminência do músculo deltoide.

As principais complicações do acesso axilar são a injeção intravascular de anestésico e a injeção intraneural. A primeira pode desencadear toxicidade sistêmica grave e é mais frequente com a técnica transarterial. A utilização de dose-teste com 2 mL a 3 mL de lidocaína com vasoconstritor pode ajudar na profilaxia dessa grave complicação. A injeção intraneural é suspeitada quando o paciente refere dor ou ardor intensos durante a injeção. Esta deve ser imediatamente interrompida e a agulha reposicionada antes do reinício da administração do anestésico.

Bloqueio dos nervos periféricos do membro superior[5,10-13,18]

1. Indicações. Cirurgia dos dedos, mão e antebraço. Pode ser utilizado primariamente ou como complemento do bloqueio do plexo braquial, quando há falha no local da operação. As únicas contraindicações absolutas são a falta de consentimento do paciente, infecção no local e distúrbios de coagulação.

2. Anatomia funcional. O nervo radial origina-se das raízes nervosas de C_5, C_6, C_7, C_8 e T_1. Determina a inervação sensorial de quase toda a face posterior do membro superior (braço, antebraço e mão, desta excluindo o território dos nervos ulnar e mediano). Na região do cotovelo, o nervo radial localiza-se lateralmente à borda lateral do tendão do bíceps. No terço distal do antebraço, torna-se superficial e pode ser palpado ao cruzar, na borda externa, os músculos abdutor longo e extensor curto do polegar. Divide-se em quatro ou cinco ramos colaterais dorsais dos dedos, que podem ser palpados no nível da tabaqueira anatômica.

O nervo mediano origina-se das raízes nervosas de C_5, C_6, C_7, C_8 e T_1. Provê a sensibilidade da região palmar, excluindo a borda ulnar. Na região do cotovelo, localiza-se medialmente à artéria braquial, entre o côndilo medial do úmero e a própria artéria. A partir do cotovelo, cursa na face anterior do antebraço e torna-se superficial na região do punho, encontrando-se entre a borda radial do tendão do músculo palmar curto e a borda ulnar do músculo flexor radial do carpo. A visão da projeção cutânea desses tendões é facilitada pedindo-se ao paciente que una as extremidades do polegar com o dedo mínimo (movimento de oponência), fletindo o punho contra uma resistência.

O nervo ulnar origina-se das raízes nervosas de C_8 e T_1. Provê a sensibilidade da borda ulnar da mão. Na região do cotovelo, localiza-se posteriormente, entre o olécrano e o côndilo medial do úmero. Na região do carpo, encontra-se entre a artéria ulnar, palpada lateralmente ao nervo, e a borda lateral do tendão do músculo flexor ulnar do carpo. Esse tendão também é visualizado pedindo-se ao paciente que una as extremidades do polegar com o mínimo, fletindo o punho contra uma resistência.

O nervo musculocutâneo origina-se das raízes nervosas de C_5, C_6 e C_7, a partir do fascículo lateral do plexo braquial. Na região do cotovelo, fornece ramos sensoriais superficiais para a face lateral do antebraço.

O nervo cutâneo medial do antebraço origina-se das raízes de C_8 e T_1. Provê a inervação sensorial da face medial do antebraço, tornando-se superficial na região da prega do cotovelo (Figura 3.6).

Os quirodáctilos são inervados por quatro nervos: dois ventrais (medial e lateral) e dois dorsais (medial e lateral). Ao lado dos nervos estão os vasos digitais. Além desses nervos, o periósteo apresenta inervação própria.

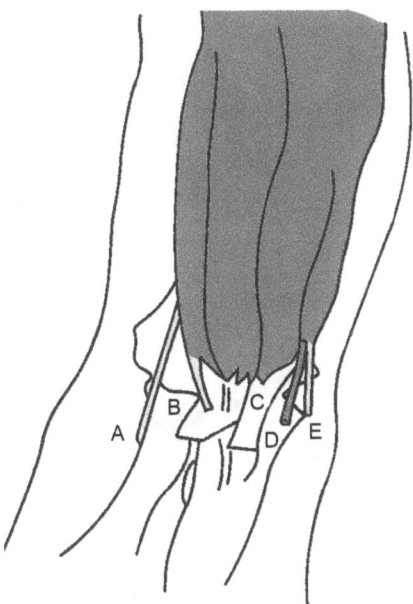

Figura 3.6 Disposição dos nervos do membro superior no nível da prega anterior do cotovelo. (**A**) nervo radial; (**B**) nervo musculocutâneo; (**C**) tendão do músculo bíceps; (**D**) artéria braquial; (**E**) nervo mediano.

3. Técnica. Inicialmente, faz-se a antissepsia e colocam-se os campos cirúrgicos. Utiliza-se uma agulha 25 × 6 ou 25 × 7. Na maioria das vezes, emprega-se lidocaína a 1% ou bupivacaína a 0,25% ou a 0,5%. Pode-se utilizar solução com adrenalina, exceto no bloqueio dos nervos digitais, devido à possibilidade de isquemia consequente à vasoconstrição de artérias terminais. Aspirar a seringa previamente à administração do anestésico local. O efeito anestésico aparece cerca de 10 min após sua administração.

O bloqueio do nervo radial pode ser realizado nas regiões do cotovelo ou do punho. No cotovelo, à altura de sua prega, introduz-se a agulha perpendicularmente à pele 2 cm lateralmente à borda lateral do tendão do bíceps, em direção ao côndilo lateral do úmero. Se houver parestesia, injetam-se 5 mL a 10 mL da solução anestésica. Na ausência de parestesia, injeta-se a solução anestésica em leque, com movimentos de aprofundamento e superficialização da agulha. No punho, o bloqueio pode ser realizado na região da tabaqueira anatômica, com a introdução da agulha no nível da cabeça do primeiro metacarpiano e orientado-a em duas direções: ao longo do tendão do extensor longo do polegar e perpendicular ao tendão do extensor curto do polegar. Injetam-se 5 mL a 10 mL da solução anestésica (Figura 3.7).

O bloqueio do nervo mediano também pode ser realizado nas regiões do cotovelo ou do punho. No cotovelo, por injeção em leque, medial à artéria braquial, entre o côndilo medial do úmero e a própria artéria. Procura-se parestesia com irradiação palmar. Injetam-se 5 mL a 10 mL da solução

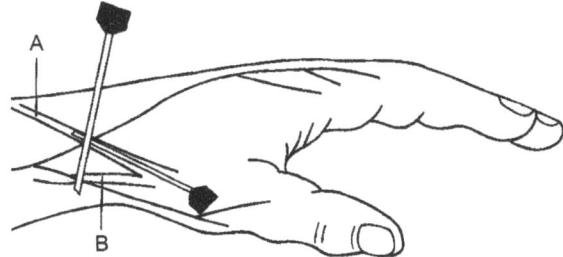

Figura 3.7 Bloqueio do nervo radial à altura do punho. Entrada da agulha acompanhando o tendão do extensor longo do polegar (**A**) e perpendicular ao tendão do extensor curto do polegar (**B**).

anestésica. No túnel do carpo, na região do punho, pode ser bloqueado com a introdução da agulha entre o tendão do flexor radial do carpo e do palmar longo. Procura-se parestesia palmar, ou enchimento do túnel do carpo, identificado pelo abaulamento da depressão entre as eminências tenar e hipotenar. Utilizam-se 5 mL a 10 mL da solução anestésica.

O nervo ulnar também pode ser bloqueado em dois locais: cotovelo ou punho. Com o cotovelo fletido, por meio de punção posterior, introduz-se a agulha perpendicularmente ao ponto médio entre o olécrano e o côndilo medial do úmero. Pesquisa-se parestesia que se irradia para a borda ulnar da mão ou faz-se injeção em leque, preenchendo a fosseta olecraniana, até o plano ósseo. Evitar a todo custo a injeção intraneural (o paciente se queixa de dor acentuada à injeção do anestésico), devido à pequena mobilidade do nervo nessa região. Na região do punho, anteriormente, pode-se bloquear o nervo ulnar por punção junto à borda lateral do tendão do flexor ulnar do carpo. Em ambos os casos, injetam-se 3 mL a 5 mL da solução anestésica. Promove anestesia da borda ulnar da mão, incluindo a metade medial do quarto dedo e a totalidade do quinto (Figuras 3.8 e 3.9).

Como visto anteriormente, o nervo cutâneo lateral do antebraço, oriundo do nervo musculocutâneo, pode ser bloqueado por infiltração em barra subcutânea, lateralmente e 4 cm distalmente à prega do cotovelo. Injetam-se 5 mL a 10 mL da solução anestésica. Se a infiltração subcutânea, à mesma altura, contornar todo o antebraço, consegue-se o bloqueio de todos os ramos sensoriais: cutâneo medial do antebraço (C8 e T1) e cutâneo posterior do antebraço (ramo do radial). Entretanto, a anestesia de estruturas mais profundas (músculos, tendões e ossos) é insuficiente, limitando-se o seu uso às intervenções cirúrgicas superficiais.

Os nervos digitais podem ser bloqueados com a introdução da agulha à altura da base dos dedos, por meio de duas punções dos dois lados do tendão extensor, entrando pela face posterior do dedo e dirigindo-se a agulha até o plano subcutâneo da face palmar. A

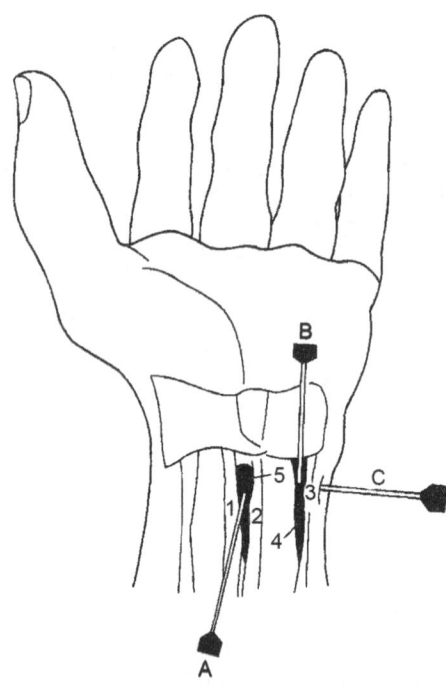

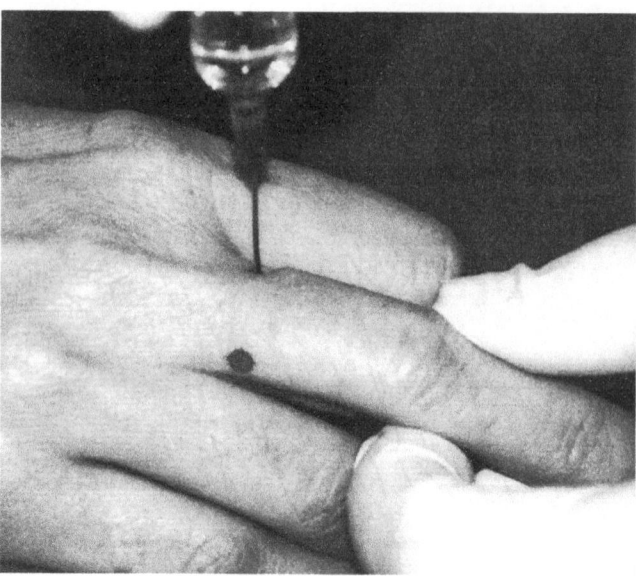

Figura 3.10 Bloqueio dos nervos digitais. A agulha é introduzida perpendicularmente à pele, na base dos dedos.

Figura 3.8 Bloqueio dos nervos mediano e ulnar na região do punho. (**1**) tendão do flexor radial do carpo; (**2**) tendão do palmar longo; (**3**) tendão do flexor ulnar do carpo; (**4**) nervo ulnar; (**5**) nervo mediano; (**A**) abordagem do nervo mediano; (**B**) abordagem perpendicular do nervo ulnar; (**C**) abordagem medial do nervo ulnar.

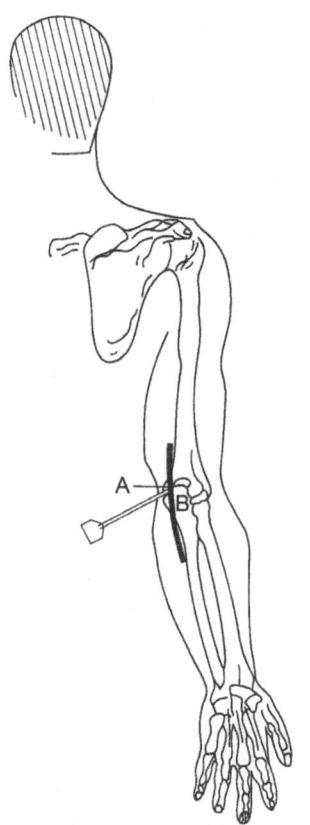

Figura 3.9 Abordagem do nervo ulnar na região do cotovelo. (**A**) côndilo medial; (**B**) olécrano.

seguir, a agulha é direcionada mais profundamente até sentir a resistência óssea, para infiltração do periósteo. No polegar, recomenda-se uma injeção circular no nível da pregas interdigitais ou da base do primeiro metacarpiano. Injeta-se 1 mL da solução anestésica, sem adrenalina em cada lado do dedo. Volumes maiores ou o uso de adrenalina podem levar à sua isquemia. Para infiltração do periósteo, pode-se utilizar 1 mL a 3 mL da solução anestésica. Promove a anestesia do dedo e da unha (Figura 3.10).

4. Complicações. A neuropatia é a complicação mais comum desse bloqueio, e está frequentemente associada à injeção intraneural. A presença de parestesia à introdução da agulha também pode, teoricamente, aumentar a probabilidade do aparecimento de paresia e parestesia no pós-operatório. Deve-se recuar a agulha após a ocorrência da parestesia e antes da introdução da solução anestésica. Podem ocorrer, também, hematomas. Essa complicação pode ser minimizada utilizando-se agulhas de pequeno calibre.

Nunca associar adrenalina à solução de anestésico local no bloqueio dos nervos digitais (risco de isquemia). A injeção intravascular do anestésico deve ser evitada, aspirando-se a seringa previamente à administração da solução.

Bloqueio dos nervos periféricos do membro inferior[5,10-13,18]

1. Indicações. Cirurgias em planos superficiais no membro inferior (perna e pé), principalmente nos casos em que há contraindicação à raquianestesia ou à anestesia peridural (septicemia, coagulopatia, recusa do paciente).

*2. **Anatomia funcional.*** Os nervos para os membros inferiores originam-se das raízes espinhais L_2-S_3, que formam o plexo lombar. Os nervos cutâneo lateral da coxa, femoral e obturatório determinam, predominantemente, a inervação sensorimotora e a motora da parte proximal do membro inferior. O nervo ciático se divide em tibial e fibular comum e inerva a perna e o pé. Para realizar a anestesia do pé, quatro ou cinco nervos devem ser considerados. Os nervos safeno, tibial e sural devem ser padronizadamente abordados. Os fibulares superficial e profundo podem ser anestesiados separadamente ou de forma única antes da divisão do nervo fibular comum, no colo da fíbula. O nervo safeno é um dos ramos terminais do nervo femoral e torna-se cutâneo na região do joelho, acompanhando a veia safena magna na perna. Inerva a pele das regiões medial da perna e medial do dorso do pé.

O nervo tibial emite um ramo sensorial, o cutâneo medial da sura, componente medial do nervo sural. Este tem como componente lateral o nervo cutâneo lateral da sura, ramo do fibular comum. O nervo sural inerva a borda lateral do dorso do pé e localiza-se entre o maléolo lateral e o tendão-de-Aquiles. Na região do tornozelo, o nervo tibial contorna a face posterior do maléolo medial e situa-se profundamente entre este e o tendão-de-Aquiles e próximo aos vasos tibiais posteriores. Inerva toda a região plantar.

O nervo fibular comum se anterioriza a partir da fossa poplítea lateralmente ao colo da fíbula, onde pode ser facilmente palpado na face lateral da perna. Abaixo desse ponto, ele se divide em ramos superficial e profundo. Na região do tornozelo, o nervo fibular profundo localiza-se entre o tendão do músculo tibial anterior, que lhe é medial, e o tendão do extensor longo do hálux. Inerva a porção dorsal da pele compreendida entre o primeiro e o segundo artelhos. O fibular superficial encontra-se entre o extensor longo do hálux, situado medialmente a ele, e o maléolo lateral. Inerva a região dorsal do pé, exceto o interstício entre o primeiro e o segundo dedos.

*3. **Técnica.*** Faz-se a antissepsia e colocam-se os campos cirúrgicos. Utiliza-se agulha 30 × 6, e não há necessidade de procurar parestesia. Entretanto, a presença desta garante a localização correta da agulha, permitindo o uso de menor volume da solução anestésica. Na maioria das vezes, utiliza-se lidocaína a 1% ou bupivacaína a 0,5%. Não se usa solução com adrenalina devido à possibilidade de isquemia consequente à vasoconstrição de artérias

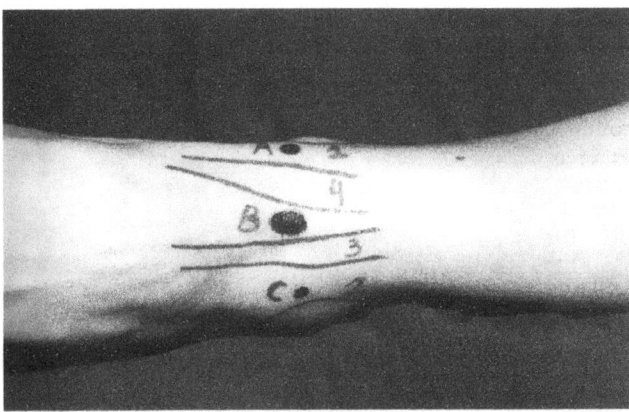

Figura 3.11 Bloqueio dos nervos do pé (abordagem anterior). Infiltrações subcutâneas, anteriormente ao maléolo medial (**1**) e lateral (**2**), bloqueiam, respectivamente, o nervo safeno (**A**) e o nervo fibular superficial (**C**). Entre o tendão do músculo tibial anterior (**4**) e do músculo extensor longo do hálux (**3**), bloqueia-se o nervo fibular profundo (**B**).

terminais. Aspirar a seringa previamente à administração do anestésico local. O efeito anestésico aparece cerca de 10 min nos casos em que se obteve parestesia. Deve-se evitar a parestesia devido ao risco de lesão mecânica.

Anteriormente, bloqueiam-se os nervos safeno, fibular profundo e superficial. O nervo safeno é bloqueado com a infiltração subcutânea de 5 mL de anestésico local, em torno da veia safena magna, lateralmente ao maléolo medial e medialmente ao tendão do músculo tibial anterior. O nervo fibular superficial é bloqueado com a infiltração subcutânea distalmente ao maléolo lateral, desde sua borda anterior até o ponto mais anterior do tornozelo. Utilizam-se 7 mL a 10 mL de anestésico local. No bloqueio do fibular profundo, introduz-se a agulha entre o tendão do músculo tibial anterior e o extensor longo do hálux, distalmente ao maléolo medial. Esses tendões são facilmente palpáveis com a extensão do pé e do hálux. Injetam-se de 3 mL a 5 mL de anestésico em leque até o plano ósseo (Figura 3.11).

Posteriormente, bloqueiam-se os nervos tibial e sural. Para bloquear o nervo tibial, faz-se um botão anestésico na borda medial do tendão-de-Aquiles, à altura do maléolo medial. Em seguida, introduz-se a agulha em direção à artéria tibial posterior, que é facilmente palpável na região. O nervo tibial posterior é contíguo à artéria. Em geral, encontra-se parestesia na região plantar. Caso contrário, entra-se em contato com o osso, e, então, recua-se a agulha 1 cm e injetam-se 5 mL a 7 mL de anestésico local (Figura 3.12).

Para o bloqueio anestésico do nervo sural, introduz-se a agulha perpendicularmente à pele, no ponto médio entre o tendão-de-Aquiles e o maléolo lateral. Injetam-se 5 mL de solução anestésica (Figura 3.13).

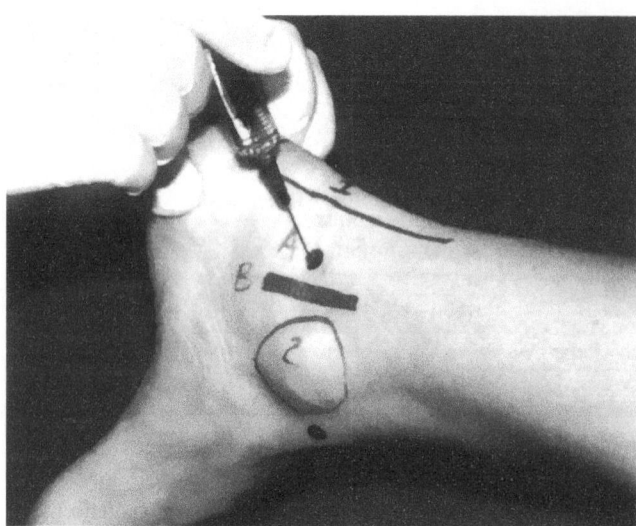

Figura 3.12 Bloqueio do nervo tibial. O nervo tibial (**A**) localiza-se entre o tendão-de-Aquiles (**1**) e o maléolo medial (**2**). A agulha é introduzida perpendicularmente à pele, posteriormente à artéria tibial posterior (**B**).

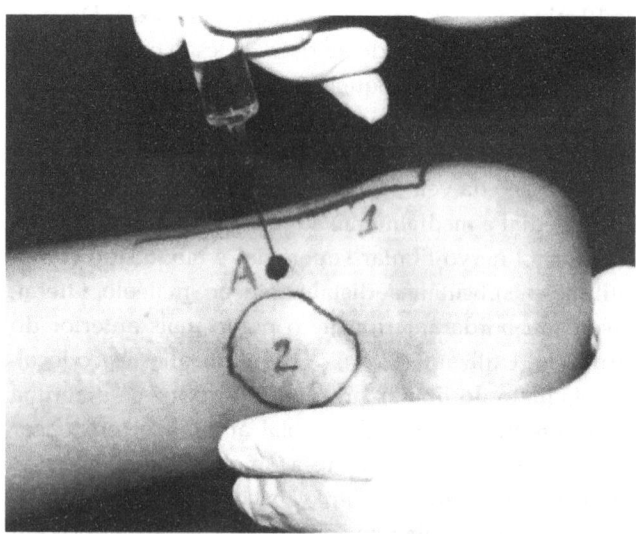

Figura 3.13 Bloqueio do nervo sural. A agulha é introduzida perpendicularmente à pele, entre o tendão-de-Aquiles (**1**) e o maléolo lateral (**2**).

Os nervos digitais do pé também podem ser bloqueados utilizando técnica semelhante à descrita para o bloqueio dos dedos da mão.

No nível da face lateral da perna, abaixo da cabeça da fíbula, o nervo fibular comum pode ser palpado e bloqueado. Esse bloqueio está indicado nos procedimentos na face dorsal do pé. A agulha é introduzida perpendicularmente à pele, até o periósteo da fíbula, buscando proximidade, mas evitando o contato direto com o nervo fibular comum. Injetam-se 5 mL a 7 mL de solução anes-

tésica sem vasoconstritor. Deve-se evitar as parestesias devido ao risco de lesão mecânica.

4. Contraindicações e complicações. As únicas contraindicações absolutas são a falta de consentimento do paciente, infecção no local e distúrbios de coagulação. A isquemia prévia do pé, particularmente nos diabéticos, constitui-se em uma contraindicação relativa.

As parestesias podem associar-se a lesão mecânica do nervo, com disfunção temporária ou, mais raramente, disfunção permanente do mesmo. Devido à pequena massa de anestésico requerido nesse tipo de bloqueio, praticamente não ocorre absorção sistêmica acentuada do anestésico local.

Bloqueios da cabeça e do pescoço[5,10-13,18]
Bloqueios da face

1. *Considerações anatômicas e funcionais*

A face, uma região do corpo muito importante em nossa vida de relação, além de sede de diversos órgãos e estruturas nobres, apresenta rica inervação. Destaca-se como seu principal nervo sensorial o *V par craniano* (nervo trigêmeo). Esse nervo é responsável pela inervação da maior parte do couro cabeludo, dos dentes, das cavidades nasal, oral e orbitária. Desempenha menor papel na inervação motora, sendo responsável pelo estímulo da musculatura da mastigação. Origina-se na superfície central da ponte e forma o gânglio trigeminal (gânglio de Gasser) próximo à parte petrosa do osso temporal. A partir do gânglio de Gasser, divide-se em três ramos principais: o nervo oftálmico, o nervo maxilar e o nervo mandibular.

O nervo oftálmico tem papel exclusivamente sensorial e é o menor ramo do nervo trigêmeo. Penetra na órbita, dividindo-se antes em nervos frontal, nasociliar e lacrimal. Destes, o de maior importância para a realização de procedimentos na face é o nervo frontal. Depois de atravessar a fissura orbitária superior, esse nervo se divide em nervos supratroclear e supraorbitário. Ambos inervam a conjuntiva e a pele da pálpebra superior, e o nervo supraorbitário, passando através do forame homônimo no rebordo da órbita do osso frontal, inerva, em trajeto ascendente, a pele da fronte, parte anterior do couro cabeludo, mucosa do septo frontal e pericrânio.

O nervo nasociliar, também ramo do nervo oftálmico, apresenta importância devido à inervação sensorial anterior da cavidade nasal, do septo nasal, da parte dos seios nasais e do dorso do nariz. Emerge na face, na borda superomedial da órbita, emitindo ramo na base do nariz.

O segundo grande ramo originário do gânglio de Gasser é o nervo maxilar. Passa pelo forame redondo do osso esfenoide e penetra na fossa pterigomaxilar. Seu ramo mais importante é o nervo infraorbitário. Este aflora na face através do forame infraorbitário, inervando sensorialmente a região que se estende desde a pálpebra inferior até o lábio superior, incluindo a asa do nariz.

O último grande ramo do nervo trigêmeo é o nervo mandibular; este dá sensibilidade à região inferior da face que corresponde à área de projeção cutânea da mandíbula. Seu ramo mais importante para a anestesia da face é o nervo mentoniano (ramo do nervo alveolar inferior). Ele emerge na mandíbula através do forame mentoniano, juntamente com a artéria de mesmo nome. Situa-se em uma linha vertical entre os dois pré-molares inferiores, a meia-distância entre as margens superior e inferior da mandíbula. O bloqueio desse nervo acarreta analgesia dos tecidos moles do mento, da pele e da mucosa do lábio inferior e da mucosa gengival ipsilateral.

Tomando-se por base essas considerações anatomo-funcionais, podem-se bloquear ramos do nervo trigêmeo em vários níveis e segmentos, dependendo da área da intervenção cirúrgica. Entre os nervos de maior importância prática para abordagem da face, citamos os bloqueios dos nervos supraorbitário, supratroclear, nasociliar, infraorbitário e mentoniano.

A Figura 3.14 mostra a distribuição sensorial dos principais ramos do nervo trigêmeo para a região da face, bem como os pontos referenciais anatômicos para bloqueio.

2. *Bloqueio dos nervos supraorbitário e supratroclear*

O nervo supraorbitário pode ser bloqueado tomando-se como ponto referencial o forame homônimo, que é facilmente palpável na borda superior da órbita, sobre um plano longitudinal que passa pela pupila. Solicita-se ao paciente que olhe para a frente e introduz-se agulha fina (25 × 6 ou 13 × 4,5) cerca de 1,0 cm a 1,5 cm de profundidade. Não há necessidade de obter parestesia. Injeta-se 1,0 mL a 1,5 mL de anestésico local (lidocaína ou bupivacaína), fazendo-se leve compressão digital para dispersão (Figura 3.15).

O nervo supratroclear deve ser abordado usando-se como referência o ângulo superomedial da órbita. Introduz-se os mesmos tipos de agulhas citadas previamente nesse ponto, injetando-se 1,0 mL a 1,5 mL de solução anestésica. Aqui também se recomenda a compressão digital para dispersão do anestésico (Figura 3.16).

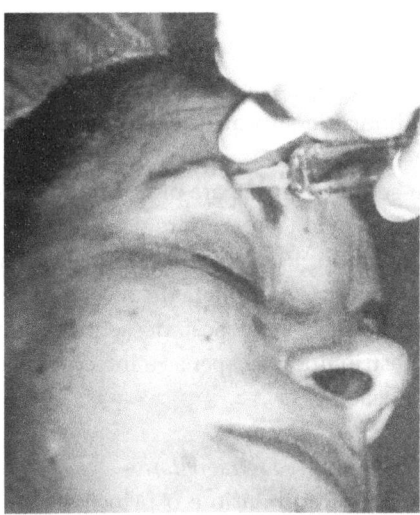

Figura 3.15 Bloqueio do nervo supraorbitário.

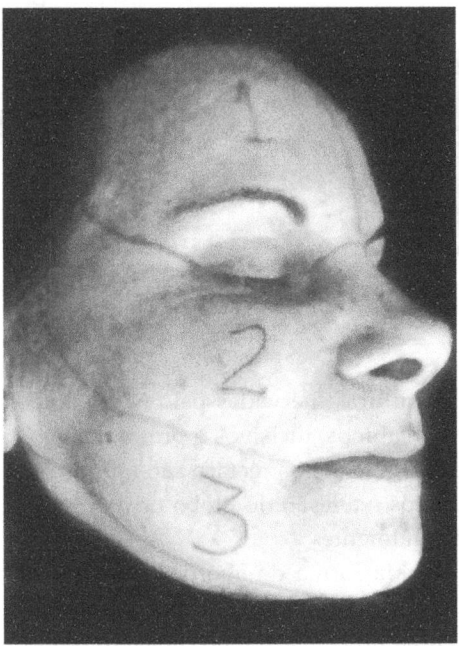

Figura 3.14 Distribuição sensorial dos ramos do nervo trigêmeo: (**1**) ramo oftálmico; (**2**) ramo maxilar; (**3**) ramo mandibular.

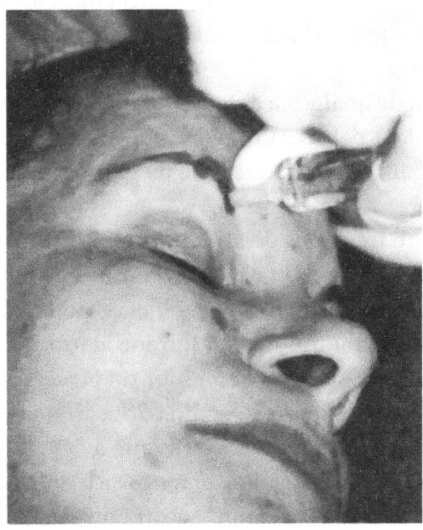

Figura 3.16 Bloqueio do nervo supratroclear.

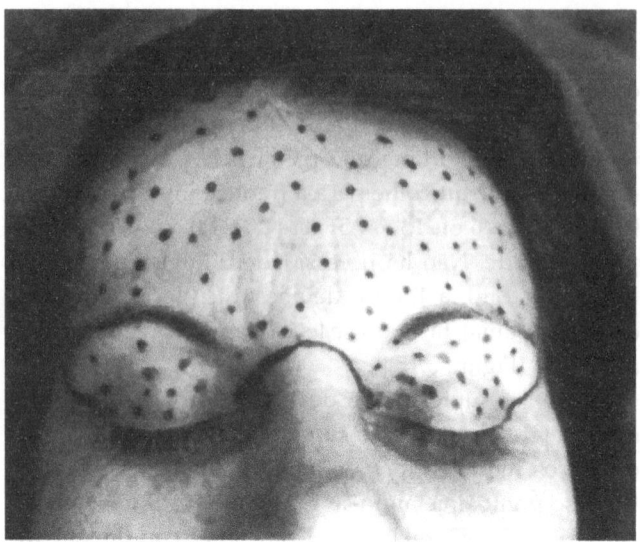

Figura 3.17 Área de analgesia proporcionada pelo bloqueio bilateral dos nervos supraorbitário e supratroclear.

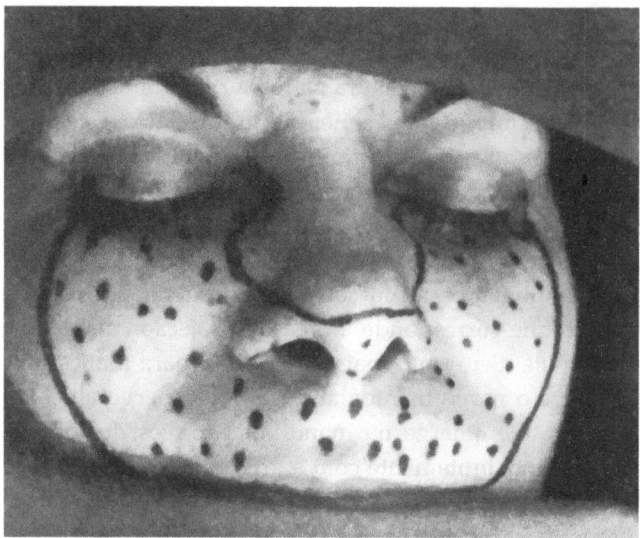

Figura 3.18 Área de analgesia proporcionada pelo bloqueio infraorbitário bilateral.

A área de analgesia obtida com o bloqueio dos nervos supraobitário e supratroclear está ilustrada na Figura 3.17.

Indica-se essa técnica para procedimentos cirúrgicos nas áreas da pálpebra superior, regiões frontal e anterior do couro cabeludo. Por ter situação anatômica superficial e pela quantidade diminuta de anestésico necessária, as contraindicações à realização desse procedimento são pequenas, restringindo-se apenas a infecções e lesões nos locais de punção.

3. *Bloqueio do nervo infraorbitário*

O forame infraorbitário é o principal ponto de referência para bloqueio desse nervo. Trata-se de um orifício na face anterior da maxila, cerca de 1,5 cm abaixo da borda inferior da órbita, superiormente à fossa canina. Pelo forame infraorbitário passam também os vasos do mesmo nome.

A área de analgesia cutânea no bloqueio desse nervo corresponde à pálpebra inferior, à asa do nariz, ao lábio superior, bem como à mucosa e às glândulas labiais (Figura 3.18).

Existem três tipos de abordagem para o bloqueio do nervo infraorbitário: via intraorbitária, via foraminal e via intraoral. No primeiro tipo, o nervo pode ser bloqueado na sua entrada no canal infraorbitário no assoalho da órbita. Toma-se a borda inferior da órbita em seu terço médio, introduzindo-se agulha 25 × 6 cerca de 1,5 cm de profundidade perpendicularmente a essa localização, injetando-se 2 mL da solução anestésica após aspiração negativa de conteúdo sanguíneo (Figura 3.19). Opta-se por essa abordagem quando há necessidade de manipu-

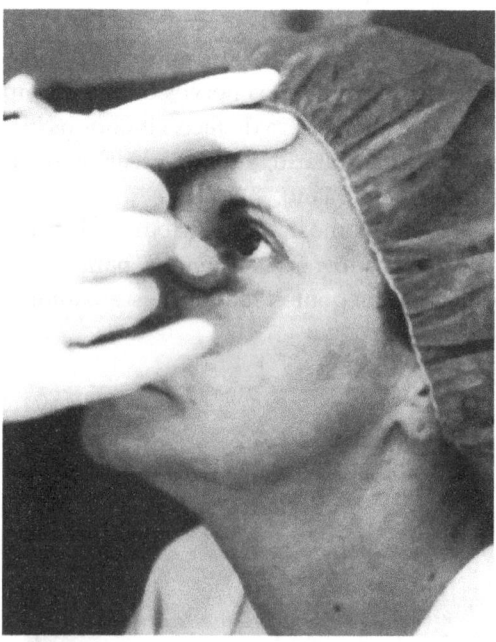

Figura 3.19 Bloqueio do nervo infraorbitário: abordagem intraorbital.

lação de estruturas inervadas pelo nervo alveolar superior (dentes caninos, incisivos e pré-molares). As principais complicações dessa técnica são a punção dos vasos intraorbitários e a lesão do globo ocular caso se dirija a agulha cranialmente.

A segunda forma de abordagem é a utilização do forame infraorbitário como referencial anatômico. Introduz-se agulha fina (13 × 4,5) no canal em sentido cefálico quando se visa ao bloqueio dos nervos alveolares. Existe a possibilidade de lesão neural e punção vascular, sendo

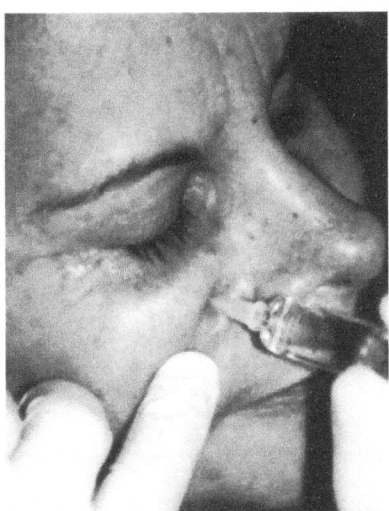

Figura 3.20 Bloqueio do nervo infraorbitário: abordagem fora-minal.

esta forma mais indicada quando se deseja a realização de neurólise para tratamento de nevralgias do trigêmeo. A via preferencial de abordagem sensorial é na emergência do feixe nervoso na região foraminal. Palpa-se o forame infraorbitário e, sem a necessidade de penetrá-lo, injeta-se 1,5 mL a 2 mL do anestésico seguido de compressão digital (Figura 3.20).

A via intraoral pode também ser utilizada. Palpa-se o forame infraorbitário com o dedo indicador e, com o polegar da mesma mão, eleva-se o lábio superior, expondo-se a mucosa oral no nível da raiz do primeiro pré-molar (região da fossa canina). Introduz-se uma agulha 25 × 6 em direção ao dedo indicador, onde se injetam 2,5 mL da solução anestésica, seguindo-se compressão digital externa no nível do forame (Figura 3.21).

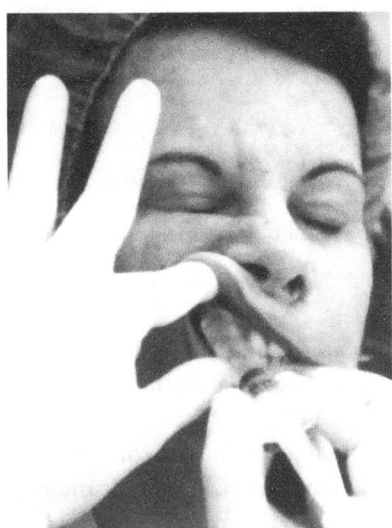

Figura 3.21 Bloqueio do nervo infraorbitário: abordagem intra-oral.

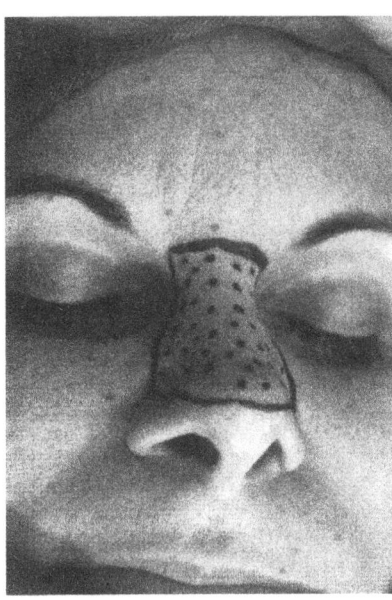

Figura 3.22 Área de analgesia proporcionada pelo bloqueio nasociliar bilateral.

Indica-se esse bloqueio para intervenções nas áreas de analgesia desse nervo, tais como suturas, lesões de pele e procedimentos odontológicos. As contraindicações são as gerais para qualquer bloqueio. Entre estas, destacam-se: infecções em local de punção, recusa do paciente e hipersensibilidade a anestésicos locais.

4. Bloqueio do nervo nasociliar

O nervo nasociliar, como descrito anteriormente, é ramo do nervo oftálmico, inteiramente sensorial, responsável pela inervação anterior da cavidade nasal, do septo nasal, de parte dos seios paranasais e do dorso do nariz. A área de projeção cutânea do nervo nasociliar está ilustrada na Figura 3.22.

Para o bloqueio desse nervo, localiza-se um ponto cerca de 4 mm do canto interno da órbita e introduz-se uma agulha 25 × 6, perpendicularmente, cerca de 1,5 cm de profundidade, injetando-se 1 ml de anestésico com vasoconstritor (Figura 3.23). Está indicado para cirurgias do nariz e do septo nasal, suturas e lesões cutâneas do dorso nasal. As contraindicações são as gerais para qualquer tipo de bloqueio.

5. Bloqueio do nervo mentoniano

O nervo mentoniano é um dos ramos terminais do nervo mandibular, sendo estritamente sensorial. Conforme já descrito, é responsável pela sensibilidade da região mandibular, emergindo através do forame mentoniano (Figura 3.24) juntamente com seu feixe vascular.

São descritos dois tipos de abordagem para bloqueio do nervo mentoniano: intraoral e extraoral. Na forma

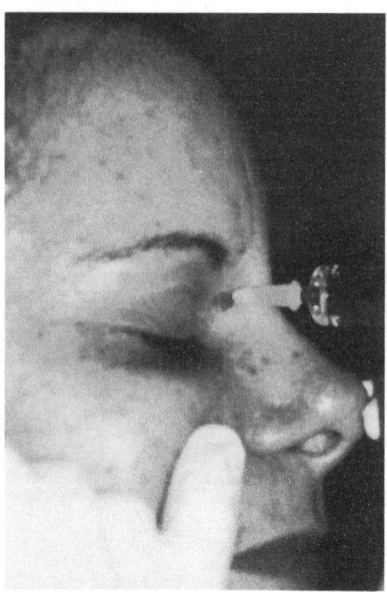

Figura 3.23 Bloqueio do nervo nasociliar.

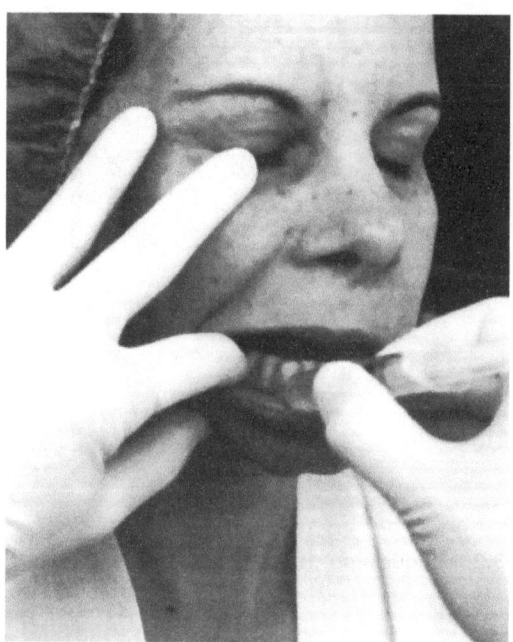

Figura 3.25 Bloqueio do nervo mentoniano: abordagem intraoral.

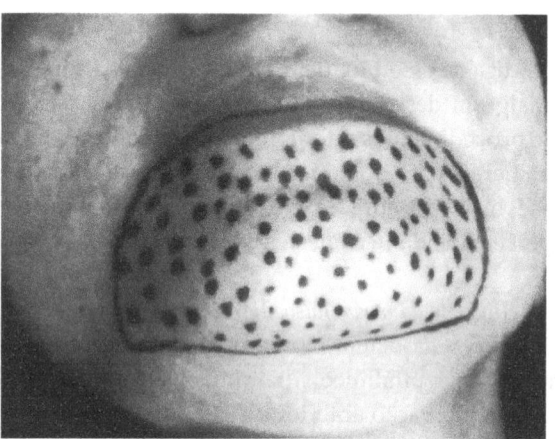

Figura 3.24 Área de analgesia proporcionada pelo bloqueio bilateral do nervo mentoniano.

intraoral, pede-se ao paciente que mantenha os dentes cerrados, palpando-se o forame mentoniano através do recesso gengival, tomando-se por referência uma linha longitudinal que separa os pré-molares inferiores entre as bordas inferior e superior da mandíbula. Injetam-se 3 mL a 4 mL da solução anestésica nesse ponto, utilizando-se agulha 25 × 6, não sem antes aspirar para evitar injeção intravascular. Deve-se realizar massagem local para dispersão e menor possibilidade de falha (Figura 3.25).

Na técnica extraoral, que deve ser a preferida em pacientes edentados, devido à falta de referencial anatômico para realização da técnica descrita anteriormente, traça-se uma linha longitudinal a partir da comissura labial, perpendicular à borda inferior da mandíbula (Figura 3.26). Introduz-se a agulha 25 × 6 até se atingir o osso, não sendo desejável a sua introdução através do

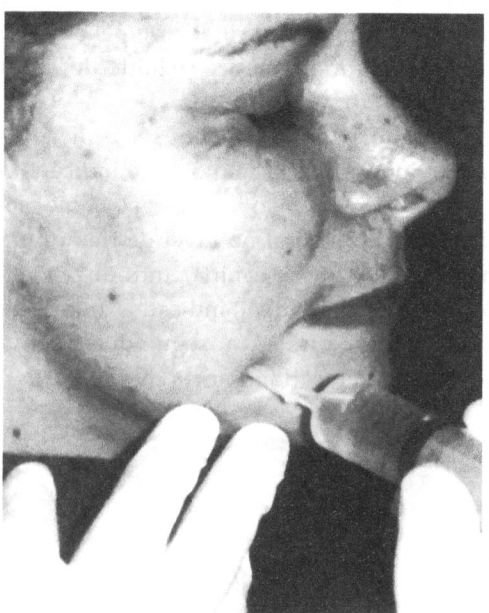

Figura 3.26 Bloqueio do nervo mentoniano: abordagem extraoral.

forame devido ao risco de lesão do feixe vasculonervoso. Massagem subsequente no local favorece o sucesso da técnica.

A área de analgesia cutânea corresponde à ilustrada na Figura 3.24, sendo utilizada clinicamente para intervenções no lábio inferior, mucosa gengival e região mentoniana. As contraindicações são as habituais para quaisquer tipos de bloqueios.

Bloqueio da região cervical

Conforme descrito previamente, quando se abordou a anatomia do plexo braquial, existe uma complexa rede de estruturas nervosas na região cervical com componentes sensorimotores de ligação craniocaudal e em sentido inverso. A analgesia da região cervical para realização de procedimentos cirúrgicos se obtém por meio da abordagem do plexo cervical em seus ramos superficial e profundo.

1. *Considerações anatômicas*

O plexo cervical se forma mediante a fusão dos ramos anteriores dos nervos cervicais C_2, C_3 e C_4. Estende-se entre os músculos escaleno anterior e médio, contornando a borda posterior do músculo esternocleidomastóideo no sulco interescalênico. Ao deixar a borda posterior do músculo esternocleidomastóideo, o plexo cervical divide-se, anteriormente, para promover a inervação da pele e dos tecidos superficiais da borda inferior da mandíbula até abaixo da clavícula e, posteriormente, para inervar estruturas cervicais posteriores e da região occipital. Os nervos envolvidos são o occipital menor, o cervical transverso, o auricular magno e o supraclavicular.

2. *Técnica de bloqueio do plexo cervical*

Ramos superficiais: os principais pontos de referência são o músculo esternocleidomastóideo e a veia jugular externa. O paciente deve ser colocado em posição supina com discreta elevação da cabeça, levemente rodada para o lado oposto ao do bloqueio. Tal posicionamento é utilizado para realçar o contorno do músculo esternocleidomastóideo. O ponto de entrada da agulha (25 × 7) encontra-se onde a veia jugular externa cruza a borda posterior do músculo esternocleidomastóideo. Após aspiração, injetam-se 10 mL a 15 mL do anestésico local, em forma de leque, com o intuito de obter analgesia na área de sua inervação, conforme mostrado na Figura 3.27.

A principal complicação potencial desse procedimento é a punção da veia jugular interna ou externa com injeção intravascular do anestésico, bem como a formação de hematoma.

Ramos profundos: as principais referências anatômicas incluem a cartilagem tireoide, a borda posterior do esternocleidomastóideo, a fenda interescalênica e a porção lateral do processo transverso de C_4.

O paciente deve ser colocado em posição semelhante à descrita para a realização do bloqueio dos ramos superficiais, com o objetivo de evidenciar a borda posterior da porção clavicular do esternocleidomastóideo. Na região da cartilagem tireoide (C_4), traça-se uma linha perpendicular, em direção lateral, até atingir a fenda interescalênica, buscando-se palpar o processo transverso de C_4 (Figura 3.28). Nesse local, faz-se a introdução de

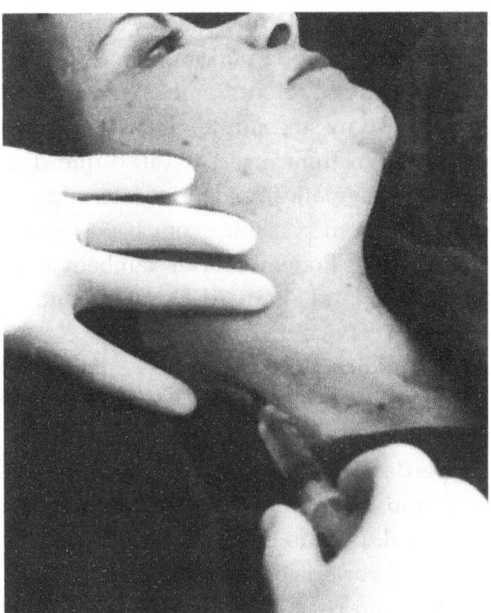

Figura 3.27 Bloqueio dos ramos superficiais do plexo cervical: a infiltração do anestésico deve ser feita em forma de leque.

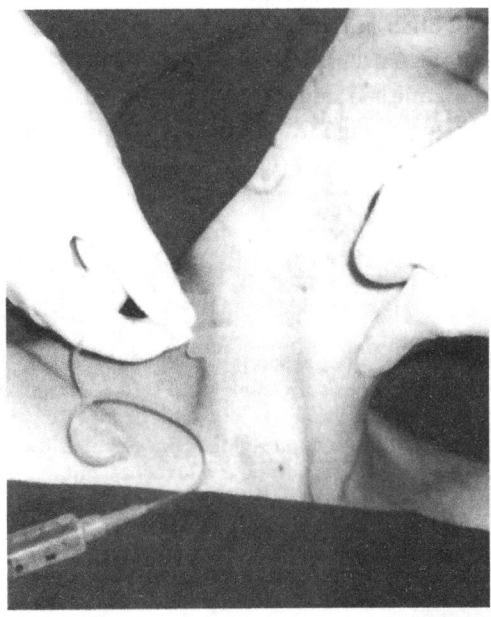

Figura 3.28 Bloqueio do plexo cervical: a agulha é introduzida perpendicularmente ao plano da pele do pescoço, buscando a apófise espinhosa de C4.

agulha curta 25 × 7 ou agulha tipo borboleta (*butterfly*) nº 19 ou 21, de forma perpendicular, buscando-se tocar o referido processo. A agulha, ao tocar o osso, está no manguito musculoaponeurótico que envolve o plexo cervical no espaço interescalênico. Traciona-se a agulha cerca de 2 mm, aspira-se, para assegurar que ela não se encontra intravascular, e injetam-se 15 mL a 20 mL do anestésico local (Figura 3.28). Com o objetivo de aumentar a seletividade e o sucesso do bloqueio, faz-se compressão digital logo abaixo do local da punção para difusão cefálica do anestésico. Pode-se colocar também o paciente em cefalodeclive com o mesmo intuito. Quase sempre ocorre bloqueio do nervo frênico ipsilateral, o que diminui a mobilidade diafragmática, podendo determinar dificuldade respiratória em pacientes com baixa reserva funcional ventilatória. Podem ocorrer também rouquidão ou síndrome de Claude-Bernard-Horner, devido ao bloqueio simpático cervical.

As contraindicações para a sua realização são: infecção no pescoço, obstruções altas de vias respiratórias, tumores cervicais, radioterapia ou cirurgia extensa prévias, com perda de referencial anatômico e a recusa do paciente. Como complicações, indicam-se a punção da artéria vertebral, punção dos espaços peridural ou subdural, punção da artéria carótida interna e/ou formação de hematoma com risco de desvio traqueal e obstrução de vias respiratórias.

Bloqueio do pavilhão auricular

1. Considerações anatômicas

O pavilhão auricular apresenta inervação sensorial originada dos nervos auricular maior (C_2-C_3) e occipital menor (C_2), que são ramos do plexo cervical, do ramo auricular do nervo vago (X par) e do nervo auriculotemporal, que é ramo do V par (Figura 3.29).

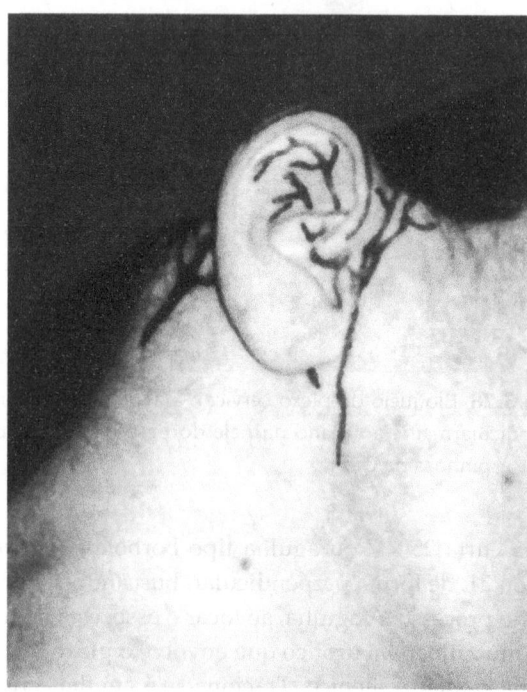

Figura 3.29 Inervação sensorial do pavilhão auricular: nervos auriculotemporal (anteriormente) e auricular maior (posteriormente).

2. Técnica

Utilizando-se agulha 25 × 6, introduz-se cerca de 1 cm à frente do trágus, de modo perpendicular, até atingir a borda óssea anterior do conduto auditivo externo, onde se injeta 1,5 mL da solução anestésica (Figura 3.30). Abordando a porção posterior do conduto, injeta-se entre a mastoide e o conduto, fugindo-se da parede óssea, cerca de 1 mL profundamente e 2 mL no trajeto, retornando a agulha à superfície. Segue-se a infiltração subcutânea da região posterior do pavilhão auricular, conforme ilustrado na Figura 3.31.

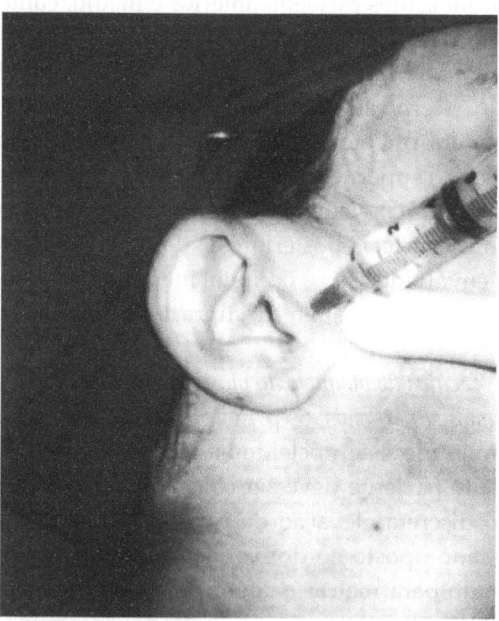

Figura 3.30 Bloqueio do nervo auriculotemporal.

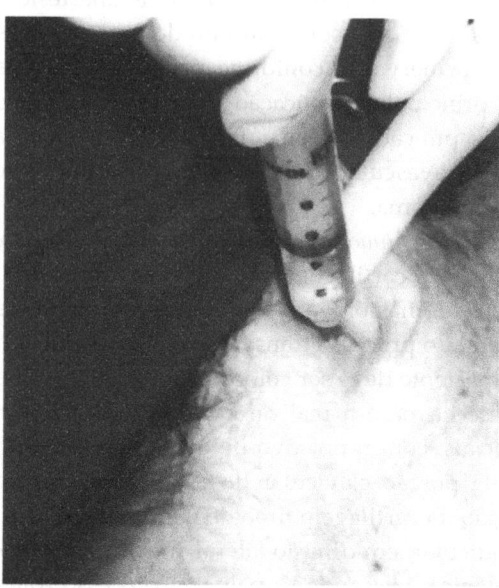

Figura 3.31 Bloqueio do nervo auricular maior.

Com essa técnica, realiza-se abordagem cirúrgica de lesões do pavilhão auricular, correção de orelha em abano e cirurgias da orelha média. As contraindicações são infecções nos locais de punção e hipersensibilidade aos anestésicos locais.

Bloqueio do pênis.[5,10-13,18] Está indicado em cirurgias penianas como postectomia, alongamento de freio, uretroplastias, dilatação uretral etc. As fibras sensoriais do pênis correm em nervos que são ramos do nervo pudendo (nervo dorsal do pênis), distribuídos, sobretudo, para a pele e, especialmente, para a glande. O nervo dorsal do pênis contorna, por baixo, a sínfise púbica e segue seu trajeto dorsalmente ao órgão, por baixo da fáscia profunda (de Buck), anterior ao corpo cavernoso.

Após infiltração da pele e do subcutâneo, à altura da sínfise pubiana, com agulha de insulina (13 × 3), introduz-se a agulha (30 × 7) na linha mediana em direção à junção do pênis com o escroto (infiltração circular). Pelo risco de punção da artéria dorsal do pênis, deve-se aspirar a seringa antes de injetar a solução anestésica. Injetam-se cerca de 5 mL a 8 mL de lidocaína a 1% ou bupivacaína a 0,25%, sem adrenalina. Para obter anestesia total do pênis, é necessária a infiltração subcutânea da junção escrotal com aproximadamente 15 mL da solução anestésica. Pode-se completar a infiltração por injeção ventral, junto ao freio, no sulco balanoprepucial, de aproximadamente 0,5 mL a 1,0 mL da solução anestésica sem vasoconstritor.

A anestesia do cordão espermático é recomendada para operações ao longo de sua extensão (vasectomias, cistos de cordão etc.). É obtida por apreensão do cordão entre as polpas digitais do indicador e polegar, seguida da injeção de aproximadamente 5 mL do anestésico sem vasoconstritor. É recomendada a realização de botão anestésico cutâneo previamente à infiltração.

Como complicações, há o risco potencial de injeção vascular, grandes hematomas e isquemia do pênis por lesão da artéria dorsal ou vasoconstrição desta.

Anestesia regional intravenosa (anestesia de Bier).[5,10-13,18] Essa anestesia baseia-se na continuidade vascular, que permite, diante de interrupção circulatória localizada, por garroteamento arterial, o refluxo de solução anestésica injetada em veia periférica até o nível capilar, de onde, por difusão, o agente alcança as terminações nervosas. A contiguidade dos grandes vasos com os troncos nervosos também permite a difusão do agente anestésico do lúmen da veia até os troncos nervosos vizinhos. Apresenta duração limitada pelo tempo de aplicação do torniquete, estando indicada nas operações de curta duração das extremidades. O tempo de garroteamento deve ser o mais breve possível para minimizar os riscos. Em geral,

aceitam-se isquemias de até 60 e 90 min para os membros superiores e inferiores, respectivamente. Esgotado esse tempo, pode-se continuar a anestesia mediante a reinstalação de isquemia por um novo período, após o restabelecimento da circulação do membro por 5 a 10 min e a administração de metade da dose inicial do anestésico local. O desaparecimento da analgesia ocorre logo após o desgarroteamento. Assim, devem-se associar analgésicos sistêmicos, ao término do procedimento cirúrgico, para obter boa analgesia pós-operatória. Podem ocorrer falhas nas extremidades dos dedos e na face posterior do cotovelo.

Inicialmente, realiza-se a flebopunção com agulha do tipo borboleta (*butterfly*) (23, 25) ou cateter plástico (22, 24). Uma outra veia periférica no membro superior a não ser bloqueado deve ser puncionada para a administração de sedativos e para permitir maior segurança ao ato anestésico-cirúrgico. O membro é elevado em posição vertical, deixando-se esvaziar, por drenagem postural, o sangue venoso. Faz-se o "dessangramento" do membro com a faixa de Esmarch da sua porção mais distal para a proximal. O garroteamento do membro é feito com um manguito pneumático de dupla câmara na raiz do membro. Insufla-se primeiro a câmara proximal do manguito até que alcance cerca de 50 a 70 mmHg acima da pressão sistólica do paciente. Pressões muito elevadas são desnecessárias, desconfortáveis e perigosas. Por outro lado, um manguito pouco insuflado permite aumento excessivo da pressão venosa, que pode levar à lesão nervosa por hemorragia intraneural.

Como a duração da anestesia está ligada ao tempo de garroteamento, não há vantagens no uso da bupivacaína devido à sua cardiotoxicidade. Assim, prefere-se a prilocaína e a lidocaína, em decorrência da baixa toxicidade sistêmica desses agentes. Podem-se administrar 20 mL a 30 mL de lidocaína a 0,5% para o membro superior, ou 30 mL a 45 mL para o membro inferior. Em crianças, podem-se utilizar 10 mL a 25 mL de lidocaína a 0,5%. Não devem ser utilizadas soluções de anestésico local contendo adrenalina nesse tipo de anestesia. Com latência de cerca de 5 a 10 min, instala-se a analgesia e, após, insufla-se a câmara distal do manguito pneumático, desinsuflando-se, posteriormente, o manguito proximal. Desse modo, o segundo garroteamento (distal) se encontrará em uma zona previamente anestesiada. O desgarroteamento deve ser feito lentamente ao término do procedimento cirúrgico, mas não antes de 15 ou 20 min da administração do anestésico local (risco de toxicidade sistêmica).

As contraindicações absolutas incluem a recusa do paciente, a falta de condições para reanimação cardiopulmonar, a presença de arteriopatia avançada e história de hipersensibilidade ao anestésico local. As contraindicações relativas incluem lacerações de tecidos moles, fraturas e luxações, miastenia *gravis*, grandes abscessos e doenças neurológicas periféricas. As complicações são raras e de pouca gravidade. As lesões neuromusculares podem ocorrer devido a pressão excessiva sobre os nervos periféricos (lesão mecânica), hemorragia intraneural (pressão de garroteamento insuficiente) e tempo prolongado de garroteamento (lesão tipo torniquete). As manifestações clínicas incluem fenômenos sensorimotores transitórios e de curta duração (excepcionalmente são definitivos). O tratamento é fisioterápico e raramente cirúrgico. Reações tóxicas sistêmicas podem ocorrer com a liberação precoce do garrote ou mau funcionamento desta.

Bloqueio intercostal.[5,10-13,18] Os nervos intercostais são divisões dos nervos torácicos de T1 a T12. Inervam quase a totalidade da superfície torácica e boa parte da parede abdominal anterior e superior, porém existe contribuição nervosa importante dos plexos braquial e cervical no nível da caixa torácica superior. Esses nervos seguem ao longo das respectivas costelas após deixarem o forame intervertebral, separados da pleura pela fáscia endotorácica. Ao atingirem o ângulo costal, os nervos intercostais se posicionam inferiormente, na borda da costela, juntamente aos vasos, ocupando o chamado canal costal. Na linha axilar média, cada nervo dá origem aos ramos cutâneos laterais, e, no nível do espaço entre a linha mamilar e a paraesternal, origina os ramos cutâneos anteriores.

O espaço intercostal é mais bem abordado para infiltração anestésica do ângulo costal para frente. Posteriormente, próximo à coluna, há dificuldade devido à massa de tecido muscular e adiposo. O paciente deve ser posicionado em decúbito dorsal, fletindo o membro superior homolateral e colocando a mão sob a cabeça (Figura 3.32). Em mulheres, é recomendável a utilização de fita adesiva prendendo a mama ao lado oposto medialmente, procurando evitar que a glândula caia sobre a linha axilar média. Palpa-se o arco costal a ser bloqueado, introduz-se agulha 25 × 7 ou 25 × 8 conectada à seringa com anestésico de forma perpendicular, até atingir o osso. Com movimentos para baixo, toca-se o rebordo costal inferior com a ponta da agulha. Atingido esse ponto, a agulha é direcionada em sentido cefálico, tentando-se a atingir o espaço intercostal. A seringa é aspirada para afastar a posição intravascular da agulha, e injetam-se 3 mL a 5 mL da solução. É importante demarcar com exatidão os espaços já bloqueados para não pular nenhum, levando a falhas na técnica do bloqueio. Geralmente, é necessário o bloqueio de dois segmentos acima e dois abaixo da área a ser abordada. No quadrante superior interno, é necessária a infiltração das regiões infraclavicular e paraesternal alta quando em procedimentos cirúrgicos nessa localidade.

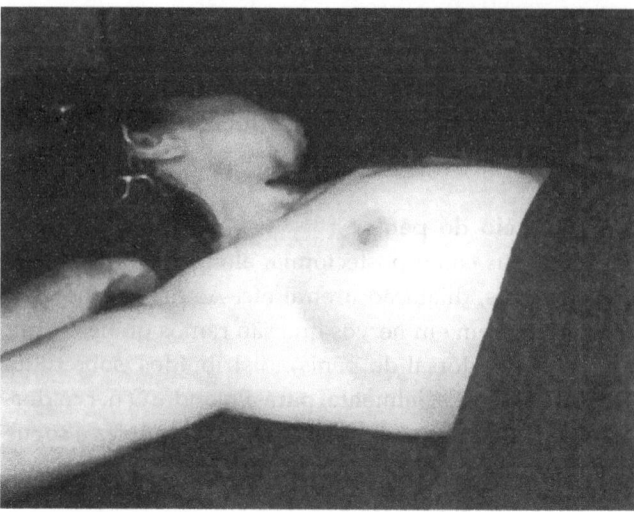

Figura 3.32 Posicionamento recomendado para a realização do bloqueio intercostal.

O bloqueio intercostal está indicado nas intervenções na mama (nódulos, mamoplastias, próteses e correção de cicatrizes), analgesia pós-operatória e drenagens torácicas. São contraindicações a recusa do paciente, infecções locais e obesidade acentuada (pela dificuldade técnica). A complicação potencial mais significativa é o pneumotórax (1% dos casos). Outra preocupação é a grande absorção do anestésico local devido à proximidade dos vasos sanguíneos, sendo fundamental a associação com vasoconstritor.

Raquianestesia.[3,5,10-13,18] Consiste na injeção de anestésico local no espaço subaracnóideo, portanto em contato direto com o líquido cefalorraquidiano e com as estruturas do SNC. O seu uso foi limitado durante muitos anos em decorrência da cefaleia pós-raquianestesia, pois acreditava-se que os pacientes deveriam permanecer acamados por 24 h para evitar a sua ocorrência. Está indicada nas operações do abdome inferior, pélvicas, perineais e dos membros inferiores. As contraindicações são recusa do paciente, infecção no sítio de punção, hipovolemia grave não corrigida, hipertensão intracraniana, distúrbios da coagulação sanguínea e doenças do SNC.

A raquianestesia é uma técnica simples em que se utiliza baixa dose de anestésico local. É de baixo custo, tem curto tempo de latência e produz bom relaxamento muscular. A duração dependerá do tipo e da dose do anestésico a ser utilizado. A toxicidade sistêmica é baixa devido às baixas doses utilizadas. Em nosso meio, os anestésicos locais comercializados em apresentações adequadas para uso subaracnóideo são a lidocaína hiperbárica e a bupivacaína iso e hiperbárica. A lidocaína a 5% hiperbárica deve ser diluída, evitando com isso as injeções concentradas, que podem causar a síndrome radicular transitória. Entretanto, essa síndrome pode ocorrer mesmo com lidocaína a 1% ou 2%. Diante das controvérsias quanto ao emprego da lidocaína, a bupivacaína passou a ser utilizada em seu lugar. No entanto, a despeito da eficácia, o tempo de permanência hospitalar aumenta, fazendo-se necessário o uso de doses menores (7,5 mg a 12 mg).

A variação da gravidade específica da solução anestésica em relação ao liquor (baricidade) permite a manipulação da extensão do bloqueio por alterar a migração do anestésico no espaço subaracnóideo. Desse modo, as soluções anestésicas hiperbáricas ficarão depositadas em sítios mais ou menos específicos na dependência do posicionamento do paciente após a punção. Um exemplo disso é a anestesia da região perineal obtida pela administração de baixas dosagens de anestésicos hiperbáricos e manutenção do paciente em posição sentada por alguns minutos (anestesia em sela).

As principais complicações da anestesia subaracnóidea são as lesões vasculares e nervosas durante a punção, a meningite (séptica ou não), bloqueio simpático prolongado e a cefaleia pós-raquianestesia. Estes dois últimos são especialmente importantes no contexto ambulatorial, pois representam, com relativa frequência, causa de internação não planejada. Algum grau de bloqueio simpático ocorre em qualquer raquianestesia. A profundidade e extensão desse bloqueio variam, entre outros fatores, com a dosagem e a disseminação do anestésico no espaço subaracnóideo. As repercusões cardiovasculares iniciam-se em poucos minutos após a administração da anestesia. Em geral, a hipotensão é responsiva à expansão volêmica com solução salina e, caso necessário, utilizam-se vasopressores. A bradicardia é tratada com atropina. A retenção urinária pode ser complicação tardia do bloqueio simpático, sobretudo em homens, podendo retardar a alta do paciente. Sua incidência pode ser reduzida com a utilização de anestésicos locais de ação mais curta.

A cefaleia pós-raquianestesia decorre da persistência de orifício na dura-máter, com escape contínuo de liquor e consequente redução da pressão liquórica. Isto leva à tração de estruturas nervosas e vasculares do crânio, o que provoca a cefaleia. Esta se inicia de 12 h a 24 h após a punção e é caracteristicamente postural, com acentuação na postura ereta e alívio ao decúbito. Pode estar associada a náuseas, vômitos e fotofobia. Com a introdução das agulhas de fino calibre (25G, 27G e 29G) e de agulhas não cortantes, houve redução significativa da incidência de cefaleia pós-raquianestesia. A agulha 27G ponta de lápis (não cortante) é a melhor opção em jovens, reservando as agulhas 25G para os pacientes com idade acima de 60 anos, uma vez que sua incidência está relacionada com a idade, sendo maior nos pacientes jovens. Os pacientes

devem ser orientados a procurar o hospital caso ocorra a cefaleia. Cefaleia de pequena intensidade pode ser tratada clinicamente (repouso, analgésicos, anti-inflamatórios e hidratação). Nos casos mais graves, pode ser necessário o uso de tampão sanguíneo peridural (injeção de 10 mL de sangue autólogo no espaço peridural), que pode ser realizado em caráter ambulatorial.

Anestesia peridural.[3,5,10-13,18] O espaço peridural é preenchido por tecido conjuntivo frouxo, gordura e vasos localizados na coluna espinhal, entre o ligamento amarelo e a dura-máter e se estende da região sacral ao forame occipital. Esse espaço é passível de punção, e a administração de anestésico nesse local promove anestesia por difusão para o interior do espaço subaracnóideo e por contato direto com as raízes nervosas. Ao contrário da raquianestesia, na qual o bloqueio se faz de forma "tudo ou nada", a anestesia peridural tem aplicações que variam da analgesia quase pura, com pouco relaxamento muscular, até a anestesia completa, com bloqueio motor profundo. Essas variáveis podem ser controladas pela manipulação do tipo e dosagem do anestésico utilizado e da concentração da solução administrada. As indicações e as contraindicações da anestesia peridural são semelhantes às da raquianestesia. Entretanto, uma vez que o calibre da agulha utilizada é bem maior e que o espaço peridural é ricamente vascularizado, deve-se evitar essa anestesia na vigência de distúrbios da coagulação, para evitar ocorrência de hematoma e eventual compressão medular.

A escolha do anestésico local a ser utilizado depende da duração prevista para o procedimento. Os anestésicos locais disponíveis para essa finalidade no Brasil são a lidocaína, a bupivacaína e a ropivacaína. A associação de adrenalina prolonga a ação da lidocaína e reduz a absorção sistêmica da bupivacaína. Como regra geral, quanto maior a concentração da solução anestésica, mais profunda a anestesia e, consequentemente, o relaxamento muscular. Da mesma maneira, à medida que se aumenta o volume da solução anestésica administrada, aumenta-se a extensão do bloqueio. A utilização do cateter peridural permite a titulação da dosagem e do volume administrado. Outro problema é o tempo de permanência hospitalar, pois a reversão do bloqueio, especialmente com soluções de bupivacaína e ropivacaína, é irregular, tornando-se difícil fazer a previsão de alta. Por esse motivo, a preferência recai sobre a lidocaína, salientando-se que a analgesia pós-operatória ficará prejudicada.

As complicações mais importantes da anestesia peridural são a punção inadvertida da dura-máter e a toxicidade sistêmica por injeção intravenosa do anestésico local. Ambas são extremamente importantes no contexto ambulatorial por representarem desconforto e risco para o paciente e aumentarem a taxa de internações não planejadas. A mais temida complicação é a injeção intravenosa acidental de solução anestésica, especialmente a bupivacaína, em função da maior toxicidade cardiovascular. Uma vez na corrente sanguínea, as grandes concentrações de anestésico podem resultar em convulsões e parada cardiorrespiratória de difícil tratamento. A utilização de técnica anestésica cuidadosa e de anestésicos com menor toxicidade sistêmica, como a lidocaína e a ropivacaína, é a melhor medida na profilaxia dessa grave ocorrência. A aspiração prévia da seringa ao administrar o anestésico é mandatória, mas reações sistêmicas podem ocorrer mesmo diante de aspiração negativa de sangue.

A punção acidental da dura-máter ocorre em cerca de 1% dos casos quando realizada por indivíduos experientes. Em função do grande calibre das agulhas utilizadas, na vigência de perfuração acidental a incidência de cefaleia é muito alta (40% a 80%). Geralmente, esses casos respondem mal ao tratamento conservador, existindo assim tendência a realizar precocemente o tampão sanguíneo peridural. A ocorrência dessa complicação não estabelece, por si só, a necessidade de internação do paciente. Na ausência de cefaleia incapacitante ou de outras complicações, o paciente poderá ser encaminhado ao domicílio, onde deverá ser mantido em repouso, hidratado e com analgésicos em caso de necessidade.

SEDAÇÃO E ANESTESIA GERAL[3,5,10-13,18]

A realização de procedimentos cirúrgicos sob anestesia local ou locorregional apresenta, como já visto, atraentes vantagens para a realização de operações em regime ambulatorial: baixo risco, analgesia residual, menor incidência de náuseas e vômitos e recuperação rápida. Alguns aspectos desse tipo de anestesia, entretanto, podem trazer significativo desconforto para o paciente e o cirurgião. Ansiedade, dor relacionada com a injeção do anestésico, imobilização prolongada e posicionamento desconfortável podem dificultar ou mesmo inviabilizar o procedimento proposto. A utilização de medicamentos por via sistêmica, geralmente parenteral, em associação à anestesia local ou locorregional, é utilizada para atenuar ou eliminar esses inconvenientes.

O termo "sedação", ainda que inadequado, por traduzir apenas um dos objetivos a atingir com sua utilização, é comumente empregado para descrever essa técnica. À sedação propriamente dita devem estar associados analgesia e certo grau de amnésia, componentes importantes para o conforto e a tranquilidade do paciente e da equipe cirúrgica. A participação do anestesiologista é obrigatória, por sua experiência com os medicamentos

habitualmente utilizados e pela familiaridade com a monitoração e o manuseio de vias respiratórias. A expressão inglesa *Monitored Anesthesia Care* (MAC) foi criada para descrever a situação na qual o anestesiologista é chamado a prestar assistência a um paciente que será submetido a procedimento sob anestesia local. O anestesiologista efetuará monitoração e controle dos sinais vitais e estará disponível para a administração de anestésicos ou de outros medicamentos que se fizerem necessários.

Entretanto, a utilização de medicamentos para sedação sempre acarreta em risco de efeitos indesejáveis. Apesar de o grau de depressão respiratória e cardiovascular ser dependente da dose, existe grande variação quanto à suscetibilidade individual a tais medicamentos. Assim, é necessário titular a sedação, procurando com mínimas doses buscar o efeito desejado para cada caso. Monitoração cardiovascular não invasiva e oximetria de pulso devem ser utilizadas de rotina, mas não substituem a observação atenta do paciente.

A via intravenosa é a preferida para a administração de medicamentos. A associação de um agente hipnótico com um analgésico é, habitualmente, a melhor opção terapêutica para a realização da sedação. A sedação pode ser leve (depressão leve da consciência com manutenção dos reflexos protetores das vias respiratórias) ou profunda (a consciência fica abolida com perda parcial ou total dos reflexos protetores das vias respiratórias). De acordo com o tipo e a dose do agente empregado, ou da associação deles, a sedação apresentará graus de leve a profunda. A principal complicação relacionada com a sedação é a depressão ventilatória. Sedação residual excessiva pode representar problema após procedimentos ambulatoriais. Deve-se ressaltar que a utilização de sedação resulta em aumento da morbimortalidade de procedimentos realizados sob anestesia local ou locorregional, e as principais causas desse aumento são as complicações ventilatórias decorrentes de abuso de dosagens e desatenção para com o paciente.

Muitos agentes anestésicos podem ser utilizados na sedação e anestesia geral, e a preferência deve recair sobre os medicamentos que propiciam rápida recuperação da anestesia não retardando a alta. Considerando os princípios básicos da anestesia geral, que são amnésia, analgesia, imobilidade e supressão dos reflexos do sistema nervoso simpático, não dispomos de um agente único que preencha satisfatoriamente todos esses requisitos. Entre os agentes mais utilizados na sedação e/ou anestesia geral, destacamos:

1. *Benzodiazepínicos:* os agentes mais utilizados são o midazolam e o diazepam, que propiciam amnésia anterógrada e sedação. São utilizados como medi-

cação pré-anestésica e sedativos na anestesia local, regional ou em bloqueios anestésicos. O midazolam é preferível ao diazapem por apresentar menor meia-vida plasmática, não causar dor à injeção venosa e apresentar metabólitos pouco ativos. Esses medicamentos podem causar depressão respiratória.

2. *Tiopental:* agente hipnótico utilizado na anestesia geral. Apresenta curta duração de ação (5 min a 15 min), mas pode causar sonolência prolongada devido ao seu baixo metabolismo hepático, provocando o fenômeno conhecido como "ressaca". Não é analgésico e pode causar depressão respiratória. Causa efeito depressor do aparelho cardiovascular (hipotensão com taquicardia reflexa), tendo indicação limitada em pacientes hipovolêmicos ou com função miocárdica deprimida. É contraindicado em pacientes portadores de porfiria intermitente aguda.

3. *Propofol:* agente hipnótico-sedativo utilizado na anestesia geral e sedação. Apresenta ótimas características para o emprego em anestesia ambulatorial: indução rápida do sono, curto tempo de ação, efeito antiemético e ausência do fenômeno da "ressaca". Pode ser administrado em infusão contínua por não se acumular no organismo. Produz significativa queda da pressão arterial por vasodilatação e depressão direta do miocárdio, o que limita seu uso em pacientes com doença cardiovascular e em idosos. Pode ser utilizado para sedação, tanto em bolo (antes da realização de bloqueios ou infiltração local) quanto em infusão contínua, para manter sedação no perioperatório. Em doses maiores, pode causar supressão dos reflexos das vias respiratórias e prolongado tempo de apneia. Causa dor à injeção, que pode ser reduzida com a administração simultânea de lidocaína e fentanil.

4. *Etomidato:* agente hipnótico, não analgésico e de curta duração de ação. Apresenta boa estabilidade cardiovascular, estando indicado nos pacientes com doenças cardiovasculares. Causa dor à injeção, mioclonia e apresenta grande incidência de náuseas e vômitos no pós-operatório. Tem efeito potencial de supressão adrenal, mesmo em dose única, podendo causar quadro grave de hipotensão arterial.

5. *Cetamina:* agente hipnótico, analgésico e sedativo. Pode ser administrado por via venosa ou muscular. Apresenta início de ação e despertar rápido. Pode causar alucinações, delírios, hipertensão arterial e taquicardia. As alucinações podem ser reduzidas com o uso concomitante de um benzodiazepínico ou utilizando-se o isômero S+.

6. *Opioides:* alfentanil, fentanil, sufentanil e remifentanil. Produzem analgesia per e pós-operatória, inibição dos reflexos simpáticos (hipertensão e taquicardia) e seda-

ção. Reduzem a necessidade de altas concentrações de anestésicos inalatórios, e o efeito residual propicia despertar mais tranquilo, sem agitação pós-operatória. Tem como efeitos colaterais: náuseas e vômitos, depressão respiratória, retenção urinária (podendo retardar a alta do paciente) e prurido. O remifentanil é o agente ideal em anestesia ambulatorial por apresentar baixa meia-vida plasmática com rápida recuperação. Entretanto, não apresenta efeito analgésico residual.

7. *Bloqueadores neuromusculares:* utilizados para facilitar a intubação traqueal e produzir imobilidade durante o procedimento. A succinilcolina é um relaxante despolarizante de rápido início de ação e de curta duração, que causa mialgia no pós-operatório. Aumenta os níveis séricos de potássio em pacientes normais, efeito muito mais significativo em portadores de doenças musculares por desnervação, traumas musculares maciços e grandes queimados. Portadores de deficiência de pseucolinesterase plasmática podem ter sensibilidade aumentada aos efeitos da succinilcolina, dificultando o retorno da atividade muscular. O mivacúrio é um bloqueador adespolarizante de curta duração, bastante útil na anestesia ambulatorial. Tem como inconveniente a liberação de histamina, o que depende da dose e da velocidade de administração. O atracúrio é um agente de duração intermediária que não depende do metabolismo hepático e renal (eliminação plasmática) e que também provoca liberação de histamina. O cisatracúrio é um dos isômeros do atracúrio que não libera histamina e apresenta duração intermediária. O vecurônio é um bloqueador adespolarizante de ação intermediária, que depende de metabolização hepática mas não causa efeitos sistêmicos adversos. O rocurônio é um agente adespolarizante de duração intermediária que também depende de metabolização hepática. Quando utilizado em altas doses, apresenta curta latência de ação (1 min), mas com efeito prolongado. O pancurônio não é um relaxante ideal em anestesia ambulatorial, devido à sua longa duração de ação. Resumidamente, a escolha do relaxante deve basear-se na duração do procedimento cirúrgico, evitando-se a utilização da associação de anticolinesterásico (neostigmina) e anticolinérgico (atropina) ao final da anestesia, que podem causar taquicardia, bradicardia, aumento da incidência de náuseas e vômitos, e broncospasmo em pacientes asmáticos.

8. *Anestésicos inalatórios:* óxido nitroso, halotano, isoflurano, sevoflurano e desflurano. O óxido nitroso apresenta rápida indução e recuperação anestésica. Entretanto, é um agente pouco potente, sendo utilizado em associação a outros anestésicos inalatórios. Parece aumentar a incidência de náuseas e vômitos, principal-

mente em associação com opioides. O halotano é de baixo custo, tem odor não irritante, é broncodilatador e promove indução suave. Pode causar depressão respiratória, bradicardia, queda do débito cardíaco, arritmia cardíaca, e despertar prolongado. O isoflurano é um agente bastante utilizado em adultos e apresenta recuperação anestésica mais rápida do que o halotano. Causa taquicardia, queda da pressão arterial, tosse e laringospasmo por ser irritante às vias respiratórias, o que limita o seu uso na indução inalatória pura. O sevoflurano é um agente que tem ganho cada vez mais espaço na anestesia ambulatorial por permitir indução e recuperação rápidas, boa estabilidade cardiovascular, odor agradável, baixa incidência de laringospasmo e tosse. Apresenta, como limitações, alto custo, baixa analgesia residual e alta incidência de agitação ao despertar, principalmente em crianças. Pode sofrer degradação em presença de cal sodada e biodegradação em fluoreto, que é nefrotóxico. O desflurano apresenta indução e despertar mais rápidos entre todos os agentes inalatórios, mas seu odor é pungente e causa irritação às vias respiratórias, podendo complicar a indução inalatória ou a recuperação pós-anestésica. Outro fator limitante é a necessidade do uso de vaporizador especial, restringindo o seu uso a centros com maiores recursos.

COMPLICAÇÕES PÓS-ANESTÉSICAS EM CIRURGIA AMBULATORIAL[5,10-13,16,18]

As complicações pós-anestésicas são, na maioria das vezes, as principais responsáveis por admissão não planejada em cirurgia ambulatorial. Essas complicações devem ser prontamente identificadas e tratadas, e a alta só deve ser efetuada estando o paciente em condições adequadas. A incidência de complicações está associada às condições clínicas pré-operatórias, ao tipo e à duração da cirurgia e à ocorrência ou não de complicações transoperatórias. As complicações podem ser classificadas como menores (hematoma no local da punção venosa, cefaleia, dor leve a moderada, náuseas e vômitos moderados, rouquidão pós-intubação traqueal), moderadas (vômitos prolongados, dor não responsiva a analgésicos comuns, cefaleia pós-raquianestesia, sedação prolongada, hematoma na ferida operatória, descompensação de condições clínicas pré-operatórias) e graves (anoxia cerebral, morte transoperatória). As principais complicações pós-operatórias em regime ambulatorial são:

1. Dor
Dependendo da intensidade, pode determinar a admissão hospitalar do paciente. Uma das principais for-

mas de apresentação é a agitação psicomotora, devendo ser analisados os possíveis diagnósticos diferenciais: hipoxemia, hipercapnia, retenção urinária, distensão gástrica e efeito residual de medicamentos anestésicos. O tipo de operação, o tempo cirúrgico e questões afetivas peculiares do paciente são determinantes do tipo de dor e sua intensidade. Analgésicos comuns (dipirona e paracetamol) são úteis e eficazes para dores leves a moderadas. Os anti-inflamatórios não esteroides (cetoprofeno, tenoxicam etc.) podem também ser utilizados com efeito mais satisfatório quando se iniciam no pré-operatório. A utilização de anestésicos locais de maior duração (bupivacaína e ropivacaína) tem sido satisfatória como forma de controle de dor, porém apresenta o inconveniente de produzir bloqueio residual, hipotensão ou reações tóxicas. Os opioides têm a sua utilização ambulatorial limitada pelo risco de depressão respiratória e aumento da incidência de náuseas, vômitos e retenção urinária.

2. Náuseas e vômitos
Sua ocorrência leva a desconforto, mas também pode comprometer o resultado final do procedimento. Pode levar a tensão nas linhas de sutura, sangramento no sítio cirúrgico, desequilíbrio hidreletrolítico, risco de pneumonite aspirativa e maior possibilidade de admissão hospitalar. A incidência tem sido em torno de 20% a 30%, e, verificam-se vômitos persistentes em cerca de 0,1% dos casos. Os pacientes relatam sensação extremamente desagradável, às vezes limitante de novas intervenções cirúrgicas.

A incidência de náuseas e vômitos varia com o local da cirurgia (laparoscopia e abdome inferior são mais frequentemente associados), idade do paciente (mulheres próximas ao período menstrual têm maior suscetibilidade) e tipo de anestésico utilizado (óxido nitroso, opioides e etomidato são os mais implicados). A abordagem deve ser feita de maneira profilática, utilizando-se a associação de medicamentos que atuam em conjunto. Entre os esquemas profiláticos, pode-se utilizar dexametasona (10 mg), ondansetrona (4 mg) e droperidol (1,25 mg) intravenoso. No tratamento, pode-se utilizar a ondansetrona (4 mg a 8 mg) ou metoclopramida em doses acima das habituais (20 mg).

3. Hipotensão arterial
A diminuição da pré-carga deve ser considerada quando ocorreu perda sanguínea acentuada ou de líquidos do espaço extracelular durante o procedimento cirúrgico. Deve-se levantar a possibilidade de reposição volêmica inadequada, jejum e perdas transoperatórias. A queda na resistência vascular sistêmica (RVS) causa também hipotensão arterial, tendo como principal fator a

persistência do bloqueio simpático em anestesia peridural ou raquidiana, aumentando a capacitância venosa. A maioria dos medicamentos utilizados em anestesia geral balanceada leva à redução da RVS, principalmente os de efeito mais prolongado.

O déficit de contratilidade miocárdica leva à queda da pressão arterial por diminuição do débito cardíaco. Pode ser consequente à ação dos agentes inalatórios ou descompensação de doença cardíaca subjacente. Não se deve esquecer de mencionar, como complicação das mais comuns, a síncope vasovagal, que pode ser desencadeada pelo estresse cirúrgico, jejum prolongado e fatores psicogênicos.

4. *Hipotermia*

A queda na temperatura corpórea atinge cerca de 60% dos pacientes que se submetem a procedimentos sob anestesia geral ou bloqueios do neuroeixo. Deve-se a diversos fatores, tais como infusão de líquidos não aquecidos, temperatura da sala cirúrgica, ventilação artificial e perda dos mecanismos de regulação térmica induzidos pela anestesia.

A hipotermia leva a consequências diversas no organismo, dificultando, por exemplo, a biodegradação de medicamentos e aumentando o período de recuperação pós-anestésica. O principal mecanismo de compensação orgânica é a ocorrência de tremores, o que aumenta significativamente o consumo de oxigênio, acarretando sobrecarga aos sistemas cardiovascular e respiratório.

Como meio de abordagem profilática, deve-se utilizar aquecimento dos gases e dos líquidos infundidos, manter o paciente coberto e usar colchão térmico. No tratamento, devemos oferecer oxigenoterapia, aquecimento externo e meperidina, em doses fracionadas, no tratamento dos tremores.

Referências Bibliográficas

1. Cangiani LM. *Anestesia Ambulatorial*, 1ª ed. São Paulo: Atheneu, 2001.

2. Turazzi JC, Cunha LBP, Yamashita AM, Tardelli MA, Pereira MN, Lins Filho RLM. *Curso de Educação à Distância em Anestesiologia*, 1ª ed. São Paulo: Office Editora, 2002.

3. Cangiani LM, Bedim A, Araújo JHL. Anestesia ambulatorial: seleção de drogas, técnicas e procedimentos. In: Duarte NMC, Bagatini A, Anzoategui LC (eds.) *Curso de Educação à Distância em Anestesiologia*. São Paulo: Segmento Farma, 2005, pp 31-49.

4. Kortilla K. Recovery from outpatient anaesthesia: Factor affecting outcome. *Anaesthesia*, 1995; *50*:22-8.

5. Cangiani LM, Posso IP, Potério GMB, Nogueira CS. *Tratado de Anestesiologia SAESP*, 6ª ed. São Paulo: Atheneu, 2006.

6. Normas para Atos Cirúrgicos ou Endoscópicos em Regime Ambulatorial, Resolução CFM n-º 1.409/94, publicado no *Diário Oficial da União* em 16/06/96.

7. Normas para Uso de Lidocaína. Publicada no *Jornal do CFM*, maio de 1994.

8. Oliva Filho AL. Anestesia para pacientes de curta permanência hospitalar. *Rev Bras Anestesiol*, 1983; *33*:51-62.

9. Cangiani LM, Porto AM. Anestesia ambulatorial. *Rev Bras Anestesiol*, 2000; *50*:68-85.

10. Miller RD, Eriksson LI, Fleisher LA, Wiener-Kronish JP, Young WL. *Miller's Anesthesia*, 7th ed. Philadelphia: Churchill Livingstone, 2009.

11. Barash PG, Cullen BF, Stoelting RK, Cahalan M, Stock MC. *Clinical Anesthesia*, 6th ed. Philadelphia: Lippincott Williams & Wilkins, 2009.

12. Longnecker DE, Brown DL, Newman MF, Zapol WM. *Anesthesiology*, 1st ed. New York: McGraw-Hill Professional, 2007.

13. Morgan Jr GE, Mikhail MS, Murray MJ. *Clinical Anesthesiology*, 4th ed. New York: McGraw-Hill Medical, 2006.

14. Mathias LAST, Mathias RS. Avaliação pré-operatória: um fator de qualidade. *Rev Bras Anestesiol*, 1997; *47*:335-49.

15. Pedroso ERP, Marques GG, Rodrigues MAG. Avaliação clínica pré-operatória. In: Rodrigues MAG, Correia MITD, Savassi-Rocha PR (eds.) *Fundamentos em Clínica Cirúrgica*. Belo Horizonte: Copmed Editora Médica, 2006, pp 21-33.

16. Scott IM, Chung F. Discharge criteria and complications after ambulatory surgery. *Anesth Analg*, 1999; *88*:508-17.

17. Carvalho JCA. Farmacologia dos anestésicos locais. *Rev Bras Anestesiol*, 1994; *44*:75-82.

18. Andrade LOF, Melo MCC, Gomez RS. Anestesia para cirurgia ambulatorial. *In:* Fonseca FP, Savassi-Rocha PR (eds.) *Cirurgia Ambulatorial*. Rio de Janeiro: Guanabara Koogan, 1999, pp 14-49.

Fios de Sutura e Outros Materiais de Síntese

Capítulo 4

Alexandre Prado de Resende
Pedro Henrique Osório
Alberto Julius Alves Wainstein

INTRODUÇÃO

A síntese constitui a etapa de recomposição dos tecidos em um procedimento cirúrgico. Tem como propósito a manutenção de correta aposição dos tecidos, visando orientar o processo de cicatrização, ao mesmo tempo que fornece força tênsil necessária à união desses tecidos, até que esse processo se conclua. Para intervir no processo cicatricial de modo a obter os melhores resultados, o cirurgião deverá conhecer profundamente toda a biologia da cicatrização tecidual. Deverá manter-se atualizado sobre as características específicas de cada material disponível para a síntese e conhecer, ainda, os efeitos da interação desses com os tecidos.

CONSIDERAÇÕES SOBRE A CICATRIZAÇÃO

O processo de cicatrização pode ser dividido em três etapas distintas: fase de reação inflamatória, fase de fibroplasia e fase de maturação.

A fase de reação inflamatória tem início logo que se completa a síntese. Poucas horas após aproximarmos as bordas de uma ferida, já ocorre a vedação desta por coágulo de fibrina.[1] Esse coágulo constitui barreira protetora contra a entrada de agentes bacterianos, sendo dispensável a utilização de curativos 24 h após a síntese. Ocorrerá, então, acúmulo de polimorfonucleares, linfócitos e monócitos, que se estenderá até o quinto dia. Nesse período, não ocorre ganho significativo de resistência, estando a aposição dos tecidos dependente da fraca adesão epidermal existente, e, em maior grau, do material de síntese utilizado.

A partir do quinto dia, quando tem início a fase de fibroplasia, a ferida passa a ser progressivamente povoada por fibroblastos, macrófagos e células mononucleares, ocorrendo intensa deposição de colágeno. Nessa fase, a ferida sofre rápido ganho de força tênsil. No entanto, ainda é necessário algum grau de resistência suplementar, que é garantida pelos materiais empregados em sua

síntese.[2] Tal fato torna-se particularmente importante em feridas expostas a tensão.

A fase de maturação, que tem início no 14º dia, caracteriza-se por constante remodelação do tecido conjuntivo. Nesse instante, a ferida apresenta aproximadamente 10% da resistência de um tecido sadio, o que já é suficiente para garantir sua sustentação.[1] A partir de então, a ferida passa a sofrer processo contínuo de remodelação e moldagem que culmina em ganho de força tênsil, de tal modo que, após 30 dias, estima-se que sua força tênsil corresponda a 50% daquela do tecido íntegro. A remodelação se estende por até 2 anos, apesar de se processar de modo progressivamente mais lento. Vale ressaltar, contudo, que, mesmo depois de terminada a fase de maturação, a ferida não atingirá nunca a resistência que apresentava o tecido íntegro.

Após essas considerações, torna-se nítida a vantagem da utilização de materiais de síntese capazes de guardar adequada força tênsil residual por período de 2 semanas, ou até mesmo por período mais longo, naqueles casos de sutura de estruturas expostas a maior tensão, como, por exemplo, as fáscias e aponeuroses.

MATERIAIS DE SÍNTESE
Fios de Sutura

É de grande importância o conhecimento das propriedades básicas dos materiais de sutura para a escolha do fio mais apropriado para cada ocasião. Essa escolha deve basear-se em critérios objetivos, como biocompatibilidade, força tênsil, elasticidade, sítio anatômico a ser suturado, tensão à qual será submetida a sutura, idade do paciente e grau de contaminação da ferida, entre outros.

A atual padronização da nomenclatura para o diâmetro dos fios leva em consideração sua força tênsil. O diâmetro dos fios atualmente utilizados varia de 2 (o de maior diâmetro) a 12-0 (o de menor diâmetro). Em escala decrescente de diâmetro, a numeração vai de 2 até 0, a partir do qual o aumento do número do primeiro dígito corresponde a uma redução de seu calibre. Vale ressaltar que essa numeração não é relativa ao diâmetro, mas à força tênsil por ele conferida.[2] Assim, por exemplo, um fio de seda 4-0 é mais calibroso que um fio 4-0 de náilon monofilamentar, que tem uma maior força tênsil. Existem propostas, por parte de algumas escolas europeias e americanas, de que esse atual padrão de nomenclatura seja substituído por uma escala métrica que indique o diâmetro do fio em décimo de mm[3]. Um fio de polipropileno 6-0, por exemplo, passaria a chamar-se polipropileno 0,7 dmm.

Propriedades dos fios

As principais propriedades dos fios cirúrgicos estão sumariadas no Quadro 4.1.

Absorção. Fios absorvíveis são aqueles que, por processo de hidrólise, reações proteolíticas ou fagocitose se desintegram, não deixando resquícios após determinado período. Os fios inabsorvíveis, por sua vez, permanecem por tempo indefinido em contato com os tecidos, apresentando, em geral, maior força tênsil residual. Exceção deve ser feita para alguns fios de origem biológica, como a seda e o algodão, que, por manterem adequada força tênsil por período superior a 60 dias, são considerados inabsorvíveis, apesar de poderem sofrer absorção completa em um período tardio.

A absorção de fios à base de polímeros sintéticos, como a poligalactina 910 e o ácido poliglicólico, se faz unicamente por hidrólise, o que lhes propicia absorção regular, que se processa dentro de período previsível. Esse período de absorção é a constante de cada fio, sendo o mesmo para fios de diferentes calibres. Isso não acontece com fios de origem orgânica, como os categutes, que são absorvidos por reações proteolíticas e fagocitose, o que resulta em absorção muito irregular, mais rápida para os fios de menor calibre. Esse processo em geral se

Quadro 4.1 Características a serem consideradas na escolha de um fio de sutura

Absorção
Origem
Configuração
Força tênsil
Segurança dos nós
Reação tecidual
Elasticidade
Memória
Crescimento bacteriano
Adesividade de células tumorais
Capilaridade
Visibilidade em campo cirúrgico
Custo

faz muito precocemente, sendo acompanhado por exuberante reação inflamatória.[2]

Os fios absorvíveis vêm sendo utilizados por um número cada vez maior de cirurgiões, para suturas subcuticulares, tendo como vantagens a obtenção de bom resultado estético e a não necessidade da retirada de pontos. Tal fato torna-se particularmente interessante em suturas realizadas em crianças, naquelas aplicadas sobre zonas de maior inervação ou em zonas de difícil retirada dos pontos. Deve-se lembrar, no entanto, que tais suturas deverão ser aplicadas profundamente na derme para facilitar sua hidrólise e consequente absorção. Quando aplicadas sobre a derme papilar, sua absorção se faz de modo irregular, com a permanência do fio no local por semanas, ou até meses.

Origem. Os primeiros materiais utilizados na síntese cirúrgica foram aqueles de origem biológica. Entretanto, devido a seu maior custo de produção e à intensa reação inflamatória que em geral desencadeiam, eles vêm sendo progressivamente substituídos por fios de origem sintética. Entre os fios absorvíveis, a origem sintética apresenta ainda uma vantagem adicional, que é a possibilidade de ter algumas de suas características específicas manipuladas, como, por exemplo, o tempo de absorção. Deve ser lembrado, ainda, que os materiais de origem biológica, em especial aqueles de origem animal, podem, se bem que em baixo índice, atuar como vetores na transmissão de doenças infecciosas. Tal fato faz com que sua utilização venha sendo desaconselhada em alguns centros europeus.

Configuração. No que diz respeito à sua configuração, o fio pode ser mono ou multifilamentar. Quando manufaturados sob a forma monofilamentar, os fios são menos maleáveis, tendo maior memória e menor coeficiente de fricção, o que dificulta o seu manuseio e reduz a segurança de seus nós.[4] Determinam, no entanto, menor lesão durante sua passagem pelos tecidos, fator esse reconhecidamente importante na prevenção da formação de *nidus* (pequenas cicatrizes) nos orifícios de passagem dos pontos. Os fios multifilamentares podem ser trançados ou enrolados, sendo os primeiros de manuseio mais fácil. Eles apresentam o inconveniente de propiciar maior adesividade bacteriana,[5] o que é especialmente notado nos fios trançados. A retirada de pontos torna-se também mais trabalhosa quando utilizados fios multifilamentares. A aplicação de revestimento de silicone ou teflon a fios multifilamentares facilita sua passagem pelos tecidos, reduzindo a lesão tecidual por eles provocada, mas está associada a menor maleabilidade, aumento da memória e redução de seu coeficiente de fricção.[6]

Força tênsil. Termo designado para definir a força necessária ao rompimento de uma estrutura. É aplicável tanto a tecidos quanto a fios de sutura. Obviamente, quanto menor o diâmetro de um fio de sutura, menor será sua força tênsil. Ao escolhermos um fio para determinada sutura, devemos estar cientes de que sua força tênsil não deve ser inferior àquela do tecido sobre o qual será aplicada. No entanto, não haverá nenhum ganho, se utilizarmos um fio cuja força tênsil é superior à dos tecidos; se submetido a tração, haveria ruptura do tecido, mesmo que estivesse íntegra a linha de sutura. Tais observações nos levam a concluir que o melhor fio a ser utilizado é aquele que, tendo o menor diâmetro, apresente força tênsil equivalente àquela dos tecidos sobre o qual será aplicado.

Segurança dos nós. Diversos estudos experimentais já demonstraram que o nó constitui o ponto mais frágil de uma sutura, sendo o principal ponto de ruptura desta, quando exposta a tensão.[4,6] Tal fato deve sempre ser considerado pelo cirurgião quando da aplicação dos nós. A segurança do nó está relacionada com o coeficiente de fricção do fio utilizado. Fios com baixo coeficiente de fricção são, em geral, responsáveis por nós que "afrouxam" ou "escorregam". Esse coeficiente está relacionado com diversos fatores, entre os quais o mais importante talvez seja sua configuração. Os fios monofilamentares são aqueles que apresentam os mais baixos coeficientes de fricção, seguidos dos fios multifilamentares recobertos por teflon ou silicone. Outro fator determinante é a tensão aplicada ao nó, variando o coeficiente de fricção de cada fio de acordo com a tensão à qual é submetido. Quanto menor o coeficiente de atrito de um fio, maior será o número de nós necessários para assegurar sua eficácia. Em fios monofilamentares, como o polipropileno, não se recomenda um número de nós inferior a seis.

Reação tecidual. A ocorrência de processo inflamatório constitui a fase inicial do processo de cicatrização. Determinados fios de sutura, no entanto, induzem a uma exacerbação dessa resposta inflamatória inicial, inibindo a migração precoce de células epiteliais, o que se traduz por produção de cicatrizes hipertróficas, com reduzida força tênsil.[5]

Os fios monofilamentares não absorvíveis são os que desencadeiam menor resposta inflamatória. Entre os absorvíveis, ela é mais exuberante nos fios de origem natural, como o categute, e menor nos de origem sintética (polidioxanona, poligalactina 910, ácido poliglicólico).

A resposta inflamatória desencadeada pelos fios atinge seu pico máximo no sétimo dia. Quando utilizados fios absorvíveis, o processo inflamatório se perpetua, em maior ou menor grau, até sua completa absorção, quando as células inflamatórias abandonam definitivamente o local da sutura. Já a reação aos fios inabsorvíveis é relativamente acelular, com fibroblastos maduros formando uma capa de tecido conjuntivo ao redor do fio. Essa reação é mais intensa e se estende por período indeterminado nos fios multifilamentares, em especial naqueles de origem biológica.

Elasticidade. A elasticidade (capacidade de um fio se alongar quando sob tensão e retomar seu comprimento inicial após o fim desta) é importante característica dos materiais de síntese. Sabemos que, durante a fase inflamatória do processo cicatricial, os tecidos apresentam determinado grau de edema, que regride ao final dessa fase. A elasticidade do fio permitirá a acomodação dos tecidos durante o período em que se encontram edemaciados, sem cortá-los nem estrangulá-los, ao mesmo tempo que acompanhará a retração dos tecidos quando da reabsorção do edema, mantendo a proximidade das bordas da ferida e guardando adequada força residual. Como exemplo de fios que apresentam boa elasticidade, podemos citar o polipropileno, entre os inabsorvíveis, e o poligliconato e a polidioxanona, entre os absorvíveis.

Memória. Propriedade indesejável aos materiais de síntese. É a capacidade do fio de retomar sua forma original quando manipulado. Fios com alta memória são em geral rígidos, pouco flexíveis e com baixo coeficiente de fricção, dificultando sua manipulação e tornando-se mais suscetíveis ao desatamento dos nós. São exemplos típicos de fios com alta memória os fios monofilamentares, seguidos pelos multifilamentares revestidos. Fios multifilamentares não revestidos têm baixa memória, sendo em geral de manipulação mais fácil.

Crescimento bacteriano. A infecção constitui a complicação mais frequente da síntese, tornando-se preocupação constante para o cirurgião. Sua incidência é afetada por uma série de variáveis, como, por exemplo, o grau de contaminação da ferida, a técnica operatória empregada e os materiais de síntese utilizados. Analisaremos especificamente as variáveis que dizem respeito aos materiais de síntese empregados.

Foi demonstrado que a utilização de fios multifilamentares aumenta significativamente os riscos de infecção da ferida operatória, por propiciarem às bactérias uma penetração no interior da trama de seus filamentos, onde elas adquirem condições ótimas para sua proliferação, pois ficam protegidas da ação dos leucócitos. Tal fato se torna mais marcante quando da utilização de fios multifilamentares orgânicos, que, além de sua capilaridade, apresentam características hidrofílicas. A aplicação de revestimento de silicone ou teflon tem a capacidade de minorar esse risco.

O uso de substâncias antibacterianas no revestimento dos fios encontra-se em estudo. Já existem disponíveis no mercado diversos fios com a opção de revestimento pelo Irgacare MP®, uma forma pura do triclosan, que demonstrou eficácia *in vitro* na inibição do crescimento dos patógenos mais comuns nas infecções de ferida operatória, a listar: *Staphylococcus aureus*, *Staphylococcus aureus* resistente a meticilina (MRSA), *Staphylococcus epidermidis*, *Staphylococcus epidermidis* resistente a meticilina (MRSE), *Escherichia coli* e *Klebsiella pneumoniae*. O uso dessa substância evitou, em ambiente *in vitro*, o crescimento bacteriano sobre o fio, sobre os nós, e criou um halo de inibição do crescimento bacteriano. Estudo prospectivo randomizado[7] em 147 pacientes pediátricos submetidos a procedimentos cirúrgicos gerais comparou o manuseio e resultado da sutura utilizando fios com ou sem tratamento por triclosan. O principal resultado encontrado foi a redução da dor (p<0,05) no primeiro dia de pós-operatório, fato atribuído no estudo à provável redução no crescimento bacteriano na ferida operatória. Porém, faltam ainda estudos mais completos, que avaliem o custo-eficácia desses fios e se eles promovem, de fato, redução estatisticamente significativa nos índices de infecção da ferida operatória. Um estudo tailandês,[8] prospectivo, controlado, randomizado, duplo-cego, comparou o índice de infecção de ferida operatória com 30, 60 e 180 dias de pós-operatório de apendicectomia, não havendo diferença estatisticamente significativa entre os fios com ou sem revestimento pelo triclosan.

No que diz respeito à sua estrutura química, estudos recentes demonstram que determinadas reações enzimáticas envolvidas na absorção dos fios, em especial daqueles de origem biológica, estão relacionadas com aumento da adesividade bacteriana e consequente aumento do risco de infecção.

Além de sua constituição química e de sua conformação, a quantidade de corpos estranhos deixada em contato com os tecidos é de fundamental importância. Sabe-se que a resposta inflamatória desencadeada por esses corpos estranhos cria condição predisponente ao crescimento bacteriano. Como os nós constituem as zonas de maior acúmulo de corpo estranho em uma sutura, a utilização de fios mais finos, com consequente redução no volume dos nós, também reduzirá a incidência de infecção, em especial nos casos de nós sepultados no subcutâneo.[9]

Adesividade de células tumorais. Assim como as bactérias, estudos em microscopia eletrônica demonstraram que células neoplásicas têm também tendência a aderir a fios de sutura multifilamentares, em especial

àqueles de origem natural, fato não observado nos fios monofilamentares sintéticos.[10] Estudos experimentais[11,12] já demonstraram que tal fato não se dá exclusivamente devido às características físicas dos fios, mas também em função de sua composição. Determinadas reações enzimáticas envolvidas na absorção de fios de origem orgânica parecem criar condição favorável à aderência de células neoplásicas, tornando desaconselhável a utilização desses fios na síntese após exérese de lesões malignas, visando reduzir as possibilidades de recorrência local.

Capilaridade. Capilaridade pode ser definida como a capacidade de um líquido se deslocar dentro de um tubo fino, que recebe o nome de capilar. O movimento das moléculas de água se dá por atração entre as moléculas de água e as do "tubo". Os fios cirúrgicos apresentam também capilaridade, podendo atrair moléculas de água e deslocá-las ao longo de sua extensão. Os fios multifilamentares apresentam, quando comparados aos monofilamentares, maior capilaridade, estando sujeitos a reter maior quantidade de líquidos, favorecendo assim o crescimento bacteriano.

Visibilidade em campo cirúrgico. Alguns fios, devido a certas particularidades em sua fabricação, apresentam coloração que torna difícil visualizá-los no campo operatório, em especial quando imersos em sangue. Exemplos disso são o poliglecaprone 25 e o ácido poliglicólico. No entanto, os fabricantes desses fios já desenvolvem alterações de suas colorações de modo a facilitar sua visualização e, consequentemente, sua utilização em procedimentos cirúrgicos. Apesar das desvantagens citadas, o fato de serem incolores os torna especialmente atrativos para utilização em suturas subcuticulares.

Custo. Existem determinados mitos, em relação aos custos dos fios de sutura, que têm induzido instituições e profissionais a adotarem, por vezes, materiais de síntese de pior qualidade, visando redução desses custos. O desenvolvimento tecnológico e a concorrência de mercado têm propiciado equilíbrio no preço dos fios de sutura. Quando comparamos fios de sutura de mesmo calibre, montados em agulhas de mesmo modelo, notamos que a variação máxima evidenciada no preço de fios similares foi de 30%, mesmo considerando fios tradicionalmente ditos como de baixo custo, como a seda e o categute.

Comentários

É sabido que o "fio ideal", ou seja, aquele que engloba todas as qualidades anteriormente citadas, não está ainda disponível. Esse fio deveria provocar mínima reação tecidual, ter boa força tênsil residual, boa maleabilidade e visibilidade em campo operatório, não induzir nem favorecer o crescimento bacteriano, ser viável do ponto de vista econômico e, ainda, propiciar a confecção de nós com segurança.

Faremos, a seguir, análise sucinta das principais características de alguns fios atualmente disponíveis no mercado.

Fios inabsorvíveis

Os principais fios inabsorvíveis disponíveis no mercado estão assinalados no Quadro 4.2.

Seda (Seda®, Silk point®, Perma-Hand®)

ORIGEM: biológica.

CONFIGURAÇÃO: multifilamentar, trançado e revestido.

ABSORÇÃO: mesmo sendo considerado um fio inabsorvível, pode em alguns casos sofrer absorção completa em período tardio.

FORÇA TÊNSIL: perde 50% da sua força tênsil em 1 ano e praticamente não apresenta resistência residual 2 anos após seu implante.

MALEABILIDADE E SEGURANÇA DO NÓ: entre todos os fios, é aquele que apresenta maior maleabilidade. Tem também grande capacidade em reter o nó.

REAÇÃO TECIDUAL: causa resposta inflamatória intensa, superada apenas pelo categute.

COMENTÁRIOS: frequentemente associado à formação de corpo estranho em seres humanos. Apresenta alta capilaridade, com grande adsorsão bacteriana.

Algodão com poliéster (Polycot®, Cott point®)

ORIGEM: o algodão é de origem biológica, produzido a partir de fibras vegetais. O poliéster é sintético.

CONFIGURAÇÃO: multifilamentar, com fibras de algodão trançadas a fibras de poliéster. Pode ser revestido ou não.

ABSORÇÃO: assim como a seda, pode ser reabsorvido anos após sua implantação.

FORÇA TÊNSIL: perde 50% de sua resistência em 6 meses.

MALEABILIDADE E SEGURANÇA DO NÓ: muito maleável, proporcionando nós seguros.

REAÇÃO TECIDUAL: tem as mesmas características da seda, com menor tendência a formar corpo estranho.

COMENTÁRIOS: apresenta as mesmas deficiências da seda. Quando não revestido, acarreta maior trauma tecidual durante sua passagem.

Náilon (Mononylon®, Ethilon®, Nurolon®, Surgilon®)

ORIGEM: sintética, produzido como polímero derivado da nafta.

CONFIGURAÇÃO: pode ser monofilamentar ou multifilamentar trançado.

Quadro 4.2 Principais fios inabsorvíveis disponíveis no mercado

Composição	Nome comercial
1) seda	Seda®, Silk point®
2) algodão trançado com poliéster	Polycot®, Cott point®
3) náilon monofilamentar	Mononylon®, Ethilon®
4) náilon multifilamentar	Nurolon®
5) náilon multifilamentar siliconizado	Surgilon®
6) aço	Aciflex®
7) polipropileno monofilamentar	Prolene®, Propilene®
8) hexafluoropropileno – VDF	Pronova Poly®
9) poliéster-dácron	Mersilene®
10) poliéster multifilamentar impregnado por teflon	Tevdek II®
11) poliéster multifilamentar siliconizado	Ticron®, Policron®
12) poliéster multifilamentar revestido com polibutileno	Ethibond®
13) tereftalato de polibutileno	Novafil®
14) tereftalato de polibutileno coberto por politribolato®	Vascufil®
15) politetrafluoroetileno (ePTFE)	Gore-tex®

ABSORÇÃO: inabsorvível.

FORÇA TÊNSIL: apresenta boa resistência. Perde 11% de sua resistência em 1 ano, mantendo cerca de 75% dela ao final do segundo ano de implante.

MALEABILIDADE E SEGURANÇA DO NÓ: apesar de confeccionados do mesmo material, a maleabilidade do fio multifilamentar trançado é aproximadamente 20 vezes maior que a do monofilamentar. Ao analisarmos o fio monofilamentar, constatamos que sua principal desvantagem é alta memória, tornando necessária a aplicação de maior número de nós (4 ou 5) para reter a sutura.[13]

REAÇÃO TECIDUAL: desencadeia resposta inflamatória mínima.

COMENTÁRIOS: o náilon monofilamentar é o fio mais empregado em suturas de pele, com excelente elasticidade e baixo custo. O multifilamentar causa maior dano tecidual e está associado ao aumento na incidência de infecção.[2]

Aço inox (Aciflex®)

ORIGEM: aço inoxidável cirúrgico 316 L (liga de ferro, cromo, níquel e molibdênio).

CONFIGURAÇÃO: monofilamentar.

ABSORÇÃO: inabsorvível.

FORÇA TÊNSIL: tem a maior tensão de estiramento de todos os materiais, sendo muito resistente.

MALEABILIDADE E SEGURANÇA DO NÓ: manuseio ruim, pouco maleável. Apresenta dificuldade para atar os nós, porém gera a maior segurança de nós entre todos os fios cirúrgicos. Quando torcido muitas vezes no mesmo ponto, porém, o nó pode quebrar-se.

REAÇÃO TECIDUAL: não gera resposta inflamatória local.

COMENTÁRIOS: fio utilizado para áreas de grande tensão e cicatrização lenta, como o esterno e tendões. Pode ainda ser autoclavado.

Polipropileno (Prolenev®, Propilene®)

ORIGEM: sintética.

CONFIGURAÇÃO: monofilamentar.

ABSORÇÃO: inabsorvível.

FORÇA TÊNSIL: é um dos fios inabsorvíveis mais resistentes, tendo sua força tênsil de ruptura 20% maior que a do náilon. Sua resistência mantém-se praticamente inalterada pelo período de 1 ano.

MALEABILIDADE E SEGURANÇA DO NÓ: apresenta como inconveniente o fato de ter grande memória, sendo necessária a aplicação de muitos nós para garantir sua securidade.[13]

REAÇÃO TECIDUAL: fio que provoca a menor reação inflamatória entre todos os inabsorvíveis.

COMENTÁRIOS: pela grande resistência e pelo baixo grau de lesão tecidual que provoca, é o fio de escolha nas suturas vasculares, sendo também indicado para suturas sob algum grau de tensão, como as hernioplastias. Apresenta baixa adesividade bacteriana. Manipulação grosseira, bem como apreensão com pinças ou porta-agulha, deve ser evitada para prevenir possíveis fraturas do fio. Apresenta boa elasticidade. É mais caro que o náilon monofilamentar.

Hexafluoropropileno-VDF (Pronova Poly®)

ORIGEM: sintética, composto de um polímero de fluorido de polivinilideno + cohexafluoropropileno.

CONFIGURAÇÃO: monofilamentar.

ABSORÇÃO: inabsorvível.

FORÇA TÊNSIL: apresenta grande força tênsil.

MALEABILIDADE E SEGURANÇA DO NÓ: fio bastante macio e com memória mínima.

REAÇÃO TECIDUAL: praticamente inerte.

COMENTÁRIOS: sem capilaridade e monofilamentar, propicia mínima colonização bacteriana e resiste a envolvimentos em infecções. Fio utilizado em operações oftalmológicas e cardiovasculares.

Poliéster (Mersilene®, Tevdek II®, Ticron®, Policron®, Ethibond Excel®)

ORIGEM: sintética.

CONFIGURAÇÃO: multifilamentar, trançado.

ABSORÇÃO: inabsorvível.

FORÇA TÊNSIL: apresenta grande força tênsil.

MALEABILIDADE E SEGURANÇA DO NÓ: proporciona nós seguros, com boa maleabilidade.

REAÇÃO TECIDUAL: baixo grau de reatividade tecidual.

COMENTÁRIOS: propicia maior índice de infecção por tratar-se de fio multifilamentar. Quando não são revestidos, seu alto coeficiente de fricção leva a maior dano dos tecidos por onde passa. A aplicação de um revestimento de polibutilato ao fio de poliéster (Ethibond Excel®) atenua esse problema, funcionando como lubrificante e facilitando assim a passagem pelos tecidos; porém, apresenta custo maior, o que o torna mais propenso à ruptura dos nós.[13] Esse fio é tinto de verde, o que facilita sua visualização no campo cirúrgico.

Polibutester (Tereftalato de Polibutileno) (Novafil®, Vascufil®)

ORIGEM: sintética, composto de um copolímero do tereftalato de butileno e politetrametileno éter glicol, podendo ser coberto por Politribolato® (polímero de e-caprolactona e poloxâmero 188).

CONFIGURAÇÃO: monofilamentar.

ABSORÇÃO: inabsorvível.

FORÇA TÊNSIL: muito resistente.

MALEABILIDADE E SEGURANÇA DO NÓ: menos rígido e com menor coeficiente de fricção que o náilon e o prolene, sendo um pouco mais maleável e com nós mais seguros.

REAÇÃO TECIDUAL: baixa reatividade tecidual.

COMENTÁRIOS: tem grande elasticidade, chegando a alongar 50% de seu tamanho original com a aplicação de apenas 25% de sua força de ruptura.[13] Durante a fase inicial do edema de ferida, o polibutileno expande e, quando o edema regride, o fio tende a se recolher para a sua posição inicial. A cobertura com politribolato propicia melhor passagem pelos tecidos, acarretando assim menos trauma. Recebe também coloração azul para melhorar sua visibilidade no campo cirúrgico.

Politetrafluoroetileno (ePTFE) (Gore-tex®)

ORIGEM: sintética, a partir do politetrafluoroetileno expandido, sendo 50% do seu volume de ar.

CONFIGURAÇÃO: monofilamentar.

ABSORÇÃO: inabsorvível.

FORÇA TÊNSIL: boa resistência.

MALEABILIDADE E SEGURANÇA DO NÓ: fio muito macio e elástico, propiciando excelente manuseio.

REAÇÃO TECIDUAL: considerado o mais inerte dos fios.

COMENTÁRIOS: por desencadear mínima reação inflamatória e não sofrer degradação enzimática, pode ser utilizado em feridas contaminadas ou potencialmente contaminadas, não aumentando o risco de infecção. Dentre todos os fios, é aquele que apresenta a maior elasticidade.

Fios absorvíveis

Os principais fios absorvíveis disponíveis no mercado estão assinalados no Quadro 4.3.

Quadro 4.3 Principais fios absorvíveis disponíveis no mercado

Composição	Nome comercial
1) categute	Catgut®
2) categute cromado	Catgut cromado®
3) ácido poliglicólico	Dexon S®, Dexon II®, Policryl®
4) poligalactina 910	Vycryl®
5) polidioxanona	PDS®
6) poligliconato	Maxon®
7) poliglecaprone 25	Monocryl®

Categute (Catgut®, Catgut cromado®)

ORIGEM: biológica, derivado da submucosa do intestino de ovinos e bovinos.

CONFIGURAÇÃO: multifilamentar, recoberto por glicerina.

ABSORÇÃO: caracterizado por absorção irregular, sendo, em geral, completamente absorvido antes de 2 semanas.[13] Essa absorção se faz por reações proteolíticas, mediadas por enzimas lisossomais e fagocitose. Apesar de tratar-se de um fio absorvível, restos de categute podem ser encontrados nos tecidos alguns anos após sua implantação. Recentemente, foi lançada nova apresentação do categute, de absorção mais rápida, o qual vem sendo utilizado por alguns serviços para as suturas em crianças e em locais de difícil retirada de pontos.

FORÇA TÊNSIL: mantém força tênsil significativa por apenas 4 ou 5 dias, perdendo totalmente sua resistência por volta do 14º dia.[2] A irregularidade de sua absorção em diferentes partes da sutura pode levar a pontos de baixa resistência, ou até a rupturas destas.

MALEABILIDADE E SEGURANÇA DO NÓ: trata-se de fio pouco flexível, porém com seguridade do nó assegurada por sua hidrofilia.

REAÇÃO TECIDUAL: entre todos, é o fio capaz de desencadear a maior reação tecidual.

COMENTÁRIOS: apesar de vir sendo utilizado há vários decênios, está sendo progressivamente abandonado pela disponibilidade de fios alternativos de baixo custo e melhores características e resultados. Quando sofre adição de sais de cromo em sua fabricação (categute cromado), o categute tem sua absorção inicial retardada, sua passagem pelos tecidos é menos traumática e diminui relativamente sua reatividade tecidual. É um fio muito sensível à compressão externa por instrumentos, o que pode levar à sua ruptura precoce. O revestimento do fio com glicerina melhorou sua maleabilidade e permitiu seu acondicionamento em meio alcoólico. Alguns casos de reação de hipersensibilidade ao categute têm sido relatados.

Ácido poliglicólico (Dexon S®, Dexon II®, Policryl®)

ORIGEM: sintética. É um polímero do ácido poliglicólico.

CONFIGURAÇÃO: multifilamentar.

ABSORÇÃO: absorção regular, por hidrólise, em 60 a 90 dias.

FORÇA TÊNSIL: tem boa resistência, mantendo cerca de 60% de sua força tênsil no sétimo dia, guardando ainda força tênsil residual de aproximadamente 50% no 25º dia.[14]

MALEABILIDADE E SEGURANÇA DO NÓ: fácil maleabilidade, proporcionando nó seguro.

REAÇÃO TECIDUAL: baixa resposta inflamatória.

COMENTÁRIOS: lançado em 1970, foi o primeiro material de sutura absorvível a ser sintetizado. Posteriormente foi lançado sob nova configuração, com multifilamentos mais finos e cobertura de poloxâmero 188 (Dexon Plus®). Esse fio teve sua maleabilidade e passagem pelos tecidos melhorada, porém, com discreta deterioração de sua capacidade em manter o nó.[15]

Poligalactina 910 (Vicryl®)

ORIGEM: sintética. É um copolímero de um lactídio e um glicolídio, a poligalactina 910.

CONFIGURAÇÃO: multifilamentar trançado.

ABSORÇÃO: absorvido por processo de hidrólise não enzimático, o que proporciona absorção mais regular e previsível.[16] É totalmente absorvido entre o 70º e 80º dia pós-implante.

FORÇA TÊNSIL: mantém aproximadamente 50% de sua força tênsil entre o 25º e o 30º dia.[14]

MALEABILIDADE E SEGURANÇA DO NÓ: o revestimento com poligalactina 370 proporciona a esse fio excelente maneabilidade, com alta capacidade em reter o nó,[13] que adquire grande volume pelo acúmulo de líquidos entre seus multifilamentos.

REAÇÃO TECIDUAL: baixa reação tecidual.

COMENTÁRIOS: segundo fio absorvível a ser sintetizado, tendo sido lançado em 1974. Assim como o polidioxanona, tem sua absorção acelerada em soluções alcalinas e com o aumento da temperatura. Atualmente, encontra-se também disponível sob duas novas configurações. Uma, de absorção rápida (Vicryl Rapide®), com o fio passando por processo de ionização e rompendo-se entre o 12º e o 14º dia; esse fio vem sendo indicado para suturas em crianças ou para sítios de difícil retirada de pontos, **sendo o fio sintético de absorção mais rápida disponível**. A outra apresentação da poligalactina, acrescenta ao fio trançado uma cobertura com teflon, o que o torna menos lesivo aos tecidos.[2]

Polidioxanona (PDS®)

ORIGEM: sintética; é um poliéster.

CONFIGURAÇÃO: monofilamentar.

ABSORÇÃO: sua absorção se faz por hidrólise, porém de maneira mais lenta, sendo totalmente absorvido entre o 160º e 180º dia.

FORÇA TÊNSIL: apresenta melhor força tênsil residual, quando comparado à poligalactina 910 e ao ácido poliglicólico. A sutura é inicialmente mais resistente que a realizada com o náilon ou com o polipropileno. Guarda 74% de sua resistência inicial após 2 semanas, caindo para 50% em 4 semanas.

MALEABILIDADE E SEGURANÇA DO NÓ: o coeficiente de fricção e a maleabilidade são baixos. Necessita de maior número de nós para garantir a segurança da sutura.

REAÇÃO TECIDUAL: baixíssimo grau de reação inflamatória.

COMENTÁRIOS: primeiro fio de sutura sintético monofilamentar, tendo sido lançado em 1982. Causa mínimo trauma ao transpor os tecidos. Apresenta níveis muito baixos de adesividade de bactérias. O lançamento do polidioxanona de segunda geração (PDS-2) não trouxe nenhuma vantagem, em nível prático, sobre o de primeira geração.[15]

Poligliconato (Maxon®)

ORIGEM: sintética.

CONFIGURAÇÃO: monofilamentar.

ABSORÇÃO: absorção completa por hidrólise, entre o 180º e o 210º dia.

FORÇA TÊNSIL: mantém 81% de sua força tênsil com 14 dias, caindo para 59% ao final da quarta semana.

MALEABILIDADE E SEGURANÇA DO NÓ: é mais maleável que a polidioxanona. Excelente capacidade em reter o primeiro nó, facilitando a aproximação tecidual.

REAÇÃO TECIDUAL: mínima reação inflamatória.[13]

COMENTÁRIOS: trata-se de fio absorvível, que associa a excelente resistência da polidioxanona a uma melhor maleabilidade e maior elasticidade.

Poliglecaprone 25 (Monocryl®)

ORIGEM: sintética, a partir do poliglecaprone.

CONFIGURAÇÃO: monofilamentar.

ABSORÇÃO: por hidrólise, sendo completamente absorvido entre o 90º e o 120º dia.

FORÇA TÊNSIL: guarda entre 50% e 60% de sua força tênsil inicial ao final da primeira semana, caindo para aproximadamente 30% ao final da segunda.

MALEABILIDADE E SEGURANÇA DO NÓ: boa maleabilidade, propiciando boa retenção dos nós.[17]

REAÇÃO TECIDUAL: mínima.

COMENTÁRIOS: Considerado o mais maleável entre os fios monofilamentares. Quando comparado à poligalactina 910 de absorção rápida (Vicryl Rapide®), apresentou menor tendência a cicatriz hipertrófica e reações. Apresenta, como inconveniente, a sua coloração transparente, o que dificulta sua visualização no campo operatório, porém o torna uma das primeiras escolhas nas suturas intradérmicas.

Agulhas

Algumas considerações sobre as agulhas são extremamente importantes ao discutirmos os materiais de sutura. Elas constituem o principal agente de trauma

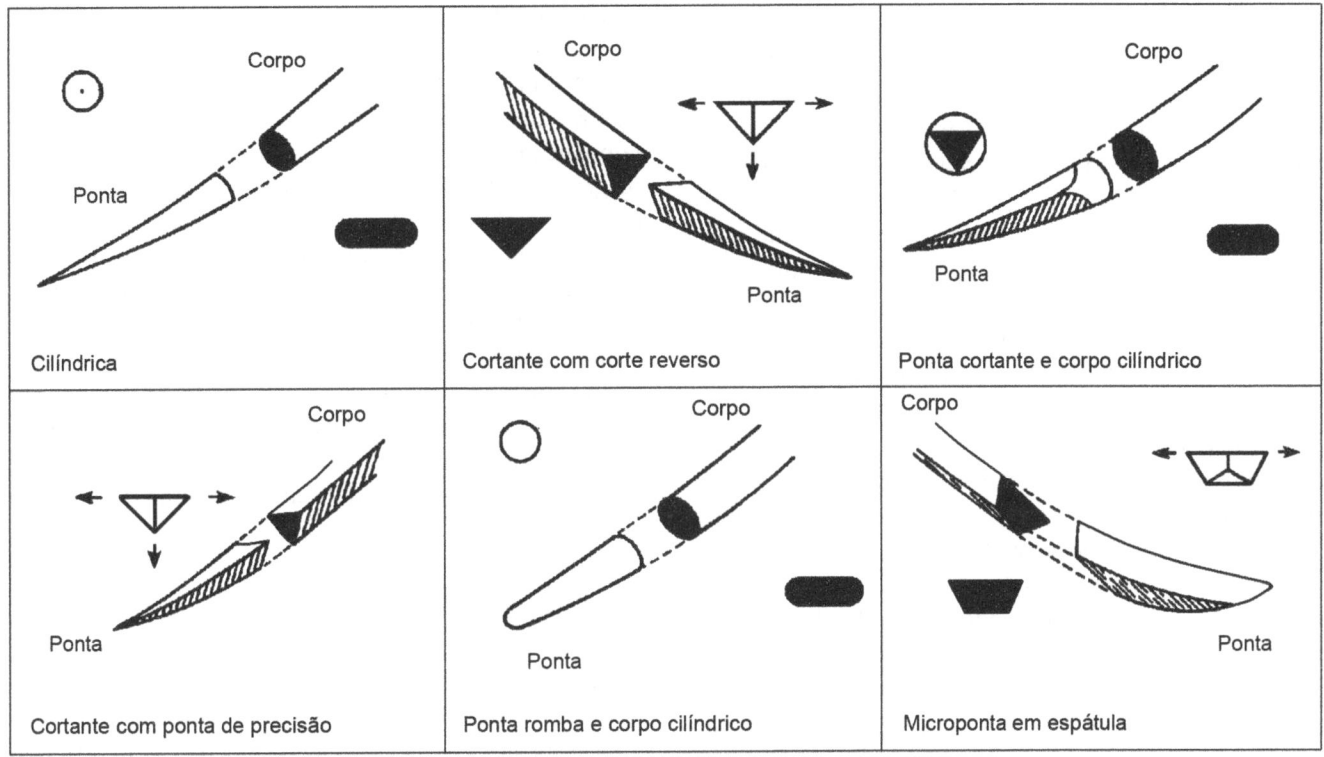

Figura 4.1 Principais tipos de agulhas cirúrgicas disponíveis.

tecidual em uma sutura. As antigas agulhas que necessitavam da montagem de fios em suas extremidades distais, determinavam grande trauma tecidual e estão praticamente abandonadas. As agulhas com fios já encastoados, atualmente utilizadas, desencadeiam menor trauma, que se restringe àquele necessário à passagem do fio. Elas são classificadas como traumáticas ou atraumáticas (Figura 4.1).

As agulhas traumáticas têm extremidade triangular cortante, com vértice geralmente voltado para a parte interna de sua curvatura. Tal característica apresenta, como inconveniente, o fato de que a lesão determinada por sua passagem possa progredir em direção à incisão, cortando a borda da ferida e desfazendo a sutura. Tal fato se dá principalmente quando aplicada a tecidos inflamados ou sob tensão. Já estão disponíveis, no entanto, agulhas traumáticas com corte reverso (vértice voltado para a curvatura externa) que não causam, em sua passagem, trauma da borda voltada para a incisão. As agulhas traumáticas são utilizadas, em geral, no fechamento da pele.

As atraumáticas têm extremidade cilíndrica, o que aumenta a resistência à sua passagem pelos tecidos. No entanto, determinam menor trauma tecidual. São utilizadas para todos os tipos de sutura, com exceção da pele.

Quanto à forma, as agulhas podem ser retas, curvas ou semirretas (Figura 4.2). Elas são fabricadas em diversos tamanhos, normalmente proporcionais ao calibre do fio ao qual serão encastoadas. As agulhas retas em geral apresentam extremidades traumáticas e são usadas no fechamento da pele. As curvas são normalmente atraumáticas e as semirretas podem ter sua extremidade cortante ou cilíndrica. As semirretas podem ser de 1/4 ou de 3/8, e as curvas de meio ou 5/8 de círculo. Vale ressaltar que as diferenças entre as agulhas constituem o principal fator implicado na variação do custo dos fios.

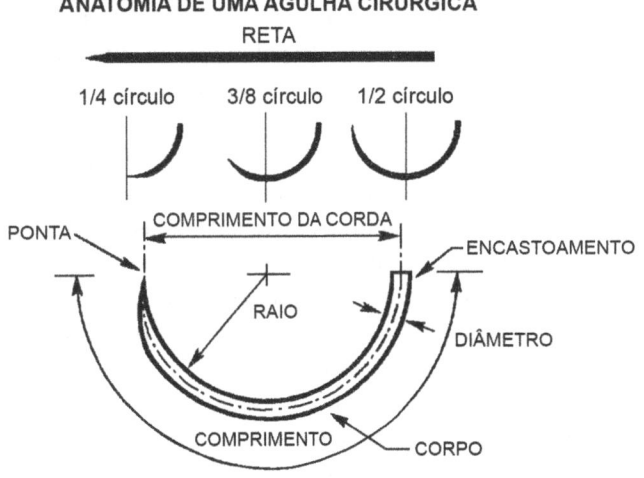

Figura 4.2 Anatomia das agulhas cirúrgicas.

Fitas Adesivas

A utilização de fitas adesivas constitui o método mais simples para a aproximação de feridas, sendo praticamente indolor, mais inerte e de rápida aplicação. Nos sítios que não se encontram expostos a grandes tensões, obtém-se excelente resultado estético, principalmente em pequenas lacerações. Os materiais mais empregados são as fitas estéreis de algodão, seda artificial ou poliuretano. O tipo mais comum consiste em uma fita de poliuretano não trançada, microporosa, combinada com adesivo de polialquilacrilato (Micropore®). A grande porosidade da fita impede o acúmulo de fluidos e secreções, desencorajando a colonização bacteriana.

Outro tipo de adesivo poroso disponível é o Proxi-Strip®, disponível para compra em diversos tamanhos e propriedades antiestáticas, facilitando a adequação a diversas feridas. São fitas longas e finas, que devem ser aplicadas na pele seca de modo perpendicular à lesão, deixando espaços entre as fitas de 2 mm a 5 mm.

Para a adequada utilização das fitas adesivas, é essencial uma boa adesividade da pele, que deve estar completamente seca e livre de gordura. Para isso, é recomendável a higienização da pele com solução salina a 0,9% e sabão neutro, seguida de secagem com gaze. Álcool a 70% pode ser utilizado, porém o uso de benzina, éter ou tintura de benjoim não é mais recomendado. Áreas de pele com excesso de pelos podem dificultar a aplicação das fitas, e até mesmo contraindicar o seu uso sem sutura associada.

Feridas tratadas por meio de fitas adesivas apresentam maior resistência às infecções e cicatrizam com melhores resultados cosméticos que as suturadas.[3] Em casos de difícil aplicação da fita, como em superfícies côncavas ou em feridas de bordas irregulares, a utilização desta deve ser associada à sutura do subcutâneo para melhor aposição das bordas da ferida.[1]

Alguns cirurgiões vêm empregando as fitas adesivas após retirada precoce dos pontos de sutura, que é feita por volta do terceiro ou quarto dia, visando à obtenção de melhores resultados estéticos.

Sutura Mecânica

A utilização de grampeadores para o fechamento da pele vem ganhando número cada vez maior de adeptos no meio cirúrgico. Diversos novos dispositivos de grampeamento têm sido lançados e mostraram-se muito superiores aos antigos agrafes. Os grampos utilizados são compostos de uma liga de aço e níquel. Quando aplicados de modo adequado, obtém-se ótima aposição das bordas da ferida. A penetração dos grampos se restringe à epiderme e à derme, sem a transfixação desta, mantendo íntegro o tecido celular subcutâneo.

A utilização dos grampos permite a realização de sutura rápida e eficaz. Por serem compostos de material totalmente inerte e não perfurarem completamente a derme, os grampos desencadeiam resposta inflamatória mínima em nível tecidual. Isso implica diminuição na incidência de infecções de feridas, em especial quando são aplicados a feridas contaminadas ou potencialmente contaminadas.[1] Os resultados estéticos são inferiores àqueles obtidos com a sutura subcuticular, porém superiores aos obtidos com a sutura simples. A maior desvantagem do emprego dessa técnica é o seu custo, que é superior ao da sutura convencional.[1] Para a retirada dos clipes, é necessário um dispositivo próprio. Essa retirada acarreta mínimo desconforto ao paciente.

Adesivos Sintéticos

Uma boa alternativa a ser considerada na síntese é a utilização de adesivos biológicos, que vêm sendo amplamente estudados. Esses adesivos devem ser de fácil aplicação, atóxicos local e sistemicamente, além de terem estrutura química estável, capaz de manter força tênsil residual quando em contato com a água ou com outros fluidos corporais. Devem manter a forma líquida até sua aplicação, quando deverão solidificar-se rapidamente. Uma boa indicação para sua utilização são pequenas lesões em crianças, ou aquelas em que se necessita de síntese completamente selante para líquidos,[16] como, por exemplo, nos tecidos edemaciados.

Os polímeros atualmente utilizados apresentam grande permanência tecidual, chegando, em alguns casos, a formar cálculos residuais. Sua utilização, portanto, deve ser reservada à aplicação sobre a derme e a epiderme. As substâncias mais comumente empregadas são derivados do cianoacrilato, um monômero do n-butil-2 cianoacrilato associado a um corante azul, que facilita sua visualização,[3] e o 2-octil cianoacrilato (Dermabond®), de maior viscosidade

Para sua aplicação, é necessário secar bem a ferida, e manter aproximação perfeita de suas bordas. Como algumas dessas substâncias geram calor durante sua polimerização, podendo causar lesão térmica aos tecidos adjacentes,[16] deve-se aplicar apenas uma fina camada de adesivo sobre os tecidos. Após a aplicação da cola, a aproximação das bordas da ferida deverá ser mantida por tração mecânica durante 1 min. Todo o processo de polimerização dura cerca de 20 s, o que torna impossível a correção de qualquer eventual falha em sua aplicação. O resultado estético obtido é bom, e uma das grandes vantagens das colas é que elas não necessitam de anestésicos para sua aplicação.[3]

Outros Materiais Biológicos

Em pequenas lacerações do couro cabeludo, uma opção ainda utilizada é o aproveitamento de fios do cabelo das bordas da ferida na síntese desta. Os fios são agrupados em finas mechas, que são trançadas e anodadas umas às outras, de modo a aproximar as bordas da laceração. Quando essa técnica é utilizada, torna-se desnecessária a retirada de pontos.

Substâncias de origem vegetal, como o 2,3-celulose dialdeído (DAC), à base de celulose, podem ser manufaturadas tanto na forma de fio de sutura quanto de fitas adesivas.[18] Sua utilização, no entanto, não se difundiu.

O emprego de produtos de origem animal já se tornou realidade com a redução dos seus custos. Os adesivos ou colas de fibrina simulam a última fase da cascata de coagulação, promovendo a formação de um coágulo-tampão elástico sobre o local aplicado, o que propicia a vedação de estruturas à passagem de líquidos, atuando como hemostático, mantendo a aposição das estruturas coladas e auxiliando na cicatrização. O produto comercial (Tissucol®) é apresentado em um sistema com duas seringas justapostas presas uma à outra, contendo, a primeira seringa fibrinogênio altamente concentrado, fator VIII, fibronectina e traços de outras proteínas plasmáticas. Na segunda seringa, tem-se trombina, cloreto de cálcio e agentes antifibrinolíticos. Quando se comprimem as seringas, seus componentes se misturam, saindo por agulha plástica única e promovendo a coagulação sanguínea no local aplicado e a formação de um gel leitoso, que se solidifica rapidamente, formando uma malha reticulada de fibrina.

As colas de fibrina têm sido utilizadas em diversos procedimentos. Nas hepatectomias, por exemplo, promovem a hemostasia e selagem dos ductos biliares na linha de secção hepática. Foi descrito seu uso como terapia auxiliar ou em substituição a procedimentos cirúrgicos bem-sucedidos no tratamento endoscópico de fístulas anastomóticas do trato gastrintestinal,[19] porém estudos em animais não mostraram vantagens, até o momento, no seu uso como forma de prevenção de fístulas em anastomoses colônicas.[20]

Novidades e Dispositivos Específicos
QUIL SRS®

Esse dispositivo foi recém-lançado no mercado americano, não estando disponível ainda em nosso país. Trata-se de um fio de sutura especial, monofilamentar com arestas ao longo de sua extensão, que permitem ao fio deslocar-se em apenas uma direção, não correndo no sentido inverso. O dispositivo apresenta agulhas nas

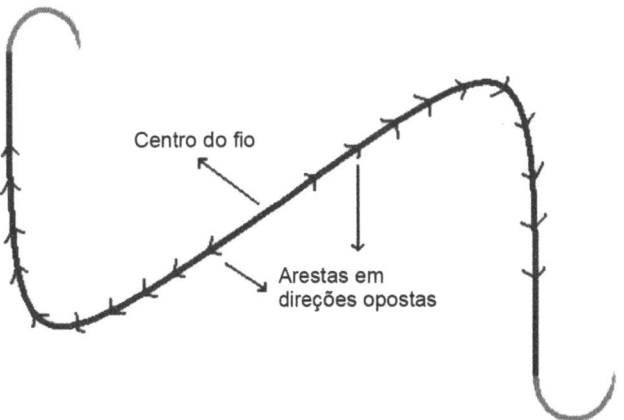

Figura 4.3 Representação esquemática do QUILL SRS®.

duas extremidades, com arestas direcionadas em direções opostas a partir do seu ponto médio. Apresenta, como grande vantagem, a não necessidade da confecção de nós na sua extremidade, diminuindo assim o tempo cirúrgico e reduzindo o desconforto da palpação de nós no subcutâneo. Outra possível vantagem que ainda carece de avaliação seria a de reduzir infecção de sítio cirúrgico exatamente por não necessitar de nós, principal local de crescimento bacteriano ao longo da sutura (Figura 4.3).

Vários tipos de fios estão disponíveis, como o propilipileno, náilon, poligliconato, e polidioxanona. Vêm sendo utilizados principalmente em cirurgias estéticas.

Para uma sutura subcutânea, por exemplo, deve-se aplicar uma única passagem do fio no centro da ferida, e puxar as duas agulhas até alinhá-las e deixar o ponto de transição das arestas (ponto médio do fio) no centro da ferida. A partir daí, deve-se iniciar a sutura intradérmica da maneira usual, seguindo as agulhas em direções opostas ao longo da ferida. Ao final da sutura, não é necessário confeccionar nós; deve-se sair com a agulha através da pele e cortá-la rente (Figura 4.4).

Perclose ProGlide®

Após procedimentos hemodinâmicos com utilização de bainha na artéria femoral comum, um grande inconveniente é a hemostasia após a retirada da bainha de hemaquet do seu sítio de inserção, proporcionando ocasionalmente hematomas locais volumosos, exigindo compressão mecânica como única forma de hemostasia. Para reduzir esse problema, pode-se utilizar o Perclose ProGlide®, o qual confecciona, após seu disparo, de forma automática, uma sutura com fio de polipropileno no sítio de acesso vascular profundo, reduzindo assim o sangramento e hematomas, facilitando a hemostasia.

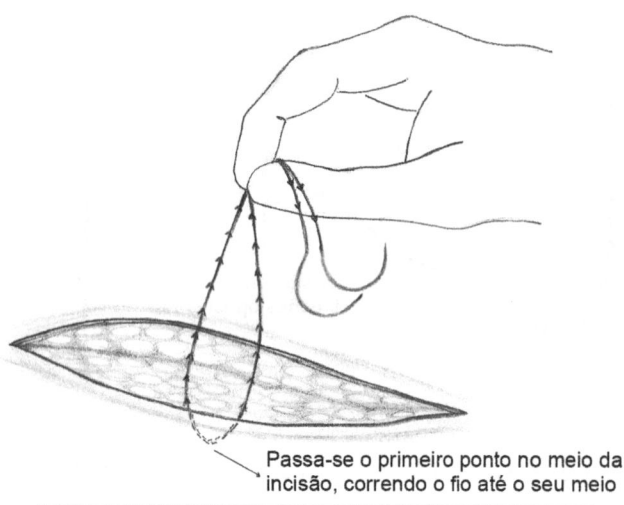

Passa-se o primeiro ponto no meio da incisão, correndo o fio até o seu meio

Sutura bidirecional a partir do centro da incisão, sempre a favor das arestas do fio

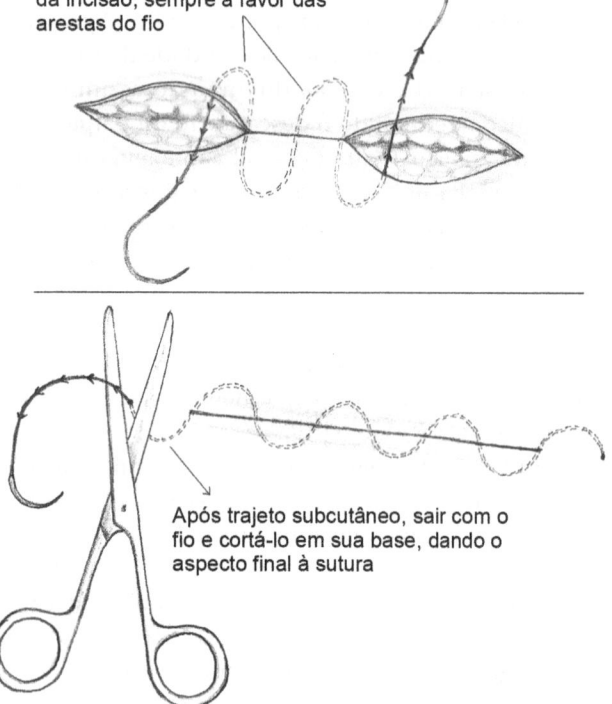

Após trajeto subcutâneo, sair com o fio e cortá-lo em sua base, dando o aspecto final à sutura

Figura 4.4 Utilização do QUILL SRS® na sutura intradérmica.

Referências Bibliográficas

1. Irvin TT. Simple skin closure. *Br J Hosp Med*, 1985; *33*:325-30.
2. Swanson NA, Tromovitch TA. Suture materials, 1980s: properties, uses and abuses. *Int J Derm*, 1982; *21*:373-8.
3. Brown JS. Skin closure, 3rd ed. *In: Minor Surgery*. Hong Kong: Chapman e Hall Medical, 1997.
4. Stone IK, Von Fraunhofer JA, Masterson BJ. Mechanical properties of coated absorbable multifilament suture materials. *Obstet Gynecol*, 1986; *5*:737-40.
5. Varma S, Johnson LW, Ferguson HL, Lumb WV. Tissue reaction to suture materials in infected surgical wounds – A histopathologic evaluation. *Am J Vet Res*, 1981; *42*:563-70.
6. Gupta BS, Wolf KW, Postlehwait RW. Effect of suture material and construction on frictional properties of sutures. *Surg Gyn Obst*, 1985; *161*:12-6.
7. Ford HR, Jones P, Gaines B *et al*. Intraoperative handling and wound healing: controlled clinical trial comparing coated VICRYL® plus antibacterial suture (coated polyglactin 910 suture with triclosan) with coated VICRYL® suture (coated polyglactin 910 suture). *Surgical Infections*, 2005; *6*:313-21.
8. Mingmalairak C, Ungbhakorn P, Paocharoen V. Efficacy of antimicrobial coating suture coated polyglactin 910 with tricosan (Vicryl plus) compared with polyglactin 910 (Vicryl) in reduced surgical site infection of appendicitis, double blind randomized control trial, preliminary safety report. *J Med Assoc Thai*, 2009; *92*(6):770-5.
9. Trimbos JB, Brohim R, Van Rijssel EJC. Factors relating to the volume of surgical knots. *Int J Gynecol Obstet*, 1989; *30*:355-9.
10. McGregor JR, Galloway DJ, McCulloch P, George WD. Anastomotic suture materials and implantation metastasis: an experimental study. *Br J Surg*, 1989; *76*:331-4.
11. O'Dwyer, Ravikumar TS, Steele GJr. Serum dependent variability in the adherence of tumour cells to surgical sutures. *Br J Surg*, 1985; *72*:466-9.
12. Uff CR, Yiu CY, Boulos PB, Phillips RKS. Influence of suture physicochemical and surface topographic structure on tumor cell adherence. *Dis Col Rectum*, 1993; *36*:850-4.
13. Moy RL, Lee A, Zalka A. Commonly used suture materials in skin surgery. *Am Fami Physician*, 1991; *44*:2123-8.
14. Lober CW, Fenske NA. Suture materials for closing the skin and subcutaneous tissues. *Aesth Plast Surg*, 1986; *10*:245-7.
15. Trimbos JB, Booster M, Peters AAW. Mechanical knot performance of a new generation polydioxanon suture (PDS-2). *Acta Obstet Gynecol Scand*, 1991; *70*:157-9.
16. Holmes SAV, James M, Whitfield HN. Potencial use of tissue adhesive in urinary tract surgery. *Br J Urol*, 1992; *69*:647-50.
17. LaBagnara JJr. A review of absorbable suture materials in head and neck surgery and introduction of monocryl: a new absorbable suture. *ENT J*, 1995; *74*:409-15.
18. Vasudevan P, Syamala KD, Sinha TJM. Biosoluble surgical material from 2,3-diadehyde cellulose. *Biomater*, 1986; *7*:193-6.
19. Lippert E, Klebl FH, Schweller F, Ott C *et al*. Fibrin glue in the endoscopic treatment of fistulae and anastomotic leakages of the gastrointestinal tract. *Int J Colorectal Dis*, 2010 Dec 29. [*Epub ahead of print*]
20. Giuratrabocchetta S, Rinaldi M, Cuccia F *et al*. Protection of intestinal anastomosis with biological glues: an experimental randomized controlled trial. *Tech Coloproctol*, 2011 Jan 25. [*Epub ahead of print*]

Bases e Distúrbios da Cicatrização

Ivana Duval de Araújo
Fábio Mendes Botelho Filho

Capítulo

5

INTRODUÇÃO

A ferida é definida como perda da continuidade de um tecido orgânico devido a alguma lesão física, química ou mecânica, seja externa ou desencadeada por doença. Pode ser classificada de acordo com a profundidade em: ferida superficial, quando limitada à epiderme; ferida com perda parcial, quando atinge a epiderme e parte profunda da derme (p. ex., observada após traumas ou certos procedimentos dermatológicos) e ferida com perda total, com destruição da epiderme, derme, tecido celular subcutâneo e tecidos profundos, como músculos, tendões e ossos.

Enquanto, nas feridas superficiais e com perda parcial, a reparação se faz pela reconstituição do epitélio e seus anexos a partir da pele adjacente não acometida (tornando-a praticamente imperceptível), nas feridas com perda total o reparo envolve a formação de um novo tecido, o tecido de granulação, que resulta em cicatriz.[1]

A cicatrização das feridas pode ser classificada, de acordo com sua síntese, de três maneiras:

- *Cicatrização primária (ou por primeira intenção)*: realiza-se a aproximação das bordas e tecidos seccionados com auxílio de síntese cirúrgica, ou seja, com o uso de suturas, colas, pontes, grampos, entre outros. É utilizada quando não há perda significativa de tecido, quando não há infecção nem edema, sendo, portanto, operação fundamental dentro da técnica operatória.
- *Cicatrização secundária (ou por segunda intenção ou por granulação)*: a ferida cicatriza-se sem auxílio de síntese cirúrgica, a partir da formação do tecido de granulação. Preferida quando há grande perda de tecido e pouca epitelização. É um processo de reparo mais complicado e demorado.
- *Cicatrização por fechamento primário retardado (ou por terceira intenção ou sutura secundária)*: quando a ferida não é suturada primariamente ou a sutura se rompe e suas bordas são reaproximadas após sua limpeza, geralmente 3 a 7 dias depois. É indicada nas feridas contaminadas ou com risco de infecção, nas feridas com grande perda de tecido ou nos casos em que o fechamento é feito com muita tensão, levando à deiscência da sutura.[2]

A cicatrização é o mecanismo de reparo de feridas mais comum. É um processo fisiológico dinâmico, visando a restauração da continuidade do tecido biológico que se encontrava intacto. O processo de cicatrização de feridas envolve uma série complexa de interações envolver de mediadores bioquímicos, células sanguíneas, células da matriz celular e células parenquimatosas, iniciando-se com a resposta inflamatória gerada pelo trauma e culminando com a formação da cicatriz. No adulto, a cicatrização ideal envolve hemostasia rápida, inflamação apropriada (diferenciação, proliferação e migração das células mesenquimais), angiogênese suficiente e epitelização eficiente (síntese, organização e alinhamento adequado do colágeno).

A falha na integração dessas fases da cicatrização torna o processo lento e incoordenado, resultando em cicatrizes viciosas, deiscências e feridas crônicas.[1-5]

FASES DA CICATRIZAÇÃO

A fisiologia da cicatrização inicia-se com a imunomodulação da resposta ao trauma. Substâncias químicas, como aminas, citocinas e proteases plasmáticas estimulam uma sucessão de respostas celulares e, consequentemente, de processos tissulares que podem ser divididos cronologicamente em fases (Figura 5.1). São elas: precoce (coagulação e inflamação), intermediária (proliferação celular, síntese da matriz proteica e síntese do colágeno), tardia (contração da ferida) e final (maturação ou remodelação da cicatriz). Essas fases, apesar de distintas, são contínuas, interdependentes, e podem ocorrer simultaneamente em diferentes pontos da ferida.[6]

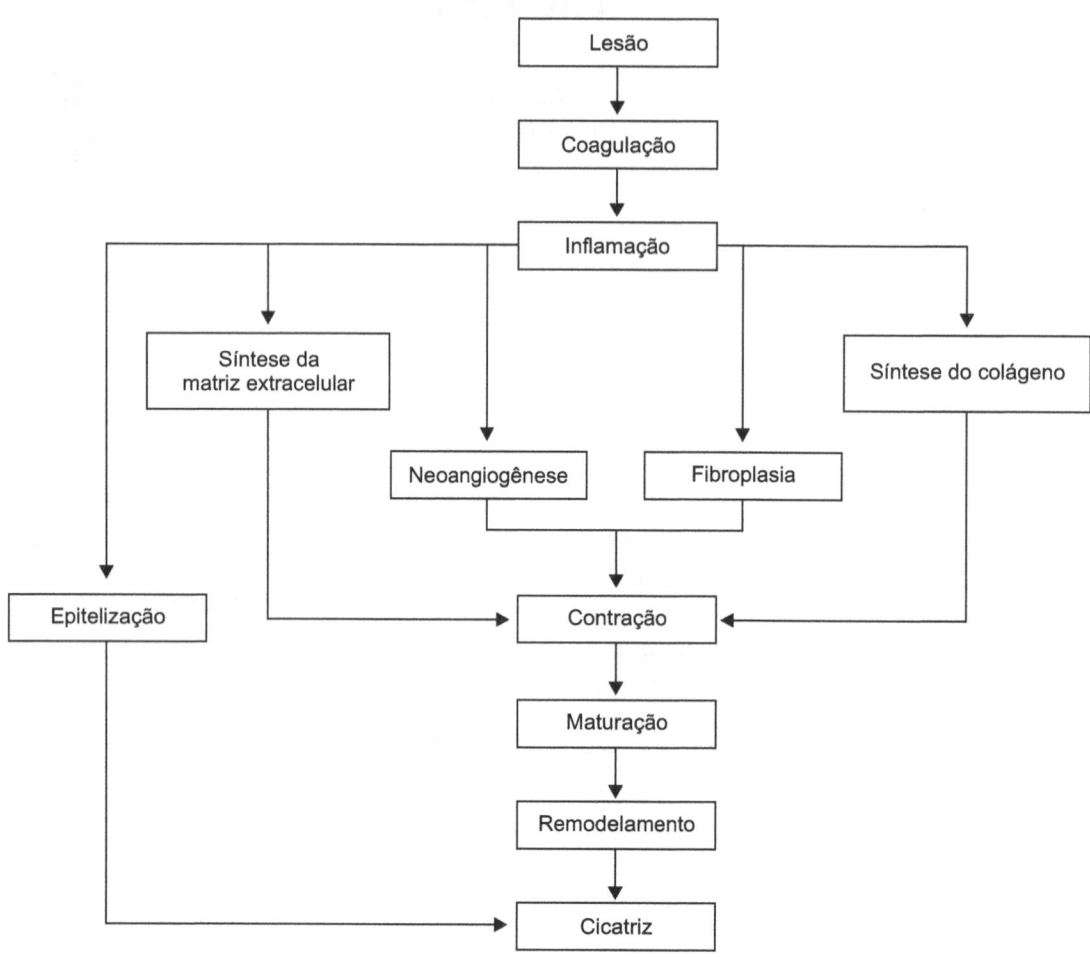

Figura 5.1 Fases da cicatrização.

Dano Tecidual

A cicatrização inicia-se após o dano tecidual, quando diversos mediadores bioquímicos são liberados. Fatores associados diretamente com o trauma, como grau de contaminação, localização anatômica, tipo de incisão e volume da perda tecidual, são determinantes na síntese da ferida e no resultado final da cicatriz.[5]

Eventos Iniciais: Coagulação e Inflamação

O dano tecidual promove o extravasamento de sangue para o tecido, estimulando a ação da adrenalina circulante, a liberação de noradrenalina pelo sistema nervoso simpático e de prostaglandinas para vasoconstrição imediata. As plaquetas em contato com o tecido lesado iniciam a cascata de coagulação e do complemento, resultando na formação do coágulo, uma complexa matriz formada por plaquetas aderidas em malha de fibrina e glicoproteínas. Nela, acumulam-se citocinas e fatores de crescimento liberados com a desgranulação de plaquetas ativadas.[6]

Com o controle da hemorragia, segue a fase inflamatória, que dura entre 3 dias e 1 semana. É nessa fase que há o aporte das células e dos imunomoduladores responsáveis pela cicatrização.

Aminas vasoativas (histamina, serotonina), proteases plasmáticas (cininas, sistemas do complemento, coagulação e fibrinólise), metabólitos do ácido araquidônico (endoperóxidos, prostaglandinas, tromboxano, leucotrienos), radicais livres de oxigênio (peróxidos, superóxidos, oxigênio livre), fatores de ativação plaquetário e de crescimento e citocinas (interleucinas, fator de necrose tumoral) são alguns dos elementos que atuam aumentando a permeabilidade do vaso e, assim, também a exsudação do plasma e a migração de células para o extracelular. Clinicamente, essa fase é caracterizada pelos sinais clássicos de dor, rubor (eritema), calor (hiperemia), tumor (edema) e perda da função local, sinais consequentes à vasodilatação que ocorre entre 20 e 30 min após o dano tecidual.[7]

Os leucócitos migram para a ferida, estimulados por fatores quimiotáxicos presentes no sangue e secretados por células lesadas ou mortas, e são responsáveis pela fagocitose de bactérias e *debris* celulares. Essas células aparecem no local da lesão nas primeiras 6 a 24 h, aumentando seu número nas 24 h seguintes e decaindo a partir daí (Figura 5.2). Elas fagocitam as partículas menores e produzem colagenase e elastase, que "limpam" a ferida. Com a desgranulação dos leucócitos, a partir do segundo dia, os monócitos migram para o espaço extravascular e, por meio de processo mediado por fatores séricos, transformam-se em macrófagos. Os macrófagos são elementos essenciais na cicatrização das feridas. Eles fagocitam partículas maiores (como leucócitos degradados e bactérias) e secretam diversos fatores de crescimento e quimiotáxicos imprescindíveis nas fases subsequentes da cicatrização, como o fator transformador do crescimento (TGF), interleucina-1b (IL-1b), fator de necrose tumoral (TNFα). Esses fatores estimulam a migração, proliferação e diferenciação dos fibroblastos, além de induzi-los a secretar colágeno e fibronectina.[7,8]

A migração celular continua com os linfócitos T e B e plasmócitos, produtores de fatores de crescimento e que, principalmente, atuam como imunomoduladores das respostas celular e humoral. Por fim, entram em cena os eosinófilos, presentes em pequena quantidade, mas que exercem papel na fagocitose específica de imunocomplexos e na secreção do TNFα.

Após 1 semana, poucas células inflamatórias são encontradas na área da ferida e os fibroblastos começam a predominar.[8]

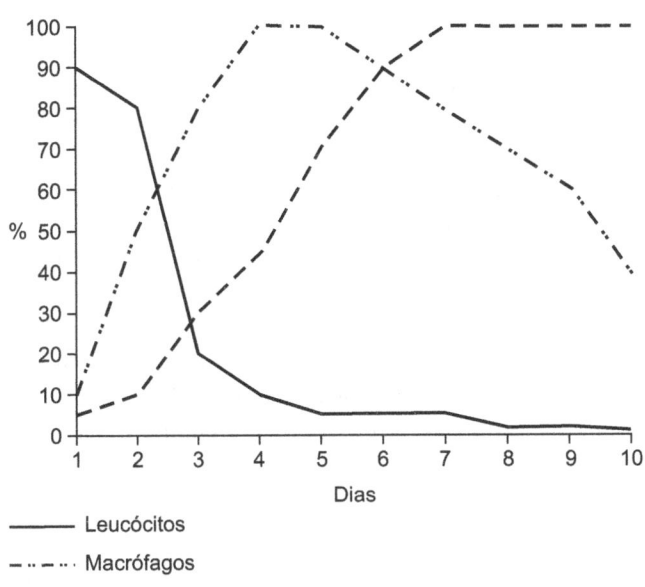

Figura 5.2 Comportamento das células nas fases inflamatória e da fibroplasia.

Eventos Intermediários: Proliferação Celular e Síntese do Colágeno

A proliferação celular é responsável pelo fechamento da lesão, e pode ser dividida em três subfases: angiogênese, epitelização e fibroplasia.[2]

Angiogênese

A principal função da angiogênese é aumentar o afluxo de oxigênio e nutrientes para o local da lesão. Fatores locais, como níveis elevados de lactato, pH ácido e diminuição da tensão de oxigênio e citocinas produzidas nos estágios anteriores (bradicinina, prostaglandinas e outros mediadores bioquímicos oriundos dos macrófagos ativados), estimulam a migração de células endoteliais da periferia para o centro da ferida. Essas, por sua vez, proliferam, originando brotos endoteliais sólidos, precursores de novos vasos sanguíneos. Os vasos neoformados crescem através de um arcabouço formado por fibroblastos, sintetizadores da matriz extracelular e do colágeno. Cria-se, então, um tecido característico conhecido como tecido de granulação, vascularizado, que permite, além do aumento da oferta de oxigênio e nutrientes, o aporte adequado de células, como macrófagos e fibroblastos, para a ferida.[3,4]

Epitelização

De 1 a 2 dias após a lesão, as células epidérmicas das margens começam a proliferar e a migrar ativamente para o leito da ferida. Esse processo é estimulado por mediadores químicos, como fatores de crescimento, interleucinas e fatores estimuladores de formação de colônias, muitos deles produzidos pelos próprios queratinócitos. A ausência ou diminuição de contato celular nas margens da ferida, devido a lesão de células vizinhas, é outro fator que incentiva a reepitelização, por meio de modelo ordenado conhecido como flutuação. Inicialmente, a célula fixa-se à área desepitelizada; em seguida, outra célula próxima avança sobre a primeira, ancora-se e é, posteriormente, encoberta por uma terceira célula, e assim sucessivamente. Após a cobertura da superfície cutânea, ocorre mudança no fenótipo das células epiteliais jovens que se diferenciam em queratinócitos. Os queratinócitos iniciam a produção de substâncias como a caquetina, a interferon e as calonas, responsáveis pelo ajuste retrógrado da secreção dos fatores de crescimento, finalizando o processo de reepitelização.[3]

Fibroplasia

Essa etapa inicia-se cerca de 48 h após o trauma e marca o início da formação da cicatriz. Algumas substâncias produzidas pela matriz extracelular e fatores de crescimento produzidos por macrófagos e plaquetas estimulam a migração dos fibroblastos ao longo das redes de fibrina na ferida. A partir do terceiro dia, ocorre queda contínua da taxa de migração dos fibroblastos além de incremento na síntese da matriz por essas células. A produção dessa matriz continua crescendo por 3 semanas, até que a taxa de degradação se iguale à da síntese.[6,8]

As redes de fibrina e os produtos da fase inflamatória vão sendo, gradativamente, substituídos por um conjunto de substâncias amorfas e proteínas sintetizadas pelos fibroblastos, como colágeno, proteoglicanas (ácido hialurônico, condroitina) e glicoproteínas (fibronectina, laminina). Essas substâncias formam a matriz extracelular ou substância fundamental amorfa (SFA), que confere viscosidade e adesividade ao tecido de cicatrização. Enzimas proteolíticas produzidas pelos próprios fibroblastos, como a colagenase e gelatinase, facilitam a movimentação dessas células através da SFA.[7]

O colágeno é uma proteína composta por glicina, prolina, hidroxiprolina, lisina e hidroxilisina, que se organizam formando cadeias helicoidais longas. É ele quem dá sustentação e força tênsil à cicatriz. A natureza dos componentes da matriz extracelular não é estática, mudando com o tempo. Nas fases iniciais, ocorre excesso de deposição de colágeno tipo III, enquanto, nas fases tardias, predomina o colágeno tipo I. Cerca de 18 tipos diversos de colágeno já foram descritos, responsáveis pelas diversas funções no processo cicatricial. Os colágenos tipos I e III são os mais comuns na derme humana, correspondendo, respectivamente, a 80% e 10% de todo o colágeno da pele. Há outros tipos de colágeno, como IV, principal componente da membrana basal (na junção epiderme com a derme) e o colágeno tipo VII, responsável pelas fibrilas de ancoragem (que se estendem da membrana basal até a derme). Apesar de escassos, desempenham funções imprescindíveis no processo de cicatrização. Uma etapa crítica na síntese do colágeno é a hidroxilação da prolina e da lisina, que requer ambiente rico em oxigênio, vitaminas A, C e E e o ferro reduzido (Fe^{2+}) para sua ativação. Portanto, fatores como desnutrição, idade e estresse (por inibição da atividade enzimática pelos corticosteroides) influenciam negativamente a síntese do colágeno.[5]

Eventos Tardios – Contração da Ferida

A contração da ferida, que não ocorre nas feridas superficiais, é o movimento centrípeto das bordas das feridas, e envolve complexa e bem organizada interação entre células, matriz extracelular e fatores de crescimento, levando à diminuição do tamanho delas. O processo começa 1 semana após a lesão, atingindo seu ápice a partir da segunda semana, quando fatores secretados

pelas células na ferida estimulam a diferenciação dos fibroblastos em miofibroblastos. Uma ferida com comprometimento total de sua espessura tem redução de 20%, mesmo quando há utilização de enxertos. Nas cicatrizes por segunda intenção, a contração pode reduzir em 62% a área de superfície do defeito cutâneo.[4]

Eventos Finais – Maturação

A fase de maturação é caracterizada por um contínuo processo de anabolismo e catabolismo de colágeno, formando um tecido com grande força tênsil. Esse aumento de tensão da cicatriz ocorre devido à reorganização das fibras de colágeno nas direções de maior solicitação, semelhante ao que ocorre nos tendões. Para organização desse colágeno, há degradação do colágeno jovem e desorganizado e síntese de colágeno maduro e organizado. A degradação do colágeno jovem é mediada por citocinas e controlada por várias metaloproteínas (colagenase, gelatinase, hialuronidase) produzidas pelas células endoteliais, células epiteliais, macrófagos e pelos próprios fibroblastos. A cicatriz madura tem, aproximadamente, 80% da força de tensão do tecido normal, e é plana, com cor semelhante à do tecido normal e pouco volumosa devido à remodelação do colágeno.[4]

CONDIÇÕES PREJUDICIAIS AO PROCESSO DE CICATRIZAÇÃO

A cicatrização pode ser afetada adversamente por várias condições que interferem desde na formação do coágulo, na fase de injúria ou lesão, até na maturação final da cicatriz. O conhecimento dos fatores que influenciam negativamente a cicatrização é importante para o médico poder interferir sempre que possível, reduzindo, assim, o índice de complicações relacionados com a má cicatrização. Os fatores que interferem negativamente na cicatrização podem ser divididos em fatores relacionados com a ferida e relacionados com o paciente. Os fatores relacionados com a ferida são a oxigenação e a presença de infecção, enquanto os relacionados com o paciente incluem idade, estresse, morbidades (como diabetes), medicamentos (como glicocorticoides, anti-inflamatórios não esteroides e quimioterápicos), radioterapia, obesidade, alcoolismo, tabagismo, fatores nutricionais (como deficiência de carboidratos, proteínas, ácidos graxos, vitaminas e oligoelementos).[3]

Infecções

A lesão tecidual é fator permissivo para contaminação por bactérias que habitualmente, colonizam a superfície da estrutura lesada. O grau de contaminação e a velocidade da replicação bacteriana são as condições que vão caracterizar a ferida como contaminada, colonizada, localmente infectada ou com infecção invasiva. A contaminação é a presença de bactérias não replicadas, enquanto a colonização é definida como a presença de bactérias em estado de replicação, porém sem dano aos tecidos da ferida. A infecção local, por sua vez, é um estado intermediário, com replicação bacteriana e início da resposta tecidual, sendo a infecção invasiva definida como a presença de bactérias em estado de replicação com dano tecidual.

Semelhante ao que ocorre em outros processos infecciosos, as bactérias nas feridas infectadas formam biofilmes (comunidades complexas de bactérias agregadas, embebidas em matriz polissacarídea extracelular produzida pela colônia) que conferem microambiente protegido, diminuindo a eficácia da terapêutica antimicrobiana convencional.

A presença de bactérias reduz o pH ótimo para ação dos macrófagos, reduz a tensão de oxigênio e gera a competição de células e bactérias por nutrientes, fundamentais para a síntese de matriz.

Hipóxia

O oxigênio é importante no metabolismo celular e é fator crítico para todo o processo cicatricial. Auxilia na redução da infecção, por meio do estímulo da síntese de superóxido pelos neutrófilos, além de induzir a angiogênese, promover a diferenciação dos queratinócitos e aumentar a proliferação dos fibroblastos e a síntese do colágeno, já que é essencial à hidroxilação da prolina.

A própria ferida propicia, por si mesma, ambiente hipóxico. É ambiente com trama vascular inadequada, de estado hipermetabólico e que apresenta tecido necrótico, ideal para proliferação bacteriana, além de impedir a difusão do oxigênio e de células inflamatórias na ferida. Deve-se, portanto, minimizar esse ciclo vicioso com técnica cirúrgica adequada, evitando maior isquemia de estruturas e a contaminação.[3,9,10]

Desnutrição Proteico-Calórica

A desnutrição prejudica a cicatrização por reduzir a oferta de nutrientes e oligoelementos necessários à síntese da matriz. Existe, portanto, relação direta entre o grau de desnutrição e a aquisição da força tênsil pela cicatriz.[3]

Carência de Oligoelementos e Vitaminas[11]

O ácido ascórbico (vitamina C) atua como cofator na síntese do colágeno, proteinoglicanos e outros constituintes da matriz extracelular. Sua carência se relaciona com a produção de colágeno de baixa qualidade e, consequentemente, com redução da força tênsil da cicatriz. Apesar

de o ácido ascórbico ser importante na cicatrização dos tecidos, aparentemente sua suplementação é benéfica somente naqueles pacientes com hipovitaminose C, não havendo nenhum efeito em pacientes nutridos.

A vitamina A é importante na fase de epitelização por agir na replicação e diferenciação das células epiteliais e por promover o desenvolvimento do tecido ósseo. Também exerce papel no bom funcionamento do sistema imunitário, com a estimulação de monócitos e macrófagos. Observou-se que a suplementação com vitamina A é capaz de reverter os efeitos deletérios do uso de corticosteroides.

O zinco é fundamental na cicatrização. Cerca de 380 enzimas necessitam do zinco para exercer suas funções. Exerce papel importante como cofator na síntese de DNA, divisão celular e síntese proteica, especialmente na síntese do colágeno.

Idade Avançada

Existe um consenso geral de que a cicatrização se dá de modo mais lenta nos idosos e que todas as fases da cicatrização estão comprometidas. A senescência afeta a cicatrização da ferida por reduzir a espessura da camada epidérmica, a elasticidade da pele e a organização do colágeno, além de diminuir a resposta inflamatória, comprometendo a fase inicial da cicatrização. Além disso, em indivíduos idosos, há redução da renovação celular, da vascularização e do aporte hídrico e nutricional.[10,12,13]

Doenças Crônicas

As doenças crônicas de modo geral, tais como o diabetes, hipertensão arterial, insuficiência cardíaca e DPOC, afetam de maneira indireta o processo cicatricial por meio de diversos mecanismos. A presença de anemia relacionada com a doença crônica, a neuropatia periférica, a estase, a diminuição da tensão de oxigênio no sangue estão entre os fatores relacionados com a má cicatrização desses pacientes. No diabetes, observa-se que há risco de desnutrição primária e secundária, além de alteração da vascularização e da imunidade, que aumentam o risco de infecções.[3]

Medicamentos e Tratamentos[3]
Glicocorticoides

Os esteroides comprometem a cicatrização, sobretudo quando administrados nos 3 primeiros dias após o ferimento. Os esteroides reduzem a reação inflamatória, a epitelização e a síntese de colágeno nas feridas.

Quimioterápicos

Os agentes quimioterápicos exercem seus efeitos principais nas células em divisão. Os agentes quimioterápicos não devem ser administrados até pelo menos 5 a 7 dias após a operação, para evitar comprometimento dos eventos iniciais da cicatrização, como a inibição da formação do tecido de granulação e da migração de macrófagos e fibroblastos para a área lesada.

Irradiação

Os efeitos patológicos da irradiação em tecidos são bem conhecidos. A divisão das células endoteliais, dos fibroblastos e dos queratinócitos está comprometida nos tecidos irradiados, o que lentifica a cicatrização das feridas. De modo geral, o tecido irradiado exibe alguma lesão residual das células e endarterite, que provoca atrofia, fibrose e reparo tecidual insatisfatório. Em alças intestinais, a radiação reduz a cicatrização, favorecendo a ocorrência de fístulas.

CICATRIZAÇÃO ANORMAL – QUELOIDE E CICATRIZ HIPERTRÓFICA

A cicatrização anormal pode acontecer quando ocorre resposta cicatricial exacerbada (deposição excessiva de colágeno), ocasionando os queloides e as cicatrizes hipertróficas. Têm efeito estético indesejável e podem cursar com sintomas como dor, prurido e pressão.

Basicamente, o queloide é uma cicatriz que ultrapassa as bordas da ferida original e não melhora, enquanto a cicatriz hipertrófica respeita esses limites e pode regredir ao longo do tempo.

Outras diferenças podem ser encontradas. Os queloides aparecem depois de 3 meses, são elevados, têm importante relação com pele pigmentada, acometem mais os membros superiores, lóbulos de orelhas e face. As cicatrizes hipertróficas podem ser planas, aparecem a partir do primeiro mês, têm menor relação com a pigmentação da pele e acometem mais as articulações e faces extensoras, possivelmente pela tensão gerada.

Sempre se deve alertar o paciente para o risco de desenvolvimento dessas cicatrizes. Além disso, é fundamental o respeito à técnica cirúrgica, sobretudo em relação à excisão, respeitando as linhas de incisão da pele.

Há diferentes tipos de tratamento, o que demonstra a ausência de um método ideal. Podem ser usados em monoterapia ou combinados quando a resposta for insatisfatória. São eles:

1. *Injeção intralesional de corticoide:* útil tanto para prevenção quanto para o tratamento. É considerado o tratamento inicial de escolha, com possibilidade de planificar a cicatriz em 50% a 100% dos casos, com recorrência entre 9% e 50% dos pacientes.

   Podem ser usados a hidrocortisona, a dexametasona e o acetato de triancinolona. Sua associação com a exérese cirúrgica é interessante, sobretudo se não há resposta após 12 meses de tratamento. Realiza-se uma aplicação imediatamente após a exérese, outras semanais (por 2 a 5 semanas) e, após, mensais (até completar 6 meses de tratamento). A dose de triancinolona varia de 2 mg a 40 mg por aplicação e depende da resposta e do tipo de lesão. A associação com lidocaína a 2% torna o tratamento mais confortável.

2. *Excisão cirúrgica simples:* o resultado inicial é bom, mas os queloides podem recorrer em até 100% dos casos e ser mais agressivos.

   Para a cicatriz hipertrófica derivada de deiscência de sutura ou após infecção, esse tratamento pode ser suficiente. Busca-se a Z-plastia ou W-plastia, a fim de mudar a linha de tensão da cicatrização.

3. *Curativos de pressão (malhas, elásticos, brincos de pressão):* usados na prevenção; e melhoram a cicatriz anormal em até 85% dos casos. A pressão deve ser, no mínimo, de 24 mmHg e deve ser usada de 18 h a 24 h por dia por 4 meses para realizar o seu efeito.

4. *Radioterapia:* os melhores resultados são obtidos após a exérese cirúrgica do queloide, sendo a taxa média de recorrência nesse tratamento menor que 12%. O tratamento adequado dura entre 5 a 10 dias. Efeitos colaterais consistem na hiperpigmentação, atrofia, radiodermite e necrose. Parece não haver aumento significativo na taxa de neoplasias. Esse tratamento é contraindicado em crianças e em áreas próximas à tireoide e à mama.

5. *Placas gelatinosas de silicone:* promovem melhor hidratação da ferida, prevenindo a cicatrização anormal.

6. *Corticoterapia sistêmica:* útil para pequenas lesões e em combinação com outras técnicas.

7. *Outras terapias:* aplicação intralesional de verapamil, fluorouracil, bleomicina e interferon alfa. Crioterapia (utilizada para o tratamento de pequenas lesões), *laser* e imiquimode (tópico).[13-15]

Maiores detalhes no Capítulo 46.

Referências Bibliográficas

1. Stocum DL. Time restoratin through regenerative biology and medice. *Adv Anat Embryol Cell Biol*, 2004; *176*:1-101

2. Melo RM. Resposta local ao trauma. *In:* Melo RM. *Manual de Suturas.* Belo Horizonte: Coopmed, 1997, pp 19-28.

3. Guo S, DiPietro LA. Factors affecting wound healing. *J Dent Res*, 2010; *89*:219-29.

4. Singer AJ, Clark RAF. Mechanisms of disease: Cutaneous wound healing. *New Eng J Med*, 1999; *341*:738-46.

5. Hunt TK. Basic principles of wound healing. *J Trauma*, 1990; *30*(suppl 2):S122-8.

6. Lawrence WT. Phisiology of the acute wound. *Clin Plast Surg*, 1998; *25*: 321-40.

7. Stadelman WK, Digenis AG, Tobin GR. Physiology and healing dinamics of chronic cutaneous wounds. *Am J Surg*, 1998; *176*(suppl 2A):26-38.

8. Leibovitch SJ, Ross R. The role of the macrophages in wound healing. *Am J Pathol*, 1975; *78*:71-100.

9. Gordillo GM, Sen CK. Revisiting the essential role of oxigen in wound healing. *Am J Surg*, 2003; *186*:259-63.

10. Strigini L, Ryan T. Wound healing in elderly human skin. *Clin Dermatol*, 1996; *14*:197-206.

11. MacKay D, Miller AL. Nutritional support for wound healing. *Alt Med Rev*, 2003; *8*:359-77.

12. Thomas DR. Age-related changes in wound healing. *Drugs & Aging*, 2001; *18*:607-20.

13. Ashcroft GS, Mills SJ, Ashworth JJ. Ageing and wound healing. *Biogerontology*, 2002; *3*:337-45.

14. Carvalhaes SM. Tratamento do queloide de lóbulo da orelha com infiltração de triancinolona (10 mg/ml, 20 mg/ml ou 40 mg/ml). *Tese de Mestrado*. Defendida em 21 de julho de 2009, Belo Horizonte.

15. Kose O, Wassem A. Keloids and hypertrophic scars: are they two diferent sides of the same coin? *Dermatol Surg*, 2008; *34*:336-46.

16. Wolfram D, Tzankov A, Pulzl P *et al*. Hypertrophic scars and keloids: a review of their pathophysiology, risk factors and therapeutic management. *Dermatol Surg*, 2009; *35*:171-81.

Ferimentos Superficiais | Capítulo

Sumara Marques Barral

6

INTRODUÇÃO

As primeiras referências acerca dos cuidados dispensados a feridas datam do século XVII a.C. com as descrições do Papiro de Smith.[1] É compreensível que o tratamento de ferimentos não seja preocupação recente, acompanhando a evolução da humanidade desde seus primórdios. O ato instintivo de conter o sangramento com as próprias mãos é reflexo da lógica que levou o homem a preferir meios diretos para a cura das enfermidades, agindo na própria região considerada doente. Além disso, com o advento da pólvora, entre os séculos XIII e XIV, e o surgimento de outros tipos de armamentos nos anos subsequentes, a necessidade de tratar ferimentos cada vez mais complexos permitiu a compreensão de mecanismos celulares de reparo tecidual e a proposição de práticas clínicas mais racionais.[2]

CLASSIFICAÇÃO

Ferimentos são lesões resultantes da perda da integridade tecidual, provocados por algum agente traumático. Em geral, os ferimentos estão associados a dor de intensidade variável, podendo apresentar sangramento, bem como exposição de estruturas nobres como nervos, tendões, ossos e vísceras.[3,4]

Do ponto de vista estrutural, os ferimentos podem ser classificados em abertos e fechados. Os ferimentos abertos acometem a pele ou a mucosa e podem estar associados também a lesão do tecido celular subcutâneo, de músculos e aponeuroses, criando solução de continuidade do meio externo com o meio interno. Nos ferimentos fechados, por outro lado, a integridade da pele é mantida, podendo haver lesões sobre os órgãos internos, grandes vasos e músculos, que se caracterizam, à inspeção, como equimoses e hematomas.

De acordo com a profundidade, os ferimentos podem ser classificados em superficiais e profundos. Os ferimentos superficiais acometem a pele (ou mucosas), o tecido celular subcutâneo, podendo atingir a aponeurose e até mesmo a musculatura, dependendo da sua localização, desde que não causem lesões a estruturas nobres como ossos, tendões, nervos, cartilagens, vísceras e vasos terminais. Na face, por exemplo, um ferimento superficial pode atingir tanto o sistema aponeurótico muscular superficial, conhecido como SMAS, quanto os músculos da mímica facial, que estão intimamente em contato com a pele e, portanto, são superficiais.[5,6] Também podem ser classificados como superficiais as queimaduras de primeiro grau e os ferimentos de polpa digital que não acometem os tendões, o feixe vasculonervoso e os ossos.[7,8] As escoriações também são consideradas ferimentos superficiais e são produzidas pelo atrito de superfície áspera em contato com a pele ou com a mucosa.

Os ferimentos profundos, por sua vez, conceitualmente acometem os planos aponeuróticos e musculares que apresentam íntimo contato com estruturas nobres como ossos, nervos, cartilagens, grandes vasos ou artérias terminais, vísceras e tendões. Como exemplos, podem ser citados os ferimentos que atingem a cavidade abdominal, as queimaduras de terceiro grau com acometimento ósseo ou tendíneo e as lesões faciais com comprometimento intraorbital, da cavidade oral ou do arcabouço nasal (Figura 6.1).

ABORDAGEM DO PACIENTE

O paciente deve ser avaliado em uma sala com iluminação adequada, onde deve ser feita anamnese sucinta, procurando-se identificar o agente traumático e as condições nas quais aconteceram as lesões. Um exame físico objetivo deve ser realizado, para que sejam constatados fatores desencadeantes ou agravantes. O tratamento de um ferimento não deve ser prioritário, quando existirem outras lesões que possam colocar em risco a vida do paciente.[3,4] De fundamental importância é a classificação dos ferimentos abertos quanto à natureza do agente causador, à complexidade e no nível de contaminação presente (Quadro 6.1). Essas classificações determinam se o ferimento deverá ser

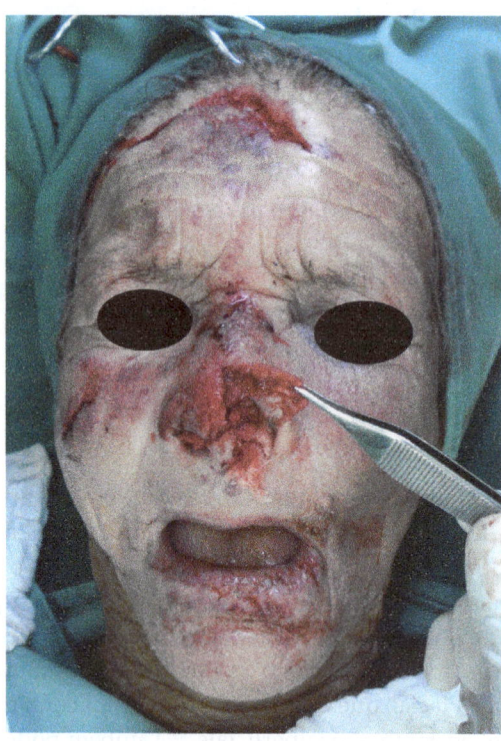

Figura 6.1 Paciente que sofreu queda da própria altura, apresentando ferimentos superficiais contusos nas regiões frontal e malar direita, além de escoriações no terço superior do dorso nasal. No terço inferior do arcabouço nasal, ferimento profundo acometendo as cartilagens nasais e a mucosa.

Quadro 6.1 Classificação dos ferimentos abertos quanto ao agente causador, ao grau de contaminação e à complexidade

Agente causador	Grau de contaminação	Complexidade
Incisos	Limpos	Simples
Contusos	Limpo-contaminados	Complexos
Perfurantes	Contaminados	
Perfuroincisos	Infectados	
Perfurocontusos		
Cortocontusos		

suturado ou deixado cicatrizar por segunda intenção.[9,10] Os ferimentos fechados também devem ser cuidadosamente examinados, atentando-se que uma aparente integridade superficial pode ocultar lesões mais profundas, incluindo fraturas e traumas cranioencefálicos.[5,6,8]

CLASSIFICAÇÃO DOS FERIMENTOS

Quanto à Natureza do Agente Causador

Ferimentos incisos

São causados por instrumentos cortantes, como facas, navalhas, lâminas de barbear e pedaços de vidro; por isso apresentam, usualmente, bordas regulares, nítidas e lineares. Um clássico exemplo de ferimento inciso produzido intencionalmente é o cirúrgico, cujo agente cortante é a lâmina de bisturi.

Ferimentos contusos

São causados por instrumentos contundentes, como, por exemplo, pedra ou barra de ferro, palmatória e cassetete. Geralmente, nesse tipo de lesão, o agente traumático não apresenta gume, sendo a força do impacto a responsável pela solução de continuidade da pele. Desse modo, os ferimentos contusos têm bordas irregulares e retraídas, além de apresentarem pontes dérmicas. As escoriações são ferimentos contusos superficiais, provocadas pelo deslizamento do agente vulnerante sobre a pele, causando arrancamento da epiderme e exposição da derme. As escoriações também são conhecidas como erosão epidérmica ou abrasão e podem ser classificadas em retilíneas, quando causadas por instrumentos pontiagudos; curvilíneas (unhas); em pinceladas (cascalho); em placa (asfalto) ou apergaminhadas (nos sulcos dos enforcamentos).

Ferimentos perfurantes

São aqueles cujo agente causador apresenta extremidade pontiaguda, como pregos, agulhas e alfinetes. Esses ferimentos apresentam profundidade maior que seu diâmetro, podendo ser superficiais ou profundos. Caso o agente traumático penetre em uma cavidade natural do corpo, como, por exemplo, a cavidade abdominal e a órbita, o ferimento produzido será classificado como penetrante. Um ferimento perfurante pode ser ainda classificado como transfixante, se o agente vulnerante ultrapassar a espessura da estrutura atingida.

Ferimentos perfuroincisos

São causados por instrumentos perfurocortantes, que apresentam, ao mesmo tempo, gume e ponta, como peixeiras e punhais.

Ferimentos perfurocontusos

São aqueles causados por instrumentos perfurocontundentes, como, por exemplo, os projéteis de arma de fogo.

Ferimentos cortocontusos

Apresentam dois ou mais ângulos, bordas irregulares e pontes de tecidos. Como agentes causadores, podem ser citados: dentes, enxada e machado (Figura 6.2).

Quanto ao Grau de Contaminação

Ferimentos limpos

São aqueles produzidos em ambiente cirúrgico, utilizando-se técnica asséptica adequada, sem manipulação dos sistemas digestório, respiratório e geniturinário,

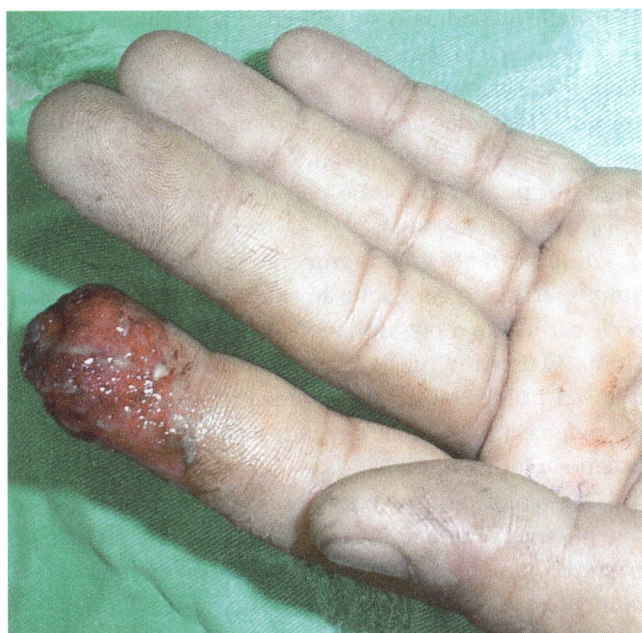

Figura 6.2 Fotografia de ferimento cortocontuso em segundo quirodáctilo esquerdo. Esse ferimento também pode ser classificado como contaminado (graxa de automóvel).

Ferimentos limpo-contaminados

Também conhecidos como potencialmente contaminados. São os ferimentos que apresentam algum grau de contaminação bacteriana e cujos primeiros cuidados se iniciam em até 6 h após o trauma. Um típico exemplo é um ferimento inciso produzido por uma faca ou por uma lâmina que não apresentem contaminação grosseira.

Ferimentos contaminados

Incluem-se, nesse grupo, os ferimentos que tiveram contato com terra, asfalto, material fecal e as mordeduras. Também são classificados como contaminados os ferimentos cujos primeiros cuidados se iniciam 6 h após o trauma (Figura 6.2).

Ferimentos infectados

São aqueles que apresentam proliferação bacteriana, com a presença de pus, tecidos desvitalizados e odor característico.

Quanto à Complexidade

Grande parte dos ferimentos superficiais não apresenta perda de substância nem sinais de infecção, sendo classificados como ferimentos simples. Os ferimentos complexos, por outro lado, mostram sinais de infecção, esmagamento e até avulsão tecidual com perda de substância.

CUIDADOS COM O FERIMENTO

Após a realização da anamnese e do exame físico, deve ser instituído o tratamento específico para cada tipo de ferimento. Em alguns casos, é necessária a realização de exames complementares de imagem, como radiografias simples, ultrassonografia, tomografia e até ressonância magnética (Figuras 6.3–6.5). Deve-se

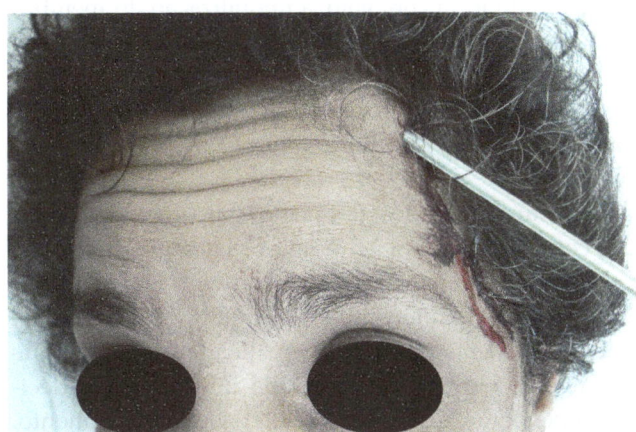

Figura 6.3 Fotografia de paciente apresentando ferimento perfurocontuso em região frontoparietal esquerda, causado por haste de sombrinha.

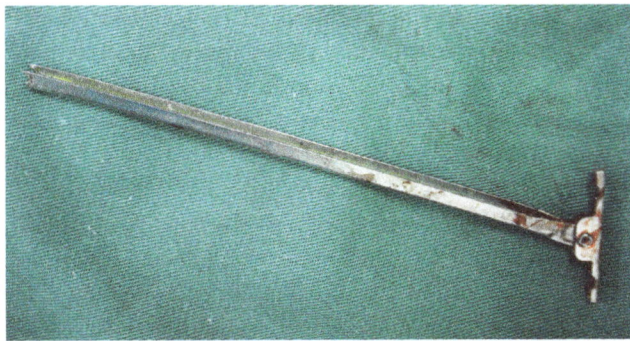

Figura 6.4 Fotografia do instrumento perfurocontundente (haste de sombrinha) retirado do ferimento.

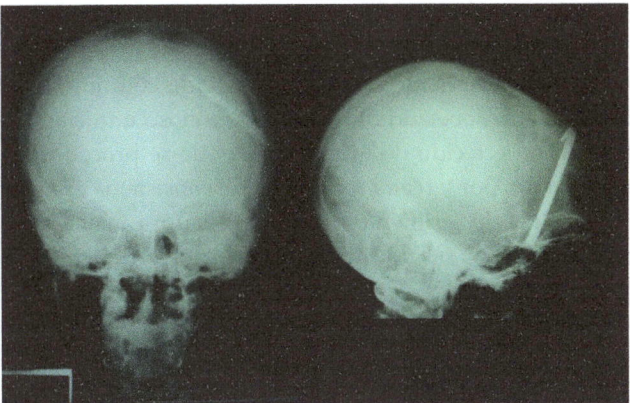

Figura 6.5 Radiografias de crânio nas incidências anteroposterior e perfil, evidenciando a haste metálica e a integridade do crânio.

lembrar de que a ressonância magnética está contraindicada em pacientes com trauma orbitário, até que a possibilidade de corpo estranho metálico tenha sido previamente descartada pela tomografia, em função do risco de avulsão desse material pelo campo magnético, aumentando a lesão tecidual.[9,11]

Para os ferimentos superficiais fechados, excluída a coexistência de lesões profundas, devem-se iniciar o resfriamento do local com gelo, a imobilização do membro afetado, bem como a sua elevação, visando diminuição do edema. A analgesia também está indicada e, em alguns casos, pode se utilizar gel à base de heparina sódica com o objetivo de acelerar a absorção de eventuais coágulos.[5,6,8]

O tratamento dos ferimentos superficiais abertos tem como principal objetivo seu fechamento, que pode ser feito imediatamente à admissão do paciente no setor de suturas, entre o terceiro e o quinto dias de evolução, mais tardiamente, ou não ser realizado, deixando que o ferimento cicatrize por segunda intenção. Essa decisão dependerá de algumas características do ferimento, como o seu agente causador, o grau de contaminação, o tempo de evolução e a sua localização.

Para os ferimentos limpo-contaminados com suprimento sanguíneo adequado, em indivíduos sadios, está indicado o fechamento primário, isto é, a síntese no momento da admissão na unidade de pronto-socorro. Esse método de fechamento da ferida também é conhecido como fechamento por primeira intenção e apresenta bom resultado estético.

Habitualmente, ferimentos contaminados e infectados não devem ser suturados, devendo-se aguardar a sua cicatrização por segunda intenção. Esse tipo de cicatrização ocorre por meio de contração tecidual e de epitelização a partir de células oriundas das margens do ferimento e dos folículos pilosos. Trata-se de método de fechamento que pode resultar em cicatrizes inestéticas e em condição patológica denominada retração cicatricial, que diminui a amplitude de movimentos quando ocorre em região de articulação. Desse modo, uma vez que o ferimento contaminado não tenha evoluído com infecção, ou uma vez debelado o processo infeccioso e iniciada a formação de tecido de granulação, pode-se proceder ao fechamento por terceira intenção, que consiste na excisão das bordas do ferimento associada à sutura, na confecção de retalhos ou no tratamento por meio de enxertos cutâneos.[3]

Os ferimentos causados por pregos não devem ser suturados em função do elevado risco de tétano, aguardando-se o fechamento por segunda intenção. Por sua vez, nos ferimentos causados por arma de fogo e por mordedura, não é realizado, rotineiramente, o fechamento primário, podendo-se proceder ao fechamento por terceira intenção. No entanto, ferimentos causados por mordedura canina na face podem ser suturados, uma vez que essa região apresenta rico suprimento vascular, o que diminui o risco de infecção. Nessa condição, deve-se optar por pontos simples espaçados, para que eventuais coleções sejam drenadas.[3,5,9,11]

É importante que o ferimento seja cuidadosamente limpo e irrigado com solução salina. Para a antissepsia, pode ser usado a povidona-iodo degermante ou a clorexidina. O uso de água oxigenada, apesar de muito difundido na prática clínica, desvitaliza tecidos íntegros por meio de necrose celular, devendo ser evitado diretamente sobre o ferimento.[3,4,9,12]

Na maioria das vezes, o exame detalhado da lesão só é possível após a anestesia, principalmente no caso de crianças ou de pacientes ansiosos. Esse procedimento geralmente é realizado com o uso de anestésico local.

Com exceção da cocaína, os anestésicos locais causam algum grau de vasodilatação. Assim, é possível utilizá-los associados ao vasoconstritor epinefrina, promovendo aumento da duração do seu efeito, diminuição da sua toxicidade e do sangramento, além de reduzir a dose necessária. Em função do risco de efeitos sistêmicos, devem ser tomados os cuidados para que esses fármacos não sejam administrados no interior de vasos, atingindo a circulação sistêmica. Para tanto, é prudente que, uma vez realizada a punção, o médico tracione o êmbolo da seringa, verificando se não há aspiração de sangue e injetando o anestésico durante o recuo da agulha, em movimento retrógrado.[13] Essa associação deve ser evitada em pacientes hipertensos e em locais com circulação terminal/dedos, pênis etc.

Caso não se tenha conseguido efetuar preparo adequado do ferimento com irrigação de solução salina em função da dor, é possível, após a anestesia, completar a limpeza cuidadosa da região. Também é nesse momento que se procede à hemostasia, ao desbridamento e à retirada de corpos estranhos. Cuidado especial deve ser tomado com os ferimentos que tiveram contato com vidros, terras, pedras e, principalmente, asfalto, para que todos os resíduos sejam retirados. Isso porque, até mesmo minúsculos fragmentos de asfalto podem tatuar definitivamente a pele.[3]

A síntese, quando indicada, deverá ser feita por planos. Particularmente nos ferimentos superficiais, os músculos devem ser suturados com fios finos e absorvíveis, preferencialmente com fios de poliglactina 4-0 ou 5-0. Os cotos são aparados rente aos nós, que deverão ser invertidos, isto é, voltados para as camadas mais profundas, para evitar a sua extrusão através da linha de sutura da pele. O tecido celular subcutâneo deve ser suturado da mesma maneira, assim como a subderme, o que garantirá cicatrizes estéticas. A síntese da pele pode ser feita, a critério do cirurgião, com pontos simples ou contínuos, por meio de sutura intradérmica, dependendo do local, do grau de contaminação, da tensão e da existência de bordas regulares. Geralmente, ferimentos limpo-contaminados na face podem ser fechados com suturas intradémicas, enquanto ferimentos de polpas digitais são normalmente suturados com pontos simples. Para a pele, prefere-se o fio de náilon variando de 3-0 a 6-0, conforme as características cutâneas da região a ser suturada e de acordo com a tensão das bordas do ferimento. Em ferimentos de pálpebra e de supercílio, utilizam-se fios mais finos, como o 6-0 e o 5-0, ao passo que, em lesões digitais, preferem-se aqueles mais calibrosos, como o 3-0. Habitualmente, a escolha do fio de náilon está apoiada em sua propriedade de desenvolver menor reação tecidual, embora fios de poliglecaprona, como o Monocryl®, também possam ser usados. Esse último apresenta a vantagem de ser absorvível, embora cause mais reação.

Normalmente, os pontos são retirados entre o sétimo e o 21º dia após a confecção da sutura, dependendo da região. Em ferimentos da face, opta-se pela retirada precoce, uma vez que seu rico aporte vascular otimiza a cicatrização. Já nas outras regiões, os pontos devem permanecer até o 14º dia. Caso tenha sido realizada uma sutura intradérmica, pode-se aguardar até 21 dias, pois esse tipo de síntese habitualmente não deixa marcas em "espinha de peixe". Além disso, após esse período, a retirada dos pontos é menos dolorosa e o fio é mais facilmente tracionado.[5,6,8,11]

A antibioticoprofilaxia e a antibioticoterapia sistêmica não substituem a limpeza cuidadosa, nem o respeito aos princípios cirúrgicos. De maneira geral, o uso de antibióticos está indicado em ferimentos decorrentes de mordeduras, nas lesões produzidas por arma de fogo, nos ferimentos contaminados ou com vascularização comprometida, nos ferimentos complexos, naqueles sujeitos a infecções por clostrídios e nas fraturas expostas. Os pacientes com imunidade comprometida também devem receber profilaxia com antibióticos. É importante ressaltar que várias condições clínicas podem causar incompetência imunológica, mesmo que de modo transitório, como a transfusão de hemoderivados, o uso de corticosteroides, a desnutrição grave, a síndrome da imunodeficiência adquirida (AIDS) e as neoplasias de maneira geral. A antibioticoterapia está indicada para o tratamento de ferimentos infectados. A via utilizada depende da gravidade da lesão, sendo a via parenteral utilizada nos casos mais graves.[3-5,9]

FERIMENTOS EM REGIÕES ESPECÍFICAS

Couro Cabeludo

As lesões de couro cabeludo têm etiologia variada, incluindo desde pequenos traumas diretos até os chamados escalpelamentos, causados pela tração de cabelos aprisionados por engrenagens e eixos em rotação, como aqueles que, ocasionalmente, ocorrem nas regiões ribeirinhas do Amazonas.[14] Nesse tipo de lesão, ocorre avulsão dos tecidos que recobrem a calota craniana, deixando-a muitas vezes exposta.

Os ferimentos superficiais do couro cabeludo sem perda de substância são de fácil tratamento e normalmente são fechados com pontos simples, utilizando fios de náilon 3-0. No caso de ferimentos superficiais com pequena perda tecidual, suturas realizadas sob tensão podem acarretar alopecia, decorrentes da má vascularização das suas bordas. Ferimentos com moderada perda tecidual devem ser tratados com a confecção de retalhos, mediante ampla dissecção do escalpo do seu plano profundo e confecção de incisões paralelas na gálea. Mesmo em casos de grandes avulsões do couro cabeludo, estando o periósteo íntegro e a vascularização preservada, podem ser confeccionadas lâminas de enxertos cutâneos a partir da pele do próprio paciente, seja ela proveniente de outras regiões (dorso, coxas, abdome), seja aproveitando-se estampilhas retiradas do retalho acidentalmente descolado do seu leito.[5,6,11]

Face

Para a avaliação específica da face, possíveis lesões do nervo facial, que podem estar associadas a ferimentos mais profundos, devem ser pesquisadas. Isso porque os ramos desse nervo emergem do interior da glândula parótida, para depois disporem-se sob os músculos da mímica facial. Além disso, dependendo do mecanismo do trauma, deve-se investigar a presença de ferimentos na língua, bem como a avulsão de dentes. Os dentes que porventura tenham sofrido avulsão alveolar devem ser reposicionados no alvéolo dental. Caso não seja possível, podem ser conservados em leite, que preserva as fibras dos ligamentos periodontais por até 12 h, ou em solução salina. Também podem ser acondicionados em saliva, no espaço entre os últimos molares e a mucosa jugal do paciente.[15] Em alguns casos, lesões do ducto parotídico também podem estar presentes e devem ser prontamente abordadas.

Pálpebras

Os ferimentos palpebrais, principalmente aqueles que prejudicam a cobertura ocular, devem ser suturados o mais precocemente possível. Isso porque as pálpebras podem desenvolver edema rapidamente, dificultando a sua reconstrução. Caso ocorra lesão associada no globo ocular, um especialista deverá ser consultado. Os ferimentos superficiais, que acometem somente a pele, devem ser irrigados com solução salina, cautelosamente desbridados e suturados com fios de náilon 5-0 ou 6-0. Por se tratar de região nobre, na qual pequena perda tecidual é significativa, deve-se preferir, durante o desbridamento, manter tecidos com risco de evoluir para necrose total a ressecar aqueles que possam recuperar a viabilidade e serem essenciais para a reconstrução final.[5,16] Além disso, como as demais regiões da face, as pálpebras são providas de exuberante vascularização e raramente apresentam infecção dos tecidos desvitalizados.

Ferimentos que acometam as camadas muscular e tarsal são considerados profundos, podendo estar associados a lesão dos ductos lacrimais e do músculo elevador da pálpebra.

Nariz

Os pequenos ferimentos superficiais da pele devem ser tratados com regularização das bordas e sutura com náilon 4-0 ou 5-0. No nariz, o reposicionamento dos tecidos deve ser feito com cuidado para evitar futuras retrações e distorções. Também com esse objetivo, os hematomas porventura coexistentes, sobretudo os que estejam em contiguidade com cartilagem, devem ser drenados, uma vez que a sua absorção estará, na maioria dos casos, acompanhada de retração cicatricial e deformidade. Os ferimentos da mucosa, por sua vez, devem ser suturados com fio absorvível (poliglactina) 4-0 e tamponados durante 24 h a 48 h. É importante ressaltar que, além do caráter estético, o atendimento dos ferimentos nasais deve enfatizar, principalmente, a função respiratória.[17]

Orelhas

Assim como no caso dos ferimentos que acometem o nariz, para as lesões das orelhas deve-se estar bastante atento à presença de hematomas, que podem evoluir com retração cicatricial e absorção da cartilagem subjacente. Nesse contexto, os hematomas auriculares devem ser sempre drenados. Curativos compressivos devem ser confeccionados, moldando-se os sulcos auriculares. Caso contrário, haverá a formação de fibroses, que irão deformar a orelha afetada, resultando no aspecto "em couve-flor". Coleções infecciosas decorrentes do uso de *piercings* são muito frequentes e devem ser prontamente drenadas e tratadas com antibiótico de amplo espectro.[5,6,11]

Lábios

Os ferimentos que atingem toda a espessura labial devem ser suturados por planos; nas camadas mucosa e muscular são utilizados fios absorvíveis (poliglactina) 4-0 com nós invertidos e, na pele, pontos simples de náilon 4-0 ou 5-0. Especial atenção deve ser dada à linha de transição mucocutânea, uma vez que mínimos desalinhamentos de até 1 mm são perceptíveis nessa região. Com a finalidade de evitar essa deformidade, a sutura do lábio deve ser iniciada na linha de transição mucocutânea, evitando, contudo, posicionar o ponto exatamente sobre essa linha, o que pode evoluir com hiperemia local permanente, alterando o contorno labial.[11]

Extremidades Digitais

As lesões das polpas digitais são muito frequentes, tanto em crianças quanto em adultos, e estão associadas a acidentes domésticos ou de trabalho. Geralmente, esses traumas são complexos, havendo prejuízo de estruturas nobres como ossos e nervos, podendo comprometer a estabilidade da pinça funcional e da preensão de objetos. Ferimentos profundos, que comprometam a viabilidade muscular, tendínea, vascular e óssea, devem ser tratados por especialistas. Ferimentos superficiais podem ser tratados somente com sutura em pontos simples (náilon 3-0) ou podem requerer a confecção de retalhos ou de enxertos cutâneos, quando há perda de substância.[8]

O tratamento dos hematomas subungueais pequenos é feito com gelo local e analgesia. No entanto, hematomas com mais de 3 mm de diâmetro, acompanhados de dor pulsátil, devem ser drenados a partir da confecção de uma janela na unha. Para o tratamento de hematomas maiores, a unha deve ser excisada, mesmo porque esses casos são geralmente acompanhados de laceração do leito ungueal. Devem ser solicitadas radiografias das pontas digitais nas incidências posteroanterior e perfil, para avaliar a presença de fraturas associadas. As lacerações do leito ungueal são habitualmente suturadas com pontos simples de fio absorvível 6-0. A unha deve ser reposicionada e fixada proximal e lateralmente com náilon (4-0 ou 3-0), para prevenir deformidade ungueal.[18]

COMPLICAÇÕES

As complicações podem ser decorrentes de vários fatores, tais como o grau de contaminação dos ferimentos, a desvascularização da pele remanescente ou a perda de substância, a formação de hematoma, além de condições intrínsecas ao paciente.[3,9]

A infecção é uma das complicações mais temidas e, quando diagnosticada, deve ser tratada com a retirada dos pontos da pele, drenagem da secreção, desbridamento dos tecidos desvitalizados e antibioticoterapia.[19]

Vários recursos terapêuticos auxiliares já foram propostos, com a finalidade de promover a cicatrização em ferimentos que evoluem com complicações. Entre eles, citam-se o uso da oxigenoterapia hiperbárica, de curativos a vácuo e até mesmo a utilização de insumos naturais, como o açúcar, o mel e o óleo de babaçu. Apesar de a oxigenoterapia hiperbárica e de os curativos a vácuo terem demonstrado sucesso em condições específicas, o uso dos insumos naturais ainda não deve ser rotineiramente aplicado à prática clínica, uma vez que seus efeitos ainda não foram amplamente comprovados.[19]

PROFILAXIA DO TÉTANO

Causado pela ação de endotoxinas do *Clostridium tetani*, o tétano se manifesta clinicamente com febre baixa (ou ausente), hipertonia muscular e espasmos paroxísticos. A transmissão ocorre pela introdução dos esporos em uma solução de continuidade da pele ou de mucosas. O período de incubação é extremamente variável, de 1 dia a alguns meses. São considerados como porta de entrada os ferimentos contaminados por terra e fezes de animais ou humanas. Além disso, a presença de tecidos dilacerados, de fraturas expostas ou de corpos estranhos forma um ambiente adequado para a multiplicação dos clostrídios. As queimaduras e as mordeduras por animais, os ferimentos perfurantes, aqueles produzidos por armas brancas ou por projéteis de arma de fogo também constituem risco para o desenvolvimento do tétano. Consideram-se ferimentos com risco mínimo para o tétano aqueles superficiais, sem a presença de corpos estranhos ou de tecidos desvitalizados.[20]

A limpeza rigorosa deve ser realizada, os tecidos desvitalizados e os corpos estranhos devem ser cuidadosamente removidos. Indica-se o uso da imunoglobulina humana antitetânica ou, na sua indisponibilidade, do soro antitetânico, em pacientes que apresentem ferimento com alto risco para o tétano associado a história vacinal incerta, ou que tenham recebido menos de 3 doses. A necessidade de aplicar a vacina antitetânica também varia de acordo com as características das lesões, estando indicada em todos os casos de ferimentos de alto risco para o tétano, exceto nos pacientes que tenham recebido o esquema completo de vacinas há menos de 5 anos. Já nos casos de ferimentos com risco mínimo para o tétano, a vacina está indicada para os pacientes com quadro vacinal incompleto ou incerto e naqueles que receberam a última dose há mais de 10 anos.[20]

Referências Bibliográficas

1. Buzzi A. El tratamiento de las heridas a través de la historia. *Rev Asoc Med Argent*, 2006; *119*(1):16-22.

2. Morain WD. Historical Perspectives. *In:* Mathes SJ (ed.) *Plastic Surgery*, 2nd ed., vol 1. Philadelphia: Saunders Elsevier, 2006, pp 27-34.

3. Goldeberg SR, Diegelmann RF. Wound healing primer. *Surg Clin North Am*, 2010; *90*(6):1181-94.

4. Lee CK, Hansen SL. Management of acute wounds. *Surg Clin North Am*, 2009; *89*:659-76.

5. Mueller RV. Facial Trauma: Soft tissue injuries. *In:* Mathes SJ (ed.) *Plastic Surgery*, 2nd ed., vol. 3. Philadelphia: Saunders Elsevier, 2006, pp 1-43.

6. Scheibe RAC, Bittencourt RC. Traumatismo do escalpo e das partes moles da face. In: Carreirão S, Cardim V, Goldenberg D (eds.) *Cirurgia Plástica, Sociedade Brasileira de Cirurgia Plástica*. São Paulo: Atheneu, 2005, pp 337-46.

7. Jaskille AD, Shupp JW, Jordan MH et al. Critical review of burn depth assessment techniques: Part I. Historical review. *J Burn Care Res*, 2009; *30*(6): 937-47.

8. Fernandes CH, Albertoni WM. Princípios gerais do tratamento da mão traumatizada. *In:* Mélega JM (ed.) *Cirurgia Plástica Fundamentos e Arte – Cirurgia Reparadora de Tronco e Membros*. Rio de Janeiro: Medsi, 2004, pp 435-9.

9. Park H, Copeland C, Henry S et al. Complex wounds and their management. *Surg Clin North AM*, 2010; *90*(6):1181-94.

10. França GV. Traumatologia médico-legal. *In:* França GV. *Medicina Legal*, 8ª ed. Rio de Janeiro: Guanabara Koogan, 2008, pp 75-184.

11. Góes CHFS, Kawasaki MC, Mélega JM. Lesões de partes moles da face – Atendimento primário e reparo. *In:* Mélega JM (ed.) *Cirurgia Plástica Fundamentos e Arte – Cirurgia Reparadora de Cabeça e Pescoço*. Rio de Janeiro: Medsi 2002, pp 358-68.

12. Caldewell MD. Wound surgery. *Surg Clin North AM*, 2010; *90*(6):1125-32.

13. Malamed SF. *Manual de Anestesia Local*, 5ª ed. Rio de Janeiro: Elsevier, 2005.

14. Britto CBL, Normando Júnior GR. Escalpelamento na população Amazônica. *Rev Para Med*, 2004; *18*(1):30-5.

15. Emerich K, Gazda E. Review of recommendations for the management of dental trauma presented in first-aid textbooks and manuals. *Dent Traumatol*, 2010; *26*(3):212-6.

16. Murchison AP, Bilyk JR. Management of eyelid injuries. *Facial Plast Surg*, 2010; *26*(6):464-81.

17. Immerman S, Constantinides M, Pribitkin EA, White WM. Nasal soft tissue trauma and management. *Facial Plast Surg*, 2010; *26*(6):522-31.

18. Leite NM. Lesões traumáticas ungueais. *In:* Mélega JM (ed.) *Cirurgia Plástica Fundamentos e Arte – Cirurgia Reparadora de Tronco e Membros*. Rio de Janeiro: Medsi 2004, pp 482-97.

19. Hansen SL, Mathes SJ. Problem wounds and principles of closure. *In:* Mathes SJ (ed.) *Plastic Surgery*, 2nd ed., vol. 1. Philadelphia: Saunders Elsevier, 2006, pp 901-1030.

20. Secretaria de Vigilância em Saúde, Departamento de Vigilância Epidemiológica (ed.) *Doenças Infecciosas e Parasitárias: guia de bolso*, 8ª ed rev. Brasília: Ministério da Saúde, 2010.

Incisões, Suturas, Retalhos, Zetaplastias e Enxertos

Capítulo 7

Marcelo Ourives

INTRODUÇÃO

Os princípios básicos da técnica cirúrgica devem ser dominados por todos os cirurgiões e são frequentemente aplicados na prática ambulatorial, durante o manuseio da pele e de tecidos moles, como fechamento de feridas, excisões de lesões, retalhos, zetaplastias e enxertos cutâneos.

O objetivo do cirurgião é que a cicatriz tenha boa qualidade e possa ser o mais imperceptível possível. Para obter tal resultado, deve-se contar com uma técnica cirúrgica atraumática e bom planejamento das incisões. Além disso, outros fatores podem interferir na cicatrização, como a idade do paciente, o tipo de pele e a região do corpo onde ocorrerão as cicatrizes.

Todo cuidado precisa ser dedicado no manuseio dos tecidos, devendo-se minimizar o grau de destruição tecidual. Cuidado rigoroso na assepsia e na antissepsia, desbridamento de tecidos desvitalizados e sutura sem demasiada tensão atuam na prevenção de necroses e infecções, que retardam a cicatrização e promovem maior deposição de colágeno.

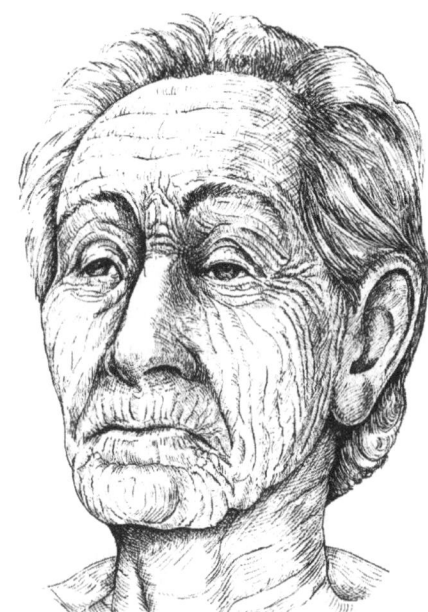

Figura 7.1 Linhas de tensão mínima da face e pescoço. McCarthy. *(Plastic Surgery, 1990).*

INCISÕES

Escolha do Sítio da Incisão

Incisões em determinadas áreas tendem a ser particularmente desfavoráveis. As mais clássicas dessas áreas são: os ombros, o dorso e a região pré-esternal. Cicatrizes localizadas em pálpebras, regiões palmar e plantar, vermelhão dos lábios e mucosas tendem a ser mais finas e menos evidentes. A escolha do tamanho e da direção de uma incisão eletiva deve ser feita em relação às linhas de tensão mínima da pele.[1] A existência de linhas de tensão da pele foi primeiramente relatada por Dupuytren, em 1832, com a descrição de feridas produzidas na pele por instrumentos penetrantes. Langer (1861) descreveu a tendência de feridas redondas, causadas por instrumentos puntiformes, tornarem-se elípticas devido à tensão normal da pele. As linhas de tensão mínima (Figura 7.1) são resultado de adaptação à função, ou seja, da contração e distensão da pele sobre a musculatura e articulações subjacentes.

Experiências práticas têm mostrado que feridas cicatrizam melhor quando são realizadas dentro das linhas de flexão natural ou linhas de expressão facial[2] ou paralelas a essas linhas (Figura 7.2). As feridas que cruzam as linhas de tensão mínima de modo oblíquo ou perpendicular estão sujeitas à ação da musculatura subjacente e ao desenvolvimento de cicatrizes hipertróficas.

Tipo de Pele

Peles oleosas, com hiperatividade das glândulas sebáceas, são desfavoráveis à formação das cicatrizes, sendo usualmente encontradas sobre a ponta do nariz, região frontal da face e bochechas.

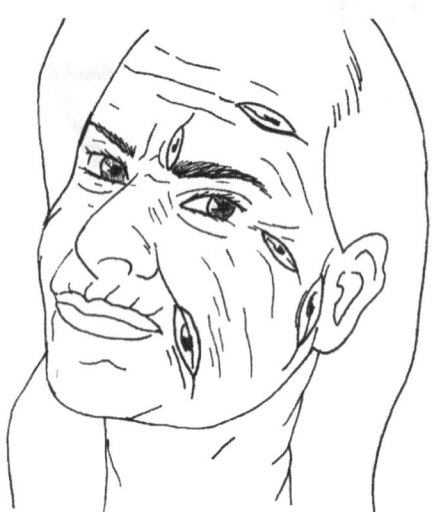

Figura 7.2 Incisões em forma de elipse seguindo a direção das linhas de expressão facial.

Idade do Paciente

No início da infância (1 a 3 meses), as cicatrizes são frequentemente finas. Em contraste, no restante da infância, a pele da criança adquire o máximo da elasticidade, resultando em cicatrizes eritematosas e hipertróficas por períodos mais prolongados, com resultados menos satisfatórios que nos adultos. Com o processo de envelhecimento, há atrofia do tecido subcutâneo, e a pele torna-se menos elástica e mais relaxada, propiciando cicatrizes mais frágeis e mais estéticas.

Para a incisão da pele, utiliza-se lâmina de bisturi número 11 ou 15, preferencialmente, e a lâmina deve incisar perpendicularmente o tecido até o plano subcutâneo, de modo seguro e firme[3] (Figura 7.3). O descolamento das bordas pode favorecer um bom fechamento sem tensão (Figura 7.4). Após hemostasia com eletrocautério, promove-se o fechamento da ferida por camadas, evitando-se deixar espaço morto e realizando correta aproximação das bordas (Figura 7.5).

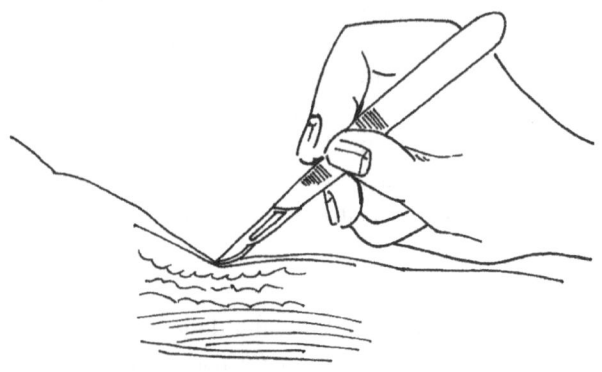

Figura 7.3 Forma correta de segurar o bisturi com lâmina número 15 e incisar a pele, evitando-se o biselamento.

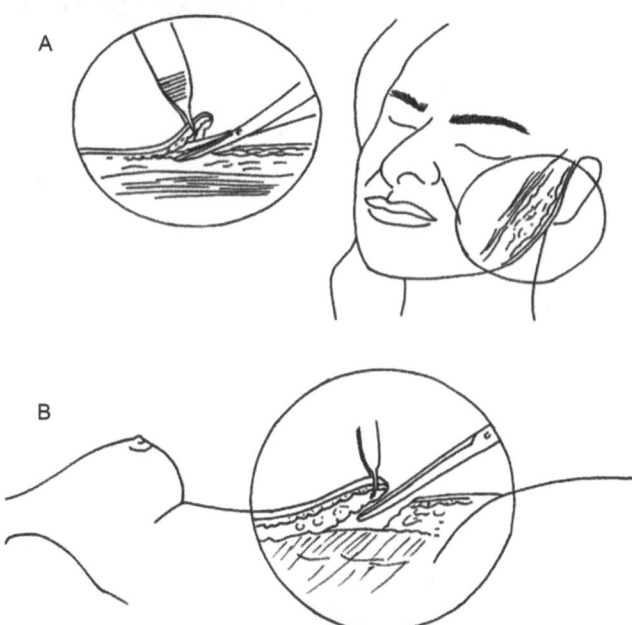

Figura 7.4 Descolamento das bordas em plano subcutâneo: (**A**) mais próximo à subderme e mais realizado na face, onde a vascularização é maior; (**B**) plano subcutâneo mais profundo no restante do corpo.

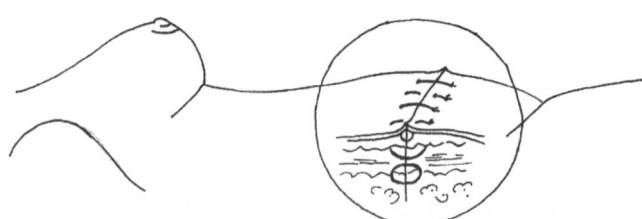

Figura 7.5 Correto fechamento da ferida com aproximação de todos os planos e ligeira eversão das bordas.

SUTURAS

Uma precisa aproximação das bordas das feridas sem tensão é o princípio básico para a cicatrização de uma ferida com mínima cicatriz. O fechamento deve ser feito por planos, com aproximação de todos os tecidos profundos, mantendo-se a mesma altura das bordas, nos casos de tecidos de espessuras diferentes. As formas de suturas são variadas, podendo-se empregar determinado tipo de acordo com a indicação.

Sutura Simples com Eversão das Bordas

É o tipo de sutura mais frequentemente empregado em cirurgia plástica. A agulha penetra a epiderme, perto da linha de incisão, em direção inferior na derme, abrangendo maior quantidade de tecido na parte profunda e retornando no lado oposto da ferida, da mesma maneira, aproximando e evertendo as bordas (Figura 7.6).

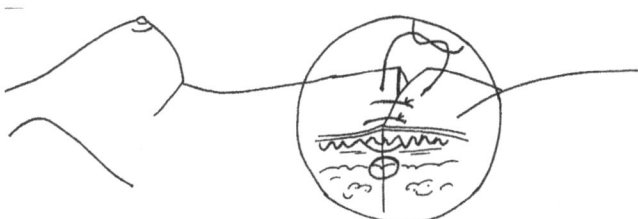

Figura 7.6 Sutura simples interrompida, realizada com intervalos de 1 mm a 3 mm e distando 2 mm da borda da ferida.

Ponto em U Vertical (Donati)

É indicado na situação em que o ponto simples não consegue boa aproximação. Esse ponto proporciona diminuição do espaço morto subcutâneo com eversão controlada das bordas da ferida. Contudo, pode gerar marcas indesejáveis no local dos pontos, tornando-se indicada sua retirada precoce (Figura 7.7).

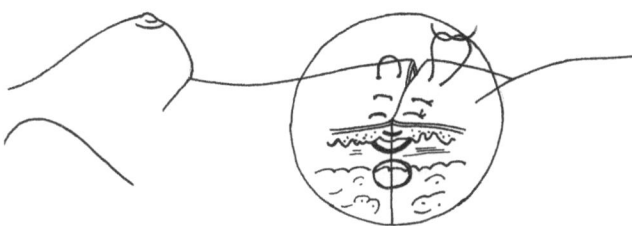

Figura 7.7 Representação esquemática do ponto "Donati", indicado principalmente para eversão das bordas da pele suturada.

Ponto em U Horizontal

Promove boa aproximação da pele com maior grau de eversão. Tal ponto pode ser bastante útil para o fechamento de feridas que estão sob tensão. É considerado o ponto causador de maior isquemia na pele (Figura 7.8).

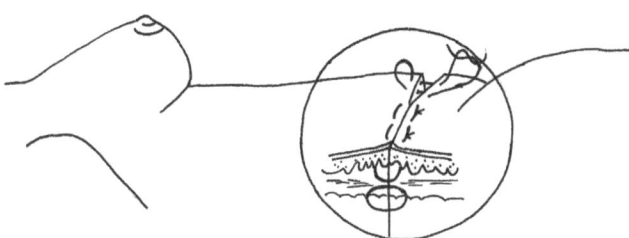

Figura 7.8 Representação esquemática do ponto em U horizontal.

Ponto Semi-Intradérmico

É utilizado quando há necessidade de manter o nó e as marcas por ele deixadas apenas em um dos lados da ferida (Figura 7.9), ou quando se deseja compensar a desproporção no comprimento entre as bordas, como, por

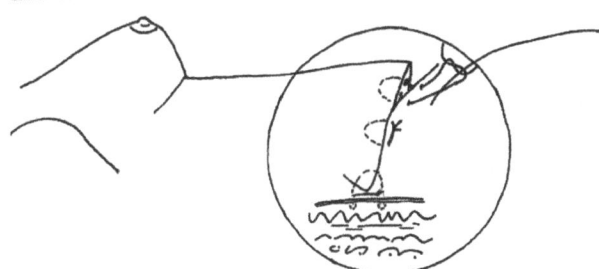

Figura 7.9 Ponto semi-intradérmico, que pode ser realizado nas bordas ou no ângulo da ferida.

exemplo, na sutura da borda areolar mamária, em que se consegue diminuir o comprimento da pele adjacente mantendo o nó do lado da aréola.

Ponto Subdérmico Invertido

É realizado no plano subdérmico profundo, englobando o subcutâneo com o nó invertido, conseguindo, assim, reduzir o espaço morto e diminuir a tensão nas bordas. O nó deve ser posicionado dirigido para baixo, diminuindo a possibilidade de percepção à palpação superficial ou de sua extrusão (Figura 7.10).

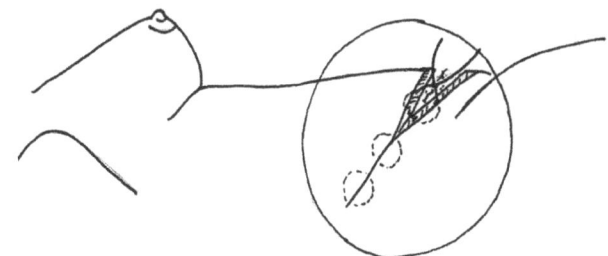

Figura 7.10 Sutura subdérmica invertida com pontos interrompidos.

Sutura Contínua (Chuleio)

É rápida e hemostasiante, distribui a tensão por toda a extensão da sutura, sendo muito útil na sutura do couro cabeludo (Figura 7.11).

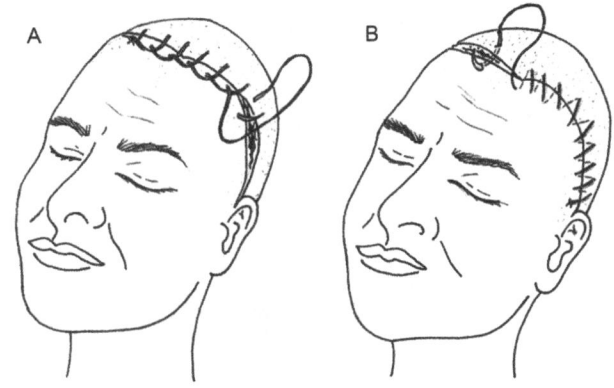

Figura 7.11 Sutura contínua: (**A**) travada e (**B**) contínua simples.

Sutura Contínua Intradérmica

É um método de sutura prático e comum. Sua principal vantagem é evitar marcas na pele. A agulha passa horizontalmente através da derme, englobando pequenos segmentos, alternadamente, de cada lado da ferida. Deve-se respeitar a mesma altura nas duas bordas durante sua execução, com a finalidade de evitar degraus nas bordas. Quando longas feridas são fechadas por esse método, recomenda-se exteriorizar o fio pela pele, em cada 5 cm a 8 cm, para facilitar sua retirada (Figura 7.12).

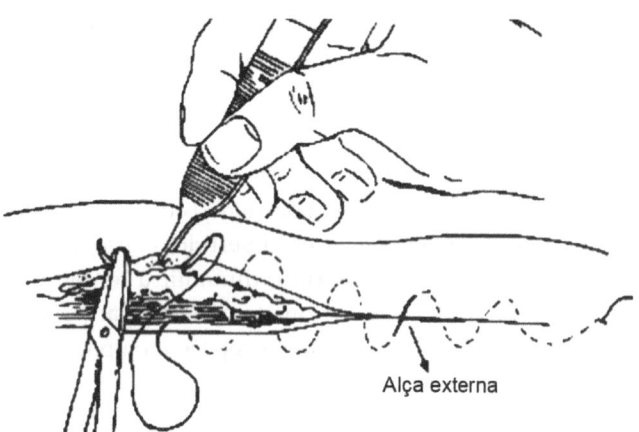

Alça externa

Figura 7.12 Sutura contínua intradérmica. A sutura é iniciada com a introdução da agulha na epiderme, e penetra-se na ferida através da derme. Com o auxílio de uma pinça, a borda da ferida é evertida e a agulha pode progredir na derme. A sutura é finalizada com a exteriorização da agulha na pele (durante sua execução, devem ser realizadas alças externas para facilitar a remoção do fio).

Fitas Adesivas

Podem ser bastante úteis em determinados casos, sendo necessária a aproximação do subcutâneo ou subderme com pontos invertidos (Figura 7.13).

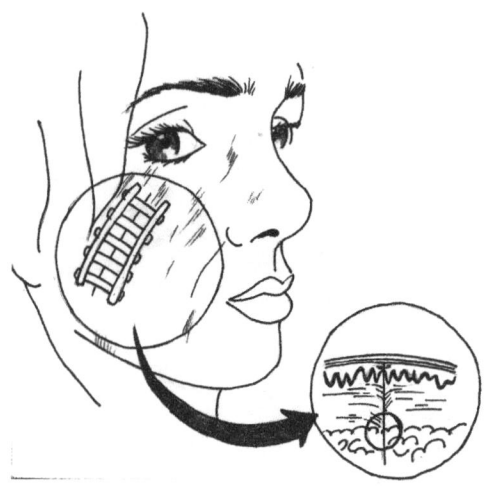

Figura 7.13 Fitas adesivas aplicadas no fechamento da ferida.

Colas Teciduais

As colas teciduais mais utilizadas são as derivadas do cianoacrilato (Histoacryl®, Dermabond®). Têm como principais vantagens a facilidade de execução, a rapidez e o fato de serem biodegradáveis. São indicadas para fechamento de feridas sem tensão, apresentando resultados similares aos de uma síntese com fios.[4]

RETALHOS

Retalhos cutâneos consistem em pele e tecido subcutâneo que são movidos de uma parte a outra do corpo, mantendo-se, nesse procedimento, um pedículo vascular para sua nutrição. A palavra *retalho* é usada para denotar uma língua de tecido, e *pedículo* refere-se à sua base.

No planejamento de uma reconstrução, deve-se pautar pelo princípio do mais simples para o mais complexo, levando-se em conta a possibilidade de complicações e sequelas nas áreas doadoras dos enxertos e retalhos. Assim, o fechamento primário torna-se o método mais simples de reconstrução, seguido pelo enxerto cutâneo, retalho cutâneo local e retalho a distância, sucessivamente (Figura 7.14).

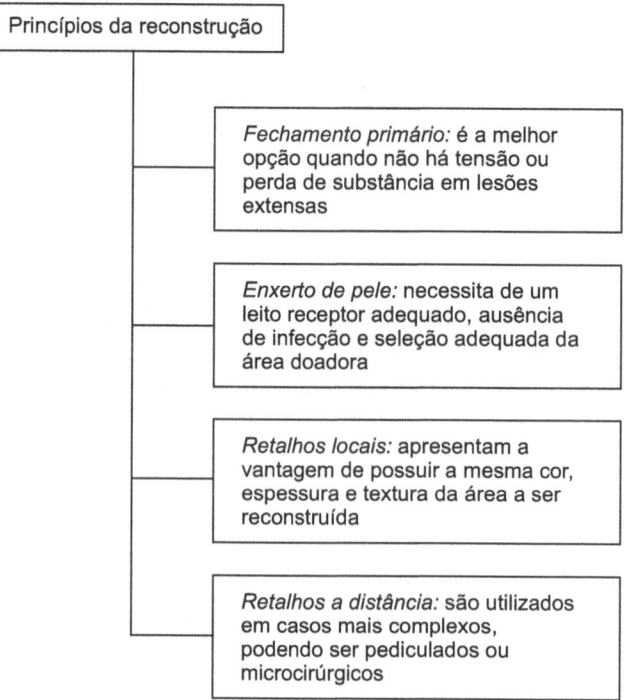

Figura 7.14 Princípios da reconstrução em cirurgia plástica.

Método de Movimento

Os retalhos cutâneos podem ser divididos em *locais* ou *a distância*, de acordo com a proximidade da área doadora e do leito receptor (Figura 7.15).

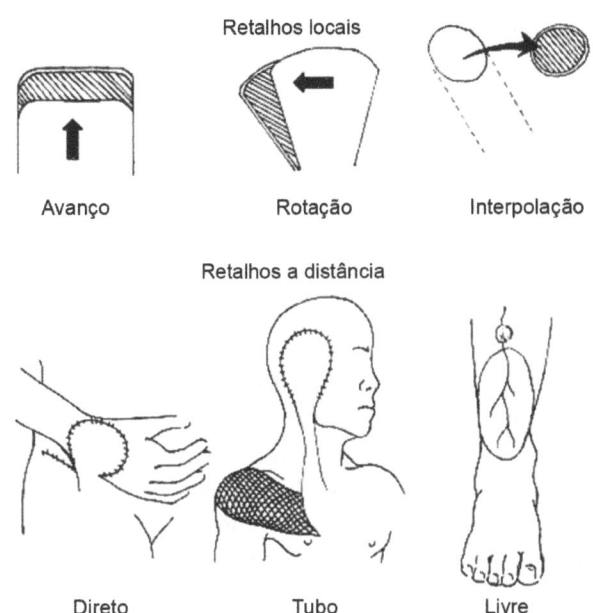

Figura 7.15 Classificação dos retalhos cutâneos pelo método de movimento.

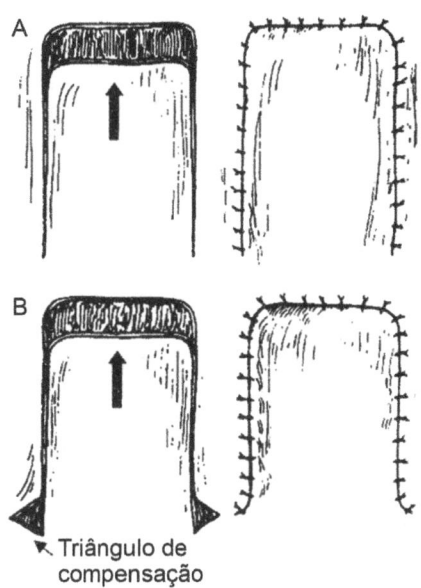

Figura 7.16 Retalho de avanço monopediculado. (**A**) Avanço obtido com a elasticidade da pele. (**B**) Avanço obtido com a retirada de triângulo de compensação em base do pedículo.

- Os retalhos *locais* ou adjacentes podem ser divididos em retalhos de avanço, rotação ou interpolação.
  - *Retalhos de avanço* – movem-se em direção reta ao defeito, sem nenhum movimento lateral. Sua execução é facilitada se há relativo excesso de pele, como nos idosos, ou se há boa elasticidade, como nas pessoas jovens. Os exemplos mais comuns são os monopediculados, com retirada de triângulo compensador na base do pedículo, e os retalhos em V-Y (Figuras 7.16 e 7.17).
  - Retalhos de transposição ou rotação são aqueles que têm um ponto na base do retalho onde o arco de rotação gera maior tensão. Os *retalhos de transposição* usualmente são quadrangulares ou retangulares e localizados imediatamente adjacentes ao defeito (Figura 7.18). Eles devem ter tamanho suficiente para cobrir o defeito, e a área doadora pode ser fechada por simples aproximação, enxerto ou outro retalho (retalho bilobulado). Os *retalhos de rotação* são retalhos semicirculares que rodam sobre um ponto pivô para cobrir o defeito (Figura 7.19). Para que se possa promover um fechamento primário, é necessário que o retalho seja bastante largo, com circunferência de 5 a 6 vezes maior que o tamanho do defeito a ser reparado.
  - Retalhos de interpolação são obtidos de áreas próximas, mas não imediatamente adjacentes à área receptora, podendo ter seu pedículo transferido abaixo ou acima do segmento de pele interveniente entre as áreas doadora e receptora. Os pedículos podem ser cutâneos (Figura 7.20), subcutâneos ou em ilha.

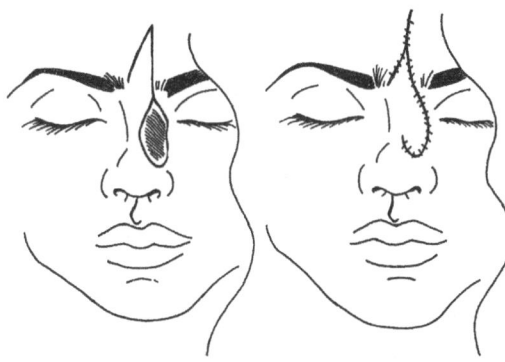

Figura 7.17 Retalho em V-Y glabelar para o canto medial dos olhos.

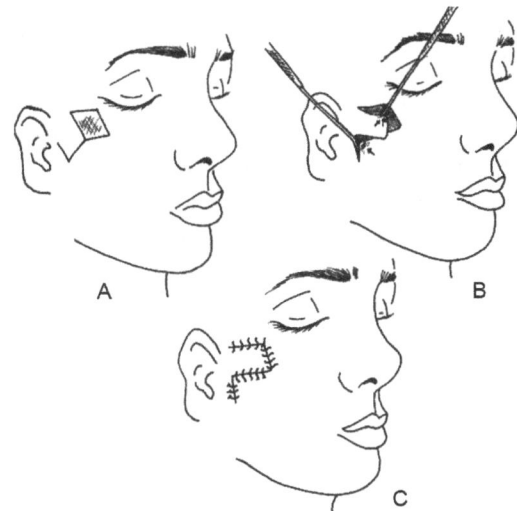

Figura 7.18 Retalho de transposição de Limberg. (**A**) Criação de um defeito romboide assim como o desenho do retalho. (**B**) Elevação e transposição do retalho. (**C**) Fechamento dos leitos doadores e receptores.

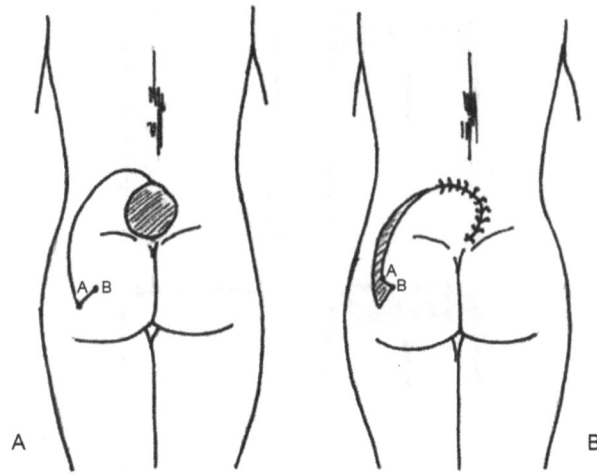

Figura 7.19 Retalho de rotação para fechamento de úlcera sacral. (**A**) Planejamento do retalho com incisão liberadora em sua base. (**B**) Fechamento primário do defeito.

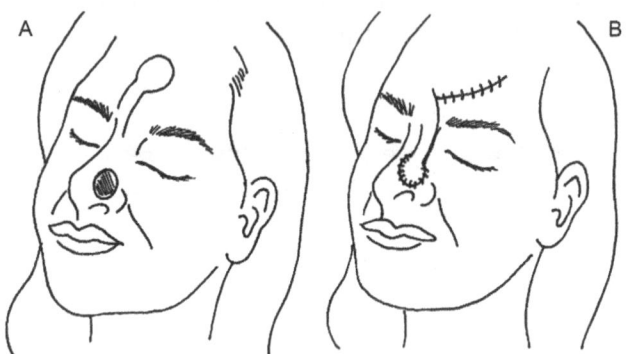

Figura 7.20 Retalho de interpolação para defeito nasal. (**A**) Desenho do retalho. (**B**) Elevação e fixação do retalho, que necessitará de tempo complementar para divisão do pedículo.

- Os retalhos *a distância* podem ser divididos em: diretos, tubos ou livres.
    - Retalhos diretos permitem aproximação direta dos sítios doador e receptor, como no retalho inguinal, utilizado para defeitos do membro superior.
    - Retalhos em tubos são utilizados quando os dois sítios não podem ser aproximados diretamente.
    - Retalhos livres ou microvasculares possibilitam grande transferência de tecido, mas requerem grande experiência técnica com microanastomoses.

Quanto ao Suprimento Sanguíneo

Randomizados: sem pedículo definido, recebem fluxo sanguíneo de artérias miocutâneas, que se distribuem em ramos do plexo subdérmico e do dérmico (p. ex., retalhos em avanço, rotação ou V-Y).

Axiais: com pedículo definido, recebem fluxo sanguíneo de artérias septocutâneas e cutâneas diretas, que enviam ramos para formar os plexos subdérmico e dérmico. O comprimento do retalho depende do tamanho e trajeto da artéria nutridora. Esses retalhos podem ser de dois tipos:

a. *peninsulares* – há continuidade de pele entre a base e a ponta do retalho;
b. *em ilha* – a base do pedículo está desepitelizada, mantendo a ilha de pele na ponta do retalho.

Quanto à Composição

Simples: apresentam uma única estrutura anatômica, podendo ser cutâneos (os mais frequentes na prática ambulatorial), de mucosa, fáscia, musculares ou tendinosos.

Compostos: quando têm duas ou mais estruturas anatômicas (fasciocutâneos, miocutâneos, condrocutâneos, osteocutâneos ou osteomusculares).

ZETAPLASTIAS

A zetaplastia é uma das técnicas mais empregadas em cirurgia plástica, caracterizando-se pela transposição de dois retalhos triangulares de pele. A zetaplastia apresenta três propostas básicas: alongamento de contratura cicatricial linear, dispersamento de cicatriz pelo quebramento da linha cicatricial e realinhamento da cicatriz dentro das linhas de tensão mínima, proporcionando liberação da contratura cicatricial e prevenindo sua recorrência (Figuras 7.21–7.23).

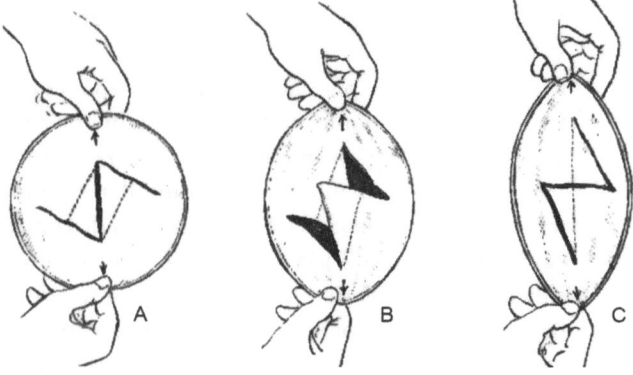

Figura 7.21 Alongamento da cicatriz obtido com a zetaplastia.

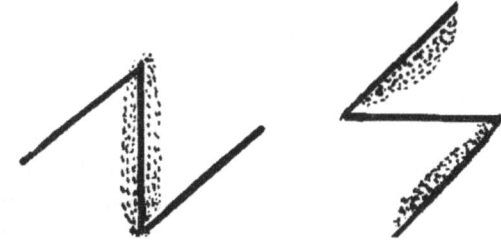

Figura 7.22 Dispersamento da cicatriz após a transposição dos retalhos na zetaplastia.

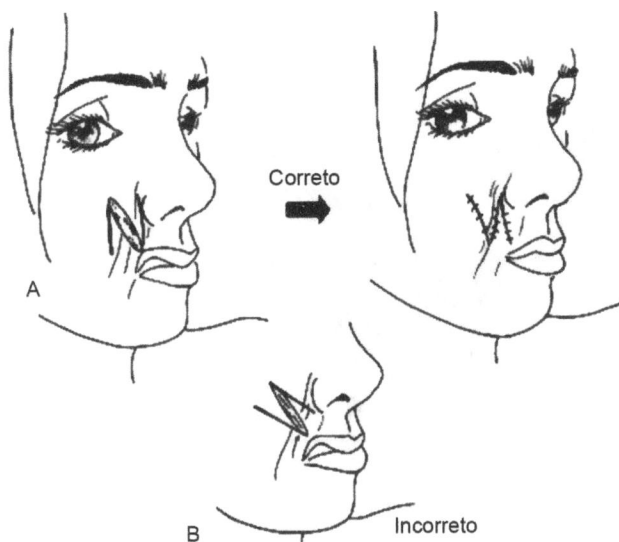

Figura 7.23 (A) Cicatriz cruzando o sulco nasogeniano obliquamente, sendo aplicada a zetaplastia com a transposição dos retalhos, de modo que as pernas do Z se juntam no sulco nasogeniano. **(B)** Forma errada de zetaplastia, em que as pernas do Z cruzam as linhas de tensão mínima.

Na zetaplastia clássica, dois triângulos de pele e tecido subcutâneo de igual tamanho e profundidade são delimitados por três incisões de igual comprimento e com ângulos de 60°. Assim procedendo, a linha de contratura é então quebrada e alongada (Figura 7.24). Quanto maior a linha central do Z, maior seu alongamento. Teoricamente, se aumentarmos os ângulos de uma zetaplastia, conseguiremos maior alongamento da cicatriz, mas, na prática, vários fatores não corroboram essa teoria, pois a

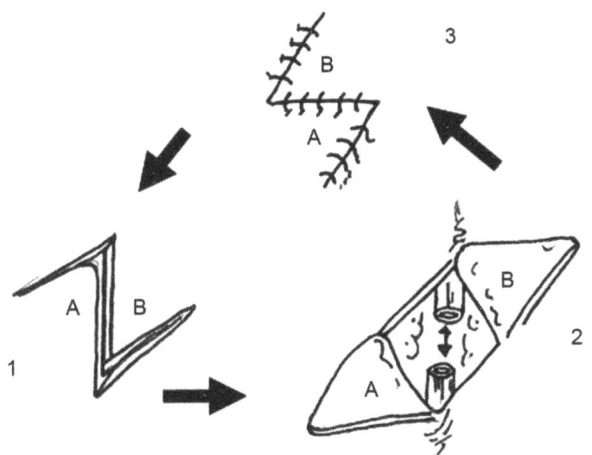

Figura 7.24 Técnica da zetaplastia: (1) a perna central do Z alinhada com a cicatriz, ambas as pernas laterais do mesmo tamanho e os ângulos A e B são de 60°; (2) os retalhos são incisados e elevados, com liberação da porção profunda da cicatriz; (3) transposição e sutura dos retalhos triangulares, proporcionando alongamento e novo direcionamento da cicatriz.

elasticidade da cicatriz varia em diferentes locais do corpo, e até mesmo em cada lado da cicatriz, como aquelas decorrentes de queimaduras.

Quando a cicatriz é muito longa, múltiplas zetaplastias podem ser empregadas, sendo preferíveis a uma única e extensa zetaplastia, principalmente na face.

A W-plastia é um recurso adicional utilizado para quebrar a direção de uma cicatriz. O método consiste na excisão da cicatriz em múltiplos pequenos triângulos, que são suturados interdigitados (Figura 7.25). Tal método não promove alongamento da cicatriz, sendo a zetaplastia múltipla a mais indicada para essa proposta.

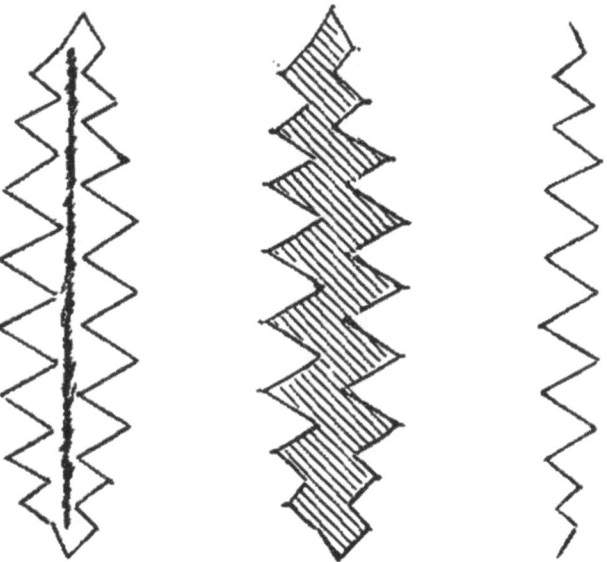

Figura 7.25 W-plastia para reparo de uma cicatriz reta. Os triângulos tornam-se menores no final da cicatriz para permitir um bom acomodamento.

ENXERTOS

Enxertos de pele consistem em segmentos de epiderme e derme que são completamente separados de seu suprimento sanguíneo e de seu sítio doador, antes de serem transplantados ao seu leito receptor em outra área do corpo, onde irão adquirir novo suprimento sanguíneo, que possibilitará a sobrevivência das células transplantadas.

Os enxertos de pele podem ser de espessura *total* ou *parcial*, de acordo com a espessura da derme transplantada.[5] A quantidade de anexos cutâneos, como glândulas sudoríparas, sebáceas ou folículos pilosos depende da espessura do enxerto (Figura 7.26).

Os enxertos *autólogos* são aqueles em que o sítio doador e o receptor são do mesmo indivíduo; *homólogos* são aqueles realizados entre indivíduos diferentes mas da mesma espécie; e os *heterólogos*, entre indivíduos de espécies diferentes.

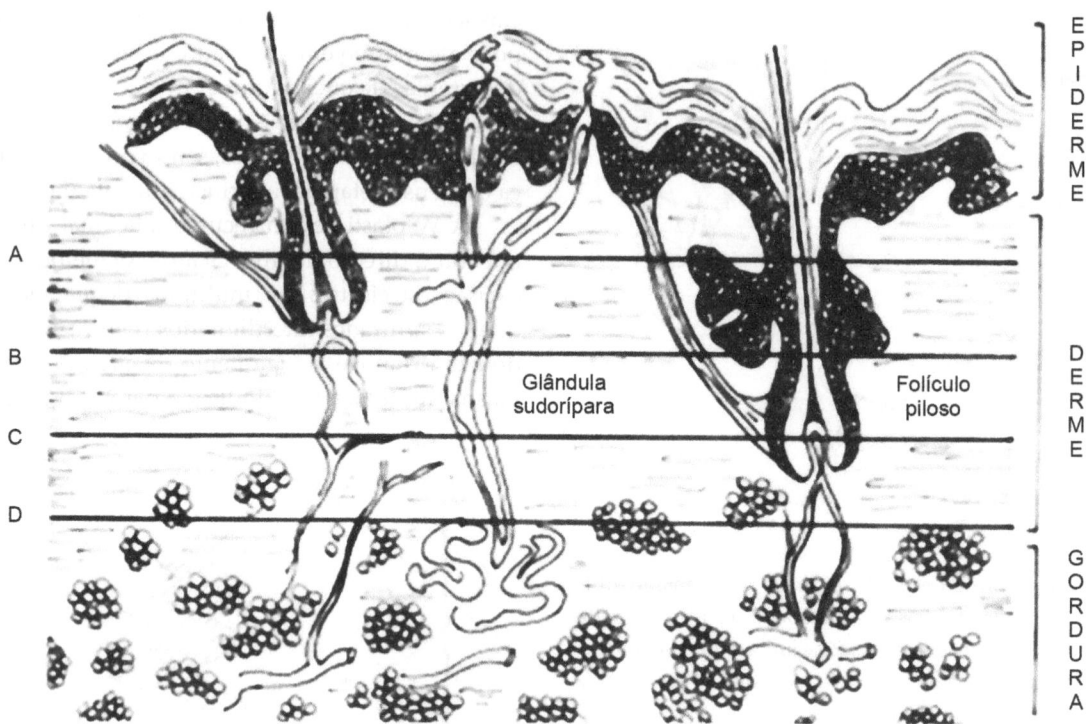

Figura 7.26 Corte seccional da pele para ilustrar comparativamente as espessuras dos enxertos. (**A**) Linha de secção para os enxertos parciais finos. (**B**) Linha de secção para os enxertos parciais médios. (**C**) Linha de secção para os enxertos parciais espessos. (**D**) Linha de secção para os enxertos de espessura total.

Seleção

Uma importante decisão na realização dos enxertos de pele é a escolha do enxerto ideal para a área receptora, e isso requer compreensão da biologia dos enxertos.

Nos primórdios da técnica, os enxertos eram finos, quase exclusivamente de epitélio, mas apresentavam alto índice de instabilidade e contratura do leito receptor. Com a evolução da técnica, esses enxertos finos foram, então, sendo substituídos por enxertos mais espessos que incluíam variadas porções da derme, mas que exigiam melhores condições do leito receptor, ou seja, um leito regular que permitisse um bom contato com toda a superfície do enxerto, bem vascularizado e livre de infecção.

Área Doadora

A escolha da área doadora depende da extensão da lesão, sendo necessários enxertos de pele parciais quando as áreas são muito grandes. Quanto maior a proximidade entre as áreas doadora e receptora, melhor a qualidade estética, pois haverá maior semelhança de coloração, textura e espessura da pele (Figura 7.27).

Nos *enxertos de pele parciais*, a área doadora regenera-se a partir da imigração epitelial dos anexos cutâneos remanescentes, e somente a epiderme se regenera. Esse tipo de enxerto pode ser retirado de qualquer parte do

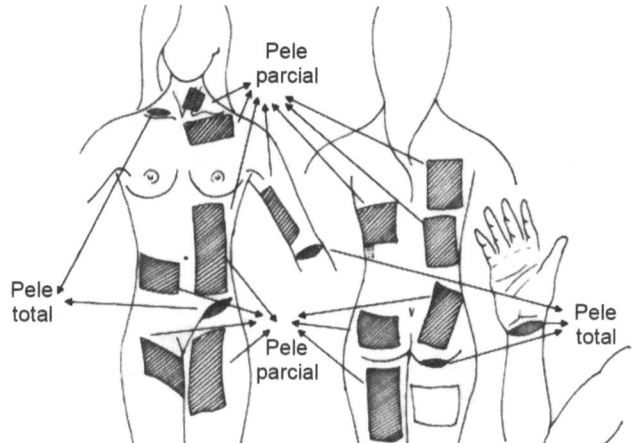

Figura 7.27 Esquema das principais áreas doadoras dos enxertos de pele parciais ou totais.

corpo, inclusive do couro cabeludo e extremidades, mas as áreas cobertas por roupas são preferíveis.

Nos *enxertos de pele totais*, normalmente se realiza o fechamento primário, o que limita sua utilização. As principais áreas doadoras são as regiões retroauricular, supraclavicular, palpebral, inguinal, abdominal, dobras articulares (punho e cotovelo), aréolas e pequenos lábios.

Área Receptora

A área receptora deve ser limpa, sem infecção e com boa vascularização. Nos casos em que consiste tecido de granulação, ela deverá estar nivelada. Nos leitos com pouca vascularização, os enxertos finos apresentam maior chance de integração. Na face e mãos, em que o resultado funcional e estético é mais importante, dá-se preferência a enxertos de pele total, assim como em áreas com bom leito receptor. Curativos repetidos são muitas vezes necessários até se obter boa condição receptora do leito. Há situações em que a enxertia se torna inviável, como em cartilagens sem pericôndrio, osso cortical sem periósteo e tendão sem paratendão.

Mecanismos de Integração do Enxerto

A integração do enxerto pode ser dividida em três fases:

1. *embebição* – nas primeiras 48 h, o enxerto nutre-se por embebição, absorvendo fluido do leito receptor.
2. *inosculação* – após 48 h, estabelecem-se conexões vasculares entre o enxerto e o leito receptor, tendo início o fluxo sanguíneo.
3. *neovascularização* – inicia-se a formação de novos capilares, por volta do sexto dia após a enxertia, assim como a formação de novos vasos linfáticos, atingindo velocidade de fluxo sanguíneo normal entre 7 e 10 dias.

Quanto mais fino o enxerto, mais facilmente ele será vascularizado e melhor será sua integração.[6] Durante a fase inicial da enxertia, a imobilização do enxerto sobre o leito receptor é indispensável, até que a rede de fibrina que ancora o enxerto se torne um tecido fibroso de ligação e permita sua sustentação, o que deve ocorrer em período não inferior a 8 dias.

Técnica de Retirada do Enxerto

No enxerto de pele total, demarca-se a área a ser retirada, e as bordas são incisadas com bisturi, sendo o enxerto retirado com pequena camada de subcutâneo. Apoiando-se o enxerto no dedo indicador e segurando-o com o primeiro e terceiro dedos, realiza-se a retirada da camada gordurosa, com o auxílio de tesoura curva, e a área doadora é fechada primariamente (Figura 7.28).

No enxerto de pele parcial, podem-se utilizar instrumentos tipo facas de Humby ou Blair, dermátomos de Padgett ou Browm ou, simplesmente, lâminas livres, como as utilizadas para barbear. A área doadora é então ocluída com gaze vaselinada ou outros materiais sintéticos pouco aderentes, que são trocados a partir do terceiro dia, até que a área seja novamente reepitelizada.

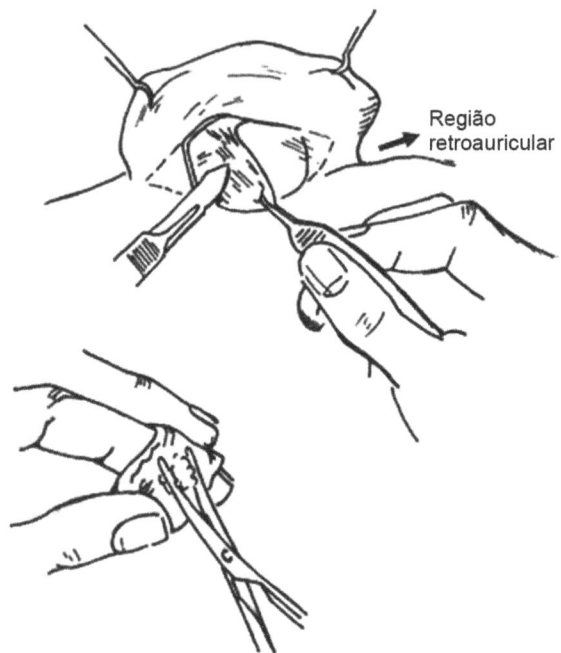

Figura 7.28 Técnica de retirada de enxerto de pele total e o emagrecimento de sua face profunda com o auxílio de uma tesoura.

Pós-Operatório

Inicialmente, o enxerto apresenta aspecto mais pálido e adquire coloração rosada conforme sua integração.

Assim que se aplica o enxerto em seu leito receptor, é necessária sua imobilização por meio de curativos oclusivos, propiciando contato adequado entre eles. Nos enxertos de pele totais, um curativo muito utilizado é o *tie-over* (realiza-se sutura ao redor do enxerto com fios de náilon 4-0 ou 5-0, e suas bordas são deixadas longas para amarrarem um bolo de gazes vaselinadas sobre o enxerto, comprimindo-o contra seu leito receptor) (Figura 7.29).

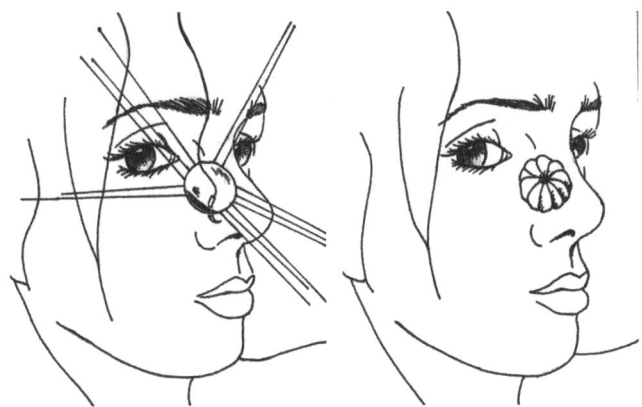

Figura 7.29 Curativo tipo *tie-over*, em que uma porção de gazes não aderentes é fixada por meio de fios para imobilizar um enxerto de pele total.

Os curativos são geralmente abertos entre o quinto e sétimo dias pós-operatórios. Sua retirada deve ser cuidadosa, para não danificar o enxerto, e sua limpeza deve ser feita com solução salina a 0,9%, assim como a drenagem de hematoma ou seroma que possam estar subjacentes, com o auxílio de uma agulha. Após, novo curativo pode ser realizado até que haja completa integração do enxerto.

Complicações

A não integração do enxerto é a principal complicação, resultando em sua perda, que pode ser parcial ou total. Suas principais causas são: leito receptor mal vascularizado, hematoma, seroma, infecção, mobilização do enxerto ou erros técnicos, como a aplicação do enxerto invertido (a superfície epidérmica em contato com o leito receptor).

Complicações podem ocorrer também na área doadora, como infecção, hipercromia ou hipertrofia cicatricial.

Referências Bibliográficas

1. McCarthy JG. Introduction to plastic surgery. *In:* McCarthy JG (ed.) *Plastic Surgery.* Philadelphia: Saunders, 1990, pp 1-68.
2. Jankauskas S, Cohen IK, Grabb WC. Basic technique of plastic surgery. *In:* Aston SJ, Smith JW (eds.) *Grabb and Smith's Plastic Surgery,* 4th ed. Little, Brown, 1991, pp 3-90.
3. D'Assumpção EA. Incisões, Suturas, Retalhos, Zetaplastias e Enxertos. *In:* Fonseca FP, Savassi-Rocha PR. *Cirurgia Ambulatorial.* Rio de Janeiro: Guanabara Koogan, 1999, PP 70-89.
4. Goes CH, Arantes HL, Kawasaki MC. Princípios básicos da técnica em cirurgia plástica. *In:* Mélega (ed.) *Cirurgia Plástica Fundamentos e Arte.* MEDSI, 2002, pp 25-37.
5. Rudolph R, Ballantyne DL. Skin grafts. *In:* McCarthy JG (ed.) *Plastic Surgery.* Philadelphia: Saunders, 1990, pp 221-74.
6. Hallock GG, Morris SF. Skin grafts and local flaps. *Plast Reconstr Surg,* 2011; *127*:5-22.

Curativos | Capítulo

José Renan da Cunha-Melo
Jane Andréa Vieira Novaes
Sarah Pereira de Freitas

8

INTRODUÇÃO

A ferida representa a ruptura da arquitetura e a perda da função normal da pele.

Para que ocorra cicatrização adequada da ferida, seu leito deve ser bem vascularizado, úmido, livre de tecido desvitalizado e de infecção. Atualmente, muitos curativos e bandagens estão disponíveis, com propriedades destinadas a melhorar o ambiente de cicatrização de feridas, e, apesar de dados insuficientes para apoiar recomendações definitivas, eles podem ser úteis em circunstâncias específicas.

Os princípios básicos e as opções disponíveis de curativos serão abordados neste capítulo.

CONCEITO

Curativo é definido como qualquer material utilizado para cobrir e proteger ferimentos. Pode apresentar-se de diversas formas: antisséptico, oclusivo e compressivo. Independentemente da apresentação, ele deve atender a algumas características, tais como eliminar espaço morto, prevenir supercrescimento bacteriano, garantir equilíbrio de líquidos adequado, ser custo-eficiente e ser viável para o paciente e para a equipe de saúde que presta os cuidados.

Curativo bem-indicado e adequadamente realizado é de extrema importância para o processo de cicatrização da ferida, e seu uso já se encontra presente em escritos de há mais de 1500 anos a.C.

HISTÓRICO[1-3]

1700 a.C. – Papiro retirado de escritos de 3000 a 2500 a.C. mostra curativos feitos com graxa, mel, fios de linha e carne fresca.

1200 a.C. – Vários agentes, como água, leite, gelo, neve, frutas, lama, mel, resinas, ovo e folhas, foram usados para curar feridas. As feridas eram deixadas abertas, embora alguns povos usassem suturá-las com quelíceras de formigas. Os egípcios, acreditando que uma ferida fechada cicatrizava mais rapidamente do que uma aberta, utilizavam tiras de pano com cola para manter aproximadas as suas bordas. Além de adesivos, os egípcios introduziram a cauterização para hemostasia e minerais, como cobre e mercúrio, para o tratamento de feridas.

800 a.C. – Os gregos não usavam a cauterização, e tratavam as feridas com lavagem, curativo e canções mágicas. Em 300 a.C., as culturas grega e egípcia encontraram-se na Alexandria, e os gregos importaram muitas práticas médicas dos egípcios.

750 a.C. – No livro I do profeta Isaias, encontra-se passagem que demonstra preocupação com o tratamento dispensado às feridas: "*...Desde a planta do pé até o alto da cabeça não há nele coisa sã: tudo é uma ferida, e uma contusão, e uma chaga entumecida, que não está ligada, nem se lhe aplicou remédio para sua cura, nem com óleo foi suavizada.*"

460 a 377 a.C. – Hipócrates pregava que feridas deviam ser mantidas limpas e secas. Água tépida, vinho e vinagre eram usados para a limpeza. Em presença de processo inflamatório, costumava-se aplicar cataplasma ou emplastro em torno da ferida para amaciar os tecidos e permitir a drenagem de pus. Foram descritas as cicatrizações por primeira e segunda intenções, assim como o preparo de pomadas com mel e óleo. Sushruta, cirurgião hindu, descreveu 14 tipos diferentes de curativos feitos de seda, linho, lã e algodão. Enfatizou a importância da limpeza e, apesar de a religião proibir, preconizava alimentação rica em carne, ao contrário de Hipócrates, que recomendava a restrição alimentar e dava aos pacientes apenas água.

No início da era cristã, óleo e vinho eram aplicados às feridas. São Lucas, na *Parábola do Bom Samaritano*, faz referência a isso, por volta dos anos 60 d.C.

100 d.C. – Celsus compilou a história da medicina desde a época de Hipócrates até 100 d.C. e descreveu os sinais cardinais da inflamação: edema, rubor, calor e dor. Além disso, enumerou os diferentes tipos de fe-

ridas e deu detalhes do tratamento de cada uma delas. Descreveu os instrumentos cirúrgicos usados até então e classificou os preparados para uso tópico, de acordo com o seu efeito sobre a ferida, em adstringentes, cáusticos, erosivos e hemostáticos.

129 a 199 d.C. – Galeno exerceu influência duradoura no tratamento das feridas. É dele a teoria *"pus bonum et laudabile"*. Preconizava a limpeza antes de suturar as feridas e usava tinta de caneta, teia de aranha e barro. Os conceitos de Galeno permaneceram mesmo depois que o centro cultural do mundo mudou para Constantinopla. Os árabes usavam, como tratamento da ferida, terebintina, esterco de lagarto, sangue de pombo, mel cozido e urina para reduzir a exsudação.

600 d.C. – Aegineta sumariou a medicina após Galeno, mas os princípios do tratamento de feridas mantiveram-se inalterados. Classificou as aplicações tópicas de acordo com seus efeitos em: hemostáticos (cobre, giz, água fria, vinagre e vinho), adstringentes (mirra, incenso, clara de ovo, mel cozido ou lã molhada em vinho), detergentes (caramujo moído, cobre, resina de pinho, terebintina, mel cru e algumas raízes, sangue de pombo e fezes de lagarto), erosivos (alúmen, acetato de cobre, bile bovina, óleo de amêndoa e outras loções).

900 a 1100 d.C. – No final do século X, o centro médico translocou-se de Bagdá para Córdoba, na Espanha. Albucasis, influenciado pela medicina árabe, divulgou os quatro métodos para coibir uma hemorragia: cauterização, secção do vaso, ligadura e soluções hemostáticas aplicadas na ferida por meio de uma compressa amarrada a ela. Tentava promover a supuração por meio de medicamentos. No século XI, surgiu a primeira escola médica europeia, e o diploma para a prática médica passou a ser exigido. Contudo, o avanço científico inexistiu. A Igreja controlava os usos e costumes. Proibia a dissecação e vários procedimentos cirúrgicos, o que contribuiu para que muitos charlatães, barbeiros e práticos exercessem a sua própria medicina.

1100 a 1400 d.C. – A escola de Bolonha preconizava que promover a supuração era contrário à natureza e que a ferida devia ser mantida seca. As ideias de Galeno, embora questionadas (Teodorico, Mondeville), ainda tinham seus defensores (Lanfranc, Guy de Chauliac), e a máxima *"pus bonum et laudabile"* persistiria por mais 5 séculos. Chauliac propôs os cinco princípios fundamentais para o tratamento das feridas: remoção de corpos estranhos, reaproximação das partes separadas, manutenção de sua aposição, conservação dos tecidos e tratamento das complicações.

1500 d.C. – Ambroise Paré preconizava o uso de óleo fervente para tratar o coto de amputação. Achava que as feridas provocadas por armas de fogo eram venenosas por causa da pólvora, descoberta no século XIV, e, para tratá-las, muitas amputações desnecessárias foram realizadas naquela época. O tratamento de hemorragia era feito por compressão. Se falhasse, eram aplicadas compressas embebidas em vinagre. Persistindo a hemorragia, o vaso sangrante era ligado proximal e distalmente à lesão. Quando a ligadura era difícil, a fenda era cauterizada. A prática da cirurgia só reacendeu na Renascença. O avanço da química levou à descoberta de compostos de cloro e iodo.

1600 a 1800 d.C. – Heyster reviu a gama de curativos disponíveis relacionando emplastros adesivos e bandagens. A Guerra da Crimeia criou enorme demanda de tecidos para curativos: linho, estopa, cânhamo, compressas de linho. Eram tecidos duros que ficavam progressivamente mais macios com o uso, mas não eram muito absorventes.

1800 a 1900 d.C. – Gamgee fez o primeiro curativo absorvente com lã de carneiro tratada para que se retirasse a matéria oleosa presente. As soluções de hipoclorito passaram a ser usadas e, na Guerra Civil americana (1861-1865), consolidou-se o uso do iodo em feridas. Em 1867, Lister utilizava ácido carbólico como antisséptico. Os antissépticos metálicos passaram a ser usados no final do século XIX, assim como o álcool, que fora usado por Hipócrates, voltou a ser usado no início do século XX. No decorrer da Primeira Guerra Mundial, cada vez mais soldados feridos nos campos de batalha tinham que esperar pelo tratamento das feridas. Muitas delas, mesmo com curativo, infectavam e gangrenavam. O uso de hipoclorito, associado ou não a ácido bórico, passou a ser prática comum, e foi usado até há bem pouco tempo. Entretanto, nos dias atuais, em decorrência de possíveis efeitos deletérios para fibroblastos, queratinócitos e células endoteliais vasculares, além de dor causada por sua aplicação tópica, o Ministério da Saúde do Brasil contraindicou a utilização do hipoclorito.

Muitos materiais para curativo foram introduzidos no mercado nos últimos 30 anos. Não só melhoraram os compostos usados para tratamento das feridas como também os adesivos, esparadrapos, bandagens e malhas. Apesar disso, uma lista do Código Farmacêutico Britânico, publicado em 1923, contém boa parte do material que é usado ainda hoje nos curativos.

FINALIDADE DOS CURATIVOS[4]

O objetivo de tratar a ferida com curativo é permitir cicatrização rápida e natural e evitar sua infecção. Como é sabido, fatores gerais (idade, estado nutricional, mobilidade, estado mental, higiene, incontinência fecal ou urinária), locais (edema, isquemia, lesões de pele, corpos

Quadro 8.1 Finalidade dos curativos

1. Auxiliar a hemostasia
2. Proteger a ferida contra trauma mecânico
3. Proteger a ferida contra a infecção
4. Limitar o movimento dos tecidos em torno da ferida
5. Prover ambiente úmido na superfície da ferida
6. Absorver secreções
7. Prevenir e/ou diminuir espaço morto
8. Dar conforto psicológico ao paciente
9. Diminuir a dor
10. Evitar o acúmulo de secreções
11. Absorver excesso de exsudato

estranhos, necrose tissular), procedimentos invasivos (cateterismo, drenagens, colocação de próteses, intubação), medicamentos (antibióticos, corticoides, quimioterápicos) e doenças (câncer, AIDS, diabetes, anemia, insuficiência hepática e renal) influem decisivamente nas infecções que podem acometer o paciente. O papel da equipe de saúde é auxiliar o organismo no combate à infecção da ferida, e, para isso, o curativo tecnicamente bem-indicado e realizado adequadamente é ponto relevante do tratamento (Quadro 8.1).

REGRAS GERAIS PARA SE FAZER UM CURATIVO[5,6]

O curativo ideal ainda não existe; contudo, existe consenso de que alguns critérios devem ser observados para se conseguir esse objetivo (Quadro 8.2).

Cada um dos critérios mostrados no Quadro 8.2 foi elaborado com base em pesquisas clínica e experimental. Por exemplo, feridas superficiais expostas para formar crosta têm tempo de cicatrização 2 vezes maior do que o das cobertas com filme permeável ao vapor. Além desse benefício, a dor nas feridas com esse curativo é menor (possivelmente por evitar o ressecamento das extremidades dos nervos), e os processos autolíticos naturais, quebrando os tecidos necróticos, são maiores. Portanto, a ferida deve ser mantida em ambiente úmido, ao contrário do que se acreditou por grande parte da história da medicina. Estudo em modelo suíno mostrou que as feri-

Quadro 8.2 Critérios para obtenção de um curativo ideal

1. Manter a ferida limpa
2. Remover o excesso de exsudação
3. Permitir a troca gasosa
4. Fornecer isolamento térmico
5. Ser impermeável às bactérias
6. Ser isento de partículas e de tóxicos contaminadores de feridas
7. Permitir sua remoção sem causar trauma na ferida

das úmidas cicatrizam mais rapidamente em comparação com feridas expostas. Resultados semelhantes foram obtidos em humanos. Isto parece ocorrer, em parte, pela facilitação da migração de células epidérmicas em ambiente úmido e pela exposição da ferida ao seu próprio fluido rico em metaloproteinases, fator de crescimento derivado de plaquetas e fator de crescimento derivado de fibroblastos, que interagem entre si e com outras citoquinas para estimular a cicatrização.

Conquanto a superfície deva permanecer úmida, o excesso de umidade provoca maceração da pele vizinha. Não está definido qual deve ser o equilíbrio entre a umidade e a absorção que o curativo deve proporcionar à ferida. Não é correto fazer curativos secos em feridas abertas nem secar a superfície da ferida. Contudo, a pele sã em torno deve ser seca para dar conforto ao paciente.

A troca gasosa parece ser importante para a cicatrização por permitir maior oxigenação. Porém, a hipóxia do tecido parece estimular a angiogênese que, por sua vez, aumenta o fluxo sanguíneo e a oxigenação da ferida. Um curativo oclusivo hidrocoloide, por estimular a angiogênese, é benéfico para a cicatrização. Portanto, a ferida não depende apenas do ar atmosférico para obter o seu oxigênio.

O isolamento térmico da ferida, mantendo temperatura em torno de 37°C, parece ser importante para a atividade mitótica durante a granulação e a epitelização. Após a limpeza da ferida, decorrem cerca de 40 min para que ela recupere sua temperatura e aproximadamente 3 h para a atividade mitótica retornar ao normal.

O curativo impermeável às bactérias é benéfico. O objetivo é criar uma barreira entre a ferida e o ambiente de modo que nem as bactérias do ambiente contaminem a ferida nem as bactérias desta contaminem o ambiente. Um curativo encharcado ou com extravasamento de exsudato abre caminho para contaminação bacteriana.

O curativo isento de partículas e tóxicos contaminadores da ferida é desejável. Vários materiais utilizados nos curativos antigos deixavam partículas de algodão nas feridas. Essas partículas renovam ou mantêm a reação inflamatória, retardando a cicatrização. Modernamente, os curativos são feitos de produtos especiais que evitam danos locais ou gerais para o portador de lesão, proporcionando cicatrização, com o mínimo de interferência. Além dos produtos utilizados no curativo, também é importante, para sua realização, o uso de material adequado mínimo (Figura 8.1).

A retirada do curativo sem provocar trauma parece ser importante. O dano geralmente ocorre quando o curativo adere à superfície da ferida. A retirada provoca ruptura considerável de tecido recém-formado, que determina outra reação inflamatória e atrasa a cicatrização.

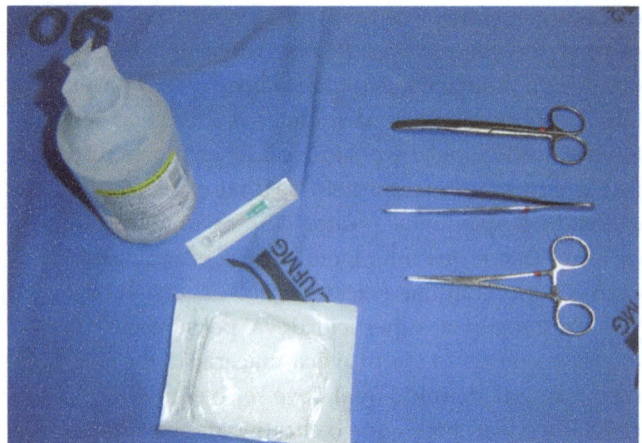

Figura 8.1 Material básico para realização de curativo simples: solução salina a 0,9%, agulha, gaze, pinças e tesoura.

Com base no exposto, pode-se dizer que nenhum curativo oferece o ambiente ideal para a cicatrização de todas as feridas. Além disso, pode ser necessária a utilização de mais de um tipo de curativo durante a cicatrização da ferida. Muitos curativos preenchem apenas alguns dos critérios e devem ser selecionados após cuidadosa avaliação.

SUBSTÂNCIAS UTILIZADAS NO CUIDADO DAS FERIDAS

As substâncias utilizadas no tratamento das feridas têm, basicamente, a finalidade de limpeza. O objetivo é retirar toda matéria estranha, como *debris*, fibrina, tecido necrosado, e remover os resíduos do curativo anterior. A limpeza não parece reduzir a quantidade de bactérias na superfície da ferida, mas promove a sua redistribuição.

Várias substâncias são utilizadas. Algumas delas estão descritas a seguir, embora nem todas estejam disponíveis no mercado brasileiro.

Desbridamento

Solução de cloreto de sódio a 0,9% (solução salina)[7]

Esse é o único agente totalmente seguro, constituindo o tratamento de escolha para a maioria das feridas. A diminuição da carga bacteriana tem sido documentada clinicamente com o uso de irrigação pulsátil de solução salina em feridas crônicas de membros inferiores. O uso dessa solução também é importante para remoção de material solto. A adição de iodo diluído ou outras soluções antissépticas (p. ex., clorexidina e peróxido de hidrogênio) é, geralmente, desnecessária. Essas soluções têm ação mínima contra as bactérias e podem potencialmente impedir a cicatrização da ferida por exercerem efeitos tóxicos sobre o tecido viável.

Irrigação com baixa pressão é geralmente suficiente para eliminar o material da superfície da maioria dos ferimentos. O uso de pressão mais elevada pode causar danos locais, dissecando tecido conjuntivo frouxo e aumentando o edema do tecido.

Desbridamento enzimático[8]

Existem vários métodos de produzir desbridamento das feridas: mecânico, fricção com gaze, autólise por enzimas produzidas pelo próprio organismo, osmótico e químico (ou enzimático) por meio de enzimas proteolíticas. O desbridamento enzimático envolve a aplicação de agentes exógenos de ação enzimática na ferida para remoção de tecidos desvitalizados. A esse último grupo pertencem a colagenase (Colagenase®, Iruxol®, Iruxol Mono®, Kollagenase®, Santyl®), a fibrinolisina (Fibrase®) e a papaína (Gladase®, Accuzyme®).

Como se vê, muitos produtos estão disponíveis comercialmente, mas os resultados de estudos clínicos são incertos e seu uso permanece controverso. As taxas de cicatrização das úlceras não são melhoradas com o uso da maioria das enzimas desbridantes. O mecanismo de ação da colagenase pode promover a migração de células endoteliais e queratinócitos, estimulando a angiogênese e a epitelização, em vez de funcionar apenas como agente mecânico de desbridamento. Também continua a ser boa opção em pacientes que necessitam de desbridamento mas não são candidatos à cirurgia (Figura 8.2).

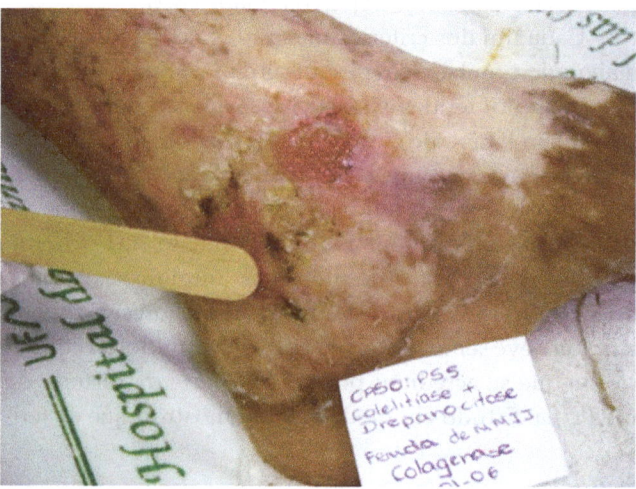

Figura 8.2 Uso de colagenase para desbridamento da área cruenta da ferida.
- Ação: provoca necrólise.
- Indicação: feridas com tecido necrótico, opção para tratamento domiciliar.
- Contraindicação: feridas com áreas necróticas extensas.
- Desvantagem: maceração da pele em torno da ferida, custo elevado, hipersensibilização da pele e frequência de troca (a cada 8 h).

Agentes Tópicos

Antissépticos[9-11]

O antisséptico pode ser definido como substância que pode ser usada em tecidos vivos, principalmente na pele, e tem a capacidade de destruir compostos vegetativos como bactérias, impedindo o seu crescimento. Se for usado apenas para limpar as feridas, terá pouco efeito, pois precisa ficar em contato com as bactérias por cerca de 20 min para destruí-las. Pode também ser incorporado aos materiais de curativo, unguentos e cremes.

Apesar do ideal perseguido, vários antissépticos apresentam efeitos prejudiciais. Fleming, em 1919, já afirmava que os antissépticos são pouco úteis para redução da carga bacteriana de uma ferida. Além disso, a presença de material orgânico, como sangue ou tecido necrosado, reduz significativamente a efetividade dos antissépticos.[6] A redução da carga bacteriana está mais associada a desbridamento efetivo do que ao uso de antissépticos. Estes, em sua maioria, quando aplicados topicamente, são irritantes, parcialmente citotóxicos, levando a atrasos na cicatrização, e podem causar alergia de contato. Apesar disso, podem estar associados a potenciais benefícios em situações específicas. Existem soluções com surfactantes (soluções industrializadas para limpeza de feridas) que apresentam graus variados de citotoxicidade, mesmo sem adição de antissépticos. Pela natureza de sua estrutura química, os antissépticos ajudam a quebrar as ligações dos corpos estranhos na superfície da ferida. A força de sua reatividade química é diretamente proporcional à capacidade de limpeza e à toxicidade celular. Logo, o uso de antissépticos deve ser avaliado considerando-se a toxicidade para as células. Os antissépticos têm indicação na redução da carga bacteriana, mas têm citotoxicidade comprovada, ficando a indicação reservada para lesões nas quais não haja tecidos viáveis ou nas quais existe risco de a infecção superar o objetivo inicial de promoção de reparação tecidual.

Tipos de antissépticos utilizados em curativos

Água oxigenada. O peróxido de hidrogênio a 3% (10 volumes) tem efeito oxidante que destrói as bactérias anaeróbias. Seu efeito desaparece quando entra em contato com matérias orgânicas como pus ou gaze de algodão. O efeito oxidante também é benéfico na remoção dos tecidos mortos das feridas. Sua utilização deve ser restrita às feridas com tecidos desvitalizados. O peróxido de hidrogênio também pode ser encontrado na forma de creme na concentração de 1,5% com ação antisséptica prolongada.

Apesar de ter sido usado durante muitos anos, foi descoberto que o peróxido de hidrogênio pode danificar células saudáveis – queratinócitos e fibroblastos –, ini-

bindo a migração dessas células, que são responsáveis pela cicatrização de feridas. Outros estudos demonstram dano às células e proteínas pelo aumento da formação de radicais livres produzidos pelo peróxido de hidrogênio. Tendo em vista que o risco na utilização do peróxido de hidrogênio pode ser maior que o seu benefício no tratamento de feridas, essa substância passou a ser classificada na lista de "Adstringentes, Oxidantes e Corantes" do *British National Formulary* (1996), e não mais como agente de limpeza para feridas. Guia elaborado pela AHCPR para o tratamento de úlceras graves proíbe o uso de peróxido de hidrogênio para lavagem de ferimentos.

Iodo. É antisséptico de amplo espectro, disponível na forma de solução alcoólica ou aquosa. A solução aquosa é utilizada, mais comumente, como povidona-iodo a 10% (PVP-I 10%) que contém 1% de iodo livre. A desvantagem da PVP-I é que essa solução retarda a cicatrização e é citotóxica para os fibroblastos. A utilização da PVP-I deve ser restrita ao uso por curto prazo nas feridas infectadas em que a terapia antibiótica não é apropriada. As soluções alcoólicas de iodo devem ser reservadas para o uso em antissepsia da pele e não se prestam para curativos em feridas abertas. O iodo também está disponível nas formas de pomada, pó e impregnados nos curativos, como o Iodosorb®, um cadexômero de iodo, que, além de proporcionar ambiente úmido, é bactericida para bactérias gram-positivas e gram-negativas.

Prata. A prata é tóxica para as bactérias. A sulfadiazina de prata (p. ex., Silvadene®) é creme antisséptico tópico que parece diminuir a incidência de sepse no tratamento de feridas cutâneas, incluindo as feridas crônicas, regiões doadoras de pele para enxerto e queimaduras.

O nitrato de prata raramente é usado como loção antisséptica. Provoca manchas negras na pele, e seu uso prolongado pode levar a hiponatremia, hipocalemia e hipocalcemia.

Permanganato de potássio. É um antisséptico usado em casos de exsudação eczematosa, que ocorre principalmente em úlceras de perna. É encontrado na forma de pó ou de comprimidos de 100 mg, que podem ser dissolvidos em um volume de água correspondente à concentração desejada. Em regra, a solução mais usada é de 0,01%. Deve-se alertar o paciente de que o permanganato pode provocar manchas na pele e, quando não diluído corretamente, também queimaduras.

Clorexidina. É amplamente utilizada em uma série de fórmulas aquosas e, atualmente, também disponível em solução alcoólica. A solução de gluconato de clore-

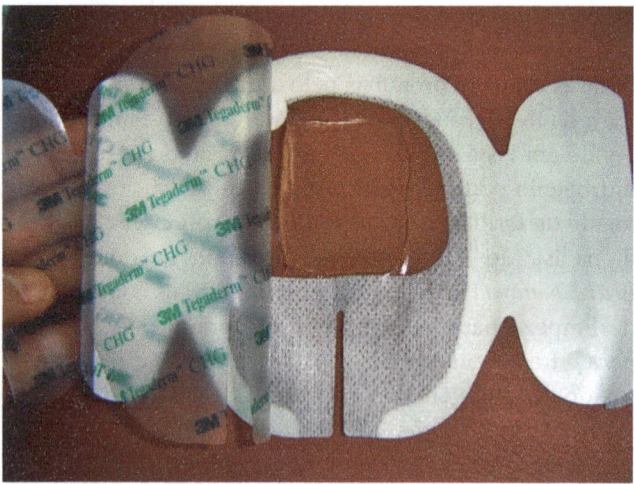

Figura 8.3 Uso do curativo impregnado com clorexidina em acesso venoso central.

xidina a 0,05% diluída em água destilada tem atividade antibacteriana contra microrganismos gram-negativos, incluindo *E. coli*, *P. aeruginosa* e *Klebsiella* sp. e contra gram-positivos, tais como *S. aureus*. Apresenta baixa toxicidade celular. Sua atividade antimicrobiana pode ser prolongada se impregnada no curativo. Entretanto, sua eficácia é rapidamente reduzida na presença de materiais orgânicos, como pus ou sangue. Às vezes, é combinada com cetrimida. É largamente usada na antissepsia da pele e em soluções de higiene oral (Figura 8.3).

Cetrimida. Essa substância é útil devido às suas propriedades detergentes, sobretudo na limpeza inicial de feridas traumáticas ou na remoção de crostas. Pode provocar irritação e sensibilidade da pele. As formas de apresentação do produto são creme ou loção combinada com clorexidina.

Proflavina. Tem efeito levemente bacteriostático apenas para bactérias gram-positivas. Embora seja disponível na forma de loção, na maioria das vezes é utilizada como creme aquoso. No entanto, a proflavina não é liberada do creme para a ferida e, consequentemente, não produz efeito contra as bactérias.

Hipoclorito de sódio. Apresenta-se em várias formas, sendo o líquido de Dakin a mais conhecida no Brasil. O hipoclorito não tem sido usado atualmente devido às suas propriedades de causar irritação da ferida e da pele circunjacente, além de prolongar a fase inflamatória da cicatrização e provocar danos consideráveis à microcirculação. Ademais, a quantidade de hipoclorito que deveria teoricamente ser utilizada em um curativo é muito grande para efeitos benéficos discutíveis, e o surgimento

de maior variedade de produtos alternativos não justifica o uso desse composto para tratamento de feridas.

Antimicrobianos[12]

Vários antibióticos estão disponíveis na forma de aplicação tópica. Eles são potencialmente perigosos e nem sempre são absorvidos pela ferida. Não há evidência publicada para apoiar o uso de antibióticos como profilaxia em feridas crônicas ou para melhorar o potencial de cura de feridas, se estas não apresentarem evidência clínica de infecção. Quando se trata de feridas infectadas, os antibióticos sistêmicos são o medicamento de escolha, pois o foco de infecção pode estar a uma profundidade inalcançável pelo antibiótico tópico. Sinais clínicos de infecção local (celulite purulenta, gangrena, ossos expostos etc.) ou sistêmicos (febre, calafrios, náuseas, hipotensão, hiperglicemia e leucocitose) justificam a terapia antibiótica.

Recomenda-se que qualquer antibiótico utilizado sistemicamente não seja aplicado na pele, mas infelizmente não é isso que ocorre na prática, pois a maior parte dos antibióticos de uso tópico também é disponível para uso sistêmico.

Associação tópica disponível no mercado e de eficácia comprovada é a que coloca bacitracina e neomicina no mesmo produto. Porém, se o agente infectante for o estafilococo, outro antibiótico deve ser utilizado. Outros antimicrobianos disponíveis no mercado são o Flamazine® e o Metrotop®. O Flamazine® é creme constituído por sulfadiazina de prata eficaz contra *Pseudomonas* sp. e *S. aureus*, sendo bastante indicado nas feridas secundárias a queimaduras. O Metrotop®, um gel de metronidazona, é eficaz contra as bactérias anaeróbicas, e, por reduzir o odor produzido por elas, é utilizado em tumores com crescimento fungoide. Pomadas contendo antifúngicos (p. ex., cetoconazol) também estão disponíveis comercialmente.

Tinturas

Existem várias tinturas utilizadas no cuidado das feridas, pois apresentam leve efeito antibacteriano. O Quadro 8.3 contém as ações e efeitos deletérios das principais tinturas disponíveis.

Fatores de crescimento[13,14]

Fatores de crescimento recombinante humano têm sido desenvolvidos, visando o tratamento de úlceras crônicas, entre os quais podem ser citados:

- Fator de crescimento epidérmico (EGF): isolado por Cohen, em 1962, influencia a reepitelização, angiogênese e atividade da colagenase, aumentando a produção de colágeno e fibroblastos e a liberação de macrófagos para o leito da ferida.

Quadro 8.3 Tinturas utilizadas em curativos

	Ações	Efeitos deletérios
Violeta de genciana	Adstringente	Quando usada em membranas mucosas e em feridas abertas, pode ser carcinogênica
Mercurocromo	Hemostática e fungistática	Pode produzir anafilaxia e anemia aplástica
Verde-brilhante	Remoção de tecidos desvitalizados	Retarda significativamente a granulação

- Fator de crescimento derivado de plaquetas (PDGF): aprovado pela Food and Drug Administration (FDA), é comercializado na forma de gel (Becaplermin®), e promove a proliferação celular e angiogênese. É liberado pelos alfagrânulos das plaquetas no início da formação do coágulo. É mitogênico para fibroblastos e células da musculatura lisa vascular, além de promover a deposição de matriz extracelular, trazendo, como consequências, o aumento da síntese proteica, formação de tecido de granulação e angiogênese. É indicado como terapia adjuvante para o tratamento de úlceras do pé diabético, além de ser o único agente farmacológico aprovado para o tratamento de feridas crônicas. O fator de crescimento rhPDGF-BB é apresentado em base aquosa tópica de sódio carboximetilcelulose (Na-CMC). É indicado para úlceras não infectadas do pé diabético, que apresentam suprimento vascular adequado e se estendem até o tecido subcutâneo. Existe preocupação em relação ao risco de malignidade desse agente, embora esse risco pareça ser baixo.
- Fator estimulador de colônias de granulócitos e macrófagos (GM-CSF): injeções intradérmicas de GM-CSF parecem promover a cicatrização de úlceras crônicas de perna, incluindo úlceras venosas. O GM-CSF tem sido utilizado como tratamento em vários tipos de feridas crônicas.

CURATIVOS USADOS NO TRATAMENTO DE FERIDAS[15.16]

Quando o curativo adequado é aplicado a uma ferida, pode ter impacto significativo na velocidade de cicatrização, na função da pele reparada e na aparência estética da cicatriz resultante. Não existe curativo perfeito que possa ser usado em todas as feridas. Cabe à equipe de saúde avaliar as feridas individualmente e escolher o curativo mais adequado. Além disso, deve-se monitorar continuamente as feridas para, de acordo com suas características, avaliar a frequência de troca de curativo.

A principal finalidade dos curativos é garantir o nível adequado de umidade na ferida e no tecido que a circunda. Benefícios adicionais secundários, tais como efei-

to antimicrobiano local, controle de odor ou capacidade de desbridamento leve, podem ocorrer.

Classificação dos Curativos com Base na Sua Capacidade de Retenção de Água

Com base em suas habilidades de retenção de água, os curativos são classificados como abertos, semiabertos ou semioclusivos.

Curativos abertos incluem, principalmente, a gaze, que normalmente é umedecida com solução salina antes de ser colocada na ferida. Ataduras de gaze estão disponíveis em vários tamanhos e em várias marcas (p. ex., Kerlix®). Os chumaços absorventes (p. ex., almofadas ABD) são curativos que apresentam um centro absorvente coberto por uma gaze ou material sintético. Devem ser usados como curativos secundários em feridas abertas, cobrindo as gazes, principalmente em casos de grande exsudação. Para o gerenciamento de grandes feridas, tiras autoadesivas (tiras de Montgomery) podem ser usadas para manter um curativo volumoso no lugar. Os curativos de gaze são baratos, mas muitas vezes exigem trocas frequentes.

Curativos semiabertos tipicamente consistem em gaze impregnada com camada fina de petróleo ou parafina e tem nomes de produtos, tais como Xeroform®, Adaptic®, Jelonet® e Tulle Sofra®. Essa camada inicial é coberta por curativo secundário de gaze absorvente e, finalmente, por camada de adesivo. As vantagens do curativo semiaberto são o preço baixo e a facilidade de aplicação. A principal desvantagem é não manter ambiente úmido e não permitir controle adequado do exsudato. Por utilizar gazinhas, há necessidade de trocas frequentes.

Curativos semioclusivos apresentam grande variedade de propriedade oclusiva, capacidades de absorção e conformação e atividade bacteriostática. Incluem filmes, espumas, alginatos, hidrocoloides e hidrogéis, dentre outros.

A comercialização de curativos ocorre de maneira mais evidente no mercado internacional, em comparação com o mercado brasileiro. Por esse motivo, há maior variedade de curativos no exterior do que no Brasil.

Classificação dos curativos pelo mecanismo de ação

- *Passivos*: utilizam produtos que protegem e cobrem as feridas, como algodão, gazes, esparadrapos, micropore, fitas cirúrgicas;
- *Interativos ou hidroativos*: compostos de materiais projetados para manter microambiente propício para a cura da ferida, como películas polimerizadas, espumas polimerizadas, polímeros fibrosos e partículas, hidrogéis, hidrocoloides;
- *Bioativos*: são curativos que fornecem ou estimulam a liberação de substâncias ativas durante o processo de cura. Exemplos desses curativos são alginato de cálcio, hidrogéis e hidrocoloides.

Classificação dos curativos pelo contato com o leito da ferida

Em relação ao contato com o leito da ferida, os curativos podem ser:

- *Primários*: quando aplicados diretamente sobre a ferida;
- *Secundários*: quando, entre o material e o leito da ferida, é colocado material que constitui o curativo primário.

Produtos de Curativos Disponíveis no Mercado

Deve-se ressaltar que a tentativa de agrupar os materiais usados nos curativos de acordo com as suas características específicas não é fácil porque há muita formulação mista. Também, existem critérios diversos usados pelos autores no agrupamento dos curativos. Por isso, o texto a seguir constitui uma das tentativas de agrupamento existentes. Ressalte-se que a maioria desses curativos está disponível no mercado internacional, mas alguns deles não são encontrados no mercado brasileiro.

Filmes transparentes

Os filmes propiciam ambiente úmido, mas não têm capacidade de absorção. Não devem ser utilizados em feridas exsudativas e/ou infectadas. O método de aplicação varia de acordo com a marca (Biooclusive®, Cutifilm®, Opsite®, Tegaderm®) e requer certa dose de habilidade e prática. As membranas permeáveis a vapor constituem avanço nesse tipo de curativo, pois têm capacidade de absorção que possibilita o seu uso em feridas com exsudação. Sendo porosos, permitem que a exsudação passe através do filme sem necessidade de trocá-lo por vários dias. Basta trocar o curativo externo na medida da necessidade. São exemplos desse tipo de curativo: Spyrosorb®, Spyroflex®, Omniderm®, Surfasoft® e Tegapore®. A Figura 8.4 ilustra alguns tipos de filmes usados para curativos. A Figura 8.5 mostra o uso de filme transparente como curativo em acesso venoso central. A transparência do curativo permite a inspeção contínua do seu aspecto, o que contribui para decisão precoce sobre a troca do cateter.

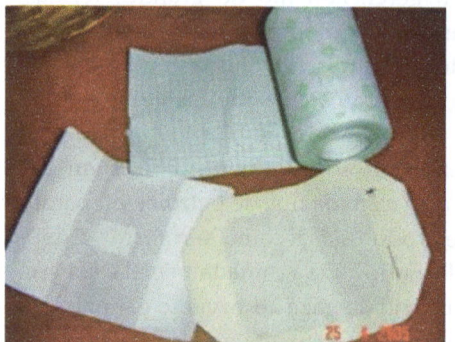
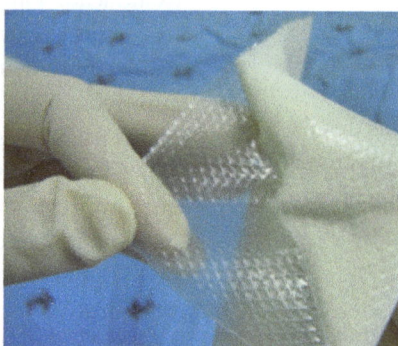

Figura 8.4 Filmes transparentes.
- Indicações: visam à redução da fricção, como cobertura secundária em acesso venoso central e veias dissecadas, úlceras de pressão estágio I, feridas superficiais não infectadas e com pouco ou nenhum exsudato, em proeminências ósseas.
- Contraindicação: feridas exsudativas e infectadas.

O filme da direita é impregnado com analgésico e pode ser usado em feridas dolorosas.

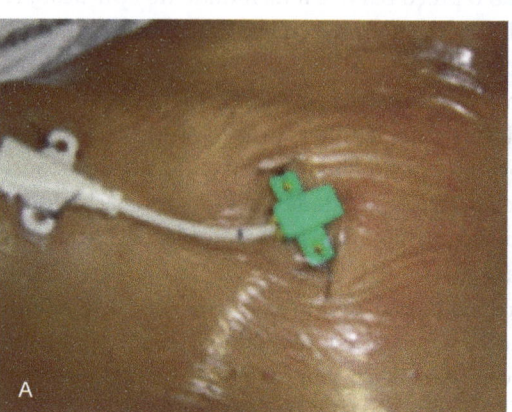
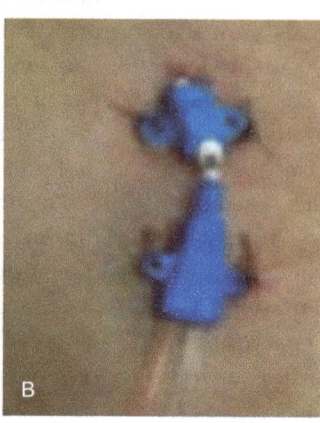

Figura 8.5 Curativo com filme transparente estéril em acesso venoso central: (**A**) fixação inadequada: o movimento do braço pode causar dobra do cateter, impedindo o fluxo da solução infundida; (**B**) fixação adequada ao longo do peitoral: a movimentação do braço não compromete o cateter.

Esponjas

Curativos de esponjas são constituídos de duas camadas, sendo uma hidrofílica, que fica em contato com a superfície da ferida (à base de poliuretano ou de silicone), e outra hidrofóbica, com a finalidade de evitar vazamento e contaminação da ferida. Estão disponíveis na forma de curativo plano, como o Allevyn®, o Lyofoam® ou o Tielle® ou na de curativo de enchimento, indicado em feridas com perda de substância (*Allevyn cavity wound dressing*® ou o *Silastic foam*®). A indicação maior é nas feridas com tecido de granulação com alguma exsudação. Curativo secundário, em regra, não é necessário.

Alginatos

Os alginatos são extratos das algas castanhas da classe das *Phacophyceae*, em particular das seguintes espécies: *Ascophyllum nodosum*, *Laminaria digitata* e *Fucus serratus*. Aparecem na maioria das costas rochosas e encontram-se, sobretudo, no Atlântico Norte, na Grã-Bretanha, na França (Bretanha) e na Noruega.

O alginato de cálcio é comercializado sob várias denominações: Algoderm®, Curasorb®, Kaltostat®, Melgisorb®, SeaSorb®, Sorbalgon®, Sorbalgon-T®, Sorbsan®, SuprasorbA®, Restore Calcicare® e Tegagen®.

É curativo interativo porque sua estrutura se altera na medida em que interage com a ferida. O curativo absorve a supuração e sua estrutura fibrosa é transformada em gel. Alguns alginatos se transformam totalmente, enquanto outros apenas parcialmente. Esses curativos estão disponíveis no mercado brasileiro numa série de formas: planos, cordas ou compressas, versão extra-absorvente e com revestimento aderente. Eles são adequados para as feridas com exsudação intensa ou moderada e podem requerer curativo secundário. Não devem ser utilizados em feridas sem nenhuma exsudação e necessitam ser trocados a cada 3 ou 4 dias. A aplicação do curativo de alginato deve ser realizada com uso de luvas estéreis e envolve técnica que consiste em lavar a ferida com solução salina e, em seguida, aplicar o alginato, cobrindo a membrana com gaze ou compressa. O alginato permanece no local até o momento da troca. Entretanto, a cobertura do alginato com gaze ou compressa deve ser trocada com maior frequência (Figuras 8.6 e 8.7).

Hidrocoloides[17]

São curativos interativos compostos de base hidrocoloide feita de celulose, gelatinas e pectinas e de um revestimento de filme ou esponja de poliuretano. A absorção da exsudação pelo curativo o transforma em gel e, posteriormente, em líquido amarelo com odor característico. Por isso, é preciso avisar o paciente que essa transformação vai ocorrer para não causar ansiedade.

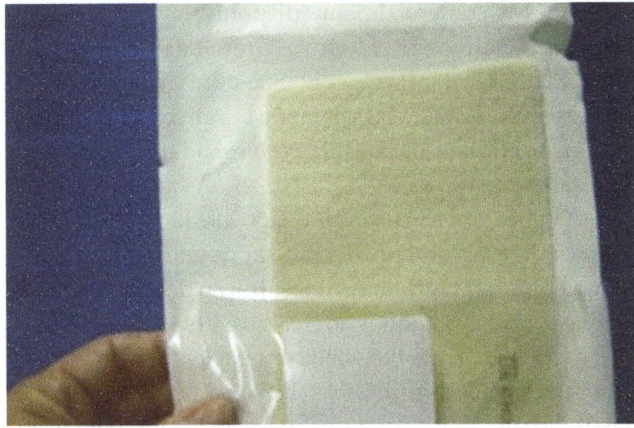

Figuras 8.6 Ilustração de membrana de alginato.
- Composição: fibras extraídas de alga marinha *Laminaria*, impregnadas em sais de ácido algínico.
- Indicação: feridas exsudativas com ou sem sangramento, com perda tecidual parcial ou profunda, feridas cavitárias ou tunelizantes.
- Contraindicação: feridas secas ou com pouca drenagem de exsudato.
- Ação: o sódio do exsudato e o cálcio do alginato sofrem troca iônica, formando gel solúvel.
- Propriedades: biocompatível, biodegradável e hemostática pela geração de íons livres de cálcio.
- Apresentação: placa e cordão, podendo ser recortada.
- Orientação: manipulação estéril; troca a cada 5 dias ou de acordo com saturação.
- Limitação: requer cobertura secundária.

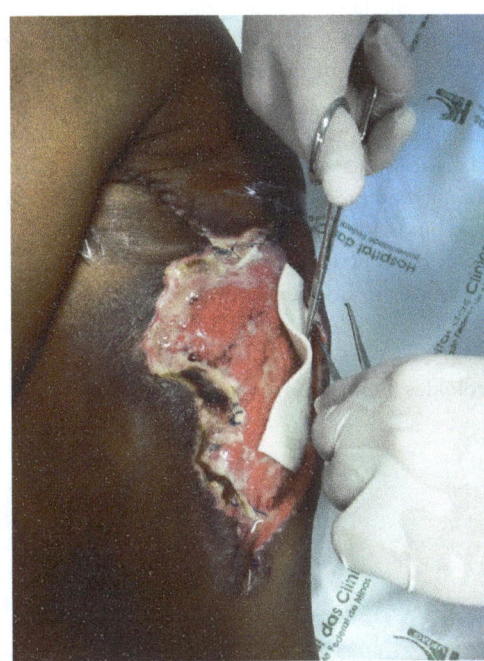

Figura 8.7 Curativo de alginato em ferida com recessos nas bordas. A membrana de alginato é colocada profundamente entre os planos da pele e a área de granulação da ferida. Requer curativo secundário.

Os produtos comercialmente disponíveis são: Biofilm®, Comfeel®, Cutinova®, Hydro®, Granuflex® (Duoderm® fora da Inglaterra) e Tegasorb®. São apresentados em várias espessuras, não necessitam de curativos secundários e são mais eficazes nas feridas com exsudação moderada (Figuras 8.8-8.10).

O cadexômero de iodo é tipo de hidrocoloide no qual o iodo é lentamente liberado após entrar em contato com o líquido da ferida. A concentração de iodo liberado é baixa e não causa danos aos tecidos. Esse tipo de curativo é particularmente benéfico para pacientes com úlceras venosas de membro inferior. Deve-se ressaltar sobre a possibilidade de indução de hipertireoidismo pelo iodo, em casos de úlceras de perna.

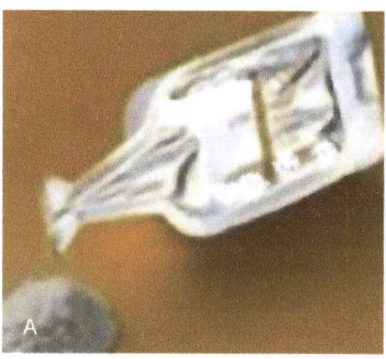
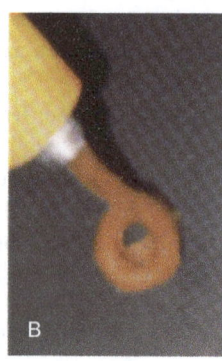

Figuras 8.8 Formas de apresentação de hidrocoloide: (**A**) hidrocoloide pó; (**B**) hidrocoloide pasta.
- Cobertura primária e/ou secundária.
- Composição: carboximetilcelulose, gelatina e pectina (camada externa); espuma de poliuretano (camada externa).
- Ação: absorve pouco a moderado exsudato, formando um gel hidrofílico que mantém o meio úmido, aliviando a dor. Estimula a ação das enzimas fibrinolíticas e dos macrófagos, mantém microambiente ácido e promove o isolamento térmico e meio hipóxico.
- Orientações: manipulação deve ser estéril; troca de acordo com especificação do fabricante ou quando houver extravasamento do gel ou descolamento das bordas; se necessário o recorte, assegurar margem de 1 cm a 2 cm.
- Hidrocoloides (associações): alginato de cálcio, prata.

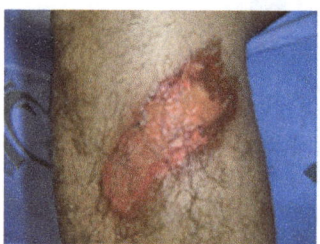
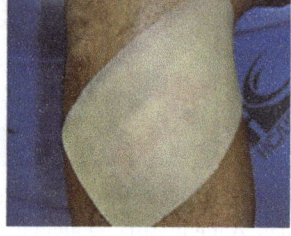

Figura 8.9 Aplicação de cobertura hidrocoloide em paciente com ferida superficial.

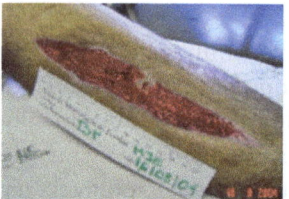
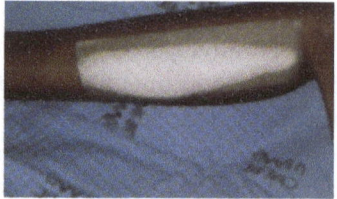

Figura 8.10 Curativo de ferida de perna, já granulada, com hidrocoloide saturado composto por fibras de alta tecnologia em forma de placa ou fitas brancas.
- Ação: forma um gel translúcido que absorve o exsudato, além de manter o meio ideal para o desenvolvimento celular.
- Indicação: feridas com maior volume de exsudato, infectadas ou não.
- Contraindicação: feridas pouco exsudativas.
- Orientações: manipulação estéril; troca: até 5 dias; se necessário o recorte, assegurar margem de 1 cm.

Hidrogéis

Feitos de goma de copolímero, contêm grande quantidade de água. São apresentados na forma de folhas de gel que contêm 96% de água (Gelliperm®, Secondskin®, Vigilon®) e na de gel amorfo com 78% de água (Intrasite gel®). Os primeiros são mais eficazes no auxílio ao desbridamento autolítico, por meio da umidificação do tecido necrótico. Auxiliam no controle da dor pela manutenção da umidade. Ao manusear a placa, é indispensável o uso de luvas e tesoura estéreis, sendo necessário o corte da placa do tamanho da ferida, evitando a maceração da pele ao redor. A placa e o gel não devem ser utilizados em feridas excessivamente exsudativas, por não terem propriedade absorvente. O gel amorfo pode ser utilizado em maior variedade de feridas, podendo absorver ou doar água, dependendo do estado de hidratação do tecido em torno. Pode ser associado a algumas coberturas como alginato de cálcio, carvão ativado com prata e outras, sendo cobertas com gaze estéril, pois esses géis requerem curativo secundário (Figuras 8.11 e 8.12).

Carvão ativado com prata

É curativo constituído por carvão ativado impregnado com prata e envolto por uma película de náilon. O carvão ativado atua por adsorção do exsudato, filtra o odor e retém as bactérias, que são inativadas pela prata, devido à sua ação bactericida. Por essas características, é indicado para uso em feridas fétidas e infectadas. Não é indicado em feridas limpas nem em feridas de queimadura. É comercializado em duas apresentações, incluindo chumaços de carvão (Actisoro plus®, Denidor®) ou combinação de carvão com outro tipo de curativo, como, por exemplo, prata, alginato e hidrocoloide (Carboflex®, Carbonet®, Clinifex®, Odour control®, Kaltocarb®, Lyofoam c®).

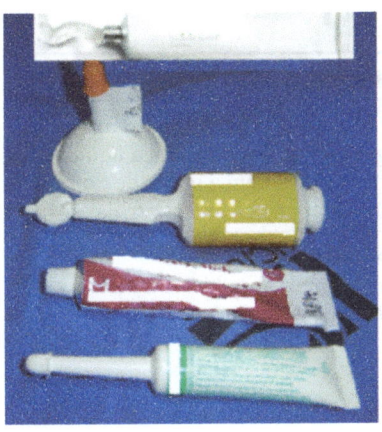
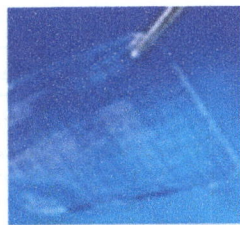
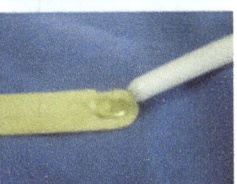

Figura 8.11 Formas de apresentação do hidrogel.

- Apresentações: placa ou gel amorfo.
- Composição: copolímeros hidrofílicos, água e, em algumas apresentações, alginato de cálcio.
- Ação: promove o desbridamento autolítico e alívio da dor; mantém a umidade; não adere ao leito da ferida.
- Limitações: requer cobertura secundária; pode causar maceração do tecido adjacente.
- Indicações: feridas secas ou com pouco exsudato, com necrose, com perda tecidual parcial ou profunda.
- Contraindicação: feridas exsudativas.
- Orientações: manipulação estéril; pode ser recortado; troca a cada 12 h a 24 h (segue a troca da cobertura secundária).
- A placa pode ser cortada (tamanho exato da ferida) e deve ser manipulada com tesoura e luvas estéreis.
- Observação: pode ser usado em associação a outras coberturas, como alginato de cálcio e carvão ativado em prata.

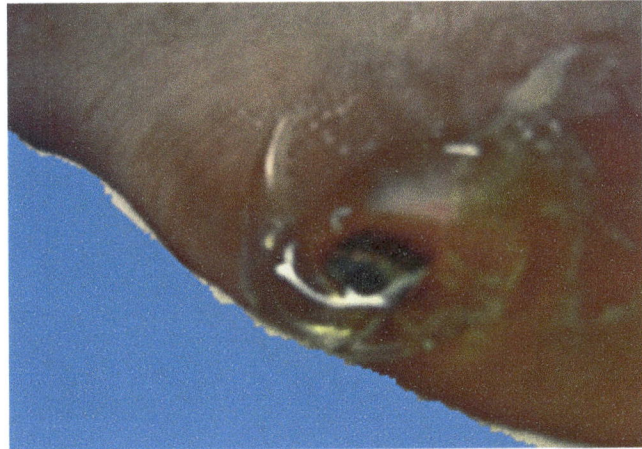

Figura 8.12 Aplicação do hidrogel em úlcera de calcâneo.

O curativo é aplicado diretamente sobre a ferida, com cobertura secundária (Figura 8.13).

Hidroativo[18]

Hidroativo é curativo recentemente desenvolvido. É constituído de matriz de poliuretano, que combina as propriedades do gel e da esponja. O curativo hidroativo

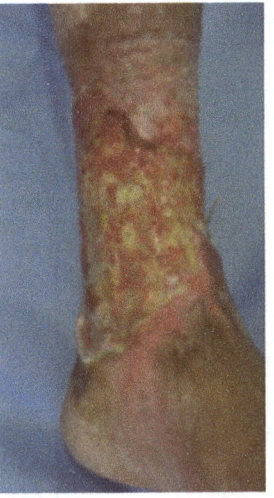
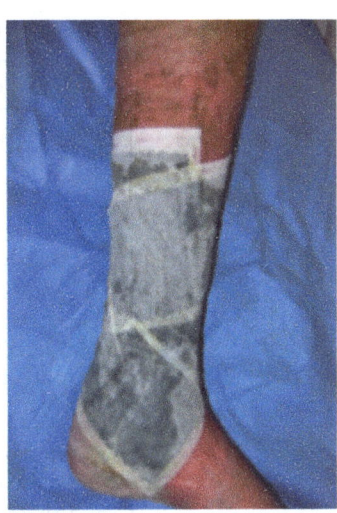

Figura 8.13 Curativo de carvão ativado com prata em úlcera de perna.

- Composição: carvão ativado impregnado em prata, envolvido em fibras de náilon e selado em toda a sua extensão.
- Ação: remove o excesso de exsudato por absorção, retém as bactérias, diminui o odor pela ação do carvão e inativa as bactérias pela ação da prata.
- Indicação: feridas infectadas ou não, exsudativas, profundas e fétidas.
- Contraindicação: feridas com pouca drenagem de exsudato, presença de sangramento, perda tecidual superficial, feridas recobertas por escara.
- Orientações: cobertura primária, manipulação estéril; tempo de troca: até 5 dias.
- Observação: alguns tipos de carvão ativado com prata não podem ser recortados.

absorve seletivamente o excesso de água, deixando os fatores de crescimento e outras proteínas da ferida. Estudos recentes mostram benefícios de seu uso em úlceras de pressão e úlceras de estase venosa.

No Quadro 8.4 encontram-se os curativos usados no tratamento de feridas já citados, com suas respectivas caracterizações. A Figura 8.14 ilustra a associação destes no cuidado de uma ferida em calcâneo.

Outros curativos

Curativos de baixa aderência (com e sem medicamentos). Esse tipo de curativo funciona melhor em feridas com pouca exsudação, pois sua capacidade de absorção é pequena. Na maioria das vezes, esses curativos precisam ser utilizados com um chumaço absorvente. Não oferecem ambiente úmido. Nomes comerciais na Inglaterra: Melolin®, NA dressing®, Release®, Silicone-NA®, Telfa® e Tricotex®. Podem ser impregnados com povidona-iodo (Inadine®), constituindo-se em curativos de baixa aderência, solúveis em água. Estão indicados

Quadro 8.4 Curativos usados no tratamento de feridas

Produtos	Composição	Indicação	Mecanismo de ação
Película de poliuretano	Película de poliuretano adesivo	Proteção da pele íntegra, fixação de cateteres, úlcera por pressão estágio I, como curativo secundário	Permite as trocas gasosas e a evaporação de água, sendo impermeável a líquidos e bactérias. Mantém a umidade do leito da ferida, favorecendo a cicatrização
Hidrocoloide	Camada externa de espuma de poliuretano e outra interna, composta de gelatina, pectina e carboximetilcelulose sódica; pode ter em sua composição partículas de alginato	Feridas com exsudato de leve a moderada quantidade	Estimula a angiogênese e o desbridamento autolítico. Acelera o processo de granulação
Hidrogel	Gel transparente, incolor, composto por: água, carboximetilcelulose e propilenoglicol	Feridas com necrose e com baixa exsudação. Remover as crostas, fibrinas e tecidos desvitalizados	Desbridamento autolítico. A água mantém o meio úmido, o CMC facilita a reidratação celular e o desbridamento, o PPG estimula a liberação de exsudato
Alginato de cálcio	Fibras naturais de alginato derivado de algas marinhas marrons	Feridas altamente exsudativas, com ou sem infecção, e feridas sangrantes	O sódio do exsudato e do sangue interage com o cálcio do curativo. A troca iônica auxilia no desbridamento autolítico. Ocorre formação de um gel que mantém o meio úmido para a cicatrização e induz a hemostasia. Tem alta capacidade de absorção
Carvão ativado com prata	Carvão ativado impregnado com prata, envolto por uma película de náilon	Feridas fétidas, infectadas e exsudativas	Revestimento externo de baixa aderência, o carvão ativado filtra o odor, retém as bactérias, e estas acabam inativadas pela prata, que exerce ação bactericida. Não tem capacidade de absorção
Espumas de poliuretano	Almofada de espuma composta de camadas sobrepostas e hidropolímero, revestida por poliuretano	Feridas abertas, não infectadas, com leve a moderada exsudação	Proporcionam ambiente úmido e estimulam o desbridamento autolítico. Absorvem o exsudato e expandem-se à medida que ocorre a absorção

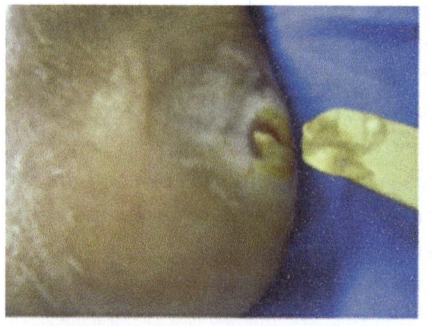
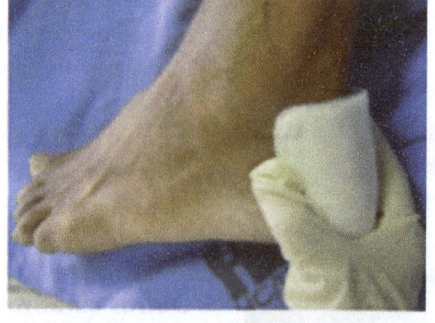
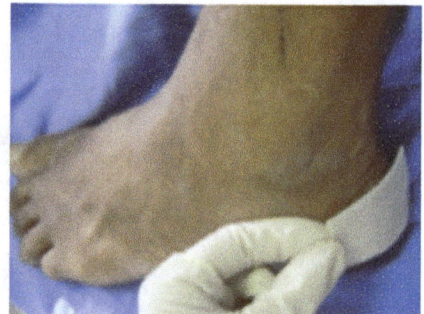
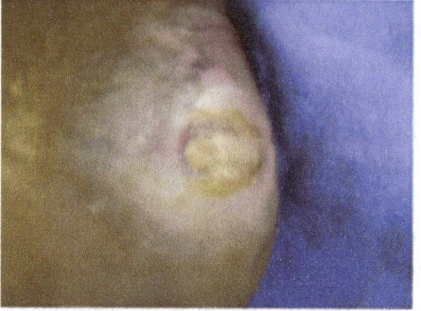
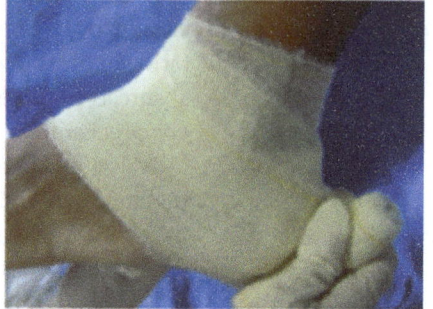

Figura 8.14 Curativo com hidrogel + cobertura de alginato de cálcio (cobertura primária) + gaze (cobertura secundária) seguida de enfaixamento não compressivo para fixação do curativo.

nas feridas infectadas, com exsudação baixa ou moderada, ou como profilaxia nas feridas traumáticas pequenas (Figuras 8.15 e 8.16).

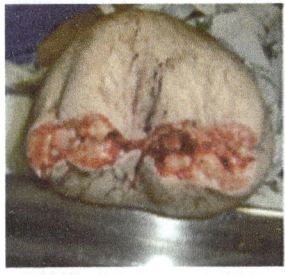 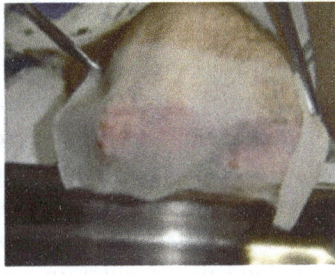

Figura 8.15 Curativo não aderente em coto de amputação.

Impregnado:
- Composição: gaze de acetato de celulose impregnada em emulsão de petrolato (Adaptic®).
- Ação: evita aderência do curativo ao leito da ferida, permitindo o fluxo para o secundário.
- Indicações: feridas exsudativas infectadas ou não.
- Contraindicação: em feridas com áreas de solapamento.
- Orientações: trocar quando as bordas começarem a esbranquiçar; pode ser cortado.

Não impregnado:
- Composição: gaze de algodão e acrílico + filme de poliéster perfurado (Melolin®).
- Ação: evita aderência do curativo ao leito da ferida, permitindo o fluxo para o secundário.
- Indicação: feridas com pouco exsudato.
- Contraindicação: feridas com muito exsudato.
- Orientações: troca a cada 3 dias, ou antes, de acordo com saturação; absorve pouco exsudato.

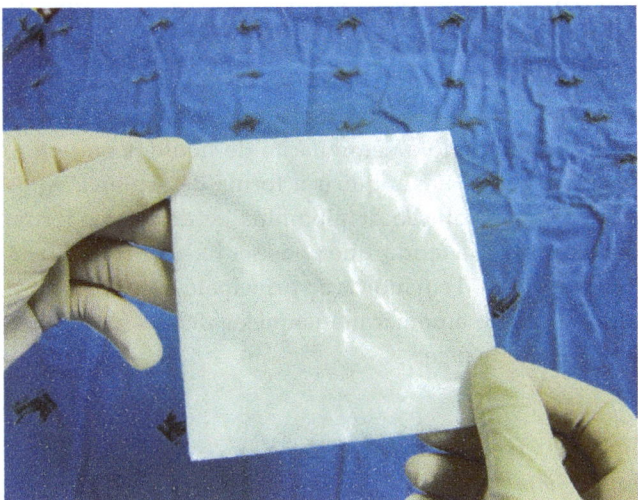

Figura 8.16 Compressas não aderentes (Melolin®).
- Orientação: o lado brilhante da compressa fica em contato com a lesão.

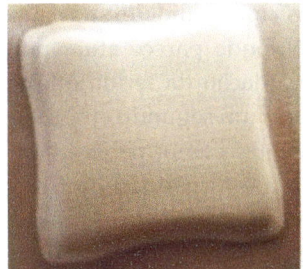 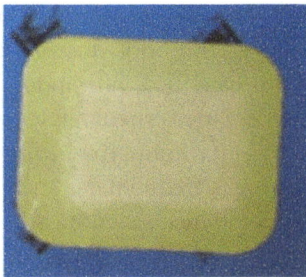

Figura 8.17 Curativo aderente: (a) Allevyn®; (b) Tielle®.

Curativos aderentes. São compostos de um chumaço central coberto por faixa mais ampla de revestimento aderente. São leves e ficam na posição desejada, porém sua capacidade de absorção é pequena. São utilizados em feridas operatórias, mas não são adequados como curativos primários em feridas abertas (Figura 8.17).

Silicone[19]. É curativo semitransparente, altamente aderente, constituído por camada de poliamida coberta com silicone (Cicacare®, Dermagram®, Medgel®, Mepifore®, Mepitel®, Sklin Gel®). A vantagem desse curativo é a absorção do exsudato, impedindo a maceração da pele adjacente. Está indicado nos casos em que ocorrem laceração ou abrasão, queimaduras de segundo grau, lesões bolhosas, áreas receptoras de enxerto, úlceras vasculares e gastrosquises. O curativo é aplicado após limpeza da ferida, e é recomendável que ultrapasse as bordas da úlcera pelo menos em 2 cm, cobrindo também igual extensão de pele sã. Necessita cobertura de material absorvente e fixação com faixa ou fita adesiva. O curativo pode permanecer por até 10 dias antes de ser trocado, o que deve ocorrer quando a membrana de silicone se desprender facilmente da ferida. Em áreas doadoras de enxerto, é recomendável manter o curativo por, pelo menos, 15 dias. Os curativos secundários devem ser trocados quando molhados ou sujos.

Curativos com glóbulos. São denominados dextrano ou dextrogéis. Como os alginatos, são curativos interativos e existem vários tipos disponíveis no mercado: Debrisan®, Dermaproof®, Iodoflex®, Iodosorb®. São compostos de pó de glóbulos que, ao absorverem água do exsudato, se incham e se transformam em gel. Para facilitar sua aplicação em feridas superficiais, foram desenvolvidos em forma de pasta, unguento, pasta de unguento ou chumaços. Esse curativo deve ser aplicado apenas em feridas com *debris* e com grande exsudação e em feridas necróticas ou infectadas. Necessita cobertura secundária.

Sacarose (açúcar). Por ser produto de fácil acesso e baixo custo, é amplamente difundido. A aplicação de sacarose é realizada nas feridas com grande exsudação, sujas e com odor desagradável, onde parece atuar por efeito osmótico, retirando a exsudação da ferida e limpando a área cruenta. É necessário um segundo curativo. Apresenta inúmeros inconvenientes como: necessidade de trocas frequentes a cada 2 h a 4 h (período de troca sem evidências científicas), dor intensa pela acidificação do meio, risco de atração de insetos, ausência de registro legal para uso em feridas.

Estreptoquinase/estreptodornase. Apresentado na forma de pó, esse preparado enzimático, quando reconstituído em solução salina, transforma-se para estado líquido, ou, se associado a um gel lubrificante, forma gelatina. Tem efeito desbridante nas feridas e é particularmente útil nas escaras necróticas. Como curativo secundário, pode-se utilizar um filme ou uma gaze semipermeável. Varidase® é o nome comercial desse curativo, muito usado na Inglaterra.

Gazes de parafina (com e sem medicamentos). São feitas de gazes de algodão ou de raio impregnadas com parafina macia. Incorporam-se rapidamente ao tecido granulado. Não mantêm ambiente úmido e não têm capacidade de absorção. São muito utilizadas em pequenas queimaduras e em lesões traumáticas. São vários seus nomes comerciais: (Jelonet®, Paranet®, Paratulle®, Unitulle® e Emepitel®). O Inadine® é feito de raiom e impregnado com unguento de povidona-iodo. Esses curativos são úteis nas feridas infectadas superficiais. Dois desses curativos (Fuccidin intertulle® e Sofra-tulle®) são impregnados com antibióticos, mas devem ser usados com cuidado devido a problemas de sensibilidade cutânea ou de resistência bacteriana. Requerem curativo secundário.

Substitutos biossintéticos de pele. São compostos por fina camada de silicone, reforçada por tecido de náilon e por incorporação de colágeno tipo I. A membrana de silicone contém poros de diâmetros menores ou maiores, permitindo controle de perda de fluidos. A camada de náilon permite maior aderência à superfície da pele, e o colágeno dá flexibilidade e adaptabilidade, causando maior aderência do composto. Esse tipo de curativo é comercializado com os nomes de Biobrane® e Biobrane L®.

A cobertura, portanto, é aderente, elástica, permeável e permite a saída de fluidos, controla a perda de secreções, atua como barreira à infecção e controla a dor e a perda de calor. São normalmente utilizados para cobrir áreas doadoras de enxerto de pele, feridas traumáticas, úlceras de pressão, deiscência de sutura, necrose epidérmica e queimaduras superficiais. Existe apresentação dessa membrana no formato de luvas, que podem ser usadas em curativos das mãos. Não devem ser usados em feridas infectadas, pois não apresentam atividade bactericida. As lâminas são aplicadas diretamente sobre a ferida, após desbridamento. A fixação da membrana é feita por meio de faixas ou de coberturas absorventes. A aderência completa da membrana à ferida dura 72 h, em média.

Outro composto desse grupo é o substituto de derme (Dermagraft®, Dermagraft-TC®), criopreservado derivado de fibroblastos de prepúcio de recém-nascidos cultivados em membrana de poliglactina bioabsorvível. O composto contém fibroblastos, matriz extracelular e membrana bioabsorvível. Os fibroblastos entre as malhas de poliglactina proliferam e produzem colágeno, matriz proteica, fatores de crescimento e citoquinas, criando substituto de pele com células vivas e metabolicamente ativas. A membrana adere facilmente à ferida e modula o processo de cicatrização por intermédio de substâncias produzidas pelos fibroblastos que estimulam a produção de fatores de crescimento. Esse tipo de curativo é particularmente indicado em úlceras de pé diabético e em queimaduras de segundo grau.

Ácidos graxos essenciais. Podem ser derivados do ácido linoleico isolado (Dersani®, Ativoderm®, AGE Derm®), ou associado com lanolina (Sommacare®, Saniskin®), e do ácido recinoleico (Hig Med®). Esses compostos mantêm a ferida úmida, aceleram a cicatrização por induzirem a quimiotaxia e a angiogênese. Estão indicados em todos os tipos de feridas abertas, mas não podem ser usados em pessoas com hipersensibilidade ao produto. Este é aplicado diretamente sobre a ferida, que deverá ser coberta com cobertura primária não aderente e, em sequência, com cobertura secundária.

Albumina. A albumina de ovo pode ser utilizada como curativo. Constitui tipo de curativo biológico, que contém vitaminas do complexo B, glicose e minerais. Apresenta atividade hemostática e permeabilidade seletiva, diminuindo a acumulação de líquidos na ferida. Pode ser batida até adquirir a forma de espuma. Após a aplicação, a solução de albumina perde água e forma um filme sobre a ferida, que pode ser recoberta por material permeável. Tem indicação principalmente em feridas com dermatite amoniacal e naquelas de áreas doadoras de enxertos de pele.

PRINCÍPIOS GERAIS DO TRATAMENTO DAS FERIDAS POR MEIO DE CURATIVOS

A avaliação precisa da ferida é fundamental para o planejamento do curativo. Essa avaliação deve levar em conta vários fatores, como etiologia, tempo de evolução, profundidade, formato, extensão, posição, aparência, quantidade de exsudação e ambiente hospitalar para o tratamento. Todos esses fatores são importantes e existe gradação na sua classificação.

Ferida de espessura total apresenta toda a epiderme e a derme destruídas.

Ferida de espessura parcial pode ter apenas o epitélio e parte da derme destruídos. Obviamente, o tempo de cicatrização será diferente nesses dois tipos de feridas. Ferida com cavidade pode requerer curativo diferente do de uma ferida superficial. Por outro lado, a quantidade de exsudação afeta a seleção do curativo, uma vez que pode ser necessário curativo mais ou menos absorvente. A localização da ferida é ponto importante para se fazer o curativo, que pode adaptar-se de maneira mais ou menos adequada, dependendo do local onde é aplicado. A aparência da ferida denota o seu estágio e a qualidade de cicatrização ou de qualquer complicação que possa estar presente. Antes de avaliar uma ferida, deve-se remover todo o curativo, pois muitos curativos modernos formam um gel sobre a ferida, que pode determinar avaliação errônea.

CLASSIFICAÇÃO DAS FERIDAS

Os tipos especiais de feridas serão discutidos nos capítulos correspondentes deste livro. Entretanto, pela sua importância, alguns aspectos de feridas frequentes e muitas vezes tratadas de modo incorreto serão discutidos brevemente a seguir. A escolha do curativo mais adequado depende do tipo de ferida. Cada situação exige tipo específico de curativo. Este varia com o tempo de evolução da ferida, com a característica desta (se aberta ou fechada) e com os seus aspectos locais. A maneira de abordagem de feridas agudas e crônicas, para se fazer curativo, pode ser diferente. Feridas abertas podem ser classificadas como necróticas, infectadas, com crostas, granuladas ou epitelizadas; feridas mistas podem apresentar mais de uma característica usada na classificação.

Tipos Especiais de Feridas

De acordo com a sua evolução, as feridas podem ser classificadas em agudas e crônicas. Em cada um desses tipos existe, como foi salientado, maneira de abordar e de fazer o curativo.

Feridas agudas

São feridas de início repentino e de curta duração. Incluem as feridas cirúrgicas, as feridas traumáticas e as queimaduras. As cirúrgicas são feridas intencionais e, por esse motivo, o cirurgião pode proceder de modo a reduzir os riscos de complicações. Contudo, devido ao número de cirurgias mais sofisticadas realizadas em pacientes às vezes muito debilitados, as complicações ainda existem em grande número. O objetivo de quem cuida das feridas é monitorar a sua evolução para detectar os problemas que surgirem logo no início. O objetivo principal do tratamento de uma ferida cirúrgica é a recuperação das funções e da integridade física com o mínimo de deformação. Dependendo do que aconteceu durante o ato cirúrgico, a ferida pode ser fechada de três maneiras: fechamento primário, primário retardado e por segunda intenção. O primário é a forma de fechamento ideal de uma ferida, mas, se ocorre contaminação bacteriana considerável, é preferível protelar e fazer o fechamento primário retardado. As cavidades (tórax, abdome) são fechadas e os tecidos das camadas mais superficiais são deixados abertos para drenar o pus. Depois de aproximadamente 5 dias, a ferida pode ser fechada normalmente, dependendo do estágio em que se apresentar. A cicatrização por segunda intenção é utilizada quando há perda considerável de tecido e de pele, quando há abscesso que precisa manter sua drenagem por mais tempo, ou quando, embora superficial, a ferida apresenta superfície grande, como é o caso das áreas doadoras.

A ferida cirúrgica está sujeita a complicações. Entre elas, as principais são: hemorragia, infecção, deiscência, formação de sínus e fístulas. Nas feridas com fechamento primário, os cuidados são diretos. Apenas um curativo simples para cobrir a ferida ao final da operação costuma ser suficiente. Após 24 h a 48 h, o curativo pode ser removido e não precisa ser substituído. Uma alternativa é a colocação de um filme adesivo transparente, que pode ser deixado no local até que os pontos sejam removidos. A transparência do adesivo permite que a ferida seja observada diariamente, e, caso se detecte alguma alteração, pode-se fazer então um novo curativo. Na avaliação de uma ferida, os elementos mais importantes a serem observados são descritos mais adiante no Quadro 8.8.

A remoção das suturas deve ser realizada após o oitavo dia, exceto em casos especiais, em que o objetivo é estético e visa não deixar visível a marca dos pontos. No caso de ferida com fechamento primário retardado, como o objetivo é a drenagem de pus e como a ferida será fechada em poucos dias, promover a granulação não é desejável. Pode-se utilizar para o curativo compressa úmida, trocada regularmente, para evitar o ressecamento e a aderência à ferida. Pode-se usar também compressa com alginato, pois ela é absorvente e não causa dor ao ser retirada. Uma vez suturada, a ferida deve ser tratada como cicatrização por primeira intenção. As áreas cruentas cirúrgicas em regra são feridas limpas com leito saudável e índice de cicatrização adequado superior a 95%.

Podem ser utilizados compressas de gaze embebidas em soluções antissépticas, dispositivos de espuma e curativos com alginato para esse tipo de ferida.

Se a ferida cirúrgica começar a se abrir, devem ser identificadas as possíveis causas e ressuturar onde for possível. Dependendo da causa, pode estar indicada a nutrição parenteral ou enteral, além dos curativos, que podem ser feitos com alginato ou com hidrogel, se houver apenas deiscência parcial com pouca exsudação. Quando houver cavidade coberta por tecido de granulação, o ideal é preencher a cavidade com curativo de espuma.

O tratamento das feridas traumáticas tem, por objetivo, a cicatrização sem complicações, o que ocorre, na maioria das vezes, com restauração das funções e mínimo de sequelas. O tipo de tratamento vai depender do tipo de ferida traumática. Uma abrasão superficial da pele por atrito ou por esfoliação pode ser tratada adequadamente, na maioria das vezes, por curativo simples de baixa aderência. Se a abrasão for muito dolorida, pode-se aplicar curativo de filme ou hidrocoloide fino. O efeito desse tipo de curativo é evitar que as extremidades se ressequem e fiquem dolorosas. As lacerações devem seguir um princípio para o seu tratamento, que é a aproximação de suas bordas, seja por meio de sutura, fita adesiva ou cola. A escolha do material vai depender da localização da ferida, de sua extensão e do estado da pele lesada. Suturas são recomendadas em áreas de maior movimento, como as articulações. A cola pode ser utilizada em crianças, pois é de aplicação mais rápida e menos dolorosa do que a sutura. Antes de fechar uma ferida, ela deve ser cuidadosamente limpa e examinada para detectar a possível presença de corpo estranho. Nas pessoas idosas com ferimento pré-tibial, pode ser desejável um curativo com cola ou adesivo. Finalmente, uma laceração com contaminação grosseira da ferida deve ser deixada aberta, fazendo-se curativo com antibiótico e, uma vez debelada a infecção, passando-se a usar hidrogel ou hidrocoloide. Lesões por esmagamento da ponta dos dedos podem ser tratadas com fita adesiva para aproximar as bordas seguida de proteção com bandagem tubular. Curativos de gaze e parafina e hidrocoloide podem também ser utilizados com resultados semelhantes, embora os pacientes prefiram o último tipo de curativo pelo conforto e por sua adaptabilidade. As lesões traumáticas por queimaduras estão descritas no Capítulo 10.

Feridas crônicas

As feridas crônicas podem ser definidas como aquelas nas quais há déficit de tecido como resultado de lesão prolongada ou com reincidência frequente. Apesar dos cuidados médicos e de enfermagem, essas feridas não cicatrizam facilmente. Uma das feridas crônicas mais temidas e mais frequentes é a úlcera por pressão, que pode ser descrita como lesão da pele localizada e provocada pela interrupção do sangue para uma área corporal em consequência de pressão, cisalhamento ou fricção. A pressão é o fator mais importante e decorre da compressão dos tecidos superficiais entre uma saliência óssea e uma superfície dura. A ferida assume a forma de cone com a base próxima ao osso e o ápice na pele. Portanto, a úlcera visível não revela a extensão real do dano tissular. As saliências ósseas mais vulneráveis às úlceras de decúbito são: sacro, ísquio, trocânteres, calcanhar e cotovelo.

O cisalhamento pode ocorrer se o paciente escorregar na cama. O tronco e os tecidos mais próximos se movimentam, mas a pele das nádegas permanece imóvel. A causa mais frequente de cisalhamento é o tipo de encosto da cama.

A fricção ocorre quando duas superfícies entram em atrito. A causa mais frequente ocorre quando o paciente é arrastado na cama, em vez de ser levantado. Isso faz com que as camadas superiores de células epiteliais sejam retiradas. A umidade exacerba o efeito da fricção.

Vários fatores facilitam o aparecimento das úlceras de pressão, incluindo idade avançada, estado geral ruim, mobilidade reduzida, peso corporal alterado, incontinência urinária (contribui para a maceração da pele, aumentando o risco da fricção), lavagem frequente do corpo, incontinência fecal, deficiência circulatória (ICC, diabetes, aterosclerose) e alguns medicamentos. Independentemente da causa, a prevenção de uma úlcera é melhor do que sua cura. Vários indicadores de risco de úlcera por pressão foram propostos. Dois deles encontram-se nos Quadros 8.5 e 8.6, sendo o primeiro mais amplamente utilizado na Inglaterra e o segundo nos Estados Unidos.

O tratamento das úlceras de pressão baseia-se em medidas preventivas, como a utilização de colchões especiais e de camas que possibilitam vários tipos de decúbito, bem como os cuidados de higiene, transporte e procedimentos. Mesmo no caso de úlcera já instaurada, essas medidas ainda devem ser mantidas. Os curativos vão depender da localização da úlcera. Por exemplo, na região sacral, os curativos tendem a sair do lugar ou enrugar à medida que o paciente se movimenta. Nos calcanhares, curativos muito volumosos tendem a limitar a mobilidade, enquanto, nos cotovelos, como as úlceras são provocadas pela fricção, curativos sem sustentação podem retardar a cicatrização da ferida, devendo-se fazer curativos com filmes semipermeáveis e usar armações e almofadas de espuma viscoelástico. O tipo de material a ser utilizado vai depender das características da ferida.

As úlceras crônicas de perna são tratadas, em linhas gerais, por meio de curativos com as indicações ilustradas no Quadro 8.7.

Quadro 8.5 Fatores de risco de desenvolvimento de úlceras de decúbito ou pressão

Peso/altura	Tipo de pele	Mobilidade	Sexo e idade	Continência	Apetite	Riscos especiais
Normal = 0 > média = 1 Obeso = 2 < média = 3	Saudável = 0 Fina = 1 Seca = 1 Edematosa = 1 Descorada = 2 Quebradiça = 3	Total = 0 Nervoso = 1 Apático = 2 Restrita = 3 Inerte/tração = 4 Cadeira de rodas = 5 Paraplegia = 6	Homem = 1 Mulher = 2 15-49 = 1 50-64 = 2 65-74 = 3 75-80 = 4 > 80 = 5	Normal = 0 Cateterismo = 0 Incontinência ocasional = 1 Incontinência fecal = 2 Incontinência dupla = 3	Normal = 0 Diminuído = 1 Dieta líquida/Nutrição por cateter = 2	Caquexia = 8 Insuficiência cardíaca = 5 Insuficiência vascular periférica = 5 Anemia = 2 Tabagismo = 1 Cirurgia de grande porte = 5 Medicamentos, esteroides, citotóxicos, anti-inflamatórios = 4

Pontuação: >10 = Risco; > 15 = Alto risco; > 20 = Risco muito alto.

Quadro 8.6 Indicadores de risco de desenvolvimento de úlceras de decúbito ou de pressão

	1 Ponto	2 Pontos	3 Pontos	4 Pontos
Percepção sensorial: habilidade de responder à pressão relacionada com o desconforto	Completamente limitada	Muito limitada	Levemente limitada	Nenhuma limitação
Umidade: grau ao qual a pele está exposta à umidade	Constantemente úmida	Muito úmida	Ocasionalmente úmida	Raramente úmida
Atividade física: grau de atividade física	Acamado	Restrito à cadeira	Caminha ocasionalmente	Caminha
Mobilidade: habilidade de mudar e controlar as posições corporais	Completamente imobilizado	Muito limitado	Levemente limitado	Nenhuma limitação
Nutrição: padrão usual de ingestão alimentar	Muito pobre	Provavelmente inadequado	Adequado	Excelentes refeições
Fricção e cisalhamento	Problema: necessita assistência moderada ou máxima para mover-se. Escorrega frequentemente na cama/cadeira	Potencial para problema: movimenta-se livremente ou necessita de assistência mínima. A maior parte do tempo mantém boa posição na cadeira/cama, porém, de vez em quando, escorrega	Nenhum problema aparente: movimenta-se independentemente na cama/cadeira. Mantém constantemente boa posição na cama/cadeira	
Total de Pontos				

Pontuação de 16 = Risco mínimo; de 13 a 14 = Risco moderado; de 12 ou menos = Risco elevado. (Braden e Bergstrom, 1994.)

Quadro 8.7 Curativos nas úlceras de perna de acordo com os estágios

Estágios	Caracterização	Curativo
I	Pele intacta com vermelhidão de uma área localizada, geralmente, sobre proeminência óssea	Filmes semipermeáveis
II	Perda de espessura parcial da derme apresentando-se como úlcera rasa aberta, sem esfacelo	Filmes semipermeáveis, espumas e hidrocoloide fino
III	Perda total da espessura da pele. O tecido subcutâneo pode estar visível, mas osso, tendão e músculo não estão expostos	Tecido de granulação com exsudação: alginato, hidrogel amorfo, hidrocoloide + pomada e espuma fenestrada Crosta com exsudação: alginato, hidrogel amorfo, hidrocoloide + pomada ou interativo Tecido necrosado com exsudação: alginato, hidrogel amorfo ou interativo Tecido necrosado sem exsudação: hidrogel amorfo ou hidrocoloide + pomada à base de enzima
IV	Perda total da espessura da pele com exposição do osso, tendão ou músculo	Idem item III

O controle da exsudação nessas feridas é de suma importância tanto para melhora da lesão como para manutenção da integridade da pele ao redor. O edema constitui empecilho ao processo de cicatrização e a compressão um incentivo à circulação, nos casos das úlceras venosas.

O tratamento de feridas vegetantes, secundárias a lesão tumoral, que invade a pele, é particularmente difícil e causa muito sofrimento para o paciente. Frequentemente, tais feridas apresentam-se necróticas, com deficiência de tecido cicatricial e infectadas, com exsudação abundante e péssimo odor. O mau cheiro é, possivelmente, o problema que mais incomoda o paciente e ocorre, na maioria das vezes, devido à infecção bacteriana. O ideal é isolar a bactéria contaminante e tratar por via sistêmica. Entretanto, antibióticos locais podem também ser usados, como, por exemplo, a pomada de metronidazona e a sulfadiazina de prata. Para amainar o cheiro, enquanto se investiga o tipo de bactéria contaminante, algumas medidas podem ser úteis. Curativos de carvão atingem bem esse objetivo, bem como purificadores de ar e soluções desodorizantes, como as usadas pelos pacientes portadores de estoma. A exsudação abundante é outro problema comum e preocupante para o paciente. Curativos de alginato são os mais eficazes nesses casos, principalmente se a ferida apresentar sinais de necrose ou tecido desvitalizado. Alguns curativos de espuma também costumam ser absorventes. Quando está indicado tratamento agressivo, o desbridamento mecânico da ferida é uma opção para o tratamento. O uso de adesivos para fixar os curativos está contraindicado nesses casos. O melhor é usar uma malha que possa fixar o curativo sem lesar a pele adjacente.

Feridas necróticas

Feridas cobertas por crostas negras ou marrons podem ser mais extensas do que aparentam, pois a escara ou crosta impede que se avalie o tamanho real delas. Muitas vezes, a retirada do tecido necrótico é necessária para evitar que o processo continue aumentando o tamanho da ferida. Nas feridas com crostas, pode-se usar o desbridamento cirúrgico. Entretanto, os hidrocoloides ou hidrogéis amorfos podem ajudar a amaciar e liquefazer o tecido necrosado. Na medida em que se liquefaz, o tecido necrosado apresenta cheiro desagradável. Curativo enzimático à base de estreptoquinase/estreptodornase pode ser indicado para promover o descolamento da crosta.

Ferida com tecido necrosado e com exsudação é muito desagradável para o paciente, devido à secreção que mancha as roupas e ao cheiro que exala. Curativo com alginato pode ser o mais eficaz nesses casos. Se houver exsudação moderada, pode ser utilizado hidrocoloide ou hidrogel amorfo. Pode-se, ainda, colocar pó ou pasta de hidrocoloide e depois cobri-la com gelatina hidrocoloide. O desbridamento cirúrgico pode ser utilizado para remover o tecido necrosado. O curativo de carvão pode ser usado para diminuir o odor da ferida. Ele pode ser usado, também, associado a produtos descritos anteriormente, exceto hidrocoloide, que não requer curativo secundário.

Feridas infectadas

Todas as feridas estão contaminadas com bactérias. Contaminação não significa infecção nem retarda a cicatrização. Os principais parâmetros utilizados para avaliação de ferida operatória estão listados no Quadro 8.8.

Quadro 8.8 Parâmetros usados na avaliação de ferida operatória

Positivos
- Ferida limpa e seca
- Aproximação adequada das bordas da ferida

Negativos
- Edema na linha de incisão
- Vermelhidão de mais de 1 cm na linha de incisão
- Calor localizado
- Drenagem purulenta

Ocorrendo infecção da ferida, é sempre conveniente isolar, por meio de cultura, a bactéria causadora para tratamento mais objetivo, que permita selecionar o antibiótico a ser administrado por via sistêmica. O tratamento da ferida infectada pode ser feito por meio de curativos contendo antibióticos. A sulfadiazina de prata é particularmente indicada para combater as infecções por *Pseudomonas* sp. em casos de queimaduras. Nos casos de exsudação abundante, podem ser utilizados curativos interativos, como os curativos com glóbulos e os alginatos. Os hidrocoloides podem também ser utilizados, mas, se houver secreção copiosa, nem estes nem os alginatos serão eficazes. Em ferida infectada, mas com volume de exsudação baixo, pode-se usar curativo com gaze impregnada em povidona-iodo. O iodo é liberado aos poucos, dependendo da quantidade de exsudação. No entanto, não se deve aplicar mais do que quatro curativos seguidos, devido ao perigo de intoxicação, conforme já relatado.

Feridas com crostas

As crostas das feridas são compostas de células mortas, geralmente neutrófilos, que têm vida curta e que se acumulam na exsudação. Podem estar relacionadas com o término do estágio inflamatório no processo de cicatrização. Em condições adequadas, os macrófagos são capazes de remover a crosta, que desaparece à medida que a cicatrização vai evoluindo. Em algumas feridas aparece uma membrana de fibrina de cor amarela que não tem efeito de cicatrização e que reaparece, se retirada. O tratamento de feridas com crosta visa manter ambiente úmido para facilitar a atividade dos leucócitos. Naquelas em que a crosta é superficial e a exsudação é de volume pequeno ou moderado, o hidrocoloide ou o hidrogel amorfo preenchem esse requisito. Nas feridas com crosta desvitalizada e com exsudação moderada ou abundante, a superfície da ferida deve ficar relativamente úmida e o curativo deve manter a umidade e controlar a exsudação ao mesmo tempo. Alginato, curativos interativos, hidrocoloide ou gel amorfo podem ser utilizados. Em cavidades preenchidas com crosta e com exsudação moderada ou baixa, o ideal é o uso de hidrocoloide. Se a crosta for muito espessa, está indicado o uso de estreptoquinase/estreptodornase ou pomadas à base de hialuronidase para ajudar a removê-la. Em uma cavidade com crosta e exsudação moderada/abundante, a exsudação pode tornar-se copiosa, com a liquefação da crosta. Nesses casos, o curativo com fita ou fibra de alginato é o mais indicado. Se a secreção for menos abundante, curativos de alginato, interativos, hidrogel amorfo ou pasta e hidrocoloide são indicados.

Feridas granuladas

O tecido de granulação é a expressão da cicatrização da ferida. O aspecto granular da ferida corresponde ao topo dos arcos capilares. A ferida tende a se contrair, diminuindo o seu tamanho, quando é preenchida pelo tecido de granulação. Se a ferida apresenta exsudação baixa ou moderada, poderá ser tratada com curativos planos de espuma, hidrocoloide, hidrogel ou filmes semipermeáveis. Se a exsudação for mais abundante, usam-se alginato, hidrocoloide, hidrogel ou espuma. Se apresenta cavidade preenchida com tecido de granulação, pode-se usar fitas ou fios de alginato, filtros de espuma para cavidade, hidrogel e pastas ou gelatinas hidrocoloides. Finalmente, nas feridas com tecido de granulação exuberante ou hipertrófica ou supergranulação, podem-se usar bastões de nitrato de prata, pomadas de corticoide ou desbridamento cirúrgico.

Feridas epitelizadas

Feridas em fase de epitelização apresentam as bordas elevadas e cor arroxeada. Quando o epitélio se espalha pela superfície da ferida, a margem fica plana e o novo epitélio é de cor rósea. Nas feridas com grande área cruenta, ilhas de epitelização tornam-se evidentes. Nas feridas nessa fase cicatricial, com exsudação baixa a moderada, o tratamento é feito com curativos que possibilitem manutenção de ambiente úmido e protejam o frágil tecido epitelial. Para isso, sugere-se o uso de espuma, filme, hidrocoloides e hidrogéis. Se a ferida apresenta exsudação moderada a abundante, o objetivo do curativo é controlar a exsudação e também proteger a ferida. Pode-se utilizar, nesse caso, curativos à base de alginatos, espumas, hidrocoloides e hidrogéis.

Ao se tratar a ferida, é importante observar os cuidados necessários com a pele em torno dela. Frequentemente, essa pele é frágil e desnutrida, e vários problemas podem advir em consequência do curativo: trauma, principalmente devido à remoção frequente de fitas adesivas, alergia à fita e/ou ao curativo. Tais complicações manifestam-se como eritema ou vermelhidão onde são aplicados (às vezes podem aparecer bolhas) e secura e descamação, mais comuns quando se usam bandagens junto ao curativo. Esse problema só tem chance de ocorrer nas feridas crônicas, nas quais nem sempre é possível respeitar as rotinas habituais do banho. Como consequência, o epitélio descamado se acumula em redor da ferida. Vários trabalhos têm demonstrado a importância da utilização de produtos para proteção da pele em torno dos estomas e das feridas. A secura da pele é mais difícil de combater. Os emolientes, conquanto possam ajudar, podem também afetar a retenção dos curativos. Cremes hidratantes podem ser usados com bons resultados.

Apesar de todas as considerações anteriores, não se deve esquecer que o principal fator de contaminação de uma ferida se processa por meio das mãos dos profissionais que dela cuidam. Portanto, deve-se sempre ter o cuidado de lavar as mãos antes e depois da realização de curativos e usar luvas sempre que disponíveis. Esse cuidado diminui o índice de infecção de ferida, bem como o da veiculação de germes de um paciente para outro.

Outro ponto a ser observado é o uso de instrumental esterilizado em pacote, que deve conter, pelo menos, uma pinça anatômica, duas pinças hemostáticas, um pacote de gazes, solução salina a 0,9% e solução degermante. Em alguns casos, pode ser necessário o uso de estiletes, sondas ou curetas para exploração, drenagem ou remoção de pontos, detritos e crostas da ferida. Os fatores de risco de infecção de ferida cirúrgica estão descritos no Quadro 8.9.

Quadro 8.9 Fatores de risco de infecção de ferida cirúrgica

1. Tecido desvitalizado (promove a colonização bacteriana, principalmente anaeróbia)
2. Circulação local deficiente
3. Localização da ferida em abdome, coxa, panturrilha e nádegas
4. Corpos estranhos (podem causar irritação e abrigar microrganismos até em suturas estéreis)
5. Hematomas e espaço morto (criam meio propício para o crescimento bacteriano)

AVALIAÇÃO DOS CURATIVOS

Vários aspectos devem ser levados em conta, entre os quais os mais importantes estão listados no Quadro 8.10.

O conforto do paciente deve ser avaliado por ele mesmo. Muitos pacientes apreciam participar do tratamento e podem dar informações valiosas sobre os novos produtos. Facilidade de aplicação significa que o curativo pode ser feito eficazmente e manter-se no lugar. A eficácia é muito importante. Se um produto não promover a cicatrização, pouco importa se ele é confortável ou de fácil aplicação. O custo deve ser levado em consideração

Quadro 8.10 Parâmetros usados na avaliação de um curativo

- Conforto do paciente
- Facilidade de aplicação
- Eficácia
- Custo

na avaliação de qualquer curativo. Por exemplo, curativo mais caro por unidade pode tornar o tratamento mais barato, se promover cicatrização em período menor de tempo; ou curativo mais barato e que precisa ser trocado várias vezes por semana pode ficar mais caro do que outro que custa mais caro por unidade, mas que só precisa ser trocado em maiores intervalos.

USO DE DRENOS EM FERIDAS

Os drenos de feridas são usados com o intuito de manter um canal para a drenagem do líquido, o qual, caso contrário, poderia acumular-se na ferida. Esse líquido pode ser sangue, pus, exsudação, bile, urina ou secreção entérica. Os drenos podem ser classificados em fechados e abertos. Os fechados são compostos de sondas e tubos que se conectam a recipientes coletores. Estes promovem sucção por pressão negativa. Os drenos de tórax, embora sejam fechados, apresentam mecanismo de drenagem diferente, pois o objetivo é permitir que o ar ou o líquido da cavidade pleural escapem através do dreno até o recipiente coletor. O vácuo do recipiente não é necessário. Os drenos abertos podem ser tubos de borracha ou de plástico flexíveis, ondulados ou moles, como, por exemplo, o dreno de Penrose. Esses drenos originalmente drenavam a secreção da ferida para dentro do curativo, o que provocava desconforto considerável para o paciente e aumentava o risco de infecção, pois o dreno oferecia canal aberto para as bactérias. Atualmente existem bolsas coletoras de drenagem para cobrir o dreno, permitindo, assim, um circuito fechado. Os drenos fechados ou abertos devem ser exteriorizados por contraincisão sempre que possível. Nas drenagens de abscessos ou outras coleções purulentas em regra não é feita sutura da ferida, e, nesses casos, o dreno pode ser exteriorizado através da própria incisão de drenagem. Constitui prática prudente a fixação do dreno por meio de fios de sutura. Sem esse cuidado, corre-se o risco de o dreno ser involuntariamente retirado em troca de curativo ou de se perder dentro da cavidade drenada ou da área de descolamento. Se o dreno não for fixado por pontos e se a parte exteriorizada é curta, deve-se ter o cuidado de atravessá-lo com alfinete de gancho, estéril, para evitar que se perca. O curativo do local de exteriorização do dreno pode ser feito com gaze cortada até o meio para proteger e absorver o extravasamento de secreções e/ou sangue (Figura 8.18).

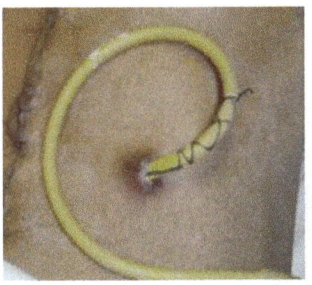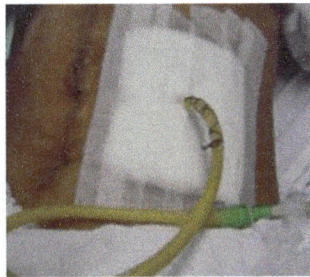

Figura 8.18 Curativo convencional envolvendo o dreno: gaze e fita cirúrgica.

TIPOS ESPECIAIS DE CURATIVO

Úlcera Crônica de Perna por Estase Venosa[20,21]

As úlceras crônicas de perna secundárias a deficiência na drenagem venosa constituem problema extremamente comum em ambulatórios de cirurgia. Esses pacientes, na maioria sem recursos financeiros, andam de hospital em hospital na tentativa de conseguir resolver o problema, o que não é simples. Os pacientes, de maneira geral, são mal-atendidos porque sua afecção é desanimadora para a maioria dos profissionais da área de saúde.

Existem dois objetivos a serem alcançados no tratamento dessa afecção: melhora da drenagem venosa e curativos adequados. Um não será eficaz sem o outro. A drenagem venosa pode ser melhorada por meio de exercícios de elevação da perna e fazendo-se compressão. O primeiro objetivo deve contar com abordagem de profissionais da área de Fisioterapia, enquanto o segundo deve ser articulado pelo pessoal responsável pelos curativos. Em qualquer das duas situações, é imprescindível a colaboração do paciente. A compressão é conseguida por meio de bandagens ou meias de compressão e deve ser graduada, isto é, a pressão no tornozelo deve ser maior que na panturrilha. As bandagens estão mais indicadas nos estágios iniciais, quando os curativos tendem a ser volumosos. Algumas bandagens podem ser retiradas à noite, mas o ideal é que sejam aplicadas novamente antes de o paciente se levantar, hora em que o edema da perna é menor. O grau de compressão adequado é de 35 a 40 mmHg. Portanto, devem ser usadas bandagens ou meias elásticas de alta compressão. A bota de Unna constitui uma das formas de terapia compressiva, como ilustrado na Figura 8.19.

É importante ter em mente que cerca de 20% das úlceras de membros inferiores são de origem venosa e arterial e, portanto, a confirmação de etiologia venosa pura para a ulceração é essencial antes de se iniciar a terapia de compressão. A terapia de compressão é contraindicada em pacientes com doença arterial periférica moderada e grave e deve ser usada com grande cautela em pacientes com doença arterial periférica leve. O uso de terapia de compressão na presença de doença arterial pode causar necrose da pele e, em alguns casos, levar à amputação.

Ao lado dessas medidas, são necessários os curativos. É importante que se faça limpeza da perna e se avalie quanto à possibilidade de eczemas, descamação ao redor da úlcera, infecção e alergia ao tratamento. Sequência aceitável para fazer o curativo de uma úlcera de perna inclui:

- Lavagem da úlcera com solução de permanganato a 0,01% (1:10.000);
- Colocação de gaze vaselinada sobre o leito da úlcera;
- Colocação de gaze seca sobre a gaze vaselinada;
- Bandagem a partir do pé até, pelo menos, o joelho.

Essa sequência de procedimentos tem se mostrado eficiente no tratamento de úlcera crônica de perna.

Alternativas para curativos em úlcera crônica de perna são conhecidas e, embora constituam práticas antigas, têm a vantagem de ser muito mais baratas e podem ser feitas pelos próprios pacientes ou seus familiares. Uma delas é o uso de açúcar refinado após a lavagem com permanganato. Ocorre limpeza do fundo da úlcera muito mais rápida, e o tecido de granulação torna-se exuberante em curto intervalo de tempo, favorecendo a cicatrização. Esse uso, embora modernamente muito decantado, remonta a trabalhos científicos de 1936, confirmados por vários relatos nos dias atuais. Entretanto, desde a época de Hipócrates, já se usava o mel para cicatrização tecidual. Alternativa simples e eficiente é o uso de solução hipertônica de cloreto de sódio para o curativo desse tipo de ferida. Relatos de melhora no aspecto da ferida e diminuição do tempo de cicatrização foram feitos utilizando-se solução de cloreto de sódio entre 300 e 3.000

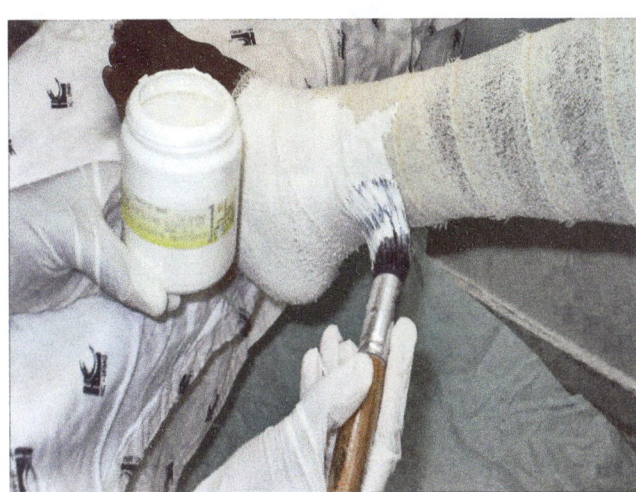

Figura 8.19 Bota de Unna.

mOsm/L. A concentração ideal, por não provocar pruri-do nem lesar o tecido de granulação e a pele em torno da ferida, é 1,5 mOsm/L. A ferida é lavada com a solução hipertônica de NaCl e, em seguida, gaze embebida na mesma solução é aplicada sobre o seu leito.

A bota de Unna, conforme já relatado, constitui uma das formas de terapia compressiva.

Uma vez cicatrizada a úlcera, o paciente deve ser estimulado a continuar com os exercícios e com o uso de meias elásticas, para evitar a recidiva.

Maiores detalhes sobre curativos nas úlceras da perna podem ser encontrados no Capítulo 26.

Couro Cabeludo

Os curativos sobre o couro cabeludo são dificultados devido à presença de pelos e só devem ser feitos se for necessária compressão ou cobertura da ferida. O esparadrapo está contraindicado. Usa-se enfaixar a cabeça na sequência ilustrada na Figura 8.20.

Pode-se também, para fixar o curativo, amarrá-lo com os próprios fios com os quais se fez a sutura no couro cabeludo. Os fios são deixados longos e a(s) gaze(s) colocada(s) no ângulo entre as duas extremidades dos fios, amarrando-as em seguida. Esse método fixa o cura-

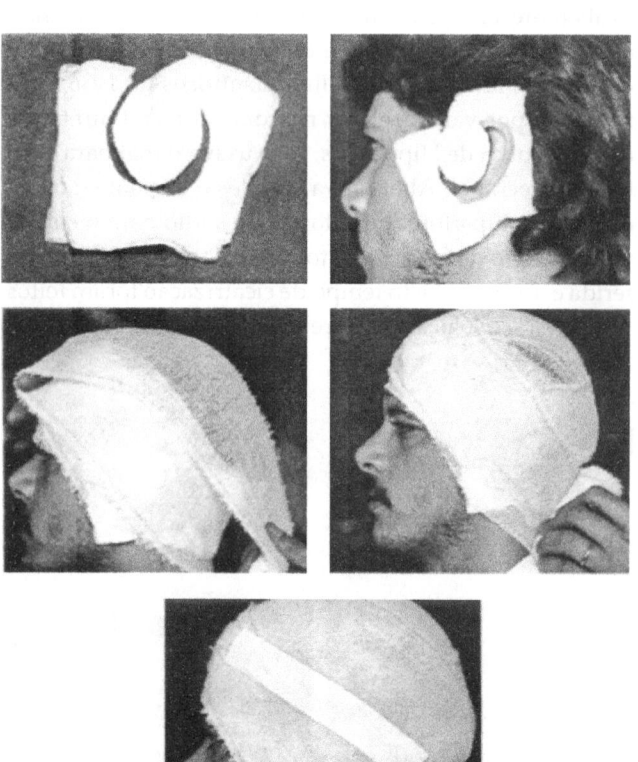

Figura 8.20 Sequência de enfaixamento do couro cabeludo. Notar o detalhe de proteção para a orelha, com gaze.

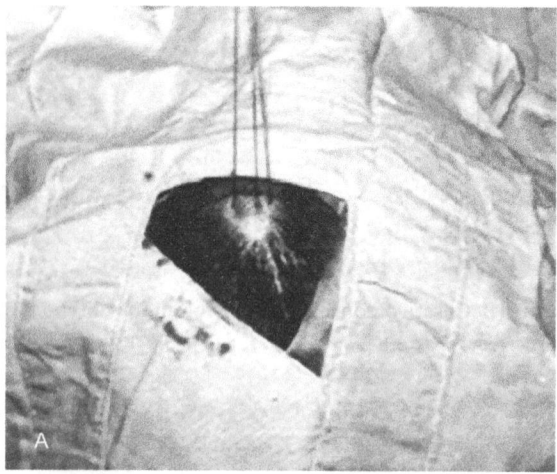

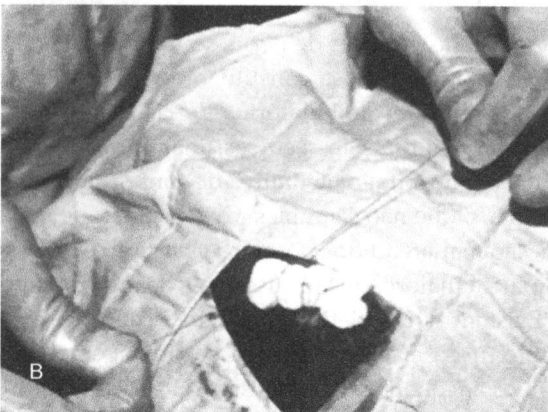

Figura 8.21 Método alternativo para curativo no couro cabeludo. Os fios são deixados longos (**A**) e devem ser amarrados sobre uma gaze colocada nos ângulos (**B**).

tivo e exerce uma compressão sobre a ferida, impedindo a formação de hematoma (Figura 8.21).

Em crianças, e mesmo em adultos com feridas cortantes do couro cabeludo, pode-se amarrar os cabelos de um e outro lado da ferida, em pequenas mechas, evitando-se assim a utilização de anestesia e de sutura. A ferida deve ser limpa adequadamente, e os cabelos de um lado e outro da ferida são amarrados, em feixes, sobre a ferida, funcionando como sutura natural de aproximação das bordas.

Feridas Cirúrgicas Pós-Tireoidectomia

Os curativos sobre a região cervical às vezes são difíceis de realizar devido às dobras e mobilidade da região. Nesses casos, basta colocação de fita adesiva transparente, que permite avaliar o estado da ferida e evita a troca frequente dos curativos. Contudo, se ocorrer sangramento, o sangue escorrerá por falta de material absorvente. Um curativo utilizando gaze sobre a ferida é alternativa que pode ser usada, conforme ilustrado na Figura 8.22.

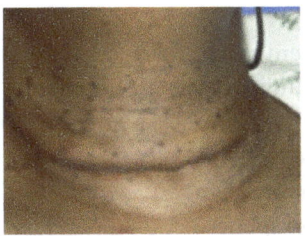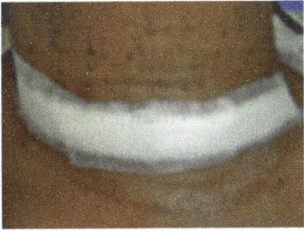

Figura 8.22 Curativo em ferida cirúrgica pós-tireoidectomia.

Curativo em Áreas Receptoras de Enxertos[22]

Tie over é um tipo especial de curativo utilizado nas áreas receptoras de enxertos. Exerce as funções básicas de proteção da ferida, compressão leve e contenção das gazes no local. A técnica consiste em deixar longos os fios usados para fixar o enxerto na área doadora e amarrar os fios diametralmente opostos, em número de 8 a 10, sobre a gaze que cobre o enxerto. Essa gaze deve ser untada com vaselina ou pomada para evitar sua aderência e sua remoção inadvertida ao se trocar o curativo. A primeira troca de curativo deve ser feita no quinto dia, quando são cortados os fios e retirada a gaze. Nessa ocasião, já é perceptível se o enxerto "pegou" ou não (Figura 8.23).

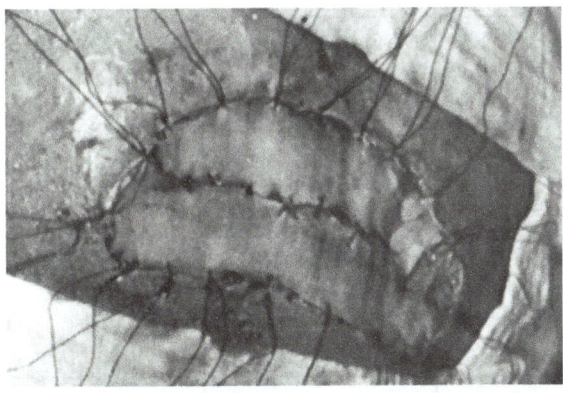

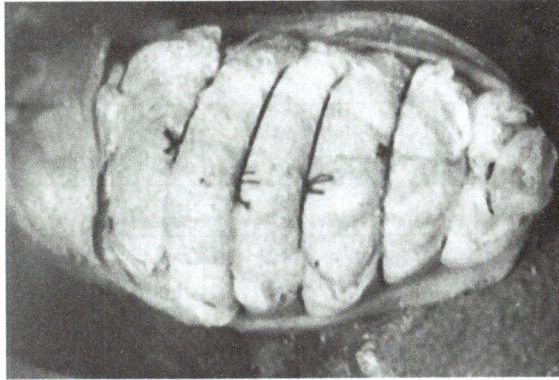

Figura 8.23 No *tie over*, os fios que fixam o enxerto à pele são cortados propositadamente longos. Acima, aspecto final do curativo com os fios amarrados dois a dois. Esse curativo deve ser trocado a partir do quinto dia pós-operatório.

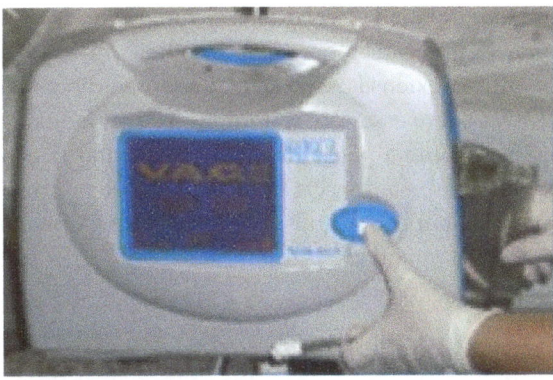

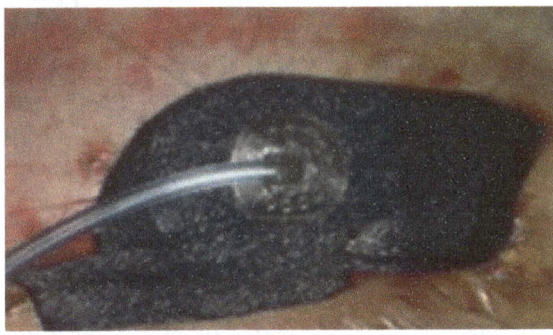

Figura 8.24 Curativo a vácuo.
- Composição: esponja, tubos conectores, película adesiva, reservatório para secreções e bomba de pressão negativa.
- Mecanismo de ação: pressão negativa, contínua ou intermitente, que estimula vascularização, granulação e retração da ferida.
- Indicação: feridas agudas e crônicas, extensas e/ou de difícil resolução; enxertos cutâneos.
- Contraindicação: tecidos necrosados, osteomielite ou malignidade da ferida.
- Orientações: posicionar a esponja sobre a ferida e aplicar a película oclusiva; conectá-la ao reservatório e este ao sistema a vácuo; ligar o aparelho.

A terapia da ferida com pressão negativa (p. ex., terapia VAC™) fornece outro método de imobilização do enxerto. Essa técnica minimiza o acúmulo de fluido nas áreas receptoras de enxerto. O dispositivo é geralmente deixado no local por 5 a 10 dias após a colocação do enxerto. Após a remoção do curativo, a pele apresenta-se seca. A aplicação suave diária de hidratante é útil (Figura 8.24).

Substitutos de Pele[23-25]

A ausência de pele, devido à drenagem de líquidos e proteínas além dos riscos de infecção invasiva, requer a cobertura da área cruenta com um substituto de pele. Usados como cobertura temporária de feridas abertas, esses substitutos exercem efeitos fisiológicos e mecânicos. Tornaram-se comuns nos últimos decênios e apresentam as propriedades desejáveis: protegem a ferida, mantêm controle microbiano e aceleram a cicatrização. As indicações mais importantes para esse tipo de curativo são as queimaduras extensas sem áreas doadoras disponíveis. O curativo sobre essas áreas diminui a densidade microbiana, bem como a perda de água e calor, induz a cicatrização e atenua a dor. Os tipos de curativo substitutos de pele incluem os naturais, os construídos de material biológico e os sintéticos.

Naturais

Materiais biológicos naturais são formados por tecido de cadáveres humanos ou suínos. As principais vantagens de materiais biológicos como substitutos dérmicos são apresentar composição bastante similar à da derme nativa e partes da membrana basal que podem ser conservadas. Existem também alguns grandes inconvenientes. A natureza alogênica dessas estruturas pode dar origem à rejeição, devido à presença de restos celulares que são frequentemente difíceis de remover. Por essa razão, materiais biológicos naturais são, muitas vezes, utilizados como curativos biológicos temporários e não permanentes. Além disso, materiais biológicos naturais derivados de materiais de cadáveres também podem transmitir doenças para o destinatário. Ainda assim, os enxertos de pele de cadáver são ideais como substitutos de pele, e seu tempo de vida pode ser prolongado com o uso de imunossupressores.

Produzidos a Partir de Materiais Biológicos

A segunda classe de substitutos dérmicos consiste em purificar moléculas biológicas, formando um substituto dérmico, por meio de liofilização. O colágeno é muitas vezes usado como o componente principal. Congelamento de diferentes procedimentos de secagem pode ser usado para controlar aspectos como o tamanho dos poros e interconectividade dos poros durante a produção do curativo. A natureza artificial desses produtos tem algumas vantagens e inconvenientes em comparação com as estruturas biológicas naturais. O uso de componentes purificados de pele permite ao projetista selecionar materiais que não irão provocar resposta de rejeição. Também a composição e propriedades do produto podem ser controladas com maior precisão, e, em tese, muitos fatores de crescimento benéficos e componentes da matriz podem ser adicionados ao produto. No entanto, atualmente, o conhecimento do que deve ser incorporado nesses materiais e o que deve ser evitado não está suficientemente comprovado para aproveitar ao máximo seu potencial. Além disso, nesses materiais, muitas vezes falta uma membrana basal, e sua arquitetura não se assemelha à da pele nativa. Exemplos bem conhecidos são Integra e Matriderm, que são usados no tratamento de queimaduras.

Sintéticos[26]

Substitutos dérmicos podem ser produzidos a partir de moléculas não biológicas. Embora estes forneçam aos produtores maior controle sobre a composição precisa do seu produto, o uso de componentes não biológicos para produzir material biologicamente compatível pode ser problemático. Embora existam poucos atualmente em uso, número substancial de substitutos sintéticos está atualmente passando por testes *in vitro* ou em animais para avaliar sua potencial utilização como substitutos dérmicos. No Quadro 8.11 estão sumariados os principais substitutos de pele.

Quadro 8.11 Substitutos de pele

Tipo	Material	Aplicação
Natural		
Alloderm®	Derme humana acelular	Queimaduras, substituição de tecidos moles, enxertos de interposição
Strattice™a	Derme suína acelular	Tecidos moles
Graftjacket®	Derme humana acelular	Feridas crônicas, reparo de ligamentos, substituição de tecidos moles
Biológico		
Apligraf®	Colágeno bovino com fibroblastos e queratinócitos	Queimaduras, feridas crônicas, epidermólise bolhosa
Integra®	Colágeno humano com condroitina	Queimaduras, feridas crônicas, defeito de tecidos moles
Matriderm®	Colágeno bovino com elastina	Queimaduras, feridas crônicas
Sintético		
Dermagraft®	Poliglactina e fibroblastos alogênicos	Queimaduras, feridas crônicas, úlceras diabéticas
Polyactive®	Óxido de polietileno e polibutiltereftalato	Reparo ósseo e cartilaginoso

Fonte: *Biological background of dermal substitutes*, 2009 (adaptado).
Os produtos apresentados nessa revisão podem estar fora do mercado.

Além dos materiais listados no Quadro 8.11, inúmeros outros têm sido extensamente estudados e são inúmeras as publicações nessa área. Uma das características mais importantes manipuladas pela indústria é a permeabilidade dessas membranas, que permite sua confecção de modo a possibilitar a saída do exsudato da ferida, mas não a migração de bactérias no sentido inverso.

Deve-se também ter em mente que esses curativos de substitutos de pele são, em sua maioria, temporários. A pele homóloga continua a ser uma das melhores opções nesses casos.

Grande avanço nos últimos anos foi o da área de cultura de queratinócitos da epiderme, que podem ser expandidos com segurança de modo a obter, como fonte quase inesgotável, uma membrana com várias camadas de células epiteliais para substituição da pele perdida em queimaduras, das úlceras crônicas ou após excisão cirúrgica de extensas áreas de pele. Embora a técnica apresente a grande vantagem de expansão quase infinita (uma área de pele de 2 cm² pode substituir a superfície de todo o corpo), alguns problemas ocorrem. Por exemplo, a "pega" de pele transplantada fica aquém da expectativa se comparada ao enxerto clássico, podendo ser melhorada com a colocação de uma camada de derme. Em vários hospitais, já existem "bancos de pele" para uso em larga escala. A desvantagem do método é que ele necessita de infraestrutura de manutenção cara para manipular a cultura e o epitélio transplantado para as áreas cruentas. Por ser mais fino do que a pele normal (não apresenta todas as camadas da pele), origina cicatriz possivelmente não estética. Contudo, considerando-se os casos de perdas extensas de pele, constitui ótima solução por salvar a vida do paciente, que não teria

Quadro 8.12 Propriedades ideais dos substitutos de pele

1. Ausência de antigenicidade
2. Histocompatibilidade
3. Ausência de toxicidade local ou sistêmica
4. Eliminação de vapor d'água semelhante à pele normal
5. Impermeabilidade aos microrganismos exógenos
6. Aderência rápida e prolongada ao leito da ferida
7. Superfície interna que permite o crescimento do tecido fibrovascular
8. Flexibilidade para moldar-se à superfície irregular da ferida
9. Elasticidade para acompanhar o movimento dos tecidos subjacentes sem se romper
10. Resistência à fusão com área cruenta
11. Não permitir o crescimento bacteriano subjacente
12. Força tênsil para resistir à fragmentação quando da remoção da membrana
13. Biodegradabilidade
14. Baixo custo
15. Possibilidade de ser esterilizado
16. Tempo de armazenamento indeterminado

outra opção de tratamento. Em casos de queimaduras de terceiro grau, em que a derme também é perdida, pode-se lançar mão da cultura de queratinócitos do paciente cultivados em matriz de pele homóloga, ou mesmo, como descrito mais recentemente, sobre matriz de pele sintética. Esse deve ser o tratamento num futuro próximo, de aplicação indiscutível em centros que tratam de pacientes com queimaduras extensas. No caso de utilização de substitutos de pele, deve-se ter em mente que qualquer material usado precisa apresentar propriedades que o aproximem de um substituto de pele ideal (Quadro 8.12).

Pode-se notar, pelo exposto, que o substituto ideal para a pele ainda não está disponível no mercado.

TÉCNICAS DE FIXAÇÃO DE CURATIVO

Fixação por Meio de Fitas Cirúrgicas

As fitas cirúrgicas, como o esparadrapo, são bom meio de fixação de um curativo. Entretanto, o material de que é feito o esparadrapo apresenta uma série de desvantagens, entre as quais podem ser citadas irritação da pele, alergia, maceração, possibilidade de infecção secundária e falta de adesividade. Como a finalidade básica é fixar o curativo no local, se ele não for adesivo, nem essa finalidade mecânica pode ser atingida. Os esparadrapos modernos não apresentam esses inconvenientes. Alguns são feitos de papel, que absorvem a oleosidade da superfície cutânea, tornando-os mais aderentes. Outros, feitos de espuma de borracha, são particularmente úteis quando se deseja compressão externa sobre a ferida. Um terceiro tipo pode manter unidas as bordas de uma ferida ou destina-se a evitar a separação dessas bordas após a retirada dos pontos ou a aproximar as bordas de feridas com pequenas deiscências.

Ao se fixar a parte aderente do esparadrapo na pele, deve-se ter o cuidado de escolher área sem pelos, limpa e seca, nas proximidades da ferida. Algumas vezes está indicada tonsura para facilitar a fixação. É conveniente pincelar a pele com tintura de benjoim antes da aplicação do esparadrapo. A depilação associada ao benjoim facilita muito a retirada do esparadrapo sem dor e protege a pele contra seus efeitos danosos. Se o curativo precisa ser trocado com frequência, pode-se manter a adesão do esparadrapo com a pele cortando-o de tal maneira que possibilite a retirada do curativo sem retirar todo o esparadrapo. No próximo curativo, a nova faixa de adesivo será colada sobre o restante da primeira que ficou no lugar. Na presença de maceração, pode-se fazer um curativo a distância apondo-se duas faces adesivas, uma contra a outra, na extensão de pele macerada. Nesses casos está contraindicado o uso de benjoim por causa da dor que produz. A sequência de remoção do esparadrapo deve seguir rotina para produzir mínimo desconforto.

Fazendo-se tração em direção à ferida, retira-se um lado da fita adesiva e, em seguida, com tração no sentido inverso, retira-se a outra parte. As fitas cirúrgicas de papel permeável a líquidos, tipo micropore, são melhores do que os clássicos esparadrapos brancos (Figura 8.25).

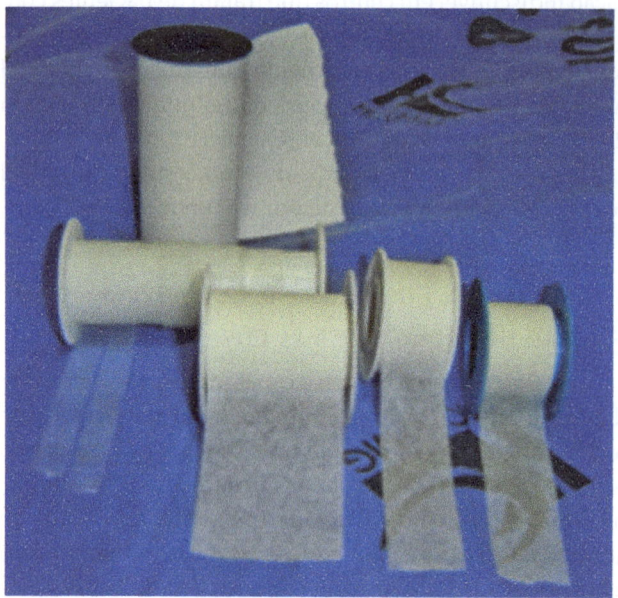

Figura 8.25 Fitas cirúrgicas utilizadas para fixação de curativos não secretantes.
– Ação: a porosidade da fita permite à pele "respirar" livremente.
– Objetivo da fixação: manter a cobertura intacta no lugar sem causar lesão à pele sub e circunjacente.
– Orientações: para minimizar a ruptura da pele em torno da ferida, deve-se mantê-la limpa e seca e reduzir o uso de fita cirúrgica.
– Indicação: peles sensíveis e frágeis; em alguns casos, pode-se usar a modalidade de fita porosa hipoalergênica.

Fixação por Meio de Ataduras

O uso de ataduras está indicado quando se deseja fixar um curativo em locais onde o uso de esparadrapo torna-se difícil pela mobilidade ou pela presença de pelos ou de secreções, como, por exemplo, mão, região perianal e couro cabeludo. A atadura deve ser colocada de modo a dar aspecto de limpeza, esmero e elegância ao curativo. A aparência do curativo é um atestado do cuidado que se teve ao fazê-lo. Uma atadura bem-aplicada, além de trazer conforto e segurança ao paciente, atinge a finalidade de manter o curativo no local. Ela deve ser justa, mas não tão apertada a ponto de deixar marcas no local após a retirada. Por outro lado, a atadura não deve ser estendida com dobras, nem ser franzida e pendente, e sua largura deve ser proporcional à área a ser enfaixada. Assim, não se pode usar uma atadura de 15 cm de largura para enfaixar o dedo nem uma de 5 cm para enfaixar o abdome (Figura 8.26).

Os princípios gerais da aplicação de uma atadura estão descritos no Quadro 8.13.

O método de fazer uma imobilização varia com a região. De maneira geral, as regiões mais frequentes são os membros superiores e inferiores. A Figura 8.27 ilustra uma forma de imobilização.

Fixação por Meio de Colódios

Há várias preparações de colódios na indústria farmacêutica. Essas substâncias vêm acondicionadas em *spray* e podem ser borrifadas sobre as gazes colocadas nos curativos. Ao secarem, elas as mantêm no local, atendendo à finalidade de proteção do curativo. Esse método de fixação é particularmente útil nos curativos sobre o couro cabeludo. O colódio pode ser usado, também,

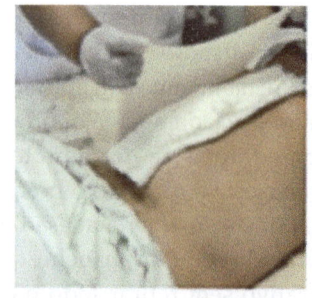
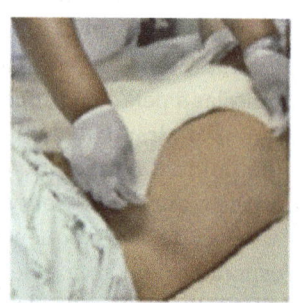
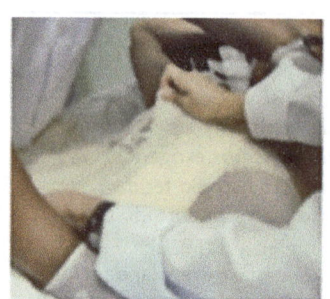
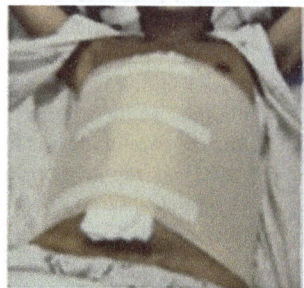
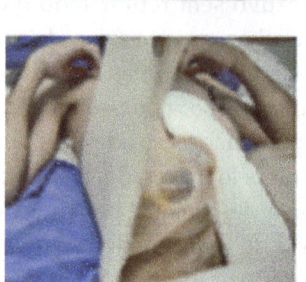
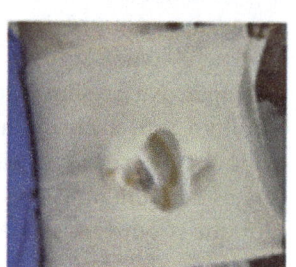
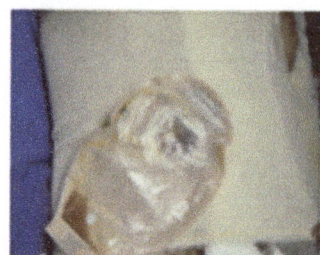

A

B

Figura 8.26 Enfaixamento abdominal de pacientes acamados por meio de ataduras: (**A**) atadura íntegra; (**B**) com orifício para externalização de colostomia, permitindo adaptação da bolsa de colostomia mesmo com o abdome enfaixado.

Quadro 8.13 Princípios gerais da aplicação de uma atadura

1. Escolher a largura adequada da faixa para cada região
2. A atadura deve ser aplicada justa, de maneira que não afrouxe nem comprima em demasia
3. Ao ser aplicada, a faixa deve ser desenrolada em espiral, mantendo-se unida à pele. Cada volta deve cobrir metade da largura da anterior
4. O enfaixamento deve ser feito com a articulação na posição em que será posteriormente mantida
5. A faixa visa trazer conforto para o paciente e, por isso, ela deve ser colocada na posição o mais cômoda possível
6. A faixa deve ser desenrolada no sentido da mão de dominância do médico, isto é, da esquerda para a direita nos destros e da direita para a esquerda nos canhotos
7. A tensão aplicada sobre a faixa deve ser suficiente para distender suas malhas até próximo do seu limite de distensibilidade
8. O enfaixamento deve abranger desde a extremidade até a raiz do membro
9. Iniciar o enfaixamento sempre da região distal do membro para a região proximal
10. Nas mãos e pés, o enfaixamento deve estender-se exatamente até o nível da cabeça dos metacarpos e metatarsos, respectivamente, com a mesma tensão e o mesmo número de voltas aplicados no restante do membro. No cotovelo, a faixa deve atingir até 2,5 cm da prega de flexão distal, anteriormente, e 2,5 cm da extremidade proximal do olecrânio
11. Nas articulações, a faixa deve ser aplicada assumindo a forma de uma *figura em oito*. As bordas da faixa não devem passar no centro da figura em oito, o qual corresponde ao ponto central da articulação, pelo risco de compressão
12. As saliências ósseas e os pontos em que os nervos periféricos tornam-se superficiais devem ser protegidos com algodão ortopédico, esterilizado ou não, dependendo do tipo de ferida

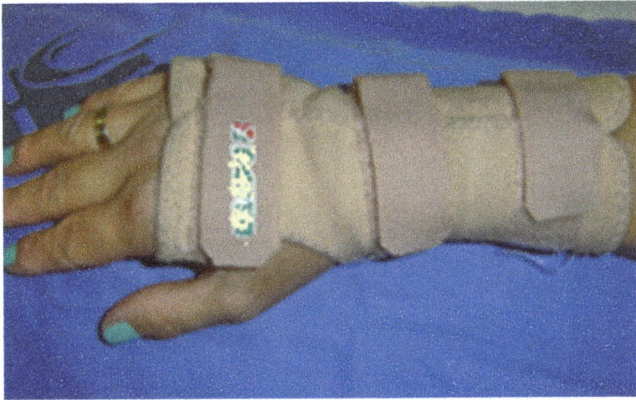

Figura 8.27 Imobilizador de articulação de punho. Os imobilizadores para articulações de punho, cotovelo, tornozelo e joelho substituíram as bandagens convencionais e, em muitos casos, o gesso.

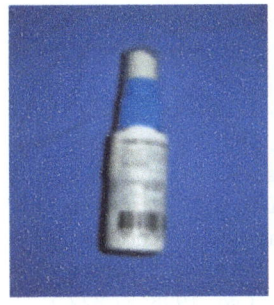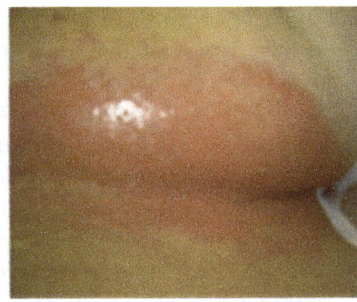

Figura 8.28 Protetores cutâneos.
- Ação: formam camada protetora fina e uniforme que protege a pele lesada e a pele normal circunjacente.
- Orientação: esses protetores vêm acondicionados em frascos com *spray* que favorecem a aplicação.

diretamente sobre a pele, como ilustrado na Figura 8.28 e na linha de uma ferida suturada linearmente. Para isso, terminada a sutura, a área é limpa e seca, aplicando-se o *spray* em seguida.

Referências Bibliográficas

1. Forrest RD. Early history of wound management. *J R Soc Med*, 1982; *75*:198-205.
2. Zimmerman LM, Veith I. *Great Ideas in the History of Surgery*. Baltimore: Williams & Wilkins, 1961.
3. Graziano KU, Silva A, Bianchi ERF. Limpeza, desinfecção, esterilização de artigos e antissepsia. *In:* Fernandes AT, Fernandes MOV, Ribeiro Filho N. *Infecção Hospitalar e suas Interfaces na Área da Saúde*. São Paulo: Atheneu, 2000; *2*(1),11, pp 266-305.
4. Dealey C (ed.) *The Care of Wounds*. Oxford: Blackwell Science Ltd, 1995.
5. Svensjö T, Pomahac B, Yao F *et al*. Accelerated healing of full-thickness skin wounds in a wet environment. *Plast Reconstr Surg*, 2000; *106*:602-12.
6. Winter GD. Formation of the scab and the rate of epithelization of superficial wounds in the skin of the young domestic pig. *Nature*, 1962; *193*:293-4.
7. Stevenson TR, Thacker JG, Rodeheaver GT *et al*. Cleansing the traumatic wound by high pressure syringe irrigation. *JACEP*, 1976; *5*:17-21.
8. Demidova-Rice TN, Geevarghese A, Herman IM. Bioactive peptides derived from vascular endothelial cell extracellular matrices promote microvascular morphogenesis and wound healing in vitro. *Wound Repair Regen*, 2011; *19*:59-62.
9. Walker D. Back to basis: choosing the correct wound dressing. *Am J Nurs*, 1996; *96*:35-9.
10. Grupo de Estudo de Feridas. Hospital das Clínicas – UNICAMP (FEFE). *Manual de Tratamento de Feridas*, 2ª ed. Campinas: Hospital das Clínicas/UNICAMP, 2000, 77p.
11. Rossi LA, Menezez MAJ, Gonçalves N, Ciofi-silva CL *et al*. Cuidados locais com as feridas das queimaduras. *Rev Bras Queimaduras*, 2010; *9*:54-9.

12. Lipsky BA, Berendt AR, Deery HG *et al*. Diagnosis and tre-atment of diabetic foot infections. *Plast Reconstr Surg*, 2006; *117*:212S.

13. Duarte YAO, Diogo MJD. *Atendimento* domiciliar: *um Enfoque Gerontológico*. São Paulo: Atheneu, 2000, pp 299-301.

14. Wieman TJ, Smiell JM, Su Y. Efficacy and safety of a topical gel formulation of recombinant human platelet-derived gro-wth factor-BB (becaplermin) in patients with chronic neuro-pathic diabetic ulcers. A phase III randomized placebo-con-trolled double-blind study. *Diabetes Care*, 1998; *21*:822-7.

15. Van Rijswijk L. Ingredient-based wound dressing classifica-tion: a paradigm that is passed and in need of replacement. *J Wound Care*, 2006; *15*:11-4.

16. Mandelbaum SH, di Sanctis ED, Mandelbaum MHS. Cicatri-zação: conceitos e recursos auxiliares. Parte II. *Rev Bras Der-matol*, 2003; *78*:373-410.

17. Hansson C. The effects of cadexomer iodine paste in the treatment of venous leg ulcers compared with hydrocolloid dressing and paraffin gauze dressing. Cadexomer Iodine Stu-dy Group. *Int J Dermatol*, 1998; *37*:390.

18. Singer AJ, Clark RA. Cutaneous wound healing. *N Engl J Med*, 1999; *341*:738-46.

19. Gates A. The use of non-adherent silicone dressing in arterial leg ulceration. *J Wound Care*, 2000; *29*:79-81.

20. Barr DM. The Unna's boot as a treatment for venous ulcers. *Nurse Pract*, 1996; *21, 55*:1-23.

21. Mangete EDO, West D, Blankson CD. Hypertonic saline solution for wound dressing (letter). *Lancet*, 1992; *340*: 1350-1.

22. Scherer LA, Shiver S, Chang M *et al*. The vacuum assisted clo-sure device: a method of securing skin grafts and improving graft survival. *Arch Surg*, 2002; *137*:930-4.

23. Van de Veen VC, Van der Wal MB, Van Leeuwen MC *et al*. Biological background of dermal substitutes. *Burns*, 2010; *36*:305-21.

24. Blackwood KA, McKean R, Canton I *et al*. Development of biodegradable electrospun scaffolds for dermal replace-ment. *Biomaterials*, 2008; *29*:3091-104.

25. Barlow Y, Pye RJ. Keratinocyte culture. *Methods Mol Biol*, 1997; *75*:117-29.

26. Komorowska-Timek E, Gabriel A, Bennett DC *et al*. Artificial dermis as an alternative for coverage of complex scalp de-fects following excision of malignant tumors. *Plast Reconstr Surg*, 2005; *115*:1010-7.

Infecções Bacterianas da Pele e do Tecido Celular Subcutâneo

Paulo Roberto Savassi-Rocha
José Renan da Cunha-Melo
Soraya Rodrigues de Almeida Sanches
Marcelo Dias Sanches

INTRODUÇÃO

Infecção em cirurgia pode ser conceituada como sendo o resultado da invasão, multiplicação, atividade metabólica e consequentes efeitos fisiopatológicos de microrganismos sobre os tecidos de um indivíduo.

Pode ser primária, quando se instala num paciente sem história prévia de cirurgia ou traumatismo, ou secundária a um trauma, acidental ou cirúrgico, que favorece a implantação dos microrganismos. Em ambas as formas, primária e secundária, existe um fator que rompe o equilíbrio entre as defesas orgânicas do hospedeiro e a virulência bacteriana. Por exemplo, a obstrução de ductos de glândulas sudoríparas ou sebáceas, soluções de continuidade no epitélio de revestimento, hematomas, seromas e presença de tecidos desvitalizados, entre outras, são condições que podem desencadear infecções.

Normalmente, o organismo hígido conta com três mecanismos básicos de defesa contra a invasão de microrganismos que colonizam a pele e orifícios naturais:

Defesa Primária: é representada por fatores mecânicos, que funcionam como barreiras físicas à penetração dos microrganismos, e por fatores químicos, que inibem o crescimento destes.

Defesa Secundária: efetuada pela capacidade fagocitária dos leucócitos polimorfonucleares e monócitos, e também pela síntese e ativação de complementos.

Defesa Terciária: representada pela "resposta de fase aguda", com liberação de componentes celulares e humorais para o local da inflamação, aumento do número e função das células fagocitárias e início da resposta antígeno-específica. Essa fase é mediada por citocinas, prostaglandinas e outros eicosanoides, e por hormônios produzidos pelas células fagocitárias, linfócitos e células endoteliais.

O epitélio estratificado da pele é uma barreira eficiente contra a penetração dos microrganismos. A dessecação, a descamação e as secreções são mecanismos de defesa importantes. A dessecação torna o meio impróprio para o crescimento dos microrganismos, e a descamação epitelial remove aqueles que estão localizados na superfície da pele. A secreção das glândulas sudoríparas como que "lava" os microrganismos, ajudando também na sua remoção. Os ácidos orgânicos, presentes na pele, mantêm um pH de superfície entre 5 e 6, que é suficientemente baixo para impedir o crescimento de muitas espécies bacterianas.

As bactérias da flora normal desempenham papel importante nos mecanismos de defesa da pele. Algumas degradam os ésteres da secreção sebácea em ácidos graxos insaturados (particularmente, o ácido oleico), que são responsáveis pela destruição de várias espécies bacterianas. Outras são capazes de produzir antibióticos que inibem o crescimento de diversos microrganismos.

Se essa defesa primária é vencida, os microrganismos podem penetrar no interstício, onde são combatidos pela migração leucocitária, a qual, por meio da fagocitose, tenta impedir a sua multiplicação. Se o número e/ou a virulência das bactérias forem suficientemente grandes, elas poderão ultrapassar a capacidade fagocitária dos leucócitos e penetrar na circulação. Nessa fase, entra em ação a "resposta de fase aguda", que atua não só contra as bactérias contaminantes como também contra suas toxinas.

Quando se faz uma incisão na pele, estabelece-se solução de continuidade, com rompimento da defesa primária. Esse fato favorece a invasão bacteriana do organismo, se não forem tomados os devidos cuidados no sentido de prevenir a infecção.

CLASSIFICAÇÃO

Podemos classificar as infecções de pele e tecido celular subcutâneo de interesse para a cirurgia ambulatorial em dois grupos, a saber:

Pele e Tecido Celular Subcutâneo

- Erisipela
- Celulite

- Abscesso
- Fleimão
- Panarício
- Linfadenite aguda

Anexos da Pele
- Furúnculo
- Carbúnculo
- Hidradenite supurativa

Para obter sucesso no tratamento da maioria dessas afecções, é necessário eliminar as condições locais que favorecem a proliferação bacteriana ou que dificultam os mecanismos de defesa local do organismo. Essas medidas incluem retirada de corpos estranhos, ressecção de tecidos desvitalizados, regularização das bordas de uma ferida, eliminação de espaço morto, drenagem ampla das secreções, fechamento secundário dos ferimentos tão logo seja possível e repouso do segmento atingido.

INFECÇÕES DA PELE E DO TECIDO CELULAR SUBCUTÂNEO

São aquelas em que os microrganismos se encontram no seio dos tecidos, favorecendo a atuação dos mecanismos de defesa do organismo, porém tornando mais intensa a atuação desses microrganismos sobre o hospedeiro. Aqui, eles encontram maior facilidade de propagação através das várias vias possíveis (tecidual, sanguínea e linfática). Além disso, as substâncias tóxicas produzidas são mais facilmente absorvidas, pois não são eliminadas para o exterior. Ocorre, então, maior intensidade, não só dos fenômenos locais como dos sistêmicos.

Os diferentes tipos de infecções intersticiais de interesse cirúrgico ambulatorial serão relatados a seguir.

Erisipela

É um tipo de celulite superficial da pele que apresenta envolvimento linfático marcante. As portas de entrada mais comuns são úlceras de pele, lesões traumáticas, picada de insetos, abrasões, lesões eczemáticas ou psoriásicas e infecções fúngicas, como, por exemplo, infecção por *T. pedis*.[1-4] Às vezes, as lesões são tão pequenas que passam despercebidas, porém, mais frequentemente, são originadas de ferimentos maiores ou de lesões ulceradas. Os fatores predisponentes incluem: estase venosa, paraparesia, diabetes melito e abuso de álcool.[2] A obesidade tem sido considerada fator de risco independente para desenvolvimento de erisipela e de recorrência.[1] A erisipela tende a ocorrer em áreas de obstrução linfática ou de edema. Como ela própria causa obstrução linfática, é comum haver recidiva em áreas de infecção prévia,

principalmente nos indivíduos com insuficiência vascular venosa ou linfedema. A porcentagem de recorrência é de 10% a 30% dos casos.[2,4]

A doença é mais comum na região da perna (70% a 80% dos casos). No passado, a face era a região mais acometida, porém, atualmente, somente 5% a 20% dos casos ocorrem nessa área. Acomete com maior frequência crianças pequenas e adultos após o quarto decênio de vida. A erisipela facial predomina em crianças. Nos recém-nascidos, pode ser secundária a infecção do coto umbilical.

O estreptococo beta-hemolítico do grupo A é o agente etiológico mais comum. Em menor frequência estão estreptococos dos grupos G e C, seguidos pelos do grupo B (encontrados principalmente em recém-nascidos e crianças menores de 3 meses), e, mais raramente, pelo *S. aureus*. Outros microrganismos, como *S. pneumoniae* e *P. aeruginosa* (sobretudo em pacientes imunossuprimidos), podem ser os responsáveis.[2]

A erisipela caracteriza-se, clinicamente, pelo aparecimento abrupto de manifestações sistêmicas, tais como febre elevada, cefaleia, calafrios, mal-estar e desânimo. Acompanhando esse quadro aparece, no local da lesão, uma mancha avermelhada, quente, dolorosa (geralmente em queimação), de bordas elevadas e bem delimitadas. Em geral, a lesão aparece 6 h a 12 h após o início dos sinais e sintomas gerais. A parte afetada torna-se lisa e brilhante, em decorrência do edema que usualmente acompanha o processo. Frequentemente ocorrem linfangite e linfadenomegalia.

Em alguns casos (5%), geralmente mais graves, ocorre formação de bolhas, em torno do segundo ou terceiro dia. Estas podem ser volumosas e geralmente contêm líquido não purulento. Pode haver hemorragia superficial nas bolhas ou na pele intacta, sobretudo em idosos. Mais raramente, a infecção pode se difundir, surgindo úlceras superficiais (Figura 9.1), celulite, abscessos subcutâneos, miosite, fleimão, fascite necrosante e, até mesmo, gangrena. Essas complicações decorrem principalmente da falta de tratamento adequado e de traumatismos sobre a lesão.

O diagnóstico diferencial deve ser feito especialmente com a celulite, da qual se distingue pela forma de aparecimento e pela maior riqueza de manifestações sistêmicas. Outras doenças, como herpes-zóster inicial da face, dermatite de contato, urticária gigante, carcinoma inflamatório difuso da mama, eritema *migrans* crônico e lesão cutânea da doença de Lyme, fazem parte do diagnóstico diferencial.[4] No herpes-zóster, a dor e a hiperestesia precedem as lesões cutâneas, enquanto, na dermatite de contato e na urticária, as lesões são pruriginosas e não há febre; no eritema *migrans* e na doença de Lyme, as lesões são indolores, têm progressão lenta e a febre é baixa.

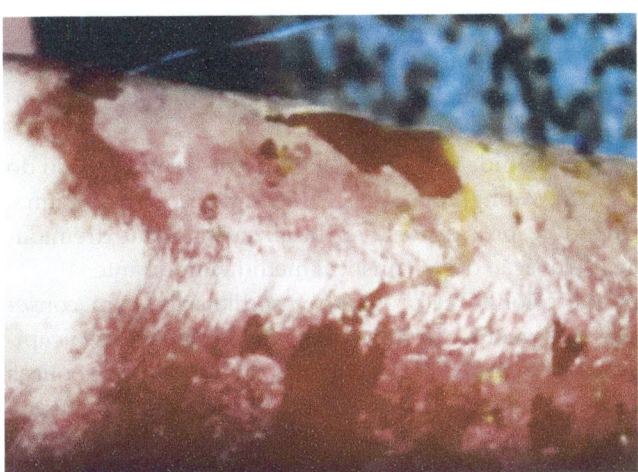

Figura 9.1 Erisipela complicada, com formação de úlceras superficiais.

Tratamento

O tratamento baseia-se no uso de antimicrobianos sistêmicos, além de medicamentos sintomáticos e cuidados locais.

As formas mais leves e/ou iniciais podem dispensar internação hospitalar, porém, em grande número de casos, o tratamento não pode ser feito em regime ambulatorial, pela intensidade do acometimento sistêmico que a doença promove.

O antibiótico de escolha é a penicilina. Geralmente é administrada por via intramuscular (IM) na dose de 400.000 U de penicilina G procaína, de 12/12 h, por um período de 5 a 10 dias, ou até que o paciente se torne afebril durante, pelo menos, 3 dias. Casos leves podem ser tratados com penicilina por via oral (VO) na dose de 250 mg a 500 mg de 6/6 h, ou amoxicilina (VO) 500 mg de 8/8 h. Pacientes alérgicos à penicilina podem ser tratados com eritromicina por via oral na dose de 250 mg a 500 mg de 6/6 h. Nos casos graves, a antibioticoterapia deve ser parenteral. Atualmente podemos utilizar as cefalosporinas de terceira geração – ceftriaxona (1 g EV de 24/24 h) ou as cefalosporinas de primeira geração – cefazolina (1 g a 2 g EV a cada 8 h) por igual período de tempo. Outros medicamentos que podem ser utilizados incluem: penicilinas sintéticas resistentes à penicilinase (oxacilina – 2 g EV de 4/4 h ou, nos casos leves, dicloxacilina – 500 mg de 6/6 h), especialmente quando houver suspeita de que o *S. aureus* seja o agente etiológico.[2,5]

Terapia por via oral	Dose
Dicloxacilina	500 mg de 6 em 6 h
Cefalexina	500 mg de 6 em 6 h
Clindamicina	300 mg a 450 mg a cada 6 ou 8 h

Repouso e elevação do segmento acometido constituem medidas importantes. Na presença de lesões superficiais abertas, podem-se usar, localmente, compressas mornas embebidas em soluções de permanganato de potássio (1:10.000), de água de Alibour ou de antibióticos (neomicina, bacitracina etc.).

Os estreptococos só raramente podem ser isolados das lesões, tanto de *swabs* da superfície quanto de aspirados teciduais. Da mesma maneira, as biópsias têm resultados desapontadores e não devem ser feitas rotineiramente. Quando houver formação de abscessos ou fleimões, incisão e drenagem estão indicadas.

Com a instituição precoce do tratamento adequado, a doença regride, em geral, dentro de 6 a 7 dias. A lesão local começa a empalidecer e ocorre diminuição gradual do edema e da tensão da pele. É comum ocorrerem descamação e pigmentação local, não havendo formação de cicatriz, salvo em caso de complicações (abscesso, ulceração etc.).

A ocorrência de surtos repetidos, precedidos de calafrios (erisipela de repetição), exige início do tratamento tão logo surjam os sinais prodrômicos, para abortar a infecção e evitar eventuais sequelas (estase linfática e/ou elefantíase).

Celulite

Inflamação de origem infecciosa do tecido celular subcutâneo. Às vezes, pode haver extensão superficial e acometimento também da pele. Como a celulite pode se estender superficialmente e a erisipela profundamente, esses dois processos podem coexistir. Por isto, alguns autores consideram a erisipela uma forma de celulite.[2,4,6]

Predomina em homens e ocorre em qualquer idade. Os membros inferiores são atingidos mais frequentemente nos pacientes idosos, enquanto os superiores o são nos mais jovens. A celulite acometendo as regiões da cabeça e pescoço e perianal predomina em crianças.[1]

Como a erisipela, origina-se geralmente de uma perda de solução de continuidade da pele, com a porta de entrada dos microrganismos podendo ser uma ferida aberta, uma úlcera, um ferimento penetrante, uma laceração, infecção por *T. pedis* etc. Em alguns casos, a via de entrada é tão pequena que não pode ser percebida a olho nu. Essa situação é observada principalmente quando a infecção acomete os membros inferiores. Raramente, pode resultar de disseminação hematogênica de bactérias de um foco infeccioso a distância.[1-3]

Indivíduos portadores de insuficiência vascular venosa periférica e/ou linfedema, como, por exemplo, os submetidos a safenectomia para revascularização miocárdica ou aqueles com linfedema secundário a cirurgia pélvica radical, radioterapia ou metástases em linfonodos pélvicos, são mais suscetíveis.[2,7-10]

O estreptococo do grupo A é o agente causal mais comum, seguido pelo *S. aureus* e pelos estreptococos dos grupos C, G e B. A evolução para abscesso sugere associação do estreptococo com o estafilococo. Outros agentes, como *H. influenzae* (celulite facial em crianças menores de 2 anos, frequentemente associada a otite média ipsilateral), *S. pneumoniae* (celulite orbitária) e, mais raramente, enterobactérias e *P. aeruginosa* (pacientes imunossuprimidos, diabéticos), *Aeromonas* spp. (contaminação por águas de lagos, rios ou solo), *Vibrio* spp. (contaminação por água do mar), entre outros, podem ser os responsáveis.[2]

A doença caracteriza-se por apresentar todos os fenômenos próprios dos processos inflamatórios de origem bacteriana, podendo regredir antes que ocorra destruição dos tecidos se os mecanismos de defesa do organismo prevalecerem sobre os microrganismos agressores. Caso contrário, a presença de microrganismos, células fagocitárias e tecidos destruídos favorecem a migração de leucócitos e de novas células fagocitárias para o foco inflamatório, podendo a celulite inicial evoluir para a formação de um abscesso (com ou sem necrose da pele suprajacente) ou de um fleimão. Nos casos mais graves, pode haver superinfecção por bacilos gram-negativos.

Do ponto de vista clínico, ocorrem vermelhidão, calor, dor, edema depressível e intumescimento da pele e do subcutâneo no local da infecção. Em contraste com a erisipela, as bordas da área de celulite são planas e mal-definidas. A linfangite e/ou linfadenite de drenagem são menos frequentes, porém não são raras. Pode ocorrer disseminação via vasos linfáticos e/ou corrente sanguínea e bacteremia. O paciente apresenta ainda manifestações gerais usualmente discretas, caracterizadas por mal-estar, febre, calafrios e anorexia, e a temperatura axilar média oscila em torno de 38°C. A celulite de membros inferiores em pacientes idosos pode causar tromboflebite.[2,4]

O leucograma costuma revelar leucocitose discreta com pouco ou nenhum desvio para a esquerda. Apenas nos casos em que o agente etiológico é o *H. influenzae*, observa-se leucocitose acentuada.

A punção com agulha e aspiração para identificação do agente causal fornece resultado positivo somente em pequeno número de casos (25% a 30%). Mesmo assim, e por ser procedimento benigno, é recomendada nas primeiras horas de evolução, quando o índice de positividade parece ser mais elevado. A hemocultura é positiva somente em 5% dos casos.[2]

A celulite deve ser diferenciada da enduração, que pode ocorrer sobre abscessos profundos, dadas as diferenças de ordem terapêutica entre as duas afecções. Outros diagnósticos diferenciais incluem: metástases linfáticas (especialmente adenocarcinomas), carcinoma inflamatório da mama e celulite eosinofílica.

Tratamento

O tratamento da celulite é conservador e baseia-se em medidas locais e no uso de antimicrobianos sistêmicos e sintomáticos.

As medidas locais incluem uso de calor, repouso do segmento atingido e proteção da região contra o trauma. Quando o processo estiver localizado numa extremidade, a elevação desta constitui medida importante.

O calor local promove vasodilatação, com consequente aumento do fluxo sanguíneo e hipertensão capilar. Decorrem daí aceleração das atividades metabólicas e aumento da fagocitose e da transferência de células e fluidos para os tecidos no local da infecção. Além disso, o calor local (seco ou úmido) colabora para diminuir a dor. Como a região afetada é menos sensível ao calor, devem ser tomadas precauções para evitar queimaduras no local da aplicação, sobretudo em crianças, pacientes idosos, arterioscleróticos e indivíduos debilitados.

O repouso do segmento afetado e a proteção ao trauma têm como objetivo impedir a ruptura da parede de enduração protetora, com consequente propagação da infecção.

Ocorrendo formação de abscesso ou fleimão, a drenagem cirúrgica está indicada. O exame bacteriológico da secreção purulenta (Gram e cultura com antibiograma) indicará a manutenção ou não do antimicrobiano em uso.

O tratamento sistêmico baseia-se no uso de antimicrobianos, analgésicos e antitérmicos. Atualmente, a escolha do antimicrobiano varia de acordo com a forma de apresentação e reflete a chance de o agente etiológico ser *S. aureus*. Desse modo, as celulites podem ser separadas em purulentas e não purulentas. As primeiras podem ser tanto aquelas em que o processo infeccioso se iniciou como abscesso (com celulite ocorrendo secundariamente) quanto aquelas que se iniciaram como celulite e a formação de pus ocorreu posteriormente.

As celulites purulentas são mais comumente causadas por *S. aureus*, e o tratamento empírico deve ser direcionado para MRSA até que o resultado da cultura esteja disponível. Tratamento empírico direcionado para estreptococos beta-hemolíticos não é necessário. Pacientes com celulite leve podem ser tratados com antimicrobianos por via oral, enquanto aqueles com sinais de toxicidade sistêmica ou quando o eritema progride rapidamente devem ser tratados com antimicrobianos por via parenteral. Opções para o tratamento empírico por via oral incluem clindamicina, sulfametoxazol-trimetoprima, tetraciclina (doxaciclina ou minociclina) ou linezolida. A duração do tratamento depende da resposta clínica e deve ser individualizada, sendo, na maioria das vezes, entre 5 e 10 dias. Pacientes com celulite grave devem ser tratados por mais tempo.

Tratamento empírico dos pacientes com celulite não purulenta deve ser direcionado para estreptococos beta-hemolíticos e *S. aureus* sensível a meticilina. Cobertura para MRSA fica reservada para os pacientes que não responderam ao tratamento, com sinais de infecção sistêmica, com fatores predisponentes para infecções recorrentes ou aqueles com episódio prévio de infecção por MRSA. Tratam ento empírico para MRSA também deve ser feito nos pacientes de comunidades com incidência de MRSA superior a 30%. Opções para o tratamento empírico por via oral para infecções causadas pela associação de estreptococos beta-hemolíticos e *S. aureus* incluem clindamicina, amoxicilina + sulfametoxazol-trimetoprima, amoxicilina + tetraciclina (doxaciclina ou minociclina) ou linezolida. A duração do tratamento depende da resposta clínica e deve ser individualizada, sendo, na maioria das vezes, entre 5 e 10 dias. Pacientes com celulite grave devem ser tratados por mais tempo.

Opções para o tratamento empírico da celulite não complicada, excluído MRSA[5,11]

Terapia por via oral	
Dicloxacilina	500 mg de 6/6 h
Cefalexina	500 mg de 6/6 h
Clindamicina	300 mg a 450 mg de 6/6 h ou de 8/8 h
Terapia por via intravenosa	
Cefazolina	1 g a 2 g de 8/8 h
Oxacilina	2 g de 4/4 h
Nafcilina	2 g de 4/4 h
Clindamicina	600 mg a 900 mg de 8/8 h

Opções para o tratamento por via oral do MRSA

Clindamicina	300 mg a 450 mg de 8/8 h
Sulfametoxazol-trimetoprima	800/160 mg de 12/12 h
Doxaciclina	100 mg de 12/12 h
Minociclina	200 mg inicial seguida por 100 mg de 12/12 h
Linezolida	600 mg de 12/12 h

Opções para o tratamento empírico por via oral do MRSA associado ao estreptococo beta-hemolítico

Clindamicina	300 mg a 450 mg de 8/8 h
Amoxicilina associada ao sulfametoxazol-trimetoprima	500 mg de 8/8 h 800/160 mg de 12/12 h
Amoxicilina associada a doxaciclina	500 mg de 8/8 h 100 mg de 12/12 h
Amoxicilina associada a minociclina	500 mg de 8/8 h 200 mg inicial seguida por 100 mg de 12/12 h
Linezolida	600 mg de 12/12 h

Abscesso

Infecção localizada do tecido conjuntivo com destruição de tecidos e formação de pus. Geralmente constitui complicação de infecções contíguas (erisipela, celulite, hidradenite supurativa etc.). Pode resultar de contaminação secundária de ferida traumática ou ocorre como foco infeccioso metastático na vigência de bacteremias ou endocardite. Na vigência dessas afecções, a presença de tecidos, microrganismos e células fagocitárias destruídas estimula a migração de leucócitos polimorfonucleares e outras células fagocitárias para o foco inflamatório. Destas, grande número é destruído e vai se juntar ao exsudato, formando o pus. As demais se dispõem em torno do local, formando barreira defensiva que limita o processo. Os fibroblastos colaboram também na formação dessa barreira. Forma-se, então, o abscesso, constituído por cavidade cheia de pus separada dos tecidos normais adjacentes por uma zona (membrana piogênica) onde são intensas a neoformação vascular e a proliferação celular. Em torno da membrana piogênica é frequente a existência de áreas de celulite, principalmente na fase de maturação do abscesso (Figura 9.2).

O agente etiológico mais comum é o *S. aureus*. Seguem-se os estreptococos e os anaeróbios. O *S. aureus* é mais comum nos abscessos do tronco e membros, enquanto os anaeróbios são mais comuns nas regiões perianal, genital e inguinal. Nestas regiões, além dos anaeróbios, *E. coli*, difteroides e *Proteus* também podem ser os responsáveis. Nos abscessos recidivantes, deve-se pensar em infecção mista (aeróbia/anaeróbia) independente da localização da lesão.[2,4]

Apresenta-se como tumoração mais ou menos proeminente e circunscrita, delimitada, de tamanho variável, consistência endurecida que se torna amolecida, flutuante à medida que a lesão amadurece, de localização dermo-hipodérmica e/ou subcutânea, circundada ou não por uma área de celulite (Figuras 9.2 e 9.3). Acompanha-se, quase sempre, de rubor, calor, dor e manifestações

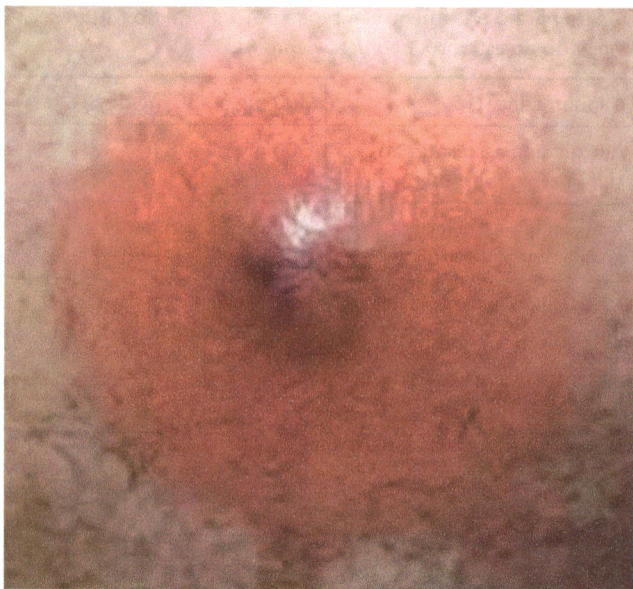

Figura 9.2 Abscesso. Observar a área de celulite circunjacente.

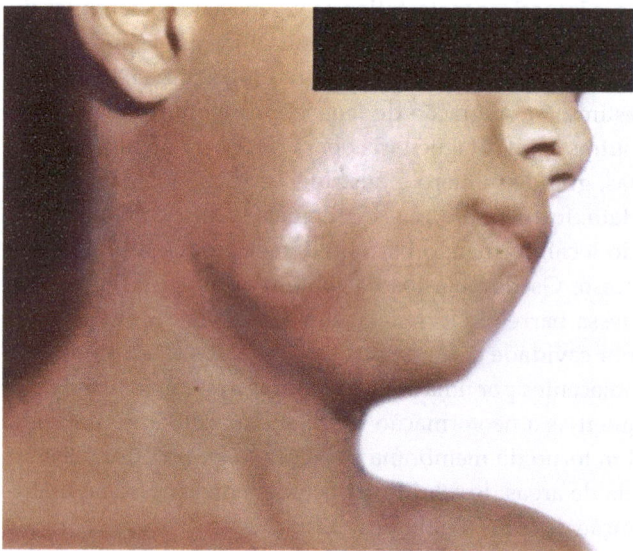

Figura 9.3 Abscesso na região mandibular.

gerais (febre, mal-estar e calafrios). Nos abscessos mais profundos, flutuação e rubor podem estar ausentes. Nesses casos, a dor é mais difusa.

Tratamento

Na fase de maturação, o tratamento é semelhante ao da celulite, consistindo nas medidas locais e gerais já mencionadas para o tratamento dessa afecção. O uso de antimicrobianos sistêmicos pode ser instituído nessa fase, mas, se o abscesso já estiver formado, parece que a contribuição do medicamento é de menor valor. A indicação ao uso de antimicrobianos deve ser limitada à presença de associação do abscesso com linfangite, linfadenite, febre e/ou sinais de bacteremia, uma vez que, nas lesões bem circunscritas, e dependendo do antimicrobiano usado, a membrana piogênica impede que este atinja concentrações terapêuticas satisfatórias na cavidade do abscesso. Eles devem ser usados também nos casos de abscessos maiores que 5 cm, múltiplas lesões, extremos de idade, áreas de difícil drenagem (face, mãos e genitália) e em diabéticos ou imunossuprimidos.[5]

Os antimicrobianos mais indicados são as penicilinas sintéticas resistentes à penicilinase, cloxacilina (500 mg) ou dicloxacilina (250 mg) VO, de 6/6 h, uma vez que a maioria dos estafilococos é resistente à penicilina e ampicilina. Alternativas para pacientes alérgicos à penicilina incluem clindamicina (150 mg a 300 mg) ou eritromicina (250 mg a 500 mg) VO, de 6 h em 6 h. Podem também ser usadas cefalosporinas, cefalexina (500 mg) VO de 6/6 h ou cefadroxil (500 mg) VO de 12 h em 12 h.[5]

Quando o abscesso estiver bem localizado e a flutuação for evidente, incisão e drenagem (Figura 9.4) constituem o tratamento adequado. A drenagem possibilita o escape do pus acumulado na loja do abscesso, eliminando grande quantidade de microrganismos em proliferação e evitando que a hipertensão local, resultante do acúmulo do exsudato, rompa a barreira piogênica, disseminando a infecção. Além disso, ela permite eliminar a cavidade criada pela lesão, favorecendo a cura e possibilitando alívio acentuado da dor pela diminuição da tensão intracavitária.

Quando o paciente não estiver em uso de antimicrobiano, ele pode ser administrado, por via endovenosa, meia hora antes da drenagem, de modo que, havendo ruptura da membrana piogênica durante a intervenção, com disseminação bacteriana, o medicamento possa exercer efeito satisfatório.

A técnica de drenagem deve obedecer aos seguintes princípios:

1. Uso de técnica cirúrgica rigorosamente asséptica. Ao contrário do que possa parecer, por se tratar de lesão infectada, uma técnica asséptica previne a contaminação da lesão por outros microrganismos, possivelmente até mais virulentos.
2. A escolha da anestesia depende do tamanho e local do abscesso, idade e equilíbrio emocional do paciente, além de equipamento disponível. Assim, nos abscessos muito volumosos e/ou localizados em regiões muito sensíveis (p. ex., região perianal), a anestesia geral ou o bloqueio troncular são os mais indicados. Também nas crianças, a anestesia geral deve ser feita de maneira quase rotineira. Nos demais casos, a anestesia local pode ser realizada. Ela é feita por infiltração intradérmica de lidocaína, in-

teressando apenas o local da incisão (Figura 9.4B). Nesse caso, devem ser tomados todos os cuidados para impedir a propagação da infecção para os tecidos adjacentes.

3. A incisão é realizada no ponto de maior flutuação do abscesso (Figura 9.4C). Deve ser liberal para permitir drenagem eficiente e, sempre que possível, obedecer à direção das linhas de força da pele. Em seguida, evacua-se o conteúdo intracavitário (pus) após coleta do material para exame bacteriológico (Gram e cultura com antibiograma). Assim como nos furúnculos, o hábito de espremer um abscesso,

mesmo após a incisão de drenagem, deve ser condenado (Figura 9.4D).

4. Nos abscessos profundos, após esvaziamento da loja, coloca-se um dreno de Penrose (Figura 9.4E), que deve ser retirado após a parada de drenagem e/ou desaparecimento da cavidade. Durante esse intervalo, o dreno pode ser tracionado parcialmente a cada 1 ou 2 dias. Nos abscessos superficiais, pode ser utilizado um recurso, que é a retirada de um fragmento de pele no local de drenagem, constituindo a chamada "drenagem em janela" (Figura 9.4F). Esse procedimento dispensa o uso do dreno.

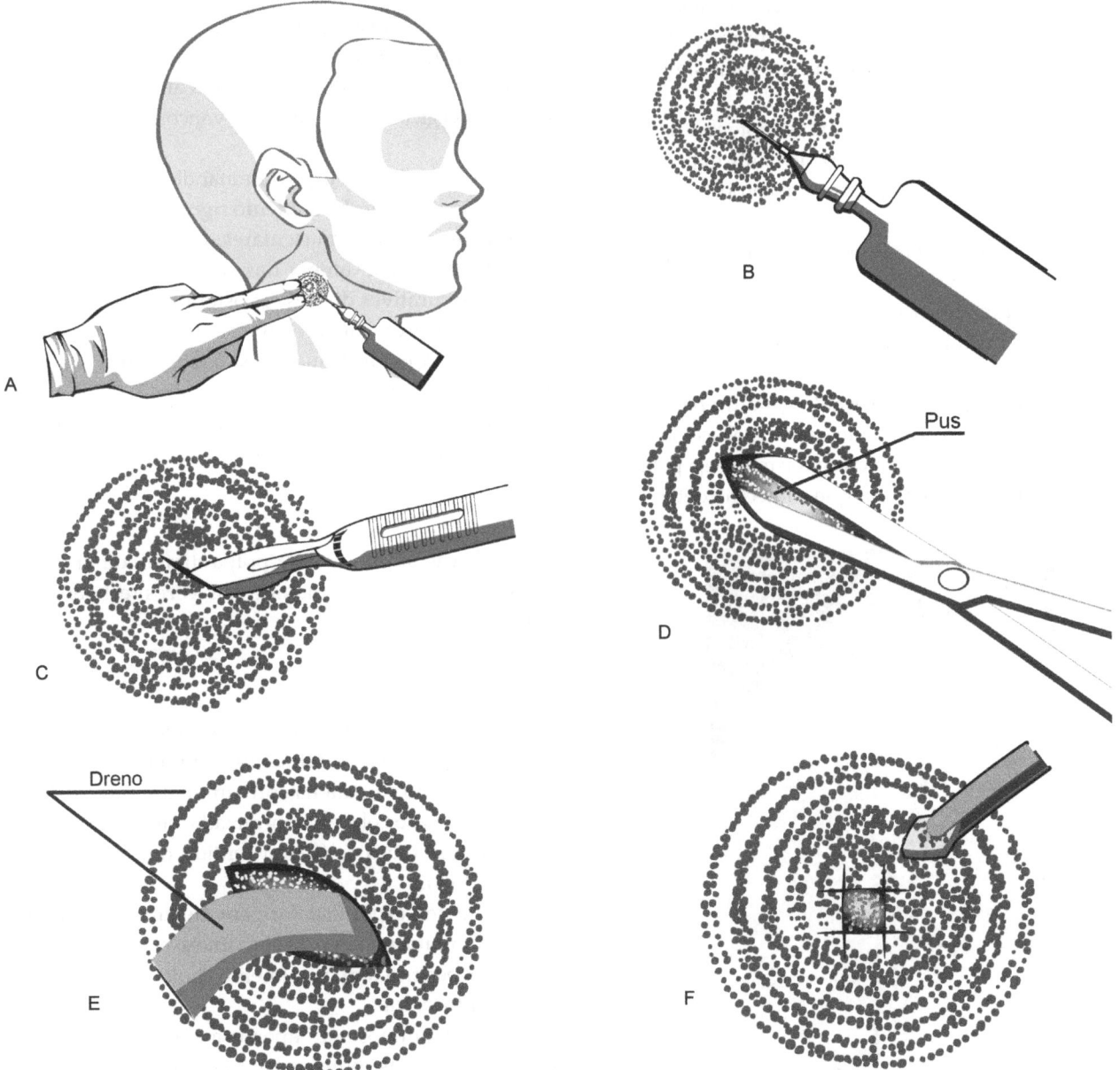

Figura 9.4 Técnica de incisão e drenagem de abscesso sob anestesia local. (**A**) Infiltração intradérmica do anestésico interessando apenas o local da incisão. (**B**) Detalhe da infiltração do anestésico. (**C**) Incisão paralela às linhas de força da pele, sempre que possível. (**D**) Drenagem da secreção por divulsão das bordas da ferida com pinça hemostática. (**E**) Colocação de dreno de Penrose. (**F**) Drenagem em janela.

Terminada a intervenção, aplica-se um curativo, que deve ser trocado diariamente até que ocorra a resolução do processo. Nos casos em que não se colocam drenos, deve-se realizar, durante as trocas de curativos, manobras delicadas de afastamento das bordas da ferida para que não ocorram seu fechamento precoce e persistência da infecção.

Fleimão

Inflamação difusa e necrosante do tecido conjuntivo. Representa, também, grau evolutivo de um mesmo processo inflamatório que envolve a celulite e o abscesso. Nesse caso, os fenômenos de supuração não se limitam à pequena área. Ao contrário dos abscessos, não ocorre formação de membrana piogênica, e o processo tende a invadir os tecidos numa extensão muito mais significativa (Figura 9.5).

Tem mais comumente etiologia estreptocócica (maior poder de difusão). Pode ser produzido também pelo *S. aureus* e por bacilos gram-negativos e anaeróbios, isolados ou em associação.

O fleimão pode ser supra-aponeurótico, quando localizado no tecido celular subcutâneo acima da aponeurose; subaponeurótico, se está situado abaixo da aponeurose; e profundo, quando atinge os espaços intermusculares.

O comprometimento do estado geral do paciente é, em regra, muito mais acentuado que nos abscessos, seja pela maior ação tóxica dos microrganismos, seja pelas alterações funcionais e orgânicas que a infecção determina,

como também pela maior necessidade de produção pelo organismo de elementos defensivos que vão atuar, no local da infecção, contra os microrganismos e suas toxinas. Por outro lado, a maior difusão local do processo é responsável por alterações locais muito mais intensas, que podem evoluir até a gangrena. Por esses motivos, entre outros, achamos conveniente internar os indivíduos portadores de um fleimão.

Tratamento

O tratamento geral baseia-se nos mesmos princípios observados para os abscessos. Acrescenta-se, aqui, o maior valor da antibioticoterapia sistêmica.

Podem ser utilizadas penicilinas sintéticas resistentes à penicilinase por via endovenosa (oxacilina – 2 g EV de 4/4 h) ou cefalosporinas de primeira geração (cefazolina – 2 g EV de 8/8 h). Uma alternativa para pacientes alérgicos à penicilina é a vancomicina (1 g EV de 12/12 h).

O tratamento cirúrgico demanda o uso de incisões amplas da pele e desbridamento rigoroso dos septos aponeuróticos e bainhas musculares. O objetivo principal é permitir drenagem ampla das secreções. São feitos inicialmente curativos diários e, posteriormente, a cada 2 ou 3 dias, de acordo com a evolução. O tecido necrosado é desbridado à medida que a necrose se define. Na maioria das vezes, esses curativos subsequentes (sobretudo os primeiros) são realizados no bloco cirúrgico, com o paciente sob anestesia ou sedação.

Panarício

Infecção supurativa da polpa digital, de origem estafilocócica na grande maioria das vezes (este assunto é tratado no Capítulo 25).

Linfadenite Aguda

Infecção de linfonodos representando, na grande maioria dos casos, a localização secundária ou propagação de infecção situada nas proximidades ou a distância. No último caso, ela está localizada em uma área cuja drenagem linfática se faz no sentido do(s) linfonodo(s) acometido(s).

Pode ser específica (origem tuberculosa, sifilítica, linfogranuloma venéreo, leishmaniose etc.) ou inespecífica. A inespecífica tem usualmente etiologia estafilocócica ou estreptocócica.

Interessam-nos aqui apenas as linfadenites superficiais inespecíficas, porque são comumente passíveis de diagnóstico e/ou tratamento em regime ambulatorial. Elas surgem frequentemente na evolução dos diferentes tipos de infecções da pele, subcutâneo e tecidos mais

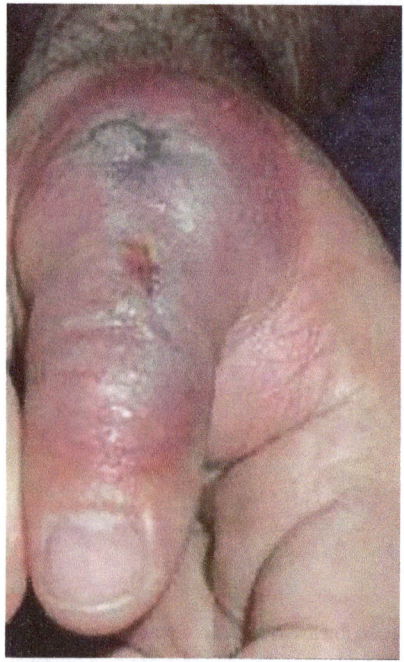

Figura 9.5 Fleimão no dedo polegar esquerdo.

profundos já citados aqui. É comum ocorrer também inflamação associada aos vasos linfáticos (linfangite). Ocasionalmente são secundárias à disseminação por via sanguínea de infecções a distância. Podem ser também de origem traumática.

Caracterizam-se pelo aumento do volume de um ou mais linfonodos, que se apresentam duros, regulares e dolorosos. Na fase inicial, os linfonodos acometidos são móveis, podendo ser deslocados facilmente sob a pele que os recobre. Com a evolução do processo, ocorre acometimento dos tecidos perilinfonodais, surgindo edema, rubor, calor e aumento da dor espontânea e à palpação. Nessa fase, torna-se difícil individualizar os linfonodos atingidos, pois a periadenite promove empastamento regional, com aderência da pele aos tecidos mais profundos. Quando não convenientemente tratado, o processo evolui para a formação de abscesso linfonodal (ou ganglionar). Na fase de periadenite, os fenômenos gerais são intensos e caracterizam-se por indisposição, febre, calafrios, inapetência e prostração.

Os abscessos ganglionares (Figura 9.6) podem ser facilmente diagnosticados pela presença de flutuação. Quando não drenados cirurgicamente, produzem necrose da pele que os recobre, com consequente abertura para o exterior (fistulização).

Quando a linfadenite ocorre sem linfangite, sugere que o processo tenha se propagado por contiguidade até os linfonodos acometidos. Em regra, porém, como já referido aqui, é comum ocorrer linfangite associada, indicando propagação secundária de um foco infeccioso por via linfática até os linfonodos.

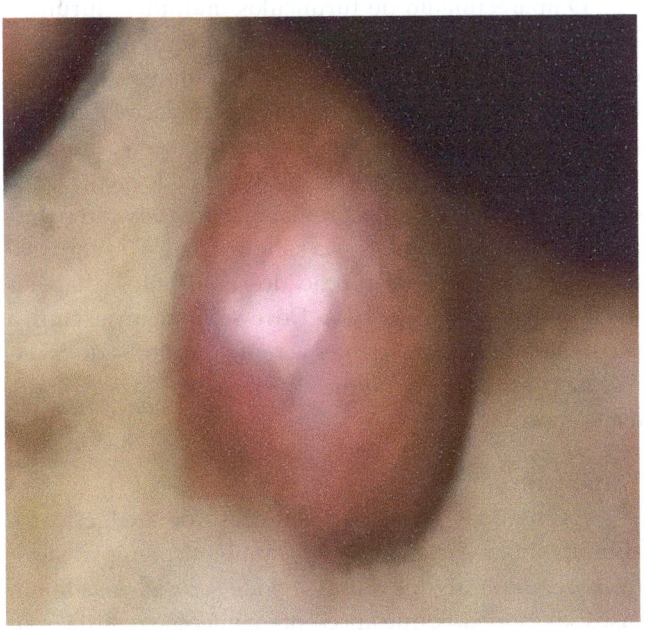

Figura 9.6 Abscesso ganglionar na região inguinal esquerda.

Tratamento

Deve interessar principalmente a infecção original que motivou o comprometimento linfonodal. Assim, o tratamento vai depender da natureza da lesão inicial. Na maioria dos casos, recorre-se às medidas utilizadas na terapêutica das infecções anteriormente citadas (repouso, imobilização e elevação de segmento atingido, calor local, antibioticoterapia etc.). Quando essas medidas são usadas na fase inicial do desenvolvimento da infecção, consegue-se abortá-la.

Numa fase mais tardia, quando já está presente o abscesso ganglionar com flutuação, a incisão com drenagem cirúrgica está indicada. Para realizá-la, é necessário que o abscesso esteja bem localizado e que já tenha ocorrido diminuição intensa ou desaparecimento da enduração. Com isto, consegue-se evitar que haja disseminação da infecção durante a drenagem.

Em certos casos, porém, a enduração persiste por período de 10 dias ou mais, mesmo após a remissão da infecção aguda. Quando isto acontece, é sugestiva a presença de processo necrótico supurativo linfonodal, e a incisão deve ser indicada. Esta deve ser realizada sobre a parte mais proeminente da massa linfonodal.

Após sua realização, utiliza-se pinça hemostática para penetrar no interior da massa até encontrar o pus. Essa manobra deve ser realizada com delicadeza. Explora-se, a seguir, toda a loja do abscesso, cuidando-se para não rompê-la. Se necessário, amplia-se a incisão cutânea. Quando o abscesso estiver completamente aberto, preenche-se a loja com gaze aberta, embebida em antibiótico (neomicina, bacitracina, ácido fusídico), que deve ser removida 24 h após. Aplica-se, a seguir, um curativo oclusivo. Quando a gaze é retirada e a ferida ainda está secretando, pode-se introduzir um dreno na loja para permitir drenagem eficiente e impedir o fechamento precoce das bordas da ferida.

INFECÇÕES DOS ANEXOS DA PELE

Furúnculo

Infecção necrosante do folículo pilossebáceo, produzida quase sempre pelo *S. aureus*. Por vezes, outros microrganismos, como *Streptococcus* sp., *E. coli*, *P. aeruginosa* e *Proteus*, podem ser os responsáveis.[2]

Pode ocorrer em qualquer local da superfície cutânea, com exceção das superfícies palmar e plantar, mas tem predileção especial por áreas ricas em folículos pilosos e sujeitas a fricção e transpiração (região cervical, face, axilas e nádegas). Sua incidência aumenta após a puberdade, sendo mais comum em homens adolescentes.

Geralmente, as bactérias penetram no interior do folículo pilossebáceo, onde determinam inicialmente uma foliculite. A seguir, a infecção se estende à derme e ao tecido conjuntivo subcutâneo. Forma-se, então, uma área de necrose central, com hiperemia e enduração circunjacentes. Os leucócitos e outras células de capacidade fagocitária migram para a área infectada; alguns são destruídos pelas toxinas bacterianas e se liquefazem, formando o pus. Os demais formam uma barreira defensiva que bloqueia o processo. O material necrótico central é eliminado juntamente com o pus, quando este abre caminho para o exterior através da epiderme. A porção necrosada eliminada recebe o nome de "carnegão".

O grau de infiltração da infecção depende da virulência dos microrganismos, dos fatores defensivos do organismo e da região acometida. Sob certas condições (diabetes melito, trauma, má higiene, discrasias sanguíneas etc.), a infecção pode estender-se aos folículos pilossebáceos adjacentes, bem como aos compartimentos vizinhos do subcutâneo, dando origem ao carbúnculo. Esse fato é mais frequente em áreas onde ocorrem septos fibrosos densos estendendo-se da pele à fáscia subjacente, como na região cervical posterior. Nesse caso, a lesão pode atingir tamanho considerável, pela progressão da infecção de uma área para outra. Na verdade, o carbúnculo pode ser considerado estágio adiantado do mesmo processo, e essa evolução guarda relação direta com a arquitetura da região acometida e com menor resistência local e geral do paciente.

O furúnculo manifesta-se, inicialmente, como pequena área avermelhada, endurada, que surge em torno de um folículo pilossebáceo. Com a evolução, o nódulo inflamatório torna-se saliente, duro, doloroso, e apresenta aumento de volume. A lesão é extremamente sensível à compressão nessa fase, e a dor é tanto mais intensa quanto menos distensível for o tecido celular subcutâneo do local acometido. No ápice dessa saliência, forma-se zona de coloração branco-avermelhada, em decorrência da necrose da pele, que acaba por se romper espontaneamente, eliminando pequena quantidade de pus nos furúnculos menores e deixando escapar o "carnegão" nos de maiores proporções (Figura 9.7). Com a eliminação do pus e do material necrótico, ocorre diminuição da tensão, com alívio gradual da dor. A área endurada pode permanecer assim pelo período de 1 semana ou mais, quando evolui para a cura, após eliminação de todo o material necrótico. A leucocitose geralmente ocorre quando existe grande quantidade de pus não drenado ou quando há celulite ou bacteremia.

A evolução é quase sempre favorável. As complicações, quando ocorrem, dependem principalmente da disseminação dos microrganismos por ruptura da barreira defensiva. Uma das causas mais importantes desse advento é o hábito, comum entre os leigos, de espremer os

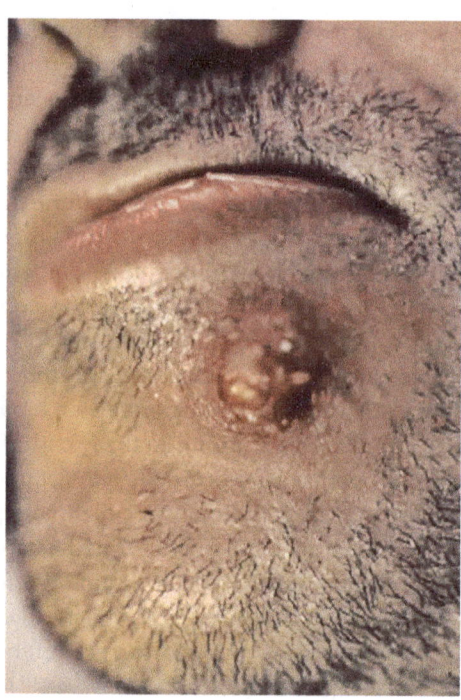

Figura 9.7 Furúnculo na face.

furúnculos. A disseminação hematogênica pode resultar em osteomielite, endocardite ou outros focos infecciosos metastáticos a distância. Existe, na face, a chamada "zona perigosa" com relação aos furúnculos e outras infecções.[3] Ela está situada nas regiões do lábio superior e nariz. As infecções aí localizadas podem propagar-se para o seio cavernoso e produzir trombose deste. Por isso, todos os furúnculos na face devem ser tratados com antibioticoterapia sistêmica, e a drenagem cirúrgica deve ser evitada.

O aparecimento de furúnculos múltiplos (furunculose) é relativamente comum e quase sempre provocado pelo ato de coçar, que determina eliminação de pus do furúnculo traumatizado com reinoculação em pontos vizinhos. As roupas também podem ser veículos de transmissão. Nos casos de furunculose ou de recorrência, deve-se pesquisar fatores predisponentes, tais como desnutrição, obesidade, discrasia sanguínea, uso de corticosteroides, alterações na função dos neutrófilos, diabetes melito e infecção pelo HIV. Deve-se também excluir a possibilidade de os pacientes serem portadores do *S. aureus* nas narinas e/ou períneo, propiciando, desse modo, a autoinoculação.

Tratamento

As medidas gerais incluem o uso de analgésicos e antimicrobianos sistêmicos. A antibioticoterapia sistêmica, segundo alguns autores, pode ser dispensada em casos selecionados, que apresentam infecção restrita, sem celulite circunjacente nem febre. Os medicamentos de escolha são as penicilinas sintéticas resistentes à penicilina-se cloxacilina (500 mg) ou dicloxacilina (250 mg), VO de 6/6 h. Alternativas para pacientes alérgicos à penicilina incluem clindamicina (150 mg a 300 mg) ou eritromicina (250 mg a 500 mg), VO de 6 h em 6 h.

As medidas locais mais importantes consistem no uso de calor úmido local e imobilização do segmento atingido. Quando localizado em uma extremidade, esta deve ser elevada. Com essas medidas, a grande maioria dos casos pode ser tratada conservadoramente. Em geral, se o antimicrobiano em uso está sendo eficaz, ocorre involução ou maturação do processo em um prazo de 48 h a 72 h. No último caso, há eliminação espontânea do material necrótico. A incisão e drenagem cirúrgica, na maioria dos casos, não é necessária nem vantajosa, já que possibilita romper a barreira defensiva, disseminando a infecção. Quando ocorrem maturação do furúnculo e início da eliminação do "carnegão", pode-se completar a evacuação da cavidade retirando-se a zona central de necrose com pequena pinça hemostática. Aplica-se, a seguir, pomada de antibiótico (neomicina, bacitracina ou ácido fusídico) no interior da loja, cobrindo-se com curativo.

Por vezes, a intervenção cirúrgica (incisão e drenagem) pode ser necessária, particularmente em lesões grandes e com flutuação. Quando realizada sob anestesia local, esta pode ser do tipo bloqueio de campo ou, de preferência, quando possível, anestesia troncular. Após a incisão, os tecidos necrosados devem ser removidos, juntamente com a secreção purulenta. A cavidade residual pode ou não ser preenchida por gaze embebida em vaselina estéril ou em antibiótico tópico. Não se deve retirar pele. Aplica-se, a seguir, curativo oclusivo. Os curativos devem ser trocados diariamente, até que seja debelado o processo infeccioso e ocorram granulação e resolução da ferida.

Nos casos de infecções recorrentes está indicada a profilaxia. As principais medidas incluem tratamento antimicrobiano, por 10 a 14 dias, de todo episódio infeccioso novo, limpeza da pele com uso de soluções antissépticas (clorexidina a 4%, hexaclorofeno), lavagem frequente das mãos, uso de toalhas limpas e trocas frequentes de fronhas e roupas íntimas (lavadas em água aquecida a altas temperaturas). Portadores nasais do *S. aureus* devem ser tratados com aplicação nasal de mupirocina a 2%, 2 vezes ao dia, por 5 dias (proteção por até 90 dias) ou preparação de ácido fusídico (2 vezes ao dia a cada quarta semana).[2,4] Os familiares devem ser investigados e também tratados, se forem portadores. Rifampicina (600 mg VO por dia, por 10 dias), associada ou não a dicloxacilina, (500 mg VO, 4 vezes ao dia, por 10 dias) é eficaz na erradicação de estafilococo coagulase-positivo da maioria dos portadores nasais por um período de até 3 meses.[2,5]

Pacientes com furunculose recorrente, culturas nasais negativas e que apresentam uma diminuição da função dos neutrófilos parecem beneficiar-se com o uso de vitamina C. Até o momento, as vacinas antiestafilocócicas não se mostraram eficazes na prevenção da furunculose recorrente.

Carbúnculo

Infecção necrosante de vários folículos pilossebáceos contíguos com acometimento do tecido conjuntivo adjacente, incluindo o tecido subcutâneo. Quase sempre, o agente etiológico é o *S. aureus*.[2] Constitui, como já foi dito, um estágio adiantado do furúnculo em que ocorre propagação do processo infeccioso. Esta depende de fatores anatômicos e/ou diminuição dos fatores defensivos do organismo.

Entre os fatores anatômicos, distinguimos a presença de septos fibrosos espessos e inelásticos, intercalados com lóbulos de tecido gorduroso que se estendem da pele até a fáscia e são comuns em determinadas áreas do corpo, como região cervical posterior, ombros, quadris e coxas. Eles favorecem a propagação da infecção em sentido lateral e em profundidade. Nesses casos, a ação necrosante das toxinas estafilocócicas atua inicialmente no tecido gorduroso existente entre os septos fibrosos. Numa fase mais adiantada (geralmente após 5 a 7 dias), ocorrem o comprometimento e necrose dos septos, com aparecimento de extensa área de enduração. No centro dessa área aparecem vários pontos de drenagem de secreção purulenta pelos orifícios dos folículos pilosos, que se superpõem à necrose subjacente (Figura 9.8).

Vários são os fatores que determinam diminuição das defesas orgânicas, predispondo ao desenvolvimento dos carbúnculos. Entre eles, distinguimos o diabetes melito, a desnutrição, o uso de corticosteroides, as dermatoses graves (dermatite esfoliativa, pênfigo), as discrasias sanguíneas, os traumatismos, a má higiene etc. O diabetes é particularmente importante, devendo ser pesquisado em todos os indivíduos portadores da infecção.

Convém assinalar ainda que os termos "carbúnculo" e "antraz" são usados entre nós para designar o mesmo processo. Na literatura internacional, o termo "antraz" é usado para designar uma infecção produzida pelo *B. anthracis*. Esta, inclusive, é um dos diagnósticos diferenciais do carbúnculo.[2]

Aparece como área de enduração intensamente dolorosa e avermelhada, no centro da qual se desenvolvem múltiplas áreas de necrose, das quais saem pequenas quantidades de pus. A pele, no local da necrose, apresenta-se com aspecto de favo de mel (Figura 9.8). Em torno dessa área, ela é avermelhada e endurada, corresponden-

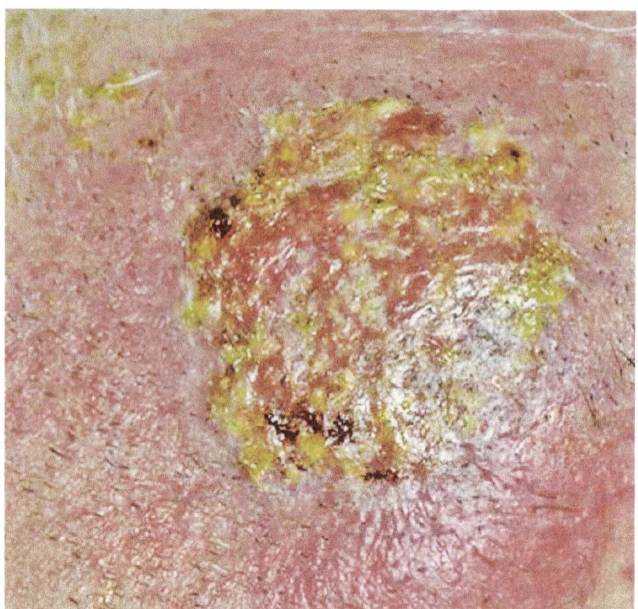

Figura 9.8 Carbúnculo. Aspecto de favo de mel. Observar os vários pontos de drenagem cutânea, por onde fluem pequenas quantidades de pus.

do à zona de edema, hiperemia e infiltração leucocitária. Podem estar presentes ainda linfangite e linfadenite de drenagem. A absorção de produtos tóxicos do processo infeccioso determina o aparecimento de leucocitose e febre, que pode ser alta. Outros sintomas gerais podem estar presentes, como calafrios, astenia, mal-estar, anorexia etc. A invasão da corrente sanguínea com septicemia e desenvolvimento de abscessos metastáticos é rara e ocorre sobretudo nos pacientes debilitados.

Quando não tratado, a evolução é prolongada, uma vez que a drenagem do material necrótico é dificultada pelas intensas ramificações que se estendem dos orifícios de drenagem até o tecido celular subcutâneo subjacente.

Tratamento

Enquanto no furúnculo o tratamento conservador é, quase sempre, a melhor conduta, o carbúnculo requer terapêutica cirúrgica agressiva, no sentido de aliviar a dor, promover drenagem eficaz e acelerar a cura. Além da terapêutica cirúrgica, deve ser instituído ainda tratamento clínico complementar, que consiste no uso de antibioticoterapia sistêmica (penicilina sintética resistente à penicilinase, cefalosporinas de primeira geração etc.), analgésicos, repouso do segmento atingido e calor úmido local. O diabetes deve ser pesquisado, e, quando presente, deve ser controlado clinicamente.

O tratamento cirúrgico deve ser realizado preferencialmente sob anestesia geral ou troncular. A internação hospitalar não é necessária, salvo quando houver com-

prometimento acentuado do estado geral ou concomitância com outras afecções sistêmicas (diabetes melito descompensável, discrasias sanguíneas, desnutrição grave etc.). A cirurgia baseia-se em dois princípios fundamentais: excisão radical e drenagem ampla, que podem ser obtidas por meio dos seguintes métodos (Figura 9.9):

a) Uso de incisões em cruz atingindo toda a extensão do carbúnculo.
b) Uso de incisões paralelas (Gridiron).
c) Incisão circular atingindo toda a periferia da lesão e promovendo sua excisão completa.
d) Incisão estelar com ressecção dos retalhos.

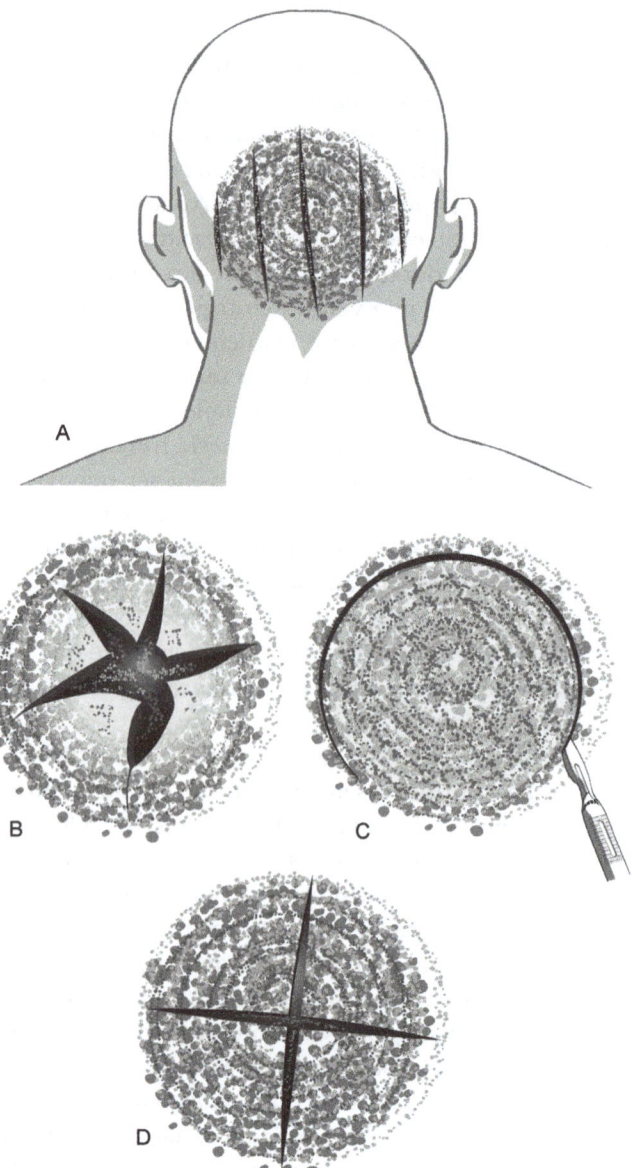

Figura 9.9 Incisões utilizadas no tratamento do carbúnculo. (**A**) Incisões paralelas (Gridiron). (**B**) Incisão estelar com ressecção dos retalhos. (**C**) Incisão circular. (**D**) Incisão em cruz com ressecção dos retalhos.

A incisão em cruz (Figura 9.10A) é uma das mais utilizadas. Nos pequenos carbúnculos, é a que dá melhores resultados. Ela deve atingir as camadas mais profundas do tecido necrótico e também toda a extensão da lesão em cada direção. Cada um dos quatro segmentos obtidos com a incisão é reparado por uma pinça de Allis e ressecado (Figura 9.10B). A ressecção também deve atingir toda a extensão do tecido necrosado, tanto em lateralidade quanto em profundidade. Quanto mais tecido necrosado for removido, mais rápida será a cicatrização (Figura 9.10C).

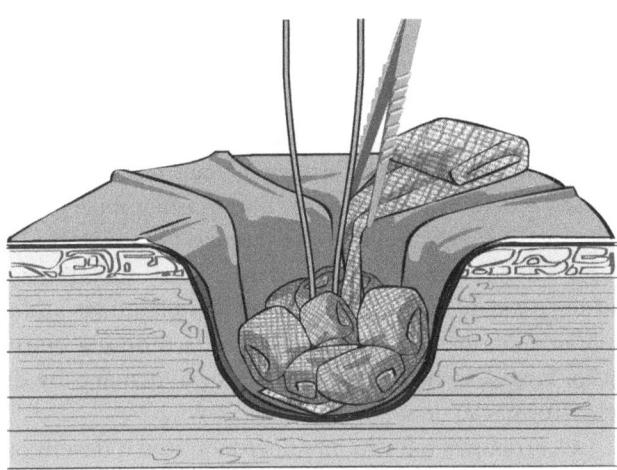

Figura 9.11 Curativo utilizado após a ressecção do carbúnculo.

Com essas manobras, pode ocorrer sangramento mais ou menos considerável, que, no entanto, pode ser facilmente controlado por meio de um curativo compressivo.

O curativo (Figura 9.11) é realizado do seguinte modo: a base da ferida é coberta, em toda a sua extensão, por uma gaze aberta embebida em vaselina líquida estéril. Sobre esta, coloca-se um tufo de gaze seca que deve preencher toda a cavidade residual do carbúnculo. Aplica-se, a seguir, um curativo compressivo. Pode-se optar também por utilizar gaze embebida em solução tópica de polivinil-pirrolidona-iodo (PVP-I) ou em antibióticos tópicos.

O curativo, salvo em caso de sangramento considerável, não deve ser manipulado durante 24 h a 48 h. Após esse período, o tufo de gaze é removido e os tecidos necrosados persistentes retirados com pinça. A gaze que recobre a base da ferida não deve ser removida, devendo-se esperar pela sua liberação espontânea. Enquanto isto não ocorre, os curativos incluem a introdução de tufo de gaze preenchendo a cavidade. São feitos curativos diários até que ocorram remissão da infecção, formação de tecido de granulação e fechamento da ferida. Em alguns casos, pode ser necessária a realização de enxerto cutâneo.

Hidradenite Supurativa (Acne Inversa)

Hidradenite supurativa é definida como afecção inflamatória crônica, recorrente, debilitante, que atinge a pele intertriginosa das regiões axilar, inguinal, inframamária, genital ou perianal. No passado, acreditava-se que era decorrente do acometimento das glândulas sudoríparas apócrinas. Atualmente, é aceito que a primeira alteração patogenética ocorre nos ductos foliculares pilossebáceos, como na acne, e há tendência a se renomear essa afecção de acne inversa. Entretanto, o nome hidradenite supurativa tornou-se amplamente aceito e, ainda hoje, é utilizado.[2,12,13]

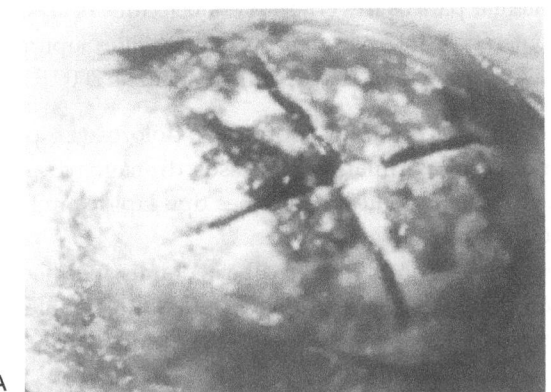

A

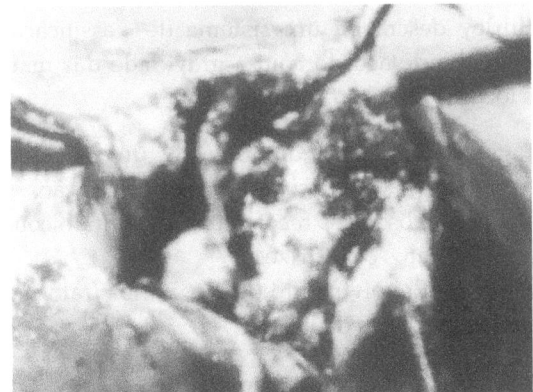

B

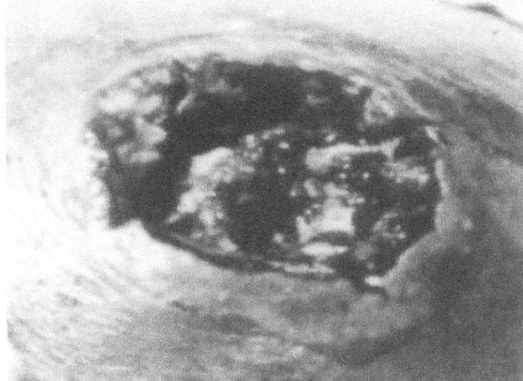

C

Figura 9.10 Tratamento cirúrgico do carbúnculo. (**A**) Incisão em cruz interessando toda a extensão da lesão em cada direção. (**B**) Reparo dos retalhos com pinças. (**C**) Aspecto da ferida após ressecção dos retalhos.

Na patogênese da doença, ocorre oclusão do folículo sebáceo por queratina. A obstrução determina aumento da pressão intraductal, com ruptura folicular, inflamação e, posteriormente, infecção secundária por bactérias da flora normal da pele. Os microrganismos mais encontrados são o *S. aureus*, o *S. milleri*, bactérias aeróbias gram-negativas (*E. coli*, *Proteus*, *Pseudomonas*) e anaeróbios.[14] Desenvolve-se então o processo infeccioso, que atinge a derme, o tecido celular subcutâneo e as glândulas sudoríparas apócrinas adjacentes, levando a fibrose e enduração, formação de cicatrizes, destruição dos anexos da pele e formação de *sinus*.

Ocorre após o início da puberdade com o desenvolvimento dos caracteres sexuais secundários e da função das glândulas apócrinas. Acomete principalmente a região axilar, seguida pelas regiões inguinocrural, perianal, região mamária, nuca e couro cabeludo.[12] A hidrosadenite afeta mais mulheres do que homens, numa proporção de 3:1,[12,13] mas, em determinadas localizações, é mais prevalente em um dos sexos. O acometimento da região inguinocrural é mais comum em mulheres, enquanto o da perianal é mais comum em homens. O acometimento bilateral das axilas é comum.

Até o momento, não se sabe qual a causa da obstrução ductal.[3,14] Alguns autores afirmam haver relação hormonal, pois, em adição à puberdade, a gravidez, a segunda metade do ciclo menstrual e o uso de anticoncepcionais orais tornam a hidradenite supurativa mais ativa. Distúrbios no metabolismo dos andrógenos também são relacionados com a etiologia da hidradenite supurativa, embora sua patogênese ainda não esteja esclarecida. Em alguns pacientes, há associação com acne conglobata ou celulite dissecante do couro cabeludo. Outros fatores predisponentes frequentemente implicados são história familiar, obesidade, diabetes melito, hirsutismo e tabagismo. Entretanto, nenhum deles foi definido como agente causal. Ao contrário do que se acreditava, o hábito de raspar os pelos axilares e o uso de desodorantes ou antitranspirantes parecem não contribuir para a formação do processo.

Caracteriza-se pelo aparecimento de nódulo eritematoso, duro e doloroso na região, frequentemente acompanhado de febre. Ao final de poucos dias, o nódulo começa a amolecer, vindo a apresentar flutuação e ruptura, com drenagem de secreção purulenta e formação de tratos crônicos de drenagem (Figura 9.12).

Para o diagnóstico de hidradenite supurativa, é necessário atentar para os três critérios estabelecidos pela Segunda Conferência Internacional de Hidradenite Supurativa, realizada em São Francisco (EUA) em maio de 2009.[12,13]

1. *Lesões típicas:* nódulos profundos, dolorosos e precoces em lesões primárias, abscessos, drenagem de *sinus*, cicatrizes em ponte e comedões tipo lápide em lesões secundárias.
2. *Localização típica:* axila, virilha, genitais, períneo, região perianal, região glútea, dobras infra- e intermamárias.
3. *Cronicidade e recorrência.*

Hurley descreveu um sistema de classificação da hidrosadenite de acordo com a gravidade das manifestações locais:[13]

- Estágio 1 – Formação de abscessos únicos ou múltiplos sem formação de *sinus* após a cicatrização.
- Estágio 2 – Abscessos recorrentes, evoluindo com formação de tratos e cicatrizes.
- Estágio 3 – Envolvimento difuso, vários tratos comunicantes, presença de fibrose.

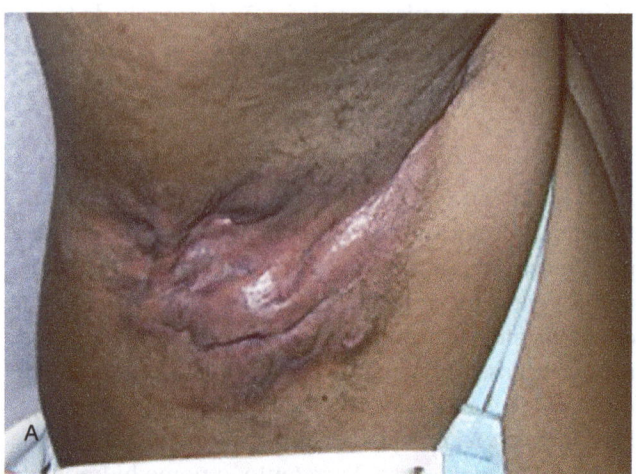
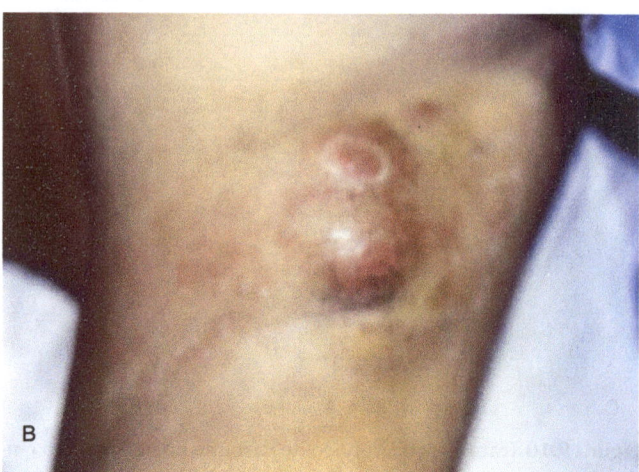

Figura 9.12 Hidradenite supurativa da região axilar. (**A**) Inflamação crônica com presença de diversos orifícios de drenagem. (**B**) Hidradenite abscedada.

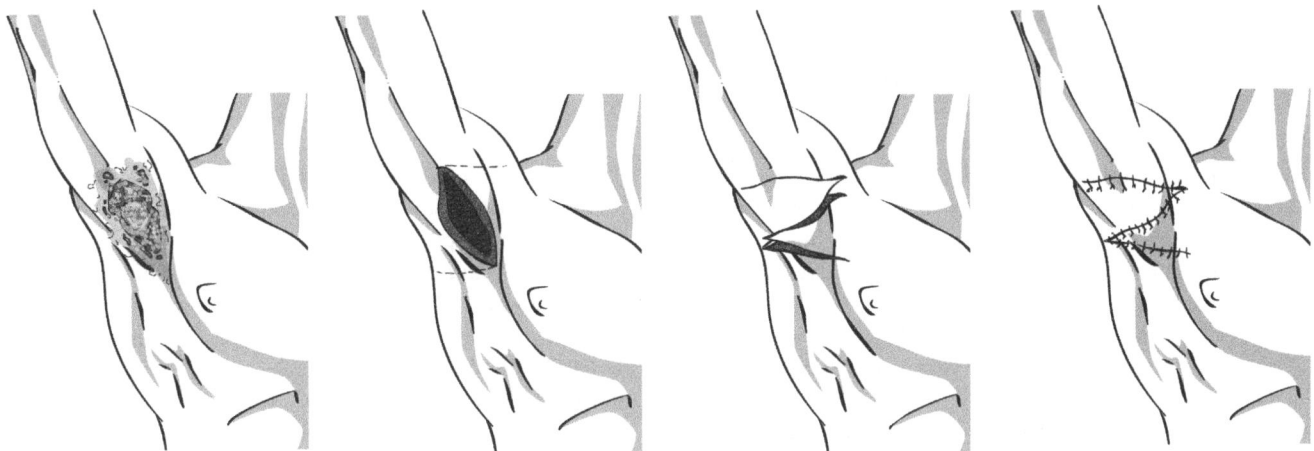

Figura 9.13 Tratamento cirúrgico da hidradenite supurativa: excisão radical da área envolvida com zetaplastia.

A evolução é variável, pois pode haver formação de apenas um abscesso (ver Figura 9.12B) ou o processo pode repetir-se com o aparecimento de novas lesões abscedadas, fistulização e fibrose regional. Ocasionalmente, a fibrose pode tornar-se tão extensa que produz restrição dos movimentos da extremidade do lado afetado. Os casos crônicos podem ser acompanhados de anemia secundária, hipoproteinemia, amiloidose, queratite intersticial, artropatia periférica, astenia e depressão. Raramente, pode haver transformação maligna para carcinoma de células escamosas nos tratos epiteliais cronicamente inflamados, especialmente na região perianal. A infecção pelo HPV vem sendo apontada como fator contribuinte para o desenvolvimento de carcinoma de células escamosas em lesões de hidrosadenite.[15]

A hidradenite supurativa deve ser diferenciada do furúnculo e do carbúnculo. A diferença fundamental baseia-se no fato de que nela não há formação do "carnegão". Na drenagem do abscesso formado ocorre eliminação apenas de pus cremoso. Outros diagnósticos diferenciais incluem a erisipela e o escrofuloderma, o linfogranuloma venéreo, o granuloma inguinal e a actinomicose (na hidradenite inguinocrural), a fístula perianal verdadeira, o cisto pilonidal e a doença de Crohn perianal (na hidradenite perianal).[12]

Tratamento

A hidradenite supurativa, quando não tratada, pode persistir por meses ou anos. O tratamento consiste em medidas locais (antissepsia, calor úmido) e uso de antimicrobianos. Os abscessos, quando formados, devem ser incisados e drenados. A região envolvida deve ser rigorosamente lavada com soluções antissépticas (hexaclorofeno, clorexidina, PVP-I) para suprimir a atividade bacteriana. A secreção deve ser colhida para cultura com antibiograma, uma vez que é frequente a resistência bacteriana aos antimicrobianos usualmente administrados.

Diversos medicamentos têm sido utilizadas (vários ainda experimentalmente) no tratamento da hidradenite supurativa. Entretanto, nenhum deles mostrou-se plenamente eficaz. Dentre eles estão hormônios (estrógeno, progesterona), inibidores da produção de androgênios (leuprolida, ciproterona), corticosteroides, derivados da vitamina A (isotretinoína) e ciclosporina.[13,14]

Existem casos, no entanto, em que o tratamento é ineficaz e ocorrem acometimento e destruição de novas glândulas, com intensificação da fibrose secundária ao processo inflamatório. Nesses casos mais graves e incapacitantes, podem ser realizadas abertura e curetagem dos trajetos fistulosos, marsupialização, ablação com *laser* de CO_2, excisão local ou excisão radical da área envolvida, com cicatrização por segunda intenção, sutura primária, realização de enxerto ou rotação de retalho para cobrir a área cruenta (Figura 9.13). A excisão radical é a que oferece melhores resultados. Entretanto, mesmo com essas medidas, pode haver recidiva. Também é comum o acometimento de novas áreas, tanto próximas à ressecção quanto em outras regiões.

Referências Bibliográficas

1. Krasagakis K, Valachis A, Maniatakis P *et al.* Analysis of epidemiology, clinical features and management of erysipelas. *Int J Dermatol*, 2010; *49*:1012-7.
2. Swartz MN, Pasternack MS. Cellulitis, necrotizing fasciitis and subcutaneous tissue infections. *In:* Mandell GL, Bennett JE, Dolin R (eds.) *Mandell, Douglas, and Bennett's Principles and Practice of Infectious Diseases*. Philadelphia, PA: Churchill Livingstone/Elsevier, 2010, pp 1289-1312.
3. Savassi-Rocha PR, Cunha-Melo JR, Almeida SR, Sanches MD. Infecções bacterianas da pele e do tecido celular subcutâneo.

In: Fonseca FP, Savassi-Rocha PR (eds.) *Cirurgia Ambulatorial.* Rio de Janeiro: Guanabara Koogan, 1999, pp 109-121.

4. Stevens DL, Bisno AL, Chambers HF *et al.* Practice guidelines for the diagnosis and management of skin and soft-tissue infections. *Clin Infect Dis,* 2005; *41*:1373-406.

5. Liu C, Bayer A, Cosgrove SE *et al.* Clinical practice guidelines by the infectious diseases society of america for the treatment of methicillin-resistant Staphylococcus aureus infections in adults and children: executive summary. *Clin Infect Dis,* 2011; *52*:285-92.

6. Figtree M, Konecny P, Jennings Z *et al.* Risk stratification and outcome of cellulitis admitted to hospital. *J Infect,* 2010; *60*:431-9.

7. Parada JP, Maslow JN. Clinical syndromes associated with adult pneumococcal cellulitis. *Scand J Infect Dis,* 2000; *32*:133-6.

8. Patel M, Ahrens JC, Moyer DV *et al.* Pneumococcal soft-tissue infections: a problem deserving more recognition. *Clin Infect Dis,* 1994; *19*:149-51.

9. Porras MC, Martínez VC, Ruiz IM *et al.* Acute cellulitis: an unusual manifestation of meningococcal disease. *Scand J Infect Dis,* 2001; *33*:56-9.

10. Swartz MN. Clinical practice. Cellulitis. *N Engl J Med,* 2004; *350*:904-12.

11. Stevens DL. Treatments for skin and soft-tissue and surgical site infections due to MDR Gram-positive bacteria. *J Infect,* 2009; *59* (suppl 1):S32-9.

12. Fimmel S, Zouboulis CC. Comorbidities of hidradenitis suppurativa (acne inversa). *Dermatoendocrinol,* 2010; *2*:9-16.

13. Danby FW, Margesson LJ. Hidradenitis suppurativa. *Dermatol Clin,* 2010; *28*:779-93.

14. Alikhan A, Lynch PJ, Eisen DB. Hidradenitis suppurativa: a comprehensive review. *J Am Acad Dermatol,* 2009; *60*:539-61; quiz 562-3.

15. Lavogiez C, Delaporte E, Darras-Vercambre S *et al.* Clinico-pathological study of 13 cases of squamous cell carcinoma complicating hidradenitis suppurativa. *Dermatology,* 2010; *220*:147-53.

Queimaduras

Capítulo 10

Carlos Eduardo Guimarães Leão

INTRODUÇÃO

Diante de um paciente grande queimado, deve-se considerar que se atua sobre total desorganização homeostática, com início na pele – extenso órgão do corpo humano – e continuando com sérios desarranjos sistêmicos e psíquicos. Costuma-se dizer que o grande queimado encerra, a partir de seu acidente, praticamente toda a fisiopatologia médica.

Assim, o conhecimento da fisiopatologia das queimaduras, aliado ao bom senso, ao dinamismo, à tranquilidade e, sobretudo, à devoção da equipe assistente na condução do tratamento, é, sem dúvida, a grande arma disponível no combate a esse dramático capítulo da Medicina.

Pela complexidade e abrangência clínica da queimadura, constata-se, hoje em dia, a obrigatoriedade de equipe multidisciplinar afinada em condutas e rotinas, atuando coesa num espaço físico especial e adequado, somando conhecimentos em cirurgia plástica, clínica médica, pediatria, anestesia, psicologia, fisioterapia, enfermagem e assistência social, num ganho de força científica necessário e essencial para minorar os males e as marcas indeléveis deixadas pelos mais variados agentes etiológicos que provocam queimaduras.

CONCEITO

Queimadura é a lesão resultante da ação do calor direto ou indireto (radiante) sobre o corpo. Também o frio pode provocar essas lesões e, por tomar algumas características próprias, denomina-se "geladura".

A lesão depende da intensidade da fonte de calor, que, por sua vez, tem determinada velocidade de transferência desse calor para o corpo. Se essa velocidade é significativamente maior do que o índice do corpo em dissipá-la, ocorrem danos teciduais de variados graus.

Se o agente produtor das queimaduras for gerador de calor – portanto, não perde intensidade ao entrar em contato com o corpo –, as lesões são mais profundas. Se for apenas um agente aquecido –, portanto, em condições de perder calor em contato com a atmosfera e com o próprio corpo atingido –, as lesões são menos profundas. Essa profundidade depende também do tempo de ação do calor sobre a superfície corporal. Quanto mais longa, mais danos.

Queimadura química é um nome impropriamente dado às lesões cáusticas agudas da pele, que são causadas por agentes químicos. Como essas lesões são semelhantes àquelas decorrentes dos agentes térmicos, utiliza-se a mesma denominação de "queimaduras", embora possa haver uma reação exotérmica nas lesões causadas por álcalis.

Queimadura elétrica é a lesão tecidual resultante da transformação da energia aplicada ao corpo em calor. Dependendo de uma série de fatores, tais como intensidade, tipo de corrente, voltagem, resistência, suscetibilidade individual etc., ocorrem variados graus de lesão, quase sempre de maior gravidade.

CLASSIFICAÇÃO

As queimaduras se classificam quanto a:

Profundidade das Lesões

Primeiro grau
- Quando somente é atingida a epiderme.
  Aspecto clínico:
  Eritema, branqueia sob pressão e é dolorosa.

Segundo grau
- Quando ocorre destruição total da epiderme e parcial da derme. A parte não lesada da derme é capaz de regenerar espontaneamente uma nova pele.
  Aspecto clínico:
  Lesão exsudativa, eritematosa, dolorosa, presença de bolhas (flictenas).

Terceiro grau
- Quando ocorre destruição total da pele, tanto da epiderme quanto da derme. Nesse caso, por não haver

elementos cutâneos íntegros, não há regeneração espontânea da pele. Somente por meio da enxertia cutânea ou por retração das bordas ocorre a cicatrização.

Aspecto clínico:

Lesão seca, dura, inelástica, translúcida, com vasos trombosados visíveis, indolor à punctura local.

Extensão das Lesões

Denomina-se "grande queimado adulto" o paciente com queimaduras de 2º grau em mais de 25% de superfície corporal, ou acima de 10% de 3º grau.

O "médio queimado adulto" tem queimaduras de 2º grau entre 10% e 25% do corpo, ou de 3º grau em torno de 10%.

O "pequeno queimado adulto" situa-se numa faixa menor que 10% de seu corpo atingido por queimaduras de 2º grau, ou menor que 5% de 3º grau.

Para crianças, esses valores são respectivamente 15%, entre 5% e 15%, e abaixo de 5% para lesões de 2º grau. As queimaduras de 3º grau que atingem áreas maiores que 3% do corpo infantil são consideradas relevantes.

Para determinar a extensão da área queimada, utilizam-se valores equivalentes à porcentagem da superfície corporal, pois áreas especificadas em centímetros quadrados nada significam, considerando a variação do tamanho dos pacientes.

Para calcular essa extensão, utiliza-se a Tabela de Lund e Browder (Tabela 10.1), considerada a mais completa e fidedigna no cálculo da superfície corporal queimada. Outra tabela conhecida por "regra dos noves", preconizada por Pulanski e Tennison (Tabela 10.2), pode ser utilizada para um cálculo aproximado, na vigência da emergência ou por médicos socorristas não especialistas, pela facilidade de memorização dos segmentos corporais divididos em nove ou seus múltiplos.

Para adultos e crianças com mais de 10 anos de idade, divide-se o corpo em segmentos, que equivalem aproximadamente a 9% de sua superfície corporal (SC).

- cabeça e pescoço = 9% SC
- cada membro superior = 9% SC
- cada quadrante do tronco = 9% SC
- cada coxa = 9% SC
- cada perna e pé = 9% SC
- genitais e períneo = 1% SC

Tabela 10.1 Tabela de Lund e Browder

Área/Idade (anos)	0 a 1	1 a 4	5 a 9	10 a 14	Adulto
Cabeça	19,0%	17,0%	13,0%	11,0%	7,0%
Pescoço	2,0%	2,0%	2,0%	2,0%	2,0%
Tronco anterior	13,0%	13,0%	13,0%	13,0%	13,0%
Tronco posterior	13,0%	13,0%	13,0%	13,0%	13,0%
Braço direito	4,0%	4,0%	4,0%	4,0%	4,0%
Antebraço direito	3,0%	3,0%	3,0%	3,0%	3,0%
Mão direita	2,5%	2,5%	2,5%	2,5%	2,5%
Braço esquerdo	4,0%	4,0%	4,0%	4,0%	4,0%
Antebraço esquerdo	3,0%	3,0%	3,0%	3,0%	3,0%
Mão esquerda	2,5%	2,5%	2,5%	2,5%	2,5%
Genitália	1,0%	1,0%	1,0%	1,0%	1,0%
Nádega direita	2,5%	2,5%	2,5%	2,5%	2,5%
Nádega esquerda	2,5%	2,5%	2,5%	2,5%	2,5%
Coxa direita	5,5%	6,5%	8,0%	9,0%	9,5%
Perna direita	5,0%	5,0%	5,5%	6,0%	7,0%
Pé direito	3,5%	3,5%	3,5%	3,5%	3,5%
Coxa esquerda	5,5%	6,5%	8,0%	9,0%	9,5%
Perna esquerda	5,0%	5,0%	5,5%	6,0%	7,0%
Pé esquerdo	3,5%	3,5%	3,5%	3,5%	3,5%

Tabela 10.2 Regra dos noves

Área	Adulto	Criança até 1 ano
Cabeça e pescoço	9,0%	18,0%
Membro superior direito	9,0%	9,0%
Membro superior esquerdo	9,0%	9,0%
Região anterior do tronco	18,0%	18,0%
Região posterior do tronco	18,0%	18,0%
Genitália	1,0%	1,0%
Coxa direita	9,0%	4,5%

Em crianças com menos de 10 anos de idade, existe desproporção (com relação ao adulto) entre o segmento cefálico e os membros inferiores. Por isto, os valores desses segmentos variam de acordo com a idade:

*Para o recém-nascido:
- cabeça e pescoço = 18% SC
- todo um membro inferior = 13,5% SC

*Para crianças com mais de 1 ano de idade:
- cabeça e pescoço = 18% – idade (18% menos a idade)
- todo um membro inferior = 13,5% + $\frac{idade}{2}$

Os demais segmentos do corpo têm a mesma porcentagem do adulto. Por exemplo:

Uma criança com 6 anos de idade tem:
- cabeça e pescoço = 18% – 6 = 12% SC
- todo um membro inferior = 13,5% + $\frac{6}{2}$ = 16,5% SC

Outro exemplo:
Um adulto com queimaduras em todo um membro superior, na parte anterior do tronco completa e em uma perna e pé tem:

- membro superior = 9%
- parte anterior do tronco = 9% + 9% = 18%
- toda uma perna e pé = 9%
- total: 36% SC

É fato que a maioria das queimaduras atinge segmentos bem delimitados. Para facilitar essa determinação, existe uma regra prática bastante eficiente: "A superfície palmar da mão de um indivíduo, com os dedos unidos e estendidos, corresponde a 1% da superfície corporal desse indivíduo."

Utilizando-se essa regra, pode-se comparar a mão de um paciente queimado com a nossa mão, a qual se transforma num "parâmetro de medida" para aquele paciente. Por exemplo, se a mão do paciente corresponde à metade da minha, isto significa que minha mão corresponde a 2% da superfície corporal daquele indivíduo. Superpondo a minha mão sobre suas lesões e somando, determina-se, com bastante aproximação, a extensão de suas lesões.

Todos os dados desses exames, profundidade das lesões e extensão devem ser rigorosamente anotados em papeleta, de preferência utilizando-se o desenho de um boneco visto de frente e de costas, onde se assinalam as lesões constatadas.

FISIOPATOLOGIA

Alterações Locais

Entendendo a pele como órgão de funções específicas, vitais em importância, é fácil a compreensão de todo o desarranjo da integridade funcional que acontece após a agressão térmica.

As camadas protetoras da pele são destruídas e removidas proporcionalmente à profundidade das lesões, com quebra da barreira normal do vapor e consequente perda de água corporal. Dessa maneira, a perda insensível de água no paciente queimado é muito maior do que nas pessoas com o tegumento íntegro. Além disso, ocorre o resfriamento do corpo com perda de calorias em excesso, o que leva à demanda metabólica acentuada nesses pacientes. A essa perda excessiva de água para o meio exterior, soma-se a perda maior de líquidos para dentro do próprio paciente, pela "sequestração" de líquidos para o espaço intersticial. Se essas perdas não são prontamente corrigidas, elas são responsáveis pelos efeitos lesivos em diversos aparelhos, com repercussões graves em toda a economia.

Nas queimaduras de segundo e terceiro graus, a pele sofre necrose por coagulação, ocorrendo diversos graus de trombose dos vasos sanguíneos dentro da pele e, por vezes, no tecido subcutâneo, quando as lesões são mais profundas. Esse desarranjo vascular, quando mais superficial, organiza-se após as primeiras 48 h, com recanalização da árvore vascular subjacente, que se completa ao fim de 1 semana. Ativa resposta inflamatória celular pode ser observada no local das lesões, com aumento do número de mitoses das células dos apêndices dérmicos que sobreviveram à agressão. Os cuidados de antissepsia e higiene locais devem ser observados atentamente nesse período, sobretudo se existir qualquer tipo de contaminação, visto que o desarranjo vascular que perdura por 48 h ou mais não permite difusão eficaz de possível cobertura antibiótica, nem mesmo nenhuma defesa carreada pelo sangue. Se há infecção, ocorre trombose progressiva, com consequente ampliação da profundidade das lesões, transformando uma queimadura de 2º grau em lesões de 3º grau, pela destruição dos elementos dérmicos que haviam sido preservados pela lesão original.

Na queimadura de 3º grau, a natureza vasculodestruidora da lesão não permite que a árvore vascular subjacente se torne novamente funcional na área atingida. Essa falta de suprimento sanguíneo, além de diminuir a resistência local a infecções, marca a ausência de realização inflamatória celular. Isto obriga o organismo a tentar cicatrizar a lesão por segunda intenção. Na transição entre o tecido normal e o queimado, começa a aparecer, perto da segunda semana, um tecido rico em fibroblastos e novos capilares, estando bem estabelecido, já na terceira semana. É o tecido de granulação característico da queimadura.

Esse tecido de granulação, que tem sido erroneamente apontado como bom leito receptor para o enxerto cutâneo, é um tecido com alta capacidade de retração e fibrose, cujo "objetivo" é trazer a pele normal das bordas da lesão para se unir centripetamente, fechando-a. Assim, as cicatrizações por segunda intenção se caracterizam por retrações, às vezes deformantes, e hipotrofia da pele cicatricial.

O aumento da permeabilidade capilar (APC) é considerado o principal mecanismo fisiopatológico ocasionado pela ação direta do calor sobre a microcirculação. Múltiplos mediadores estão relacionados com o APC e a maioria age alterando a integridade da membrana das vênulas, como a histamina, aminas vasoativas, produtos de ativação plaquetária e da cascata do complemento, hormônios, prostaglandinas (PGE) e leucotrienos.

Imediatamente após o trauma térmico, que expõe as fibras colágenas do tecido afetado, ocorrem graves mudanças no tecido queimado, como a ativação dos mastócitos e dos sistemas calicreína e fosfolipase-ácido araquidônico. Há liberação de histamina, cininas e PGE (inclusive a prostaciclina – PGI2), as quais, respectivamente e em conjunto, provocam danos à integridade do endotélio capilar pela separação das junções das células desse endotélio. Esse fato causa o APC, promovendo o extravasamento de líquido plasmático rico em proteínas, sódio e cloretos, através dos poros capilares aumentados, em direção ao interstício dos tecidos lesados. O processo resulta em edema intersticial e, consequentemente, provoca redução na pressão coloidosmótica plasmática e nova fuga de líquidos dos vasos para o interstício da área lesada. Dependendo da extensão e da profundidade das queimaduras, essa fuga pode generalizar-se para os tecidos não queimados, resultando em edema significativo.

Em resumo, o que ocorre na fisiopatologia da queimadura é o aumento da permeabilidade capilar com extravasamento, para o interstício, de infiltrado plasmático rico em proteínas e cristaloides, o meio extravascular passa a ter sua pressão coloidosmótica aumentada com relação ao intravascular, mantendo assim a reversão deletéria desse fluxo, e causando edema, hipovolemia, hipoproteinemia e, por fim, o *burn shock.*

O APC inicia-se alguns segundos após o trauma térmico e dura, em média, 24 h, voltando ao normal progressivamente, sempre na dependência de um esquema de ressuscitação volêmica bem planejado. Dependendo da superfície corporal queimada (SCQ) e da profundidade das lesões (normalmente acima de 50% nos adultos e 25% nas crianças em queimaduras de 2º grau, ou metade desse percentual em queimaduras de 3º grau), esse fenômeno generaliza-se por todo o organismo, culminando com a falência circulatória, débito cardíaco baixo, oligúria e acidose metabólica, principalmente em crianças e idosos.

O retorno do líquido extravasado para o intravascular ocorre à custa da drenagem pelas circulações linfática e capilar venosa, depois de restaurada a permeabilidade capilar. Todo o edema é absorvido progressivamente, de modo a desaparecer, quase por completo, nos primeiros 10 dias (Figura 10.1).

Alterações Sistêmicas

A magnitude das alterações sistêmicas pós-queimadura é diretamente proporcional à profundidade e à extensão das lesões. Se não tratadas e corrigidas adequadamente, podem tornar-se até mesmo fatais.

Alterações cardiovasculares

O conteúdo vascular é seriamente afetado. De acordo com o grau das lesões, pode haver hemólise direta imediata ao trauma, devido à exposição dos glóbulos vermelhos ao calor. Nas queimaduras graves, acima de 30% da área corporal, de 3º grau, pode haver comprometimento de até 40% a 60% da massa total das hemácias. O organismo tem que lançar mão de hemácias esferocíticas responsáveis, em virtude de sua grande fragilidade, pela hemólise tardia que ocorre 2 a 7 dias após seu lançamento na corrente sanguínea. Sobrevém, então, a hemoglobinúria.

As proteínas circulantes podem sofrer coagulação e desnaturação pela exposição ao calor. Ademais, com o aumento da permeabilidade capilar que ocorre nesse período, a quantidade de proteínas no espaço extravascular aumenta, revertendo o gradiente oncótico, além de diminuir o índice de proteínas totais a menos de 3 g, com clara inversão A/G.

Além da perda de água já discutida nas alterações locais, verifica-se a inversão dos gradientes oncótico e

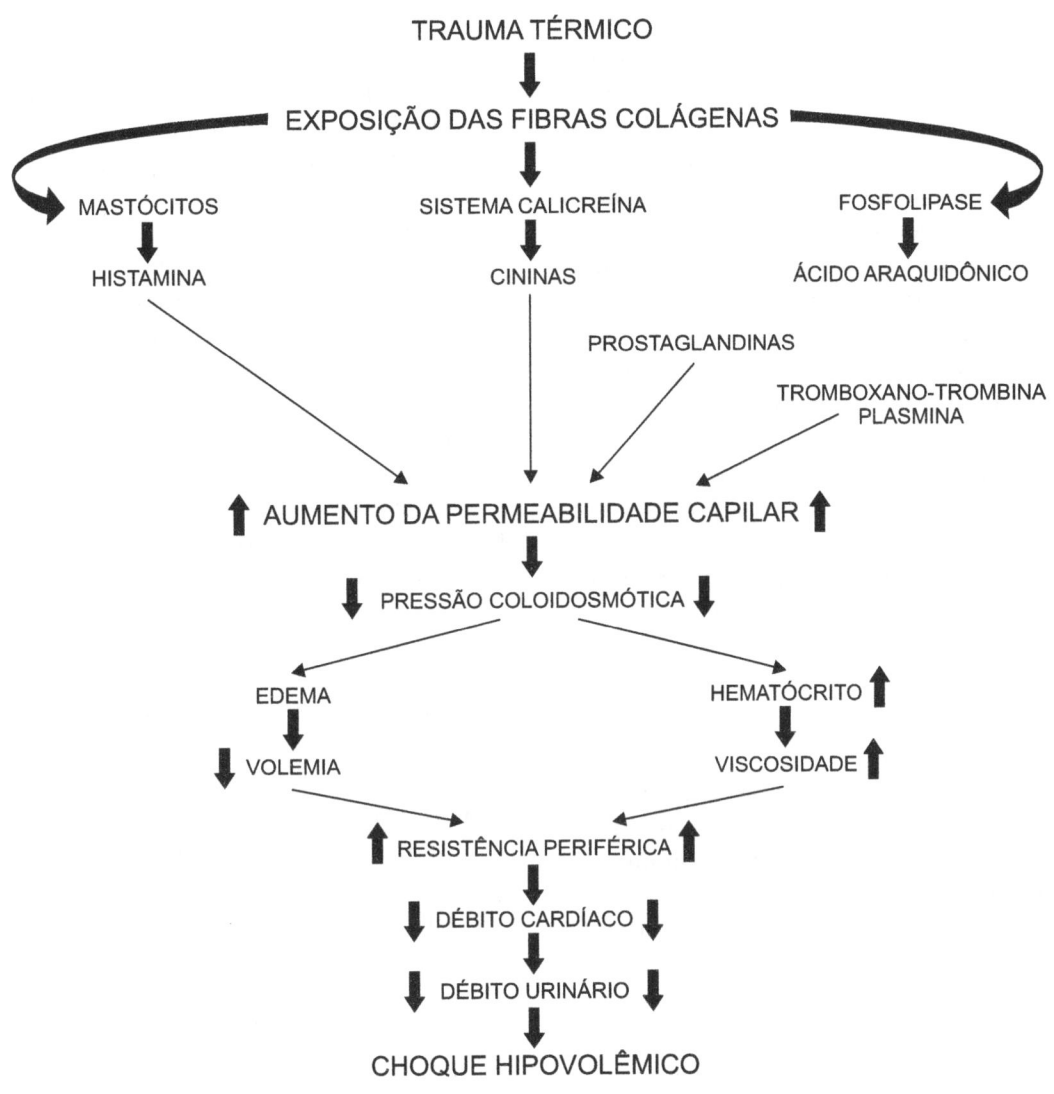

Figura 10.1 Fisiopatologia do trauma térmico.

osmótico na diminuição aguda do volume intravascular, levando a uma alteração clássica da hemodinâmica central. Seguem-se diminuição do débito cardíaco, elevação da frequência do pulso consequente ao aumento da resistência periférica (secundária, principalmente, à constrição da árvore arteriolar periférica), além do aumento da viscosidade sanguínea (secundária, principalmente, à polimerização proteica e à perda de água).

Restaurar a volemia, diminuir a resistência periférica e tonificar o músculo cardíaco, quando necessário, são medidas essenciais para iniciar a correção das alterações cardiovasculares.

Alterações renais

O que se teme é a necrose tubular aguda, que até então pode ser considerada "normal" dentro do processo evolutivo do choque hipovolêmico que se instala no grande queimado. Entretanto, pode-se e tem-se evitado essa dramática entidade clínica com a reposição volêmica correta. Mesmo assim, existe a ativação do sistema renina-angiotensina-aldosterona, na tentativa de poupar água e manter a volemia estável.

O que é notável no paciente queimado é o aumento da permeabilidade do glomérulo, refletido no aparecimento de grandes quantidades de proteína na urina. O "*clearance* da creatinina" está aumentado em até 200% nos pacientes queimados, fato importante para um raciocínio clínico de ajuste de dose de medicamentos de excreção renal, principalmente os antibióticos. Entretanto, a integridade tubular (comprovada pela capacidade de reabsorver sódio e cloro, excretar potássio e poupar diferencialmente água, creatinina, ureia etc.) pode ser mantida por meio de terapêutica hídrica adequada, que mantenha fluxo renal horário de 30 mL a 50 mL.

Alterações pulmonares

Em queimaduras acima de 40% – grandes queimados –, é fácil entender o aumento da ventilação. Esse aumento, além de ser diretamente proporcional à extensão e profundidade da lesão, perdura nos primeiro dias pós--agressão, com um pico entre o 4º e o 5º dia, declinando a partir daí para níveis normais. A não ser que haja lesão por inalação, a resistência das vias aéreas permanece normal. Quando se inalam produtos de combustão irritantes para a árvore traqueobrônquica, geralmente há grande reação inflamatória na mucosa e submucosa da árvore pulmonar, com acentuado edema da mucosa traqueobrônquica.

A má ventilação devida a queimaduras torácicas, ou mesmo a incapacitância de certas queimaduras que obrigam o paciente a adquirir posições viciosas no leito, faz aumentar a quantidade de secreções pulmonares, principalmente por causa da limitação da tosse pela dor.

A mortalidade do quadro por possível pneumonia está francamente aumentada.

Alterações gastrintestinais

O que se tem normalmente no paciente queimado é a presença de íleo funcional imediatamente após a agressão, fazendo com que o agredido não tolere nenhuma alimentação oral, pelo menos nas primeiras 48 h.

A úlcera de Curling constitui entidade dramática e muito comum nas estatísticas americanas. Trata-se da úlcera de estresse, a qual parece estar na dependência de um fator ainda desconhecido, que marca importante congestão capilar nas mucosas gástrica e duodenal.

Esses vasos acabam por se romper após o desprendimento do tecido mucoso, respondendo pelos vômitos em borra de café. Se tal área se situa próximo a um ramo principal de um grande vaso, a hematêmese é franca e pode ser fatal. Entretanto, a mucosa descolada tem aumentada a sua suscetibilidade à digestão por quantidades normais de HCI. Desse modo, a úlcera de Curling parece não estar na dependência nem da hiperatividade secretora gástrica nem da história pregressa de úlcera péptica.

ABORDAGEM DO PACIENTE

Tranquilidade, dinamismo, bom senso e conhecimento de causa são os grandes fatores responsáveis pelo sucesso na abordagem do queimado agudo.

Sempre ter em mente algumas normas fundamentais para essa situação:

1. A dor é inversamente proporcional à profundidade da queimadura, ou seja, quanto mais profunda, menor a intensidade da dor;

2. Qualquer medicamento deve ser administrado exclusivamente por via endovenosa, exceto o toxoide tetânico, quando se fizer necessário, porque as alterações na hemodinâmica retardam ou impedem a absorção de medicamentos injetados por via intramuscular ou subcutânea;

3. Grande queimado adulto é aquele que apresenta área lesada maior do que 25% da sua superfície corporal ou maior do que 15% em crianças, considerando-se para isto somente as queimaduras de 2º e 3º graus. Do ponto de vista da gravidade da lesão térmica, esses valores são relativos, dependendo de outras variáveis, como idade, estado geral, doenças de base, estado nutricional, lesões associadas etc., que, se presentes, agravam consideravelmente o prognóstico.

4. Queimaduras de face e pescoço são sempre graves, exigindo correta avaliação da permeabilidade das vias aéreas, principalmente se houve inalação de produtos de combustão e se a intubação ou traqueostomia se fazem necessárias.

5. Queimaduras elétricas são surpreendentes quanto à evolução das lesões, além de poderem causar inibição respiratória, parada cardíaca ou uma combinação das duas. Não são raros os traumas cranianos, fraturas, rupturas de vísceras, já que normalmente se associam a desmaios seguidos por quedas da própria altura ou de lugares ainda mais altos, como, por exemplo, nos acidentes ocorridos em redes elétricas.

Como norma geral, sujeita a alterações pela avaliação clínica do paciente, segue-se a seguinte conduta:

Internar

- Grandes queimados
- Médios queimados de baixa condição socioeconômica
- Idosos ou crianças de tenra idade
- Pacientes com queimaduras da face e pescoço (pelo menos por 48 h)
- Pacientes com queimaduras incapacitantes (as duas mãos, os dois pés etc.)
- Pacientes com queimaduras graves do períneo
- Pacientes com lesões por inalação

Não Internar

- Médios queimados de condição socioeconômica mais alta, que possam e queiram prosseguir o tratamento em regime ambulatorial
- Pequenos queimados

Não se deve estar só no atendimento de urgência ao queimado. No caso de haver um outro profissional treinado nesse tipo de tratamento, as facilidades são maiores. Cabe ao médico responsável orientar toda a equipe, distribuindo funções que, em Serviços de Cirurgia Plástica com Unidade de Tratamento de Queimado (UTQ) estabelecida, obedecem, normalmente, a protocolos de condutas e rotinas que servem para dinamizar, normatizar e organizar a atuação multidisciplinar na referida unidade.

O Protocolo de Condutas e Rotinas da UTQ "Prof. Ivo Pitanguy" do Hospital João XXIII, da Fundação Hospitalar do Estado de Minas Gerais (FHEMIG), de Belo Horizonte, um dos maiores e mais respeitados centros de queimados da América Latina, serve como base para este capítulo e começa por duas regras básicas:

1. Não se impressionar com o aspecto chocante das queimaduras. Tratando-se de um politraumatizado, lesões por vezes mais graves podem passar despercebidas devido ao envolvimento emocional com as lesões cutâneas. Fraturas, lesões de vísceras, traumas cranianos, inalação de produtos de combustão etc. devem ser rigorosamente pesquisados e tratados convenientemente.

2. Todas as informações colhidas, seja na anamnese ou no exame físico, devem ser rigorosamente anotadas na papeleta, facilitando reavaliações futuras. Como em qualquer outra circunstância de atendimento de urgência, há necessidade de rapidez, precisão e sincronismo nas ações. Anamnese cuidadosa, acurado exame físico e as primeiras medidas terapêuticas devem ser feitas simultaneamente, sem correria nem precipitação. O que não pode existir é perda de tempo, que pode ser decisiva para o agravamento do quadro.

CONDUTA TERAPÊUTICA

Analgesia

Tão logo o paciente queimado é atendido, providencia-se a medicação analgésica, já que essas lesões são extremamente dolorosas.

Como rotina, utiliza-se, sempre por via endovenosa, a morfina na dose de 5 mg para o adulto e 0,1 a 0,2 mg/kg/dose para crianças, sempre diluída em 9 mL de água destilada e aplicada, fracionada e lentamente, a cada 4 h no adulto e a cada 6 h na criança.

O paracetamol associado à codeína, na dosagem de 30 mg a cada 6 h, é o tratamento de escolha, por via oral, numa fase subsequente de terapia analgésica no adulto queimado. Na criança, dá-se preferência ao cloridrato de tramadol, com dose de 2 mg/kg/dose a cada 6 h.

Acesso Venoso

Na abordagem inicial do paciente queimado, a punção de veia superficial com cateter de polietileno agulha-

do é a melhor conduta. Dependendo da localização da punção do tipo de fixação do cateter, pode até ser definitiva. Reserva-se a dissecação venosa profunda para os grandes queimados com áreas de punção atingidas pelas queimaduras, dificuldade de acesso venoso superficial ou necessidade de um maior tempo de terapia endovenosa. Através da veia puncionada, colhe-se sangue para uma primeira bateria de exames laboratoriais (hemograma, ionograma), administra-se o analgésico e liga-se um soro lactato de Ringer para iniciar a hidratação, que é calculada em seguida. Obviamente, tais medidas não são necessárias em um pequeno queimado.

Resfriamento da Lesão

Uma excelente conduta para produzir analgesia na queimadura aguda é o resfriamento da área corporal atingida. Para isto, pode-se lavar a região queimada com água corrente, ou então usar compressas de água fria, ou mesmo gelada, sobre a referida região. Esse tratamento baseia-se no fato de que o calor residual, recebido da fonte geradora que causou a lesão, permanece no corpo, produzindo mais lesões e dor. Neutralizando-se esse calor residual, obtém-se a interrupção na progressão das lesões e consequente diminuição da dor.

Tranquilizantes

Sempre que possível, devem ser evitados. Quando forem absolutamente necessários, não devem ser administrados isoladamente no paciente queimado, pois tentar tranquilizar quem sente dor é quase impossível. Seu efeito acaba por se tornar inverso. Associar sempre um analgésico.

Antes de utilizar um sedativo, lembrar-se de que, na maioria das vezes, a agitação de um paciente queimado se deve à hidratação insuficiente ou incorreta, analgesia incompleta ou, até mesmo, ao edema cerebral causado pela hipoproteinemia aguda que se instala no grande queimado. É preciso corrigir esses problemas antes de tranquilizá-lo farmacologicamente.

Os benzodiazepínicos são os preferidos para o tratamento da ansiedade em pacientes com queimaduras. Os narcóticos não devem ser utilizados, principalmente na suspeita de lesões das vias aéreas superiores.

Broncoscopia

Nas queimaduras graves do segmento cervicofacial, na inalação (ou suspeita de inalação) de produtos de combustão, nos acidentes ocorridos em ambientes fechados e nos acidentes por incêndio com liberação de fumaça tóxica, a realização de laringotraqueoscopia e broncoscopia é imperativa. A presença de irritação, muco excessivo e escurecido e de fuligem na árvore traqueobrônquica define o prognóstico do paciente em questão, bem como norteia a indicação de manter intubação endotraqueal por períodos maiores.

Os problemas pulmonares advindos direta e indiretamente das queimaduras são, na atualidade, os maiores responsáveis pela morte prematura de grandes queimados nas UTQ.

Oxigenoterapia

Em grandes queimados, com extensas áreas de 3º grau, é importante ligar oxigênio umidificado por cateter nasal, 3 L a 5 L/min.

Queimaduras Químicas

A região atingida deve ser abundantemente lavada com água corrente. Nunca lavá-la em água parada nem utilizar outras substâncias químicas para neutralização daquela produtora das lesões. Essa neutralização pode-se fazer por meio de reações químicas que provocam mais lesões do que as originais.

Se o agente etiológico foi o fósforo, deve-se tomar o cuidado de retirar todas as partículas com uma pinça antes de fazer a lavagem do local.

Se o agente foi o piche ou asfalto, é possível removê-los totalmente com éter. Porém, é preciso que o paciente esteja anestesiado, por causa da dor intensa que esse procedimento causa. Logo após a retirada desses agentes, deve-se lavar a região com água e sabão degermante.

Limpeza da Área Queimada

Água e sabão continuam sendo a melhor terapia inicial para o queimado.

O paciente, sempre que possível, deve ser levado ao chuveiro deambulando ou em banheiras especiais para essa finalidade.

Dá-se preferência aos degermantes à base de clorexidina que, além de baixíssima toxicidade, tem amplo e potente espectro de ação.

Para os casos que necessitam de desbridamentos e tricotomias, o banho pode ser realizado em mesas cirúrgicas convencionais, com o paciente sob analgesia e sedação assistida por anestesista.

Hidratação

Nos grandes e médios queimados, utiliza-se a hidratação parenteral como o recurso mais eficaz na estabilização ou profilaxia da desidratação aguda e sua evolução para o choque.

Várias são as fórmulas para o cálculo do volume e característica dos líquidos a serem infundidos. Dentre elas, a fórmula de Parkland tem se mostrado uma das mais utilizadas na grande maioria das UTQ em atividade.

A fórmula de Parkland obedece aos seguintes parâmetros: 4 mL de líquidos a serem infundidos (lactato de Ringer isotônico) × peso corporal em kg × superfície corporal queimada em porcentagem até um máximo de 50%. Se as lesões estiverem numa superfície superior a 50%, esse valor fica fixo nesse número, pois a capacidade de "sequestro" de líquidos por parte do paciente não se torna maior com queimaduras acima dos 50%.

Em crianças utiliza-se a fórmula de Parkland modificada. Substitui-se o fator 4 mL por 3 mL para o cálculo do volume principal e acrescenta-se uma dose de manutenção, com a mesma solução isotônica de lactato de Ringer na quantidade de 1.000 mL para crianças com até 10 kg de peso corporal. De 10 kg a 20 kg, soma-se, aos 1.000 mL, o volume de 50 mL para cada quilo entre 10 e 20. De 20 kg a 30 kg, soma-se, aos 1.500 mL, o volume de 20 mL para cada quilo entre 20 e 30. Por exemplo, uma criança com 25 kg terá, como dose de manutenção, 1.600 mL de lactato de Ringer isotônico.

A solução hipertônica de lactato de Ringer deve ser reservada para pacientes chocados ou com superfície corporal queimada acima de 40%, independentemente de choque e/ou lesão pulmonar causados pelo trauma. Do mesmo modo, nas graves queimaduras do segmento cervicofacial e circulares de membros, a solução hipertônica, também conhecida por "salgadão", deve ser sempre cogitada. Por tratar-se de terapêutica pouco usual, recomenda-se a sua utilização e condução sempre por mãos experientes de intensivistas de UTQ.

Pacientes idosos ou com doenças cardíacas prévias podem necessitar de cardiotônicos para melhorar o débito cardíaco e a perfusão renal durante o período de reposição hídrica.

Esses números correspondem à hidratação que tem seu início logo em seguida à queimadura. Se o paciente chega ao hospital algumas horas depois do acidente, o tempo perdido deve ser incluído na contagem. Não começar a contar o tempo (24 h) a partir do atendimento.

Do total calculado para as primeiras 24 h de queimadura, a metade deve ser administrada nas primeiras 8 h, já que é nesse período que as perdas são mais acentuadas.

Para calcular a velocidade de infusão hídrica, usa-se a seguinte fórmula:

$$\text{nº de gotas por minuto} = \frac{\text{volume a ser transfundido (mL)}}{3 \times \text{nº de horas}}$$

Todos esses cálculos servem para iniciar a hidratação, e são os responsáveis pela diminuição das perdas hídricas e reversão do gradiente osmótico, fortemente alterado no paciente queimado agudo.

A sua manutenção é feita por meio do controle clínico do paciente, sobretudo por seu volume urinário horário, que é medido por cateter vesical de demora.

Um paciente bem hidratado deve manter volume urinário horário entre 30 mL e 50 mL ou 0,5 mL/kg/h.

A infusão de coloides, quando indicada, pode ser feita 24 h após o acidente. Dá-se preferência à albumina endovenosa (albumina a 10% em 150 mL de SGI a 5%, EV de 8/8 h), mantendo o nível sérico maior do que 3,0 g/dL.

Dieta

Tanto a hidratação quanto a dieta por via oral devem ser iniciadas tão logo se detecte o movimento peristáltico. Reserva-se a bomba de infusão contínua (BIC) por cateter nasogástrico ou nasojejunal para os pacientes adultos com SCQ > 20% e para crianças internadas.

A dieta enteral precoce previne a desnutrição e ajuda na profilaxia da úlcera de Curling.

A prescrição de medicamentos protetores de mucosa do trato digestivo deve ser feita nos primeiros 3 dias pós queimadura, até que se inicie efetivamente a dieta oral ou enteral por BIC. Normalmente, no adulto, utiliza-se a ranitidina venosa na dosagem de 50 mg a cada 8 h. Reserva-se o omeprazol para aqueles pacientes com história de doenças gástricas preexistentes. Nesses casos, ele deve ser mantido por períodos mais longos. Para as crianças com história pregressa de muita ansiedade ou com queimaduras acima de 30% de superfície corporal, utiliza-se a ranitidina venosa na dose de 1 mg a 2 mg/kg/dose a cada 8 h, até que se inicie a dieta enteral por BIC.

Dentre as fórmulas nutricionais existentes e utilizadas nas grandes UTQ, a fórmula de Curreri é uma das mais eficientes e balanceadas para pacientes queimados.

Profilaxia do Tétano

É muito importante avaliar a imunização contra o tétano. Caso o queimado esteja comprovadamente imunizado, não há necessidade de dose de reforço. Na dúvida sobre a imunização prévia, deve-se aplicar 250 unidades de gamaglobulina hiperimune contra o tétano.

Antibiótico

O uso de antibiótico sistêmico não está indicado na fase inicial do tratamento de queimados. Nos casos de desbridamentos cirúrgicos programados ou enxertias, pode-se, de acordo com as comissões de infecção hospitalar de cada hospital, prescrever antibioticoprofilaxia, ou mesmo antibioticoterapia, dependendo de cada caso específico.

É muito importante basear a escolha do antimicrobiano na flora colonizadora do paciente e no perfil epidemiológico da UTQ.

Os critérios para a indicação de terapia antibiótica sistêmica baseiam-se nos achados clínicos e nas manifestações locais da ferida.

No primeiro caso, taquipneias acima de 40 irpm, íleo funcional, hemorragia digestiva, alteração da curva térmica, oligúria e falência cardiovascular são dados importantes na decisão de iniciar o tratamento.

Do mesmo modo, escurecimento das lesões, secreção purulenta, formação de abscessos, necrose tecidual, arroxeamento ou edema da pele ao redor das margens da área queimada, aumento da espessura da lesão com aprofundamento da queimadura e rápida separação da escara necrótica são algumas das manifestações que servem como parâmetro para a indicação precisa do medicamento.

Quanto à terapia antimicrobiana tópica, dá-se preferência ao creme de sulfadiazina de prata ou, mais recentemente, ao creme de sulfadiazina de prata associado ao nitrato de cério. Este, pela sua ação imunomoduladora, bloqueando os efeitos imunodepressivos do complexo lipoproteico (LPC) presente na carapaça necrótica do tecido queimado, potencializa a excelente capacidade antimicrobiana e regenerativa da sulfadiazina de prata, tornando-se, nos dias atuais, medicamento de ponta na terapia tópica das queimaduras.

Cateter Vesical de Demora

Um dos mais importantes parâmetros da eficácia da hidratação do grande queimado é a medida do fluxo urinário horário. Deve-se atentar para a importância técnica do cateterismo, dando a ele importância cirúrgica, diminuindo o risco de contaminações grosseiras. Em pacientes homens menos graves ou com mais de 5 dias de cateter de demora, pode-se utilizar coletor externo de urina. Avaliar a possibilidade de entupimentos ou dobras no cateter caso o débito urinário, apesar de bom programa de hidratação, não esteja a contento.

Tratamento Local

Uma vez hemodinamicamente estabilizado, leva-se o paciente queimado ao bloco cirúrgico, se possível para sala própria para esse atendimento. Nas grandes UTQ, as salas de balneoterapia são muito bem equipadas para essa finalidade.

Preferencialmente, sob sedação assistida por anestesista, inicia-se o curativo. O desbridamento das flictenas, com limpeza das impurezas e tricotomia nas áreas vizinhas, diferencia o curativo. Segue-se a degermação com clorexidina. Enxágua-se toda a área lavada e seca-se com compressas estéreis. Aplica-se generosa camada de sulfadiazina de prata simples ou associada ao nitrato de cério e, em seguida, cobrem-se as lesões com gazes abertas esterilizadas e em boa quantidade, de modo a acolchoar bem os locais atingidos. Com ataduras de crepom de boa elasticidade, promove-se fixação firme das gazes sem, entretanto, apertar essas áreas (Figura 10.2). Como o tempo médio de ação da sulfadiazina de prata é de 12 h, esse procedimento deve ser feito 2 vezes por dia.

Nas queimaduras circulares de 3º grau, faz-se necessária a escarotomia, que deve ser feita com incisões paralelas ou paralelas cruzadas tipo mosaico, sob o risco de haver garroteamento de extremidades, com necrose destas ou, até mesmo, dispneia por restrição da expansão pulmonar nas graves queimaduras circulares do tronco (Figura 10.3).

A exposição da área queimada deve ser utilizada em queimaduras da face, períneo ou nas lesões de pequena extensão, caso não traga desconforto ao paciente. As condições higiênicas e socioeconômicas do paciente também devem ser avaliadas na opção pela exposição.

Cuidado especial deve-se ter com as orelhas queimadas. Pelo risco de condrites, recomenda-se curativo 3 vezes por dia, utilizando-se, nessa área específica, cremes à base de sulfadiazina de prata + nitrato de cério e curativo oclusivo protetor.

Normalmente, os curativos devem ser feitos 2 vezes por dia na própria UTQ, desde que haja infra-estrutura física e pessoal treinado para essa finalidade. Os banhos,

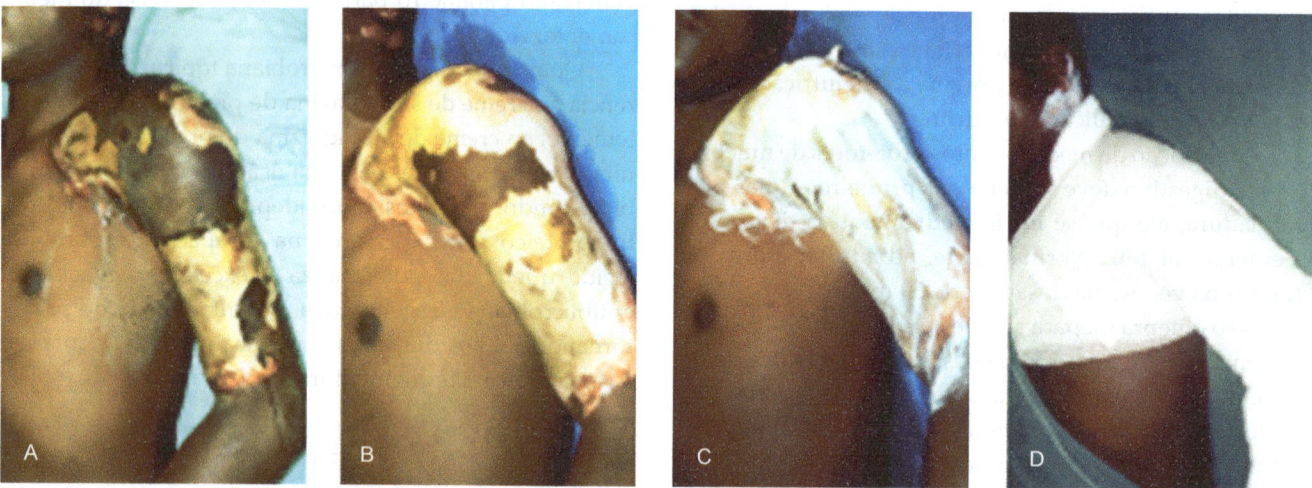

Figura 10.2 Sequência no curativo do queimado agudo de 2º e 3º graus. (**A**) Aspecto inicial da queimadura. (**B**) Pós-desbridamento e tricotomia de axila. (**C**) Após aplicação de sulfadiazina de prata com nitrato de cério em camada generosa. (**D**) Curativo final.

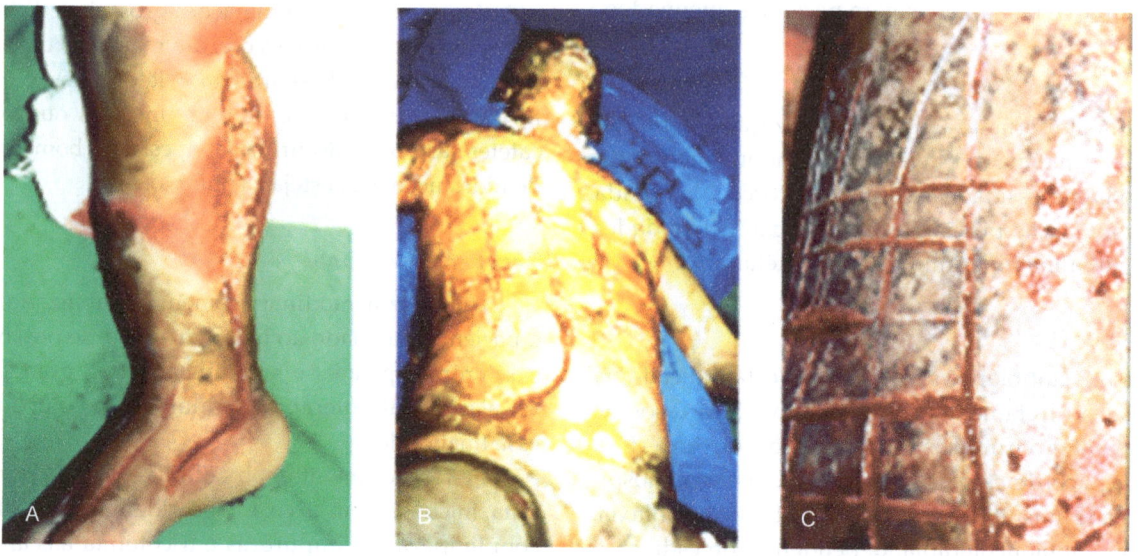

Figura 10.3 Tipos de escarotomia. (**A**) Longitudinal. (**B** e **C**) Paralelas cruzadas tipo mosaico.

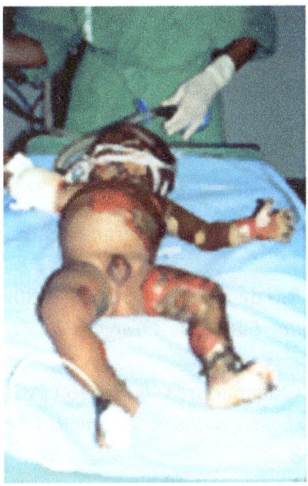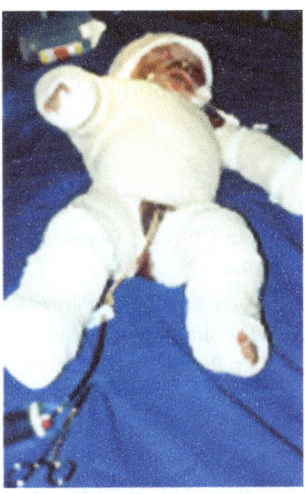

Figura 10.4 Curativo oclusivo com exposição da face e períneo.

geralmente, são bem tolerados, desde que realizados com técnica. Segue-se, quase sempre, a conduta do primeiro curativo. A escovação das áreas queimadas com a escova de cerdas duras deve ser feita apenas em áreas delimitadas de 3º grau (Figura 10.4).

A observação diária do aspecto local da queimadura, feita pelo médico plantonista da UTQ, é fator decisivo na evolução do tratamento.

Alguns aspectos podem ser aqui discutidos quanto à evolução do tratamento local.

Numa UTQ suprida por um bom banco de sangue e por banco de pele, faz-se mister o bom entrosamento multidisciplinar, que permita ao cirurgião medidas mais agressivas quanto às excisões precoces que levam, seguramente, às enxertias mais rápidas. Chama-se de excisão precoce a retirada de tecido necrótico entre o primeiro e terceiro dias pós-queimadura.

Se feito com critério, dentro de entendimento clínico de equipe, trata-se de um dos mais modernos e eficientes métodos na abordagem do paciente queimado. Nas áreas de dobras ou na região cervical, esse desbridamento é seguido por enxertia autóloga, imediata, evitando-se as indesejadas retrações cicatriciais. Em áreas maiores, a excisão precoce deve ser acompanhada por enxertos de substitutos biológicos de pele humana, que são a pele porcina (enxerto heterólogo), a pele humana ou a membrana amniótica humana (enxerto homólogo). Estes são responsáveis pelo estancamento do incômodo e espoliante sangramento em lençol, decorrente do desbridamento cirúrgico.

Os queratinócitos homólogos ou autólogos cultivados em laboratório de engenharia genética terão, em breve, espaço definitivo nos bancos de pele, constituindo recurso salvador nos casos de graves queimados sem quantidade suficiente de pele doadora para autoenxertia.

Em casos de serviços com banco de pele bem suprido por substitutos biológicos ou laboratório em atividade de cultivo de queratinócitos, o queimado agudo beneficia-se com enxertia precoce de suas áreas queimadas de 2º grau já no segundo curativo realizado em bloco cirúrgico.

Os cuidados de fisioterapia são fundamentais na hora do curativo. É nesse momento que o fisioterapeuta põe em prática todo o seu planejamento para cada paciente específico. O entrosamento desse profissional com a equipe de enfermagem é de fundamental importância para a evolução do tratamento, principalmente quanto à fisioterapia respiratória e das articulações, além das orientações de seu posicionamento nos curativos oclusivos.

CONSIDERAÇÕES GERAIS

A alta hospitalar do queimado não significa que ele esteja curado. Com ela começa uma segunda etapa, a ser vencida com muita determinação e ajuda. É fundamental que o serviço esteja servido por ambulatório de retorno, para que o paciente cicatrizado possa se beneficiar dos cuidados da cirurgia plástica, na profilaxia das retrações e cicatrizes hipertróficas; de fisioterapia, para a prática dessa profilaxia e treinamento para o uso de próteses, órteses e malhas compressivas; de assistência social e reintegração psicológica e profissional (Figura 10.5).

As sequelas, caso existam, devem ser tratadas e acompanhadas no próprio serviço.

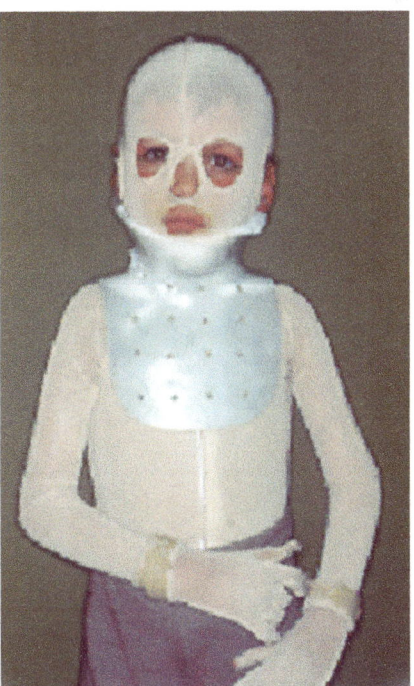

Figura 10.5 Paciente em uso de malhas compressivas e órtese cervicotorácica.

Em serviço público de atendimento ao queimado, o que foi exposto só é possível caso exista, aliada à vontade técnica de sua equipe, vontade política dos governantes para que tudo dê certo.

Evidentemente, o melhor que deveria acontecer ao paciente grande queimado era ele não se queimar.

Nas estatísticas de grandes serviços de queimado no Brasil, evidencia-se o alarmante percentual de mais de 50% dos casos de queimaduras decorrerem de acidentes domésticos perfeitamente evitáveis. Destes, aproximadamente 80% acontecem na cozinha, tomando-se como base apenas esses dois itens de vários outros pesquisados.

Conclui-se, com esses dados, que o que está faltando em nosso meio de atuação são campanhas públicas sérias, abrangentes e periódicas de prevenção de queimaduras, a serem veiculadas nos mais diferentes órgãos de propaganda existentes no país, ou, mais definitivo, a inclusão da matéria "Prevenção de Acidentes" na grade curricular das escolas brasileiras. A criança, vítima maior das queimaduras, não só aprenderia sobre esse e outros riscos do cotidiano, como também divulgaria seu aprendizado junto aos adultos, quase sempre despreparados sobre os referidos riscos.

A mudança da cultura quanto ao risco de acidentes só será possível por meio da educação continuada, séria, definitiva e obrigatória no *curriculum* escolar do 1º e 2º graus.

Referências Bibliográficas

1. Artz CP (ed.) *Queimaduras*. Rio de Janeiro: Interamericana, 1980.
2. Correia PC (ed.) *Queimaduras*. Rio de Janeiro: Atheneu,1980.
3. D'Assumpção EA (ed.) *Conceitos Básicos de Cirurgia Plástica*. São Paulo: Andrei, 1979.
4. D'Assumpção EA, Leão CEG. Queimaduras. *In:* Erazo GAC, Pires MTB (eds.) *Manual de Urgências em Pronto Socorro*. Rio de Janeiro: Medsi, 1987, pp 59-73.
5. Gomes DR, Serra MC, Pelon MA. *Queimaduras*. Rio de Janeiro: Revinter, 1995.
6. Gomes DS. Queimaduras. Tratamento geral imediato – fase aguda. *In:* Soc Bras Cir Plast – Reg SP (ed.) *Cirurgia Plástica*. Rio de Janeiro: Atheneu, 1996, pp 43-8.
7. Costa DM, Lemos ATO. Queimaduras. *In:* Leão E, Corrêa EJ, Viana MB, Mota JAC. *Pediatria Ambulatorial*. Belo Horizonte: CoopMed, 1998, pp 659-67.
8. Leão CEG. Queimaduras. *In:* Fonseca FP, Savassi Rocha PR (eds.) *Cirurgia Ambulatorial*. Rio de Janeiro: Guanabara Koogan, 1999, pp 122-8.

Corpos Estranhos (Pele e Tecidos Moles)

Arnaldo Pereira Ferraz
Cirênio de Almeida Barbosa
Paulo Roberto Savassi-Rocha

Capítulo

11

GENERALIDADES

Muito se tem dito e publicado sobre corpo estranho (CE) em Medicina. Embora alguns CE sejam prontamente diagnosticados por observação direta ou por estudos de imagem convencionais, como os de origem metálica, em outros casos o diagnóstico pode ser postergado até o surgimento de complicações clínicas, semanas ou meses mais tarde. Popularmente, afirma-se que fragmentos de metal ou madeira encravados nos tecidos podem caminhar lentamente pelo organismo, atingir um órgão vital e provocar a morte. A fixação dos CE, principalmente os pontiagudos, favorece a migração pelo corpo, gerando equivocada crença popular de que os CE caminham pelo corpo em direção ao coração.[1] Esta é uma das preocupações que levam o paciente ao médico. O medo de tétano, supuração persistente através de orifício fistuloso e dores crônicas com prejuízo funcional constituem outros motivos. Eventualmente, CE são deixados pelo próprio médico durante intervenção cirúrgica. Trata-se de grave complicação não só pela morbidade como também pelas implicações médico-legais que tal descuido acarreta.[2,3]

É preciso estar atento às crianças e aos adultos que têm desvios de comportamento.

DEFINIÇÃO

Considera-se como CE todo material orgânico ou inorgânico introduzido no organismo, por vias naturais ou não, de maneira acidental ou consequente a doenças e/ou procedimentos cirúrgicos.[4-9]

Nessas circunstâncias, são enquadrados os CE ingeridos por via oral, aspirados para a árvore respiratória, introduzidos por via anal, penetrados pela pele e os esquecidos durante o ato cirúrgico.[9]

Neste capítulo serão abordados os CE localizados na região da pele e tecidos moles.

ASPECTOS CLÍNICOS

Com exceção dos projéteis, que se instalam ao acaso, a maioria dos objetos penetra nos membros e, principalmente, nas mãos e nos pés pelo simples fato de que essas estruturas se expõem mais ao acidente. Pela mesma razão, encontra-se número maior de acidentados entre crianças e em meio à classe operária, constituindo, nesta última, o que a lei define como acidente de trabalho. A insensatez própria da infância leva as crianças, em suas brincadeiras, a locais impróprios sem a prudente proteção dos sapatos e das calças longas, e as frequentes quedas e correrias fazem o resto. Quanto aos acidentes de trabalho, pode-se dizer que existem acidentes típicos para cada atividade. A falta de espírito de prevenção no trabalho é a fonte de muitos acidentes, que o uso adequado de equipamentos de proteção, aliado a outras medidas preventivas, poderia reduzir drasticamente.

Não existem locais no corpo humano onde não possa instalar-se um CE, e praticamente de todos eles existem relatos médicos que fazem referências a uma infinidade de problemas por eles provocados.[10,11]

As circunstâncias que envolvem a introdução de um CE no organismo são extremamente variadas, algumas comuns, outras bastante curiosas. Assim sendo, uma agulha que, misteriosamente, desaparecera de uma poltrona pode ser encontrada, anos depois, na região glútea do morador ou de algum visitante, uma vez que não é raro ocorrer penetração de CE sem que a pessoa, no momento com a atenção fixa em algo absorvente, se aperceba do fato. Essa ocorrência é, aliás, muito comum nos acidentes automobilísticos e em pessoas alcoolizadas. Entre pacientes com distúrbios mentais, não é incomum a ocorrência de feridas que não cicatrizam em decorrência da autointrodução de CE.

ASPECTOS ANATOMOPATOLÓGICOS

As lesões produzidas por um CE introduzido no organismo por ocasião de acidente ocorrem na superfície da pele, no trajeto por ele percorrido e nos tecidos que são envolvidos.

Ocorre envolvimento de dois participantes: o CE e o paciente, este último ao permitir a entrada por hábitos, por descuido, sem perceber ou até por alterações mentais, como nos casos de neuro ou psicopatias.[9]

LESÃO CUTÂNEA

Embora possa ocorrer penetração por diferentes vias (mucosa bucal, vaginal, anal etc.), é na pele que encontramos, com maior frequência, o orifício de entrada. A pele e os tecidos subjacentes oferecem resistência mecânica à penetração, daí a predominância absoluta de CE pontiagudos (agulhas, espinhos, pregos, alfinetes etc.) ou aqueles que os atingem animados de força viva muito grande (projéteis). As lesões cutâneas produzidas, denominadas, respectivamente, perfurantes (perfurocortantes), quando produzidas por objetos pontiagudos, com bordas cortantes (vidros, facas, lâminas de aço etc.), e perfurocontusas (instrumentos rombos de madeira, farpas de madeiras etc.), são geralmente pequenas e seriam desprovidas de importância não fosse a possível extensão das lesões subjacentes. Ocasionalmente, nas feridas contusas, pode ocorrer penetração de pedregulhos (queda sobre o joelho etc.) ou de fragmentos de objeto contundente (pedrada). Apenas nesses últimos são observadas lesões cutâneas de maior importância, em face da maior predisposição da pele macerada às agressões bacterianas. No entanto, mesmo aqui, não é propriamente o CE o principal causador da lesão cutânea, e sim o objeto contundente.

TRAJETO

O caminho percorrido pelo CE, no momento em que ele vence a resistência cutânea, depende de suas características. Os projéteis descrevem trajetórias às vezes tão complexas que podem ser de difícil compreensão. Os demais são perfeitamente previsíveis. O leitor interessado deverá recorrer aos tratados de traumatologia, que se ocupam das lesões produzidas pelos CE no seu trajeto.

REAÇÕES AO CORPO ESTRANHO[12-14]

A capacidade reativa do tecido condiciona o desenvolvimento de alterações locais peculiares. De maneira geral, as reações observadas atuam no sentido de expulsar, destruir ou isolar o CE; é a segregação, por meio de reação tecidual intensa, do tipo inflamatório e, mais tardiamente, do tipo fibrótico. Com isto, o CE é isolado do organismo, originando massa pseudotumoral cuja evolução dependerá do local e da vizinhança tecidual que a abriga. Essa massa pode transformar-se em fístula que, reduzindo seu volume e mantendo o trajeto, eliminará

secreções de diferentes características, em geral purulentas. É a fístula-sentinela, denunciadora de reação orgânica e material estranho.[9] A intensidade com que o organismo responde à presença do CE depende de vários fatores ligados às condições gerais do paciente, à estrutura atingida e/ou às peculiaridades do CE. Apenas para exemplificar, podemos citar a pequena intensidade das respostas inflamatórias nos pacientes agônicos ou que, por qualquer outro motivo, tenham suas defesas naturais depauperadas. Ainda nesse sentido, destaca-se a lentidão com que se manifestam fenômenos inflamatórios, quando o CE se inclui na intimidade de um tendão, em contraste com a exuberância da flogose quando o envolvido é o tecido conjuntivo frouxo.

As peculiaridades inerentes ao CE dizem respeito à sua importância como veículo de infecções (supurativas, tetânicas etc.) e, em menor escala, à sua natureza (corpos estranhos inertes ou biodegradáveis). Toda ferida na qual o CE esteja incluído traz consigo a expectativa de contaminação. É evidente que, em algumas situações (agulhas estéreis de injeção), essa expectativa é praticamente nula, ao passo que, em outras (espinhos, fragmentos de madeira, injeção subcutânea de silicone líquido em diversas regiões do corpo etc.), a contaminação é a regra. A gravidade da infecção daí resultante tem relação, entre outras, com a natureza do CE, a par de maior contaminação na qual os CE, não inertes (madeira, espinhos etc.), estão geralmente associados, acrescidos da maior irritação local que eles induzem. Consequentemente, o processo pode restringir-se à inflamação banal, caminhar para a formação de abscesso e, ocasionalmente, até de fleimão, além das possíveis complicações gerais ou regionais que podem surgir.

Seja qual for a intensidade do processo infeccioso, a tendência é quase sempre de expulsar o CE juntamente com o exsudato formado. A retenção do objeto, após a eliminação do pus, impede a cura da ferida, caracterizando a formação de uma fístula, cujo trajeto cada vez mais se definirá à medida que se perpetua o processo. Não é raro que, nas fístulas, se intercalem períodos em que, pelo fechamento espontâneo do orifício de drenagem, haja retenção da secreção, que posteriormente virá a ser eliminada, com reabertura do orifício original.

Às vezes, tardiamente, forma-se, em torno do CE que evoluiu sem complicações, um abscesso, geralmente em decorrência de trauma e reativação de bactérias do foco.

Quando não há infecção, o envolvimento do objeto por tecido fibroso é a regra, sendo discreto nos objetos inertes (agulhas, metais) e mais exuberante nos demais (madeira, espinhos etc.). Nestes últimos, em algumas ocasiões, pode desenvolver-se processo inflamatório crônico hiperplásico, que poderá simular neoplasia e que conterá o CE, às vezes banhado em líquido dentro da cavidade cística.

Ocasionalmente, o tecido fibroso que envolve o CE fixa tendões, impedindo sua movimentação natural. Quando localizado dentro ou próximo de tendões, o CE costuma determinar peritendinite ou tenossinovite aguda ou crônica, irritativa ou infecciosa.

Por outro lado, quando em contato com nervo ou na sua intimidade, pode determinar lesão neural, neuropatia ou neuroma traumático.[13] Outras vezes, essa fibrose é sequela de infecções anteriores. Daí a maior gravidade dos acidentes que envolvem a penetração de CE em estruturas de maior complexidade anatomofuncional, como mãos, punhos, tornozelos etc.

A expectativa de infecção tetânica está exacerbada principalmente nas feridas provocadas por espinhos vegetais, nas quais, além da maior incidência de contaminação com os esporos, as condições são mais favoráveis para o seu desenvolvimento.

Fenômeno curioso é o da migração dos CE. Casos relatados na literatura médica demonstram a possibilidade de que, provavelmente sob a ação do movimento muscular e de seu próprio peso, objetos pontiagudos venham a se deslocar por distâncias razoáveis.[15-18]

Estudo envolvendo 3.000 casos de CE, acompanhados por 40 anos, identificou quatro casos que evoluíram com deslocamento extraluminal (três casos de espinha de peixe e um de cartilagem de peixe). Em dois, a migração iniciou-se no esôfago, um para a aorta e outro para a região cervical.[1]

Menos raramente, um fleimão provocado por CE abre-se espontaneamente, eliminando-o, juntamente com o exsudato, num local distante da ferida original.

DIAGNÓSTICO[19-25]

O médico que atende pacientes em ambulatório, principalmente nos serviços de pronto-socorro, frequentemente vê-se envolvido com portadores de CE. Duas circunstâncias se sobressaem: os portadores de lesões cutâneas recentes e aqueles com complicações infecciosas locais ou regionais, tardias, de ferimentos anteriores. Seja qual for a circunstância, a informação do paciente, no que se refere à presença do CE, precisa ser investigada. Tal investigação deve incluir também a determinação de sua localização e das estruturas que foram lesadas no seu trajeto. Com esse propósito são importantes a anamnese, o exame físico e o estudo imaginológico. Entre estes se destacam a radiografia simples e a ultrassonografia de partes moles.

Um CE, raramente, pode ser identificado e removido utilizando apenas avaliação clínica. Esses casos restringem-se aos CE superficiais, e, mesmo nestes, a identificação costuma estar comprometida pela presença de dor, edema, hematoma etc. Nos demais, diferentes técnicas de imagem são necessárias, não só para identificar o CE como também para estabelecer sua localização exata. Tal identificação deve preceder a tentativa de remoção.

Entre os diferentes métodos de imagem atualmente disponíveis, a ultrassonografia, pela sua alta sensibilidade e especificidade, constitui exame insubstituível.

Radiografia Simples

Para que um objeto incluído na intimidade de um órgão produza imagem radiográfica é essencial (mas não suficiente) que absorva mais ou menos radiação em relação aos tecidos que o envolvem. Na realidade, quase todos os CE encontrados na prática médica atendem a essa exigência. Dessa maneira, os raios X podem demonstrar objetos de diversas naturezas, desde que sejam utilizados técnica e equipamento adequados. Assim, pode-se ampliar sobremaneira o campo de ação da propedêutica radiológica, inclusive para aqueles objetos considerados, corriqueira e erroneamente, como "radiotransparentes" (espinhos, fragmentos de madeira, vidros etc.).[26-29] A utilização da propedêutica radiológica leva frequentemente a fracassos e frustrações, os quais o simples conhecimento dos fatores que influenciam na formação da imagem radiográfica de um CE poderia evitar. Alguns dependem do próprio objeto, outros do local onde se encontra e, um terceiro grupo, da técnica utilizada. Objetos constituídos de elementos de número atômico elevado absorvem intensamente a radiação (ferro, chumbo etc.) e se contrastam, qualquer que seja a técnica ou equipamento utilizado. Quando, no entanto, se fizer necessário o diagnóstico de CE de poder de absorção próximo ao dos tecidos que o envolvem, deve-se levar em consideração que:

1. Os raios moles (maior comprimento de onda) são mais absorvidos que os duros, razão pela qual oferecem maior gama de contrastes.

   Observação: Geralmente, a qualidade da radiação (comprimento de onda) designa-se pela amplitude da tensão em quilovolts. Dentro da técnica radiológica, considera-se mole a radiação produzida pelo tubo quando submetido a uma tensão de até 70 kV, e de dureza média quando entre 70 kV e 100 kV. A técnica radiológica convencional utiliza, mais comumente, radiação entre 40 kV e 120 kV. O emprego de radiação entre 20 kV e 40 kV atende às necessidades técnicas que envolvem o estudo radiológico dos CE menos radiopacos.

2. Os raios duros (menor comprimento de onda) são responsáveis por maior produção de raios secundários ou dispersos pelas estruturas irradiadas. O efeito perturbador de tal radiação manifesta-se por velamento da imagem, o que redunda em perda de contraste.

3. A quantidade de raios dispersos ou secundários depende diretamente do volume irradiado. Explica-se parcialmente assim a maior dificuldade na contrastação de CE quando situados em segmentos corpóreos mais volumosos.

4. A superposição do CE com estruturas anatômicas (osso) que absorvem intensamente a radiação impede, frequentemente, a sua visualização.

5. As estruturas interpostas entre o órgão examinado e o filme (mesa, chassi) contribuem com irradiação secundária e absorvem significativamente a radiação mole responsável pelo contraste, prejudicando-o.

6. No órgão examinado, as partes mais próximas do filme são mais nítidas e ricas em contraste que as mais distantes.

7. Um objeto é tanto menos nítido quanto maior é o foco emissor de raios X.

8. A detecção da madeira à radiografia simples não ultrapassa 15% dos casos, enquanto plásticos e espinhos não são habitualmente visualizados.

9. Filmes com grânulos maiores não possibilitam a revelação de todos os detalhes que uma boa técnica radiológica pode demonstrar.

Conclusões: A utilização de equipamentos de raios X especiais para partes moles sem utilização de contrastes atende às necessidades; o mamógrafo, por exemplo, associa as vantagens da utilização de raios moles, de um foco muito fino, de filme apropriado, usado em contato direto com o segmento examinado e sem interposição de chassi de outras estruturas (Figura 11.1). A radiografia simples costuma identificar 80% a 90% de todos os CE.

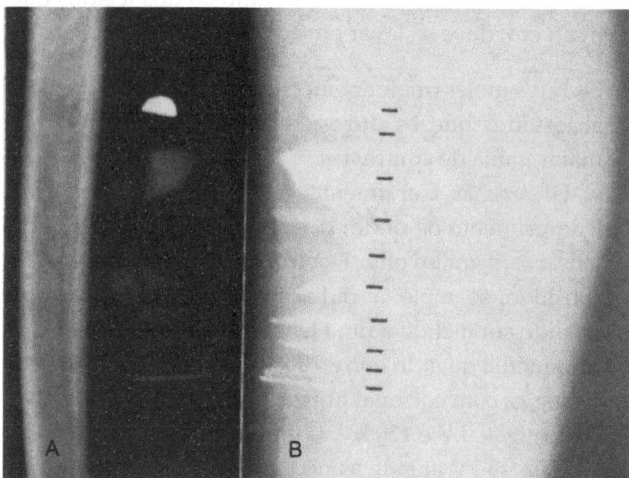

Figura 11.1 Montagem comparativa entre radiografia convencional (**A**) e radiografia utilizando mamógrafo (**B**). Nesta última aparecem, de baixo para cima, agulha, grafite, ferrão de peixe, vidro, vidro espelhado, madeira, plástico, porcelana, espinho de macaúba e chumbo. Observar que, na radiografia à esquerda (**A**), não aparecem a madeira, o plástico e o espinho.

Os aparelhos de raios X para uso odontológico são também muito úteis para exames de estruturas de menor espessura, como dedos, mão etc., por meio da utilização de filmes de 32 mm × 41 mm ou 57 mm × 77 mm. Naturalmente, os aparelhos convencionais, usados com critério, fornecem imagens adequadas na maioria das vezes. A xerorradiografia e a tomografia computadorizada são particularmente úteis nesse sentido.[23,29] Entretanto, tanto a TC como a ressonância magnética são métodos onerosos, raramente indicados para a detecção de CE (baixa sensibilidade e especificidade, especialmente fragmentos de madeira, vidro, plástico etc.). A TC pode, eventualmente, ser utilizada na identificação de CE localizados profundamente ou nos casos em que os outros métodos falharem (espinho de cactos, alguns fragmentos de madeira etc.)

O diagnóstico da localização dos CE é de especial interesse para a propedêutica cirúrgica. Existem numerosos métodos nesse sentido, quase todos de pequeno interesse para a prática do cirurgião por não considerarem a mobilidade dos tecidos. Um método mais grosseiro, mas também mais prático, consiste em radiografar o segmento em duas incidências (AP e perfil), após colocar sobre o orifício de entrada um minúsculo fragmento de metal, que servirá como referência, juntamente com outros elementos anatômicos ósseos de fácil visualização. Quando o orifício de entrada estiver cicatrizado e não for visível, esse fragmento metálico será colocado sobre um ponto próximo ao CE, previamente marcado com lápis dermográfico ou nitrato de prata. Assim, o cirurgião terá, na pele, um ponto de referência de fácil correlação com os aspectos radiográficos.

A radioscopia com amplificador de imagem (Figura 11.2) e controle de televisão é muito útil e eficaz, por ser método dinâmico e que permite ao cirurgião, a cada mo-

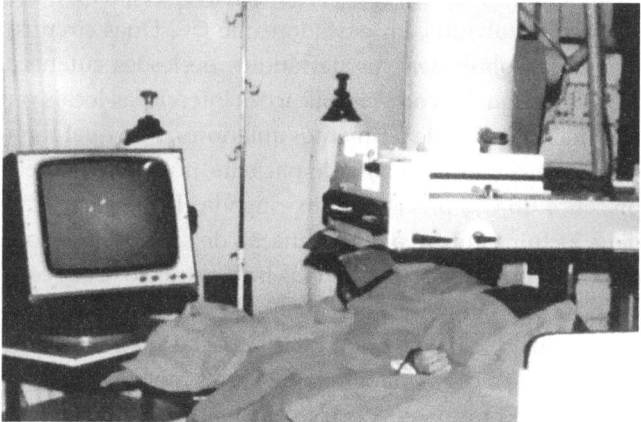

Figura 11.2 O amplificador de imagem permite que o processo de retirada do CE seja dinâmico, fornecendo, ao cirurgião, em tempo real, a constatação de sua posição em relação ao CE.

mento, a constatação de sua posição em relação ao CE. Entretanto, a radioscopia expõe o paciente e o médico a doses relativamente altas de radiação.

Ultrassonografia

A identificação e remoção cirúrgica de CE é um procedimento complexo, principalmente quando o material envolvido é radiolucente. O advento tecnológico dos aparelhos de ultrassonografia vem ampliando cada vez mais o campo de aplicação desse método de diagnóstico na prática médica.[11,30-50]

Equipamentos de ultrassonografia de alta resolução são capazes de detectar CE de praticamente qualquer composição. São de grande utilidade no diagnóstico e como auxiliares na sala de cirurgia.

Por não expor o paciente à radiação e pelo alto índice de sucesso na remoção dos diferentes tipos de CE utilizando, quase sempre, incisões mínimas, a remoção do CE guiada por ultrassonografia é considerada, atualmente, o melhor método e o de primeira escolha na investigação e remoção dos diferentes CE.[41] Sua sensibilidade varia entre 80% e 100%, enquanto a especificidade varia de 60% a 100%.[33,41,43,46]

Graças à sua alta resolução espacial, a US pode identificar CE menores que 10 mm a até 4 cm de profundidade, independentemente de serem madeira, vidro, metal ou plástico. O método é excelente alternativa na identificação de CE não radiopacos.[44]

As limitações da US são bem conhecidas, incluindo o fato de ser método dependente de operador e que só identifica CE localizados em tecidos mais superficiais.

Os aparelhos de última geração equipados com probes de alta frequência (7 MHz a 17 MHz) costumam identificar CE de forma perfeita, não só em relação ao aspecto morfológico como também à sua localização espacial tridimensional.

Os CE apresentam-se, à US, como áreas hiperecoicas, com diferentes graus de sombra acústica posterior (Figura 11.3).

Deve-se destacar que, tempos após o evento traumático, o CE costuma estar circundado por halo hipoecogênico secundário à reação inflamatória granulomatosa. Nesse caso, é importante estabelecer diagnóstico diferencial entre o objeto e o depósito de queratina; bem como hematomas, ossos sesamoides, calcificações etc.[39,46] (Figura 11.4).

A US permite, ainda, avaliar a integridade dos ligamentos circunvizinhos ao CE, dos tendões, cápsulas articulares e estruturas neurovasculares. A identificação dessas estruturas (tendões, nervos, vasos etc.) é importante para propiciar a remoção segura do CE, evitando lesões iatrogênicas e diminuindo o risco de complicações.

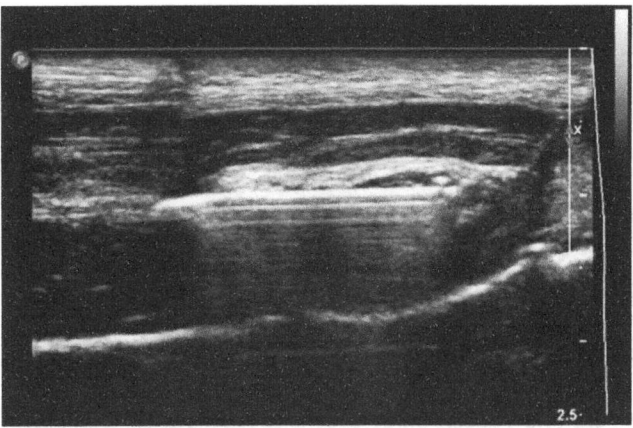

Figura 11.3 Ultrassonografia demonstrando presença de CE no subcutâneo (vidro). (Extraído de Kent e Melton.[21])

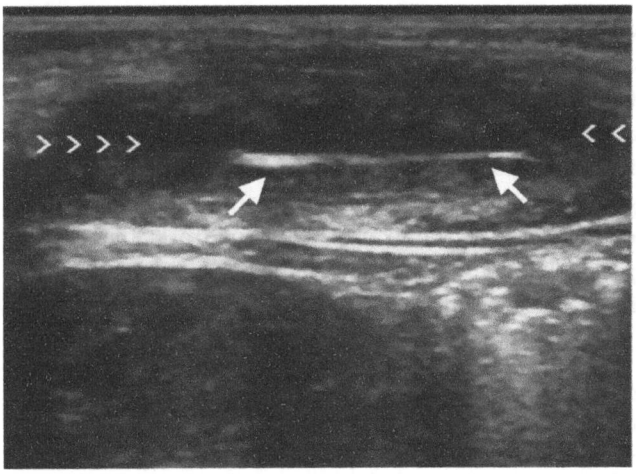

Figura 11.4 Fragmento de madeira localizado no antebraço: imagem ultrassonográfica (hiperecoico, sem sombra cáustica posterior, mas com sinal do halo circunvizinho (*setas*) consequente a abscesso). (Extraído de Mohammadi A *et al.*[12])

O auxílio do Doppler em cores é útil quando o CE está próximo a um vaso.[44]

A realização do exame nos planos longitudinal e transversal facilita a remoção do CE.[44,45]

Os diferentes objetos costumam apresentar aspecto especial à US. A cauda de cometa (Figura 11.5) costuma ser observada nos casos de metais e vidros, e resulta da chamada reverberação acústica. Madeiras e plásticos tendem a produzir sobra acústica.[41]

A imagem depende também da orientação do CE, sendo mais nítida quando o maior eixo do objeto é paralelo ao plano de escaneamento. Objetos em situação oblíqua ou perpendicular não costumam ser identificados tão claramente.[43]

A US apresenta, ainda, indiscutíveis vantagens em relação às radiografias convencionais, incluindo ausên-

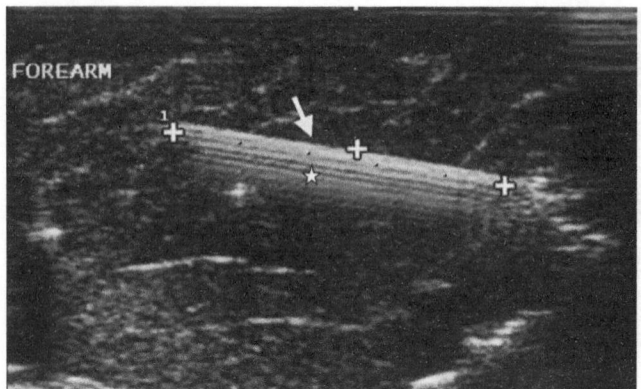

Figura 11.5 Aspecto ultrassonográfico (cauda de cometa) observado na presença de CE (fragmento de vidro), de 5 cm de extensão, localizado no antebraço (*forearm*). (Extraído de Mohammadi A *et al.*[12])

cia de radiação, custos acessíveis e melhor capacidade de avaliar estruturas locorregionais. Suas principais limitações incluem incapacidade de detectar CE localizado atrás da sombra acústica de algumas estruturas (ossos, tendões), dificuldades em áreas ricas em estruturas ecogênicas (mão e dedos) ou muito danificadas (edema, hematomas, presença de ar etc.). O Quadro 11.1 sumaria o papel dos métodos de imagem na identificação dos diferentes tipos de CE.

Quadro 11.1 Métodos de imagem utilizados para a identificação dos diferentes tipos de corpos estranhos

---

Tomografia computadorizada
  Reservado para falha dos outros métodos, CE profundos ou infecção

Radiografia (convencional ou com raios moles)
  Ossos
  Algumas espinhas de peixe
  Vidro
  Pedras
  Metais (alumínio)
  Grafite
  Alguns plásticos
  Madeira (farpas, espinho de cacto, espinhos)

Ultrassonografia
  Vidros
  Metais
  Grafite
  Alguns plásticos
  Pedras
  Madeira

Extraído e modificado de Halaas GW.[42]

Aspectos Específicos

Em relação à composição do CE, os mais frequentes são os fragmentos metálicos, partículas de vidro ou de madeira. A conduta e o prognóstico dependem da composição, localização do CE e da presença ou não de infecção. O metal (com exceção do cobre) e o vidro geralmente são bem tolerados. O diagnóstico das lesões provocadas pelo CE no seu trajeto, bem como a sua capacidade de produzir complicações futuras estão intrinsecamente relacionados com a sua natureza.

Agulhas

Constituem objetos que, por suas características de fácil penetração no organismo e uso rotineiro no ambiente doméstico ou do trabalho, frequentemente transformam-se em CE. As agulhas de máquina de costura provocam acidente típico em pessoas que com elas trabalham e que, inadvertidamente, interpõem o dedo no seu trajeto. A agulha quebra, quando bate contra o metal do anteparo, ao ser tracionada pela vítima ao sentir a dor do ferimento. Ocorre, frequentemente, transfixação da unha e, ocasionalmente, do próprio osso, ao qual a agulha se fixa firmemente. Quando a agulha rompe, deixando entrever sua presença, o diagnóstico é evidente. Caso contrário, a palpação ou o exame radiográfico facilmente evidenciam a sua presença. Os pacientes quase sempre procuram, de imediato, assistência médica. A ocorrência de hematomas ou abscessos subungueais e as supurações da falange distal configuram o quadro das complicações desse acidente. As ocorrências com agulhas de costura manual são atípicas e se dão em circunstâncias variadas, embora decorram, quase sempre, da imprudência de deixá-las em local impróprio. Uma agulha perdida ou uma brincadeira na hora do trabalho constitui sério risco. Nessas circunstâncias, não raro esse objeto é passível de provocar acidentes, que podem passar despercebidos e ser revelados mais tarde numa radiografia, ao acaso. A propedêutica que envolve tais acidentes inclui a inspeção e a palpação. A radiografia simples é imprescindível nos casos de agulhas não palpáveis, no intuito não só de confirmar a sua presença como também de definir a sua posição (Figura 11.6).

No caso das Figuras 11.7 e 11.8, curiosamente a paciente só se apercebeu da presença da agulha ao ver o fio preso no dorso do seu pé.

A palpação revela frequentemente presença do objeto e serve de orientação na determinação de sua posição. As lesões produzidas no seu trajeto são pouco significativas, e, a não ser pelas complicações infecciosas que podem aparecer, teriam pouca importância. A expectativa de complicações sépticas, após retirada de agulha que penetrou em uma articulação, sugere a necessidade de

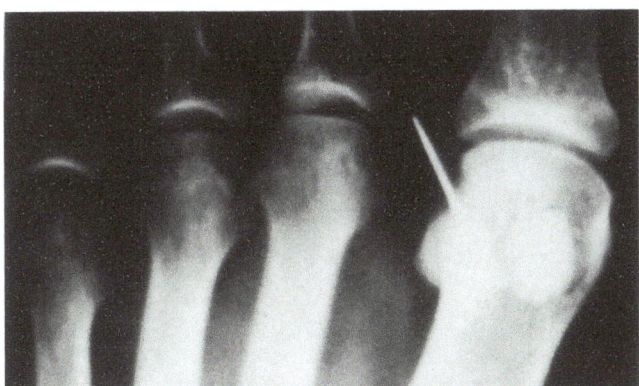

Figura 11.6 Radiografia simples do pé em AP mostrando presença de corpo estranho metálico (agulha).

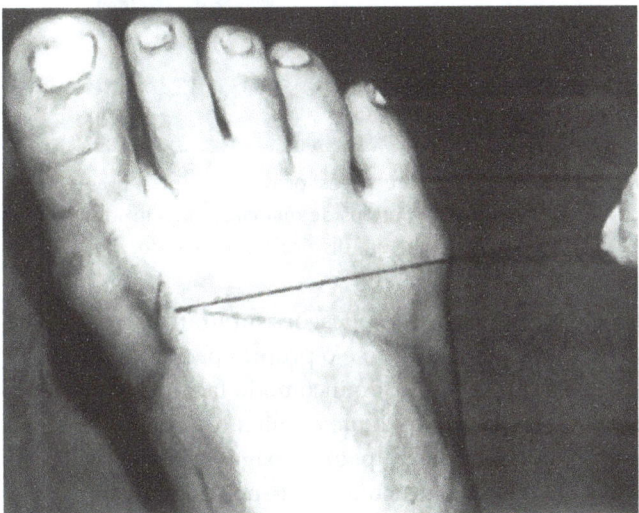

Figura 11.7 Fio ligado a CE (agulha) introduzido acidentalmente no pé direito.

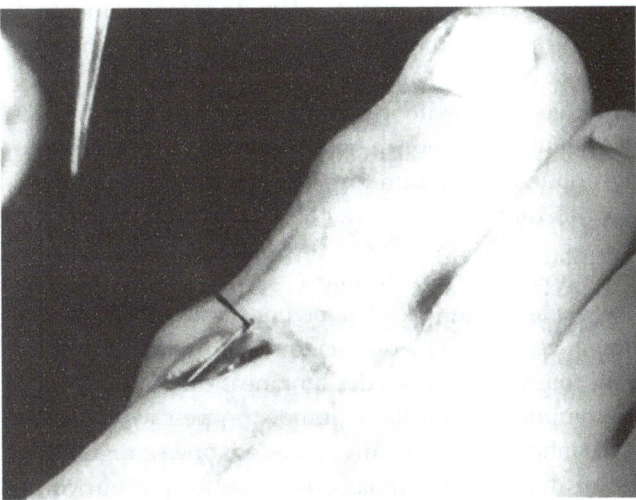

Figura 11.8 Corpo estranho (agulha) da figura anterior após exposição cirúrgica. Ocorreu, nesse caso, penetração parcial no tendão do extensor longo do hálux.

novas observações, visando diagnóstico precoce e intervenção eficaz.

Agulhas de injeção parenteral podem quebrar, e o fazem geralmente no nível da base, ficando retidas nos tecidos. O acidente ocorre, geralmente, quando mãos inábeis efetuam injeções intramusculares, infiltrações periarticulares, anestesias raquidianas etc. As regiões deltoidiana e glútea são bastante atingidas, por motivos óbvios. A extremidade proximal da agulha é quase sempre palpável pela proximidade que guarda com o orifício de entrada. Quando tal não ocorre, o exame radiológico mostra sua posição. Nas circunstâncias que normalmente envolvem a ocorrência, as lesões do trajeto são desprezíveis e inexistem complicações sépticas.

Espinhos vegetais

Atingem comumente os membros e, mais frequentemente, os pés. No Brasil, em regiões geográficas onde é comum o hábito de andar descalço, tal acidente é ocorrência frequente. De larga distribuição no território nacional, o espinho da palmeira denominada *Acrocomia aculeata*, conhecida popularmente como coco-de-catarro ou macaúba, é particularmente perigoso. Extremamente pontiagudo e longo (alcança por vezes mais de 15 cm de extensão), quebra-se facilmente ao penetrar a vítima (Figura 11.9).

Compreendem-se facilmente as circunstâncias que envolvem o acidente quando se sabe que a macaúba produz um fruto cuja polpa e amêndoa são comestíveis e oleaginosas. Da extremidade superior do caule, pode ainda ser removido um palmito extremamente saboroso. Alia-se a tudo isso o seu uso como espécie ornamental em parques e jardins. É incontável o número de espinhos que se distribuem pelo tronco, folhas e cachos, e que caem ao solo quando secam as estruturas às quais se fixam.

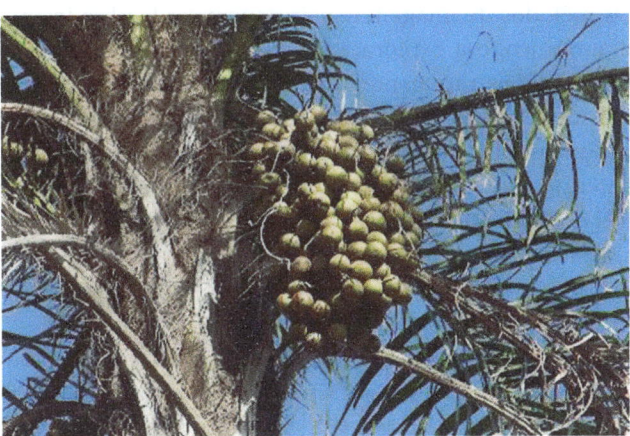

Figura 11.9 Aspecto do tronco de macaúba mostrando numerosos espinhos.

Como CE, pode-se encontrá-lo superficial ou profundamente situado e, em consequência, fácil ou dificilmente palpável. Como de hábito, o paciente não pode afirmar se o espinho que o feriu persiste, a não ser que esteja evidente à inspeção ou à palpação. Compreende-se a importância do exame radiológico. Aqui, apenas o emprego de técnica radiológica apropriada para contrastar objetos de pequeno poder de absorção pode condicionar a sua visualização, embora isso nem sempre seja possível, principalmente quando o fragmento é pequeno e se localiza em área volumosa, como a coxa. A ultrassonografia, conforme já assinalado, constitui excelente recurso propedêutico para a maioria dos casos. Como vantagem, o método permite ao cirurgião realizar, em tempo real, a retirada do CE sob controle ultrassonográfico.

Em um estudo, a US localizou 19 de 21 CE não identificados à radiografia simples.[49]

Complicações sépticas são a regra, e o risco de tétano não pode ser menosprezado. Frequentemente, em meio ao pus drenado natural ou cirurgicamente de um abscesso, o organismo livra-se do espinho e a ferida tende para a cura. A US de partes moles pode prever precocemente esse tipo de complicação.

Outras vezes, a presença de uma ferida que não cura e que, contínua ou intercaladamente, elimina pus tem como causa um CE. É boa norma, nos casos de supurações crônicas através de trajetos fistulosos em lesões anteriormente produzidas por objetos, promover investigação clínica da qual devem fazer parte, obrigatoriamente, exame radiológico com técnica apropriada ou ultrassonografia. Eventualmente, exames para identificar infecções bacterianas específicas ou micóticas devem ser realizados. Mesmo quando, à anamnese, não se tenha feito referência à possibilidade de CE, essa ocorrência deve ser investigada, considerando as possibilidades, anteriormente relatadas, de acidentes não percebidos ou de autoagressão dissimulada em pacientes psicóticos. Os métodos de imagem usuais devem ser lembrados no diagnóstico, e a exploração cirúrgica completa a investigação. Mais raramente, uma inflamação crônica hiperplásica, com aspecto neoplásico, é o resultado final de um CE incluído nos tecidos há anos, sem nenhum problema anterior, a não ser, ocasionalmente, a lembrança da cicatriz do acidente.[47] Os exames de imagem, também aqui, são indispensáveis.

Fragmentos de madeira

De dimensões muito variadas, sobressaem, por sua frequência, as pequenas farpas que se alojam na pele, quase sempre paralelas à sua superfície ou sob as unhas, provocando dor intensa, particularmente neste último caso. Aqui, o diagnóstico é fácil. Sua presença é eviden-

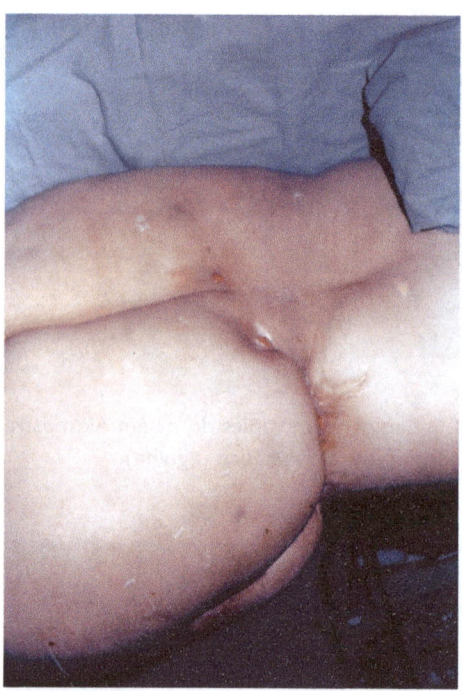

Figura 11.10 Fístulas cutâneas provocadas pela presença de corpos estranhos (fragmentos de madeira) introduzidos propositalmente por paciente com distúrbio psiquiátrico.

te, e as corriqueiras complicações supurativas, facilmente detectáveis. Quando não é o próprio paciente a retirá-lo, o organismo se desfaz do incômodo facilmente em meio ao material supurativo que elimina. Os fragmentos não acessíveis ao exame palpatório exigem utilização de método de imagem. Particularmente nos fragmentos de madeira recobertos de tinta, em decorrência de metais pesados entre os elementos que a compõem, sua contrastação torna-se facilitada. Quando o objeto não é localizado via planigrafia, a próxima ferramenta a ser utilizada é a ultrassonografia. Esta permite, além do reconhecimento de objetos radiolucentes, guiar o cirurgião durante o procedimento de extração.

Não raramente pequeno, fragmento de madeira não identificado por métodos radiográficos convencionais pode evoluir com formação de fístula cutânea (Figura 11.10).

Espinhos de ouriço-do-mar

Os acidentes provocados por ouriços-do-mar constituem cerca de 50% dos acidentes provocados por animais marinhos nas cidades litorâneas do Brasil. O índice de complicações tardias é grande.[51] A pesca, o mergulho e o banho de mar são atividades em que se registram o maior número de vítimas dos acidentes por ouriço-do-mar. Ocorre quando banhistas (surfistas, pescadores e mergulhadores) se locomovem por áreas rochosas das praias, em que as colônias estão fixadas.

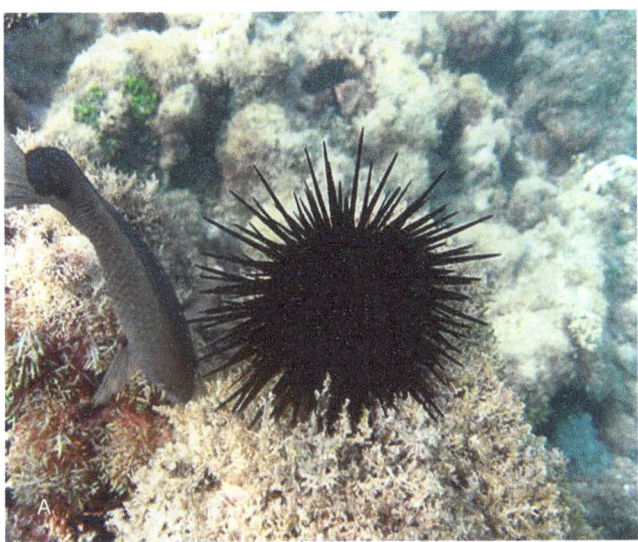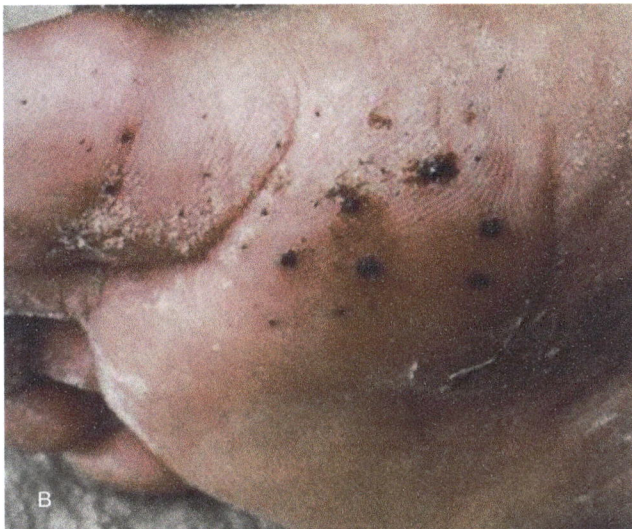

Figura 11.11 (**A**) Ouriço-do-mar (a variedade negra é a mais comum na costa brasileira). (**B**) Espículas de ouriço na região plantar.

No fundo dos mares, encontram-se CE (cacos de vidro, pregos, gravetos, espinhas de peixes etc.) passíveis de provocar ferimentos com sangramento e dor que simulam acidente por ouriço-do-mar.

O *Echinodermata* (do grego, *echinos* = ouriço + *derma* = pele) é um dos filos mais distintos e facilmente reconhecíveis. Os ouriços-do-mar (pindás, pindaúnas) são animais de metamerização radial, pertencentes ao filo dos equinodermos, apresentando, em sua superfície, espículas de carbonato de cálcio que se fragmentam facilmente e têm alto poder de penetração na pele (Figura 11.11). Os fragmentos das espículas aprofundam-se, e sua retirada é, em geral, muito difícil. Atingem, quase exclusivamente, os pés dos banhistas, provocando dor local intensa.

Ferrão de peixe

Várias espécies de peixes apresentam estrutura óssea pontiaguda e serreada nas suas nadadeiras laterais e dorsais. Ao se debater, o peixe crava o ferrão nas mãos do incauto ao tentar segurá-lo de maneira inadequada. Outras vezes, a ocorrência se dá com o animal já morto, quando a vítima tenta evitar que caia no chão uma espécie escorregadia. Tal acidente é comum entre pescadores e peixeiros. Por se tratar de estrutura óssea, a radiografia simples revela facilmente o ferrão. O mesmo aplica-se a todos os CE ósseos que possam, ocasionalmente, constituir foco de atenção médica. Como são geralmente materiais contaminados, resultam complicações infecciosas com frequência. As infecções de pele e tecidos moles vão desde celulites não complicadas até formas graves de fascite necrosante. Dentre essas lesões, inclui-se o abscesso de partes moles, sendo o *S. aureus* o principal patógeno envolvido.[10]

Projéteis de arma de fogo e de espingarda de ar comprimido

O maior interesse médico em torno dos projéteis de arma de fogo reside nas lesões provocadas em seu trajeto. A determinação do orifício de entrada, do orifício de saída ou, quando este não existe, da localização e posição do projétil pelo exame radiográfico visa, principalmente, a reconstituir o seu percurso e as prováveis lesões sofridas. O mesmo se pode dizer com relação aos numerosos projéteis de cartucheira. O calor gerado à detonação e pelo atrito com o ar atmosférico torna tais objetos praticamente estéreis, justificando a baixa ocorrência de complicações infecciosas quando outros fatores não interferem.

O chumbo de espingarda de ar comprimido quase sempre penetra pouco nos tecidos, sendo fácil encontrá-lo à palpação. Nos demais casos, a radiografia o identifica de imediato.

Fragmentos de metal

Quase sempre, tais CE decorrem de acidentes de trabalho. A "palha de aço", muito usada para raspagem de assoalhos de madeira, é causa comum desses acidentes. Geralmente sua presença é visível através da pele. Na indústria, o trabalho com metais, vez por outra, desprende fragmentos que se transformam em projéteis equivalentes aos de arma de fogo.

Anzóis

Penetram a pele, na qual se prendem firmemente. Ocasionalmente a transfixam. Em relação a eles, nosso maior interesse se reporta à técnica de sua remoção (Figura 11.12). A maioria das lesões ocorre nas mãos, seguida pela face, couro cabeludo e pés.

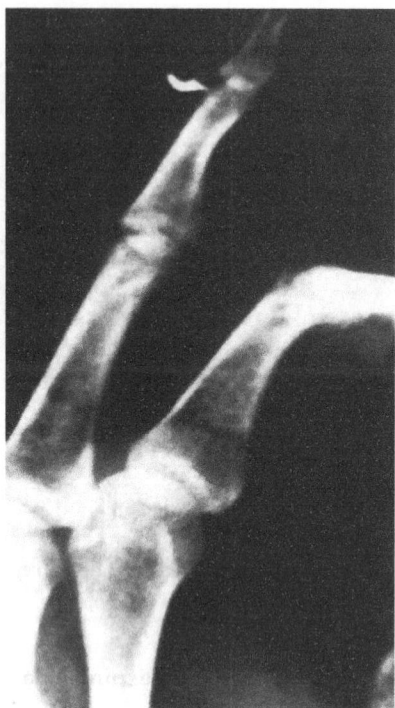

Figura 11.12 Radiografia simples da mão mostrando fragmento de anzol no nível do terço distal da falange média do 3º dedo.

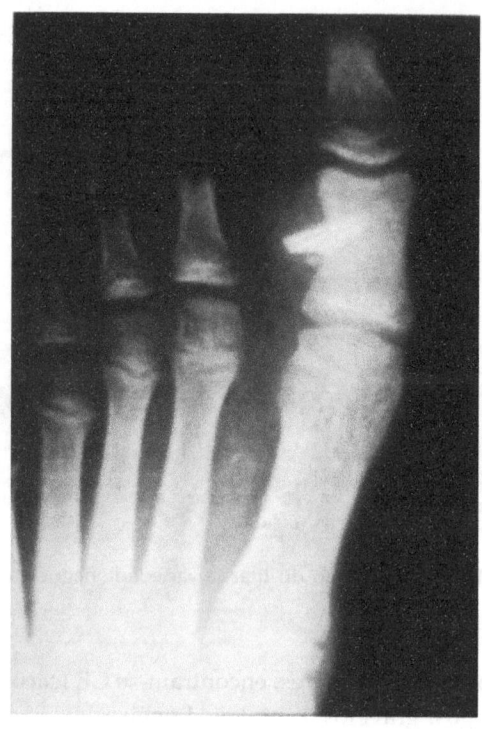

Figura 11.13 Radiografia simples do pé esquerdo em AP mostrando presença de CE (vidro).

Vidros[27,48,52,53]

Diante de um corte por vidro, não é raro algum(ns) dos seus fragmentos ficar(em) incluído(s) na ferida. Nos ferimentos superficiais, é fácil afastar tal possibilidade. Nos profundos, provocados por vidros pontiagudos, só o zelo do cirurgião poderá evitar sua permanência no local. Essa possibilidade se exacerba nos acidentes automobilísticos, nos quais, ocasionalmente, em uma pequena área da superfície cutânea (geralmente face e couro cabeludo), dezenas de pequenos fragmentos se alojam. Nunca é bom esquecer o papel prejudicial do sangramento dificultando a visualização do vidro, principalmente quando este é incolor. A hemorragia de maior vulto, pela maior atenção que exige para o seu controle, induz à negligência, sobretudo por parte do cirurgião inexperiente, com relação à pesquisa de possíveis fragmentos do vidro que provocou a lesão. Os sais de prata, usados na fabricação de espelhos, tornam esses objetos particularmente radiopacos e facilitam o diagnóstico radiológico. Tal não acontece com os vidros em geral, que necessitam frequentemente de condições especiais para a sua contrastação. A qualidade do vidro influencia no seu poder de absorção, na dependência de certos elementos pesados que são usados na sua fabricação. Tal fato explica, parcialmente, a facilidade com que, em certos casos, consegue-se bom contraste, mesmo utilizando técnicas radiológicas convencionais (Figura 11.13).

Fragmentos menores que 2 mm, entretanto, podem não ser identificados.

Merece que mencionemos, ainda, que o vidro provoca maior sensação da presença de CE do que outros materiais.[42] Como material inerte, pode não ser retirado caso não produza sintomas, ou se estiver localizado em áreas de difícil remoção.

Fragmentos de grafite (ponta de lápis)

Não é raro alguém guardar entre suas lembranças dos tempos escolares uma pequena tatuagem cutânea de inclusão de pó de grafite, levado pela ponta de um lápis que o feriu. Outras vezes é a própria ponta do lápis que aí persiste, sendo facilmente visível e palpável. Atualmente, devem ser levadas em consideração tatuagens e outras marcações da superfície corporal. São pouco comuns as complicações infecciosas.

Corpos estranhos deixados pelo médico

Nada é mais desagradável do que deparar com CE deixado inadvertidamente por colega de profissão em intervenção anterior. As implicações legais são extremamente desagradáveis. É, pelo menos, ingênuo, o cirurgião que julga poder trabalhar com certos materiais sem correr o risco de, um dia, esquecê-los. As gazes, usualmente usadas nos diferentes procedimentos, são particularmente perigosas. Quando embebidas de sangue e/ou outras secreções, confundem-se com estes e/ou com os tecidos circunvizinhos, e camuflam-se, facilitando seu esquecimento.

Quando são mantidas as condições de esterilidade, tais CE podem permanecer, por longo tempo, sem causar sintomas e/ou complicações. Eventualmente, podem ser eliminados juntamente com um líquido de aspecto seroso. Caso contrário, a formação de abscesso é inevitável e a evacuação do pus, a regra. Nesses casos, o CE pode ser eliminado com o pus ou ficar retido e manter supuração crônica por tempo indeterminado, até que venha a ser retirado.

Todo cirurgião conhece a desagradável situação gerada pela presença de fios de sutura que mantêm a ferida cirúrgica purgando até que o último fio seja eliminado.

Além dos fios, vários materiais introduzidos no organismo com finalidade terapêutica (p. ex., próteses) podem gerar problemas semelhantes, obrigando a sua remoção.

TRATAMENTO[20-22,41]

É extremamente difícil relacionar todas as circunstâncias que envolvem os médicos na abordagem terapêutica de seus pacientes supostamente portadores de CE. Tal complexidade advém da imensa variedade de combinações que o assunto em pauta pode gerar. Não se distinguem idade, sexo, cor, nacionalidade ou profissão. Todos os órgãos e tecidos podem ser atingidos por CE de múltiplas naturezas. Além disso, o paciente pode procurar ajuda imediata ou tardia quando já apresenta complicações. Perante tal fato, não é de estranhar que o bom senso concorra de maneira decisiva para o tratamento. Não se justifica, no entanto, o desalento, por parte do médico, uma vez que podemos contar com algumas informações básicas de grande utilidade e alguns princípios que, quando sensatamente aplicados, conduzirão a bom termo o tratamento. Dentre os fatores que mais interferem na opção terapêutica, três são os mais importantes: natureza do CE, órgão atingido e ocorrência de complicações tardias.

A problemática gerada pelo CE pode ter soluções clínicas e cirúrgicas.

Tratamento Clínico

Clinicamente, podemos lançar mão de analgésicos, antibióticos, antitetânicos, repouso do segmento acometido e sua drenagem postural para diminuir o edema (elevação do membro atingido). O uso de analgésicos e de antibióticos, no sentido de aliviar a dor e coibir a infecção, é quase sempre necessário. A utilização de analgésicos com atividade anti-inflamatória (ácido acetilsalicíli-

co), quando não contraindicada por questões específicas, constitui boa opção. O edema excessivo, principalmente nas extremidades, pela interferência que pode apresentar com a irrigação sanguínea, deve ser combatido. Não se justifica o uso de outros anti-inflamatórios que, quando não totalmente ineficazes, apresentam riscos não desprezíveis (aplasia de medula etc.), além de onerarem o orçamento do paciente com prescrição dupla totalmente dispensável.

A possibilidade de infecção piogênica ou tetânica da ferida é particularmente exacerbada, a não ser que a remoção precoce do CE e dos tecidos lesados a torne uma ferida comum. O estado imunitário relativo ao tétano, condicionado por vacinações anteriores, orientará quanto às medidas profiláticas específicas. O uso de antibióticos, a não ser com a finalidade de inibir o desenvolvimento do bacilo tetânico em pacientes não vacinados adequadamente, deve ser limitado. Não se justifica seu emprego como substituto de outras medidas terapêuticas mais eficazes. A antibioticoterapia não impede a infecção na presença de tecidos desvitalizados ou de coleções líquidas (hematomas etc.) em neocavidades fechadas e, consequentemente, também não as cura (abscessos). Tais eventualidades encontram nos procedimentos cirúrgicos (desbridamentos, evacuação de coleções líquidas) sua única e eficaz terapêutica. Parece dispensável a utilização de antibióticos em abscessos estacionários, bem-definidos e superficiais, nos quais o organismo já demonstrou sobejamente sua eficácia no sentido de controlar a infecção em condições mais adversas do que aquelas existentes após a drenagem natural ou cirúrgica deles. A eficiência dos antibióticos no sentido de diminuir a gravidade das infecções, ajudando o organismo a limitá-las, quando os germes interessados lhe são sensíveis, é indiscutível e, nesse sentido, eles devem ser usados. Infecções muito extensas ou em franca expansão, grandes feridas, lesões recentes ou acometimento de áreas de maior importância funcional sugerem o seu emprego. Os demais procedimentos terapêuticos clínicos citados são por demais óbvios e dispensam comentários.

Tratamento Cirúrgico[11,32,34,44,54]

A maioria dos ferimentos com penetração de CE apresenta lesão superficial mínima, que geralmente não é valorizada pelo médico no momento do trauma. O tecido tende a ocluir o trajeto, dificultando a identificação da porta de entrada. Suspeitar é fundamental para definir o diagnóstico. A combinação de suspeição clínica, conhecimento básico de exames diagnósticos, habilidade e experiência do cirurgião diminuem o risco cirúrgico de iatrogenia, se comparado ao risco inerente de retenção de CE.

É por meio de procedimentos cirúrgicos que podemos resolver especificamente a maioria dos problemas gerados pelo CE. Por envolver riscos maiores para o paciente e também possibilidades de fracasso, a abordagem cirúrgica do CE é mais difícil de ser assumida. Como princípio básico de terapêutica, repetimos o que Mark W. Wolcott[56] escreve no capítulo sobre CE:

"Se a operação que se propõe fazer pode potencialmente ser mais lesiva do que a presença do CE, o melhor é deixá-lo ficar."

Aqui, o bom senso é indispensável. O reconhecimento de suas limitações pessoais ou materiais no caso específico pode livrar o cirurgião de complicações desastrosas, inclusive com implicações médico-legais. Evidentemente, o tratamento cirúrgico não se limita unicamente à retirada do objeto, uma vez que as lesões cutâneas ou de trajeto e a abordagem terapêutica das "complicações" tardias exigem soluções específicas.

Dentre os três fatores citados anteriormente como de grande influência na terapêutica, a ocorrência de "complicações" tardias exige tratamento cirúrgico. Elas podem ocorrer dias ou até muitos anos após o acidente (Figura 11.14).

Assim, em pacientes com tétano, recomenda-se a transformação do foco tetânico em ferida aberta, com retirada do CE e desbridamento dos tecidos desvitalizados, no sentido de coibir a produção da toxina. Outrossim, a presença de um abscesso por CE sugere de imediato sua abertura ampla, com exposição da cavidade e evacuação de todo o material. A tarefa de encontrar, no material purulento, o objeto que provocou a lesão é geralmente gratificante. Daí ser exagerada e perigosamente difundida a conduta de, perante acidente recente, protelar a intervenção cirúrgica na expectativa de uma operação mais fácil quando da formação do abscesso. Na dependência do segmento corporal acometido, pela sua complexidade anatomofuncional e da natureza do CE, tal conduta pode ser catastrófica.

Nos abscessos subungueais, a conduta inicial deve ser conservadora e só remover toda a unha quando o pus se difundir por todo o leito ungueal; caso contrário, quando o pus se restringir a uma área mais distal da unha, esta deverá ser removida em triângulo sobre a área correspondente (Figura 11.15).

Nas fístulas em que não foi possível demonstrar a presença do CE por outros métodos diagnósticos, a intervenção atende a essa necessidade, ao mesmo tempo que promove a cura ao removê-lo quando encontrado. Às vezes, a simples e suave dilatação do orifício, auxiliada pela aspiração da secreção, revela a sua presença, e, com algum cuidado, o CE pode ser retirado (Figura 11.14).

A compressão sobre a área onde está alojado o corpo estranho coincide com maior eliminação de secreção pelo orifício de drenagem, servindo como primeira orientação nos trajetos fistulosos recentes ou antigos e fibróticos, cuja direção não seja evidente à inspeção. A introdução de uma pinça hemostática curva, que deve penetrar suavemente e pelo seu próprio peso através do trajeto fistuloso, orientará de maneira segura a sua direção.

A incisão cutânea a partir do orifício de drenagem, e na direção sugerida pelo guia, permitirá melhor exposição do trajeto (Figura 11.16). Nunca é demais lembrar que

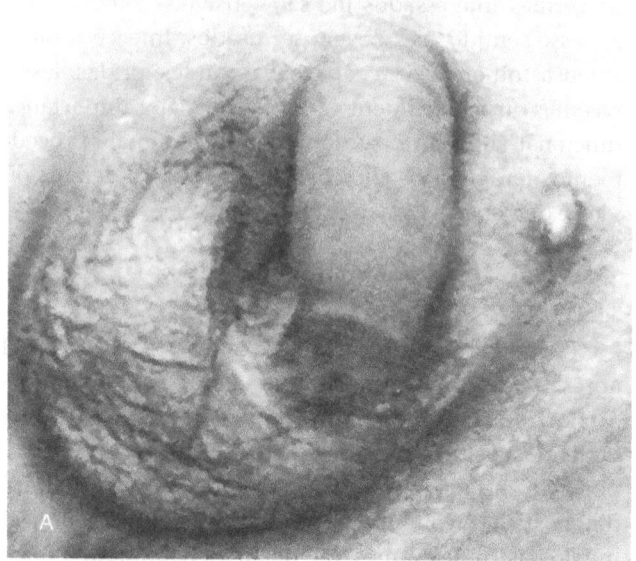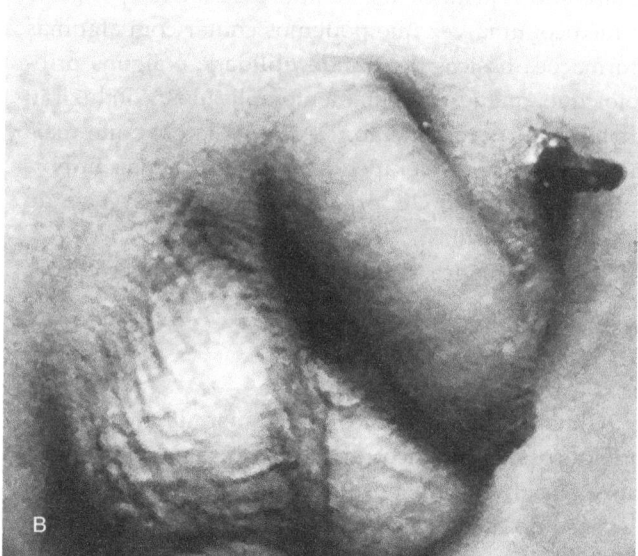

Figura 11.14 (A) Fístula formada em decorrência de infecção desenvolvida 1 ano após penetração de CE (madeira). **(B)** Fragmento de madeira sendo exteriorizado após ampliação do orifício de drenagem.

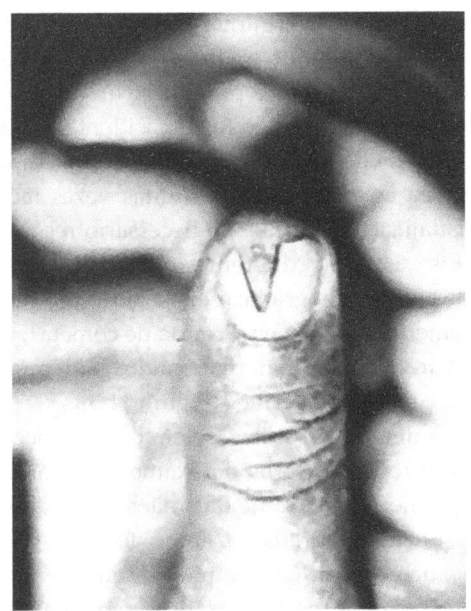

Figura 11.15 Ressecção em cunha da unha para drenagem de coleção e retirada de CE.

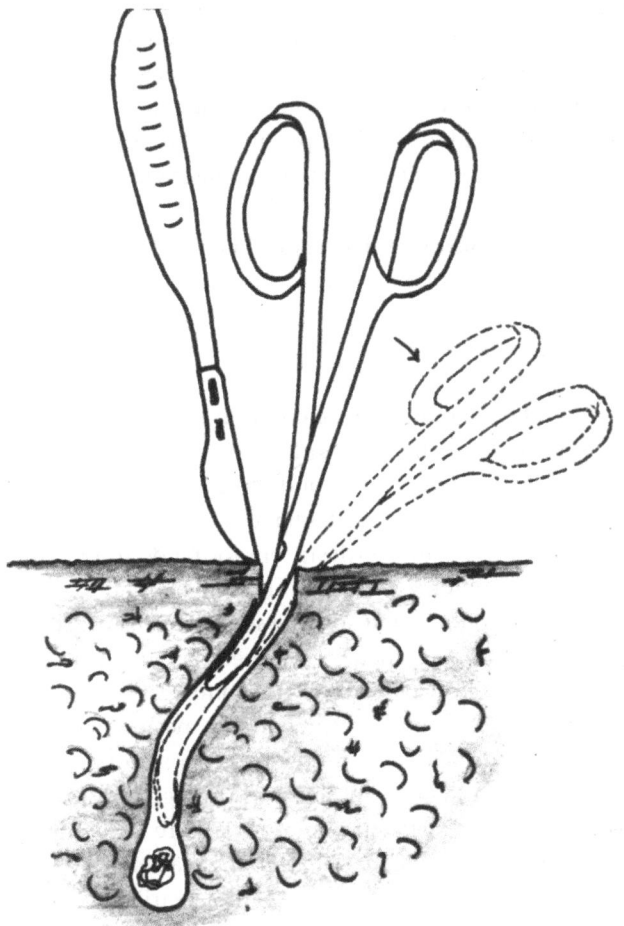

Figura 11.16 Desenho mostrando duas posições sucessivas da pinça hemostática curva servindo de guia para a lâmina do bisturi na identificação e abertura do trajeto fistuloso.

a incisão deve ser suficientemente ampla para permitir exposição mesmo nos planos mais profundos, evitando assim lesões de elementos nobres, ao mesmo tempo que deverão ser evitados os cortes passíveis de evoluir para cicatrizes retráteis prejudiciais. A incisão sobre o trajeto fistuloso e de encontro à pinça permitirá que esta penetre um pouco mais em direção ao objeto, até encontrá-lo. Nos trajetos fistulosos antigos e fibróticos, o objeto deve ser removido juntamente com o orifício de drenagem, desde que isso não incorra em riscos significativos. São geralmente recomendáveis a drenagem da área operada e a síntese parcial da pele, quando a incisão for demasiadamente ampla.

A reação inflamatória crônica hiperplásica com aspecto tumoral decorrente de CE involui com a sua retirada. Como a presença do objeto nem sempre é detectada pré-operatoriamente, recomenda-se a remoção integral do tumor para exame posterior. Só assim obtêm-se, numa só intervenção, o diagnóstico e o tratamento.

A dor é um elemento que sugere a necessidade de remoção de um CE que, não fosse assim, ficaria incluído definitivamente nos tecidos, sem o menor transtorno. Além disso, deve-se lembrar de que a mente humana rejeita o CE tão mais intensamente quanto mais palpável, quando então sua remoção se torna fácil e desejável.

A conduta perante CE vistos tardiamente quando na vigência de "complicações" gera poucas dúvidas no espírito do médico. Tal não acontece, entretanto, quando o paciente procura auxílio do cirurgião logo após o acidente. Nessa fase, os riscos da presença de CE são apenas potenciais e dependem principalmente da capacidade de eles produzirem infecção, irritação local ou resposta imunitária. Tais potencialidades estão intimamente relacionadas com a natureza do CE e com o órgão ou segmento atingido. Quanto a este último, é oportuno lembrar que, mesmo sem causar infecção, raramente um objeto pode permanecer em área de grande mobilidade, rica em tendões, vasos e nervos (mãos, punhos, pés, tornozelos) sem causar transtornos. Tal fato sugere a sua remoção imediata por cirurgião com experiência específica, principalmente se considerarmos que infecções nesses locais provocam lesões graves e, em consequência, alterações funcionais frequentemente irreparáveis. Articulações, áreas de apoio (região plantar) ou de preensão (polpa digital) sugerem igualmente a intervenção, uma vez que, nessas áreas, não se tolera o CE. Grandes massas musculares ou de tecido adiposo por si sós dificultam o encontro do objeto incluído, ao mesmo tempo que podem tolerar perfeitamente certos CE. Se a isso acrescentarmos as dificuldades provocadas pelo sangramento, decorrente da impossibilidade de se produzir isquemia prévia em certos locais (região glútea, raiz da coxa etc.), é fácil compreender os motivos pelos quais é preferível, às vezes, optar por tratamento clínico e conduta expectante. Nesse caso, o tratamento cirúrgico deve restringir-se àqueles objetos palpáveis ou que, por suas dimensões, tenham produzido um trajeto facilmente identificável, além de serem infectantes ou sintomáticos.

Normas e procedimentos gerais

Independentemente da natureza do CE, as normas e os procedimentos relatados a seguir são extremamente úteis para a sua remoção:

1. *Utilizar sistematicamente anestesia segmentar (troncular, bloqueio regional etc.) ou geral*

   A anestesia por infiltração direta da área é prejudicial, por interferir diretamente em um recurso essencial que é o tato. Aliás, perder o contato com CE palpável é criar a primeira barreira para seu encontro. A presença do anestésico em seu redor, prejudicando a mobilidade dos tecidos e tornando-os mais firmes, impede a percepção do contato, já por si bastante prejudicado pelo uso das luvas. A infiltração local deve ser reservada apenas para os casos em que a abordagem do CE será eco ou radiologicamente (intensificador de imagens) guiada.

2. *Impedir previamente o sangramento*

   A utilização de manguito pneumático, colocado na raiz do membro após elevação deste por 3 min, ou de uma faixa de Esmarch é extremamente útil. A anestesia regional com vasoconstritor (quando observada a indicação de uso correto e a região topográfica) promove anestesia satisfatória e presta-se particularmente à intervenção sobre os membros. Dessa maneira, poderemos visualizar melhor o trajeto e perceber com mais facilidade os CE.

3. *Programar a operação*

   Por se tratar de intervenção atípica, não se deve deixar de prever as necessidades de modificação dos planos iniciais no decorrer da operação, evitando assim lesões inadvertidas. Portanto, deve-se avaliar, pré-operatoriamente, a necessidade do uso de equipamentos de imagem durante a intervenção (RX, US, outros).

   Alguns detalhes não podem ser esquecidos para se realizar o exame ecográfico com a intenção de identificar CE. Deve-se usar um transdutor da mais alta frequência possível (ideal acima de 10MHz) quando regiões muito superficiais são estudadas. Pode, também, ser necessário o uso de algum tipo de afastador entre a pele e o transdutor no intuito de diminuir o espaço "vazio" ecográfico que existe na região da imagem mais próxima à sonda. Tal afastador pode ser confeccionado enchendo-se uma luva cirúrgica com água ou

gel, por exemplo.[19] Perguntar ao paciente se ele sente o CE e onde ajuda muito o ultrassonografista, pois indica o local para começar a procurar o material. É importante saber quanto tempo faz do acidente, já que, após 1 a 2 dias, o edema e a hiperemia produzem imagem hipoecoica ao redor do CE, muitas vezes facilitando sua visualização. Também é necessário reconhecer os artefatos e o que os diferentes tipos de materiais produzem à ultrassonografia: metal e vidro produzem frequentemente imagem em "cauda de cometa", enquanto madeira e outros materiais sólidos podem produzir sombra acústica posterior[19] (Figura 11.5).

Outro detalhe a ser levado em consideração é que, como em todos os tipos de exames ecográficos, mas principalmente no exame das mãos e pés, a experiência do ultrassonografista é fator decisivo no correto diagnóstico de um CE, já que este apresenta muitas vezes características sonográficas semelhantes às de tendões e ossos, podendo facilmente levar a resultados falsos-positivos.

As dificuldades adicionais geradas pelo próprio traumatismo cirúrgico complicam as operações, que poderiam ser fáceis se as normas citadas fossem respeitadas. Portanto, fazer dessas normas uma rotina é imperativo que evitaria, ao médico, o desgosto de abandonar alguns CE à própria sorte, acrescido do trauma cirúrgico pelo qual é responsável.

Normas e procedimentos específicos

Estão intimamente relacionados com a natureza do CE e, consequentemente, com as características do acidente, daí a necessidade de examiná-los em separado:

Agulha de máquina de costura. Devem ser sempre removidas de imediato, considerando sua localização, facilidade de sua remoção e condição de ferida "fechada". Ocorrendo transfixação da unha, deve-se proceder à ressecção de um fragmento desta, em forma de triângulo, o qual deverá conter o orifício de entrada, no sentido de expor a agulha, permitindo sua retirada e transformando em aberta uma ferida fechada. Essa medida evita a necessidade de reintervenções futuras por complicações infecciosas. Tal procedimento é recomendável mesmo que, após a realização da anestesia do dedo, tenha sido possível a extração da agulha por tração sobre um segmento externo dela ou nas circunstâncias em que, já livre da agulha, o paciente evolui com hematoma subungueal. Não havendo hematoma, a indicação cirúrgica é mais restrita.

Agulha de costura manual. Nas raras circunstâncias em que a agulha é introduzida junto com o fio, este servirá de guia na sua procura e de apoio na sua tração.

Quando a agulha for introduzida perpendicularmente à pele e for palpável sob esta, podemos lançar mão do método de Rees, o qual se aplica também para espinhos e fragmentos de madeira nas mesmas circunstâncias.

Sabe-se que a dificuldade em localizar tais objetos advém da mobilidade do tecido gorduroso subjacente à pele, que é ainda mais acentuada à medida que se separam as bordas da incisão. Como, mais frequentemente, a incisão passa ao lado do objeto, a procura deste deverá estender-se sobre uma das bordas da incisão, em vez de imediatamente abaixo do orifício de entrada cutâneo onde o objeto deveria ser procurado. Tal incisão distorce as relações entre o orifício de entrada e o CE, cujo encontro poderá ser ainda mais dificultado se este for deslocado pela manipulação durante a tentativa de encontrá-lo (Figura 11.17).

Rees, muito a propósito, sugere que a incisão sobre o orifício de entrada deverá interessar apenas a epiderme e derme, numa extensão suficiente para permitir boa exposição do tecido gorduroso subjacente. Uma vez atingido esse plano, as bordas da pele devem ser descoladas do tecido subjacente, utilizando-se lâmina afiada para evitar distorções, numa distância de mais ou menos 1 cm, na dependência da profundidade do objeto. As bordas da ferida são então separadas com os dedos, ao mesmo tempo que é exercida uma pressão moderada contra a ferida, provocando extrusão do tecido subjacente através da incisão e carregando consigo o CE, que poderá então ser removido sem muita manipulação (Figura 11.18).

Nos casos em que o CE está em contado com a superfície interna da pele, ou quando a ferida é obviamente contaminada, faz-se uma incisão elíptica com o orifício de

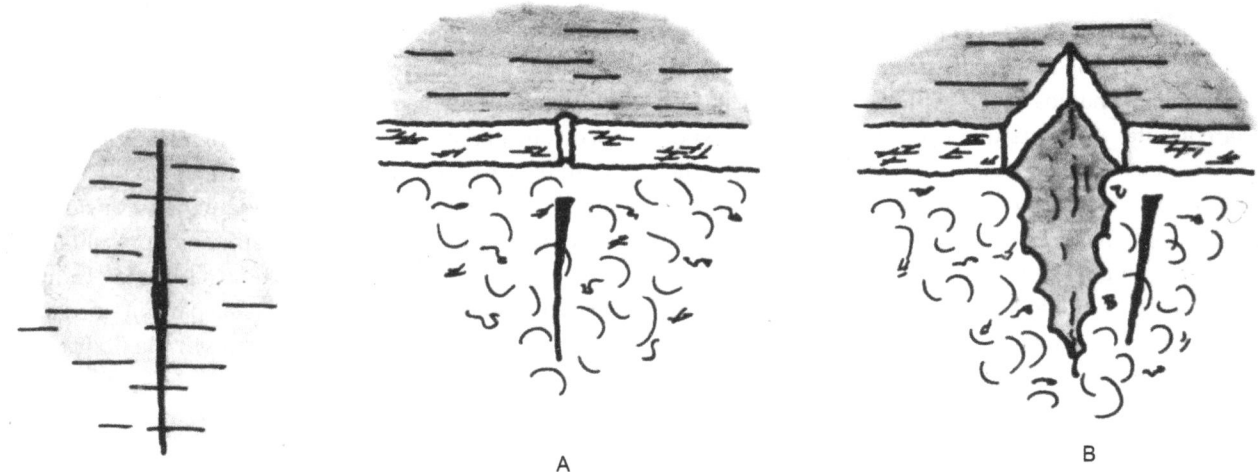

Figura 11.17 Incisão usual: (**A**) relações do CE com o orifício de entrada; (**B**) deslocamento do CE para um dos lados após incisão usual.

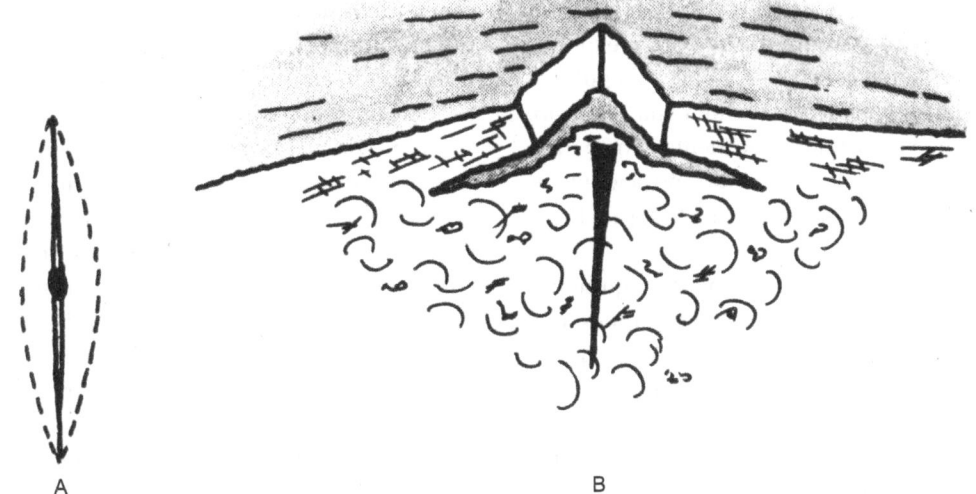

Figura 11.18 Método de Rees I: (**A**) relações entre a incisão cutânea, orifício de entrada e extensão da área cutânea liberada (*tracejado*); (**B**) secção transversal mostrando o CE em relação à ferida aberta e as bordas cutâneas liberadas.

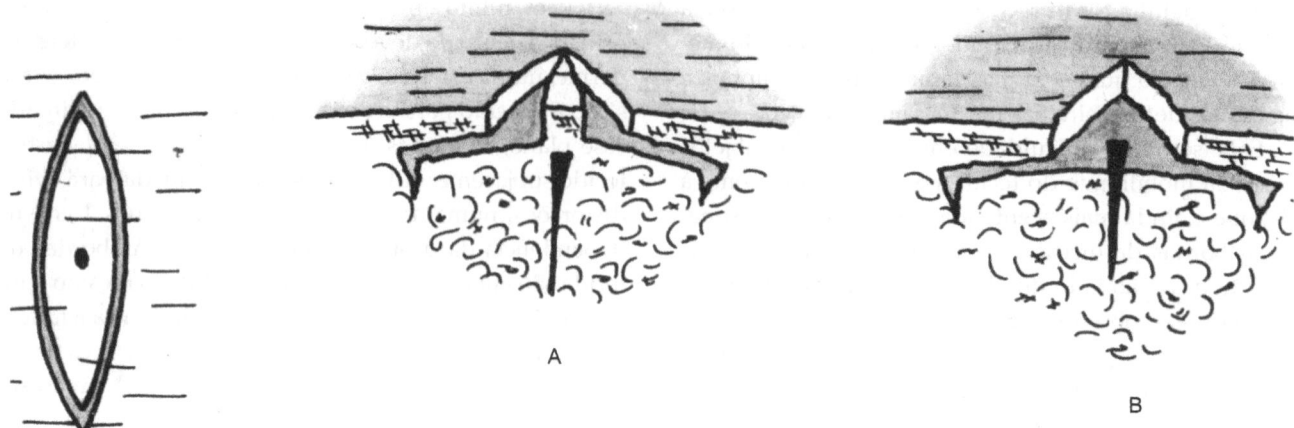

Figura 11.19 Método de Rees II: incisão elíptica: (**A**) relações da incisão elíptica com o orifício de entrada e as bordas cutâneas liberadas; (**B**) aspecto após remoção da área cutânea elíptica central.

entrada no seu centro (método de Rees II – Figura 11.19). No mais, procede-se da mesma maneira. Quando a elipse cutânea é removida, o CE pode ser facilmente localizado. Pessoalmente, achamos quase sempre preferível esta segunda conduta, uma vez que ela permite melhor exposição dos tecidos subcutâneos, principalmente na região plantar, onde tratos fibrosos prendem firmemente a pele aos planos profundos, tornando problemática a exposição. Quando a agulha ou outro CE similar posiciona-se paralelamente à pele, independentemente de ser palpável, deverá ser atingido pela incisão perpendicularmente ao seu maior eixo. Dessa maneira, quando o objeto não interceptar a incisão, esta poderá ser prolongada para diante ou para trás no sentido que se julgar encontrá-lo. Evidentemente, a incisão no nível da pele poderá não ter obrigatoriamente a mesma direção da dos planos mais profundos, uma vez que é necessário respeitar as normas no que diz respeito à funcionalidade das incisões cutâneas.

Agulhas de injeção parenteral. Embora a expectativa de complicações sépticas seja desprezível, a agulha é quase sempre palpável, facilitando assim a sua remoção, que estará perfeitamente justificada se atentarmos para a ansiedade normal que atinge os envolvidos no acidente. É quase sempre adequado utilizar um dos métodos de Rees.

Espinhos vegetais. A pequena lesão do tegumento deve-se paradoxalmente à gravidade de um grande número de CE, em particular os espinhos, uma vez que o paciente não se impressiona suficientemente para procurar ajuda e, quando o faz, o médico costuma restringir-se à terapêutica medicamentosa, por duvidar de sua presença e pelo temor de uma operação desnecessária.

Esquece-se de que é exatamente nas feridas de pequeno orifício de entrada, pelas condições de anaerobio-

se que podem desenvolver-se, que mais necessária se torna a intervenção cirúrgica para retirar o espinho ou, pelo menos, desbridar e limpar a ferida, deixando-a aberta, principalmente na região plantar, onde, com frequência, ocorrem tais acidentes. Quando for razoável, é sempre bom expor todo o leito onde estava alojado o espinho e proceder à lavagem ou desbridamento, considerando-se que algumas espécies de espinhos apresentam uma "penugem" que pode ficar retida na ferida. Também a extremidade do espinho pode estar partida, tornando-se muito difícil a sua remoção após a retirada do fragmento principal.

Fragmentos de madeira. Chamamos a atenção aqui para a importância da exposição do leito onde se aloja o fragmento em face do risco comum de permanência de fragmentos secundários, quando os CEs são retirados simplesmente por tração. Sua remoção imediata, juntamente com os tecidos que o envolvem, permite a síntese cutânea como se fora uma ferida comum, diminuindo em muito a morbidade. As farpas incluídas na derme, paralelamente à superfície cutânea, devem ser removidas juntamente com retalho cutâneo elíptico que as contém, e a ferida deve ser suturada. Não se pode justificar, apenas por motivos estéticos, o risco de deixar uma ferida contaminada, possivelmente até com esporos tetânicos, quando uma simples ampliação da ferida cirúrgica afasta as complicações. As "farpas" subungueais devem ser tratadas atendendo aos mesmos princípios: remoção em cunha de fragmento da unha e do CE subjacente.

Os espinhos ou CE de qualquer natureza, quando não palpáveis, são sempre responsáveis por grandes dificuldades, que só poderão ser diminuídas se as normas apropriadas forem respeitadas.

Espinhos de ouriço-do-mar. Algumas espículas não são expelidas espontaneamente, e sua não retirada precoce parece favorecer o aparecimento de complicações, como febre, infecção secundária, formação de granulomas provocados pelo CE e eventual necrose. Devem ser removidos de imediato esses espinhos, por se tratar de corpos sépticos e se alojarem, quase exclusivamente, na região plantar, área que, por suas características funcionais, não tolera a presença de objetos (principalmente nas áreas de apoio). Deve-se utilizar um dos métodos de Rees, com remoção do orifício de entrada para maior facilidade de exposição.

Ferrão de peixe. As bordas serreadas de que são portadores impedem sua remoção por tração, obrigando, naturalmente, à exposição do leito onde se alojam.

Projéteis de arma de fogo e de espingarda de ar comprimido. A importância dos ferimentos por arma de fogo é muito grande, mas reside essencialmente nas lesões ocorridas em seu trajeto no organismo. A não ser quando o chumbo se aloja nas mãos, na região dos punhos, nos pés, na região dos tornozelos ou intra-articular, a necessidade imediata de operar decorre principalmente da presença de lesões que ponham em risco a vida do paciente. Nas quatro primeiras estruturas a que nos referimos, o chumbo aloja-se, quase obrigatoriamente, no subcutâneo ou em meio ao compacto conjunto de tendões, bainhas, vasos e nervos que caracterizam essas regiões. Independentemente do tratamento das lesões provocadas no seu trajeto, a remoção imediata do projétil implica a antecipação de intervenção futuramente inevitável, com a vantagem adicional de estar contribuindo no sentido de evitar ou diminuir a gravidade de complicações infecciosas. Evidentemente, tal conduta só será cogitada diante de pacientes cujas condições sejam satisfatórias e por profissionais qualificados para atuarem nessas áreas.

Quando se tratar de ferimentos por projéteis de cartucheira em que as estruturas supramencionadas foram atingidas, e em face das dificuldades naturais que a multiplicidade de CE implica, é indispensável inventário completo das lesões do trajeto. Tal conduta visa a definir prioridades, uma vez que, além da intervenção cirúrgica indispensável (lesões ósseas, articulares etc.), a remoção dos projéteis torna-se imperativo natural.

A necessidade imediata de extrair os pequenos projéteis de espingarda de ar comprimido diz respeito, como no caso dos anteriores, à região atingida. O chumbo, quando incluído em massas musculares volumosas, e quando não palpável, acarreta dificuldades excepcionais para a sua extração, as quais deverão ser devidamente consideradas pelo médico que se propõe a retirá-lo.

Fragmentos de metal. Os pequenos fragmentos de "palha de aço" incluídos quase sempre horizontalmente na pele devem ser sempre retirados com aquela que os envolve, pois isto evitará complicações futuras causadas pela contaminação intensa que ocorre em tais acidentes.

Anzóis. A retirada de anzóis, presos por perfuração ou transfixação, assume características peculiares pela presença, junto à sua extremidade, de um "gancho" que promove a sua autofixação nos tecidos e dificulta sua retirada por tração simples. Quando transfixante, a secção da ponta exposta permite a retirada do fragmento restante pelo orifício de entrada. Recomenda-se também, nos demais casos de feridas perfurantes, transformá-las em transfixantes por meio da progressão da ponta do anzol. Procede-se, então, como no caso anterior (Figura 11.20).

Outra maneira de desprender um anzol, principalmente quando este penetrou pouco os tecidos, é manipular sua base externa de maneira a transmitir à sua ponta uma força em sentido contrário ao do "gancho", ao mesmo tempo que se procura extraí-lo pelo orifício de entrada (Figura 11.21).

Vidros. As características das feridas por vidro induzem naturalmente à investigação em toda a profundidade do corte. Não se justifica desprezar esse cuidado por não se querer ampliar uma ferida que não permita exposição adequada. Muitas vezes é apenas por meio dessa conduta que são constatadas lesões importantes despercebidas ao exame funcional.

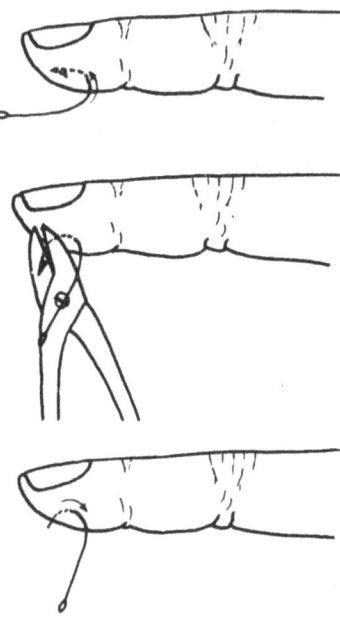

Figura 11.20 Figura mostrando retirada de anzol pelo orifício de entrada após transfixação da pele e secção da ponta.

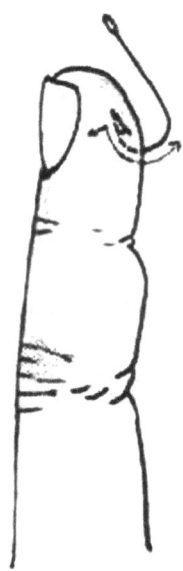

Figura 11.21 Figura mostrando o sentido das forças transmitidas à ponta do anzol para a sua remoção quando a penetração é superficial.

Se, como pode ocorrer, algum fragmento permanecer, o médico pode ficar tranquilo por ter lançado mão de todos os cuidados recomendáveis. Além disso, sabe-se que os vidros costumam ser inertes e podem ser deixados (salvo na presença de sintomas ou infecções) quando sua extração for muito difícil.

Fragmentos de grafite. A superficialidade de tais ferimentos, a ocorrência incomum de complicações e a faixa etária das vítimas tornam a opção cirúrgica dependente das dificuldades impostas pelos pequenos pacientes à anestesia local e da validade de lhes impor os riscos da anestesia geral.

Uso do intensificador de imagem na retirada de corpo estranho radiopaco

É de grande utilidade o emprego do intensificador de imagem acoplado à televisão na retirada de CE. Esse recurso técnico facilita a cirurgia, permite que as incisões sejam milimétricas, que o tempo cirúrgico seja reduzido e o trauma cirúrgico minimizado. Para exemplificar essa nova técnica, descrevemos com detalhes a retirada de agulha de costura da região hipotenar de uma paciente. A cirurgia foi documentada em seus tempos principais por radiografias. A descrição detalhada da técnica encontra-se nas legendas das Figuras 11.22 a 11.26.

O uso de aparelhos de raios X portáteis para uso em salas de cirurgia dá praticidade ao método e não imobiliza aparelhos de radiografia convencionais dos departamentos de radiodiagnóstico.

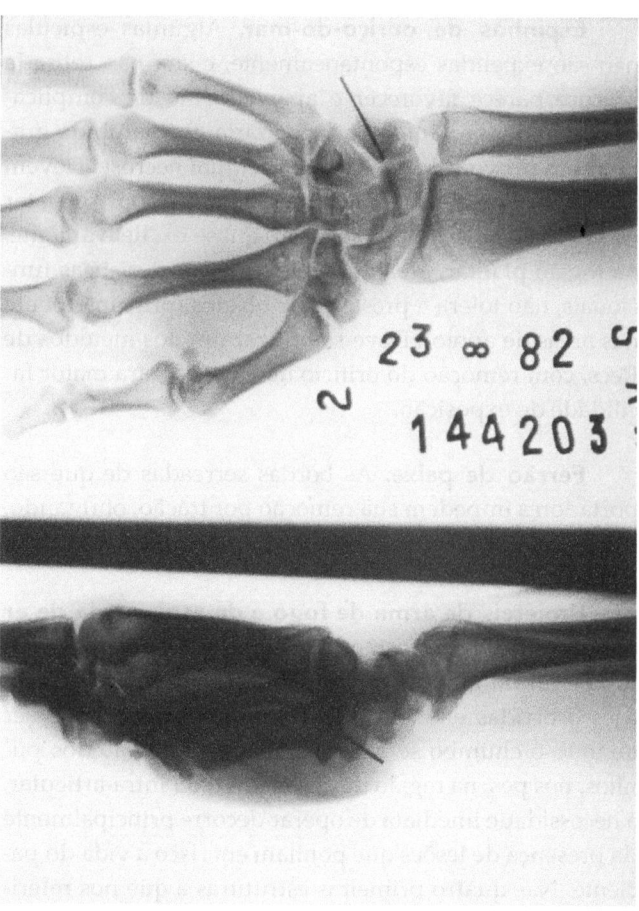

Figura 11.22 Radiografia simples da mão esquerda em AP e perfil demonstrando CE na projeção dos ossos piramidal e fisiforme (agulha e pequeno fragmento menor).

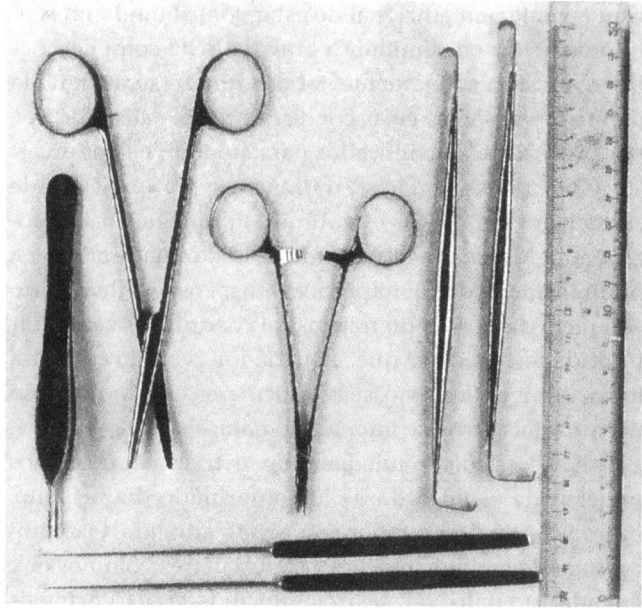

Figura 11.23 Material cirúrgico utilizado para retirada do CE da figura anterior.

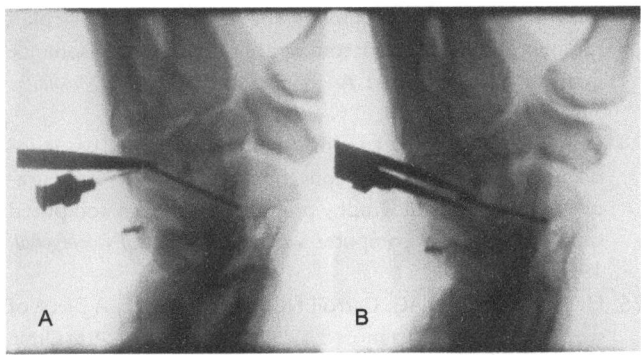

Figura 11.24 (A) Início da retirada de CE da mão esquerda de paciente. Sob controle fluoroscópico é introduzida agulha de injeção direcionada ao CE. À medida que a agulha progride, injeta-se o anestésico local até que a agulha toque o CE. A agulha é, então, desacoplada da seringa e deixada no local para servir de guia para pinça de Halsted que irá retirar o CE. **(B)** Realiza-se pequena incisão (± 4 mm) com bisturi lâmina 11, englobando o orifício de entrada da agulha que foi utilizada para aplicar o anestésico local e acha-se em contato com o CE. (Cortesia do Prof. Franklin Pinto Fonseca.)

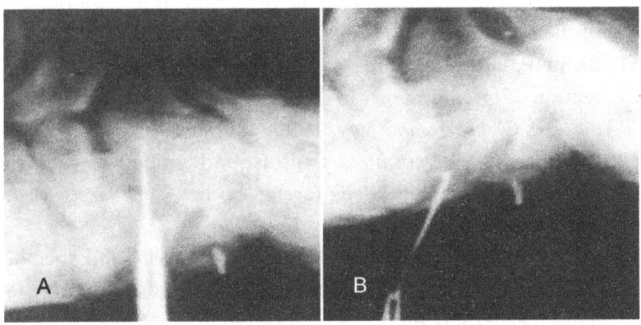

Figura 11.25 (A) O CE previamente pinçado começa a ser retirado. **(B)** CE quase completamente retirado. (Cortesia do Prof. Franklin Pinto Fonseca.)

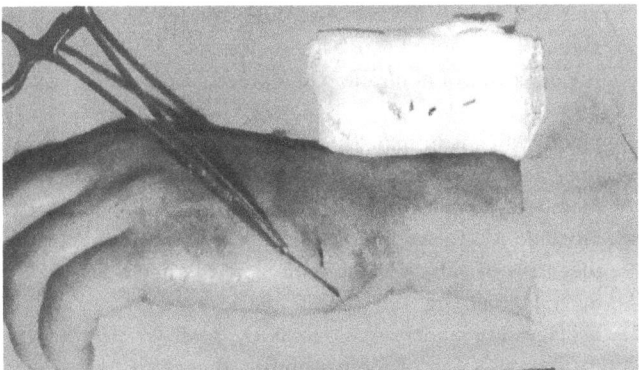

Figura 11.26 No final da cirurgia de retirada de corpos estranhos da região hipotenar da mão esquerda da paciente, vemos a diminuta incisão de 4 mm, o fragmento maior do corpo estranho (agulha de costura) preso à pinça de Halsted que o retirou. Vemos também, sobre a gazinha, os três fragmentos menores da agulha de costura retirados pela mesma técnica e pela mesma incisão. (Cortesia do Prof. Franklin Pinto Fonseca.)

Atualmente, no entanto, o uso do intensificador de imagem vem perdendo espaço para a ultrassonografia. Esta apresenta, além da capacidade de orientar o cirurgião na identificação e apreensão do CE, o fato de ser inócua e não submeter paciente e médico à ação da radiação ionizante.

Uso da ultrassonografia na retirada de corpo estranho

A utilização de US de alta resolução (frequência de 10 MHz) orientando o cirurgião durante a operação, como no procedimento citado anteriormente, é muito prática por ser mais portátil, dinâmica e evitar os riscos da radiação.

A US vem se destacando na detecção e localização de CE, com bons resultados não só diagnósticos, mas também como procedimento não invasivo de acompanhamento peroperatório de remoção percutânea de fragmentos e avaliação de suas complicações.[41,43,47,49,50,56]

O avanço tecnológico dos aparelhos ultrassonográficos permitiu que a US se tornasse excelente método de imagem não invasivo, não só para a identificação de CE radiolucentes, como para auxiliar na sua remoção e na avaliação de complicações consequentes ao trauma causado por eles. Os CE são observados, ao exame ultrassonográfico, como estruturas ecogênicas com sombra acústica posterior ou como artefatos em "cauda de cometa".

A identificação do CE pelo método ultrassonográfico está intimamente relacionada com a capacidade resolutiva dos transdutores, profundidade da incrustação do CE e sua relação com estruturas ósseas. Considerando-se a natureza do material que compõe o CE, a madeira é o material mais bem visualizado, seguida do vidro e das estruturas plásticas e metálicas.[56]

À semelhança do que se faz com o intensificador de imagens, duas técnicas têm sido descritas para a localização de CE pela US: a marcação da pele com agulhas e a marcação por tinta específica. A técnica por marcação de agulhas pode ser realizada de duas maneiras: em uma delas, a US é usada para guiar a colocação de uma agulha estéril perpendicularmente ao eixo axial do CE e no seu redirecionamento; na outra modalidade, são colocadas duas agulhas estéreis guiadas por US, com angulação de 90° entre si.[62]

Atualmente, a retirada do CE sob controle ultrassonográfico é o método terapêutico de escolha.

Referências Bibliográficas

1. Mamede RCM, Amaral F, Freitas LCC, Raimundo DG, Ricz H, Melo-Filho FV. Corpos estranhos caminham pelo corpo em direção ao coração? *Rev Brasil Otorrinolaringol*, 2009; 75:195-9.

2. Schanaider A, Manso JEF. Corpos estranhos provenientes de acessos cirúrgicos à cavidade abdominal. Aspectos fisiopatológicos e implicações médico-legais. *Rev Col Bras Cir*, 2006; *33*:250-5.

3. Carvalho JB, Vinhaes JC. Corpo estranho retido na cavidade abdominal durante 11 anos. *Rev Col Bras Cir*, 2004; *31*:68-70.

4. Ferraz AP. Corpos estranhos. *In:* Fonseca FP, Savassi-Rocha PR. *Cirurgia Ambulatorial*, 3ª ed. Rio de Janeiro: Guanabara Koogan, 1999.

5. Cleator IGM, Christie J. An unusual case of swallowed dental plate and perforation of the sigmoid colon. *Br J Surg*, 1973; *60*:163-5.

6. Kleiman MB, Elfenbein DS, Wolf EL *et al*. Periosteal reaction due to foreign body-induced inflammation of soft tissue. *Pediatrics*, 1977; *60*:638-41.

7. Spitz L. Management of ingested foreign bodies in childhood. *Br Med J*, 1971; *20*:469-72.

8. Sturdy JH, Baird RM, Gerein AN. Surgical sponges: a cause of granuloma and adhesion formation. *Ann Surg*, 1967; *165*:128-34.

9. Lázaro da Silva A, Castro MAM. Corpos estranhos. *In:* Lázaro da Silva A. *Cirurgia de Urgência*. Rio de Janeiro: Medsi, 1985.

10. Chibata M, Saucedo Jr N. Lesões de partes moles e corpos estranhos superficiais. *In:* Skinovsky J, Fernandes JW, Purim KSM. *Cirurgia Ambulatorial*. Rio de Janeiro: Revinter, 2009.

11. Coombs C, Multimer D, Slattery P, Wise A. Hide and seek: pre-operative ultrasonic localization of non radio-paque foreign bodies. *Aust N Z J Surg*, 1990; *60*:989-91.

12. Mohammadi A, Ghasemi-Rad M, Khodabakhsh M. Non-opaque soft tissue foreign body: sonographic findings. *BMC Med Imaging*, 2011; *11*:9-12.

13. Choudhari KA, Muthu T, Tan MH. Progressive ulnar neuropathy caused by a delayed migration of a foreign body. *Scand J Plast Reconstr Surg Hand Surg*, 2004; *38*:20-6.

14. Maylahn DJ. Thorn-induced "tumors" of bone. *J Bone Joint Surg*, 1952; *34*:386-8.

15. Alpers DD. Migration of broken hip pin into urinary bladder. *JAMA*, 1970; *212*:2123-4.

16. Burman M, Grossman S, Rosenak S. Migration of fracture-transfixing pin from humerus into mediastinum. *Am J Roentgenol*, 1956; *70*:1961-5.

17. Kremens V, Glauser F. Unusual sequela following pinning of medial clavicular fracture. *Am J Roentgenol*, 1956; *76*:1066-9.

18. Mazet R. Migration of Kirschner wire from shoulder region into lung: report of two cases. *J Bone Joint Surg*, 1943; *25*:477-83.

19. Filho EMP, Martins WP. Aplicação da ultrassonografia na avaliação da presença de infecção, abscessos e corpos estranhos na pele e subcutâneo. *EURP*, 2010; *2*:22-5.

20. Anderson M, Newmeyer W, Kilgore E. Diagnostic and treatment of retained foreign bodies in the hand. *Am J Surg*, 1982; *144*:63-7.

21. Kent MJ, Melton JF. Use of portable ultrasound for exploration and removal of superficial foreign bodies. *Ann R Coll Surg Engl*, 2009; *91*:344-5.

22. Lammers RL, Magill T. Detection and management of foreign bodies in soft tissue. *Emerg Med Clin North Am*, 1992; *10*:76-81.

23. Oikarineu KS. Visibility of foreign bodies in soft tissue in plan radiographs, computed tomography, magnetic resonance imaging and ultrasound. An in vitro study. *Int J Oral Maxillofac Surg*, 1993; *22*:119-24.

24. Reiner B, Siegel E, McLaurin T *et al*. Evaluation of tissue foreign bodies: comparing conventional plain film radiography, computed radiography printed on film and computed radiography on a computer workstation. *Am J Roentgenol*, 1996; *167*:141-4.

25. Hansson G, Beeb AC, Carroll NC, Donaldson JS. A piece of wood in the hand diagnosed by ultrasonography. *Acta Ortop Scand*, 1988; *59*:459-60.

26. Flom LL, Ellis GL. Radiologic evaluation of foreign bodies. *Emerg Med Clin North Am*, 1992; *10*:163-77.

27. Jennet WB, Watson JA. The radiopacity of glass foreign bodies. *Br J Surg*, 1958; *46*:244-6.

28. Tandberg D. Glass in the hand and foot. Will and X-ray show it? *JAMA*, 1982; *248*:1872-4.

29. De Flaviis L, Scaglione P, Bo PD, Nessi R. Detection of foreign bodies in soft tissue: experimental comparison of ultrasonography and xeroradiography. *J Trauma*, 1988; *28*:400-4.

30. Barnejie B, Das R. Sonographic detection of foreign bodies of the extremities. *Br J Radiol*, 1991; *64*:107-12.

31. Blyme P, Lind T, Schantz K, Lavard P. Ultrasonographic detection of foreign bodies in soft tissue: a human cadaver study. *Arch Orthop Trauma Surg*, 1990; *110*:24-5.

32. Brandley PS. Percutaneous ultrasound guided extraction of non palpable soft tissue foreign bodies. *Arch Emerg Med*, 1992; *9*:181-4.

33. Bray PW, Mahoney JL, Campbell JP. Sensitivity and specificity of ultrasound in the diagnosis of foreign bodies in the hand. *J Hand Surg Ann*, 1995; *20*:661-6.

34. Crawford R, Matheson A. Clinical value of ultrasonography in the detection and removal of radiolucent foreign bodies. *Injury Accident Surg*, 1988; *20*:341-3.

35. Fornage B, Rifkin M. Ultrasound examination of the hand and foot. *Radiol Clin North Am*, 1988; *26*:109-29.

36. Gilbert F, Campbell R, Bayliss A. The role of ultrasound in the detection of non-radiopaque foreign bodies. *Clin Radiol*, 1990; *41*:109-12.

37. Goodlind G, Hardman T, Summers M *et al*. Sonography of the hand and foot in foreign body detection. *J Ultrasound Med*, 1987; *6*:441-7.

38. Hoglund M, Tordai P, Engkvist O. Ultrasonography for the diagnosis of soft tissue conditions in the hand. *Scand Plast Reconstr Hand Surg*, 1991; *25*:225-31.

39. Schlager D, Sanders A, Wigquis D, Boren W. Ultrasound for the detection of foreign bodies. *Ann Emerg Med*, 1991; *20*:189-91.

40. Kobs JK, Hansen AR, Keef B. A retained wooden foreign body in the foot detected by ultrasonography. *J Bone Joint Surg*, 1991; *74*:296-8.

41. Callegari L, Leonardi A, Bini A *et al*. Ultrasound guided removal of foreign bodies: personal experience. *Eur Radiol*, 2009; *19*:1273-9.

42. Halaas GW. Management of foreign bodies in the skin. *Am Fam Physician*, 2007; *76*:683-90.

43. Hung YT, Hung LK, Griffith JF, Wong CH, Ho PC. Ultrasound for the detection of vegetative foreign body in the hand. A case report. *Hand Surg*, 2004; *9*:83-7.

44. Shiels W, Babcock D, Wilson J, Burch R. Localization and guided removal of soft tissue foreign bodies with sonography. *AJR*, 1990; *155*:1277-81.

45. Peterson JJ, Bancroft LW, Kransdorf MJ. Wooden foreign bodies: imaging appearance. *AJR*, 2002; *178*:557-62.

46. Jacobson JA, Powel A, Craig JG *et al*. Wooden foreign bodies in soft tissue: detection at US. *Radiology*, 1998; *206*:45-8.

47. Ng SY, Songra AK, Bradley PF. A new approach using intraoperative ultrasound imaging for localization and removal of multiple foreign bodies in the neck. *Int J Oral Maxillofac Surg*, 2003; *32*:433-6.

48. Boyse TD, Fessell DP, Jacobson JA *et al*. US of soft-tissue foreign bodies and associated complications with surgical correlation. *Radiographics*, 2001; *21*:1251-6.

49. Braham R, Said M, Jerbi Ommezine S, Gannouni A. Foreign bodies in the soft tissues. The interest of sonography. *Presse Med*, 2005; *34*:256-7.

50. Blankstein A, Cohen I, Heiman Z *et al*. Ultrasonography as a diagnostic modality and therapeutic adjuvant in the management of soft tissue foreign bodies in the lower extremitis. *Isr Med Assoc J*, 2001; *3*:411-3.

51. Haddad Jr V, Novaes SPMS, Miot HA, Zuccon A. Acidentes por ouriço-do-mar – eficácia da retirada precoce das espículas na prevenção das complicações. *An Bras Dermatol*, 2001; *76*:677-81.

52. Felman AH, Fisher MS. The radiographic detection of glass in soft tissue. *Radiology*, 1969; *92*:1529-31.

53. Felman AH. Detection of glass in soft tissue by X-ray. *Pediatrics*, 1970; *45*:478-80.

54. Wyn T, Jones J, McNineh D, Heacox R. Bedside fluoroscopy for the detection of foreign bodies. *Acad Emerg Med*, 1995; *2*:978-82.

55. Wolcott MW. *Ferguson's Surgery of the Ambulatory Patient*. Philadelphia and Toronto: JB Lippincott Company, 1974.

56. Lima CMAO, Gambin M, Ribeiro EB, Monteiro AMV, Amarante Jr JLM. Diagnóstico por imagem de corpos estranhos da face e retirada cirúrgica guiada por ultrassonografia. *Rev Imagem*, 2006; *28*:249-52.

Mordeduras e Picadas de Animais

Capítulo 12

José Renan da Cunha-Melo
Carlos Faria Santos Amaral
Sarah Pereira de Freitas

INTRODUÇÃO

O atendimento ambulatorial dos pacientes que sofrem mordedura ou picadas de animais constitui ponto fundamental para a prevenção das graves complicações, inclusive morte, que podem ocorrer.

Nos últimos anos, apesar do desmatamento irracional, os animais venenosos ainda podem ser encontrados na zona rural, e mesmo nas grandes cidades. A diminuição dos acidentes provocados por esses animais trouxe displicência por parte dos médicos que, ao atenderem as vítimas, inicialmente no nível ambulatorial, podem perder a melhor oportunidade de tratá-las adequadamente e de prevenir as complicações passíveis de ocorrer, tais como insuficiência renal aguda, arritmias cardíacas e respiratórias, distúrbios de coagulação, infecções graves e morte.

No presente capítulo serão abordadas noções fundamentais para atendimento ambulatorial de pacientes vítimas de mordeduras ou picadas de animais.

MORDEDURA DE MAMÍFEROS

Animais como cão, gato, algumas vezes rato, e até mesmo o próprio homem, podem atacar humanos, produzindo ferimentos que, pela possibilidade de contaminação e de transmissão de doenças infecciosas, devem ser tratados corretamente.

Embora as feridas decorrentes de mordeduras de mamíferos possam parecer inicialmente inócuas, elas podem apresentar efeitos devastadores, se ocorrerem complicações.

Homem

Dados gerais

Além da lesão de pele e tecidos moles, a infecção deve sempre ser considerada presente após mordida de humanos. A flora microbiana da cavidade oral pode conter até 100 bilhões de bactérias/g de tecido. Esse número é 100 mil vezes maior do que o necessário para produzir infecção.

Os locais mais comuns de mordeduras humanas são o dorso da mão e o couro cabeludo. Outras localizações frequentes incluem pênis, escroto, vulva, mama, orelha, nariz e braço. Na maioria das vezes, as lesões não são relatadas como decorrentes de mordeduras pelos pacientes, que se sentem embaraçados. Por esse motivo, deve-se sempre considerar a possibilidade de mordedura humana ao se tratar lesões localizadas no dorso das mãos, couro cabeludo e genitália.

As lesões do dorso da mão são muitas vezes decorrentes de brigas em que o paciente esmurra o adversário. Os dentes ganham acesso fácil aos espaços articulares, que são 10 vezes mais suscetíveis à infecção do que os tecidos moles em geral. Se o paciente é examinado com os dedos em extensão, o médico pode deixar passar despercebida uma lesão da articulação metacarpofalangiana. Devido à anatomia da região, a laceração do dorso pode disseminar-se proximal e distalmente e mesmo atingir a região palmar.

As vítimas de mordeduras humanas demoram a procurar assistência médica devido às circunstâncias em que estas ocorrem, o que agrava o prognóstico.

Tratamento

No Quadro 12.1, encontram-se as principais orientações do tratamento ambulatorial em paciente vítima de mordedura humana.[1]

Algumas condutas são orientadas pela topografia da lesão. Nas mordidas do punho, deve-se solicitar uma radiografia para detectar fratura, corpo estranho ou mesmo osteomielite nos casos atendidos tardiamente. Essas lesões devem ser exploradas após anestesia regional. Feita a limpeza, mão e antebraço são imobilizados e mantidos em tipoia. Se parte do dedo, nariz ou orelha foi arrancada pela mordida, deve-se tentar o reimplante. Nas lesões da orelha com exposição de cartilagem, esta pode ser im-

Quadro 12.1 Orientações gerais para atendimento de vítimas de mordeduras de humanos

Conduta	Orientação
Limpeza	A ferida deve ser limpa e irrigada com quantidade generosa de solução salina a 0,9%.
Desbridamento	Quando necessário, deve ser feito cuidadosamente, para evitar agravar o ferimento e atrasar a cicatrização. Material desbridado deve ser enviado para cultura.
Sutura	Em geral, a ferida deve ser deixada aberta, com aproximação das bordas para facilitar o fechamento por segunda intenção. A sutura é indicada em lesões maiores nas mãos, pescoço, face e orelha, principalmente em pacientes mulheres, uma vez que o resultado estético é superior quando comparado às lesões tratadas pelo método aberto. Essa vantagem compensa o risco maior de infecção que ocorre nos casos com sutura primária.
Curativo	Recomenda-se curativo oclusivo. Após 1 semana, pode-se avivar as bordas da ferida e suturar.
Antibiótico	– *Antibioticoprofilaxia:* Deve ser administrada em todos os pacientes. É particularmente importante para feridas nas seguintes circunstâncias: acometendo as mãos, em proximidade de ossos ou articulações, profundas, as que exigem reparo cirúrgico e em pacientes imunocomprometidos. O antibiótico indicado é amoxicilina-clavulanato 875/125 mg 2 vezes ao dia, por 3 a 5 dias, observando-se a evolução. – *Antibioticoterapia:* Agentes de escolha para cobertura empírica incluem ampicilina-sulbactam 3 g de 6/6 h + ceftriaxone 1 g de 24/24 h + metronidazol 500 mg de 8/8 h. A duração do tratamento deve ser guiada pela melhora clínica.

Quadro 12.2 Profilaxia contra o tétano em feridas traumáticas

História de vacinação prévia contra o tétano	Ferimentos com risco mínimo de tétano*		Ferimentos com alto risco de tétano**	
	Vacina	SAT/IGHAT	Vacina	SAT/IGHAT
Incerta ou <3 doses	Sim	Não	Sim	Sim
≥3 doses, sendo a última dose há menos de 5 anos	Não	Não	Não	Não
≥3 doses, sendo a última dose há mais de 5 anos e menos de 10 anos	Não	Não	Sim	Não***
≥3 doses, sendo a última dose há mais de 10 anos	Sim	Não	Sim	Não***

Fonte: Guia de Vigilância Epidemiológica/MS, Secretaria de Vigilância em Saúde, 2005.
*Ferimentos superficiais, limpos, sem corpos estranhos nem tecidos desvitalizados.
**Ferimentos profundos ou superficiais sujos, com corpos estranhos ou tecidos desvitalizados; queimaduras; feridas puntiformes ou por armas brancas e de fogo; mordeduras; politraumatismos e fraturas expostas.
***Para paciente imunodeprimido, desnutrido grave ou idoso, além do reforço com a vacina está também indicada IGHAT ou SAT.
SAT – Soro antitetânico.
IGHAT – Imunoglobulina humana hiperimune antitetânica.

plantada no subcutâneo da região abdominal até que a ferida ofereça condições satisfatórias para o reimplante.

É importante determinar o esquema de vacinação contra tétano[2] em paciente vítima da mordedura e realizar a conduta pertinente, conforme o Quadro 12.2.

A vacina antitetânica deve ser conservada entre 2° e 8°C. O seu congelamento provoca a desnaturação proteica e a desagregação do adjuvante, com perda de potência e aumento dos eventos adversos. A dose é de 0,5 mL IM, com intervalo entre as doses de 60 dias, sendo o intervalo mínimo de 30 dias.[2]

O soro antitetânico (SAT) é obtido de soro de equinos hiperimunizados com toxoide tetânico. A apresentação é de ampolas de 5 mL contendo 5.000 UI de SAT. A dose profilática é de 5.000 UI (para crianças e adultos). A administração do SAT é realizada por via intramuscular, podendo ser na região deltoide, na face externa superior do braço, no vasto lateral da coxa ou no quadrante superior do glúteo. Quando o volume a ser administrado for grande, a dose deve ser dividida entre os membros superiores e a região glútea. Ao administrar o SAT juntamente com a vacina contra o tétano, utilizar regiões musculares diferentes.

Imunoglobulina humana hiperimune antitetânica (IGHAT) é constituída por imunoglobulinas da classe IgG obtida do plasma humano, e é indicada em casos de hipersensibilidade ao SAT, história pregressa de alergia ou hipersensibilidade ao uso de outros soros heterólogos. A IGHAT apresenta-se sob forma líquida ou liofilizada em frasco-ampola de 1 mL ou 2 mL contendo 250 UI, e sua conservação deverá ser feita entre 2° e 8°C, não podendo ser congelada. A dose, em casos de acidentes, é de 250 UI por via intramuscular, podendo ser aplicada na região deltoide ou na face externa superior do braço. Em menores de 2 anos, utilizar o músculo vastolateral da coxa.

Animais

Dados gerais

Nas mordeduras de animais, vários fatores predispõem à evolução favorável. As lesões são mais lineares, usualmente superficiais, e os pacientes procuram assistência médica muito mais precocemente do que aqueles mordidos por humanos.

A mordedura mais comum é a de cão. Dependendo do tamanho do cão, podem ocorrer lesões graves da face, cabeça e membros, principalmente em crianças.

Gatos podem, eventualmente, morder, mas em regra as lesões causadas por esses animais decorrem de unhadas. Quando mordem, podem provocar contaminação semelhante àquela provocada pela mordedura de outros carnívoros. A lesão produzida pela unha do gato pode provocar a "febre da arranhadura do gato", doença ainda pouco conhecida, mas possivelmente devida à *Bartonella henselae*. É caracterizada por febre e por linfadenite regional crônica. Biópsia linfonodal pode ser indicada para diagnóstico diferencial com linfoma. Lesões semelhantes podem ser observadas em ferimentos provocados por fragmentos de ossos de animais.

A mordedura do rato é condição rara, no entanto passível de ocorrer em laboratórios de pesquisa científica ou em aulas práticas de cursos da área biológica. A mordedura do rato pode causar febre pela transmissão de duas enfermidades: o *sodoku*, produzido pelo *Spirillum minus*, e a febre de Haverhill (eritema articular epidêmico), causada pelo *Streptobacillus moniliformis*. Em regra, os sintomas iniciam-se quando pouca ou nenhuma reação ocorre na ferida, a qual já se apresenta cicatrizada.

Animais de grande porte, como leões, onças, tigres, ursos, podem, raramente, ser responsáveis por mordedura em humanos, principalmente em zoológicos.

Ainda com relação à mordedura de animais, tem destaque a transmissão da raiva.[3-5] Trata-se de uma antropozoonose transmitida ao homem pela inoculação do vírus presente na saliva e secreções do animal infectado, principalmente pela mordedura. Apresenta letalidade de aproximadamente 100% e, apesar de ser conhecida desde a Antiguidade, continua sendo problema de saúde pública. O vírus da raiva é neurotrópico, e sua ação no sistema nervoso central (SNC) causa quadro clínico característico de encefalomielite aguda, decorrente da sua replicação viral nos neurônios. Pertence à família *Rhabdoviridae*, gênero *Lyssavirus* e espécie *Rabies virus*. Seu genoma é constituído por ácido ribonucleico – RNA. Apenas os mamíferos transmitem o vírus da raiva e adoecem por esse vírus.

No período de 1990 a 2009, foram registrados no Brasil 574 casos de raiva humana, dos quais, até 2003, a principal espécie agressora foi o cão. A partir de 2004, o

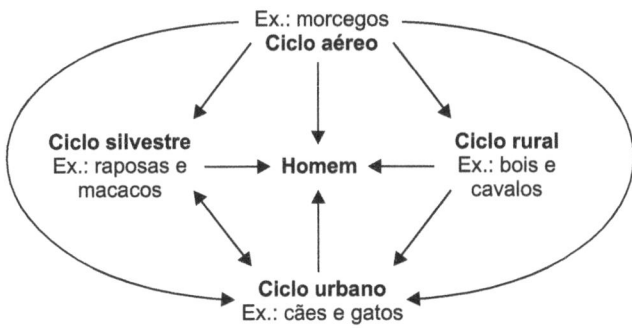

Figura 12.1 Ciclos epidemiológicos de transmissão da raiva no Brasil.

morcego passou a ser o principal transmissor no Brasil.[3] Esse fato se relaciona com os surtos de raiva causados pelos morcegos hematófagos, principalmente na Região Amazônica. O cão, em alguns municípios, continua sendo fonte de infecção importante. Considera-se que a cadeia epidemiológica da raiva está dividida em quatro ciclos, sendo o ser humano o hospedeiro final em todos os ciclos. Os ciclos, como mostrados na Figura 12.1, são: urbano, rural, silvestre e aéreo.

A transmissão ocorre quando o vírus contido na saliva e secreções do animal infectado penetra no tecido, principalmente por meio de mordedura e, mais raramente, pela arranhadura e lambedura de mucosas e/ou pele lesionada. Em seguida, multiplica-se no ponto de inoculação, atinge o sistema nervoso periférico e migra para o SNC. A partir do SNC, dissemina-se para vários órgãos e glândulas salivares, onde também se replica e é eliminado na saliva das pessoas ou animais infectados.[3-5]

Tratamento

A mordida do cão pode contaminar a ferida e mesmo levar a sepse fatal, causada por bacilo gram-negativo denominado *Capnocytophaga canimorsus*,[6] quando a vítima é portadora de imunodeficiência por doença crônica ou tenha sido esplenectomizada. Esse organismo é sensível à penicilina e à tetraciclina, mas resistente aos aminoglicosídeos.

Gatos, ao morderem, podem provocar contaminação semelhante àquela provocada pela mordedura de outros carnívoros. A lesão provocada pela unha, na "febre da arranhadura do gato", ocasionalmente pode evoluir para abscesso e requerer drenagem cirúrgica. Atualmente, recomenda-se o uso de antibióticos mesmo para pacientes imunocompetentes.[7] O antibiótico de escolha é a azitromicina no curso de 5 dias (500 mg no primeiro dia, seguido por 250 mg por 4 dias em pacientes com peso acima de 45,5 kg; ou 10 mg/kg no primeiro dia, seguido por 5 mg/kg por quatro dias para pacientes com peso inferior a 45,5 kg). Em caso de intolerância à

Quadro 12.3 Orientações gerais

Conduta	Orientação
Limpeza	Recomenda-se a limpeza com água corrente abundante. Deve ser realizada de maneira cuidadosa, visando eliminar as sujidades, sem agravar o ferimento. Em seguida, é indicado o uso de antisséptico, como polivinilpirrolidona-iodo, digliconato de clorexidina ou álcool iodado.
Sutura	Deve ser evitada, já que pode aprofundar o vírus, mas, nos casos em que houver possibilidade de comprometimento funcional ou estético, infiltrar o soro antirrábico, quando indicado, 1 h antes de executar os pontos de aproximação. Nesses casos, recomenda-se a aproximação das bordas com pontos isolados.
Antibioticoterapia	Recomenda-se avaliar a extensão, localização da lesão e características do paciente para verificar a necessidade de antimicrobianos.

azitromicina, outros antibióticos podem ser usados: claritromicina, rifampicina, sulfametoxazol-trimetoprima e ciprofloxacino.[7]

Em casos de mordedura do rato,[8] quando ocorre a transmissão do *sodoku* ou da febre de Haverhill, o tratamento de escolha é feito com penicilina intravenosa.

Em ferimentos causados por animais de grande porte, geralmente as lesões são extensas e fatais e requerem tratamento imediato e cirurgia reparadora.

Seguem-se, nas mordeduras de animais, os mesmos princípios observados para mordedura de humanos. Também em todos os casos, deve-se fazer profilaxia do tétano.

Com relação à raiva, não há tratamento comprovadamente eficaz. Poucos pacientes sobrevivem à doença, a maioria com sequelas graves. No Quadro 12.3, encontram-se as principais orientações sobre o ferimento em paciente vítima de mordedura de animais com suspeita da presença do vírus.[3]

As exposições (mordeduras, arranhaduras, lambeduras e contatos indiretos) devem ser avaliadas de acordo com as características do ferimento e do animal envolvido para fins de conduta de esquema profilático.[3]

Características do ferimento. Com relação à transmissão do vírus da raiva, os ferimentos causados por animais devem ser avaliados quanto ao:

- *Local:* ferimentos que ocorrem em regiões próximas ao SNC (cabeça, face ou pescoço) ou em locais muito inervados (mãos, polpas digitais e região plantar) são considerados graves. A lambedura de mucosas também é considerada grave, por serem as mucosas permeáveis ao vírus e as lambeduras geralmente abrangerem áreas mais extensas.
- *Profundidade:* os ferimentos devem ser classificados como superficiais (sem presença de sangramento) ou profundos (apresentam sangramento, ultrapassando a derme). Os ferimentos puntiformes são considerados como profundos, ainda que algumas vezes não apresentem sangramento.
- *Extensão e número de lesões:* deve-se observar a extensão da lesão e se é única ou múltipla.

Características do animal

Cão e gato. As características da doença, como período de incubação, transmissão e quadro clínico, são bem conhecidas e semelhantes. Por isso, esses animais são analisados em conjunto. Em caso de acidente com esses animais, é necessário avaliar:

- *Estado de saúde do animal no momento da agressão:* avaliar se o animal estava sadio ou se apresentava sinais sugestivos de raiva.
- *Observação do animal:* se o animal estiver sadio no momento do acidente, é importante que ele seja mantido em observação por 10 dias. O período de incubação da doença em cães e gatos é, em geral, de 60 dias. No entanto, a excreção de vírus pela saliva, ou seja, o período em que o animal pode transmitir a doença, só ocorre a partir do final do período de incubação, variando entre 2 e 5 dias antes do aparecimento dos sinais clínicos, persistindo até sua morte, que ocorre em até 5 dias após o início dos sintomas. Por isso, o animal deve ser observado por 10 dias.
- *Procedência do animal:* é necessário saber se o animal é proveniente de região onde a raiva é ou não controlada.
- *Hábitos de vida do animal:* se domiciliado ou não domiciliado.

Animais silvestres. Animais silvestres como morcego, macacos e raposas, devem ser classificados como animais de risco, mesmo que domiciliados e/ou domesticados, haja vista que, nesses animais, a raiva não é bem conhecida. Muitos relatos na literatura médica demonstram que o risco de transmissão do vírus pelo morcego é elevado, independente do tipo do ferimento.

Animais domésticos de interesse econômico. Os animais domésticos de produção ou interesse econômico, como bovinos e equídeos, também são animais de risco.

É importante conhecer o tipo, a frequência e o grau de contato ou exposição.

Todas as características supracitadas são fundamentais para determinar a indicação ou não da profilaxia de raiva humana, de acordo com os esquemas descritos no Quadro 12.4. O contato indireto, como a manipulação de utensílios potencialmente contaminados, a lambedura da pele íntegra e acidentes com agulhas durante aplicação, não é considerado acidente de risco e não exige esquema profilático.

Sem tratamento profilático, a raiva ocorre em 32% a 61% das pessoas expostas ao vírus e depende da espécie agressora, do local da lesão e da carga viral. Por isso, a profilaxia com vacina e/ou soro antirrábico deve ser sempre considerada, atuando-se de acordo com as recomendações do Ministério da Saúde (Quadro 12.5).

Deve-se infiltrar nas lesões a maior quantidade possível de soro antirrábico. Nas lesões muito extensas ou múltiplas, a dose pode ser diluída em solução salina a 0,9%, para que todas as lesões sejam infiltradas. Caso a região anatômica não permita a infiltração de toda a dose, a quantidade restante, a menor possível, deve ser aplicada por via intramuscular, em local diferente da vacina. Deve ser usado até o sétimo dia do início da profilaxia pós-exposição. Após esse tempo, o uso do soro é

Quadro 12.4 Esquema para profilaxia da raiva humana com vacina de cultivo celular, após mordeduras de animais

Condições do animal agressor / Tipo de exposição	Cão ou gato sem suspeita de raiva no momento da agressão	Cão ou gato clinicamente suspeito de raiva no momento da agressão	Cão ou gato raivoso, desaparecido ou morto; animais silvestres (inclusive os domiciliados); animais domésticos de interesse econômico ou de produção
Acidentes leves Ferimentos superficiais, pouco extensos, geralmente únicos, em tronco e membros (exceto mãos e polpas digitais e planta dos pés), podem acontecer em decorrência de mordeduras ou arranhaduras causadas por unha ou dente. Lambedura de pele com lesões superficiais.	Lavar com água e sabão Observar o animal durante 10 dias após a exposição Se o animal permanecer sadio no período de observação, encerrar o caso. Se o animal morrer, desaparecer ou se tornar raivoso, administrar cinco doses de vacina (dias 0, 3, 7, 14 e 28).	Lavar com água e sabão Iniciar esquema com duas doses, uma no dia 0 e outra no dia 3. Observar o animal durante 10 dias após a exposição. Se a suspeita de raiva for descartada após o 10º dia de observação, suspender o esquema e encerrar o caso. Se o animal morrer, desaparecer ou se tornar raivoso, completar o esquema até cinco doses. Aplicar uma dose entre o 7º e o 10º dia e uma dose nos dias 14 e 28.	Lavar com água e sabão. Iniciar imediatamente o esquema com cinco doses de vacina administradas nos dias 0, 3, 7, 14 e 28.
Acidentes graves Ferimentos na cabeça, face, pescoço, mão, polpa digital e/ou planta do pé. Ferimentos profundos, múltiplos ou extensos, em qualquer região do corpo. Lambedura de mucosas. Lambedura de pele onde já existe lesão grave. Ferimento profundo causado por unha de animal.	Lavar com água e sabão Observar o animal durante 10 dias após exposição. Iniciar esquema com duas doses, uma no dia 0 e outra no dia 3. Se o animal permanecer sadio no período de observação, encerrar o caso. Se o animal morrer, desaparecer ou se tornar raivoso dar continuidade ao esquema, administrando o soro e completando o esquema até cinco doses. Aplicar uma dose entre o 7º e o 10º dia e uma dose nos dias 14 e 28.	Lavar com água e sabão Iniciar o esquema com soro e cinco doses de vacina nos dias 0, 3, 7, 14 e 28. Observar o animal durante 10 dias após a exposição. Se a suspeita de raiva for descartada após o 10º dia de observação, suspender o esquema e encerrar o caso.	Lavar com água e sabão. Iniciar imediatamente o esquema com soro e cinco doses de vacina administradas nos dias 0, 3, 7, 14 e 28.

Fonte: Secretaria de Vigilância em Saúde/MS, 2011, adaptado.

Quadro 12.5 Imunobiológicos utilizados na profilaxia da raiva humana

	Vacina	Soro
Característica	Antígeno rábico (vírus inativado)	Anticorpo antirrábico (imunoglobulina)
Imunidade	Ativa	Passiva
Tipos	– Produzida em tecido de SNC animal (Fuenzalida & Palácios modificada). Utilizada no Brasil até 2001. – Produzida em cultivo celular. Considerada mais segura e potente. A partir de 2002, houve a substituição gradativa pela vacina produzida em cultura de células que passaram a ser disponibilizadas em toda a rede pública desde 2003.	– Homólogo. É constituído por uma solução concentrada e purificada de anticorpos preparada a partir de hemoderivados de indivíduos imunizados com antígeno rábico. É mais seguro, porém de baixa disponibilidade e alto custo, sendo usado quando houver ocorrência de quadros anteriores de hipersensibilidade. – Heterólogo. É uma solução concentrada e purificada de anticorpos preparada em equídeos imunizados contra o vírus da raiva.
Via de aplicação e dose	– Via intramuscular. É a via preferencial, sendo aplicada a dose de 0,5 mL e 1 mL, dependendo do fabricante. A dose indicada pelo fabricante não depende da idade nem do peso do paciente. A aplicação intramuscular deve ser profunda, na região do deltoide ou vasto lateral da coxa. Em crianças até 2 anos de idade está indicado o vasto lateral da coxa. – Via intradérmica. Nessa via, a dose é de 0,1 mL. Deve ser aplicada em locais de drenagem linfática, geralmente nos braços, na inserção do deltoide.	Via intramuscular nas seguintes doses: – Soro homólogo: 20 UI/kg de peso do paciente. – Soro heterólogo: 40 UI/kg de peso do paciente.

Fonte: Raiva – Aspectos Gerais e Clínica. São Paulo: Instituto Pasteur, 2009, adaptado.

desnecessário, tendo em vista que o nível de anticorpos produzidos em resposta à vacinação está elevado.

Apesar de os soros heterólogos produzidos atualmente serem considerados seguros, reações adversas podem ocorrer. A reação mais grave é o choque anafilático, que deve ser tratado de maneira clássica, conforme descrito posteriormente neste capítulo. Nos casos de reações, deve-se substituir o soro heterólogo por imunoglobulina humana antirrábica.

Os fluxogramas das Figuras 12.2 e 12.3 normatizam a conduta em casos de mordeduras de animais.

PICADAS E MORDEDURAS DE ANIMAIS PEÇONHENTOS

Os animais que podem inocular substâncias tóxicas são denominados animais venenosos. Entretanto, o termo correto para a maioria dos "animais venenosos" seria animais peçonhentos. As peçonhas são produtos de atividades de glândulas cujos canais excretores abrem-se para o exterior ou para a cavidade bucal. Os venenos, por sua vez, podem ser de origem animal, vegetal ou mineral e não são excretados por glândulas especiais, ao contrário dos peçonhentos.

A confusão entre veneno e peçonha nasce da tradução equivocada dos textos de língua francesa ou inglesa, onde *venin* e *venom* são traduzidos por veneno, quando a tradução correta seria peçonha. Tanto em francês quanto em inglês, *poison* é que significa veneno.

Serpentes

As serpentes estão zoologicamente agrupadas na subordem *Ophidia*, ordem *Squamata* e classe *Reptilia*. São encontradas, com poucas exceções, em toda a superfície do globo terrestre, vivendo algumas em áreas oceânicas ou de água doce. As serpentes podem também ser classificadas com base na capacidade inoculadora da peçonha (Figura 12. 4):

* *Áglifas:* serpentes com dentes maciços, sem presas na maxila e sem canal central e sem sulco externo.
* *Opistóglifas:* apresentam um par ou mais de presas no maxilar de localização posterior. A peçonha escorre através da canaleta externa do dente.
* *Proteróglifa:* serpentes com um par ou mais de presas no maxilar de localização anterior. A peçonha também escorre pela canaleta do dente.
* *Solenóglifa:* apresentam um ou mais pares de presas maxilares grandes e caniculares, com um canal central por onde é inoculada a peçonha.

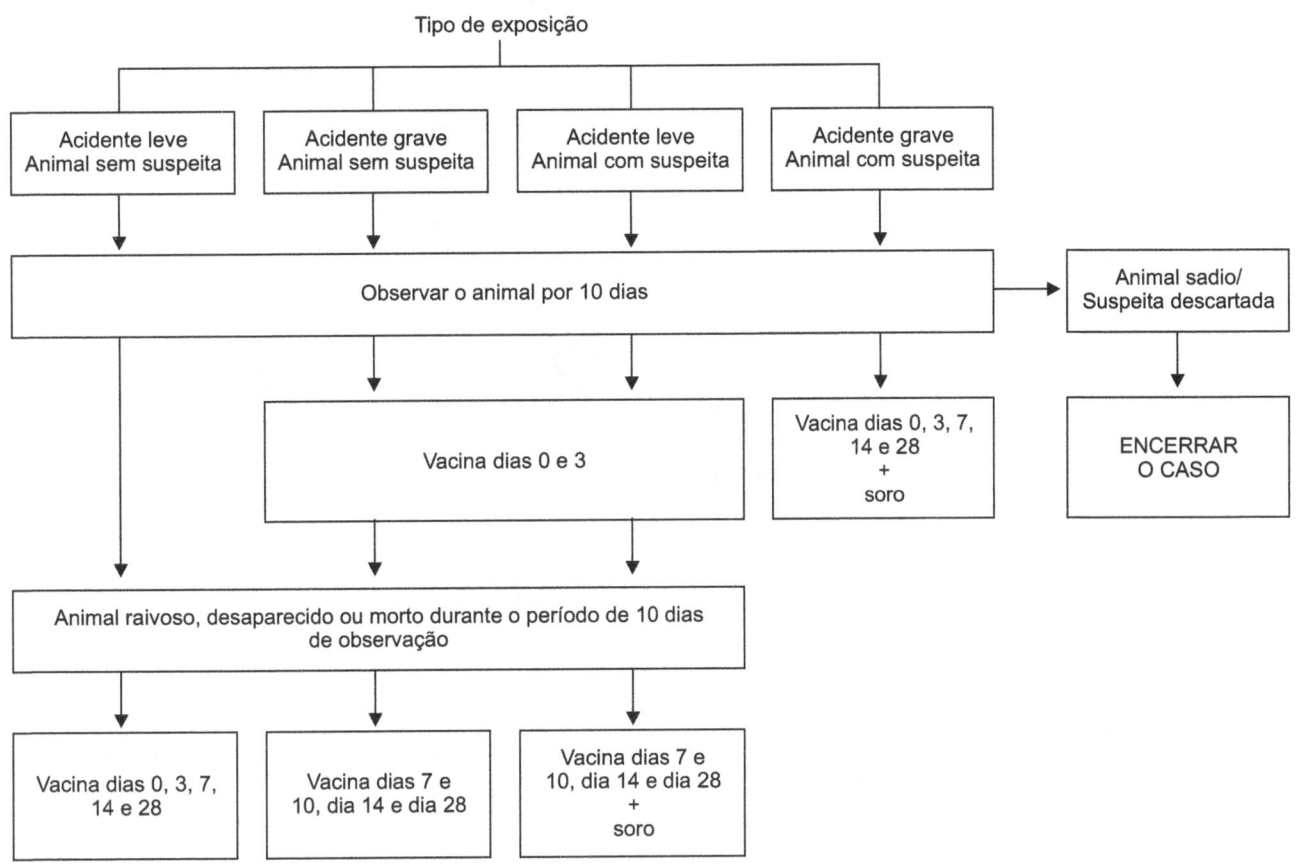

Figura 12.2 Profilaxia da raiva – cão ou gato capturado.

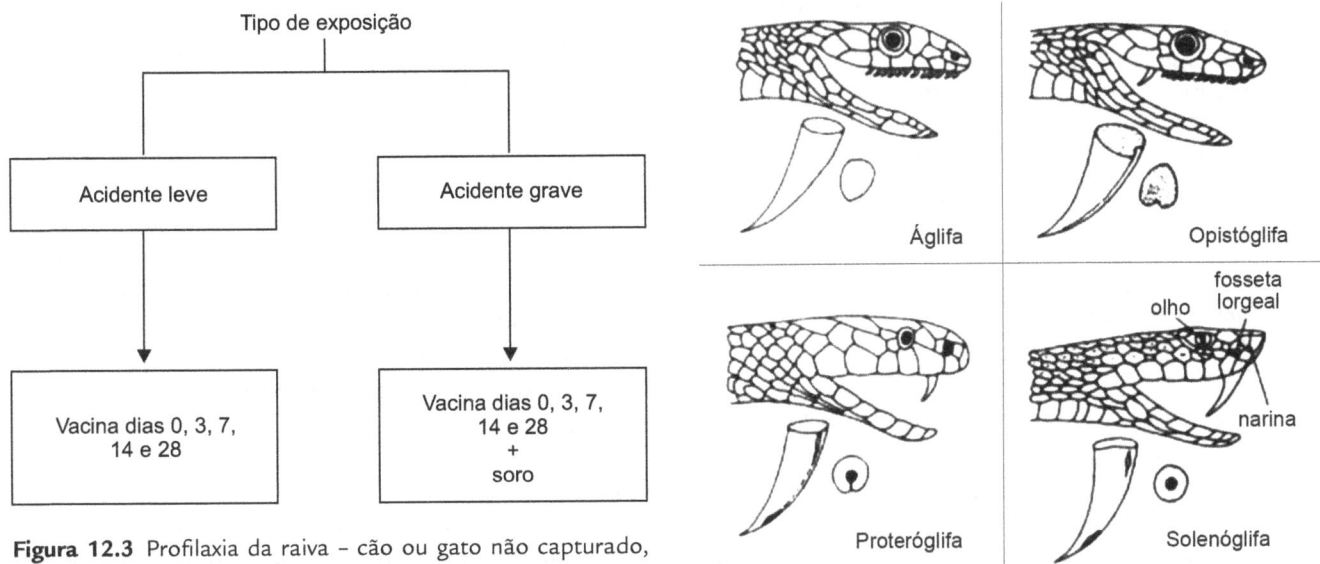

Figura 12.3 Profilaxia da raiva – cão ou gato não capturado, raivoso ou morto, animais silvestres* e animais domésticos de interesse econômico.

*Nas agressões por morcegos, deve-se indicar a sorovacinação independentemente da gravidade da lesão.

Figura 12.4 Classificação das serpentes de acordo com o tipo de presa. (Segundo Freitas, 1974.)

No Brasil,[9-12] as serpentes peçonhentas de interesse clínico estão representadas pelos gêneros *Bothrops* (incluindo *Bothriopsis* e *Bothridium*), *Crotalus*, *Lachesis* e *Micrurus,* havendo relatos de acidentes com manifestações clínicas locais por serpentes dos gêneros *Philodrya* e *Clelis* (colubrídeos) (Quadro 12.6).

A peçonha de serpentes é secretada por um par de glândulas supralabiais dispostas simetricamente em posição posteroinferior com relação aos olhos. O animal, ao picar, não morde, mas dá o bote com a boca aberta, o que faz com que as presas penetrem no tegumento à maneira de uma agulha hipodérmica. O conteúdo das glândulas é, então, ejetado sob pressão. Do conhecimento desse fato resultam duas conclusões importantes: a primeira é que se pode ter uma ideia do tipo de serpente que produziu o ferimento pelas marcas deixadas no local da picada; e a segunda diz respeito às serpentes proteróglifas e solenóglifas, que, devido à posição das presas, são as que têm maior facilidade para inocular a peçonha (ver Figura 12.4).

Noções fundamentais das características das serpentes peçonhentas e não peçonhentas estão apresentadas na Figura 12.5.

O reconhecimento da serpente é importante para determinação da conduta a ser tomada após o acidente.

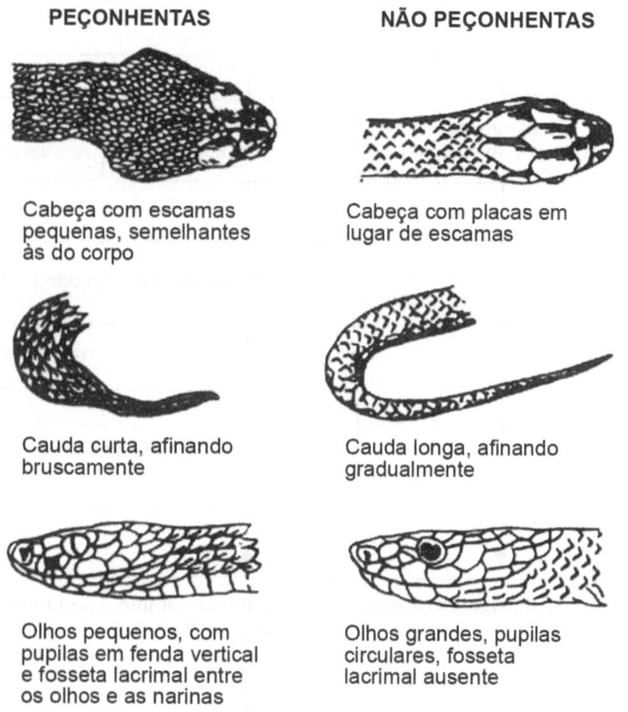

PEÇONHENTAS	NÃO PEÇONHENTAS
Cabeça com escamas pequenas, semelhantes às do corpo	Cabeça com placas em lugar de escamas
Cauda curta, afinando bruscamente	Cauda longa, afinando gradualmente
Olhos pequenos, com pupilas em fenda vertical e fosseta lacrimal entre os olhos e as narinas	Olhos grandes, pupilas circulares, fosseta lacrimal ausente

Figura 12.5 Principais diferenças entre serpentes peçonhentas e não peçonhentas.

Quadro 12.6 Principais serpentes peçonhentas de interesse clínico no Brasil

Nome científico	Nome vulgar
1) Gênero *Bothrops*	
B. alternatus	Urutu-cruzeiro
B. atrox	Surucucurana, jararaca-do--rabo-branco, comboleu
B. jararaca	Jararaca, jararaca-do-rabo--branco
B. jararacussu	Jararacussu
B. moojenii	
B. neuwiedii	Jararaca, caiaçara
B. leucurus	Jararaca pintada
B. erythromelas	Jararaca da seca
2) Gênero *Crotalus*	Todas as espécies conhecidas como cascavel ou boicininga
C. durissus cascavella	
C. durissus collineatus	
C. durissus marajoensis	
C. durissus terrificus	
C. durissus ruruime	
3) Gênero *Micrurus*	Todas as espécies conhecidas como coral venenosa
M. corallinus	
M. frontalis	
M. lemniscatus	
M. spixii	
4) Gênero *Lachesis*	Surucucu, surucutinga, surucucu-pico-de-jaca
L. muta muta	
L. muta noctivaga	

Após certificação de se tratar de serpente peçonhenta, deve ser seguido o fluxograma recomendado pelo Ministério da Saúde (Figura 12.6).

No Brasil, o número de notificações de ofidismo[13] vem aumentando a cada ano, com o registro de 26.688 acidentes em 2007, e incidência de 15 casos/100.000 habitantes. Há variação significativa por região, com os coeficientes mais elevados na Região Norte e menores na Região Sudeste. Verifica-se o predomínio do acidente botrópico, que constitui 87,4% dos casos notificados no país, seguidos do crotálico (8,8%). Serpentes dos gêneros *Micrurus* (corais) e *Lachesis* (surucucus) são mais raras, com incidência aproximada de 0,6% e 3,2% respectivamente;[10] as últimas ocorrem apenas na Região Amazônica e em áreas com remanescentes da Mata Atlântica. As serpentes do gênero *Crotalus*, em Minas Gerais, causam quase o dobro de acidentes que a média nacional.

A natureza química dos venenos de serpentes mostra composição heterogênea de proteínas com atividade enzimática.

Quadro clínico

Os efeitos das peçonhas sobre o homem mostram que existe uma multiplicidade de ação, podendo-se observar sinais neurotóxicos, hemorrágicos, citotóxicos e anticoagulantes. A manifestação clínica predominante vai depender da espécie de serpente e do indivíduo. No

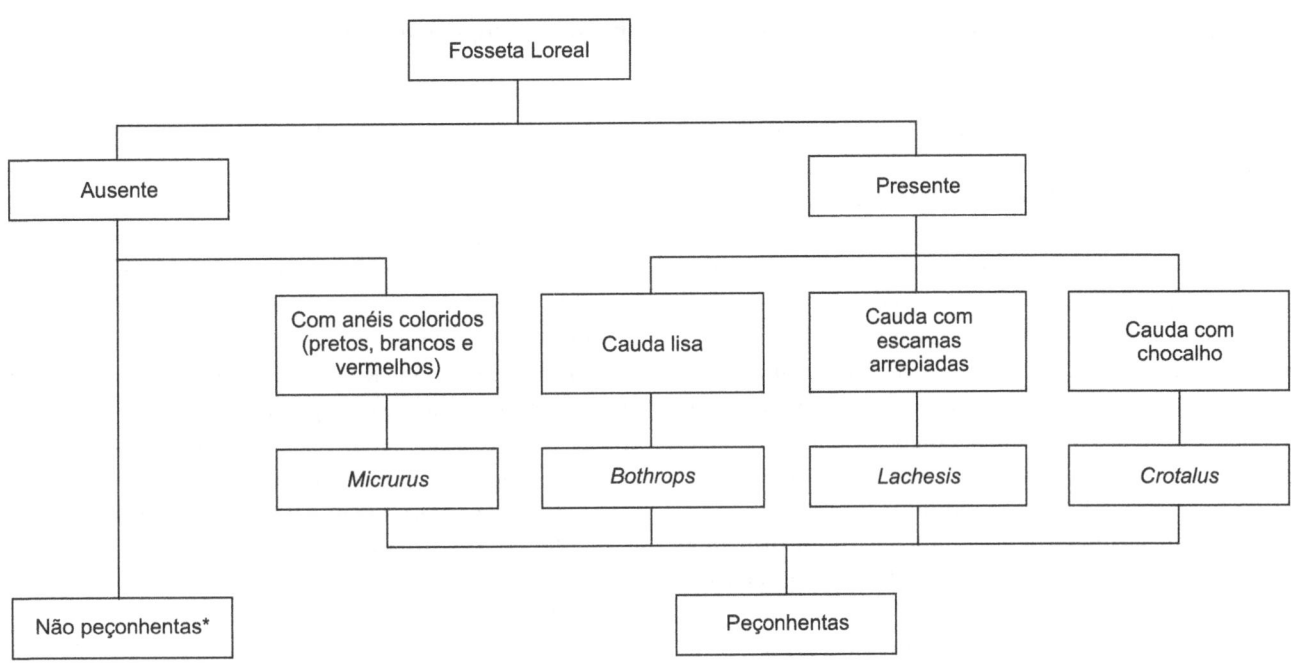

Figura 12.6 Fluxograma para identificação de serpentes peçonhentas.

*As falsas corais podem apresentar o mesmo padrão de coloração das corais verdadeiras, sendo distinguíveis pela ausência de dente inoculador.

Quadro 12.7, encontram-se os principais sinais e sintomas de envenenamento por acidentes botrópico, crotálico e elapídico.

Todas as serpentes do gênero *Bothrops* produzem manifestações clínicas semelhantes, variando apenas a intensidade, de acordo com a quantidade de peçonha inoculada e com a idade da serpente. A sequência de eventos é: dor no local da picada, edema progressivo, manchas avermelhadas, manchas arroxeadas, bolhas com sangue em seu interior, febre e infecção secundária. Abscessos ocorrem em 10% a 20% dos acidentes; já a síndrome compartimental é identificada em menos de 1% e está associada ao uso de torniquete. Uma importante característica do acidente botrópico é a ausência de ação

Quadro 12.7 Sinais e sintomas nos envenenamentos ofídicos

Sinais/Sintomas	Gênero da serpente		
	Bothrops	**Crotalus**	**Micrurus**
Dor local	Presente, intensa	Ausente, discreta	Ausente
Edema	Geralmente presente, endurado e intenso	Ausente ou discreto	Ausente
Equimose	Pode ser intensa	Quando presente, limita-se aos orifícios da picada	Ausente
Bolhas	Podem estar presentes	Ausentes	Ausentes
Necrose	Pode ocorrer	Ausente	Ausente
Parestesia	Ausente	Presente	Presente
Ptose palpebral	Ausente	Presente	Ausente
Mialgia	Ausente	Pode ocorrer	Ausente
Visão turva	Ausente	Pode ocorrer	Pode ocorrer
Dificuldade respiratória	Ausente	Pode ocorrer	Pode ocorrer
Urina vinhosa	Ausente	Pode ocorrer	Ausente
Disfagia	Ausente	Pode ocorrer (rara)	Pode ocorrer

neurotóxica. Sangramento do trato gastrintestinal, vômitos biliosos, sudorese, hemorragia gengival e hematúria podem ocorrer, sobretudo quando o soro específico é aplicado tardiamente. O distúrbio de coagulação ocorre 30 a 60 min após a picada e pode ser o único sinal de envenenamento, principalmente nos acidentes ocasionados por filhotes de *Bothrops*.

Em regra, a picada de cascavel não provoca dor, ou, quando provoca, é de pequena intensidade. O edema é discreto, e as vítimas referem sensação de dormência ou formigamento no local. Trinta a 60 min após, aparecem dores musculares generalizadas, ptose palpebral, obnubilação, tonturas, diminuição da acuidade visual, diplopia, urina de coloração vinhosa (mioglobinúria). Em alguns casos podem ocorrer vômitos. O perigo maior é a insuficiência renal aguda, que constitui a principal causa de óbito. Insuficiência respiratória pode ocorrer também.

As picadas por coral não causam dor. Parestesia da região ocorre logo após a picada, com irradiação para a raiz do membro afetado. Trinta a 60 min após, pode ocorrer ptose palpebral, salivação viscosa e disfagia. A morte pode ser causada por paralisia respiratória. Todos os acidentes por coral são considerados graves.

As pessoas picadas por serpentes do grupo laquético apresentam sintomas semelhantes aos das picadas pelas do grupo botrópico. Os casos relatados são poucos, o que contribui para que os aspectos relacionados com a morbidade e mortalidade nesses acidentes sejam ainda pouco conhecidos.

As serpentes não venenosas podem também, eventualmente, picar o homem, e, embora não ocorra nenhuma consequência grave, a vítima sente grande ansiedade. De maneira geral, podem ocorrer alterações locais, como dor moderada, edema discreto e eritema da área atingida, sobretudo nos acidentes por colubrídeos (cobra-verde e cobra-cipó).

Exames complementares

Embora os exames complementares tenham pouca importância na classificação do acidente, sua realização pode contribuir para a condução dos casos.

Após acidentes ofídicos, podem ocorrer complicações como insuficiência renal aguda, distúrbios de coagulação, choque circulatório e insuficiência respiratória aguda. Por isso, já no primeiro atendimento, deve ser colhido sangue para estudo da coagulação sanguínea (tempo de coagulação, plaquetas, fibrinogênio, atividade de protrombina com RNI e TTP), hemograma, eletrólitos e determinação do grupo sanguíneo. Posteriormente, caso necessário, serão feitos exames especiais, como ECG, radiografias, ecocardiograma etc. No Quadro 12.8, encontram-se as principais alterações laboratoriais relacionadas com os tipos de acidentes.

Tratamento

O paciente picado por serpente peçonhenta deve ser levado o mais rápido possível para um local que disponha de facilidades para administrar o antiveneno específico. No Brasil, os óbitos causados por acidentes ofídicos ocorrem sobretudo nos pacientes que recebem o tratamento específico com mais de 6 h após o acidente. O tratamento consiste em medidas gerais e específicas.

Medidas gerais
1. Tranquilizar o paciente.
2. Manter o paciente em repouso para reduzir a absorção da peçonha.
3. Manter o membro afetado elevado e estendido para reduzir a intensidade do edema, sobretudo nos acidentes botrópicos.
4. Lavar cuidadosamente o local da picada com água e sabão.
5. Não administrar sedativos, anti-histamínicos nem medicamentos depressores do SNC, pois esses me-

Quadro 12.8 Exames laboratoriais nos acidentes ofídicos

Exames	*Bothrops*	*Crotalus*	*Micrurus*	*Lachesis*
Hemograma	leucocitose	leucocitose	leucocitose	–
Coagulograma	redução da AP, aumento do PTT, queda do fibrinogênio	redução da AP, aumento do PTT, queda do fibrinogênio	redução da AP, aumento do PTT, queda do fibrinogênio	–
EAS	hematúria	mioglobinúria	–	–
Creatinofosfoquinase	–	aumento da CK	–	–
Gasometria	–	–	–	hipoxemia, retenção de CO_2

AP = atividade de protrombina; CK = creatinofosfoquinase; PTT = tempo de tromboplastina.

dicamentos prejudicam a avaliação clínica do estado mental.

6. Não garrotear o membro acometido, não fazer incisões no local da picada e não fazer sucção da área afetada, pois esses procedimentos podem agravar as lesões locais e predispor a infecções.
7. Remover o paciente para local onde soroterapia específica possa ser feita.

Tratamento específico. A medida mais importante do tratamento dos acidentes ofídicos é a soroterapia específica. No Brasil, os soros antiofídicos são obtidos a partir da imunização de cavalos, utilizando-se como antígenos os venenos das principais serpentes peçonhentas encontradas em nosso meio. Para acidentes causados por cobras jararacas, é utilizado o soro antibotrópico (SAB), pela cascavel o anticrotálico (SAC), pela coral o antielapídico (SAE), pela surucucu o antilaquético (SAL), e existe também disponível o bivalente antibotrópico/antilaquético, sendo os dois últimos destinados à Região Amazônica.

Princípios gerais. Para que se tenha êxito com a aplicação do soro, é necessário que sejam seguidos alguns princípios:

1. A dose do soro deve ser suficiente para neutralizar a quantidade de veneno inoculada. Portanto, a mesma dose administrada no adulto deve ser ministrada na criança, pois a quantidade de peçonha inoculada é a mesma.
2. O soro administrado deve ser específico. Por esse motivo, faz-se mister o diagnóstico correto do envenenamento. Como apenas 20% dos pacientes capturam a serpente, possibilitando a sua identificação, o diagnóstico do tipo de acidente deve ser feito com base nos sinais e sintomas clínicos e nas alterações dos exames laboratoriais. Em nosso meio, os métodos imunoenzimáticos (ELISA) são disponíveis apenas para investigação científica e ainda não estão na rotina dos laboratórios de análise.
3. O soro deve ser aplicado o mais rapidamente possível. Portanto, deve ser administrado por via venosa, diluído ou não, em solução salina a 0,9% ou de glicose a 5%. O tempo de infusão deve ser de 20 a 30 min.
4. O Ministério da Saúde não recomenda a realização de teste de sensibilidade, já que os valores preditivos positivo e negativo do teste são baixos, além de sua realização retardar o início do tratamento. Caso ocorram reações, estas devem ser tratadas apropriadamente (ver mais adiante Reações ao Soro).

Doses dos soros. Os soros produzidos pelos laboratórios (Instituto Butantã, Fundação Ezequiel Dias e Instituto Vital Brasil) são padronizados e neutralizam as mesmas quantidades de venenos nos ensaios biológicos com animais. As doses dependem da gravidade do acidente (Figura 12.7).[11]

Não esquecer que, por ser o antissoro uma proteína, ele deve ser conservado entre 0° e 4°C. Mesmo assim, ele perde a atividade com o passar do tempo. Acredita-se que um soro com mais de 4 anos de armazenamento perde 50% de sua atividade, isto é, de sua propriedade neutralizante. Além disso, é frequente observar-se um precipitado no fundo das ampolas de soro. Esse fato não deve contraindicar o seu uso, porém deve-se aspirar apenas o sobrenadante, desprezando-se o precipitado.

Reações ao soro. Como os soros antiofídicos são obtidos de cavalos, eles podem produzir reações de hipersensibilidade e atrasar o tratamento ou comprometer sua realização. Se ocorrer reação imediata após a administração venosa do soro, a infusão é suspensa e faz-se adrenalina subcutânea (0,5 mL de solução aquosa 1:1.000 a cada 15 a 30 min) + anti-histamínicos + corticoides por via endovenosa, dependendo da gravidade da reação. Além dessa reação precoce ao soro, pode ocorrer a reação tardia, 4 a 10 dias após. Essa reação, conhecida como "doença do soro", caracteriza-se por febre, urticária e dores articulares. Deve ser tratada com corticosteroides e anti-histamínicos sistêmicos.

Terapêutica complementar
- Anti-histamínicos (prometazina 0,5 mg/kg de peso, até 35 mg IM) e hidrocortisona 10 mg/kg de peso IV até o máximo de 1.000 mg são recomendados por alguns serviços para serem utilizados 10 a 15 min antes da administração da soroterapia específica, objetivando a prevenção de reações de hipersensibilidade ao soro.
- Antibióticos: indicados nos caso de acidentes botrópicos complicados por infecções.
- Profilaxia do tétano: recomendada em todos os acidentes ofídicos. Realizada conforme preconizado na literatura médica (Quadro 12.2).

Outras medidas, como respiração artificial, correção dos distúrbios hidreletrolíticos e acidobásicos, diálise e punção venosa central, deverão ser tomadas com o paciente internado, se necessário.

Complicações
As complicações mais graves relacionadas com os acidentes ofídicos são:

- *Acidentes botrópico e laquético:* síndrome compartimental, necrose, sangramento maçico, choque e insuficiência renal aguda.

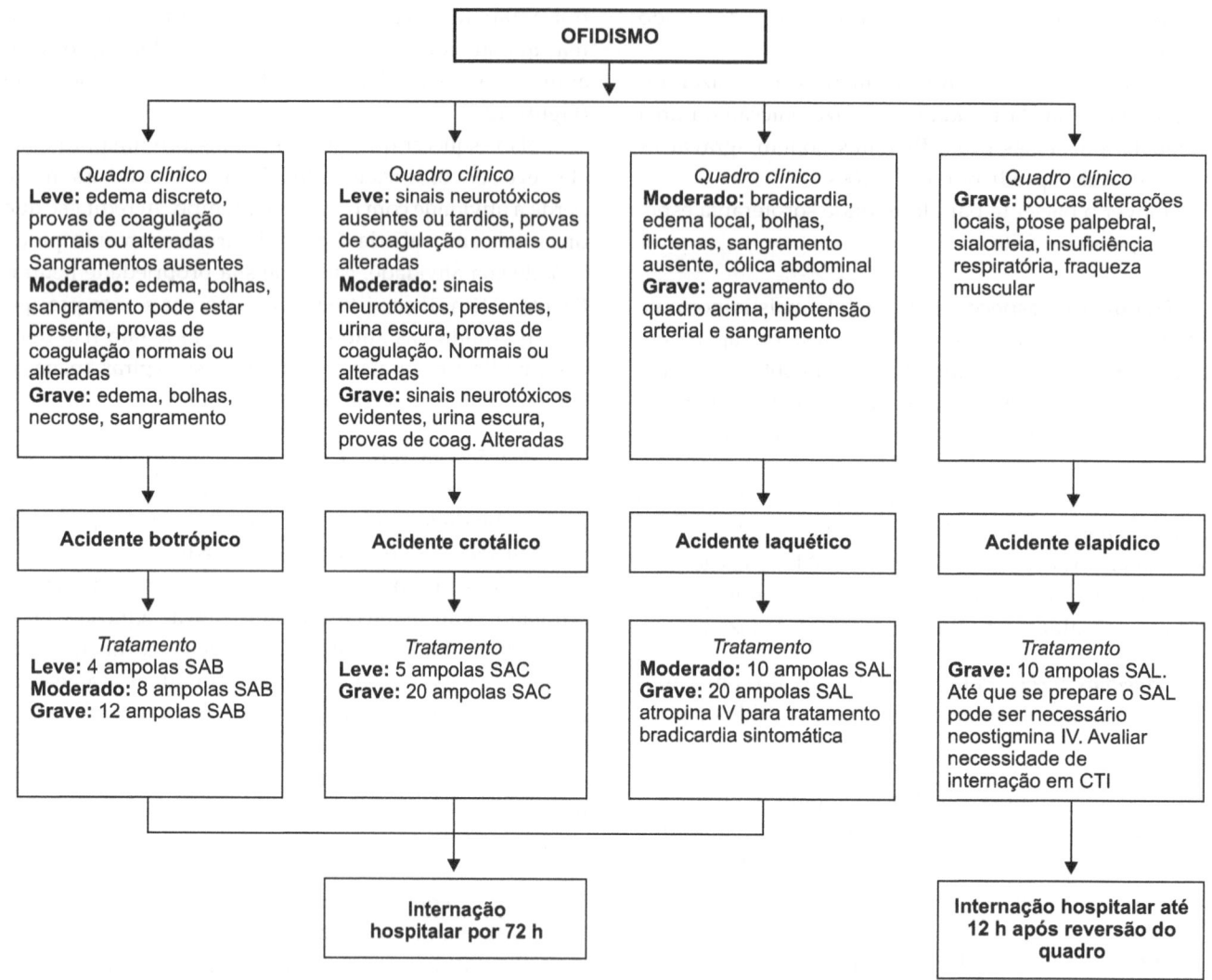

Figura 12.7 Fluxograma da classificação do acidente ofídico quanto à gravidade e à dose de soro recomendada.
(*Fonte: Zoonoses e Agravos de Importância para a Saúde Pública de Minas Gerais.* SES/MG, 2007, adaptado.)

- *Acidente crotálico:* insuficiência renal aguda e insuficiência respiratória.
- *Acidente elapídico:* insuficiência respiratória aguda.

Na síndrome compartimental e na necrose,[12] deve-se ficar atento à necessidade de abordagem cirúrgica. A síndrome compartimental é complicação rara, porém, quando ocorre, é precoce (nas primeiras 24 h). É definida como o aumento da pressão dentro de um compartimento fechado, por onde transcorrem músculos, nervos e vasos, comprometendo a circulação sanguínea e a função neuromuscular. O veneno botrópico propicia o desenvolvimento da síndrome por causar processo inflamatório e hemorragia no local da picada. Tem como fator agravante o uso de torniquete. Quando diagnosticada a síndrome, há necessidade de rápida intervenção. O objetivo do tratamento consiste em minimizar os déficits de função do membro pela imediata restauração do fluxo sanguíneo. A descompressão cirúrgica (fasciotomia) deve ser realizada em todas as fáscias limitantes da expansão do compartimento.

A necrose deve ser desbridada quando a área estiver delimitada, o que ocorre, em geral, alguns dias após o acidente. Dependendo da sua extensão, pode ser necessário enxerto de pele e, mais raramente, amputação.

Prognóstico

O prognóstico dos acidentes ofídicos varia de acordo com a espécie de serpente responsável pela picada, quantidade de peçonha inoculada, idade do paciente (quanto mais jovem, mais grave), estado de nutrição e tipo de atendimento recebido.

Em regra, os acidentes por serpentes do gênero *Bothrops* apresentam pequena porcentagem de mortalidade

(0,5% dos casos tratados). Por outro lado, os acidentes produzidos por cascavel apresentam, quando não tratados, taxa de mortalidade de cerca de 1,8%.

O atendimento ambulatorial bem-conduzido, associado à sua precocidade, constitui o tópico mais importante na avaliação do prognóstico. Após o atendimento ambulatorial correto, todos os pacientes que sofreram picadas de serpentes peçonhentas devem ser encaminhados a um hospital para internação. Devido às graves complicações possíveis em acidentes ofídicos, todos os pacientes vítimas de acidentes ofídicos devem permanecer internados pelo período mínimo de 3 dias.

Escorpiões

Zoologicamente, os escorpiões pertencem à classe *Arachnida*, ordem *Escorpiones*. Há mais de 500 espécies. Devido ao fato de os escorpiões da família *Buthidae* produzirem peçonha tóxica para o homem, eles foram bioquímica e farmacologicamente mais bem caracterizados dos que os das outras cinco famílias do subgrupo *Chaetoides*, *Chaetidae*, *Scorpionidae*, *Diplocentridae*, *Dothrimidae* e *Vejovidae*. Todos os venenos, independentemente da espécie, têm seu componente tóxico, denominado toxina, constituído de polipeptídicos de baixo peso molecular. Na família *Buthidae*, duas toxinas, uma contendo 61 a 70 aminoácidos e outra 36 a 38 aminoácidos, têm sido descritas por vários pesquisadores. No Brasil, apresentam interesse clínico os escorpiões do gênero *Tityus*, principalmente o *T. serrulatus* (Figura 12.8), o *T. bahiensis* e o *T. stigmurus*.

O acidente escorpiônico é o de maior número de notificações no país.[13] Em 2010, foram 50.126 acidentes, com 88 óbitos. A incidência foi de 26,3 acidentes/100.000 habitantes, e a letalidade foi de 0,2%. Dados de 2008 informam que a maior incidência ocorre nos Es-

tados do Nordeste com incidência de 32 acidentes por 100.000 habitantes. A faixa etária com mais registros (47,6% dos casos) foi entre 20 e 49 anos. Crianças entre 1 e 9 anos estão na faixa etária com maior quantidade de óbitos (39/88), principalmente aqueles que, na vigência do quadro sistêmico, recebem atendimento 6 h ou mais após a picada.

Embora a urbanização tenha diminuído o hábitat natural dos escorpiões, estes se adaptaram ao ambiente doméstico, tornando-se domiciliares. Nas residências, eles podem ser encontrados em fendas de muros, em porões, garagens, cantos de jardins, lavanderias, sobre os telhados e em lenha empilhada. Apresentam hábitos noturnos, mantendo-se escondidos durante o dia e saindo à noite para procurar alimento. Só picam o homem se tocados acidentalmente. As picadas são mais frequentes nas mãos.

Os sintomas de envenenamento são decorrentes de neurotoxicidade, e as reações à picada são semelhantes em praticamente todas as espécies.

Mecanismo de ação do veneno escorpiônico

O mecanismo de ação da toxina escorpiônica ainda não está completamente conhecido. O veneno bruto de quase todas as espécies contém uma ou mais neurotoxinas capazes de estimular as terminações nervosas periféricas, seja do sistema nervoso autônomo, seja do somático. A maior parte dos defeitos parece ser devida à ação das toxinas nos canais de sódio das terminações nervosas pós-ganglionares do simpático e do parassimpático. Dessa estimulação resulta a despolarização das fibras nervosas pós-ganglionares, com liberação de mediadores químicos, principalmente acetilcolina e catecolaminas. Outros mediadores, como serotonina, bradicinina, substância P e outros peptídios, mediadores da síndrome de resposta inflamatória sistêmica, parecem, também, ser liberados pela toxina.

Os sinais e sintomas podem ser explicados fisiopatologicamente pelo efeito dessas substâncias sobre seus receptores específicos.

Podemos, portanto, esquematizar a fisiopatologia da peçonha escorpiônica de acordo com a Figura 12.9.

Quadro clínico

Os acidentes por *Tityus serrulatus* são mais graves do que os produzidos pelo *Tityus bahiensis*. Crianças e idosos são mais suscetíveis à toxina. A dor local é sintoma predominante no acidente escorpiônico, podendo ser acompanhada de parestesias. Nos acidentes moderados e graves, após intervalo de minutos até algumas horas, podem surgir manifestações clínicas, conforme descritas no Quadro 12.9.

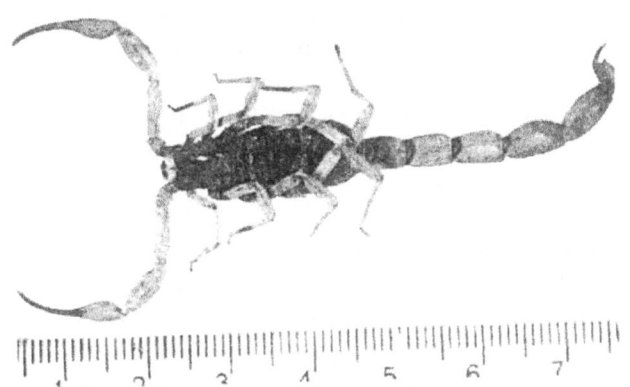

Figura 12.8 Espécime do escorpião brasileiro *Tityus serrulatus*. (Cortesia do Prof. J. Evangelista Silva, Professor Aposentado do Depto. de Parasitologia do ICB, UFMG.)

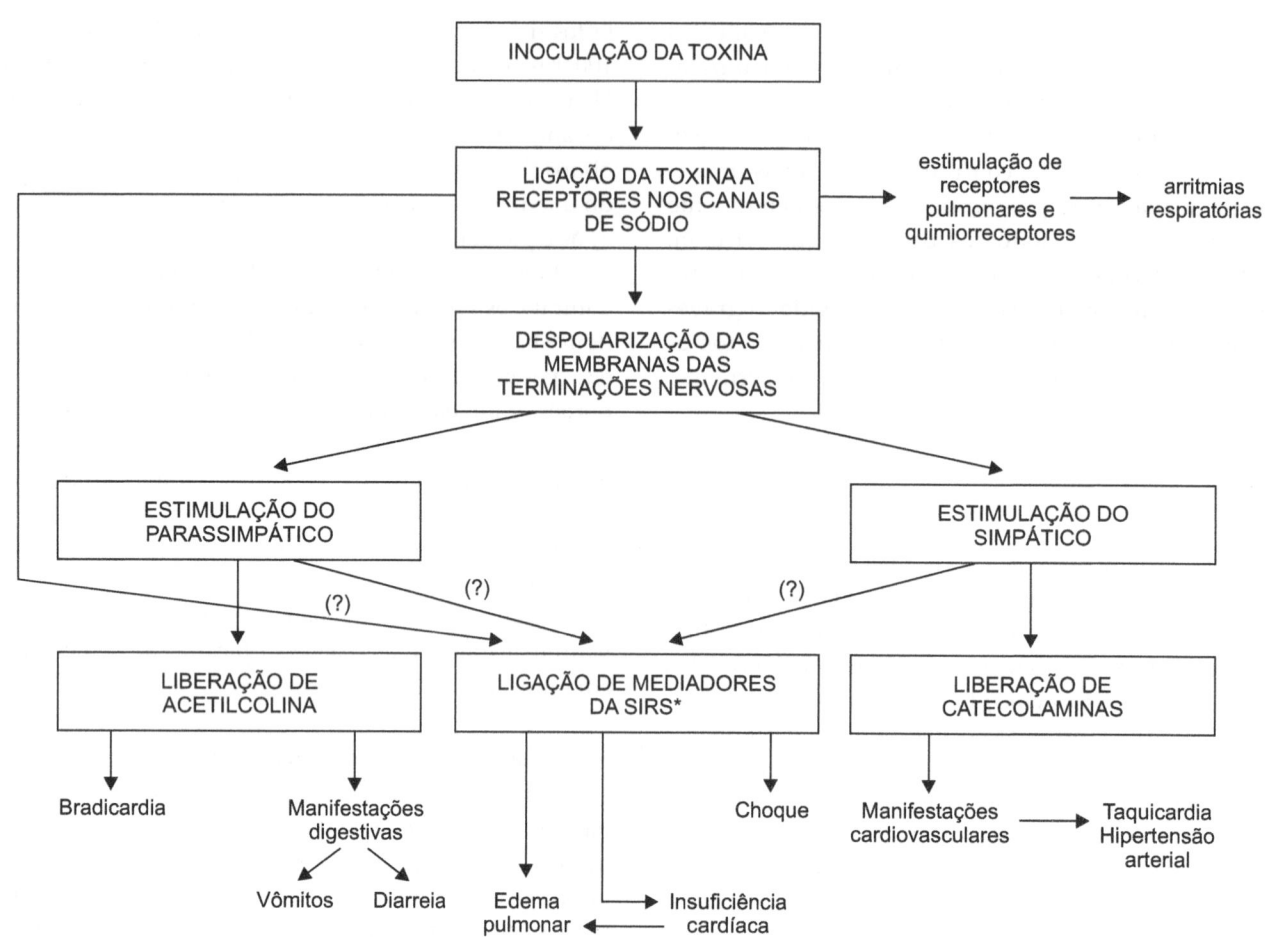

Figura 12.9 Fisiopatologia da peçonha escorpiônica.
*SIRS: síndrome da resposta inflamatória sistêmica.

Quadro 12.9 Manifestações clínicas da picada escorpiônica

Tipo	Manifestações clínicas
Gerais	Hipertermia e sudorese profusa
Digestivas	Náuseas, vômitos, sialorreia e, mais raramente, dor abdominal e diarreia
Cardiovasculares	Arritmias cardíacas, hipertensão ou hipotensão arterial, insuficiência cardíaca congestiva e choque
Respiratórias	Arritmias respiratórias, hiperpneia e edema pulmonar
Neurológicas	Agitação, sonolência, confusão mental, tremores e, menos frequentemente, convulsões, coma, opistótono, hemiplegia e hemorragia subaracnóidea

O encontro dos sinais e sintomas mencionados impõe a suspeita clínica de escorpionismo, mesmo na ausência de história de picada e independentemente do encontro do escorpião.

A gravidade depende de fatores como a espécie e tamanho do escorpião, a quantidade de veneno inoculado, a massa corporal do acidentado e a sensibilidade do paciente ao veneno. Influem na evolução o diagnóstico precoce, o tempo decorrido entre a picada e a administração do soro e a manutenção das funções vitais. Com base nas manifestações clínicas, os acidentes podem ser inicialmente classificados como leves, moderados e graves (Figura 12.10).

Os óbitos estão relacionados com complicações como ritmos bradicárdicos, convulsões, coma, edema pulmonar e choque.

Exames complementares

Os exames laboratoriais complementares têm importância no acompanhamento dos pacientes. As alterações mais comuns estão ilustradas no Quadro 12.10:

O emprego de técnicas de imunodiagnóstico (ELISA) para detecção plasmática de veneno do escorpião *Tityus serrulatus* tem demonstrado a presença de veneno circulante nas formas graves de escorpionismo.

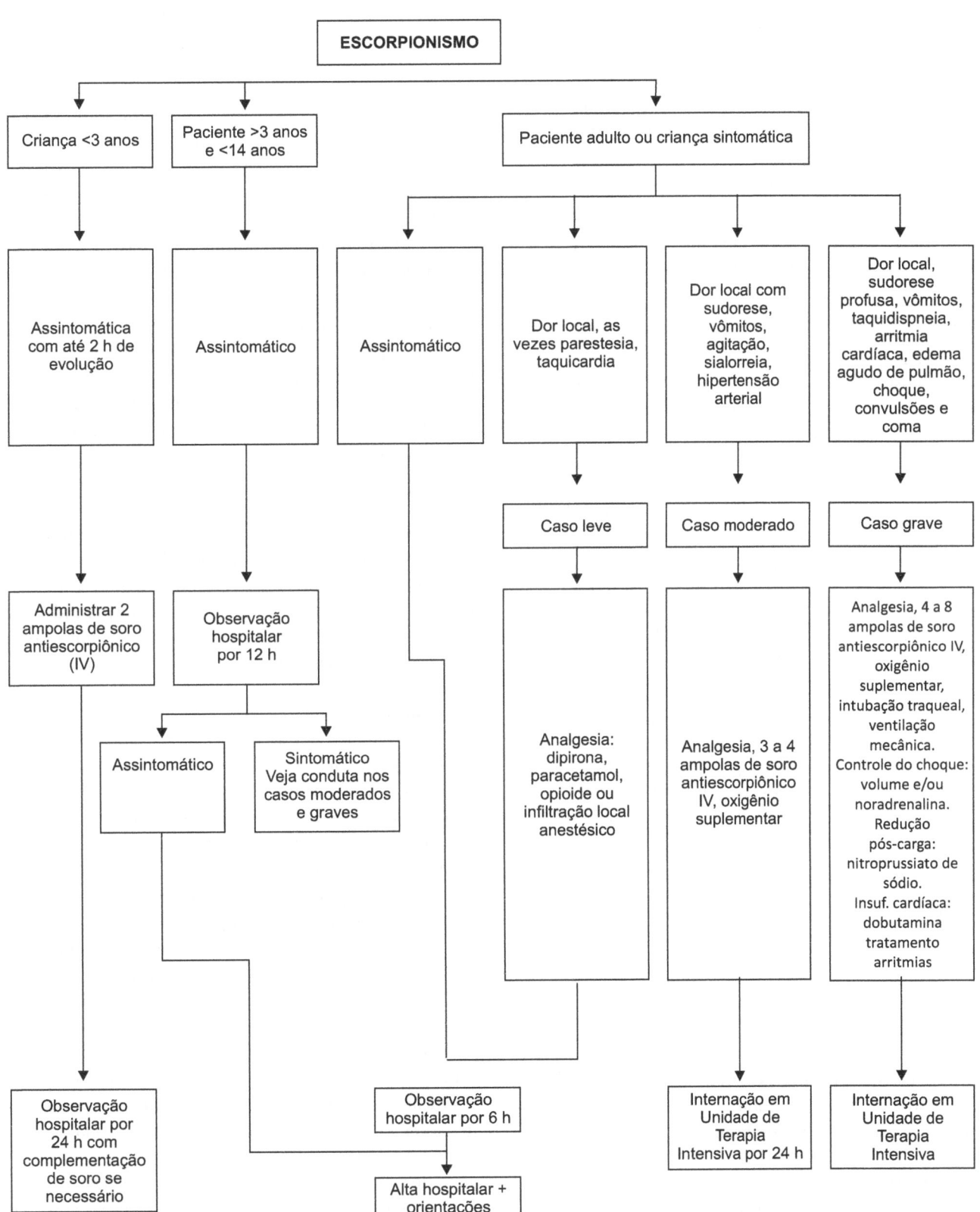

Figura 12.10 Fluxograma da classificação do acidente escorpiônico quanto à gravidade e à dose de soro recomendada. (*Fonte: Zoonoses e Agravos de Importância para a Saúde Pública de Minas Gerais.* SES/MG, 2007, adaptado.)

Quadro 12.10 Exames laboratoriais nos acidentes escorpiônicos

Exames	Alterações
Hemograma	A leucocitose com neutrofilia está presente nas formas graves e em cerca de 50% das moderadas.
Glicemia	Geralmente se apresenta elevada, nas formas moderadas e graves, nas 4 primeiras horas após a picada.
Amilasemia	Está elevada em metade dos casos moderados e em cerca de 80% dos casos graves.
Íons	Usualmente ocorrem hiponatremia e hipopotassemia.
Creatinofosfo-quinase	A CK e sua fração MB estão elevadas em porcentagens significativas dos casos graves.
Radiografia de tórax	Pode evidenciar aumento da área cardíaca e sinais de edema pulmonar agudo, eventualmente unilateral.
Eletrocardiograma	É de grande utilidade no acompanhamento dos pacientes. Pode mostrar taquicardia ou bradicardia sinusal, extrassístoles ventriculares, distúrbios de repolarização ventricular, como inversão da onda T em várias derivações, presença de ondas U proeminentes, alterações semelhantes às observadas no infarto agudo do miocárdio (presença de ondas Q e supra- ou infradesnivelamento do segmento ST) e desaparecem em 3 dias na grande maioria dos casos, mas podem persistir por 7 ou mais dias.
Ecocardiograma	Pode demonstrar, nas formas graves, hipocinesia transitória do septo interventricular e da parede posterior do ventrículo esquerdo, às vezes associada a regurgitação mitral.

Nos casos de pacientes com hemiplegia, a tomografia cerebral computadorizada pode mostrar alterações compatíveis com infarto cerebral.

Tratamento

Tratamento sintomático. A dor no local da picada pode ser tratada com dipirona (10 mg/kg) de 6/6 h e, se necessário, infiltração de lidocaína a 2%, sem vasoconstritor, no local da picada. As náuseas e vômitos são combatidos com bromoprida (5 mg/kg a 10 mg/kg), enquan-

to os distúrbios hidreletrolíticos são abordados de acordo com as medidas apropriadas a cada caso.

Tratamento específico. Especialmente indicado nas formas moderadas e graves de escorpionismo, mais comum em crianças, consiste na administração do soro antiescorpiônico (SAE). A soroterapia deve ser instituída o mais precocemente possível por via endovenosa e em dose adequada de acordo com a gravidade estimada do acidente[11] (Figura 12.10).

O objetivo da soroterapia específica é neutralizar o veneno circulante. Os sinais e sintomas não regridem prontamente após a administração do soro específico, pois o SAE não bloqueia o veneno ligado aos receptores teciduais que são responsáveis pela liberação de neurotransmissores. Entretanto, a administração do antiveneno específico pode, teoricamente, impedir o agravamento das manifestações clínicas em função de manter títulos elevados de antiveneno circulante capazes de neutralizar a toxina que está sendo difundida no plasma a partir do local da picada.

A administração do SAE é segura, e a incidência e a gravidade das reações de hipersensibilidade precoce são pequenas. Quanto mais grave for a intoxicação, menor a possibilidade de reações ao soro, pois a quantidade de adrenalina, nos casos graves, protege os pacientes contra o aparecimento das reações.

Complicações

Os pacientes com manifestações sistêmicas, especialmente crianças (casos moderados e graves), devem ser mantidos em regime de observação constante das funções vitais, objetivando o diagnóstico e tratamento precoce das complicações. A bradicardia sinusal e o bloqueio AV total devem ser tratados com injeção venosa de atropina na dose de 0,05/kg de peso para crianças e 0,5 mg a 1 mg (dose total) para adultos. A hipertensão arterial associada ou não a edema pulmonar agudo é tratada com nifedipina sublingual na dose de 0,5 mg/kg em crianças e 5 mg a 10 mg em adultos. Nos pacientes com edema pulmonar agudo, além das medidas convencionais de tratamento, deve ser considerada a necessidade de ventilação artificial mecânica, dependendo da evolução clínica. O tratamento da insuficiência cardíaca e do choque é complexo e geralmente requer o emprego de infusão venosa contínua de dopamina ou dobutamina (2,5 μg/kg a 20 μg/kg de peso/min), além de rotinas usuais para essas complicações.

A experiência com tratamento das intoxicações causadas pela picada de escorpião tem demonstrado que crianças apresentam maior risco de complicações e que constitui erro frequente a administração de subdoses de SAE. Como a área corporal das crianças é menor e o tempo de circulação muito mais rápido, esses dois parâmetros devem ser considerados e o SAE deve ser administrado na dose suficiente para neutralizar a quantidade de veneno inoculado, que, teoricamente, é a mesma em adultos ou crianças. Portanto, a dose de soro para crianças deve ser a mesma usada em adultos.

Aranhas

As aranhas pertencem à ordem *Aranea*, uma das maiores divisões da classe *Arachnida*. Como outros aracnídeos são predadores, alimentam-se principalmente de insetos e desempenham importante papel no controle de pragas causadas por esses animais. Ao contrário das peçonhas dos escorpiões, que produzem praticamente o mesmo efeito, independentemente da espécie, os venenos das aranhas apresentam mecanismos de ação diversos, dependendo da espécie considerada. Existem aproximadamente 30.000 espécies de aranhas, quase todas venenosas. Felizmente, as quelíceras da maioria das espécies são fracas e incapazes de penetrar através da pele, e seus venenos causam apenas sintomas discretos ou lesões localizadas (Figura 12.11).

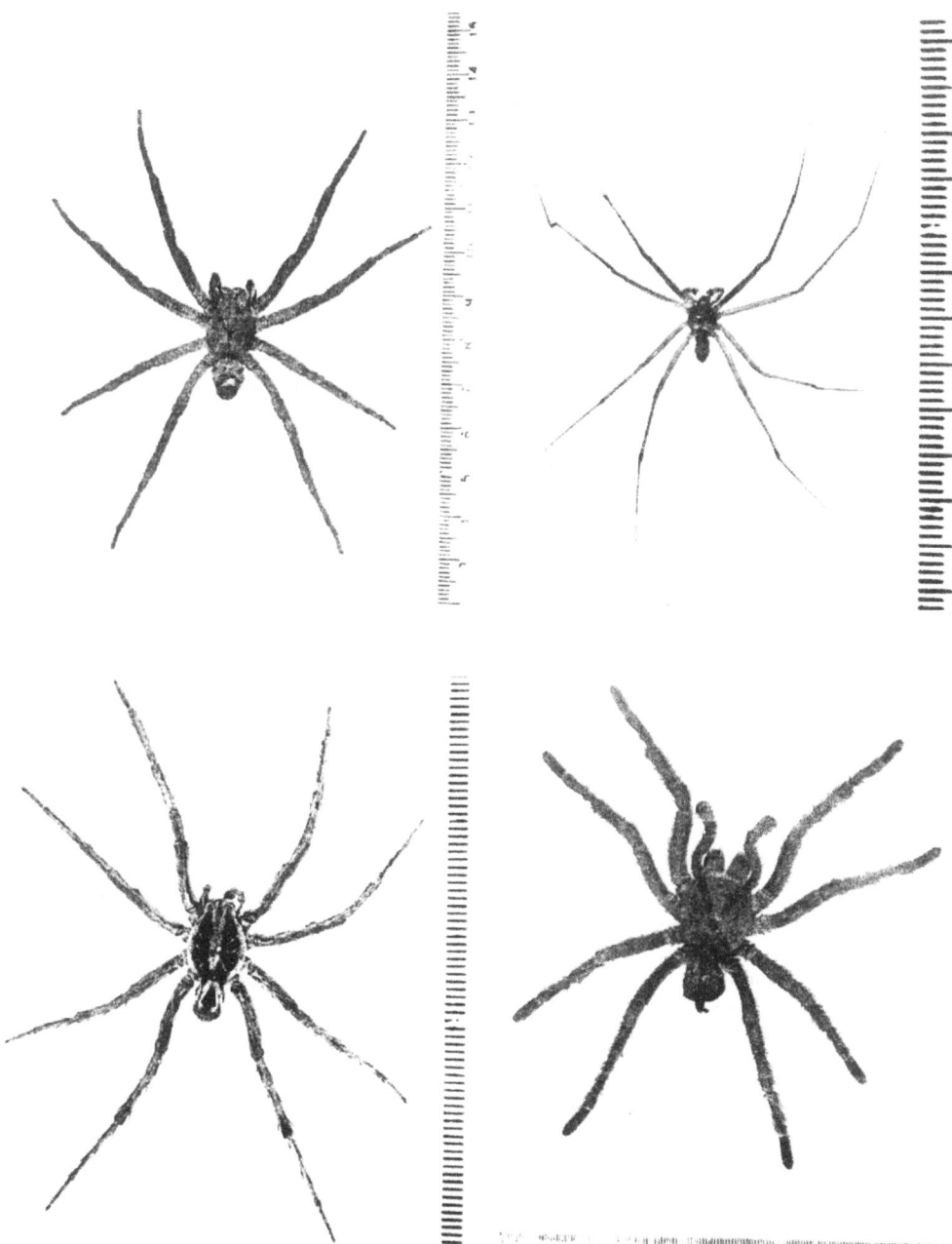

Figura 12.11 Aranhas brasileiras de interesse médico. (**A**) *Phoneutria*; (**B**) *Loxosceles*; (**C**) *Lycosa*; (**D**) *Grammostola*. (Cortesia do Prof. J. Evangelista Silva, Professor Aposentado do Depto. de Parasitologia do ICB, UFMG.)

Os gêneros de aranhas no Brasil que apresentam interesse clínico são: *Loxosceles* (aranha marrom) e *Latrodectus* (viúva-negra). Os casos de picadas por *Latrodectus* no Brasil são pouco frequentes e ocorrem sobretudo no litoral da Bahia. As aranhas caranguejeiras, apesar de seu porte avantajado e aparência assustadora, têm dificuldade de inocular veneno e, quando picam, produzem apenas dor local. Os pelos desprendidos do corpo dessas aranhas, quando são manipuladas ou se sentem ameaçadas, podem ocasionar dermatite pruriginosa. Os acidentes por aranhas do gênero *Lycosa* (aranhas de jardim) têm sido observados com mais frequência, e essas aranhas entram, também, no grupo de aranhas que tem interesse clínico (Quadro 12.11).

A epidemiologia dos acidentes aracnídeos é bastante distinta e depende dos três tipos de envenenamento.[13] Dos 20.996 casos registrados em 2008 (incidência de 11,1 acidentes por 100.000 habitantes), o loxoscelismo foi responsável por 38% das notificações, enquanto o foneutrismo respondeu por 14,1% e o latrodectismo por 0,5%. Boa parte dos registros não fornece informações sobre o tipo de aranha causadora do envenenamento, ficando cerca de 29,5% deles sem caracterização.

Mecanismo de ação dos venenos das aranhas

Os venenos de *Phoneutria* sp. e de *Latrodectus* sp. apresentam atividade neurotóxica. O veneno fonêutrico atua sobre os canais de sódio, produzindo despolarização das terminações nervosas do SNA, ocasionando liberação de mediadores colinérgicos e adrenérgicos. O veneno latrodético também é neurotóxico, e seu principal componente tóxico (a latrotoxina) liga-se a receptores específicos da membrana pré-sináptica, causando a liberação de vários neurotransmissores. Por outro lado, o veneno loxoscélico

Quadro 12.11 Principais características das aranhas venenosas de interesse clínico no Brasil

Família	Comprimento do corpo (mm)	Patas	Olhos	Hábitat	Teia
Ctenidae (Phoneutria)	30	Curtas. As do quarto par, longas	Em três filas; dois anteriores pequenos, quatro na fila média (dois maiores e dois menores) e dois posteriores	Sob pedras, pau podre, folhas secas, cachos de banana	Não
Lycosidae (Lycosa)	12 a 14	Curtas, quase do mesmo tamanho, quatro para a frente, quatro para trás	Quatro pequenos, dirigidos para diante, e duas filas de dois dorsais, grandes, formando um trapézio	Gramados, pastos, jardins próximos a piscinas	Não
Scytodidae (Loxosceles)	8 a 15	Muito longas e delgadas	Seis em três grupos de dois	Telículas em lugares úmidos e sombrios, ou nos recantos de muros ou paredes no interior dos domicílios	Irregular, pequena
Theridiidae (Latrodectus)	10 a 15	Curtas. Quatro para diante, quatro para trás. As do terceiro par mais curtas	Em duas filas de quatro, quase equidistantes e iguais, heterogêneos	Casas de zonas rurais, plantações e restingas (salsa-da-praia)	Irregular, de malhas largas com refúgio tubular
Avicularidae (Caranguejeira)	50 a 90	Cobertas de pelos, quatro para a frente e quatro para trás	Dispostos em uma pequena elipse transversalmente na porção dorsal anterior do cefalotórax	Silvestre. Raramente penetra em domicílios	Não

pode causar lesão necrótico-isquêmica na região da picada e hemólise intravascular. A coagulação intravascular disseminada, que pode ocorrer na forma cutâneo-visceral, tem sido atribuída à lesão do endotélio vascular, à hemólise e à liberação de mediadores da inflamação.

Quadro clínico

Os casos leves ou benignos que resultam da maioria dos acidentes evoluem apenas com manifestações locais. A dor na região da picada é de intensidade variada, podendo ser excruciante, com irradiação para a raiz do membro acometido nos acidentes por *Phoneutria* e *Latrodectus*. Nas picadas por *Loxosceles*, a dor é mais tardia e é descrita como sensação de queimação. Nas formas cutâneas, além da dor, surgem, no local da picada, edema indurado e eritema. Após 48 h, aparecem áreas hemorrágicas mescladas com áreas esbranquiçadas de isquemia (placa marmórea), que podem evoluir para necrose e ulceração. Podem aparecer fenômenos gerais, como febre e exantema escarlatiniforme, que não guardam relação com a gravidade. Na forma grave de loxoscelismo, denominada cutâneo-visceral, que ocorre em 3% a 20% dos acidentes, além do comprometimento cutâneo, o paciente apresenta alterações do estado mental, icterícia e hemoglobinúria, podendo sobrevir insuficiência renal aguda.

As formas graves de acidentes por *Phoneutria* (aproximadamente 1% dos casos) e por *Latrodectus* podem decorrer da liberação maciça de neurotransmissores pelo veneno. Além da dor, nos casos graves de foneutrismo estão presentes manifestações como vômitos, diarreia, priapismo, arritmias cardíacas, edema pulmonar agudo e choque.

Os acidentes graves por *Latrodectus* evoluem com dor insuportável, irradiando-se para a raiz do membro picado, fasciculações e contraturas de grupos musculares próximos ao local da picada e, posteriormente, das musculaturas paravertebral e abdominal, podendo ocorrer opistótono, rigidez abdominal (podendo trazer suspeita de abdome agudo) e insuficiência respiratória aguda. O paciente pode apresentar priapismo, lacrimejamento, sialorreia, sudorese e secreção traqueobrônquica abundante. As manifestações cardíacas incluem taquicardia, hipertensão arterial, insuficiência cardíaca, isquemia miocárdica e choque. As alterações neurológicas caracterizam-se por cefaleia, convulsão e coma. Em geral, o quadro regride após 48 h, mas as dores musculares podem persistir por vários dias.

Exames complementares

Os pacientes com quadro de loxoscelismo cutâneo-visceral apresentam anemia hemolítica grave, com elevação dos níveis séricos de bilirrubina direta e indireta, explicada não só pela hemólise, mas também pela possí-vel ação hepatotóxica do veneno. Podem ocorrer hipofibrinogenemia, plaquetopenia e elevação dos produtos de degradação da fibrina. A ureia e a creatinina plasmáticas aumentadas denotam a presença de insuficiência renal aguda. O exame de rotina da urina revela hemoglobinúria. Nos casos graves de foneutrismo e latrodectismo, podem ocorrer leucocitose e hiperglicemia.

Tratamento

A dor nos acidentes por *Phoneutria* e *Latrodectus* é tratada por infiltração local de lidocaína a 1% ou 2% sem vasoconstritor, e os vômitos, com procinético (bromoprida). Corticosteroides (metilprednisona 1 mg/kg/dia) estão indicados nos pacientes com loxoscelismo cutâneo-visceral, objetivando a redução da hemólise intravascular. Os espasmos musculares e as convulsões decorrentes do envenenamento latrodéctico são tratados com benzodiazepínicos por via venosa (diazepam 0,5 mg a 1 mg/kg de peso por dose nas crianças).

A soroterapia no araneísmo[11] deve ser recomendada de acordo com o tipo de aranha e com as manifestações clínicas, conforme demonstrado na Figura 12.12.

Os casos graves de acidentes por *Phoneutria* e *Latrodectus* e os pacientes picados por *Loxoxceles* que desenvolvem insuficiência renal aguda devem ser admitidos nos centros de tratamento intensivo, uma vez que podem vir a necessitar de suporte artificial das funções vitais. As lesões cutâneas do loxoscelismo podem ser extensas e necessitar de cirurgia plástica reparadora.

Larvas e Formas Adultas de Mariposas e Borboletas

O acidente causado pelo contato de lagartas com a pele, seguido da inoculação de toxinas presentes nos pelos das larvas, causa frequentemente alterações locais e pode determinar, em alguns casos, repercussões sistêmicas.

São considerados de importância médica os acidentes causados por larvas de insetos pertencentes à ordem *Lepidoptera*. As principais famílias de lepidópteros causadoras de acidentes são *Megalopygidae* e *Saturnidae*, nessa última família, incluindo-se o gênero *Lonomia*.

São bastante conhecidas as queimaduras produzidas por larvas de lepidópteros. Os sintomas advêm de reação produzida pelo contato entre a pele e os pelos externos das larvas, vulgarmente conhecidas por lagartas-de-fogo, taturanas ou lagartas-cabeludas (Figura 12.13).

Lagartas do gênero *Lonomia*, que se aglomeram em placas nos troncos das árvores (seringueiras, na Região Norte; pessegueiros, abacateiros, ameixeiras, ipê e araticum, na Região Sul), podem ocasionar acidentes com manifestações hemorrágicas sistêmicas intensas, graves e, às vezes, fatais. No Brasil, os acidentes foram primeiro

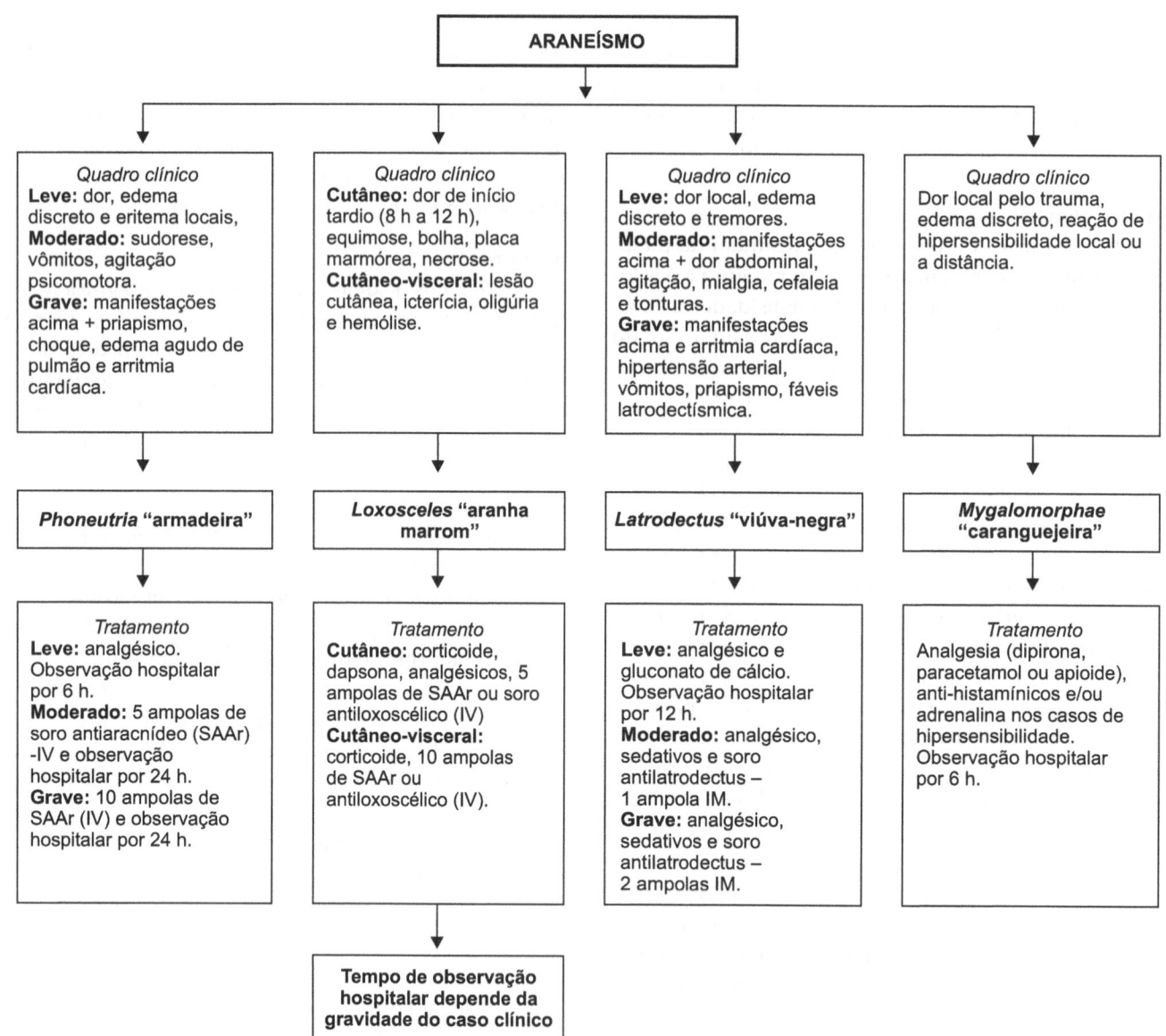

Figura 12.12 Fluxograma da classificação do acidente por aranhas quanto à gravidade e à dose de soro recomendada. (*Fonte: Zoonoses e Agravos de Importância para a Saúde Pública de Minas Gerais*, SES/MG, 2007, adaptado.)

descritos na Região Norte, causados pela *Lonomia achelous*, mas passaram também a ocorrer com frequência crescente na Região Sul (*Lonomia obliqua*) e também no Estado de São Paulo.

As formas adultas do gênero *Hylesia* apresentam a parte posterior coberta de pelos, que têm o formato de pequenas setas. Ao se chocarem contra as lâmpadas e janelas, essas setas desprendem-se e flutuam no ar como poeira, podendo cair sobre as pessoas naquele ambiente ou sobre as poltronas e camas.

Quadro clínico

Os sinais e sintomas decorrem da penetração dos pelos ou cerdas das lagartas na pele, com ruptura e liberação de veneno. O acidentado queixa-se de prurido e de dor intensa, tipo queimação, no local do contato, que pode irradiar-se pelo segmento acometido até a raiz do membro em decorrência de linfangite e infartamento linfonodal. As lesões dermatológicas caracterizam-se por edema local, pápulas esbranquiçadas isoladas ou agrupadas, urticária, vesículas e bolhas, que se rompem produzindo crostas, descamação e pigmentação residual. O tempo médio de evolução até a descamação é de 8 dias. Nos casos mais graves, o paciente pode apresentar febre, artralgias, náuseas e vômitos. Os pelos podem, também, penetrar nos olhos, produzindo conjuntivite e queratite, acompanhadas de fotofobia, lacrimejamento, eritema e edema palpebrais.

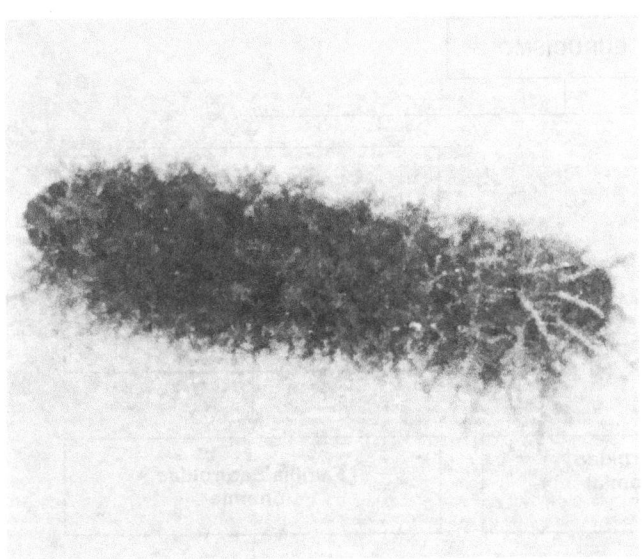

Figura 12.13 Larva de lepidóptero (lagarta-de-fogo, taturana).

O contato com lagartas do gênero *Lonomia* pode produzir uma diátese hemorrágica decorrente da inoculação de hemolinfa com propriedades fibrinolíticas. O paciente pode apresentar hematomas cutâneos, sangramento urinário e gastrintestinal e hemorragia intracraniana. Podem sobrevir hipotensão arterial, choque e insuficiência renal aguda. A mortalidade dos pacientes não tratados pode chegar a 30%.

Nos acidentes pelas formas adultas de mariposas *Hylesia* ocorre, poucos minutos após o contato com a pele, reação tipo eritema, com prurido e micropápulas róseas e disseminadas, vesículas e exulcerações. A substância tóxica presente nas setas é solúvel em água e no suor, o que explica a disseminação das lesões após simples contato.

Exames complementares

Os pacientes acidentados por *Lonomia* apresentam distúrbio na coagulação sanguínea, com ou sem sangramento, na metade dos casos. Podem ser observados alteração no tempo de coagulação, prolongamento do tempo de protrombina (TP), prolongamento do tempo de tromboplastina parcial ativado (TTPA), diminuição acentuada do fibrinogênio plasmático e elevação de produtos de degradação do fibrinogênio (PDF) e dos produtos da degradação de fibrina (PDFib).

A reversão da incoagulabilidade sanguínea costuma ocorrer 24 h após a administração do antiveneno específico, podendo o controle ser realizado pelas provas de coagulação, atividade de protrombina e tempo de tromboplastina parcial ativado. Não há alteração na contagem de plaquetas, a não ser nos casos graves. Hemólise subclínica pode ser detectada. Elevação dos níveis de ureia e creatinina sugere insuficiência renal aguda.

Tratamento

A dor é tratada com bloqueio local ou regional utilizando-se lidocaína a 1% ou 2% sem vasoconstritor. Corticoides tópicos e anti-histamínicos, por via oral, podem ser úteis para alívio dos sintomas e tratamento das lesões dermatológicas.

O tratamento em acidentes por *Lonomia* é orientado por exames hematológicos, que caracterizam a intensidade e natureza do distúrbio de coagulação. Podem ser necessárias transfusão de sangue, reposição de fatores de coagulação, diálise para tratamento da insuficiência renal aguda e soroterapia[11] (Figura 12.14).

O prurido originado dos acidentes pelas formas adultas de mariposas *Hylesia* pode ser aliviado pelo uso de anti-histamínicos por via oral e emprego tópico de compressas frias, banho de amido ou creme de corticosteroide.

Abelhas, Marimbondos e Formigas

Esses insetos são himenópteros que apresentam venenos, os quais contêm substâncias hidrossolúveis concentradas e compostos nitrogenados. A composição dos venenos dos himenópteros encontra-se no Quadro 12.12.

Abelhas

Os acidentes causados por múltiplas picadas de abelhas passaram a ser relatados com mais frequência após a introdução da abelha africana (*Apis mellifera adamsoni*) no Brasil, em 1957. Do cruzamento com espécies europeias (*Apis mellifera* e *Apis mellifera ligusta*), resultaram híbridos que conservaram a agressividade das abelhas africanas, responsáveis por acidentes graves e, muitas vezes, fatais.

O veneno da *Apis mellifera* contém, pelo menos, oito frações tóxicas, sendo as mais importantes a melitina, a fosfolipase A e a apamina. A fosfolipase A e a melitina provocam bloqueio neuromuscular e hemólise. A apamina apresenta efeito beta-adrenérgico e propriedades antiarrítmicas. O veneno também contém um fator degranulador de mastócitos denominado peptídio MCD, um dos responsáveis pela liberação de histamina no organismo dos animais picados.

Quadro clínico. As manifestações clínicas podem decorrer do efeito do veneno no local da ferroada, de reações de hipersensibilidade ou das ações tóxicas desencadeadas pela inoculação de grandes quantidades de veneno secundária a picadas múltiplas.

As manifestações locais são caracterizadas por edema, eritema, prurido de intensidade variável e pela presença do aparelho inoculador do veneno. As reações de hipersensibilidade podem ser desencadeadas por apenas uma

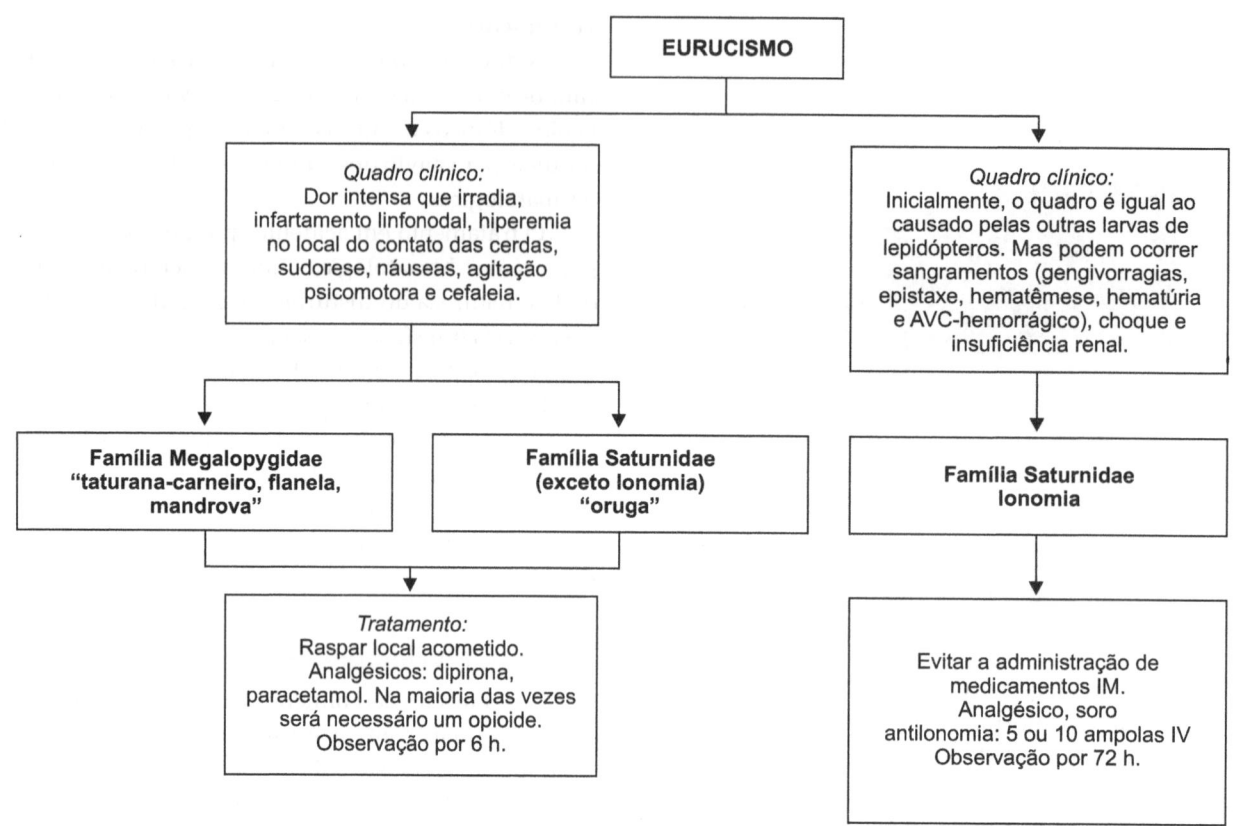

Figura 12.14 Fluxograma da classificação do acidente por lagartas quanto à dose de soro recomendada. (*Fonte: Zoonoses e Agravos de Importância para a Saúde Pública de Minas Gerais.* SES/MG, 2007, adaptado.)

Quadro 12.12 Componentes químicos dos venenos de abelhas, marimbondos e formigas

	Abelha	Marimbondo	Formiga*
Aminas biógenas	Histamina	Histamina + serotonina + acetilcolina	Histamina
Polipeptídeos	Apamina Melitina Peptídio degranulador de mastócitos	Cinina	Cinina
Enzimas	Fosfolipase A Hialuronidase	Fosfolipase A Fosfolipase B Hialuronidase	Hialuronidase Fator hemolítico

* As formigas apresentam ainda outros componentes no veneno, tais como: ácidos fórmico, acético, propiônico e isobutírico e uma substância com propriedades inseticida e antibiótica.

Fonte: Manual de Diagnóstico Laboratorial da Raiva/MS. Secretaria de Vigilância em Saúde. 2008.

picada, e a prevalência dessas reações na população estudada varia de 0,4% a 10%. Podem ser localizadas ou sistêmicas. As primeiras limitam-se ao local da(s) ferroadas(s) ou segmentos próximos e caracterizam-se por dor, eritema, prurido e edema, que pode ser muito intenso. As sistêmicas podem instalar-se em 2 a 3 min e manifestam-se por reações clássicas de anafilaxia com prurido generalizado, eritema, urticária, angioedema, prurido no palato ou na faringe, náuseas, vômitos, cólicas abdominais, obstrução nasal, rouquidão, edema de glote, broncospasmo, arritmias cardíacas, hipertensão abdominal e choque. Choque, edema de glote e broncospasmo são as manifestações mais temidas e podem determinar o óbito em poucos minutos, se não forem tratados agressivamente.

O envenenamento sistêmico pode ser decorrente de múltiplas picadas, estimando-se que sejam necessárias pelo menos 400 ferroadas para ocasionar a morte de um adulto. Manifesta-se por alterações neurológicas (torpor e coma), hipotensão arterial, choque, insuficiência renal aguda, decorrente de hemólise e de rabdomiólise sistêmica.

Tratamento. A remoção dos ferrões deve ser feita por raspagem com lâmina, evitando-se retirá-los através de pinçamento, que pode produzir compressão da glândula ligada ao ferrão e inocular no acidentado uma quantidade adicional de veneno. A dor pode ser tratada com dipirona, e o prurido com anti-histamínicos por via oral. O choque anafilático e o edema de glote devem ser prontamente tratados com adrenalina endovenosa (adultos: 0,5 mL de solução aquosa a 1:1.000 a cada 15 a 30 min; crianças: 0,01 mL/kg de peso da referida solução a cada 15 a 30 min). Pode ser necessária a admissão em CTI para suporte das funções circulatória (tratamento do estado de choque) e respiratória (ventilação artificial). Devem ser administrados rotineiramente corticoides (hidrocortisona, adultos: 500 mg IV de 6/6 h, por 24 h; crianças: 4 mg/kg de peso IV de 6/6 h por 24 h) e anti-histamínicos.

Pacientes com envenenamento decorrente de múltiplas picadas devem ser admitidos em CTI pela presença de complicações graves, como depressão respiratória, coma, estado de choque, distúrbios hidreletrolíticos e acidobásicos graves, insuficiência renal aguda e parada cardíaca, ou alto risco de desenvolvê-los. Apesar do tratamento intensivo, a mortalidade continua sendo alta. Por esse motivo, está em curso a produção de um soro específico para uso nos casos de envenenamento por picadas de abelhas.

Vespas

As vespas, também conhecidas por marimbondos ou cabas, são ao contrário das abelhas, capazes de inocular veneno sem perda do aparelho inoculador. Podem produzir reações locais e de hipersensibilidade semelhante às observadas nos acidentes por abelhas. O tratamento é semelhante ao descrito para picadas de abelhas.

Formigas

As picadas de formigas produzem principalmente dor local. Nas ferroadas ocasionadas por formigas-fogo (gênero *Solenopsis*), além de dor intensa, descrita como queimação, surgem, no local das ferroadas, vermelhidão e edema, seguidos do aparecimento de pústula nas primeiras 24 h. A cicatrização ocorre em 1 semana, com formação de pequenas cicatrizes acastanhadas que desaparecem após alguns meses. O tratamento é sintomático.

Lacraias (*Scolopenddra*)

As lacraias (escolopendras) são quilópodes noturnos (Figura 12.15) dotados de veneno capaz de matar alguns animais, como pequenas aves e camundongos.

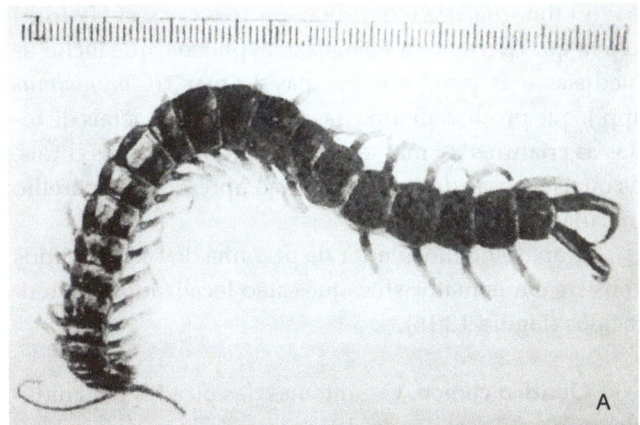
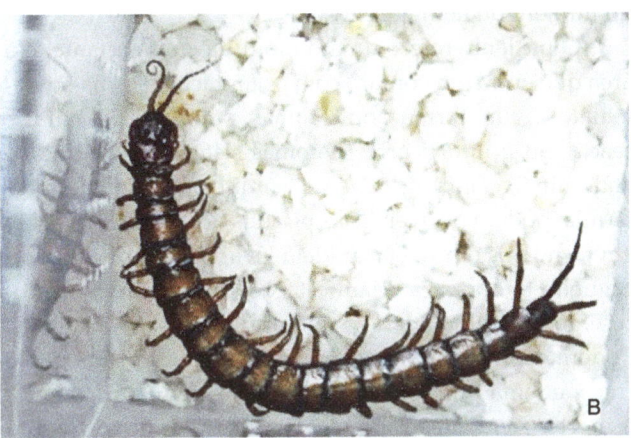

Figura 12.15 Espécime de *Scolopenddra*. (**A**) Cortesia do Prof. J. Evangelista Silva, Professor Aposentado do Depto. de Parasitologia do ICB, UFMG. (**B**) Galeria de fotos de animais peçonhentos do Instituto Vital Brazil.

Entretanto, há pouca literatura sobre o efeito do veneno no homem, pois os acidentes são raros e parecem não trazer consequências maiores. Não existe soro específico nem se conhece a composição química do veneno.

De maneira geral, os sintomas são locais e consistem em dor, edema e necrose superficial no local da picada, cefaleia e, às vezes, vômitos. Os sintomas desaparecem em poucos dias. O tratamento é sintomático, e o prognóstico é bom.

Celenterados (Cnidários)

As reações após contato em celenterados, particularmente com "água-viva" ou caravela (*Physalia* sp.), ocorrem com frequência entre as pessoas que tomam banho de mar. A incidência de picada por esses animais não é bem conhecida, pois, na maioria das vezes, as reações são discretas e a vítima não procura tratamento médico. Entretanto, alguns celenterados provocam, ao picar, lesões sérias, extremamente dolorosas, podendo em alguns casos levar à morte do paciente.

O filo *Cnidaria* é dividido em três classes: Hyddrozoa (à qual pertence a *Physalia*), Scyphozoa, que inclui as medusas e as perigosas "vespas-do-mar" (*Chiropsalmus* spp.), que produzem uma das peçonhas mais letais de todas as criaturas do mar, e Anthozoa, que inclui os corais, os quais, apesar de venenosos, não apresentam aparelho inoculador de veneno.

O aparelho inoculador da peçonha dos celenterados consiste em nematocistos, que estão localizados nos tentáculos (Figura 12.16).

Quadro clínico. Os sintomas das picadas por cnidários variam dependendo da espécie, do local da picada e do número de nematocistos.

O paciente refere uma dor aguda e excruciante, e a área que entra em contato com os tentáculos torna-se eritematosa, com formação de bolhas, pápulas e vesículas e reação do tipo urticária. Sintomas sistêmicos, como dor abdominal, calafrios, náuseas, vômitos, diarreia e hipertermia, podem ocorrer. Se as picadas ocorrerem na região em torno dos olhos, elas podem levar a lesão de córnea e cegueira temporária. Manifestações asmatiformes, sudorese, tosse e dificuldade respiratória têm sido relatadas. Podem ocorrer espasmos musculares, taquicardia, pulso fraco, edema pulmonar, insuficiência circulatória aguda e morte. Acidentes repetidos em um mesmo indivíduo podem resultar em anafilaxia.

Tratamento. O objetivo básico do tratamento é diminuir o número de nematocistos que estão descarregando a peçonha através da pele e reduzir os efeitos da peçonha já injetada. Os tentáculos aderidos à pele devem ser removidos com o auxílio de uma toalha, de uma esponja, ou mesmo com as mãos cheias de areia. A área acometida deve ser tratada imediatamente com substâncias que impedem a descarga dos nematocistos. O agente mais recomendado na Austrália, onde os acidentes por cnidários são comuns, é a solução de vinagre ou ácido acético a 3% a 10%. O vinagre (ácido acético diluído) inibe as descargas dos nematocistos, reduz a dor e previne as reações dermatológicas.

Soluções alcoólicas (álcool etílico, aguardente) causam descarga maciça dos nematocistos, aumentam a dor e agravam as lesões de pele. Contato com água fria agrava as descargas dos nematocistos e deve ser evitado. Essas medidas de primeiro socorro não comprometem as medidas subsequentes que, por certo, precisam ser tomadas, tais como o combate à dor e ao choque. O tratamento da urticária com cremes, corticoides ou anti-histamínicos tópicos tem sido descrito.

No combate à dor, injeções de morfina ou meperidina são as mais eficazes. Gluconato de cálcio a 10% produz alívio dos espasmos e cãibras musculares. Finalmente, nas reações anafiláticas, usa-se o tratamento convencional para essa situação (adrenalina + corticoides + anti-histamínico + oxigênio).

As intoxicações graves podem ser combatidas com soros antiveneno de celenterados, que são fabricados na Austrália, mas ainda não se encontram disponíveis no Brasil.

Referências Bibliográficas

1. Larry M Baddour, MD, FIDSA. Soft tissue infections due to human bites. *UpToDate*, May 16, 2011.
2. Guia de Vigilância Epidemiológica/Ministério da Saúde, Secretaria de Vigilância em Saúde, 6ª ed. Brasília: Ministério da Saúde, 2005.
3. Ministério da Saúde. Secretaria de Vigilância em Saúde. Departamento de Vigilância Epidemiológica. Normas Técnicas de Profilaxia da Raiva Humana. Série A: Normas e Manuais Técnicos. Brasília-DF, 2011.
4. Manual de Diagnóstico Laboratorial da Raiva. Ministério da Saúde. Secretaria de Vigilância em Saúde. Departamento de Vigilância Epidemiológica. Brasília – DF, 2008.
5. Ivanete K, Maria Luiza C, Neide YT. *Raiva – Aspectos Gerais e Clínica*. São Paulo: Instituto Pasteur, 2009 (Manuais, 8)49p.il.
6. Baddour LM. Soft tissue infections due to dog and cat bites. *UpToDate*, June 17, 2009.
7. Spach DH, Kaplan SL. Treatment of cat scratch disease. *UpToDate*, November 14, 2011.
8. Trucksis M. Rat bite fever. *UpToDate*, May 6, 2011.
9. Site: portal.saude.gov.br/portal/arquivos/pdf/situacao.pdf – Siuação atual do ofidismo.
10. Nunes TA, Melo MCB, Souza C. *Urgência e Emergência Pré-Hospitalar*, 2ª ed. Belo Horizonte: Folium, 2010.
11. Zoonoses e Agravos de Importância para a Saúde Pública em Minas Gerais. *SES/MG, 2007.*
12. Cardoso JLC, França FOS, Wen FH. *Animais Peçonhentos no Brasil. Biologia, Clínica e Terapêutica dos Acidentes*, 1ª ed. São Paulo: Sarvier, 2003.
13. Brasil. Guia de Vigilância Epidemiológica. *Acidentes por Animais Peçonhentos*, 7ª ed. Secretaria de Vigilância em Saúde/MS.

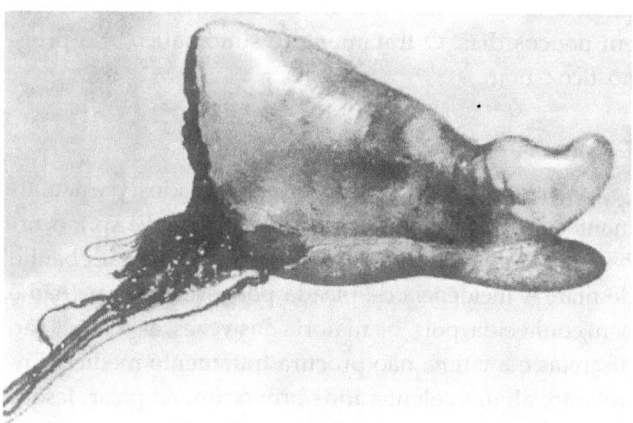

Figura 12.16 *Physalia* sp. (caravela, "água-viva").

Punções e Acessos Vasculares

Capítulo

13

Alexandre Lages Savassi-Rocha
Fabiano Soares Carneiro
Marco Túlio Costa Diniz

INTRODUÇÃO

Punções e acessos vasculares constituem procedimentos realizados com grande frequência em várias áreas da medicina, com finalidades propedêutica e/ou terapêutica. O conhecimento adequado das suas indicações, técnicas e potenciais complicações é mandatório para todo profissional que se propõe a realizá-los.

PUNÇÕES

Punção Abdominal (Abdominocentese)

Indicações

- Obtenção de líquido ascítico para análise bioquímica, estudo microbiológico, citometria e/ou citologia oncótica.
- Paracentese de alívio (casos de ascite volumosa secundária a doenças hepáticas, carcinomatose peritoneal, doenças cardíacas etc.) – objetiva melhorar a dinâmica respiratória e diminuir o desconforto do paciente. Nos casos de síndrome de compartimento abdominal associada a ascite volumosa, o procedimento pode contribuir para diminuir a pressão intra-abdominal.
- Tratamento de abscessos/coleções intra-abdominais infectadas (nessas situações, deve ser seguida da colocação de dreno).[1]
- Biópsias de órgãos, tumores abdominais ou do peritônio (*punções-biópsia*).
- Avaliação da presença de hemoperitônio (particularmente em casos de trauma abdominal) – pode ser infundida solução salina na cavidade para aumentar a acurácia do método (*lavado peritoneal diagnóstico*).

Técnica

- Posicionamento do paciente em decúbito dorsal – nos casos de ascite volumosa, pode-se elevar a cabeça e o tórax para minimizar eventuais quadros de desconforto e dispneia secundários à distensão abdominal.

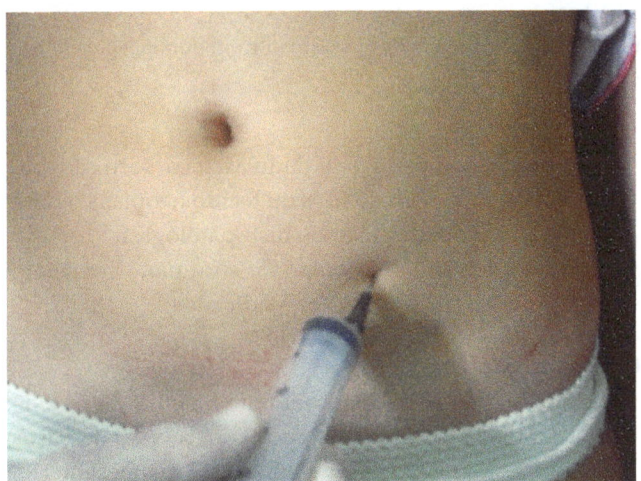

Figura 13.1 Referência anatômica para realização de abdominocentese para drenagem de ascite.

- Escolha do local da punção – para drenagem de ascite, geralmente opta-se pelo ponto médio entre a espinha ilíaca anterossuperior e a cicatriz umbilical, do lado esquerdo (Figura 13.1).[1] A escolha de pontos alternativos pode ser necessária (p. ex., casos de incisões prévias na região). Recomenda-se que o paciente urine antes da realização do procedimento, para evitar lesão da bexiga nos casos de distensão vesical acentuada.

As punções de órgãos, coleções e tumores abdominais são, preferencialmente, guiadas por meio de ultrassonografia ou tomografia computadorizada (Figura 13.2).

- Antissepsia local/anestesia local por infiltração da pele e dos planos mais profundos até o peritônio.
- Introdução da agulha perpendicularmente, até atingir a cavidade abdominal – geralmente, utiliza-se cateter venoso 14G para drenagem de ascite. Existem *kits* apropriados para drenagem de abscessos (que incluem dreno e bolsa coletora) e agulhas para biópsias.

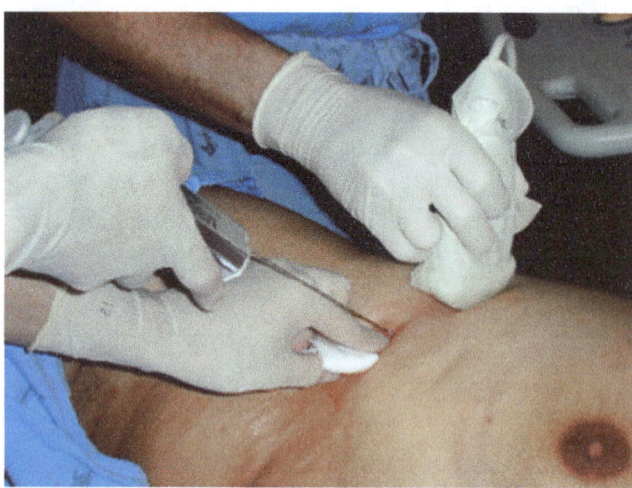

Figura 13.2 Drenagem de abscesso intra-abdominal guiada por ultrassonografia.

- Obtenção de amostra de líquido ascítico, secreção, parênquima de órgãos sólidos ou tecido neoplásico para avaliações laboratorial e/ou histopatológica.
- Conexão do cateter a equipo de soro para drenagem do líquido ascítico (nos casos indicados).

Complicações

- Hemorrágicas (hemoperitônio/hematoma da parede abdominal) – podem ser secundárias a lesão de vasos sanguíneos da parede abdominal ou do mesentério, lesão inadvertida do baço (particularmente em casos de esplenomegalia) e biópsia de órgãos sólidos (p. ex., fígado). A ocorrência de coagulopatias associadas aumenta o risco desse tipo de complicação.[1]
- Lesões intestinais (relacionadas principalmente a aderências de alças à parede abdominal no local da punção).
- Lesões da bexiga (maior risco em casos de repleção vesical).

Punção Pleural (Toracocentese)/Drenagem Pleural

A cavidade pleural constitui espaço virtual, e qualquer acúmulo de líquido ou ar nesse espaço evidencia condição patológica. A análise do líquido pleural pode fornecer subsídios importantes para elucidação diagnóstica.

Indicações

- Propedêutica de derrame pleural – obtenção de líquido para exames bioquímico e microbiológico, citometria e citologia oncótica.
- Tratamento definitivo de pneumotórax pequeno, estabilizado.
- Tratamento emergencial de pneumotórax volumoso/hipertensivo (objetiva corrigir o desvio/balanço me-

diastinal com graves repercussões cardiorrespiratórias) – a punção deve ser seguida de drenagem pleural em selo d'água.[2]
- Tratamento de derrame pleural não infectado (para alívio sintomático de dispneia secundária à compressão pulmonar pelo derrame).[2]

Quando houver doença pleural de causa desconhecida, indica-se a biópsia pleural para complementação da propedêutica.

A drenagem pleural fechada (em selo d'água) está indicada no tratamento do empiema pleural (fase aguda), na maioria dos casos de pneumotórax e em alguns casos de hemotórax traumático volumoso.[2] Deve-se realizar esse tipo de drenagem em virtude da pressão pleural negativa. A pressão exercida pela coluna de água no recipiente evita a aspiração de ar para a cavidade pleural e o colabamento do pulmão.

Técnica (punção pleural)

- Paciente sentado (sempre que possível).
- Colocação da mão do paciente do lado a ser puncionado no ombro contralateral, de maneira que o braço e o antebraço fiquem à frente do tórax, com ligeira flexão do tórax sobre o abdome. Essa posição promove o afastamento da escápula do local da punção e o alargamento dos espaços intercostais.[2]
- Escolha do local da punção. Nos casos de derrame pleural, opta-se, geralmente, pela região dorsal inferior do tórax. Em algumas situações (p. ex., paciente em ventilação mecânica), essa abordagem é inviável, devendo-se realizar a punção na região lateral do tórax (na linha axilar média, no 5º ou 6º espaço intercostal) (Figura 13.3). Pode-se utilizar a ultrassonografia para determinar o local mais adequado para a punção nos casos de derrames "encistados". Nos casos de pneumotórax, a toracocentese pode ser realizada no 5º ou 6º espaço intercostal na linha axilar média, ou no 2º espaço intercostal, na linha axilar anterior (com o paciente em posição semissentada).[2]
- Antissepsia ampla/colocação de campos estéreis/anestesia local por infiltração de todos os planos até a pleura parietal.
- Introdução da agulha junto à borda superior da costela (para evitar lesão do feixe vasculonervoso intercostal, que passa pelo sulco da borda costal inferior) até a cavidade pleural – aspiração de líquido para exames.
- Introdução de conjunto agulha e cateter (ou trocarte) calibroso na cavidade pleural (costuma-se utilizar cateter venoso 14G).
- Conexão do cateter a equipo de soro, cuja outra extremidade é introduzida em recipiente colocado no

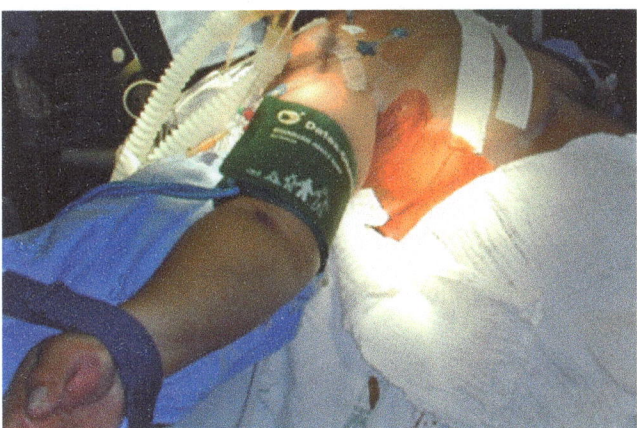
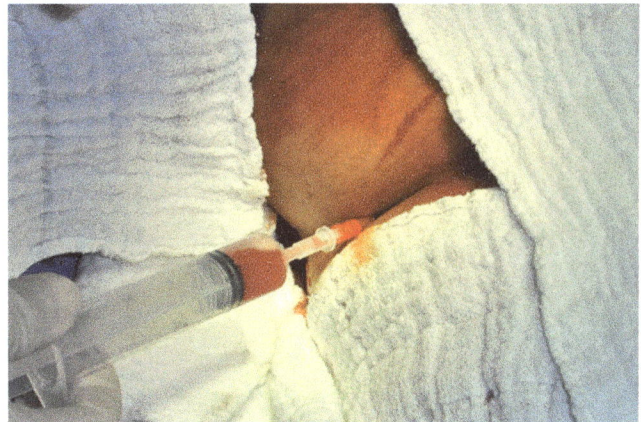

Figura 13.3 Toracocentese.

chão. Pode-se também conectar o cateter a uma torneira de três vias (*three-ways*). Essa conduta permite a aspiração do líquido pleural por meio de seringa e o esvaziamento desta sem desconectá-la do *three-ways*, evitando-se a penetração de ar no espaço pleural.[2]

• Retirada do conjunto e oclusão do orifício com esparadrapo.

Nos casos com indicação de biópsia pleural, utiliza-se a *agulha de Cope*, cuja extremidade apresenta "gancho" apropriado para "fisgar" a pleura parietal (Figura 13.4). Após a introdução dessa agulha em ângulo de 45° com a borda superior da costela, realiza-se a sua tração, bem como a retirada de "fragmento" da pleura para exame.[2]

Nos casos de derrames pleurais volumosos, a retirada de líquido deve ser lenta, para que as estruturas mediastinais, geralmente desviadas, retornem à sua posição de modo progressivo, evitando-se alterações bruscas.[2]

Técnica (drenagem pleural em selo d'água)
• Definição do local de introdução do dreno – nos casos de pneumotórax, costuma-se preferir a região entre as linhas axilares média e anterior, no 4º ou 5º espaço intercostal. Nos casos de empiema agudo, o dreno deve ser colocado no ponto mais inferior possível da cavidade pleural (geralmente em torno do 8º espaço intercostal), na linha axilar posterior.[2] Deve-se ter cuidado para não violar a cavidade abdominal durante o procedimento.

• Antissepsia/colocação de campos estéreis.

• Anestesia local, com infiltração dos planos profundos até a pleura parietal.

• Incisão da pele, do subcutâneo e da aponeurose em pequena extensão (proporcional ao diâmetro do dreno a ser introduzido – cerca de 1,5 cm).

• Divulsão das fibras musculares parietais com pinça hemostática curva, de ponta fina.

• Perfuração da pleura parietal – movimentação delicada da pinça no interior da cavidade pleural, para permitir a drenagem de ar e/ou secreção.

• Pinçamento da extremidade proximal do dreno e introdução deste no espaço pleural (Figura 13.5). Nos casos de pneumotórax, a extremidade do dreno deve ser dirigida cranialmente, enquanto, nos casos de empiema pleural, deve ser dirigida inferior e posteriormente.[2] Recomenda-se a clampagem da extremidade distal do dreno antes da sua introdução, de modo a evitar penetração inadvertida de ar na cavidade pleural.

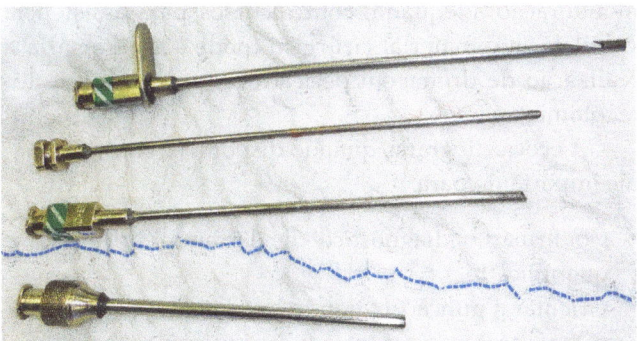
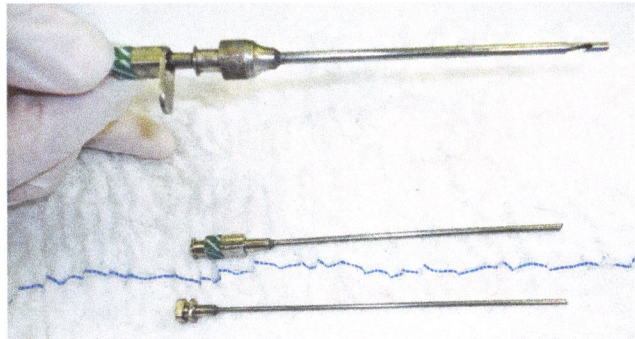

Figura 13.4 Agulha de Cope.

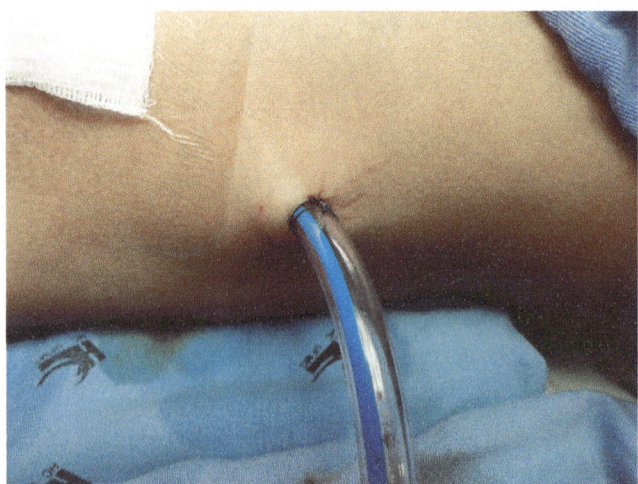

Figura 13.5 Drenagem torácica.

* Conexão do dreno ao sistema de drenagem em selo d'água (Figuras 13.6 e 13.7). O diâmetro do dreno geralmente é de 32 a 36Fr.[2]
* Fixação do dreno à pele por meio de sutura.
* Curativo.

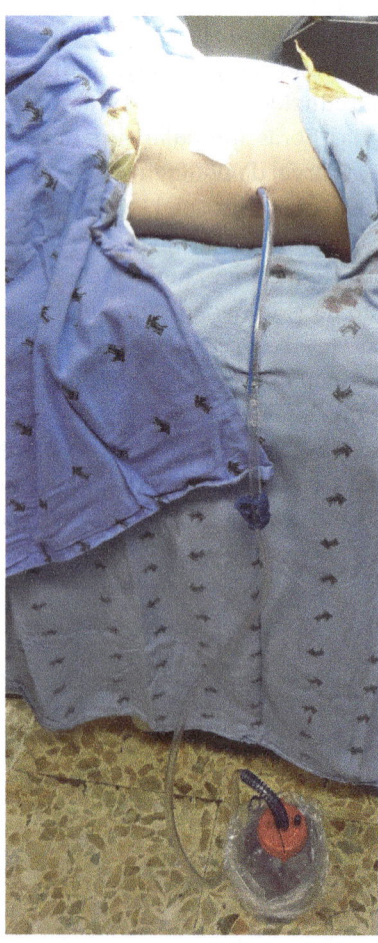

Figura 13.6 Dreno torácico conectado ao sistema em selo d'água.

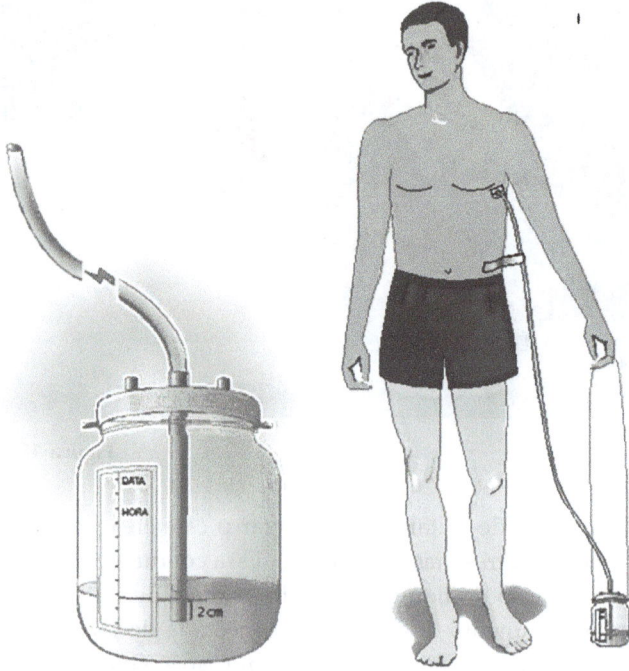

Figura 13.7 Drenagem torácica: detalhe do sistema em selo d'água.

Complicações
* Formação de pneumotórax residual, pela penetração de ar na cavidade pleural.
* Lesão do feixe vasculonervoso intercostal – hemorragia.
* Lesão do parênquima pulmonar – hemorragia.
* Lesão do diafragma/lesão de órgãos intra-abdominais (punção abdominal inadvertida).
* Alterações da dinâmica cardiovascular (secundárias ao desvio abrupto das estruturas mediastinais em casos de esvaziamento rápido de derrames pleurais volumosos).[2]

Punção Pericárdica (Pericardiocentese)

A punção da cavidade pericárdica deve ser realizada preferencialmente em ambiente cirúrgico, sob monitoração adequada, com recursos para assistência ventilatória e material cirúrgico (pode ser necessária a realização de drenagem pericárdica, ou mesmo de toracotomia).[3]

A ecocardiografia, quando disponível, constitui exame importante para:[3]

* Confirmar o diagnóstico de derrame pericárdico e quantificá-lo.
* Orientar a punção, evitando lesão inadvertida das câmaras cardíacas por introdução excessiva da agulha.
* Avaliar a contratilidade cardíaca.

- Avaliar as características do pericárdio.
- Detectar sinais de tamponamento cardíaco.

A limitação do enchimento das câmaras cardíacas, secundária à sua compressão por líquido ou sangue na cavidade pericárdica, pode acarretar queda acentuada do débito cardíaco e levar ao óbito. Os sinais clínicos de tamponamento cardíaco incluem ingurgitamento jugular intenso, palidez cutânea acentuada, abafamento de bulhas cardíacas, pulso paradoxal e hipotensão arterial.[3]

As lesões cardíacas traumáticas podem provocar hemopericárdio e ocasionar tamponamento devido ao acúmulo rápido de volumes relativamente pequenos de sangue (150 a 250 mL).[1] Nas doenças de evolução crônica, que acarretam acúmulo progressivo de líquido (p. ex., hipotireoidismo grave), o pericárdio pode acumular grandes volumes e distender-se de forma acentuada, com mínima repercussão hemodinâmica.

Indicações

- Tamponamento cardíaco por hemopericárdio (p. ex., secundário a lesões cardíacas traumáticas). Nessas situações, a punção deve ser associada a outras medidas, como obtenção de acesso venoso calibroso, reposição volêmica e remoção do paciente (quando necessário) para hospital com estrutura para realização do tratamento definitivo da lesão cardíaca.
- Tamponamento cardíaco secundário a pericardites agudas e acúmulo de grande volume de líquido na cavidade pericárdica.[3]
- Obtenção de líquido para exames laboratoriais (exames bioquímicos, exames microbiológicos, citologia oncótica, citometria etc.).[1]

Técnica

- Via de acesso preferencial: subxifóidea.[1,3]
- Antissepsia local/infiltração anestésica (exceto em casos de extrema urgência).
- Introdução de agulha longa, com bisel curto, inferiormente ao apêndice xifoide, em ângulo de 45°, orientada cranialmente e ligeiramente para a esquerda (a agulha deve ser apontada para a ponta da escápula esquerda) (Figura 13.8).[1,3] Pode-se utilizar cateter agulhado calibroso (16G) ou *kits* específicos para realização de pericardiocentese (quando disponíveis). Esses últimos incluem guia metálico flexível e cateter multiperfurado, que pode ser posicionado na cavidade pericárdica (nos casos indicados) e fixado à pele, mantendo-se drenagem contínua.[3]
- Após ultrapassar a pele, diminui-se o ângulo de inclinação da agulha, mantendo-se a sua ponta próxima da parede torácica, em direção à ponta do coração.

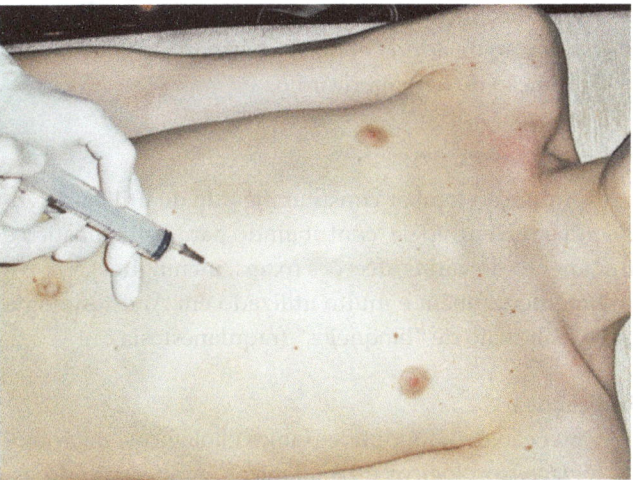

Figura 13.8 Pericardiocentese.

- Após atingir a cavidade pericárdica, procede-se à aspiração do seu conteúdo (sangue incoagulável, exsudato ou transudato). A oscilação da agulha e certas alterações do traçado eletrocardiográfico (p. ex., corrente de lesão) indicam punção do miocárdio, devendo-se recuá-la imediatamente.[1,3] A ecocardiografia é útil para avaliar a posição ideal. Nos casos de tamponamento cardíaco, geralmente se observa rápida melhora clínica do paciente após o esvaziamento do derrame pericárdico.[1]
- Passagem de guia e introdução de cateter na cavidade pericárdica (nos casos indicados) – conectado a *three-ways*.[3]

A necessidade de realizar drenagem pericárdica dependerá do fator etiológico:[3]

- Pericardites viral e idiopática – a pericardiocentese isolada é geralmente suficiente.
- Acometimento neoplásico do pericárdico – o índice de recorrência do derrame, em longo prazo, atinge 50%. A manutenção do cateter por alguns dias parece ser a melhor opção (exceto em pacientes terminais), promovendo a resolução definitiva do derrame em até 75% dos pacientes. Retira-se o cateter quando a drenagem for inferior a 25 mL/dia.
- Pericardite purulenta – realiza-se drenagem cirúrgica (pericardiotomia subxifóidea).

Complicações[3]
- Lesão miocárdica/epicárdica.
- Lesão de grandes vasos.
- Perfuração de câmaras cardíacas.
- Lesão esofagiana.
- Pneumotórax.
- Punção peritoneal inadvertida.

- Arritmias (incluindo fibrilação ventricular).
- Laceração de artéria e/ou veia coronária.
- Formação de hemopericárdio.

Punção Lombar

A punção lombar constitui método de utilização rotineira em Neurologia, contribuindo para o diagnóstico e tratamento de várias afecções (p. ex., meningites). O procedimento também é muito utilizado em Anestesiologia para realização de "bloqueios" (raquianestesia).

Indicações
- Obtenção de liquor para exames citológicos, microbiológicos, sorológicos e bioquímicos. A alteração do aspecto do liquor (normalmente límpido) pode fornecer indícios para o diagnóstico (p. ex., quando purulento).[1]
- Aferição da pressão liquórica – pode-se também avaliar a permeabilidade do espaço subaracnóideo por meio de manobras realizadas concomitantemente com a manometria.[1]
- Obtenção de via para administração de anestésicos e outros medicamentos (terapia intratecal).[1]
- Obtenção de via para realização de exames (administração de contraste radiológico ou isótopos radioativos).[1]

Contraindicações[1]
- Quadro clínico de hipertensão intracraniana – secundária, por exemplo, a lesões expansivas intracranianas, especialmente da fossa posterior (tumores, abscessos). A punção pode ocasionar, por exemplo, herniação das amígdalas cerebelares através do forame magno, com parada respiratória, convulsões e óbito.
- Infecção cutânea no local da punção.
- Pacientes com instabilidade hemodinâmica.
- Coagulopatias (relativa).
- Agitação psicomotora acentuada.
- Fase aguda de traumatismo cranioencefálico.

Técnica
- Posicionamento do paciente (decúbito lateral, com flexão das coxas em direção ao abdome, ou sentado).

- Definição do local da punção – a medula termina em nível de L2, não havendo risco de lesá-la abaixo desse ponto. A punção lombar costuma ser realizada no espaço intervertebral entre L4 e L5 (Figura 13.9). Utiliza-se, como referência para identificá-lo, a linha que une as porções superiores das duas cristas ilíacas, que passa pela apófise espinhosa de L4 ou pelo interespaço de L4-L5.[1]
- Utilização de luvas estéreis/antissepsia rigorosa/anestesia local.
- Introdução de agulha fina, com bisel curto, no espaço intervertebral, através dos ligamentos interespinhoso e amarelo. A agulha é orientada perpendicularmente à pele até atravessar a dura-máter e atingir o espaço subaracnóideo. O correto posicionamento da agulha é confirmado pela drenagem espontânea de liquor através dela, após a retirada do mandril.
- Coleta de liquor para exame/administração de medicamentos (quando indicadas).

Deve-se ressaltar que, nos casos de anestesia peridural, a agulha (mais calibrosa do que aquela utilizada para raquianestesia) não deve atravessar a dura-máter. A perfuração desta é causa de cefaleia pós-punção.

Complicações[1]
- Síndrome de hipotensão liquórica/cefaleia.
- Infecções secundárias à contaminação do liquor.
- Herniações (pacientes com hipertensão intracraniana).

Cistostomia (Drenagem Suprapúbica)

A cistostomia consiste na introdução de cateter na bexiga para drenagem de urina, podendo ser percutânea ou cirúrgica.[4]

Indicações[4]
- Processos obstrutivos com retenção urinária aguda (na impossibilidade de realizar o cateterismo vesical por via uretral).
- Incontinência urinária de difícil controle.
- Incontinência urinária em pacientes com vida sexual ativa.

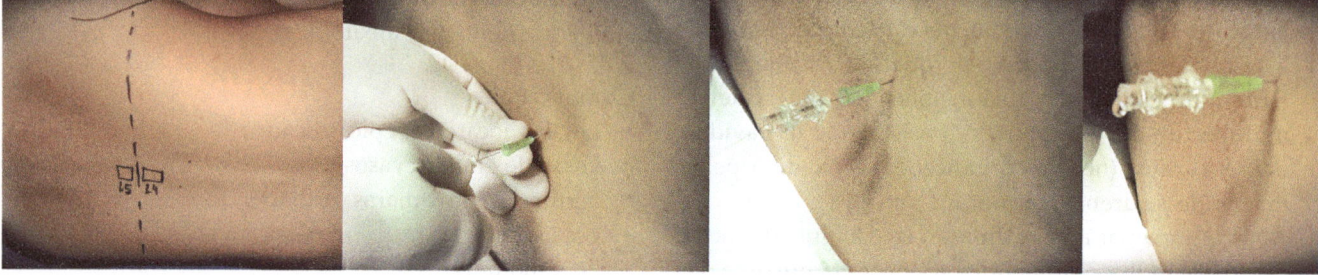

Figura 13.9 Punção lombar: posicionamento do paciente, punção, retirada do mandril, drenagem de liquor.

* Problemas persistentes ou recorrentes com cateteres uretrais (irritação uretral intensa, obstrução frequente etc.).
* Trauma uretral ou pélvico.
* Drenagem urinária após algumas cirurgias pélvicas ou uretrais.

As vantagens da cistostomia em relação ao cateterismo transuretral incluem:[4,5]

* Maior facilidade para troca e higienização do cateter.
* Menor incidência de obstrução do cateter.
* Ausência de lesão uretral relacionada com a permanência prolongada do cateter.
* Possibilidade de testar a capacidade do paciente de urinar por via uretral, antes da retirada do cateter.
* Menor risco de contaminação do cateter por bactérias fecais.
* Maior comodidade (sobretudo para pacientes que permanecem sentados por longos períodos).

Referências anatômicas

A bexiga é órgão muscular oco, situado quase inteiramente na pelve, posteriormente à sínfise púbica. Apenas a face superior (cúpula) e a face posterior são revestidas pelo peritônio. Essa característica permite o acesso cirúrgico extraperitoneal ao órgão, através do espaço retropúbico.[4]

A capacidade da bexiga é de cerca de 350 mL a 400 mL. Em algumas situações, como, por exemplo, na obstrução uretral, pode haver acúmulo de volumes muito maiores de urina.[4]

Técnica

Cistostomia percutânea

* Paciente em decúbito dorsal e posição de Trendelenburg (para que as alças intestinais se afastem do local da punção) – é importante que haja repleção vesical para realização do procedimento.
* Tonsura dos pelos pubianos/antissepsia/anestesia local (pele e planos profundos).
* Pequena incisão cutânea na linha mediana (suficiente para permitir a introdução do trocarte, cerca de 3 cm a 4 cm superiormente à sínfise púbica).
* Introdução de trocarte 1 cm a 3 cm acima da sínfise púbica, com leve inclinação em direção ao colo vesical. Deve-se ter o cuidado de, com o dedo indicador, limitar a extensão do trocarte a ser introduzida. Alguns autores preconizam a punção prévia da bexiga com agulha fina e longa, para determinar o comprimento necessário do trocarte. Essa conduta é sobretudo útil em pacientes obesos. Pode-se utilizar a ultrassonografia para guiar a punção vesical. O diâmetro do trocarte

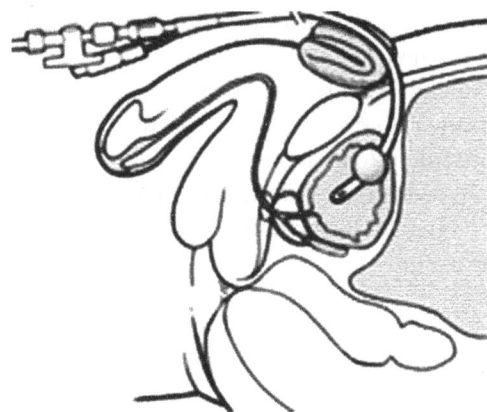

Figura 13.10 Cistostomia percutânea.

varia de acordo com o tamanho do cateter que se pretende introduzir, geralmente entre 12 e 22Fr.[4]

* Observação da drenagem de urina pelo trocarte (o que confirma a posição adequada deste).
* Introdução do cateter. Existem *kits* específicos para realização de cistostomia percutânea, que incluem trocarte, cateter apropriado *e* recipiente para coleta de urina.
* Fixação do cateter à pele por meio de sutura ou insuflação do balão de retenção (quando presente), com o objetivo de impedir a saída do cateter (Figura 13.10).

A cistostomia pode também ser realizada pela técnica de Seldinger (descrita na parte referente a acessos vasculares), que inclui a punção da bexiga com agulha, introdução de guia metálico e de cateter de revestimento.[5]

Cistostomia cirúrgica[4]

* Paciente em decúbito dorsal horizontal, sob anestesia geral ou bloqueio espinal – é importante que haja repleção vesical.
* Tonsura de pelos pubianos/antissepsia abdominal.
* Incisão mediana suprapúbica.
* Abertura da linha alba.
* Afastamento lateral dos músculos retos abdominais, atingindo-se o espaço retropúbico, onde se encontra a parede anterior da bexiga em posição extraperitoneal.
* Dissecção romba do espaço retropúbico e identificação da bexiga.
* Realização de sutura em bolsa na parede anterior da bexiga, na região onde se procederá à sua abertura.
* Abertura de cerca de 1 cm da parede anterior da bexiga – o cateter deve ser introduzido na porção mais cranial, para que a extremidade deste não toque o trígono nem o colo vesical – o que produziria desconforto para o paciente. Deve-se evitar o extravasamento de urina

para o espaço perivesical, a fim de minimizar o risco de contaminação local.

- Fechamento da sutura em bolsa.
- Exteriorização do cateter por contra-abertura, através do músculo reto abdominal.
- Fixação da bexiga à parede abdominal por meio de sutura, na região de penetração do cateter.
- Laparorrafia.

Algumas situações podem dificultar a realização da cistostomia ou favorecer o surgimento de complicações, incluindo:[4]

- Presença de tumor vesical (o trocarte pode ser introduzido inadvertidamente através deste).
- Obesidade acentuada (a ultrassonografia pode ser utilizada para guiar o procedimento nesses casos).
- Coagulopatias graves.
- Presença de tumor na pelve e/ou na região inferior do abdome.

Complicações[4]
- Hemorragias/formação de hematomas/hematúria macroscópica.
- Extravasamento de urina pelo local de punção.
- Drenagem inadequada de urina devida ao posicionamento irregular ou obstrução do cateter.
- Infecções locais (trajeto do dreno).
- Infecções urinárias.
- Lesão do reto e/ou de alças intestinais.

ACESSOS VASCULARES

Acessos Venosos Periféricos

Indicações
A obtenção de acesso venoso periférico constitui um dos procedimentos mais realizados na prática médica, com os seguintes objetivos:[6]

- Coleta de sangue para exames bioquímicos, hematológicos, microbiológicos, genéticos etc.
- Tipagem sanguínea.
- Administração de medicamentos.
- Reposição hidreletrolítica/nutrição parenteral periférica.
- Reposição volêmica (cristaloides, coloides etc.).
- Transfusão de hemoderivados.

Referências anatômicas
Os locais mais favoráveis para punção venosa periférica são os braços e as mãos, particularmente o dorso das mãos, os pulsos e a fossa antecubital (Figura 13.11).

As veias radial superficial e ulnar superficial anastomosam-se, respectivamente, com as veias cefálica mediana e basílica mediana, originando, juntamente com outras tributárias, a veia cefálica e a veia basílica. Esse conjunto de veias é denominada *M venoso*, o qual inclui os principais sítios de punção venosa periférica.[6,7]

Em alguns pacientes pode não ser possível a obtenção de veias periféricas nos locais usuais, devido a cate-

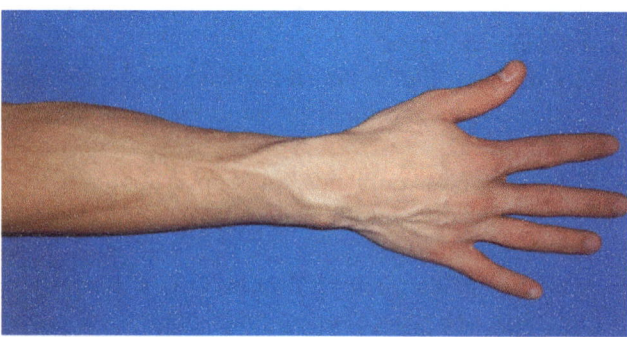
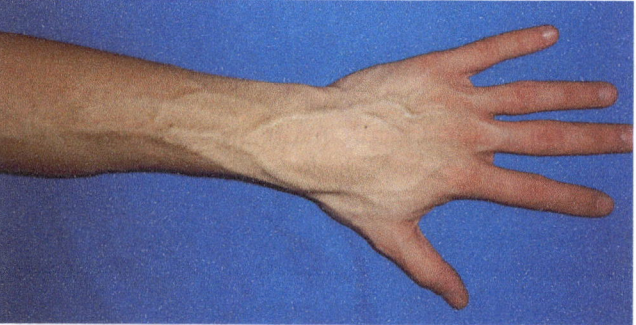
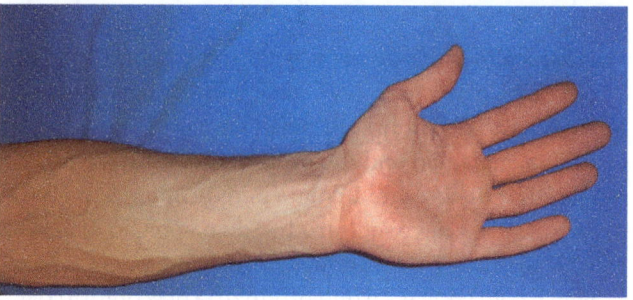
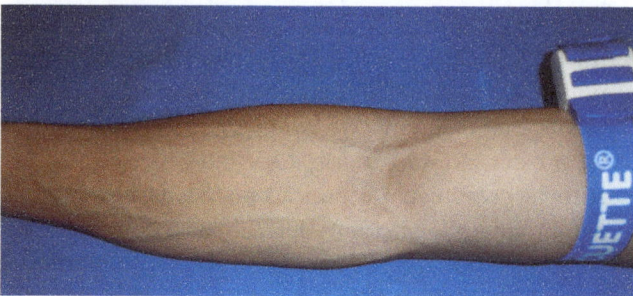

Figura 13.11 Anatomia das veias superficiais do membro superior.

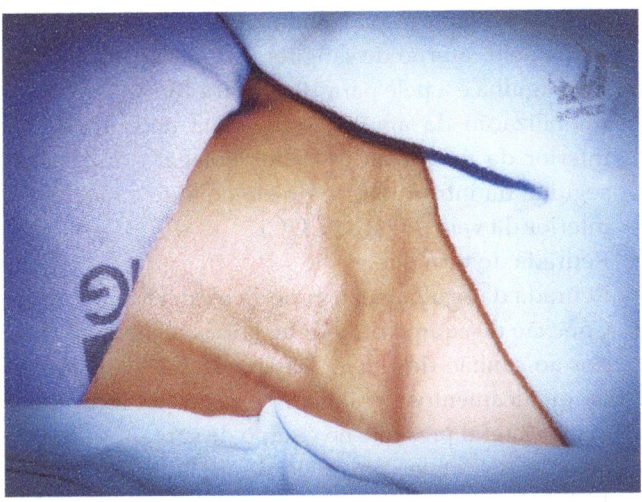

Figura 13.12 Veia jugular externa.

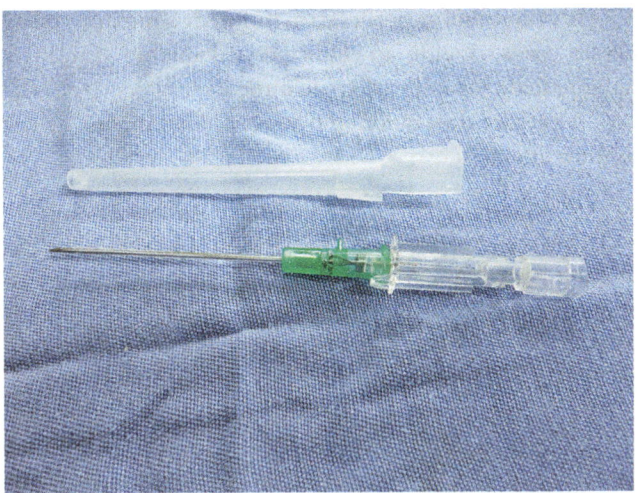

Figura 13.13 Cateter venoso (conjunto *cateter-sobre-agulha*).

terismos prévios múltiplos, obesidade etc. Nesses casos, a punção da veia jugular externa pode ser considerada, a despeito de acarretar bastante desconforto ao paciente (p. ex., limitação à movimentação do pescoço).

A veia jugular externa é formada na região inferior à orelha e posterior ao ângulo da mandíbula, onde a veia facial posterior une-se à veia auricular posterior. Dirige-se inferiormente, atravessando obliquamente a superfície do músculo esternocleidomastóideo (Figura 13.12), perfura a fáscia cervical profunda (logo acima da porção média da clavícula) e termina na veia subclávia, lateralmente ao músculo escaleno anterior. Existem válvulas na veia jugular externa, cerca de 4 cm acima da clavícula.[6]

Técnica

Punção para coleta de amostra de sangue. Utiliza-se geralmente agulha metálica descartável 25 × 7 ou 25 × 8, conectada a seringa ou tubo coletor.[1,6]

Os vasos geralmente utilizados para a coleta de sangue são as veias cefálica mediana e basílica mediana, devido à boa visualização destas na prega anterior do cotovelo. No entanto, essas veias não representam opções de escolha para manutenção de acesso venoso, pois a flexão do braço poderá interromper o fluxo de sangue ou resultar em transfixação da veia pelo cateter.[1,6]

Cateterismo venoso para infusão de medicamentos e/ou soluções. Nessas situações, utiliza-se normalmente cateter agulhado específico para punção venosa (Figuras 13.13 e 13.14). O comprimento de 5 cm é considerado adequado para punção de veia periférica.[6]

O diâmetro dos cateteres venosos varia de 14G a 24G.[6] Quanto maior a numeração, menor o diâmetro do cateter (Figura 13.15).

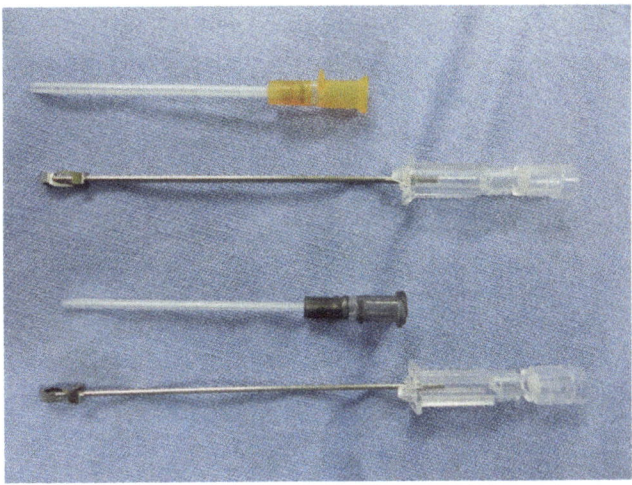

Figura 13.14 Cateteres venosos (agulhas separadas dos cateteres) – notar dispositivos na extremidade das agulhas para evitar acidentes perfurocortantes.

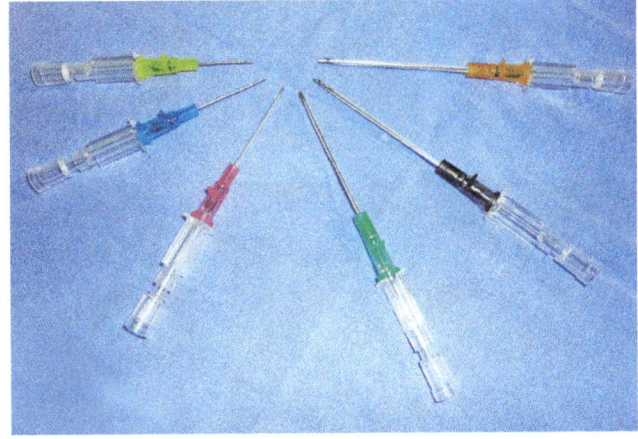

Figura 13.15 Cateteres venosos. O diâmetro do cateter é indicado pela cor: laranja (14G), cinza (16G), verde (18G), rosa (20G), azul (22G) e amarelo (24G).

A veia radial superficial costuma ser a melhor opção nesses casos, devido ao calibre relativamente grande, à facilidade de visualização e de punção.[1,6]

A técnica de cateterismo venoso deve incluir as seguintes etapas:[6]

- Posicionamento do paciente (decúbito dorsal ou sentado) e do profissional responsável pela punção de modo confortável (o profissional deve utilizar luvas descartáveis).
- Definição da veia a ser puncionada (é importante a boa iluminação local).
- Colocação de torniquete proximalmente ao local da punção (Figura 13.16).
- Antissepsia local (geralmente com álcool a 70%).
- Introdução da agulha com o bisel voltado para cima, em ângulo de 45° com a pele (Figura 13.17A).

- Após a penetração parcial da agulha na veia (confirmada pelo retorno de sangue), reduz-se o ângulo entre a agulha e a pele para 10° (Figura 13.17B).
- Imobilização da agulha (cuja ponta encontra-se no interior da veia) com os dedos polegar e indicador, seguida da introdução completa de todo o cateter no interior da veia (Figura 13.17C).
- Retirada do torniquete.
- Retirada da agulha, mantendo-se o cateter.
- Conexão de equipo de soro ou bolsas de hemoderivados ao canhão do cateter (Figura 13.17D) – a injeção de medicamentos geralmente é realizada através de injetor lateral presente no equipo de soro.
- Fixação do cateter por meio de fita adesiva (Figura 13.17E).

A técnica de cateterismo da veia jugular externa inclui os seguintes passos:[6]

- Paciente em posição de Trendelenburg (para "encher" a veia de sangue), com rotação da cabeça para o lado oposto ao da punção.
- Antissepsia/anestesia local.
- Alinhamento do cateter na direção da veia, com a ponta dirigida para o ombro ipsilateral.
- Compressão leve da veia logo acima da clavícula (Figura 13.18).
- Punção da veia no ponto médio entre o ângulo da mandíbula e a linha hemiclavicular.
- Introdução e fixação do cateter como descrito anteriormente.

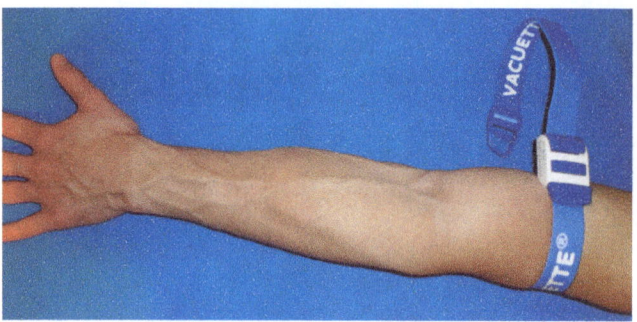

Figura 13.16 Membro superior garroteado para punção venosa.

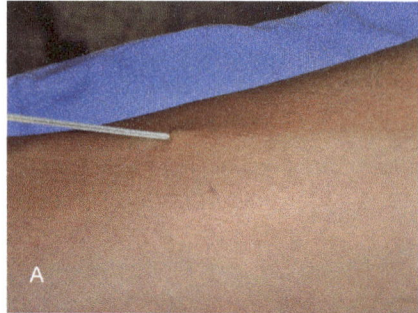
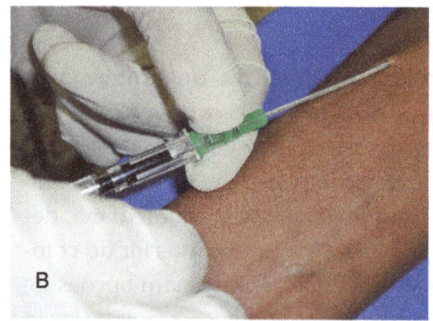
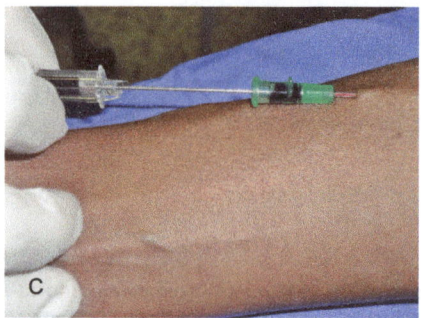
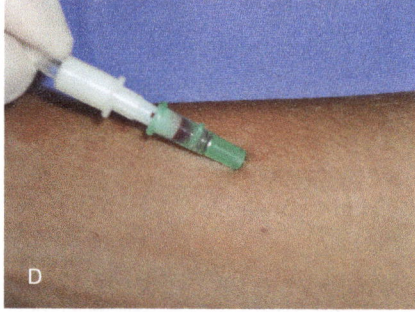
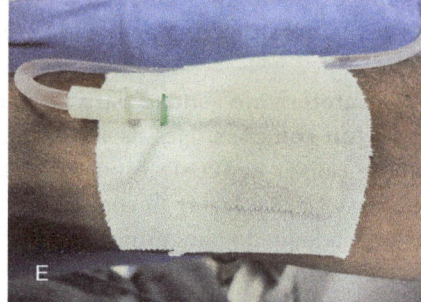

Figura 13.17A–E Punção venosa periférica.

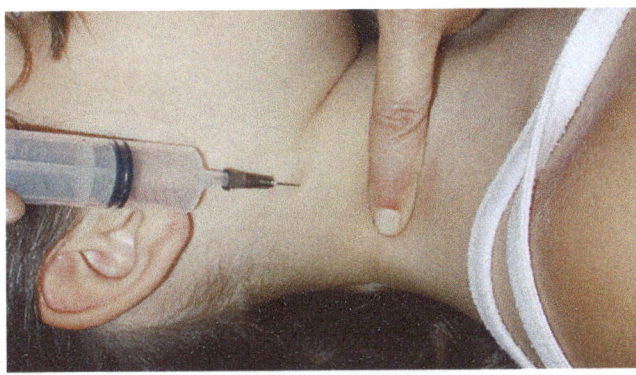

Figura 13.18 Punção da veia jugular externa.

Vantagens dos acessos venosos periféricos[1,6]
- Baixo risco de complicações graves.
- Aprendizado relativamente simples da técnica de punção.
- Fácil compressibilidade.

Desvantagens dos acessos venosos periféricos[1,6]
- Veias periféricas podem colabar durante estados de baixo débito ou situações de estresse (frio, dor etc.), dificultando ou impossibilitando seu cateterismo.
- Duração menor do acesso venoso – em princípio, os cateteres devem ser retirados após 72 h devido aos riscos de flebite e infecção. Essa conduta pode tornar necessárias várias punções venosas em um mesmo paciente durante internações prolongadas.

Complicações[1,6]
- Hematoma.
- Celulite local.
- Trombose venosa/tromboflebite – especialmente nos casos de veias de pequeno calibre e quando se utilizam soluções hipertônicas e/ou medicamentos que provocam inflamação/esclerose da veia.

Acessos Venosos Centrais

Indicações
A punção de veia central do tórax para introdução de cateter é procedimento realizado amplamente, apresentando as seguintes indicações:[6,8]

- Obtenção de acesso venoso para infusão de medicamentos e soluções (nos casos de ausência de acessos periféricos adequados – grandes queimados, pacientes com instabilidade hemodinâmica etc.).
- Obtenção de acesso para reposição volêmica rápida.
- Obtenção de acesso para nutrição parenteral.
- Avaliação da pressão venosa central, da volemia e da função das câmaras cardíacas direitas.
- Implante de marcapasso.
- Obtenção de acesso venoso de longa permanência para quimioterapia, hemodiálise etc.

Avaliação clínica prévia
Recomenda-se a avaliação das provas de coagulação antes da realização do cateterismo venoso central. A contagem de plaquetas deve ser, idealmente, igual ou superior a 50.000/mm³, e RNI inferior a 2,0. Por outro lado, em situações de urgência, ou quando não é possível a melhora da coagulação, pode-se realizar o cateterismo mesmo na vigência desses distúrbios, com baixo risco de complicações.

A suspensão do uso de antiagregantes plaquetários (p. ex., ácido acetilsalicílico) não é necessária para o implante de cateteres venosos centrais. Nos casos de pacientes em uso de heparina de baixo peso molecular, recomenda-se a suspensão de uma dose anterior à realização do procedimento.[8]

Aspectos técnicos gerais
Recomenda-se que o profissional responsável pelo procedimento esteja adequadamente paramentado (gorro, máscara, capote e luvas estéreis).

Pode-se utilizar a ultrassonografia com Doppler antes da punção (quando disponível), com objetivo de verificar a patência da veia escolhida para o cateterismo e definir sua localização.[8,9]

Atualmente, realiza-se o cateterismo venoso central, quase sempre, pela técnica descrita por Seldinger, que consiste na seguinte padronização (Figura 13.19):[6,8]

- Paciente em decúbito dorsal e posição de Trendelenburg (15º a 30º), com os membros superiores estendidos junto ao corpo, a cabeça estendida e voltada para

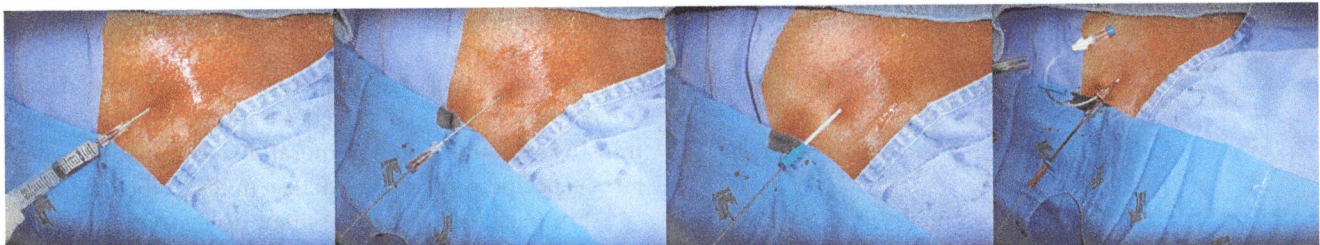

Figura 13.19 Cateterismo venoso central pela técnica de Seldinger: punção venosa, introdução do guia, do dilatador e do cateter.

o lado oposto ao da punção/antissepsia local/colocação de campos estéreis.

- Anestesia local, infiltrando-se a pele e todo o trajeto a ser percorrido pela agulha.
- Punção percutânea da veia escolhida (v. jugular interna, v. subclávia).
- Introdução de guia metálico longo, fino e flexível através da agulha. A extremidade do guia apresenta conformação em J, o que diminui o risco de lesões (p. ex., transfixação do vaso).
- Retirada da agulha (mantendo-se o guia na posição).
- Introdução de dilatador (utilizando-se o guia) até o interior da veia – pode ser realizado pequeno corte na pele para facilitar a introdução do dilatador.
- Retirada do dilatador (mantendo-se o guia).
- Introdução do cateter (utilizando-se o guia).
- Retirada do guia metálico.
- Fixação do cateter à pele por meio de sutura.

Existem *kits* específicos para cateterismo venoso pela técnica de Seldinger, que incluem todo o material necessário (guia metálico, dilatador, cateter de duplo lúmen, dispositivo para fixação do cateter à pele por meio de sutura etc.) (Figura 13.20).[1,6,8]

Deve-se estimar a extensão do cateter a ser introduzida de acordo com cada paciente, de modo que a extremidade deste fique posicionada na junção cavoatrial ou na porção cefálica do átrio direito. Essa conduta contribui para evitar complicações como trombose venosa e síndrome da veia cava superior, estenose venosa, migração do cateter ou aderência deste à parede da veia cava su-

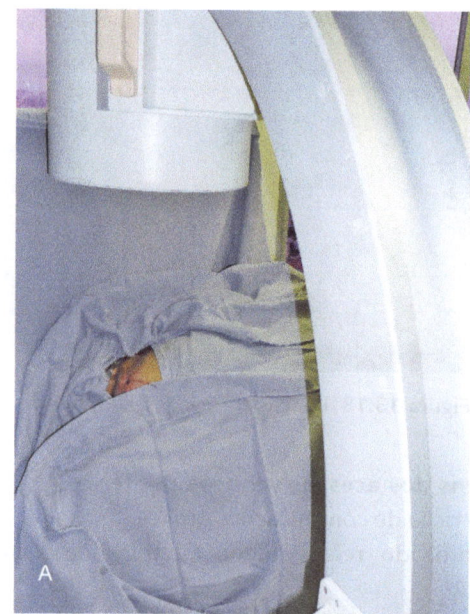

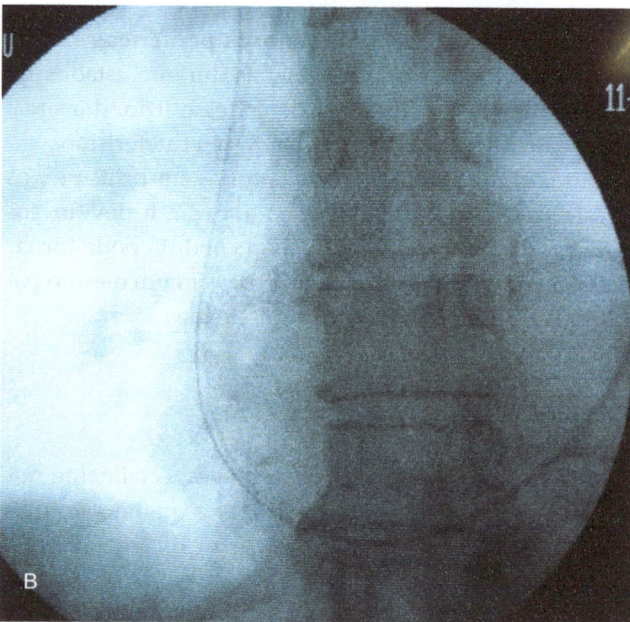

Figura 13.21A–B Utilização da radioscopia durante cateterismo venoso central.

perior.[8] A utilização da radioscopia pode ser medida útil para se posicionar corretamente o guia e, posteriormente, o cateter (Figura 13.21).[8]

Tipos de cateter

Utiliza-se mais frequentemente cateter com duplo lúmen para infusão de soluções e medicamentos, hemotransfusões e nutrição parenteral. Existem também cateteres específicos para hemodiálise (mais calibrosos).[1,6]

Em pacientes que necessitam de terapia intravenosa por períodos prolongados, opta-se geralmente pelo implante de *cateteres de longa permanência*. A técnica de

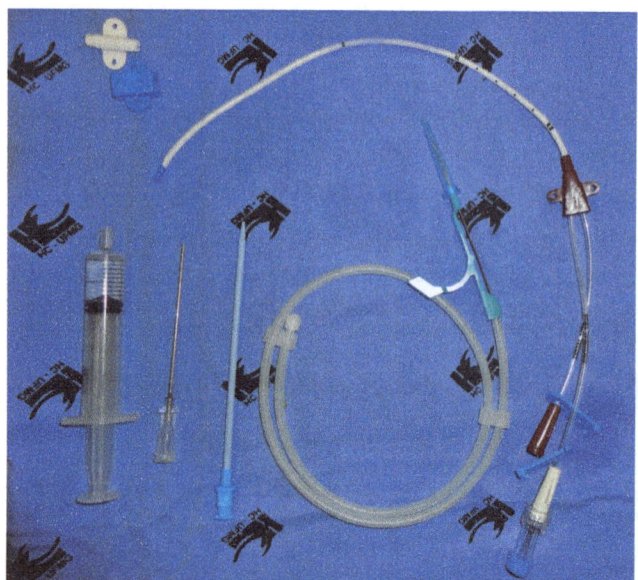

Figura 13.20 Material para cateterismo venoso pela técnica de Seldinger.

cateterismo, nesses casos, inclui a criação de "túnel" sub-cutâneo (*tunelização*), de modo que o ponto de penetração do cateter na pele localize-se longe do sítio de punção (Figura 13.22). Esse procedimento diminui os riscos de infecção pelo cateter.[9]

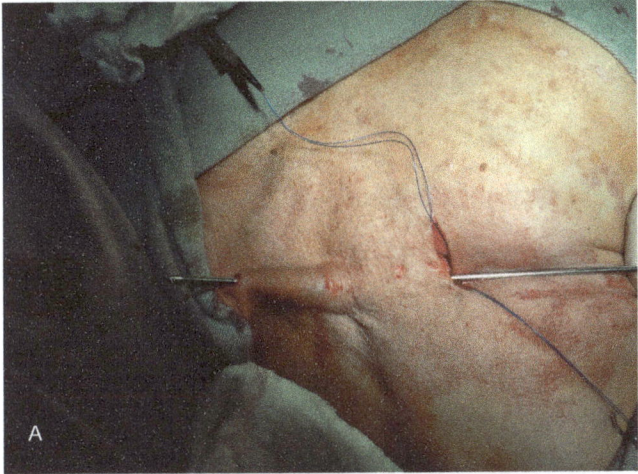

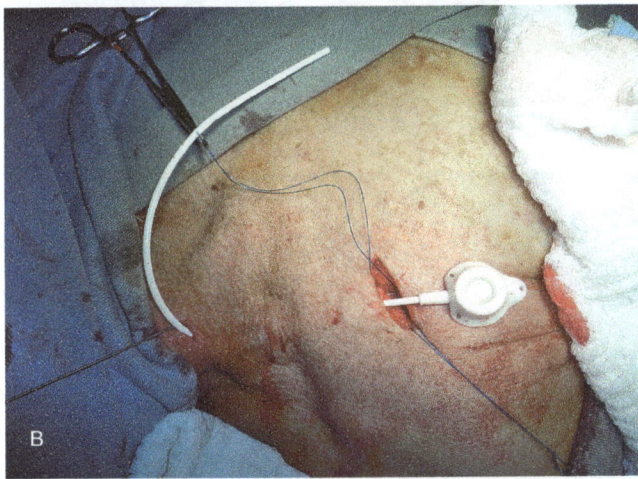

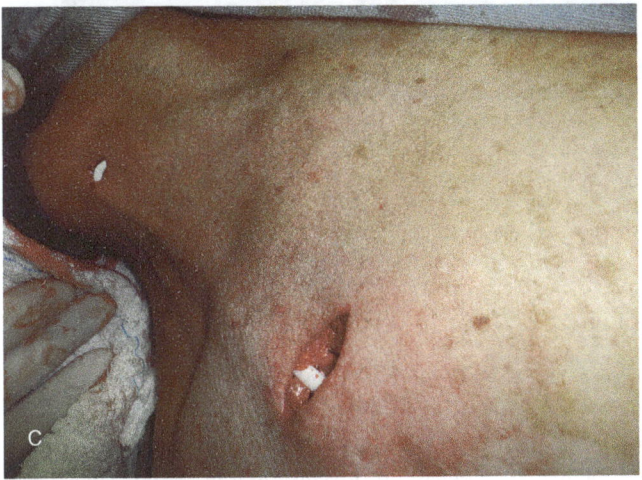

Figura 13.22A–C Confecção de túnel subcutâneo (*tunelização*) para implante de cateter de longa permanência.

Existem os seguintes tipos de cateteres de longa permanência:

* Cateter semi-implantável (tipo Hickmann) – o cateter passa por túnel subcutâneo de cerca de 10 cm até o ponto de exteriorização. A parte do cateter contida no túnel subcutâneo é envolvida por pequena malha de dácron, que permite a penetração de fibroblastos e a formação de tecido fibroso. Esse tecido isola a parte implantada do cateter do meio externo, dificultando a penetração de bactérias responsáveis pela colonização e infecção do cateter. Esse tipo de cateter pode ser utilizado para infusão de medicamentos e soluções, hemotransfusões e coleta de sangue para exames.[1]
* Cateter totalmente implantável (Figura 13.23) – geralmente utilizado em pacientes oncológicos, submetidos a quimioterapia por longos períodos. O cateter é conectado a pequeno reservatório com diafragma de Silastec®, o qual é colocado no subcutâneo e fixado à fáscia muscular por meio de sutura. Realiza-se o fechamento da incisão cutânea na região da implantação do reservatório.[20] Ele deve permanecer heparinizado.

Cateterismo da veia jugular interna

Anatomia. A veia jugular interna é continuação do seio sigmoide da dura-máter. Após atravessar o forame jugular, na base do crânio, essa veia apresenta proximidade com artéria carótida comum e o nervo vago.[6]

A veia jugular interna apresenta posição lateral no pescoço, enquanto a artéria carótida comum situa-se medialmente e o nervo vago situa-se entre os dois vasos, posteriormente. Essas três estruturas são envolvidas pela bainha carótida, que é recoberta pelo músculo esternocleidomastóideo.[6]

O calibre dessa veia no adulto é de cerca de 1 cm a 2 cm. Na maioria dos casos, a veia jugular interna direita é mais calibrosa do que a esquerda.[8]

Técnica. A veia jugular interna é utilizada com bastante frequência para obtenção de acesso venoso central, em virtude do índice relativamente baixo de complicações do procedimento.[1,6,8]

Descreve-se, a seguir, a técnica de acesso central, mais utilizada e considerada a mais simples e segura; existem também os acessos anterior e posterior.[1,6]

* Paciente em decúbito dorsal e posição de Trendelenburg (15° a 30°), com os membros superiores estendidos junto ao corpo, a cabeça estendida e voltada para o lado oposto ao da punção.
* Posicionamento do médico junto à cabeça do paciente, do lado a ser puncionado.

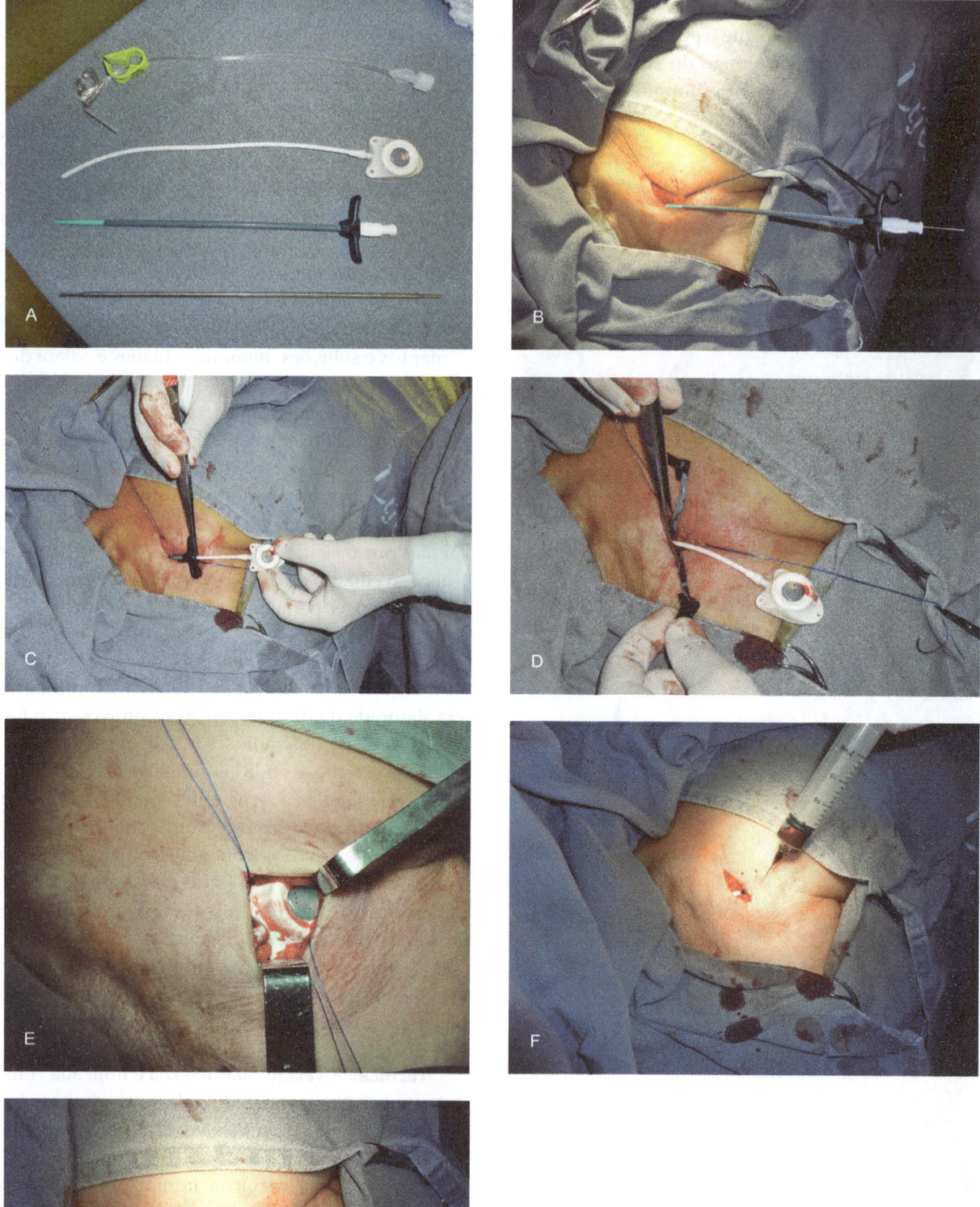

Figura 13.23 (A–G) Implante de cateter de longa permanência. (**A**) Material. (**B**) Introdução da bainha com dilatador. (**C, D**) Introdução do cateter e abertura simultânea da bainha. (**E**) Fixação do reservatório à fáscia muscular. (**F**) Punção do reservatório subcutâneo. (**G**) Sutura da pele sobre o reservatório.

- Antissepsia local/colocação de campos estéreis.
- Anestesia local no ponto de punção, localizado no ângulo formado pelos feixes esternal e clavicular do músculo esternocleidomastóideo, superiormente à clavícula.
- Localização da veia jugular interna com agulha 25 × 7 ou 25 × 8, conectada a seringa contendo solução salina (NaCl a 0,9%). A agulha é introduzida em ângulo de 45° com o plano frontal, em direção ao mamilo ipsilateral. O refluxo de sangue para o interior da seringa é indicativo de punção bem-sucedida. Deve-se observar a cor do sangue e verificar a ausência de refluxo pulsátil, o qual caracterizaria punção inadvertida da artéria carótida comum.
- Punção da veia com agulha longa conectada a seringa, seguindo-se a mesma direção da punção prévia (Figura 13.24).
- Cateterismo venoso pela técnica de Seldinger (descrita anteriormente), com ou sem tunelização.

Cateterismo da veia subclávia

Anatomia. A veia subclávia inicia-se próximo à borda lateral da primeira costela, representando a continuação da veia axilar. Estende-se em direção medial, localizando-se posteriormente à clavícula, um pouco inferior e anterior à artéria subclávia ipsilateral, ocupando o espaço entre a clavícula e a primeira costela.[6]

A veia subclávia une-se à veia jugular interna próximo à articulação esternoclavicular, formando a veia braquiocefálica ipsilateral. A união das veias braquiocefálicas origina a veia cava superior, que termina no átrio direito.

Na junção da veia subclávia com a veia jugular interna, encontra-se, à direita, a desembocadura do ducto linfático direito e, à esquerda, o ducto torácico.

Técnica. O cateterismo da veia subclávia pode ser feito de ambos os lados. A abordagem do lado direito tem a vantagem de não acarretar risco de lesão do ducto torácico, embora essa complicação seja rara. A abordagem do lado esquerdo costuma ser preferida em virtude da menor angulação da veia braquiocefálica esquerda em relação à veia cava superior.[8]

Em pacientes vítimas de trauma torácico, a punção deve ser realizada no lado do hemitórax lesado, para evitar acometimento do hemitórax sadio por eventuais complicações (p. ex., pneumotórax).[6]

O cateterismo da veia subclávia pode ser feito por acesso infraclavicular ou supraclavicular.[6,8]

O acesso infraclavicular inclui as seguintes etapas:

- Paciente em decúbito dorsal, com os membros superiores paralelos ao tronco, a cabeça estendida e virada para o lado oposto ao da punção. Quando possível, utiliza-se posição de Trendelenburg (15° a 30°).
- Posicionamento do médico lateralmente ao paciente, próximo a seu ombro, do lado a ser puncionado.
- Antissepsia local ampla/colocação de campos estéreis.
- Avaliação das referências anatômicas (clavícula, manúbrio esternal e junção esternoclavicular) – "divide-se" a clavícula em três partes iguais, definindo-se o ponto de punção (1 cm a 2 cm inferiormente à junção do terço médio com o terço medial da clavícula).
- Anestesia local, infiltrando-se a pele e todo o trajeto subcutâneo a ser percorrido pela agulha.
- Punção com agulha longa conectada a seringa com solução salina (NaCl a 0,9%). Introduz-se a agulha (com bisel voltado para cima) em direção à face posterior da junção esternoclavicular, avançando-a junto à borda inferior da clavícula (Figura 13.25). O dedo indicador

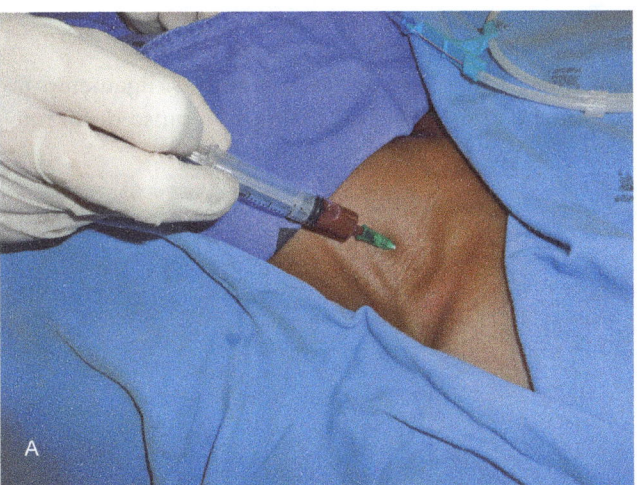
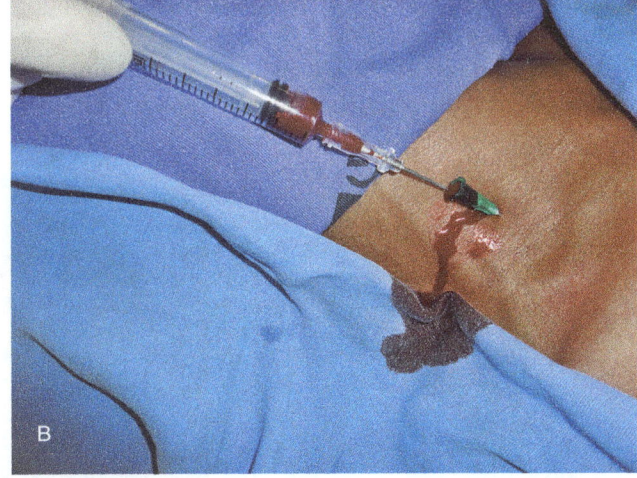

Figura 13.24 Punção da veia jugular interna direita. **A**, Localização da veia com agulha 25 × 8. **B**, Punção venosa com agulha de maior calibre.

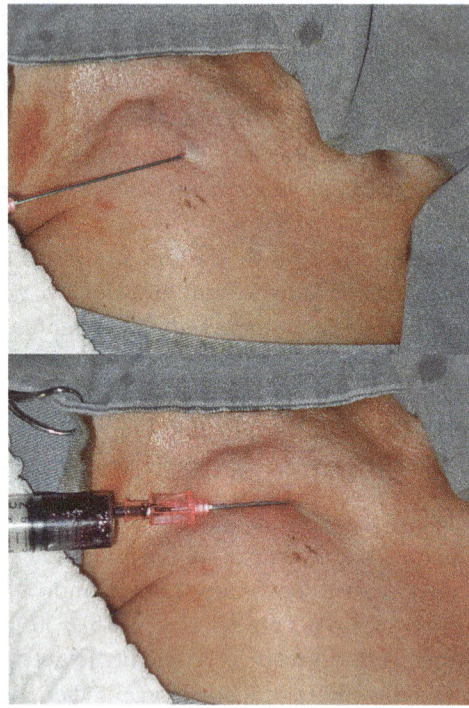

Figura 13.25 Punção da veia subclávia direita (técnica infraclavicular).

da mão oposta pode ser mantido junto ao manúbrio esternal para orientar o direcionamento da agulha.

- A punção correta é caracterizada pelo retorno de sangue com aspecto venoso. A presença de fluxo pulsátil denota punção inadvertida da artéria subclávia. Nesses casos, deve-se retirar a agulha e reavaliar o local da punção.
- Cateterismo venoso pela técnica de Seldinger (descrita anteriormente), com ou sem tunelização.

O acesso supraclavicular constitui via alternativa, incluindo os seguintes passos:[6]

- Posicionamento do médico junto à cabeça do paciente, do lado a ser puncionado.
- Avaliação das referências anatômicas: identificação da clavícula e do feixe clavicular do músculo esterno-

cleidomastóideo, estruturas que delimitam o ângulo claviculoesternocleidomastóideo (ponto de referência para a punção) (Figura 13.26).

- Antissepsia local/colocação de campos estéreis/anestesia local.
- Introdução de agulha longa conectada a seringa contendo solução salina – a punção é realizada lateralmente ao feixe clavicular do músculo esternocleidomastóideo e logo acima da clavícula (a veia subclávia localiza-se a cerca de 1 cm a 2 cm de profundidade nessa região). Dirige-se a agulha posteriormente à clavícula, em direção ao mamilo contralateral, formando-se ângulo de 45° com o plano mediano.
- Observação do refluxo de sangue com aspecto venoso para o interior da seringa.
- Restante do procedimento semelhante ao já descrito previamente.

Cateterismo da veia femoral

O cateterismo da veia femoral costuma ser realizado em situações de emergência, em virtude da relativa facilidade do procedimento e do baixo índice de complicações imediatas. No entanto, algumas complicações tardias (p. ex., infecção) são mais comuns com a utilização dessa via de acesso.[6]

A veia femoral continua-se superiormente ao ligamento inguinal com a denominação de veia ilíaca externa, sendo envolvida pela bainha femoral (juntamente com a artéria femoral e o nervo femoral) nessa região. O nervo femoral é a estrutura mais lateral e a veia femoral, a mais medial; a artéria femoral localiza-se entre as duas estruturas.

A técnica de cateterismo da veia femoral inclui as seguintes etapas:[6]

- Paciente em decúbito dorsal, com os membros inferiores estendidos e em discreta abdução.
- Tonsura de pelos, se necessária.
- Antissepsia/colocação de campos estéreis.
- Avaliação das referências anatômicas: ligamento inguinal e artéria femoral (palpa-se o pulso desta infe-

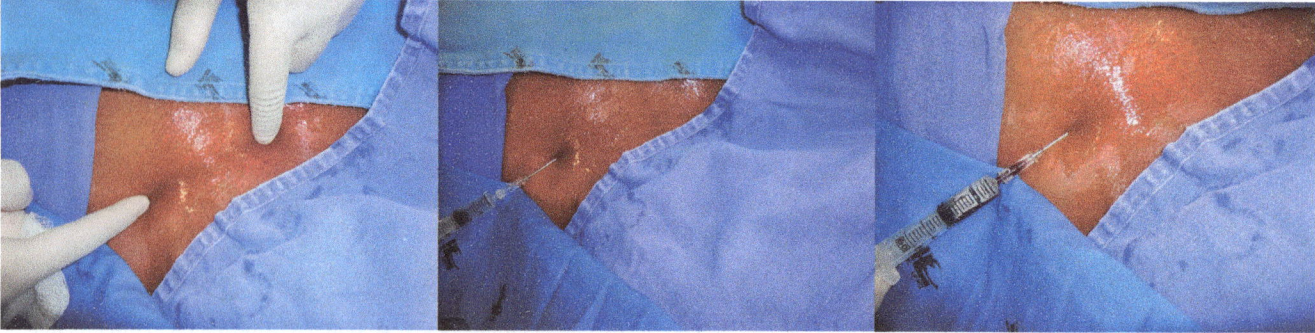

Figura 13.26 Punção da veia subclávia direita (técnica supraclavicular).

riormente ao ligamento inguinal). É importante realizar a punção inferiormente ao ligamento inguinal para evitar o risco de formação de hematoma retroperitoneal.

- Determinação do local de punção – ponto situado a cerca de 1,5 cm (medialmente) do local em que se percebe a pulsação da artéria femoral, e 2 cm a 3 cm abaixo do ligamento inguinal. Se a artéria femoral não for palpável, utiliza-se, como referência, linha imaginária que une a espinha ilíaca anterossuperior ao tubérculo púbico. Essa linha é dividida em três segmentos iguais – a artéria femoral geralmente se localiza entre os segmentos médio e medial dessa linha.
- Anestesia local.
- Punção da veia femoral com agulha longa conectada a seringa com solução salina – direciona-se a agulha em sentido cefálico, paralelamente ao plano mediano.
- Aspiração de sangue com aspecto venoso (se a artéria femoral for puncionada inadvertidamente, deve-se retirar a agulha e realizar compressão local).
- Cateterismo da veia femoral pela técnica de Seldinger.

Controle por métodos de imagem

Após a realização do cateterismo venoso central, é importante avaliar a posição do cateter e a eventual ocorrência de complicações por meio de radiografia. O procedimento pode ser feito também sob controle radioscópico.

A ultrassonografia tem sido utilizada com frequência crescente como método adjuvante durante o cateterismo venoso central (Figuras 13.27 e 13.28). Relata-se redução significativa da incidência global de complicações com esse tipo de abordagem, além de evitar-se a necessidade de múltiplas punções em pacientes com acesso venoso difícil.[8,9]

Complicações dos acessos venosos centrais

Lesão pleural. Lesões da pleura parietal podem ocorrer durante o cateterismo das veias subclávias (mais comumente) e das veias jugulares internas, sendo causadas pela agulha ou pelo dilatador e podendo acarretar pneumotórax e/ou hemotórax.[11]

O tratamento do pneumotórax dependerá da repercussão clínica:[11]

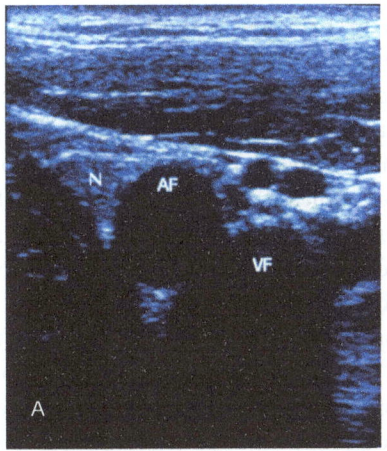
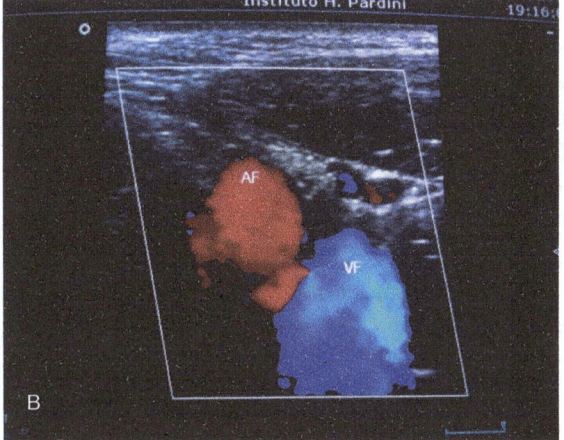

Figura 13.27 Imagens ultrassonográficas do nervo femoral (N), da artéria femoral (AF) e da veia femoral (VF). (**A**) Ultrassonografia. (**B**) Ultrassonografia com Doppler.

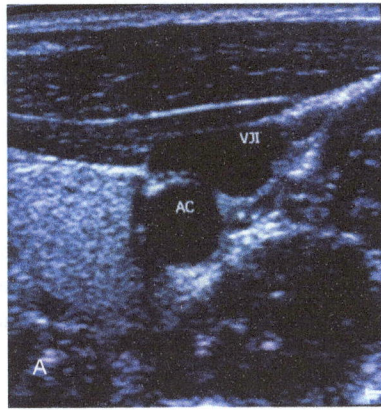
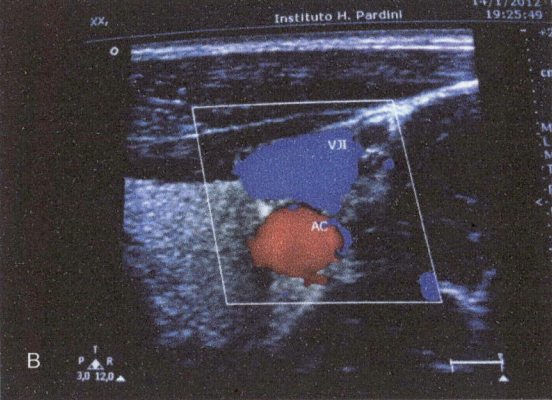

Figura 13.28 Imagens ultrassonográficas da veia jugular interna (VJI) e da artéria carótida comum (AC). **A**, Ultrassonografia. **B**, Ultrassonografia com Doppler.

- Pacientes assintomáticos, estáveis hemodinamicamente, com pneumotórax pequeno (inferior a 15% à radiografia de tórax) – oxigenoterapia/observação clínica.
- Pacientes com manifestações clínicas (taquicardia, taquipneia, hipotensão etc.) e/ou pneumotórax relativamente grande – punção/drenagem pleural em selo d'água.

Deve-se salientar que pacientes com afecções cardíacas ou pulmonares podem não tolerar até mesmo a ocorrência de pneumotórax pequeno, impondo-se a drenagem pleural.

A presença de hemotórax vultoso também pode demandar a inserção de dreno na cavidade pleural.

Lesão arterial. A punção arterial inadvertida pode ocorrer em casos de inexperiência do médico, alterações anatômicas e variações do biotipo do paciente. A utilização da ultrassonografia para guiar a punção diminui significativamente a ocorrência dessa complicação.[11]

Após a confirmação da punção arterial (pelo retorno de sangue com aspecto arterial e pelo fluxo pulsátil), deve-se retirar a agulha e/ou o guia metálico e comprimir o local até a interrupção da hemorragia. A via de acesso não deve ser abordada novamente, escolhendo-se outro sítio para o cateterismo venoso. Mesmo nos casos em que se introduziu inadvertidamente o cateter na artéria, a simples retirada deste, seguida de compressão local, costuma ser suficiente para evitar hemorragias vultosas. Por outro lado, existem situações (p. ex., uso de cateteres de grande calibre) em que podem ser necessárias técnicas invasivas ou mesmo abordagem cirúrgica para reparar a lesão arterial.[1,11]

Hemorragia/hematoma. Distúrbios de coagulação (p. ex., plaquetopenia acentuada) podem favorecer a ocorrência de hematomas no sítio de punção. Geralmente a compressão local prolongada é suficiente para interromper a hemorragia e evitar a formação de grandes hematomas.

A ocorrência de manifestações clínicas secundárias a hematomas no sítio de inserção do cateter é rara. Nos casos de desconforto e/ou dor na região, podem-se utilizar calor local e analgésicos.[11]

Arritmias. Durante a colocação de cateter venoso central, a introdução do guia metálico pode ocasionar arritmias, geralmente extrassístoles ventriculares assintomáticas.[11]

Nos casos em que o guia (ou o cateter) permanece por tempo prolongado próximo ao nó atrioventricular (adjacente à valva tricúspide), pode ocorrer taquicardia supraventricular (complexo QRS estreito). Nessas situações, o paciente pode permanecer assintomático ou apresentar palpitações, tonteiras, dispneia ou mesmo dor torácica.

O surgimento de extrassístoles persistentes pode demandar a retirada do cateter venoso, o que geralmente é suficiente para a resolução dessas alterações.

Nos casos de taquicardia supraventricular, o tratamento deve incluir oxigenoterapia e obtenção de acesso venoso.[11] A realização de manobras vagais (tosse, manobra de Valsalva etc.) costuma promover o retorno a ritmo sinusal. A massagem do seio carotídeo representa outra opção terapêutica, desde que se tomem alguns cuidados (p. ex., avaliar a presença de sopro carotídeo).[11] Não se recomenda a realização dessa manobra em pacientes com sinais de estenose das artérias carótidas, o que pode acarretar isquemia encefálica.[11] Se não houver conversão após esses procedimentos, impõe-se o tratamento farmacológico, geralmente feito com adenosina intravenosa.

Embolia aérea. Esse fenômeno pode ocorrer durante o cateterismo venoso central devido à penetração de ar através dos orifícios da agulha, do dilatador ou da bainha de alguns tipos de cateter. A injeção inadvertida de ar por meio de seringa (durante infusão de solução salina ou heparina através do cateter) constitui outra possibilidade.[11]

Êmbolos pequenos geralmente não produzem manifestações clínicas.[11] Por outro lado, durante a inserção de cateteres calibrosos, volumes relativamente grandes de ar podem entrar na veia durante uma única inspiração, causando hipoxemia. Nesses casos, o paciente apresenta taquicardia, taquipneia e, eventualmente, tosse e broncospasmo. Pode-se prevenir esse fenômeno ocluindo sempre os orifícios da agulha, do dilatador e da bainha do cateter enquanto estiverem no interior da veia central.[11]

O tratamento desses casos inclui as seguintes medidas:[11]

- Colocação imediata do paciente em decúbito lateral esquerdo, e posição de Trendelenburg, para minimizar a penetração das bolhas de ar no tronco da artéria pulmonar.
- Oxigenoterapia por máscara.
- Monitoração clínica estrita.

A embolia aérea é geralmente evento autolimitado, observando-se a resolução dos sintomas após alguns minutos. Os quadros mais graves podem acarretar morbidade acentuada e mesmo óbito.[11]

Laceração de veias centrais/átrio direito. A laceração de veias mediastinais, da v. cava superior ou do átrio direito pode ser secundária a trauma pelo guia metálico ou pelo dilatador, representando complicação muitas vezes fatal.

Pode-se minimizar o risco dessa complicação pela manipulação delicada do guia, do dilatador e do cateter durante o procedimento, evitando-se "forçar" a introdução desses instrumentos. A utilização de controle fluoroscópico (inclusive com injeção de contraste, se necessário) é outra medida útil. Nos casos em que se utiliza exame de imagem, a aparente visibilização do guia ou do dilatador no espaço extravascular deve levantar a suspeita de laceração.[11]

O diagnóstico e o tratamento precoces são essenciais nesses casos, que evoluem rapidamente para instabilidade hemodinâmica. Podem ser necessárias operação de urgência e/ou pericardiocentese (nos casos de tamponamento cardíaco).

Funcionamento inadequado do cateter venoso central. O funcionamento inadequado do cateter pode ser secundário a diversos fatores, cuja ocorrência pode ser minimizada pelo seu correto posicionamento. Os problemas incluem:[11]

* Obstrução do lúmen do cateter por fibrina ou trombo – após 1 semana, todo cateter venoso central encontra-se coberto por fibrina, que pode ocluir sua extremidade. Nesses casos, costuma ser possível a injeção de fluidos através do cateter, mas não se observa retorno de sangue. A resolução do problema pode incluir uso de agentes fibrinolíticos em baixas doses ou a troca do cateter com utilização de guia.
* Ocorrência de dobras/obstrução em algum ponto do trajeto do cateter a partir do sítio de inserção.
* Migração do cateter (para a v. braquiocefálica, v. jugular interna ou v. ázigos) – na maioria desses casos, o cateter pode ser reposicionado na v. cava superior por meio de injeção vigorosa de solução salina ou por manobra de Valsalva. Se houver insucesso com essas medidas, pode-se reposicionar o cateter com introdução de guia.
* Fratura do cateter – geralmente ocorre em cateter implantado por longo período, podendo ou não ser acompanhada de migração da parte distal desse instrumento. A fratura costuma ocorrer no segmento do cateter localizado entre a clavícula e a primeira costela, onde é "pressionado". Nesses casos, geralmente é necessária a troca do cateter com utilização de guia. A migração de segmentos do cateter pode requerer utilização de técnicas invasivas para a sua retirada.
* Impactação do cateter ou aderência deste à parede da veia (pode demandar tração e reposicionamento do cateter).

Infecção. A infecção do cateter central é complicação relativamente frequente, representando um dos diagnósticos diferenciais de febre. Quadros sépticos podem ocorrer a partir desses sítios. Os cuidados de assepsia durante a instalação e a manipulação do cateter são fundamentais para a prevenção do problema.

O diagnóstico é estabelecido por hemoculturas e cultura da ponta do cateter, que deve ser retirado nos casos de forte suspeita clínica.

Trombose venosa. O risco dessa complicação é maior nos casos de cateteres mantidos por longos períodos e em pacientes com neoplasias malignas. A incidência global de trombose relacionada com cateter venoso central é baixa, variando de acordo com o sítio de inserção.[11] As manifestações clínicas podem incluir:[11]

* Trombose da veia cava superior – edema da cabeça e do pescoço/síndrome da v. cava superior.
* Trombose da veia subclávia/axilar – edema, alterações da coloração da pele e dormência no membro superior ipsilateral.

O grau de importância clínica desse tipo de complicação ainda não está bem definido, mas em todos os casos existe o risco de tromboembolismo.[11] O diagnóstico é confirmado pela ultrassonografia com Doppler ou por angiografia contrastada.

O tratamento inicial consiste em anticoagulação sistêmica.[11] Nos casos de persistência dos sintomas, o cateter deve ser removido, podendo-se considerar a realização de trombólise ou mesmo de angioplastia (casos excepcionais).[11]

Estenose venosa. A ocorrência de estenose está geralmente relacionada com o uso prolongado de cateteres (hemodiálise, quimioterapia etc.), sendo mais comum quando se utiliza a veia subclávia do que quando se opta pela veia jugular interna. A estenose de veias centrais tende a se acompanhar da formação de múltiplas colaterais.[11]

A utilização de cateteres com o menor calibre possível representa medida profilática para esse tipo de complicação. A variação dos sítios de punção (nos pacientes que requerem vários cateterismos durante a vida) é outra conduta recomendada para minimizar o risco de estenose venosa.[11]

Fístulas arteriovenosas/pseudoaneurisma. As fístulas arteriovenosas ocorrem devido ao trauma da parede arterial durante o cateterismo ou a erosão progressiva da parede da veia pelo cateter e posterior lesão arterial. Essas fístulas são raras, ocorrendo, na maioria das vezes, na região dos vasos femorais.[11]

Pode haver também formação de pseudoaneurisma (nos primeiros dias após a punção ou posteriormente). A lesão pode ser assintomática ou apresentar-se como massa pulsátil, dolorosa, associada a edema local.[11]

O tratamento das fístulas arteriovenosas pode consistir na obliteração da conexão vascular por técnicas hemodinâmicas (p. ex., colocação de próteses). A abordagem do pseudoaneurisma pode ser conservadora ou incluir injeção de trombina ou colocação de "molas" no interior da lesão.

Implante de Marca-passo

O implante de marca-passo transvenoso para estimulação cardíaca artificial pode ser realizado em pacientes com distúrbios do ritmo cardíaco e/ou de condução, frequentemente em caráter de urgência. Nas emergências cardiológicas, o marca-passo transcutâneo é utilizado inicialmente para estabilização hemodinâmica, até que o marca-passo transvenoso seja implantado.[1]

A estimulação elétrica pode ser feita no átrio direito e/ou no ventrículo direito. Os estímulos para comando do ritmo cardíaco provêm de unidade geradora, que permite selecionar a frequência e a intensidade do estímulo, além de outros parâmetros.[1]

Indicações. Existem várias indicações para o implante de marca-passo transvenoso, incluindo bradiarritmias secundárias a inúmeras causas (bloqueios atrioventriculares, distúrbios metabólicos, infarto agudo do miocárdio etc.).[1]

Técnica
- Cateterismo de veia central (subclávia ou jugular interna) pela técnica de Seldinger (descrita anteriormente).
- Colocação de "bainha" na veia central, através da qual é introduzido o cateter do marca-passo. A ponta do cateter deverá ser posicionada no endocárdio da região apical do ventrículo direito, sob orientação radioscópica. O eletrodo é, então, conectado à unidade geradora dos estímulos elétricos. Quando não há intensificador de imagem disponível, pode-se utilizar a orientação eletrocardiográfica. A impactação adequada da ponta do cateter será indicada pela mudança do traçado eletrocardiográfico, que evidenciará o ritmo estabelecido pelo marca-passo.[1]
- Fixação do cateter no ponto de inserção cutânea.

Existem *kits* específicos que contêm o material necessário para o implante de marca-passo transvenoso.

Recomenda-se a realização de radiografia de tórax para avaliação do posicionamento do cateter e da presença de eventuais complicações relacionadas com o cateterismo venoso.

Dissecção Venosa

A dissecção venosa foi procedimento amplamente realizado antes do desenvolvimento das técnicas de punção venosa percutânea. Atualmente é pouco indicada, considerando tratar-se de técnica mais invasiva e com maior risco de complicações infecciosas.[6] O procedimento deve ser realizado obedecendo às técnicas cirúrgicas de assepsia/antissepsia.

As indicações de dissecção venosa incluem:[6]

- Distúrbios graves de coagulação em pacientes que necessitam de acesso venoso com urgência (casos selecionados).
- Politraumatizados graves (casos selecionados).

A veia basílica é a mais utilizada para dissecções, devido à facilidade de acesso. A veia safena magna constitui outra opção.

A técnica de dissecção da veia basílica é descrita a seguir:[6]

- Antissepsia de todo o braço, da fossa cubital e da parte proximal do antebraço.
- Determinação do local de incisão, tendo, como referência, o epicôndilo medial do úmero – mede-se a distância de 3 cm proximalmente a esse ponto e, então, 3 cm lateralmente. A veia basílica costuma estar próxima ao nervo cutâneo lateral do antebraço.
- Incisão cutânea (cerca de 3 cm de extensão).
- Dissecção da veia basílica utilizando-se pinça hemostática curva.
- Reparo da veia proximal e distalmente com fio de seda.
- Ligadura distal da veia.
- Realização de contra-abertura cutânea distal à incisão cirúrgica, por onde se introduz o cateter.
- Pequena abertura da parede anterior da veia.
- Introdução do cateter, tendo-se o cuidado de evitar a ocorrência de falsos trajetos.
- Introdução do cateter mais calibroso possível, considerando-se o diâmetro da veia. Se a progressão do cateter for difícil, pode-se injetar solução salina através dele, o que promove dilatação proximal da veia.
- Ligadura do coto proximal da veia sobre o cateter já introduzido.
- Síntese da ferida cirúrgica.
- Fixação do cateter à pele no local da contra-abertura por meio de ponto, "trançando-se" o fio ao redor do cateter.
- Curativo oclusivo.

Acessos Arteriais

Indicações[6]

- Coleta de sangue para realização de gasometria arterial (pacientes hipoxêmicos, submetidos a ventilação mecânica etc.).
- Monitoração invasiva da pressão arterial (pacientes com instabilidade hemodinâmica, submetidos a procedimentos cirúrgicos de grande porte etc.).
- Obtenção de via de acesso para procedimentos hemodinâmicos diagnósticos e terapêuticos.

Técnica

Punção para coleta de sangue[6]

- Escolha do local de punção – geralmente opta-se pela artéria radial, pela relativa facilidade de acesso e de canulação. A artéria dorsal do pé constitui outra opção.
- Imobilização do punho em dorsiflexão pela mão esquerda do profissional.
- Localização da artéria radial por palpação.
- Antissepsia da pele.
- Punção com agulha 25 × 7 (bisel voltado para cima), que é introduzida em ângulo de 30º com a pele.
- Introdução da agulha até atingir-se o lúmen da artéria, obtendo-se refluxo espontâneo de sangue.
- Após coleta do volume de sangue necessário, a agulha é retirada, realizando-se compressão local leve pelo período de 5 min a 10 min.

Cateterismo da artéria radial[6]

A artéria radial constitui via preferencial, devido à facilidade de acesso e de canulação. Além disso, a circulação arterial através do arco palmar é, quase sempre, suficiente para evitar isquemia do território irrigado pela referida artéria.

Vias alternativas para monitoração arterial invasiva incluem: artéria ulnar, artéria braquial, artéria axilar, artéria femoral e artéria dorsal do pé.[6]

- Imobilização do punho em suporte de braço, em hiperdorsiflexão, sobre compressa dobrada (Figura 13.29A).
- Antissepsia local.
- Palpação da artéria radial.
- Infiltração anestésica da pele (em pacientes conscientes).
- Introdução de cateter venoso na direção da artéria, em ângulo de 30º com a pele, até observar-se refluxo espontâneo de sangue com aspecto arterial (Figura 13.29B).
- Redução do ângulo entre o cateter e a pele para 10º, avançando-se então o cateter para o lúmen arterial por fora da agulha, que é mantida imóvel para evitar a transfixação do vaso (Figura 13.29C).
- Retirada da agulha (Figura 13.29D).
- Conexão do cateter ao sistema de medida da pressão intra-arterial (Figura 13.30).
- Fixação do cateter à pele por meio de sutura ou com esparadrapo.
- Retirada do punho da posição de dorsiflexão.

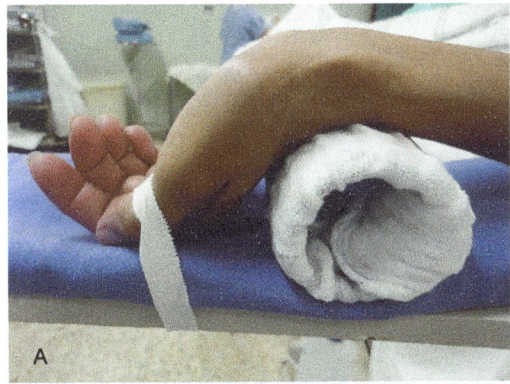

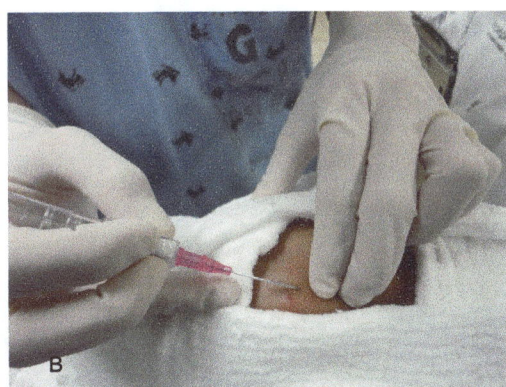

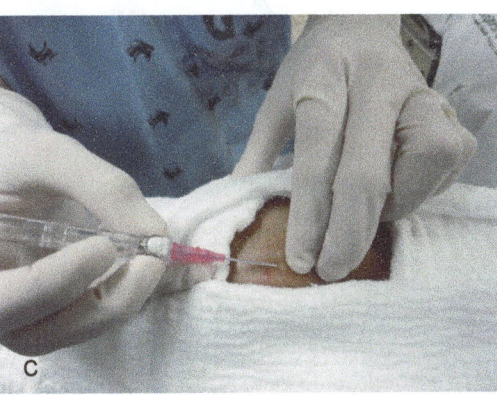

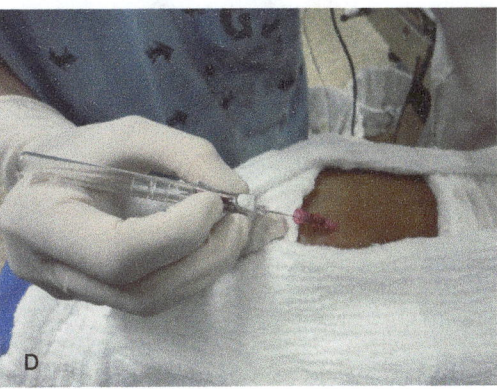

Figura 13.29A–D Cateterismo da artéria radial.

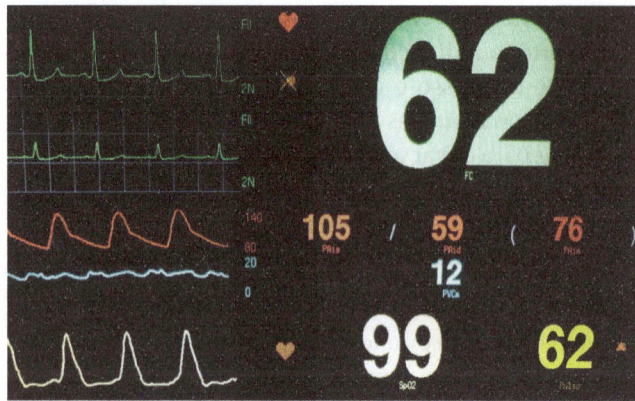

Figura 13.30 Tela de monitor multiparamétrico: indicações de ECG e frequência cardíaca (verde), curva e valor de pressão arterial invasiva (vermelho), curva e valor de pressão venosa central (azul) e curva e valor de oximetria e frequência de pulso (amarelo).

Cateterismo da artéria femoral

A artéria femoral é a principal via de acesso utilizada para diversos procedimentos hemodinâmicos (arteriografias, coronariografias, angioplastias coronarianas, periféricas e viscerais, colocação de próteses, implante de balão intra-aórtico etc.). O cateterismo dessa veia é realizado também pela técnica de Seldinger, de forma semelhante ao cateterismo da veia femoral (Figuras 13.31 e 13.32).[1,6]

Complicações dos acessos arteriais

- Hematoma.
- Hemorragia local.
- Trombose arterial/isquemia do território irrigado pela artéria.
- Infecção local.

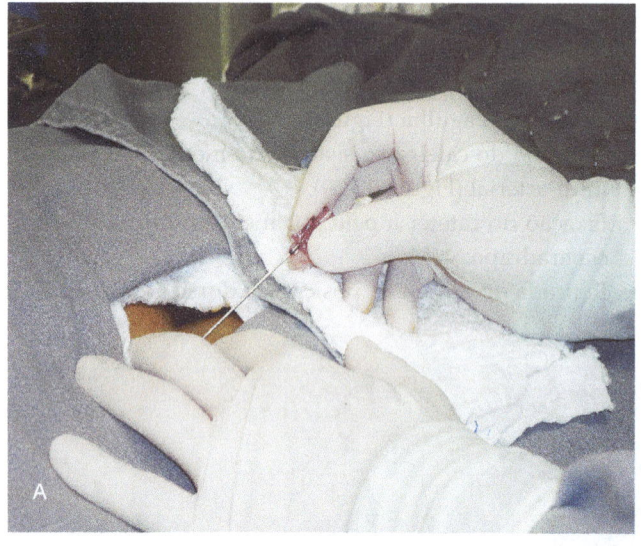
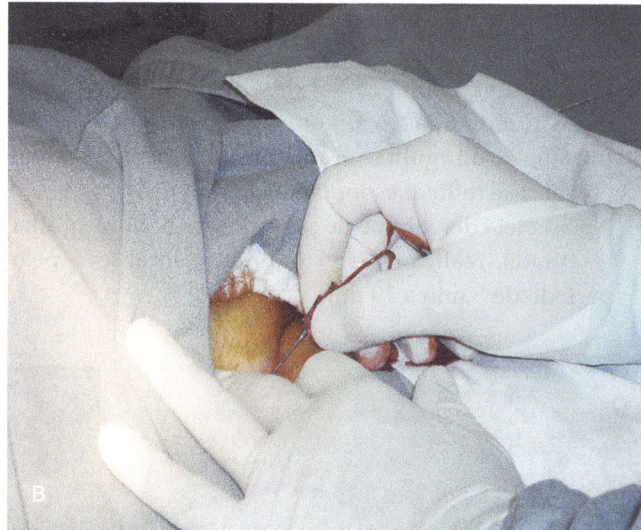
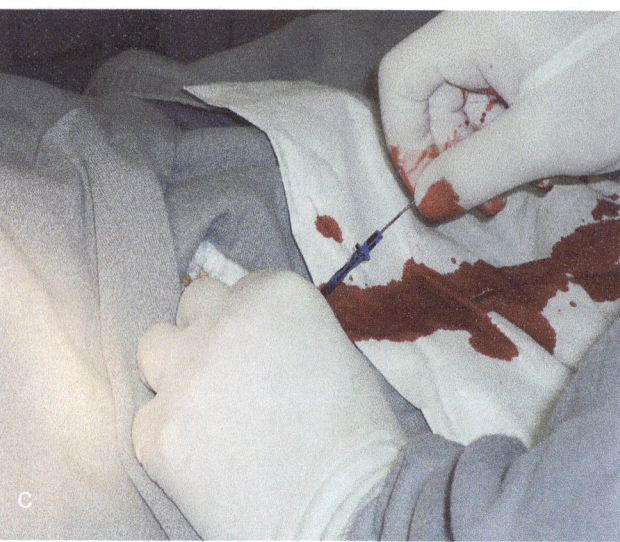
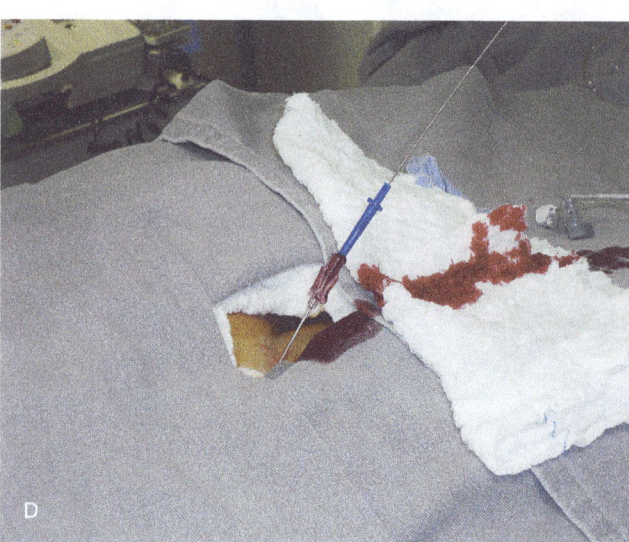

Figura 13.31 Cateterismo da artéria femoral: punção arterial e introdução do guia.

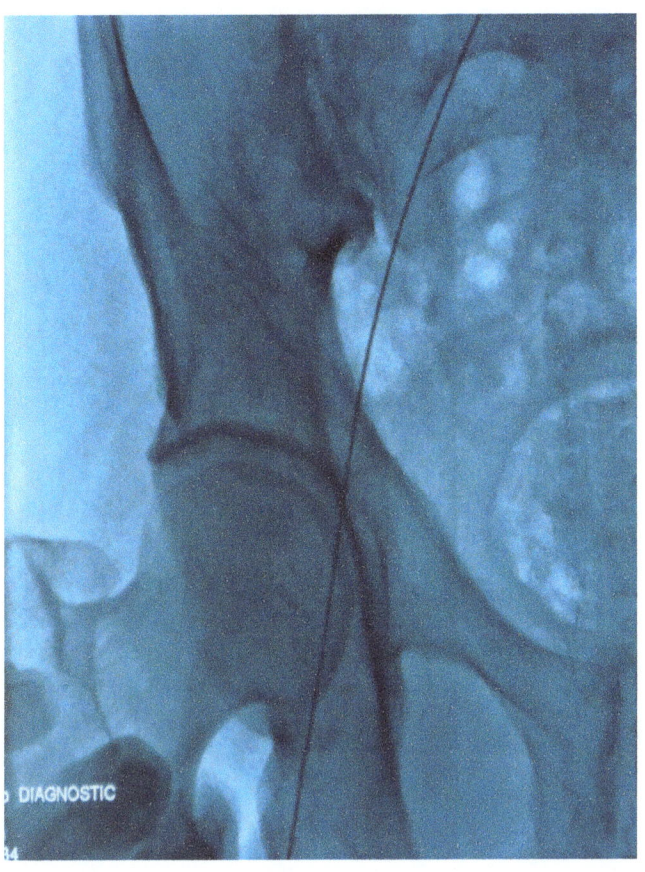

Figura 13.32 Cateterismo da artéria femoral: controle radioscópico da progressão do guia.

Referências Bibliográficas

1. Salles CA, Procópio APM. Punções e acessos vasculares. *In:* Fonseca FP, Savassi-Rocha PR. *Cirurgia Ambulatorial*. Rio de Janeiro: Guanabara Koogan, 1999, pp 168-85.
2. Pereira SP. Pleura: punção, biopsia e drenagem. *In:* Monteiro ELC, Santana EM. *Técnica Cirúrgica*. Rio de Janeiro: Guanabara Koogan, 2006, pp 579-90.
3. Sagristà-Sauleda J, Mercê AS, Soler-Soler J. Diagnosis and management of pericardial effusion. *World J Cardiol*, 2011; *3*:135-43.
4. Timponi SF, Alvim RG. Cistostomia. *In:* Monteiro ELC, Santana EM. *Técnica Cirúrgica*. Rio de Janeiro: Guanabara Koogan, 2006, pp 1274-82.
5. Rigby D. An overview of suprapubic catheter care in community practice. *Br J Community Nurs*, 2009; *14*:278, 280, 282-4.
6. Resende V. Acesso venoso. *In:* Monteiro ELC, Santana EM. *Técnica Cirúrgica*. Rio de Janeiro: Guanabara Koogan, 2006, pp 375-401.
7. Cunha FM. Braço e cotovelo. *In:* Petroianu A. *Anatomia Cirúrgica*. Rio de Janeiro: Guanabara Koogan, 1999, pp 647-54.
8. Chung HY, Beheshti MV. Principles of non-tunneled central venous access. *Tech Vasc Interventional Rad*, 2011; *14*:186-91.
9. Heberlein W. Principles of tunneled cuffed catheter placement. *Tech Vasc Interventional Rad*, 2011; *14*:192-7.
10. Gonda SJ, Li R. Principles of subcutaneous port placement. *Tech Vasc Interventional Rad*, 2011; *14*:198-203.
11. Bhutta ST, Culp WC. Evaluation and management of central venous access complications. *Tech Vasc Interventional Rad*, 2011; *14*:217-24.

Biópsias | Capítulo

Soraya Rodrigues de Almeida Sanches
Marcelo Dias Sanches

14

Biópsia, termo derivado do grego *bios* (vida) e *opsis* (aparência, visão), é a retirada e exame de células, fluidos ou tecido do organismo vivo.

A biópsia constitui etapa fundamental para o diagnóstico e tratamento de diversas doenças. Embora, na maioria das vezes, consista em pequeno procedimento, sua importância ultrapassa sua magnitude como procedimento cirúrgico, pois, muitas vezes, ela define uma conduta ou tratamento e dela pode depender, até mesmo, a vida do paciente.

INDICAÇÕES

A biópsia está indicada nos processos inflamatórios, degenerativos e imunológicos, nas doenças infecciosas e parasitárias e quando há suspeita de alterações morfológicas nos tecidos (hiperplasias, displasias e neoplasias). Por isso, ela é o principal método diagnóstico em Oncologia. Até mesmo nas doenças que não produzem alterações específicas, ela é de grande valia, pois ajuda no diagnóstico diferencial.

As indicações de biópsias incluem:

1. Diagnóstico de doenças que provocam alterações morfológicas específicas, tais como hiperplasias, displasias, neoplasias, granulomas etc.
2. Diagnóstico diferencial de doenças que, mesmo não produzindo alterações morfológicas específicas, determinam padrões morfológicos característicos de determinado grupo.
3. Quantificação do grau de displasia (baixo ou alto grau) ou de diferenciação de um tumor (bem diferenciado, moderadamente diferenciado, pouco diferenciado, indiferenciado).
4. Avaliação da extensão de lesão neoplásica (se há invasão para outros tecidos ou estruturas, se existem metástases etc.).
5. Verificação da totalidade da ressecção de uma lesão. Cabe ao patologista examinar as margens de segurança, em lateralidade e profundidade, para avaliar se elas estão livres de células tumorais.
6. Avaliação do resultado de um tratamento. Pacientes tratados com quimioterapia ou radioterapia podem ser novamente submetidos a biópsias para avaliar a presença de tumor residual.
7. Identificação de estruturas normais que são difíceis para o cirurgião dar o diagnóstico de certeza macroscopicamente (gânglios simpáticos no curso de simpatectomias, paratireoides no curso de paratireoidectomias, nervo vago no curso de vagotomias, ducto deferente no curso de vasectomias etc.).
8. Avaliação do funcionamento normal de certos tecidos ou órgãos: endométrio, células do epitélio vaginal, testículo etc.
9. Avaliação da etiologia, comportamento e resposta terapêutica de doenças de evolução progressiva (tireoidites, doenças autoimunes, hepatites, cirrose hepática, glomerulonefrites etc.).
10. Avaliação da presença e intensidade de rejeição em órgãos transplantados.

PRINCÍPIOS BÁSICOS

1. Realizar avaliação clínica minuciosa do paciente

Apesar de a maioria das biópsias constituir procedimento cirúrgico de pequeno porte, elas estão sujeitas a complicações, algumas graves e até fatais.

Deve-se pesquisar alergia a produtos que serão utilizados (antissépticos, iodo, anestésicos locais, látex, talco de luvas, esparadrapos), avaliar se há necessidade da realização de procedimentos complementares no mesmo tempo cirúrgico e programar antecipadamente a operação. Por exemplo, na biópsia excisional de lesões maiores, pode ser necessária a realização de enxerto ou rotação de retalho para cobrir a área cruenta, no mesmo tempo cirúrgico.

Avaliação da coagulação sanguínea sempre deve ser feita. Na maioria dos casos, anamnese e exame físico minuciosos são suficientes. Deve-se dar atenção especial à história de hemorragia (espontânea ou após procedimentos cirúrgicos) e pesquisar equimoses ou hematomas. Avaliação laboratorial da coagulação sanguínea (contagem de plaquetas, tempo de tromboplastina parcial ativado, atividade de protrombina e RNI) deve ser solicitada para pacientes que apresentam alterações ao exame clínico e também antes de biópsias percutâneas de órgãos internos (pulmão, fígado, baço, pâncreas, rim) e de biópsias excisionais que requeiram grande descolamento de tecidos, pelo risco aumentado de hemorragia. Candidatos a biópsias hepáticas apresentam, frequentemente, algum grau de insuficiência hepática e distúrbios da coagulação sanguínea. Biópsias da região cervical podem complicar com sangramento, formação de hematoma, compressão traqueal e insuficiência respiratória.

Os hipertensos e os diabéticos devem estar bem controlados. Anestésicos locais com vasoconstritores devem ser utilizados com extrema cautela (se possível, evitar) nos hipertensos. Diabéticos não controlados têm risco aumentado de apresentar distúrbios de cicatrização e/ou infecções.

2. Usar cuidados inerentes às operações de pequeno porte

Tanto o ambiente cirúrgico (sala, foco, monitoração, gazes medicinais, eletrocautério) quanto o instrumental cirúrgico devem ser compatíveis com a magnitude do procedimento proposto.

A antissepsia da região e os campos cirúrgicos estéreis devem cobrir uma área ampla ao redor da lesão, para que o cirurgião e os auxiliares tenham liberdade de movimentos.

O tipo de anestesia deve ser compatível com o tipo de biópsia. Nas punções aspirativas com agulha fina, ela é quase sempre desnecessária. Nas punções-biópsias, biópsias com *punch*, biópsias incisionais e grande parte das biópsias excisionais, a infiltração local ou o bloqueio de campo são suficientes. Nas biópsias excisionais de lesões maiores, pode ser necessária a realização de bloqueio troncular, sedação ou, até mesmo, anestesia geral.

3. Retirar amostra significativa

Nas punções aspirativas, deve-se colher material de diversos pontos da lesão.

Nas punções-biópsias, deve-se retirar mais de um fragmento.

Nas lesões pequenas, deve-se realizar exérese total (biópsia excisional), com margem de segurança de tecido sadio, que varia de acordo com a suspeita clínica.

Nas lesões grandes submetidas a exérese parcial (biópsia incisional), a amostra deve abranger os tecidos doente e sadio.

Nas afecções dermatológicas, é importante conhecer o nível em que se encontra a lesão, se na epiderme, derme ou tecido subcutâneo, bem como as características da região a ser biopsiada. Esse conhecimento é importante em diversas situações, tais como: biópsias superficiais das regiões palmoplantares podem revelar somente extrato córneo, porque ele é mais espesso nesses locais; biópsias superficiais do couro cabeludo que não alcançam o subcutâneo não permitem avaliação do folículo piloso; biópsias dos membros inferiores que alcançam somente a derme não permitem o diagnóstico de paniculite.[1]

Os linfonodos ou pequenos tumores do tecido subcutâneo devem ser retirados por inteiro, junto com a cápsula.

4. Evitar áreas de esmagamento, queimadura, fibrose, cicatrizes ou infectadas

5. Nas doenças inflamatórias, incluir porção significativa da erupção

Quando a erupção é caracterizada por lesões de um mesmo tipo, porém em vários estágios de desenvolvimento, é melhor selecionar área bem desenvolvida. Deve-se evitar lesões em fase inicial, bem como lesões em fase tardia, já em regressão.[2]

Exceções a essa regra são as vesículas, bolhas ou pústulas. Em tais casos, deve-se preferir uma lesão recente e intacta, de preferência entre 24 e 48 h de evolução.[2] Após esse período, pode ocorrer reepitelização subepidérmica das bolhas, levando a erro diagnóstico. A composição do infiltrado inflamatório (neutrófilos, eosinófilos etc.) dessas lesões também se altera com o tempo, confundindo o patologista.

Nas erupções com lesões diversas (vesículas, pápulas, crostas), deve-se biopsiar diferentes tipos de lesões. Desse modo, as oportunidades de diagnóstico histológico preciso são maiores.

Nas doenças inflamatórias, as áreas de escoriações devem ser evitadas.

6. Nas lesões difusas, biopsiar a área mais representativa

No local não deve haver alterações regionais específicas que possam dificultar a interpretação. Nas erupções generalizadas, o tronco, braços e coxas (regiões proximais das extremidades) são os locais preferidos, visto que as regiões distais, particularmente dos membros inferiores, apresentam processos inflamatórios mais leves e sobreposição de dermatite de estase, além de a cicatrização da ferida ser mais lenta.[1,2]

Nas dermatites por uso de medicamentos, devem-se retirar, preferencialmente, lesões do tronco. As lesões das pernas estão sujeitas a erro diagnóstico devido à estase vascular normalmente presente nessa região. Além disto, a cicatrização nestes locais é mais lenta.

A palma das mãos e a planta dos pés devem ser evitadas, sempre que possível, pela dificuldade tanto de aproximação dos tecidos quanto de cicatrização. Os joelhos e cotovelos também devem ser evitados, por serem áreas de tensão.

7. Nas lesões pigmentares, suspeitas clinicamente de malignidade, realizar, sempre que possível, biópsia excisional

8. Respeitar as margens de segurança quando a biópsia for, ao mesmo tempo, diagnóstica e curativa

9. Manipular adequadamente o material

Nas punções aspirativas, não espalhar o material com força na lâmina nem esmagá-lo entre duas lâminas. Nas punções-biópsias, retirar delicadamente o material de dentro da agulha, evitando fragmentá-lo.

Não esmagar o tecido com pinças. Nas biópsias incisionais e excisionais, o material utilizado deve ser delicado, dando-se preferência a pinças dente-de-rato em vez de pinças anatômicas.

Quando for necessária a realização de vários tipos de exames (citológico, anatomopatológico, microbiológico, bioquímico, sorológico, microscopia eletrônica, imuno-histoquímica), o material deve ser dividido e acondicionado em frascos contendo solução de conservação apropriada para o tipo de exame solicitado. O material deve ser acondicionado rapidamente, evitando-se exposição prolongada ao ar. A requisição deve conter, além da identificação do paciente e informes clínicos (indispensáveis), a data e o horário da coleta do material, para melhor controle da fixação. Os frascos devem ser identificados com o nome do paciente, registro, data e tipo de solução utilizada.

10. Usar fixador adequado

– *Formol a 10%* – considerado o fixador universal para tecidos. A proporção ideal de formol com relação ao volume da amostra deve ser de 20:1, e a proporção mínima aceitável é de 5:1.[1] Para isto, o tamanho do recipiente deve ser compatível com o tamanho da amostra. O tempo necessário para a fixação depende da espessura do material. Espécimes com 4 mm de espessura necessitam de 6 h a 8 h. Espécimes com espessura superior ou igual a 6 mm necessitam de 12 h a 24 h. Como a fixação ocorre sempre de fora para dentro, as lesões maiores devem ser seccionadas ao meio para permitir que ela aconteça mais rapidamente. As peças maiores devem ser abertas e presas com alfinete em papelão para evitar que retraiam. O formol não deve

ser utilizado quando se for pesquisar melanócitos pela coloração DOPA.

– *Álcool a 95% (álcool absoluto)* – indicado para realização de exame citológico, esfregaços de secreções, punções aspirativas e outros materiais para citodiagnóstico. A fixação deve ser feita imediatamente antes da secagem do esfregaço ao ar, podendo-se proceder à coloração em 15 a 20 min.

Quando forem necessárias colorações para enzimas, imunofluorescência ou histoquímica muscular, não se deve fixar o material. Este deve ser condicionado em solução salina a 0,9%, caso o exame seja realizado prontamente ou transportado em em solução de transporte de Michel (permite conservação por até 10 dias) ou nitrogênio líquido.[1-3] Quando a biópsia for para exame de congelação, o material deve ser transportado imediatamente em solução salina a 0,9% ou em meio OCT®, sem ser fixado. Quando for para exame de microscopia eletrônica, ele deve ser fixado, por exemplo, em solução de Karnovsky a 0,5%.[1]

11. Proporcionar o maior número possível de informações ao anatomopatologista

Enviar a peça ao laboratório de anatomia patológica com informações clínicas e cirúrgicas detalhadas. Informar o tempo de evolução da doença, os achados clínicos, o aspecto macroscópico da lesão e as hipóteses diagnósticas.

Deve-se manter contato estreito com o anatomopatologista, principalmente nos casos duvidosos ou quando o diagnóstico anatomopatológico não for compatível com o diagnóstico clínico.

TIPOS DE BIÓPSIA
Biópsias por Punção

Existem dois tipos de biópsias por punção: um que utiliza agulha fina e outro que utiliza agulha calibrosa (agulhas especiais). A diferença básica entre eles é que, nas biópsias com agulha fina, retira-se material para exame citológico, enquanto, nas biópsias com agulha calibrosa, retira-se material para exame histológico.

Geralmente, as punções com agulha fina são indicadas para análise de líquidos de cavidades corporais (tórax, abdome, articulações) ou de lesões císticas, de lesões superficiais (mama, tireoide, massas cervicais) e, em menor frequência, de lesões em órgãos intracavitários (pulmão, baço, pâncreas).

De modo inverso, as punções com agulhas calibrosas (especiais) são mais indicadas para retirar material para estudo de órgãos intracavitários (fígado, rim, próstata, pâncreas, pulmão), podendo também ser utilizadas em lesões superficiais (mama, tireoide). Essas agulhas podem ser manuais (Menghini, Vim Silverman, Cope, Abrams) ou automáticas (*tru-cut®*, *biopty gun®*).

Métodos para localização das lesões

As punções com ambos os tipos de agulhas podem ser guiadas por palpação, ultrassom (US), estereotaxia, tomografia computadorizada (TC) ou ressonância magnética (RM). O método utilizado varia de acordo com o órgão-alvo e com o tamanho da lesão.

A palpação é utilizada para guiar punções de lesões localizadas nos tecidos subcutâneo e muscular, e em órgãos superficiais (mama, tireoide, linfonodos) ou acessíveis ao toque (próstata). Tem a desvantagem de depender do tato em detrimento da visão (o profissional tem a sensação de que a agulha está no interior da lesão) e, geralmente, não é possível diferenciar áreas de fibrose, necrose, hemorragia ou reação desmoplásica. Desse modo, pode-se biopsiar erroneamente áreas não representativas. Geralmente, a lesão é imobilizada entre os dedos da mão não dominante, enquanto a mão dominante realiza a biópsia da área central. Biópsias dos quadrantes laterais são mais difíceis de executar utilizando-se palpação.

O ultrassom é útil na localização de praticamente qualquer lesão, seja superficial ou profunda. Pode ser utilizado para guiar punções do fígado, próstata, mama, tireoide etc. Entretanto, não é adequado para guiar punção de lesões do pulmão. A punção pode ser feita pela mesma pessoa que opera o US, ou por outro profissional. Quando ela é feita pela mesma pessoa que maneja o transdutor, é chamada de técnica da mão livre. Nessa técnica, o ultrassonografista segura o transdutor em uma mão, que guia a outra na introdução da agulha. Desse modo, o transdutor e a agulha são movimentados em sincronia. Sua vantagem é que permite movimentos mais precisos, porém necessita de maior treinamento do profissional. Existem dispositivos que são acoplados ao transdutor e à agulha, facilitando a punção. Quando outro profissional realiza a punção, ele obedece ao comando do ultrassonografista.

Na biópsia estereotáxica, utilizam-se imagens obtidas por aparelhos de radiografia, tomografia computadorizada ou ressonância magnética em diferentes planos, e calcula-se o ângulo, o trajeto e a distância a ser percorrida pela agulha para atingir o centro da lesão. É utilizada para a biópsia de lesões que não são bem identificadas ao US, como, por exemplo, lesões profundas de mamas grandes e com muita substituição por tecido gorduroso, e para biópsia de lesões cerebrais, dentre outras. Pode-se obter imagens da agulha no interior da lesão, o que aumenta a precisão do procedimento. As principais limitações ao seu uso incluem a necessidade de o paciente permanecer imóvel durante todo o procedimento e o grande período de tempo necessário para a sua realização.

Tipos de punções

Punção aspirativa com agulha fina. A punção aspirativa com agulha fina é método diagnóstico amplamente utilizado para o estudo de células, ou de pequenos grupos de células, que são retiradas das lesões por meio de aspiração com agulha de fino calibre.

Apresenta, como vantagens, ter baixo custo, podendo ser feita em regime ambulatorial, sem a necessidade de material sofisticado. É bem tolerada pelo paciente, causando apenas leve desconforto. Pode ser feita, na maioria das vezes, sem anestesia e apresenta baixa incidência de complicações.

A complicação mais frequente é o hematoma, geralmente pequeno, no local da punção, sem maiores consequências. Outras complicações que podem ocorrer incluem sangramento, pneumotórax na biópsia pulmonar ou lesão de outros órgãos, como, por exemplo, lesão de vísceras ocas durante biópsia de órgãos sólidos intra-abdominais.

A possibilidade de implante de células neoplásicas ao longo do trajeto da punção com agulha fina é pequena e não representa problema clínico. Além disso, muitas vezes a área do trajeto da agulha é ressecada ou irradiada junto com o tumor.

A sensibilidade, especificidade e acurácia desse método diagnóstico são dependentes tanto do profissional que colhe o material quanto do que o analisa. É ideal que o anatomopatologista tenha formação específica em citopatologia.

Sua principal limitação é que fornece diagnósticos citológicos em vez de histológicos. Desse modo, o resultado é, em geral, de afecção benigna, maligna ou infecciosa. Excepcionalmente, o citopatologista consegue dar diagnóstico do tipo e do grau de diferenciação tumoral. Em pequena porcentagem dos casos, não se consegue definir o diagnóstico, e, na maioria das vezes, o motivo é material insuficiente. Nessa situação, recomenda-se repetir o procedimento ou realizar outro tipo de biópsia.

A principal indicação para a punção aspirativa com agulha fina é para a diferenciação entre tumores benignos e malignos. Apresenta índice de acerto entre 90% e 95%, em centros especializados.[4-6] Sua acurácia diagnóstica é maior nos tumores epiteliais. Entretanto, ela tem pouca utilidade para o diagnóstico de linfomas e doenças linfoproliferativas.

É particularmente útil na avaliação de massas cervicais, pois preserva os planos teciduais, sendo de grande utilidade na propedêutica dessas lesões. Nessa região, as biópsias incisionais e excisionais devem ser evitadas, pois uma incisão em local impróprio compromete a cirurgia definitiva e pode afetar negativamente o prognóstico do paciente. Exceções incluem as lesões cervicais primárias da pele e/ou mucosas, que são mais bem diagnosticadas por biópsias tipo *shave*, *punch*, incisional ou excisional.

A punção aspirativa com agulha fina tem indicações bem definidas nas lesões de mama e tireoide.[4-6] Entretanto, a diferenciação citológica entre neoplasia folicular benigna e folicular maligna da tireoide é, na maioria das vezes, impossível de ser feita.

Teoricamente, qualquer área do corpo pode ser biopsiada. Linfonodos, pulmões, glândulas salivares e tumores de partes moles são alguns exemplos.[7-9] Lesões de órgãos do trato respiratório (brônquios e pulmões) e do trato gastrintestinal (esôfago, estômago, pâncreas, cólon, reto) podem ser submetidas, respectivamente, a punção aspirativa com agulha fina por meio de broncoscopia ou endoscopia digestiva, associada ou não à ultrassonografia endoscópica.

Técnica cirúrgica. As agulhas utilizadas são de calibre entre 20G e 25G. Eventualmente, podem ser utilizadas agulhas de menor ou maior calibre, dependendo da lesão. Nas lesões profundas, pode-se utilizar agulhas de raquianestesia.

Áreas altamente vascularizadas (linfonodos, nódulos tireoidianos) devem ser aspiradas com agulhas de calibre 25G ou mais fino, para minimizar a diluição da amostra com sangue. Nesses casos, pode-se também optar por biópsia com agulha fina, por capilaridade. Nessa técnica não se realiza aspiração, e o material penetra na agulha por diferença de tensão capilar.

As seringas utilizadas são as de 10 mL ou 20 mL. Podem ser acoplados dispositivos que permitem aplicar pressão negativa, para que uma mão fique livre para aprisionar a lesão (localização por palpação) ou segurar o transdutor do aparelho de US (localização por US – técnica da mão livre).

1. Inicialmente, a lesão é localizada por um dos métodos descritos anteriormente.
2. Preparar a pele da região a ser puncionada com solução antisséptica, geralmente álcool a 70%. Quando são utilizadas soluções contendo polivinilpirrolidona-iodo (PVP-I), este deve ser retirado para não impregnar o material aspirado e interferir na coloração.
3. Aspirar pequena quantidade de ar (entre 1 mL a 2 mL), que é mantida no interior da seringa (Figura 14.1A).
4. Introduzir a agulha (conectada na seringa) até o centro da lesão (Figura 14.1B).

5. Retrair o êmbolo da seringa para produção de vácuo e realizar movimentos de vai-vém pelo interior da lesão (Figura 14.1C). De preferência, a agulha deve ir e vir pelo mesmo trajeto, porque desse modo os fragmentos celulares são mais facilmente retirados das paredes laterais do túnel formado pela passagem da agulha.
6. Com a agulha ainda posicionada no interior na lesão, liberar o êmbolo da seringa, para que o vácuo seja desfeito (Figura 14.1D). Desse modo, mantém-se o material aspirado dentro da agulha. Caso a agulha seja retirada com o êmbolo da seringa ainda retraído, ocorrem aspiração de ar e dispersão do material para o interior da seringa.
7. Retirar a agulha.
8. Empurrar o êmbolo para expulsar o ar previamente armazenado no interior da seringa, e, com isto, expelir o material coletado que se encontra no interior da agulha. A saída desse material é direcionada para uma lâmina (Figura 14.1E).
9. Realizar esfregaço com o auxílio de outra lâmina, espalhando delicadamente o material.
10. Colocar rapidamente a lâmina em frasco com álcool a 95% (álcool absoluto) para fixação.
11. Rotular devidamente o frasco e encaminhá-lo ao laboratório de anatomia patológica, junto com a solicitação contendo as informações descritas anteriormente.

Punção-biópsia com agulhas especiais. A punção-biópsia com agulhas de calibre maior do que as descritas anteriormente, geralmente entre 14G e 20G, fornece material para estudo histológico.

Também é de baixo custo, podendo ser realizada, na grande maioria das vezes, em regime ambulatorial. Como o calibre das agulhas é maior, o desconforto para o paciente é maior, sendo necessária realização de botão anestésico no local da punção.

A incidência de complicações é pequena e o sangramento é a principal delas.[10] Ele pode variar desde pequeno hematoma no local até sangramento importante que necessita de hemotransfusão ou, mais raramente, intervenção cirúrgica ou por radiologia intervencionista (p. ex., embolização de artéria hepática).

Outras complicações incluem punções inadvertidas de órgãos ou estruturas interpostas entre a pele e a lesão durante biópsia de órgãos intra-abdominais (alças intestinais, vesícula biliar), pneumotórax durante biópsia de nódulo pulmonar etc.

Existem dois tipos distintos de agulhas, as manuais e as automáticas. Quando se utilizam agulhas manuais, é necessária a realização de movimentos coordenados para retirar o fragmento de tecido após a agulha ter atingido o

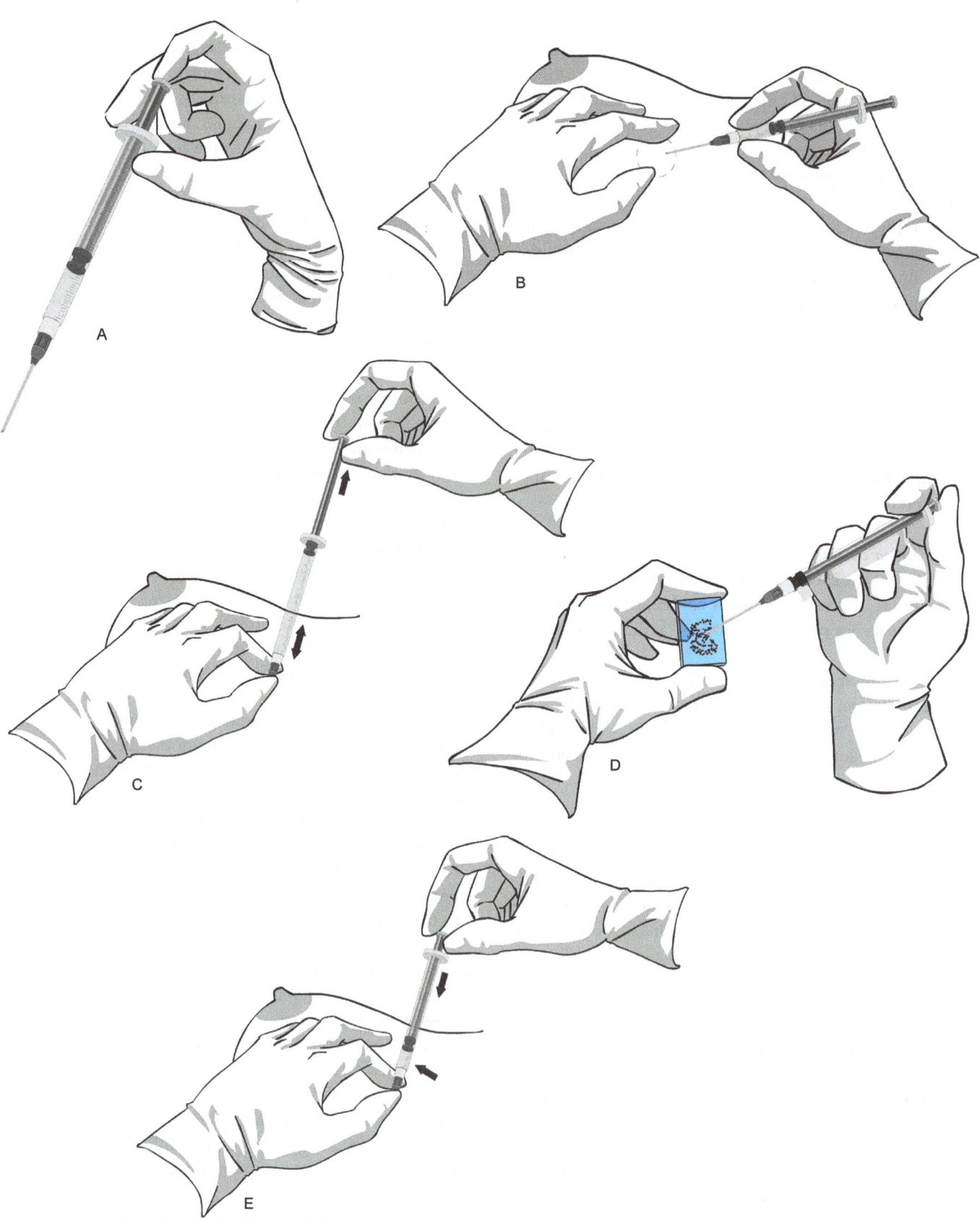

Figura 14.1 Punção aspirativa com agulha fina de lesão de mama. **A**, Aspiração de uma pequena quantidade de ar. **B**, Introdução da agulha até o centro da lesão. **C**, Realização de vácuo e movimentos de vaivém através da lesão. **D**, Liberação do êmbolo da seringa para que o vácuo seja desfeito antes da retirada da agulha. **E**, Coleta do material em uma lâmina.

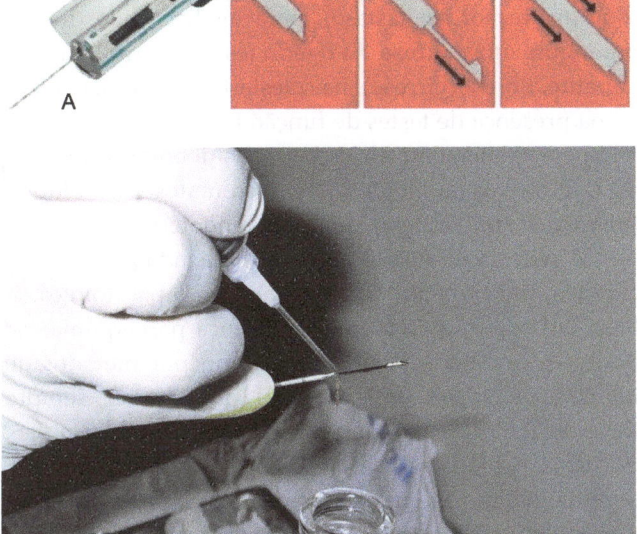

Figura 14.2A, Agulha automática do tipo *tru-cut®* e mecanismo de disparo. **B**, Retirada do material aprisionado no interior da agulha.

alvo. As agulhas automáticas são armadas antes da punção e disparadas ao se atingir o alvo (Figura 14.2). Esse disparo produz movimento automático da agulha, que secciona e captura o material.

As agulhas automáticas são mais fáceis de manuser e podem ser disparadas somente com uma mão. Isto é muito útil quando se utiliza o ultrassom para a localização da lesão, pois permite que a mesma pessoa segure a agulha em uma mão, enquanto a outra mão segura o transdutor que guia a punção. Também, quando se utiliza a palpação para a localização da lesão, esta pode ser apreendida durante todo o tempo em uma mão, enquanto a outra realiza a biópsia. Isto diminui a possibilidade de biopsiar região fora da lesão.

Para a biópsia pleural, as agulhas manuais de Cope ou de Abrams são as preferidas. Para a biópsia de fígado, próstata, pâncreas, rim ou de outros órgãos, as agulhas automáticas são as mais utilizadas.

Os pacientes submetidos a biópsias percutâneas de órgãos intracavitários devem permanecer algumas horas em repouso, em decúbito lateral do mesmo lado da punção para compressão do local, e ser avaliados quanto à presença de sangramento antes de serem liberados. Ascite constitui contraindicação relativa para biópsias percutâneas de órgãos intra-abdominais (particularmente as hepáticas) pelo risco aumentado de sangramento. Distúrbios da coagulação constituem contraindicação

absoluta, se não corrigidos. Nesses casos, pode-se optar por biópsia assistida por laparoscopia. As biópsias hepáticas também podem ser feitas por via transjugular.

Técnica cirúrgica. Os métodos para a localização da lesão são os mesmos utilizados para punção aspirativa com agulha fina. A antissepsia da região é feita com solução contendo PVP-I ou clorexidina.

Quando se utiliza agulha automática, após atingir o centro da lesão dispara-se a agulha e esta é retirada com o fragmento de tecido em seu interior.

Quando se utiliza agulha manual, a maneira de colher o fragmento de tecido varia de acordo com o tipo de agulha. As agulhas manuais mais utilizadas no nosso meio são as de Vim Silverman, Menghini e Cope.

A agulha de Vim Silverman apresenta duas cânulas, sendo uma interna biselada, que é introduzida na lesão ou no órgão a ser biopsiado, e uma externa, que avança por sobre a interna depois de esta ter atingido o alvo (Figura 14.3). Esse movimento produz fechamento da cânula interna e apreensão do material em seu interior. O conjunto (agulha externa e interna) é girado 180º e o fragmento é seccionado. O conjunto é retirado e aberto, e o material é cuidadosamente removido e colocado em frasco com fixador adequado, que é rotulado e encaminhado ao laboratório de anatomia patológica, junto com a solicitação contendo as informações descritas anteriormente.

A agulha de Menghini é utilizada de maneira semelhante à da punção aspirativa com agulha fina (Figura 14.4). Ela é conectada a uma seringa. Após atingir o alvo, procede-se à retração do êmbolo da seringa para produção de vácuo, e realiza-se movimento único de vaivém, retirando-se rapidamente toda a agulha, ainda com vácuo na seringa. Com o movimento de vaivém, a ponta cortante da agulha secciona o material, que é aspirado para o seu interior. Na base da agulha existe um obturador interno que impede o fragmento de ir para o interior da seringa. Posteriormente, injeta-se pequena quantidade de solução salina a 0,9% para expulsar o fragmento, que é colocado em um frasco com fixador adequado; esse

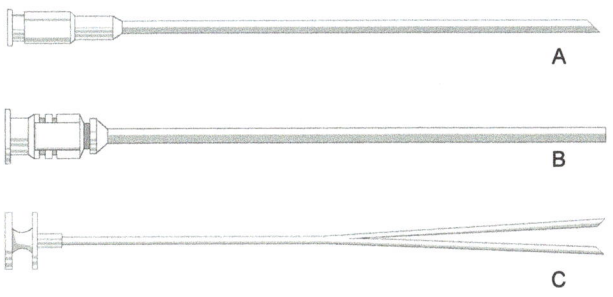

Figura 14.3 Agulha de Vim Silverman. **A**, Mandril. **B**, Cânula externa. **C**, Cânula interna.

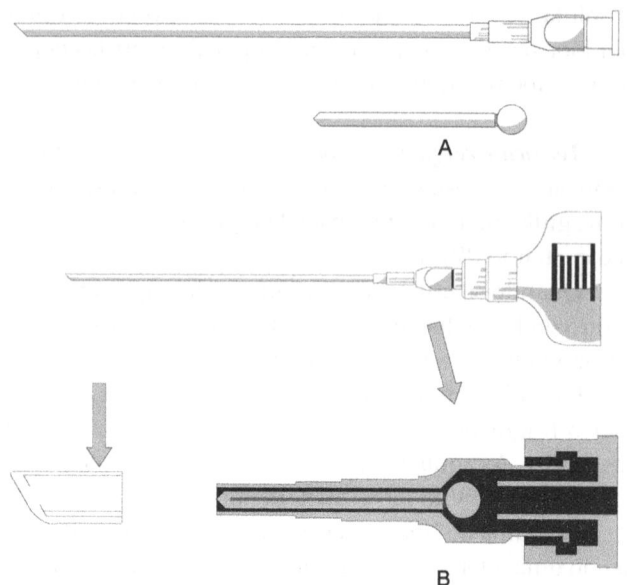

Figura 14.4 Agulha de Menghini. **A**, Desmontada. **B**, Montada. O obturador interno impede que o fragmento retirado vá para o interior da seringa.

frasco é rotulado e encaminhado ao laboratório de anatomia patológica, junto com a solicitação contendo as informações descritas anteriormente.

A agulha de Cope apresenta cânulas externa e interna com ranhura na extremidade (Figura 14.5). A agulha é introduzida e depois tracionada até que essa ranhura se prenda na estrutura a ser biopsiada. Mantendo-se tração nessa cânula interna, avança-se a externa por sobre ela cortando-se o fragmento, que fica aprisionado no seu interior. Retira-se, então, a cânula interna, e colhe-se o fragmento. Este é colocado em um frasco, com fixador adequado, que é rotulado e encaminhado ao laboratório de anatomia patológica, junto com a solicitação contendo as informações descritas anteriormente.

Pela sua frequência e importância, descreveremos, em detalhes, as punções-biópsias do fígado e da pleura.

Biópsia hepática percutânea. A biópsia hepática pode ser realizada para o diagnóstico de doença focal (nódulo, tumor, metástase), para avaliação de doença parenquimatosa difusa do fígado (esteatose, inflamação, hepatite, fibrose, cirrose), na colestase sem causa evidente, na presença de testes de função hepática que se mantêm persistentemente alterados e nas doenças sistêmicas ou infiltrativas (amiloidose, hemocromatose, sarcoidose, tuberculose miliar, febre de origem indeterminada).

A biópsia do fígado pode ser realizada por via percutânea, transjugular, laparoscópica ou laparotômica. A biópsia hepática percutânea de doença parenquimatosa pode ser orientada pela percussão ou por métodos de imagem. A biópsia de lesão focal, por sua vez, sempre deve ser feita com o auxílio de métodos de imagem (US, TC, RM). A biópsia guiada por US é o método preferido atualmente, mesmo nas doenças difusas, pois o US proporciona maior segurança, com menor risco de lesão de estruturas intraparenquimatosas (ramo arterial ou portal, via biliar) e de órgãos vizinhos (pulmão, cólon, vesícula biliar).

São contraindicações para a biópsia hepática percutânea: pacientes não cooperativos, alteração da coagulação sanguínea, colangite séptica, suspeita de lesão vascular, ascite, obstrução biliar e infecção do espaço pleural direito (as três últimas são contraindicações relativas). Ascite importante impede que haja tamponamento do orifício da cápsula hepática pelo diafragma. Nos casos de ascite importante ou distúrbios de coagulação, deve-se corrigi-los previamente, ou preferir a biópsia por via transjugular ou laparoscópica.[11]

As complicações do procedimento incluem: dor local ou no ombro ipsilateral, hemorragia (hemotórax, hemoperitônio, hematoma intraparenquimatoso ou subcapsular, hemobilia), hipotensão arterial, fístula arteriovenosa intra-hepática, sepse, coleperitônio, pneumotórax, lesão de órgãos adjacentes (pulmão, vesícula biliar, cólon) e óbito.[10-12]

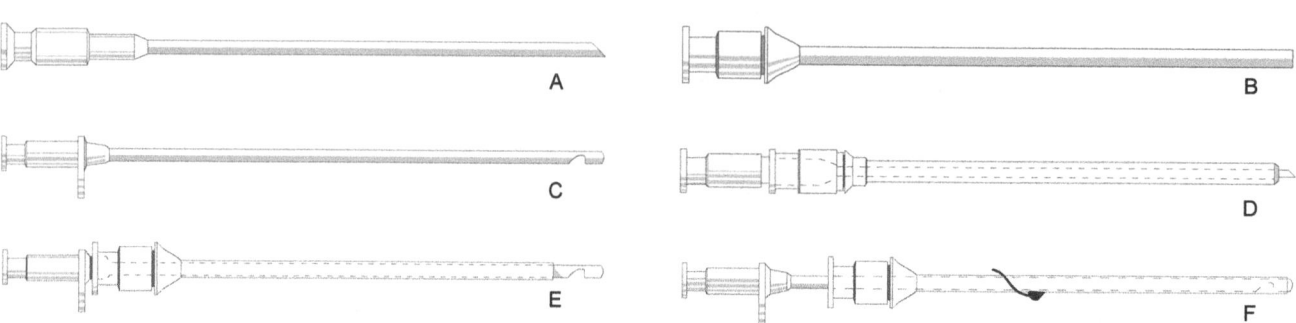

Figura 14.5 Agulha de Cope. **A**, Mandril. **B**, Cânula externa. **C**, Cânula interna (a saliência metálica na extremidade indica a posição da ranhura). **D**, Agulha montada (A+B) para a introdução na cavidade pleural. **E**, Agulha preparada para a biópsia (B+C). **F**, Movimento realizado para a retirada do fragmento (a cânula externa avança por sobre a interna).

Técnica cirúrgica – agulha de Menghini. Procede-se da seguinte maneira:

1. O paciente é posicionado em decúbito dorsal horizontal, com a mão direita sob a cabeça.
2. Marcar na pele o local da punção. O local preferido é a linha axilar média direita, entre o 7º e 10º arcos costais direitos. Essa região é percutida, com o paciente em expiração profunda, para identificação de área de macicez correspondente ao fígado.
3. Realizar antissepsia ampla e colocação de campos cirúrgicos.
4. Realizar botão anestésico com agulha 14×3. Em seguida, com agulha 25×7, avançar pela margem superior da costela, aspirando e anestesiando os planos mais profundos até atingir a cápsula de Glisson.
5. Retirar a agulha de anestesia.
6. Fazer pequena incisão na pele com lâmina de bisturi nº 11.
7. Montar a agulha de Menghini e conectar em seringa de 10 mL ou 20 mL.
8. Aspirar pequena quantidade (3 mL a 4 mL) de solução salina a 0,9%, que é mantida no interior da seringa.
9. Introduzir a agulha no espaço intercostal (borda superior da costela) até atingir o peritônio parietal (Figura 14.6A).
10. Limpar o interior da agulha, injetando um pouco de solução salina a 0,9% (Figura 14.6B).
11. Solicitar ao paciente que realize expiração profunda e pare de respirar.
12. Retrair o êmbolo da seringa para produção de vácuo (Figura 14.6C).
13. Rapidamente, introduzir a agulha no fígado 4 cm a 5 cm (Figura 14.6D) e retirá-la totalmente, ainda mantendo vácuo na seringa (Figura 14.6E). Esse movimento deve durar menos de 1 s.
14. Empurrar o êmbolo para expelir a solução salina a 0,9% que está no interior da seringa junto com o ma-

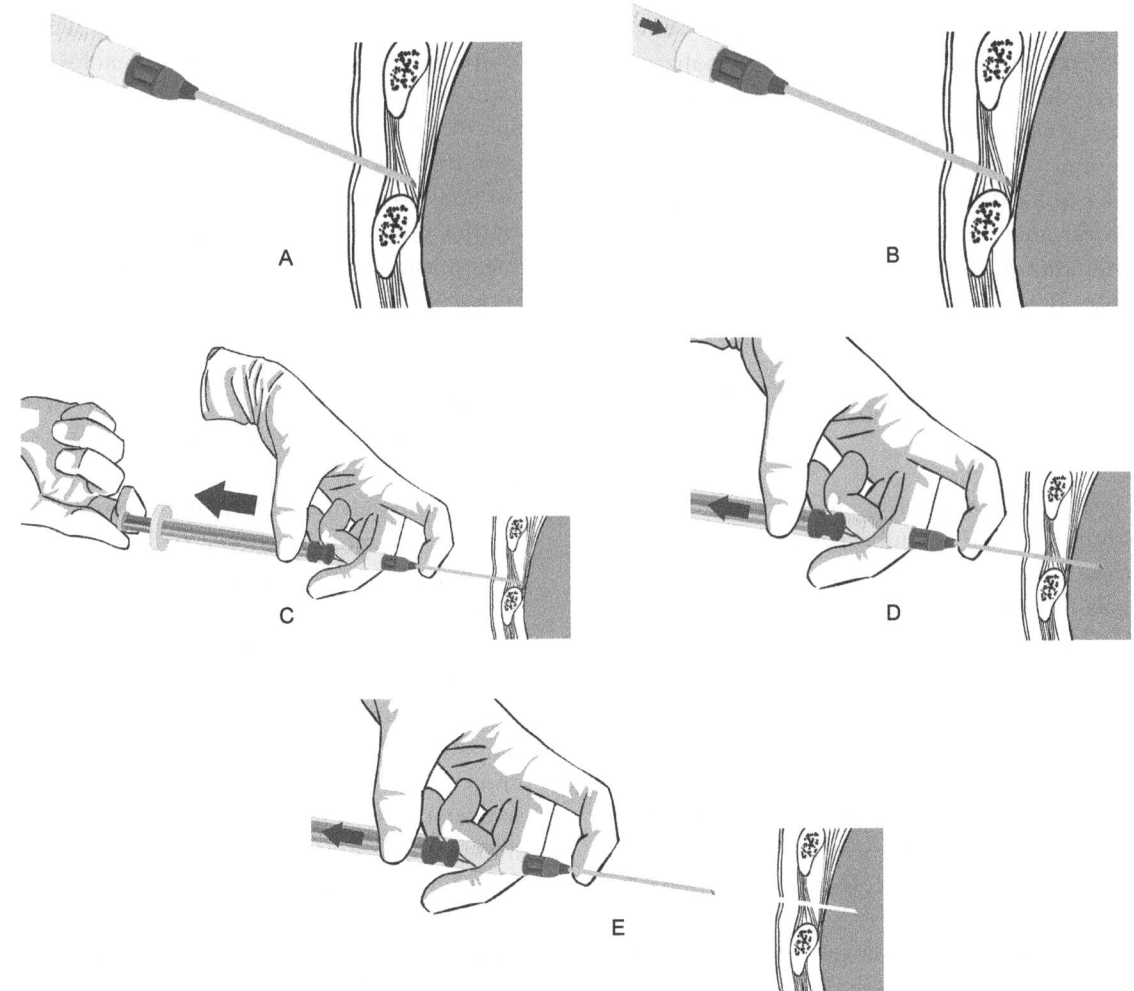

Figura 14.6 Técnica de biópsia hepática percutânea. **A**, Introdução da agulha até o peritônio parietal. **B**, Injeção de 1 mL a 2 mL de solução salina a 0,9% para limpar a agulha. **C**, Criação de vácuo. **D**, Introdução da agulha no parênquima hepático (4 cm a 5 cm). **E**, Retirada da agulha.

terial coletado retido no interior da agulha. A saída desse material é direcionada para uma gaze.

15. O fragmento é delicadamente manipulado e colocado em frasco com formol a 10%.
16. Rotular devidamente o frasco e encaminhá-lo ao laboratório de anatomia patológica.

Após o procedimento, o paciente é mantido em decúbito lateral direito por 2 h, devendo permanecer em repouso por 4 h a 6 h. As frequências cardíaca e respiratória, bem como a pressão arterial, devem ser monitoradas nesse período. O paciente só deve ser liberado quando não houver nenhuma alteração desses parâmetros, não apresentar hipotensão postural e nem sinais de sangramento (taquicardia, palidez cutânea etc.). O ideal é que ele permaneça em observação domiciliar por 24 h.

Biópsia da pleura. A biópsia da pleura parietal é indicada para avaliar pacientes com derrame pleural sem causa evidente. É utilizada principalmente para diferenciar tuberculose de neoplasia maligna. As agulhas utilizadas são as de Cope ou Abrams, e é necessária a realização de radiografias de tórax antes e depois do procedimento.

Às vezes, pode também ser feita em casos de espessamento pleural na ausência de derrame, não devendo, entretanto, ser utilizada rotineiramente como método de avaliação de derrames muito pequenos e/ou loculados.

É contraindicada nos pacientes não cooperativos, com distúrbios de coagulação ou com infecção cutânea na região da punção.

Técnica cirúrgica – agulha de Cope. Procede-se da seguinte maneira:

1. O paciente é posicionado sentado, com as costas retas e os braços apoiados confortavelmente sobre uma mesa à sua frente (Figura 14.7).
2. Escolhe-se um espaço intercostal, na região torácica posterolateral, que esteja situado abaixo do nível do derrame pleural. Este é definido pelas radiografias de tórax e pela percussão (sinal de macicez) e/ou palpação (diminuição do frêmito). A biópsia pleural sempre deve ser feita na borda superior do arco costal, porque o pedículo vasculonervoso intercostal se localiza na borda inferior desse arco.
3. Realizar antissepsia ampla e colocação de campos cirúrgicos.
4. Marcar um ponto na borda superior do arco costal e realizar botão anestésico com agulha 14×3. Em seguida, com agulha 25×7, avançar pela margem superior da costela, aspirando e anestesiando os planos mais profundos até que ocorra refluxo de líquido pleural

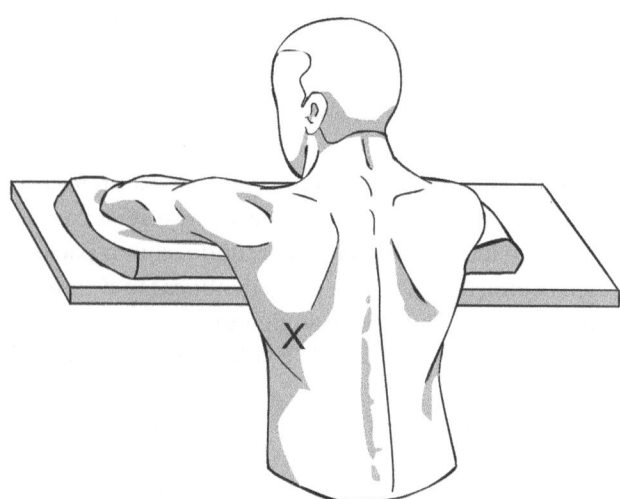

Figura 14.7 Posição do paciente para a realização de biópsia pleural. X – local da punção.

para o interior da seringa, confirmando que o espaço pleural foi atingido.

O líquido presente no espaço pleural deve ser colhido para exame nesse momento, antes da biópsia, para evitar que algum sangramento decorrente desta interfira nos resultados. Quando está indicada drenagem de alívio do derrame pleural, esta deve ser feita no final do procedimento, após as biópsias pleurais, porque o líquido presente no espaço pleural comprime e afasta o pulmão da parede torácica, diminuindo o risco de lesão pulmonar pela agulha.

5. Fazer pequena incisão na pele com lâmina de bisturi nº 11.
6. Introduzir a cânula externa montada com o mandril em seu interior até que ocorra aspiração de líquido pleural.
7. Retirar o mandril e introduzir totalmente a cânula interna no interior da externa (Figura 14.8A). Sempre que manipular os componentes da agulha de biópsia, deve-se ocluir o orifício da cânula externa com o polegar, a fim de impedir que ocorra entrada de ar para o espaço pleural e formação de pneumotórax.
8. Posicionar a ranhura (parte cortante) da cânula interna para baixo. Esta nunca deve ser posicionada para cima, para evitar lesão do plexo vasculonervoso intercostal. Utiliza-se a saliência metálica da sua extremidade proximal como guia para essa localização.
9. Retirar lentamente a agulha (cânulas interna e externa) fazendo pressão para baixo, até que a ranhura se prenda na pleura parietal (Figura 14.8B).
10. Mantendo-se tração na cânula interna, avançar a externa com movimentos de torção para seccionar o fragmento de pleura aprisionado pela ranhura (Figura 14.8C).

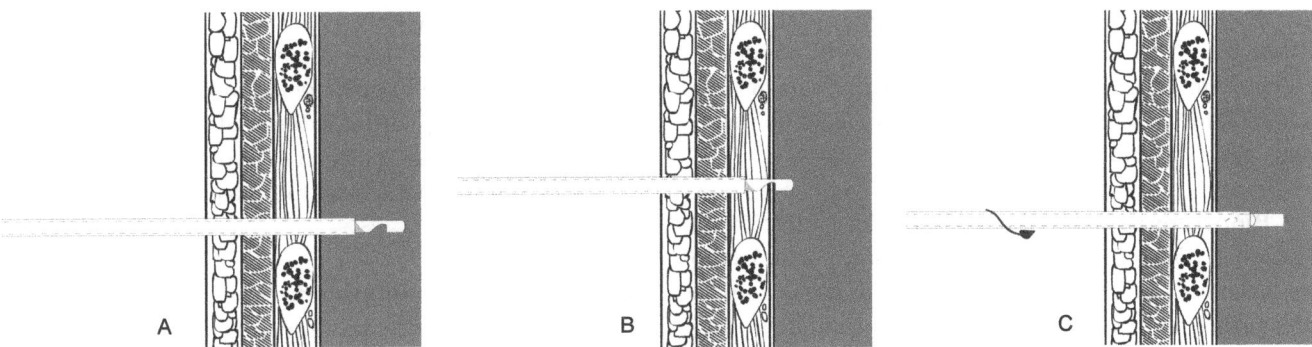

Figura 14.8 Técnica de biópsia pleural. **A**, Cânula interna posicionada no interior da cânula externa, com ranhura direcionada para baixo. **B**, Pleura parietal aprisionada pela ranhura. **C**, Avanço da cânula externa com secção do fragmento.

11. Retirar a cânula interna e recolher o fragmento, que deve ser cuidadosamente inspecionado para ter certeza de que não foi retirado músculo intercostal, em vez de pleura. Os fragmentos de pleura são de cor cinza claro enquanto os de músculo são de cor vermelha.

12. Reintroduzir a cânula interna no interior da externa e repetir o procedimento, colocando-se a ranhura em diferentes posições (nunca para cima). Deve-se retirar de três a seis fragmentos, que são colocados em meios de cultura para micobactérias e fungos, e em formol a 10% para exame anatomopatológico.[13]

Após o procedimento, deve-se deixar o paciente em observação e realizar radiografias de tórax para avaliar expansão pulmonar (nos casos de drenagem do líquido pleural) e ocorrência de pneumotórax.

As complicações decorrentes da biópsia pleural são pneumotórax, hemotórax, lesão de vasos ou nervos intercostais, lesão esplênica ou hepática, abscesso subcutâneo e empiema. Quando ela é feita na ausência de derrame pleural, a incidência de complicações, como sangramento, pneumotórax e fístula bronquiopleural, são maiores.

Biópsias Incisional e Excisional

Biópsia incisional

Na biópsia incisional, retira-se somente parte da lesão ou de órgão. As punções com agulhas finas e especiais, as biópsias com pinça saca-bocado e várias biópsias com *punch* de diâmetro pequeno são alguns exemplos de biópsias incisionais.

É indicada principalmente para a biópsia de músculos, ossos, tecido subcutâneo e processos inflamatórios ou infecciosos disseminados da pele ou de outros órgãos. É indicada também para estabelecer diagnóstico pré-operatório em operações extensas ou mutilantes, como amputações. De preferência, o cirurgião que faz a biópsia deve ser o mesmo que realizará a cirurgia definitiva.

Sempre que possível, a biópsia incisional, especialmente de lesão de pele, deve ser feita nas bordas, retirando-se fragmento que englobe tecido doente junto com tecido sadio (Figura 14.9). No caso dos sarcomas, a parte mais indiferenciada do tumor costuma ser a sua borda, e biópsias nesse local podem constituir problema para sua classificação.

No caso de tumores de partes moles e ossos, deve-se ter o cuidado de realizar boa hemostasia, pois as células tumorais são capazes de passar por entre os planos tissulares, da mesma maneira que as células sanguíneas extravasadas. A presença de equimose pós-operatória pode aumentar a possibilidade de disseminação tumoral para o subcutâneo. Apesar do risco de disseminação de células tumorais de parte para todo um compartimento anatômico após biópsias a céu aberto, não existe evidência de que ocorra disseminação a distância ou aumento do ritmo de crescimento tumoral.

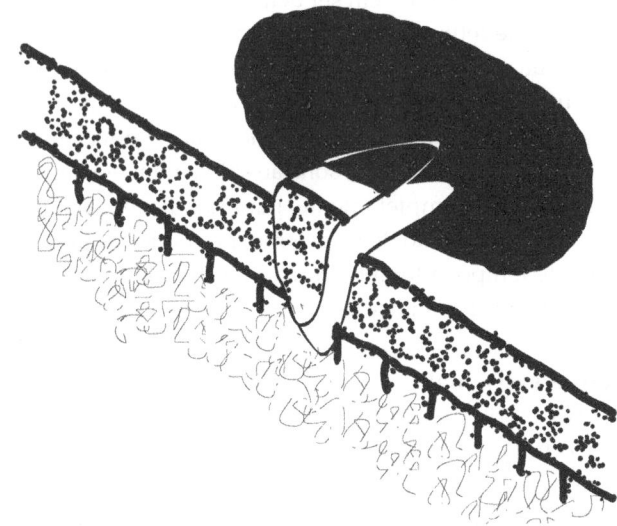

Figura 14.9 Biópsia incisional de lesão de pele. Deve-se retirar um fragmento da borda da lesão englobando tecido doente e sadio.

As complicações decorrentes da biópsia incisional são semelhantes às de qualquer procedimento cirúrgico de pequeno porte, como infecção de ferida, hemorragia per- ou pós-operatória, distúrbios de cicatrização, além da possibilidade de disseminação local de células tumorais.

Biópsia muscular. A biópsia muscular é uma biópsia incisional, pois retira-se somente um pedaço de músculo para exame. É indicada na avaliação de doenças musculares primárias (miopatias, distrofias) e secundárias (neurogênicas, endócrinas, induzidas por medicamentos) ou de doenças sistêmicas (vasculites). Geralmente são necessários estudos especiais como histoquímica enzimática, imuno-histoquímica, microscopia eletrônica e/ou testes bioquímicos e moleculares.

A escolha do músculo depende da facilidade de acesso e da doença em questão. De preferência, é escolhido um músculo que esteja acometido, mas que não esteja extremamente afetado, pois, nesses casos, somente alterações de fase final são encontradas. Nas doenças de progressão lenta, como naquelas do neurônio motor, o músculo moderadamente envolvido é melhor para o diagnóstico, enquanto nos processos agudos, como na polimiosite, deve ser escolhido o músculo que esteja mais acometido. A biópsia de músculo que não esteja envolvido geralmente não fornece dados para o diagnóstico.

Os melhores músculos para realizar biópsia incisional são aqueles que apresentam padrões normais bem caracterizados, como o quadríceps femoral e o gastrocnêmio (extremidade inferior) ou o bíceps braquial e o deltoide (extremidade superior). Entretanto, se o quadro clínico envolver músculos mais distais, estes devem ser biopsiados. Locais submetidos a injeção intramuscular ou eletromiografia devem ser evitados.

Deve-se retirar um fragmento do ventre muscular, e não da sua parte tendinosa. Este deve ser estendido sobre gaze umedecida com solução salina a 0,9% e levado rapidamente ao laboratório para exame. Não se deve embebê-lo demasiadamente em solução salina nem deixar que ele se contraia completamente, para não haver artefatos de técnica. Exposição do fragmento, por períodos prolongados de tempo, à temperatura ambiente pode determinar perda de atividade enzimática.

Biópsia excisional

Na biópsia excisional, retira-se totalmente a lesão a ser estudada. Além de diagnóstica, ela é, também, na maioria das vezes, terapêutica.

A maioria das lesões suspeitas de malignidade deve ser submetida, quando possível, a excisão cirúrgica completa (biópsia excisional), com margem de segurança entre 2,5 mm e 5 mm, a não ser que sejam de dimensões tais que tornem impossível o fechamento da pele, ou que impeçam a obtenção de resultados cosméticos aceitáveis. Nesses casos, deve-se optar pela biópsia incisional, com *punch* ou *shave*, e aguardar o diagnóstico anatomopatológico para programar operação mais extensa.

As complicações são as mesmas da biópsia incisional, já descritas.

Técnica cirúrgica – Biópsia de pele

1. A técnica cirúrgica das biópsias excisionais e incisionais obedece aos princípios fundamentais das biópsias, como:
   – antissepsia ampla da região;
   – colocação de campos cirúrgicos que ofereçam liberdade de movimentos para o cirurgião e o auxiliar;
   – utilização de material delicado.

2. Programar as linhas de incisão na pele. Estas devem ser paralelas às linhas de força (Figura 14.10). Uma incisão em forma de elipse ou cunha é desenhada ao redor da lesão, com seu maior eixo paralelo às dobras ou às linhas de força da pele. Para resultado cosmético bom, seu maior eixo deve ser em torno de 3 vezes o tamanho do eixo menor (Figura 14.11). Isto faz com que o resultado final, após a sutura, seja o mais próximo possível de uma linha reta, evitando o aparecimento de "orelhas" nas bordas. Essa programação deve ser feita antes da injeção de anestésico no local, pois este produz intumescimento do subcutâneo e dificulta a avaliação das linhas de força.

3. Injetar o anestésico local superficialmente. A injeção deve elevar o local a ser biopsiado. Uma injeção muito rápida pode ocasionar aparecimento de espaços ovais na derme ou até mesmo na epiderme.[14] Não se deve utilizar anestésicos com vasoconstritores em extremidades (dedos, pênis) pelo risco de necrose distal.

4. Incisar a pele previamente demarcada e aprofundar a lâmina de bisturi perpendicularmente à superfície até que o tecido subcutâneo seja atingido (Figura 14.12A). Utilizar lâminas nº 11 ou 15.

5. Elevar uma das extremidades da elipse com ajuda de pinça dente-de-rato delicada, ou de pequeno gancho, para não esmagar a pele (Figura 14.12B).

6. Mantendo essa extremidade elevada, liberar a base da lesão com tesoura ou com bisturi em direção à outra extremidade. O plano de clivagem para as lesões cutâneas é o subcutâneo, que pode inclusive ser parcialmente retirado.

7. Realizar hemostasia por compressão local, uso de eletrocautério ou ligadura com fios.

8. Suturar a incisão com pontos simples, Donatti ou intradérmicos (Figura 14.12C). As bordas devem ser

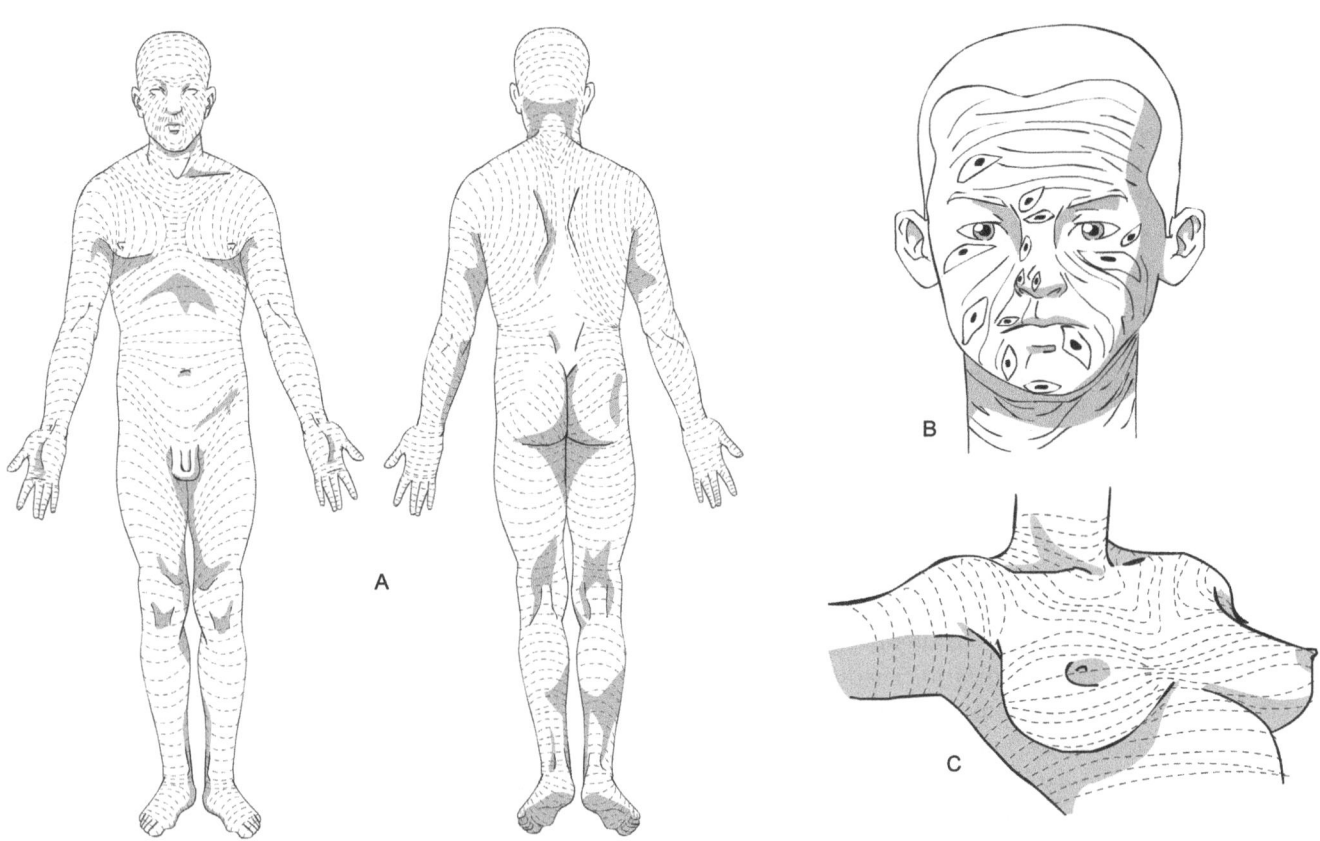

Figura 14.10 Linhas de força da pele. **A**, Corpo inteiro. **B**, Face. **C**, Mama feminina.

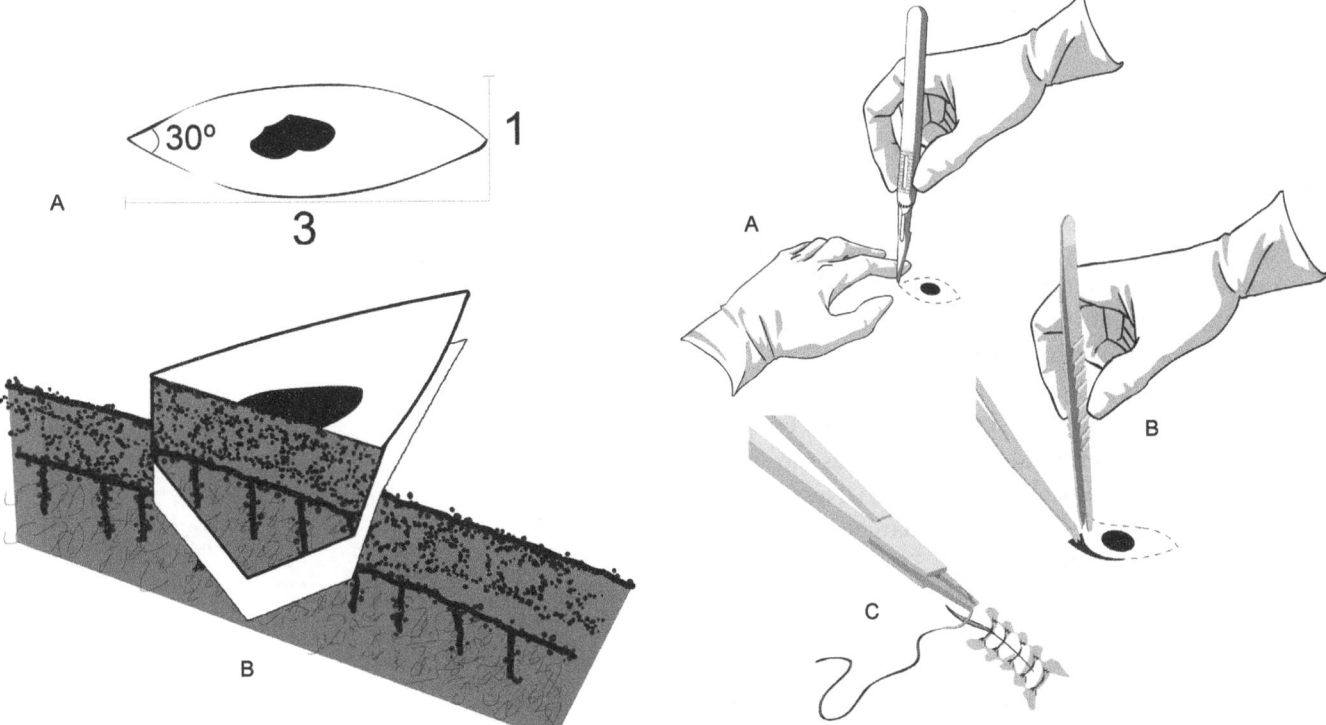

Figura 14.11 Biópsia excisional de lesão de pele. **A**, O maior eixo deve ser 3 vezes o tamanho do eixo menor. **B**, A incisão na pele deve ser perpendicular à superfície até atingir o subcutâneo.

Figura 14.12 Técnica de biópsia excisional de lesão de pele. **A**, Incisão em cunha (paralela às linhas de força da pele) até o sub-cutâneo. **B**, Elevação de uma das extremidades e liberação do fragmento com tesoura. **C**, Sutura com pontos simples.

aproximadas sem tensão. Dependendo do tamanho da incisão e da região biopsiada, isto pode não ser conseguido facilmente. Nesses casos, deve-se liberar a pele adjacente do subcutâneo por meio de dissecção cuidadosa. Outro artifício é realizar sutura subdérmica com fio absorvível, iniciando-se das bordas para o centro da lesão. Se essas medidas não forem suficientes, deve-se optar por enxertos, retalhos ou, em alguns casos, cicatrização por segunda intenção.

9. Realizar curativo oclusivo com gaze seca.
10. Colocar a peça em frasco com fixador adequado e devidamente identificado.

Biópsia com *Punch*

É um tipo de biópsia comum entre os dermatologistas. Geralmente é empregada na pele, podendo também ser realizada com segurança na mucosa oral.

Utiliza-se instrumento que contém, em sua ponta, uma lâmina circular cortante (*punch*). Seu diâmetro pode variar de 2 mm a 10 mm, mas as medidas utilizadas com maior frequência são as de 3 mm e 4 mm. Em processos inflamatórios, um *punch* de 4 mm a 5 mm é preferível.[2]

A lesão sempre deve ser retirada junto com área de tecido sadio. Dependendo do tamanho da lesão, a biópsia com *punch* pode ser incisional ou excisional.

Uma das desvantagens desse método é o pequeno tamanho do material retirado, às vezes dificultando a interpretação histopatológica.

Esse procedimento está contraindicado em áreas sobre artérias, como sobrancelhas (artéria temporal), e área nasolabial (artéria angular), pelo risco de lesão nesses locais.

A biópsia com *punch* é inadequada para o diagnóstico de doenças do tecido adiposo, como, por exemplo, a paniculite, pois a quantidade de tecido retirado não é suficiente para o diagnóstico histopatológico. Nesses casos, deve-se realizar biópsia incisional.

Do mesmo modo, lesões com suspeita diagnóstica de melanomas dispensam esse tipo de biópsia. Frequentemente, as células periféricas dos melanomas são amelanocíticas, o que dificulta o seu diagnóstico. Nesses casos, está indicada biópsia excisional com margem de segurança lateral e em profundidade.[15-17]

A biópsia com *punch* não deve ser realizada em lesões muito espessas, como pele hipertrófica, líquen plano ou hipertrófico, blastomicose. Também não deve ser realizada em calosidades das plantas dos pés, pois não é suficientemente profunda para promover o diagnóstico correto da doença primária.

A principal complicação é o sangramento, principalmente nos casos em que não se realizam suturas.

Técnica cirúrgica

1. Antissepsia da região, demarcação da lesão e anestesia local por infiltração da pele.
2. Esticar a pele no sentido perpendicular ao das suas dobras, e aplicar o *punch* de maneira firme e perpendicular à superfície (Figura 14.13A).
3. Realizar movimentos de rotação. Esses movimentos promovem corte até o subcutâneo. Evitar realizar movimentos de vaivém e não retirar o *punch* para verificar a progressão do corte, antes de ele atingir o subcutâneo (sente-se perda da resistência nessa hora).[2]
4. Com a ajuda de uma agulha ou de pequeno gancho, levantar a peça, que é retirada cuidadosamente, seccionando-se a base com tesoura delicada (Figura 14.13B).
5. Nas feridas de até 3 mm, pode-se realizar hemostasia com compressão local ou com o uso de agentes químicos, como solução de Monsel, cloreto de alumínio a 25% ou ácido tricloroacético a 25%, por 5 min a 10 min.[2] Às vezes, pode-se utilizar Gelfoam® sobre a

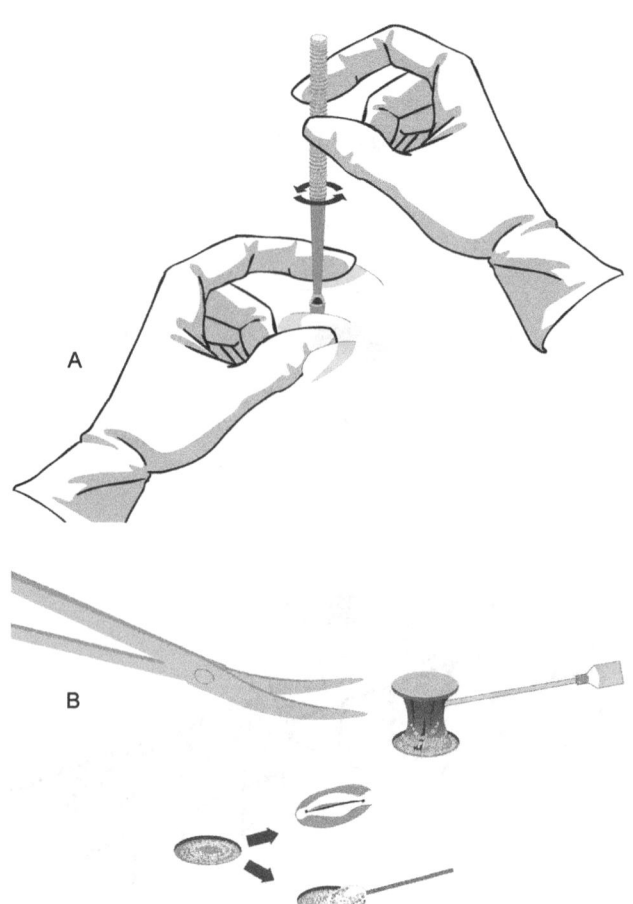

Figura 14.13 Técnica de biópsia com *punch*. **A**, Aplicação do *punch* e realização de movimentos circulares. **B**, Retirada do fragmento e sutura ou aplicação de agentes químicos para hemostasia e cicatrização por segunda intenção.

área cruenta. Nesses casos, a cicatrização ocorre por segunda intenção. Feridas maiores requerem sutura. Na maioria das vezes, é necessário fazer somente um ou dois pontos. Nesse caso, não se usam agentes hemostáticos. As desvantagens da cicatrização por segunda intenção é que ela ocorre mais lentamente e deixa cicatriz oval, em vez de linear.

Biópsia em Barbear (*Shave*)

Remove a porção de pele elevada, acima do plano do tecido adjacente (lesões de natureza exofítica). É realizada entre a camada papilar profunda da derme e a camada mediorreticular.

A biópsia em barbear está indicada nas lesões exofíticas como ceratose seborreica, ceratose solar, verrugas vulgares e nevos epidérmicos.

Está contraindicada na avaliação de doenças inflamatórias da pele, pois não permite estudar os plexos profundos, a derme reticular nem o tecido subcutâneo. Neoplasias que clinicamente parecem infiltrar a derme e lesões pigmentares também são contraindicações.[15-17] É falha para o diagnóstico diferencial entre ceratose solar, ceratoacantoma e carcinomas.

Técnica cirúrgica

1. Antissepsia da região e colocação de campos cirúrgicos.
2. Injetar anestésico local abaixo da lesão, para elevá-la acima da pele circunjacente.
3. Posicionar a lâmina de bisturi no plano horizontal, paralelo à superfície da pele.
4. Seccionar a lesão em sua base, por meio de movimentos de vaivém com a lâmina de bisturi, semelhantes aos de uma serra (Figura 14.14).
5. Comprimir o local por alguns minutos para hemostasia.
6. Realizar curativo oclusivo com gaze seca.
7. Colocar a peça em frasco com fixador adequado e devidamente identificado.

Curetagem

Técnica simples para remover lesões superficiais benignas da pele, como verrugas vulgares, molusco contagioso, nevo epidérmico, ceratose actínica e ceratose seborreica, usando-se pequenas curetas.[1] Seu uso é viável em lesões de 2 mm a 6 mm de diâmetro que atingem unicamente a epiderme. A hemostasia é obtida por compressão, uso de agentes hemostáticos ou eletrocoagulação. Essa técnica está contraindicada na suspeita de lesão melanocítica ou neoplásica e naquelas de diagnóstico clínico incerto.[1]

A curetagem é também utilizada para o estudo de tecidos como endométrio. Nesse caso é necessário o

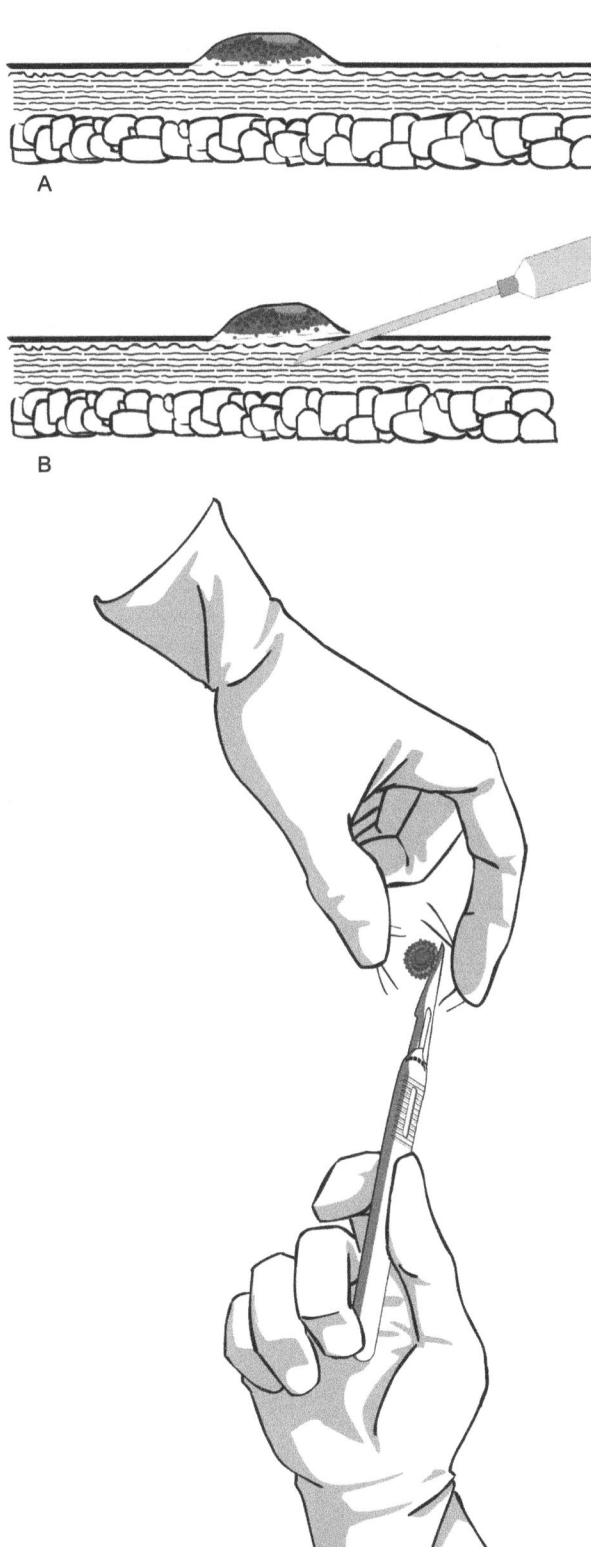

Figura 14.14 Técnica de biópsia em barbear (*shave*). **A**, Vista lateral da lesão. **B**, Injeção de anestésico local para elevação da lesão acima da pele. **C**, Secção da lesão por meio de movimentos de vaivém com a lâmina de bisturi paralela à superfície da pele.

acompanhamento de anestesiologista para sedação ou bloqueio troncular.

Biópsia com Tesoura

É reservada para lesões pedunculadas benignas como verrugas filiformes, acrocórdon, papiloma fibroepitelial e lesões pigmentadas polipoides ou superficiais como a ceratose seborreica. Anestesia local é necessária raramente, visto que a profundidade da ferida se limita, habitualmente, à camada papilar da derme. A base da lesão é seccionada com tesoura, e o sangramento é controlado com compressão, na maioria das vezes, ou com eletrocoagulação.[1]

A peça é colocada em recipiente com fixador adequado, devidamente identificado, e enviada ao laboratório.

Referências Bibliográficas

1. Llamas-Velasco M, Paredes BE. Basic concepts in skin biopsy. Part I. *Actas Dermosifiliogr*, 2012; *103*:12-20.
2. Alguire PC, Mathes BM. Skin biopsy techniques for the internist. *J Gen Intern Med*, 1998; *13*:46-54.
3. Piqué-Durán E, Palacios-Llopis S, de la Rosa-del Rey P *et al*. Michel's transport medium for immunofluorescence. *Actas Dermosifiliogr*, 2007; *98*:376.
4. Yu YH, Wei W, Liu JL. Diagnostic value of fine-needle aspiration biopsy for breast mass: a systematic review and meta-analysis. *BMC Cancer*, 2012; *12*:41.
5. Cooper DS, Doherty GM, Haugen BR *et al*. Revised American Thyroid Association management guidelines for patients with thyroid nodules and differentiated thyroid cancer. *Thyroid*, 2009; *19*:1167-214.
6. Milas Z, Shin J, Milas M. New guidelines for the management of thyroid nodules and differentiated thyroid cancer. *Minerva Endocrinol*, 2011; *36*:53-70.
7. Yao X, Gomes MM, Tsao MS *et al*. Fine-needle aspiration biopsy versus core-needle biopsy in diagnosing lung cancer: a systematic review. *Curr Oncol*, 2012; *19*:16-27.
8. Wakely PE. Fine-needle aspiration cytopathology in diagnosis and classification of malignant lymphoma: Accurate and reliable? *Diagnostic Cytopathology*, 2000; *22*:120-5.
9. Christensen RK, Bjørndal K, Godballe C *et al*. Value of fine-needle aspiration biopsy of salivary gland lesions. *Head Neck*, 2010; *32*:104-8.
10. Thampanitchawong P, Piratvisuth T. Liver biopsy: complications and risk factors. *World J Gastroenterol*, 1999; *5*:301-4.
11. Kalambokis G, Manousou P, Vibhakorn S *et al*. Transjugular liver biopsy – indications, adequacy, quality of specimens, and complications – a systematic review. *J Hepatol*, 2007; *47*:284-94.
12. Westheim BH, Ostensen AB, Aagenæs I *et al*. Evaluation of risk factors for bleeding after liver biopsy in children. *J Pediatr Gastroenterol Nutr*, 2012 Jan 13. [*Epub ahead of print*].
13. Sales R, Onishi R. Thoracentesis and pleural biopsy. *J Bras Pneumol*, 2006; *32* (suppl 4):S170-3.
14. Llamas-Velasco M, Paredes BE. Basic concepts in skin biopsy. Part II. *Actas Dermosifiliogr*, 2012; *103*(2):100-10.
15. Ott PA, Berman RS. Surgical approach to primary cutaneous melanoma. *Surg Oncol Clin N Am*, 2011; *20*:39-56.
16. Bichakjian CK, Halpern AC, Johnson TM *et al*. Guidelines of care for the management of primary cutaneous melanoma. American Academy of Dermatology. *J Am Acad Dermatol*, 2011; *65*:1032-47.
17. Faries MB, Ariyan S. Current surgical treatment in melanoma. *Curr Probl Cancer*, 2011; *35*:173-84.

Criocirurgia

Glaysson Tassara Tavares

Capítulo

15

INTRODUÇÃO

A criocirurgia (CR) consiste no emprego de baixas temperaturas, com o objetivo de provocar a destruição de tecidos para fins terapêuticos.[1]

Na dermatologia, ela é bastante utilizada para promover a destruição de lesões na pele, com a vantagem de atuar seletivamente, seja para tratar lesão superficial, seja para tratar lesão profunda, como um câncer de pele.

No Brasil, os termos criocirurgia e crioterapia são utilizados como sinônimos. Todavia, convencionou-se denominar crioterapia a utilização do frio para tratamento, sem, obrigatoriamente, provocar destruição.[2]

Vários criógenos são citados pela literatura, para a utilização em criocirurgia (Quadro 15.1). Em 1961, Cooper e Lee deram início à era moderna da criocirurgia ao idealizarem aparato que permitiu a utilização do nitrogênio líquido (–196°C) para tratamento de lesões. Como consequência, o nitrogênio líquido (NL) tornou-se o criógeno mais utilizado. Com o aperfeiçoamento, houve o surgimento de novos aparelhos para a sua aplicação, os quais facilitaram, ainda mais, o seu uso e com um custo relativamente baixo.

Esses aparelhos podem ser adquiridos no Brasil, com o nome de Nitrospray (Criotécnica, Campinas, SP) e Cryogun (importado pela Cryac do Brasil). Além do aparelho, é necessária a aquisição de um botijão, geralmente de 18 L a 22 L, que permitirá o armazenamento do nitrogênio, nos consultórios ou nos hospitais, para pronto uso. Existem prestadores de serviços que se encarregam de abastecer esses reservatórios, de acordo com

a necessidade de uso. Os botijões são disponibilizados pelas próprias empresas que fabricam os aparelhos de criocirurgia, ou podem ser adquiridos em empresas que trabalham com inseminação em pecuária.

Recentemente, estão sendo comercializados, no Brasil, aparelhos descartáveis, contendo como criógenos o éter dimetílico e o propano, destinados ao tratamento de lesões benignas.

MECANISMO DE AÇÃO

A destruição causada pela criocirurgia ocorre de duas maneiras: dano celular direto e isquemia, gerada pela estase vascular.

O dano celular direto decorre da formação de cristais de gelo (cristalização da água) nos meios intra- e extracelular, que provocam desequilíbrio osmótico, lesão das mitocôndrias, da membrana celular e morte celular.[3] Há, também, apoptose, especialmente na periferia do tecido congelado.

No nível vascular, ocorrem lesão das células endoteliais, aumento da permeabilidade vascular, edema, agregação plaquetária e trombose. A perda do suprimento sanguíneo resulta em necrose.

Na periferia do tecido congelado pode não ocorrer necrose, pois, dependendo da aplicação, a temperatura atingida não é muito baixa, oscilando em torno de 0 a –20°C, insuficiente para destruição maior. Isto pode ser um benefício para o caso de lesões benignas, mas, para as lesões malignas, pode ser um problema. Assim, será importante o conceito de halo de congelamento e de congelamento duplo, que será abordado adiante.[3]

PRINCÍPIOS DA CRIOCIRURGIA

Tempos de Congelamento e de Descongelamento

Dois conceitos são importantes na aplicação prática da criocirurgia, quais sejam o tempo de congela-

Quadro 15.1 Alguns criógenos utilizados na criocirurgia

	Ponto de ebulição (°C)
Dióxido de carbono	–78
Éter dimetílico, propano	–24 e –42
Óxido nitroso	–89,5
Argônio	–186
Nitrogênio líquido	–196

mento, que consiste no tempo entre o início e o fim da aplicação do nitrogênio líquido (NL), e o tempo de descongelamento total, que corresponde ao tempo entre o término da aplicação do NL e o momento do descongelamento total.

Assim, os ciclos de congelamento/descongelamento encontram-se diretamente relacionados com os mecanismos de dano celular e tecidual, e, portanto, o conhecimento deles é fundamental para a opção de destruição tecidual total ou seletiva.

Durante o tempo de congelamento, ocorrerá a formação de cristais de gelo no meio intracelular, letal para as células tratadas. A temperatura atingida, no tecido, constitui o fator-chave da lesão celular, o que é conseguido por meio de congelamento rápido. Para o tratamento das lesões malignas, tais como o carcinoma basocelular (CBC), a temperatura recomendável é de –50° a –60°C.[4]

À medida que o congelamento progride, o halo de gelo esbranquiçado atinge e ultrapassa o limite da lesão ou da área demarcada, o que chamamos de halo de congelamento, outro referencial bastante utilizado.

O tempo de descongelamento deve ser considerado como o principal fator de destruição tecidual e, portanto, o mais importante parâmetro da criocirurgia. Quanto maior a duração do tempo de descongelamento, maior será o dano celular, uma vez que grandes cristais de gelo serão formados no meio intracelular, provocando maior efeito deletério.

Segundo Ciclo de Congelamento/Descongelamento

Para o tratamento de lesões malignas, a repetição do ciclo de congelamento/descongelamento é fundamental, pois ele produz congelamento mais rápido e por extensão maior, garantindo a margem de segurança.

Ao realizar dois ciclos de congelamento/descongelamento, é importante aguardar que o descongelamento, após o primeiro ciclo, ocorra totalmente, o que contribui para a formação ainda maior de macrocristais de gelo.

Sensibilidade das Células e Seletividade do Tratamento

As células dos diferentes compartimentos da pele exibem sensibilidade específica e variada ao congelamento, o que permite a sua utilização de modo seletivo para o tratamento, tanto de lesões benignas como de malignas. Desse modo, os melanócitos e os queratinócitos mostram-se mais sensíveis ao resfriamento do que os fibroblastos, tecido conjuntivo e estruturas vasculares.[5] Por outro lado, os tecidos ósseos e cartilaginosos são bastante resistentes ao congelamento.

Nesse sentido, há implicações práticas, como, por exemplo, a possibilidade do uso da criocirurgia para o tratamento de lesões malignas localizadas nas regiões auriculares, uma vez que a cartilagem é resistente ao congelamento. Outra implicação corresponde ao risco de ocorrer hipo- ou acromia, ao tratar pacientes com fototipo mais alto, tais como os afro-descendentes, já que os melanócitos são muito sensíveis ao congelamento.

Para o tratamento das lesões malignas, onde ocorre destruição ainda maior, a preservação da estrutura da derme torna-se outro fator que atua favoravelmente à cicatrização. A resistência maior ao congelamento dos fibroblastos e das fibras colágenas permite que a arquitetura da derme seja mantida (apesar da destruição provocada às células da epiderme e às células tumorais) servindo como estrutura para o reparo no momento da cicatrização.

TÉCNICAS DE TRATAMENTO

A aplicação do NL pode ser realizada utilizando-se:

Aplicador de Contato (Estilete com Algodão)

Um aplicador com algodão é mergulhado no nitrogênio e passado sobre a lesão na pele. O aplicador deve ser dispensado após o contato com a pele, não devendo retornar ao nitrogênio. A técnica pode ser usada para tratar lesões superficiais, tais como verrugas vulgares, melanoses solares e ceratoses actínicas.

Técnica de Atomização (*Spray*)

É a técnica mais empregada pelos dermatologistas, que utilizam aparelhos, garrafas térmicas dotadas de um *gatilho*, que dispara um jato de NL sobre a lesão (Figura 15.1). Esses aparelhos apresentam pontas cambiáveis, com furos de diversos calibres, que permitirão um jato mais fino ou mais espesso (congelamento menor ou maior), conforme a necessidade de cada tratamento. A ponta do aparelho deve ficar de 1 cm a 2 cm de distância da pele, num ângulo de 90°C com a lesão, enquanto o gatilho pode ser disparado de maneira intermitente ou contínua, conforme o grau de congelamento que se queira. O jato de gelo deve ser disparado e concentrado no centro da área a ser tratada, até que um halo de gelo seja formado na lesão e na margem desejada (Figura 15.2).

Para lesões maiores, deve-se utilizar a técnica do pincel de pintor ou em espiral, para que toda a lesão seja atingida de modo uniforme (Figura 15.3). Na primeira, a aplicação do jato inicia-se de um lado da lesão e, com movimentos de *sobe e desce*, progride até o final dela. Na segunda, inicia-se no centro da lesão e, com movimento circular, em espiral, numa crescente, prossegue até atin-

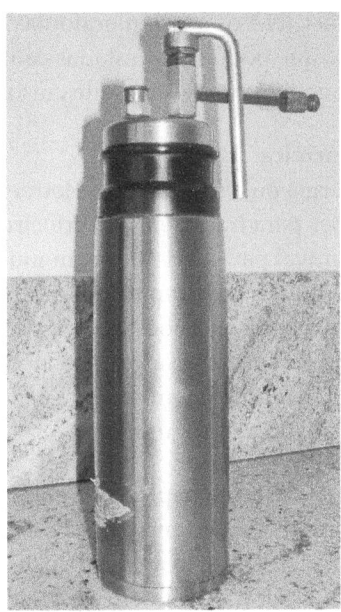

Figura 15.1 Aparelho para criocirurgia.

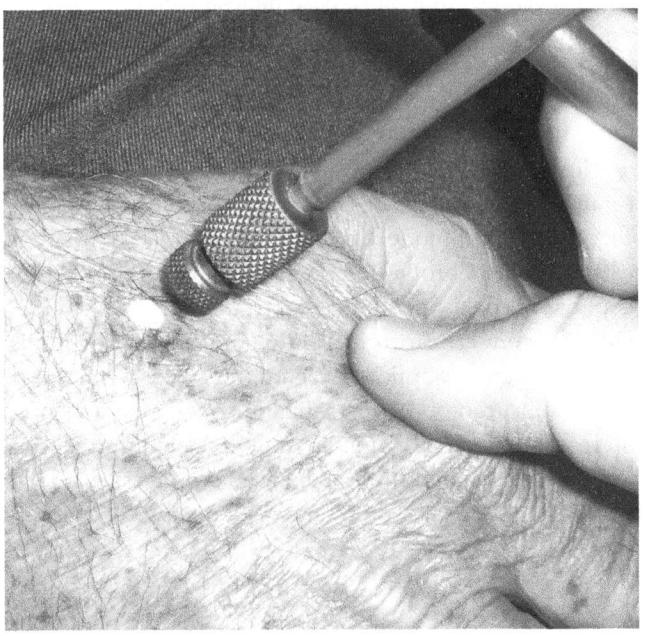

Figura 15.2 Congelamento.

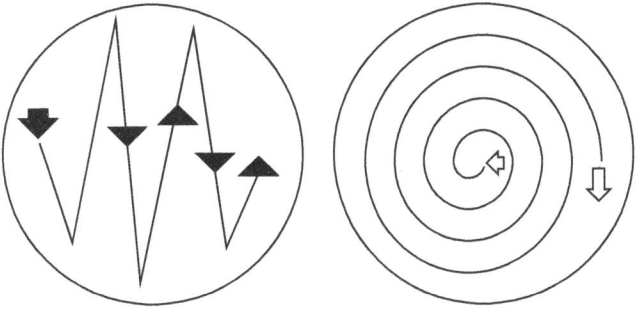

Figura 15.3 Técnica do pincel do pintor e em espiral.

gir a borda externa da lesão ou da margem marcada.[1,6] Se o tempo de congelamento exigido for grande, é necessário que se retorne ao ponto inicial, e vice-versa, durante todo o congelamento, até atingir o tempo adequado.

Praticamente, todas as lesões podem ser tratadas com a técnica de *spray*.

Para que a pele vizinha não seja atingida e para concentrar a propagação do congelamento, pode-se disparar o jato de NL através de um cone, que, tendo a outra extremidade em contato com a pele, fará com o que o congelamento ocorra somente no diâmetro demarcado pelo cone. Esses cones podem ser adquiridos à parte, ou podem ser utilizados os cones de otoscópio, que podem ser cortados em comprimentos diferentes, proporcionando diâmetros variados para as diversas lesões.

Técnica de Contato Sólido (Sonda Fechada)

Consiste na utilização de um acessório de metal conectado ao aparelho de criocirurgia, que congela, previamente, ao contato direto com a pele. Após o contato, ele transfere o congelamento para a lesão, de modo mais lento do que com o *spray* aberto. É utilizado para as lesões arredondadas, de superfície plana, e apresenta boa indicação para as lesões vasculares, pois, com a pressão exercida pelo contato da sonda, ocorre esvaziamento de sangue dentro da lesão, favorecendo a queda rápida de temperatura e congelamento maior.[6]

SELEÇÃO DE PACIENTES

As contraindicações da criocirurgia incluem pacientes com crioglobulinemia e criofibrinogenemia.[7]

As contraindicações relativas incluem pacientes com fenômeno de Raynaud, urticária ao frio, discrasia sanguínea de origem desconhecida, pacientes com pele com fototipo de Fitzpatrick alto (V e VI), lesões malignas localizadas próximo de margens livres, como as pálpebras, asa nasal e boca, pelo risco de retração.

Por outro lado, pacientes idosos, com marca-passo, em uso de anticoagulantes, com doenças de base importantes, que contraindiquem o tratamento cirúrgico, ou com impossibilidade de locomoção até os consultórios, podem ser tratados pela criocirurgia. Outra boa indicação é para pacientes com múltiplas lesões, por ser versátil e prático.

PLANEJAMENTO DO TRATAMENTO

Em função da lesão e da região acometida, devem ser planejadas a extensão e a profundidade do tecido a ser congelado. Os parâmetros para atingir maior ou menor extensão e profundidade de congelamento adequadas, são os seguintes: tempo de congelamento, tempo de descongelamento (o mais importante parâmetro) e formação do halo de gelo na área marcada, circunjacente à lesão.[1]

Para as lesões benignas, as variações serão pequenas; contudo, para as lesões malignas, esses parâmetros são fundamentais para obter êxito na destruição das células neoplásicas.

TRATAMENTO DAS LESÕES BENIGNAS

As lesões benignas são tratadas com apenas um ciclo de congelamento/descongelamento. O tempo pode variar de 3 s a 60 s, conforme a lesão. Contudo, ao tratarmos uma lesão benigna, devemos ser cautelosos e não congelarmos por tempo excessivo, o que pode gerar discromia ou, até mesmo, cicatriz. É preferível, na dúvida, aplicar por tempo menor e repetir o tratamento, se necessário.

Lesões Vasculares

Lagos venosos

São lesões azuladas, levemente elevadas, de 2 mm a 10 mm, comuns em pacientes idosos, na pele fotoenvelhecida, onde se localizam, principalmente, no vermelhão dos lábios, na face e orelhas. A cor azulada desaparece à digitopressão. Histologicamente, correspondem às vênulas de paredes muito finas, dilatadas, localizadas na porção superior da derme papilar.[8]

Podem ser tratados com *spray* ou sonda fechada. Deve-se ter o cuidado para não estender o congelamento para a borda do vermelhão do lábio, o que pode cursar com hipocromia residual. Apenas um ciclo de 10 s de congelamento é necessário.[6]

Hemangioma

Tumor vascular benigno, composto por capilares sanguíneos em proliferação, com evolução típica. Trata-se de lesão, geralmente ausente ao nascimento ou presente com lesão precursora (mácula anêmica ou angiomatosa), que aumenta rapidamente nos primeiros meses de vida. Considera-se que 90% regridem até os 10 anos.[9] Na sua forma profunda, antigamente denominada de hemangioma cavernoso, pode-se utilizar a criocirurgia para o tratamento. Entretanto, deve ser considerada a possibilidade de regressão espontânea e de outras opções de tratamento, incluindo a utilização de corticosteroides.

A técnica descrita é da sonda fechada, que deve ter o diâmetro aproximado da lesão. Congela-se a sonda previamente, comprimindo-a contra o hemangioma, esvaziando e congelando-o, até que se forme um halo de gelo por 1 mm a 2 mm. O tempo de descongelamento deverá ser o dobro do tempo de congelamento. Pode ocorrer a formação de cicatriz acrômica.

O angioma rubi e os angioqueratomas são outras lesões vasculares que podem ser tratadas com criocirurgia, com tempo de congelamento bastante curto, de 5 s a 10 s.

Ceratose seborreica

A criocirurgia ou a curetagem e eletrocirurgia são as melhores opções para tratamento. A criocirurgia consiste em opção favorável para pacientes com múltiplas lesões. Para as lesões planas, um tempo de 5 s pode ser suficiente, enquanto, para as lesões mais hiperqueratósicas, tempo maior pode ser necessário. Nesses casos, pode-se optar, também, pela curetagem seguida de crio, por intervalo de tempo de poucos segundos.

Acrocórdons (pólipo fibroepitelial benigno)

Pápulas sésseis ou pedunculadas, de 1 mm a 3 mm, localizadas mais comumente no pescoço, nas axilas e nas pálpebras. Podem ser tratadas com eletrocirurgia ou crio. Utilizando uma pinça delicada, deve-se pinçar o pedículo do acrocórdon, depois aplica-se o NL na extremidade da pinça, congelando até a base da lesão (Figura 15.4).[7] A pinça pode ser congelada previamente.

Queloide

Ainda não existe tratamento padrão para prevenir ou eliminar o queloide. Os mais utilizados incluem os tratamentos compressivos, as placas de silicone, o gel de silicone, o imiquimode, a crioterapia e a radioterapia.[10] A resistência dos fibroblastos e do colágeno ao frio pode ser responsável pela dificuldade de tratar as cicatrizes queloidianas com criocirurgia, sendo comum a necessidade de quatro ou mais aplicações, com intervalos mensais.[11]

A aplicação pode ser realizada com sonda ou *spray*, interessando apenas a área do queloide, com um ou dois ciclos de congelamento de 30 s a 60 s e de descongelamento do dobro do tempo. No caso das lesões maiores,

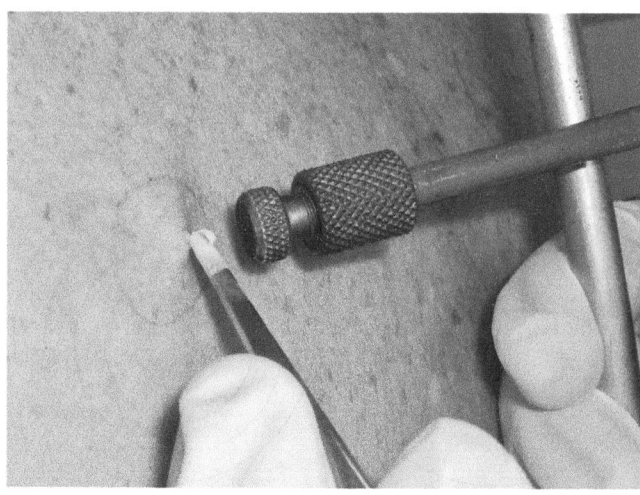

Figura 15.4 Crio para acrocórdon.

pode ser necessário um tempo maior e a divisão da lesão em duas metades ou em quadrantes, que serão congelados separadamente.

A associação com outras técnicas tende a gerar melhores resultados. Pode-se realizar o *shaving*, para reduzir a massa do queloide, associado à criocirurgia, assim como à infiltração de corticoide.[11]

Verruga

As verrugas virais apresentam-se como boa indicação para a criocirurgia. Contudo, como em qualquer tratamento para verruga, a resposta é variável, com tendência à recorrência e necessidade de várias aplicações. Em recente revisão, encontrada na biblioteca Cochrane, os resultados mostraram que os estudos sobre o tratamento de verruga eram pobres e mal desenhados, dificultando a comparação.

Entretanto, para o tratamento da verruga vulgar com criocirurgia, os trabalhos mostram excelentes resultados.

Deve-se aplicar o *spray* tangencialmente à lesão, até que um halo de congelamento de 1 mm a 2 mm apareça. O ciclo deve ser repetido, posicionando o *spray*, do mesmo modo, do outro lado da lesão. As lesões hiperqueratósicas podem ser desbastadas com bisturi antes da aplicação.

Deve-se ressaltar o efeito *donnuts*, descrito em algumas verrugas tratadas pela criocirurgia. Com a formação da bolha, o conteúdo líquido apresenta vírus viáveis, que podem inocular a pele vizinha, formando uma nova verruga, um pouco maior que a anterior, na forma anular.

A criocirurgia pode, também, ser empregada para o tratamento de verrugas periungueais, que tendem a crescer para a região subungueal. Nesse caso, a criocirurgia é vantajosa, pois o halo de congelamento propaga-se para essa região, não havendo a necessidade de realizar a avulsão da unha. Contudo, a dor pode ser fator limitante.

Outras formas, como a verruga genital, a palmoplantar e a plana, podem ser tratadas com criocirurgia, esta última por um tempo muito curto, de 5 s.

Cromomicose

Trata-se de micose profunda, causada, principalmente, pelos fungos dos gêneros *Fonsecaea cladophialophora* e *Phialophora*. Apresenta-se com lesões verrucosas, de crescimento progressivo, podendo acometer extensas superfícies corporais.

A criocirurgia pode ser utilizada para o tratamento de lesões pequenas, isoladamente ou associada ao tratamento medicamentoso sistêmico.[7] Também, pode ser empregada para lesões extensas, como adjuvante, sempre em associação a medicamento sistêmico.

A técnica utilizada é a de *spray*, devendo-se fazer um halo de congelamento de 2 mm a 5 mm (ter um tempo de congelamento de 60 s).

Outras lesões

São muitas as lesões citadas pela literatura, passíveis de tratamento com criocirurgia, com algumas apresentando expressivo número de casos relatados, e outras, casos isolados: lesões da região oral (granuloma piogênico, cisto mucoso, fibromas), dermatofibroma, molusco contagioso, granuloma anular, rinofima, tatuagens, condrodermatite nodular da hélice, poroceratose actínica, foliculite queloidiana da nuca, lentigo simples, cisto mixoide, melanose dolar, necrobiose lipóidica, nevo verrucoso etc. Nesses casos, devem ser consideradas, também, as outras possibilidades de tratamento, por vezes com respostas melhores.

Lesões pré-malignas
Ceratose actínica

As ceratoses actínicas, mais bem denominadas ceratoses solares, são consideradas neoplasias intraepidérmicas, ou seja, um espectro do carcinoma de células escamosas (CCE).[12] Para ocorrer a transformação para CCE, deve ocorrer a invasão da derme, e somente nessa fase ocorreria a possibilidade de metástase.

A probabilidade de transformação de uma ceratose actínica em CCE, estimada nos trabalhos, varia entre 0,025% e 16%.[4]

A criocirurgia consiste na técnica predileta de tratamento das ceratoses actínicas, é muito bem tolerada pelos pacientes, e os estudos mostram taxa de cura variável entre 67,2% e 99%.[4] A técnica de *spray* é a mais empregada, mas pode ser utilizado o aplicador com algodão. O *spray* deve ser aplicado, de forma intermitente, por 10 s a 20 s, sendo, neste último, a taxa de cura superior a 83%. No caso de lesões muito hiperqueratósicas, o tempo deverá ser maior. O resultado estético é satisfatório, mas pode ocorrer, num pequeno número de casos, hipo- ou acromia, que aparece, normalmente, após ciclos de congelamento de 20 s ou mais.

Queilite actínica

A queilite actínica representa o correspondente da ceratose actínica, que acomete o vermelhão do lábio inferior. Para o seu tratamento, são empregados o 5-fluorouracil, a terapia fotodinâmica, a quimiocirurgia, a criocirurgia e a vermelhectomia.

Deve-se realizar um ou dois ciclo(s) de congelamento(s) de 60 s.[13] Se a lesão for pequena, o tratamento poderá ser localizado, enquanto, para as lesões extensas, a melhor opção é tratar todo o vermelhão do lábio inferior. Nesse caso, devido ao maior comprimento, o vermelhão deve ser dividido em duas áreas, que deverão ser tratadas isoladamente, com tempos próprios. O edema no pós-operatório é importante, contudo o resultado estético é bastante satisfatório.

Lesões Malignas

Para o tratamento de lesões malignas, o planejamento deve ser o mesmo utilizado para o tratamento pela cirurgia convencional. É importante fazer a marcação da margem de segurança, em média de 5 mm, com uma caneta, tal qual a realizada para a exérese. O congelamento deve ser iniciado no centro da lesão e, a partir desse ponto, deve ser estendido e ultrapassar a margem de segurança marcada, o que chamamos de halo de congelamento. Pode-se, nesse momento, realizar a palpação do halo de congelamento, de modo rápido, para não perder a temperatura, e, assim, perceber se a sua consistência encontra-se semelhante à de uma pedra de gelo. Logo em seguida, deve-se retornar ao congelamento, mantendo o jato de gelo no centro da lesão, mas alternando para a periferia do halo, e vice-versa, para que a periferia e o centro não se descongelem, até que o tempo desejado seja atingido.

A técnica de *spray* aberto é a mais utilizada, e o tempo preconizado de congelamento deve ser de 1 min, para uma lesão de 1 cm. Conforme citado anteriormente, o tempo de descongelamento é o fator mais importante, indicativo de que o dano tecidual foi conseguido, e deve ser o mais lento possível (tempo de descongelamento do halo de 1 min e tempo de descongelamento total, incluindo o centro da lesão, do dobro do tempo de congelamento). Caso o tempo de congelamento seja inferior aos citados, esse ciclo deve ser desconsiderado e realizado um novo.

Outro pré-requisito, para o tratamento das lesões malignas, é a repetição do ciclo de congelamento/descongelamento. Essa conduta é importante para estender o efeito letal do congelamento à margem da lesão, região na qual a temperatura de congelamento é perdida mais rapidamente.[3]

As lesões maiores e extensas devem ser divididas em duas, três ou em quadrantes, e cada subdivisão será congelada à parte, para que a temperatura de congelamento/descongelamento seja adequada e uniforme.

Carcinoma basocelular (CBC)

Existem critérios bem estabelecidos para o tratamento do CBC. O subtipo histológico do CBC consiste num critério importante.[14] Aliado a outros fatores, permite a classificação em tumor de baixo e de alto risco para recidiva (Quadros 15.2 e 15.3) e, portanto, orientando para o tratamento que poderá ser realizado. A criocirurgia pode ser utilizada para o tratamento dos CBC de baixo risco de recidiva e apresenta índices de cura semelhantes aos da cirurgia convencional. Nesse caso, deve-se pesar qual a vantagem/desvantagem em relação às demais técnicas. A cirurgia convencional, com margem de segurança, continua sendo a melhor indicação para tratamento desses CBC de baixo risco.

Quadro 15.2 CBC de baixo risco para recidiva

Subtipo histológico: sólido ou superficial e multicêntrico
Tumor primário
Localizado fora de área de risco: periorbital, nariz e auricular
<1 cm
Bem delimitado

Quadro 15.3 CBC de alto risco para recidiva

Subtipo histológico	CBC de alto risco
Agressivo	Micronodular
	Esclerosante
	Infiltrativo
	Metatípico
Não agressivo (sólido e superficial e multicêntrico)	>2 cm
	Recidivado
	Localizado em área de risco – periorbital, nariz e auricular
	Invasão perineural

Contudo, a criocirurgia torna-se excelente opção para pacientes com múltiplos e frequentes CBC, pela praticidade e agilidade em resolver grande número de lesões. Nesses casos, diferentes técnicas poderão ser empregadas para tratar os CBC de um mesmo paciente, como, por exemplo, a cirurgia de Mohs ou a cirurgia convencional, para os tumores de alto risco de recidiva, e a crioterapia, para os tumores de baixo risco de recidiva.

Na criocirurgia para o tratamento de CBC, deve ser realizada a marcação da margem de segurança, com 5 mm, seguida da anestesia local, de preferência utilizando anestésico com vasoconstritor, para diminuir a resposta vascular.

Deve-se iniciar a aplicação no centro da lesão, até que o halo de congelamento atinja e ultrapasse a margem de segurança marcada, o que ocorre, geralmente, com 1 min de congelamento. É importante medir o tempo de descongelamento do halo, que deverá ser de 1 min, e o tempo de descongelamento total (que inclui o descongelamento da área central do tumor), que deverá ser o dobro do tempo de congelamento. Se esses parâmetros não forem atingidos, o ciclo de congelamento/descongelamento deverá ser desconsiderado e um novo ciclo realizado. Após a realização desse primeiro ciclo, um segundo ciclo deverá ser realizado, seguindo os mesmos critérios.

A realização de curetagem ou de *shaving*, previamente, pode ser utilizada no caso de CBC nodular.

Carcinoma de Células Escamosas (CCE)

Diante do potencial metastático do CCE, a indicação cirúrgica para o seu tratamento é indiscutível. A criocirurgia deve ser restrita para os casos de CCE *in situ* ou para os casos de contraindicação para cirurgia. Deve ser tratado com dois ciclos de congelamento/descongelamento.

Do mesmo modo, a utilização da criocirurgia para o tratamento do lentigo maligno e do melanoma não é recomendada.[11]

Sarcoma de Kaposi

A criocirurgia pode ser empregada tanto para a forma clássica como para a forma epidêmica (pacientes com AIDS), com boa resposta em 70% dos casos. São necessários dois ciclos de congelamento/descongelamento de 60 s, que poderão ser repetidos em caso de recorrência.[11]

RESPOSTA TECIDUAL APÓS A CRIOCIRURGIA

A evolução clínica da lesão ocorre da seguinte maneira: durante a criocirurgia, a lesão e a pele tratada adquirem a consistência de uma pedra de gelo, esbranquiçada. Em seguida, há o surgimento de eritema periférico. Num espaço de poucos minutos até algumas horas, inicia o edema e, entre 1 e 3 dias, ocorre a formação de bolha. Em seguida, ocorre a fase de secreção, que durará 14 dias, seguida da mumificação da lesão e surgimento de crosta, entre a segunda e a quarta semanas, que pode ser necrótica (Figura 15.5), se o tempo de

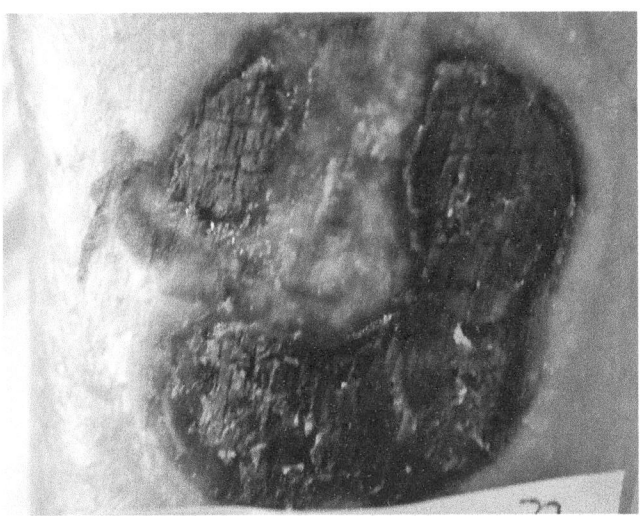

Figura 15.5 Úlcera necrótica na perna, 25 dias após criocirurgia para carcinoma basocelular.

descongelamento foi grande. Essas fases sofrerão variação, dependendo da duração do ciclo de congelamento/descongelamento, que será maior ou menor em função de a lesão ser benigna (total de 14 dias) ou maligna (total de 30 a 60 dias).[11]

Porém, em congelamentos prolongados, como os utilizados para o CBC, a regra será cicatrização lenta e demorada, tendo em vista a necrose ocorrida (em torno de 6 semanas). O edema, nesses casos, pode ser importante na primeira semana.

COMPLICAÇÕES DA CRIOCIRURGIA

A dor é sintoma presente durante e após a criocirurgia. Durante o congelamento, ela é do tipo queimor e, a partir da fase de descongelamento, do tipo latejante e mais forte. Contudo, na maioria das lesões, é muito bem tolerada pelos pacientes.

O edema faz parte da resposta inflamatória do tratamento. Pode ser mínimo, apenas no local aplicado, como pode ser extenso, quando o congelamento ocorre nas pálpebras, lábios, mãos e, principalmente, em congelamentos maiores, como os realizados para tumores.

A hipopigmentação pode ocorrer após criocirurgia, e o paciente deve ser avisado de sua possibilidade antes do tratamento. É consequente à grande sensibilidade dos melanócitos ao congelamento, e o risco de sequela está aumentado nos tempos de congelamento maiores.

Apesar de os fibroblastos e o tecido colágeno serem resistentes à crio, em situações em que o tempo de congelamento foi grande, a possibilidade de ocorrer cicatriz e retração é possível, e deve ser comunicada ao paciente. Raramente, pode acontecer a formação de cicatriz hipertrófica.

Pode, ainda, ocorrer alopecia quando o tratamento ocorre nas áreas de barba, neurite (com perda temporária da sensibilidade), formação de mílios na área tratada, ectrópio, formação de tecido de granulação e hiperpigmentação.

Uma complicação rara a considerar é o enfisema subcutâneo, que ocorre quando a criocirurgia é realizada sobre área ulcerada, como, por exemplo, ferida ou lesão biopsiada.

CONCLUSÃO

A criocirurgia representa uma técnica de tratamento versátil, fácil de realizar (para quem tem experiência), com custo relativamente pequeno, tanto para o paciente como para o médico, se comparado ao de outros tratamentos. Apresenta, portanto, amplo uso, seja na dermatologia, seja nas diversas especialidades da Medicina.

Referências Bibliográficas

1. Kuflik EG. Cryosurgery update. *J Am Acad Dermatol*, 1994; *31*:925-44.
2. Moraes AM, Velho PEN, Magalhães RF. Criocirurgia com nitrogênio líquido e as dermatoses infecciosas. *An Bras Dermatol*, 2008; *83*:285-98.
3. Gage AA, Baust JM, Baust JG. Experimental cryosurgery investigations in vivo. *Cryobiology*, 2009; *59*:229-43.
4. Craig BG, Craig BN. Can cryosurgery in dermatology be augmented or assisted by pretreatment of skin? *Inter J Dermatol*, 2008; *47*:1082-3.
5. Abramovits W, Losornio W, Amy P *et al.* Cutaneous cryosurgery. *Dermatol Nursing*, 2006; *18*:456-9.
6. Thai K, Sinclair RD. Cryosurgery of benign skin lesions. *Aust J Dermatol*, 1999; *40*:175-86.
7. Pimentel ERA. Criocirurgia. *In:* Fonseca FP, Savassi PRS (eds.) *Cirurgia Ambulatorial*. Rio de Janeiro: Guanabara Koogan, 1999, pp 199-204.
8. Thai K, Fergin P, Freeman M *et al.* A prospective study of the use of cryosurgery for the treatment of actinic keratoses. *Inter J Dermatol*, 2004; *43*:687-92.
9. Gontijo B, Pereira LB, Café MEM *et al.* Problemas dermatológicos mais comuns. *In:* Leão E, Corrêa EJ, Mota JAC *et al.* (eds.) *Pediatria Ambulatorial*. Belo Horizonte: COOPMED, 2005, pp 859-89.
10. Zurada JM, Kriegel D, Davis IC. Topical treatments for hypertrophic scars. *J Am Acad Dermatol*, 2006; *55*:1024-31.
11. Zouboulis CC. Cryosurgery in dermatology. *Eur J Dermatol*, 1998; *8*:466-74.
12. Ackerman AB. Respect at last for solar keratosis. *Dermatopathol Prac Concept*, 1997; *5*:101-3.
13. Reis CM. Criocirurgia. *In:* Kede MPV, Sabatovich O (eds.) *Dermatologia Estética*. São Paulo: Atheneu, 2004, pp 615-34.
14. Crowson NA. Basal cell carcinoma: biology, morphology and clinical implications. *Mod Pathol*, 2006; *19*:s127-47.

Quimiocirurgia Dermatológica | Capítulo

Gabriel Gontijo

16

INTRODUÇÃO

A quimiocirurgia dermatológica, chamada por muitos de cauterização química, é uma modalidade de terapia cirúrgica que utiliza substâncias ácidas, cáusticas e citotóxicas para o tratamento de lesões cutâneas. Desenvolvida a partir da curiosidade experimental, a quimiocirurgia dermatológica é de prática muito simples, rápida, de fácil execução, baixo custo econômico e realizada sem anestesia. Não se deve confundir o termo quimiocirurgia dermatológica com quimiocirurgia de Mohs (nomenclatura não mais utilizada), que era uma das técnicas de cirurgia micrográfica na qual se empregavam substâncias químicas para fixação de tecidos (ver Capítulo 18).

As substâncias mais utilizadas na quimiocirurgia dermatológica são o ácido nítrico fumegante, o ácido tricloroacético, os alfa-hidroxiácidos (principalmente o ácido glicólico), a podofilina, a resorcina, o ácido salicílico, o ácido láctico, o ácido retinoico, o 5-fluorouracil, o fenol, o nitrato de prata, a cantaridina e a solução de Jessner (Figura 16.1).

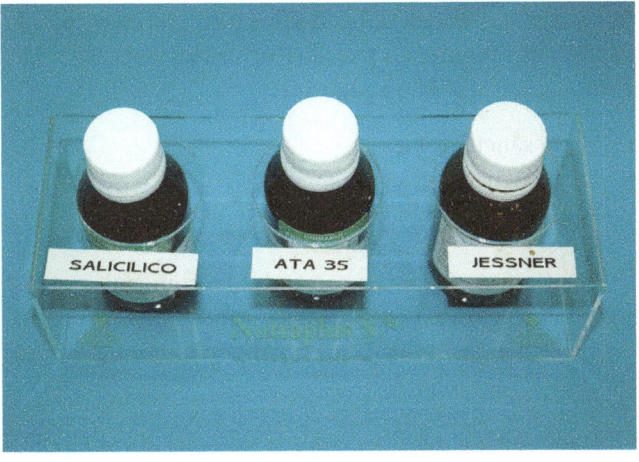

Figura 16.1 Frascos de cor âmbar contendo substâncias utilizadas na quimiocirurgia dermatológica.

As principais lesões cutâneas tratadas pela quimiocirurgia dermatológica são neoplasias benignas, lesões pré-neoplásicas, dermatoviroses, calos, acne, fotoenvelhecimento, estrias, melasma e outras dermatoses inestéticas. As técnicas aqui apresentadas baseiam-se também em algumas referências bibliográficas, mas principalmente na experiência individual do autor. Servem, assim, como manual essencialmente prático para utilização na cirurgia ambulatorial.

SUBSTÂNCIAS MAIS UTILIZADAS NA QUIMIOCIRURGIA DERMATOLÓGICA

Ácido Nítrico Fumegante (1,4 Molar)

O ácido nítrico fumegante (1,4 molar), adquirido em farmácias de manipulação, deve ser estocado no consultório, em pequenas quantidades, em frascos de vidros de cor âmbar de, no máximo, 30 mL, com tampa esmerilhada, sempre fechado e protegido da luz. A origem e qualidade do ácido nítrico são extremamente importantes. É um líquido amarelo-acastanhado, corrosivo, de odor característico. O termo fumegante refere-se à propriedade dessa substância de desprender fumaça durante sua aplicação e isto se deve à presença de peróxido de nitrogênio, que aumenta o poder cáustico do ácido. Se não houver desprendimento de fumaça durante a aplicação, o ácido terá pouco poder de destruição e os resultados terapêuticos estarão prejudicados. Não se deve estocar grandes quantidades de ácido nítrico fumegante, pois é uma substância extremamente volátil. Pelo mesmo motivo, não se deve esquecer os vidros abertos nem durante sua aplicação. A estocagem nos frascos de vidros de cor âmbar impede a inativação do ácido pela luz ambiente. A aplicação do ácido nítrico fumegante deve ser feita com muito cuidado, utilizando micropipetas de vidro, longas, com pontas bem finas, ou agulhas de calibre 25 × 7, com pontas envolvidas por pequenas quantidades de algodão, para limitar a área de aplicação. É útil comprimir previamente a parte com o algodão na borda do frasco para evitar o excesso e escorrimento do ácido. O paciente deve estar, de preferência, em decúbito, relaxado, e a área de aplicação, em posição horizontal, para evitar o escorrimento do ácido. É sempre útil proteger a pele ao redor das lesões com vaselina pastosa ou fitas adesivas (esparadrapos). O médico deve estar com compressas de gaze ou algodão embebidas em água, ou em solução tampão de bicarbonato de sódio (3% a 5%), preparadas para neutralizar rapidamente o ácido que possa escorrer acidentalmente sobre a pele, olhos ou mucosas. A aplicação, na maioria das vezes, é indolor, raramente ocorrem ardor e prurido, que surgem quando o ácido escapa da lesão e atinge a pele normal. As lesões devem ser totalmente cobertas pelo ácido. A oclusão com esparadrapo ou outras fitas adesivas, logo após a aplicação do ácido nítrico, aumenta sua absorção e eficácia, sendo recurso terapêutico muito útil e amplamente utilizado no tratamento de verrugas recalcitrantes. Logo após a aplicação, as lesões tornam-se amareladas, demonstrando boa eficácia do ácido nítrico. O paciente deve evitar molhar a lesão durante 24 h após a aplicação. O ácido nítrico fumegante deve ser aplicado exclusivamente pelo médico e nunca pelo paciente. As prescrições para uso doméstico pelo paciente devem ser absolutamente evitadas. O médico deve, inclusive, omitir o nome do ácido se o paciente quiser utilizá-lo. Alguns trabalhos recentes mostram o uso do ácido nítrico fumegante aquecido a 75°C, mantido em estufa nessa temperatura, durante 1 semana. Esse procedimento diminui sua ação cáustica, podendo ser utilizado em verrugas planas, inclusive na face, e em condilomas acuminados.

Ácido Retinoico

O ácido retinoico tem ação clareadora, despigmentante, modula a queratinização e atua na formação de colágeno. Adquirido em farmácias de manipulação, é utilizado principalmente na concentração a 5%, em solução alcoólica. Atualmente é muito utilizado para o tratamento do melasma, do fotoenvelhecimento, das estrias e da acne em atividade. Sua absorção e eficácia são aumentadas, se aplicado logo após a microdermoabrasão, utilizando aparelho que promove a esfoliação da camada córnea com cristais de óxido de alumínio. Pode ser manipulado na sua forma original, de cor amarelada, ou acrescentando pigmentos da cor da pele para melhorar o aspecto cosmético logo após a aplicação. Observa-se que a manipulação na sua forma original, de cor amarelada, sem pigmentos, é mais eficaz, apesar de ser cosmeticamente menos aceitável (Figuras 16.2 e 16.3).

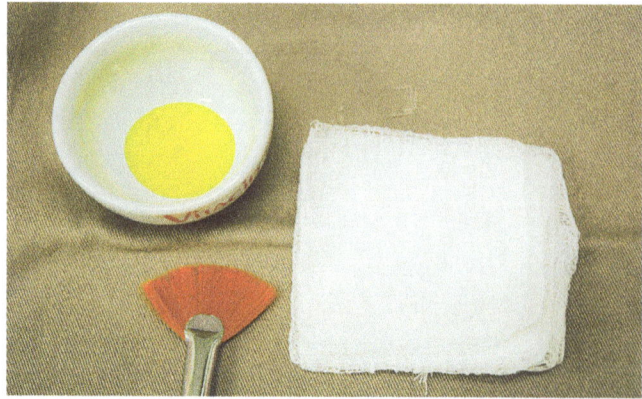

Figura 16.2 Ácido retinoico na forma original, amarelada.

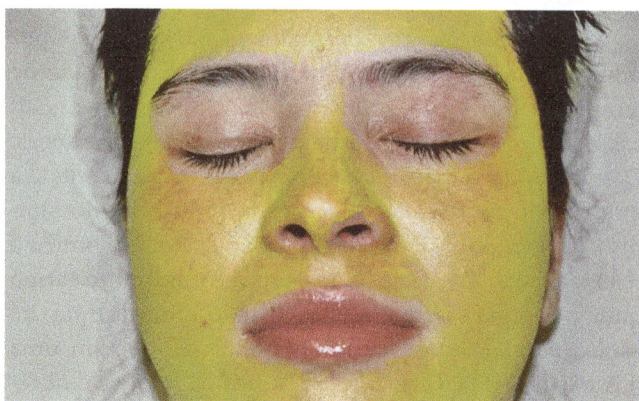

Figura 16.3 Paciente sendo submetida à aplicação de ácido retinoico a 5% em solução alcoólica, na forma original, amarelada.

Ácido Salicílico e Ácido Láctico

Podem ser formulados em farmácias de manipulação ou encontrados prontos, em produtos já comercializados. Têm poder cáustico e queratolítico, sendo utilizados principalmente no tratamento de verrugas e calosidades. São utilizados em concentrações variadas, geralmente associados na mesma fórmula com coloide elástico, que favorece a fixação e oclusão desses ácidos. A fórmula mais usada é a seguinte:

- Ácido salicílico 4 g
- Ácido láctico 4 g
- Coloide elástico 16 mL

Outra fórmula, mais concentrada, com maior poder queratolítico e cáustico, utilizada principalmente nos calos, nas verrugas recalcitrantes palmoplantares e periungueais, é a seguinte:

- Ácido salicílico 8 g
- Ácido láctico 8 g
- Coloide elástico 20 mL

A pasta de Upton, também muito útil no tratamento de calos, verrugas plantares recalcitrantes ou de verrugas mais espessas da mão, é composta de:

- Ácido salicílico – 7 partes
- Ácido tricloroacético – 1 parte
- Glicerina – quantidade suficiente para formar pasta

A aplicação dessas fórmulas, feita diariamente pelo próprio paciente, deve ser precedida de amolecimento da verruga em água morna durante 20 min, lixamento ou desbastamento da lesão e proteção da pele adjacente com esparadrapo ou vaselina pastosa. O ácido é então aplicado sobre a verruga e faz-se a oclusão com esparadrapo, que deve permanecer durante 24 h. A oclusão promove a maceração do tecido e maior absorção dos ácidos. Toda a técnica de aplicação deve ser repetida diariamente. A aplicação não deve ser feita na face nem nas regiões anogenitais. A duração do tratamento nas verrugas é muito variável, em média de 4 a 12 semanas, dependendo do tipo de verruga tratada.

O ácido salicílico 20% a 30% é muito utilizado para o tratamento da acne vulgar, inflamatória ou não, graus I a IV, em adjuvância aos tratamentos tópicos e/ou sistêmicos (Figura 16.4).

Ácido Tricloroacético (ATA)

É muito utilizado na quimiocirurgia dermatológica, principalmente nas concentrações de 30%, 70% e 90%. Deve ser preparado, sempre que possível, logo antes de sua aplicação, o que favorece concentração e eficácia ideais. O método de preparo, a origem e a qualidade do ácido são extremamente importantes. O ATA deve ser adquirido em boas farmácias de manipulação na forma de cristais, para preparo no consultório, ou então já manipulado, na sua forma líquida, já diluída. A diluição

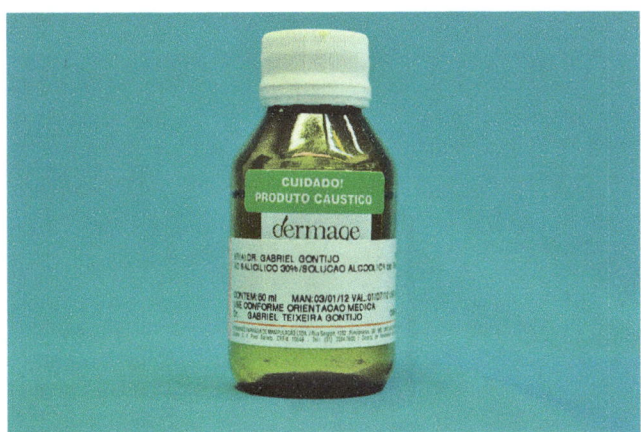

Figura 16.4 Frasco contendo ácido salicílico a 30% em solução alcoólica.

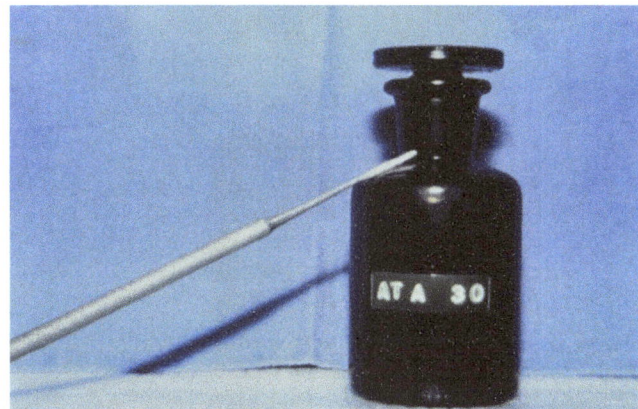

Figura 16.5 Frasco de cor âmbar contendo ácido tricloroacético a 30% em solução alcoólica e aplicador com ponta envolvida numa fina camada de algodão.

depende da concentração a ser utilizada e deve ser feita, como já mencionado, logo antes de sua aplicação. Assim, para a concentração de 30%, colocam-se 30 g de cristais de ATA no frasco de vidro de cor âmbar e acrescenta-se água destilada até completar a quantidade de 100 mL. Assim, para a concentração de 70%, devemos colocar 70 g de cristais de ATA e acrescentar água destilada até completar a quantidade de 100 mL. Desse modo, podemos preparar o ATA em várias concentrações desejadas. O ATA é extremamente higroscópico, tem alta capacidade de absorver água do meio ambiente, e por isto deve também ser estocado nas menores quantidades possíveis, em frascos de vidro de cor âmbar, com tampa esmerilhada, sempre fechados, evitando sua diluição e inativação pela luz ambiente (Figura 16.5).

Os instrumentos e a técnica de aplicação devem ser os mesmos utilizados para o ácido nítrico fumegante, já descrito. Durante 24 h o paciente deve evitar molhar a lesão. Deve também evitar a exposição solar durante 30 dias. É muito comum a sensação de ardor ou dor no local da aplicação, que pode vir acompanhada de edema leve ou intenso, dependendo da concentração utilizada. Após a aplicação do ATA, as lesões ficam esbranquiçadas, pela coagulação das proteínas, demonstrando boa eficácia do ácido. Na língua inglesa, o termo *frost* (congelado) é utilizado para designar o branqueamento das lesões. Após algumas horas, o branqueamento das lesões é seguido pelo escurecimento e formação de crostas, que se desprenderão, dependendo da concentração utilizada, em torno de 1 a 2 semanas.

Alfa-hidroxiácidos

Os principais e mais utilizados são o ácido glicólico (derivado da cana de açúcar), o ácido málico (derivado da maçã) e o ácido pirúvico (derivado da uva). Já utili-

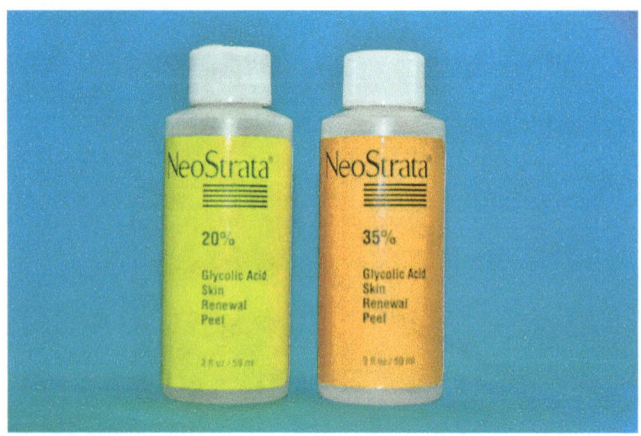

Figura 16.6 Frascos contendo ácidos glicólicos.

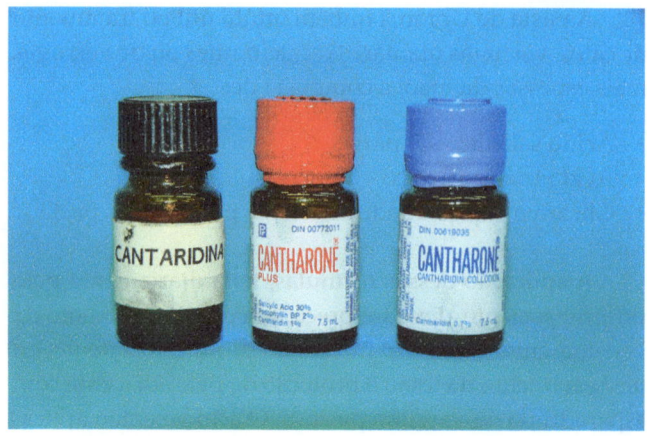

Figura 16.7 Frascos contendo cantaridina.

zados há muitos anos, seu uso diminuiu durante algum tempo pela irregularidade dos efeitos de produtos manipulados que não tinham padronização de seu pH. A origem duvidosa (fontes de produção e manipulação), a eficácia extremamente variável de acordo com seu pH e os resultados completamente imprevisíves (esfoliação leve a profunda) foram fatores muito limitantes ao uso desses ácidos, durante alguns anos. Atualmente, com produtos industrializados, mais confiáveis, eles têm sido cada vez mais utilizados. São indicados, principalmente, com objetivo de despigmentação e esfoliação superficial no tratamento de discromias, como o melasma, e no fotoenvelhecimento leve a moderado. Para uso diário, feito pelo paciente, o ácido glicólico é utilizado principalmente na concentração de 10% em creme ou gel. Para esfoliação química *(peeling)*, feita pelo médico, a concentração mais usada é de 70% (Figura 16.6).

Cantaridina

A cantaridina não é substância cáustica propriamente dita. É um agente com alto poder vesicante, capaz de produzir irritação, vesículas ou bolhas, produzido por besouros da ordem *coleoptera*. De difícil obtenção no Brasil, pode ser adquirida em laboratórios específicos, sobretudo no exterior, particularmente nos Estados Unidos. É indicada principalmente no tratamento do molusco contagioso. A técnica de aplicação e os cuidados são os mesmos já descritos. A aplicação deve ser feita também pelo médico, que deve recomendar a limpeza com água e sabão depois de 4 h a 6 h. No mesmo dia ou no dia seguinte, há formação de vesícula que desprende a pápula do molusco contagioso. É comum a sensação de ardor e até dor no local da aplicação, geralmente toleráveis. É frequente o aparecimento de hipocromia e acromia secundárias, no local da aplicação, geralmente transitórias, mas que podem durar semanas ou meses. Pode ser indicada também

no tratamento das verrugas, com 80% de regressão total das lesões (Figura 16.7).

Fenol

É substância altamente tóxica, utilizada principalmente com o objetivo de promover esfoliações profundas *(peeling* profundo). É indicado para o tratamento de melanoses solares, do fotoenvelhecimento acentuado, do campo cancerizado com múltiplas ceratoses actínicas, das cicatrizes de acne e das aftas. Se aplicado em áreas extensas, sua absorção e efeitos colaterais sistêmicos graves, com toxicidade renal, hepática, cardíaca e neurológica, exigem aplicação por médico altamente treinado e monitoração rigorosa do paciente. Se bem utilizado, pode produzir efeitos surpreendentes, embora haja efeitos indesejáveis, como hiper- ou hipopigmentação e cicatrizes hipertróficas. É utilizado nas cicatrizes de acne, atróficas, superficiais, planas, não distensíveis, na concentração de 88%, em solução pura, concentrada. Nas melanoses solares, é aplicado pontualmente nas lesões, também na concentração de 88%, em solução pura, concentrada (Figura 16.8).

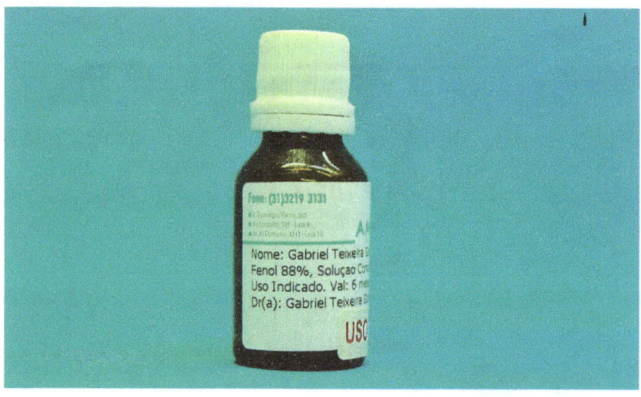

Figura 16.8 Frasco contendo fenol 88% em solução pura, concentrada.

Nas aftas, pode ser utilizado na seguinte fórmula:

Timol	1,5 g
Fenol	12,5 g
Mentol	1,0 g
Álcool	Qsp 50 mL

Aplicar nas lesões com cotonete, 1 a 2 vezes ao dia.

Para o *peeling* profundo (atingindo até derme reticular média), no tratamento do fotoenvelhecimento acentuado, com rítides profundas, flacidez e lesões pigmentadas, o fenol é utilizado com a fórmula atenuada de Baker-Gordon:

Fenol líquido	3 mL
Óleo de cróton	3 gotas
Água destilada	2 mL
Sabão líquido	8 gotas

No caso do *peeling* profundo, em aplicações mais extensas, deve-se solicitar hemograma, glicemia, provas de funções renal e hepática e avaliação cardiológica. Além desses cuidados, é indicada a quimioprofilaxia antiviral, via oral, 2 dias antes, e corticoide sistêmico de depósito, além de monitoração cardíaca, renal e hepática. Pode ser repetido 1 vez ao ano. O *peeling* de fenol pode também ser utilizado de forma localizada, no tratamento das rítides periorais.

A técnica é limpar a pele com solução de limpeza, desengordurar com acetona e aplicar a solução de fenol. Fazer oclusão por 48 h, utilizando curativo com fita adesiva (esparadrapo). Fazer apenas com anestesista, desfibrilador, monitor cardíaco, anestesia geral e oxímetro de pulso. Após 48 h retira-se o curativo, fazem-se compressas com água boricada e aplicação de vaselina pastosa 1 vez ao dia, com repouso absoluto. As complicações que podem ocorrer são: herpes simples disseminado, cicatrizes, discromias, eritema prolongado (3 meses), mílios, acne, infecção, arritmia cardíaca, cefaleia, edema cerebral e insuficiência renal. É contraindicado em grávidas, doenças renais, hepáticas e em pacientes que fizeram uso de isotretinoína oral em menos de 1 ano.

Nitrato de Prata (AgNO$_3$)

É adquirido em farmácias comuns, na forma de bastão. É muito útil no tratamento de granulações hipertróficas (erroneamente chamadas de granuloma piogênico) que podem ocorrer em feridas cirúrgicas, úlceras de perna e na onicocriptose (unha encravada). A aplicação pode ser feita pelo médico ou pelo paciente. Segura-se o bastão com papel ou gaze, evitando-se encostar nele. Molha-se a ponta do bastão em água e pressiona-se levemente sobre o tecido de granulação durante 5 a 10 minutos, 3 vezes ao dia. Os resultados costumam ser bastante satisfatórios.

Podofilina

É uma substância citotóxica, antimitótica, adquirida também em farmácias de manipulação. É utilizada principalmente no tratamento do condiloma acuminado, sendo geralmente ineficaz quando usada em outros tipos de verrugas. A fórmula mais utilizada é a podofilina resorcinada em solução alcoólica (Figura 16.9).

- Podofilina 25 mL
- Resorcina 10 mL
- Álcool a 70° qsp 100 mL

Outra fórmula muito utilizada é a seguinte:

- Podofilina 3 mL
- Resorcina 1 mL
- Álcool a 96° qsp 10 mL

A resorcina potencializa a ação citotóxica da podofilina, fixando essa substância no local de aplicação. Deve ser estocada também em frascos de vidro de cor âmbar com tampa esmerilhada. Os instrumentos e a técnica de aplicação são os mesmos descritos anteriormente, tomando-se o cuidado de proteger a pele adjacente com vaselina pastosa. A aplicação deve ser semanal, sendo feita exclusivamente pelo médico, com luvas, que deve recomendar a limpeza do local com água e sabão depois de 4 h a 6 h. Existem trabalhos na literatura mostrando acidentes graves quando aplicados pelo paciente. É contraindicada em grávidas, nas mulheres em período de lactação e nas crianças. É também contraindicada em lesões muito extensas, principalmente com superfície exulcerada, sangrante, pois aumenta a possibilidade de absorção e efeitos colaterais neurológicos sistêmicos graves como convulsão e até morte.

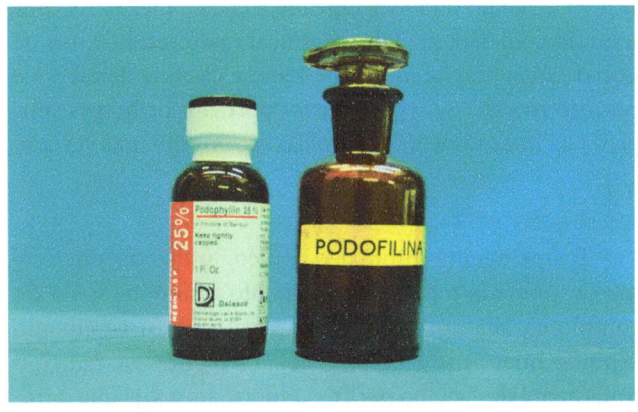

Figura 16.9 Frasco contendo podofilina resorcinada.

Solução de Jessner

A solução de Jesser é composta de:

Ácido salicílico	14 g
Ácido láctico a 85%	14 g
Resorcinol	14 g
Etanol a 95%	qsp 100 mL

É utilizada no *peeling* superficial (que atinge a epiderme), isoladamente ou associada ao ácido tricloroacético a 10% (solução aquosa). É utilizada também para o *peeling* médio (que atinge a derme papilar), nesse caso sempre associada ao ácido tricloroacético a 20% ou 35% (solução aquosa). O ATA a 35% é a concentração mais utilizada nesse *peeling* combinado com a solução de Jessner. No *peeling* superficial que pode ser repetido mensalmente, as principais indicações são o melasma, hipercromias pós-inflamatórias e o fotoenvelhecimento leve da face, pescoço, região anterior do tórax, membros superiores e mãos. No *peeling* médio, associado ao ATA, as principais indicações são o fotoenvelhecimento moderado a avançado da face, ceratoses seborreicas planas, lentigos e também no tratamento do campo cancerizado, com múltiplas ceratoses actínicas na face, membros superiores e inferiores. É indicado também, de forma localizada, para o tratamento de rítides periorais. Esse *peeling* médio não deve ser aplicado no pescoço. A preparação da pele é feita da mesma maneira que o *peeling* de fenol, ou seja, limpeza da pele com solução de limpeza, desengorduramento com acetona e aplicação da solução de Jessner logo em seguida. Espera-se a formação de uma "névoa" ou branqueamento leve da pele após a aplicação da solução, que demora de 1 min a 3 min, antes de se aplicar o ácido tricloroacético 20% a 35% (solução aquosa). Para que haja esse branqueamento da pele, podem ser necessárias três a cinco aplicações da solução de Jessner. O *peeling* médio é eficaz quando, após a aplicação do ATA, percebe-se o *frost* ou branqueamento acentuado da pele, que significa coagulação das proteínas. O *peeling* médio pode ser repetido a cada 6 meses. As contraindicações são: gravidez, dermoabrasão recente, uso de isotretinoína oral há menos de 1 ano e cirurgia de cabeça e pescoço recente. Se o paciente for portador de herpes simples, está indicada a quimioprofilaxia com antivirais via oral.

5-fluorouracil

É um agente citotóxico tópico, utilizado em creme ou pomada a 5%, no tratamento quimioterápico de condiloma acuminado, ceratoses actínicas e carcinoma espinocelular *in situ*, como a doença de Bowen. Não é o tratamento de escolha para essas dermatoses, já que o tratamento com imunomoduladores tópicos, a crioterapia com nitrogênio líquido, a terapia fotodinâmica e a curetagem com eletrocoagulação apresentam melhores resultados. Há relatos da eficácia do 5-fluorouracil no tratamento de verrugas planas. Atua inibindo a síntese de DNA e tem baixa absorção percutânea, cerca de 6% da dose empregada. A aplicação é feita 1 a 2 vezes ao dia, pelo próprio paciente. A região tratada sofre alteração inflamatória com aparecimento de eritema e descamação, às vezes intensa, que muitas vezes motivam a intolerância e suspensão do tratamento. Há risco também de hiperpigmentação local. O uso de corticosteroides tópicos associado à aplicação do 5-fluorouracil diminui a irritação e descamação, favorecendo a continuidade do tratamento.

DERMATOSES TRATADAS COM QUIMIOCIRURGIA DERMATOLÓGICA

Acne em Atividade

A acne em atividade, com ou sem lesões inflamatórias, graus I a IV, pode ser tratada com *peeling*s químicos, em adjuvância aos tratamentos tópicos e/ou sistêmicos. O *peeling* mais indicado para auxiliar o tratamento da acne é o *peeling* de ácido salicílico a 30% em solução alcoólica, sempre aplicado após a microdermoabrasão. Essa técnica utiliza um aparelho que esfolia a camada córnea com cristais de óxido de alumínio (Figura 16.10). A microdermoabrasão realizada com a técnica correta, seguindo as indicações do esquema demonstrado na Figura 16.11, aumenta a absorção dos ácidos, melhorando sobremaneira os resultados. Outros *peelings* que podem ser utilizados no tratamento da acne são o ácido salicílico a 20% e o ácido retinoico a 5%, ambos em solução alcoólica. Todos esses *peelings* para acne são realizados com intervalo de 2 semanas, num total de três aplicações (Figuras 16.12 e 16.13).

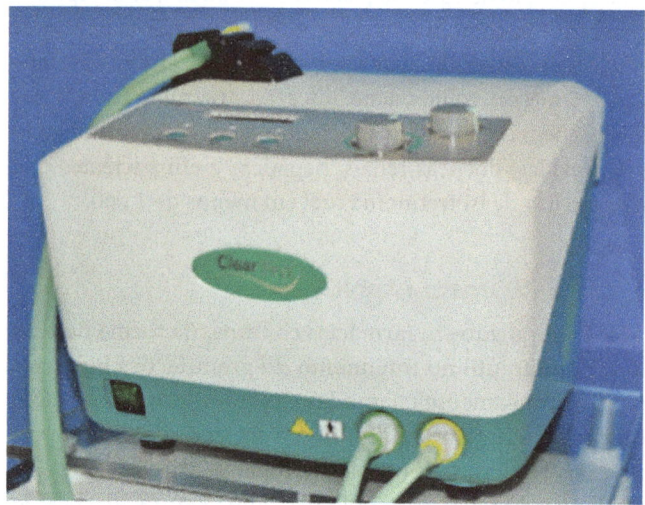

Figura 16.10 Aparelho de microdermoabrasão.

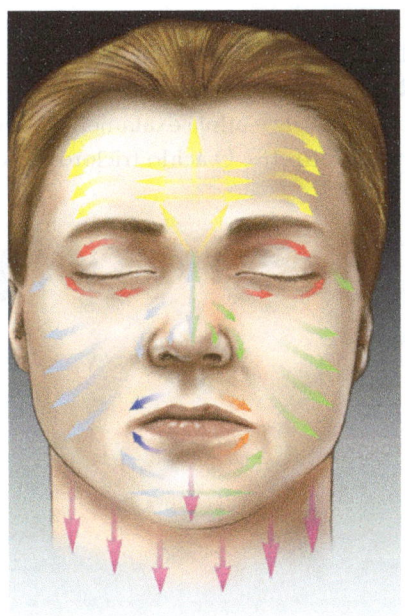

Figura 16.11 Esquema das direções da ponteira do aparelho de microdermoabrasão (região frontal, malares, mento, nariz, lábios e regiões orbitais).

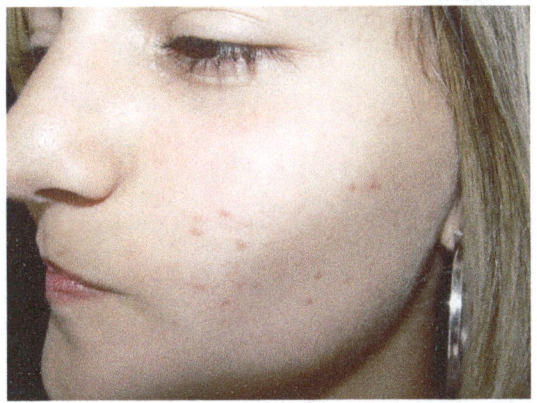

Figura 16.12 Paciente com acne, antes dos *peeling*s de ácido salicílico.

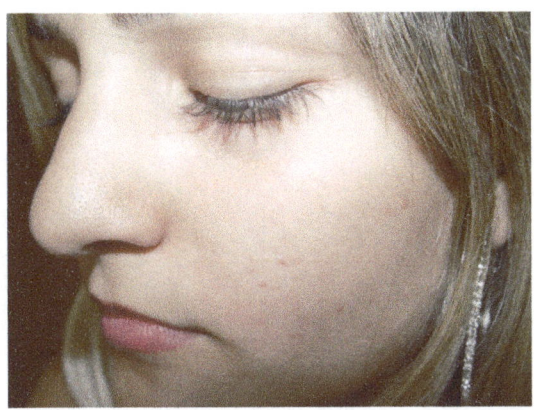

Figura 16.13 Paciente com acne, após três *peeling*s de ácido salicílico a 30% em solução alcoólica, com intervalo de 2 semanas entre as aplicações.

Aftas

As aftas podem ser tratadas com cáusticos, substâncias antissépticas, adstringentes e antibacterianas, utilizando-se as seguintes fórmulas:

Solução de borato de sódio e ácido tânico (ação antisséptica e adstringente)

Borato de sódio	1,0 g
Ácido tânico	0,5 g
Glicerina	qsp 15 mL

Aplicar nas lesões com cotonete, 2 a 3 vezes ao dia.

Solução de clorexidina (ação antisséptica e adstringente)

Clorexidina gluconato	0,1%
Água destilada	qsp 100 mL

Bochechos de 1 min, 3 vezes ao dia.

Solução de tetraciclina (ação antibacteriana)

Cloridrato de tetraciclina	500 mg
Água destilada	100 mL

Bochechos de 2 min, 3 vezes ao dia.

Solução de timol e fenol (ação antisséptica e cáustica)

Timol	1,5 g
Fenol	12,5 g
Mentol	1,0 g
Álcool	50 mL

Aplicar nas lesões com cotonete, 1 a 2 vezes ao dia.

Solução de violeta genciana

Violeta genciana	0,5 g	Indicação: aftas
Benzocaína	1,5 g	Ação: antisséptica e anestésica
Sacarina	0,05 g	Uso: aplicar nas lesões com cotonete 2 a 3 vezes ao dia
Água	25 mL	

Aplicar nas lesões com cotonete, 2 a 3 vezes ao dia.

Calos (Calosidades Palmoplantares)

Com exceção do calo interdigital, a cirurgia excisional e a eletrocirurgia devem ser contraindicadas no tratamento dessas dermatoses, pois frequentemente evoluem com cicatrização muito demorada e surgimento de cicatrizes hipertróficas permanentes, muito dolorosas. Por isto, a quimiocirurgia dermatológica tem indicação excelente nesses casos, oferecendo resultados bastante satisfatórios, embora transitórios, não curativos. A substância mais utilizada é o ácido salicílico, na seguinte fórmula:

- Ácido salicílico 8 g
- Ácido láctico 8 g
- Coloide elástico 20 mL

A pasta de Upton, já descrita, é também muito útil. A aplicação dessas fórmulas, como já mencionada, deve ser feita pelo paciente, diariamente, 1 vez ao dia, precedida de amolecimento da lesão em água morna durante 20 min e lixamento ou desbastamento com lâmina de bisturi esterilizada. Protege-se a pele adjacente com vaselina pastosa ou com esparadrapo, aplica-se a fórmula e oclui-se também com esparadrapo. A oclusão deve permanecer durante 24 h. A oclusão favorece a maceração e maior penetração dos ácidos. A duração do tratamento varia de acordo com a profundidade do calo, de semanas a meses. A aplicação deve ser interrompida quando não existir mais a hiperceratose do calo. As medidas coadjuvantes visando eliminar as causas do calo são extremamente importantes. O tratamento deve incluir a consulta ao ortopedista para corrigir defeitos ortopédicos, fazer avaliação postural e promover o uso de calçados adequados.

Outra fórmula indicada é a seguinte:

- Ácido salicílico 12 g
- Acido tricloroacético a 90% 5 mL
- Glicerina 5 mL
- Aplicar apenas à noite, sob oclusão com esparadrapo, e lixar o calo no dia seguinte, pela manhã

Cicatrizes de Acne (Figura 16.14)

As cicatrizes de acne também podem ser tratadas com a quimiocirurgia. As cicatrizes atróficas, superficiais, não distensíveis, podem ser tratadas aplicando-se o fenol a 88% solução pura concentrada. Aguardam-se 6 meses para avaliar a indicação de nova aplicação ou tratamento cirúrgico. As cicatrizes profundas, puntiformes, do tipo *ice picks*, podem ser tratadas aplicando-se ATA a 90% ou ATA a 95%, a cada 6 semanas, num total de seis aplicações. Essa técnica é chamada de CROSS (*Chemical Reconstruction Of Skin Scar*). Após esse tratamento, o paciente poderá ser tratado com o *laser* de CO_2 fracionado

ablativo, como complemento à quimiocirurgia. É importante ressaltar que a aplicação do ATA deve ser feita com aplicador de ponta muito fina, para que o ATA não escorra para fora da cicatriz e atinja exatamente o interior desta (Figuras 16.15 e 16.16). O ácido tricloroacético induz à

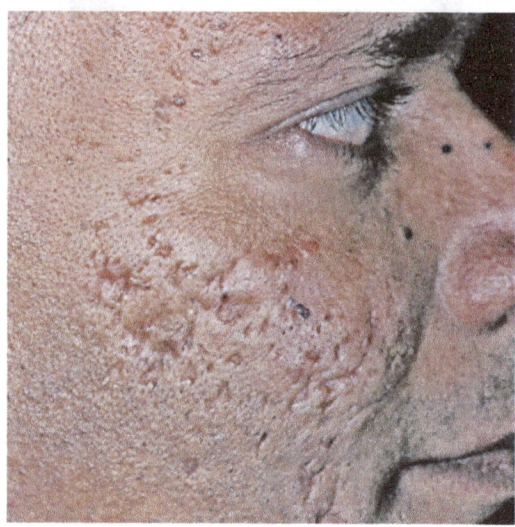

Figura 16.14 Paciente com cicatrizes de acne.

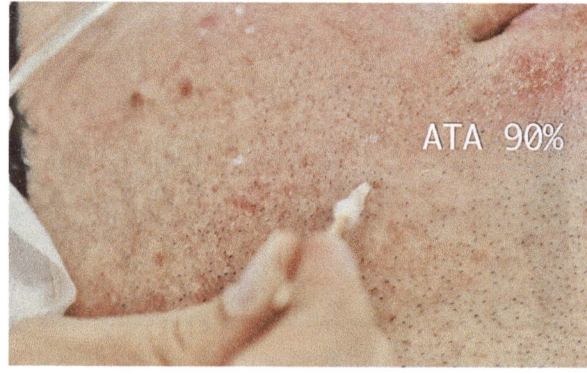

Figura 16.15 Aplicação de ATA a 90% nas cicatrizes *ice picks*.

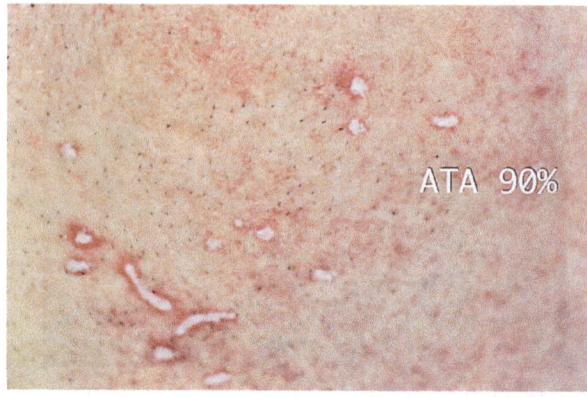

Figura 16.16 Aplicação de ATA a 90% nas cicatrizes *ice picks*: aspecto imediato após aplicação.

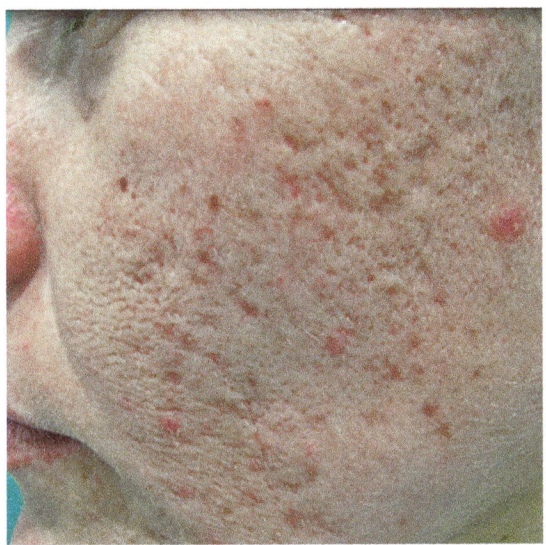

Figura 16.17 Paciente com cicatrizes de acne antes do tratamento com ATA a 90%.

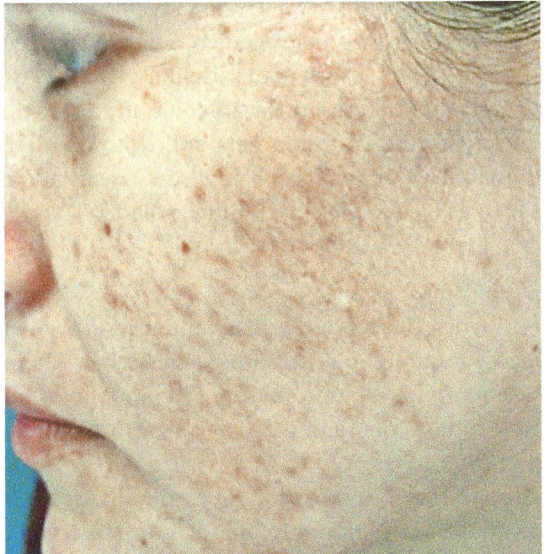

Figura 16.18 Paciente com cicatrizes de acne após o tratamento com ATA a 90%.

formação e remodelação do colágeno no interior da cicatriz, diminuindo sua profundidade e diâmetro (Figuras 16.17 e 16.18). A complicação mais comum desse tratamento é a hipocromia ou acromia da cicatriz, de difícil tratamento. Nesses casos, o tratamento dessas discromia é o *laser* de CO_2 fracionado ablativo.

Condiloma Acuminado

Com o aumento da incidência da AIDS, tem sido também observado aumento da incidência dessa dermatovirose. Causado pelo HPV (Papilomavírus humano),

o condiloma acuminado surge como múltiplas pápulas verrucosas pedunculadas ou sésseis, de tamanhos variados, localizadas principalmente nas áreas anogenitais (Figuras 16.19 e 16.20).

A quimiocirurgia dermatológica não constitui primeira escolha no tratamento dessa dermatovirose, já que a crioterapia e a eletrodessecação oferecem resultados mais satisfatórios. A substância utilizada na quimiocirurgia dermatológica para tratamento do condiloma acuminado é a podofilina, com todos os cuidados técnicos mencionados anteriormente. Os resultados são muito variáveis, às vezes excelentes, com desaparecimento de todas as lesões com apenas uma aplicação, e, às vezes, desapontadores, com persistência ou recidiva das lesões após várias aplicações. Alguns fatores devem ser considerados no caso de persistência ou recidiva das lesões: a resistência do vírus à podofilina, a não visualização e não aplicação da podofilina em lesões incipientes ou subclínicas, o tratamento inadequado do parceiro e, o mais

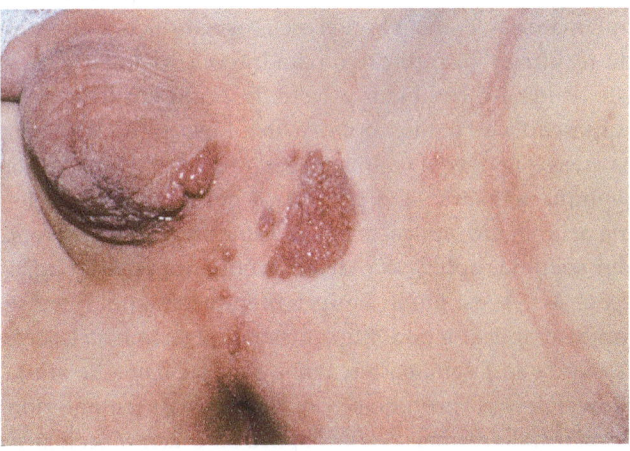

Figura 16.19 Paciente com condiloma acuminado perineal e da região infraescrotal.

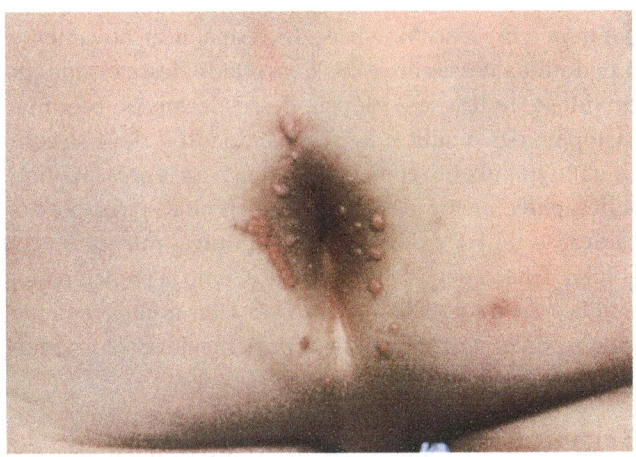

Figura 16.20 Condiloma acuminado perianal.

importante, a presença do vírus no epitélio aparentemente normal adjacente às lesões, onde também não se aplica a podofilina. Se o vírus for resistente à podofilina, indica-se a crioterapia ou a eletrodessecação das lesões. A visualização das lesões pode ser melhorada por meio do teste do ácido acético, descrito adiante. Os parceiros ou as parceiras devem ser rigorosamente examinados e tratados. As mulheres devem ser examinadas pelo ginecologista, com o colposcópio, para detectar a presença de lesões vaginais e no colo do útero. Até a cura completa das lesões, é imprescindível o uso de preservativos ou abstinência sexual. Alguns autores recomendam o uso de preservativos até 6 meses após a cura clínica, para evitar recidiva. A presença do vírus no epitélio aparentemente normal adjacente às lesões pode ser resolvida com a aplicação de podofilina menos concentrada, com técnica também descrita adiante.

O ácido acético a 3% a 5% em solução aquosa promove discreta elevação, delimitação e branqueamento do epitélio infectado pelo HPV, que está aparentemente normal. O ácido acético pode também branquear lesões inflamatórias, como o líquen escleroso atrófico, fornecendo resultado falso-positivo para infecção pelo HPV. Por isto, o ideal é combinar o teste do ácido acético com a colposcopia ou penioscopia e a histologia para identificar as áreas que devem realmente ser tratadas. Procede-se da seguinte maneira: se o paciente é portador de condiloma acuminado, aplica-se a podofilina nas lesões visíveis. Em seguida, aplica-se o ácido acético no epitélio adjacente às lesões. Onde houver branqueamento, deve-se também aplicar a podofilina mesmo que não haja lesões. Aguarda-se 1 semana e reavalia-se o paciente. Se ainda houver lesões, procede-se da mesma maneira anterior. Se não houver mais lesões, aplica-se o ácido acético e, se houver branqueamento de algumas áreas, faz-se a penioscopia ou colposcopia nessas áreas. Se o resultado desse exame for negativo, interrompe-se o tratamento. Se o resultado for positivo, ou seja, se houver elementos que sugiram a presença do vírus, deve-se aplicar novamente a podofilina nessas áreas. Se o resultado desse exame for duvidoso, indica-se a biópsia desses locais. Se o exame histopatológico indicar a presença do vírus, deve-se continuar o tratamento com a podofilina nessas áreas. Enfim, o desaparecimento das lesões não significa cura, e a erradicação do HPV deve ser feita em nível microscópico, celular, e não apenas clinicamente. Como já mencionado, a aplicação da podofilina deve ser feita exclusivamente pelo médico, semanalmente. O paciente deve ser orientado a lavar o local 4 h a 6 h após a aplicação.

O vírus presente no epitélio aparentemente normal, adjacente às lesões, pode ser destruído com a aplicação, em casa, pelo paciente, de podofilina menos concentrada.

A podofilina a 0,3%, em solução alcoólica ou em creme, é aplicada da seguinte maneira: aplica-se nas lesões e no epitélio aparentemente normal, 2 vezes ao dia, durante 3 dias consecutivos na semana, por 4 semanas. Estudo realizado sobre esse tratamento mostrou cura de 100% dos 60 pacientes tratados.[4] Podem ocorrer eritema e, às vezes, dor no local da aplicação.

Outra opção de tratamento do condiloma acuminado é a aplicação de ácido nítrico pré-aquecido. O ácido é mantido na estufa numa temperatura de 75°C durante 1 semana. Esse aquecimento prolongado aumenta a quantidade de nitritos, diminui a capacidade de erosão do ácido, aumenta sua fixação e diminui o dano tecidual. Deve ser aplicado exclusivamente pelo médico, semanalmente, e não deve ser aplicado no epitélio normal adjacente às lesões.

Há trabalhos na literatura mostrando diferentes opções no tratamento do condiloma acuminado. São aplicações tópicas de ácido tricloroacético, na concentração de 30% até 90%, de 5-fluorouracil e de colchicina, utilizada na concentração de 4% a 6%. Essas aplicações devem também ser realizadas pelo médico, sempre protegendo a pele adjacente às lesões com vaselina pastosa. Alguns autores recomendam a aplicação conjunta do ácido tricloroacético a 100% seguida pela aplicação imediata de podofilina a 25% em solução alcoólica. O resultado mostrou ser mais eficaz que a podofilina isolada.

Doença de Bowen

A doença de Bowen, que se apresenta, na maioria das vezes, como lesão eritematoescamosa bem delimitada, é o carcinoma espinocelular *in situ*, em que os queratinócitos atípicos ocupam toda a espessura da epiderme (Figuras 16.21 e 16.22).

Atualmente, o tratamento de escolha para a doença de Bowen é a terapia fotodinâmica. A aplicação de imunomoduladores tópicos (imiquimod), a crioterapia com nitrogênio líquido ou a curetagem e eletrocoagulação também podem ser úteis, com a desvantagem das discromias e cicatrizes inestéticas nestas duas últimas opções. Quando esses métodos não podem ser utilizados, recorre-se à aplicação tópica do 5-fluorouracil a 5% em creme ou pomada. A aplicação, como já mencionado, deve ser feita 1 a 2 vezes ao dia, durante 2 a 4 semanas. As lesões resistentes podem ser tratadas com curativos oclusivos. A região tratada sofre alteração inflamatória, com aparecimento de eritema e descamação. O tratamento deve ser suspenso quando ocorre exulceração. Outra opção terapêutica, quando não se pode utilizar a crioterapia ou curetagem e eletrocoagulação, é a aplicação semanal ou quinzenal, feita pelo médico, de ácido tricloroacético na concentração de 70% a 90%. Em qualquer modalidade

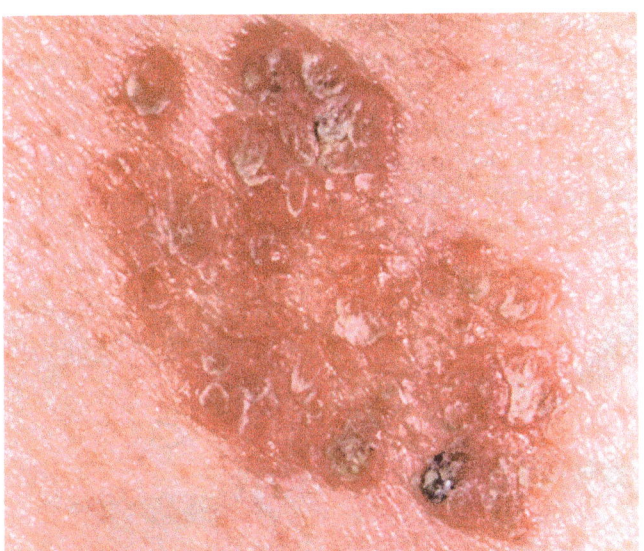

Figura 16.21 Doença de Bowen (carcinoma espinocelular *in situ*).

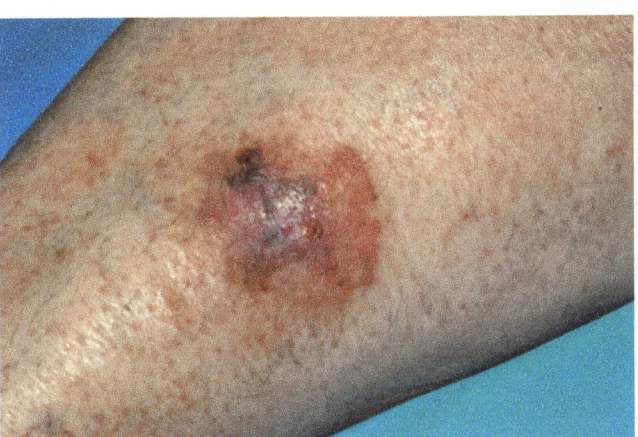

Figura 16.22 Doença de Bowen em membro inferior.

terapêutica escolhida, o paciente deve ser seguido semanalmente até a cura completa da lesão.

Efélides (Figura 16.23)

As efélides (ou sardas) às vezes são consideradas inestéticas pelo paciente e podem motivar a consulta médica. Emprega-se a luz intensa pulsada, a crioterapia com nitrogênio líquido ou a aplicação tópica do ácido tricloroacético em concentrações mais baixas, como 10% a 30%. As aplicações podem ser feitas com cotonetes ou algodão enrolado na ponta de agulha calibre 25 × 7, dependendo do tamanho da lesão. Normalmente, uma única aplicação é suficiente para clarear ou eliminar a lesão. Se houver necessidade, pode-se repetir a aplicação 1 vez por semana ou a cada 15 dias, dependendo do tempo de queda das crostas. Os resultados são muito variáveis, às vezes surpreendentes e, às vezes, desapontadores.

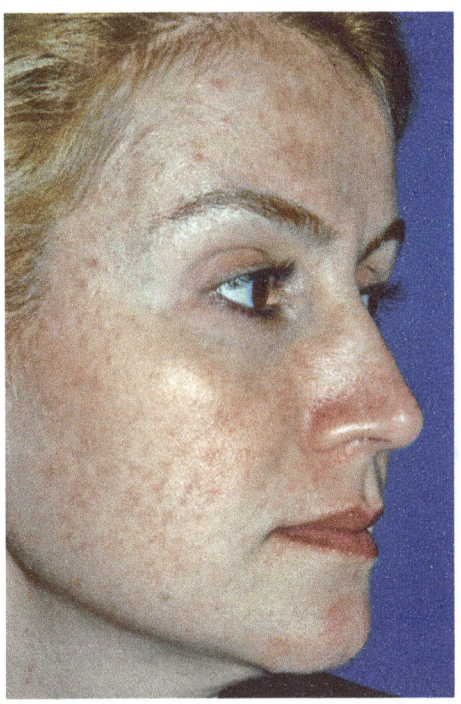

Figura 16.23 Efélides.

Estrias

As estrias, queixa frequente no consultório do dermatologista, podem ser tratadas com *laser* de CO_2 fracionado ablativo, cirurgicamente, por meio da subscisão, ou também com a quimiocirurgia logo após a microdermoabrasão. Na quimiocirurgia, logo após a esfoliação da camada córnea com o microdermoabrasor, conforme já comentado, aplica-se o ácido retinoico a 5% na sua forma pura, amarelada. Em seguida, faz-se a oclusão com filme PVC para aumentar a absorção, mantendo durante 6 h. São preconizadas três aplicações, com intervalo de 2 semanas. Os melhores resultados ocorrem nas estrias superficiais e recentes, eritematovioláceas. Após três sessões de quimiocirurgia, as estrias remanescentes podem ser tratadas com o *laser* de CO_2 fracionado ablativo, como "acabamento final" (Figuras 16.24 e 16.25).

Fotoenvelhecimento

Conforme já mencionado e mais adiante no tópico sobre *peelings*, o fotoenvelhecimento pode ser tratado com os *peelings* químicos. No fotoenvelhecimento leve, indica-se o *peeling* superficial, com microdermoabrasão e aplicação de ATA a 10% a 30% ou aplicação da solução de Jessner. O *peeling* superficial pode ser repetido mensalmente. No fotoenvelhecimento moderado e acentuado, emprega-se o *peeling* combinando à solução de Jessner com o ATA a 35% logo em seguida, reaplicados a cada 6 meses, ou o *peeling* de fenol, que pode ser repetido anualmente.

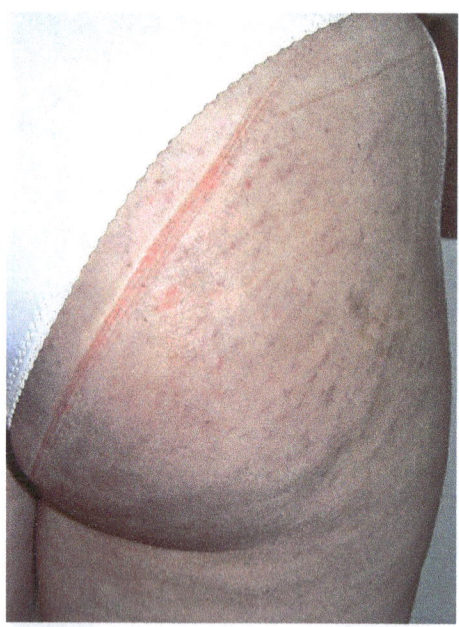

Figura 16.24 Estrias antes do tratamento com ácido retinoico a 5%.

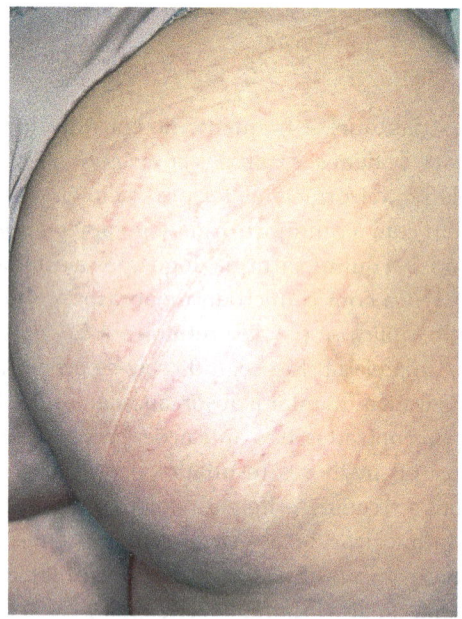

Figura 16.25 Estrias após o tratamento com ácido retinoico a 5%.

Hidrocistoma

É um tumor benigno, originário de glândulas sudoríparas écrinas ou apócrinas. Apresenta-se, na maioria da vezes, como lesão única, cística, translúcida, medindo 1 mm a 5 mm, localizada principalmente nas pálpebras (Figuras 16.26 e 16.27).

Seu tratamento é bem simples e consiste na drenagem, por meio da incisão com lâmina de bisturi, sem necessidade de anestesia, e aplicação de ATA a 30% no in-

terior de sua cápsula, para evitar recidiva. Essa aplicação deve ser feita com algodão muito fino, enrolado na ponta da agulha calibre 25 × 7, evitando o excesso de ácido e tomando extremo cuidado para não escorrer no olho do paciente. A cicatrização ocorre por segunda intenção. Os resultados são excelentes, sem recidiva na grande maioria dos pacientes (Figuras 16.28 e 16.29).

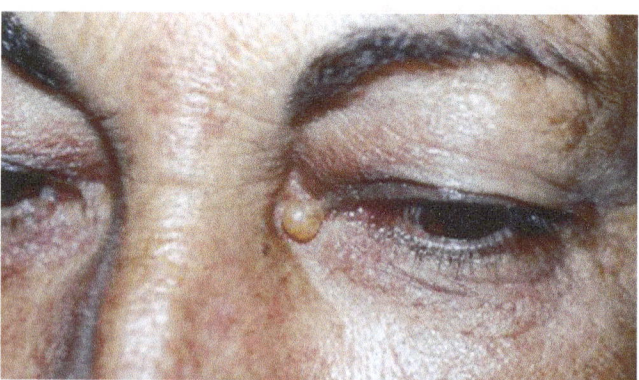

Figura 16.26 Hidrocistoma em comissura palpebral (visão frontal).

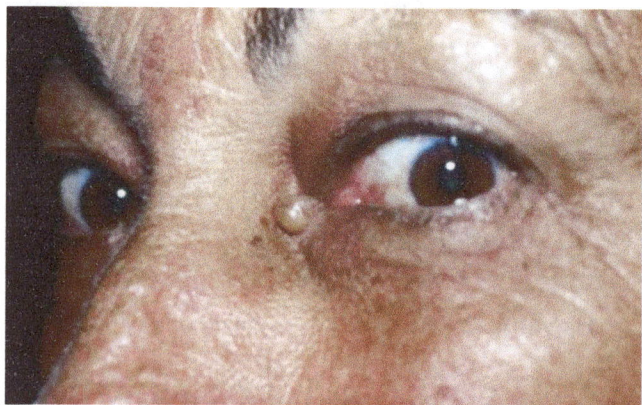

Figura 16.27 Hidrocistoma em comissura palpebral (visão oblíqua).

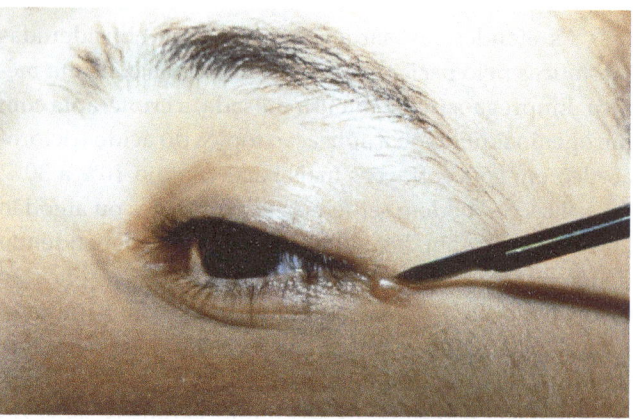

Figura 16.28 Hidrocistoma (incisão e drenagem com bisturi).

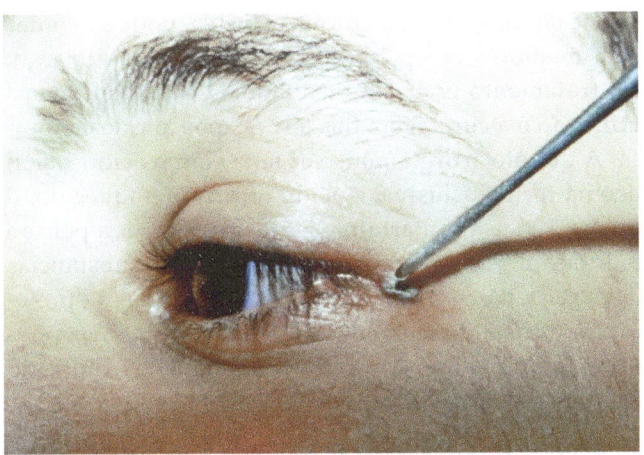

Figura 16.29 Hidrocistoma (aplicação de ATA a 30%).

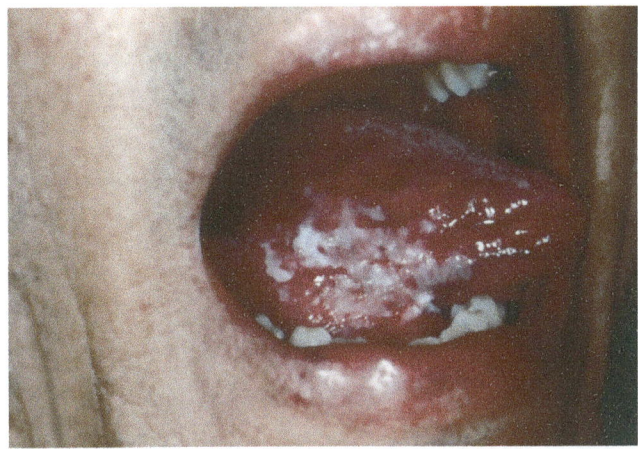

Figura 16.31 Leucoplasia na região lingual.

Hiperplasia Sebácea

Ocorre principalmente nos pacientes mais idosos, com pele oleosa. Apresenta-se geralmente como múltiplas pápulas milimétricas, amareladas, planas, achatadas, com umbelicação central, localizadas quase sempre na face. A aplicação de ATA a 30% oferece resultados bastante satisfatórios, sendo necessária, na grande maioria das vezes, uma única aplicação. A aplicação é feita também com algodão enrolado na agulha calibre 25×7, tomando-se o cuidado para evitar o escorrimento do ácido. A aplicação pode ser repetida após 1 ou 2 semanas, que é o tempo necessário para queda total das crostas. Outra opção terapêutica é o *laser* de CO_2 fracionado ablativo ou a radioeletrocirurgia.

Leucoplasias

Surgem como placas esbranquiçadas, localizadas geralmente no lábio inferior ou nas mucosas orais e genitais (Figuras 16.30 e 16.31).

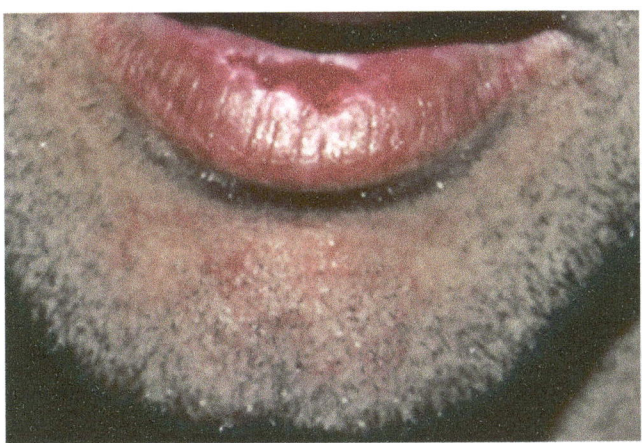

Figura 16.30 Leucoplasia em lábio inferior.

São consideradas lesões pré-neoplásicas e devem ser tratadas. O tratamento de escolha é a criocirurgia com nitrogênio líquido ou o *laser* de CO_2 fracionado ablativo. Quando não se pode utilizar essas técnicas, emprega-se o ATA na concentração de 30% a 60%. As aplicações podem ser repetidas semanalmente ou a cada 15 dias, dependendo da queda das crostas.

Melanoses Solares

Motivam frequentemente a consulta ao dermatologista. Surgem principalmente na pele exposta de pessoas idosas, leucodérmicas, como múltiplas máculas hipercrômicas acastanhadas e de tamanhos variados. Além de fotoprotetores para prevenir recidivas, o tratamento de escolha é a luz intensa pulsada. O tratamento de escolha para as lesões remanescentes, após a luz intensa pulsada, é o *laser* de rubi ou o *laser* Q-Switched de Nd-YAG 532 3 1064 nm. Outra opção é a quimiocirurgia com aplicação de substâncias despigmentantes como ácido retinoico a 5%, ATA a 10%, 30% ou 50% (aplicado com cotonete a cada 30 dias) ou fenol a 88% em solução pura concentrada. A criocirurgia com nitrogênio líquido também pode ser utilizada. O paciente deve evitar exposição solar durante 30 dias após as aplicações. Podem ocorrer eritema persistente e hipercromia secundária, pós-inflamatória.

Melasma (Figura 16.32)

Além dos tratamentos clínicos com hidroquinona tópica, utiliza-se, como adjuvância, a microdermoabrasão associada ao *peeling* superficial com ATA a 10% ou associada ao *peeling* superficial com preparações que associam despigmentantes como hidroquinona, ácido cójico, ácido azelaico e ácido retinoico, de acordo com a técnica descrita anteriormente e no tópico sobre *peelings*. Os

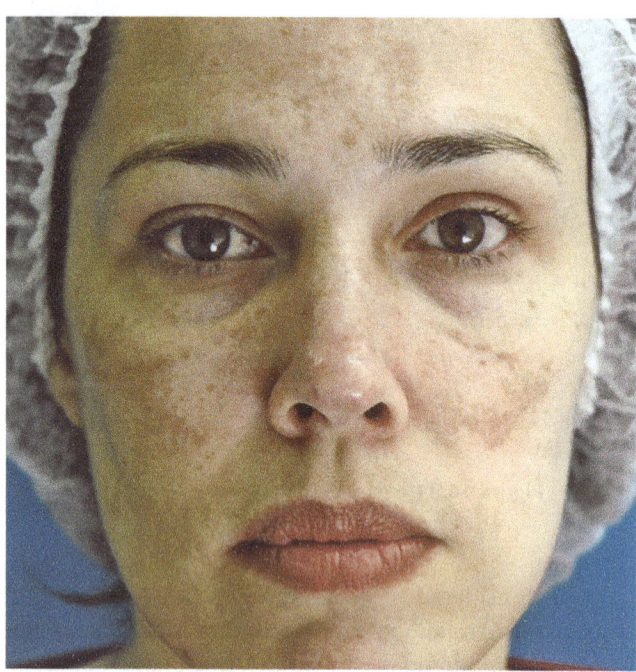

Figura 16.32 Melasma.

resultados são muito variáveis, com respostas às vezes desapontadoras, às vezes surpreendentes e muito satisfatórias. A recidiva sempre ocorre.

Molusco Contagioso

Dermatovirose extremamente comum em crianças, apresenta-se como pápulas milimétricas, lisas, brilhantes, com umbelicação central, localizadas de forma agrupada ou disseminada (Figura 16.33).

O tratamento geralmente é difícil por não haver colaboração da criança e dos pais. Por isto mesmo, muitos dermatologistas e pediatras optam por conduta expectante ou transferem o tratamento do molusco para os pais, que também não conseguem êxito e observam a disseminação das lesões. Com o uso da

anestesia tópica feita de forma oclusiva, pode-se contar com melhores compreensão e cooperação da criança, e o tratamento pode ser facilitado. O tratamento mais utilizado é a curetagem das lesões após anestesia tópica. A quimiocirurgia pode ser feita com o ácido salicílico na forma oclusiva, o ácido nítrico pré-aquecido, o ATA a 10% e a cantaridina. Deve-se proteger a pele ao redor com vaselina, e a aplicação dessas substâncias deve ser feita com aplicadores de ponta fina, de preferência utilizando o algodão bem fino enrolado na ponta da agulha calibre 25 × 7. O ácido salicílico é utilizado na seguinte fórmula:

- Ácido salicílico 4 g
- Ácido lático 4 g
- Coloide elástico 16 mL

Logo após a aplicação, faz-se a oclusão com fita adesiva (de papel ou esparadrapo), durante 24 h. Repete-se a aplicação diariamente, até o desaparecimento completo das lesões. O ácido nítrico pré-aquecido, com técnica já descrita, é aplicado pelo médico, semanalmente, se necessário, até a cura total. O ATA também deve ser aplicado pelo médico, se necessário, 1 vez por semana. A cantaridina provoca irritação, ardor, dor, formação de vesículas e, às vezes, grandes bolhas no local da aplicação, observadas algumas horas depois. As lesões devem ser lavadas com água e sabão entre 4 h e 6 h após a aplicação. Pode haver hipocromia e até acromia secundária, que são geralmente transitórias.

Queilite Actínica

Caracteriza-se pelo aparecimento de fissuras, descamação, exulceração e crostas principalmente no lábio inferior, causadas pela exposição solar prolongada (Figuras 16.34 e 16.35). É considerada lesão pré-neoplásica e deve ser tratada.

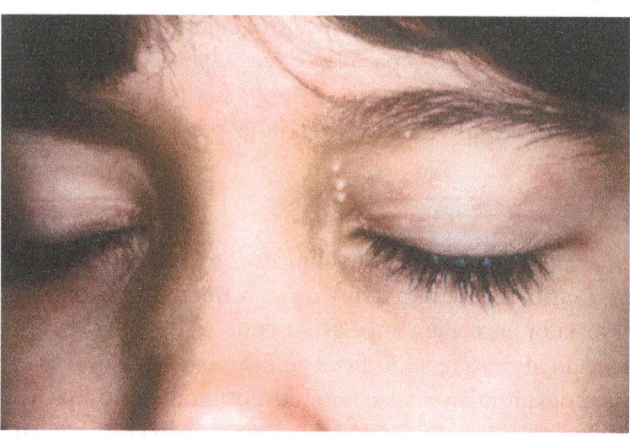

Figura 16.33 Molusco contagioso.

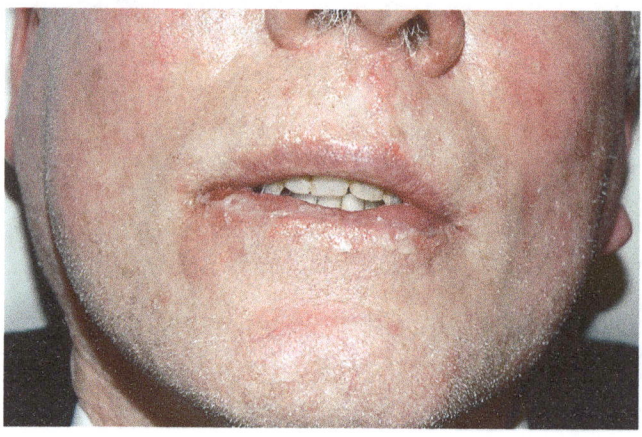

Figura 16.34 Queilite actínica.

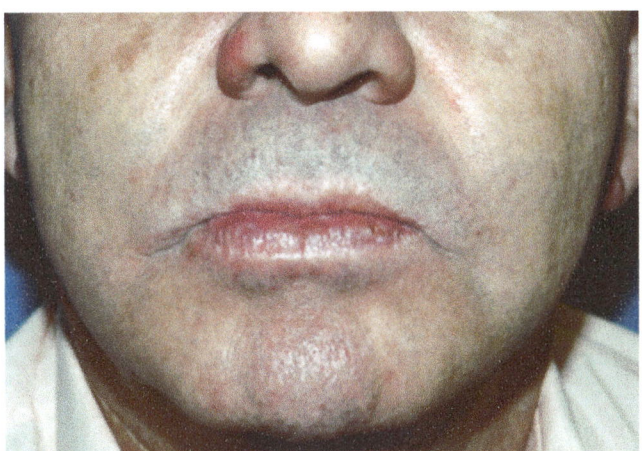

Figura 16.35 Queilite actínica.

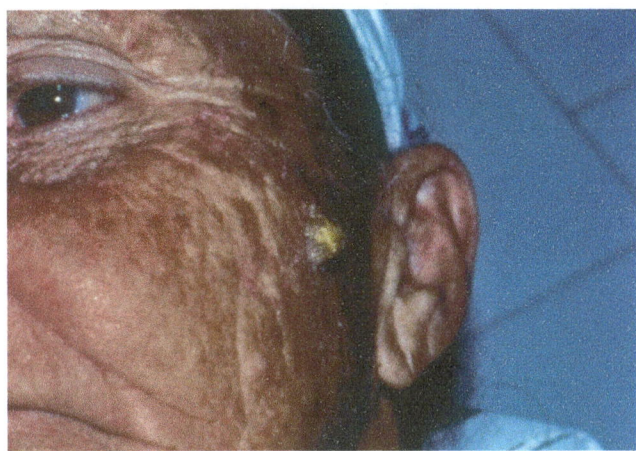

Figura 16.37 Ceratose actínica hipertrófica formando o corno cutâneo.

O tratamento ideal para a queilite actínica é a fotoproteção, a terapia fotodinâmica ou a criocirurgia com nitrogênio líquido. O *laser* de CO_2 fracionado ablativo e a vermelhonectomia (excisão cirúrgica de toda semimucosa labial) também oferecem excelentes resultados. Na impossibilidade de utilizar essas técnicas, pode-se empregar o ATA a 30% ou o 5-fluorouracil por meio das técnicas já descritas.

Ceratoses Actínicas e Campo Cancerizado com Múltiplas Ceratoses Actínicas

A ceratose actínica ocorre principalmente na pele exposta de pacientes idosos e leucodérmicos (Figura 16.36).

As ceratoses actínicas superficiais surgem como lesões eritematoescamosas ásperas, principalmente na face, no V do decote e nos membros superiores. As ceratoses actínicas hipertróficas ocorrem nas mesmas localizações, mas são lesões mais espessas, duras, com acentuada ceratose, formando às vezes o corno cutâneo (Figura 16.37).

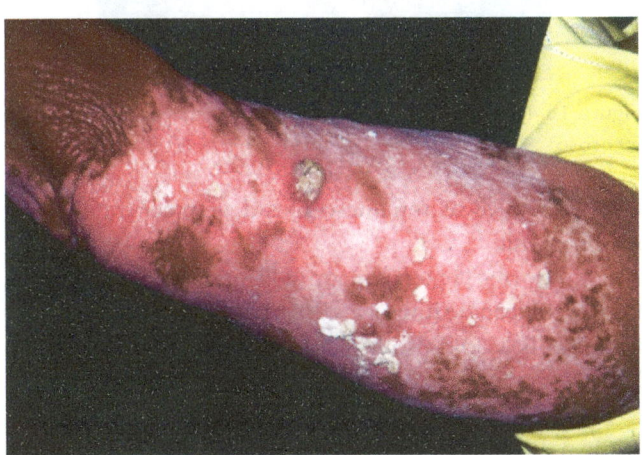

Figura 16.36 Ceratoses actínicas.

O tratamento de escolha para a ceratose actínica hipertrófica ou corno cutâneo é a curetagem e eletrocoagulação, já que demoram a desaparecer e são resistentes à terapêutica com a terapia fotodinâmica, a criocirurgia e a quimiociurgia dermatológica. O tratamento de escolha para a ceratose actínica superficial é a terapia fotodinâmica e a criocirurgia com nitrogênio líquido, mas excelentes resultados podem ser obtidos com a quimiocirurgia dermatológica. O ATA é o mais indicado, na concentração de 30%. As aplicações são feitas pelo médico, com cotonetes, mensalmente. Se houver resistência das lesões, aumenta-se a concentração do ácido para 70% ou até 90%. Os resultados são muito satisfatórios. Outra opção terapêutica é o 5-fluorouracil a 5%, em creme ou pomada, aplicado 1 a 2 vezes ao dia, pelo próprio paciente, durante 2 a 4 semanas. As lesões resistentes podem ser tratadas com curativos oclusivos. Como já descrito, a região tratada sofre alteração inflamatória com aparecimento de eritema e descamação, às vezes intensa, que muitas vezes motivam a intolerância e suspensão do tratamento. O tratamento deve ser suspenso quando ocorre exulceração. Há risco também de hiperpigmentação local. O uso de corticosteroides tópicos associado à aplicação do 5-fluorouracil diminui a irritação e a descamação, favorecendo a continuidade do tratamento. Quando há tolerância e continuidade, o tratamento com 5-fluorouracil oferece, geralmente, excelentes resultados.

Os pacientes portadores de múltiplas ceratoses actínicas, em áreas extensas, evoluindo para carcinomas espinocelulares, e os pacientes com xeroderma pigmentoso devem ser tratados como campo cancerizado e não apenas isoladamente, em cada lesão individualmente. Desse modo, lesões subclínicas são tratadas, com a "higienização" do campo cancerizado, impedindo o aparecimento de novas lesões e tratamentos repetidos. (Figuras 16.38, 16.39, 16.40, 16.41). A terapia fotodinâmica é o método de

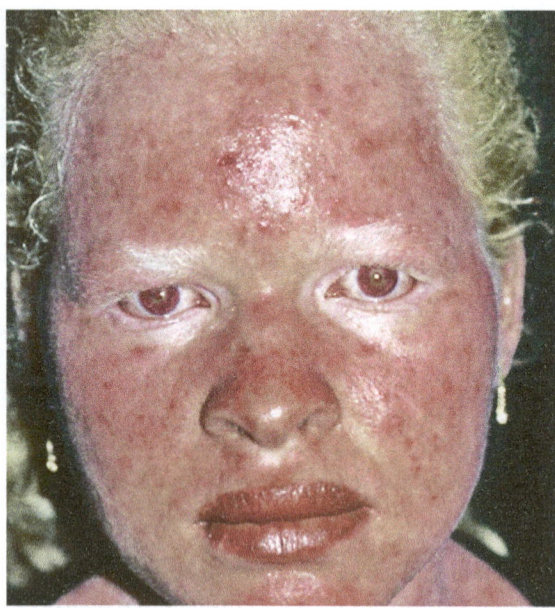

Figura 16.38 Paciente com campo cancerizado (múltiplas ceratoses actínicas e carcinomas espinocelulares).

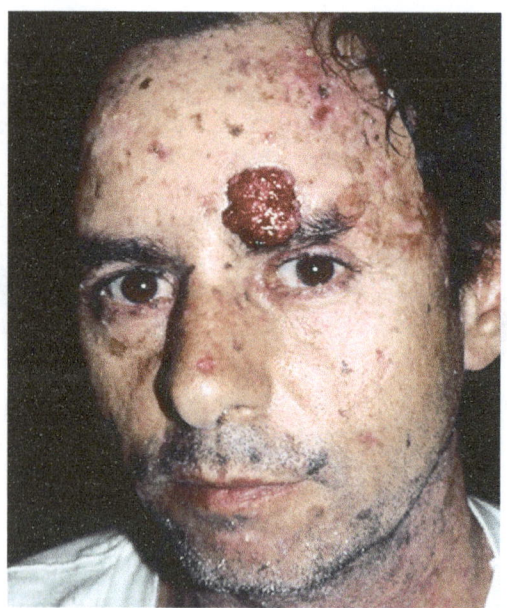

Figura 16.40 Paciente com campo cancerizado e CEC na região frontal.

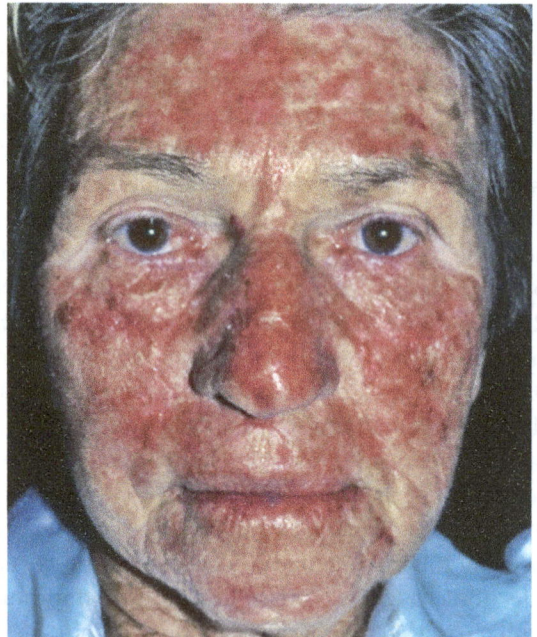

Figura 16.39 Paciente idosa com campo cancerizado.

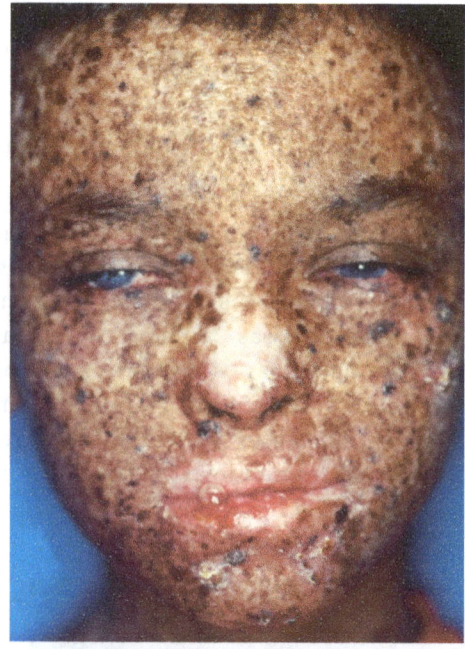

Figura 16.41 Paciente com campo cancerizado (xeroderma pigmentoso).

escolha para o campo cancerizado. Outra possibilidade terapêutica para o tratamento dessas lesões múltiplas e extensas é o *peeling* químico médio, utilizando a combinação da solução de Jessner com o ATA a 35% em solução aquosa. O *peeling* médio atinge a derme papilar. Pode ser realizado na face, região anterior do tórax, membros superiores, mãos e membros inferiores. Não deve ser utilizado no pescoço. Esse *peeling* médio pode ser repetido a cada 6 meses. As ceratoses actínicas hipertróficas e as

lesões neoplásicas remanescentes devem ser tratadas cirurgicamente.

Conforme já mencionado, a preparação da pele é feita com solução de limpeza, desengorduramento com acetona e aplicação da solução de Jessner logo em seguida. Espera-se a formação de uma "névoa" ou branqueamento leve da pele após a aplicação da solução, que demora 1 min a 3 min, antes de se aplicar o ATA a 35% (solução aquosa). Para que haja esse branqueamento da pele, po-

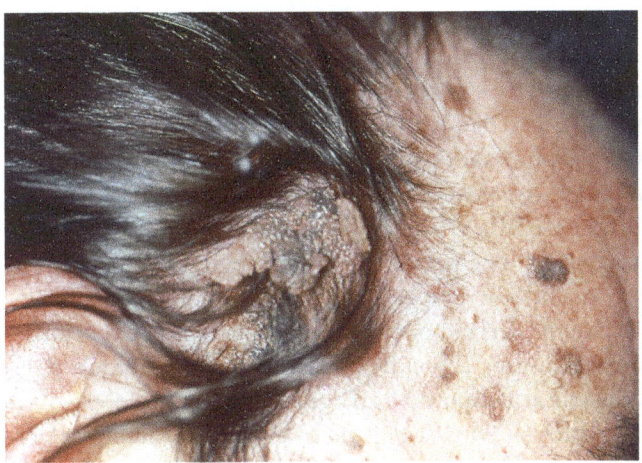

Figura 16.42 Ceratose seborreica.

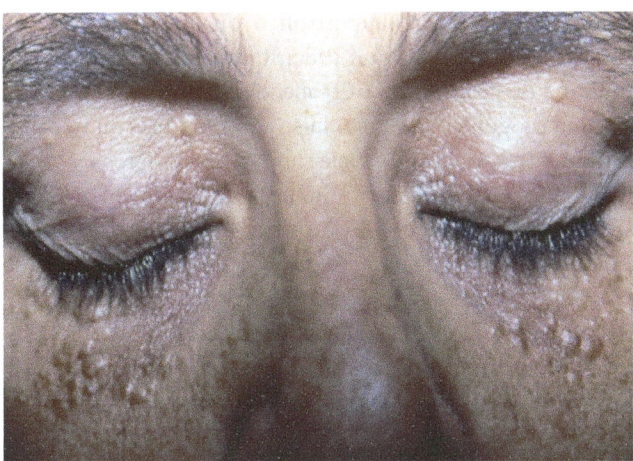

Figura 16.43 Siringomas (aspecto clássico).

dem ser necessárias três a cinco aplicações da solução de Jessner. O *peeling* médio é eficaz quando, após a aplicação do ATA, percebe-se o *frost* ou branqueamento acentuado da pele, que significa coagulação das proteínas. O paciente deve evitar molhar a região tratada durante 24 h. Até o período de descamação completa, o paciente deve usar apenas fotoprotetores em creme e evitar exposições solares. A descamação completa ocorre em torno de 1 a 2 semanas.

Ceratoses Seborreicas

Apresentam-se como pápulas ou placas papulosas acastanhadas ou cor da pele, bem delimitadas, de tamanhos variados, e com superfície verrucosa, encontradas geralmente no paciente acima de 50 anos de idade (Figura 16.42).

As ceratoses seborreicas superficiais, sem hiperceratose ou verrucosidade, podem regredir com a aplicação de ATA na concentração de 30% a 90%. Protege-se a pele ao redor e aplica-se o ácido com cotonete, se necessário a cada 30 dias. As lesões espessas, vegetantes e verrucosas são mais facilmente eliminadas pela radioeletrocirurgia, pela curetagem e eletrocoagulação ou pela criocirurgia com nitrogênio líquido.

Siringoma

O siringoma ou hidradenoma caracteriza-se por pápulas achatadas, de 1 mm a 3 mm de tamanho, cor da pele, localizadas principalmente nas regiões periorbitárias, particularmente nas pálpebras inferiores de mulheres adultas (Figura 16.43). Podem ocorrer também na região anterior do tórax, no pescoço, em toda a face e também de forma mais disseminada (Figura 16.44).

Existem várias opções de tratamento, como a radioeletrocirurgia fazendo a eletrodessecação ou *shaving*, a ci-

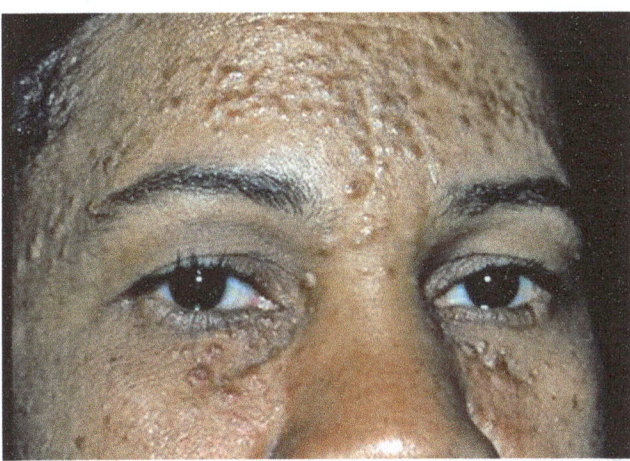

Figura 16.44 Siringomas predominando na região frontal.

rurgia excisional fazendo *shaving* com a tesoura de Castro Viejo, a criocirurgia com nitrogênio líquido, o *laser* de CO_2 fracionado ablativo e a quimiocirurgia dermatológica com o ATA. As lesões podem recidivar com qualquer forma de tratamento, que não deve ser intempestivo para evitar complicações como as discromias (hipo- ou hiperpigmentação) e cicatrizes hipertróficas. O ATA deve ser aplicado com algodão fino enrolado na ponta da agulha calibre 25 × 7, pois as lesões são milimétricas. Aplica-se inicialmente na concentração de 30%. Se não houver melhora após a queda total das crostas, aumenta-se a concentração para 70%, ou mesmo para 90%. Os resultados podem ser surpreendentes ou desapontadores.

Tecido de Granulação Hipertrófico e Angioma de Granulação (Erroneamente Chamado de "Granuloma Piogênico")

As feridas cirúrgicas, as úlceras crônicas e a onicocriptose (unha encravada) frequentemente apresentam tecido de granulação hipertrófico ou angioma de granulação que impedem ou dificultam sua cicatrização. O angioma de granulação é erroneamente chamado de granuloma piogênico. Apresenta-se como pápula ou nódulo angiomatoso, com superfície sangrante e crostosa.

O nitrato de prata é muito útil para redução desse tecido. Como já mencionado, a aplicação pode ser feita pelo médico ou pelo paciente. Segura-se o bastão com papel ou gaze, evitando-se encostar nele. Molha-se a ponta do bastão em água e pressiona-se levemente sobre o tecido de granulação durante 5 min a 10 min, 3 vezes ao dia. Os resultados costumam ser bastante satisfatórios. O ATA a 30%, em aplicações semanais, também pode ser útil.

Verrugas

As verrugas são extremamente comuns, apresentam-se sob várias formas clínicas, como vulgares, planas, filiformes, palmoplantares e periungueais (Figuras 16.45 e 16.46).

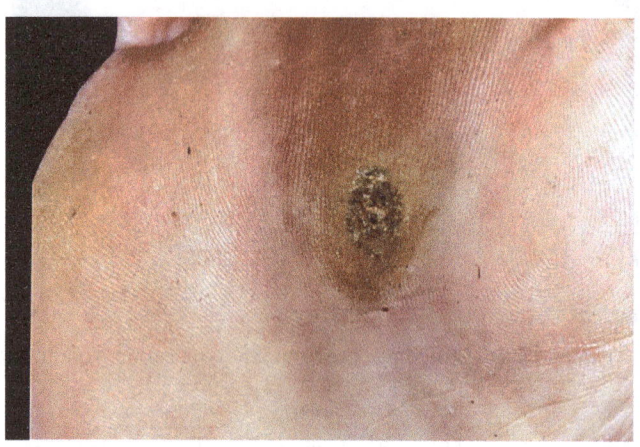

Figura 16.45 Verruga plantar.

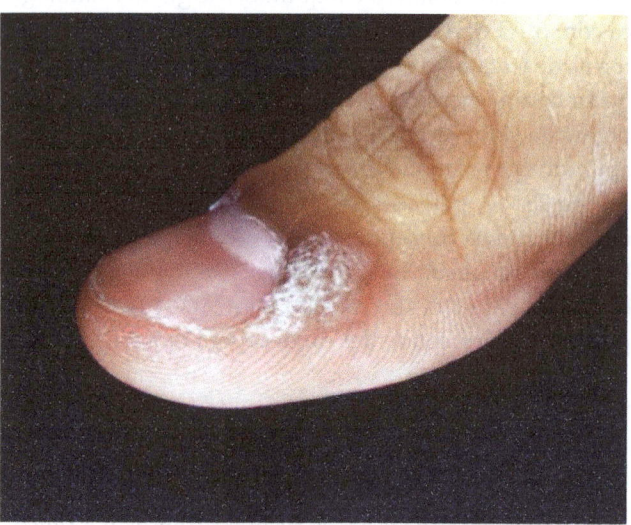

Figura 16.46 Verruga periungueal.

As verrugas vulgares e filiformes geralmente não oferecem dificuldade terapêutica, mas as planas, palmoplantares e periungueais muitas vezes são recalcitrantes. Existem vários tratamentos para as verrugas. Os mais utilizados são a quimiocirurgia dermatológica, a criocirurgia com nitrogênio líquido, a eletrocirurgia, a interferon alfa e beta, a bleomicina intralesional e o *laser* de CO_2. A cirurgia excisional deve ser contraindicada, pois pode propagar o vírus no sentido da incisão. Em qualquer método utilizado, podemos experimentar insucessos e recidivas. A escolha do método deve considerar o tipo de verruga, sua localização e os tratamentos prévios. Antes de iniciar o tratamento, é preciso ter em mente que a verruga é uma lesão benigna, de curso autolimitado e com remissão espontânea em 66% em 2 anos, 50% em 1 ano e 30% em 6 meses. Por isso, o tratamento deve ser conservador, não agressivo, evitando cicatrizes. A remissão espontânea ocorre mais em crianças que em adultos. Algumas particularidades no tratamento das verrugas merecem ser aqui mencionadas. A verruga isolada é mais dócil ao tratamento do que as múltiplas. Quanto menor o tempo de duração da verruga, mais fácil é o tratamento. As verrugas plantares, quando se localizam nas áreas de maior apoio do pé (calcanhar e cabeça do 1º ao 5º metatarsiano), tendem a crescer lateralmente entre a epiderme e a derme, dificultando o tratamento e aumentando as chances de recidiva. A verruga plantar isolada responde melhor à terapêutica do que a verruga em mosaico. Os métodos aqui considerados referem-se apenas àqueles utilizados na quimiocirurgia dermatológica.

Ácido nítrico fumegante: a aplicação deve ser feita pelo médico, 1 a 2 vezes por semana, com tubos capilares (pipeta finas de Pasteur) ou cotonetes, protegendo a pele adjacente (Figura 16.47). Logo em seguida à aplicação, oclui-se a lesão com esparadrapo para maior penetração do ácido (Figura 16.48). A oclusão deve permanecer por 24 h. Essa aplicação semanal pode ser alternada com a aplicação diária de ácido salicílico, nas fórmulas aqui descritas, sempre com oclusão por 24 h, feita pelo próprio paciente. É sempre recomendável que, antes das aplicações, o paciente deixe a lesão em água morna durante 20 min para facilitar o desbastamento das camadas cauterizadas pelo ácido. O ácido nítrico pode ser utilizado em qualquer tipo de verruga, mas com muita cautela nas verrugas planas da face, onde pode causar cicatrizes hiper ou hipocrômicas. Nessas verrugas, pode-se utilizar o ácido retinoico, a terapia fotodinâmica e ácido nítrico pré-aquecido como já descrito, com aplicações semanais feitas pelo médico. O tempo do tratamento com ácido nítrico varia conforme o tamanho, o número, a localização e o tipo de verruga.

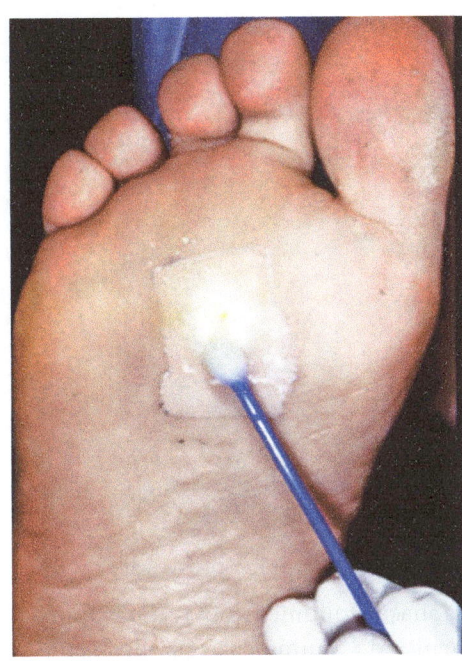

Figura 16.47 Aplicação do ácido na verruga plantar.

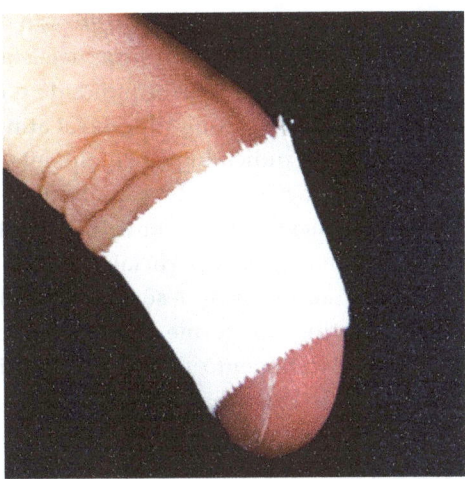

Figura 16.48 Oclusão com esparadrapo.

Ácido salicílico e ácido láctico: podem ser utilizados em qualquer tipo de verruga, exceto naquelas localizadas na face e regiões anogenitais. São usados de forma associada, nas fórmulas já descritas. Para as verrugas palmoplantares, emprega-se a fórmula mais concentrada (ácido salicílico 8 g, ácido láctico 8 g, coloide elástico 20 mL). A aplicação deve ser diária, precedida pelo amolecimento prévio da verruga em água morna durante 20 min e desbastamento delicado das camadas superiores com alguma lâmina ou lixa. Recomenda-se a oclusão com esparadrapo durante 24 h. No dia seguinte, repete-se todo o procedimento. A duração do tratamento varia também conforme o tamanho, o número, a localização e o tipo de verruga.

Pasta de Upton: a técnica de aplicação é a mesma utilizada para o ácido salicílico. É mais útil em verrugas plantares resistentes ou em verrugas mais espessas da mão.

5-fluorouracil: é usado em creme ou pomada a 5%, também de forma oclusiva, 1 vez ao dia. Há relatos de sua eficácia nas verrugas planas. Existe chance de irritação local e hiperpigmentação. Deve ser utilizado em circunstâncias excepcionais, pois nem sempre oferece bons resultados. Pode ser utilizado também em outras fórmulas:

- 5-fluorouracil 2 ampolas
- Propilenoglicol 20 mL
  Aplicar 2 vezes ao dia.

- 5-fluorouracil a 5%
- Ácido salicílico a 10%
- Coloide elástico e coloide flexível 100 g
  Aplicar 1 vez ao dia sob oclusão.

5-fluorouracil a 2% em ácido pirúvico puro (10 mL): fazer o curativo oclusivo com algodão embebido na solução e deixar por 24 h. Se houver melhora, reaplicar 1 vez por semana. Se não houver melhora, reaplicar diariamente.

Ácido tricloroacético: pode ser utilizado na concentração de 70% a 90%, sob oclusão, em aplicações semanais, com resultados inconstantes.

As verrugas planas são de difícil tratamento, pois são resistentes, ocorrem geralmente de forma disseminada, principalmente na face. Algumas opções terapêuticas são a terapia fotodinâmica, o ácido nítrico fumegante pré-aquecido, como já descrito, ou aplicação de ácido retinoico a 0,05% ou 0,1%, 1 vez ao dia, ou aplicação de ácido salicílico na seguinte fórmula:

- Ácido salicílico 1,5 g
- Ácido tânico 2 g
- Bicarbonato de cálcio 5 g
- Vaselina 30 g
  Aplicada 2 vezes ao dia.

Para verrugas recalcitrantes, palmoplantares, em mosaico, periungueais, e mesmo algumas vulgares, é muito útil a associação da criocirurgia com a quimiocirurgia. Faz-se a criocirurgia com nitrogênio líquido durante 20 s, em dois ciclos, com ponteira aberta. Logo em seguinda, aplica-se o ácido nítrico, protegendo-se a pele adjacente, e faz-se a oclusão durante 24 h. Repete-se esse procedimento de 15 em 15 dias. No intervalo dessas aplicações, o paciente usa diariamente a fórmula de ácido salicílico mais concentrado, sob oclusão durante 24 h, sempre desbastando as camadas superiores com alguma lâmina. A duração do tratamento é muito menor com a associação de criocirurgia com quimiocirurgia nas verrugas recalcitrantes

Xantelasma

O xantelasma surge como placas amareladas planas ou ligeiramente elevadas, localizadas principalmente nas pálpebras. É o xantoma das pálpebras (Figuras 16.49, 16.50 e 16.51).

Existem várias opções de tratamento, como cirurgia excisional, radioeletrocirurgia, criocirurgia com nitrogênio líquido, *laser* de CO_2 e a quimiocirurgia. Nas lesões mais elevadas, papulosas, a quimiocirurgia não oferece resultados satisfatórios, e o ideal é a excisão cirúrgica. Nas lesões planas, o ácido utilizado é o tricloroacético de 30% a 70%, em uma única aplicação. A pele adjacente deve ser protegida, o paciente deve permanecer em decúbito, o ácido deve ser aplicado com algodão fino enrolado na agulha calibre 25 × 7, evitando-se seu escorrimento. A necessidade de novas aplicações será avaliada após a queda total das crostas, geralmente após 7 a 10 dias. Os resultados são variáveis, mas, na maioria das vezes, excelentes. Recidivas sempre podem ocorrer.

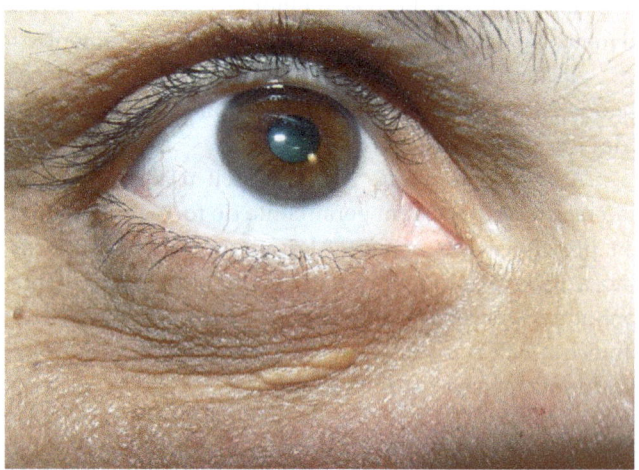

Figura 16.49 Xantelasma em pálpebra inferior.

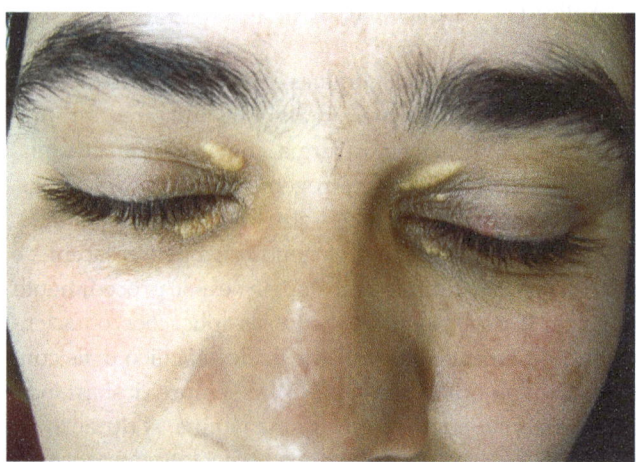

Figura 16.50 Xantelasma bilateral.

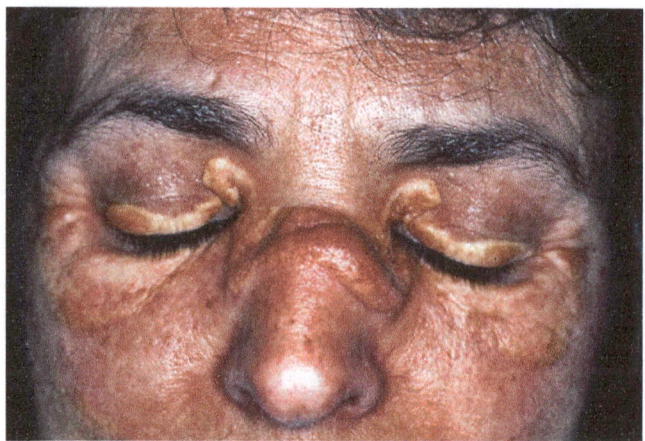

Figura 16.51 Xantelasma (lesões avançadas).

ESFOLIAÇÃO QUÍMICA (*PEELING* QUÍMICO)

A esfoliação química (ou *peeling* químico) é um procedimento da quimiocirurgia dermatológica que consiste na destruição e remoção de camadas de pele por meio da aplicação de ácidos. O termo inglês *peeling* (descascar, esfoliar, retirar camadas), bastante difundido no nosso meio, será aqui também utilizado. Os *peelings* químicos são classificados em superficiais, médios e profundos, de acordo com a profundidade e quantidade de pele removida. O *peeling* superficial atinge apenas a epiderme, sendo indicado principalmente no tratamento do fotoenvelhecimento leve, melasma e outras pigmentações superficiais. O fotoenvelhecimento leve caracteriza-se por manchas superficiais, poucas rugas, finas e discretas, e ausência de lesões pré-neoplásicas. O *peeling* médio atinge a derme papilar, superficial, sendo indicado no tratamento do fotoenvelhecimento moderado e avançado (manchas mais profundas, rugas mais proeminentes e poucas lesões pré-neoplásicas) e também no tratamento de lesões pré-neoplásicas mais profundas. O *peeling* profundo atinge a derme reticular, mais profunda. É indicado no tratamento do fotoenvelhecimento bem mais avançado (rugas profundas, manchas e várias lesões pré-neoplásicas).

O *peeling* químico deve ser realizado apenas por médicos. O dermatologista, que tem maior experiência nesse tipo de procedimento, deve avaliar o tipo de pele do paciente, a indicação correta do *peeling*, as possíveis complicações, seus riscos e benefícios. Os melhores resultados são conseguidos quando a pele é preparada previamente com ácido retinoico e fotoprotetores durante 1 mês. O *peeling* é realizado em nível ambulatorial e sem anestesia no caso de ser superficial e médio.

Apesar de seguro, o *peeling* químico apresenta riscos. As complicações são raras e incluem a persistência do eritema, hipercromias, hipocromias, e muito raramente, cicatrizes. Os pacientes de pele com fototipos mais altos, IV, V, VI, têm maior risco de complicações que os de pele mais clara, fototipos I a III. Essas complicações são, na grande maioria das vezes, transitórias e geralmente desaparecem com tratamentos específicos.

As contraindicações são os pacientes que se submeteram à dermoabrasão, cirurgia de cabeça e pescoço e eletrólise há menos de 3 meses, os pacientes que usaram isotretinoína oral há menos de 1 ano e as pacientes grávidas. O paciente com história de herpes simples, mesmo sem atividade, deverá usar medicação antiviral, por via oral, 1 semana antes do *peeling*.

O *peeling* superficial é realizado com o ATA na concentração de 10% a 30%, ou com a solução de Jessner: ácido salicílico 14 g, ácido láctico a 85% 14 g, resorcinol 14 g, etanol a 95% qsp 100 mL. Pode ser repetido mensalmente. O *peeling* médio é realizado com aplicação da solução de Jessner durante 2 min, e, logo em seguida, aplicação do ATA a 35%. Pode ser repetido a cada 6 meses. O *peeling* profundo pode ser realizado com o fenol na fórmula de Baker, já descrita. Pode ser repetido anualmente. O *peeling* profundo pode evoluir com sérias complicações, como herpes simples disseminado, cicatrizes, discromias, mílios, acne, cefaleia, arritmia cardíaca, insuficiência renal e até edema cerebral pela absorção do fenol. Deve ser feito apenas com anestesia geral, desfibrilador, monitor cardíaco e oxímetro de pulso.

A técnica do *peeling* superficial é a seguinte: lava-se a pele da face com água e sabonete comum, desengordura-se a pele com gaze embebida em acetona, de maneira bem uniforme, e logo em seguida aplica-se o ATA na concentração de 10% a 30% ou a solução de Jessner, com cotonetes grandes. No *peeling* médio, a preparação é a mesma, porém aplica-se a solução de Jessner, aguardam-se 2 min, e aplica-se a solução de ATA a 35%. O paciente sente ardor, que poderá ser aliviado com ventilador e compressas de água gelada. A intensidade dos efeitos depende, obviamente, da profundidade do *peeling*. A sensação de ardor persiste geralmente apenas alguns minutos, podendo raramente durar, no máximo, 1 h. No primeiro dia, há edema e eritema da pele, efeitos esperados e completamente normais. A partir do segundo dia, há escurecimento gradual da pele e início da formação de crostas,

que se desprenderão a partir de 7 a 10 dias. Após 10 a 14 dias, no máximo, todas as crostas terão se desprendido.

As recomendações após o *peeling* são de repouso relativo no dia do *peeling* e, se necessário, no dia seguinte, fazer compressas com água gelada para aliviar o ardor, ou usar analgésicos como aspirina, se necessário, além de usar fotoprotetores, 3 vezes ao dia, até a queda total das crostas. Está absolutamente proibida a exposição solar pelo período mínimo de 30 dias. O paciente poderá voltar às suas atividades normais assim que se sentir confortável em fazê-las. Exercícios físicos também estão liberados assim que o paciente se sentir apto em fazê-los, desde que não haja exposição solar.

O resultado, após a queda total das crostas, não é o resultado definitivo, pois ainda haverá desaparecimento gradual do eritema e formação gradativa de colágeno. O resultado melhora sensivelmente a cada mês e varia muito, dependendo do tipo de pele e da profundidade do *peeling*.

Referências Bibliográficas

1. Gontijo GT. Viroses exclusivamente tegumentares: molusco contagioso, condiloma acuminado e outras infecções por papilomavírus humano. *In:* Pinto JM. *Doenças Infecciosas com Manifestações Dermatológicas.* Rio de Janeiro, 1994, pp 145-55.
2. Heaton CL, Lichti MF, Weiner M. The revival of nitric acid for the treatment of anogenital warts. *Clin Pharmacol Ther*, 1993; *54*:107-11.
3. Sampaio SAP, Rivitti EA. *Dermatologia*, 3ª ed. São Paulo: Artes Médicas, 2007.
4. Syed TA, Lundin S. Topical treatment of penile condylomata acuminata with podophyllin 0,3% solution, 0,3% cream and 0,15% cream: a comparative open study. *Dermatology*, 1993; *187*:30-3.
5. Wikstrom A, Hedblad MA, Johansson B *et al*. The acetic acid test in evaluation of subclinical genital papillomavirus infection: a comparative study on peniscopy, histopathology, virology and scanning electron microscopy findings. *Genitourin Med*, 1992; *68*:90-9.
6. Alt TH. Occluded Baker-Gordon chemical peel: review and update. *J Dermatol Surg Oncol*, 1989; *15*:980-93.
7. Swinehart JM. Salicylic acid ointment peeling of the hands and forearms. Effective non surgical removal of pigmented lesions and actinic damage. *J Dermatol Surg Oncol*, 1992; *18*:495-8.

Lasers, Luzes e Tecnologias Afins em Cirurgia Ambulatorial

Capítulo

17

Leonardo Bueno Neves
Beatriz Silva de Abreu
Daniela Rezende Neves
Rafael de Abreu Moraes

INTRODUÇÃO E HISTÓRICO

Desde seu surgimento na Terra, o ser humano utiliza luzes para tratamentos variados, inicialmente a solar.

O primeiro relato do uso terapêutico da luz solar para fins medicinais (helioterapia) data de cerca de 1400 a.C. e lida com o tratamento de dermatoses. Hindus com vitiligo receberam certos extratos de plantas e, em seguida, foram expostos ao sol.

Ao longo dos séculos, a luz solar tem sido utilizada no tratamento de muitas doenças em diferentes países, como o antigo Egito, Grécia e Roma, mas muitos registros são, em sua maioria, anedóticos. Muitos acreditavam que o efeito terapêutico ocorria devido à luz vermelha e ao calor do sol. Naquela época, não se conhecia a radiação ultravioleta (UV), que viria a ser descoberta em 1801.

No final do século XIX, percebeu-se que os raios UV eram os comprimentos de onda mais importantes envolvidos nos efeitos benéficos da exposição à luz solar. Esse foi um grande passo, que resultou no uso da radiação solar filtrada e fontes artificiais de luz. Em 1893, na Dinamarca, Finsen[1] usou a luz solar filtrada no tratamento do lúpus vulgar, uma das formas de tuberculose cutânea. Um ano depois, em 1894, Lahmann, na Alemanha, foi provavelmente o primeiro a construir e usar fontes de luz artificial no tratamento de doenças de pele (fototerapia). Ele usou uma lâmpada de arco de carbono em combinação com um espelho côncavo e foi capaz de curar paciente com lúpus vulgar nasal.

A fototerapia tornou-se alternativa à helioterapia. Em 1903, Finsen[1] recebeu o prêmio Nobel de Medicina devido ao seu tratamento revolucionário do lúpus vulgar com luz solar, sendo, até hoje, o único dermatologista condecorado com tal prêmio.

O primeiro livro sobre fototerapia é, provavelmente, *Die Heilkraft des Lichtes*, de autoria de Willibald Gebhardt, que foi publicado em 1898.[2] Nesse livro, Gebhardt descreve as indicações, métodos e equipamentos para a foto-terapia. Finsen escreveu o prefácio para o primeiro livro francês sobre a fototerapia, que foi publicado em 1903.

Em 1912, quando Kromayer fez uma lâmpada de quartzo com emissão UV alta, tornou-se possível tratar diferentes doenças de pele.[3] O primeiro a relatar o uso tópico do 8-metoxipsoraleno (8-MOP) combinado à irradiação de UV no tratamento da psoríase foi Allyn, em 1962. Em 1967, Oddoze *et al.* foram os primeiros a utilizar o 8-MOP oral.

Em 1969, Fulton *et al.* utilizaram tubos de UVA em combinação com 8-MOP tópico pela primeira vez, no tratamento do vitiligo.

Em 1974, Parrish *et al.*[4] relataram o uso de um novo tubo de radiação de UVA de alta intensidade em combinação com 8-MOP oral no tratamento da psoríase, que se mostrou muito mais eficaz do que tratamentos prévios. Esse foi o início da fotoquimioterapia ou PUVA (psoraleno associado à radiação UVA).

A história da fototerapia UVB não é tão antiga quanto a história da fotoquimioterapia (PUVA). Em 1925, Goeckerman[5] sugeriu o uso do coaltar combinado com radiação UV para o tratamento da psoríase. Durante cerca de meio século, essa continuou a ser a forma mais popular de fototerapia na dermatologia. Durante os anos subsequentes, a fototerapia UVB de banda larga tornou-se alternativa à fotoquimioterapia. No entanto, mostrou-se menos eficiente para o tratamento da psoríase do que a PUVA. O avanço veio depois de 1988, quando a fototerapia UVB de banda estreita foi introduzida para o tratamento da psoríase por van Weelden *et al.* e por Green *et al.*[6]

O termo *LASER – Light Amplification by Stimulated Emission of Radiation* – refere-se à tecnologia luminosa avançada e acurada. Nos últimos 50 anos, aperfeiçoou-se e difundiu-se tanto que tornou possível trazer para o ambulatório tratamentos tão sofisticados quanto os de grandes centros cirúrgicos. Sem abandonar técnicas ambulatoriais consagradas, somou-se a essas, resultando em enorme benefício para o paciente.

Após a publicação da *Teoria Quântica da Radiação* por Einstein, em 1917, teve início a história dos *lasers*. Basicamente, esse postulado teórico diz o seguinte: é possível manipular, de forma controlada, a emissão de ondas de luz.

Em 1958, Townes e Shalow[7] inventam método para *Microwave Amplification by Stimulated Emission of Radiation* (MASER).

Em 1960, Theodore Maiman[7] desenvolve o primeiro *laser* e observou a emissão estimulada da radiação usando luz visível e cristais de rubi de comprimento de onda de 694 nm. A partir daí, modifica o termo *MASER* para *LASER – Light Amplification by Stimulated Emission of Radiation*.

Em 1961, Gould[7] obteve a patente de aplicação clínica, em oftalmologia, de um *laser* e, também, a primeira complicação clínica.

Em 1962, Dulberg[7] publicou trabalho sobre a focalização da luz sobre a retina e consequente perda de visão.

Nas décadas de 1960 e 1970, *lasers* de argônio e dióxido de carbono (CO_2) de onda contínua, cujos alvos teciduais eram inespecíficos, foram usados para cortar e/ou coagular lesões cutâneas superficiais.

Após 1983, Anderson e Parrish[7] postularam o princípio da fototermólise seletiva e, a partir daí, salto gigantesco foi dado na produção de *lasers* e outras tecnologias, como as luzes intensas pulsadas, LED (*Light Emission of Diode*), luzes infravermelhas e outras.

LUZ SOLAR, UVA E UVB

Introdução

A fototerapia apresenta-se como uma das modalidades terapêuticas para várias doenças cutâneas. Utiliza, principalmente, o comprimento de onda na faixa do ultravioleta. Para melhor compreensão, faz-se necessária breve explanação sobre os tipos de radiação solar.

O espectro eletromagnético solar (Figura 17.1) é amplo e composto pelos raios cósmicos, radiação ultravioleta, luz visível e radiação infravermelha. A radiação ultravioleta (RUV) é emitida em grandes quantidades pelo sol e outras estrelas, e divide-se em UV no vácuo, UVC, UVB e UVA.

Ao meio-dia, o conteúdo de UVB é de aproximadamente 5%, e o de UVA, 95%.[1] No entanto, quando o sol está mais baixo, de manhã ou no entardecer, o conteúdo UVA é ainda maior. Eventualmente, a exposição à luz solar é utilizada como adjuvante no tratamento de algumas doenças da pele, geralmente associadas ao uso de psoralenos sistêmicos e/ou tópicos. Como exemplo, citamos a "PUVA-sol" para tratamento da psoríase vulgar.

Mecanismo de Ação

Por meio da indução de fotoprodutos de DNA, a radiação UVB inibe transitoriamente a proliferação celular, além de exercer efeitos imunomoduladores e imunossupressores sobre a pele. O número de doenças da pele, em grande parte de natureza imunológica, que mostram resposta favorável à fototerapia UVB tem crescido substancialmente. É conhecido que a radiação UVB afeta principalmente a função de queratinócitos da epiderme e células de Langherans, enquanto a radiação UVA1 afeta adicionalmente fibroblastos dérmicos, células dendríticas, células endoteliais, linfócitos T, mastócitos e granulócitos. Tanto UVB quanto UVA (particularmente UVA1) são radiações altamente eficientes na indução de apoptose em células humanas. Células T, em comparação com monócitos e queratinócitos, apresentam suscetibilidade aumentada à apoptose induzida pela radiação UV. Esse mecanismo é, portanto, de particular importância para a fototerapia de doenças de pele mediada por células T, tais como dermatite atópica e psoríase. Por exemplo, a fototerapia UVA1 em pacientes com dermatite atópica demonstrou induzir a apoptose de infiltrados de células T *helper*, levando à redução gradual do infiltrado inflamatório e concomitante melhora do quadro cutâneo. Do mesmo modo, a fototerapia UVB reduz o número de células T na psoríase e, posteriormente, normaliza a morfologia dos queratinócitos.

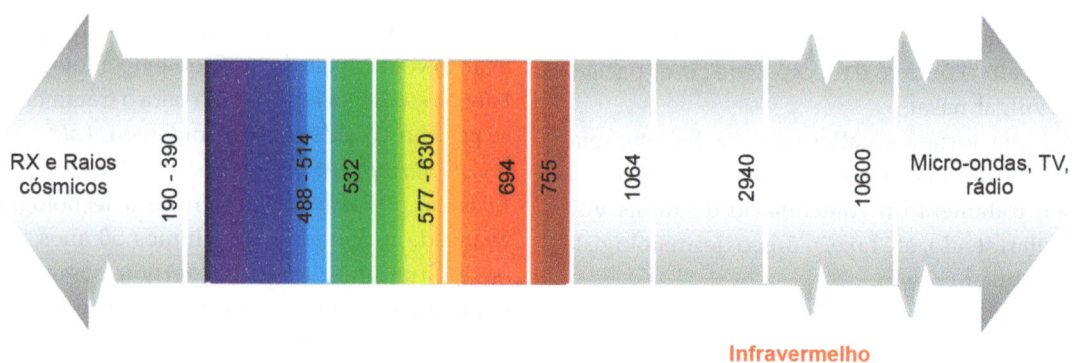

Figura 17.1 Espectro eletromagnético.

A RUV também é produzida por fontes artificiais como: lâmpadas de gás, colunas de vidro ou quartzo contendo moléculas de vapor de mercúrio ou gás xenônio. Tais gases são excitados para emitir raios ultravioleta por meio de colisões constantes com elétrons que se movimentam através de dois eletrodos opostos.

Indicações

A fototerapia é utilizada classicamente para doenças como psoríase, dermatite atópica, vitiligo e linfomas cutâneos de células T. Outras dermatoses que podem beneficiar-se do uso da fototerapia são: eczema seborreico, eczema disidrótico crônico, algumas formas de eczema de contato, síndrome hipereosinofílica, urticária, erupção polimorfa à luz, urticária pigmentosa, esclerodermia, algumas formas de porfiria cutânea, lúpus eritematoso, cicatrizes hipertróficas e queloides, pitiríase rubra pilar, pitiríase liquenoide aguda e crônica, pitiríase rósea, foliculite pruriginosa da gravidez, granuloma anular e alopecia areata.

A fototerapia também é utilizada para o tratamento da hiperbilirrubinemia em bebês ictéricos e transtornos afetivos sazonais. Em ambos os casos, a luz visível é utilizada em vez da radiação UV.

TIPOS DE TECNOLOGIAS E MECANISMOS DE AÇÃO

Introdução

A seguir, serão apresentadas as várias tecnologias atuais disponíveis em nosso meio. Faz-se necessário conhecer, devido à sua grande aplicabilidade prática, a classificação dos diversos fototipos (tipos de pele em relação à cor).

Fototipos de Fitzpatrick

I – Pele muito clara, sempre queima, nunca se bronzeia.
II – Pele clara, sempre queima, às vezes bronzeia.
III – Pele menos clara, algumas vezes queima, às vezes bronzeia.
IV – Pele moreno-clara, raramente queima, sempre bronzeia.
V – Pele moreno-escura, nunca queima e sempre bronzeia.
VI – Pele negra.

Lasers

LASER é um acrômio que significa luz amplificada pela emissão de radiação. Descreve o processo físico pelo qual um *laser* produz luz. Todos os sistemas a *laser* são constituídos da seguinte maneira:

- um meio gasoso, líquido ou sólido que pode ser excitado para a produção de luz;
- uma fonte de energia para excitar o meio (sistema de bombeamento);
- espelhos nas extremidades do *laser*, formando uma cavidade ótica que envolve o meio e delimita o processo de amplificação;
- um sistema de entrega.

A luz do *laser* apresenta várias propriedades, tais como: é monocromática, coerente, colimada e tem alta intensidade. Tais características a diferenciam de outras fontes de luz[4] (Figura 17.2).

Monocromaticidade: refere-se à emissão de apenas um comprimento de onda.

Coerência: descreve as ondas de luz que se propagam em fase, tanto no tempo como no espaço. A coerência permite que o *laser* seja focado em uma ponteira tão estreita quanto o próprio comprimento de onda.

Colimação: refere-se à natureza paralela e sem divergência das ondas de luz coerentes.

Os feixes de luz do *laser* podem percorrer longas distâncias sem perda significativa de intensidade.

Características de *LASER* e Luz

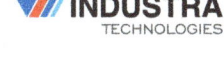

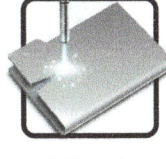 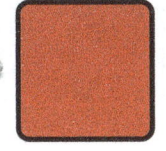 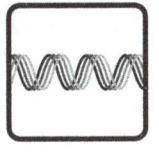

Colimada Monocromática Coerente

 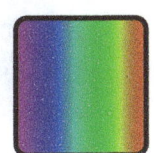 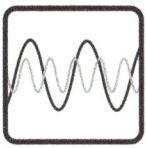

Divergente Amplo Espectro Divergente

LASER   Luz

Figura 17.2 Diferenças entre *laser* e luz. (Cortesia: Industra®)

O *laser* tem vários efeitos no tecido-alvo:

Efeito fototérmico: o alvo é destruído pela formação de calor local;

Efeito fotoquímico: quando ocorre interação com agentes químicos fotossensibilizantes (p. ex., terapia fotodinâmica);

Efeito fotomecânico: ondas fotoacústicas são formadas, causando rápida expansão do tecido e ocasionando sua destruição.

A luz do *laser* interage com a pele de quatro modos principais: reflexão, dispersão, transmissão e absorção. Quando um feixe de luz atinge a superfície da pele, 4% a 7% são refletidos. Os 93% a 96% restantes de luz incidente entram na pele, onde serão dispersados, transmitidos ou absorvidos. A dispersão ocorre quando o feixe de luz é espalhado pelas partículas presentes na pele, fazendo com que haja perda da colimação. Como consequência, o feixe de luz passa a incidir em várias direções, o que limita a profundidade de penetração.

Em geral, o efeito tecidual ocorre somente quando a luz é absorvida. O coeficiente de absorção depende da concentração dos cromóforos (moléculas ou estruturas captantes) presentes. Os três cromóforos principais da pele são: água, oxi-hemoglobina e melanina. Quando a absorção ocorre, o fóton entrega a sua energia ao cromóforo. Uma vez absorvido pelo cromóforo, o fóton deixa de existir e o cromóforo torna-se excitado.

Nas aplicações dermatológicas, a maioria das interações teciduais do *laser* produz calor. À medida que a temperatura se eleva, várias estruturas das células são desnaturadas, incluindo o DNA, RNA e as membranas celulares.

Quanto maior for o tempo de exposição tecidual, maior será a difusão da energia térmica para tecidos vizinhos. Uma vez que a luz do *laser* foi absorvida pelo tecido, a energia é imediatamente convertida em calor. Por meio da condução, o tecido ao redor torna-se aquecido. O processo pelo qual o calor se difunde pelos tecidos vizinhos por meio da condução é denominado de relaxamento térmico. O tempo de relaxamento térmico é definido, para determinada estrutura, como o tempo requerido para o tecido aquecido perder 50% do seu calor, sem que haja dano aos tecidos vizinhos. Essa variável depende do tamanho da partícula-alvo.

Outro conceito de extrema importância no entendimento da cirurgia a *laser* é a teoria da fototermólise seletiva (Anderson e Parrish, 1983).[7] Trata-se de processo de interação de um cromóforo com determinado(s) comprimento(s) de onda(s). Certos cromóforos não serão atingidos por um dado *laser* e o serão por outro. Por exemplo, encontra-se grandes seletividade e especificidade do comprimento de onda de 694 nm com a melanina do pelo, mas não com a água (Figura 17.3).

Lasers para *resurfacing* – ablação, coagulação e fototermólise fracionada

Antes de iniciarmos os mecanismos específicos de cada *laser*, temos que definir alguns termos que se associam à interação tecidual deles em suas ações de fotorrejuvenescimento:

1. *Ablação:* trata-se do corte a *laser*, análogo ao do bisturi. A ablação ou remoção de camadas celulares é conseguida pela vaporização. Os *lasers* de CO_2, Er:YAG,

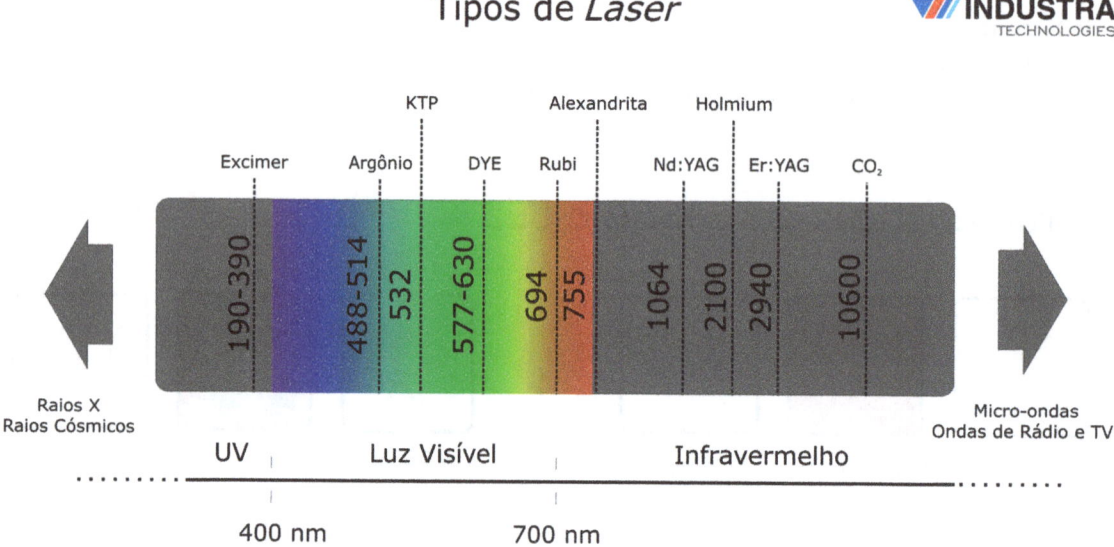

Figura 17.3 Correlações entre os tipos de *laser* e seus respectivos comprimentos de onda. (Cortesia: Industra®.)

hólmio e de excímero apresentam propriedades físicas que produzem ablação. Quanto menor a duração de pulso, menor será o tempo de exposição do tecido ao calor, gerando maior precisão na ablação. A vaporização do tecido tem relação direta com o seu conteúdo de água. Os *lasers* situados na porção infravermelha do espectro eletromagnético e, principalmente, acima de 2.000 nm têm como cromóforo a água. O *laser* de CO_2 (10.600 nm) tem coeficiente de absorção menor que o *laser* Er:YAG 2.940 nm e, portanto, necessita de fluências maiores para alcançar o mesmo potencial ablativo. O *laser* de Er:YAG 2.940 nm causa menor dano térmico adjacente do que o *laser* de CO_2, ou seja, produz lesão térmica adjacente 5 a 10 vezes menor que o *laser* de CO_2. A zona de lesão térmica para o *laser* de CO_2 é de 50 a 100 micra, enquanto é de apenas 5 a 10 micra para o Er:YAG 2.940 nm (Figura 17.4).

2. *Coagulação:* é a necrose coagulativa térmica do tecido. Dependendo do tamanho do *spot* e do comprimento de onda, pode haver coagulação sem ablação. Esse mecanismo é utilizado nos *lasers* não ablativos fracionados: Er:YAG 1.550 nm (Figura 17.5), 1.540 nm, Nd:YAG 1.440 nm e, mais recentemente, o *laser* de Nd:YAP de 1.340 nm e a associação de Er:YAG 1.550 nm com *laser* de fibra de Thulium (1.927 nm). Nesses casos, a coluna de coagulação mantém a epiderme preservada sem haver ablação desta. O *laser* de CO_2 (Figura 17.6) tem ablação e coagulação intrínsecas – isto, ob-

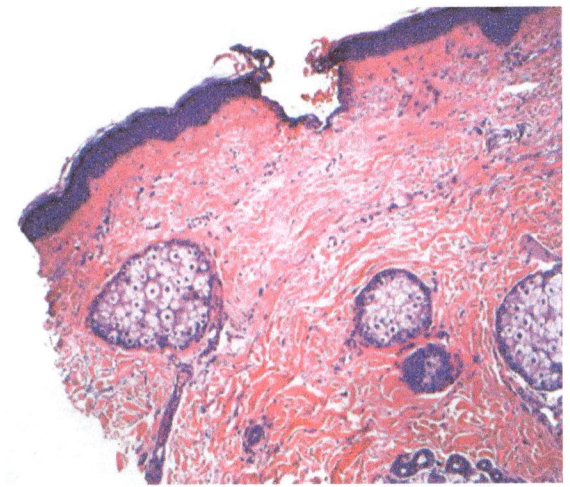
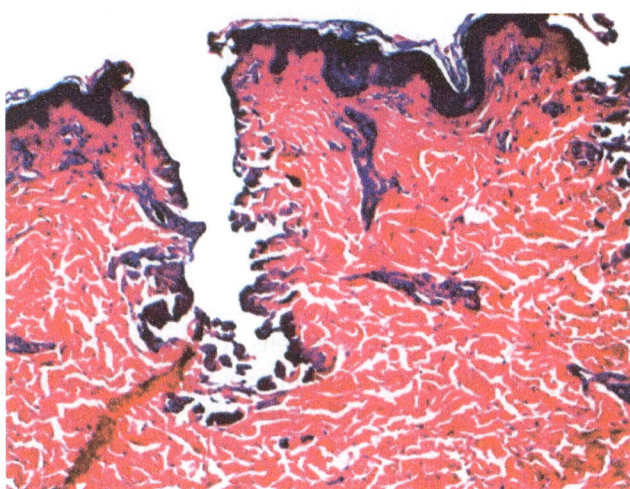

Figura 17.4 Ablação: histologia de pele submetida ao *laser* Er:YAG 2.940 nm fracionado (Joule Sciton). (Cortesia do Dr. Samir Arbache.)

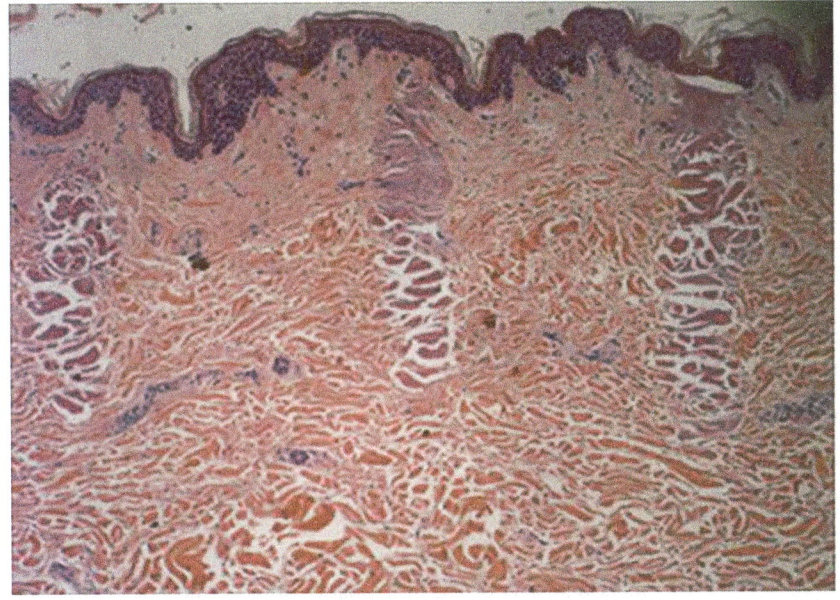
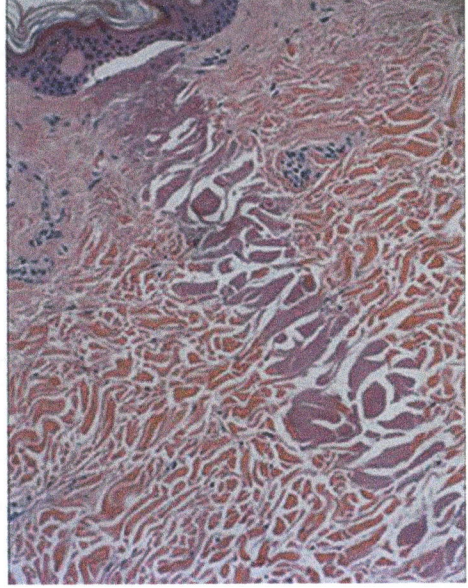

Figura 17.5 Colunas de coagulação: histologia de pele submetida ao *laser* Er:YAG 1.550 nm (FRAXEL 1.550 nm).

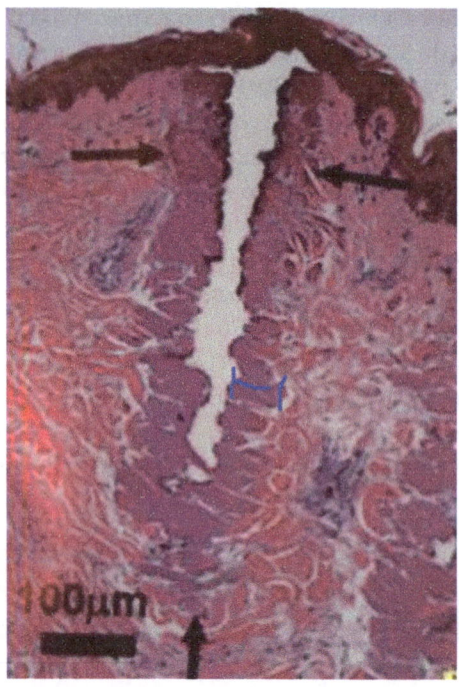

Figura 17.6 Ablação (*setas pretas*) e coagulação (*seta azul*): histologia de pele submetida ao *laser* de CO_2 (10.600 nm) fracionado (ablação e coagulação associadas) Encore FX - Lumenis®.

viamente, traz tanto vantagens como desvantagens, que necessitam ser bem compreendidas para seu uso seguro. Em relação ao Er:YAG 2.940 nm, a coagulação só é conseguida com a superposição de pulsos com intervalo de tempo curto. Assim, o pulso subsequente, mesmo com energia menor que a do primeiro, encontra tecido previamente aquecido e, nesse caso, haverá aumento importante na temperatura no local de impacto, conseguindo-se, assim, a coagulação. A duração maior do pulso também favorece a coagulação tecidual pelo aumento da duração da exposição e consequente aumento da lesão térmica (Quadro 17.1).

Quadro 17.1 Correspondência entre os diferentes tipos de *laser* e suas ações teciduais em pulso único.

Lasers	Ações teciduais de __um pulso__
CO_2 10.600 nm	Ablação *com* coagulação
Er:YAG 1.550 nm	Coagulação *sem* ablação
Er:YAG 1.540 nm	Coagulação *sem* ablação
Nd:YAG 1.440 nm	Coagulação *sem* ablação
Er:YAP 1.340 nm	Coagulação *sem* ablação
Er:YAG 2.940 nm	Ablação *sem* coagulação
YSGG 2.790 nm	Ablação *com* coagulação

3. *Fototermólise fracionada:* apesar dos excelentes resultados conseguidos pelas técnicas ablativas/coagulativas que tratam 100% da superfície cutânea usando *lasers* de CO_2 e Er:YAG 2.940 nm, os efeitos adversos limitam seu uso. Tais inconvenientes são: recuperação prolongada, risco de infecções e cicatrizes inestéticas, limitação quanto às áreas tratadas e maior tendência a alterações pigmentares. Desse modo, evolução notável veio com o surgimento do conceito de fototermólise fracionada para *resurfacing*. Tal conceito foi introduzido por Manstein *et al.*, em 2004.[5]

Fracionar significa tratar determinados pontos, poupando pele ao redor. Isso acelera a cicatrização e diminui todas as complicações da forma não fracionada de tratamento com *lasers* ablativos.

Os primeiros sistemas foram os fracionados não ablativos – Er:YAG 1.550 e Er:YAG 1.540 nm –, que provocam colunas ou zonas de dano microtérmico (MZT) correspondendo, histologicamente, à coagulação da derme e formação de *débris* epidérmicos necróticos (MEND – *microscopic epidermal necrotic debris*). Assim, há tratamento tanto da epiderme como da derme. Cada sessão trata cerca de 20% da superfície cutânea para os sistemas fracionados não ablativos (Figuras 17.7 e 17.8).

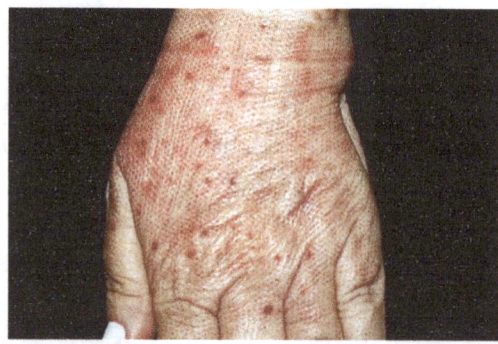

Figura 17.7 *Laser* de CO_2 fracionado: aspecto pós-procedimento. (Cortesia do Dr. Leonardo Neves.)

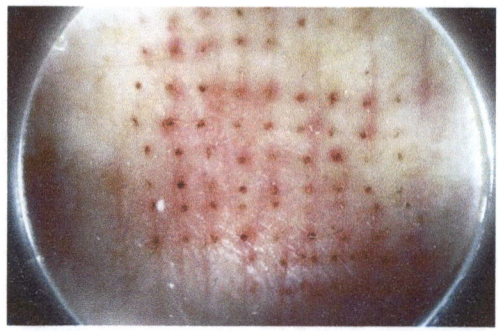

Figura 17.8 Aspecto dermatoscópico de fragmento de pele submetido ao *laser* de CO_2 fracionado: observar ilhas de pele preservadas. (Cortesia do Dr. Leonardo Neves.)

Lasers vasculares

Os *lasers* apresentam bons resultados na abordagem das lesões vasculares. Inúmeros comprimentos de onda são utilizados e devem atingir o principal cromóforo, que é a oxi-hemoglobina. A luz incidida é absorvida e transformada em calor, que lesa o endotélio.

Os picos de absorção são principalmente entre 400 nm e 600 nm e outra faixa, menos absortiva, de 800 nm a 1.100 nm. Os comprimentos de onda mais usados são 577 nm e 585 nm.

Outro fator muito importante é o calibre dos vasos a serem tratados. Os vasos vão de 0,1 µ até alguns milímetros, como no caso de hemangiomas e malformações venosas. Devido à multiplicidade dos parâmetros a considerar, nenhum sistema isolado consegue tratar adequadamente todas as alterações vasculares.

O primeiro sistema que aplicou os princípios da fototermólise seletiva foi o PDL (*laser* de corante pulsado) a 577 nm. Este, logo depois, deu lugar ao PDL de comprimento de onda 585 nm, que é, atualmente, o *laser* de referência para pequenos vasos.

Podem ser utilizados:

- *Laser* de potássio titanil fosfato pulsado variado de luz verde – KTP (532 nm);
- *Laser* de corante (rodamina) pulsado (PDL ou *pulsed dye lasers*) – 585 nm, 590 nm, 595 nm e 600 nm;
- *Laser* Nd:YAG de frequência dobrada (532 nm);
- *Laser* de alexandrita 755 nm de pulso longo;
- *Laser* de diodo 810 nm de pulso longo;
- *Laser* Nd:YAG 1.064 nm de pulso longo (Figuras 17.9 e 17.10);
- IPL (luz intensa pulsada) (Figura 17.11).

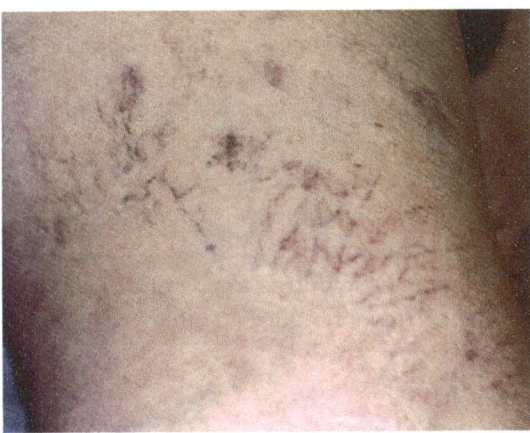 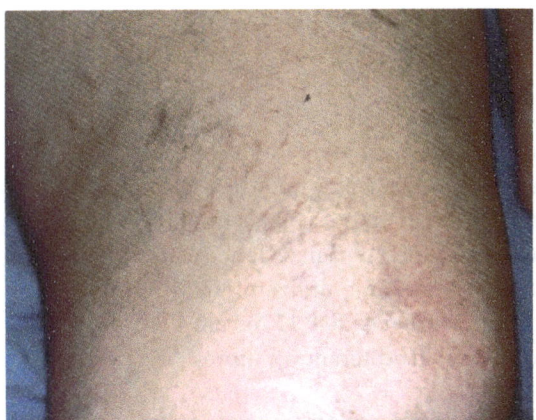

Figura 17.9 Veias aracneiformes de membros inferiores: antes e depois de três sessões de *laser* Nd:YAG 1.064 nm (ClearScan™ – SCITON®).

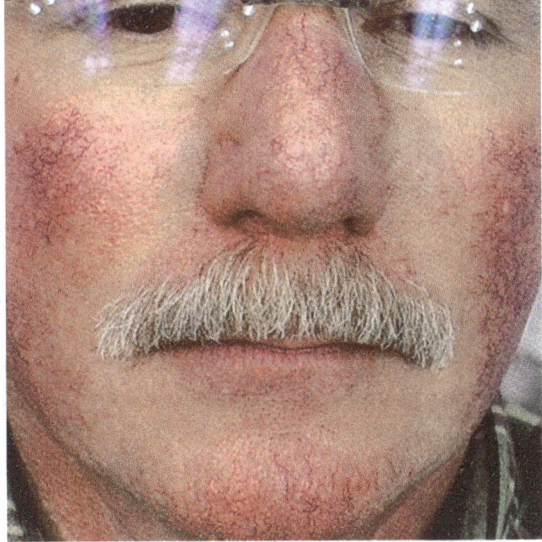 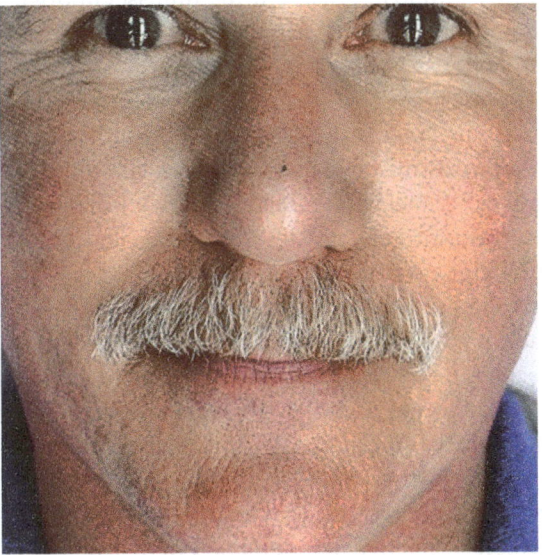

Figura 17.10 Aspectos antes e depois de 3 meses de *laser* Nd:YAG 1.064 nm (ClearScan™ – SCITON®).

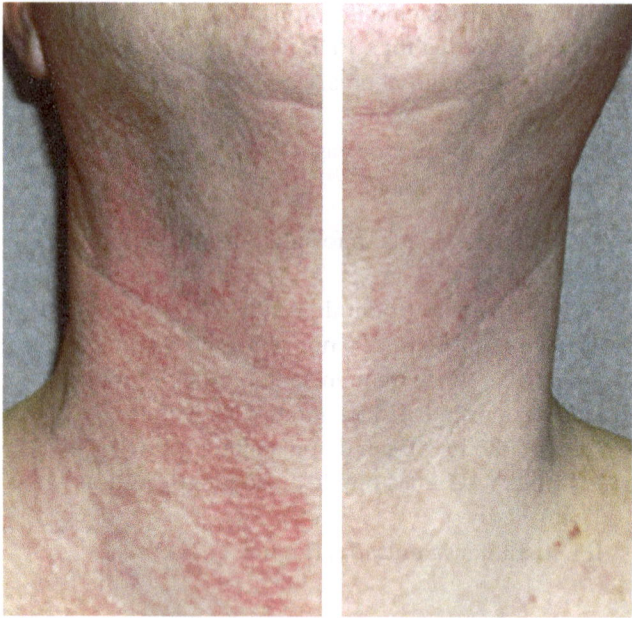

Figura 17.11 Poiquiloderma solar de Civatte: aspectos antes e depois da aplicação de luz intensa pulsada no (BBL™ – SCITON®).

Considera-se o *laser* de corante pulsado (PDL) de comprimento de onda maior que o clássico 585 nm, ou seja, 590 ou 600 nm, como escolha sensata, pois penetra mais e tem duração de pulso mais longa (cerca de 1,5 ms). Hoje existem sistemas que utilizam maior tempo de exposição (pulsos variáveis de 0,15 ms até 40 ms) que permitem tratar vasos de diferentes calibres.

Lasers para pigmento melânico e tatuagem

Goldman,[7] na década de 1960, iniciou uso do *laser* de rubi, 694 nm, pulso longo (não *Q-switched*). Hoje o padrão são sistemas *Q-switched* (mudado em Q) que disparam em ns (nanossegundos), e não em ms (milissegundos), sendo, portanto, 1.000 vezes mais rápidos. Desse modo, apresentam maior seletividade para o pigmento, tornando o seu uso mais eficaz e seguro. O cromóforo-alvo é a melanina do melanossomo, estrutura intracelular que necessita de pulsos menores que 1 ms para sua fototermólise seletiva.[6] A melanina tem absorção de luz muito extensa, indo do ultravioleta até o infravermelho e variando de 250 nm até 1.200 nm.

O mais importante é o diagnóstico correto da lesão a ser tratada por meio do exame clínico complementado pela técnica da dermatoscopia. Lesões pigmentares aparentemente simples podem corresponder a alterações importantes em análise histopatológica criteriosa. Nesses casos, o tratamento de escolha é a exérese.

No caso das alterações pigmentares, os princípios da fototermólise seletiva (Anderson, 1983)[7] são bem aplicados:

1. Comprimento de onda que seja absorvido por alvo específico;
2. Tempo de exposição inferior ou igual ao necessário para o resfriamento das estruturas tratadas (melanossomos e partículas de tatuagem). Tempos de exposição menores que 1 ms são suficientes para se conseguir essa seletividade;
3. Energia suficiente para lesar a estrutura tratada.

Utilizam-se:
a. Lasers *altamente seletivos para pigmentos:*
   • *Laser* de Rubi *Q-switched* 694 nm – pulso de 25 ns a 40 ns;
   • *Laser* de Alexandrita *Q-switched* 755 nm – pulso de 50 ns a 100 ns;
   • *Laser* de Nd:YAG *Q-switched* 1064 nm e 532 nm – pulso de 5 ns a 10 ns.
b. Lasers *de pulso longo (não* Q-switched)*, menos seletivos:*
   Diodo 800 nm e Alexandrita 755 nm; por exemplo. Estes disparam pulsos em milissegundos (ms);
c. Lasers *ablativos sem especificidade para pigmentos:* CO_2 (10.600 nm) e Er:YAG (2.940 nm).
   Por terem a água como cromóforo, removem a estrutura de forma inespecífica, não seletiva.
d. IPL (luz intensa pulsada)
   Utilizado com filtros com comprimento de onda mais baixos (menores que 640 nm).

Luz Intensa Pulsada (IPL)

A luz intensa pulsada difere do *laser* por apresentar características físicas distintas, a saber:

• divergente (raios emitidos em várias direções);
• policromática;
• não coerente.

A luz é emitida em pulsos de intervalos variáveis, permitindo o resfriamento do tecido.

Os efeitos terapêuticos, assim como os *lasers*, baseiam-se na teoria da fototermólise seletiva. Os aparelhos de luz intensa pulsada apresentam filtros que selecionam comprimentos de onda variáveis (p. ex., 560 nm, 590 nm, 640 nm, 695 nm e 755 nm), permitindo o tratamento de alterações específicas da pele.

A luz intensa pulsada é usada no tratamento do fotoenvelhecimento em suas manifestações vasculares, pigmentares (éfelides e melanoses solares) e alterações do colágeno (rugas finas, alterações de textura). Outra indicação é a epilação (Figuras 17.12 a 17.14).

Como apresenta versatilidade, por meio da seleção de vários filtros em uma mesma sessão consegue-se tratar

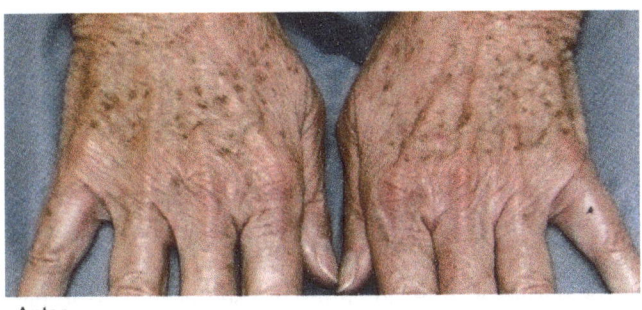
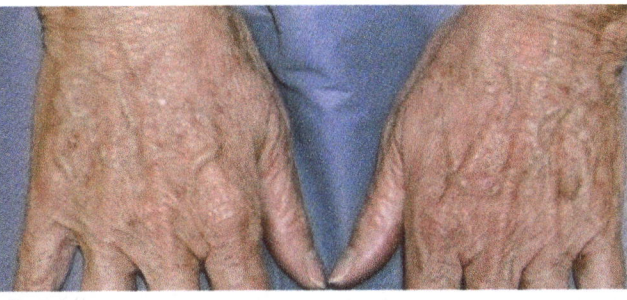

Antes

Depois

Figura 17.12 Melanoses solares: aspectos antes e depois de 4 semanas de uma sessão de luz intensa pulsada. (BBL™ – SCITON®.)

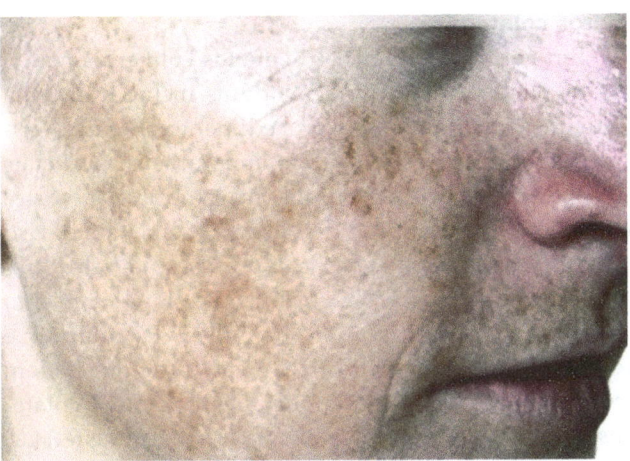
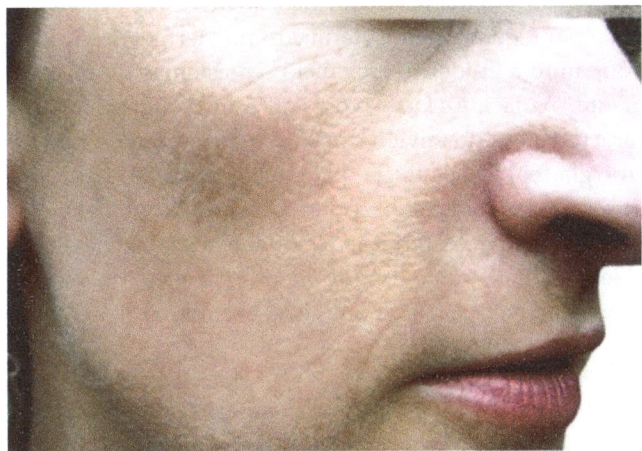

Figura 17.13 Melanoses solares antes e depois de 2 semanas após o segundo tratamento com luz intensa pulsada. (BBL™ – SCITON®.)

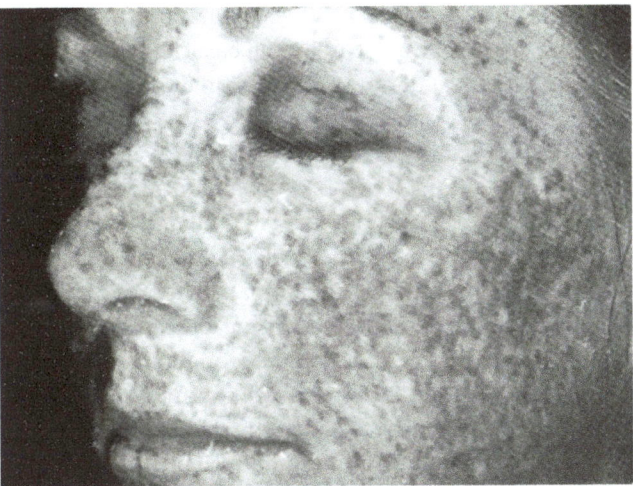
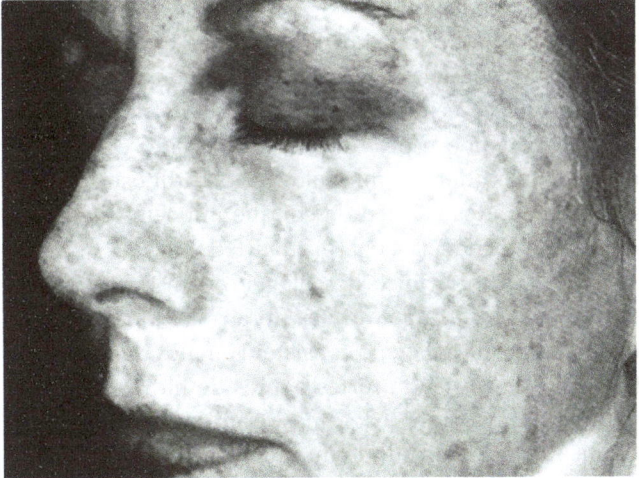

Figura 17.14 Fotografias utilizando filtro UV evidenciando a melhora de lesões pigmentadas da face após o tratamento com IPL. (BBL™ – SCITON®.)

diferentes alterações na pele. Se fôssemos usar os *lasers*, teríamos que usar um para pigmento, outro para vasos e outro para textura. Modernamente, todos os aparelhos têm ponteira de safira e sistemas eficazes de resfriamento epidérmico que garantem maior segurança para o paciente.

Os efeitos adversos mais frequentes são ardor e sensação de queimação, púrpura, bolhas e edema.

As contraindicações são antecedentes de reações adversas à luz, uso de medicamentos fotossensibilizantes e gravidez.

Radiofrequência Não Ablativa

O surgimento da radiofrequência (RF) na dermatologia

Rugas e outros sinais de fotoenvelhecimento estão se tornando cada vez mais prevalentes devido à maior exposição solar, ao uso de medicamentos fototóxicos e às alterações demográficas. Medicamentos tópicos, *lasers*, IPL e cirurgia têm sido usados para reverter os sinais de envelhecimento, mas não conseguem abranger todas as necessidades de tratamento. Estas, associadas à demanda por procedimentos não invasivos e com menor tempo de recuperação, levaram à exploração de modalidades não ablativas.

A radiofrequência (RF) não ablativa foi desenvolvida para gerar efeitos térmicos na derme profunda, poupando a epiderme por meio de sistemas de resfriamento. A flacidez facial/corporal é uma das principais características do envelhecimento e, por muito tempo, a cirurgia foi a única opção para a sua correção. A RF foi introduzida no início do século XXI como tecnologia não *laser* alternativa. A retração tecidual e neocolagênese são objetivos da RF, antes obtida apenas por meio do uso de *lasers* ablativos e *peelings* químicos profundos.

Indicações

Indica-se a RF para flacidez superficial da pele, correção de rítides periorbitárias, tratamento de cicatrizes atróficas, hipertróficas e queloides, rosácea, lesões vasculares e acne.

Mecanismo de ação

A RF produz uma corrente elétrica que, exposta à resistência tecidual, é capaz de gerar energia térmica, levando ao aquecimento dérmico volumétrico. Fatores como o tamanho e profundidade do tecido e suas várias camadas (derme, músculo, tecido adiposo) devem ser considerados na medida em que impõem diferentes graus de impedância à energia da RF.

A retração térmica do colágeno com posterior remodelação e rearranjo de suas fibras é a ação predominante. Fibras de colágeno consistem em fios de tripla hélice proteica contendo fortes pontes de hidrogênio que se deterioram ao longo dos anos. A aplicação de energia térmica à derme profunda durante um período de tempo contrai, comprime e rearranja as fibras colágenas. A temperatura ideal a ser atingida na derme deve ficar entre 57° e 61°C e por tempo necessário para alcançar a ação terapêutica.

Ao contrário dos *lasers* e de luz intensa pulsada, a RF não tem afinidade por um cromóforo específico. Existem vários sistemas com RF: monopolar (profundidade atingida de até 6 mm), unipolar (até 20 mm), bipolar (2 mm de profundidade) e, modernamente, tripolar ou mesmo com seis polos. Menor quantidade de corrente é necessária ao utilizar-se um dispositivo bipolar em relação aos monopolares para atingir o mesmo efeito, pois a corrente passa através de volume tecidual menor.

Anestésicos tópicos podem ser aplicados e mantidos 1 h antes do procedimento. Não se recomenda o uso de anestésicos infiltrativos, que poderiam influenciar na impedância do tecido, nem tampouco o bloqueio de feixes nervosos, que, ao eliminar a sensação de dor, não alertaria o médico para eventual queimadura durante o procedimento. Para a sua aplicação, o uso de analgésicos comuns é benéfico.

Efeitos colaterais

Em geral, a incidência de efeitos colaterais com o uso da RF é baixa. Os mais comuns incluem eritema e edema transitórios pós-procedimento. Pápulas eritematosas persistentes ou queimaduras superficiais são eventos raros e atribuídos, na maioria das vezes, ao contato interrompido do eletrodo com a pele. Uso excessivo da RF pode causar depressões na pele. Subcisão e transferência de gordura autóloga têm sido utilizadas para corrigir tais defeitos. Vesiculações e dormência sobre o território do nervo auricular podem ocorrer e melhoram espontaneamente. Efeitos colaterais mais raros incluem cefaleia, cicatrizes inestéticas, lipoatrofia e queimaduras.[7]

Terapia Fotodinâmica (TFD)

Uma variedade de condições cutâneas malignas e pré-malignas, incluindo carcinoma basocelular, ceratoses actínicas e doença de Bowen, tem sido efetivamente tratada com terapia fotodinâmica.

O ácido 5-aminolevulínico (ALA) e o seu derivado metilaminolevulinato (MAL) são alguns dos fotossensibilizantes tópicos usados na TFD. Quando aplicados, são seletivamente absorvidos pelas células neoplásicas e convertidos em uma porfirina fotoativa: a protoporfirina IX. Após a iluminação do tecido sensibilizado com fonte de luz de comprimento de onda adequado, as porfirinas fotoativas são excitadas e produzem grande quantidade de energia. Essa energia é, então, transferida para as moléculas de oxigênio, resultando na formação de espécies reativas de oxigênio, especialmente oxigênio *singlet*, que, por serem citotóxicas, causam a destruição dos tecidos doentes[8] (Figura 17.15).

A protoporfirina IX é metabolizada em heme, sendo inativada em 24 h a 48 h.

Os efeitos adversos mais comuns são reações fototóxicas localizadas, como sensação de queimação e eritema durante o tratamento, que persistem por 7 ou mais dias. Alterações pigmentares são raras e, quando ocorrem,

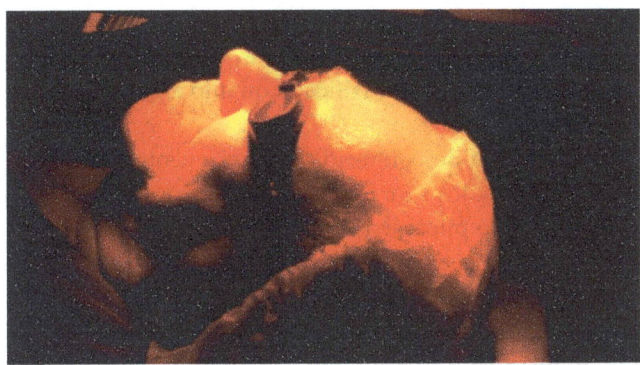

Figura 17.15 Irradiação da face com luz visível após incubação com ácido 5-aminolevulínico. (Cortesia do Dr. Leonardo Neves.)

apresentam curta duração. Outras reações são bastante incomuns.

A aplicação de anestésicos tópicos, antes da irradiação, não deve ser feita, uma vez que o pH ácido dos anestésicos pode inativar quimicamente os fotossensibilizantes. Em geral, a terapia fotodinâmica é bem tolerada e, em alguns casos, a dor pode ser aliviada pelo uso de analgésicos orais, administrados 1 h antes do procedimento.

Embora a cirurgia continue sendo o padrão no tratamento do carcinoma basocelular, a terapia fotodinâmica é alternativa eficaz para aqueles pacientes com inúmeras lesões, com lesões inoperáveis ou quando a cirurgia causará grande dano estético. Outra indicação é para os pacientes sem condições clínicas de se submeterem a procedimentos cirúrgicos (idosos, presença de marca-passo, distúrbios da coagulação). As indicações atuais são: carcinomas basocelulares nodulares até 2 mm de profundidade, carcinomas basocelulares extensivos superficiais, doença de Bowen e ceratose actínica não hipertrófica, eritroplasia de Queyrat e queilite actínica (Figuras 17.16 e 17.17).

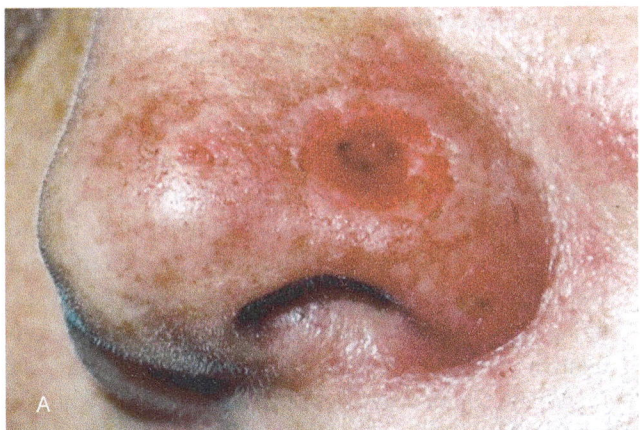
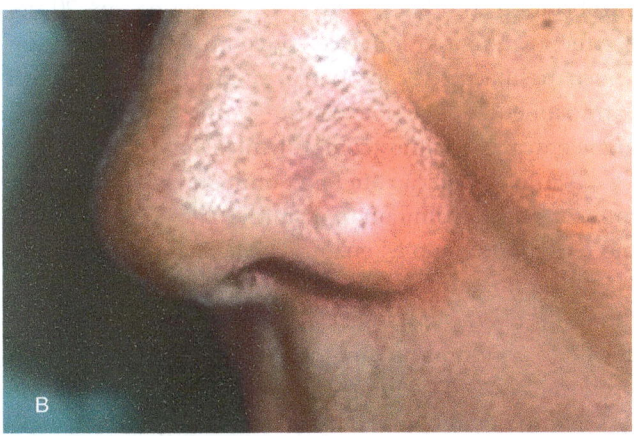

Figura 17.16 A, Carcinoma basocelular nodular na asa nasal esquerda. Aspecto após curetagem (preparo da lesão para terapia fotodinâmica). **B**, Aspecto 6 meses após terapia fotodinâmica. (Cortesia do Dr. Leonardo Neves.)

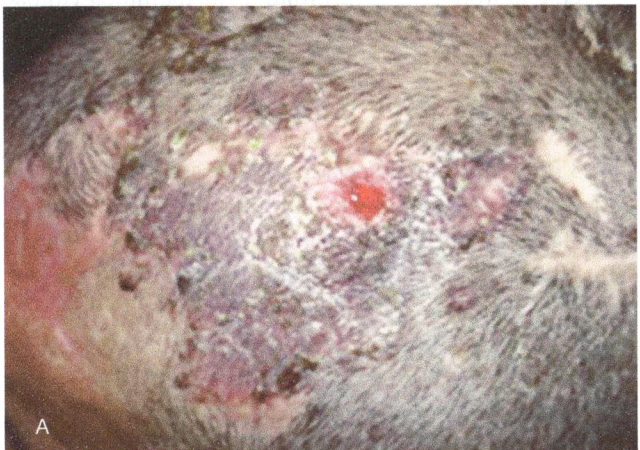
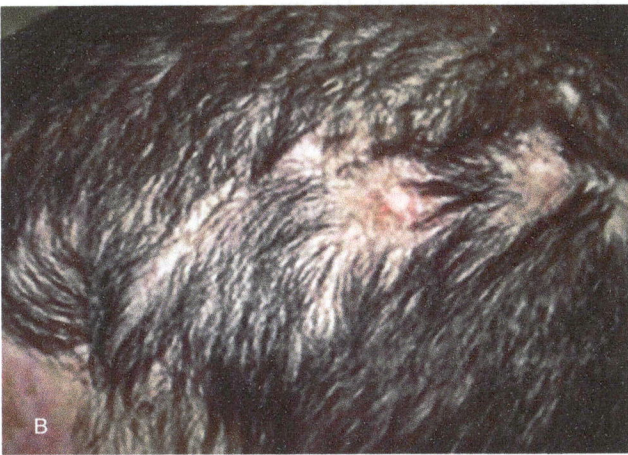

Figura 17.17 A, Crostas melicéricas: aspecto 1 semana após a segunda sessão de terapia fotodinâmica. **B**, Observar ausência de prejuízo da repilação nas áreas tratadas do couro cabeludo. (Cortesia da Dra. Daniela Rezende Neves.)

Luzes de Baixa Potência (LBP) – LED e *Lasers* de Baixa Potência

A terapia com luzes de baixa potência (LBP) tem sido amplamente utilizada em inúmeras áreas biomédicas, com objetivo de modular a resposta inflamatória e acelerar o processo de reparo tecidual.

Estas são classificadas como de "alta potência" e de "baixa potência". As primeiras são destinadas à remoção, ao corte e à coagulação de tecidos – por meio de vaporização –, enquanto as de baixa potência são utilizadas em processos de reparação tecidual não térmica.

São usados *lasers* e luzes não coerentes de baixa potência (em mW) que geram reações fotoquímicas conhecidas como fotobioestimulação ou fotomodulação. Sendo consideradas reações que independem da geração de calor, constituem a base da fototerapia moderna. Desse modo, não emprega a teoria da fototermólise seletiva. Constituem a forma mais branda de tratamento não ablativo.

Os LED (luzes emitidas por diodo) emitem luz de alto brilho e com baixo consumo de energia, até 20 vezes menor que a iluminação convencional. Apresentam pouca dissipação de calor para o ambiente. Têm vida útil extremamente longa, baixo custo de manutenção e uma gama enorme de cores (comprimentos de ondas).

A fotomodulação atua predominantemente sobre as mitocôndrias, estimulando a síntese de ATP e, ao mesmo tempo, inibindo as enzimas colagenase e gelatinase. Há, portanto, aumento da síntese proteica. Parece que o modo de liberação de energia pulsado em comparação ao modo contínuo favorece maior estimulação por não provocar exaustão celular.

Normalmente, trabalha-se com comprimentos de onda de 405 nm (azul) a 940 nm (infravermelho). São realizadas sessões semanais e é indolor. Utilizam-se:

- Luz ultravioleta entre 320 nm e 360 nm;
- Luz azul com pico de 415 nm;
- Luz vermelha com pico de 660 nm;
- Luz infravermelha, acima de 760 nm.

Outro uso importante do LED é na *terapia fotodinâmica* (TFD). Para tanto, utiliza-se luz azul ou vermelha, dependendo do fotossensibilizante empregado. São tratados ceratose actínica, doença de Bowen, carcinomas basocelulares sólidos de até 2 mm e extensivo superficial, hidradenite supurativa. Pode ser também utilizado na quimioprevenção de neoplasias epiteliais.

Indicações

Acne vulgar. A acne vulgar é uma das dermatoses mais frequentes na prática dermatológica. Acomete 70% a 95% dos adolescentes e adultos jovens. Traz transtornos funcionais e estéticos consideráveis, e 10% podem evoluir para lesões císticas e cicatrizes atróficas, hipertróficas e queloidianas. É classificada quanto à gravidade em graus I a IV.

Tem causa desconhecida, mas os eventos fisiopatológicos imputados são: hiperqueratinização com obstrução do folículo pilossebáceo, alterações hormonais sistêmicas e/ou locais, alteração da flora bacteriana e fatores imunológicos e inflamatórios.[9]

Acne ativa. O tratamento tópico e/ou oral é o de primeira escolha, mas não será tema deste capítulo. Procedimentos adjuvantes ambulatoriais têm seu lugar. *Peelings* químicos e/ou físicos, crioterapia (CO_2 e N_2), extração de comedos abertos e fechados, fototerapia com radiação UV e infiltração intralesional de corticoides sempre foram usados. Novas abordagens vieram complementar a terapêutica da doença ativa – *Terapia fotodinâmica e Fototerapia com luzes de baixa potência (LED)*.

1. *Terapia fotodinâmica na acne (TFD)* – Emprega um fotossensibilizante, uma fonte de luz que o ativa e, em presença de O_2, há destruição do alvo. A substância deve ser mais seletiva em relação aos alvos, além de poupar a pele adjacente. Na acne, ocorre acúmulo natural de protoporfirina IX (PpIX) e coproporfirina III, produzidas pelo *Propionibacterium acnes*, e essas substâncias são fotorreativas às luzes azul e/ou vermelha. Há melhora nos casos de acne por ação anti-inflamatória e antibacteriana.[9] Ocorre, nos casos mais avançados, diminuição relativa de protoporfirina IX (PpIX), produzida pelo *Propionibacterium acnes*, devido à colonização de outros agentes bacterianos, e, portanto, observa-se menor eficácia com uso isolado da luz. Nesses casos, utiliza-se a aplicação exógena de substâncias precursoras da protoporfirina IX (PpIX) – o ALA, o ácido 5-aminolevulínico, agente hidrofílico e o cloridrato de metilaminolevulinato (MAL), agente lipofílico.[11] Utilizam-se luzes contínuas azuis ou vermelhas ou aparelhos de luz intensa pulsada com filtro de corte de 420 nm para o ALA e 630 nm para o MAL. Há estudos com *lasers* de diodo, na faixa de 803 nm a 810 nm, associados ao fotossensibilizante indocianina verde. Como a glândula sebácea situa-se cerca de 2 mm da superfície da pele, é necessário comprimento de onda longo o suficiente para maior penetração e ocorrência da reação fotodinâmica. Há dano direto da glândula sebácea, com diminuição de sua secreção e da hiperceratose folicular. As principais indicações são:
   - Relacionadas com a isotretinoína oral: mulheres que desejem engravidar, insucesso terapêutico e contraindicação para seu uso (dislipidemia e hepatopatias);

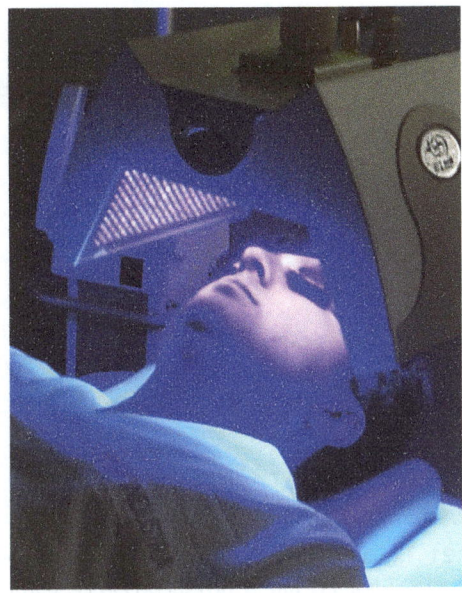

Figura 17.18 Tratamento de acne com LED (luz azul – 405 nm). (Cortesia: Industra®.)

– Resistência múltipla a antibióticos:
– Pacientes que almejam fotorrejuvenescimento concomitante.

Há diminuição da oleosidade, fechamento parcial dos poros e melhora da textura cutânea. Duas a quatro sessões são normalmente necessárias (Figura 17.18). Quando se usa o MAL na TFD, a luz intensa pulsada utilizada é a vermelha (630 nm) a 25 mW/cm² e 15 J/cm². Esse protocolo tem eficácia similar ao uso da isotretinoína oral. Ressalte-se que não se conseguem os mesmos resultados para a acne comedoniana. A duração do efeito da TFD pode estender-se pelos 6 meses seguintes.[12]

2. *Luzes de baixa potência (LBP)* – Normalmente, utiliza-se LED (luz emitida por diodo) de cores azul (415 nm) e vermelha (630 nm), além da infravermelha (acima de 760 nm). São realizadas sessões semanais e é indolor. A combinação das luzes azul (415 nm) e vermelha (660 nm) é tão eficaz quanto a clindamicina tópica para o tratamento da acne leve a moderada. A luz azul parece melhorar a rosácea e a seborreia. A luz vermelha penetra mais profundamente que a azul, mas necessita de energias maiores para alcançar o efeito antibacteriano desejável. Como regra, a acne papulopustulosa (graus II e III) tem melhor resposta terapêutica que a acne comedoniana (grau I).

Hidradenite supurativa

Há relatos de melhora dessa dermatose crônica com ALA/TFD e terapia de contato curto (1 h de incubação) e luz azul intensa. São necessárias duas a quatro sessões semanais para melhor controle. Remissão média foi de 4 meses nos casos estudados.

Doenças vasculares

A aplicação dos princípios da fototermólise seletiva, resfriadores epidérmicos nos aparelhos de IPL e *lasers* que empregam pulsos de maior duração diminui a ocorrência de púrpura e/ou alterações pigmentares. Desse modo, aumentam-se a eficácia e a segurança do tratamento.

1. *Manchas em vinho do Porto (MVP):* constituem malformações vasculares compostas de vasos ectasiados nas dermes papilar e reticular e que tendem a crescer em tamanho e volume. Em 65% dos pacientes são nodulares ou hipertróficas. São mais eficazes: *lasers* de corante pulsado a 585 nm, com maior duração de pulso.
2. *Hemangiomas infantis:* tipo mais comum (3%) de tumores nos recém-nascidos. O tratamento dos casos nos primeiros 12 meses de vida, fase proliferativa, é ainda controverso. Da mesma maneira, os hemangiomas que apresentam componentes mais profundos constituem contraindicação relativa para uso de *lasers*.
3. *Rosácea:* o componente vascular da rosácea pode ser tratado pelos *lasers* de corante pulsado (PDL) = 585 nm, 590 nm, 595 nm e 600 nm, de pulso longo (até 40 ms) e pelo *laser* de potássio titanil fosfato pulsado variado de luz verde – KTP (532 nm). Ambos apresentam menor incidência de púrpura e são seguros para pessoas de pele clara (fototipos I a III).

Utiliza-se também a IPL (luz intensa pulsada), escolha mais versátil e de menor custo que os PDL ou *laser* KTP. São necessárias mais sessões para se conseguir o mesmo resultado, mas tratam melhor tanto o eritema difuso da face como as alterações pigmentares do fotoenvelhecimento (Figura 17.19).

4. *Veias aracneiformes nos membros inferiores:* a escleroterapia ainda é considerada tratamento padrão para essa desor-

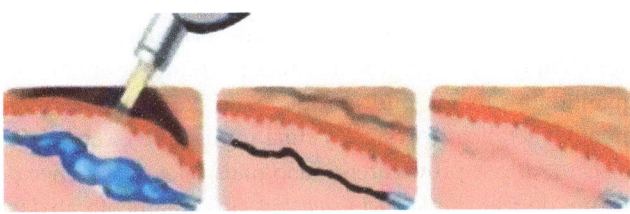

Figura 17.19 *Laser* nas doenças vasculares: durante o tratamento, o *laser* penetra na pele e é absorvido pelos vasos sanguíneos. Imediatamente após o procedimento, há elevação considerável da temperatura nos vasos, ocasionando sua ruptura. Após o tratamento, ocorre absorção dos vasos lesionados, com desaparecimento quase completo das estruturas vasculares tratadas. (Cortesia: Lumenis®.)

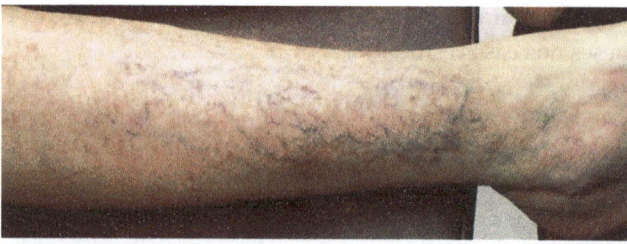
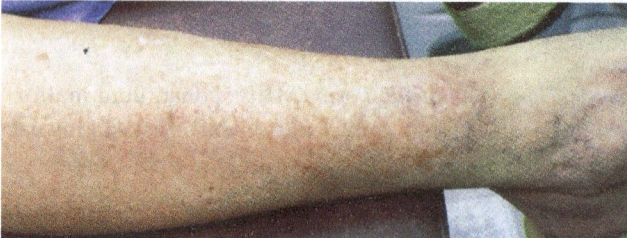

Figura 17.20 Veias aracneiformes de membro inferior: aspectos antes e depois de 3 meses de uma sessão de *laser* Nd:YAG 1.064 nm (ClearScan™ – SCITON®).

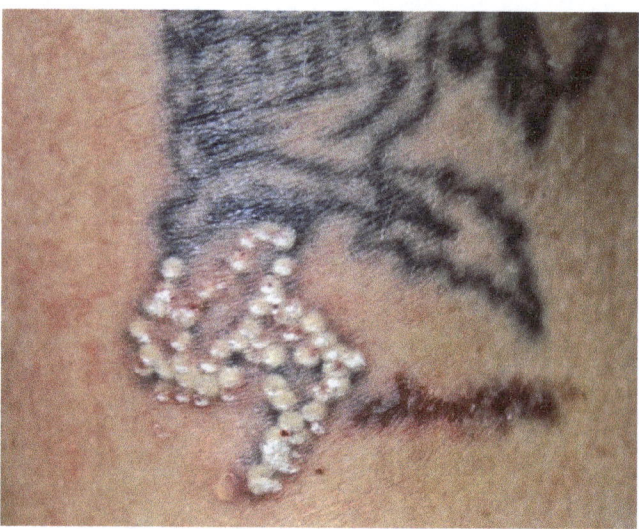

Figura 17.21 Tatuagem: aspecto imediatamente após uso do *laser* Nd:YAG *Q-switched* 532 nm. (Cortesia do Dr. Leonardo Neves.)

dem. Deve-se ressaltar que as veias perfurantes incompetentes e veias reticulares têm que ser tratadas cirurgicamente antes das sessões de *laser*. Desse modo, exame completo de todo o sistema vascular precisa ser feito antes de propor o tratamento com *laser*. São utilizados:[13]

- *Laser* de alexandrita 755 nm de pulso longo;
- *Laser* de diodo 810 nm de pulso longo;
- *Laser* Nd:YAG 1.064 nm de pulso longo (Figura 17.20);
- *Laser*s de diodo a 940 nm e 980 nm por meio do uso de fibras ópticas (*endolaser*).

5. *Outras lesões vasculares:* angioma rubi, telangiectasias de baixo fluxo, lagos venosos, angioqueratomas e sarcoma de Kaposi.

Alterações pigmentares

Tatuagens. Podem ser classificadas em amadoras e profissionais. Tal diferenciação faz-se necessária por serem as primeiras mais fáceis de tratar. As tatuagens profissionais apresentam pigmentos mais profundos e em maior quantidade, maior multiplicidade de cores e mais elementos metálicos. A escolha atual recai sobre os sistemas *Q-switched*, por provocarem dano mais seletivo. Os mecanismos de ação dos *laser*s *Q-switched* são a fragmentação das partículas, gerando fagocitose, eliminação transepidérmica, *clearance* linfático e alterações físico-químicas diretas.

As opções são os *laser*s *Q-switched*:

- Ruby (694 nm);
- Alexandrita (755 nm);
- Nd:YAG (1.064/532 nm) (Figura 17.21).

Como o tempo de relaxamento térmico do melanossomo é de 50 a 100 nanossegundos (ns), os *laser*s ideais são aqueles que operam com duração de pulso menor que 1 milissegundo (ms). O comprimento de onda, considerando-se a mesma energia, produz dano térmico em diferentes profundidades. Assim, os *laser*s de comprimento de onda de 532 nm atingem pigmentos epidérmicos; os de 694 nm e 755 nm atingem tanto os epidérmicos como os dérmicos. Os *laser*s a 1.064 nm atingem pigmentos dérmicos mais profundos. Quanto maior o comprimento de onda, mais seguro é o tratamento dos pacientes com fototipos mais altos (acima de III).

Parece que o *laser* de rubi tem desempenho melhor que o do Nd:YAG, e este melhor que o da alexandrita. Por outro lado, as complicações pigmentares ocorrem mais com o *laser* de rubi em modo *Q-switched* e quase não ocorrem no *laser* Nd:YAG.

Os casos mais difíceis são os das tatuagens profissionais, localizadas nas extremidades, com múltiplos pigmentos e com pigmentos de cor clara (Quadro 17.2).

Quadro 17.2 Cores da tatuagem e os respectivos comprimentos de onda ideais

Cores	Comprimento de onda ideal
Amarela	532 nm
Vermelha	532 nm
Preta	1.064 nm
Azul	1.064 nm
Verde	1.064 nm

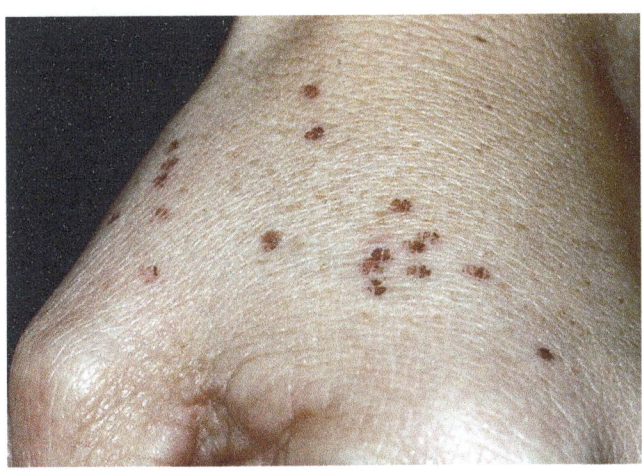

Figura 17.22 Melanoses solares: aspecto 2 dias após tratamento de melanoses solares com *laser* de Nd:YAG *Q-switched* 532 nm. (Cortesia do Dr. Leonardo Neves.)

Lesões epidérmicas pigmentadas

– *Efélides, melanoses, lentigos solares, ceratose seborreica pigmentada plana:* indicam-se *lasers Q-switched*, preferencialmente os de rubi e alexandrita, por causarem menor incidência de púrpura (Figura 17.22). O risco de hipocromia pós-tratamento é maior com o *laser* de rubi que com o de alexandrita, ambos no modo *Q-swicthed*.

– *Melasma:* resultados insatisfatórios com a maioria dos sistemas atuais. Seu componente superficial pode responder apenas parcial e temporariamente aos *lasers* e IPL. Há aprovação da FDA para uso do *laser* não ablativo de Er:YAG 1550 nm, mas apenas deve ser tentado em casos graves e refratários a outros tratamentos.

– *Nevos melanocíticos adquiridos:* o tratamento padrão ainda é a exérese total com exame anatomopatológico. O uso de *lasers* é controverso. Pacientes com história familiar de melanoma e nevos atípicos não são candidatos para esse tratamento.

– *Manchas café com leite:* resposta favorável mas temporária. Espera-se recidiva de cerca de 50% dos casos.

– *Nevo spilus:* resposta imprevisível ao *laser* – parcial e com tendência a recidiva. *Lasers* em *Q-switched* são os preferidos.

– *Nevos de Ito e Oto: lasers Q-switched* são o tratamento de escolha. Várias sessões são necessárias.

– *Nevo de Becker:* por se tratar de melanodermia profunda, dérmica, consegue-se somente clareamento superficial. Pode-se associar *lasers* de pulso longo para a epilação e acesso ao pigmento mais profundo. Raramente se obtêm resultados compensadores. Constitui a principal indicação para *laser* Nd:YAG 1.064 nm em modo *Q-switched*.

– *Hiperpigmentação infraorbitária ("olheiras"):* trata-se do aumento tanto da pigmentação dérmica quanto da vascularização local. Pode-se usar os *lasers Q-switched* (Nd:YAG 1.064 nm) para o componente pigmentar, mas a IPL oferece maior abrangência por tratar concomitantemente o componente vascular.

– *Hiperpigmentação induzida por medicamentos:* minociclina, amiodarona, ferro (injeção). Melhor indicação para *laser* Nd:YAG 1.064 nm em modo *Q-switched* e, alternativamente, a IPL.

– *Hiperpigmentação pós-inflamatória:* resultados insatisfatórios talvez porque os sistemas atuais consigam apenas tratar a melanina intracelular (melanossomos), e não o pigmento disperso na derme situado nos melanófagos.

– *Nevo azul:* também indicação para *laser* Nd:YAG 1.064 nm em modo *Q-switched*. Deve-se ressaltar a importância da confirmação histológica prévia. Como regra geral, nunca tratar lesões pigmentares sem a correta definição diagnóstica fornecida pelo exame anatomopatológico.

Oncologia cutânea

Os *lasers* ablativos podem ser usados em modo contínuo (CW) como instrumento para exérese de lesões benignas ou malignas. Funcionam como um bisturi a *laser*.

Até o momento não se conseguiu detectar um cromóforo específico para determinada linhagem tumoral para fazer valer os princípios da fototermólise seletiva. Assim, não se tem, por exemplo, um *laser* para sarcomas, outro para carcinomas etc.

A melhor abordagem atual para as lesões pré-tumorais (ceratoses actínicas) e para alguns tipos tumorais é a TFD.

O uso sistêmico de fotossensibilizantes, embora eficaz, tem limitações quanto à possibilidade de fotossensibilização demorada (semanas a meses).

Em 1986, demonstrou-se o sucesso do uso do ALA e irradiação de luz vermelha para tratamento de carcinomas basocelulares superficiais, ceratoses actínicas e carcinomas espinocelulares.

No final de 1990, o MAL, um derivado mais lipofílico do ALA, foi introduzido e mostrou maior penetração e especificidade para as células tumorais. O MAL é metabolizado em ALA.

Utiliza-se hoje o ALA em solução hidroalcoólica a 20% em bastão (Levulan Kerastick®, Dusa Phamaceuticals, Inc, EUA) e o MAL em creme (Metvix®). Os protocolos para tratamento da ceratose actínica incluem tempo de incubação de 14 a 18 h para o ALA e 3 h, sob oclusão, para o MAL. Os resultados para os carcinomas basocelulares (CBC) são melhores nos tumores menores que 2 mm

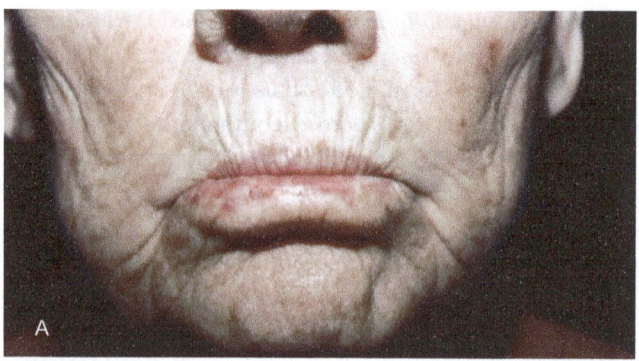
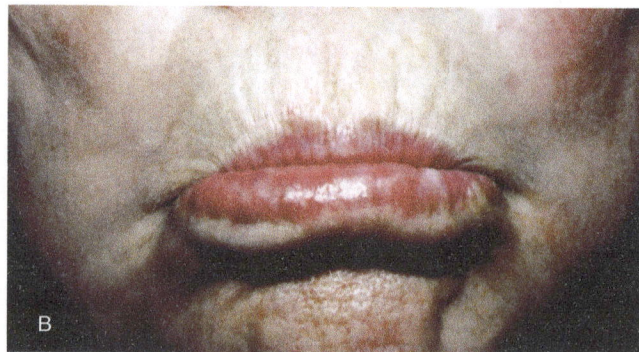

Figura 17.23 *Laser* de CO_2 no tratamento da queilite actínica: aspectos antes (**A**) e após o procedimento (**B**). (Cortesia do Dr. Leonardo Neves.)

e no CBC superficial por terem estroma menos fibroso e, portanto, ocorrer maior penetração do medicamento. Parece que o MAL apresenta maior seletividade tanto para as células atípicas das ceratoses actínicas como para as células dos carcinomas basocelulares.

Lasers de CO_2 ultrapulsado com ponteiras colimadas ou o *laser* de Er:YAG 2.940 nm podem ser empregados para exérese de lesões tumorais. No entanto, são pouco usados devido ao seu alto custo. Utilizam-se esses sistemas, em modo de *resurfacing*, para tratamento de queilite actínica (Figura 17.23).

Linfoma cutâneo de células T (micose fungoide)

Por meio de apoptose seletiva de linfócitos T, a UVB é capaz de tratar inúmeras dermatoses em que os LT exercem papel importante, tais como líquen plano oral erosivo, psoríase em placas, alopecia areata, vitiligo e outras.[14]

O mecanismo de ação da UVB banda estreita e das UVB superseletivas não é apenas estimular a produção de melanina ou o aumento quantitativo dos melanócitos, mas inibir a migração de linfócitos T, reduzir o número das células de Langherans e a quantidade de TGF-alfa, TNF-alfa e interleucina-8, elementos esses ligados à produção da resposta inflamatória. Assim, têm efeitos anti-inflamatórios, antiproliferativos e imunossupressores.

As radiações UVB, principalmente as de banda estreita (311 nm a 313 nm) e as UVB superseletivas (XeCl *laser* excímero a 308 nm), são usadas atualmente. Esse *laser*, ao contrário da UVB de banda larga ou estreita, por apresentar pulsos ultracurtos (nanossegundos) penetra profundamente na pele (Figuras 17.24 e 17.25).

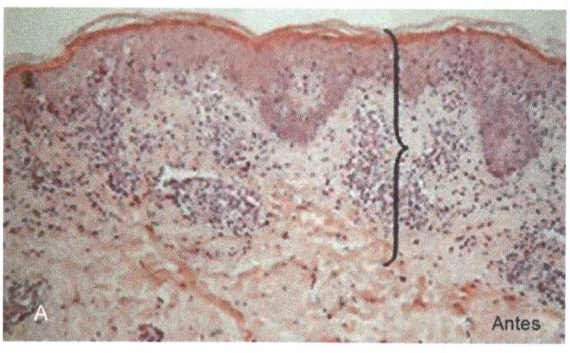
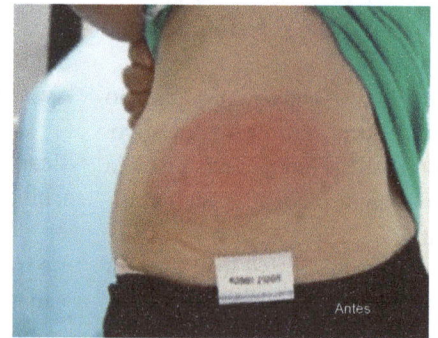
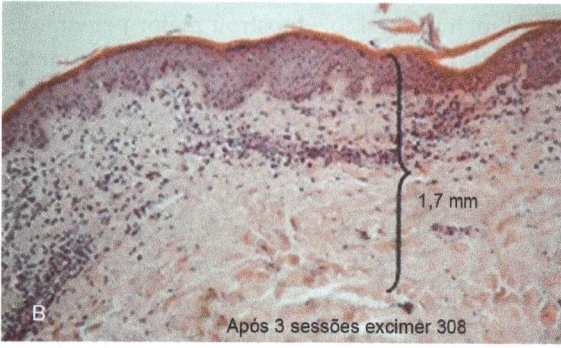
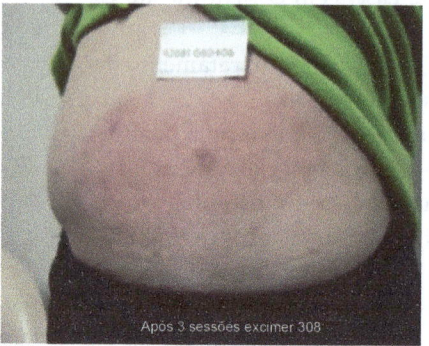

Figura 17.24 Micose fungoide: penetração do *laser* excímero 308 nm X-TRAC®. Aspecto antes (**A**) e depois do tratamento (**B**). (Cortesia do Dr. Samir Arbache.)

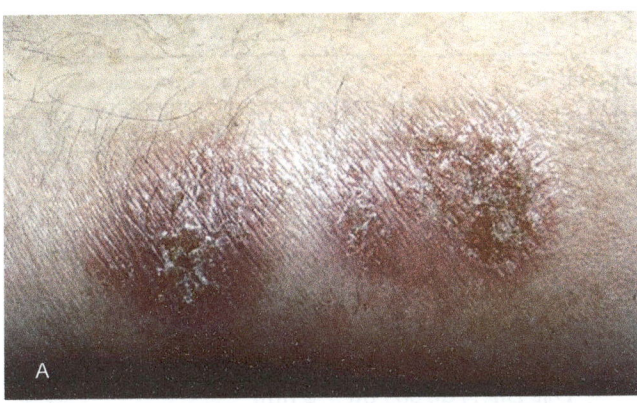 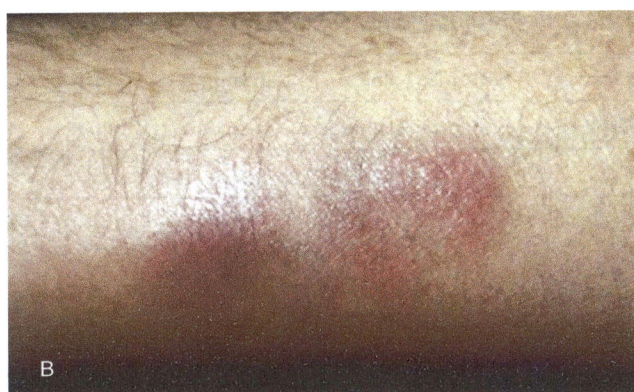

Figura 17.25 Micose fungoide (linfoma cutâneo de células T). Aspectos antes (**A**) e depois do tratamento (**B**) com *laser* exímero 308 nm X-TRAC®. (Cortesia do Dr. Samir Arbache.)

Os raios UVB de banda estreita causam menos eritema do que os de banda larga, provocando menos efeitos colaterais, como queimaduras e hipercromias. Assim, mesmo utilizando doses maiores por sessão de UVB banda estreita, a dose total de UVB será menor do que quando são utilizadas as cabines de UVB. Outra vantagem é poder ser utilizado em crianças, gestantes, e não haver a necessidade de ingestão prévia de psoralenos como na PUVA. As sessões variam de 1 a 3 vezes por semana.

Cicatrizes inestéticas

Na cicatriz normal, há equilíbrio entre a síntese de colágeno e sua degradação. Quando esse equilíbrio é rompido, ocorre cicatrização anormal.

Surgem como resultado de acne, queimaduras, cirurgias, trauma e doenças cutâneas destrutivas (lúpus eritematoso, micoses profundas, pioderma gangrenoso, tuberculose cutânea) etc.

Podem ser classificadas:

- *quanto à espessura:* atróficas, hipertróficas e queloidianas;
- *quanto à cor:* hipocrômicas, acrômicas e hipercrômicas.

Cicatrizes atróficas

O tratamento das cicatrizes atróficas leves a moderadas assemelha-se ao das *estrias distensae* (ver descrição adiante) (Figura 17.26).

Cicatrizes hipertróficas (CH) e queloidianas (CQ)

Não é fácil distinguir um tipo de cicatriz de outro, nem clínica, nem histologicamente. O Quadro 17.3 apresenta um resumo das principais diferenças entre os dois tipos de cicatrizes.

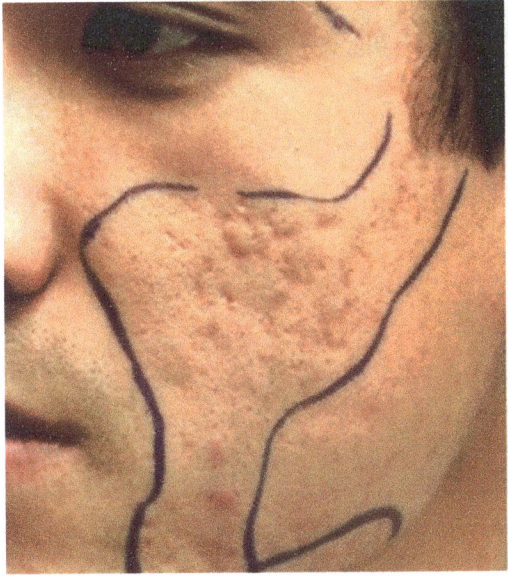 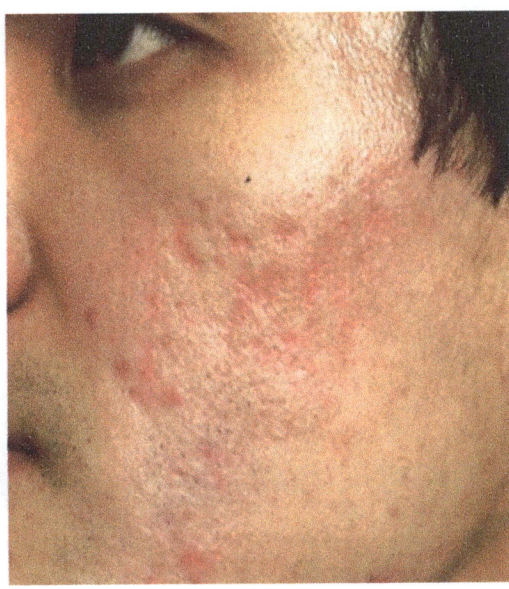

Figura 17.26 Cicatrizes atróficas pós-acne: aspectos antes e depois do uso do *laser* Er:YAG 2.940 nm (Joule™ Sciton®).

Quadro 17.3 Principais diferenças entre cicatrizes hipertróficas (CH) e queloidianas (CQ)

Cicatriz	Sintomas/clínica	Tempo de surgimento	Local predileto	Resposta ao tratamento
CH	pouco ou nenhum	logo após o trauma	qualquer área	boa/rápida
CQ	prurido ou dor	1 a 24 anos após	tórax superior/região deltóidea	imprevisível

Para as cicatrizes hipertróficas (CH) e cicatrizes queloidianas (CQ), existem vários tratamentos em uso, normalmente associados:

- Corticoide local e intralesional;
- 5-fluorouracil tópico ou intralesional;
- Tacrolimus, imiquimod;
- Interferon intralesional;
- Crioterapia;
- Radioterapia;
- Exérese intralesional;
- Pressoterapia;
- Géis e curativos de silicone;
- Dermoabrasão mecânica;
- *Lasers* e outras fontes de luz.

A teoria na qual se baseia a terapêutica das CH e CQ envolve: redução do fluxo sanguíneo local (considerando-se que a vascularização é cerca de 4 vezes maior que o fluxo da pele normal) e redução e remodelação do colágeno.

Desse modo, o tratamento criterioso deve abordar os dois aspectos supramencionados. Em regra, quanto maior a profundidade, menor será a semelhança da cicatriz com a pele normal e mais complexo será o tratamento.

Tecnologias usadas

1. Para tratamento da neoformação vascular:
   - *Laser* de corante pulsado, PDL (do inglês *Pulsed Dye Laser*) de 585 ou 595 nm;
   - Nd:YAG (Neodímio-Ytrium-Alumínio-Granada) 1.064 nm de pulso longo;
   - Diodo de 880 nm ou 1.340 nm;
   - Alexandrita de 755 nm de pulso longo;
   - Luzes intensas pulsadas para vasos com filtros de corte 500 nm a 945 nm;
   - *Lasers* não ablativos – Er:YAG 1.540 nm ou 1.550 nm;
   - Radiofrequência.
2. Para remodelação de colágeno
   - *Ablativas:*
     a. Puramente ablativas – Er:YAG 2.940 nm;
     b. Misto – CO_2 ultrapulsado, superpulsado ou modo ablativo/coagulativo do *laser* Er:YAG 2.940 nm.
   - *Não ablativas:*
     a. Tecnologias vasculares:
        a.1. *Laser* de corante pulsado – 585 nm ou 595 nm;
        a.2. Nd:YAG 1.064 nm de pulso longo;
        a.3. Luz intensa pulsada com comprimento de onda para vasos (entre 500 nm e 945 nm) (Figura 17.27);
        a.4. *Lasers* de diodo 800 nm.

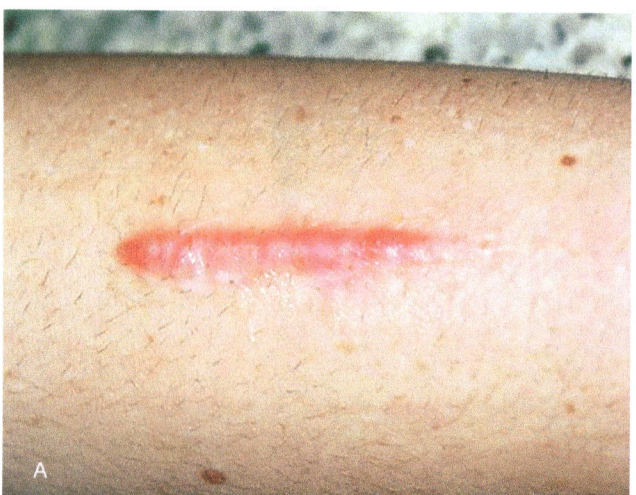 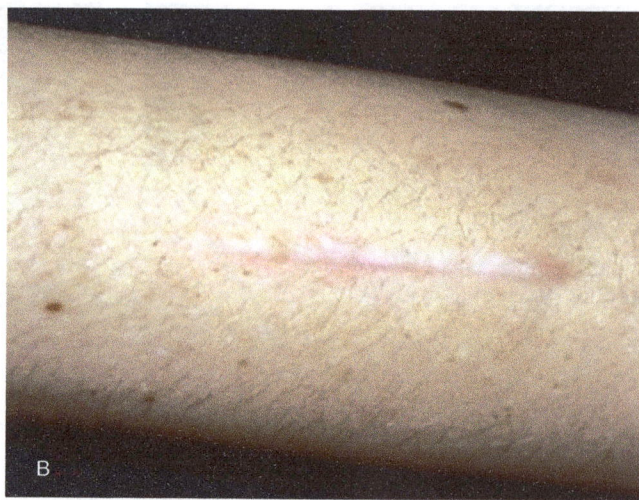

Figura 17.27 Cicatriz hipertrófica: aspectos antes (**A**) e 4 meses depois da terceira sessão com luz intensa pulsada (**B**). (Cortesia do Dr. Leonardo Neves.)

b. *Lasers* não ablativos – Er:YAG 1.540 nm ou 1.550 nm;

c. *Laser* de Alexandrita (755 nm) de pulso longo;

d. Radiofrequência.

É importante considerar a região anatômica e o tamanho da lesão. Isto tem relevância, porque, apesar de se usarem as mesmas técnicas, o prognóstico das CH e das CQ difere. Os queloides têm, como regra, resposta imprevisível.

As aplicações têm periodicidade variável, se possível associadas a mecanismo de proteção epidérmica por resfriamento.

Para as cicatrizes de acne, que normalmente se apresentam sob múltiplas formas, todas as técnicas anteriores são usadas, de preferência associadas a técnicas cirúrgicas consagradas e preenchimento.

As vantagens das luzes e/ou *lasers* sobre terapias consagradas são: facilidade de execução, diminuição de atrofia (comum com uso de corticoides injetáveis), diminuição de acromia (após crioterapia), menor tempo cirúrgico. As desvantagens mais comuns são o custo elevado, menor número de profissionais habilitados e dificuldade de acesso nas cidades de pequeno porte. Todas as desvantagens, no entanto, vêm sendo diminuídas rapidamente nos últimos anos.

A decisão entre um e outro aparelho ou da combinação deles dependerá do quadro clínico, do custo e tratamentos anteriores.

ESTRIAS *DISTENSAE*

As estrias *distensae* são um desafio terapêutico atual. A evolução favorável, espontânea, que ocorre entre 6 e 12 meses, interfere na avaliação criteriosa quanto à eficácia dos tratamentos hoje disponíveis.

Os artigos científicos com mais rigor metodológico são os referentes ao uso tópico de tretinoína e *laser* de corante pulsado de 585 nm. Os *lasers* de corante pulsado de 595 nm com sistemas de resfriamento epidérmico parecem oferecer maior segurança quanto aos riscos de hipercromia pós-inflamatória. As luzes intensas pulsadas, *lasers* não ablativos e *lasers* ablativos e/ou coagulativos são as ferramentas usadas com melhores resultados na fase eritematosa inicial. Para o tratamento da fase tardia hipocrômica, além das técnicas supramencionadas, utiliza-se modernamente a fototerapia pontual.

A repigmentação fototerápica localizada com UVB de banda estreita (311 nm a 313 nm) é mais eficaz que as luzes UVA. O *laser* XeCl excímero (308 nm) apresenta tanto a capacidade de repigmentação da UVB como a profundidade de atuação dos sistemas UVA (Figura 17.28). Não atuam no componente atrófico das estrias. Isto é conseguido por causa dos seus pulsos ultrarrápidos, da ordem de nanossegundos.

Outra combinação interessante é a associação de RF monopolar (uma sessão) e três sessões de *laser* corante pulsado.[15] Para estrias recentes em regiões de derme mais espessa, emprega-se o *laser* de Nd:YAG 1.064 nm, onda longa, que, por atingir profundamente a pele e ter menor afinidade pela melanina, é mais seguro para fototipos altos.

As contraindicações são: expectativas fantasiosas quanto aos resultados, fototipos acima de IV, gestação, presença de infecções locais e possibilidade de exposição solar intensa no pré-, per- e pós-procedimento. Deve-se ressaltar que as estrias de melhor resultado são aquelas em que a espessura da derme é menor, como as das mamas.

A Figura 17.29 mostra o resultado obtido com *laser* de En:YAG 294 nm fracionado – JOULE SCITON em estrias localizadas na região do flanco.

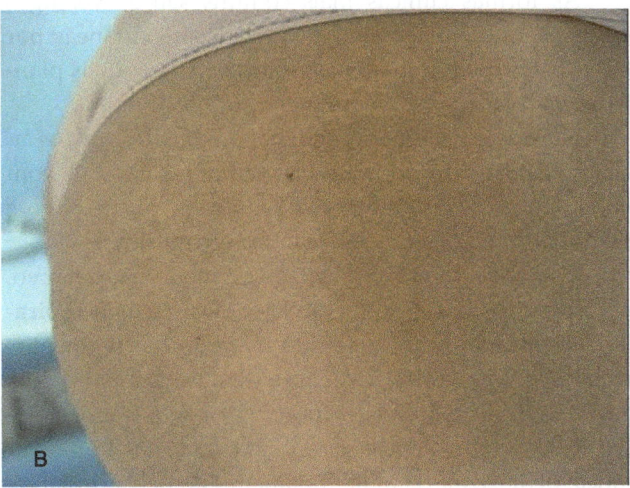

Figura 17.28 Estrias *distensae*: aspectos antes (**A**) e depois do uso do *Laser* Excímero 308 nm – X-TRAC® (Cortesia do Dr. Samir Arbache.)

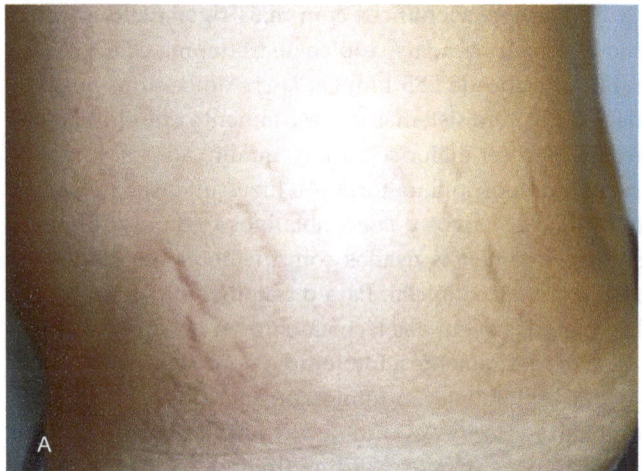

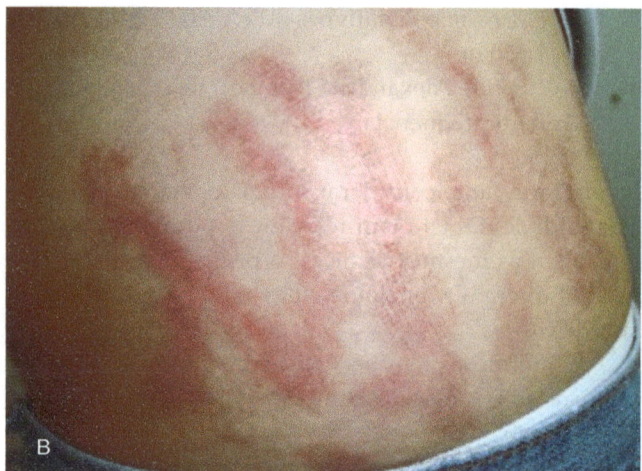

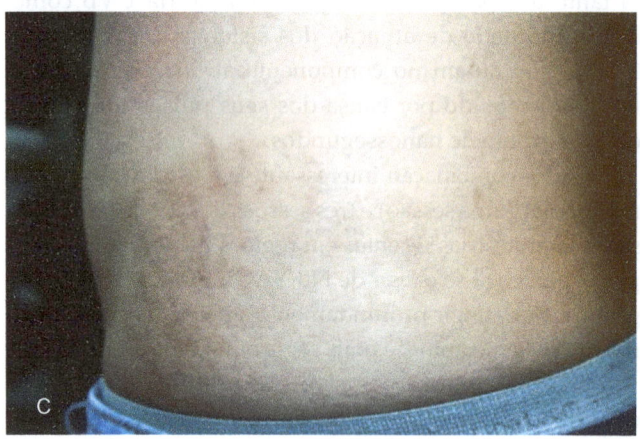

Figura 17.29 A, Estrias *distensae* antes do tratamento com *laser* de Er:YAG 2.940 nm, fracionado – JOULE-SCITON. **B**, Dois dias após o tratamento: presença de eritema, edema e crostículas aderidas. **C**, Quatro meses após a terceira sessão. (Cortesia do Dr. Leonardo Neves.)

VERRUGAS

As verrugas são causas frequentes de consulta a qualquer consultório médico. Consistem em proliferações epiteliais de pele e mucosas causadas pela infecção do vírus HPV (papilomavírus humano do grupo papova). O contágio pode ser direto ou indireto, além de autoinoculação.

As formas clínicas mais comuns são as verrugas vulgares, que representam 70% das lesões cutâneas por HPV. Estas predominam nas crianças. As verrugas plantares e as planas prevalecem nos adultos.

Nos casos de lesões grandes e/ou recidivantes, os *lasers* podem ser empregados. Os melhores são o CO_2 com onda de pulso contínuo, o Nd:YAG 1.064 pulso longo e PDL (*Pulsed Dye Laser* – *laser* de corante pulsado).

O CO_2 de onda contínua age de modo não seletivo, por vaporização. Deve-se colocar máscara e ligar aspirador apropriado a fim de evitar inalação de fragmentos teciduais contendo vírus. A taxa de cura fica entre 30% e 80%, e essa moderada resposta deve-se à presença de partículas virais na pele sã ao redor da lesão. Por segurança, pede-se margem de tratamento de pele normal de cerca de 1 cm.

Os *lasers* vasculares, como o Nd:YAG e o PDL, agem por meio da fototermólise seletiva, destruindo vasos dilatados das papilas dérmicas sob a verruga. A remoção do aporte sanguíneo à lesão e o calor gerado pelo *laser* destroem as células da camada basal da epiderme infectada. O Nd:YAG 1.064 nm é mais seguro para fototipos mais altos ou para lesões mais espessas e/ou profundas.

VITILIGO E PSORÍASE

A razão de abordarmos essas duas doenças ao mesmo tempo deve-se ao fato de que, em suas formas localizadas, podem ser tratadas, com ótimos resultados e menores efeitos colaterais, pela fototerapia pontual. Tal modalidade refere-se à aplicação do *laser* ou de outra fonte de luz apenas sobre a área da lesão, poupando a pele sã adjacente.

Vitiligo

Trata se de leucodermia adquirida que afeta cerca de 1% da população. No início, as lesões são hipocrômicas, evoluindo para a cor marfínica ou acrômica. São bem delimitadas, de extensão variável, assintomáticas e ocorrem em qualquer parte do corpo.

Várias teorias para explicar a destruição dos melanócitos foram elaboradas, incluindo a imunológica, a citotóxica e a neural. Na imunológica, o principal fator seria o surgimento de anticorpos antimelanócitos e, não raro, associa-se a outras imunopatias, incluindo tireoidite de Hashimoto, diabetes dependente de insulina, anemia perniciosa, lúpus eritematoso sistêmico (LES), esclerose sistêmica, alopecia areata e outras. A teoria citotóxica baseia-se no fato de que metabólitos intermediários da síntese de melanina podem destruir melanócitos. A teoria neural acredita que um mediador neuroquímico causaria destruição de melanócitos e/ou a síntese de melanina (Figuras 17.30 e 17.31).

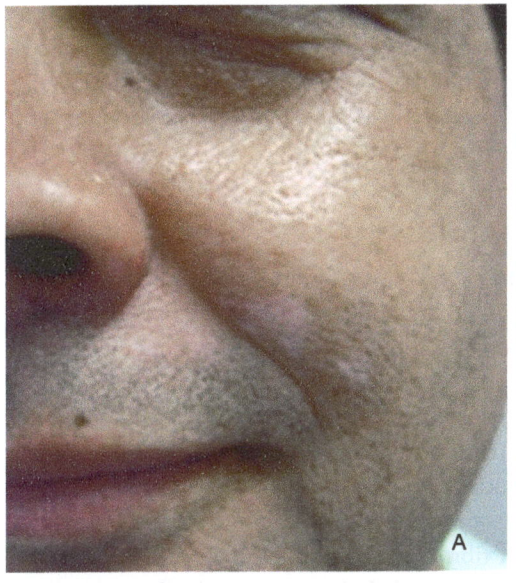
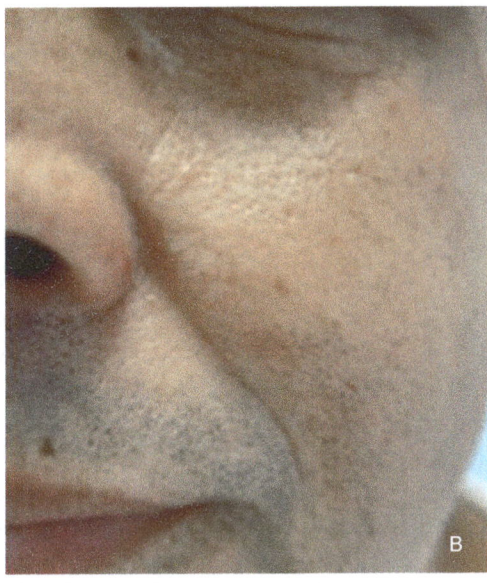

Figura 17.30 (**A**) Máculas acrômicas na face. (**B**) Padrão homogêneo de repigmentação. Resultado alcançado em quatro sessões com *laser* X-TRAC® (*laser* excímero 308 nm). (Cortesia do Dr. Samir Arbache.)

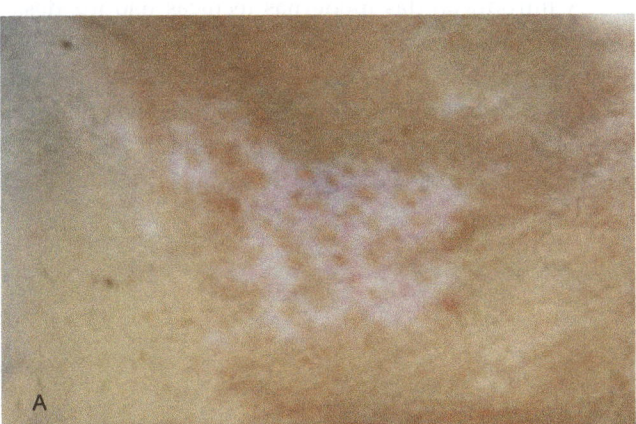
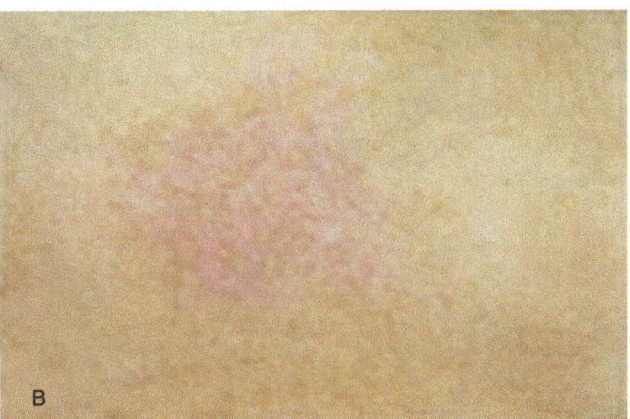
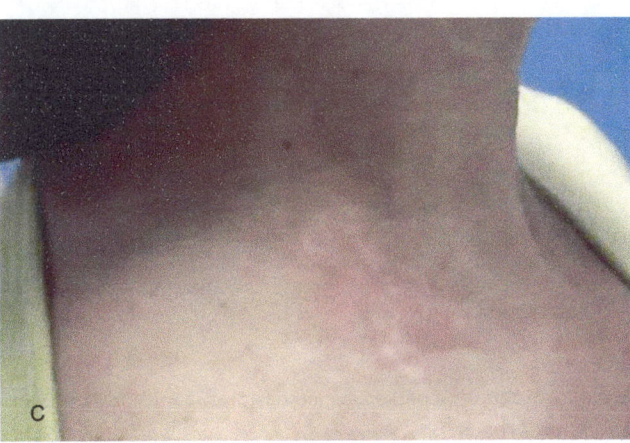

Figura 17.31 (**A**, **B** e **C**) Vitiligo: padrão folicular de repigmentação após tratamento com *laser* X-TRAC® (*laser* excímero 308 nm). (Cortesia do Dr. Samir Arbache.)

Psoríase

Dermatose crônica que cursa principalmente com lesões eritematoescamosas. Surge em ambos os sexos, mais frequente entre o terceiro e quarto decênios de vida, podendo atingir 1% da população e mostrando incidência familiar de até 30%. É rica em manifestações clínicas e mostra-se sob alguns tipos maiores, quais sejam:

1. Psoríase em placas ou vulgar;
2. Psoríase em gotas;
3. Psoríase eritrodérmica;
4. Psoríase pustulosa;
5. Psoríase artropática;
6. Psoríase invertida;
7. Psoríase ungueal;
8. Queratoderma palmoplantar;
9. Psoríase da criança;
10. Psoríase do idoso.

Apenas nas formas localizadas dessas doenças empregamos a fototerapia pontual. O mecanismo de ação inclui a apoptose de linfócitos T *helper* nas lesões e consequentes diminuição de inflamação e destruição celular.

Várias modalidades de luzes são empregadas. No passado e ainda hoje, as cabines de raios UVA, UVB de banda larga (296 nm a 313 nm) e raios solares são muito utilizadas. Atualmente, os métodos superseletivos que são UVB de banda estreita (311 nm a 313 nm) e o *laser* excímero de xenônio cloro (308 nm) conferem os melhores resultados (Figura 17.32).

Algumas vantagens da fototerapia pontual serão listadas a seguir:

1. Diminui o uso de corticoides, anti-histamínicos, anti-inflamatórios e de imunomoduladores;
2. Pode-se usar fluências muito mais altas do que nas cabines antigas de raios UV com resultados mais rápidos e mais duradouros;
3. Menor número de sessões;
4. Maior tolerância do paciente e menor risco de complicações após o procedimento, tais como queimaduras, dor e hipercromia;
5. Até hoje, no caso do *laser* de excímero (308 nm), não se observou nenhum caso de degeneração maligna;
6. O custo dessas técnicas mais modernas tem se tornado mais acessível.

REJUVENESCIMENTO

Utilizam-se, no rejuvenescimento facial e extrafacial, várias técnicas atuais, uma vez que não existe uma única que trate todas as manifestações do envelhecimento cutâneo.

São usados *lasers* tanto para *resurfacing* ablativo como não ablativo nas formas fracionadas ou não, luz intensa pulsada, radiofrequência e infravermelho para a flacidez, *lasers* para alterações vasculares e/ou pigmentares, *lasers* por fibra óptica, terapia fotodinâmica e fotobioestimulação com luz de baixa potência (LED).

A introdução das modernas técnicas não fez desaparecer o uso consagrado de técnicas anteriores como ritidoplastia, blefaroplastia, *peelings* químicos, dermoabrasão, radioeletrocirurgia, criocirurgia, correção cirúrgica de processos cicatriciais, lipoescultura, técnicas de preenchimento e uso criterioso de toxina botulínica.

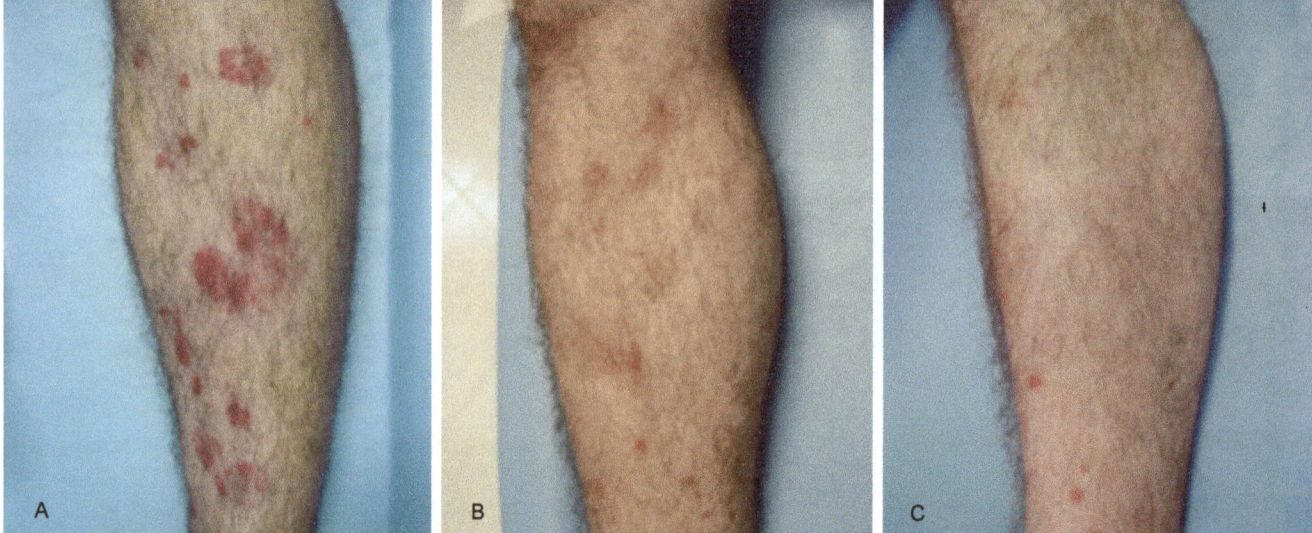

Figura 17.32 Psoríase (lesões pruriginosas, rebeldes a corticoterapia tópica, localizadas na perna): aspectos antes, 5 e 11 meses depois da última sessão com *laser* excímero 308 nm (X-TRAC®). (Cortesia do Dr. Samir Arbache.)

O assunto será tratado do ponto de vista das técnicas empregadas, e não serão objeto de análise as técnicas cirúrgicas e outros procedimentos dermatológicos.

A abordagem do rejuvenescimento facial é complexa, e deve-se ter domínio teórico e prático de todas as variáveis envolvidas, clínicas e terapêuticas.

Para fins didáticos, essas técnicas podem ser classificadas em:

1. *epidérmicas:* lentigos, melanoses, melasma, ceratoses actínicas e seborreicas;
2. *dérmicas:* hiperplasia sebácea, elastose, telangiectasias superficiais, carcinomas basocelulares, espinocelulares e ceratoacantoma, atrofia actínica e senil, componente dérmico do melasma, poros dilatados e rugas fixas;
3. *subdérmicas:* lipodistrofia ginoide ("celulite"), flacidez cutânea.

As estruturas mais profundas, como SMAS (sistema musculoaponeurótico superficial), não serão abordadas por não serem procedimentos ambulatoriais.

As técnicas envolvidas no rejuvenescimento incluem:

Alterações de Relevo Superficial (Epidérmicas e/ou Dérmicas)

Atualmente estão disponíveis:

Resurfacing ablativo com uso de *laser* de CO_2 (10.600 nm) ou Er:YAG 2.940 nm

É considerada padrão para *resurfacing* facial. O *laser* de CO_2 produz ablação e coagulação simultaneamente. O *laser* de Er:YAG 2.940 nm tem maior afinidade pela água (20 vezes maior que o *laser* de CO_2) e, por isso, produz predominantemente ablação sem coagulação. Consequentemente, a espessura tratada é praticamente a mesma daquela removida. Isto faz com que os *lasers* de Nd:YAG 2.940 nm sejam menos agressivos do que os *lasers* de CO_2. O efeito térmico residual do Nd:YAG 2.940 nm é de 20 micra a 50 micra, menor do que o do *laser* de CO_2, que é de 50 micra a 120 micra.

Atualmente, encontram-se disponíveis tecnologias fracionadas que tratam conservadoramente colunas de pele, diminuindo muito o incômodo no pós-procedimento e os riscos tanto de hipercromia como de hipocromia.

O *laser* de CO_2 (Figuras 17.33 a 17.35) é mais indicado em pacientes com fotodano mais intenso e com fototipos mais baixos (peles mais claras – I e II). Pacientes de fototipo alto (III/IV ou V) têm indicação de procedimentos com menor coagulação possível. Nesses casos, o *laser* de Nd:YAG 2.940 nm, principalmente no modo fracionado sem coagulação, é de primeira escolha (Figuras 17.36 a 17.38).

Em relação à segurança, a variável fototipo é mais importante que a do fotodano. Em segundo lugar, avalia-se a variável coagulação × ablação. Os modos ablativos puros são mais seguros, em relação à discromia, que o modo coagulativo. Em terceiro lugar, deve ser avaliada a variável fluência (energia por área tratada). Quanto maior a fluência, maior a ablação e/ou coagulação. Outra variável a ser considerada é o número de passadas. Procedimentos menos agressivos são conseguidos com menor número de passadas.

A escolha correta do *laser* e dos parâmetros é complexa e requer grande capacitação.

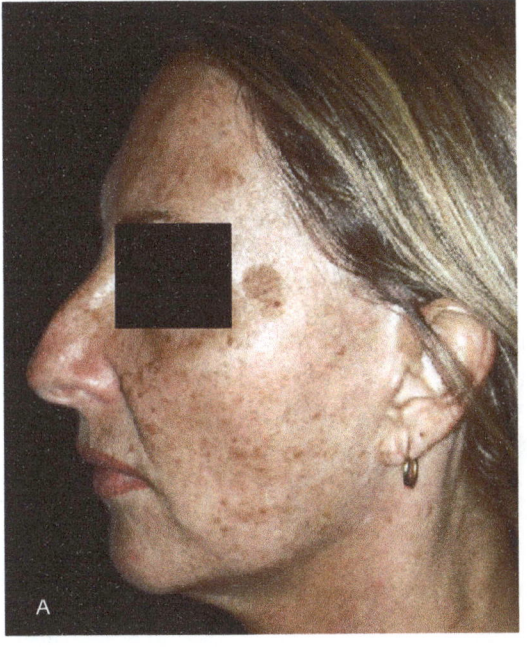
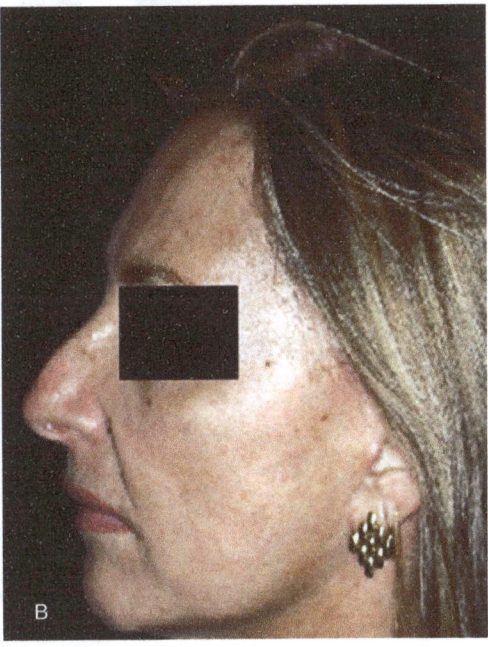

Figura 17.33 Rejuvenescimento da face com *laser* de CO_2 (ActiveFX™ – Lumenis): aspectos antes e depois do tratamento. (Cortesia do Dr. Matteo Tretti Clementoni, Cirurgião Plástico, Milão – Itália.)

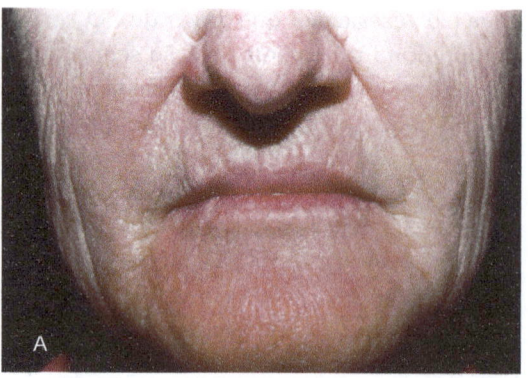 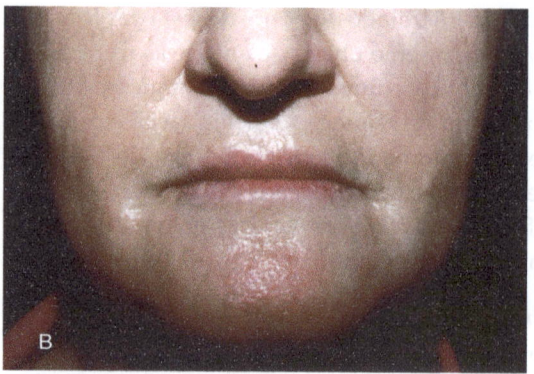

Figura 17.34 Rejuvenescimento da face com *laser* de CO_2: aspectos antes e depois do procedimento. (Cortesia do Dr. Leonardo Neves.)

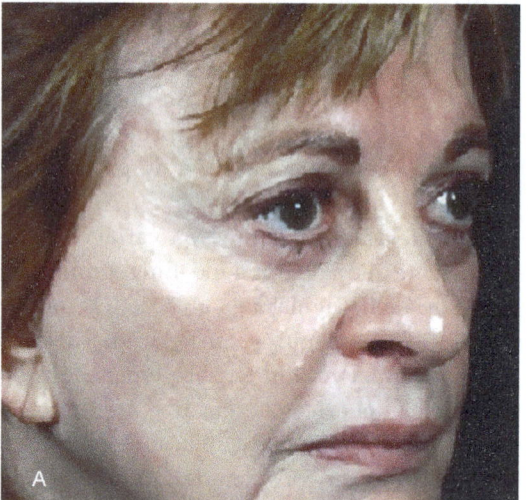 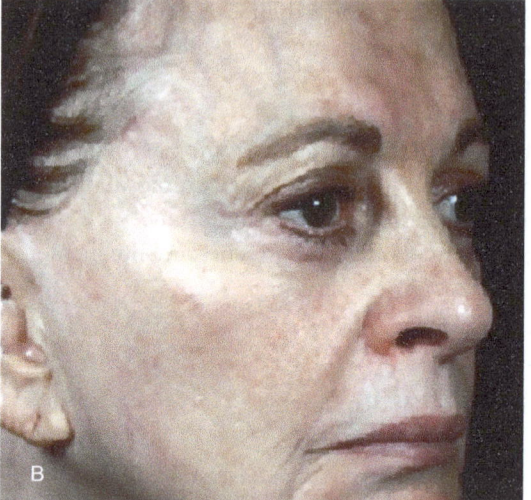

Figura 17.35 *Resurfacing* com *laser* de CO_2: aspectos antes e depois do tratamento. (Cortesia de Robert Weiss, MD. Active FX™ – Lumenis.)

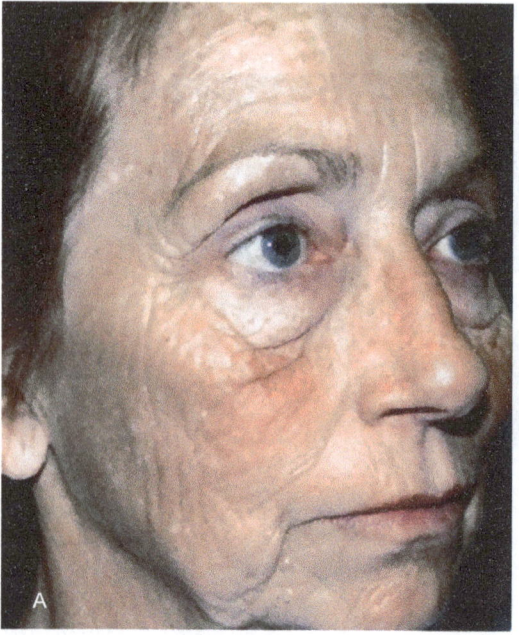 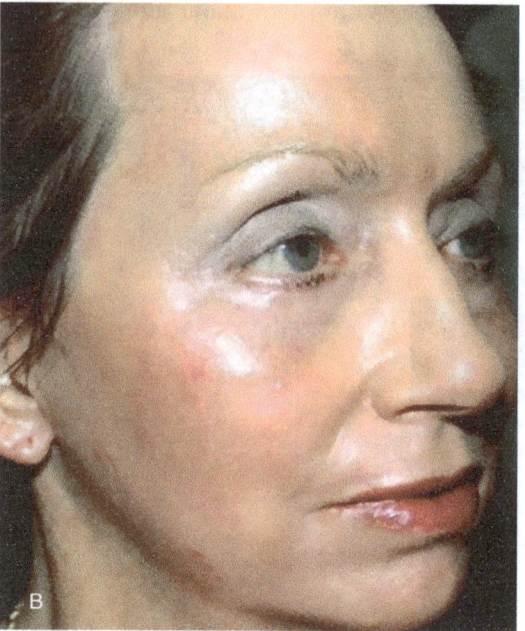

Figura 17.36 *Resurfacing* com *laser* Er:YAG 2.940 (JOULE™ – SCITON). Aspectos antes e 7 semanas depois do tratamento (foi realizada também blefaroplastia nas pálpebras inferiores).

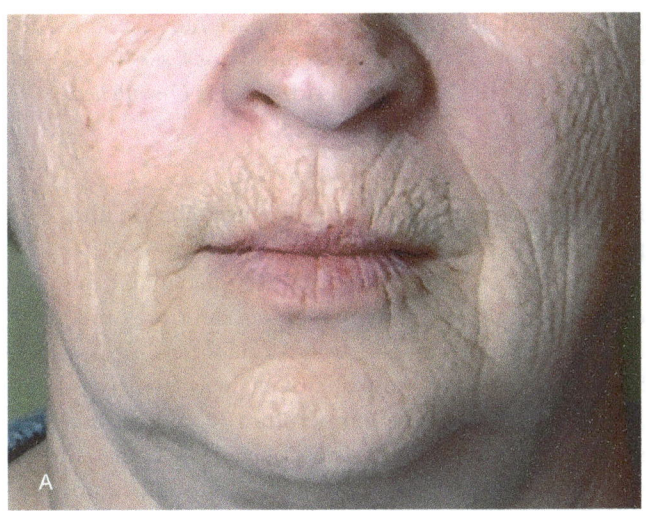
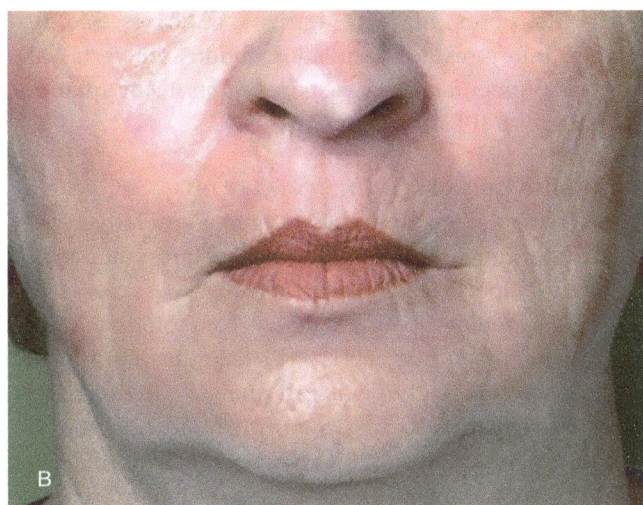

Figura 17.37 *Resurfacing* com *laser* de Er:YAG 2.940 nm (JOULE™ – SCITON): aspectos antes e 5 semanas depois do tratamento.

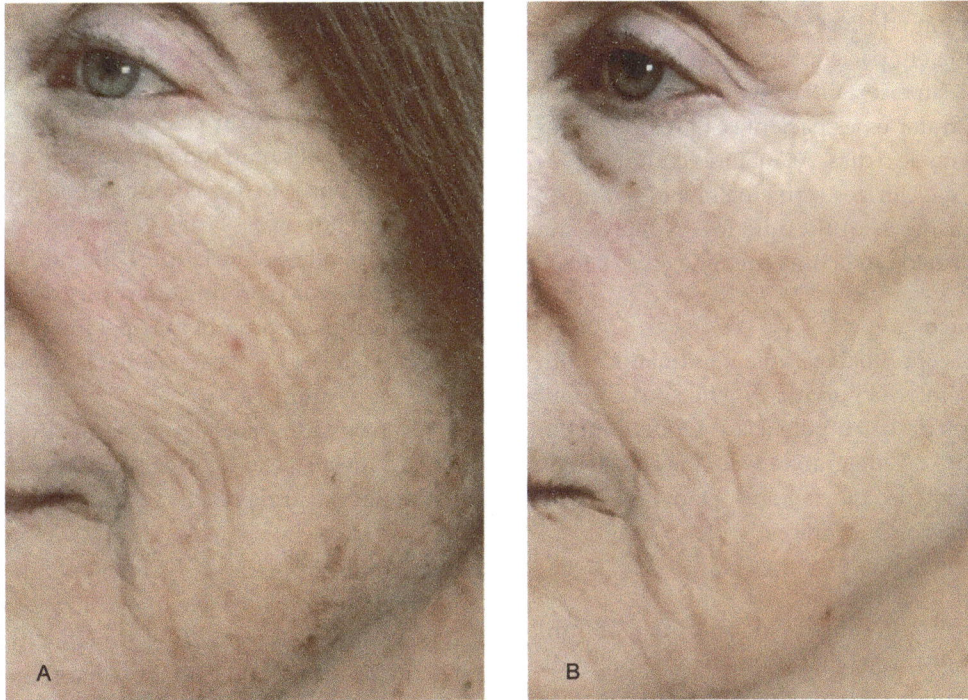

Figura 17.38 *Resurfacing* com *laser* de Er:YAG 2.940 nm (Micro*Laser*Peel® – SCITON®): aspectos antes e depois de 10 meses de tratamento.

Resurfacing não ablativo

Usados na forma fracionada, estão disponíveis os *lasers* de Er:YAG 1.550 nm, 1.540 nm, Nd:YAG 1.440 nm e, mais recentemente, os de Nd:YAP de 1.340 nm e a associação de Er-YAG 1.550 nm com *laser* de fibra de Thulium (1.927 nm).

Esses *lasers* produzem pequenas colunas paralelas de dano térmico coagulativo, sem ablação. Recomenda-se deixar em volta de cada pequeno ponto tratado, área de pele não tratada.

Consegue-se, assim, tratar fracionadamente a pele, diminuindo as complicações e o tempo de recuperação no pós-procedimento. Pode-se tratar mais profundamente a derme papilar e/ou reticular sem risco de cicatrizes indesejáveis. Em média, cada sessão trata cerca de 20% a 30% da pele, sendo necessárias três a cinco sessões para alcançar o resultado esperado.

Os resultados obtidos com esses *lasers* são superiores aos conseguidos pela IPL no que se refere às alterações dérmicas como rugas fixas, poiquiloderma solar de Civatte, poros dilatados, estrias e cicatrizes. São, no entanto, inferiores aos resultados obtidos em certas alterações pigmentares e vasculares superficiais quando comparados à IPL.

Luz intensa pulsada (IPL)

É forma de fotorrejuvenescimento não ablativo. Trata satisfatoriamente transtornos pigmentares, alterações vasculares superficiais e produz neocolagênese, nessa ordem. Conseguem-se bons resultados com fotodano leve.

Quanto à neocolagênese, a IPL estimula a produção de fibras de colágeno tipos I e III quando são utilizados filtros de corte mais baixos. Comprimentos de onda mais profundos (superiores ou iguais a 640 nm) estimulariam a produção de colágeno do tipo I. Essa estimulação é inferior à produzida pelos *lasers*. Por tratar, ao mesmo tempo, alterações pigmentares e vasculares, produz rejuvenescimento mais global. São necessárias três a cinco sessões com intervalo de tempo de 2 a 4 semanas.[15]

Deve-se evitá-la em pacientes bronzeados ou fototipos altos (igual ou superior a IV). Apenas médicos bem treinados deverão tratar esses pacientes. O tempo de recuperação é em torno de 5 dias. As maiores complicações são as discromias e cicatrizes, principalmente em áreas extrafaciais (colo e pescoço). Resultados melhores são obtidos quando é tratada toda uma unidade anatômica.

Peeling fotodinâmico

Associação do conceito da terapia fotodinâmica com ALA ou MAL e luz intensa pulsada com filtros da ordem de 420 nm ou luzes de baixa potência – LED vermelho (MAL) ou azul (ALA). É de grande valia para pacientes com dano actínico intenso que já apresentam lesões pré-cancerosas evidentes ou subclínicas.

Lasers Q-switched

Usam-se os *lasers* de rubi, de alexandrita (755 nm) ou o de Nd:YAG 1.064/532 nm. Com tempo de pulso da ordem de nanossegundos, é o tratamento de escolha para lesões pigmentares superficiais. São necessárias algumas sessões para se conseguir bom resultado.

Luz de baixa intensidade (LED)

Usam-se luzes emitidas por diodo, de amplo espectro (desde ultravioleta até luz visível e infravermelho). Conhecida como fotobiomodulação, é procedimento simples, rápido, indolor, e toda a face pode ser tratada. Estudo multicêntrico em 90 mulheres mostrou melhora na região periorbicular de 62% e de 36% para as rugas labiais.[17]

Combinações de técnicas

Como nenhuma técnica trata completamente todas as alterações do fotoenvelhecimento, é possível asso-

ciar várias delas em um mesmo paciente. Desse modo, é valiosa, por exemplo, a associação dos *lasers* de CO_2 ou Er:YAG com luz intensa pulsada e *lasers Q-switched*.

Flacidez Cutânea (Superficial)

Radiofrequência (RF) e luz infravermelha de alta potência (IV)

As regiões faciais tratadas são: região malar, ângulos das mandíbulas e linhas palpebrais inferiores predominantemente, mas deve-se tratar toda a face, se possível. São procedimentos não ablativos, não invasivos, que levam ao aumento da temperatura (65°C) da derme e subcutâneo. Promovem a neocolagênese, com melhora da flacidez superficial (dérmica). A desnaturação imediata do colágeno é a responsável pela contração inicial, enquanto a neocolagênese seria a responsável pelo resultado em médio e longo prazos. As duas técnicas têm indicação para a flacidez de graus leve a moderado. Não tratam o componente muscular da flacidez, sendo usadas em casos mais leves para postergar uma intervenção cirúrgica ou potencializar cirurgia previamente realizada. Podem ser usadas para todos os fototipos e têm baixo índice de complicação. No entanto, apresentam resultados variáveis, sendo necessárias várias sessões. A luz infravermelha de alta potência (de 1.100 nm a 1.800 nm) tem como alvo a água e produz alterações quanto à colagênese semelhantes às promovidas pela radiofrequência. Podem ser usadas para áreas extrafaciais – abdome, braços, joelhos etc. (Figura 17.39).

Os resultados conseguidos são modestos e sutis, podendo mesmo não ocorrer em alguns pacientes. Não substituem a cirurgia plástica.

Lasers de fibra óptica

Procedimento invasivo que utiliza *lasers* de diodo de 920 nm, 940 nm, 980 nm, *laser* de Nd:YAG 1.064 nm ou 1.320 nm, dependendo do fabricante (Figura 17.40). São sistemas que tratam de modo direto a derme profunda e o subcutâneo pela introdução de fibras ópticas através de cânulas, poupando-se, assim, a epiderme de danos térmicos, quando corretamente executados. Podem ser realizados em qualquer fototipo, em qualquer época do ano, e tratam graus leves de flacidez tanto na face como em áreas extrafaciais – pescoço, braços, joelhos e região supraumbilical. Usam-se fibras de 272 micra , 400 micra ou mesmo 600 micra para as diversas regiões/indicações. Podem ser usados no modo contínuo ou no pulsado.

Alterações do contorno corporal

Lipodistrofia ginoide, gordura localizada, sequelas de lipoaspiração.

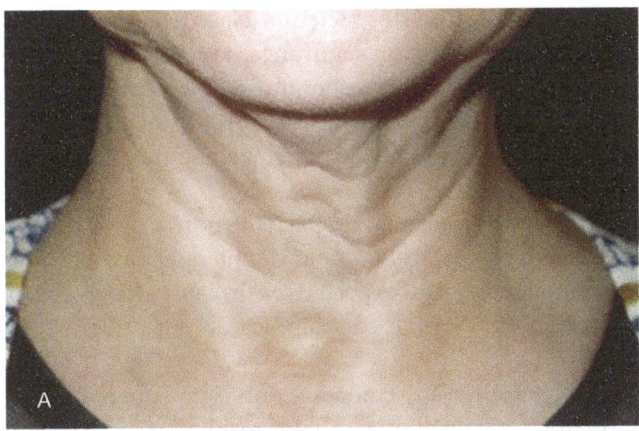
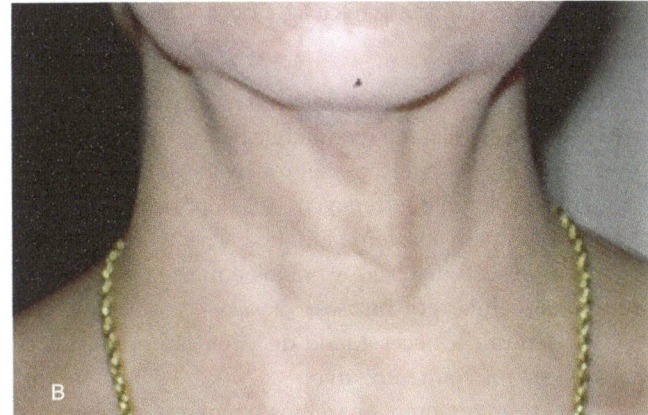

Figura 17.39 Flacidez cervical: aspectos antes e depois do tratamento com luz infravermelha de alta potência (SkinTite™ – SCITON). (Foto: Gloria Lopez, M.D.)

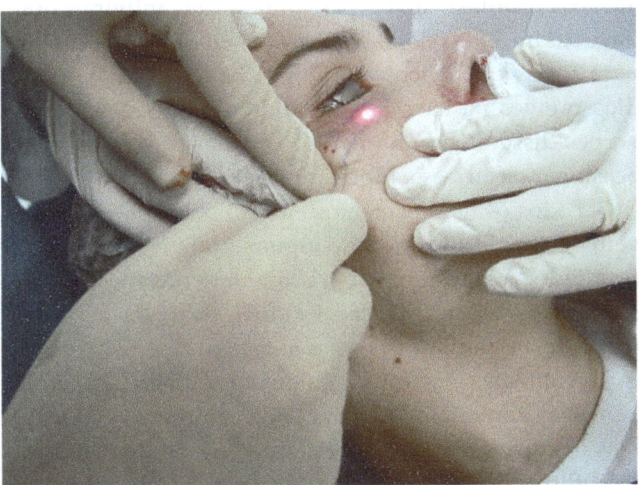

Figura 17.40 *Laser* de diodo a 980 nm utilizado através de fibras ópticas (ISL). (Cortesia do Dr. Samir Arbache.)

Também conhecida popularmente como "celulite", a lipodistrofia ginoide (adipose edematosa) é associada a causas genéticas, comportamentais, hormonais e ambientais. Mais encontrada nas coxas e nádegas, ocorre em 85% a 98% das mulheres após a puberdade e em todas as raças, sendo mais comum na branca e na amarela.[18]

Não há associação entre obesidade e lipodistrofia ginoide, embora o emagrecimento possa ajudar na melhora da irregularidade cutânea. É comumente classificada em estágios de 0 a 3 (Quadro 17.4).

O tratamento deve incluir sempre a abordagem nutricional e exercícios físicos para perda de peso, pois abordagens não invasivas não conseguem remover grandes quantidades de tecido gorduroso. Existem poucas comprovações científicas em relação aos inúmeros tratamentos disponíveis no mercado, pois há escassez de estudos clínicos tanto para diminuição de gordura localizada quanto para o tratamento da lipodistrofia ginoide.

Quadro 17.4 Escala de classificação da lipodistrofia ginoide segundo Nurnberger e Muller

Estágio 0	Ausência de ondulações observadas em pé ou em decúbito. Ausência de ondulações ao pinçamento da pele.
Estágio 1	Ausência de ondulações observadas em pé ou em decúbito. Ondulações presentes ao pinçamento da pele.
Estágio 2	Ondulações observadas espontaneamente em pé, mas não em decúbito.
Estágio 3	Ondulações observadas espontaneamente em pé e em decúbito.

Tratamentos existentes:

- agentes locais: cafeína, aminofilina etc.;
- subcisão (procedimento cirúrgico com agulha especial para liberação dos septos fibrosos);
- mesoterapia;
- endermologia;
- lipoaspiração

Técnicas disponíveis:

- Lasers *infravermelhos longos:* usam-se *lasers* de fibra óptica de diodo a 980 nm e Nd:YAG 1.064 nm para a técnica de *lipolaser*. Os comprimentos de onda 915 nm, 1.270 nm e 1.720 nm, por terem afinidade maior pela gordura do que pela água, parecem ser promissores.
- *Radiofrequência:* produção de calor por meio da movimentação iônica entre dois polos. Se esses polos estão próximos, a produção de calor se dá superficialmente (aparelhos com ponteiras bipolares, atingindo profundidades de 2 mm a 6 mm); se estiverem afastados, produzem calor mais profundamente (aparelhos que utilizam as ponteiras monopolares e unipolares, atingindo acima de 20 mm de profundidade, sendo estas as usadas para tratamento do contorno corporal).

A radiofrequência parece agir por meio de três mecanismos diferentes:

1. Contração das estruturas adjacentes, causando produção de novo colágeno e remodelação das fibras;
2. Aumento da circulação sanguínea local, com consequente aumento da drenagem dos depósitos gordurosos e água para o sistema linfático;
3. Decomposição dos ácidos graxos e morte termoinduzida das células gordurosas.

Há sempre a necessidade de proteção epidérmica por meio de resfriamento ativo.

Mais recentemente, aparelhos tripolares combinam, em uma mesma manopla, radiofrequências unipolar e bipolar, trazendo maior conforto para o paciente.

A associação de técnicas – RF e ultrassom ou RF e infravermelho, associadas ou não à sucção mecânica, todas em um mesmo sistema – também surge como alternativa.

- *Ultrassom:* são predominantemente usados aparelhos de onda focalizada e altas frequências (acima de 1 MHz) que geram produção de calor, causando dano térmico nos adipócitos. Existem sistemas que utilizam alta potência (100 a 750 W/cm²) e baixa frequência (50 kHz a 500 kHz). Esse sistema tem os inconvenientes de custo elevado e de sessões demoradas.
- Lasers *de fibra óptica:* são usados predominantemente associados à lipoaspiração. Utilizam-se *lasers* de comprimentos de onda de 1.064 nm, 980 nm e 1.320 nm. Parece que a associação recente de *lasers* de 920 e 980 tem maior seletividade para os adipócitos do que os sistemas mais antigos. Mecanismos de ação:
  1. Dissolução seletiva da gordura;
  2. Produção de menor sangramento que a lipoaspiração, uma vez que o calor gerado pelo *laser* coagula os vasos;
  3. Contração térmica tecidual, melhorando o aspecto da pele da área tratada.

CUIDADOS PRÉ- E PÓS-OPERATÓRIOS
Fotografias e Termo de Consentimento

São indicados para todos os procedimentos, sendo medidas cautelares importantes que não devem jamais ser esquecidas. Na percepção leiga, tecnologias como *lasers* são consideradas definitivas, eficazes e sem risco. Isto gera expectativas pouco realistas, criando problemas na relação médico-paciente.

Lasers

A seleção adequada do candidato à *laserterapia* é essencial para o sucesso terapêutico. A classificação correta do fototipo do paciente (classificação de Fitzpatrick) oferece maior segurança, já que os fototipos mais baixos (I e II) apresentam menor chance de hipercromia pós-inflamatória e cicatrizes inestéticas, se comparados às pessoas de pele mais escura – fototipos III, IV e V.

O estado emocional do paciente nunca deve ser negligenciado. Este deve ser capaz de entender os benefícios do tratamento, sem expectativas irreais. A percepção dismórfica do corpo é contraindicação para tratamento estético.

A aderência aos cuidados pré- e pós-operatórios é obrigatória para a otimização dos resultados.

A exposição solar inadequada deve ser evitada nos 30 dias que antecedem o procedimento. A pele é preparada com medicamentos adequados durante 2 a 3 semanas antes. A profilaxia do herpes simples com antivirais orais deve ser iniciada nas 48 h pré-tratamento. Esta é prescrita para todos os pacientes, independentemente de episódios prévios na face. Essa medida diminui os riscos de herpes disseminado no local do tratamento, o que pode ocasionar cicatrizes e hipercromias.

Todos os medicamentos em uso pelos pacientes devem ser analisados, já que alguns podem interferir no resultado. A isotretinoína oral interfere nos mecanismos envolvidos na cicatrização tecidual, devendo ser interrompida, no mínimo, 6 meses antes.

As medicações anticoagulantes e antiagregantes plaquetárias aumentam as chances de equimoses e hematomas nas áreas tratadas, especialmente quando é necessária infiltração de anestésico.

A pele deve ser mantida úmida e hidratada para melhor cicatrização, além de diminuir o ardor, o prurido e o ressecamento da pele nos dias posteriores à terapia.

Antibióticos orais ou tópicos, embora de uso controverso, são prescritos para a profilaxia de infecção bacteriana secundária nos casos de tratamento com *laser* ablativo. Nos pacientes que relatam muito prurido, anti-histamínicos sedantes podem ser úteis. O seguimento dos pacientes nos primeiros dias pós-procedimento é essencial, já que permite a identificação precoce de possíveis complicações, além de tranquilizar o paciente e familiares.

Luz Intensa Pulsada

As mesmas considerações anteriores devem ser respeitadas, porém não há necessidade de profilaxia para herpes simples, uma vez que, com os sistemas atuais, o risco de dano epidérmico é menor.

A exposição solar deve ser evitada, já que favorece a hiperpigmentação pós-inflamatória.

Outras Técnicas

Os cuidados pré-operatórios são menos complexos, considerando-se que, nesses casos, não há dano epidérmico envolvido.

FORMAÇÃO E CAPACITAÇÃO PROFISSIONAL

São procedimentos complexos que envolvem risco para o cliente e, sobretudo, há necessidade imperiosa de ter o correto diagnóstico antes de usar quaisquer das técnicas aqui abordadas. Avaliação e acompanhamento médico capacitado são mandatórios.

A utilização segura de qualquer técnica começa com o treinamento, estudo abrangente, familiarização das indicações de cada dispositivo e conhecimento das medidas de segurança inerentes ao seu uso.

SEGURANÇA E AMBIENTE CIRÚRGICO

A segurança é o aspecto mais importante no manuseio adequado de um *laser* ou de outros dispositivos. Sempre há algum risco associado ao paciente, ao médico e às pessoas que circulam no ambiente.

É importante que o cirurgião entenda os riscos envolvidos no uso de tais equipamentos e desenvolva rotina apropriada de normas de segurança durante o procedimento.[19]

Sinalização do Uso de um Equipamento a *Laser*

A sinalização adequada da sala de operação do *laser* deve descrever a natureza do *laser* utilizado, seu comprimento de onda e energia. Tais medidas ajudam a evitar lesões oculares, que representam o maior risco ao operar dispositivos a *laser*. Óculos de proteção adequados ao comprimento de onda usado devem estar disponíveis fora da sala, caso alguém necessite entrar. A porta da sala deve ficar trancada e todas as janelas com comunicação externa, fechadas e cobertas.[20]

Fogo

A maioria dos *lasers* médicos utilizado no tratamento de doenças de pele não partilha os riscos de combustão de outros dispositivos ambulatoriais. Apesar disso, é aconselhável que qualquer material inflamável, incluindo acetona, soluções alcoólicas ou anestésicos gasosos, seja retirado da sala de operações.

Proteção dos Olhos

Dentro da sala de operações, os cuidados também devem ser tomados para proteger os olhos. A córnea pode ser lesada por qualquer luz direta ou refletida a partir do dióxido de carbono e érbio. Uma lesão mais grave da retina pode ser causada por qualquer um dos *lasers* visíveis ou de infravermelho próximo. Para o cirurgião e os circulantes, há vidros e óculos com revestimento especial adequados para o *laser* utilizado.

Para verificar se a proteção ocular utilizada é a correta, o fabricante coloca, nos óculos, os comprimentos de onda da luz compatíveis, além da proteção fornecida em termos de densidade óptica (OD).

Para a maioria dos dispositivos a *laser*, as recomendações atuais são as de usar óculos de proteção com um OD de pelo menos 4,0.

Para o paciente, existem várias maneiras de providenciar proteção ocular adequada. Se o procedimento for realizado nas regiões periorbitárias, a melhor opção é usar escudos de metal, colocados diretamente sobre a córnea após aplicar colírio anestésico. Óculos de plástico são desaconselhados devido à baixa resistência térmica do material. Se o procedimento ocorrer na parte inferior da face, tronco ou extremidades, óculos de aço inoxidável polido, que protegem toda a área periorbital, são mais adequados.

Laser "Plume" (Coluna de Fumaça)

Qualquer um dos *lasers* ablativos que produzam partículas de aerossóis pode ser aspirado pelo cirurgião, paciente e circulantes. Vários esporos bacterianos e partículas de HPV já foram recuperados da fumaça do *laser* de dióxido de carbono.[20] Os dois melhores métodos para evitar sua inalação são a utilização de máscaras cirúrgicas específicas e o uso de exaustores especiais.

Laser "Splatter"

Ao tratar tatuagens ou lesões pigmentadas benignas com *Q-switched laser*, os impactos dos pulsos de luz podem romper a superfície da pele, gerando explosão de sangue e fragmentos cutâneos para longe do local da operação, em alta velocidade. Tais partículas não podem ser removidas por exaustor comum. Dessa maneira, a maioria dos fabricantes fornece dispositivos com cânula ou anteparo capaz de conter tais partículas, prevenindo sua disseminação pelo ar. Outra técnica utilizada com sucesso no tratamento de tatuagens consiste na aplicação de uma folha de curativo hidrogel na superfície, disparando o *laser* a seguir.

CONSIDERAÇÕES FINAIS

É importante salientar que todas as tecnologias atualmente disponíveis devem ser incorporadas às modalidades terapêuticas consagradas, que, muitas vezes e com custo muito menor, produzem resultados iguais aos dispositivos atuais. *Peelings* químicos podem fazer *resurfacing;* a radioeletrocirurgia e a crioterapia podem tratar lesões pigmentadas. Uma simples exérese com sutura ou *shaving* com eletrocoagulação é suficiente para retirar pequenas lesões.

Outro fator a ser considerado é a pressão na mídia leiga, que incentiva os clientes a procurarem marcas específicas de alguma tecnologia como panaceia para suas necessidades. Frequentemente, o que é alardeado na mídia carece de fundamentação científica.

Deve-se sempre utilizar aparelhos que tenham registro e liberação da ANVISA. Não esquecer o termo de consentimento informado para todos os procedimentos aqui mencionados. O mesmo vale para documentação fotográfica não passível de edição.

O emprego das tecnologias de maneira correta necessita de investimento em estudo e capacitação, e elas não deveriam ser utilizadas por outros profissionais desprovidos de tais atributos.

Destacamos que, em qualquer circunstância, cabe ao médico exercer sua função primordial, que é fazer diagnósticos corretos. Não adianta manipular máquinas sem saber do que se está tratando.

Referências Bibliográficas

1. Saleeby CW. *Sunlight and Health*, 3rd ed. London: Nisbet & Co, 1923-1926. 6.
2. Meffert H, Bahr T. Willibald Gebhardt (1861-1921). Sein Leben und seine Verdienste um die Photomedizin. *Dermatol Monatsschr*, 1989; *175*:699-705.
3. Schafer V. Artificial production of ultraviolet radiation, introduction and historical review. *In:* Urbach F (ed.) *The Biologic Effects of Ultraviolet Radiation*. Oxford: Pergamon, 1969, pp 93-105.
4. Parrish JA, Fitzpatrick TB, Tanenbaum L, Pathak MA. Photochemotherapy of psoriasis with oral methoxsalen and longwave ultraviolet light. *N Engl J Med*, 1974; *291*:1207-11.
5. Goeckerman WH. The treatment of psoriasis. *Northwest Med*, 1925; *24*:229-31.
6. Green C, Ferguson J, Lakshmipathi T, Johnson BE. 311 nm UVB phototherapy an effective treatment for psoriasis. *Br J Dermatol*, 1988; *119*:691-6.
7. Aspectos históricos do laser [acesso julho 2011]. Disponível em: http://www.nupen.com.br/Revista_port/fund_fisicos3.php
8. Osorio N, Torezan LAR. *Laser em Dermatologia: conceitos básicos e aplicações*, 2ª ed. São Paulo: Roca, 2009.
9. Wolff K,Goldsmith LA, Katz SI, Gilchrest BA, Paller A, Leffell DJ. *Fitzpatrick's Dermatology in General Medicine*, 7th ed. United States of America: McGraw-Hill Companies, 2008.
10. Ochsendorf FR, Sachsenberg-Studer EM, Grundmann-Kollmann M, Milbradt R, Krutmann J, Kaufmann R. The UV record. Document of quality control, therapy planning and risk assessment in dermatologic photo- and photochemotherapy. *Hautarzt*, 2000; *51*:79-81.
11. Bolognia JL, Jorizzo JL, Rapini RP. Dermatologia, 2ª ed. Rio de Janeiro: Elsevier, 2011.
12. Manstein D, Herron GS, Sink RK *et al.* Fractional photothermolysis: a new concept for cutaneous remodeling using microscopic patterns of thermal injury. *Lasers Sur Med*, 2004; *34*:426-38.
13. Polla LL, Margolis RJ, Dover JS *et al.* Melanosomes are a primary target of Q-switched ruby *laser* irradiation in guinea pig skin. *J Invest Dermatol*, 1987; *89*:281-6.
14. Elsaie ML, Choudhary S, Leiva A, Nouri K. Nonablative radiofrequency for skin rejuvenation. *Dermatol Surg*, 2010; *36*:577-89.
15. Neves DR, Ramos DG, Magalhães GM, Rodrigues RC, Souza JBA. Terapia fotodinâmica para tratamento de múltiplas lesões no couro cabeludo na síndrome do nevobasocelular – relato de caso. *An Bras Dermatol*, 2010; *85*:545-8.
16. Thiboutot DM, Strauss JS. Diseases of sebaceous gland. *In:* Freedberg IM (ed). *Fitzpatrick's Dermatology in General Medicine*, 6th ed. New York: The Mcgraw-Hill, 2003, v 1, pp 672-87.
17. Lee SY, You CE, Park MY. Blue and red light combination LED phototherapy for acne vulgaris in patients with skin phototype IV. *Lasers Sur Med*, 2007; *39*:180-8.
18. Itoh Y. Treatment of acne, 1st ed. *In:* Dover JS (ed). *Procedures in Cosmetic Dermatology Series: photodynamic therapy*. Ontario: Saunders Book, 2005, pp 132.
19. Wiegell SR, Wulf HC. Photodynamic therapy of acne vulgaris using methil aminolaevulinate: a blinded, randomized, controlled Trial. *Br J Dermatol*, 2006; *154*:969-76.
20. Kauvar ANB, Lou WW. Pulsed alexandrite laser for the treatment of leg telangiectasia. *Arch Dermatol*, 2000; *136*:1371-5.
21. Upjohn E, Foley P, Lane P *et al.* Long-term clearance of patch-stage mycosis fungoides with the 308-nm laser. *Clin Exp Dermatol*, 2007; *32*:168-71.
22. Suh D, Chang K, Son H *et al.* Radiofrequency and 585-nm pulsed dye laser treatment of striae distensae: a report of 37 asia patients. *Dermatol Surg*, 2007; *33*:29-34.
23. Ross EV. Laser versus intense pulsed light: competing technologies in Dermatology. *Lasers Surg Med*, 2006; *38*:261-72.
24. Tanzi EL, Alster TS. Comparison of a 1.450 nm diodo laser and a 1.320 nm nd:yag *laser* in the treatment of atrophic facial scars: a prospective clinical and histological study. *Dermatol Surg*, 2004; *30*:152-7.
25. Draelos ZD, Marenus KD. Cellulite – Etiology and purported treatment. *Dermatol Surg*, 1997; *23*:1177-81.
26. Wheeland RG. Basic laser physics and safety. *In:* Goldberg DJ (ed). *Laser Dermatology*. Springer, 2005, pp 11-22.
27. Ries WR, Clymer MA, Reinisch L. Laser safety features of eye shields. *Lasers Surg Med*, 1996; *18*:309-15.

Cirurgia Micrográfica

Capítulo

18

Luis Fernando Figueiredo Kopke

INTRODUÇÃO E CONCEITO

A cirurgia micrográfica pode ser definida como uma exérese cirúrgica com controle microscópico de margens. Na palavra micrográfica, *micro* deriva de microscópico e *gráfica* de topográfico, isto é, o controle é microscópico e topográfico. Aparentemente é muito simples, mas entender o real significado da cirurgia micrográfica envolve reflexão mais profunda a respeito de conceitos largamente ensinados e aceitos há decênios, relacionados com a cirurgia de tumores cutâneos, como o conceito de margem de segurança. Apesar de não haver unanimidade alguma entre os trabalhos a respeito da extensão das margens de segurança recomendadas para as diferentes situações clinicocirúrgicas, o conceito de margem de segurança continua intocável, norteando muitas vezes decisões cirúrgicas, nas quais ele sequer deveria ser aplicado. Desse modo, para entendermos melhor a cirurgia micrográfica, temos que recorrer um pouco à história de seu desenvolvimento e à análise mais aprofundada do conceito de margem de segurança. A evolução da cirurgia micrográfica até a atualidade demonstra seu grande potencial, baseada em extensa literatura médica, como um dos métodos mais racionais de tratamento dos tumores cutâneos.

HISTÓRICO E DESENVOLVIMENTO

A cirurgia micrográfica surgiu nos Estados Unidos, na década de 1930, pela genialidade de Frederic Mohs.[1] Ainda estudante de medicina, descobriu ele um modo de fixar tecidos *in vivo*. Por meio da aplicação tópica sobre o tumor cutâneo e suas adjacências de pasta especial contendo cloreto de zinco, Frederic Mohs mumificava o local em contato com a pasta, de modo a manter intactas as relações anatômicas exatas entre o tumor e toda a pele circunvizinha. A fixação tecidual *in vivo* permitia ao cirurgião retirar o tumor cortando dentro da área previamente fixada, obtendo incisão praticamente sem sangramento e com exata correspondência topográfica entre a peça cirúrgica e o leito da exérese, na profundidade e

lateralidade, pois elas pouco se deformavam. Em seguida, toda a área da periferia da peça cirúrgica era microscopicamente analisada (em profundidade e lateralidade), de tal modo que, se o tumor tivesse sido tocado pelo bisturi durante a exérese, seria constatado e sua localização exata seria determinada, uma vez que existia, pela fixação *in vivo*, perfeita correspondência topográfica da peça cirúrgica com o leito da incisão. Localizada exatamente a região do escape tumoral, nova exérese era realizada apenas nessa área, iniciando-se novo ciclo. A peça cirúrgica seria novamente analisada e a exérese prosseguia, assim, em ciclos sucessivos, até que nenhum tumor fosse mais visto. Esse método era denominado quimiocirurgia e está representado na Figura 18.1.

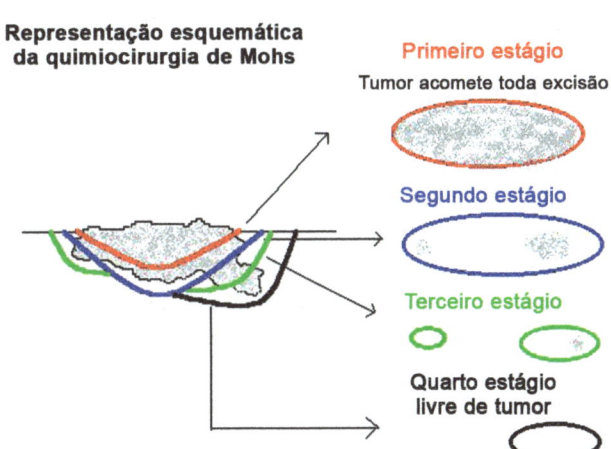

Figura 18.1 Como na quimiocirurgia, a cirurgia micrográfica moderna é também realizada em ciclos (estágios) sucessivos. Toda a região da peça cirúrgica que esteve em contato com o bisturi durante a incisão é meticulosamente examinada ao microscópio. Os estágios se sucedem quando no local acometido for encontrado tecido tumoral, até que nenhuma neoplasia remanescente seja encontrada. A excisão microscopicamente controlada está terminada. Na quimiocirurgia, a cada novo estágio, era realizada nova fixação *in vivo* pela pasta de cloreto de zinco. (Reproduzido de www.wikipedia.org – cirurgia micrográfica.)

Nos primórdios da quimiocirurgia, Frederic Mohs tentou aproximar-se dos cirurgiões da época, mas não foi muito bem aceito. Foi acolhido pelos dermatologistas. Talvez por isso, o método ficou relativamente restrito a esses profissionais, pelo menos enquanto a quimiocirurgia dominou. Frederic Mohs e os dermatologistas ocuparam-se do tratamento dos cânceres cutâneos considerados inoperáveis. A fixação tecidual *in vivo* era realmente um procedimento heroico. Dependendo do tamanho e profundidade do tumor, ela poderia durar dias, causando extrema dor ao paciente, além de impedir reconstrução cirúrgica imediata do defeito cirúrgico. Tanto que a grande maioria das feridas cirúrgicas cicatrizava por segunda intenção (daí, talvez, o desinteresse dos cirurgiões, pois a quimiocirurgia exigia poucos conhecimentos de técnica cirúrgica propriamente dita). Porém, o método mostrou-se extremamente eficaz em curar tumores deixados à sua própria evolução, ganhando o nome de quimiocirurgia de *Mohs*. Depois de vários anos de comprovada eficácia, foi fundado o Colégio Americano de Quimiocirurgia de Mohs.[2]

A quimiocirurgia prevaleceu até a década de 1970, quando Tromovitch e Stegman[3] publicaram série importante de pacientes tratados com eficácia equivalente, utilizando o método a fresco. A exérese, microscopicamente controlada e realizada por ciclos, foi mantida, mas a fixação tecidual *in vivo* foi abolida. Com isso seria possível a reconstrução cirúrgica imediata. O hábito de deixar que a ferida cirúrgica cicatrizasse por segunda intenção foi praticamente abandonado, ao mesmo tempo que os dermatologistas iam adquirindo maiores habilidades cirúrgicas. Foi nesse contexto que surgiu, em 1970, a American Society for Dermatologic Surgery e a International Society for Dermatologic Surgery.[2] O método a fresco passou a ser denominado cirurgia micrográfica de Mohs e ultrapassou as fronteiras americanas. Com essa expansão, era inevitável que o método de Mohs pudesse sofrer alguma modificação. Foi o que aconteceu, principalmente na Alemanha, onde surgiram dois métodos de cirurgia micrográfica que, apesar de partirem do mesmo princípio da exérese microscopicamente controlada, são tecnicamente distintos da cirurgia micrográfica de Mohs. São eles a torta de Tübingen e o método de Munique.[4]

Apesar disso, o termo *cirurgia micrográfica de Mohs* (ou simplesmente *cirurgia de Mohs*) adquiriu conotação tão marcante, no que se refere ao controle microscópico de margens, que começou erroneamente a ser considerado como sinônimo de cirurgia micrográfica, o que não é correto. Até mesmo alguns autores, escrevendo na literatura inglesa sobre cirurgia micrográfica, referiam suas operações como sendo *cirurgia de Mohs* para diminuir a possibilidade de crítica, quando na realidade, o método de controle microscópico de margens que utilizavam

Quadro 18.1 Evolução e subdivisão da cirurgia micrográfica segundo Kopke e Konz[4]

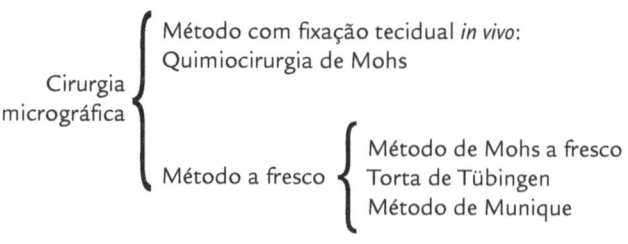

apenas remotamente se assemelhava ao método originariamente descrito por Frederic Mohs. A respeito disso, apenas Rapini foi bastante claro na literatura.[5]

O Quadro 18.1 resume a evolução histórica da cirurgia micrográfica.

ALGUMAS REFLEXÕES A RESPEITO DOS CONCEITOS DE MARGEM DE SEGURANÇA E MARGEM CIRÚRGICA

Denomina-se margem de segurança a porção de tecido supostamente normal que circunda o tumor em profundidade e lateralidade. O conceito é bastante lógico se todo tumor o respeitasse. Porém, a aparência clínica de um tumor na superfície cutânea pode não guardar nenhuma relação com o seu crescimento abaixo dela. Em outras palavras, o crescimento tumoral subclínico não é regular e uniforme ao redor da parte clinicamente visível.[6]

A aparência clínica do tumor já nos indica se o conceito de margem de segurança tem sentido ou não. É muito comum encontrarmos tumores cujos limites são parcial ou completamente indistintos ao exame clínico de rotina. Se não se percebe claramente o limite tumoral ao exame, como se pode pensar em milímetros ou centímetros de margem de segurança, sem saber de onde partir? Os fatores que levam um tumor a ter bordas pouco nítidas estão relacionados com o fato de suas células se espalharem mais no seu crescimento (tipo histológico infiltrativo) do que de se expandirem a partir de um ponto (tipo histológico expansivo). As Figuras 18.2A e B e 18.3A e B ilustram essas situações opostas para melhor compreensão.

Não existe correlação estreita entre a anatomia macroscópica e microscópica de um câncer de pele, assim como existe grande variedade clínica desses tumores.[7] Apenas esses fatos já seriam suficientes para colocar em dúvida a lógica do conceito de margem de segurança. Os termos *margem de segurança* e *margens cirúrgicas* são correlatos, mas, muitas vezes, se misturam como se fossem sinônimos, não sendo raros bons trabalhos sobre o tema trocarem claramente o sentido de um termo pelo outro.[8] A margem de segurança é uma suposição que pode ser

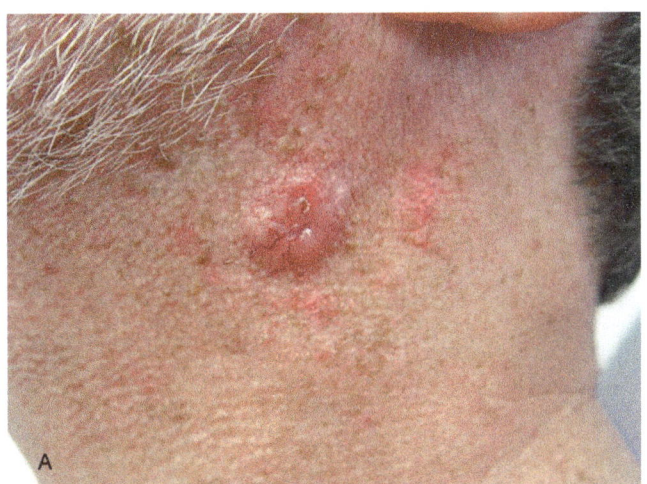
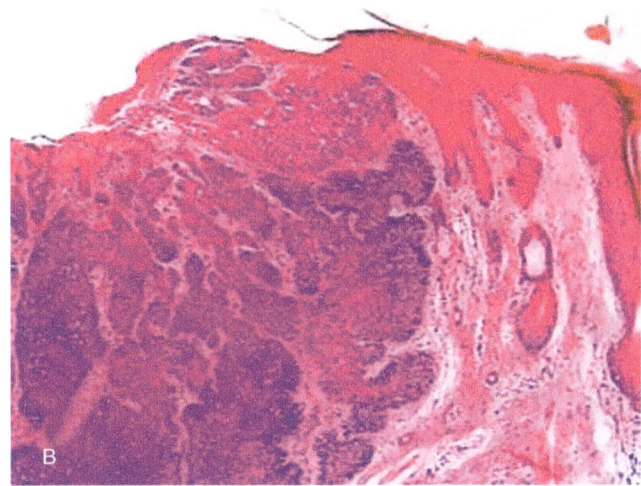

Figura 18.2 Clínica e histologia de um carcinoma basocelular nodular. (**A**) Típico carcinoma basocelular de bordas bem delimitadas. (**B**) À histologia, nota-se massa tumoral crescendo por expansão, como se estivesse comprimindo os tecidos normais à sua volta. Tipo histológico expansivo.

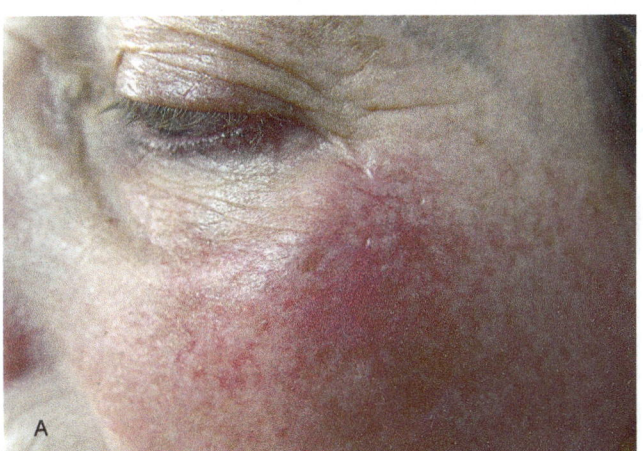
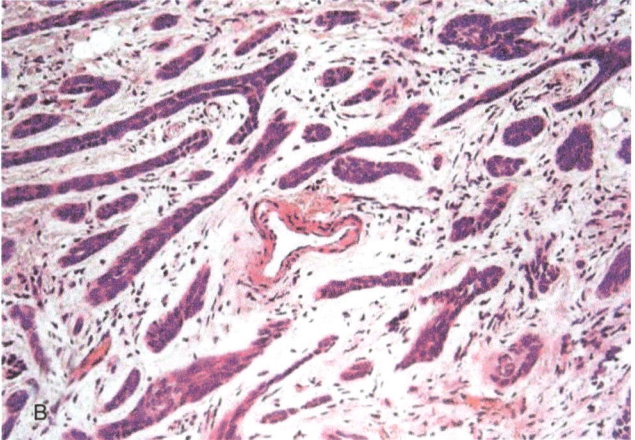

Figura 18.3 Clínica e histologia de um carcinoma basocelular infiltrativo. (**A**) Aspecto típico de um carcinoma basocelular esclerodermiforme próximo ao ângulo externo do olho esquerdo. Bordas mal delimitadas. (**B**) A histologia mostra tumor constituído de cordões de células basaloides separados, penetrando o tecido, não se concentrando em um só ponto. Tipo histológico infiltrativo.

mais ou menos provável, enquanto a margem cirúrgica é um fato, que pode, porém, ser verificado ou não. Embora sejam conhecimentos aparentemente óbvios, transmitidos há anos de cirurgião para cirurgião, apoiam-se em conceitos tecnicamente falhos, pois não é possível, antes do ato cirúrgico, prever a real extensão da invasão histológica. Possivelmente, a aplicação do conceito de margem de segurança esteja mais relacionada com o tipo histológico que com a aparência clínica, sendo mais efetiva no tipo expansivo do que no infiltrativo.[9]

Bons trabalhos a respeito de margens de segurança em tumores cutâneos geralmente levam em consideração vários fatores que aumentam a probabilidade de sua maior extensão.[8] Recidivas, tipo histológico infiltrativo predominante, bordas mal delimitadas, localização e tamanho inicial maior que 2 cm são algumas das variáveis que interferem no tamanho da margem de segurança indicada. Mas, raramente, o cirurgião extirpa uma estrutura anatômica importante que esteja dentro dessa marcação se, aparentemente, ela não apresenta sinais clínicos de acometimento. Isso resultaria em sequelas estéticas ou funcionais aparentemente desnecessárias. Porém, pode acontecer que a estrutura não removida possa estar histologicamente comprometida. O que se segue será a recidiva. As Figuras 18.4A e B e 18.5A e B ilustram claramente esse dilema, que todo cirurgião enfrenta ao operar um tumor cutâneo.

O termo *margem cirúrgica* refere-se à visão histológica do tumor em relação à borda da peça cirúrgica. O laudo histopatológico informa ao cirurgião se o tumor toca ou não a borda do espécime. Porém, essa informação é

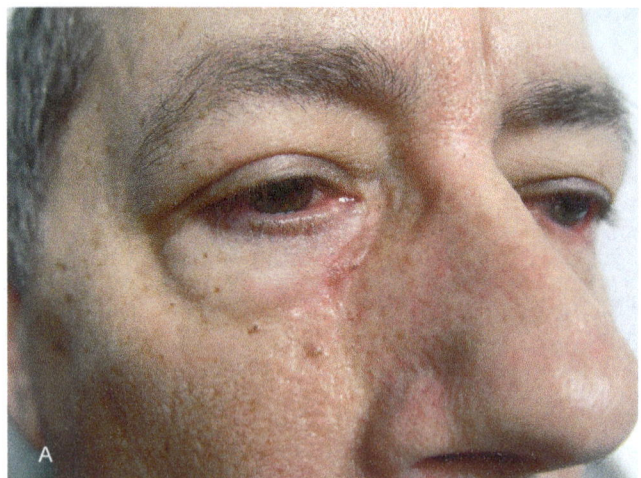
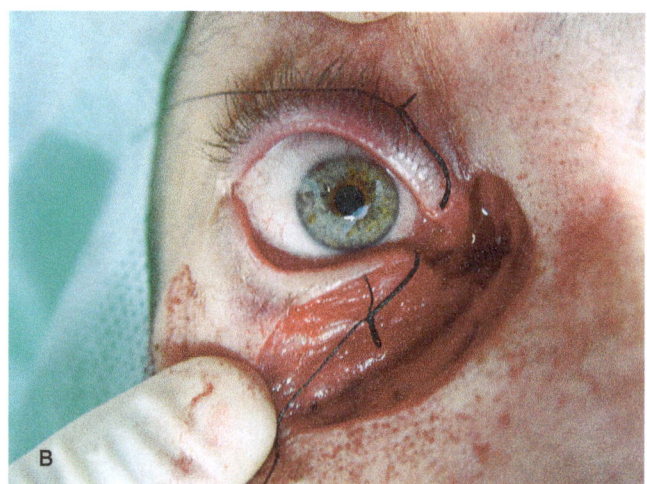

Figura 18.4 (A) Paciente operado de carcinoma basocelular no mesmo local há 10 meses. Ao exame, apresentava pequena placa relativamente bem delimitada a cerca de 3 mm da borda tarsal. Clinicamente, o tarso e a pele circunvizinha ao tumor não aparentavam nenhum comprometimento. O laudo histopatológico da operação anterior mostrava "margens livres", mas não especificava o subtipo histológico. Seria lógico aplicar aqui o conceito de margem de segurança? Alguns trabalhos recomendam margem de 1 cm para tumores recidivados.[10] Qual cirurgião aplicaria estritamente o conceito de margem de segurança, retirando tarso, carúncula e canalículos de drenagem lacrimal, os quais, aparentemente, não estão acometidos? **(B)** Excisão completa após 3 estágios de cirurgia micrográfica pelo método de Munique. Tanto o tarso quanto os canalículos lacrimais puderam ser poupados por não estarem histologicamente acometidos, preservando-se a função. Entretanto, a extensão da excisão revela que o crescimento tumoral subclínico era muito maior do que se poderia supor. Histologicamente, a cirurgia micrográfica demonstrou tratar-se de um tumor do tipo infiltrativo.

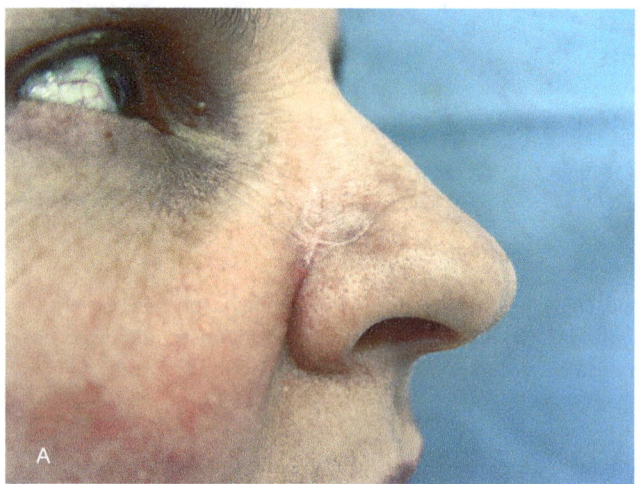
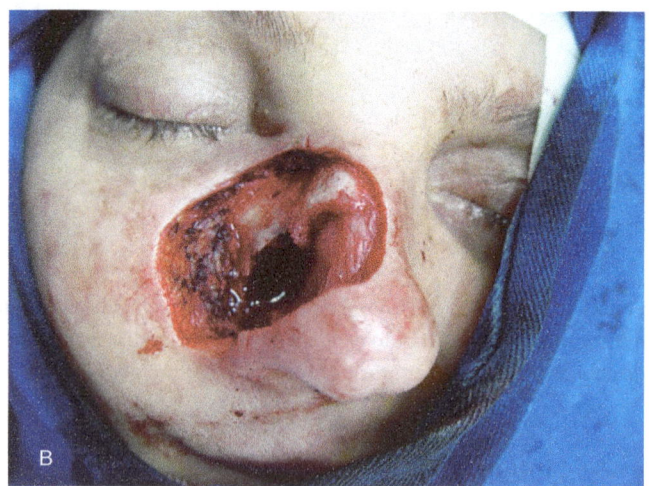

Figura 18.5 (A) Paciente de 44 anos operada, pela quarta vez, de um carcinoma basocelular infiltrativo. Um ano depois da última intervenção, notou endurecimento na região operada (caso típico de tumor recidivado). Esse é um exemplo da dificuldade em pre-estabelecer o que se vai extirpar, pois, simplesmente, não há como prever a real extensão do acometimento histológico tumoral. **(B)** Depois do quarto estágio de cirurgia micrográfica pelo método de Munique, esse era o aspecto da ferida cirúrgica. A ponta do corneto anterior teve que ser ressecada por acometimento histológico. Dificilmente um cirurgião faria tal "margem de segurança".

baseada nos poucos cortes histológicos que foram examinados pelo patologista. É o que se chama de *amostragem*. A forma de realizar essa amostragem varia muito entre os laboratórios de anatomia patológica. Por mais que existam várias formas de fazê-la, a padronização seguida nem sempre é aplicável às diferentes peças cirúrgicas. Todo laboratório tem sua rotina de trabalho e, certamen-

te, a análise minuciosa das margens cirúrgicas não é uma delas. Tanto que é raríssimo receber junto ao laudo histopatológico, com relação às margens cirúrgicas, um croqui com os diferentes sentidos de cortes histológicos, a forma da peça cirúrgica, código de cores em correspondência com o croqui e identificação, nas lâminas, da correspondência dos cortes com o esquema apresentado. O laudo histopatológico escrito fornece visão muito limitada do que realmente aconteceu na transformação da peça cirúrgica em alguns cortes de amostragem colhidos para compor a lâmina, da qual o patologista, finalmente, vai extrair seu laudo. Seria aconselhável que o cirurgião tivesse maior conhecimento sobre a rotina de preparo histopatológico e possibilidades de falhas nesse processo, para que sua interpretação do laudo levasse em consideração essas variáveis.[9] Assim, estima-se que a *amostragem* realizada nas peças cirúrgicas, examine apenas 0,01% da real extensão da margem cirúrgica.[11] Isto também é válido para as chamadas *cirurgias com corte de congelação intraoperatório*, pois não passam, na maioria das vezes, de amostragem feita por cortes de congelação. Isto é muito diferente do verdadeiro *exame micrográfico*, também realizado por cortes de congelação intraoperatório (não obrigatoriamente), mas que não faz uma simples amostragem. A Figura 18.6 mostra alguns tipos de amostragem utilizados rotineiramente em laboratórios de anatomia patológica.

Caso o laudo ateste que as margens cirúrgicas estão comprometidas, geralmente o cirurgião terá que reintervir. É uma decisão difícil de tomar, pois, muitas vezes, toda a parte visível do tumor já foi retirada na primeira operação. Mas, onde, quanto e para onde reintervir com a ampliação da margem de segurança? Se a peça cirúrgica não foi previamente trabalhada no laboratório de acordo com a situação topográfica do tumor, dificilmente a reintervenção terá uma lógica. Não é infrequente o laudo histológico da reoperação para alargar as margens informar que nenhum tumor residual foi detectado. Essa informação aparentemente tranquiliza o cirurgião, que interpreta o laudo como se o tumor tivesse sido totalmente retirado. Mas essa interpretação somente estaria correta se houvesse garantia de que o cirurgião reoperou exatamente onde sobrou tumor e que toda a borda cirúrgica do novo espécime foi examinada. A não observação do tumor residual na reoperação é apenas consequência do limitado exame das margens cirúrgicas que é feito em todo exame histopatológico de rotina.

Da mesma maneira, caso o laudo histopatológico da primeira operação revele margens cirúrgicas livres, isto não significa, necessariamente, que todo o tumor foi retirado, mas apenas que, onde os cortes foram feitos, o tumor não tocava a borda do espécime. É muito importante de compreender isso para que condutas equivocadas não sejam tomadas. Por exemplo, caso haja recidiva do tumor operado, isso não deve ser interpretado como demonstração de agressividade biológica do tumor, mas sim que restos dele proliferaram a ponto de dar novamente sinais clínicos. A indicação de radioterapia para essa situação pode ser precipitada.[9] Para melhor entendimento, essa situação está esquematizada na Figura 18.7.

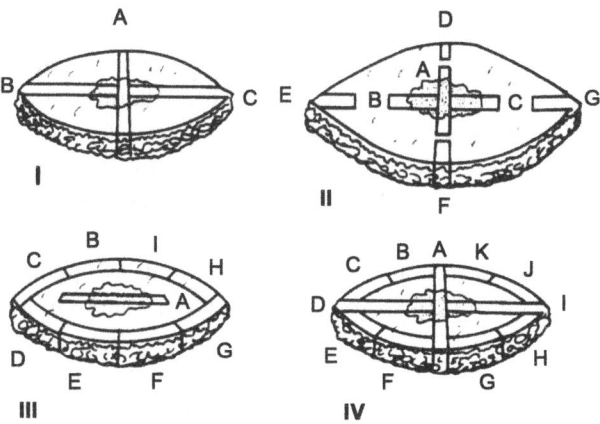

Figura 18.6 Formas padronizadas comuns de se realizar a amostragem em laboratórios de anatomia patológica. A primeira é a mais utilizada. Percebe-se claramente que projeções microscópicas poderiam não ser observadas na profundidade ou lateralidade, nos dois primeiros exemplos, e na profundidade, nos dois últimos. Porém, quando a forma da peça cirúrgica é muito irregular, essas padronizações podem ser difíceis de executar tecnicamente. (Reproduzido de Rosai J [ed.] *Ackerman's – Surgical Pathology.* Mosby Co, 1989: 1933.)

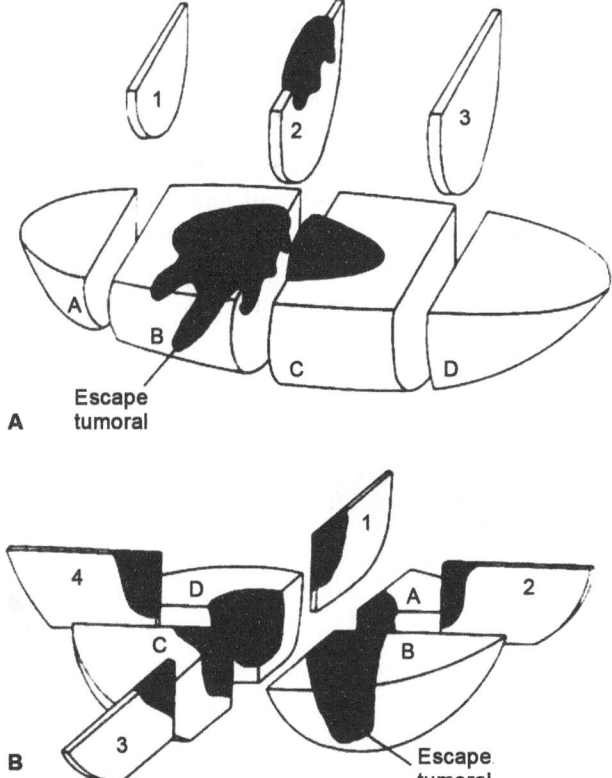

Figura 18.7 O laudo histopatológico revela margens cirúrgicas livres, baseado nos cortes realizados para a confecção das lâminas histopatológicas, o que, obviamente não corresponde à situação apresentada. Todo exame anatomopatológico deve ser correlacionado com o quadro clínico do paciente, sem o que a interpretação do resultado é apenas relativa. (Reproduzido de Snow SN.[11])

CIRURGIA MICROGRÁFICA

Esse procedimento conjuga, minuciosa e interdependentemente, a cirurgia e o exame laboratorial para verificação das margens cirúrgicas, como se fossem parte de um todo. Ele pode ser realizado pelo cirurgião em parceria com o patologista, mas é fundamental que um entenda muito bem o trabalho do outro, principalmente o cirurgião. As minúcias que envolvem as operações microscopicamente controladas são tão cruciais que seria mais aconselhável o cirurgião, o histotécnico e o patologista serem a mesma pessoa.[12] Isto é tanto mais crítico quanto mais complicado é o caso. Múltiplas recidivas, assim como localizações desfavoráveis (p. ex., áreas cuja topografia é muito irregular pela presença de sulcos, reentrâncias, interposição de tecidos de diferentes consistências), podem dificultar bastante a realização do exame micrográfico. É importante que o cirurgião entenda isso, do contrário, o espécime que ele vai retirar pode até inviabilizar o exame.

Em cirurgia micrográfica não se utiliza o conceito de margem de segurança, e não é o cirurgião que controla a exérese, mas o exame micrográfico. Ele não é feito por amostragem e é capaz de examinar praticamente toda a borda cirúrgica; e como é topograficamente orientado, é também capaz de localizar exatamente onde pode ter ficado tumor residual no paciente.

Existem três variações reconhecidas de cirurgia micrográfica, como já mencionadas no Quadro 18.1. Todas elas apresentam publicações e suficiente casuística cirúrgica acumulada, no sentido de comprovar-lhes a eficácia. Todos os três métodos têm eficácia equivalente. Embora tecnicamente distintas, essas variações da cirurgia micrográfica têm em comum suas principais características, que incluem:

1. Marcação sistemática e topográfica da peça cirúrgica, em relação à exata posição que ela ocupava no paciente, de maneira a permitir a reincisão precisamente no mesmo local onde foi detectado escape tumoral nas margens cirúrgicas.
2. Trabalho de confecção dos cortes histológicos, de maneira a permitir o exame de toda a superfície de corte, tanto em lateralidade quanto em profundidade. Isto é realizado por meio da pintura do espécime com diferentes corantes que resistem ao processo de preparação histológica.
3. Análise dos cortes histológicos ao microscópio.

Os três métodos diferem essencialmente entre si na forma da exérese tumoral, no trabalho da peça cirúrgica no laboratório e na forma de interpretação dos cortes histológicos. Para maiores detalhes sobre essas diferenças específicas entre os três métodos, o leitor pode consultar a bibliografia.[4,12] Porém, para melhor entendimento, faz-se necessária breve descrição dos três métodos.

Método de Mohs (Figura 18.8)

Caracteriza-se por exérese rasa (em prato), depois de curetada a parte exofítica do tumor. Isto representa ainda um resquício da quimiocirurgia, onde se fazia a exérese dentro da área previamente fixada. A peça cirúrgica é marcada e orientada topograficamente. No laboratório, geralmente ela é seccionada em fragmentos menores para facilitar o corte ao criostato. Em cada fragmento, o corte

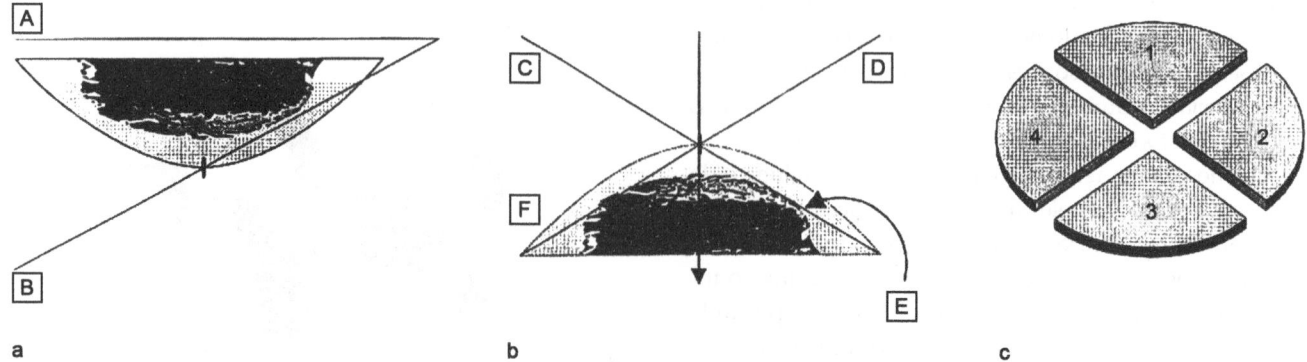

a   b   c

Figura 18.8 Representação esquemática do método de Mohs. A incisão (**a**) deve ser rasa, de modo que o ângulo formado entre o plano epidérmico (**A**) e o plano formado pelo fundo da peça e borda epidérmica (**B**) seja aproximadamente de 45°. A peça cirúrgica é obrigatoriamente dividida em quatro quadrantes ou mais. Na inclusão (**b**) é necessário criar o plano contendo o fundo da peça e a borda epidérmica (**E**). Os planos assim formados, EC e FD, correspondem ao formato dos cortes 2 e 4. Os cortes histológicos (**c**) contêm, cada um, o fundo e a borda epidérmicas em um só plano. Se o tumor foi retirado na primeira excisão, nenhum tumor vai ser visto nos cortes histológicos, assim como no último estágio, quando a fase da exérese se completa. Se algum tumor for observado nos cortes histológicos, um novo ciclo é realizado. (Reproduzido de Kopke & Konz. *Hautartzt*, 1995; *46*:607-14.)

é feito perifericamente, isto é, apenas a parte externa da peça cirúrgica é cortada de modo que o corte contenha, ao mesmo tempo, a região do fundo e da borda epidérmica do fragmento. Para isso, cada fragmento é prensado de maneira a trazer o fundo da peça e a borda epidérmica para um plano comum, o qual vai ser cortado pela navalha do criostato. Uma vez realizados esses cortes, o trabalho ao criostato está terminado. Encontrando-se tumor nesses cortes, significa que ele comprometeu a borda da peça cirúrgica e, nesse local, será novamente realizada exérese de um novo estágio. Se nenhum tumor for observado nos cortes, a operação terminou, deduzindo-se que a neoplasia está inclusa na peça retirada.

Torta de Tübingen (Figura 18.9)

Embora o exame micrográfico desse método seja realizado em cortes de parafina e não de congelação, a análise laboratorial examina a peça cirúrgica sistematicamente, e não por amostragem. A sua execução em cortes de congelação é também possível. Ele é mais indicado quando a estratégia de exérese estiver prevendo a reconstrução por meio de um enxerto, pois, do contrário, ficaria difícil manter a topografia da região inalterada em caso de estágios sucessivos.[13] Realizado em parafina, como tradicionalmente é feito em Tübingen (Alemanha), pode demorar dias. Por ser *método periférico*, como o método de Mohs (examina apenas a periferia da peça cirúrgica), já foi denominado de *slow Mohs*.

Tecnicamente, é importante que a exérese deva ser o mais perpendicular possível nas bordas laterais da peça cirúrgica e paralela à superfície cutânea ao se retirar o fundo da peça. Esta é então dividida em segmentos no sentido horário, perifericamente, de maneira que os cortes mostrem a parte externa dos fragmentos. O fundo é cortado separadamente, paralelo à superfície cutânea. Caso se deseje visualizar o tumor, realiza-se nele um corte transversal. A interpretação histológica é semelhante à do método de Mohs. Para que a neoplasia seja considerada retirada, nenhum tumor pode ser encontrado ao exame histopatológico.

Método de Munique (Figura 18.10)

Seu exame micrográfico é tridimensional, de modo que, estando o tumor retirado ou não, sempre o enxerga-

VISÃO LATERAL

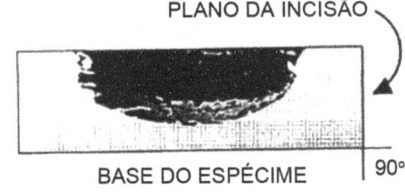

PEÇA VISTA DE CIMA

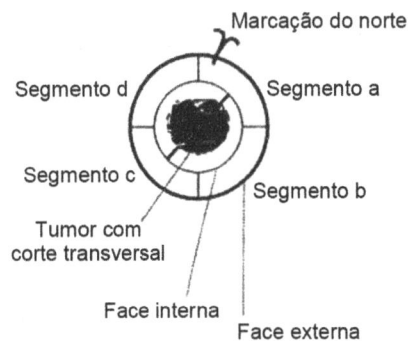

INCLUSÃO E CORTE DA PEÇA

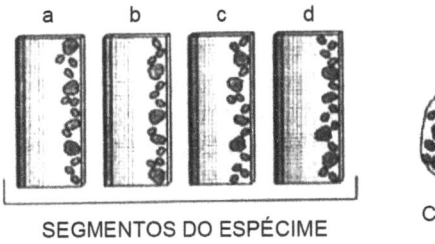

FORMATO DOS CORTES HISTOLÓGICOS

Figura 18.9 Representação esquemática da cirurgia micrográfica pelo método da torta de Tübingen. Como no método de Mohs, ele examina toda a periferia da peça cirúrgica, constituindo exemplo de exame micrográfico periférico. Se qualquer tumor for observado nos cortes histológicos, novo ciclo é realizado no local correspondente. Se nenhum tumor for encontrado, a exérese está terminada. (Reproduzido de www.wikipedia.org – cirurgia micrográfica.)

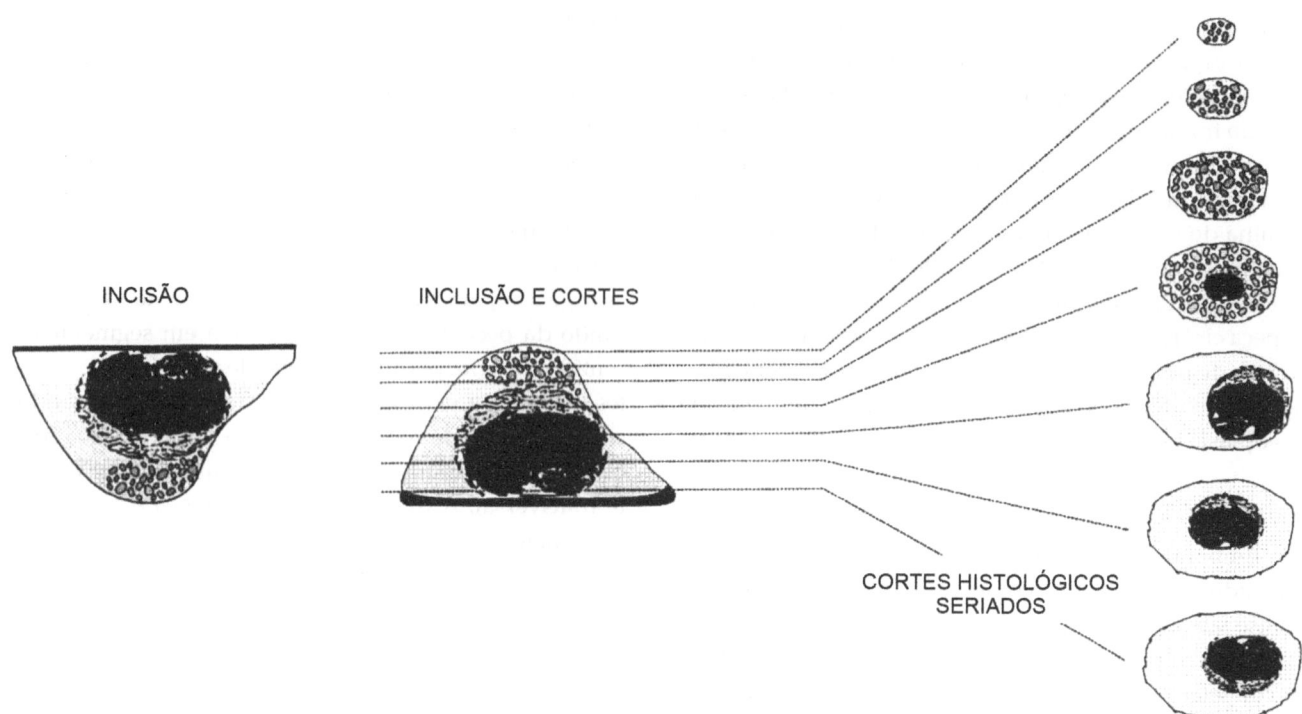

Figura 18.10 Representação esquemática da cirurgia micrográfica pelo método de Munique. Os cortes seriados fornecem visão tridimensional do tumor e de suas relações com as margens cirúrgicas. Sempre se observa o tumor ao microscópio. Caso ele comprometa as margens cirúrgicas, nova incisão é realizada no local correspondente, como ilustrado no exemplo. (Reproduzido de www.wikipedia. org – cirurgia micrográfica.)

mos ao microscópio. A exérese não influencia o trabalho ao laboratório, podendo ser realizada normalmente como em qualquer ato cirúrgico. A peça cirúrgica é sistematicamente marcada e incluída de modo que os primeiros cortes, paralelos à epiderme, se sucedam do fundo para a superfície da pele. Os intervalos nos quais os cortes são colhidos variam de acordo com cada situação, mas geralmente são colhidos a cada 50 μm a 100 μm. Ao microscópio sempre se enxerga o tumor. Se ele tocar a margem cirúrgica, esta será reoperada no local correspondente.

Indicações

Pode-se dizer que a cirurgia micrográfica é uma técnica que poupa tecido sadio por não trabalhar com o conceito tradicional de margem de segurança. Ao mesmo tempo, por identificar o tumor microscopicamente, retira-o completamente, sendo o método mais eficaz de tratamento dos carcinomas basocelulares. Por essas características, existem opiniões que apoiam o ponto de vista de que todo tumor cutâneo deve ser operado preferencialmente com cirurgia micrográfica.[14] Porém, a principal indicação para a cirurgia micrográfica é a recidiva, no mesmo local, de um tumor operado há menos de 1 ano. Essa indicação já é tão aceita que, nos Estados Unidos, existe jurisprudência a este respeito. Caso um tumor re-

cidivado seja reoperado sem cirurgia micrográfica e surja nova recidiva, o médico é passível de sofrer processo por imperícia. A popularização do método, nos Estados Unidos, chegou ao exagero de pacientes portadores de câncer cutâneo exigirem ser tratados com cirurgia micrográfica (Tomsick RS. Risk management: How to limit your risk of being sued. Focus Session 619. 53rd *Annual Meeting of the American Academy of Dermatology;* New Orleans, LA, USA, 1995 Feb 4-9). Exageros à parte, é bom lembrar que a recidiva de um tumor cutâneo deve-se à permanência de restos tumorais, um indício de que o crescimento subclínico do tumor era maior que o previsto.[7] Nessas situações, como não se pode deduzir para onde está ocorrendo a invasão tumoral, é melhor realizar exérese com controle microscópico de margens. Assim, as principais indicações de cirurgia micrográfica incluem:

- Tumores recidivados.
- Localização crítica do tumor – estruturas importantes, do ponto de vista funcional ou mesmo estético, podem estar muito próximas, tornando difícil a utilização do conceito de margem de segurança. Exemplos típicos são tumores localizados próximo às pálpebras, carúncula lacrimal, conduto auditivo externo, borda livre da asa nasal e sobrancelhas.
- Tumores com má delimitação clínica das bordas.

- Carcinomas basocelulares com tipo histológico infiltrativo, especialmente os esclerodermiformes.
- Tumores relacionados com crescimento subclínico imprevisível, como os localizados em área temporal, reborda da asa nasal no sulco nasogeniano, região pré-auricular e retroauricular, assim como tumores com diâmetro maior que 2 cm ou que tenham mais de 2 anos de evolução.
- Outras: dermatofibrossarcoma protuberante, tumor de Merkel e tumores malignos de anexos cutâneos, como o carcinoma sebáceo.
- Em suma, toda vez que o conceito de margem de segurança for questionável, está indicada a cirurgia micrográfica.

A cirurgia micrográfica desenvolveu-se tratando principalmente carcinomas basocelulares. Com a consolidação do método, outros tumores passaram a ser tratados preferencialmente por ela. Assim, ultimamente, os carcinomas espinocelulares têm sido apontados como indicações de cirurgia micrográfica,[15] embora com os melanomas a controvérsia continue. Existe grande número de trabalhos na literatura médica que apontam vantagens da cirurgia micrográfica em relação à exérese com margem de segurança; mas trabalhos recentes, buscando estabelecer os padrões de conduta frente a melanomas primários, sequer mencionam a cirurgia micrográfica como uma das opções terapêuticas, ou o fazem de modo muito reticente.[16]

Uma indicação relativa é quando o exame histopatológico revelar que as bordas cirúrgicas estão comprometidas pelo tumor. A análise de uma situação como essa requer conhecimento mais específico do processamento laboratorial da peça cirúrgica.[9] A reoperação para "alargamento das margens" pode ser ineficaz para retirar os restos tumorais, principalmente quando a parte visível do tumor foi retirada ou a reconstrução se deu por meio de retalho. A cirurgia micrográfica pode ser alternativa racional para resolver o dilema, uma vez que a ausência de sinais clínicos não significa, necessariamente, que o tumor parou de crescer. O conceito de que os restos tumorais apenas numa minoria dos casos levariam à recidiva, requer revisão mais aprofundada. Ele é ainda utilizado por alguns para justificar a não reoperação. Porém, trabalhos mais recentes têm reforçado a indicação da cirurgia micrográfica nesses casos, no sentido de evitar o agravamento da situação com medidas terapêuticas tardias.[7]

Uma boa regra a seguir em relação à cirurgia micrográfica é que ela não precisa ser sempre a primeira escolha, mas também não seria bom que fosse a última alternativa ao se tratar um caso complicado. Talvez o conhecimento prévio do padrão histológico do tumor (e não sua característica clínica) seja o fator mais decisivo no planejamento cirúrgico de um tumor cutâneo, no momento de optar pelas várias modalidades terapêuticas.[9]

Escolha do Método Micrográfico

Nenhum dos métodos descritos é perfeito. Cada um tem suas vantagens e desvantagens. O método de Munique pode ser trabalhoso nos múltiplos cortes no criostato em relação ao método de Mohs, porém, por poder examinar peças maiores sem dividi-las (até 2,5 cm de diâmetro), pode poupar tempo de incluir mais material. Porém, com relação a tempo de execução e trabalho árduo, em casos complicados, qualquer método de cirurgia micrográfica é igualmente trabalhoso. A visão direta do tumor em relação à margem cirúrgica somente é possível no método de Munique. Isso pode representar vantagem em algumas situações, mas não há nenhuma comprovação de que isso seja essencial.[4,12]

A obtenção do corte no método de Mohs não é tão fácil, sem o desgaste da peça por desprezo de cortes malsucedidos. Isso pode resultar em falso-positivo na interpretação histológica, fato que raramente pode ocorrer em métodos tridimensionais, como no método de Munique.

A torta de Tübingen seria mais indicada em situações em que se pode, de modo relativo, utilizar conjuntamente o conceito de margem de segurança, em tumores de maiores dimensões, sendo a reconstrução imediata feita por enxerto, para que a situação topográfica fique estável até a conclusão do exame micrográfico em parafina.

Uma discussão mais aprofundada sobre as vantagens e desvantagens de cada método não é o objetivo deste texto. Para isso, o leitor pode recorrer à literatura mais especializada. A escolha do método está mais relacionada à vivência do cirurgião, que tem mais familiaridade com esse ou aquele método, ou mesmo com as condições de infra-estrutura, como equipamento de laboratório (criostato).

DIFICULDADES, LIMITAÇÕES E SITUAÇÃO ATUAL NO CENÁRIO BRASILEIRO

A cirurgia micrográfica não é tão complexa em relação à sua parte cirúrgica intrínseca. É procedimento ambulatorial por natureza, como qualquer cirurgia oncológica cutânea. A complexidade está na integração entre a cirurgia e o laboratório. Se o cirurgião não foi treinado para fazer tudo sozinho e dominar todas as fases do processo, dificilmente ele saberá treinar adequadamente uma equipe, incluindo o patologista, para executar corretamente o método. Outra dificuldade considerável é conseguir espaço suficiente para a tarefa, que normalmente consome horas de trabalho contínuo e é diretamente proporcional à complexidade de cada caso.

Casos muito complexos, extensos ou com múltiplas recidivas podem necessitar internamento hospitalar e mais de um dia de trabalho. Sedação anestésica (raramente anestesia geral) e equipe multidisciplinar podem ser requeridas, tanto para o maior conforto dos pacientes como para maior efetividade do procedimento.

Apesar da racionalidade da cirurgia micrográfica e de sua alta eficácia, se comparada com outros métodos,[7] sua eficiência também diminui com o número de recidivas, embora, mesmo assim, ela ainda seja a melhor alternativa de tratamento.[17] Os altos índices de cura descritos na literatura (principalmente americana) em relação ao método de Mohs devem ser analisados em face da indicação mais rotineira do procedimento nos EUA, uma vez que grande quantidade de casos simples estaria presente na análise estatística.[18]

Talvez a maior limitação técnica da cirurgia micrográfica inclua os casos nos quais apenas se considerou sua indicação como último recurso. Por exemplo, a constatação de acometimento ósseo pelo tumor limita sua aplicabilidade, pela dificuldade do controle microscópico. A mesma situação se aplica à invasão dos músculos do globo ocular, que pode acontecer por contiguidade em casos de tumores da região periocular.

Infelizmente, a cirurgia micrográfica ainda não é praticada como rotina em nosso país, apesar de ter sido introduzida no Brasil há mais de 20 anos.[19] As razões desse fato misturam-se com a história da evolução da dermatologia como especialidade clinicocirúrgica. A cirurgia micrográfica sempre esteve relacionada com a dermatologia cirúrgica. Nos últimos 10 anos, temos assistido a uma verdadeira guinada da dermatologia, não somente no Brasil, mas em todo o mundo, em direção aos procedimentos estéticos. A preocupação com a beleza passou a ser relevante na sociedade moderna. Aliada à pouca tradição cirúrgica do dermatologista, não é de estranhar o quase total desconhecimento da técnica por parte da grande massa de cirurgiões que executam a cirurgia ambulatorial em nosso país. O pequeno número de dermatologistas habilitados em cirurgia micrográfica no Brasil, a inexistência de número suficiente de residências em dermatologia que recorrem rotineiramente ao método e que, desse modo, estejam aptas a ensinar cirurgia micrográfica, e, até mesmo, a estruturação do modelo de saúde nacional, todos são fatores que contribuem para a continuidade do quase total desconhecimento das potencialidades da cirurgia micrográfica em nosso meio.[20]

Referências Bibliográficas

1. Mohs FE. Chemosurgical treatment of cancer of the face – a microscopically controlled method of excision. Arch Dermatol Syphilol, 1947; 56:143-56.

2. Swanson NA, Taylor WB, Tromovitch TA. The evolution of Mohs' surgery. J Dermatol Surg Oncol, 1982; 8:650-4.

3. Tromovitch TA, Stegman SJ. Microscopically controlled excision of skin tumors. Arch Dermatol, 1974; 110:231-2.

4. Kopke LFF, Konz B. Cirurgia micrográfica é sinônimo de cirurgia de Mohs? An Bras Dermatol, 1994; 69:499-502.

5. Rapini RP. On the definition of Mohs surgery and how it determines appropriate surgical margins. Arch Dermatol, 1992; 128: 673-8.

6. Rassner G, Schlagenhauff B, Breuninger H. Der klinische Variantenreichtum der Basaliome und seine Bedeutung. In: Petres J, Lohrisch I (eds.) Das Basaliom – Klinik und Therapie. Berlin: Springer-Verlag, 1993, pp 3-11.

7. Kopke LFF, Schmidt SM. Carcinoma basocelular. An Bras Dermatol, 2002; 77:249-85.

8. Huang CC, Boyce SM. Surgical margins of excision for basal cell carcinoma and squamous cell carcinoma. Semin Cutan Med Surg, 2004; 23:167-73.

9. Kopke LFF, Bastos JCF, Andrade Filho JS, Gouvêa PS. Margem de segurança: um conceito antigo e relativo. An Bras Dermatol, 2005; 80:279-86.

10. Breuninger H, Dietz K. Prediction of subclinical tumor infiltration in basal cell carcinoma. J Dermatol Surg Oncol, 1991; 17:574-8.

11. Snow SN. Techniques and indications for Mohs micrographic surgery. In: Mikhail GR (ed.) Mohs Micrographic Surgery. Philadelphia: WB Saunders Co, 1991, pp 11-60.

12. Kopke LFF, Konz B. As diferenças fundamentais entre as variações da cirurgia micrográfica. An Bras Dermatol, 1994; 69:505-10.

13. Kopke LFF, Leite MP, Lima JCSA et al. Carcinoma basocelular tratado pelo método micrográfico da Torta de Tübingen. An Bras Dermatol, 1996; 71(supl I):47-51.

14. McGillis ST, Wheeland RG, Sebben JE. Current issues in the performance of Mohs' micrographic surgery. J Dermatol Surg Oncol, 1991; 17:681-4.

15. Terzian LR, Festa Neto C, Pimenta ERA. Fatores preditivos do maior número de estádios na cirurgia micrográfica de Mohs para o tratamento do carcinoma espinocelular da cabeça. An Bras Dermatol, 2008; 83:221-6.

16. Santos IDAO, Bittencourt FV. Tratamento da lesão primária. In: Belfort FA, Wainstein AJA (eds.) Melanoma – Diagnóstico e Tratamento, 1a ed. São Paulo: Lemar, 2010, pp 191-202.

17. Kopke LFF, Machado-Pinto J, Gouvêa PS, Bastos JCF. Dez anos de experiência com cirurgia micrográfica pelo Método de Munique. An Bras Dermatol, 2005; 80:583-90.

18. Burg G, Perwein C, Konz B. Kritische bewertung der mikroskopisch kontrollierten chirurgie. In: Konz B, Braun-Falco O (eds.) Komplikationen in der Operativen Dermatologie. Berlin: Springer-Verlag, 1984, pp 181-7.

19. Cernea SS. Experiência do grupo de cirurgia micrográfica de Mohs do HCFMUSP: dezembro/1989 a abril/1993. An Bras Dermatol, 1994; 69:365-73.

20. Kopke LFF. Cirurgia micrográfica: o que ela significa e porque é tão pouco desenvolvida em nosso meio. Rev Med Minas Gerais, 2006; 16:154-9.

Lesões Pré-Malignas da Pele | Capítulo

Flávia Vasques Bittencourt

19

As lesões pré-malignas da pele são condições bem definidas, clínica e histologicamente, e que carreiam risco aumentado de desenvolvimento de neoplasias cutâneas. O reconhecimento dessas lesões, de localização restrita à epiderme, permite seu tratamento precoce, seguramente mais simples e menos agressivo do que a terapêutica dos tumores invasivos.

Neste capítulo serão abordadas a ceratose actínica, ceratose arsenical, doença de Bowen, eritroplasia de Queyrat, papulose bowenoide e cicatrizes.

CERATOSE ACTÍNICA

Sinonímia: ceratose solar, ceratose senil

As ceratoses actínicas, extremamente prevalentes na população, sobretudo nas pessoas de pele clara, têm relevância clínica pelo seu potencial de malignização, podendo progredir para carcinoma espinocelular (CEC) invasivo. Surgem, usualmente, a partir dos 50 anos, com tendência a aumento do número de lesões no decorrer da vida. O seu aparecimento está relacionado principalmente com exposição à radiação ultravioleta, podendo também decorrer de mutações, principalmente no gene p53, fototerapia e exposição ao arsênio. Indivíduos imunodeprimidos, especialmente os transplantados, albinos e portadores de xeroderma pigmentoso, têm grande propensão ao desenvolvimento de ceratoses actínicas.[1]

Localizam-se classicamente nas áreas cronicamente expostas ao sol, como face, antebraços e dorso das mãos. Nos homens, também é comum o acometimento do couro cabeludo e orelhas. São usualmente múltiplas e apresentam-se, clinicamente, como máculas, pápulas ou placas com escamas aderentes, queratóticas, de superfície áspera, em base eritematosa, que resultam de queratinização desorganizada e grau variável de inflamação (Figura 19.1).

As ceratoses actínicas atingem dimensões entre 1 mm e 3 mm, embora possam alcançar 1 cm a 2 cm, e são mais perceptíveis, caracteristicamente, à palpação do que

à ectoscopia, principalmente no caso das lesões menores. A maioria é assintomática, com relato ocasional de prurido, queimação ou dolorimento.

As escamas podem, eventualmente, ser mais proeminentes, determinando a variante hipertrófica, ou, menos comumente, formar projeção na forma de chifre, conhecida como corno cutâneo (Figura 19.2).

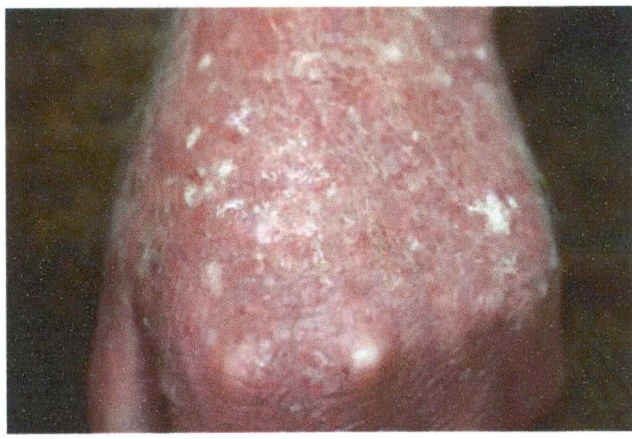

Figura 19.1 Ceratoses actínicas no dorso da mão.

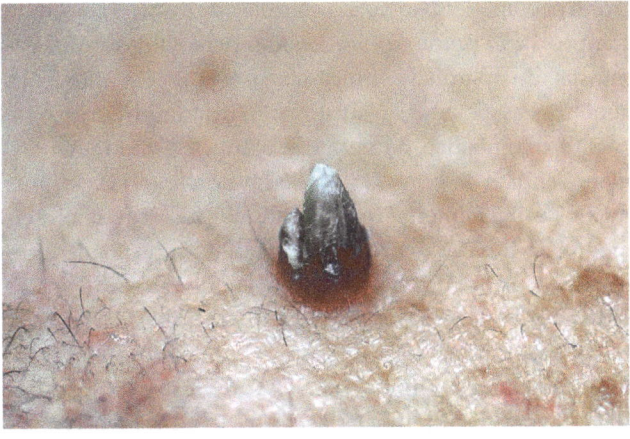

Figura 19.2 Corno cutâneo.

A tonalidade pode oscilar da cor da pele a rosa e de eritematosa a marrom, esta última coloração constituindo a variante pigmentada. O vermelhão dos lábios, especialmente o inferior, é afetado em incidência maior nos homens do que nas mulheres, e configura a queilite actínica, também considerada a variante de ceratose solar. Esta se apresenta como leve e difusa escamação de todo o lábio inferior até as comissuras. A presença de erosão pode indicar a possibilidade de invasão, destacando-se que a ceratose actínica, quando presente na mucosa, apresenta maior risco de evoluir para carcinoma de células escamosas (CCE) invasivo, e também das metástases.[2]

A associação com alterações que indicam um fotodano crônico na pele é comum, como elastose solar (com sua coloração amarelada e enrugamento cutâneo), telangiectasias e melanoses solares.

Embora, historicamente, as ceratoses actínicas sejam classificadas como lesões pré-malignas, tem ganhado destaque e aceitação, nos últimos anos, o conceito de que representam a fase mais inicial do CEC.[3] Nesse caso, a proliferação de queratinócitos atípicos tem localização exclusivamente intraepitelial (*in situ*). O risco individual de a ceratose actínica evoluir para CEC invasivo (com queratinócitos atípicos acometendo a epiderme, a derme papilar e/ou reticular) é de menos de 1% ao ano.[4] Se considerarmos pacientes portadores de lesões múltiplas (média de oito), o risco de desenvolvimento de um CEC no período de 10 anos é de 6% a 10%. Por outro lado, cerca de 60% dos CEC são provenientes de ceratoses actínicas, e há evidência de que estas estão presentes em contiguidade em 97% dos CEC que surgem em pele fotolesada. É importante ressaltar que percentual significativo de ceratoses actínicas, de até 25% em alguns estudos, pode regredir espontaneamente.[4]

A presença de ceratoses actínicas é considerada importante marcador de exposição solar excessiva e maior risco de câncer de pele não melanoma. Nos pacientes portadores de múltiplas lesões, refletindo dano actínico crônico, considera-se hoje o conceito de "cancerização de campo" (*field cancerisation*), onde a pele ao redor das ceratoses, de aparência clínica normal, já revela alterações genéticas associadas ao surgimento do tumor.[5]

O diagnóstico da ceratose actínica é fundamentalmente clínico. A biópsia pode ser necessária para excluir o CEC, especialmente quando houver história de crescimento de uma lesão, espessamento, enduração, sangramento, prurido, dor ou ulceração, já que estes podem ser indicadores de progressão para doença mais avançada. Não há preditores indicativos de que determinada ceratose acínica irá progredir para CEC invasivo.

Devem ser diferenciadas, além do CEC invasivo, da verruga viral, ceratose seborreica, carcinoma basocelular, doença de Bowen, entre outros. Embora a ceratose actínica hipertrófica possa produzir corno cutâneo, este pode ser proveniente também de CCE invasivo, verruga viral e mesmo de carcinoma basocelular (CBC).

São descritas inúmeras modalidades terapêuticas para as ceratoses actínicas, sendo a escolha determinada pela localização, tamanho e tipo da lesão, assim como idade, condições gerais e preferência do paciente. A opção terapêutica deve, portanto, ser individualizada.[6]

- 5-fluorouracil creme a 5%: age inibindo a síntese do DNA e tem sido usado desde 1960, com resultados satisfatórios, na posologia que pode variar desde 2 vezes ao dia a 3 vezes por semana, de acordo com a tolerância do paciente, por 2 a 4 semanas. Apesar do baixo custo, seu uso é frequentemente limitado devido à irritação e vermelhidão da pele, efeitos colaterais comuns.

- Ácido tricloroacético: aplicação tópica na concentração que pode variar de 50% a 70%.

- Gel de diclofenaco sódico a 3% em gel de ácido hialurônico a 2,5%: na posologia de 2 vezes ao dia por cerca de 2 meses. Apesar de apresentar melhor tolerância, com menos irritação da pele, tem eficácia inferior.

- Imiquimod creme a 5%: imunomodulador tópico que regula a produção de TNF-alfa e outras citoquinas pró-inflamatórias. Utilizado na posologia de 3 vezes por semana por 1 mês. Tem como desvantagens a irritação frequente que determina na pele e o custo relativamente alto.

- A crioterapia com nitrogênio líquido (3 a 4 s): é efetiva, sobretudo para pacientes portadores de pequeno número de lesões, e, com exceção de eventual hipopigmentação, tem geralmente ótimo resultado estético. Representa uma das técnicas preferenciais no tratamento das ceratoses actínicas.

- Curetagem e eletrocoagulação: são empregadas para lesões maiores e têm a vantagem de fornecer material para exame histopatológico. No caso, entretanto, de dúvida diagnóstica, especialmente quanto a um CEC invasivo, é prudente biópsia mais profunda para melhor estudo de possível invasão.

- Terapia fotodinâmica: método terapêutico mais recente, utiliza o ácido aminolevulínico, substância fotossensibilizante, e fonte externa de luz. Apesar do custo elevado, é boa opção nos pacientes portadores de ceratoses actínicas múltiplas.

- Outras opções disponíveis, principalmente para pacientes portadores de lesões múltiplas: a dermobrasão, o *laser* e os *peelings* químicos.

Medidas de fotoproteção, como minimização da exposição ao sol, uso de roupas protetoras e filtro solar, têm papel de destaque dentro da abordagem terapêutica das ceratoses actínicas, já que podem prevenir o surgimento de novas lesões. Como a radiação ultravioleta cumulativa é o principal fator de risco para o desenvolvimento das ceratoses actínicas, idealmente a fotoproteção deve ser iniciada precocemente na infância. O uso tópico da tretinoína a 0,05%, creme ou gel, também tem eficácia como medida preventiva, podendo ser benéfico para aqueles pacientes portadores de ceratoses actínicas múltiplas.

CERATOSES ARSENICAIS

Entre as inúmeras e variadas manifestações cutâneas que decorrem da exposição crônica ao arsênio, encontram-se as ceratoses arsenicais. Como, na atualidade, o arsênio não é mais empregado como medicação, principal fonte de contato com o elemento no passado, os casos atuais praticamente se restringem às áreas de arsenicismo endêmico devido, principalmente, à contaminação da água consumida. Admite-se um período de latência extremamente variável, de alguns dias até 30 anos ou mais, para que o arsênio possa produzir as ceratoses. Estas tendem a ser múltiplas, amareladas, simétricas e puntiformes, endurecidas e de localização preferencial na eminência tenar, face lateral das palmas, raízes e faces laterais dos dedos, plantas, calcanhar e face plantar dos pododáctilos. Eventualmente, podem confluir formando placas verrucosas. Podem também se tornar dolorosas e evoluir com fissuras, sangramento e ulceração.[7]

Embora as ceratoses arsenicais possam persistir por anos sem evoluir para CEC invasivo, quando ocorre a malignização o tumor tende a ser mais agressivo localmente do que o relacionado com as ceratoses actínicas e com maior potencial de metástases. O surgimento de halo eritematoso adjacente à lesão ou o espessamento desta podem representar indícios precoces de um CEC. As neoplasias cutâneas podem surgir concomitante com outras malignidades internas, especialmente dos tratos respiratório e geniturinário.[8]

As ceratoses arsenicais apresentam hiperceratose paraceratótica compacta e outras alterações características de ceratose actínica hipertrófica. A presença de numerosos queratinócitos vacuolizados sugere ceratose arsenical, apesar de não ser patognomônica.[7]

DOENÇA DE BOWEN, ERITROPLASIA DE QUEYRAT E PAPULOSE BOWENOIDE

Como a doença de Bowen, a eritroplasia de Queyrat e a papulose bowenoide são histologicamente similares, representando uma neoplasia intraepitelial (CEC *in situ*), alguns autores sugerem a abolição da nomenclatura su-

pracitada, dando preferência ao uso apenas do termo descritivo de neoplasia intraepitelial. Neste capítulo, entretanto, essa terminologia será mantida, uma vez que, apesar de compartilharem histologia comum, expressam entidades distintas tanto do ponto de vista clínico quanto prognóstico.

Doença de Bowen

Constitui uma forma de CEC intraepitelial (*in situ*), descrita em 1912 por John T. Bowen, que se apresenta clinicamente como placa eritematosa, bem delimitada, de bordas irregulares e superfície escamativa ou crostosa (Figura 19.3).

Embora possa ocorrer em qualquer idade, é rara antes dos 30 anos, e a grande maioria surge após o sexto decênio de vida, com pico de incidência usualmente no sétimo decênio. Acomete majoritariamente os indivíduos de cor branca, sem preferência por sexo. Pode afetar qualquer sítio da superfície cutânea ou mucosa, embora seja rara nas palmas e plantas. As localizações preferenciais são a cabeça e as pernas, estas especialmente nas mulheres. As mucosas afetadas incluem a oral, anogenital e conjuntival. Quando acomete o leito ungueal, apresenta-se como uma escamação periungueal ou descoloração da unha.

Quando ocorre no pênis ou, menos frequentemente, na vulva, recebe a denominação de eritroplasia de Queyrat, embora, como mencionado, na atualidade haja tendência para utilização da terminologia neoplasia intraepitelial peniana e neoplasia intraepitelial vulvar, em vez de eritroplasia de Queyrat.

As lesões são geralmente solitárias, mas podem ser múltiplas em 10% a 20% dos casos. Como são usualmente assintomáticas e apresentam, caracteristicamente, crescimento lento, são comumente ignoradas pelo paciente.

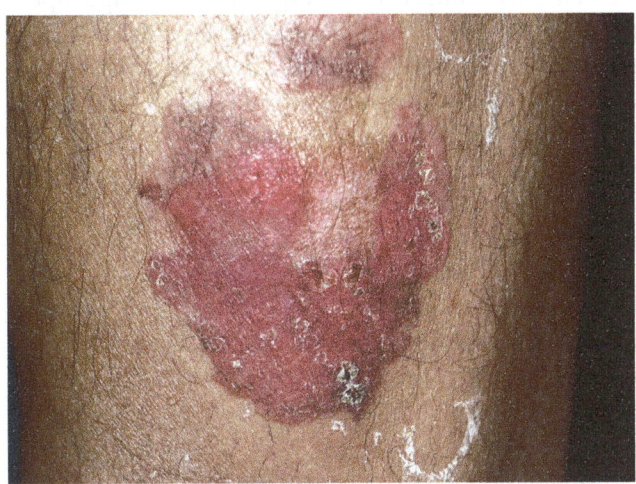

Figura 19.3 Doença de Bowen.

O tempo médio de demora para o diagnóstico oscila de 5 a 8 anos. O tamanho pode variar de milímetros a vários centímetros.

A doença de Bowen carreia pequeno risco (3% a 5%) de evoluir para CEC invasivo. Embora essa progressão seja frequentemente lenta, 33% dos casos que se tornam invasivos desenvolvem metástases. A presença de ulceração pode ser um sinal clínico de invasão.[4] A doença de Bowen, quando de localização genital, e especialmente perianal, apresenta risco maior de invasão, ocorrendo em cerca de 10% dos pacientes.

Vários fatores estão implicados na fisiopatogenia da doença de Bowen, como a radiação ultravioleta, fatores genéticos, carcinógenos químicos – como o arsênio e, mais recentemente, o papilomavírus humano (HPV), especialmente os HPV 16 e 33. A distribuição da doença de Bowen em áreas fotoexpostas e a presença de mutações p53 ultravioleta-específicas corroboram a participação da radiação ultravioleta como fator etiológico. O fato de os pacientes portadores da doença de Bowen apresentarem maior incidência de tumores de pele não melanoma também reflete provável participação comum da radiação ultravioleta.[9] A exposição ao arsênio, mais significativa no passado, sobretudo como componentes de medicações para psoríase, asma e sífilis, entre outras, também contribui etiologicamente para o surgimento da doença de Bowen.

Durante decênios, embora de forma polêmica, foi considerada manifestação paraneoplásica. Contudo, trabalhos mais recentes não comprovam essa associação, e torna-se injustificável investigação rotineira para detecção de neoplasias internas nos pacientes portadores de doença de Bowen.[10] Por outro lado, alguns estudos apontam maior risco de neoplasias na região geniturinária em mulheres com doença de Bowen genital.[11]

A doença de Bowen simula clinicamente a psoríase, o eczema, a ceratose actínica, especialmente o tipo hipertrófico, a dermatofitose, o líquen simples crônico, o CBC (tipo superficial) e mesmo o CEC invasivo, entre outros. Quando em sua variante pigmentada, deve ser diferenciada também do melanoma maligno. A doença de Bowen pigmentada é incomum, ocorrendo em 1% a 7% dos casos, e localiza-se, mais comumente, nas áreas flexural, perianal e subungueal.[12]

Como representa um CEC in situ, ao exame histológico identificam-se epiderme com acantose e queratinócitos atípicos e desordenados. São observadas também figuras mitóticas, queratinócitos multinucleados e células disqueratóticas com núcleos hipercromáticos e citoplasmas eosinofílicos.

Inúmeras modalidades são disponíveis para o tratamento da doença de Bowen, sendo as decisões dependentes de variáveis da própria lesão (tamanho, localização, número, potencial de cicatrização e comprometimento funcional), assim como das condições gerais do paciente e custos.[13] A exérese cirúrgica é o tratamento preferencial, quando possível, com margem de 5 mm. Outras opções são a eletrocoagulação, a crioterapia (ciclo de 30 s) e o *laser* de CO_2. Medicações tópicas também são eficazes, como o 5-fluorouracil creme a 5% (aplicação 1 a 2 vezes ao dia por período variável de 1 semana a 2 meses) e o imiquimod creme a 5% (uma aplicação diária, 5 vezes por semana, durante 6 a 8 semanas). Este último é boa opção para lesões extensas e em locais de difícil cicatrização. Mais recentemente, e com resultados promissores, tem sido utilizada a terapia fotodinâmica, método cujo custo elevado é a principal desvantagem.

Como a maior parte dos tratamentos apresenta taxa de recidiva de 5% a 10%, recomenda-se o seguimento do paciente por, pelo menos, 6 a 12 meses. Lesões de maior risco, como as de localização perianal, merecem acompanhamento mais rigoroso e prolongado devido à alta taxa de recidiva, que pode ser de ocorrência tardia.[9]

Eritroplasia de Queyrat

Descrita por Queyrat, em 1911, refere-se à doença de Bowen localizada na mucosa genital, mais comumente no pênis. Muitos autores consideram separadamente as lesões vulvares da doença de Bowen, já que elas estão associadas à alta incidência de câncer uterino, cervical e da parte superior da vagina, preferindo, nesses casos, a terminologia de neoplasia intraepitelial vulvar, seguindo a tendência de padronização da nomenclatura das lesões de CEC *in situ* de localização anogenital.[14]

A eritroplasia de Queyrat apresenta-se, clinicamente, como mácula ou placa vermelho-brilhante, bem demarcada e aveludada, localizada preferencialmente na glande (Figura 19.4).

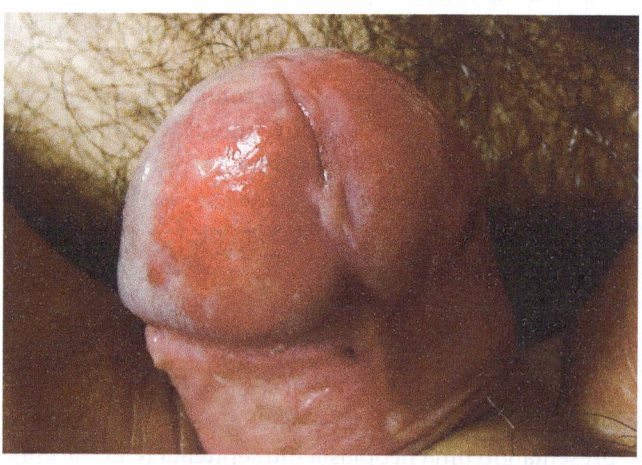

Figura 19.4 Eritroplasia de Queyrat.

A escamação, característica da doença de Bowen, está ausente. Ocorre em homens, usualmente não circuncidados, com idade que varia de 20 a 80 anos, mas principalmente entre o terceiro e sexto decênios de vida. É frequentemente assintomática, embora prurido e dor possam estar presentes. Pode haver dificuldade de retração do prepúcio.

O diagnóstico diferencial da eritroplasia de Queyrat inclui balonopostite crônica, balonopostite plasmocitária, líquen plano e psoríase, entre outras. A lesão pode progredir lentamente para invasão da submucosa peniana e, quando esta ocorre, 20% dos pacientes evoluem com metástases em nódulos linfáticos regionais. A proporção de transformação para carcinoma invasivo é maior que a observada na doença de Bowen, e o carcinoma resultante é usualmente mais agressivo.

A opção preferencial de tratamento, quando possível, é a excisão simples. Para lesões invasivas e extensas, pode-se utilizar a cirurgia de Mohs. Assim como para a doença de Bowen, outras alternativas terapêuticas são o 5-fluorouracil tópico e o imiquimod creme a 5%. Quando há fimose, é indicada postectomia. Higiene adequada e circuncisão precoce poderiam contribuir para redução na incidência do problema.

Papulose Bowenoide

Os primeiros casos foram descritos na década de 1970, tendo Kopf e Bart, em 1977, sugerido o termo papulose bowenoide para descrever lesões papulosas multifocais com aspecto bowenoide à histopatologia.[15]

Clinicamente, as lesões apresentam-se como múltiplas pápulas achatadas de cor marrom a vermelha ou violeta, de 2 a 5 mm de diâmetro, de superfície lisa, brilhante e aveludada, localizadas na região genital, que podem confluir formando placas (Figura 19.5).

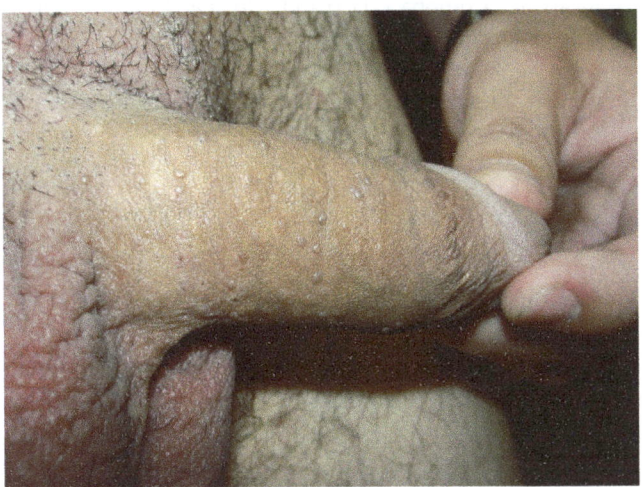

Figura 19.5 Papulose bowenoide.

Nas mulheres, acomete usualmente a vulva, o clitóris, as pregas inguinais e a região perianal, enquanto, nos homens, afeta mais comumente a glande, o corpo do pênis e o prepúcio. A papulose bowenoide ocorre preferencialmente em adultos jovens sexualmente ativos, com idade média de 30 anos. Há discreta predominância nas mulheres, e, nestas, as lesões podem ser mais pigmentadas e confluentes. O quadro é usualmente assintomático, podendo, em alguns pacientes, ocorrer prurido, inflamação e dor.

Embora, do ponto de vista histopatológico, a papulose bowenoide e a doença de Bowen compartilhem o mesmo aspecto histopatológico, representam entidades com características clínicas e prognósticas distintas. Apesar de ser considerada condição pré-maligna, a papulose bowenoide tem comportamento benigno na maioria das vezes, raramente evoluindo para um CEC invasivo.[16] Sua duração pode variar de meses a vários anos, podendo eventualmente involuir.

Está associada ao HPV, e, de todos os subtipos descritos (16, 18, 31, 32, 34, 39, 42, 48, 51, 52, 53 e 54), o HPV-16 é o mais frequentemente identificado. Apesar de a invasão ser extremamente incomum, carcinoma intraepitelial cervical ocorre em 60% a 90% das mulheres afetadas ou nas parceiras dos homens acometidos. Logo, as mulheres portadoras de papulose bowenoide com subtipos de HPV de maior risco, como o HPV-16, 18 e 33, têm maior probabilidade de desenvolver displasia cervical e neoplasia invasiva. Torna-se prudente, nessa situação, avaliar a cérvix e a vagina, assim como esfregaço de Papanicolaou e colposcopia.[17] Tumores e papilomas orais também já foram descritos em associação com a papulose bowenoide HPV-16-positivo.

Histologicamente, há evidência de atipia dos queratinócitos epidérmicos, o que é equivalente ao que os ginecologistas classificam como neoplasia intraepitelial vulvar grau III.

Pode ser difícil a distinção da papulose bowenoide com outras doenças que acometem a região genital, como líquen plano, condiloma acuminado, psoríase, molusco contagioso, nevo melanocítico, entre outras. É necessário diferenciar também da doença de Bowen, já que esta última apresenta pior prognóstico. Esta, distintamente da papulose bowenoide, manifesta-se, mais comumente, como uma placa única com tendência a crescimento lento e que raramente involui.[12]

Entre as opções terapêuticas, destacam-se a remoção cirúrgica, eletrocoagulação, crioterapia e *laser* (*Nd:YAG, argon and CO$_2$ lasers*).[17] Alternativas mais conservadoras incluem o uso tópico de 5-fluorouracil creme a 5%, tretinoína creme a 0,05% e, mais recentemente, com resultados promissores, o imiquimod creme a 5%.[18] As recorrências são comuns, independentemente da modalidade terapêutica se-

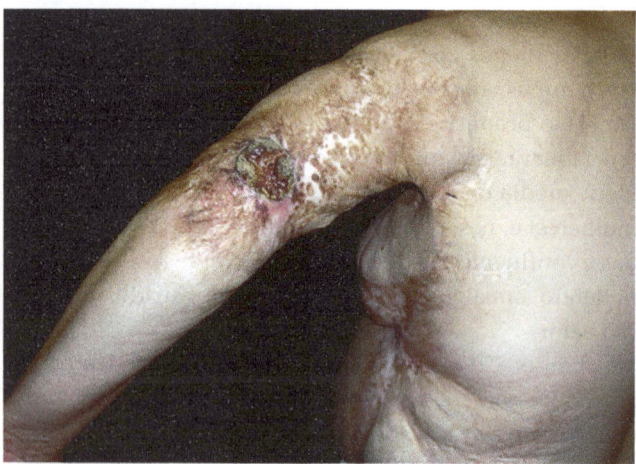

Figura 19.6 Carcinoma espinocelular em cicatriz de queimadura.

lecionada. É aconselhável o rastreamento dos parceiros de indivíduos portadores de papulose bowenoide para neoplasias cervical e perianal relacionadas com o HPV-16.[19]

CICATRIZES

O CEC tem maior probabilidade de ocorrer em associação com doenças ou lesões cutâneas, incluindo cicatrizes de úlceras, fístulas, osteomielite, radiodermite ou cicatriz de vacinação (Figura 19.6).[20]

A detecção de tumores nesses sítios pode ser tardia, e, caso seja negligenciada, há maior risco de metástases.

As desordens inflamatórias crônicas que podem predispor ao desenvolvimento de tumores incluem o lúpus eritematoso discoide, o líquen escleroatrófico, a epidermólise bolhosa distrófica e a tuberculose cutânea, entre outras.

O tumor que ocorre associado à pele previamente danificada tende a ser mais agressivo, com relatos citando metástases em cerca de 30% dos pacientes.

Referências Bibliográficas

1. Fu W, Cockerell CJ. The actinic (solar) keratosis. A 21st-century perspective. *Arch Dermatol*, 2003; *139*:66-70.
2. Ackerman AB, Mones JM. Solar (actinic) keratosis is squamous cell carcinoma. *Br J Dermatol*, 2006; *155*: 9-22.
3. Rowert-Huber J, Patel MJ, Forschner T *et al*. Actinic keratosis is an early in situ squamous cell carcinoma: a proposal for reclassification. *Br J Dermatol*, 2007; *156* (suppl 3):8-11.
4. Quinn AG, Perkins W. Non-melanoma skin cancer and other epidermal skin tumors. *In:* Burns T, Breathnach, Cox N, Griffithd C (eds.) *Rook's Textbook of Dermatology*, 8th ed. Wiley-Blackwell, 2010, pp 52.1-48.
5. Vatve M, Ortonne JP, Birch-Machin MA *at al*. Management of field change in actinic keratosis. *Br J Dermat*, 2007; *157*(suppl 2):21-4.
6. Rossi R, Mori M, Lotti T. Actinic keratosis. *Int J Dermatol*, 2007; *46*:895-904.
7. Schwartz RA. Premalignant keratinocytic neoplasms. *J Am Acad Dermatol*, 1996; *35*:223-42.
8. Ratnaike RN. Acute and chronic arsenic toxicity. *Postgrad Med J*, 2003; *79*:391-6.
9. Cox NH, Eedy DJ, Morton CA. Guidelines for management of Bowen's disease: 2006 Update. *Br J Dermatol*, 2007; *156*:11-21.
10. Cox NH, Eedy DJ, Morton CA. Guidelines for management of Bowen's disease. *Br J Dermatol*, 1999; *141*:633-41.
11. Selim MA, Hoang MP. A histologic review of vulvar inflammatory dermatoses and intraepithelial neoplasm. *Dermatol Clin*, 2010; *28*:649-67.
12. Kargi E, Güngör E, Tuncel A *et al*. Bowenoid Papulosis. *Ann Plast Surg*, 2003; *50*:109-10.
13. Arlette JP. Treatment of Bowen's disease and erythroplasia of Queyrat. *Br J Dermatol*, 2003; *149*(suppl 66):43-7.
14. Henquet CJM. Anogenital malignancies and pre-malignancies. *J Eur Acad Dermatol Venereol Epub*, 2011 Jan 28.
15. Schwartz RA, Janniger CK. Bowenoid papulosis. *J Am Acad Dermatol*, 1991; *24*:261-4.
16. Bagheri MM, Safai B. Cutaneous malignancies of keratinocytic origin. *Clin Dermatol*, 2001; *19*:244-52.
17. Majewski S, Jablonska S. Human papillomavirus-associated tumors of the skin and mucosa. *J Am Acad Dermatol*, 1997; *36*:659-85.
18. Ahmed AM, Madkan V, Tyring SK. Human papillomaviruses and genital disease. *Dermatol Clin*, 2006; *24*:157-65.
19. Ricart JM, Cordoba J, Hernandez M *et al*. Extensive genital bowenoid papulosis responding to imiquimod. *J Eur Acad Dermatol Venereol*, 2007; *21*:113-5.
20. Garcia-Zuazaga J, Olbricht SM. Cutaneous squamous cell carcinoma. *Adv Dermatol*, 2008; *24*:33-57.

Lesões Pigmentadas Benignas da Pele

Luis Fernando Figueiredo Kopke

INTRODUÇÃO

Em qualquer serviço de cirurgia ambulatorial, as cirurgias de lesões cutâneas representam grande parte do volume total de procedimentos. Devido à grande acessibilidade da pele e, muitas vezes, à relativa facilidade de exérese da maioria das lesões, a prática de retirar uma lesão e somente saber o seu diagnóstico pelo exame histopatológico é bastante rotineira. Principalmente em relação às lesões pigmentadas da pele, pelo problema que elas representam tendo como diagnóstico diferencial o melanoma, o envio de informações clínicas seguras ao patologista é um diferencial muito importante.[1] Daí a necessidade de maior conhecimento e discernimento clínico entre as várias lesões pigmentadas da pele.

Escrever sobre lesões pigmentadas benignas da pele não é tarefa fácil, principalmente devido às dificuldades que envolvem englobá-las da maneira mais didática possível em um texto básico. Isto porque existe muita discussão a respeito do melhor modo de classificá-las em relação aos seus aspectos clínicos e histopatológicos. Como se isso não bastasse, nos últimos 10 anos, ocorreu verdadeira avalanche de informações a respeito de técnicas, que hoje são consideradas indispensáveis na correta avaliação das lesões pigmentadas da pele: a dermatoscopia e a microscopia confocal. A dermatoscopia adquiriu tamanha importância no estudo das lesões pigmentadas da pele que seus conceitos passaram também a influir, de maneira decisiva, na classificação dessas lesões. Daí a dificuldade atual em escrever um texto básico sobre o assunto, uma vez que se faz necessária, pelo menos, uma introdução à técnica dermatoscópica.

O melanoma é, sem dúvida, a mais temível das lesões pigmentadas da pele. É muito importante o diagnóstico correto das diferentes lesões pigmentadas, pois sua semelhança com ele pode levar a erros grosseiros de conduta. O diagnóstico clínico do melanoma sofreu grande impacto com os novos conhecimentos da dermatoscopia, aumentando a possibilidade de reconhecimento precoce,

melhorando assim seu prognóstico. Embora o enfoque deste capítulo não seja as lesões pigmentadas malignas, é importante que se tenha boa noção, principalmente das características dermatoscópicas das lesões malignas, para que a distinção com as lesões benignas fique mais clara.

Assim, no intuito de preservar a objetividade do assunto neste capítulo e torná-lo o mais didático possível, o autor decidiu não adotar uma classificação rígida de acordo com um ou outro ponto de vista, mas descrever as diferentes lesões pigmentadas benignas da pele, levando em consideração seus aspectos clínicos, histopatológicos e dermatoscópicos que tenham relevância para a conduta clínica ou cirúrgica. O leitor que, a partir deste texto, quiser aprofundar-se no assunto poderá recorrer inicialmente às referências bibliográficas aqui relacionadas e, a partir delas, mergulhar na profusão de conceitos novos surgidos principalmente depois da explosão da dermatoscopia e, agora, da microscopia confocal. A respeito desta, o autor decidiu apenas citá-la de modo bastante sumário, juntamente com outras formas de aparelhagem destinadas ao mesmo fim, uma vez que, possivelmente, vai levar um pouco mais de tempo até que elas ganhem, como já aconteceu com a dermatoscopia, o caráter rotineiro na avaliação clínica das lesões pigmentadas da pele.

ALGUMAS INFORMAÇÕES SOBRE DERMATOSCOPIA

Princípios, Pequeno Histórico e Aparelhagem

A dermatoscopia é uma técnica auxiliar de diagnóstico que ajuda consideravelmente na distinção das lesões pigmentadas da pele[2] e também de vários tumores não pigmentados. Para os leigos, tais lesões são conhecidas como "pintas ou sinais", e, realmente, à primeira impressão seriam todas iguais. A Figura 20.1 é um pequeno exemplo disso.

Seu princípio baseia-se na diminuição da dispersão da luz pela camada córnea, quando sobre ela se coloca um meio líquido. Desse modo, a luz penetra nas cama-

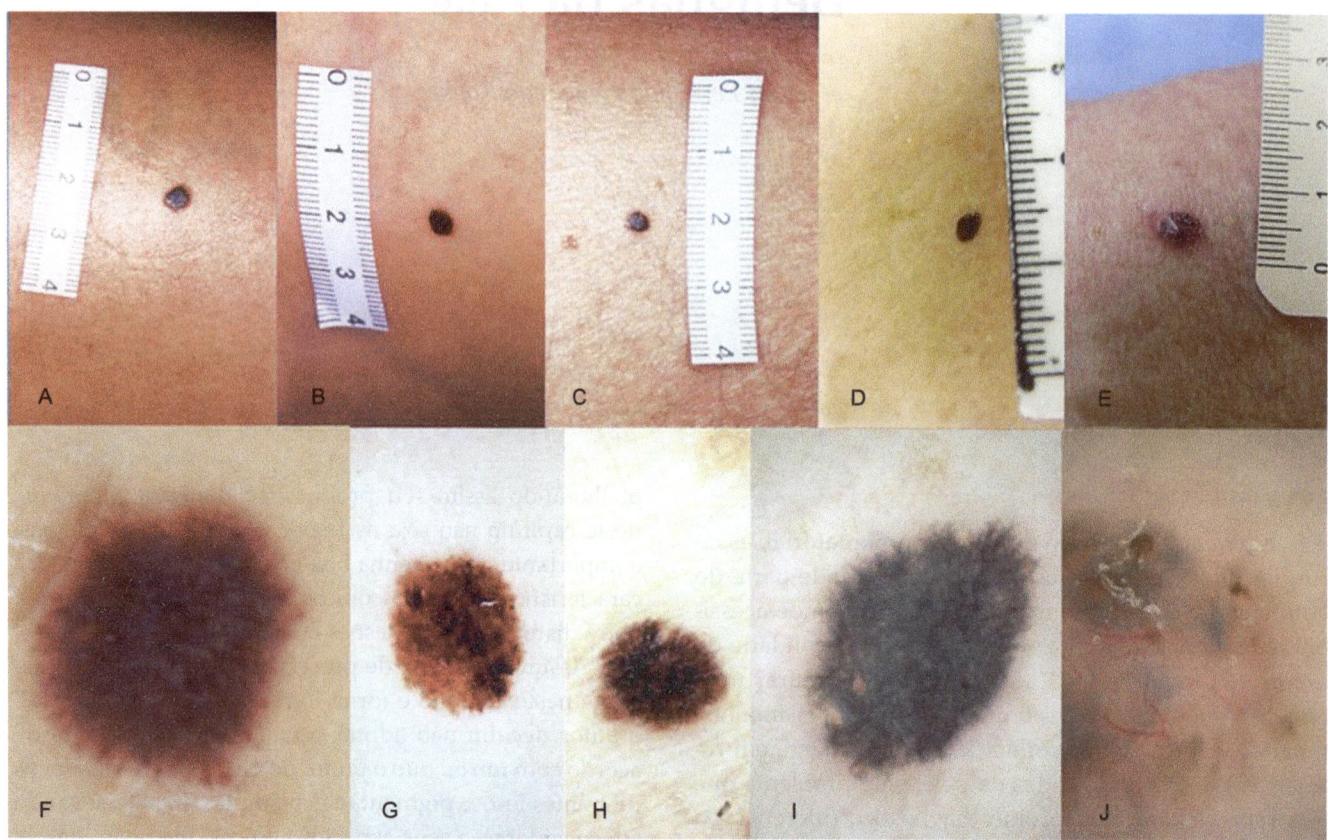

Figura 20.1 Observe o aspecto clínico de cinco lesões pigmentadas (**A–E**). Todas elas são menores que 6 mm de diâmetro, simétricas e não apresentam bordas irregulares nem cores variadas. No entanto, duas delas representam um melanoma *in situ*. Agora, observe as imagens dermatoscópicas na sequência de (**F–J**). Embora o tamanho das imagens não seja o mesmo em decorrência de artefatos na captação fotográfica, fica evidente que as imagens de (**A–E**) são muito mais semelhantes entre si que as de (**F–J**). Isto é, pela dermatoscopia foi mais fácil distinguir uma lesão da outra. Na sequência, o quadro clínico e sua dermatoscopia correspondente representam: (**A–F**), nevo de Spitz; (**B–G**), melanoma *in situ*; (**C–H**), nevo melanocítico composto; (**D–I**), melanoma *in situ*; (**E–J**), carcinoma basocelular pigmentado.

das superficiais da pele, fazendo com que a epiderme e a derme superficial possam ser examinadas por transiluminação (Figura 20.2).

O pigmento contido na lesão pode então ser observado, formando uma série de formas e estruturas que têm correspondência histopatológica bastante estreita, também já demonstrada por grande número de trabalhos científicos. Dependendo da resolução óptica do dermatoscópio, diferentes estruturas não pigmentadas e até mesmo o tipo de vascularização podem ser decisivos no diagnóstico dos diferentes tumores cutâneos, isto é, alguns tipos de dermatoscópio, com maior aumento, podem ajudar bastante principalmente em tumores cutâneos não pigmentados.[3] Para melhor entendimento de como o pigmento pode ter significação histopatológica, observe a Figura 20.3.

A dermatoscopia não é técnica nova. Ela surgiu dos estudos de Saphier, em Munique, em 1921,[5] mas somente depois do trabalho de MacKie, em 1971, é que voltou a ganhar importância.[6] Na década de 1980 surgiu o primeiro atlas de dermatoscopia, editado por Kreusch & Rassner, utilizando um tipo de dermatoscópio binocular (estereoscópico) que possibilitava aumento maior que 10 vezes.[4] No início dos anos de 1990, o grupo de Munique introduziu um aparelho muito simples, o dermatoscópio *delta 10*,

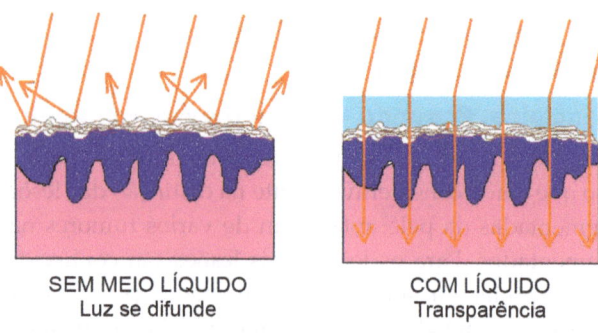

Figura 20.2 Princípio da dermatoscopia: o meio líquido sobre a superfície da pele impede a reflexão desordenada dos raios luminosos, direcionando-os de modo a transiluminar a epiderme e a derme superficial.

Padrão
reticular

Glóbulos

Paralelepípedos

Pigmentação
difusa

a   b

Melanófagos (a)
Pseudópodes (b)

a   b

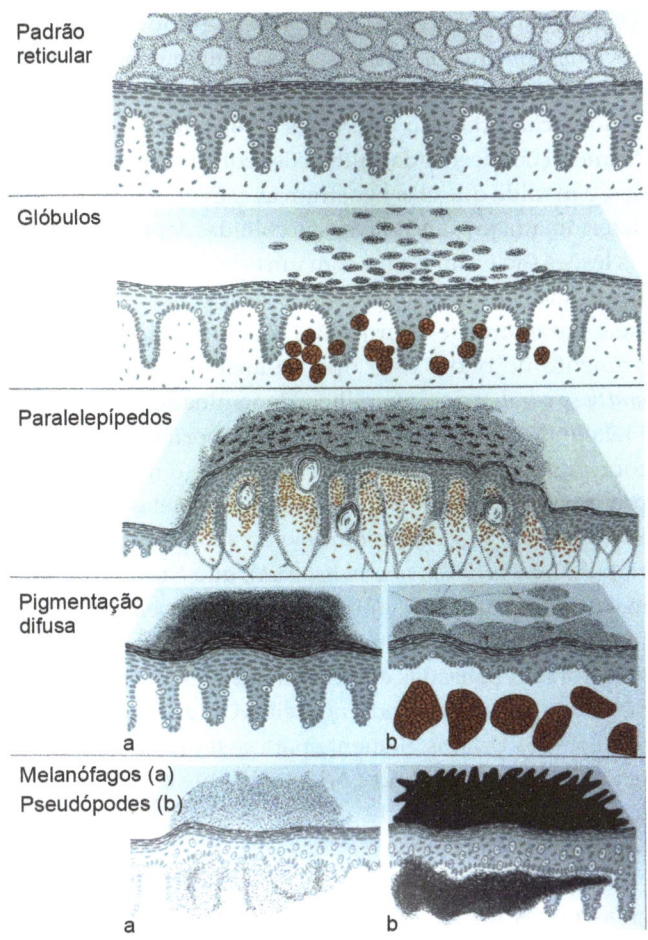

Figura 20.3 Representação esquemática de alguns padrões dermatoscópicos e sua correlação histopatológica, segundo Kreusch & Rassner.[4]

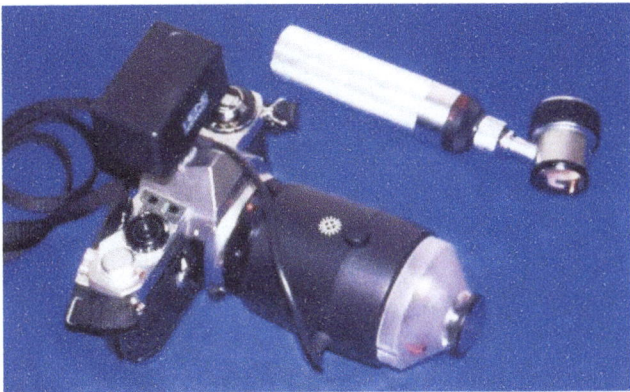

Figura 20.4 Dermatoscópio *delta 10* e a lente Dermaphoto acoplada a uma antiga câmara reflex de 35 mm, para colher a imagem dermatoscópica. Essa aparelhagem básica fez a dermatoscopia decolar. Os aparelhos atuais mais básicos, embora capazes de digitalizar as imagens, mantêm o mesmo tipo de configuração.

cujas imagens poderiam ser captadas por qualquer câmara reflex de 35 mm, através de um artefato projetado especificamente para esse fim. Com isso, a imagem dermatoscópica poderia ser fotografada e estudada depois do resultado do exame histopatológico. Essa forma de interface possibilitou a imediata integração da clínica e da dermatoscopia com a histopatologia da lesão[5] (Figura 20.4).

Por ser o *delta 10* um aparelho de muito fácil manuseio, de grande portabilidade e produzido por conhecida firma alemã de tradição no meio médico em produtos ópticos (portanto, com boa logística de comercialização), a dermatoscopia monocular, plana, de pequeno aumento (10×) ganhou o mundo. Tanto que, até hoje, ela é a mais utilizada, embora sua resolução óptica seja bem inferior à utilizada inicialmente por Kreusch. A partir da metade da década de 1990, iniciou-se o *boom* da dermatoscopia, o qual se consolidou, no último decênio, com a total digitalização das imagens e a possibilidade de fóruns envolvendo literalmente todo o mundo pela internet. Nesse contexto surgiu a IDS (International Dermoscopy Society –

www.dermoscopy-ids.org) em 2003. Atualmente é relevante o número de trabalhos conjuntos envolvendo pesquisadores associados ao redor do mundo.[7]

No último decênio, com a consolidação da imagem digital, não foi surpresa o surgimento de vários sistemas digitais de alta qualidade para a captação das imagens. Um dos mais populares foi introduzido por outra firma alemã, responsável por boa parte da produção científica no que se refere ao controle de pacientes com múltiplas lesões névicas[8] (Figura 20.5).

Apesar de o princípio da dermatoscopia ser a transiluminação das camadas superficiais da pele, pode-se obter praticamente o mesmo efeito utilizando luz polarizada. Assim, não há necessidade do meio líquido, sequer contato com a pele, para que a imagem dermatoscópica se forme. No último decênio, aparelhos também de grande portabilidade e facilidade de conversão digital das imagens começaram a ser produzidos por uma firma americana e que teve grande penetração no meio médico. Ultimamente, vários trabalhos têm sido publicados com a utilização de luz polarizada, de grande importância na dermatoscopia da matriz ungueal[9] e na visualização das *crisálidas*, as quais, quando presentes em lesões melanocíticas, têm alto valor preditivo no diagnóstico dermatoscópico do melanoma. Tais estruturas representam bandas de colágeno e são visualizadas exclusivamente com luz polarizada[10] (Figura 20.6).

A possibilidade de diagnóstico não invasivo, com grande correlação histopatológica, levou a dermatoscopia a ser chamada de microscopia de superfície.[11] Embora o nível de correlação com a histopatologia seja bastante alto, é evidente que a dermatoscopia não é capaz de observar características citológicas. No sentido de aumentar, mais ainda, a especificidade, outros sistemas de ima-

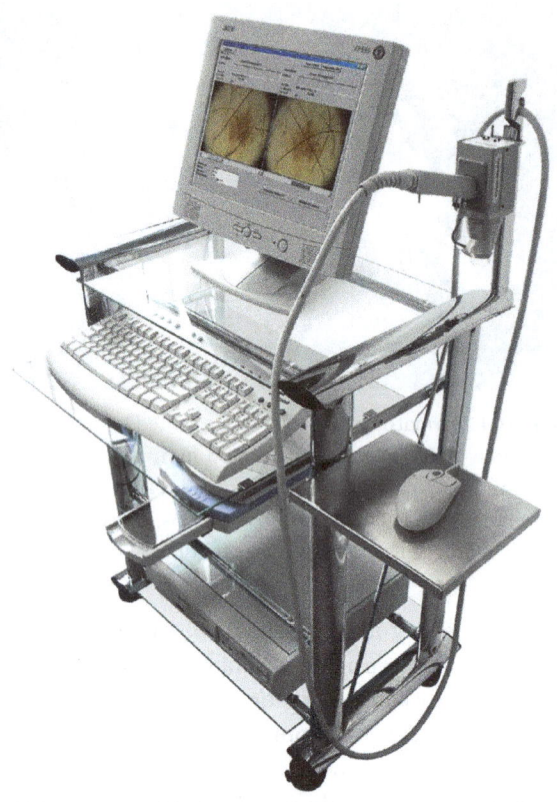

Figura 20.5 FotoFinder dermoscope. Atualmente é o mais popular dos aparelhos para seguimento de grande número de lesões pigmentadas, embora existam outras marcas com desempenho comparável. Contém uma câmara de alta definição com possibilidade de aumento de até 70×, além de recurso de *software* que torna muito prático o controle de grande número de lesões, por meio da comparação direta entre elas em datas diferentes, além de outros recursos importantes.

gem passaram a ser pesquisados, surgindo as imagens *espectrofotométricas*. Nesses sistemas, altamente sofisticados, o princípio físico baseia-se nas diferentes profundidades alcançadas por diferentes comprimentos de onda. As medições acerca das alterações sofridas por essas ondas, à medida que elas penetram as camadas cutâneas até determinada profundidade, são colhidas separadamente. As lesões são examinadas com um espectro luminoso que vai desde o infravermelho até o ultravioleta, colhendo-se separadamente informações específicas daquele comprimento de onda. Esse tipo de análise é denominado *multiespectral*, e dois aparelhos, denominados SIAscope e MelaFind, são atualmente os mais importantes. O SIAscope faz a análise espectral de modo que o médico interprete os achados e dê o diagnóstico. Já o MelaFind, ainda automatiza o processo, por meio da análise neural artificial (ANN – *artificial neural network*), que é um programa matemático capaz de "aprender sozinho" pela comparação de milhares de exemplos de melanomas, cujas imagens foram analisadas e traduzidas matematicamente. O SIAscope é mais utilizado no Reino Unido e o MelaFind nos Estados Unidos. Somente para se ter ideia da especificidade desses aparelhos, principalmente o último, bons trabalhos sugerem ter chegado a hora do diagnóstico automático do melanoma.[12]

Apesar da sofisticação e precisão alcançadas por essas novas tecnologias, somente a *microscopia confocal* é capaz de resolução a nível celular e subcelular (p. ex., nucléolos).[13] Por meio de um feixe de raio *laser* dirigido diretamente para a profundidade e local onde se quer examinar, o microscópio confocal utiliza-se da filtragem

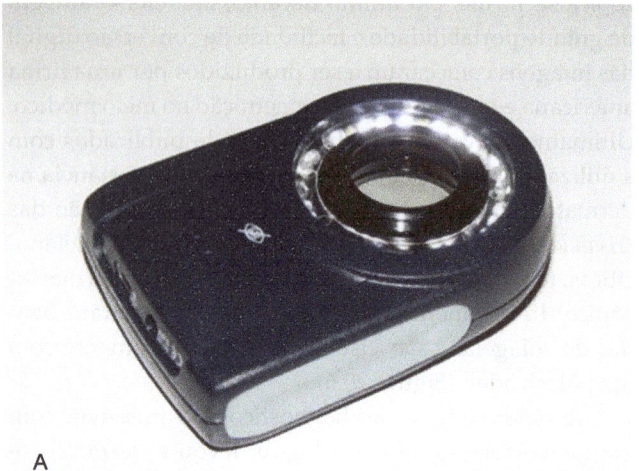

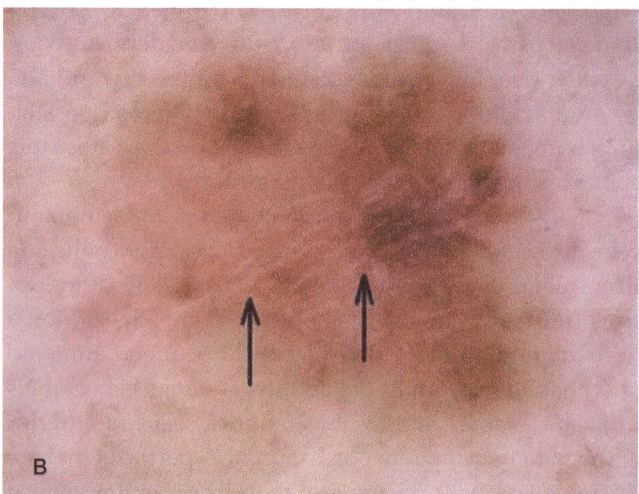

Figura 20.6 (**A**) Dermatoscópio de luz polarizada Dermlite hibrid 3 Gen. Com ele não é necessário utilizar meio líquido como interface para obter a transiluminação, não sendo necessário sequer contato direto com a pele. (**B**) As estriações brancas que se observam na foto dermatoscópica são as crisálidas (*setas*). São visualizadas apenas sob luz polarizada e, quando presentes em uma lesão melanocítica, são altamente sugestivas, como nesse melanoma.

exata da reflexão desse raio de modo a excluir os raios que se refletiram em outras direções (desfocalizados). De todas essas novas tecnologias, com exceção da dermatoscopia, a que se mostra mais promissora e que tem crescido mais nos últimos anos é a microscopia confocal. Seu amplo espectro de utilização em tumores ou em doenças inflamatórias da pele tem potencial para, eventualmente, até mesmo substituir o exame histopatológico, uma vez que ele pode ser feito sem biópsia, levando em conta a enorme correlação entre as imagens do microscópio confocal e o exame histopatológico. Embora ainda estudada principalmente em pesquisa, essa tecnologia promissora já está a caminho de se integrar à clínica diária.[14] A Figura 20.7 mostra um microscópio confocal.

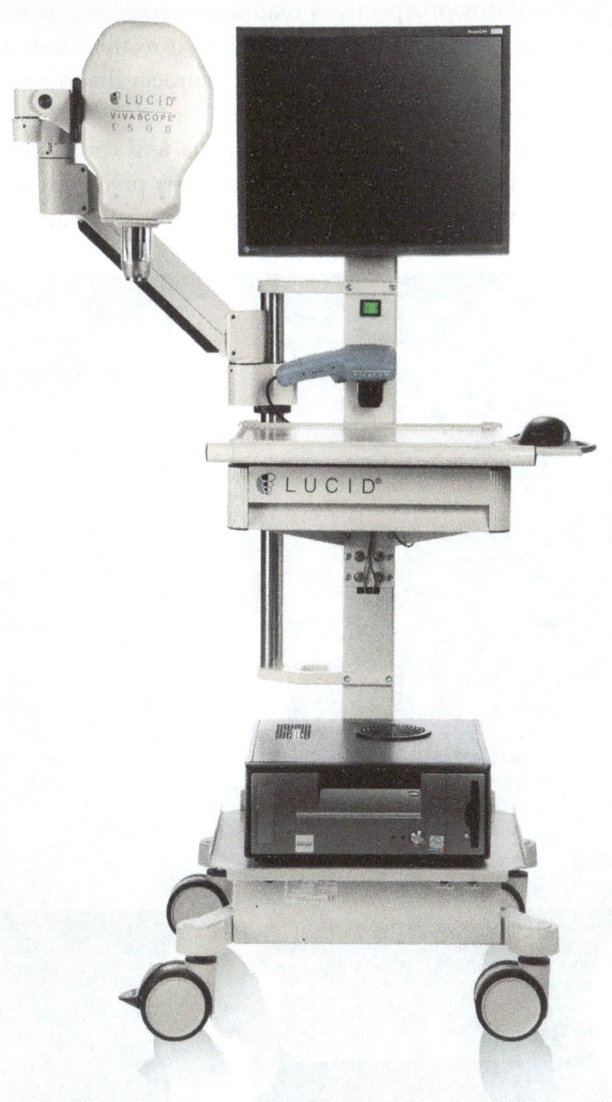

Figura 20.7 Microscópio confocal. É colocado diretamente sobre a pele, examinando-a histopatologicamente sem necessidade de biópsia.

No entanto, de todas essas tecnologias descritas, a que se encontra mais desenvolvida e já mostrou sua grande utilidade é a dermatoscopia. Ela apresenta, também, a vantagem de ser economicamente mais viável, pelo menos por enquanto.

Método Dermatoscópico

Evidentemente, este texto não tem a pretensão de ensinar a técnica dermatoscópica. Para o leitor interessado em se aprofundar, sugere-se, além da compra do equipamento mais básico (dermatoscópio e sistema de captação e arquivamento de imagens dermatoscópicas), a leitura de vários atlas, muitos deles já disponíveis na literatura nacional.[15,16]

O primeiro passo para classificar uma lesão pigmentada é saber se ela é *melanocítica* ou *não melanocítica*. A lesão melanocítica é aquela formada pela proliferação de melanócitos, portanto, a mais importante em relação ao melanoma. São critérios dermatoscópicos para diagnóstico de lesão melanocítica a presença isolada ou em conjunto de rede pigmentar, glóbulos ou estrias de pigmento (Figura 20.8).

O próximo passo seria decidir se a lesão melanocítica é benigna ou maligna. A Figura 20.9 mostra esquematicamente os principais passos da dermatoscopia.

Embora exista uma série de métodos e algoritmos diferentes para esse fim (descritos por vários pesquisadores), tais como a regra do ABCD dermatoscópico,[17] a regra dos 7 pontos,[18] lista dos 3 pontos dermatoscópicos,[19] o

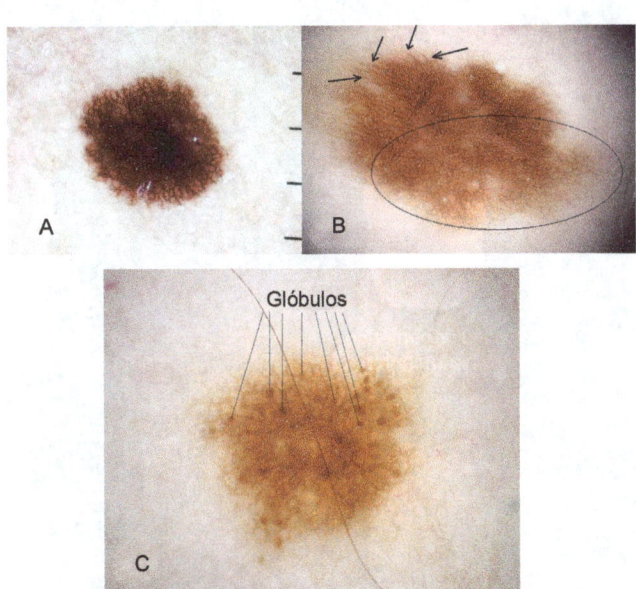

Figura 20.8 (**A**) Lesão composta praticamente por rede pigmentar. (**B**) Nessa lesão, pode-se observar estrias de pigmento (*setas*) e, ao mesmo tempo, grande área com rede pigmentar (elipse). (**C**) Glóbulos de pigmento.

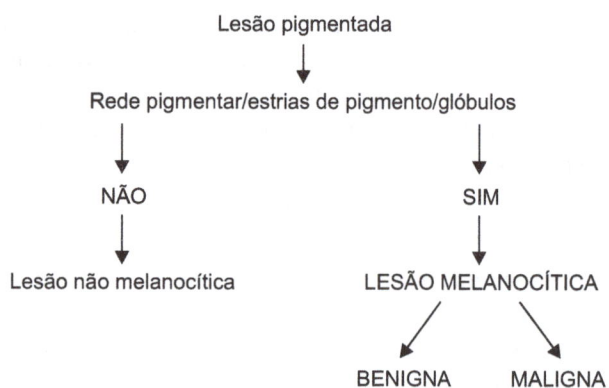

Lesão pigmentada

↓

Rede pigmentar/estrias de pigmento/glóbulos

NÃO ← | → SIM

Lesão não melanocítica

LESÃO MELANOCÍTICA

BENIGNA   MALIGNA

Figura 20.9 Algoritmo inicial da dermatoscopia.

método de Menzies[20] e outros alguns estudos mostraram que, talvez, a análise de padrões descrita por Pehamberger[21] seja a mais fácil de assimilar.[22] Expertos em dermatoscopia raramente seguem qualquer um desses métodos à risca. Para eles, o aspecto geral da lesão faz parte de um reconhecimento inicial até certo ponto inconsciente, baseado na própria experiência. Em seguida, comparações com padrões previamente observados vem ajudá-los a identificar a lesão pigmentada em maligna ou benigna.[23]

Várias tentativas têm sido realizadas de maneira a entender como o experto vai aprendendo, aos poucos, a usar a dermatoscopia, e alguns padrões podem chamar a atenção. Nesse sentido, o excelente trabalho de Marghoob *et al.*[24] pode ajudar, até mesmo ao iniciante, como tentar interpretar e separar lesões pigmentadas malignas de benignas em relação aos aspectos dermatoscópicos. As Figuras 20.10 e 20.11 mostram claramente tais padrões.

Valor da Dermatoscopia na Diferenciação entre as Lesões Pigmentadas

Segundo Braun-Falco *et al.*,[25] mais de 40 diagnósticos diferenciais são possíveis em se tratando de lesões pigmentadas da pele. Estima-se que o diagnóstico correto de um melanoma, em bases puramente clínicas, é feito em apenas 75% dos casos por especialistas no assunto.[26,27] Vários estudos prospectivos realizados também com especialistas, utilizando adicionalmente o exame dermatoscópico, mostraram aumento da acurácia diagnóstica para mais de 90%.[5,15,16]

O diagnóstico tardio de melanoma tem consequências desastrosas, e, portanto, quanto mais precocemente ele for reconhecido, melhor será o prognóstico. O diagnós-

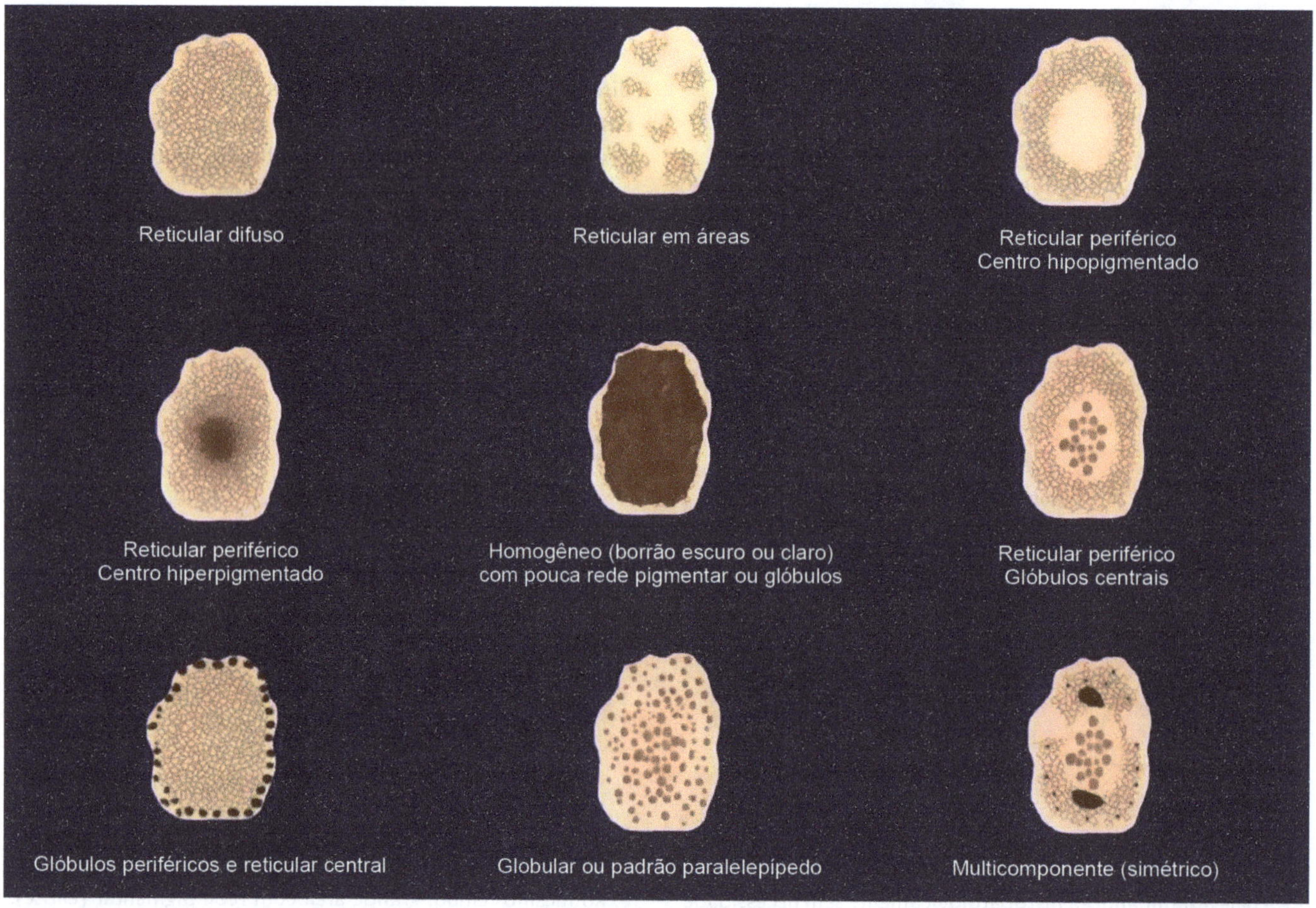

Reticular difuso

Reticular em áreas

Reticular periférico
Centro hipopigmentado

Reticular periférico
Centro hiperpigmentado

Homogêneo (borrão escuro ou claro)
com pouca rede pigmentar ou glóbulos

Reticular periférico
Glóbulos centrais

Glóbulos periféricos e reticular central

Globular ou padrão paralelepípedo

Multicomponente (simétrico)

Figura 20.10 Padrões dermatoscópicos mais comuns em lesões benignas. A simetria chama a atenção. (Adaptado de Marghoob *et al.*[24])

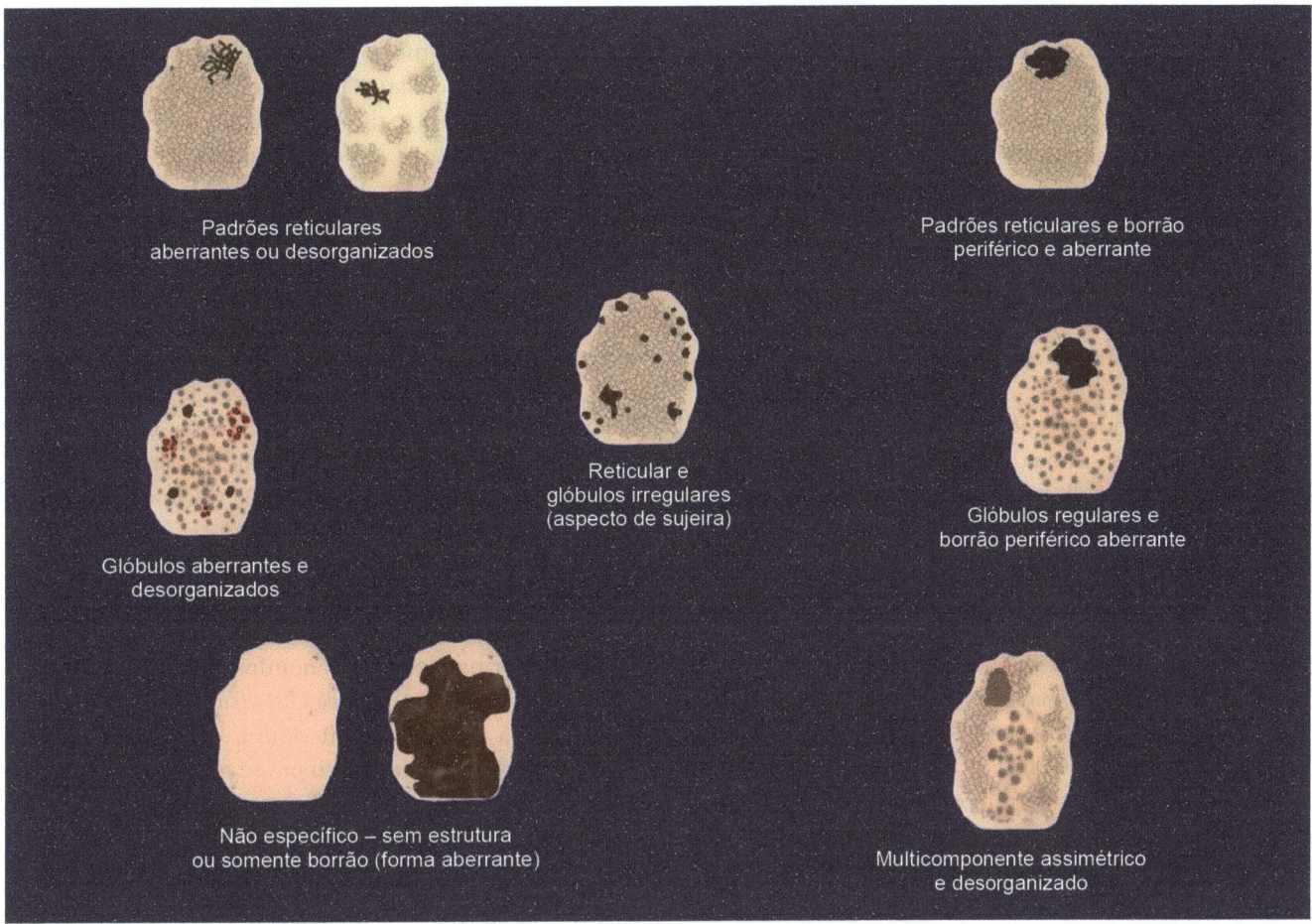

Figura 20.11 Padrões dermatoscópicos de lesões malignas: predominam desorganização, impregnação bizarra de melanina e assimetria. (Adaptado de Marghoob *et al.*[24])

tico precoce do melanoma é a medida de maior impacto no tratamento do melanoma. No entanto, 66% dos melanomas são detectados pelo próprio paciente.[28] Estudos verificaram que médicos generalistas têm baixa especificidade no diagnóstico do melanoma, mesmo em países nos quais se chama muito a atenção para essa doença.[29]

Do ponto de vista clínico, a conhecida regra do ABCD, na qual toda lesão pigmentada que tenha assimetria (A), bordas irregulares (B), cores variadas (C) e diâmetro maior que 6 mm (D) é suspeita de ser um melanoma, já demonstrou, em vários estudos, ser muito pouco eficaz em detectar o melanoma.[30-33] Os melanomas precoces, sobretudo os descobertos pela dermatoscopia, são geralmente bem menores que 6 mm e praticamente não têm bordas irregulares nem várias cores, quanto menos assimetria. Muitas lesões pigmentadas não melanocíticas, como as ceratoses seborreicas, têm assimetria, podem ser grandes e irregulares e mostrar várias cores. Isso sem mencionar todos os nevos atípicos (nevos de Clark), os quais são indistinguíveis do melanoma pela regra do ABCD.[34]

Outro sinal muito conhecido é o do *patinho feio*. Baseia-se na premissa de que indivíduos que têm múltiplos nevos mostram um padrão geral de irregularidade que "pode ser normal" (a exemplo do que ocorre com os nevos de Clark – ver adiante), mas a lesão diferente do conjunto (daí a comparação com o conto infantil do *patinho feio*) deveria ser excisada. Quanto a essa estratégia, a literatura médica tem sido muito cética com relação a ela.[35,36]

Portanto, no estágio atual do conhecimento, desde que a microscopia confocal não evolua a ponto de se tornar exame tão banal quanto o uso do telefone celular com múltiplas funções (o que pode ocorrer num futuro não tão distante...), a dermatoscopia é a técnica mais útil na diferenciação entre as várias lesões pigmentadas.

BREVE CONSIDERAÇÃO SOBRE NEVOS

O termo *nevo* em medicina tem diferentes conotações. De modo mais apropriado, seria utilizado para designar lesões compostas das chamadas *células névicas*, constituindo os *nevos nevocelulares*. Porém, também é usado para denominar malformações de células maduras, nada tendo a ver com as células névicas, como nos nevos sebáceos, nevos conjuntivos e outros de menor importância específica para o objetivo deste capítulo. Algumas lesões são denominadas nevos apenas pelo uso histórico da palavra na dermatose em questão. Desse modo, algumas classificações e conceituações de alguns nevos são controvertidas.[37]

Existem fortes indícios de que as células névicas têm a mesma origem dos melanócitos, reforçando a ideia de que os nevos melanocíticos são formados por proliferação das células névicas. A presença de melanossomos, assim como a demonstração imuno-histoquímica da proteína S-100 no citoplasma das células névicas, apoia essa afirmação. Tanto células névicas como melanócitos, em cultura de tecidos, têm padrão de crescimento similar, expressando, da mesma forma, antígenos de superfície semelhantes.[38] As células névicas tendem a se agrupar em *ninhos* ou *tecas* e, de certo modo, isso leva a pensar que elas sejam diferentes dos melanócitos. Para muitos, essa discussão estaria encerrada.[39]

Melanócitos ou células névicas originam-se de precursores da crista neural, que também dão origem às células de Schwann e neurônios periféricos. Durante o período embrionário, por volta da 12ª à 14ª semana, elas migram normalmente para a camada basal da epiderme, onde adquirem morfologia dendrítica e as características ultraestruturais dos melanócitos maduros. Até hoje existem muitas dúvidas a respeito de como é realmente a evolução natural dessas células do período embrionário até a senescência e de como se formam, afinal, os nevos[40] (ver adiante).

LESÕES PIGMENTADAS NÃO MELANOCÍTICAS

Ceratose Seborreica

Também denominada *verruga seborreica* ou *senil*. Sem predileção por sexo, pode estar ligada a herança autossômica dominante. Essa dermatose, muito frequente, surge comumente após o quarto decênio de vida, localizada preferencialmente no tronco, membros superiores e face. Inicia-se, geralmente, como pápula achatada, de coloração amarelada ou ligeiramente rósea, bem delimitada. Com o tempo, torna-se acastanhada, aumenta de tamanho, atingindo geralmente mais de 1 cm, com superfície rugosa ou áspera, de aspecto graxento, podendo tornar-se enegrecida. A retenção de massas de corneócitos e queratina nas criptas epiteliais forma estruturas semelhantes a óstios foliculares, com aspecto de comedões. São os chamados *pseudocistos córneos*, muito importantes na diferenciação dessa dermatose com outras lesões pig-

mentadas. Algumas lesões continuam a ter superfície lisa, sendo intensamente pigmentadas, podendo tornar-se difícil a correta distinção com lesões verdadeiramente melanocíticas, principalmente quando, não raro, a lesão é única. Nesses casos, a dermatoscopia mostra-se particularmente útil. Normalmente, algumas lesões surgem insidiosamente pelo corpo, e o aparecimento súbito de inúmeras ceratoses seborreicas em um indivíduo idoso configura o *sinal de Leser-Trélat*, comumente associado a malignidades internas, constituindo-se em uma síndrome paraneoplásica. Nesses casos, não é rara a associação com a *acantose nigricante*, passando a ser sinal indicativo da presença de adenocarcinoma gástrico, de mama, de cólon ou mesmo de linfoma. O sinal de Leser-Trélat é resultante da produção de fatores de crescimento de células epiteliais pelos tumores.

Em indivíduos morenos ou melanodérmicos, as ceratoses seborreicas ocorrem frequentemente na face, sendo mais papulosas, numerosas e intensamente pigmentadas. Os dermatologistas denominam essa forma clínica de *dermatose papulosa nigra de Castellani*.

Embora descrita na literatura, a malignização da ceratose seborreica em carcinoma basocelular é controversa.[41] Alguns bons textos afirmam claramente que essa lesão não se maligniza.[42,43] Porém, muitas vezes, assume aspecto assustador, devido à intensa pigmentação e ao seu tamanho, confundindo-se com lesões de caráter maligno. Nesse caso, o diagnóstico errado pode levar à realização de cirurgia radical, que não é, absolutamente, indicada para o problema.

As ceratoses seborreicas mostram grande variabilidade morfológica, e isto se reflete também em seu quadro dermatoscópico. Porém, é mais frequente que essas lesões sejam confundidas clinicamente com lesões pigmentadas malignas (pelo fato de, frequentemente, apresentarem a regra do ABCD positiva) do que com lesões melanocíticas à dermatoscopia. A característica mais marcante da ceratose seborreica à dermatoscopia é a presença de um ou mais pseudocistos córneos e a ausência concomitante de rede pigmentar, estrias e glóbulos de pigmento. Existem vários outros padrões com os quais uma ceratose seborreica pode ser reconhecida à dermatoscopia, tais como aspecto cerebriforme, bordas bem definidas *em geleia* ou *roídas de traça* e *vasos capilares em grampo de cabelo*. A Figura 20.12 mostra alguns padrões dermatoscópicos comuns à ceratose seborreica.

A histopatologia revela acantose acentuada, algumas vezes à custa de células basais (alguns patologistas a denominam *papiloma de células basais*), entremeada por pseudocistos córneos, além de papilomatose e hiperceratose. Ocasionalmente, melanócitos dendríticos cheios de melanina podem estar infiltrados entre as células epidér-

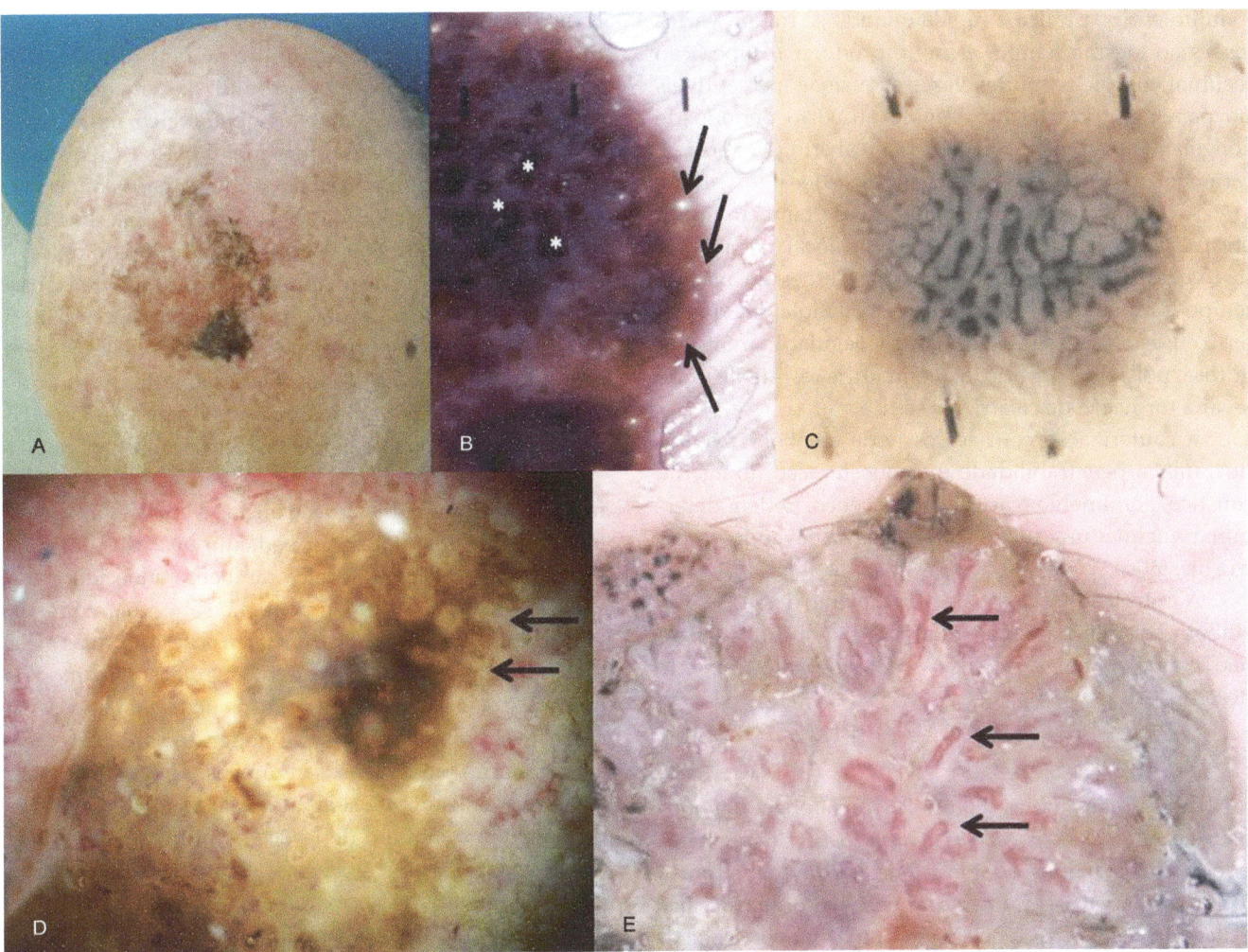

Figura 20.12 (**A**) Ceratose seborreica de vários anos de evolução. Pela regra do ABCD clínico, seria suspeita de melanoma. (**B**) Aspecto dermatoscópico de parte da lesão A. Observam-se aberturas pseudofoliculares (*) e pseudocistos córneos, vistos como pontos claros e brilhantes numerosos (*setas*). (**C**) O aspecto cerebriforme é muito comum. (**D**) Sinal da *roída de traça* na periferia da lesão (*setas*). **E**, Em lesões menos pigmentadas e mais ceratósicas, são observados vasos capilares em grampo de cabelo (*setas*).

micas hiperplasiadas, configurando o que os patologistas denominam de *melanoacantoma*.[38]

O diagnóstico diferencial deve ser realizado com as ceratoses actínicas (quando as ceratoses seborreicas forem pouco pigmentadas), ou mesmo com o carcinoma espinocelular. Estas duas últimas entidades costumam apresentar descamação mais seca e aderente, bem diferente do aspecto graxento e mais "úmido" da ceratose seborreica. Se a localização for genital, o diagnóstico diferencial se impõe com a papulose bowenoide (ver adiante). Porém, o problema principal é diferenciá-la das lesões pigmentadas mais importantes, geralmente malignas, como o carcinoma basocelular pigmentado e o melanoma, sendo a dermatoscopia, muitas vezes, o fator decisivo na diferenciação. Embora essas lesões pigmentadas malignas também possam exibir pseudocistos córneos à dermatoscopia (no basocelular é muito e, no

melanoma, pouco comum), a observação de outros sinais dermatoscópicos, mais presentes nesses cânceres e pouco vistos na ceratose seborreica, geralmente basta para definir o diagnóstico. É importante ressaltar que, sendo as ceratoses seborreicas lesões pigmentadas muito comuns, indivíduos portadores de várias ceratoses seborreicas podem apresentar outros tipos de lesões pigmentadas, inclusive malignas, misturadas na constelação de lesões pigmentadas no corpo. Esse alerta deve ser bem entendido pelo médico generalista, visto que essa é uma forma de apresentação clínica bastante comum, principalmente em pessoas idosas. Nesse caso, a ajuda da dermatoscopia pode ser fundamental.

Uma vez que a lesão é epidérmica, a cirurgia convencional (exérese com bisturi e sutura), principalmente no tronco, não é necessária, além de resultar em piores resultados estéticos. A crioterapia com nitrogênio líquido é muito eficaz, prática e rápida quando se tratam várias lesões ao mesmo tempo, além de produzir recuperação tecidual completa, muitas vezes sem sinais perceptíveis no pós-operatório tardio. Devido ao curto período de congelamento com a técnica de *spray* aberto (15 s a 20 s), raramente o processo necessita anestesia local.

A curetagem e eletrocoagulação são também muito eficazes, embora requeiram anestesia local na maioria das vezes. Quando se tratam várias lesões ao mesmo tempo, são menos práticas que a crioterapia. Há que se ter o cuidado de não realizar eletrocoagulação muito vigorosa, pois, do contrário, a queimadura resultante pode levar à formação de cicatriz inestética.

A cauterização com ácidos pode dar bons resultados, mas a penetrabilidade e a concentração do agente cáustico, geralmente o ácido tricloracético, podem determinar queimadura química mais intensa, levando a cicatriz inestética.

A utilização do *laser* para o tratamento dessas lesões, embora correta, pode constituir relação custo-benefício não vantajosa em relação aos métodos anteriormente descritos.

Fibroma Mole

Os fibromas moles (Figura 20.13), também denominados *acrocórdons* e *papilomas fibroepiteliais*, são pequenas lesões pedunculadas de consistência mole, de 1 mm a 5 mm de diâmetro, geralmente numerosas, localizadas nas axilas, virilhas e, preferencialmente, na região cervical. Podem ser da cor da pele, mas, frequentemente, mostram-se pigmentadas ou acastanhadas. Tipicamente, as lesões surgem a partir dos 40 anos e tendem a ser mais numerosas em pessoas obesas, principalmente em mulheres.

Nos últimos anos, acumulam-se evidências associando a presença de vários fibromas moles e resistência à insulina. Como esta se desenvolve antes do aparecimento e da possibilidade de detecção de doenças associadas à síndrome metabólica, a identificação desse importante marcador cutâneo pode exercer importante papel preventivo primário, incentivando a mudança do estilo de vida e o tratamento específico.[44]

São lesões benignas, sem potencial maligno, constituindo mais um problema estético, principalmente quando maiores e numerosas. Embora raramente, algumas lesões podem crescer e atingir mais de 1 cm de tamanho. Nesse caso são denominadas *fibromas pêndulos*. A histopatologia mostra um papiloma constituído de tecido conjuntivo frouxo envolvendo vasos, sem fibras elásticas, coberto por epiderme normal ou ligeiramente espessada.[42,43]

O diagnóstico diferencial faz-se principalmente com alguns nevos melanocíticos, particularmente o *nevo de*

Unna (ver adiante), do qual pode ser clinicamente indistinguível, principalmente quando o número de lesões não é grande. Como raramente o produto da remoção de tais lesões é enviado para exame histopatológico, muita troca pode ter sido feita. Os fibromas moles existem geralmente em número maior que os nevos de Unna, os quais não estão associados à obesidade. Talvez esta seja uma dica importante a seguir. Do ponto de vista histopatológico, é importante o exame de qualquer nevo retirado. Portanto, é mais recomendável enviar esse tipo de material para o patologista quando for pequeno o número de lesões, em indivíduos não obesos. A dermatoscopia também pode ajudar, principalmente identificando o nevo de Unna, o qual tem características dermatoscópicas mais marcantes.

Os fibromas moles podem ser tratados de várias maneiras, visando à sua destruição. A mais simples delas consiste em cortar o seu pedículo ou base com uma tesoura de ponta fina, técnica também conhecida como *shaving*. Ocasionalmente, o pequeno sangramento resultante pode ser coagulado com eletrocautério, mas nem sempre há necessidade de eletrocoagulação. Os modernos *radiocautérios* são muito práticos no tratamento dessa dermatose, dado o seu grande poder de corte associado à coagulação dos vasos sanguíneos. O procedimento pode ser realizado até sem anestesia local, dependendo do tamanho e número de lesões. A utilização de creme anestésico no local, em oclusão, algumas horas antes do procedimento, pode ser extremamente útil. Porém, mais importante que apenas retirar tais lesões, é verificar a possível associação delas com a síndrome metabólica.

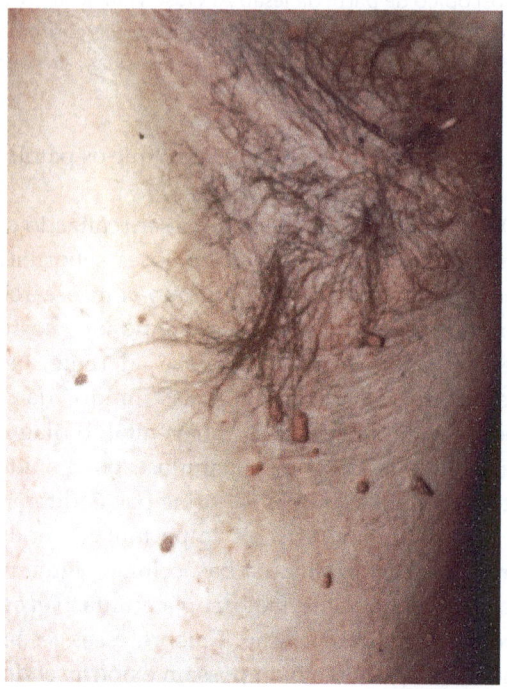

Figura 20.13 Fibromas moles na axila de homem obeso.

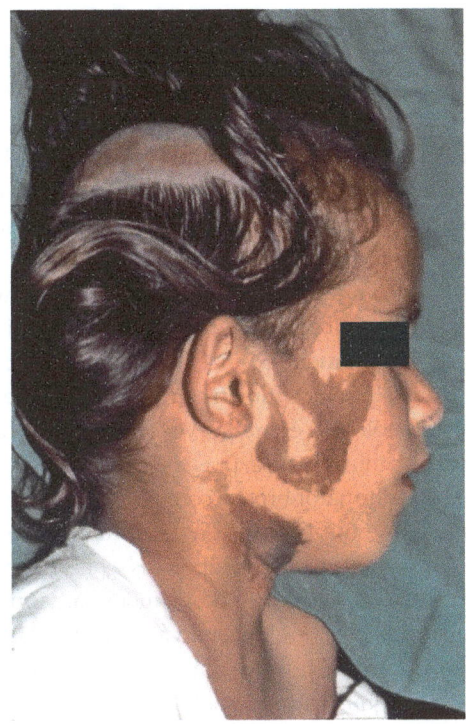

Figura 20.14 Nevo verrucoso. Observe o trajeto linear.

Nevo Verrucoso

É um nevo epidérmico, congênito, caracterizado por lesões verrucosas pigmentadas, geralmente castanho--escuras ou enegrecidas, dispostas linearmente apenas de um lado do corpo (*nevus unius lateralis*), ao longo das linhas de Blaschko (Figura 20.14). Sua ocorrência não é muito comum, sendo mais raras ainda as formas clínicas de distribuição bilateral das lesões, além da forma disseminada em todo o corpo, constituindo o quadro denominado de *ictiose histrix*. Raramente, os nevos verrucosos podem ser acompanhados de malformações das estruturas mais profundas da região acometida, como ossos, nervos e vasos, constituindo esses processos polidisplásicos a denominada *síndrome do nevo epitelial*.

O tratamento visa basicamente a melhora estética, visto que perduram por toda a vida. Porém, associação com carcinoma espinocelular já foi relatada na literatura.[45] Os usos da dermoabrasão, da radiocirurgia, da exérese cirúrgica (com ou sem enxertia) e, mais recentemente, do *laser* podem ser justificados de acordo com a experiência individual do cirurgião com qualquer desses métodos em particular.

Papulose Bowenoide

Embora seja considerada histopatologicamente um carcinoma espinocelular *in situ*, como a doença de Bowen, a papulose bowenoide é aqui apresentada como lesão pigmentada benigna por sua grande semelhança clínica com as ceratoses seborreicas e por seu comportamento biológico geralmente (mas nem sempre) benigno, a despeito do quadro histopatológico (Figura 20.15).

O principal diagnóstico diferencial, pela semelhança clínica, é com a ceratose seborreica. A dermatoscopia pode servir para a diferenciação entre as duas, visto que apresenta aspecto morfológico mais distinto que a clínica. Na papulose bowenoide, a dermatoscopia revela capilares tortuosos, frequentemente arranjados em novelos, lembrando glomérulos renais. Estes são chamados *vasos glomerulares*. O valor preditivo positivo (probabilidade do diagnóstico se esse aspecto está presente) dos vasos glomerulares na doença de Bowen é de 94%.[46]

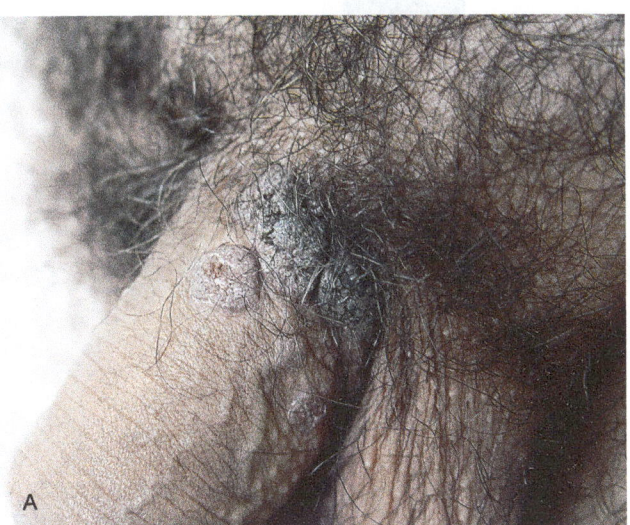
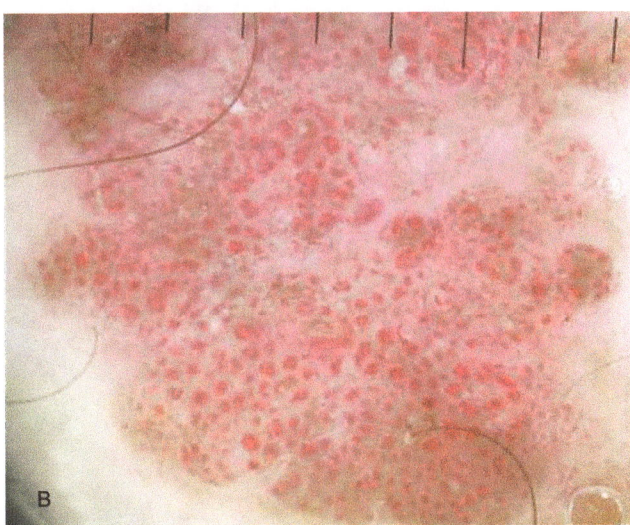

Figura 20.15 (A) Papulose bowenoide na raiz do pênis. Observe a semelhança clínica com as ceratoses seborreicas. **(B)** O aspecto dermatoscópico é completamente diferente do da ceratose seborreica e simula glóbulos avermelhados que representam vasos glomerulares.

O tratamento é simples, não havendo necessidade de exérese cirúrgica ampla, ou mesmo com bisturi, uma vez que a lesão é muito superficial. Portanto, qualquer terapêutica cirúrgica que destrua ou remova a camada epidérmica, como a curetagem e a eletrocoagulação, a crioterapia ou mesmo o *shaving* bem feito, pode ser curativa. Como a etiologia possivelmente é viral, pode haver recorrência. Por esse motivo, a terapêutica não cirúrgica pode ser a solução. É uma boa indicação para o uso do imiquimod.[42]

Dermatofibroma

Denominado também *histiocitoma* e *fibroma em pastilha de Civatte*. Alguns patologistas consideram o dermatofibroma como proliferação fibroblástica reativa, ocorrendo após microtraumatismos ou mesmo picada de insetos.

É um tumor benigno, caracterizado por lesão de cor acastanhada a negra, plana ou ligeiramente papulosa, de superfície lisa ou ligeiramente áspera, que, à palpação, revela ser um nódulo intradérmico de consistência bastante firme, caracteristicamente localizado nos membros inferiores de mulheres. Tem geralmente de 5 mm a 10 mm de diâmetro, embora possam existir lesões de alguns centímetros de tamanho. Seu crescimento é bastante lento e não regride espontaneamente. Não raro, pode-se observar de duas a três lesões em um só indivíduo, porém a ocorrência isolada é mais comum. Existe uma forma eruptiva, relacionada com doenças sistêmicas, como lúpus eritematoso e miastenia *gravis*, na qual múltiplas lesões surgem subitamente em membros e tronco.[38]

A histopatologia revela proliferação celular, principalmente de fibroblastos e histiócitos, entremeando fibras colágenas maduras ocupando toda a derme. A epiderme é geralmente acantótica, com hiperpigmentação da camada basal, as vezes exibindo proliferação basaloide das cristas interpapilares, com ou sem leve hiperceratose. Carcinoma basocelular já foi descrito em associação com o dermatofibroma.[38]

Existe uma variante clínica importante, embora pouco comum: o dermatofibroma profundo, que se localiza mais no tronco e raiz dos membros. De limites muito imprecisos, pode alcançar alguns centímetros de diâmetro. Seu diagnóstico histopatológico é, muitas vezes, difícil por falta das características clínicas usuais, pois seu principal diagnóstico diferencial é o dermatofibrossarcoma protuberante. A dermatoscopia não é útil nesses casos. A imuno-histoquímica pode diferenciar entre as duas hipóteses – pois o dermatofibroma é positivo para o fator XIIIa, vimentina, actina e marcadores histiocíticos – sendo negativa para o CD34.[42]

A sua importância se resume na diferenciação com outras lesões pigmentadas da pele, de pior prognóstico. O diagnóstico não é difícil, devido às características únicas da lesão. Porém, em dermatoscopia, o dermatofibroma constitui exceção bem conhecida. É a única lesão pigmentada da pele, que, apesar de não derivar de proliferação de melanócitos (portanto, lesão não melanocítica), apresenta, caracteristicamente, rede pigmentar na periferia da lesão. O centro desta é geralmente preenchido por área amorfa amarelada ou esbranquiçada, que pode representar hiperceratose (Figura 20.16).

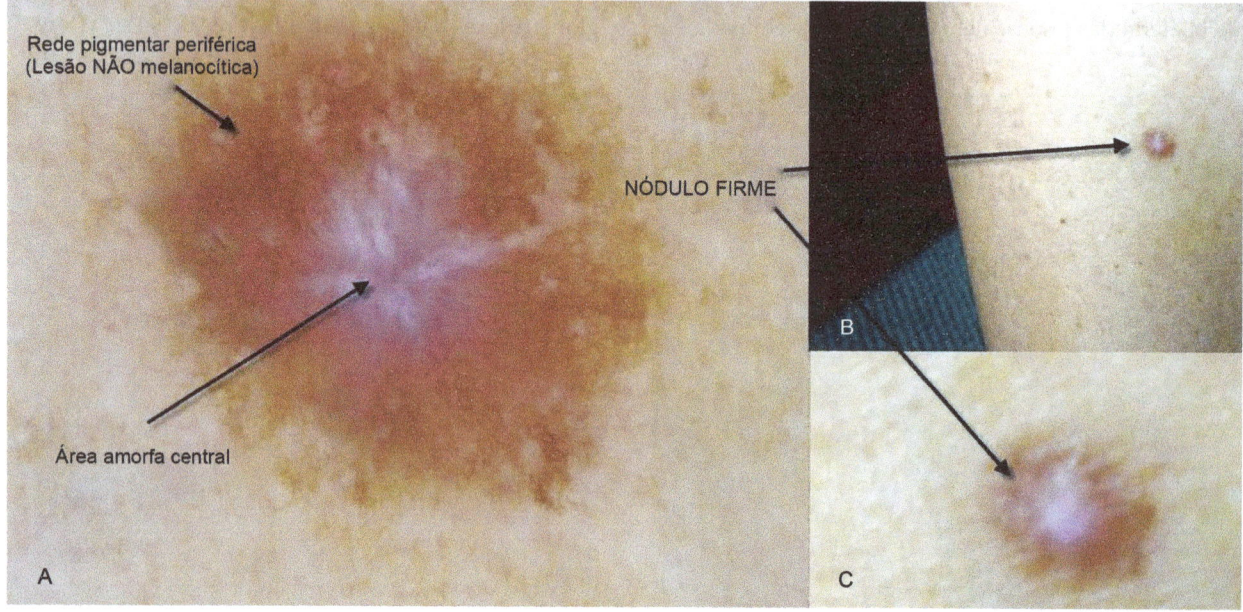

Figura 20.16 Dermatoscopia e clínica típicas de dermatofibroma. Nódulo firme, ligeiramente pigmentado, em membro, com resquício de rede pigmentar na periferia. (Adaptado do *blog* para aprendizado de dermatoscopia do Instituto Australiano de Dermatologia e do Colégio de Câncer da Pele da Austrália e Nova Zelândia. http://dermoscopymadesimple.blogspot.com).

Uma vez que a lesão envolve comumente toda a derme, a cirurgia mais indicada é a exérese até o subcutâneo e sutura. Cirurgias com *shaving* são geralmente seguidas de recidiva.

Carcinoma Basocelular Pigmentado

Como a papulose bowenoide, o carcinoma basocelular pigmentado foi incluído apenas para que não se esqueça de seu diagnóstico, pois facilmente essa neoplasia cutânea pode ser confundida com lesão pigmentada benigna. Visto que os carcinomas basocelulares têm crescimento muito lento, lesões iniciais pigmentadas passam equivocadamente por ceratoses seborreicas, dermatofibromas ou nevos pigmentados adquiridos pequenos, por exemplo, mesmo que o examinador possa ter alguma experiência.[47]

A eficácia da diferenciação do carcinoma basocelular pigmentado das outras lesões pigmentadas da pele aumentou consideravelmente com a ajuda da dermatoscopia, principalmente da dermatoscopia de grande aumento, com a observação dos finos capilares arboriformes.[48] O padrão dermatoscópico mais característico é a presença de pigmento acastanhado ou azul-acinzentado, distribuído em configuração de *folha de bordo*, entremeado por finos vasos arboriformes. O exemplo da Figura 20.17 mostra a importância da dermatoscopia nessa situação específica.

LESÕES PIGMENTADAS MELANOCÍTICAS
Nevos Melanocíticos Congênitos (NMC)

No período neonatal, os nevos melanocíticos congênitos, quando pequenos, podem oferecer dificuldade de diagnóstico clínico com outras lesões pigmentadas da pele.[49,50] A distinção entre nevos congênito e adquirido é importante no que se refere ao potencial de associação com melanomas. Nos últimos anos, com o acúmulo de informações em dermatoscopia, novos elementos se somaram para melhorar esse dilema diagnóstico.

Dois fatores são decisivos no diagnóstico de um nevo congênito: aparecimento no período neonatal e seu tamanho. Caso haja documentação, de preferência fotográfica, ou mesmo descrição médica detalhada a respeito da lesão no período neonatal, tudo indica que o nevo é congênito. Caso não se tenha informação precisa a respeito desse período, o encontro de nevo extenso (para alguns, a partir de 5 cm de diâmetro)[51] em qualquer idade parece ser dado plausível para o diagnóstico de nevo congênito, visto que os nevos adquiridos (mesmo na infância) não costumam ter essas dimensões. A dificuldade diagnóstica entre nevo congênito e adquirido reside nos nevos pequenos, aqueles até 1 cm, vistos comumente na primeira infância e que são traduzidos ao médico pelo linguajar comum dos pacientes na idade adulta como "pinta que tenho desde que nasci"... Outras vezes, o nevo pode surgir ao nascimento, mas sua pigmentação só se torna evidente depois de período variável de alguns meses a 2 anos, o que dificulta ainda mais o seu reconhecimento. Desse modo, basear o diagnóstico de um nevo congênito apenas na história clínica do paciente é avaliação muito superficial.

Os novos conhecimentos das lesões melanocíticas trazidos pela pesquisa em dermatoscopia ajudaram bastante a compreender essa situação, até mesmo relegando a importância da exatidão do tempo no qual o nevo sur-

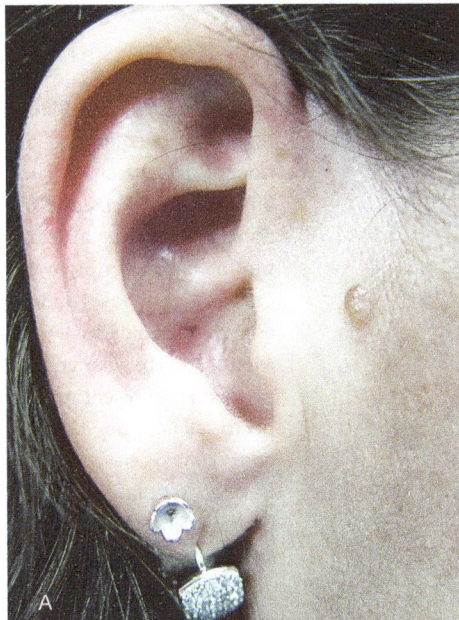
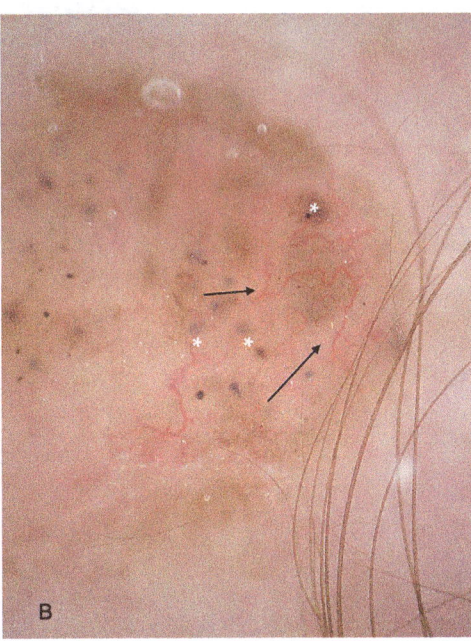

Figura 20.17 Carcinoma basocelular pigmentado: aspecto dermatoscópico. Esta pequena lesão pigmentada pré-auricular em uma paciente jovem pode passar por um "nevo" comum ao exame desatento. Se a clínica não é tão distintiva, em compensação o quadro dermatoscópico, visto quase exclusivamente nos carcinomas basocelulares, é bastante característico. Embora se assemelhem a "glóbulos", o pigmento (*) é desfocalizado, de tamanhos e cores variadas. Porém, o que mais chama a atenção é a típica vascularização arboriforme (*setas*), muito característica dos carcinomas basocelulares. Tal tipo de vascularização não é observado em nevos nem em melanomas.

giu. Isto porque os chamados *nevos adquiridos da infância* e os *verdadeiros nevos congênitos* (assim classificados pela precisão dos dados de seu aparecimento), se pequenos, são histopatológica e dermatoscopicamente idênticos. Assim, as observações dermatoscópicas corrigiram essa distorção temporal, de modo que um nevo pode ser classificado como congênito se apresenta os padrões dermatoscópicos usuais para esse tipo, apesar da dificuldade em estabelecer exatamente se ele estava ou não presente ao nascimento.[52]

O padrão dermatoscópico típico dos nevos congênitos pequenos mostra estruturação predominante em glóbulos (Figura 20.18), principalmente até a puberdade. Com o avançar da idade, esse padrão pode evoluir para o padrão em paralelepípedos (*cobblestone pattern*), mudando o nevo de ligeiramente elevado para um padrão amoriforme típico. Outro padrão característico em adultos é o de glóbulos centrais maiores, à semelhança de paralelepípedos com glóbulos menores na periferia (aspecto em *ovo frito*) (Figura 20.19). Os nevos congênitos maiores que 15 mm, por sua vez, geralmente apresentam maior variedade de estruturas dermatoscópicas, formando padrões reticulados e/ou globulares, hipopigmentação ao redor de folículos pilosos, áreas amorfas, padrão em paralelepípedo, lesões em alvo formando estruturas reticulares (*target network*), pseudocistos córneos, entre outros (Figura 20.20).[52,53]

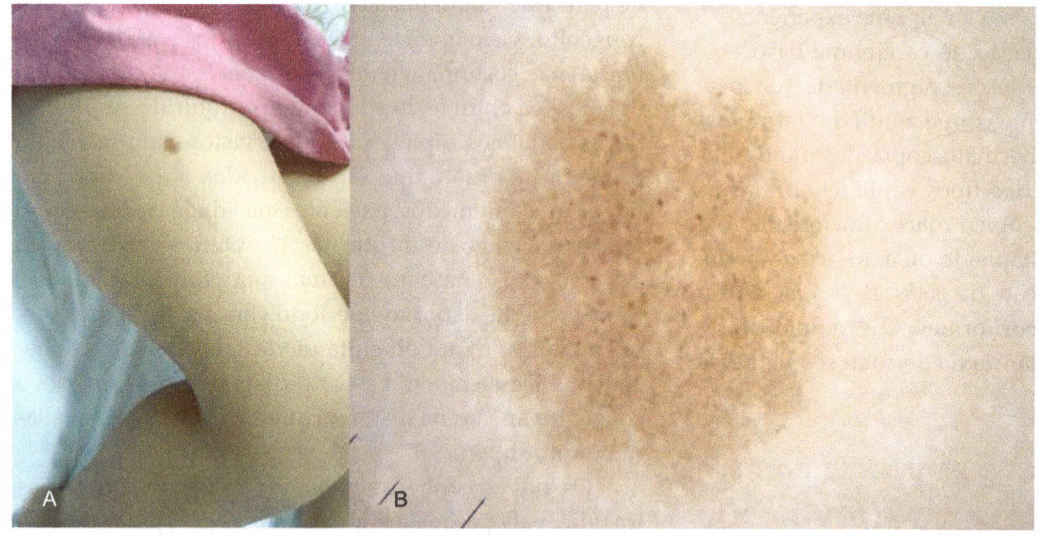

Figura 20.18 (**A**) Nevo pigmentado congênito pequeno. (**B**) Dermatoscopia típica mostrando principalmente glóbulos.

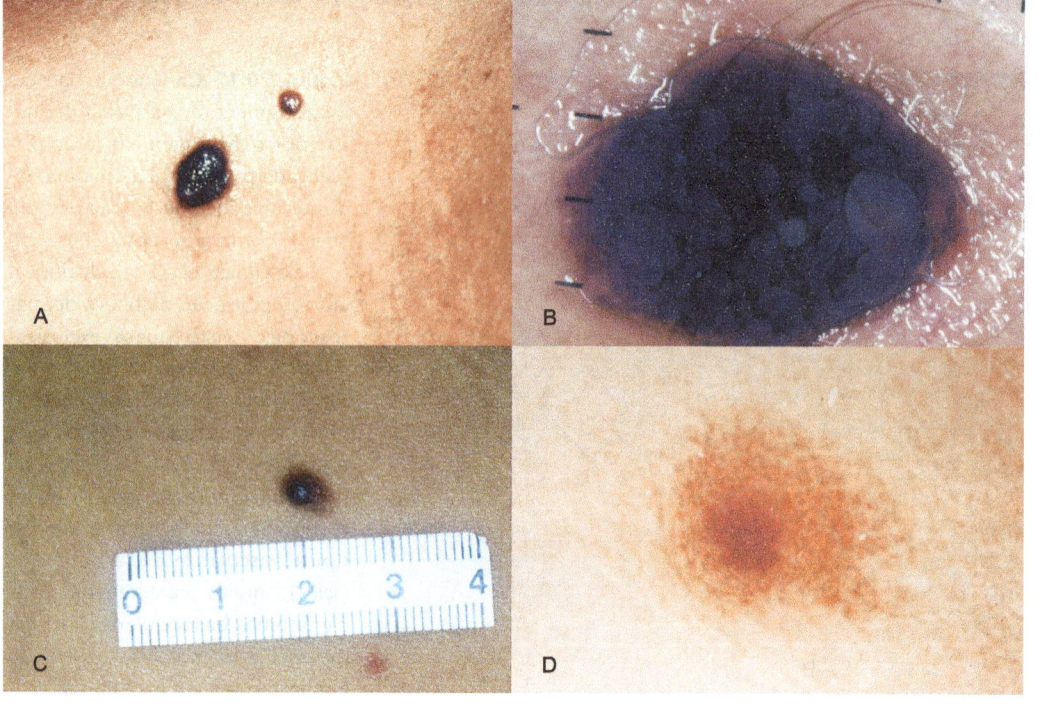

Figura 20.19 (**A**) Nevo pigmentado congênito pequeno de aspecto clínico amoriforme. (**B**) Dermatoscopia respectiva apresentando padrão típico em grandes glóbulos (padrão em paralelepípedos). (**C**) Muitos nevos congênitos pequenos apresentam aspecto clínico de *ovo frito*, com centro elevado. (**D**) Dermatoscopia revelando padrão central em paralelepípedos, circundado por glóbulos numerosos e menores.

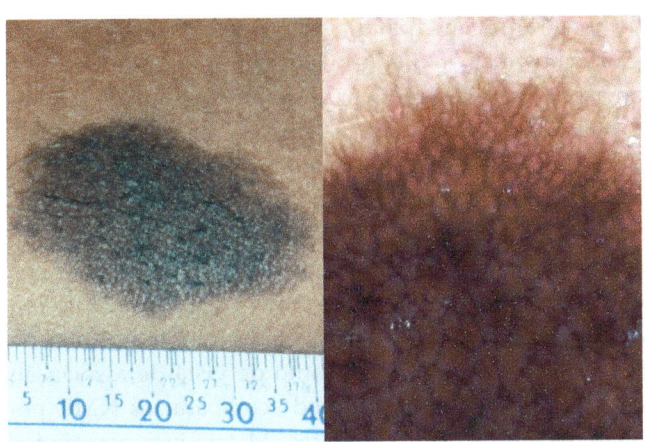

Figura 20.20 Nevos melanocíticos congênitos médios podem apresentar padrão dermatoscópico mais variável, e nem sempre padrão reticular que, como este, é o mais comum.

A histopatologia não é indicador muito confiável na diferenciação entre nevos congênito e adquirido. As células névicas do primeiro tendem a ocupar praticamente toda derme reticular, chegando a estar presentes, inclusive, no tecido subcutâneo, dispondo-se entre os feixes de fibras colágenas, além de infiltrar anexos cutâneos como pelos, nervos e vasos. Porém, já se demonstrou que nevos adquiridos podem também apresentar esse padrão histológico. Da mesma maneira, vários nevos congênitos não apresentam esse quadro histológico.[54,55] Com relação à profundidade da infiltração das células névicas, tudo indica que ela esteja diretamente ligada ao tamanho do nevo.[56]

Uma maneira muito comum de classificar os NMC diz respeito ao seu tamanho. Mesmo quanto a esse detalhe tão simples, não parece haver consenso na literatura, embora a classificação proposta por Kopf *et al.*,[57] em 1979, ainda seja a mais usada. Segundo ela, nevos melanocíticos congênitos de até 1,5 cm seriam considerados pequenos, médios entre 1,5 e 20 cm e grandes quando maiores. Porém, Ruiz-Maldonado – outro grande estudioso dessas afecções – é de opinião que o intervalo entre 1,5 cm e 20 cm é muito grande e que o número de lesões-satélites deveria interferir na classificação, pois sua presença ou não, em menor ou maior número, tem impacto no prognóstico desses nevos. Assim, ele propôs nova subdivisão:

- Pequenos: até 1,5 cm
- Médios: de 1,5 cm a 10 cm
- Grandes: 11 cm a 20 cm
- Gigantes G: maiores que 20 cm
  - G1: 21 cm a 30 cm
  - G2: 31 cm a 40 cm
  - G3: maiores que 40 cm
  - A cada 50 lesões-satélites associadas ao nevo, médias ou pequenas, a classificação deveria subir um nível.

Sem dúvida, a preocupação com o tamanho e a presença ou não de lesões-satélites se justifica. Geralmente, o potencial de malignidade está diretamente relacionado com o tamanho do nevo.[59] Nevos grandes ou gigantes, que se localizem no segmento cefálico ou ao longo da coluna vertebral, têm grande probabilidade de estar associados a *melanose neural*, porém o número de lesões-satélites está mais relacionado com a probabilidade dessa afecção do que com a própria localização do nevo.[60]

A melanose neural é um quadro neurológico de prognóstico reservado, caracterizado pela infiltração de melanócitos na leptomeninge, levando a distúrbios neurológicos bastante sintomáticos, não raramente de êxito letal. A ressonância magnética nuclear pode evidenciar o envolvimento da leptomeninge, mesmo em casos neurologicamente assintomáticos. Porém, é questionável sua utilização nesses casos, pois geralmente é necessária a anestesia geral para imobilizar a criança, além do que não existe tratamento para a melanose neural. Isto é, a positividade ou não do exame não interfere na conduta.[61] Cerca da metade dos pacientes com melanose neural sintomática desenvolve melanoma intracraniano.[62]

Estima-se que 1% de todos os neonatos apresenta alguma forma de NMC, sendo a incidência dos nevos gigantes de cerca de 1 para cada 20.000 nascimentos.[63] Porém, embora incomum, a importância de tais lesões reside não somente no potencial de complicações, como associação com malignidades e melanose neural, mas também nos sérios problemas de ordem psicossocial. O aspecto inestético desses nevos intensamente negros ou mais claros um pouco, adquirindo tonalidade marrom-escura ou profundamente acastanhada, e não raramente cobertos por pelos, assemelha-se à pele de um animal. A lenda do lobisomem pode ter se originado de alguns indivíduos reclusos, acometidos pela malformação.[64] A superfície e consistência desses nevos muitas vezes são bem irregulares. Formações amolecidas e por vezes pregueadas são muito comuns, à semelhança dos neurofibromas plexiformes observados na neurofibromatose. Não raramente, a malformação ocupa grande extensão, como se fosse parte da vestimenta, assim, por exemplo, os *nevos em calção* (Figura 20.21).

Potencial de malignidade nos NMC

Imagine uma bomba-relógio na sua frente fazendo *tic-tac* e você não consegue enxergar o cronômetro regressivo. Quanto tempo demoraria até você pensar em desarmá-la? O problema é pensar que nevos melanocíticos são como essa bomba relógio. Quando se discute sobre malignidade em NMC, a primeira providência que se deve tomar é a respeito de *qual NMC* estamos falando. À exceção dos NMC gigantes, cuja associação com ma-

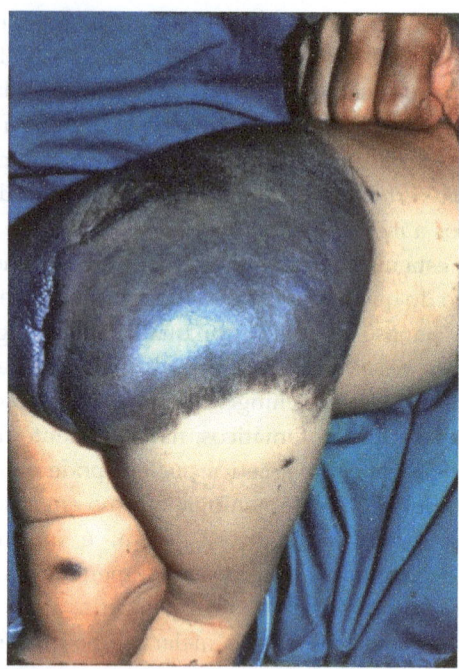

Figura 20.21 Nevo melanocítico congênito gigante *em calção*. Observe a presença de lesões satélites.

lignidades encontra concordância em toda a literatura, isto não é o que ocorre com os outros NMC, nem mesmo com nevos adquiridos. Melanomas podem surgir em qualquer NMC.[65] Porém, esse risco está relacionado com o tamanho do nevo, e não com o simples fato de ser congênito.[59,66]

Se, com os NMC gigantes, a temperatura da discussão é baixa, com relação aos NMC pequenos e médios, ela pode subir à ebulição por conta de publicações muito incisivas.[67,68] É interessante notar que, mesmo nestas, a associação entre o melanoma e o NMC pequeno ocorreu, respectivamente, apenas em 21,6% e 4,9% dos casos. De outro lado, vários outros estudos prospectivos, em períodos de acompanhamento de até 25 anos, não revelaram sequer um caso de aparecimento de melanoma nos NMC pequenos ou médios.[61,69-71] O fato de um melanoma estar associado clínica ou histopatologicamente a um nevo preexistente é que torna possível a ideia da existência de lesão precursora, mesmo que isto ocorra na minoria dos casos. Portanto, existe grande distância entre os fatos e a conclusão final de que NMC pequenos sejam lesões precursoras de melanomas.

Mesmo com os NMC gigantes, a associação com melanomas ocorre entre 4,5% e 10% dos casos,[72] portanto, um pouco semelhante à dos NMC pequenos. Porém, 70% dos melanomas associados com os NMC gigantes ocorrem antes da puberdade, tendo geralmente prognóstico muito reservado.[73] Existem evidências, colhidas por meio de técnicas sofisticadas de citometria de fluxo, que

demonstraram aneuploidia do DNA em relação ao pleomorfismo nuclear das células névicas dessas lesões, o que contribui para reforçar a hipótese de que essas malformações são realmente precursoras de transformações malignas.[74] Não apenas melanomas podem surgir, mas não é incomum o aparecimento de rabdomiossarcomas, lipossarcomas e neurofibrossarcomas, o que reforça a afirmação de que os NMC gigantes são *hamartomas*, nos quais pode haver diferentes graus de diferenciação em direção aos melanócitos, organelas nervosas e células de Schwann.[66,75] Portanto, do ponto de vista de associação com malignidades, não se pode comparar os NMC pequenos com os NMC gigantes. Melanomas associados aos NMC pequenos geralmente surgem depois da puberdade, principalmente depois do sexto decênio, clinicamente ao lado do nevo e histologicamente localizados na junção dermoepidérmica. Já nos NMC gigantes, os melanomas, quando não associados a melanose neural, surgem antes da puberdade, são clinicamente nodulares ou não, mas geralmente profundos, abaixo da junção dermoepidérmica.

Mesmo os melanomas diagnosticados na infância associados a NMC gigantes merecem estudo mais aprofundado. Isto porque seu comportamento biológico pode ser muito variável, dependendo da exatidão do diagnóstico. Não é incomum encontrar, em tumores associados a esses nevos, *simuladores de melanoma* cujo quadro histopatológico assemelha-se muito ao do melanoma, mas que, na realidade, têm comportamento biológico benigno. Tais *simuladores de melanoma* são formados por melanócitos imaturos ainda em fase de diferenciação. Nesses casos é importante a opinião de um patologista experiente na avaliação de lesões pigmentadas.[56,59,76,77]

Conduta nos NMC

A conduta deve levar em conta o potencial de associação com malignidade, o prejuízo estético do próprio nevo em relação ao prejuízo estético da cirurgia e o grau de ansiedade gerado pelo problema no seio da família, ou até mesmo no próprio paciente.

Nos NMC, existe apenas uma situação em que a conduta cirúrgica é obrigatória, tanto em lesões grandes como em pequenas: malignidade associada. Do contrário, ela não se justifica no sentido de se fazer profilaxia de "*transformação maligna*", principalmente nos NMC pequenos, pela sua baixa incidência de complicações.

Nos NMC gigantes, ela deve ser individualizada, em comum acordo com a família. Caso se decida pela cirurgia, ela deve ser preferencialmente realizada antes de se completar o primeiro ano de vida, tanto por ser tecnicamente mais fácil nesse período quanto pelos resultados, geralmente melhores. As técnicas cirúrgicas mais utilizadas são a dermoabrasão, a curetagem, o *shaving* com faca de enxerto e as grandes ressecções, precedidas pelo uso de expansores de tecidos, rotação, transposição ou tubos pediculados de retalhos, assim como enxertos de pele parciais ou totais. A experiência do cirurgião com esses casos específicos pode fazer a diferença.[78-85]

Em NMC de tamanho médio, ou até em grandes, a retirada por fusos sucessivos pode dar bons resultados. Consiste na retirada parcial do nevo, na maioria das vezes orientando a incisão no sentido do maior diâmetro da lesão, em várias exéreses fusiformes seguidas de fechamento primário. O intervalo entre uma operação e outra varia de 3 meses ou mais, dependendo de cada caso (Figura 20.22).

Curiosamente, a conduta cirúrgica seria mais indicada nos casos em que ela pode ser mais difícil e complexa de ser executada: justamente nos NMC grandes e gigantes. Cirurgias para esses casos são delicadas e com risco considerável na tenra idade, quando seria a época mais indicada. Ademais, elas podem resultar em cicatrizes inestéticas, porém muitas vezes melhores que o próprio aspecto estético do nevo. Desde que a família ou o próprio paciente (se este já compreender suficientemente a questão, ou se já estiver psicologicamente adaptado à sua condição) não pressionem pela cirurgia, realizá-la no sentido de prevenir o surgimento de melanomas não se justifica do ponto de vista puramente médico. Já foi relatado, por exemplo, que melanomas surgiram embaixo de áreas tratadas anteriormente, cobertas por enxertos de pele parcial, ou mesmo houve recidiva parcial do nevo após o segundo ano de vida. Embora o número elevado de nevos melanocíticos satélites associados aos NMC gigantes possa representar uma dificuldade, é digno de nota o fato de que ainda não foi relatado nenhum caso de malignidade associada diretamente a eles.[59,66,86] A possibilidade aumentada de melanose neural é outro fator que pesa muito na decisão de submeter o paciente a tratamento cirúrgico heroico, principalmente se já existirem sintomas.

Se a conduta conservadora for adotada, é obrigatório o seguimento prolongado. Qualquer sinal de envolvimento neurológico deve ser investigado, assim como qualquer nódulo novo que surja sobre a lesão deve ser rotineiramente biopsiado a fim de se excluir a possibilidade de melanoma. Mesmo assim, um melanoma que surja na derme reticular pode escapar da detecção precoce. A dermatoscopia pode ajudar bastante à luz dos novos conhecimentos sobre o seguimento nos NMC, assim como a microscopia confocal, melhorando a eficácia da hora certa de intervir.

Nevos Melanocíticos Adquiridos (NMA)

São os nevos melanocíticos mais comuns no ser humano. Surgem geralmente ao longo da primeira infância ou na puberdade, aumentam ligeiramente de número e tamanho no segundo e terceiro decênios e tendem a dimi-

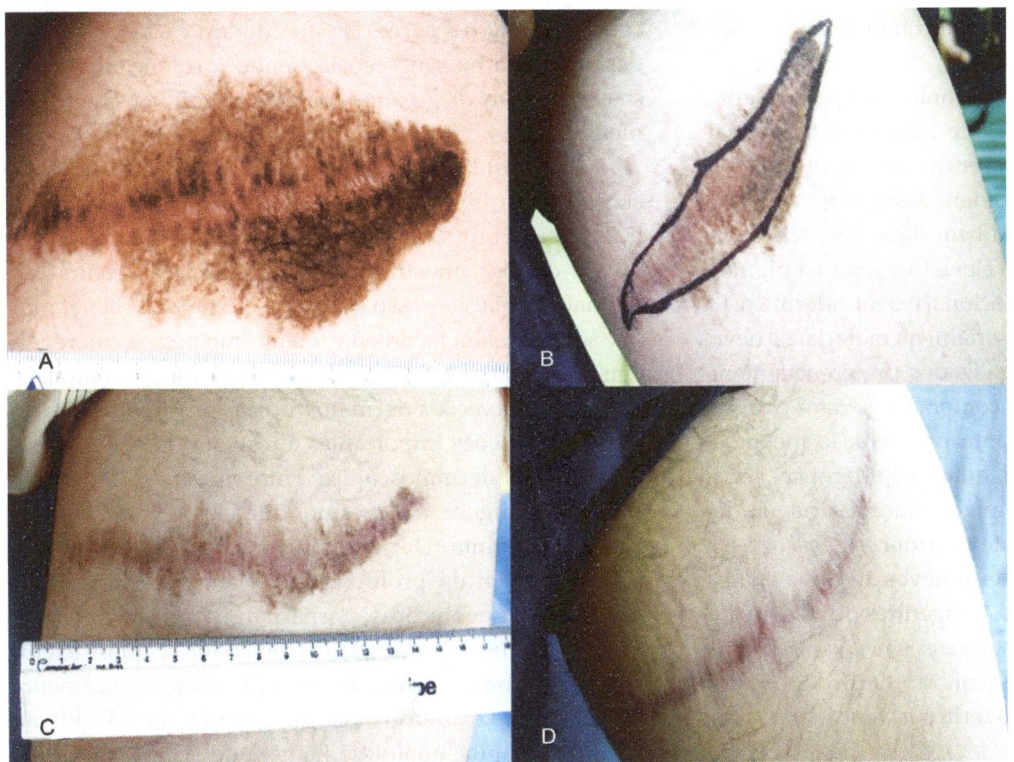

Figura 20.22 Este nevo melanocítico médio foi retirado com cinco excisões fusiformes sucessivas. Alguns intervalos entre uma operação e outra foi superior a 1 ano. No entanto, não se utilizou expansores, e os procedimentos foram realizados sob anestesia local em ambiente ambulatorial. Paciência e perseverança são importantes para obter bom resultado. Em **C**, observa-se pequena recidiva no penúltimo estágio, a qual ocorreu 1 ano depois da última intervenção (**D**).

nuir de tamanho e número com a senilidade. Todo nevo não congênito pode enquadrar-se nos nevos melanocíticos adquiridos (NMA). Como já foi dito, é muito difícil achar uma classificação satisfatória que os individualize corretamente. Desse modo, certos tipos podem misturar nomes a eles atribuídos durante os anos de estudo, o que pode confundir quem não estudou mais profundamente a questão. Por enquanto, dificilmente se encontrará um texto que vai esgotar o assunto.

Do ponto de vista prático, são esses nevos tão comuns que devem ser diferenciados do melanoma inicial. É aí que a dermatoscopia mostra-se mais útil. Melanomas iniciais geralmente são planos e clinicamente simétricos. Assim, voltar a atenção para os nevos adquiridos planos como os "mais suspeitos" parece ser boa estratégia. Há quem defenda uma classificação muito simples, apenas dividindo-os em planos e nodulares,[87] o que parece ter lógica em relação a esse ponto de vista.

É comum fazer a distinção baseando-se na predominância do quadro histológico. Os *nevos juncionais* seriam aqueles que mostram alterações praticamente isoladas na junção dermoepidérmica. Por definição, pelo menos um ninho de melanócitos tem que ser observado para que a lesão possa ser diferenciada histologicamente do lentigo simples. A semelhança histológica é tão grande que alguns autores utilizam o termo *jentigo* para essas lesões. Não há atipias celulares. Contrariamente, os *nevos intradérmicos* apresentariam quase que exclusivamente proliferação melanocítica na derme média, e os nevos *compostos* representariam o meio termo, com proliferação melanocítica tanto na derme quanto na junção dermoepidérmica.[88]

Clinicamente, os nevos juncionais são planos, apresentando pigmentação levemente acastanhada ou mais carregada, podendo chegar a ser quase negros, enquanto os nevos intradérmicos tendem a ser mais elevados, geralmente com pigmentação bem mais leve. Os nevos compostos são discretamente elevados, sendo a pigmentação intermediária entre o juncional e o intradérmico. Os chamados *nevos de Miescher*[89] seriam, na maioria, os nevos intradérmicos, nodulares, localizados preferencialmente na face e pescoço. Os nevos compostos seriam os *nevos de Unna*,[89] nos quais existe tanto proliferação melanocítica dérmica (principalmente) quanto epidérmica, sendo clinicamente exofíticos, com pigmentação variável, distribuindo-se preferencialmente no tronco e pescoço. Há quem defenda a opinião de que os nevos de Unna sejam a evolução, no adulto, dos nevos congênitos de padrão globular na infância, ou seja, de que esses nevos fazem parte do espectro dos nevos congênitos.[52] Outro tipo muito importante de nevo composto seria o *nevo de Clark*,[89] mais bem descrito adiante.

Do ponto de vista dermatoscópico, a maioria dos nevos adquiridos, principalmente os mais pigmentados, planos e ligeiramente elevados, apresentam rede pigmentar característica, sendo por alguns classificados como *nevos reticulares*.[52] Grande parte dos nevos de Clark e dos nevos compostos têm a presença da rede pigmentar como característica dermatoscópica marcante. A Figura 20.23 mostra os quadros clínicos e dermatoscópicos típicos desses três tipos distintos de nevos melanocíticos adquiridos.

De uma maneira geral, os NMA variam seu aspecto clínico e dermatoscópico de acordo com a idade em que surgiram.[90] Na infância, tendem a ser discretamente elevados clinicamente, com padrão dermatoscópico predominantemente globular. Na adolescência são clinicamente mais exuberantes que na infância, quando, na dermatoscopia, surge o padrão tipicamente conhecido como *padrão periférico*, com glóbulos distribuídos periférica e simetricamente na lesão, circundando área amorfa central. Na idade adulta, são achatados clinicamente, como no nevo de junção, podendo ter formas variadas com ou sem pequena elevação, variando bastante o tamanho, que pode chegar a ultrapassar 1 cm. Dermatoscopicamente, exibem padrão reticular característico, podendo ocasionalmente misturar outras estruturas dermatoscópicas, como áreas amorfas, glóbulos e pontos, *mas não de uma só vez!* Na senescência são clinicamente mais elevados, por vezes chegando a ser pedunculados, perdem um pouco ou muito de sua cor, sendo dermatoscopicamente muito homogêneos, praticamente sem estrutura. Os NMA crescem em número a partir da puberdade até a idade adulta, descrescendo na senescência, sendo raro encontrar pessoas com mais de 70 anos com grande número de nevos melanocíticos.[52]

A intensidade da pigmentação dos NMA varia de acordo com o tipo de pele. Pessoas muito claras, que dificilmente se bronzeiam, têm nevos mais despigmentados ou cor-de-rosa, mostrando hipopigmentação central na dermatoscopia, ao passo que pessoas com pele clara, mas que se bronzeiam facilmente, ou mesmo pessoas morenas, têm nevos mais escuros com hiperpigmentação central.[91]

As observações dermatoscópicas nos NMA têm trazido informações importantes a respeito da nevogênese. A distinção dermatoscópica entre nevos globulares e reticulares sugere, até mesmo, que eles tenham origem biológica distinta. Durante muito tempo se pensou que nevos surgiam da proliferação melanocítica na epiderme e em sua evolução se tornariam dérmicos. Porém, a maioria dos nevos encontrados em criança é quase exclusivamente composta ou dérmica (dermatoscopicamente globular), não exibindo o padrão reticular mais ligado ao componente juncional. Isso não era de esperar de nevos

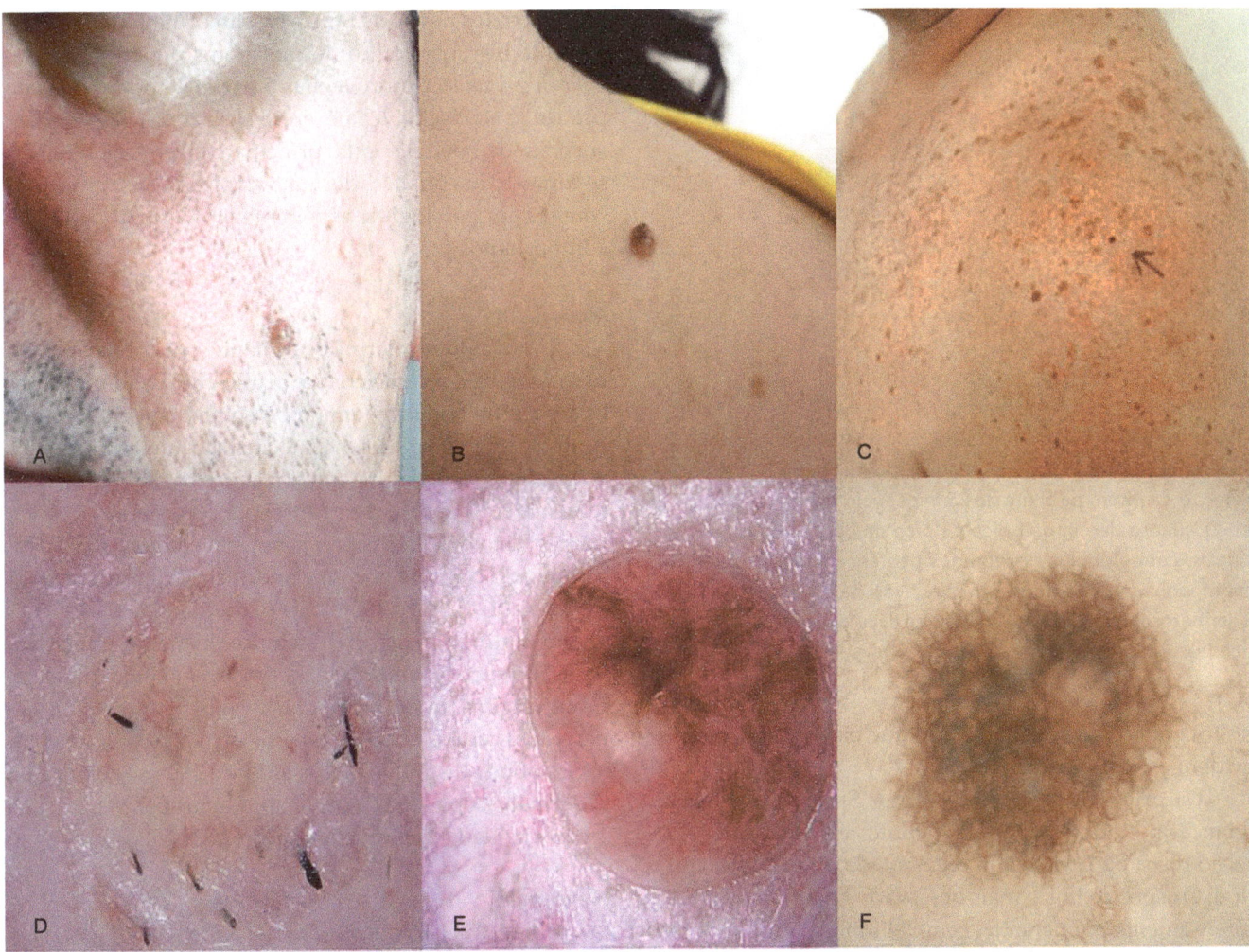

Figura 20.23 (**A** e **D**) Nevo de Miescher. Seria mais correspondente aos nevos intradérmicos. Observe que é elevado e pouco pigmentado, e, como seu componente epidérmico, é menos desenvolvido, raramente apresenta padrão reticulado na dermatoscopia. (**B** e **E**) Nevo de Unna. Muito semelhante ao fibroma mole, pode chegar a ser bem pedunculado. Corresponderia aos nevos compostos por causa da maior expressividade do componente epidérmico, pouco pronunciado nos nevos de Miescher. Em consequência, sua dermatoscopia evidencia mais pigmento, que pode ser até de padrão globular, embora, neste exemplo, ela se concentre de maneira amorfa. (**C** e **F**) Nevo melanocítico juncional. A clínica mostra lesão plana, intensamente pigmentada, que se destaca do conjunto (*sinal do patinho feio*). Dos três exemplos, é o que mais se assemelha ao melanoma inicial. Porém, a dermatoscopia mostra rede pigmentar regular, descartando essa hipótese.

no início de sua evolução. Alguns chegam até a especular que esses nevos seriam em sua maioria congênitos, e não adquiridos.[92] Os verdadeiros NMA seriam aqueles com componente mais juncional, mais sujeitos às influências do meio ambiente (como a radiação ultravioleta) e que involuem na senescência sem se tornarem dérmicos. Os poucos nevos intradérmicos encontrados em pessoas idosas seriam o final do processo evolutivo de nevos globulares. Isto leva a crer que os NMA possam ter diferentes origens de acordo com o padrão dermatoscópico e diferenças evolutivas durante a vida, sendo globulares (origem dérmica), mista (origem dermoepidérmica) ou reticulares (origem na junção dermoepidérmica).[93]

Nevos de Spitz

Foi descrito por Sophie Spitz, em 1948, e ficou mais conhecido pelo seu epônimo.[94] Em sua publicação original, a autora levantou a discussão sobre a benignidade evolutiva dos melanomas diagnosticados na infância. Tempos depois, soube-se que as lesões descritas por Spitz embora semelhantes não eram verdadeiros melanomas.[89] Com a evolução da dermatoscopia, sabe-se hoje que essas lesões têm características clínicas e dermatoscópicas bem definidas, e que não significam mais afecção exclusiva da infância, visto que a maioria surge na puberdade, 25% delas até mesmo depois dos 30 anos.[95] No entanto, é muito raro o encontro dessas

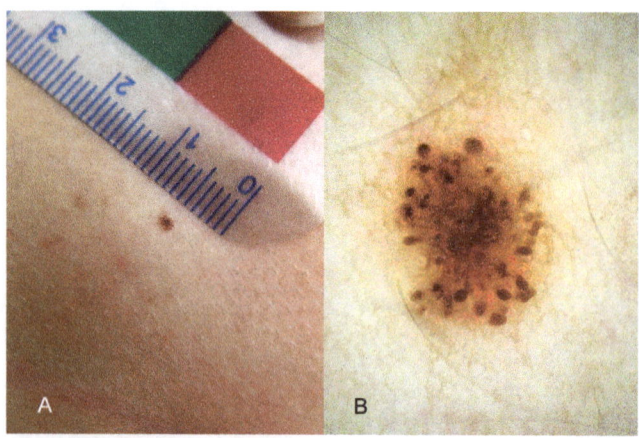

Figura 20.24 Nevo de Spitz. Essa lesão pigmentada diminuta, localizada no quadrante superior interno da mama E, chamou a atenção da jovem paciente de 25 anos, pelo súbito aparecimento. O quadro dermatoscópico é típico de padrão de *explosão de estrelas*, com glóbulos distribuídos perifericamente. A lesão foi acompanhada por 3 anos, sem alteração de seu aspecto clínico e dermatoscópico. Por fim, a paciente decidiu retirá-la. Diagnóstico histopatológico: nevo de Spitz.

lesões em idosos, levando a crer que elas geralmente regridem espontaneamente.[52]

Da primeira descrição feita por Spitz a respeito de crianças portadoras de lesões papulosas na face, de coloração rósea ou fracamente pigmentada, muita coisa mudou. O aspecto clínico mais observado hoje é uma pápula intensamente pigmentada, bem delimitada, muitas vezes em forma de pastilha, observada principalmente na face, membros ou nádegas.[52]

Antes da dermatoscopia, era comum a distinção entre os *nevos de Reed* e nevos de Spitz. Os primeiros seriam nevos intensamente pigmentados e bem delimitados que surgiam, preferencialmente, nos membros inferiores de mulheres jovens, histologicamente descritos como *nevos de células fusiformes*. Hoje não há mais sentido nessa diferenciação uma vez que dados clínicos, dermatoscópicos e histopatológicos são tão semelhantes que não há evidências de que suportem a separação das duas entidades.[95]

A dermatoscopia do nevo de Spitz revela padrão caracteristicamente descrito como *explosão de estrelas (starburst pattern)* (Figura 20.24).

Assim, o que hoje conhecemos como nevo de Spitz muito pouco se assemelha ao que Sophie Spitz descreveu. Porém, talvez o nome tenha permanecido justamente pela semelhança histológica com melanoma em lesão com evolução benigna. Dessa maneira, é muito importante informar ao patologista esses dados clínicos e dermatoscópicos, pois, do contrário, diagnóstico equivocado de melanoma é o que mais ocorre. Não obstante, pequena parcela de melanomas pode apresentar padrão derma-

toscópico dos nevos de Spitz,[96] assim como parece existir variante histopatológica do melanoma denominada *melanoma spitzoide*. Controvérsias à parte, do ponto de vista prático, é aconselhável a exérese cirúrgica de lesões com suspeita de nevo de Spitz, principalmente se não houver segurança no quadro dermatoscópico. Mais uma vez, contar com patologista experiente em dermatopatologia é importante.

Nevo azul

É um nódulo dérmico, portanto pouco elevado ou maculoso, de cor característica azul-escura, geralmente solitário e assintomático, atingindo comumente até 5 mm a 7 mm de diâmetro. Seus melanócitos são muito carregados de grânulos de melanina e localizam-se na derme reticular (daí sua cor azul na dermatoscopia). Apresenta três variantes histológicas, a saber: nevo azul comum, nevo azul combinado com um nevo melanocítico adquirido comum e nevo azul do tipo celular. Este é clinicamente maior, chegando a atingir de 1 cm a 3 cm de diâmetro, e localiza-se preferencialmente nas nádegas e região lombossacra. Como alguns raros melanomas podem mimetizar um nevo azul celular, sendo o quadro dermatoscópico dessas lesões pouco distintivo, aconselha-se a exérese cirúrgica.[97] A dermatoscopia do nevo azul apresenta apenas uma área amorfa azulada predominante (Figura 20.25).

Nevo halo

Também chamado de *nevo de Sutton* e *vitiligo perinévico*. Clinicamente, é um nevo maculoso ou ligeiramente elevado, correspondendo a um nevo de junção ou composto típico, circundado por halo acrômico ou hipocrômico. Pode ocorrer em um nevo isoladamente ou em vários nevos ao mesmo tempo. Os pacientes geralmente são jovens. São mais comumente associados a vitiligo em pacientes portadores de melanoma metastático, embora vários casos sejam isolados. Corresponde à reação

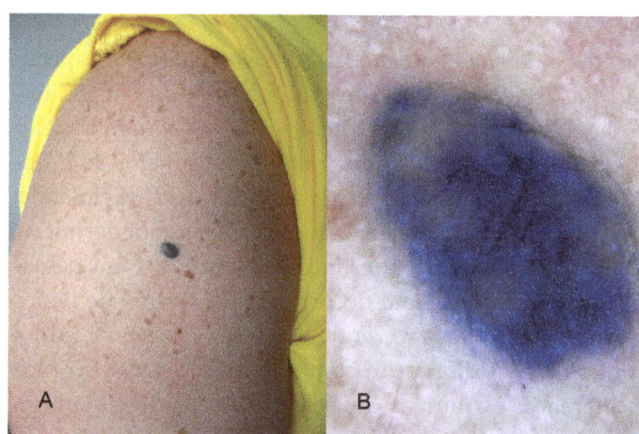

Figura 20.25 Nevo azul comum: clínica e quadro dermatoscópico.

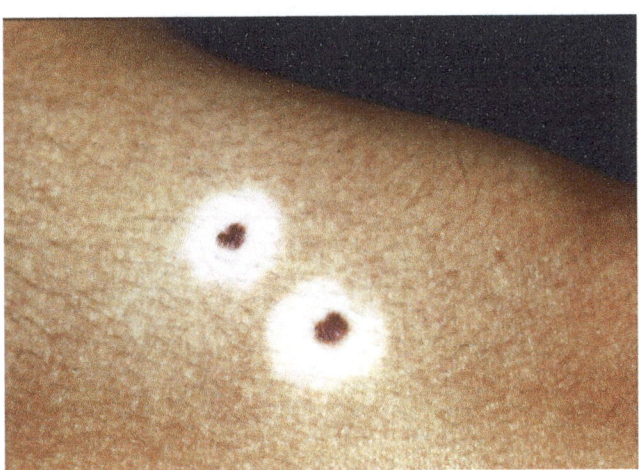

Figura 20.26 Nevo halo.

imunológica do organismo, com presença de anticorpos contra o citoplasma de melanócitos, o que pode levar à regressão do próprio nevo. Muitas vezes, o nevo halo desaparece espontaneamente em meses ou até anos. A exérese cirúrgica no sentido de prevenir um melanoma não se justifica[43] (Figura 20.26).

Nevos displásicos ou atípicos (nevos de Clark)

Em 1978, Clark *et al.*[98] publicaram trabalho descrevendo forma distinta de nevo melanocítico, observada em seis famílias, nas quais a incidência de melanoma era alta. Nessas famílias, 15 de 17 pacientes com melanoma e 22 de 41 membros sem melanoma tinham esse tipo de nevo. Os pacientes apresentavam inúmeros nevos, às vezes mais de 100, distribuídos principalmente no tronco, caracterizados por tamanho geralmente maior que 1 cm, assimétricos, bordas irregulares e pouco nítidas e apresentando variações de cores. Denominaram inicialmente essas lesões de *nevos B-K*, iniciais dos nomes de família de dois de seus pacientes. A nova síndrome passou a ser denominada *síndrome do nevo B-K* e era considerada grande precursora de melanomas.[98] Alguns anos depois, novos elementos foram sendo acrescentados à primeira descrição, e a síndrome passou a ser denominada *síndrome dos nevos displásicos* pela característica *displásica* na histologia.

Em 1980, Elder *et al.*[99] descreveram outra variante dessa síndrome, na qual o elemento familiar não era essencial para que ela fosse também interpretada como precursora importante de melanomas. A partir daí, o termo *nevo B-K* foi praticamente substituído por *nevo displásico*.

Esses autores foram duramente criticados, desde o início, por outros especialistas, que não aceitaram a síndrome como entidade patológica distinta de nevos juncionais ou compostos comuns, ocorrendo em famílias com história de melanoma. Um dos mais ferrenhos críticos do trabalho de Wallace Clark era Bernard Ackerman, outro

grande expoente da dermatopatologia mundial. Ackerman (e também muitos outros) considera os critérios de diagnóstico da síndrome, tanto clínicos como histopatológicos, muito arbitrários, sugerindo, para resolver o problema, o nome de *nevo de Clark*, o qual designaria um tipo particular de nevo juncional ou composto, ocasionalmente ligado a famílias com história de melanomas.[34]

Controvérsias e nomes à parte, o fato é que pacientes com número elevado de nevos, principalmente nevos maiores que 1 cm, que apresentem características clínicas de assimetria, bordas irregulares e mal delimitadas, além de cores variadas, devem ser mais cuidadosamente seguidos e avaliados, principalmente se tiverem pele muito clara e história familiar de melanoma. Retirar todos os *nevos de Clark* é um dilema quando o paciente apresenta mais de 100 lesões. O critério clínico para reconhecimento deles, na verdade, não é nada diferente da ultrapassada regra do ABCD clínico para reconhecimento do melanoma. Isso levaria à retirada de praticamente todas as lesões, pela suspeita de serem melanomas. Certamente, a esmagadora maioria não seria melanoma. A dermatoscopia contribuiu muito para o manejo mais racional dessas lesões.

A contribuição da dermatoscopia nos nevos de Clark. A expressão fenotípica dos nevos de Clark está ligada ao número elevado de nevos. Sem dúvida nenhuma, quanto maior o número de nevos, maior a chance de surgir um melanoma. Como os nevos de Clark são os nevos adquiridos mais comuns do ser humano,[89,100] achar um melanoma *disfarçado* de nevo de Clark não é tarefa muito fácil. Nos últimos anos, a evolução da aparelhagem dermatoscópica possibilitou o manejo mais racional dessa situação, diminuindo o número de exéreses de lesões benignas e, ao mesmo tempo, aumentando a porcentagem de lesões malignas no número total de lesões retiradas.[101,102]

A classificação dermatoscópica dos nevos de Clark é uma boa estratégia no sentido de se reconhecer qual lesão, dentre as inúmeras, tem mais probabilidade de ser um melanoma. Andreas Blum *et al.*[8] sugerem que lesões com padrão dermatoscópico associando glóbulos, rede pigmentar e área amorfa simultaneamente são mais encontradas em melanomas que em nevos de Clark. Aquelas que apresentam apenas um padrão, seja ele reticulado, amorfo ou globular, ou no máximo uma associação entre padrão reticular e amorfo, são mais características do nevo de Clark. Outra característica importante para individualizar o melanoma seria a distribuição da pigmentação na lesão. Melanomas geralmente mostram hiperpigmentação distribuída excentricamente na lesão, ou mesmo hipo- ou hiperpigmentação multifocal, ao passo que pigmentação uniforme ou hiperpigmentação central geralmente ocor-

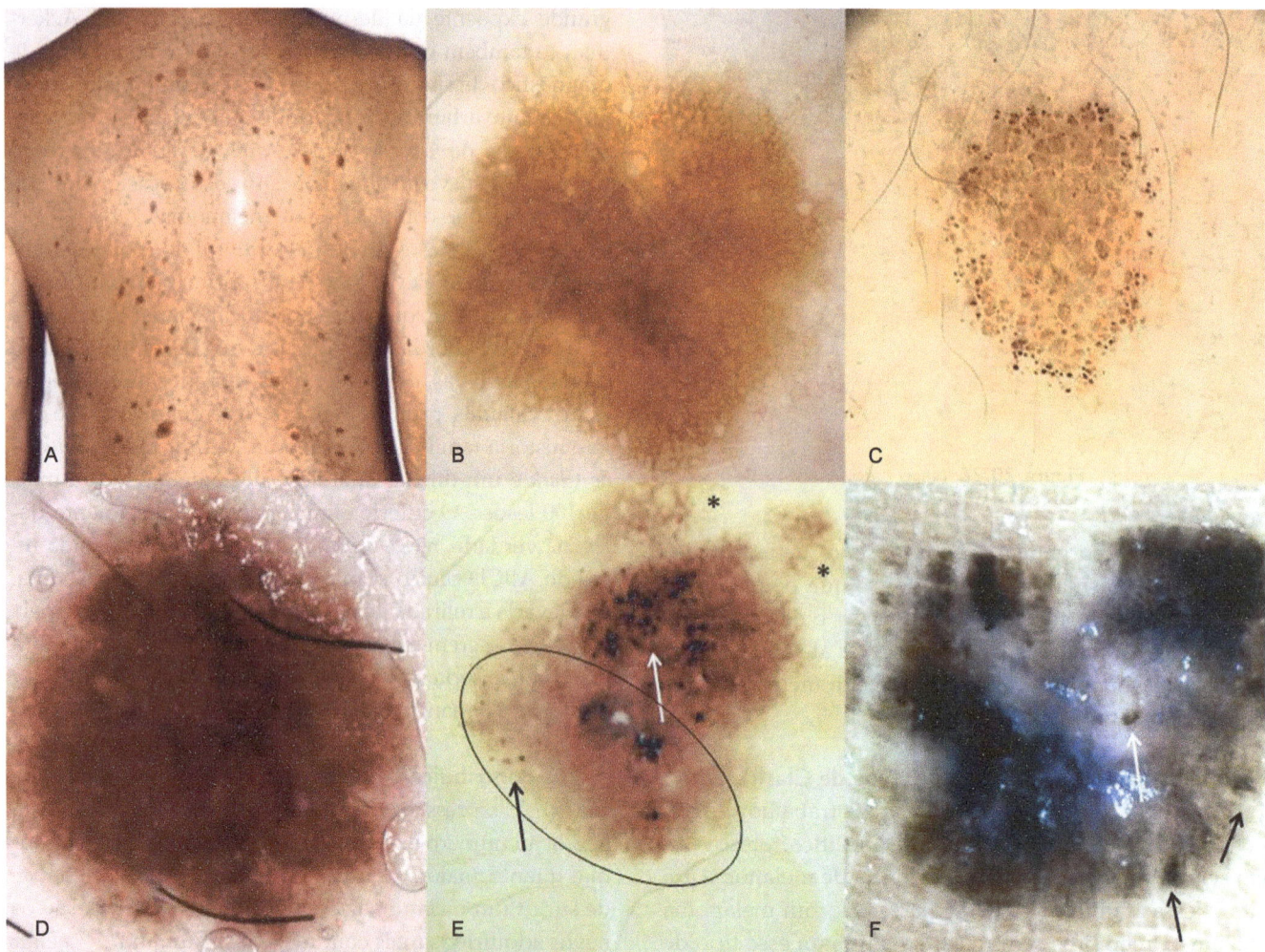

Figura 20.27 Paciente com numerosos nevos de Clark (**A**). As imagens dermatoscópicas representando a predominância de um só padrão, como o reticular, o globular e o amorfo (**B, C, D**), são mais comuns em nevos de Clark que em melanomas. Ao contrário, quando os diferentes padrões se misturam (**E, F**), formando o *padrão complexo*, pode-se observar, ao mesmo tempo, resquício de rede pigmentar (*), glóbulos (*setas*) e grandes áreas amorfas (elipse). O *padrão complexo* é mais comum em melanomas que em nevos de Clark.

rem nos nevos de Clark.[8] De modo similar, outros pesquisadores denominaram de *padrão complexo* achados semelhantes[103] (Figura 20.27).

Um melanoma pode surgir em um nevo de Clark, mas, em cerca de 80% das vezes, surge da pele aparentemente normal, em portadores de numerosos nevos de Clark.[89] Quando muito iniciais, tais melanomas podem falhar em mostrar alterações dermatoscópicas mais nítidas que os identifique como tal.[104] Porém, isso vai ocorrer com o tempo. Daí a importância do seguimento dermatoscópico contínuo nos casos de nevos de Clark, em curto e longo prazos. Vários trabalhos têm mostrado que novo exame dermatoscópico realizado dentro de três meses do primeiro exame aumenta significativamente a chance de reconhecimento desses melanomas bastante iniciais.[105-107]

Um aspecto importante na descoberta de melanomas incipientes associados a nevos de Clark diz respeito ao local exato do corte histopatológico realizado no laboratório de anatomia patológica. Se o patologista e seu histotécnico não forem devidamente alertados, o diagnóstico falso-negativo de um melanoma pode ocorrer, principalmente em casos de lesões assimétricas do ponto de vista dermatoscópico.[1,95]

NMA em Localizações Especiais

Região palmoplantar

Os nevos que acometem essas regiões são, em sua maioria, do tipo juncional. A incidência de melanomas é bem menor nos morenos, mas, nesse grupo, o tumor tem grande tendência a se localizar nessas regiões. Estudos em porto-riquenhos mostraram que 33% dos seus melanomas eram localizados na região acral, e que cerca de 13% de todos os pacientes examinados apresentavam nevos do tipo juncional nessas regiões.[108]

Saida *et al.*[109] calculam que 10% da população japonesa apresentam algum nevo melanocítico na região palmoplantar, sendo a dermatoscopia a principal forma de detecção precoce do melanoma, diferenciando-o do nevo acral inocente. Os achados dermatoscópicos dessa região são muito influenciados pelos sulcos naturais da superfície da pele. Nevos mostram predominantemente pigmentação dos sulcos, enquanto melanomas iniciais pigmentam preferencialmente as cristas (Figura 20.28). Os nevos mostram quatro variantes dermatoscópicas comuns, como o padrão em sulcos pigmentados paralelos (o mais comum e característico), o padrão em treliça, o fibrilar e um misto, entre o padrão fibrilar e o em sulcos paralelos. Apesar dos critérios dermatoscópicos, qualquer nevo acral com mais de 7 mm de tamanho deve ser extirpado, pela maior chance de ser um melanoma.[110]

Nevos melanocíticos em mucosas

Máculas hiperpigmentadas de milímetros até alguns centímetros de diâmetro, de coloração uniforme, geralmente marrom-escura, podem ocorrer nas semimucosas da vagina, pênis, nos lábios, na cavidade oral e na conjuntiva. Histologicamente, podem apresentar apenas hiperpigmentação sem hiperplasia de melanócitos. São consideradas benignas, embora alguns autores prefiram olhá-las com reserva, uma vez que ainda não existem estudos prospectivos suficientes para excluir o seu potencial maligno. Quando essas máculas têm tamanhos maiores que 1 cm e mostram tonalidades variadas, com bordas irregulares, podem estar associadas à hiperplasia melanocítica e, nesse caso, devem ser extirpadas, pois têm potencial maligno.[111] Embora não haja ainda critérios dermatoscópicos definidos para essas lesões, qualquer alteração dermatoscópica mais bizarra deve ser investigada histopatologicamente.[16]

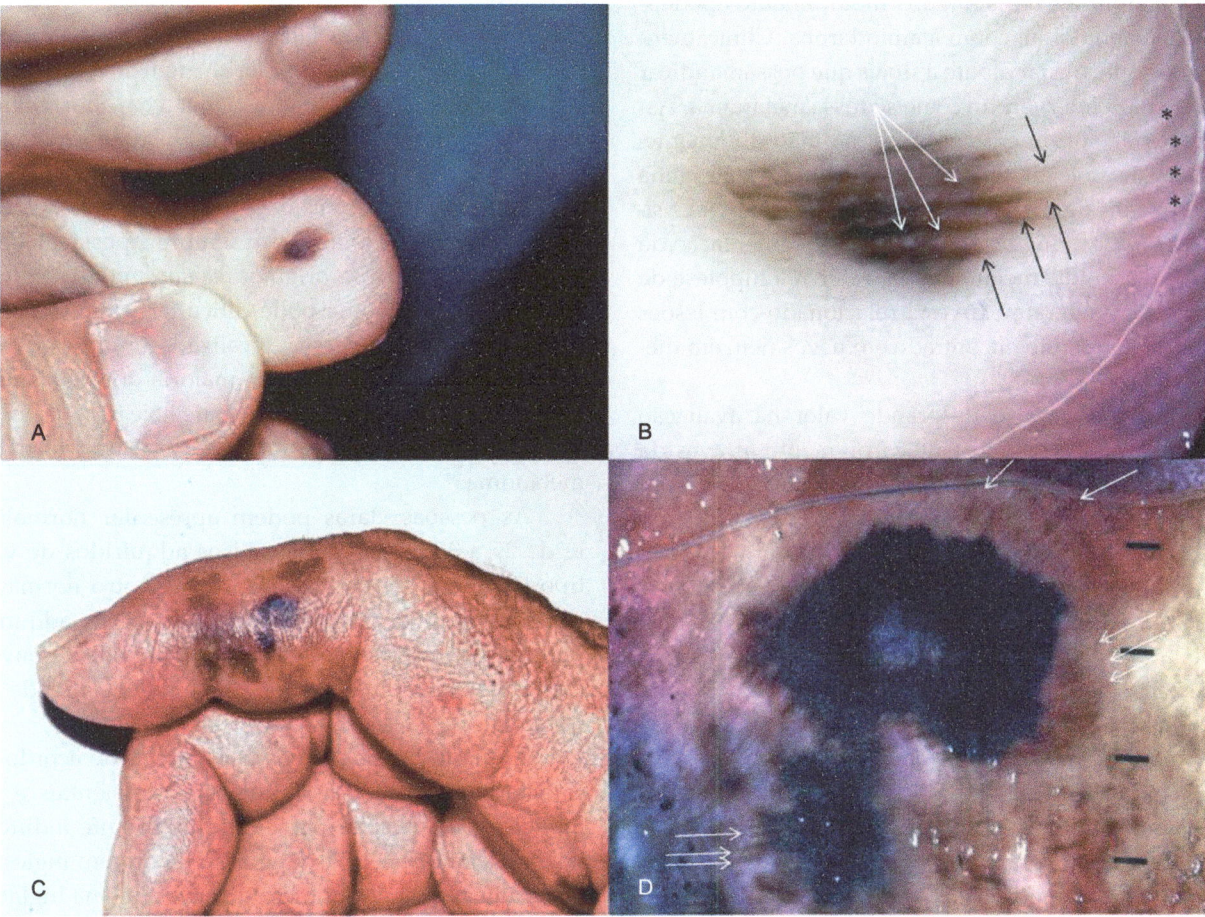

Figura 20.28 Lesões pigmentadas da região palmoplantar. (**A** e **B**) Clínica e dermatoscopia de um nevo melanocítico de junção na região plantar. Na dermatoscopia, observe os sulcos naturais da região (*). A pigmentação de um nevo juncional é mais acentuada nos sulcos (*setas pretas*) (siga-as até os asteriscos). Um sinal de que a lesão é benigna é a presença de várias aberturas de glândulas sudoríparas representadas pelos pontos brancos (*setas brancas*), observados nas cristas. Em lesões malignas, essas estruturas rapidamente desaparecem invadidas pela proliferação de células malignas pigmentadas. (**C** e **D**) Clínica e dermatoscopia de um melanoma avançado. Na dermatoscopia (**D**), pode-se observar a pigmentação que representa áreas mais finas do melanoma concentrada sobre as cristas, e não nos sulcos (*setas brancas*). No melanoma inicial, pigmentam-se mais as cristas que os sulcos.

Melanoníquia

Manifesta-se como mancha pigmentada que parece estar na lâmina ungueal, de cor variando desde marrom--claro até o negro, ocupando toda a unha ou, na maioria das vezes, como faixa longitudinal. Ocorre mais frequentemente em pessoas morenas. Não é a unha que está impregnada de melanina, mas a matriz e o leito ungueal. Embora possa constituir-se em um traço racial, representando, na maioria das vezes, um nevo melanocítico juncional da matriz ungueal, sua importância reside no fato de que melanomas subungueais podem manifestar--se dessa forma. Como a melanoníquia não é lesão tão comum e tem evolução geralmente indolente, não chama a atenção do paciente e do médico menos atento. O problema surge é quando a melanoníquia produzida por um melanoma só é investigada tardiamente.

Hematomas subungueais podem mimetizar melanoníquia verdadeira, mas, nesse caso, o pigmento é a hemoglobina. Outras vezes, alguns medicamentos podem induzir melanoníquia, como a amiodarona. Clinicamente, o importante é estar atento a sinais que possam indicar um alerta para intervenção como se fosse melanoma. Assim, lesões de surgimento abrupto, na mão dominante, localizada no polegar (nos pés, nos hálux) e que tenha mais de 6 mm de espessura é um sinal de alerta. O *sinal de Hutchinson*, que representa a hiperpigmentação da cutícula adjacente à melanoníquia, reforça a hipótese de melanoma, mas geralmente está relacionado com lesões avançadas, não sendo encontrado em nevos nem em melanomas iniciais.[112]

A dermatoscopia é de grande valor na avaliação desses casos, examinando tanto o pigmento através da lâmina ungueal quanto diretamente na matriz ungueal, onde é mais específica. Porém, o exame dermatoscópico da matriz ungueal exige a retirada da unha. Desse modo, somente se faz o exame dermatoscópico da matriz ungueal se existe forte suspeita de lesão maligna. Nesse caso, a dermatoscopia avalia melhor o local exato de onde fazer a biópsia incisional, ou mesmo já indica toda a retirada do aparelho ungueal em casos inequívocos de melanoma.[113]

O aspecto dermatoscópico de nevos e lesões benignas da matriz ungueal como hiperplasias melanocíticas benignas mostram geralmente padrão bem regular, tanto na dermatoscopia indireta (sob a lâmina ungueal) quanto na direta (na matriz). Normalmente, o pigmento se dispõe em linhas paralelas sem interrupções, com marcada regularidade no sentido longitudinal, podendo variar de cor levemente cinza, passando pelo marrom-escuro até o negro. Lesões malignas geralmente mostram linhas interrompidas, de diversas espessuras, irregulares, além de variações de cor marcadamente pronunciadas. Nos casos

em que a conduta expectante é adotada, recomenda-se acompanhamento semestral[114] (Figura 20.29).

Algumas Considerações Adicionais sobre o Potencial de Malignidade dos NMA e Dermatoscopia

Como já observado, existem certos tipos de expressão fenotípica ligadas a certos tipos de nevos, nas quais a associação com melanomas é mais frequente, como nos casos de nevos melanocíticos congênitos gigantes e no caso dos nevos adquiridos, como os nevos de Clark. Porém, a maioria dos melanomas não se associa a nenhum tipo de lesão preexistente (80% aproximadamente surgem *de novo*). Do restante de melanomas que podem estar associados aos nevos adquiridos, quase a totalidade surge em pacientes portadores de nevos de Clark, sendo raros os associados aos nevos de Unna ou Miescher (20% *de nevos*).[89]

Quando se estuda a literatura, principalmente quando se leem os trabalhos de Clark,[115] tem-se a ideia de que existe uma lesão precursora. Uma vez que realmente existe uma minoria de melanomas histologicamente associados a nevos, a procura por essa lesão parece ser lógica. Há quem defenda a exérese profilática de *lesões precursoras*, argumentando que nem sempre é possível afirmar que um melanoma se originou *de novo*, pois a expansão tumoral do melanoma pode dificultar o reconhecimento de um nevo precursor, localizado anteriormente no mesmo lugar.[116] Mas a grande maioria dos nevos não se transforma em melanoma,[117-119] e até hoje não foi possível detectar uma lesão que certamente vai se transformar em melanoma.[34]

As pessoas claras podem apresentar normalmente de 25 a 35 nevos melanocíticos adquiridos de vários tipos, embora grande variação do espectro normal seja reconhecida.[54] O número elevado de nevos adquiridos parece relacionar-se mais com maior risco de desenvolvimento de melanomas do que com a potencialidade individual de cada lesão.[62]

A quantidade de nevos pode variar de acordo com características genéticas, influências ambientais e imunológicas. A luz solar parece ser importante indutor de nevos melanocíticos. A população de origem inglesa, na Austrália, tem maior número de nevos que na Inglaterra. Outros estudos comprovaram que nevos em crianças são mais frequentes em regiões mais suscetíveis a queimaduras solares, como metade superior do tronco e membros superiores e coxas. A imunossupressão, em crianças transplantadas renais e naquelas que receberam quimioterapia, também parece ser um fator a aumentar o número de nevos melanocíticos.[54]

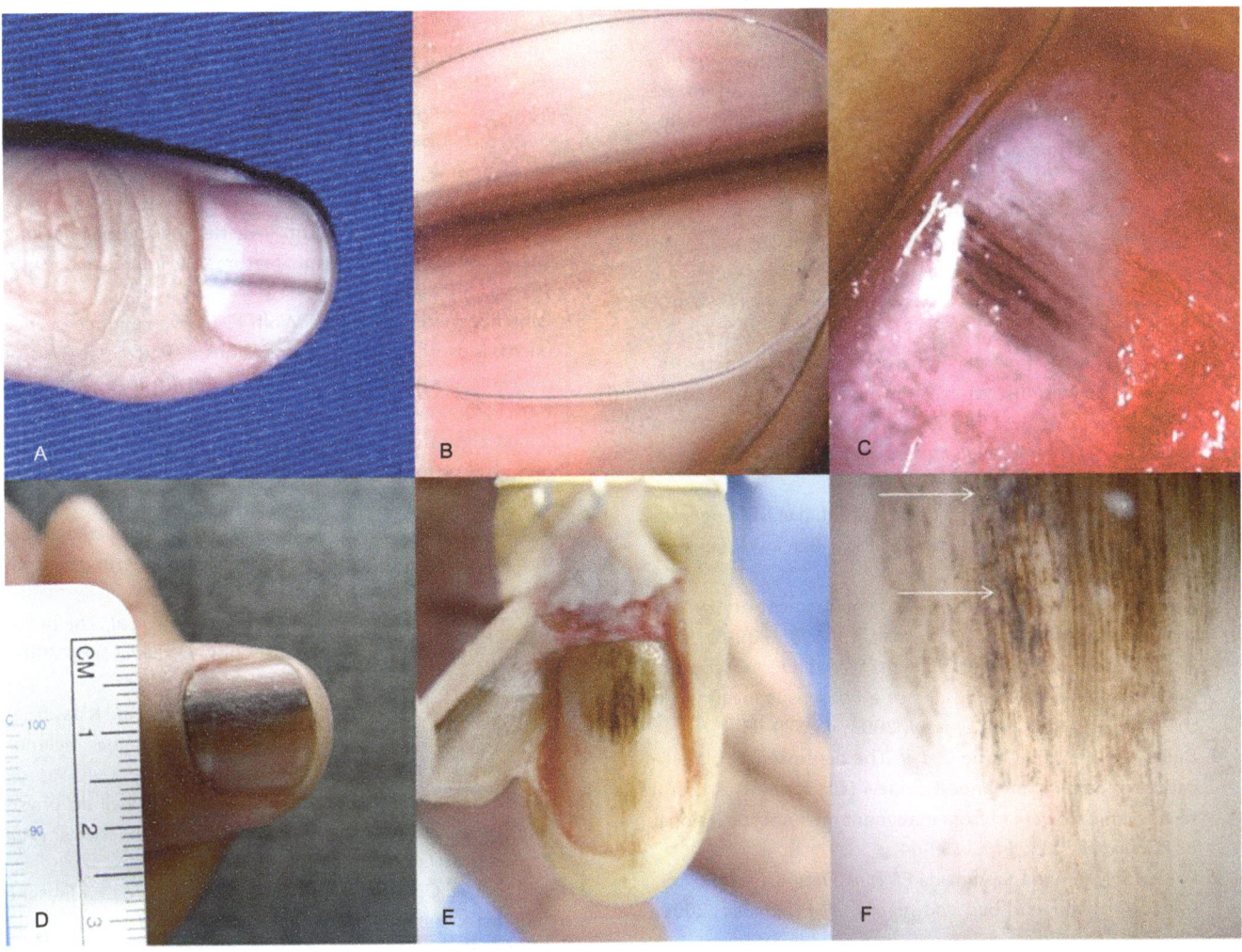

Figura 20.29 Quadro comparativo de melanoníquia por nevo melanocítico juncional na matriz e melanoma. **A**, Paciente branco, 35 anos, apresenta subitamente surgimento de linha escura na unha do polegar direito. **B**, A dermatoscopia da lâmina ungueal exibe padrão homogêneo de pigmentação marrom-clara e marrom-escura, sugerindo benignidade. Mas, como havia história de melanoma na família, foi realizada dermatoscopia da matriz ungueal. (**C**), Dermatoscopia demonstrando que toda a lesão é ocupada pelo mesmo padrão regular de pigmento disposto em feixes paralelos. Optou-se pela exérese da lesão. Histopatologia: nevo melanocítico de junção. **D**, Paciente moreno com súbito aparecimento de melanoníquia no polegar dominante, que em 6 meses se alargou. **E**, Por impossibilidade de dermatoscopia da lâmina (paciente abrasou a unha na tentativa de tirar a mancha!!!), a exposição cirúrgica da matriz ungueal foi mandatória. Observa-se que a pigmentação é irregular. **F**, A dermatoscopia direta da matriz mostra linhas paralelas de pigmento irregulares, interrompidas e espessadas irregularmente (*setas brancas*). Histopatologia: melanoma *in situ*.

Entre 2003 e 2007, houve cerca de 1.000 publicações na literatura especializada (principalmente em dermatologia) sobre dermatoscopia, representando aumento de 300% em relação aos 5 anos anteriores.[101] A necessidade de seu uso rotineiro deve ser enfatizada não somente na especialidade, mas na escola de medicina. Não existe mais dúvida de que o médico que não a utiliza se compara ao soldado que vai para a guerra sem fuzil. Mas, como toda técnica em medicina, ela não reina absoluta. Não é um exame histopatológico, embora, atualmente, a utilização conjunta da dermatoscopia com a microscopia confocal possa ter alto grau de especificidade. A dermatoscopia exige curva de aprendizado adequada e a experiência conta muito.

Retirar um nevo melanocítico adquirido é extremamente simples do ponto de vista puramente cirúrgico. Esse fato não pode justificar a retirada em série de vários NMA para a prevenção do pior. A dermatoscopia ajuda muito na seleção correta de qual lesão deve ser submetida a cirurgia. Uma boa forma de medir a eficiência de retirada de lesões pigmentadas é relacioná-la com uma curva ascendente de número de melanomas *in situ* encontrados. Esse é o maior impacto na melhora do prognóstico do melanoma.

Referências Bibliográficas

1. Soyer HP, Massone C, Ferrara G et al. Limitations of histopathologic analysis in the recognition of melanoma: a plea for a combined diagnostic approach of histopathologic and dermoscopic evaluation. *Arch Dermatol*, 2005; *141*:209-11.

2. Bafounta ML, Beauchet A, Aegerter P et al. Is dermoscopy (epiluminescence microscopy) useful for the diagnosis of melanoma? Results of a meta-analysis using a technique adapted to the evaluation of diagnostic tests. *Arch Dermatol*, 2001; *137*:1343-50.

3. Kreusch J, Koch F. Auflichtmikroskopische Charakterisierung von Gefässmustern in Hauttumoren. *Hautarzt*, 1996; *47*:264-72.

4. Kreusch J, Rassner G. *Auflichtmikroskopie pigmentierter Hauttumoren*. Stuttgart: Thieme, 1991.

5. Stolz W, Braun-Falco O, Bilek P, Landthaler M, Cognetta AB. *Color Atlas of Dermatoscopy*. Oxford: Blackwell Science, 1994.

6. MacKie RM. An aid to the operative assessment of pigmented lesions of the skin. *Br J Dermatol*, 1971; *85*:232-8.

7. Argenziano G, Soyer HP, Chimenti S et al. Dermoscopy of pigmented skin lesions: results of a consensus meeting via the Internet. *J Am Acad Dermatol*, 2003; *48*:679-93.

8. Blum A, Soyer HP, Garbe C et al. The dermoscopic classification of atypical melanocytic naevi (Clark naevi) is useful to discriminate benign from malignant melanocytic lesions. *Br J Dermatol* 2003; *149*:1159-64.

9. Hirata SH, Yamada S, Almeida FA et al. Dermatoscopic examination of the nail bed and matrix. *Int J Dermatol*, 2006; *45*:28-30.

10. Marghoob AA, Cowell L, Kopf AW et al. Observation of chrysalis structures with polarized dermoscopy. Arch Dermatol, 2009; *145*:618.

11. Soyer HP, Smolle J, Hoedl S et al. Surface microscopy: a new approach to the diagnosis of cutaneous pigmented tumors. *Am J Dermatopathol*, 1989; *11*:1-10.

12. Gutkowicz-Krusin D, Elbaum M, Jacobs A et al. Precision of automatic measurements of pigmented skin lesion parameters with a MelaFind multispectral digital dermoscope. *Melanoma Res*, 2000; *10*:563-70.

13. Marghoob AA, Swindle LD, Moricz CZM et al. Instruments and new technologies for the in vivo diagnosis of melanoma. *J Am Acad Dermatol*, 2003; *49*:777-97.

14. Ahlgrimm-Siess V, Hofmann-Wellenhof R, Cao T et al. Reflectance confocal microscopy in the daily practice. *Semin Cutan Med Surg*, 2009; *28*:180-9.

15. Rezze GG, Soares de Sa BC, Neves RI. *Atlas de Dermatoscopia Aplicada*. São Paulo: Lemar, 2004.

16. Ferreira CMM, Barcaui C, Piñeiro-Maceira J. *Atlas de Dermatoscopia – aplicação clínica e correlação histopatológica*. Rio de Janeiro: DiLivros, 2011.

17. Stolz W, Riemann A, Cognetta AB et al. ABCD rule of dermatoscopy: a new practical method for early recognition of malignant melanoma. *Eur J Dermatol*, 1994; *4*:521-7.

18. Argenziano G, Fabbrocini G, Carli P et al. Epiluminescence microscopy for the diagnosis of doubtful melanocytic skin lesions. *Arch Dermatol*, 1998; *134*:1563-70.

19. Soyer HP, Argenziano G, Zalaudek I et al. 3-point checklist of dermoscopy: a new screening method for early detection of melanoma. *Dermatology*, 2004; *208*:27-31.

20. Menzies SW, Ingvar C, Crotty KA et al. Frequency and morphologic characteristics of invasive melanomas lacking specific surface microscopic features. *Arch Dermatol*, 1996; *132*:1178-82.

21. Pehamberger H, Steiner A, Wolff K. In vivo epiluminescence microscopy of pigmented skin lesions. I. Pattern analysis of pigmented skin lesions. *J Am Acad Dermatol*, 1987; *17*:571-83.

22. Carli P, Quercioli E, Sestini S et al. Pattern analysis, not simplified algorithms, is the most reliable method for teaching dermoscopy for melanoma diagnosis to residents in dermatology. *Br J Dermatol*, 2003; *148*:981-4.

23. Gachon J, Beaulieu P, Sei JF et al. First prospective study of the recognition process of melanoma in dermatological practice. *Arch Dermatol*, 2005; *141*:434-8.

24. Marghoob AA, Korzenko AJ, Changchien L et al. The beauty and the beast sign in dermoscopy. *Dermatol Surg*, 2007; *33*:1388-91.

25. Braun-Falco O, Landthaler M, Hölzel D et al. Klassifizierung, diagnose und differentialdiagnose maligner melanome. *Chirurg*, 1986; *57*:593-600.

26. Cassileth BR, Clark WH, Lusk EJ et al. How well do physicians recognize melanoma and other problem lesions? *J Am Acad Dermatol*, 1986; *14*:555-60.

27. Schmoeckel C, Wagner-Größer G, Braun-Falco O. Klinische diagnostik initialer maligner melanome. *Hautarzt*, 1985; *36*:558-62.

28. Richard MA, Grob JJ, Avril MF et al. Delays in diagnosis and melanoma prognosis, I: the role of patients. *Int J Cancer*, 2000; *89*:271-9.

29. Burton RC, Howe C, Adamson L et al. General practitioner screening for melanoma: sensitivity, specificity, and effect of training. *J Med Screen*, 1998; *5*:156-61.

30. Healsmith MF, Bourke JF, Osborne JE et al. An evaluation of the revised seven-point checklist for the early diagnosis of cutaneous malignant melanoma. *Br J Dermatol*, 1994; *130*:48-50.

31. McGovern TW, Litaker MS. Clinical predictors of malignant pigmented lesions. *J Dermatol Surg Oncol*, 1992; *18*:22-6.

32. Thomas L, Tranchand P, Berard F et al. Semiological value of ABCDE criteria in the diagnosis of cutaneous pigmented tumors. *Dermatology*, 1998; *197*:11-7.

33. Bono A, Tomatis S, Bartoli C et al. The ABCD system of melanoma detection. *Cancer*, 1999; *85*:72-7.

34. Ackerman AB, Nielsen TA, Massi D. Dysplastic nevus: atypical mole or monumental myth? *Dermatopathology: Practical and Conceptual*, 1996; *2*:157-65.

35. Grob JJ, Bonerandi JJ. The "Ugly Duckling" sign: identification of the common characteristics of nevi in an individual as a basis for melanoma screening. *Arch Dermatol*, 1998; *134*:103-4.

36. Mascaro JM Jr, Mascaro JM. The dermatologist's position concerning nevi: a vision ranging from "the Ugly Duckling" to "Little Red Riding Hood". *Arch Dermatol*, 1998; *134*:1484-5.

37. Patrus OA. Nevos. *In:* Fonseca FP, Rocha PRS (eds.) *Cirurgia Ambulatorial*. Rio de Janeiro: Guanabara Koogan, 1987, pp 229-34.

38. Imber MJ, Mihm Jr MC. Benign melanocytic tumors. *In:* Farmer ER, Hood AF (eds.) *Pathology of the Skin*. Appleton & Lange, 1990, pp 663-83.

39. Magana-Garcia M, Ackerman AB. What are "nevus cells"? *Am J Dermatopathol*, 1990; *12*:93-102.

40. Krengel S. Nevogenesis – New thoughts regarding a classical problem. *Am J Dermatopathol*, 2005; *27*:456-65.

41. Rao BK, Freeman RG, Poulos EG *et al*. The relationship between basal cell epithelioma and seborrheic keratosis - a study of 60 cases. *J Dermatol Surg Oncol*, 1994; *20*:761-4.

42. Sampaio SAP, Rivitti EA. *Dermatologia*, 3ª ed. São Paulo: Artes Médicas, 2007.

43. Braun-Falco O, Plewig G, Wolff HH, Winkelmann RK. *Dermatology*, 3th ed. Berlin Heildelberg: Springer-Verlag, 1991.

44. Tamega AA, Guiotoko MM, Miot HA *et al*. Associação entre acrocórdons e resistência à insulina. *An Bras Dermatol*, 2010; *85*:25-31.

45. Levin A, Amazon K, Rywlin AM. A squamous cell carcinoma that developed in an epidermal nevus. Report of a case and a review of the literature. *Am J Dermatopathol*, 1984; *6*:1-55.

46. Argenziano G, Zalaudek I, Corona R *et al*. Vascular structure in skin tumors: a dermoscopy study. *Arch Dermatol*, 2004; *140*:1485-9.

47. Presser SE, Taylor JR. Clinical diagnostic accuracy of basal cell carcinoma. *J Am Acad Dermatol*, 1987; *16*:988-90.

48. Kopke LFF. Dermatoscopia dos carcinomas basocelulares. *In:* Reeze G, Paschoal FM, Hirata S (eds.) *Atlas de Dermatoscopia*. São Paulo: Lemar, 2011 (no prelo).

49. Osburn K, Schosser RH, Everett MA. Congenital pigmented and vascular lesions in newborn infants. *J Am Acad Dermatol*, 1987; *16*:788-92.

50. Walton RG, Jacobs AH, Cox AJ. Pigmented lesions in newborn infants. *Br J Dermatol*, 1976; *95*:389-96.

51. Everett MA. The manegement of congenital pigmented nevi. *J Okla State Med Assoc*, 1991; *84*:213-8.

52. Argenziano G, Zalaudek I, Ferrara G *et al*. Proposal of a new classification system for melanocytic naevi. *Br J Dermatol*, 2007; *157*:217-27.

53. Changchien L, Dusza SW, Agero ALC *et al*. Age- and Site--Specific Variation in the dermoscopic patterns of congenital melanocytic nevi. *Arch Dermatol*, 2007; *143*:1007-14.

54. Williams ML, Pennella R. Melanoma, melanocitic nevi, and other melanoma risk factors in children. *J Pediatr*, 1994; *124*:833-45.

55. Cribier BJ, Santinelli F, Grosshans E. Lack of clinical-pathological correlation in the diagnosis of congenital naevi. *Br J Dermatol*, 1999; *141*:1004-9.

56. Barnhill RL, Fleischli M. Histologic features of congenital melanocytic nevi in infants 1 year of age or younger. *J Am Acad Derm*, 1995; *33*:780-5.

57. Kopf AW, Bart RS, Hennessey P. Congenital nevocytic nevi and malignant melanomas. *J Am Acad Dermatol*, 1979; *1*:123-30.

58. Ruiz-Maldonado R. Measuring congenital melanocytic nevi. *Pediatr Dermatol*, 2004; *21*:178-9.

59. Tromberg J, Bauer B, Benvenuto-Andrade C *et al*. Congenital melanocytic nevi needing treatment. *Dermatologic Therapy*, 2005; *18*:136-50.

60. Marghoob AA, Dusza S, Oliveria S, Halpern AC. Number of satellite nevi as a correlate for neurocutaneous melanocytosis in patients with large congenital melanocytic nevi. *Arch Dermatol*, 2004; *140*:171-5.

61. Fernandes NC, Machado JLR. Estudo clínico dos nevos melanocíticos congênitos na criança e no adolescente. *An Bras Dermatol*, 2009; *84*:129-35.

62. Williams ML, Sagebiel RW. Melanoma risk factors and the atypical moles: controversies and consensus. *West J Med*, 1994; *160*:343-50.

63. Castilla EE, de Graça Dutra M, Orioli-Parreiras IM. Epidemiology of congenital pigmented naevi: I. Incidence rates and relative frequencies. *Br J Dermatol*, 1981; *104*:307-15.

64. Elder DE, Murphy GF. *Atlas of Tumor Pathology – Melanocytic Tumors of the Skin*. Washington: Armed Forces Institute of Pathology, 1991.

65. Ceballos P, Ruiz-Maldonado R, Mihm M. Melanoma in children. *N Engl J Med*, 1995; *332*:656-62.

66. Marghoob AA. Congenital melanocytic nevi. In: Rigel DS, Friedman RJ, Dzubow LM *et al*. (eds.) *Cancer of the Skin*. ELSEVIER Saunders, 2004, pp 221-41.

67. Maia MR, Ferrari C, Jorge N *et al*. Relação entre nevo melanocítico pequeno e melanoma cutâneo. *An Bras Dermatol*, 2003; *78*:189-95.

68. Rhodes AR, Melski JW. Small congenital nevocellular nevi and the risk of cutaneous melanoma. *J Pediatr*, 1982; *100*: 219-24.

69. Sahin S, Levin H, Kopf AW *et al*. Risk of melanoma in medium-sized congenital melanocytic nevi: a follow-up study. *J Am Acad Dermatol*, 1998; *39*:428-33.

70. Berg P, Lindelof B. Congenital melanocytic naevi and cutaneous melanoma. *Melanoma Res*, 2003; *13*:441-5.

71. Swerdlow AJ, English JSC, Qiao Z. The risk of melanoma in patients with congenital nevocytic nevi: a cohort study. *J Am Acad Dermatol*, 1995; *32*:595-9.

72. Bittencourt FV, Marghoob A, Kopf A *et al*. Large congenital melanocytic nevi and the risk for development of malignant melanoma and neurocultaneos melanocytosis. *Pediatrics*, 2000; *106*:736-41.

73. Elder D, Elenitsas R. Benign pigmented lesions and malignant melanoma. *In:* Elder D, Elenitsas R, Jaworsky C, Johnson Jr B (eds.) *Lever's Histopathology of the Skin*. Lippincott--Raven, 1997, pp 625-84.

74. Stenzinger W, Suter L, Schumann J. DNA aneuploidy in congenital melanocytic nevi: suggestive evidence for premalignant changes. *J Invest Dermatol*, 1984; *82*:569-72.

75. Sandsmark M, Eskeland G, Øgaard AR *et al*. Treatment of large congenital naevi. A review and report of six cases. *Scand J Plast Reconstr Hand Surg*, 1993; *27*:223-32.

76. Bastian BC, Olshen AB, LeBoit PE *et al*. Classifying melanocytic tumors based on DNA copy number changes. *Am J Pathol*, 2003: *163*:1765-70.

77. Bastian BC, Xiong J, Frieden IJ *et al*. Genetic changes in neoplasms arising in congenital melanocytic nevi: differences between nodular proliferations and melanomas. *Am J Pathol*, 2002; *161*:1163-9.

78. Petres J, Rompel R. Konnatale Nävuszellnävi. *In:* Burg G, Hartmann AA, Konz B (eds.) *Onkologische Dermatologie*. Springer-Verlag, 1992, pp 220-9.

79. Bauer BS, Few JW, Chevez CD *et al*. The role of tissue expansion in the management of large congenital pigmented nevi of the forehead in the pediatric patient. *Plast Reconstr Surg*, 2001; *107*:668-75.

80. Gosain AK, Santoro TD, Larson DL *et al*. Giant congenital nevi: a 20-year experience and an algorithm for their management. *Plast Reconstr Surg*, 2001; *108*:622-36.

81. Bauer BS, Margulis A. The expanded transposition flap: shifting paradigms based on experience gained from two decades of pediatric tissue expansion. *Plast Reconstr Surg*, 2004; *114*:98-106.

82. Margulis A, Bauer BS, Fine NA. Large and giant congenital pigmented nevi of the upper extremity: an algorithm to surgical management. *Ann Plast Surg*, 2004; *52*:158-67.

83. Chait LA, White B, Skudowitz RB. The treatment of giant hairy nevi by dermabrasion in the first few weeks of life. Case reports. *S Afr Med J*, 1981; *60*:593-4.

84. Bohn J, Svensson H, Aberg M. Dermabrasion of large CMN in neonates. *Scand J Plast Reconstr Surg Hand Surg*, 2000; *34*:321-6.

85. DeRaeve LE, Roseeuw DI. Curettage of giant congenital melanocytic nevi in neonates. A decade later. *Arch Dermatol*, 2002; *138*:943-7.

86. DeDavid M, Orlow SJ, Provost N *et al*. A study of large congenital melanocytic nevi and associated malignant melanomas: review of cases in the New York University Registry and the world literature. *J Am Acad Dermatol*, 1997; *36*:409-16.

87. Schmoeckel C. Classification of melanocytic nevi: do nodular and flat nevi develop differently? *Am J Dermatopathol*, 1997; *19*:31-4.

88. Elder DE, Murphy GF. *Atlas of Tumor Pathology – Melanocytic Tumors of the Skin*. Washington: Armed Forces Institute of Pathology, 1991.

89. Ackerman AB, Magana-Garcia M. Naming acquired melanocytic nevi. *Am J Dermatopathol*, 1990; *12*:193-209.

90. Zalaudek I, Grinschgl S, Argenziano G *et al*. Age-related prevalence of dermoscopy patterns in acquired melanocytic naevi. *Br J Dermatol*, 2006; *154*:299-304.

91. Zalaudek I, Argenziano G, Mordente I *et al*. Nevus type in dermoscopy is related to skin type in white persons. *Arch Dermatol*, 2007; *143*:351-6.

92. Cramer SF. The melanocyte differentiation pathway in Spitz nevi. *Am J Dermatopathol*, 1998; *20*:555-70.

93. Zalaudek I, Catricalà C, Moscarella E *et al*. What dermoscopy tell us about nevogenesis. *J Dermatol*, 2011; *38*:16-24.

94. Spitz S. Melanomas of childhood. *Am J Pathol*, 1948; *24*:591-609.

95. Ferrara G, Argenziano G, Soyer P *et al*. The spectrum of Spitz nevi. *Arch Dermatol*, 2005; *141*:1381-7.

96. Argenziano G, Scalvenzi M, Staibano S *et al*. Dermatoscopic pitfalls in differentiating pigmented Spitz nevi from cutaneous melanomas. *Br J Dermatol*, 1999; *141*:788-93.

97. Granter SR, McKee PH, Calonje E *et al*. Melanoma associated with blue nevus and melanoma mimicking cellular blue nevus: a clinicopathologic study of 10 cases on the spectrum of so-called "malignant blue nevus". *Am J Surg Pathol*, 2001; *25*:316-23.

98. Clark WH, Reimer RR, Greene MH *et al*. Origin of familial malignant melanomas from heritable melanocytic lesions: The B-K mole syndrome. *Arch Dermatol*, 1978; *114*:732-8.

99. Elder DE, Goldman LI, Goldman SC *et al*. Dysplastic nevus syndrome: a phenotypic association of sporadic cutaneous melanoma. *Cancer*, 1980; *46*:1787-94.

100. Ackerman AB. What nevus is dysplastic, a syndrome, and the commonest precursor of malignant melanoma? A riddle and an answer. *Histopathology*, 1988; *13*:241-56.

101. Moscarella E, Catricalà C, Zalaudek I *et al*. The dermatoscope as the dermatologist's stethoscope. *Pract Dermatol*, 2010; *38*:34-8.

102. Zalaudek I, Kittler H, Blum A *et al*. Who benefits from prophylactic surgical removal of "dysplastic" nevi? *J Dtsch Dermatol Ges*, 2010; *8*:279-80.

103. Lipoff JB, Scope A, Dusza SW *et al*. Complex dermoscopic pattern: a potential risk marker for melanoma. *Br J Dermatol*, 2008; *158*:821-4.

104. Kittler H, Guitera P, Riedl E *et al*. Identification of clinically featureless incipient melanoma using sequential dermoscopy imaging. *Arch Dermatol*, 2006; *142*:1113-9.

105. Robinson JK, Nickoloff BJ. Digital epiluminescence microscopy monitoring of high-risk patients. *Arch Dermatol*, 2004; *140*:49-56.

106. Menzies SW, Gutenev A *et al*. Short-term digital surface microscopic monitoring of atypical or changing melanocytic lesions. *Arch Dermatol*, 2001; *137*:1583-9.

107. Kittler H, Binder M. Risks and benefits of sequential imaging of melanocytic skin lesions in patients with multiple atypical nevi. *Arch Dermatol*, 2001; *137*:1590-5.

108. Martín RF, Sánchez JL, Vázquez-Botet M *et al*. Pigmented macules on palms and soles in Puerto Ricans. *Int J Dermatol*, 1994; *33*:418-20.

109. Saida T, Koga H, Uhara H. Key points in dermoscopic differentiation between early acral melanoma and acral nevus. *J Dermatol*, 2011; *38*:25-34.

110. Saida T, Ishihara Y, Tokuda Y. Effective detection of plantar malignant melanoma. *Int J Dermatol*, 1993; *32*:722-5.

111. Mihm Jr. MC, Barnhill RL, Sober AJ *et al*. Precursor lesions of melanoma: do they exist? *Semin Surg Oncol*, 1992; *8*:358-65.

112. Saida T, Ohshima Y. Clinical and histopathologic characteristics of early lesions of subungual malignant melanoma. *Cancer*, 1989; *63*:556-60.

113. Hirata SH, Yamada S, Almeida FA *et al*. Dermoscopy of the nail bed and matrix to access melanonychia striata. *J Am Acad Dermatol*, 2005; *53*:884-6.

114. Koga H, Saida T, Uhara H. Key point in dermoscopic differentiation between early nail apparatus melanoma and benign longitudinal melanonychia. *J Dermatol*, 2011; *38*:45-52.

115. Clark HW Jr, Elder DE, Guerry D 4th *et al*. A study of tumor progression: the precursor lesions of superficial spreading and nodular melanoma. *Hum Pathol*, 1984; *15*:1147-65.

116. Cohen MH, Cohen BJ, Shotkin JD *et al*. Surgical prophylaxis of malignant melanoma. *Ann Surg*, 1991; *213*:308-14.

117. Ackerman AB. Malignant melanoma: a unifying concept. *Hum Pathol*, 1980; *11*:591-5.

118. Ackerman AB, David KM. A unifying concept of malignant melanoma: biologic aspects. *Hum Pathol*, 1986; *17*:438-40.

119. Cather J, Cather JC, Cockerell CJ. Pathology of melanoma: new concepts. *In:* Rigel DS, Friedman RJ, Dzubow LM *et al*. (eds.) *Cancer of the Skin*. ELSEVIER Saunders, 2004, pp 243-63.

Melanoma

Alberto Julius Alves Wainstein
Bruno Righi Rodrigues de Oliveira
Milhem Jameledien Morais Kansaon

Capítulo

21

INTRODUÇÃO

Melanoma cutâneo é um tumor de origem neuroectodérmica. Forma-se a partir dos melanócitos que migram da crista neural para toda a epiderme durante a embriogênese. Em consequência, o tumor apresenta grande capacidade de metastatização, mesmo nas fases iniciais, já que as características de invadir e disseminar poderiam ser consideradas como prerrogativa própria desse tipo celular.

Origina-se na pele, podendo surgir em mucosas ou em outros locais para os quais migram células da crista neural. Está sabidamente associado à exposição solar.

Nos últimos anos ocorreram avanços no diagnóstico, estadiamento e tratamento adjuvante, que mudaram a abordagem do melanoma.[1]

ETIOPATOGENIA

Os melanomas são os cânceres de pele menos incidentes, porém mais letais. Segundo estimativa do Instituto Nacional do Câncer (2008), representam cerca de 4% dos tumores cutâneos no Brasil.

Originam-se dos melanócitos da pele que produzem melanina, com a função de determinar a resposta da pele ante exposição à luz ultravioleta (UV). A melanina atua como filtro, constituindo barreira física para a radiação UV incidente. Ao reduzir sua penetração na epiderme, protege o DNA, atenuando a formação de fotoprodutores que, se não reparados, podem levar a mutações, iniciando o processo de carcinogênese. Contudo, a síntese de melanina pode ser acompanhada de produção de espécies reativas de oxigênio, que também apresentam potencial mutagênico. Assim, exposições intensas e intermitentes da pele à radiação UV podem levar à geração de células com potencial tumorigênico. Se as células mutadas tiverem a capacidade de autorrenovação (células-tronco), geram-se tumores, como os melanomas.[2]

O processo de carcinogênese de lesões névicas, hiperplasia de melanócitos até o melanoma pode ser dividido em cinco etapas histologicamente distintas: nevos comuns (Figura 21.1), nevos atípicos, melanoma de crescimento radial, melanoma de crescimento vertical e melanoma metastático.[3]

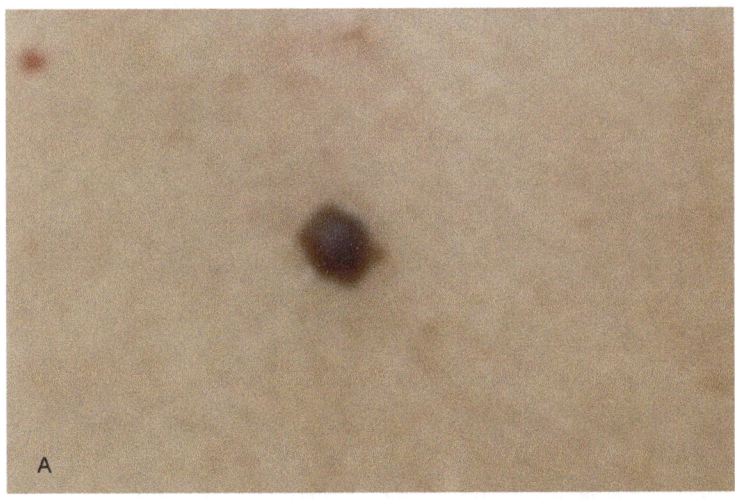
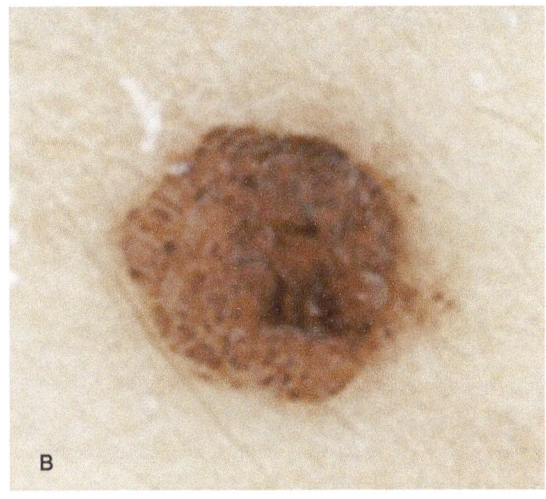

Figura 21.1 Nevo comum e dermatoscopia demonstrando padrão globular.

Os nevos comuns (Figura 21.2) representam lesões melanocíticas iniciais, originadas a partir da proliferação de melanócitos. Nevos atípicos (Figura 21.3) caracterizam-se por crescimento aberrante dos melanócitos e apresentam as características de assimetria, bordas irregulares, coloração diferencial e diâmetro superior aos dos nevos comuns.

Os melanomas que apresentam células neoplásicas na epiderme e na derme, mas apenas com ativa proliferação na epiderme, são classificados como melanomas de crescimento radial. Quando essa capacidade proliferativa passa a ocorrer na derme, o melanoma recebe a classificação do tipo de crescimento vertical. Melanoma metastático é aquele com capacidade de migrar através do estroma, penetrando em vasos sanguíneos, linfáticos e estabelecendo-se a distância ou em outros órgãos.

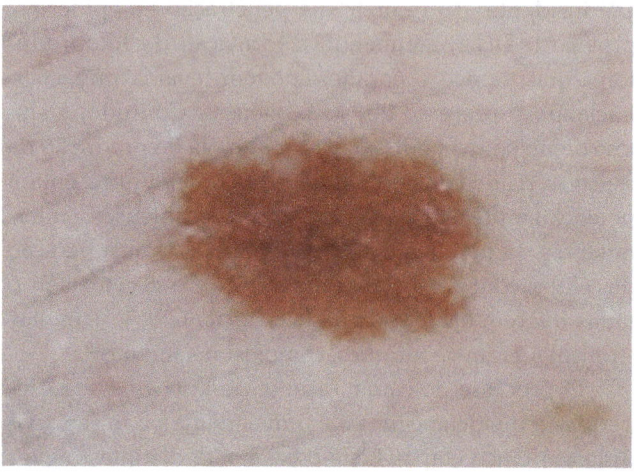

Figura 21.2 Dermatoscopia de nevo comum de padrão reticular.

FATORES DE RISCO

A identificação de fatores de risco e a estimativa individual do risco de desenvolver melanoma são importantes, pois podemos determinar a prevenção primária e definir estratégias de acompanhamento individual.

Múltiplos fatores são identificados como de risco para o desenvolvimento de melanoma, entre eles:

Melanoma Prévio

O risco de desenvolver um segundo melanoma é de 3% a 7%, sendo 900 vezes maior que o da população geral.

Radiação Ultravioleta

É o maior agente etiológico associado ao desenvolvimento de melanoma. A radiação UVB é muito eficiente em causar queimaduras na pele. Exposição solar crônica, recebida diariamente, não está confirmada como fator de risco. Ao contrário, exposição solar intermitente, em alta intensidade durante curto período de tempo, é a forma mais relacionada. Os locais de aparecimento de melanoma também sugerem a participação de exposições intermitentes ao sol. Melanomas ocorrem menos frequentemente em áreas que são continuamente expostas à luz solar, como face, mãos e braços, e mais frequentes em áreas protegidas mas com exposição intermitente, como costas, ombro e pescoço, nos homens, e costas, ombros e braços, nas mulheres. Histórico de queimaduras solares na infância e adolescência com efélides está relacionado com o maior risco de melanoma em idades posteriores.

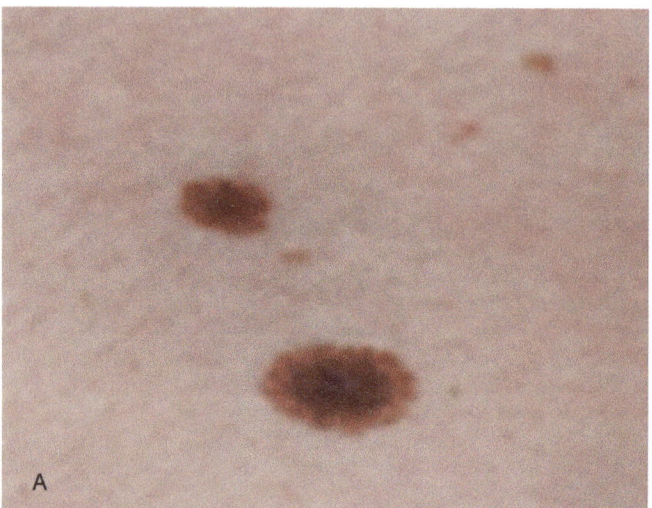
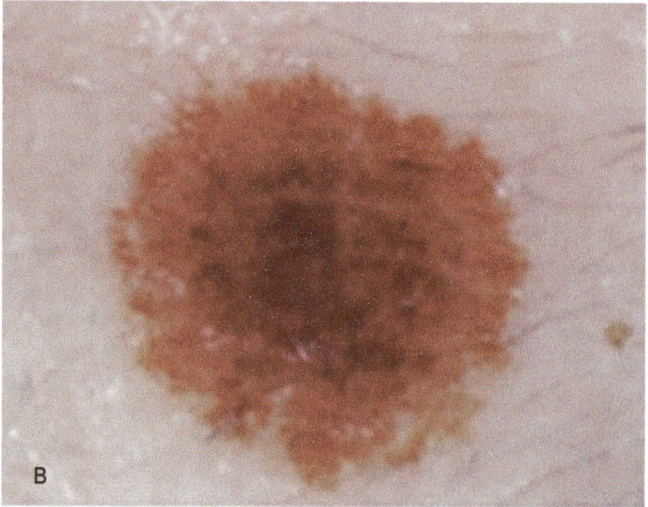

Figura 21.3 Nevo atípico e dermatoscopia demonstrando assimetria, bordas irregulares, coloração diferencial e diâmetro superior ao dos nevos comuns.

Nevos Benignos

Embora nevos benignos não sejam precursores de melanomas, a presença de grande número de nevos está associada ao aumento do risco de melanoma.

História Familiar

História familiar de melanoma aumenta o risco de apresentar o tumor em 3 a 8 vezes.

Fatores Genéticos

Podem ser divididos em dois grupos: os fenótipos de risco e os fatores de risco genético propriamente ditos.

Os principais fenótipos de risco estão associados ao tipo de pele, que é baseado em sua habilidade de queimadura e pigmentação após estimulação pela luz solar. A classificação de Fitzpatrick descreve os fatores fenotípicos de risco (Quadro 21.1).

Em relação aos fatores genéticos propriamente ditos, existem alterações genéticas que predispõem ao desenvolvimento do melanoma, incluindo mutações genéticas (genes de alta penetrância) ou variações polimórficas (genes de baixa penetrância).[4] Os genes de alta penetrância são tidos como os responsáveis pelo fator de histórico familiar de desenvolvimento de melanoma, o que corresponde a 10% dos casos. Como tais mutações nesses genes podem ser herdadas, explica-se assim a ocorrência de melanomas em pessoas da mesma família.

Síndrome do Nevo Displásico

É caracterizada pela presença de grande número de nevos displásicos que representam tipo clinicopatológico distinto de lesões melanocíticas. Os nevos atípicos podem ser os precursores do melanoma e/ou são marcadores do risco aumentado para o diagnóstico de melanoma.

CLASSIFICAÇÃO DOS MELANOMAS

Nevos Atípicos

Vários nomes são utilizados para o nevo displásico, incluindo nevo B-K, nevo de Clark, nevo atípico e nevo com desordem arquitetural. Muitos estudos definem a presença do nevo atípico como fator importante associado ao risco aumentado de desenvolvimento do melanoma cutâneo.[5]

Os nevos atípicos têm maior prevalência na população jovem, com menos de 40 anos. Seu aparecimento geralmente se inicia na puberdade.[6] São lesões dinâmicas e podem evoluir com maior ou menor atipia, mas a maioria se mantém estável ou regride ao longo da vida.

Uma das definições clínicas do nevo atípico inclui a presença de pelo menos três das cinco características a seguir: (1) diâmetro maior que 5 mm, (2) bordas mal definidas, (3) margens irregulares, (4) múltiplas cores e (5) presença de componentes maculares e papulares.[7]

Melanoma *in situ*

No melanoma *in situ*, as células neoplásicas estão confinadas à epiderme e ao epitélio anexial, não ultrapassando a camada basal dessas estruturas.[8]

O diagnóstico na fase de crescimento radial é de extrema importância, pois o melanoma nessa fase muito raramente apresenta capacidade de produzir metástases, e o tratamento cirúrgico correto pode levar à cura. Os melanomas *in situ* encontram-se na fase radial não invasiva, em que todas as células tumorais estão confinadas à epiderme, com expansão horizontal pela periferia da lesão.

Clinicamente, o melanoma *in situ* (Figuras 21.4 e 21.5) caracteriza-se por mácula ou lesão pouco elevada, assimétrica, geralmente multicolorida, com predomínio do preto e marrom e bordas irregulares. Quanto mais irregular e assimétrica a lesão, maior a chance de tratar-se de melanoma.

Quadro 21.1 Fatores de risco relacionados com o tipo de pele

Tipo de pele	Cor da pele e fatores de risco correlacionados	Características
I	Branca, bem clara, cabelos loiros ou ruivos, olhos azuis.	Queima com facilidade, nunca bronzeia.
II	Branca, clara, cabelos loiros ou ruivos, olhos azuis ou verdes.	Queima com facilidade, bronzeia muito pouco.
III	Moreno-clara, qualquer cor de cabelo ou loiro, tipo comum.	Queima moderadamente, bronzeia moderadamente.
IV	Morena moderada.	Queima pouco, bronzeia com facilidade.
V	Moreno-escura.	Queima raramente, muito pigmentada.
VI	Negra.	Não queima, totalmente pigmentada.

Classificação segundo Fitzpatrick.

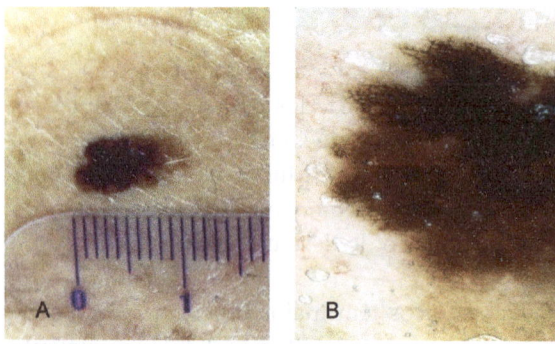

Figura 21.4 Melanoma *in situ* e detalhe da dermatoscopia.

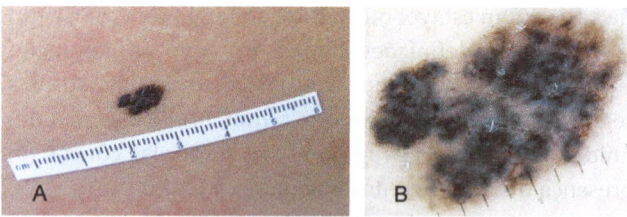

Figura 21.5 Melanoma *in situ* e dermatoscopia da lesão.

Melanoma Disseminativo Superficial

O melanoma disseminativo superficial (Figura 21.6) é a forma mais comum de melanoma em pacientes de cor branca, correspondendo a 70% dos casos. Ocorre em pacientes com idade entre 30 e 50 anos.

Lesão de crescimento lento ao longo de anos, com fase de crescimento rápido nos meses que antecedem o diagnóstico.[9] Pode ocorrer em qualquer área do corpo. Nos homens é mais comum no tronco, enquanto, nas mulheres, predomina nos membros inferiores. Um dos primeiros sinais clínicos é a variação de cor. Evoluem com invasão da derme e capacidade de metastatização mais tardia.

O reconhecimento clínico dessas lesões pode ser facilitado pela identificação de assimetria, irregularidade das bordas, variação de cor e diâmetro maior que 6 mm. Clinicamente, com o avançar da lesão, o pregueamento da pele desaparece com a infiltração tumoral da derme papilar, que faz desaparecer o arranjo normal dos cones interpapilares. Segue-se o surgimento de pápulas, placas e nódulos como consequência desse crescimento desordenado do tumor.[10]

Melanoma Nodular

O melanoma nodular (Figura 21.7) é caracterizado pelo surgimento de nódulo em pele clinicamente normal, não precedido por fase de crescimento radial. Menos frequentemente, pode ocorrer história de nevo melanocítico preexistente.

Na população de pele clara, é o segundo mais frequente, correspondendo a 15% a 30% de todos os melanomas.[11] Ocorre principalmente em indivíduos entre o quinto e sexto decênios de vida, surgindo mais no tronco dos homens que nas mulheres.

Tem crescimento mais rápido que os outros subtipos de melanomas, sendo percebido após semanas ou meses de evolução. Apresenta prognóstico mais reservado por ser diagnosticado em fase em que está espesso. Clinicamente, apresenta-se como lesão nodular, elevada, bem delimitada, formando um pólipo de cores variadas. O melanoma nodular pode ser amelanótico em 5% dos casos.

Crescimento rápido, aumento do diâmetro e de volume de lesão pigmentar mesmo com pouca melanina, ainda são os aspectos mais relevantes no seu diagnóstico.

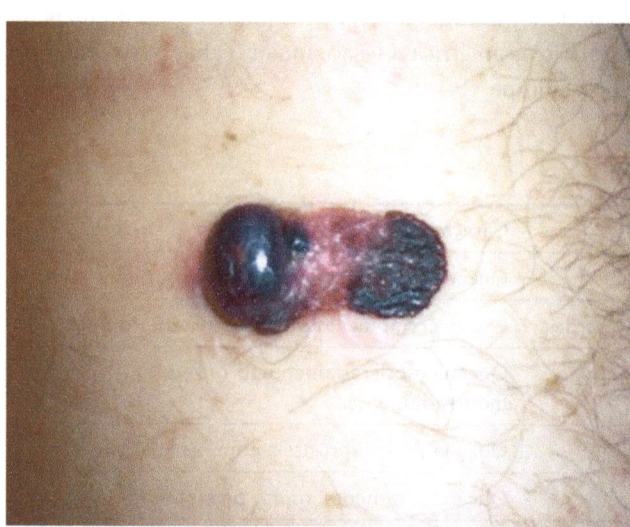

Figura 21.6 Melanoma disseminativo superficial com fase radial de crescimento à direita e vertical à esquerda.

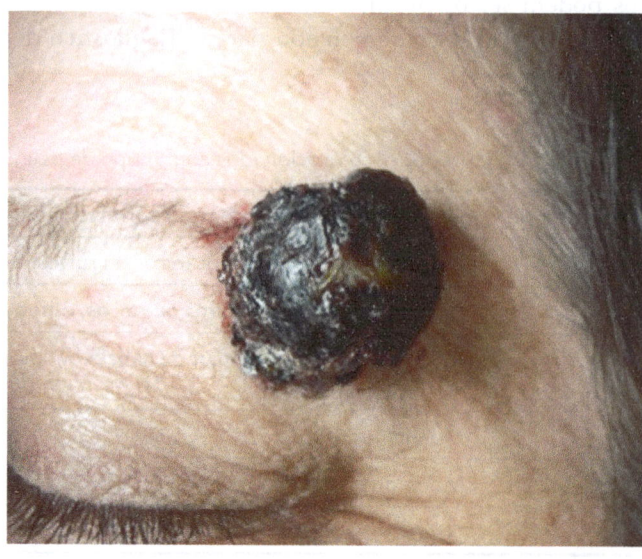

Figura 21.7 Melanoma nodular em face.

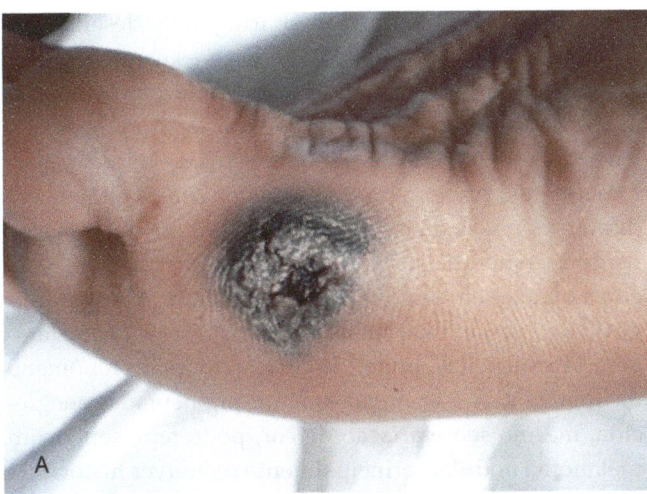
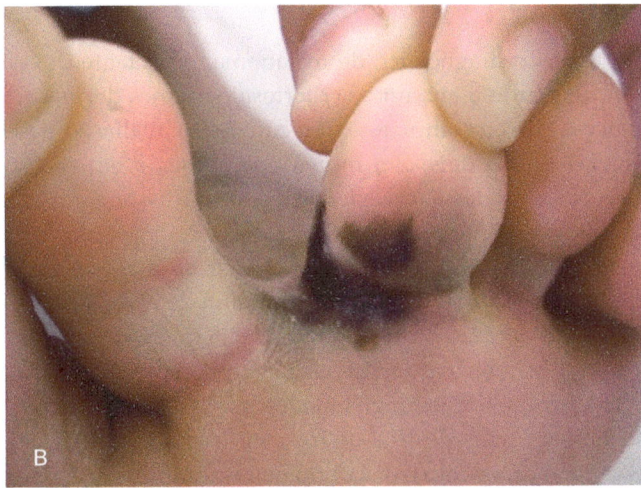

Figura 21.8 Melanoma lentiginoso plantar na face lateral do pé, à esquerda, e no segundo espaço interdigital do pé, à direita.

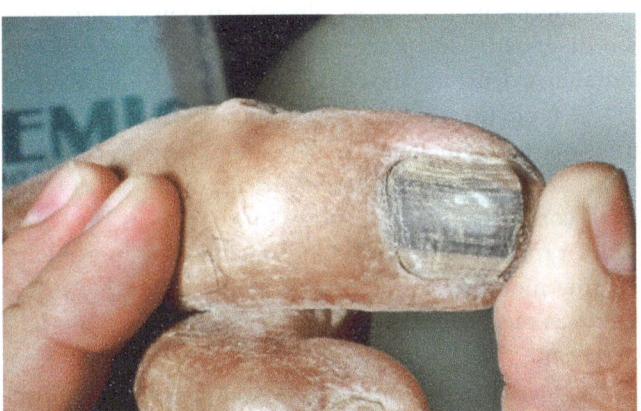

Figura 21.9 Melanoma ungueal do hálux com melanoníquia.

Melanoma Lentiginoso Acral

O melanoma lentiginoso acral (Figura 21.8) representa o tipo mais raro, correspondendo a 3% a 15% de todos os melanomas.[12] Tem predileção por áreas acrais (distais) do corpo, particularmente pelas regiões plantar e subungueal. Caracteristicamente, apresenta crescimento radial.

Ocorre em todos os tipos étnicos, incluindo aqueles sem fatores de risco típico para o câncer de pele. Mais frequente em afrodescendentes, etnias orientais e nos idosos (60 a 70 anos). Há ligeira predominância em mulheres.[13] Número alto de nevos no corpo e nevos em região palmoplantar são fatores de risco.

Apresenta-se como três subtipos clinicamente distintos: melanoma palmoplantar, melanoma ungueal (Figura 21.9) e melanoma mucoso.

Melanoma Lentigo Maligno

O melanoma lentigo maligno é uma proliferação melanocítica atípica e precursora do melanoma cutâneo invasivo. É a forma mais comum que atinge a região da cabeça e do pescoço da população de pele clara. A incidência tem aumentado devido ao aumento da exposição à radiação solar ultravioleta e ao aumento da longevidade da população mundial.[14]

O melanoma lentigo maligno tem predileção pelas áreas da pele cronicamente expostas ao sol, comumente cabeça e pescoço, de pessoas acima dos 40 anos. Sua incidência aumenta com a idade e apresenta pico entre o sexto e o oitavo decênio de vida.

Tem crescimento lento e progressivo, surgindo como extensa mácula irregular, de limites imprecisos, que se expande centrifugamente, com pigmentação heterogênea em tons variáveis de cinza, marrom, marrom-escuro ou preto (Figura 21.10).

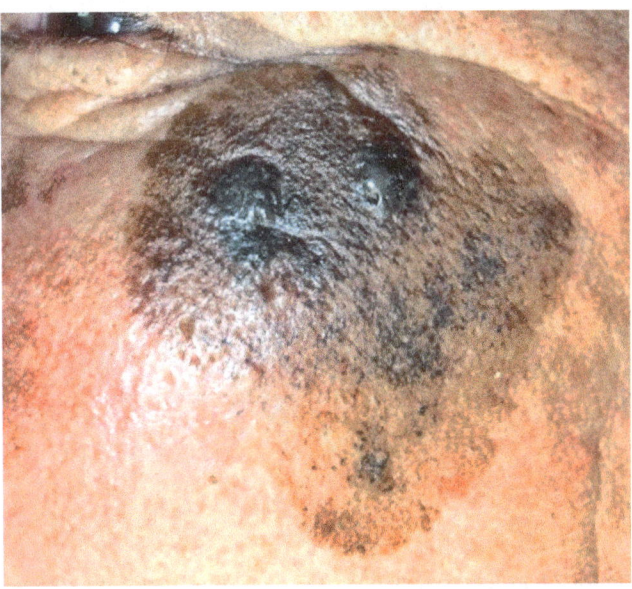

Figura 21.10 Melanoma lentigo maligno da região malar.

DIAGNÓSTICO

Após o diagnóstico de melanoma, o paciente deve ser submetido a anamnese criteriosa e exames dermatológico e clínico completos, com cuidadosa avaliação das cadeias linfonodais. Em indivíduos obesos e em casos duvidosos, pode-se proceder ao exame ultrassonográfico das áreas linfonodais periféricas.

A acurácia no diagnóstico clínico de melanoma é mediana, variando de 60% a 70%. A fim de reverter esse quadro, a dermatoscopia é método não invasivo que introduz parâmetros não visíveis macroscopicamente para avaliação das lesões pigmentadas; eleva o acerto diagnóstico em mais de 90% quando utilizada por médicos treinados (o assunto é discutido no Capítulo 20).

A maioria das lesões suspeitas ainda é diagnosticada pelo exame clínico, ou notada pelo paciente ou seus familiares. Entre os critérios de diagnóstico clínico, encontram-se a regra do ABCD, o método dos sete pontos de Glasgow e a regra dos três C.

O acrônimo ABCD – Assimetria, Bordas irregulares, Cor heterogênea e Diâmetro maior que 6 mm – é um alerta mnemônico útil aos leigos e médicos. A presença de uma ou mais dessas alterações desperta atenção para possível neoplasia, necessitando avaliação detalhada por especialista (Figura 21.11). Quanto maior o número de alterações presentes, maior a especificidade do método. O E pode ser acrescentado ao final, indicando evolução para mudança de cor, aspecto e tamanho.

Assimetria é determinada pelo crescimento irregular dos melanócitos na epiderme. Bordas entalhadas podem ocorrer em toda a lesão ou em parte dela, sendo ocasio-

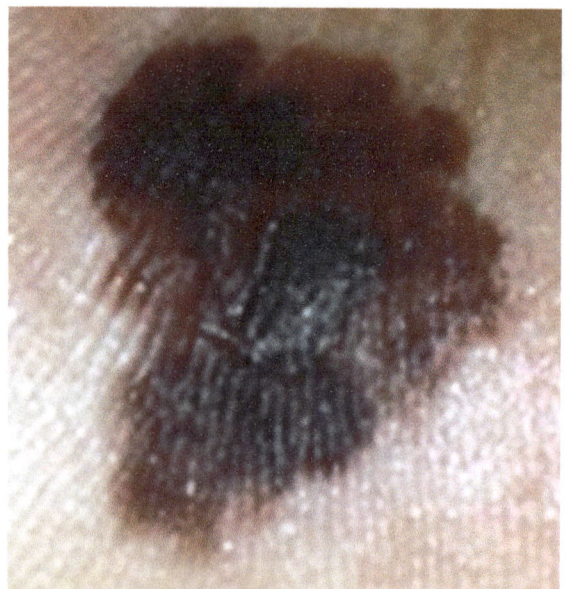

Figura 21.11 Lesão melanocítica com característica do acrônimo ABCD.

nadas pela expansão horizontal, irregular e desenfreada dos melanócitos. Multiplicidade de cores é uma característica clássica do melanoma, não sendo patognomônica. Os tons variam do marrom-claro, escuro e preto até vermelho, azul e branco. Esse espectro de cores é determinado pela presença de melanócitos com melanina em diferentes níveis da epiderme, assim como melanófagos na derme superficial. Presença de tons vermelhos, rosa, cinza ou azul em lesão marrom ou preta é altamente sugestiva de melanoma. Áreas brancas dentro da lesão também são suspeitas, podendo corresponder ao fenômeno da regressão. Lesão intensamente pigmentada, enegrecida, mesmo sem variação de cor, pode representar um melanoma nodular, principalmente se houver história de crescimento. A identificação de área enegrecida na periferia de lesão pigmentada pode representar um melanoma. O tamanho de 6 mm tem sido alvo de críticas, pois ocorrem melanomas, especialmente iniciais (*in situ*), que são diagnosticados precocemente. Deve-se evitar que o tamanho oriente a retirada de uma lesão isoladamente.

A regra do ABCD não é válida para melanomas dos tipos nodular, amelanótico, nevoide e o tipo inicial, pois são lesões frequentemente simétricas, com bordas regulares, cor homogênea e menores que 6 mm.

Aproximadamente 70% dos melanomas apresentam alguma modificação na história clínica ou exame físico, sendo as mais comuns o aumento do tamanho e mudança de cor.

O método dos sete pontos de Glasgow (Quadro 21.2) foi desenvolvido para médicos generalistas, sendo usado em campanhas educativas na Europa. Considera três critérios maiores: alterações no tamanho, na cor e forma e quatro critérios menores: alterações sensoriais, inflamação, crostas ou sangramento e tamanho > 7 mm. Diante de um critério maior, o paciente deve ser encaminhado para o dermatologista. Dois critérios maiores caracterizam forte suspeita de melanoma. A presença somente de critérios menores torna o diagnóstico de melanoma menos provável.

Regra dos três C – refere-se à Cor, Contorno e *Change* (alteração). A cor é considerada o dado mais importante devido à tonalidade heterogênea dos melanomas. Con-

Quadro 21.2 Método dos sete pontos de Glasgow

Critérios maiores	Critérios menores
Alteração de cor, nova lesão	Diâmetro > 7 mm
Alteração no tamanho	Inflamação
Alteração de cor	Crostas ou sangramento
	Dor ou prurido

torno diz respeito às bordas e também à forma da lesão e sua superfície. *Change* (alteração) trata do crescimento desproporcional, lesões vizinhas e presença de crostas, sangramento, dor ou prurido.

Um ponto que destaca a importância da análise das lesões pigmentadas de forma global é o fato de cada paciente apresentar lesões pigmentadas com padrão regular. Lesão destoante, com padrão distinto das demais, é o chamado sinal do *patinho feio*, considerado critério adicional para diagnóstico clínico do melanoma.

A dermatoscopia constitui método auxiliar no diagnóstico clínico dos melanomas. É técnica não invasiva que permite a análise detalhada das estruturas da pele e a visualização de diversas características morfológicas não identificadas no exame a olho nu, determinando aumento no diagnóstico clínico correto das lesões pigmentadas, incluindo os melanomas.[15]

Os melanomas cutâneos apresentam-se, à dermatoscopia, com aspecto assimétrico e irregular. Há polimorfismo de cores e estruturas, incluindo rede alargada e hiperpigmentada, com terminação abrupta, glóbulos marrons e pontos pretos de tamanhos variados e distribuição irregular, além de áreas de despigmentação, estrias radiadas, pseudópodes e véu azul-esbranquiçado.

A dermatoscopia está indicada nos melanomas não espessos, já que, nestes, o diagnóstico é clínico e nem sempre os critérios macroscópicos para melanoma estão presentes. O exame aumenta a sensibilidade para detecção da doença. Mesmo na ausência dos critérios de alta especificidade, a análise dos parâmetros dermatoscópicos auxilia na condução mais adequada do caso. No melanoma nodular, o exame dermatoscópico é mais difícil porque o padrão assimétrico é menos evidente que no melanoma disseminativo superficial, e os padrões presentes nas áreas planas estão ausentes nas lesões nodulares.

A dermatoscopia, por meio dos diferentes métodos de interpretação, tem sensibilidade aproximada de 78% a 85% para a detecção do melanoma. Portanto, cerca de 15% a 21% de melanomas não são detectados, na dependência do método utilizado. Os melanomas hipopigmentados ou amelanóticos, nevos associados a melanomas iniciais, lesões desmoplásticas e melanomas mínimos (menores que 5 mm) fazem parte desse grupo. No grupo supracitado, os critérios de risco estão frequentemente ausentes, levando à redução da especificidade.

Não existe consenso sobre quais exames auxiliares de diagnóstico devem ser solicitados. Vários centros no exterior e no Brasil indicam a realização de um perfil mínimo de exames auxiliares, como radiografia de tórax e dosagem sérica de desidrogenase láctica (LDH). Exames mais complexos, como tomografia, ressonância e tomografia por emissão de prótons (PET), devem ser solicitados somente quando houver necessidade de estadiamento ou controle de doença. A elevação da dosagem sérica da LDH deve ser valorizada somente quando ocorrer em pelo menos duas amostras consecutivas.[16]

EXAME ANATOMOPATOLÓGICO

O exame anatomopatológico é constituído por exames macroscópico, microscópico e diagnóstico.

O espécime deve ser enviado ao laboratório em fixador adequado (formol a 10%), acompanhado de requisição preenchida com dados pessoais e clínicos relevantes: nome, idade, sexo, cor da pele, localização, tempo de evolução, natureza primária ou advinda de lesão preexistente e tipo de operação (biópsia incisional, excisional, *punch, shaving,* curetagem etc.).

No exame macroscópico, deve ser avaliada a dimensão da peça, dimensão da lesão, ulceração ou integridade da pele sobre a lesão, descrição de qualquer outra lesão pigmentada que possa estar presente no espécime, medida da localização da lesão pigmentada adicional em relação à lesão dominante e medida da margem de ressecção cirúrgica mais próxima, medida da distância mínima entre a borda da lesão dominante ou da fase de crescimento radial e a margem de ressecção cirúrgica mais próxima.

No exame microscópico devem ser avaliados:

Fases de Crescimento

A fase de crescimento radial é quando o melanoma não apresenta mitoses no componente dérmico, e a fase de crescimento vertical é quando ocorrem mitoses no componente dérmico. Agrega informações prognósticas importantes, haja vista o maior risco de disseminação linfática nos melanomas em fase vertical de crescimento.

Níveis de Clark

Nível I: as células de melanoma estão presentes somente na epiderme e no epitélio anexial, caracterizando um melanoma *in situ.*

Nível II: as células de melanoma ocupam focalmente a derme papilar, apenas com algumas células presentes na interface entre a derme papilar e reticular. São melanomas microinvasivos.

Nível III: o melanoma ocupa toda a derme até o plexo vascular superficial, sem invadir a derme reticular.

Nível IV: o melanoma é invasivo e tumorigênico, penetrando na derme reticular.

Nível V: a neoplasia invade a hipoderme.

Índice de Breslow

O índice de Breslow é a medida, em frações de milímetros, da espessura do tumor desde a parte superior da camada granulosa até a porção mais profunda. É o mais importante fator de prognóstico para os pacientes em estádio I.

Índice Mitótico

Considerado o segundo fator prognóstico mais importante, sendo considerado melhor quando não há mitoses e pior quando há mais de uma mitose por mm^2.

Infiltrado Linfocitário

Considerado por alguns fator prognóstico independente que observa a presença de infiltrado linfocitário em contato com as células de melanoma em fase tumorigênica.

Regressão Histológica

Área focal em que se observa fibroplasia da derme papilar acompanhada de proliferação de vasos sanguíneos dilatados, abaixo da qual há melanófagos e linfócitos por vezes formando faixas.

Ulceração

Um dos fatores mais importantes de mau prognóstico que reporta solução de continuidade do epitélio na superfície do tumor. Clinicamente, está relacionada com sangramento da lesão.

Sateliose

Focos descontínuos do tumor localizados em um raio de 5 cm do tumor primário.

Permeação Vascular Sanguínea ou Linfática

Presença de células tumorais no lúmen de vasos sanguíneos ou linfáticos.

Neurotropismo

Presença de células neoplásicas ao redor ou no interior de feixes nervosos adjacentes ao tumor.

ESTADIAMENTO

Pacientes com diagnóstico de melanoma devem ser estadiados conforme o sistema preconizado pela AJCC (American Joint Committee on Cancer). Esse sistema objetiva a reprodutibilidade e aplicabilidade clínica, preenche as necessidades práticas de diversas disciplinas e pode ser regularmente incorporado a ensaios clínicos.

O estadiamento do melanoma, indispensável para o tratamento e avaliação prognóstica, é feito consoante dados de espessura, presença ou não de ulceração microscópica, nível de invasão de Clark e ausência ou presença de metástases nos linfonodos, além de doença a distância.

O estadiamento clínico é aquele em que os linfonodos regionais são avaliados apenas por exame clínico, e o patológico quando são microscopicamente avaliados. Os doentes portadores de melanoma podem ser classificados em portadores de melanoma localizado sem evidências de metástase (estádios I e II), portadores de metástases regionais (estádio III) e portadores de metástases distantes (estádio IV). As classificações e estadiamento dos melanomas estão sumariados nos Quadros 21.3 a 21.7.

A técnica do linfonodo-sentinela constitui procedimento enfaticamente recomendável no estadiamento de pacientes com melanoma primário, com espessura maior que Breslow de 1 mm, ou quando a espessura for menor que 1 mm mas associada a Clark nível IV/V (e/ou se houver ulceração, e/ou regressão, e/ou índice mitótico diferente de zero mitoses por mm^2). Vários estudos demonstram que o estado dos linfonodos regionais é o mais importante indicador prognóstico de sobrevida e risco de recidiva.[17]

Quadro 21.3 Classificação para a lesão primária (T) do melanoma (AJCC, 2010)

Tx	Tumor primário não pode ser avaliado (p. ex., curetagem ou melanoma em extrema regressão)
T0	Sem evidência de tumor primário
Tis	Melanoma *in situ*
T1	Melanomas de 1 mm ou menos de espessura
T2	Melanomas de 1,01 a 2 mm de espessura
T3	Melanomas de 2,01 a 4 mm de espessura
T4	Melanomas de mais de 4 mm de espessura

Nota: Subcategorias a e b do T são atribuídas com base em ulceração e número de mitoses por mm^2, conforme tabela abaixo:

Classificação	Espessura (mm)	Ulceração/mitoses
T1	≤1	a: sem ulceração e mitoses <1/mm^2 b: com ulceração ou mitoses ≥1/mm^2
T2	1,01 a 2	a: sem ulceração e mitoses <1/mm^2 b: com ulceração ou mitoses ≥1/mm^2
T3	2,01 a 4	a: sem ulceração e mitoses <1/mm^2 b: com ulceração ou mitoses ≥1/mm^2
T4	>4	a: sem ulceração e mitoses <1/mm^2 b: com ulceração ou mitoses ≥1/mm^2

Quadro 21.4 Classificação para os linfonodos regionais (N) do melanoma (AJCC, 2010)

NX	Pacientes cujos linfonodos regionais não podem ser avaliados.
N0	Sem metástases regionais.
N1-3	Metástases regionais são baseadas no número de linfonodos metastáticos e na presença ou ausência de metástases intralinfáticas (metástases em trânsito ou satélites).

Nota: N1-3 e subcategorias a-c são atribuídos como abaixo:

Classificação N	Número de linfonodos metastáticos	Comprometimento do linfonodo metastático
N1	1 linfonodo	a: micrometástases[1] b: macrometástases[2]
N2	2 a 3 linfonodos	a: micrometástases[1] b: macrometástases[2] c: metástases em trânsito/satélites sem linfonodos metastáticos
N3	4 ou mais linfonodos metastáticos, ou emaranhado de linfonodos, ou metástases em trânsito/satélites	

[1]Micrometástases são diagnósticas após a biópsia do linfonodo-sentinela e linfadenectomia completa.
[2]Macrometástases são definidas por linfonodos clinicamente metastáticos confirmados por linfadenectomia terapêutica, ou quando as metástases linfonodais apresentam extensão extracapsular.

Quadro 21.5 Classificação para metástases distantes (M) do melanoma maligno (AJCC, 2010)

M0	Sem metástases distantes
M1a	Metástases na pele, subcutâneo ou linfonodos não regionais
M1b	Metástases no pulmão
M1c	Metástases em outros locais, ou qualquer local com aumento do nível sérico de desidrogenase láctica (LDH)

Nota: LDH sérica é incorporada na categoria M como demonstrado abaixo:

Classificação M	Local	LDH sérica
M1a	Pele distante da lesão primária, subcutâneo ou linfonodos metastáticos	Normal
M1b	Metástases pulmonares	Normal
M1c	Todas as metástases viscerais Qualquer metástase a distância	Normal Elevada

Quadro 21.6 Estadiamento clínico do melanoma (AJCC, 2010)*

0	T1s	N0	M0
IA	T1a	N0	M0
IB	T1b	N0	M0
	T2a	N0	M0
IIA	T2b	N0	M0
	T3a	N0	M0
IIB	T3b	N0	M0
	T4a	N0	M0
IIC	T4b	N0	M0
III	Qualquer T	≥N1	M0
IV	Qualquer T	Qualquer N	M1

*Estadiamento clínico inclui microestadiamento do melanoma primário e avaliação clínica/radiológica de metástases. Por convenção, deve ser usado após a excisão completa do melanoma primário, com avaliação clínica de metástases regionais e a distância.

Quadro 21.7 Estadiamento patológico do melanoma (AJCC, 2010)*

0	T1s	N0	M0
IA	T1a	N0	M0
IB	T1b	N0	M0
	T2a	N0	M0
IIA	T2b	N0	M0
	T3a	N0	M0
IIB	T3b	N0	M0
	T4a	N0	M0
IIC	T4b	N0	M0
IIIA	T1a-T4a	N1a	M0
	T1a-T4a	N2a	M0
IIIB	T1b-T4b	N1a	M0
	T1b-T4b	N2a	M0
	T1a-T4a	N1b	M0
	T1a-T4a	N2b	M0
	T1-T4a	N2c	M0
IIIC	T1b-T4b	N1b	M0
	T1b-T4b	N2b	M0
	Qualquer T	N3	M0
IV	Qualquer T	Qualquer N	M1

*Estadiamento patológico inclui microestadiamento do melanoma primário e informações patológicas sobre linfonodos regionais após linfadenectomia parcial ou completa. Pacientes com estádio patológico 0 ou IA são exceções; eles não requerem avaliação patológica de linfonodos.

TRATAMENTO

O tratamento da lesão primária continua sendo eminentemente cirúrgico. Historicamente, há mais de 100 anos, a cirurgia de melanoma consistia em excisão ampla da lesão primária, dissecção da cadeia linfonodal regional e até amputação. A exérese ampla da lesão primária consistia em margem de segurança radical, com cerca de 3 cm a 5 cm de pele normal e cobertura da área cruenta com enxerto de pele.[18]

Atualmente, o paciente portador de melanoma deve ter tratamento individualizado, baseado nas características histológicas da lesão após biópsia prévia. O fator de prognóstico fundamental é a penetração da lesão na profundidade, e os melanomas de pouca espessura apresentam poucas recidivas e metástases, se comparados com os melanomas mais espessos.

O diagnóstico clínico do nevo atípico não necessita de confirmação histológica. Apesar da reconhecida associação entre o nevo atípico e o risco de desenvolvimento do melanoma cutâneo, a maioria dos nevos atípicos não progride para melanoma. A excisão profilática desses nevos parece não ter custo-benefício e pode inferir na falsa sensação de segurança para o paciente, pois o risco permanece. Recomenda-se, como conduta inicial, a ressecção de todas as lesões suspeitas de malignidade, inicialmente com margens mínimas. O tratamento definitivo será de acordo com o diagnóstico e características histológicas.

As recomendações de como abordar o paciente portador de nevo atípico incluem: (1) história pessoal detalhada, informações sobre quaisquer lesões da pele, melanoma prévio, câncer da pele não melanoma, excisão de lesões prévias e diagnóstico histopatológico, quantificação dos episódios de queimaduras solares na infância e/ou adolescência; (2) história familiar de melanoma ou nevos atípicos, detalhando o grau de parentesco; (3) exame clínico completo da pele, incluindo áreas duplamente cobertas e couro cabeludo; (4) exame dermatoscópico de todas as lesões melanocíticas, exame de mapeamento corporal e dermatoscopia digital para acompanhamento; (5) orientar o paciente quanto à exposição solar, evitar exposição nos períodos de maior intensidade dos raios ultravioleta, usar roupas protetoras, óculos escuros e filtro solar com fator de proteção 15 ou mais.[6]

Como os melanomas *in situ* têm o potencial de se tornarem invasivos, o tratamento cirúrgico é mandatório, e quase sempre curativo, não havendo indicação de nenhum outro tratamento associado.[19]

No melanoma *in situ*, recomenda-se ampliação de 0,5 cm a 1 cm de margem de segurança, a partir da lesão ou da cicatriz da biópsia. Normalmente, a cirurgia é realizada sob anestesia local e a reparação, com sutura por primeira intenção.[19]

As lesões primárias invasivas com espessura de até 1 mm são operadas em regime ambulatorial, sob anestesia local. A operação consiste na exérese da lesão com margem de segurança de 1 cm (Figura 21.12). Pacientes com lesões de espessura maior que 1 mm podem ser candidatos à pesquisa do linfonodo-sentinela. Esse procedimento, juntamente com a ampliação de margem de lesão, também pode ser realizado em nível ambulatorial. Em algumas localizações, como em couro cabeludo, face, regiões plantar e palmar, pode haver necessidade de enxertos de pele ou retalhos.[20]

Para as lesões com espessura entre 1 mm e 2 mm, margens de 1 cm a 2 cm são recomendáveis. Além da ampliação de margens, é necessária a pesquisa do linfonodo-sentinela ou linfadenectomia nos casos em que o linfonodo-sentinela demonstrar doença à microscopia ou à imuno-histoquímica.[20]

Em lesões de espessura maior que 2 mm, recomendam-se margens de pelo menos 2 cm. Nos melanomas espessos, com Breslow igual ou superior a 4 mm, não existem trabalhos prospectivos para suportar margens maiores que 2 cm.

Como os melanomas *in situ* têm o potencial de se tornarem invasivos, o tratamento cirúrgico é mandatório, sendo preconizadas margens de 0,5 cm, não havendo indicação de nenhum outro tratamento associado.[21]

O tratamento para pacientes com melanoma lentiginoso acral é a excisão completa, com margens de acordo com a espessura de Breslow. O desafio cirúrgico é o fechamento da ferida primária devido à localização: palma das mãos, planta dos pés e na região subungueal. Após exérese do melanoma, o fechamento por sutura primária é muito difícil, sendo o enxerto de pele muitas vezes indi-

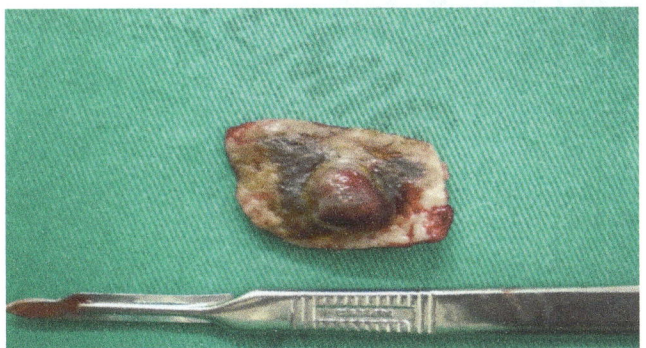

Figura 21.12 Peça operatória de ressecção inicial de melanoma para estadiamento e programação de tratamento definitivo de acordo com a espessura.

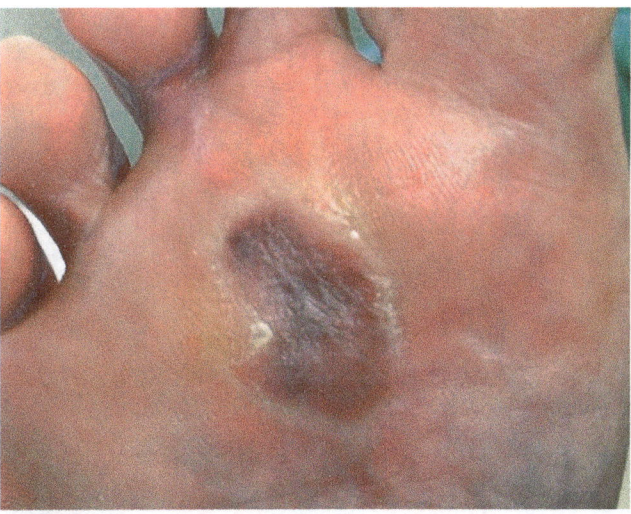

Figura 21.13 Aspecto pós-operatório de enxerto de pele realizado em região de ressecção de melanoma lentiginoso acral.

cado (Figura 21.13). No entanto, se a área cruenta estiver nos pontos de apoio, que são a base do hálux, a porção lateral do arco plantar e o calcâneo, o enxerto deve ser evitado, pois o atrito e o peso do corpo determinam o aparecimento de feridas crônicas ao longo do tempo.

Pesquisa do Linfonodo-sentinela

A pesquisa do linfonodo-sentinela (PLS) é o padrão para definição adequada do estadiamento e prognóstico do paciente com melanoma cutâneo. A PLS antecipa a detecção de metástase linfonodal, evitando-se recorrência local. Entretanto, esse procedimento não altera o comportamento biológico do tumor, não causando impacto na sobrevida decorrente de metástases a distância.[22]

A PLS é técnica precisa, minimamente invasiva, capaz de estadiar e determinar o prognóstico em pacientes com doença inicial que podem beneficiar-se de linfadenectomias e tratamentos adjuvantes.[23] Consiste na tentativa de identificar metástases linfonodais em sua fase inicial (micrometástases), procedendo-se então à complementação da linfadenectomia em fase mais precoce possível.

As suas indicações usuais incluem melanoma primário com espessura igual ou superior a 1 mm ou menor que 1 mm associado a ulceração ou índice mitótico diferente de zero mitose por mm^2. Algumas indicações discutíveis para a técnica são presença de regressão, nível de Clark IV ou V, paciente jovem e invasão angiolinfática.

O estudo do linfonodo-sentinela consiste em três fases:

Linfocintilografia

Define os trajetos dos canais linfáticos e identifica as bases linfonodais correspondentes, assim como possíveis

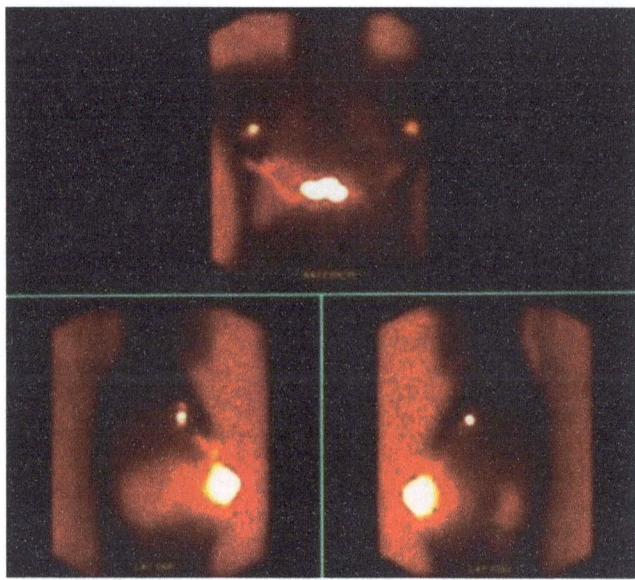

Figura 21.14 Estudo linfocintilográfico indicando a lesão primária na região epigástrica e linfonodo-sentinela axilar bilateralmente, mostrado em visões anterior, lateral direita e lateral esquerda.

metástases em trânsito. Usa-se um radiofármaco marcado com tecnécio-99m, sendo realizada em câmara gama em serviços de medicina nuclear, 4 h a 24 h antes da cirurgia (Figura 21.14).

Biópsia do linfonodo-sentinela

Trata-se da ressecção operatória do linfonodo-sentinela. Para o seu encontro, são usadas duas táticas complementares: a injeção intradérmica de corante vital pericicatricial e auxílio da sonda de detecção de radiações (*gamaprobe*) de uso transoperatório. A incisão deve ser feita de maneira paralela aos linfáticos e em acordo com futura incisão, de modo a permitir que, nos casos em que os pacientes venham a ser submetidos à linfadenectomia radical, esta possa ser realizada ressecando-se em monobloco a incisão prévia (Figuras 21.15 a 21.20).

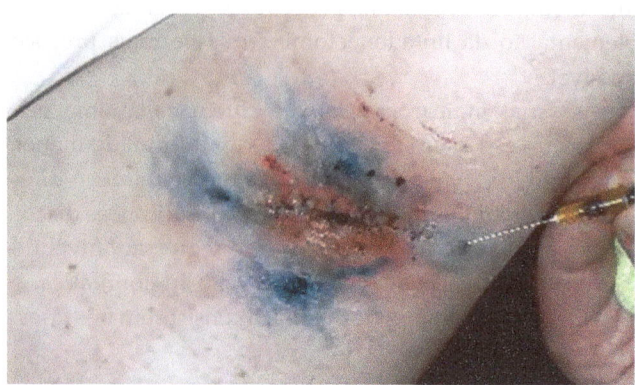

Figura 21.15 Aplicação do azul patente em área de cicatriz de ressecção de melanoma prévio.

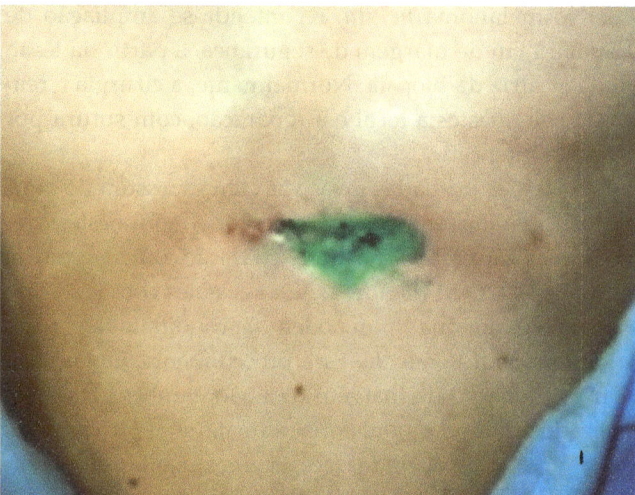

Figura 21.16 Aspecto da área a ser operada após aplicação do azul patente.

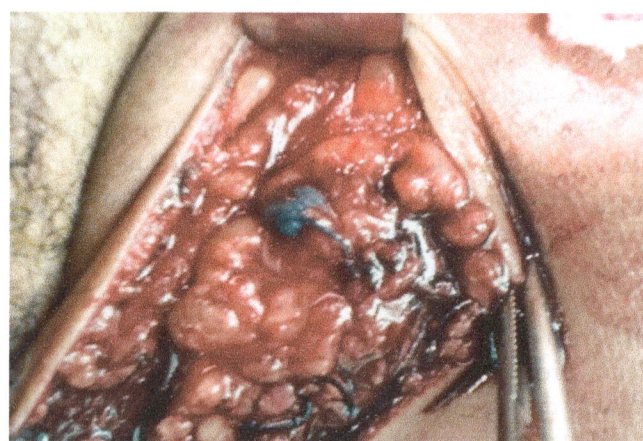

Figura 21.17 Linfonodo-sentinela de 6 mm e linfáticos corados em azul.

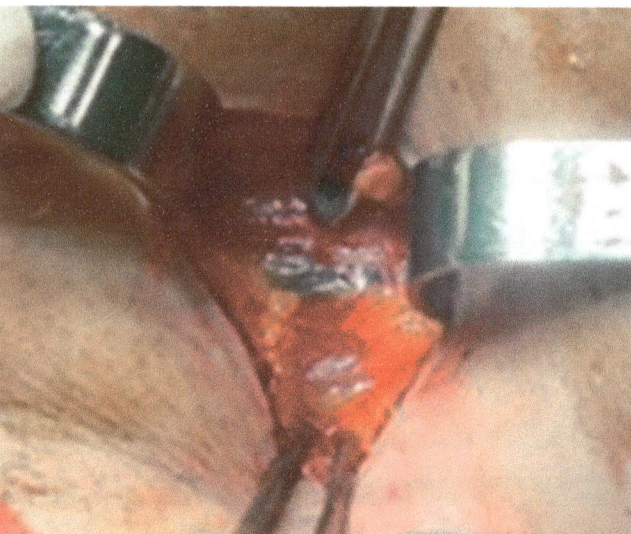

Figura 21.18 Identificação peroperatória do linfonodo-sentinela corado em azul.

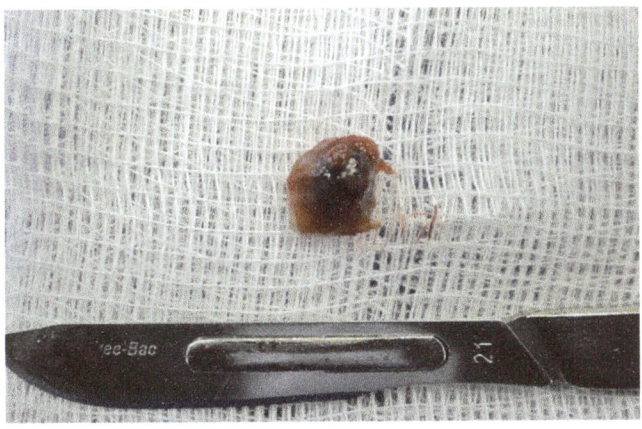

Figura 21.19 Linfonodo-sentinela.

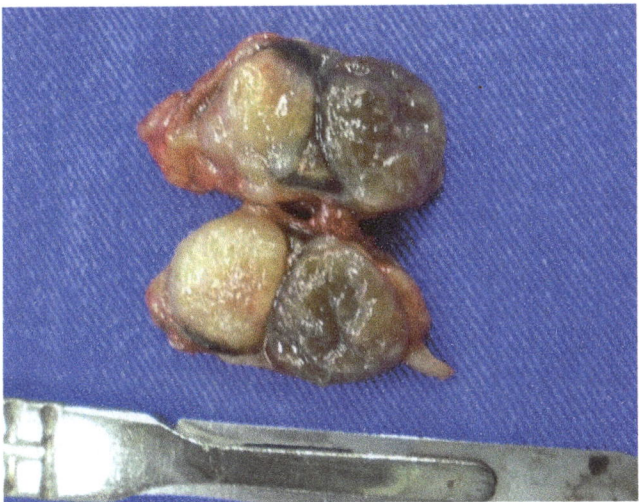

Figura 21.20 Linfonodo-sentinela seccionado transversalmente mostrando foco visivelmente acometido por macrometástase.

Estudo anatomopatológico

O linfonodo-sentinela é submetido ao estudo anatomopatológico e, se negativo ao exame histológico, usam-se técnicas de imuno-histoquímica com pesquisa dos marcadores para S-100, HMB-45 e Melan-A para aumentar as chances de detecção de micrometástases.

Todos os pacientes com metástases linfonodais devem ser submetidos a linfadenectomia terapêutica das cadeias linfonodais acometidas.

ACOMPANHAMENTO

Os pacientes tratados de melanoma devem ser acompanhados regularmente. O objetivo é reduzir morbidade e mortalidade pela detecção precoce de recorrência locorregional, metástases assintomáticas e eventual aparecimento de outro melanoma primário. Também deve considerar-se a provisão de suporte psicossocial, identificação da doença em familiares, acompanhamento

direcionado para segunda neoplasia primária não melanoma, educação do paciente e documentação dos resultados do tratamento.

A periodicidade e o esquema do acompanhamento são influenciados por alguns fatores de risco, como espessura do tumor, risco de recorrências, história de melanoma primário prévio, história familiar de melanoma, presença de nevos atípicos, estado emocional do paciente e conscientização e habilidade deste em reconhecer sinais e sintomas da doença.[25]

De maneira geral, o paciente com melanoma deverá ter realizado a história clínica e exame físico a cada 3 ou 4 meses, nos primeiros 2 anos, e a cada 6 meses até completar 5 anos, quando será acompanhado anualmente.

O paciente e seus familiares devem ser instruídos para evitarem queimaduras solares, exposição solar prolongada sem proteção ou exposição à luz ultravioleta artificial. Devem ser informados de que os membros de sua família têm risco maior de desenvolvimento do melanoma, devendo ser avaliados e acompanhados por dermatologista com experiência em lesões pigmentadas.

O exame clínico do médico deverá ser minucioso, incluindo a palpação das cadeias linfonodais e da área ao redor da cicatriz cirúrgica. Um segundo melanoma se desenvolve em aproximadamente 8% de todos os pacientes em um prazo de 2 anos após o diagnóstico inicial (Figura 21.21).[25]

Exames laboratoriais, como radiografia de tórax e dosagem sérica de LDH, deverão ser realizados 2 vezes ao ano, nos primeiros 2 anos, e, posteriormente, 1 vez ao ano, até completar 5 anos. Ultrassonografia de cadeias linfonodais, tomografia computadorizada ou tomografia por emissão de prótons de corpo inteiro podem ser indicadas no acompanhamento de pacientes de alto risco.

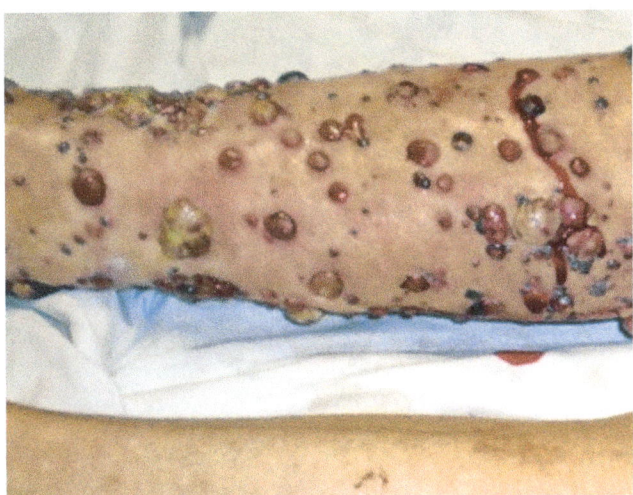

Figura 21.21 Melanoma com múltiplas metástases locorregionais.

Pacientes com doença metastática (Figura 21.22) múltipla devem ser encaminhados para tratamento com oncologista clínico. Pacientes com doença metastática única ou poucas, passíveis de ressecção, devem ser avaliados para procedimentos cirúrgicos.

Opções terapêuticas que merecem ser mencionadas são a perfusão isolada de membro com quimioterápico hipertérmico para controle locorregional de pacientes com doença localmente avançada (Figuras 21.22 e 21.23).

O melanoma é considerado um dos tumores mais imunogênicos, e várias modalidades de imunoterapias ativas e passivas vêm sendo estudadas para a prevenção da recorrência e tratamento da doença metastática. Diversos protocolos clínicos têm desenvolvido novos medicamentos promissores para a prevenção e tratamento do melanoma, incluindo interferons, citocinas, inibidores do BRAF e imunoadjuvantes, como anticorpos contra células T regulatórias, entre outros, que tendem a tornar o prognóstico para pacientes com doença avançada um pouco mais esperançoso.

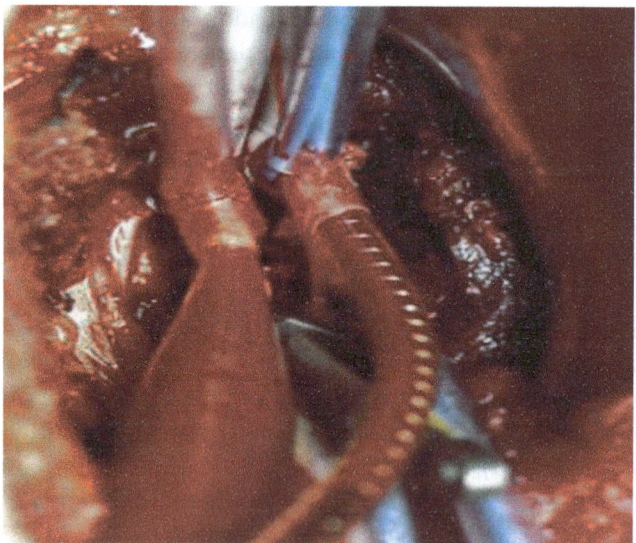

Figura 21.22 Artéria e veia femorais reparadas e isoladas da circulação sistêmica, conectadas ao equipamento de circulação extracorpórea para perfusão isolada do membro com quimioterápico hipertérmico.

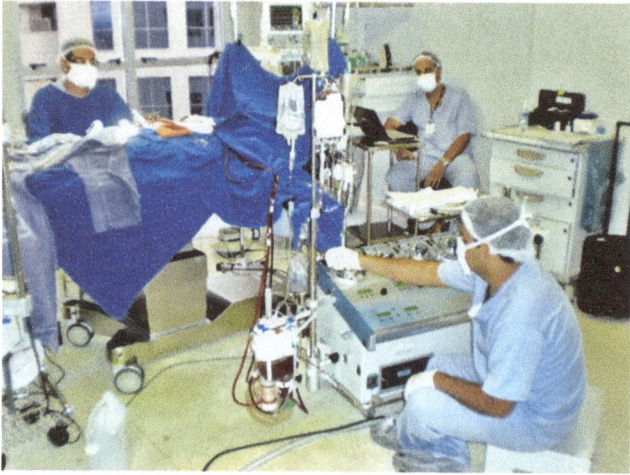

Figura 21.23 Perfusão isolada de membro em andamento mostrando o equipamento de circulação extracorpórea operado pelo perfusionista.

Referências Bibliográficas

1. Wainstein AJA, Oliveira BRR, Pádua CAJ *et al*. Conduta para o melanoma cutâneo maligno. *Rev Med Minas Gerais*, 2004; 14.

2. Belfort FA, Wainstein AJA. *Melanoma: Diagnóstico e Tratamento*, 1ª ed. São Paulo: Lemar, 2010.

3. Crowson NA, Magro CM, Sanchez-Carpintero I, Mihm MC Jr. The precursors of malignant melanoma. *Recent Results Cancer Res*, 2002; *160*:75-84.

4. Hayward NK, Genetics of melanoma predisposition. *Oncogene*, 2003; *22*:3053-62.

5. Hussein MR. Melanocytic dysplastic naevi occupy the middle ground between benign melanocytic naevi and cutaneous malignant melanomas: emerging clues. *J Clin Pathol*, 2005; *58*(5):453-6.

6. Naeyart JM, Brochez L. Clinical practice. Dysplastic nevi. *N Engl J Med*, 2003; *349*(23):2233-40.

7. Garbe C, Büttner P, Weiss J *et al*. Associated factors in the prevalence of more than 50 common malanocytic nevi. Atypical melanocytic nevi, and actinic lentigines: multicenter case-control study of the Central Malignant Melanoma Registry of the German Dermatological Society. *J Invest Dermatol*, 1994; *102*(5):700-5.

8. Evans GR, Manson PN. A variation in the appearance of melanoma-in-situ (Clark's level I malignant melanoma). *Plast Reconstr Surg*, 1994; *94* (suppl 3):513-7.

9. Burnier Pereira F. Melanoma. *In:* Azulay RD, Azulay DR, Azulay-Abulafia L (eds.) *Dermatologia*, 5th ed. Rio de Janeiro: Guanabara Koogan 2008, pp 572-80.

10. Swetter SM. Malignant melanoma from the dermatologic perspective. *Surg Clin North Am*, 1996; *76*(6):1287-98.

11. Paeck SC, Sober AJ, Tsao H, Mihm Jr MC, Johson TM. Cutaneous melanoma. *In:* Wolff K, Goldsmith LA, Katz SI, Gilchrest BA, Paller AS, Leffell DJ (eds.) *Fitzpatrick's Dermatology in General Medicine*, 7th ed. New York: Mc Graw Hill Medical, 2008, pp 1134-57.

12. Bristow IR, Acland K. Acral lentiginous melanoma of the foot and ankle: A case series and review of the literature. *J Foot Ankle Res*, 2008, *1*:11-3.

13. Stalkup JR, Orengo IF, Katta R. Controversies in acral lentiginous melanoma. *Dermatologic Surgery*, 2002; *28*:11:1051-9.

14. Smalberger GJ, Siegel DM, Khachmoune A. Lentigo maligna. *Dermatol Ther*, 2008; *21*:420-7.

15. Rezze GG, de Sá BC, Neves RI. Dermatoscopia: o método de análise de padrões. *An Bras Dermatol*, 2006; *3*:261-8.

16. Balch CM, Seng-Jaw S, Atkins MB *et al*. An evidence-based staging system for cutaneous melanoma. *CA Cancer J Clin*, 2004; *54*:131-49.

17. Armesi F, Morton DL. The role of sentinel lymph node biopsy in the management of melanoma. *Adv Surg*, 2007; *41*:241-56.

18. Santos IDAO, Bandiera DC, Almeida FA. História da cirurgia do melanoma. *Diagnóstico e Tratamento*, 2001; *6*:32-6.

19. Wang SQ, Halpern AC. Management of cutaneous melanoma: a public health and individual patient care perspective. *Adv Dermatol*, 2007; *23*:81-98.

20. Balch CM, Urist MM, Karakousis CP *et al*. Efficacy of 2-cm surgical margins for intermediate-thickness melanomas (1 to 4 mm). Results of a multi-institutional randomized surgical trial. *Ann Surg* 1993; *218*(3):262-7.

21. Dummer R, Hauschild A, Jost L. Cutaneous malignant melanoma: ESMO clinical recommendations for diagnosis, treatment and follow-up. *Ann Oncol*, 2008; *19* (suppl 2):86-8.

22. Gutzmer R, Al Ghazal M, Geerlings H, Kapp A. Sentinel node biopsy in melanoma delays recurrence but does not change melanoma-related survival: a retrospective analysis of 673 patients. *Br J Dermatol*, 2005 *153*(6): 1137-41.

23. Scolyer RA, Murali R, Satzger I, Thompson JF. The detection and significance of melanoma micrometastases in sentinel nodes. *Surg Oncol*, 2008; *17*(3):165-74.

24. Ferrone CR, Ben Porat L, Panageas KS *et al*. Clinicopathological features of and risk factors for multiple primary melanomas. *JAMA*, 2005; *294*:1647-54.

25. Dummer R, Hauschild A, Jost L. Cutaneous malignant melanoma: ESMO clinical recommendations for diagnosis, treatment and follow-up. *Ann Oncol*, 2008; *19* (suppl 2):86-8.

Tumores Benignos da Pele e do Subcutâneo

Paulo Roberto Savassi-Rocha
Júnea Martins da Costa Araújo
Thiago Degani Dumont

Capítulo

22

INTRODUÇÃO

Os tumores benignos da pele e subcutâneo são muito frequentes e representam cerca de 30% dos procedimentos cirúrgicos realizados em regime ambulatorial. Apresentam, regra geral, estrutura semelhante à do tecido de origem, isto é, epiderme, tecido conjuntivo, glândulas, músculos, vasos, nervos, gordura e tecido mucoide.

É difícil encontrar classificação adequada para os tumores benignos da pele e subcutâneo, não só pela falta de unanimidade, entre os autores, quanto à interpretação histopatogênica de algumas neoplasias, como também pela diversificação dos fatores patogênicos e dos locais onde são encontradas. Por esse motivo, elaboramos uma classificação que não obedece a nenhum critério fixo, mas que procura englobar os diferentes tipos de tumores benignos que acometem a pele e o subcutâneo. Ela abrange entidades que não são consideradas tumores verdadeiros, mas que foram aqui incluídas por motivos didáticos e por se apresentarem clinicamente com aspecto tumoral. Com esta orientação, dividimos os tumores conforme explicitado no Quadro 22.1.

TUMORES EPIDÉRMICOS

Corno Cutâneo

Lesão tumoral sólida, cônica, circunscrita, hiperceratósica, de coloração branca ou amarelada, que se projeta acima do nível da pele, com comprimento variável de alguns milímetros a vários centímetros. Origina-se de acentuada ceratose da camada córnea cutânea, desenvolvendo-se, mais frequentemente, em indivíduos de ambos os sexos, acima de 50 anos, portadores de ceratose senil. Pode ter origem, também, sobre outras lesões da pele, tais como carcinoma de células escamosas, ceratoacantomas, molusco contagioso, angiomas, verrugas vulgares, adenomas sebáceos etc.[1,2] Esses dados indicam que, embora benigno, o tumor pode se assentar sobre lesões pré--cancerosas ou já cancerificadas.[1] Mesmo nos casos em que evolui sobre lesões benignas, a possibilidade de de-

generação deve ser considerada. Esse dado aponta para o fato de que muito mais importante que o corno cutâneo é a doença subjacente.

A grande maioria ocorre em áreas expostas à luz solar, atingindo, principalmente, as regiões da face, couro cabeludo, antebraços e mãos. Quando localizado na região do dorso das mãos, porção cartilaginosa da orelha, dorso do nariz e vermelhão dos lábios, tem, quase sempre, origem pré-maligna ou maligna.[1,2] A incidência de lesões pré-malignas ou malignas subjacentes varia entre 38,9% e 58,6%, de acordo com diferentes casuísticas.[1-3] A idade média da ocorrência dessa lesão em portadores de lesão pré-maligna ou maligna é cerca de 6 anos maior do que a observada em portadores de lesões benignas.[3]

O termo foi cunhado a partir do aspecto morfológico da lesão que, frequentemente, adquire forma cônica semelhante a um chifre de animal (Figura 22.1).

Eventualmente, a lesão pode apresentar base larga e/ou baixa relação altura/base (Figura 22.2). Nesse caso, deve-se suspeitar de ter se desenvolvido a partir de lesão pré-maligna ou maligna.

Outros dados que sugerem malignidade incluem consistência mais dura da base da lesão, coexistência ou história de outras lesões malignas cutâneas em outros locais, tempo de evolução da doença, áreas de exposição solar e idade avançada do paciente.

Quanto ao sexo, os dados da literatura sugerem que as lesões malignas são mais frequentes nos homens e as benignas nas mulheres.[3-5]

Quadro clínico

É frequentemente assintomático, salvo quando tem, como base, uma lesão degenerada, quando então costuma apresentar dor ou aumento da sensibilidade local. O tamanho e a forma, conforme já descrito, são variáveis, podendo ser cilíndrico, cônico, pontiagudo ou encurvado, à semelhança de chifre de carneiro. Usualmente é solitário, de crescimento lento (anos a decênios) e quase

Quadro 22.1 Tumores benignos da pele e do subcutâneo

EPIDÉRMICOS	Corno cutâneo	
DÉRMICOS E SUBCUTÂNEOS	Tecido conjuntivo	Fibroma
	Tecido adiposo	Lipoma
	Tecido vascular	Granuloma piogênico (angioma de granulação) Tumor glômico Linfangiomas Hemangiomas e malformações vasculares
	Tecido nervoso	Neuroma Neurilemoma Neurofibroma
	Tecido muscular	Leiomioma
	Tecido mucoide	Mixoma
TUMORES DOS ANEXOS DA PELE	Folículos pilosos	Ceratoacantoma
	Glândulas sudoríparas	Siringoma Cilindroma Siringadenoma papilífero Hidradenoma papilífero Poroma écrino
	Glândulas sebáceas	Adenomas sebáceos simétricos da face Rinofima
CISTOS	Lúpia Sebáceo (epidermoide) Dermoide Sinovial Hidrocistoma	
VERRUGA SEBORREICA		
HIPERTROFIAS TRAUMÁTICAS	Calosidades Calos	

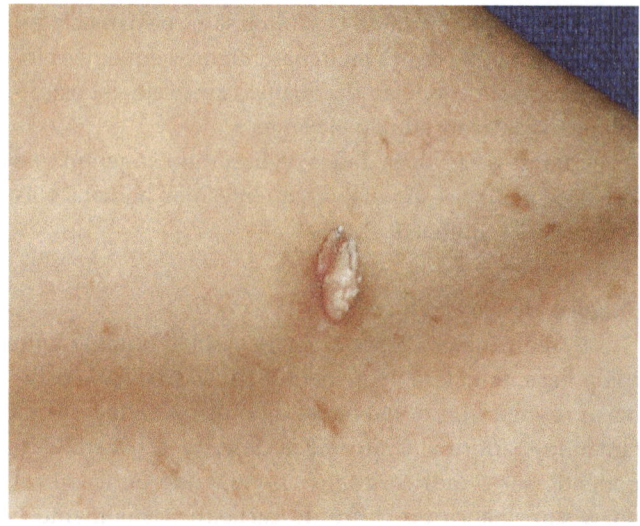

Figura 22.1 Corno cutâneo em região supraclavicular esquerda.

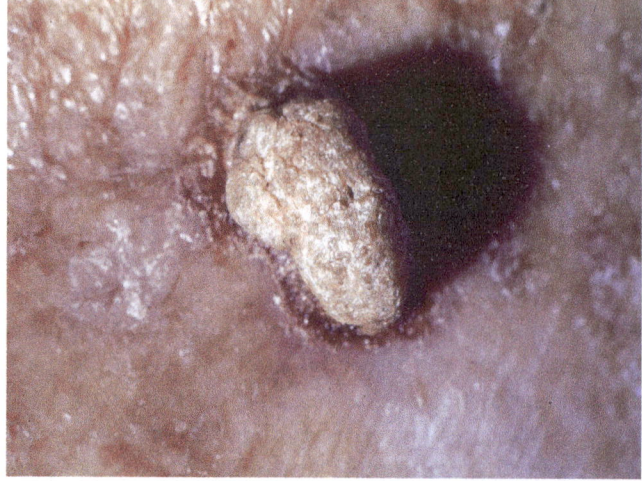

Figura 22.2 Corno cutâneo com base larga e/ou baixa relação altura/base. Suspeitar, nesse caso, de lesão pré-maligna ou maligna.

sempre menor que 1 cm como consequência do crescimento lento e da remoção precoce. Entretanto, lesão rara de até 25 cm já foi descrita.[6] A base pode ser achatada, nodular ou crateriforme. Quando coexistem inflamação e/ou infiltração na região da base, deve-se suspeitar de malignidade.

Embora a maioria das lesões ocorra em áreas expostas ao sol (face, couro cabeludo, orelhas, lábios, ombros, pescoço, mãos e antebraços), elas podem também ser encontradas em áreas não expostas, como pênis e vestíbulo nasal.[7]

Tratamento

O tratamento cirúrgico está sempre indicado, levando-se em conta a possibilidade de a lesão assentar-se sobre doença maligna ou pré-maligna. A exérese deve ser feita respeitando-se margem de segurança, e o material deve ser enviado para estudo histopatológico com a finalidade de surpreender o processo maligno e avaliar as margens de ressecção.

Procedimentos de destruição tissular, tais como criocirurgia, eletrocauterização, entre outros, embora descritos como tratamentos alternativos, devem ser evitados por não preservarem o espécime para análise histopatológica.[8]

TUMORES DÉRMICOS E SUBCUTÂNEOS
Tecido Conjuntivo
Dermatofibroma (histiocitoma fibroso benigno)

Tumor de origem conjuntiva, relativamente frequente, representa cerca de 3% das lesões cutâneas encaminhadas para exame histopatológico.[9] Usualmente, apresenta-se com consistência dura, de tamanho variável (quase sempre menor que 1 cm), forma arredondada ou ovoide, hiperceratótico, com pele suprajacente de cor normal, vermelho-acastanhada ou preto-azulada (Figura 22.3). Pode ser único ou múltiplo, assintomático e séssil

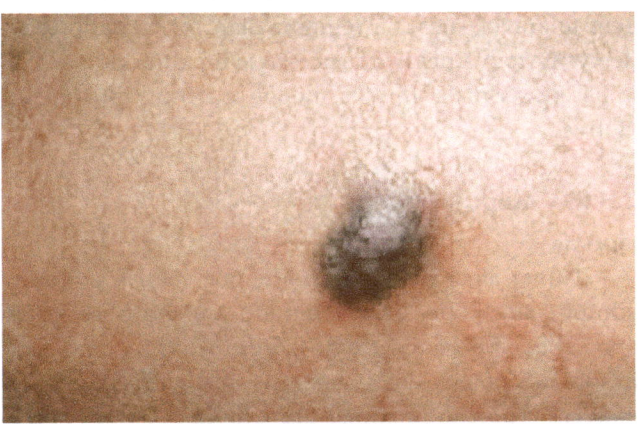

Figura 22.3 Dermatofibroma.

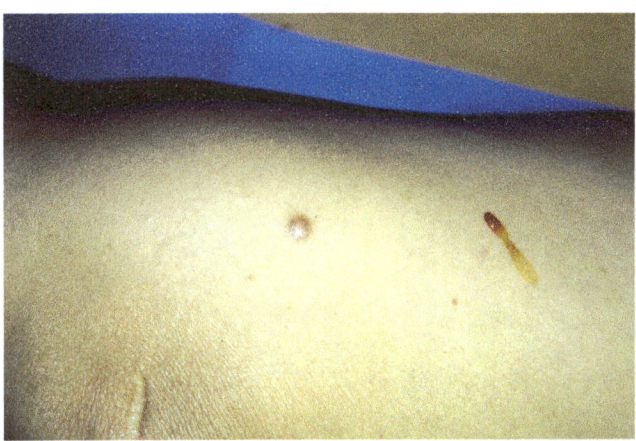

Figura 22.4 Pequeno dermatofibroma desenvolvido após picada de inseto.

na maioria dos casos. Predomina nas extremidades ou tronco, na idade adulta, quando surge sem causa aparente ou após traumatismo. Apresenta discreto predomínio em mulheres.

Lesões múltiplas (duas a cinco) são observadas em aproximadamente 10% dos casos.[10]

As picadas de inseto, muitas das quais já esquecidas ou não percebidas, representam a causa mais comum (Figura 22.4).

Têm sido descritas inúmeras variantes dos dermatofibromas (fibrocolágena, celular, histiocítica, angiomatosa, queloidal, osteoclástica etc.), mas, classicamente, são constituídos por proliferação de fibroblastos e histiócitos com neoformação colágena.

Eventualmente, a lesão apresenta-se muito pigmentada, de modo que assume importância no diagnóstico diferencial com o melanoma maligno. Essa coloração é adquirida pela captação de melanina e hemossiderina pelos macrófagos dérmicos, assim como pela neoformação vascular.

Apresenta-se, em regra, como pápula elevada ou nódulo de tamanho variável e superfície lisa aderente à pele suprajacente. Aspecto característico é o *sinal da covinha*, observado quando se realiza compressão lateral da lesão entre o polegar e o indicador. Essa manobra provoca o aparecimento de pequena endentação ou depressão (*covinha*) na superfície do tumor.

O tratamento é cirúrgico e inclui a ressecção de toda a lesão. A operação é indicada para confirmação diagnóstica (casos duvidosos), por motivos estéticos ou, eventualmente, pela presença de sintomas. Após ressecção, a peça deve ser encaminhada para exame histopatológico.

Acrocórdon (papiloma ou fibroma mole de Unna)

Trata-se de afecção extremamente comum, caracterizada por lesão pedunculada ou filiforme, de consis-

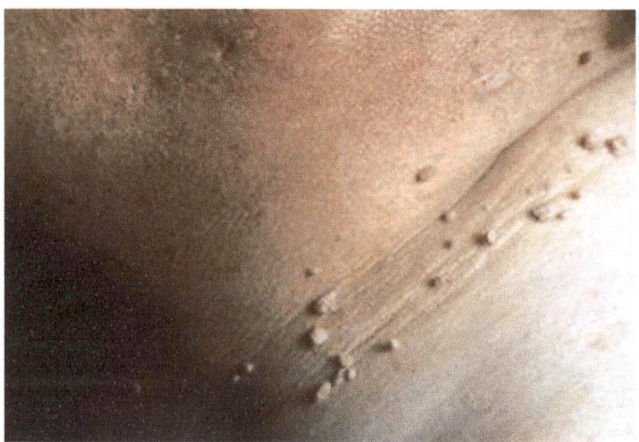

Figura 22.5 Acrocórdons.

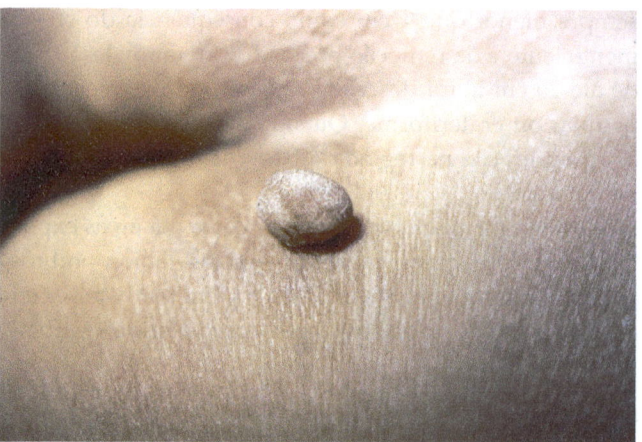

Figura 22.6 Fibroma mole.

tência amolecida, usualmente múltipla, com diâmetro variável de 1 a 10 mm, localizada predominantemente nas regiões cervical, axilar, palpebral, inguinal e/ou troncular de indivíduos de meia-idade ou idosos. O acrocórdon acomete cerca de 50% da população em geral. Algumas condições, incluindo obesidade, diabetes, resistência insulínica e aterosclerose, parecem predispor o aparecimento da lesão por exercerem efeito na proliferação fibroblástica.[11-14] A lesão guarda relação direta com a idade, o peso e a altura (Figura 22.5) e pode crescer durante a gravidez.[13]

Na verdade, o acrocórdon não é uma neoplasia no sentido celular, uma vez que sua histologia revela apenas tecido conjuntivo frouxo como que herniado, capilares dilatados e vasos linfáticos. A camada epidérmica pode ser ligeiramente hiperplásica.

As lesões apresentam coloração semelhante à da pele ou são pigmentadas. Alguns autores diferenciam o acrocórdon do fibroma mole, levando em consideração apenas o tamanho da lesão. Segundo eles, lesões com mais de 10 mm de diâmetro devem ser consideradas como fibromas moles. Estes, ao contrário dos acrocórdons, costumam ser solitários e localizados principalmente nas regiões axilar e inguinal (Figura 22.6). Lesões volumosas são raras, mas têm sido descritas.[15]

O tratamento é cirúrgico e, nos casos de pedículos muito finos, dispensa, inclusive, anestesia local. Consiste na secção do pedículo com tesoura ou na sua ligadura com fio inabsorvível. Neste caso, ocorre necrose da lesão e queda desta em torno de 7 dias.

Outras opções terapêuticas incluem a eletrocauterização e a criocirurgia.

Recentemente foi descrita alternativa terapêutica utilizando dispositivo mecânico (Figura 22.7) na forma de adesivo plano que exerce pressão sobre a base da lesão, provocando estrangulamento e isquemia desta e

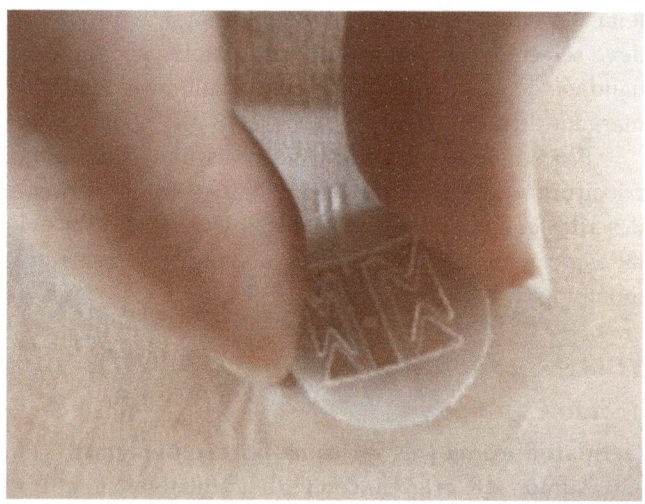

Figura 22.7 Dispositivo mecânico na forma de adesivo utilizado no tratamento do acrocórdon.

queda após 3 a 6 dias (Figura 22.8).[16] O índice de sucesso em lesões com pedículo <1 mm de diâmetro foi superior a 90%, decaindo para 76% quando o pedículo era inferior a 2 mm de diâmetro. O procedimento mostrou-se bem tolerável, mas, na região axilar, foi relatado certo desconforto.[16] Apesar do sucesso, a ligadura do pedículo parece ser mais simples, menos onerosa e igualmente efetiva.

Tecido Adiposo

Lipoma

Tumor benigno, constituído por células adiposas adultas, que pode ser encontrado em todos os locais onde estiver presente tecido gorduroso. Predomina no tecido subcutâneo das regiões cervical, costas, ombros, nádegas e porção proximal das extremidades. Pode ser encontrado em indivíduos de qualquer idade, mas é mais

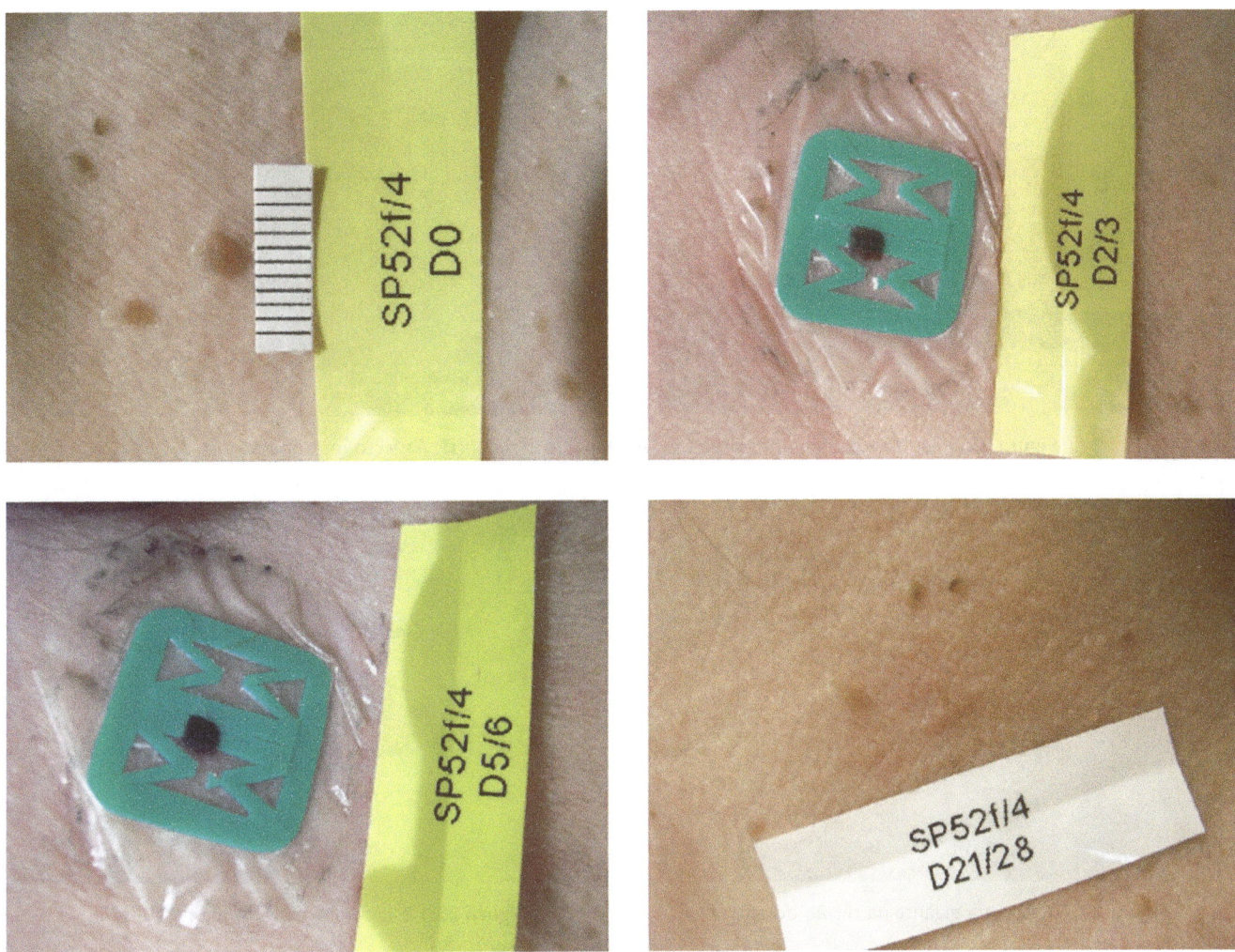

Figura 22.8 Dispositivo mecânico (Figura 22.7) sendo utilizado. Observar necrose de lesão e resultado final.

frequente no adulto entre 40 e 60 anos.[17] Lipomas congênitos têm sido descritos em crianças.[18] O lipoma apresenta-se como nódulo subcutâneo, único ou múltiplo, não doloroso, de consistência amolecida, arredondado ou lobulado, móvel, de tamanho muito variável (Figura 22.9). Eventualmente pode atingir grande volume (Figuras 22.10 e 22.11). A pele suprajacente costuma ser normal, mas, quando comprimida contra o tumor, costuma adquirir aspecto semelhante à casca de laranja. Esse achado favorece o diagnóstico do lipoma e é mais encontrado nas lesões de consistência mais amolecida.

Em determinados locais (p. ex., região dorsal do pescoço) pode apresentar-se endurecido, como consequência de maior quantidade de tecido fibroso e formação de cápsula bem definida e/ou existência de aderências aos tecidos circunvizinhos.

Raramente produz sintomas, que, quando presentes, limitam-se à dor discreta ou ao aumento da sensibilidade local. Quando muito volumoso, costuma causar desconforto e/ou comprimir estruturas adjacentes.

Lipomas solitários predominam em mulheres, enquanto os múltiplos são mais comuns em homens.

A lipomatose múltipla hereditária (Figura 22.12) é condição autossômica dominante, mais encontrada em indivíduos do gênero masculino, que se caracteriza pela presença generalizada de lipomas simétricos, predominantemente nas regiões do tronco e extremidades.[19]

A lipomatose pode também estar associada à síndrome de Gardner.

A doença de Madelung, por sua vez, caracteriza-se pela presença de lipomatose simétrica benigna, que acomete as regiões da cabeça, pescoço, ombros e porção proximal das extremidades, principalmente em homens alcoólatras. Eventualmente, essa condição pode evoluir com disfagia, obstrução respiratória e, até mesmo, morte súbita.[20]

Do ponto de vista histopatológico, os lipomas são compostos por adipócitos maduros, distribuídos em lóbulos, muitos dos quais são circundados por cápsula fibrosa. Ocasionalmente, lesões não encapsuladas podem

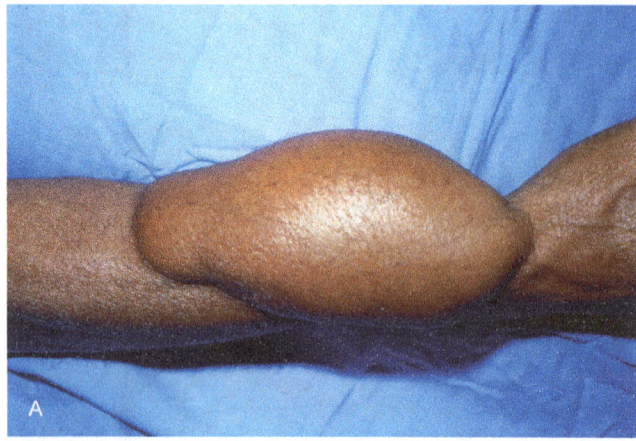 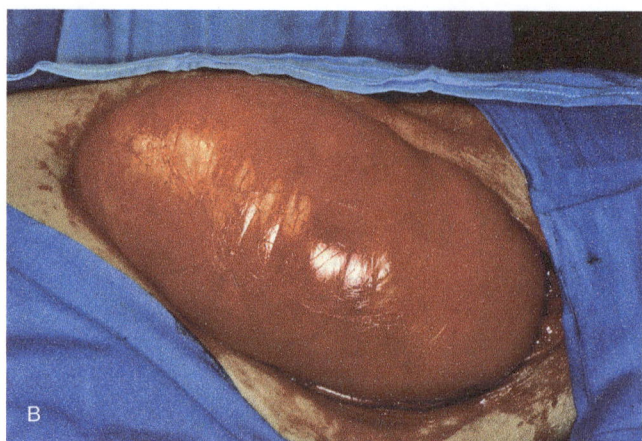

Figura 22.9 Lipoma em membro superior. (**A**) Aspecto clínico. (**B**) Aspecto intraoperatório.

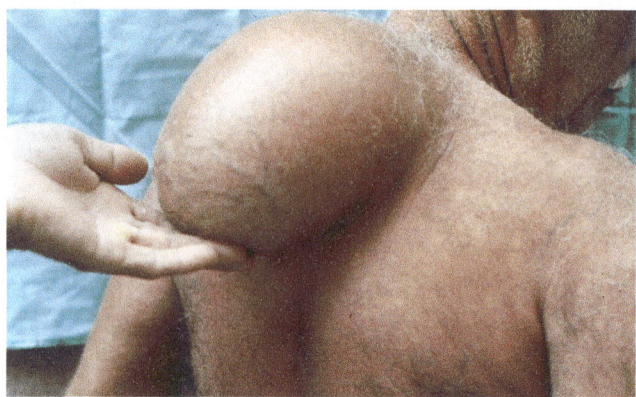

Figura 22.10 Lipoma gigante na região dorsal.

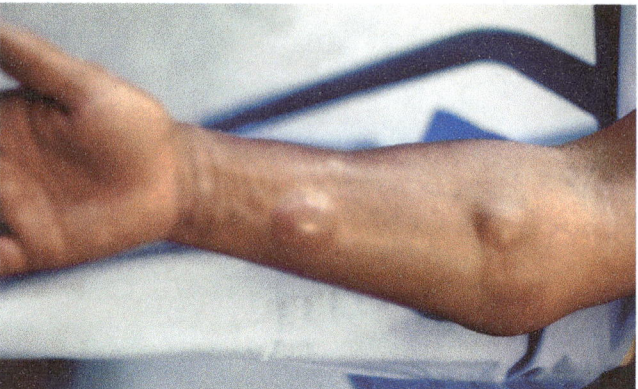

Figura 22.12 Lipomatose múltipla hereditária.

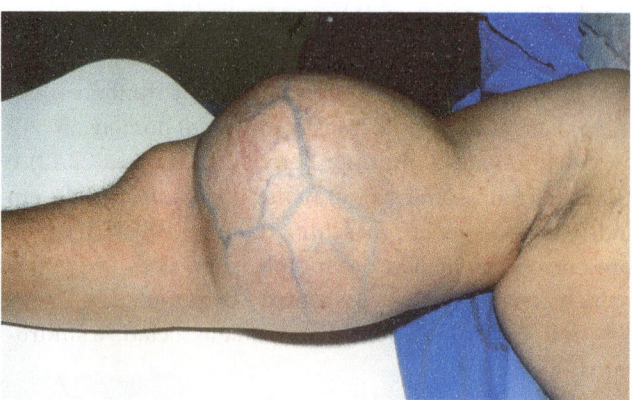

Figura 22.11 Lipoma gigante no braço D.

infiltrar em músculos, caracterizando os chamados lipomas infiltrativos.

Alguns tipos de variação de lipomas têm sido descritos, incluindo os angiolipomas (costumam ser dolorosos), os lipomas pleomórficos (acometem indivíduos mais idosos), os adenolipomas (presença de células sudoríparas écrinas no tecido gorduroso) e os lipomas de *células alongadas*.[17]

A adipose dolorosa (doença de Dercum), por sua vez, é rara e caracterizada pela presença irregular de lipomas dolorosos mais frequentemente localizados no tronco, ombros, braços, antebraços e pernas.[17] É 5 vezes mais comum em mulheres de meia-idade e acompanha-se de astenia e distúrbios psíquicos.

O lipossarcoma é condição maligna rara e pode ocorrer em lesão com aspecto de lipoma benigno. Predomina nas regiões dos ombros, retroperitônio e membros inferiores. Por esse motivo, alguns autores recomendam sempre a exérese cirúrgica dos lipomas, especialmente naqueles de crescimento rápido.[17] Em caso de dúvida, a ressonância magnética pode auxiliar no diagnóstico diferencial.[21,22]

O tratamento envolve técnicas não ablativas e ablativas.

Entre as técnicas não ablativas, destacam-se a injeção de esteroides e a lipoaspiração.

A injeção de esteroides resulta em atrofia do tecido gorduroso, com consequente diminuição ou, mais raramente, desaparecimento do lipoma. Está indicada preferencialmente nas lesões menores que 1 cm de diâmetro.[17]

Envolve a injeção de volumes iguais de lidocaína a 1% e de triancinolona na dose de 10 mg/mL. A solução é injetada no centro da lesão e pode ser repetida, caso necessário, em intervalos de 30 dias. O volume da solução a ser injetada depende do tamanho do lipoma, variando de 1 mL a 3 mL. A resposta ocorre, geralmente, após 3 a 4 semanas. A injeção no centro da lesão é importante para evitar complicações, que costumam ser raras.

A **lipoaspiração** está indicada principalmente para os lipomas localizados em áreas cuja cicatriz pós-ressecção deve ser evitada.[17] Sabe-se, no entanto, que a eliminação completa do tumor, por meio dessa técnica, costuma ser difícil. O procedimento pode ser realizado sob anestesia local, usando agulha 16G e seringa calibrosa (50 mL).

A **ressecção cirúrgica** é o tratamento de escolha e o que fornece melhores resultados. Lesões menores podem ser removidas por enucleação após anestesia local. Caso contrário, ressecção cirúrgica mais extensa pode ser necessária. Mesmo nesses casos, a maioria pode ser retirada sob anestesia local e em regime ambulatorial. Após a remoção, e dependendo do volume do tumor, pode restar uma loja que, funcionando como espaço morto, servirá para acúmulo de sangue e serosidades. Esse espaço deve ser obliterado por sutura dos planos circunjacentes. Após sutura da pele, realiza-se curativo compressivo. A peça cirúrgica deve ser enviada, obrigatoriamente, para exame histopatológico.

As complicações cirúrgicas mais frequentes incluem infecção local, formação de hematoma, equimose e seroma. Mais raramente outras complicações têm sido relatadas, incluindo lesões nervosas (parestesia) ou vasculares, embolia gordurosa, entre outras.

Tecido Vascular

Granuloma piogênico (granuloma telangiectásico, hemangioma capilar lobular ou angioma de granulação)

Tumor benigno vascular adquirido, relativamente frequente, que acomete pele e mucosa, sobretudo da região periungueal e/ou leito ungueal (Figura 22.13). Outras regiões acometidas incluem gengiva, lábios, língua, mucosa oral, palato, extremidades dos dedos, dobras ungueais, couro cabeludo, pênis etc.

Geralmente é uma tumoração pequena, com diâmetro variando em torno de 1 cm. Lesões maiores são menos frequentes.

A lesão é sólida, vegetante, pedunculada ou séssil, friável, íntegra ou exulcerada, recoberta por crosta, que costuma sangrar ao menor traumatismo. É geralmente única e apresenta, quase sempre, forma globosa ou polipoide e coloração vermelho-viva ou arroxeada com aspecto semelhante ao de uma framboesa (Figura 22.14).

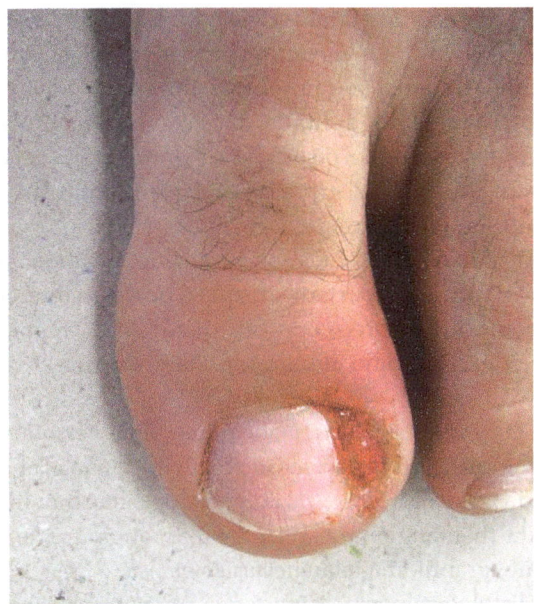

Figura 22.13 Granuloma piogênico em caso de unha encravada.

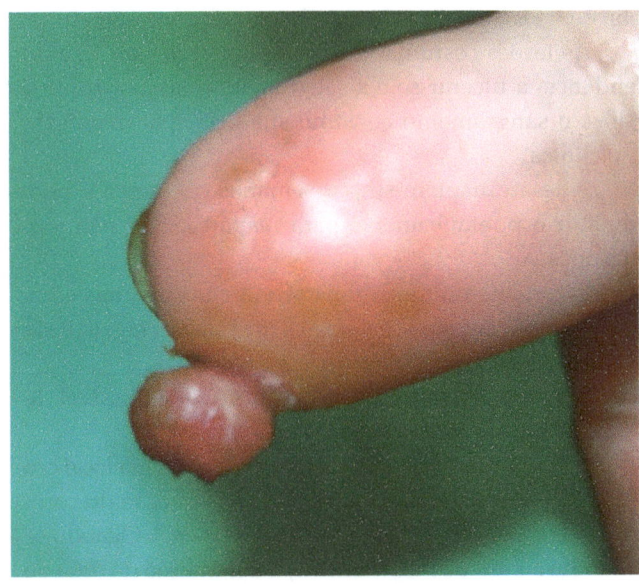

Figura 22.14 Granuloma piogênico: aspecto clínico.

Eventualmente podem ocorrer múltiplas lesões simultâneas, e, nessas circunstâncias, a lesão principal é circundada por várias e pequenas lesões satélites (menores que 5 mm de diâmetro).[24]

Pode aparecer em qualquer idade ou sexo, porém é mais comum em crianças, jovens e mulheres (efeitos hormonais?).

Sua patogênese não está ainda bem definida. Mecanismos envolvidos incluem traumatismo local, infecção, uso de drogas e hormônios sexuais associados à gravidez, assim como a produção de fatores de crescimento e superexpressão dos fatores de transcrição ATF2 fosforilada e STAT3.[25-28] Os medicamentos envolvidos incluem acitretina (tratamento da psoríase), antirretrovirais, cetuximab, capecitabina, gefitinib, docetaxel, entre outras.

A presença de corpo estranho é outro fator a ser considerado, devendo ser pesquisada principalmente nos casos de lesões recorrentes.[29]

Teorias mais recentes sugerem o mecanismo reativo como fator mais importante do que o processo infeccioso ou neoplásico.[30] Parece coexistir distúrbio na regulação da angiogênese como mecanismo comum de desenvolvimento da lesão.[31]

O termo piogênico é inadequado, uma vez que essa condição não produz secreção purulenta e não está relacionada com a infecção, razão pela qual sua sinonímia é variada (hemangioma capilar lobular, angioma de granulação, granuloma telangiectásico etc.).

Histologicamente, caracteriza-se por proliferação vascular, tecido de granulação e infiltrado inflamatório crônico. Quando ulcerada, a superfície da lesão é recoberta por fibrina. Lesões antigas podem apresentar áreas de fibrose.[28] Os linfócitos são as células mais representativas.

As lesões costumam ser indolores, mas apresentam tendência a ulcerar-se e a sangrar por qualquer trauma. Aliás, o sangramento constitui sua principal manifestação clínica.

A lesão mantém-se por semanas ou meses e pode involuir espontaneamente para reaparecer ou não tempos após.

O tratamento inclui uma série de opções, tais como uso de medicamentos, exérese cirúrgica, curetagem e eletrocauterização, crioterapia e laserterapia.

A opção terapêutica deve, sempre que possível, levar em consideração a causa.

Se o granuloma piogênico é devido a trauma local crônico, a primeira opção é evitá-lo (p. ex., remoção do corpo estranho, cantoplastia na unha encravada etc.). Quando secundário ao uso de medicamento, a diminuição da dose ou, se possível, a interrupção do uso fornece ótimo resultado.

Estudos recentes têm demonstrado que a aplicação tópica de imiquimod creme (5%) fornece bons resultados, com desaparecimento da lesão após 2 a 14 semanas.[32]

A curetagem (seguida de eletrocauterização) e a ressecção cirúrgica (tratamento padrão) são as opções mais utilizadas. Esta última é a preferida por causa do menor índice de recidiva.[24] Ela apresenta ainda, como vantagem, a obtenção de material para exame histopatológico. Sabe-se que o granuloma piogênico pode ser confundido com outras lesões (nevo de Spitz, melanoma amelanótico, sarcoma de Kaposi, CEC, verrugas comuns etc.) cujos diagnósticos são compulsórios por causa do prognóstico e da orientação terapêutica.

Após a remoção cirúrgica, é comum ocorrer sangramento do leito residual. Este pode ser facilmente controlado por simples compressão local e/ou pela associação de eletrocauterização ou quimiocauterização (nitrato de prata) da base.

A criocirurgia constitui outra alternativa. Deve-se utilizar sonda de ponta fechada com diâmetro aproximadamente igual ao da lesão.

O uso de *laser* (CO_2 ou vascular de onda contínua), por sua vez, fornece excelentes resultados, com efeito estético satisfatório.[24]

Linfangiomas

Consistem em erro de desenvolvimento decorrente de excesso de tecido linfático. São classificados em três tipos: linfangioma cístico (higroma cístico), simples e cavernoso. Alguns autores consideram as formas circunscrita e progressiva. Atualmente existe tendência (baseando-se na profundidade e tamanho da lesão) de classificar os linfangiomas em dois grupos principais, isto é, superficiais e profundos. Os primeiros incluem os linfangiomas circunscritos, enquanto os segundos, os cavernosos e os higromas císticos. Assim como os hemangiomas, os linfangiomas são considerados malformações vasculares.[33-35]

O *higroma cístico* (tumor contendo água, em grego) constitui o tipo mais frequente de linfangioma. Mesmo assim, trata-se de lesão relativamente rara, diagnosticada quase sempre em recém-nascidos ou em crianças com menos de 2 anos de idade. Está presente, ao nascimento, em mais de 50% dos casos.[34] Acredita-se, atualmente, que o higroma cístico represente variação aneurismática do linfangioma cavernoso.

Localiza-se, de preferência, na região cervical, no triângulo posterior do pescoço (Figuras 22.15 e 22.16) e na face, mas pode afetar as axilas, tórax, regiões inguinal e sublingual. Outras localizações menos comuns têm sido relatadas, incluindo vísceras abdominais (fígado, rins, baço, intestino), escroto, região lombar etc.[36,37]

Na maioria dos casos (em torno de 80%), a localização é na região cervicofacial, devendo ser considerado como primeiro diagnóstico das lesões císticas cervicais que aparecem ao nascimento.

É importante salientar que 90% dos higromas císticos aparecem antes dos 2 anos de idade.[35] Entretanto, o aparecimento espontâneo na adolescência ou idade adulta pode ocorrer.

A apresentação usual é de massa não dolorosa, de consistência cística, que gera grande preocupação nos parentes pelo seu aspecto. Outras manifestações dependem da localização e/ou de complicações da lesão (geralmente volumosas), incluindo distúrbio respiratório, dificuldades de alimentação, febre, infecção e crescimento rápido.

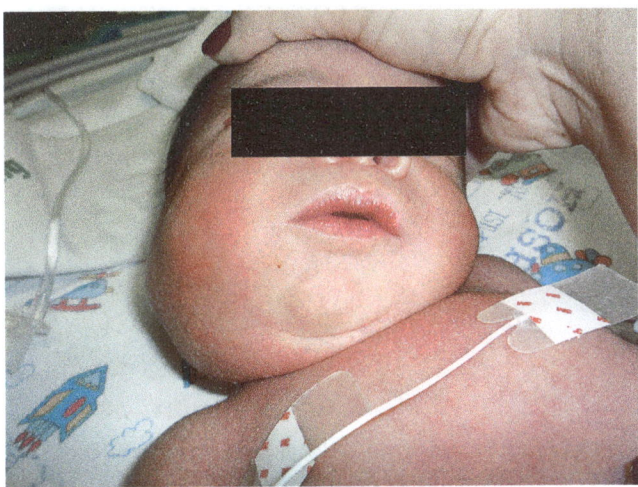

Figura 22.15 Higroma cístico cervical. (Cortesia do Prof. Clécio Piçarro.)

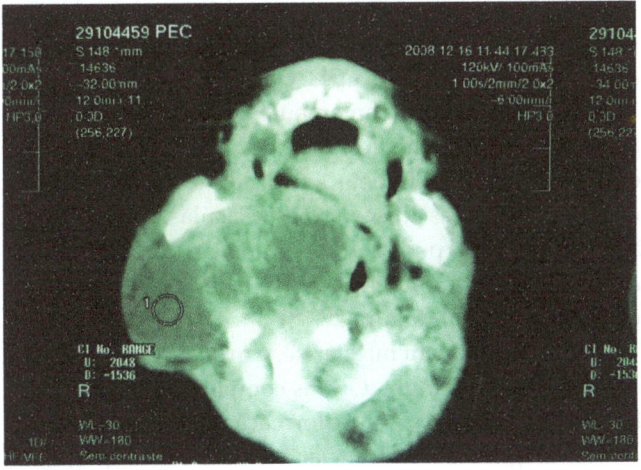

Figura 22.16 Higroma cístico: aspecto tomográfico. (Cortesia do Prof. Clésio Piçarro.)

Ao exame clínico, apresenta-se como lesão elástica, compressível, não dolorosa, transiluminável e sem nenhum sopro vascular perceptível.

A ultrassonografia revela lesão multicística com septos internos e ausência de fluxo sanguíneo no seu interior (ao Doppler).

Merece destaque o diagnóstico ultrassonográfico pré-natal do higroma cístico. Essa malformação é comumente localizada na região nucal. Outras localizações menos comuns, nessas circunstâncias, incluem região axilar (20%) e mediastino, retroperitônio, vísceras abdominais, região inguinal, ossos e escroto (5%). Ultrassonograficamente, o aspecto pré-natal é de massa cística multisseptada, paredes finas que, eventualmente, pode apresentar textura mais complexa, com componentes sólidos e císticos. Outras anomalias podem coexistir em torno de 62% dos casos (síndrome de Turner, síndrome de Down, trissomia 13 ou 18, síndrome de Noonan etc.).[35,38,39]

Tomografia computadorizada (TC) e ressonância magnética são muito úteis, principalmente para definir a extensão da lesão e sua associação com nervos e vasos, especialmente nos casos com indicação de tratamento cirúrgico.[35,38]

Quando aspirada, a secreção intracística pode ter aspecto leitoso, seroso, serossanguinolento ou cor de palha.

Eventualmente, pode ser necessária biópsia incisional para o diagnóstico de lesões que ocorram em locais incomuns, tais como laringe, cavidade oral e órbita.

As principais complicações dos higromas císticos incluem infecção (a lesão aumenta de tamanho e torna-se quente, dolorosa, opaca à transiluminação, hiperemiada, e o paciente apresenta-se febril), que pode evoluir para formação de abscesso (exigindo drenagem); sangramento (aumento de tensão e endurecimento); ruptura espontânea; dificuldades respiratórias e disfagia, entre outras.[35]

O tratamento de escolha é a *ressecção cirúrgica*, mas outras modalidades terapêuticas têm sido descritas, incluindo escleroterapia, drenagem simples, aspiração, radioterapia, laserterapia, ablação por radiofrequência e cauterização.[35]

As indicações para tratamento incluem as complicações, aumento progressivo e/ou rápido de tamanho, além dos aspectos estéticos.

Distúrbios respiratórios (dispneia) graves podem exigir traqueostomia (por compressão traqueal ou linfangioma traqueal).

A regressão parcial ou total da lesão, embora rara, não pode ser ignorada, sendo observada em cerca de 6% dos casos.[34] Eventualmente, ela pode ocorrer após episódio de infecção do tumor.[34]

A ressecção cirúrgica habitualmente exige internação hospitalar e costuma ser procedimento complexo, tendo em vista envolvimento de estruturas profundas e vitais (vasos, pleura, órgãos adjacentes, nervos etc.).

O índice de recidiva (em torno de 20% a 27%) é elevado, mesmo após a aparente retirada de todo o tumor.[34,35]

A mortalidade cirúrgica, nos casos complexos, varia de 2% a 6%.[34] Lesões intracavitárias são também preferencialmente tratadas por ressecção cirúrgica.[40]

A *aspiração* pode ser usada como medida temporária para reduzir o tamanho da lesão, principalmente nos casos de compressão das vias respiratórias e/ou digestivas.

A *escleroterapia* por meio da injeção intralesional de bleomicina está indicada em pacientes com grandes massas císticas e invasão extensa, com o objetivo de reduzir o risco de lesão a órgãos vitais. Eventualmente, pode ser tentada como terapêutica primária. O medicamento é injetado no interior da lesão, na dose de 0,3 mg/kg a 0,6 mg/kg por sessão: alguns autores consideram o tamanho da lesão, e não o peso do paciente, para o cálculo da dose a ser administrada. A injeção pode ser repetida em intervalos de duas a seis semanas. Habitualmente, três a seis sessões são suficientes. Respostas excelentes (resolução clínica completa) têm sido obtidas em até 50% dos casos. A redução parcial (maior que 50%) é observada em cerca de 35% dos casos, enquanto redução insuficiente (menor que 50%) ocorre em menos de 20% dos pacientes.[33] Reações indesejáveis (febre, hiperemia e dor no local da injeção) são observadas em cerca de 40% dos casos. Reações fatais, embora raras, foram relatadas.[33]

O OK432 foi usado como agente esclerosante, com resultados iniciais mais satisfatórios que os obtidos com a bleomicina.[41]

A *ablação por radiofrequência* ou *excisão por laser* foram introduzidas recentemente, com resultados promissores em pacientes selecionados.[35,42]

O *linfangioma circunscrito* (LC) apresenta-se como pequenas vesículas translúcidas, de tamanho variável (2 mm a 4 mm), de coloração rósea, avermelhada ou escura, que conferem à pele aspecto semelhante ao da pele de sapo (Figura 22.17). As vesículas tendem a aumentar em número e tamanho, e podem romper-se, provocando sangramento ou drenagem.[43] Os vasos linfáticos subjacentes ocupam a derme papilar, conferindo às vesículas aspecto sacular.

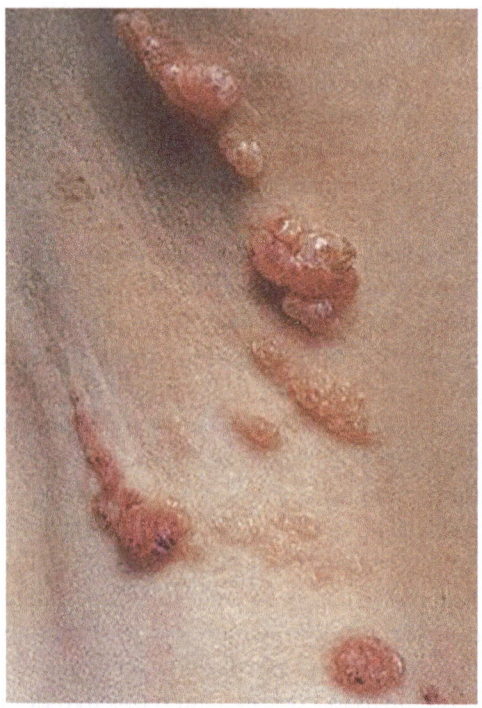

Figura 22.17 Linfangioma circunscrito.

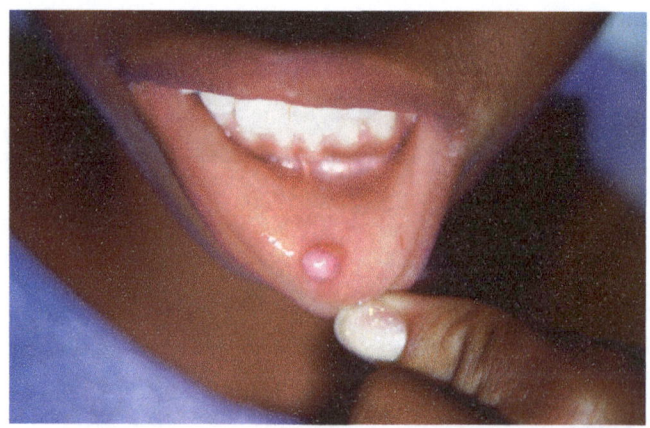

Figura 22.18 Linfangioma localizado em lábio inferior.

Os locais mais acometidos incluem extremidades proximais, tronco, axila, cavidade oral (sobretudo a língua) e, menos frequentemente, pênis, vulva e escroto.

Peachey e Lever[43,44] dividem o LC em dois subgrupos: clássico e localizado. A *forma clássica* apresenta-se ao nascimento ou logo após com tamanho superior a 1 cm. Ocorre, predominantemente, na parte proximal dos membros (especialmente braço e axila), tórax adjacente e região escapular. Edema localizado é frequentemente detectado em áreas adjacentes às vesículas. A *forma localizada*, por sua vez, pode ser observada em qualquer idade, apresenta diâmetro inferior a 1 cm e pode ser encontrada em qualquer local (Figura 22.18).

As lesões podem infectar-se, e o *Staphylococcus aureus* é o agente mais comum. Outras complicações incluem celulite e sangramento. A transformação maligna é rara.

O diagnóstico diferencial inclui as linfangiectasias, o carcinoma telangiectoide, os hemangiomas, o molusco contagioso, o angioceratoma e o linfangioendotelioma, entre outros.

A *ressecção cirúrgica* é o tratamento de escolha e visa remover a(s) lesão(ões) com o objetivo de evitar recidiva. A ressecção deve interessar a espessura total da pele e do tecido subcutâneo até a fáscia subjacente. Essa conduta elimina as cisternas linfáticas hipertrofiadas anormais que servem como sítios de recorrência. Quando confinada à derme superficial, a malformação responde melhor e de modo mais duradouro à ressecção cirúrgica. O índice de recidiva é inferior a 25%.[45] A ressonância magnética está indicada, no pré-operatório, para determinar a extensão do LC, facilitando a excisão cirúrgica completa.[43]

Outras formas de tratamento, incluindo a crioterapia, escleroterapia (OK-432), cauterização e laserterapia (CO_2), têm sido utilizadas, com bons resultados. São indicadas, principalmente, como tratamento paliativo ou quando a ressecção cirúrgica é inaceitável.

Hemangiomas e malformações vasculares

Mulliken e Glowacki,[46] em 1982, propuseram uma classificação biológica para diferenciar os hemangiomas das malformações vasculares. De acordo com essa classificação, os hemangiomas são tumores caracterizados por hiperplasia celular nos quais ocorre aumento do *turnover* de células endoteliais, mastócitos, macrófagos e fibroblastos. As malformações vasculares não são neoplasias verdadeiras, pois exibem taxa normal de *turnover* endotelial. São congênitas e constituem erros de morfogênese vascular.

Os hemangiomas não costumam estar presentes ao nascimento, mas crescem no espaço de 10 a 12 meses por hiperplasia, involuindo progressivamente por até 12 anos. Sua incidência alcança até 12% dos recém-nascidos, e predominam em mulheres.[47] Hemangiomas congênitos e que não involuem são entidades raras.

As malformações vasculares, por sua vez, são menos frequentes que os hemangiomas, estão sempre presentes ao nascimento, crescem por hipertrofia e não involuem. Derivam dos capilares embrionários, venosos, arteriais, dos canais linfáticos ou da combinação deles.[47]

Atualmente existe tendência a classificar os hemangiomas em infantil, congênito, hemangioendotelioma kaposiforme e granuloma piogênico. Estes devem ser diferenciados das malformações vasculares, cujos representantes principais são a mancha em vinho do Porto e o hemangioma cavernoso.[48,49]

Do ponto de vista prático, consideraremos, neste capítulo, as quatro lesões de maior interesse em cirurgia ambulatorial, a saber:

- Mancha em vinho do Porto (malformação vascular)
- Hemangioma senil
- Hemangiomas infantis
- Hemangioma cavernoso (malformação vascular)

Mancha em vinho do Porto. É também chamada, impropriamente, de hemangioma capilar. Trata-se de lesão não involutiva, de limites bem-definidos, sendo considerada a malformação vascular mais comum. Sua localização mais frequente é a cabeça e o pescoço, onde se distribui em áreas inervadas por um ou mais ramos do trigêmeo. A lesão é de cor rósea ao nascimento e escurece com o passar dos anos, até atingir coloração vinhosa. É normalmente unilateral e termina abruptamente na linha média da cabeça (Figura 22.19). Sua incidência é de 0,3% a 0,6% em crianças. É aparente ao nascimento e cresce de modo proporcional ao desenvolvimento do paciente. Pode tornar-se elevada com o passar dos anos.

Quando localizada na região dorsal do pescoço, é denominada de *erytema nuchae* (Figura 22.20), e usual-

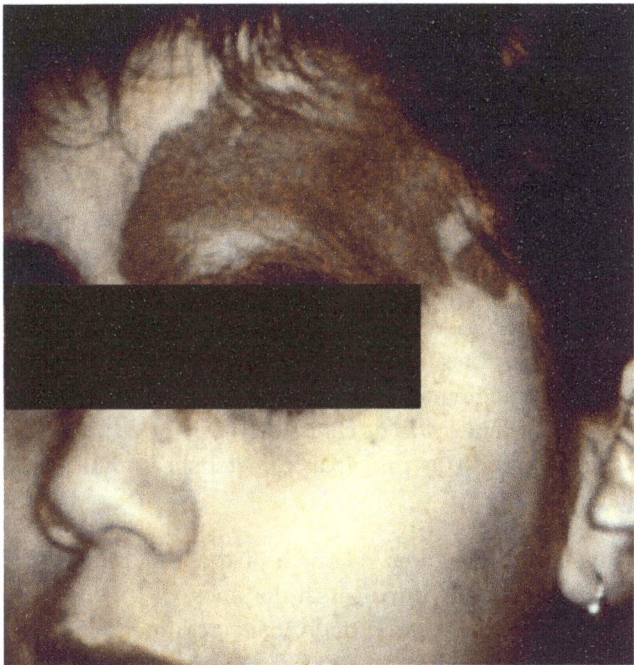

Figura 22.19 Mancha em vinho do Porto.

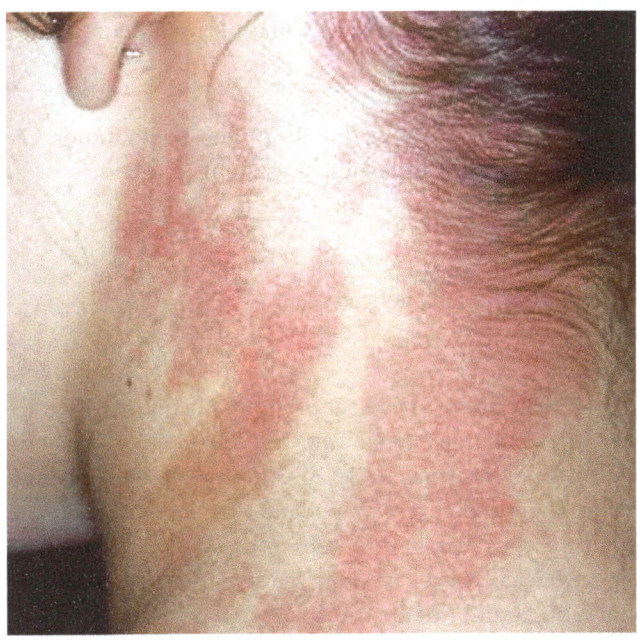

Figura 22.20 *Erytema nuchae.*

mente involui em sua quase totalidade dentro do primeiro ano de vida. Esse tipo de lesão, segundo vários autores, deve ser distinguido da mancha em vinho do Porto. Segundo eles, o *erytema nuchae* é provavelmente mais um fenômeno de vasodilatação que ocorre na criança do que uma lesão dermatopatológica.

Histologicamente, a mancha em vinho do Porto é formada por conglomerado de capilares dérmicos. Podem estar presentes formas associadas, isto é, lesões cavernosas junto às lesões capilares. Associações com fístulas arteriovenosas também são descritas, devendo ser pesquisadas nesses pacientes.

Duas síndromes clínicas têm sido relatadas em indivíduos com esse tipo de lesão na face. Na síndrome de Sturge-Weber, a lesão facial estaria associada a um glaucoma ipsilateral, hemangioma das leptomeninges cerebrais, convulsão focal contralateral ou hemiplegia e grau variado de retardo mental. Na doença de von Hippel-Lindau, ocorreria associação com ataxia secundária a hemangioma cerebelar e angioma da retina. Felizmente, as duas síndromes são bastante raras na clínica diária.

Resumindo, as principais características clínicas incluem:

1. Nenhum relevo em relação à pele normal. Pode tornar-se elevada com o passar dos anos.
2. Cresce somente em proporção ao crescimento do corpo, cobrindo percentualmente a mesma área.
3. Não tem tendência à regressão.
4. Apresenta-se como mancha avermelhada (vinhosa), limites mais ou menos nítidos e contornos regulares.
5. Usualmente unilateral, termina abruptamente na linha média.

O *tratamento* é difícil devido à extensão do tumor. Os seguintes recursos terapêuticos estão disponíveis:

- Cirurgia
- Tatuagem
- Camuflagem cosmética
- *Laser*

A cirurgia só deverá ser programada quando se estiver seguro de que ela não trará mais sequelas ao paciente do que as próprias da lesão. Atualmente ela constitui procedimento de exceção, podendo ser indicada nas pequenas lesões (raras) ou lesões antigas que se tornaram hipertróficas. A exérese deve ser seguida de sutura primária ou algum tipo de transplante. Nas lesões extensas, deve-se procurar outra alternativa terapêutica.

A tatuagem é uma técnica de dissimular a malformação. Tem, como vantagem, ser praticamente desprovida de risco. Para a realização do método, é importante conhecer em que nível do derma está localizado o hemangioma: subepidérmico, dérmico ou subdérmico. Os dois últimos (85% dos casos) são passíveis desse tratamento. Quando a lesão é muito superficial, o tratamento está contraindicado. O fato é justificado porque, nos tumores superficiais, os vasos também o são, e os pigmentos não fixam, sendo levados pela corrente sanguínea. Atual-

mente, com o advento da *laserterapia*, o uso da tatuagem vem sendo abandonado.

A camuflagem cosmética permanece sendo a proposição prática mais simples. Está indicada sobretudo para os pacientes que não quiseram submeter-se ao *laser*. O profissional especializado consegue achar o tom adequado para cada paciente, valendo-se de produtos cosméticos como Covermark® ou Dermablend®. Esses produtos são resistentes à água e fornecem algum grau de proteção solar.

A cirurgia com *laser* representa, atualmente, a primeira opção terapêutica. O *laser* pulsátil (*flashlamp-pumped pulsed dye laser*) foi desenvolvido e aprovado no tratamento dessas lesões.[50] A especificidade desse equipamento permite tratamento preciso, com destruição mínima. A cicatriz é desprezível porque a epiderme permanece intacta. A dor é tolerável. Alguns pacientes (sobretudo crianças) necessitam de alguma forma de sedação ou anestesia. Costumam ocorrer alterações pós-operatórias significativas decorrentes da lesão de vasos sanguíneos. Essas alterações desaparecem em 2 semanas. Bons resultados são descritos em até 94% dos casos.[51] O número de sessões necessárias para completar o tratamento é variável e depende do tamanho da lesão. Normalmente são necessárias de quatro a oito sessões, com intervalo de 2 a 3 meses. Por causa disso, muitos pacientes aceitam clareamento parcial da lesão, dispensando sessões futuras. Pacientes portadores de lesões muito pigmentadas podem não apresentar resposta muito satisfatória porque o pigmento bloqueia a absorção de uma fração da luz amarela endereçada à anomalia vascular subjacente. Durante a aplicação, é obrigatório o uso de protetor ocular para evitar danos irreversíveis à retina. Não têm sido relatadas recidivas com esse tipo de laser.

O *laser* de argônio apresenta alguma especificidade para a oxi-hemoglobina, mas produz lesão térmica e aparecimento de cicatriz inestética em 10% a 30% das crianças. Esse *laser* permanece útil para adultos ou portadores de lesões mais escuras e nodulares. Mais detalhes são encontrados no Capítulo 17.

Hemangioma senil (em cereja ou de Campbell de Morgan). São lesões extremamente frequentes, em geral múltiplas, que predominam no tronco, onde se apresentam como máculas ou pequenas pápulas vermelhas ou purpúreas (Figura 22.21).

As lesões podem ser puntiformes (diminutas máculas vermelhas em ponta de alfinete) ou apresentar-se como pápulas individualizadas vermelhas e de superfície lisa.[52] Predominam após os 40 anos. Do ponto de vista histológico, trata-se de hemangioma capilar simples.

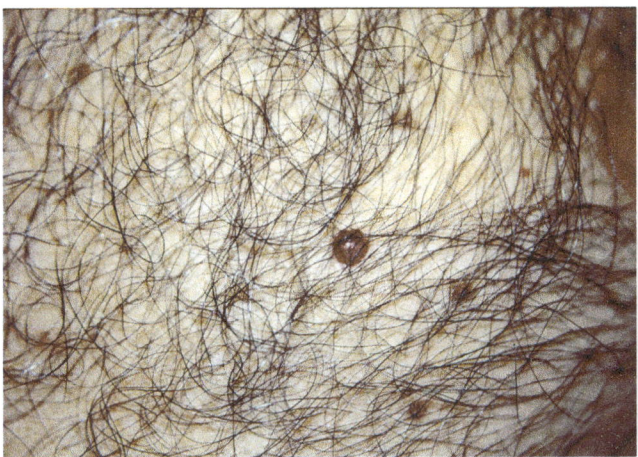

Figura 22.21 Hemangioma senil.

Assintomáticas, essas lesões não têm importância médica e dispensam qualquer tipo de tratamento. Eventualmente podem ser cauterizadas.

Hemangiomas infantis. São os tumores mais comuns da infância, representando menos de 33% das lesões vasculares presentes ao nascimento. Desse modo, é mais provável que uma lesão vascular completamente formada em recém-nascido seja uma malformação vascular. Por outro lado, lesões que se desenvolvem no período neonatal mais provavelmente são hemangiomas.[48,49]

O aspecto de um hemangioma emergente pode ser o de uma mácula eritematosa ou telangiectasia localizada circundada por halo pálido. Após 1 a 2 semanas, a tumoração começa a crescer, adquirindo coloração vermelho-viva (Figura 22.22). O crescimento (fase proliferativa) costuma continuar até os 6 meses ou 1 ano de vida para então se tornar estacionário. Após o período proliferati-

vo, o crescimento do tumor é proporcional ao da criança. Ocasionalmente, entretanto, a lesão pode apresentar-se já formada ao nascimento.

Hemangiomas mais profundos (originários da derme, tecido adiposo subcutâneo ou músculo) podem não se manifestar até alguns meses de vida, quando então se tornam suficientemente grandes para provocar deformidade visível.

A fase estacionária dura de 1 a 2 anos, iniciando-se, a seguir, a fase de regressão (Figura 22.23). Na fase involutiva, o tumor diminui gradualmente de consistência, e a superfície brilhante adquire matiz purpúreo apagado. Mais tarde, a superfície da lesão adquire tonalidade acinzentada, que se espalha do centro para a periferia. Ao redor dos 5 anos de idade, a cor vermelha desaparece na maioria dos casos. A resolução completa da lesão ocorre, em 50% dos casos, em torno dos 5 anos e 70% aos 7 anos. As demais lesões continuam a regredir até a idade de 10 a 12 anos. A pele residual costuma exibir atrofia leve, rugas e é ligeiramente mais pálida que a pele circunjacente. Alguns vasos cutâneos telangiectásicos podem permanecer. Cerca de 10% dos hemangiomas não regridem com-

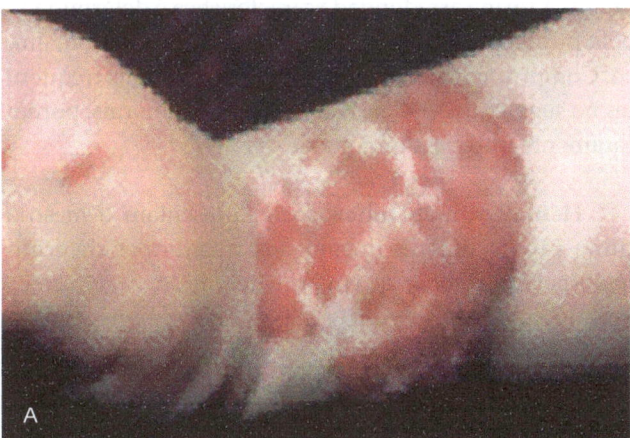

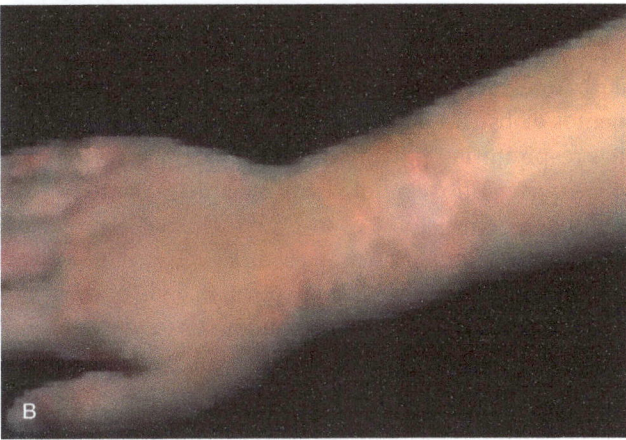

Figura 22.23 Hemangioma infantil: fases proliferativa (**A**) e após regressão (**B**). (Extraído de Redondo P.[47])

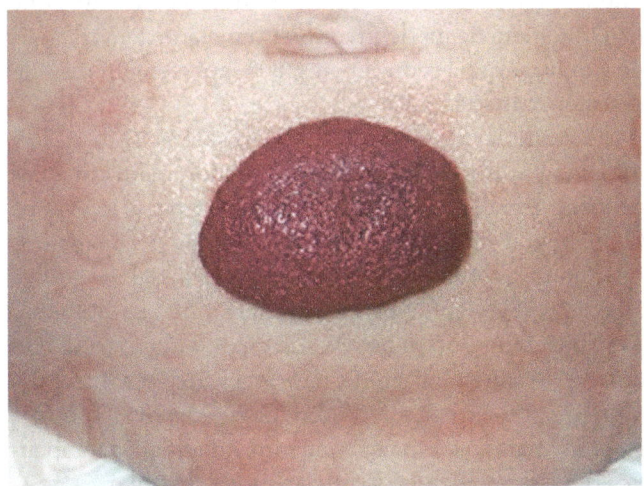

Figura 22.22 Hemangioma infantil (fase proliferativa).

pletamente. Alguns exibem cicatrizes, pele redundante e fibrose. As complicações podem ocorrer.

Durante sua evolução, as lesões são firmes, avermelhadas e não podem ser esvaziadas de sangue quando comprimidas. Entretanto, nem todas as lesões com esse aspecto são hemangiomas. Malformações venosas, capilares ou linfático-venosas podem assemelhar-se clinicamente.

Ocorrem mais frequentemente em mulheres (3:1) brancas, em uma incidência de 1,1% a 2,6%. A incidência é maior em recém-nascidos de baixo peso (menos de 1.000 g).[49]

A localização mais comum é nas regiões da cabeça e pescoço (60%), seguidas do tronco (25%) e extremidades (15%). As lesões são únicas em 80% dos casos e múltiplas nos restantes (20%). Crianças com lesões múltiplas são suspeitas de serem portadoras de hemangiomas viscerais, que incluem, em ordem decrescente, fígado, pulmões e trato gastrintestinal.[49]

Hemangiomas fragiformes. O termo fragiforme, de origem latina (*fragus* – morango; *forme* – forma), foi criado para definir lesões cujo aspecto lembra o do morango. A forma arredondada característica é determinada pela proliferação celular a partir de um broto angiogênico. Comprometem pele e subcutâneo e são mais frequentes no segmento cefálico. São vinhosos e tumorais, porém raramente ultrapassam 5 cm de diâmetro.

Hemangiomas tuberosos. Apresentam o mesmo ritmo rápido de crescimento dos fragiformes determinado pela proliferação celular. Diferem dos fragiformes porque surgem a partir de vários brotos angiogênicos. Confluem-se ao progredirem, atingindo proporções variadas. Comprometem pele e subcutâneo e, raramente, estruturas profundas e ossos (Figura 22.24).

Durante os primeiros meses de vida, os pacientes portadores de hemangiomas tuberosos estão sujeitos a complicações, quando são chamados de hemangiomas alarmantes. As complicações incluem ulcerações, sangramentos e obstrução de estruturas vitais, como pálpebras, vias respiratórias, pavilhão auricular e região perineal.

O *diagnóstico* é clínico em mais de 90% dos casos e baseia-se na história e no exame físico. Lesões mais profundas costumam ser mais difíceis de diagnosticar porque são identificadas mais tardiamente que as superficiais e podem não revelar alterações cutâneas significativas. Casos duvidosos podem ser beneficiados com o uso da ultrassonografia associada ao Doppler. Nesses casos, as lesões apresentam-se como massas de tecido com fluxo rápido, resistência arterial diminuída e venosa aumentada.

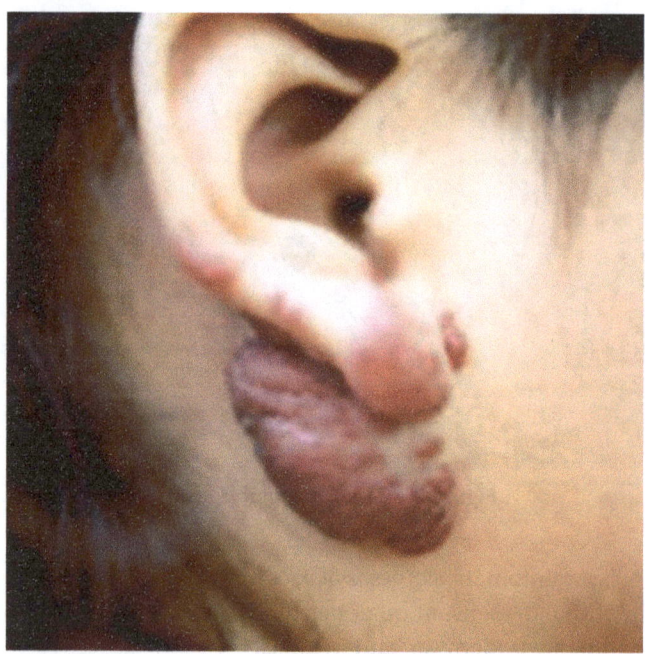

Figura 22.24 Hemangioma tuberoso (Extraído de Novaira O.).

A ressonância nuclear magnética é capaz de diferenciar as anomalias vasculares. Na fase proliferativa, os hemangiomas infantis são isointensos em T1, hiperintensos em T2 e aumentam com contraste. Apresentam-se como massa com vasos dilatados.

Na fase involutiva, identificam-se aumento do tecido adiposo e redução do número e do fluxo dos vasos.

A biópsia é raramente indicada, estando reservada para os casos duvidosos ou quando se suspeita de malignidade.

O *tratamento* é conservador na maioria dos casos, uma vez que 90% dos hemangiomas infantis são pequenos, localizados e não envolvem áreas importantes. Além disso, 60% involuem espontaneamente, com resultados estéticos e funcionais aceitáveis. Entretanto, dos 40% que não involuem de modo favorável, a metade demora mais de 6 anos para regredir. Destes, 80% apresentam resultado estético inaceitável.[48,49]

O tratamento deve levar em consideração esse fator máximo porque os hemangiomas predominam em áreas expostas como a face, onde o aspecto estético é relevante. O objetivo do tratamento visa à obtenção de resultados satisfatórios sob todos os pontos de vista. Sabe-se que a criança começa a desenvolver o senso de sua autoimagem por volta dos 30 aos 36 meses de vida, período no qual o hemangioma ainda não regrediu. Assim sendo, a principal controvérsia no tratamento dessas lesões diz respeito mais ao tempo em que uma intervenção terapêutica deve ser realizada do que ao modo de tratar.

As opções terapêuticas incluem observação, fotocoagulação a *laser*, tratamento medicamentoso, embolização, cirurgia ou terapêutica multimodal. Elas devem levar em consideração idade do paciente, estágio da lesão, aspectos anatômicos e funcionais.

Tratamento na fase proliferativa. A *observação vigiada* constitui a melhor opção, principalmente para lesões cosmeticamente aceitáveis e/ou localizadas em áreas com menores repercussões. O tamanho, isoladamente, não deve ser o único fator determinante na escolha terapêutica. A reavaliação periódica é compulsória nessa fase, principalmente quando as lesões acometem áreas funcionalmente sensíveis, como pálpebras ou vias respiratórias.

A *fotocoagulação a laser* não deve ser indicada nessa fase, uma vez que o *laser* penetra na derme apenas 0,75 mm a 1,2 mm, afetando apenas a porção superficial do tumor. Assim sendo, embora possa ocorrer diminuição do tumor, a involução não é acelerada. Ao contrário, aumentam os riscos de atrofia e de hipopigmentação da pele. Ulceração, dor, sangramento e cicatriz são outros inconvenientes.[48]

O entusiasmo inicial com essa terapêutica tem esbarrado nessas limitações.

O *laser* pulsátil, entretanto, pode exercer papel importante na presença de ulceração.[50] Essa complicação ocorre em 10% dos hemangiomas infantis na fase proliferativa. O *laser*, associado aos cuidados locais e, em alguns casos, a tratamento medicamentoso, promove cicatrização da úlcera após uma a duas aplicações.

O *tratamento medicamentoso* envolve a corticoterapia e, mais recentemente, o propranolol.

Os *corticoides* representam os medicamentos de primeira linha nos hemangiomas volumosos em fase proliferativa, que envolvem áreas com repercussões cosméticas que interferem com funções vitais e/ou que evoluem com complicações. O índice de resposta varia entre 70% e 90%.[51,52]

Os corticoides só são úteis nessa fase.

A dose recomendada é de 2 mg/kg a 5 mg/kg, por dia, de prednisona.[49] Na ausência de resposta, após 2 semanas, o medicamento deve ser suspenso e outras opções devem ser consideradas. Se, por outro lado, a resposta for adequada, a dosagem inicial deve ser mantida por 1 a 2 meses, sendo diminuída, nos próximos 2 meses, para a menor dosagem que mantenha a proliferação estacionada.

Assim sendo, a corticoterapia serve para retardar a proliferação até que o curso natural da involução inicie.

A injeção intralesional de corticoide (metilprednisona/betametasona) pode ser utilizada eventualmente no tratamento de lesões profundas em fase proliferativa localizadas em áreas perioculares.

O *propranolol* também tem mostrado ser eficaz. Metanálise recente[53] demonstrou que o medicamento é mais efetivo que os corticoides no tratamento de hemangiomas das vias respiratórias. A vasoconstrição e a redução da angiogênese seriam os principais mecanismos de ação. Esse medicamento pode ser usado em ambas as fases (proliferativa e involutiva). Deve ser administrado, via oral, na dose de 1 mg/kg a 3 mg/kg/dia, dividida em 3 tomadas. Os efeitos colaterais (hipoglicemia, hipercalemia, entre outros) costumam ser leves.

O *tratamento cirúrgico* deve levar em consideração:

1. São tumores sólidos.
2. Os vasos alimentadores isolados são facilmente controlados.
3. Existe plano de clivagem (ou pode ser criado).

Na fase proliferativa, o papel da cirurgia é limitado. O principal cenário inclui excisão completa de lesão facilmente acessível, ulcerada, em que um só procedimento é definitivo.[49] Lesões perioculares não responsivas a tratamento farmacológico podem também ser beneficiadas.

Tratamento na fase involutiva. O tratamento medicamentoso é limitado nessa fase, embora o propranolol (que induz apoptose) possa desempenhar algum papel. O *laser* pulsátil pode ser usado para tratar telangiectasias residuais e/ou restos de componentes superficiais resultantes da involução ou ressecção cirúrgica incompleta. O *laser* de CO_2 pode ser útil na correção dessas irregularidades residuais.

O tratamento cirúrgico, nessa fase, é o que fornece melhores resultados. Visa ressecar cicatrizes inestéticas e tumores residuais. O uso de anestésico local associado a vasoconstritor é recomendado. A dissecção e a ressecção com fechamento primário são, quase sempre, possíveis. O uso de técnicas reconstrutoras avançadas raramente é necessário.

Hemangioma cavernoso. Consiste numa proliferação de vasos formando verdadeiros lagos ou cavernas vasculares, de origem venosa ou mista (capilar e venosa). Não constitui hemangioma verdadeiro, mas uma malformação vascular (Figura 22.25).

Apresenta-se, normalmente, como tumefação lobulada, em alto relevo, de consistência mole e depressível. Uma vez encerrada a compressão, ele se torna novamente intumescido. A massa tem aspecto esponjoso e apresentação variada, podendo ser localizada ou complexa, envolvendo, eventualmente, múltiplos tecidos e órgãos. As malformações venosas apresentam cor azulada abaixo da pele ou mucosa, enquanto nas mistas predominam a tonalidade vermelho-escura e a purpúrea.

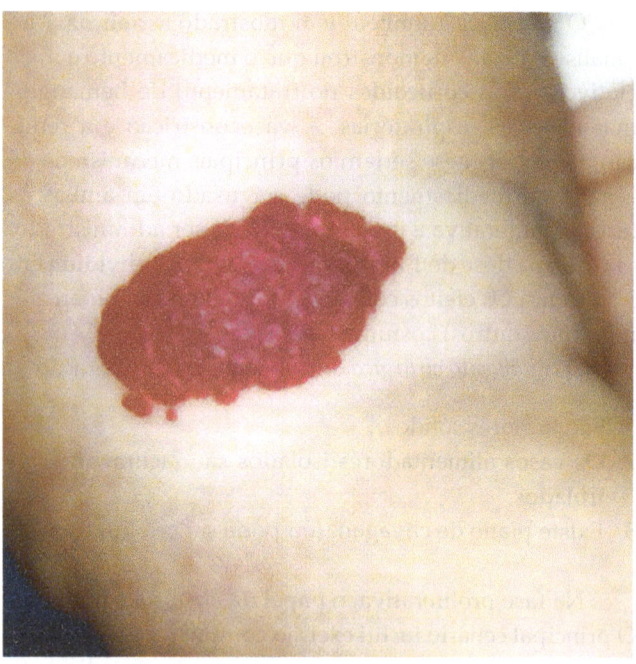

Figura 22.25 Hemangioma cavernoso.

Pode localizar-se em qualquer parte do corpo, mas predomina nas regiões cervical e cefálica. O tamanho varia de pequenas lesões numulares (Figura 22.26) até lesões extensas (Figura 22.27) que atingem grandes áreas corporais.

Do seu tamanho, localização e complexidade dependerão o prognóstico e a escolha do método terapêutico.

As complicações mais comuns são a flebotrombose (que se traduz clinicamente por dor e hipersensibilidade local) e a coagulopatia de consumo localizada ou generalizada secundária à estase no interior dos canais vasculares ectásicos.[48]

A evolução é variável. Pode apresentar-se estável por longo período ou crescer continuamente, invadindo as estruturas vizinhas. Não regridem e devem ser trata-

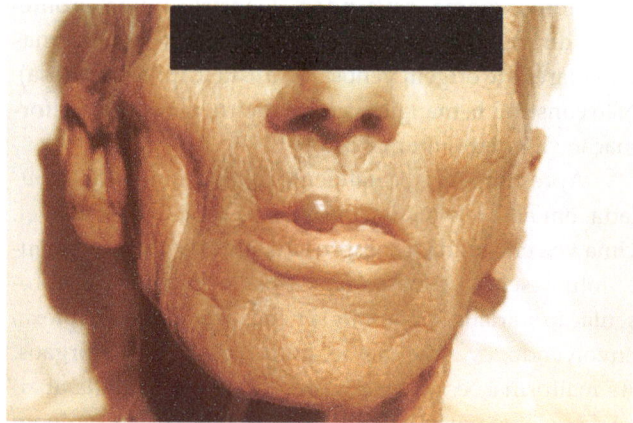

Figura 22.26 Hemangioma cavernoso (forma numular).

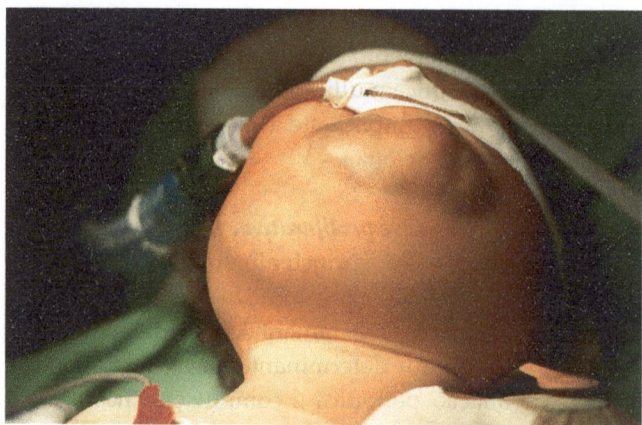

Figura 22.27 Hemangioma cavernoso subcutâneo.

dos quando causarem sintomas ou desconforto para o paciente. O tratamento pode ser cirúrgico, por escleroterapia ou embolização.

O *tratamento cirúrgico*, dada a própria natureza do tumor, com seus largos espaços vasculares intercomunicantes, costuma ser muito difícil. Em grande número de casos, a erradicação completa da lesão é impossível. Nas lesões localizadas, deve ser o tratamento de escolha, pois é o único que pode dar a certeza de cura. A exérese deve ser completa, seguida de reconstituição por sutura primária. Nas grandes lesões abrangendo áreas corporais maiores e/ou estruturas vitais, a cirurgia é, muitas vezes, inviável. As dificuldades técnicas, sangramento abundante e falta de plano de dissecção podem fazer o cirurgião recuar. Nesses casos, pode-se tentar excisão parcial para melhorar a função, reduzir a dor e minimizar o volume da lesão, principalmente após escleroterapia.

A *escleroterapia* pode ser alternativa nas grandes lesões. O uso de substância esclerosante foi proposto numa tentativa de promover esclerose dos vasos e sua posterior substituição por fibrose. Várias substâncias têm sido utilizadas, incluindo álcool a 95%, soro glicosado hipertônico a 50%, morruato de sódio a 5%, sulfato de tetradecil sódico a 1% (Sotrachol®), propilenoglicol etc. O álcool a 95% é usado para lesões mais volumosas.

O método consegue diminuir o volume da lesão, mas dificilmente promove a sua regressão total. A diminuição pode transformar uma lesão inoperável em operável. Por outro lado, ele pode melhorar de tal maneira a deformidade que o paciente passa a aceitá-la como resultado final.

Os indivíduos submetidos à esclerose devem ser controlados periodicamente, uma vez que existe a possibilidade de o tumor apresentar crescimento em qualquer época.

A técnica é simples e consiste na injeção da substância no interior do tumor, após a punção. Deve-se, inicialmente, utilizar um esclerosante mais fraco (soro glicosado hipertônico) para testar a sensibilidade do hemangioma. É necessário tomar cuidado para que o líquido não seja injetado fora dos lagos venosos. Uma injeção incorreta pode determinar o aparecimento de complicações como necrose, infecção etc.

A *embolização* deve ser reservada para hemangiomas cavernosos com componente arterial significativo. Quando realizada no período pré-operatório, diminui o sangramento durante a cirurgia, propiciando ressecção mais ampla e segura.

Tecido Nervoso

Neuroma

Consiste na proliferação de axônios induzida por traumatismo (neuroma traumático). Eventualmente, pode ser secundário à proliferação neoplásica na qual o elemento axônio representa, pelo menos, 50% da massa tumoral. A lesão ocorre na derme, no nível das junções mucocutâneas. Acomete, mais comumente, a face de pacientes de meia-idade, sem predileção por sexo. Apresenta-se como lesão solitária, dolorosa ou indolor, nodular, endurecida, sobre o trajeto dos nervos periféricos, com a mesma coloração da pele. O neuroma é frequentemente confundido com cisto. Muito raramente pode ser múltiplo, estando quase sempre associado a neoplasias de glândulas endócrinas. Os neuromas múltiplos podem estar localizados tanto na pele como nas mucosas. Neuromas múltiplos não associados a tumor de glândulas endócrinas são conhecidos como "neuromas cutâneos idiopáticos".

O chamado "neuroma de amputação" é uma proliferação de axônios traumática que surge nos nervos após secção ou amputação. O paciente com esse tipo de lesão pode queixar-se de dor referida correspondente ao membro amputado. Essa dor pode ser muito intensa. Várias modalidades de tratamento já foram propostas na tentativa de limitar a proliferação axônica, em coto nervoso ou após trauma. Métodos físicos, químicos e cirúrgicos têm sido usados para tratar os neuromas traumáticos e/ou evitar sua recidiva.

O neuroma de Morton (Figura 22.28), por sua vez, ocorre, com maior frequência, entre o terceiro e o quarto ossos metatarsais, principalmente em mulheres; assim, sugere-se que a lesão seja desencadeada pelo uso de sapato de salto alto.

O paciente desenvolve dor característica, no antepé, que se irradia para trás ou para os dedos. Formigamento nas áreas inervadas pelos ramos envolvidos não é infrequente.

O tratamento cirúrgico parece ser o mais eficaz. Recomenda-se fazer ressecção do tumor e anastomose dos cotos do nervo. Nos casos dos neuromas de amputação,

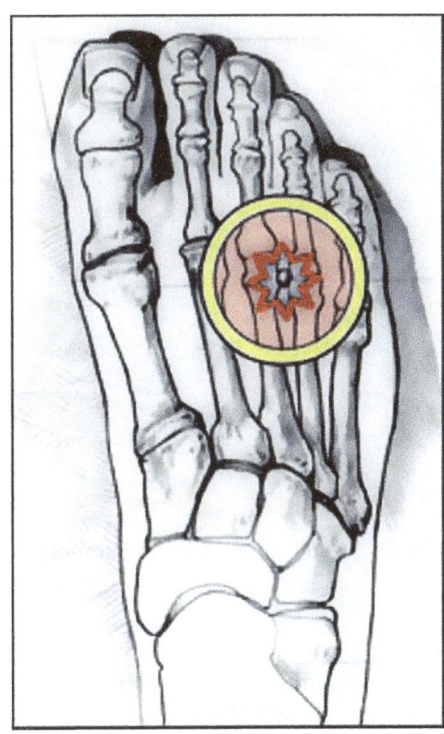

Figura 22.28 Neuroma de Morton – localização mais frequente. (Extraída de jornallivre.com.br.)

deve-se ressecar a lesão e tratar o coto do nervo para evitar a recidiva do tumor. Uma das técnicas de tratamento do coto nervoso inclui a utilização do epineuro como cobertura das partes expostas dos axônios. A presença do epineuro e/ou perineuro parece inibir a proliferação de células axônicas. O epineuro pode ser usado como enxerto (melhores resultados) ou retalho. A ligadura simples do coto neural é outra opção.

Os neuromas dérmicos, de origem neoplásica, devem ser tratados por remoção cirúrgica. Por serem raros, o diagnóstico normalmente é feito apenas após exame histopatológico.

Neurilemoma (Schwannoma)

Tumor usualmente solitário, que surge frequentemente na meia-idade, indolor, sólido, de tamanho variável, localizado usualmente nas regiões da cabeça, pescoço e extremidades. Origina-se de nervos periféricos. Ocasionalmente são múltiplos, podendo estar associados à neurofibromatose de von Recklinghausen. Apresenta-se como pápula ou nódulo, encapsulado, arredondado, de coloração igual à da pele (Figura 22.29).

O tratamento é cirúrgico (exérese da lesão).

As neoplasias derivadas das células de Schwann (neurofibromas e neurilemomas) raramente apresentam variantes malignas. Quando isso acontece, os tumores se localizam, de preferência, próximo aos grandes troncos

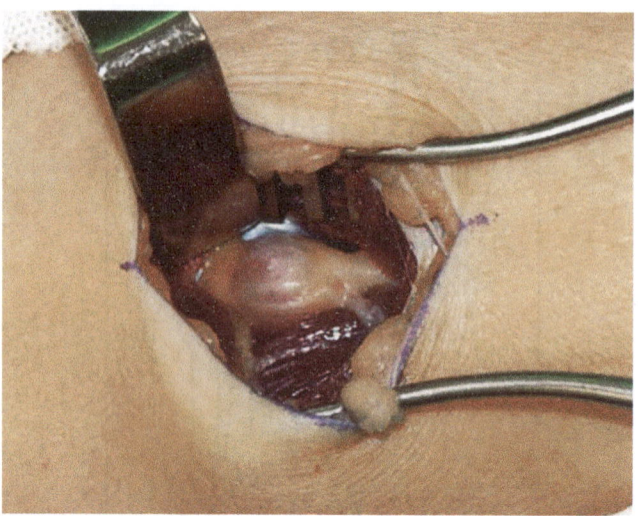

Figura 22.29 Neurilemoma (aspecto intraoperatório).

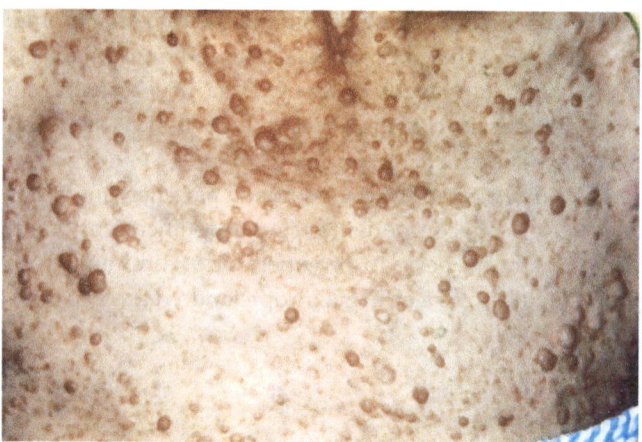

Figura 22.30 Neurofibromatose tipo I.

nervosos e estão associados à síndrome de von Recklinghausen. Uma variante clínica – schwannoma maligno melanocítico – é rara, pigmentada, e de comportamento semelhante ao do melanoma.

Neurofibroma

Os neurofibromas são neoplasias benignas, constituídas de proliferação de células da bainha de Schwann. Constituem os tumores primitivos mais comuns dos nervos periféricos. As lesões podem ser solitárias ou, mais frequentemente, múltiplas.[54] Caracterizam-se por nódulos da cor da pele, moles ou firmes, de tamanho variável e ocorrendo em qualquer lugar da pele.

O neurofibroma é um tumor individualizado, mas não encapsulado. A neurofibromatose é o distúrbio genético mais comum dos que afetam o sistema nervoso, com incidência estimada em 1:3.500 nascimentos. É definida pela presença dos neurofibromas associados a manchas cutâneas (café com leite) e a tumores dos sistemas nervoso central e periférico. São identificados dois tipos de neurofibromatose: tipo I (doença de von Recklinghausen) e tipo II.

O tipo I tem caráter sistêmico e hereditário, é raro na infância, sendo considerado uma genodermatose de herança dominante. Pode existir em forma frusta antes da puberdade. A partir desse período, passa a desenvolver-se progressivamente. As manchas café com leite geralmente precedem o aparecimento dos tumores e estão sempre presentes na caracterização clínica da doença. Os tumores podem aparecer em qualquer região da pele e variam em número e tamanho (Figura 22.30). Às vezes são tão numerosos que atingem, inclusive, as regiões palmar e plantar. Podem apresentar-se em forma nodular ou pedunculada, às vezes pouco salientes, flácidos à palpação e frequente-

mente depressíveis, podendo ser reduzidos através de um anel pelo qual herniam ("sinal da botoeira").

Indivíduos com neurofibromatose tipo I têm risco de glioma do nervo ótico, tumores de medula, tumores benignos e malignos das bainhas dos nervos periféricos, feocromocitomas, neurofibromas e schwannomas.

A neurofibromatose tipo II é doença hereditária autossômica dominante, invalidante, caracterizada pelo crescimento de *schwannomas*, habitualmente vestibulares e bilaterais, meningiomas e outros tumores benignos do SNC, antes dos 30 anos de idade.

Os portadores apresentam, ainda, risco de catarata.[55] A prevalência média é de 1:60.000 nascimentos.[56]

Os pacientes não apresentam sempre as mesmas manifestações clínicas, ou seja, são identificadas formas clínicas com mínimo acometimento sistêmico, e vice-versa.

O neurofibroma pode sofrer transformação maligna.[57] Quando atinge tamanho maior ou ramos nervosos mais importantes, pode provocar dor e/ou acarretar problemas funcionais decorrentes de compressões nervosas.

O tratamento do neurofibroma único é cirúrgico. A indicação deve ser formal pela possibilidade de malignização e/ou pela presença de sintomas.

Na neurofibromatose, a exérese de todas as lesões é inviável. O tratamento, nesse caso, depende das manifestações clínicas e/ou da evolução das lesões. Assim, quando um neurofibroma estiver apresentando dor, tumefação, parestesia, paresia, crescimento rápido e/ou hiperestesia, a possibilidade de degeneração deve ser considerada e o tumor deve ser retirado com margens de segurança e enviado para exame histopatológico.

Tecido Muscular
Leiomioma

Tumor benigno originário da musculatura lisa associada com folículos pilosos (piloleiomiomas ou leiomioma familiar múltiplo), genitália ou mamilos (leiomioma genital) e vasos sanguíneos (angioleiomioma).[59,60] Pode desenvolver-se em qualquer local em que a musculatura lisa está presente. A pele representa o segundo local (± 5% dos leiomiomas) mais comum, sendo a sede de 75% dos leiomiomas extrauterinos.[61]

Os *piloleiomiomas* são oriundos dos músculos eretores dos pelos. Podem acometer indivíduos de ambos os sexos e surgir em qualquer idade, mas são mais frequentes entre o segundo e o quarto decênios de vida.[58]

As lesões podem ser múltiplas ou solitárias e predominam nas extremidades (particularmente superfícies extensoras), tronco, face e pescoço. Podem ser agrupadas, lineares ou acompanhar dermátomos. Apresentam-se como nódulos firmes, eritematosos ou eritematoacastanhados intradérmicos, fixos à pele, mas não aos tecidos profundos (Figura 22.31). Quando numerosos, podem ser dolorosos.

A dor pode agravar-se por contato com objetos frios ou no inverno. O leiomioma familiar múltiplo é o único de aspecto multinodular e é frequentemente unilateral. A síndrome de Reed representa a associação dessa doença com leiomiomas uterinos.

O tratamento inclui o uso de cosméticos para camuflar a(s) lesão(ões) e evitar exposição ao frio e ao trauma. Lesões dolorosas ou inestéticas, desde que em pequeno número, podem ser retiradas.

Casos mais extensos e sintomáticos podem ser tratados com nifedipina (bloqueador do influxo de cálcio ao músculo liso) na dose diária de 30 mg dividida em 3 tomadas.[59] A fenoxibenzamina pode ser uma alternativa. A gabapentina, usada no alívio da dor neuropática crônica, tem sido boa opção terapêutica, com menos efeitos colaterais.[60]

Crioterapia e eletrocoagulação são pouco efetivas.

Os *leiomiomas genitais* (pele genital ou mamilos) são raros e derivam de fibras musculares lisas dartoicas, ocor-

rendo nas regiões em que esse tipo de fibra está presente (escroto, grandes lábios e aréola mamária). Podem ocorrer em qualquer idade e apresentam-se como nódulos consistentes, de coloração rósea ou eritematoviolácea, podendo atingir vários centímetros de diâmetro (Figura 22.32).

Geralmente não são dolorosos, salvo quando pressionados. O tratamento consiste na exérese cirúrgica.

O *angioleiomioma* origina-se da camada muscular (túnica média) da parede de artérias e veias. Ocorre geralmente em indivíduos entre 20 e 60 anos.[61]

Apresenta-se como nódulo doloroso, solitário, de tamanho usualmente maior que o dos outros tipos, podendo atingir até 4 cm de diâmetro. A extremidade inferior é a mais acometida (Figura 22.33). O diagnóstico diferencial

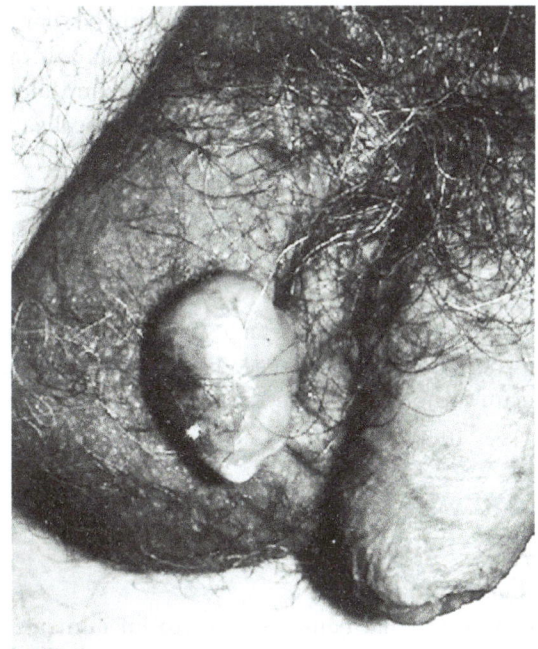

Figura 22.32 Leiomioma genital (região do escroto).

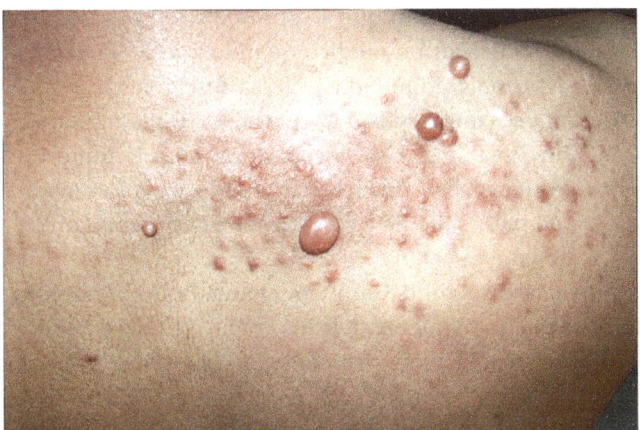

Figura 22.31 Piloleiomiomas.

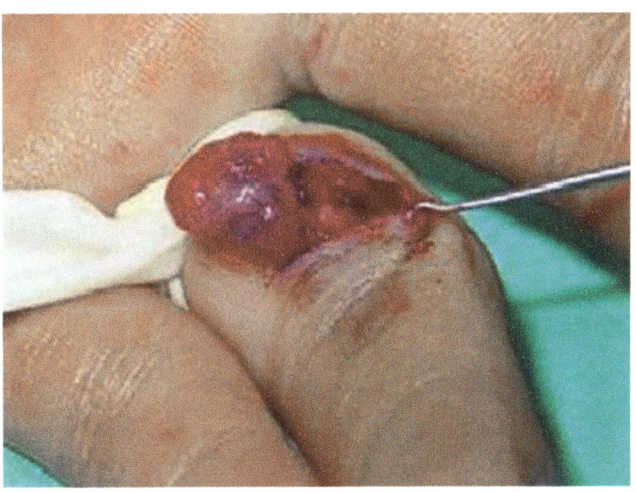

Figura 22.33 Angioleiomioma.

inclui o dermatofibroma, o neurofibroma e as lesões mio-fibroblásticas, tais como a fascite nodular, fibromioma e o hamartoma de musculatura lisa. O tratamento é cirúrgico.

Tecido Mucoide

Mixoma

Tumor de ocorrência muito rara, tipo nodular, pou-co consistente, que pode infiltrar a musculatura vizinha. É recoberto por pele normal ou rósea. Acredita-se que os mixomas sejam formados pela produção excessiva de glicosaminoglicanos por fibroblastos jovens. São consti-tuídos por pequeno número de células estreladas, abun-dante material mucoso e esqueleto de fibras reticulares.

Apresenta-se clinicamente como nódulo eritemato-so, único ou múltiplo, que se localiza, preferencialmente, na região periorbital (Figura 22.34). Pode surgir, também, como tumor intramuscular. Nessa circunstância, apre-senta-se como massa muscular palpável, não dolorosa, em pacientes entre 40 e 60 anos. A lesão se localiza tam-bém nas coxas, pernas, região glútea e braços.[62]

A associação com outras afecções, como mixoma atrial, problemas endócrinos e malformações ósseas, é comum, devendo ser sempre pesquisada na vigência do diagnóstico.

O tratamento cirúrgico, tanto nos tumores cutâneos quanto nos musculares, fornece bons resultados, desde que sejam completamente ressecados. Caso contrário, re-cidivas são frequentes.

TUMORES DOS ANEXOS DA PELE

Folículos Pilosos

Ceratoacantoma

Tumor epitelial benigno, descrito inicialmente por Hutchinson, em 1889, como úlcera crateriforme da face.

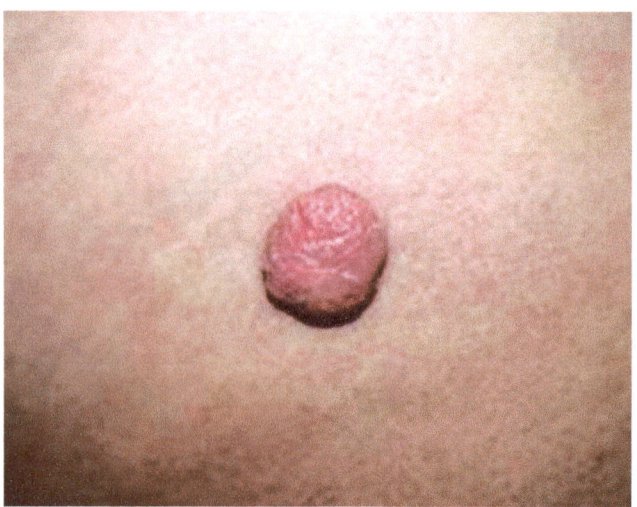

Figura 22.34 Mixoma.

Ocorre, de preferência, em áreas da pele exposta ao sol de indivíduos de meia-idade ou idosos, com pico de in-cidência entre 50 e 69 anos.[63] A forma familial desenvol-ve-se a partir da adolescência. A associação com lesões actínicas, incluindo ceratose actínica, lentigo solar etc., é frequente. É considerado o protótipo das lesões cutâneas pseudomalignas. Atinge ambos os sexos, com predomí-nio nos homens (3:1), e é muito mais comum em brancos.

Ocorre, quase sempre, na face, antebraços e mãos. Entretanto, pode localizar-se em qualquer outra região. Deriva-se, provavelmente, de células dos folículos pilo-sos.[64] A exposição crônica aos raios ultravioleta é con-siderada fator importante na gênese desse tumor.[65,66] Outros fatores possivelmente relacionados incluem de-feitos genéticos, exposição ocupacional a agentes quími-cos, infecção pelo HPV, entre outros. Apresenta-se sob a forma solitária ou múltipla e caracteriza-se, ao contrário da maioria dos tumores benignos cutâneos, por cresci-mento inicial rápido e involução espontânea. A história natural do ceratoacantoma envolve três estágios distin-tos: proliferativo (crescimento rápido), maturação (de-senvolvimento de umbilicação central) e involução (ne-crose e cicatrização).[64] A involução ocorre em 98% dos casos, com restauração da estrutura cutânea. Em 2% dos casos é observada variante destrutiva do tumor, com crescimento invasivo persistente e desenvolvimento de defeitos e sequelas muito graves. Essa forma é deno-minada ceratoacantoma mutilante e agregador. Nesses casos, lesões volumosas podem ocorrer. Ceratoacanto-mas maiores que 2 a 3 cm de diâmetro são considerados gigantes.[64]

O ceratoacantoma *centrifugum marginatum* constitui variante incomum, é quase sempre solitário e caracteriza-se por expansão periférica progressiva e concomitante cicatrização central com atrofia.[65]

Sua morfologia varia de acordo com a fase evolutiva. A fase inicial de desenvolvimento é raramente observada em decorrência do crescimento acelerado do tumor e da falta de sintomas com que se apresenta, de modo que o paciente só procura o médico quando a lesão já evoluiu para fases mais adiantadas. Nessa fase inicial, a lesão apresenta-se como "mancha" que cresce rapidamente em tamanho. Essa "mancha" torna-se um nódulo uniforme, pouco convexo, liso, duro, bem definido, de cor vermelha ou cor da pele, saliente e elevado, e com discreta umbili-cação ou cratera central.

Na fase seguinte, também chamada de maturação, a lesão está plenamente desenvolvida, caracterizando-se por tumoração hemisférica, saliente, com diâmetro variá-vel de 0,5 cm a 2 cm, cujo centro é ocupado por depressão umbilicada recoberta de escama ou crosta. A palpação não é dolorosa, e o tumor, de consistência elástica, é mó-

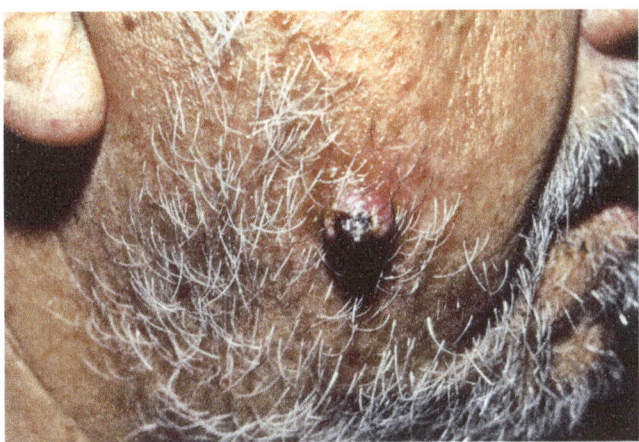

Figura 22.35 Ceratoacantoma (fase de maturação).

vel sobre o plano subjacente, não apresentando caráter infiltrativo (Figura 22.35).

No período de involução ocorre acúmulo de queratina, com amolecimento e achatamento progressivo das bordas, alargamento da cratera central e eliminação da camada córnea, que atingiu, nessa fase, seu maior desenvolvimento.

Na fase de cicatrização ou involutiva, as bordas sofrem retração completa e surge cicatriz, que pode ser atrófica, lisa, deprimida e acrômica, ou irregular, rugosa e inestética.

Esse curso clínico, constante na grande maioria dos casos, confere ao ceratoacantoma importante subsídio para o seu diagnóstico.

O período evolutivo clássico dos casos não tratados varia em torno de 3 a 5 meses. Nos casos em que a evolução se prolonga por tempo superior, a natureza do tumor deverá ser questionada, devendo-se proceder a rigorosa interpretação de sua histopatologia. No entanto, existem casos relatados cuja regressão durou até 12 meses.[63]

O diagnóstico baseia-se nas características clinico-morfológicas e evolutivas descritas anteriormente. A biópsia excisional ou incisional seguida de exame histopatológico é recomendada em todos os casos, com o objetivo de diferenciá-los do carcinoma espinocelular (CEC).

Os ceratoacantomas provocam frequentemente dilemas diagnósticos e terapêuticos pelas dificuldades de diferenciá-los do CEC. Além disso, esses tumores podem apresentar evolução imprevisível e/ou agressiva, regredindo, como já assinalado, somente após vários meses ou adquirindo caráter invasivo.[64]

Tratamento. Embora possa apresentar regressão espontânea, esta é geralmente lenta e evolui para a formação de cicatriz, muitas vezes inaceitável do ponto de vista cosmético.

Os seguintes tipos de tratamento podem ser indicados:

1. Cirúrgico:
   – Excisão total + sutura
   – Biópsia excisional + eletrocauterização da base
   – Curetagem + eletrocauterização da base
   – Eletrocauterização
   – Cirurgia micrográfica
2. Medicamentoso:
   – Isotretinoína
   – Metotrexato e bleomicina
   – Interferon alfa-2a
   – 5-Fluorouracil
   – Podofilina a 20%
   – Triancinolona intralesional
3. Radioterapia
4. Terapia fotodinâmica
5. *Laser*
6. Criocirurgia
7. Métodos combinados:
   – Biópsia excisional + eletrocauterização da base + radioterapia
   – Excisão + radioterapia

O *tratamento cirúrgico* é o de escolha na maioria dos casos. Entre suas diferentes modalidades, a melhor opção é a excisão completa + sutura. Suas vantagens incluem tratamento rápido, exame histopatológico definitivo, minimização de cicatriz e exclusão de CEC. A incisão deve ser fusiforme, estendendo-se à gordura subcutânea e respeitando margem mínima de segurança em lateralidade e profundidade.

A *cirurgia micrográfica* (Mohs) pode ser importante alternativa para pacientes com ceratoacantomas gigantes, assim como para lesões da face ou de outras localizações anatômicas críticas. Essa técnica proporciona ótimo controle das margens e preservação de tecidos normais com melhores resultados estéticos. Mais detalhes são encontrados no Capítulo 18.

O *tratamento medicamentoso* (local ou sistêmico) inclui o uso de retinoides, metotrexato, 5-fluorouracil, interferon alfa-2a, podofilina a 20%, triancinolona e, mais recentemente, o imiquimod.

O *uso sistêmico de retinoides* (etretinato na dose de 1 mg/kg/dia por 2 meses) pode ser usado, com sucesso, nas formas agressivas e/ou múltiplas do tumor.[67]

O *metotrexato sistêmico* tem, como principal indicação, pacientes com lesões faciais extensas, múltiplas, envolvendo pálpebras e lábios. Nesses casos, a injeção intralesional, além da sistêmica, deve ser tentada. Caso não ocorra regressão da(s) lesão(ões) após duas injeções de metotrexato, a ressecção completa desta(s) é compulsória.[68]

O *5-fluorouracil* pode ser utilizado em lesões grandes de difícil tratamento (concha da orelha, asa do nariz) e de proliferação rápida. Pode ser administrado via injeção intralesional diária ou em dias alternados com solução a 5%, por 2 a 3 semanas. A injeção deve interessar a base da lesão.[69] A aplicação tópica de *5-fluorouracil* (pomada) até 5 vezes ao dia constitui outra alternativa. A maioria das lesões regride 3 a 4 semanas após o início do tratamento.[64]

O *interferon alfa-2a* (IFN) constitui uma alternativa com bons resultados. Grobb *et al.*[70] relataram regressão com ótimos resultados estéticos em cinco de seis casos tratados com injeções intralesionais dessa droga.

O uso tópico do creme de *imiquimod* a 5% (medicamento que atua como modificador da resposta imunológica), aplicado sobre a lesão 3 a 4 vezes por semana, costuma resultar em melhora acentuada 4 a 6 semanas após o início do tratamento, resultando em cicatrização completa em 9 a 11 semanas.[71] O uso do medicamento, entretanto, não é isento de efeitos colaterais e não exclui a necessidade de biópsia.

A *radioterapia* raramente é usada como tratamento de primeira linha, constituindo opção alternativa para casos de recorrência ou terapia adjuvante pós-ressecção cirúrgica de lesões gigantes. Outras situações incluem casos nos quais a cirurgia, ou outra modalidade terapêutica, esteja contraindicada.

A maioria dos autores recomenda dose plena tumoricida de 40 Gy a 60 Gy (lesões gigantes). Efeitos indesejáveis incluem dermatite actínica, atrofia cutânea e aumento do potencial carcinogênico.[64]

A *terapia fotodinâmica* utilizando ácido delta-aminolevulínico (ALA) pode ser uma alternativa em casos selecionados. Os resultados iniciais, embora tímidos, são encorajadores.[64]

A *laserterapia* ablativa constitui outra opção em lesões gigantes recidivadas. Alguns autores postulam o uso do *laser* como pré-tratamento de lesões a serem tratadas com 5-FU.[72]

Glândulas Sudoríparas

Siringomas

São tumores benignos de glândulas sudoríparas écrinas, usualmente múltiplos, que acometem principalmente mulheres na proporção 2:1 a 6:1.[73] Apresentam-se, geralmente, como pequenas pápulas, de superfície cor da pele, que ocorrem simetricamente, em especial nas regiões periorbitárias (Figura 22.36).

Outras regiões da cabeça e do pescoço podem também ser sede dessa(s) lesão(ões). Menos frequentemente

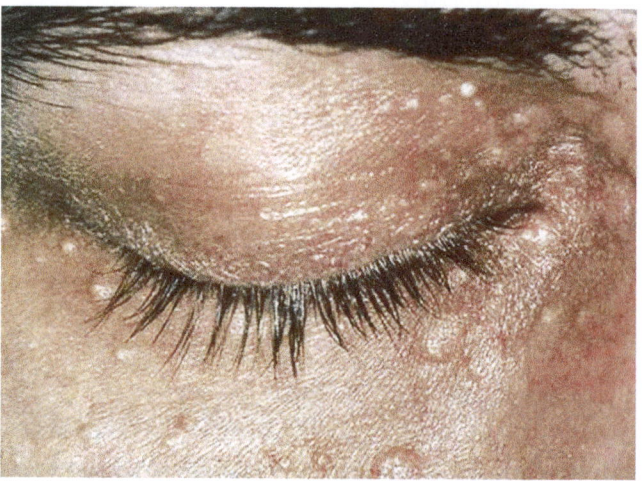

Figura 22.36 Siringoma.

podem ser encontradas nas extremidades, tórax, abdome, axilas, genitália e nádegas.

Os tumores podem ser muito extensos, originando-se, às vezes, de maneira eruptiva.[74]

Embora a forma periorbitária em mulheres de meia-idade seja a mais frequente, muitas variações clínicas têm sido descritas. Friedman e Butler[75] propuseram uma classificação baseada nessas variações que inclui quatro formas: localizada, familial, associada a síndrome de Down e generalizada (múltipla e eruptiva). As erupções são geralmente assintomáticas ou levemente pruriginosas, benignas, e podem involuir espontaneamente ou, mais comumente, permanecer estáveis.[74]

As lesões têm a consistência mole e são levemente elevadas.

O caráter familiar, embora raro, tem sido relatado, o que pode indicar influência genética como fator etiopatogênico.[73-75] Costumam surgir durante a puberdade ou durante os terceiro e quarto decênios de vida. A influência hormonal tem sido também caracterizada e receptores estrogênicos e progesterônicos foram identificados nos tumores. Esse achado explicaria a maior incidência em mulheres. Outro dado favorável inclui o aumento das lesões durante a gravidez e o período menstrual.[73]

O diagnóstico diferencial deve ser feito com xantomatose e milia, entre outros.

O tratamento visa, quase sempre, aspectos cosméticos. As opções são várias e geralmente insatisfatórias, dadas a localização e a multiplicidade das lesões. As opções incluem eletrodissecção intralesional, crioterapia, dermatoabrasão e *peeling* químico. O uso oral e tópico de isotretinoína e de técnicas ablativas como *laser* de CO_2 tem sido relatado com índice de sucesso variável.[76] Entretanto, nenhum dos métodos terapêuticos propostos elimina o risco de recorrência.

Cilindroma

Tumor benigno originado em glândula sudorípara apócrina, indiferenciado ou pouco diferenciado, relativamente comum, de crescimento lento, geralmente solitário, localizado predominantemente no couro cabeludo.[77]

Pode ocorrer ainda em outros locais, incluindo regiões frontal, inguinal, genital, cervical, ombros e axilas. Quando localizado no couro cabeludo, pode ser múltiplo e, eventualmente, cobrir toda a região, resultando no chamado "tumor em turbante". Nesses casos ocorre perda parcial ou completa do cabelo.

Embora benigno, a rara transformação maligna para cilindrocarcinoma tem sido relatada. Nesse caso, a lesão costuma ser localmente agressiva e metastatizante.[78]

O cilindroma tem tamanho variável (usualmente, em torno de 1 cm), podendo atingir grande extensão. Pode surgir após traumatismo.

A lesão costuma ser nodular, circunscrita e de cor avermelhada ou semelhante à da pele (Figuras 22.37 e 22.38), e evolui lentamente por um período de anos. Sintomas são raros e restringem-se, quase sempre, à dor de pequena intensidade. O diagnóstico diferencial com o carcinoma basocelular é compulsório. A dermatoscopia pode ser útil.[77]

O tratamento inclui a exérese cirúrgica ou a cirurgia micrográfica (Mohs). Lesões confluentes exigem algum tipo de transplante após a ressecção. Outra opção bem-sucedida é o uso do *laser* (argônio, CO_2 ou YAG + CO_2).[80]

Tratamentos medicamentosos promissores, ainda em fase de testes, incluem salicilato de sódio e prostaglandina A_1.[81] A radioterapia seria outra opção em casos selecionados.

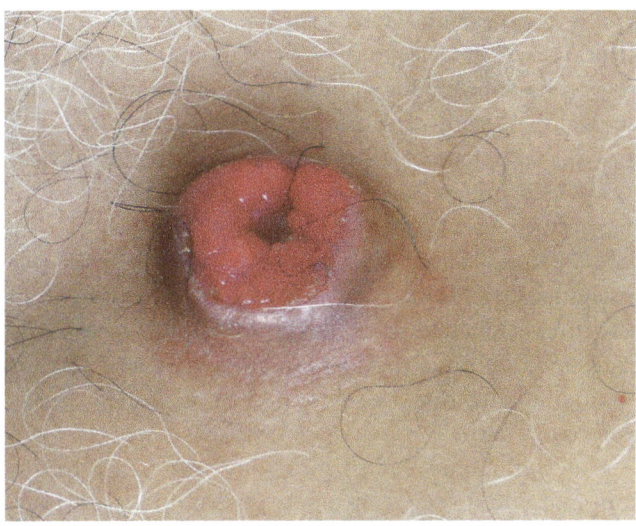

Figura 22.38 Cilindroma.

Siringadenoma papilífero

Tumor benigno de glândula sudorípara cuja derivação é discutida (origem écrina ou apócrina). Pode estar presente desde o nascimento ou desenvolver-se na infância. Apresenta-se, geralmente, como pápula solitária ou placa lisa sem pelos, ocorrendo, em 75% dos casos, no couro cabeludo (Figura 22.39) e região frontal ou cervical.[82] Outras localizações menos comuns incluem axilas, tronco, ombros, escroto, pálpebras e regiões inguinal e genital.

Às vezes ocorre sob a forma de placa semelhante a um nevo sebáceo ou associada a este.[83] A placa inclui numerosas pápulas amarelas ou castanhas, muitas vezes com um óstio central.

A lesão é desprovida de pelos, tornando-se mais elevada, nodular e verrucosa a partir da puberdade.

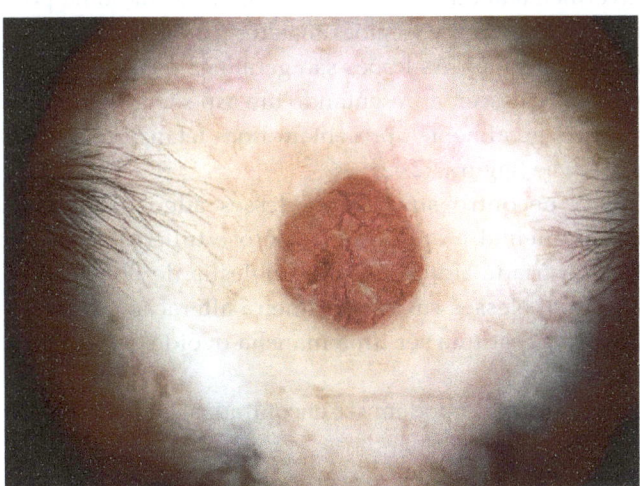

Figura 22.37 Cilindroma (couro cabeludo). (Extraído da referência 77.)

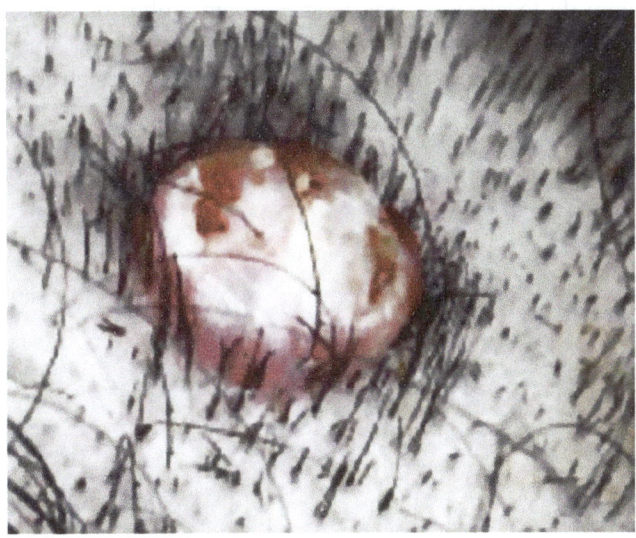

Figura 22.39 Siringadenoma papilífero.

A forma solitária tem superfície crostosa e pode ulcerar-se. A associação com o carcinoma basocelular é observada em 10% dos casos. A transformação para adenocarcinoma pode ocorrer muito raramente.[82,83]

A maior parte é de casos esporádicos diagnosticados pela histologia, uma vez que a apresentação clínica é inespecífica e enganosa.[83]

Morfologicamente, o tumor é caracterizado por invaginação endofítica do epitélio para a derme. São estruturas semelhantes a ductos, invadindo os espaços císticos da derme. Projeções papilares de várias formas e tamanhos insinuam-se para dentro do lúmen desses espaços.

O tratamento é cirúrgico, devendo ser retirado com margem de segurança pela possibilidade de associação com o carcinoma basocelular. Em áreas desfavoráveis para a exérese cirúrgica, a ablação com *laser* de CO_2 ou por meio da cirurgia micrográfica pode ser outra opção.

Hidradenoma papilífero

Tumor benigno raro, originado de glândulas sudoríparas apócrinas, que ocorre principalmente em mulheres brancas, aparecendo do terceiro ao quinto decênio de vida. Acomete, usualmente, a região vulvar (grandes lábios), perineal ou perianal.

Apresenta-se como lesão quase sempre solitária, papulosa, circunscrita, elevada, de cor rósea, ou como nódulo recoberto por pele normal, geralmente com menos de 1 cm de diâmetro (Figura 22.40). Eventualmente podem ocorrer múltiplas lesões.

Quando de localização não anogenital, os tumores são denominados hidradenomas papilíferos ectópicos. Nesses casos, derivam de glândulas apócrinas heterotópicas modificadas, diferenciando-se das lesões clássicas, além da localização, por ocorrerem em ambos os sexos, em idades mais avançadas.

O tratamento inclui a exérese cirúrgica ou eletrocoagulação.

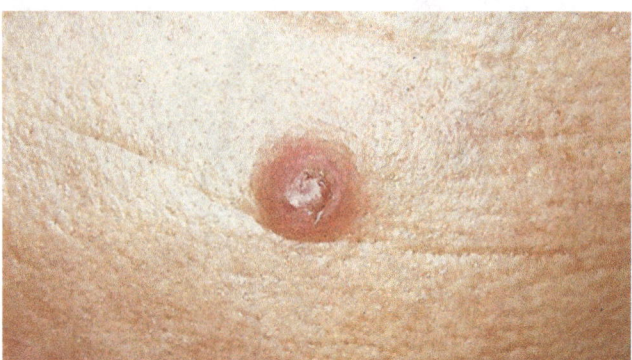

Figura 22.40 Hidradenoma papilífero.

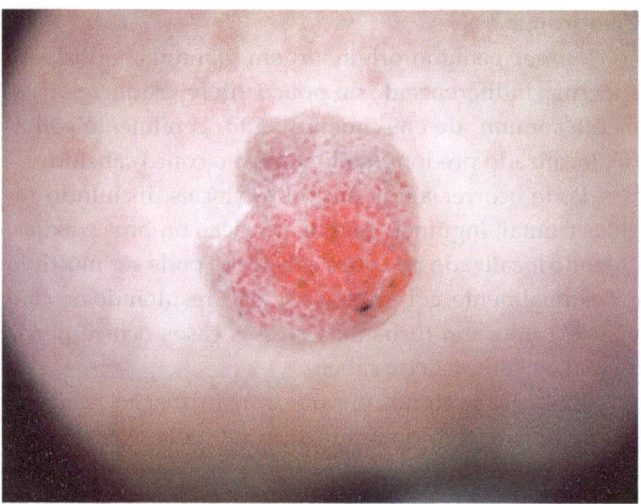

Figura 22.41 Poroma écrino.

Poroma écrino

Nódulo solitário de localização palmar ou plantar, derivado do componente intraepidérmico do ducto sudoríparo écrino. Apresenta-se sob a forma de um nódulo de coloração rósea ou avermelhada, séssil ou pediculado, que se assenta dentro de uma depressão que o circunda. Pode sofrer degeneração maligna (Figura 22.41).

O tratamento é cirúrgico (exérese).

Glândulas Sebáceas
Adenomas sebáceos simétricos da face

Os adenomas sebáceos podem ser classificados, dos pontos de vista nosológico e anatomopatológico em dois tipos distintos: Pringle e Balzer.

Adenoma sebáceo tipo Pringle. Manifesta-se por pápulas, com diâmetro inferior a 0,5 cm, de cor amarelo-avermelhada ou até arroxeada, com localização na porção central da face (regiões malares, sulco nasogeniano, mento e fronte). As lesões são geralmente isoladas, mas podem coalescer, apresentando um aspecto irregular. As pápulas geralmente apresentam finas telangiectasias na superfície (Figura 22.42).

O encontro simultâneo desses adenomas, debilidade mental e epilepsia (esclerose tuberosa) constituem a tríade sintomática da moléstia de Bourneville (epiloia). Nesses casos, a primeira alteração cutânea a aparecer costuma ser uma mancha ovoide de hipopigmentação.

Os tumores podem ser encontrados ainda na retina, rins e coração.

O tratamento é cirúrgico. Usa-se a dermoabrasão (Figura 22.43) quando as lesões são muito numerosas. Caso contrário, pode ser usada a eletrocoagulação.

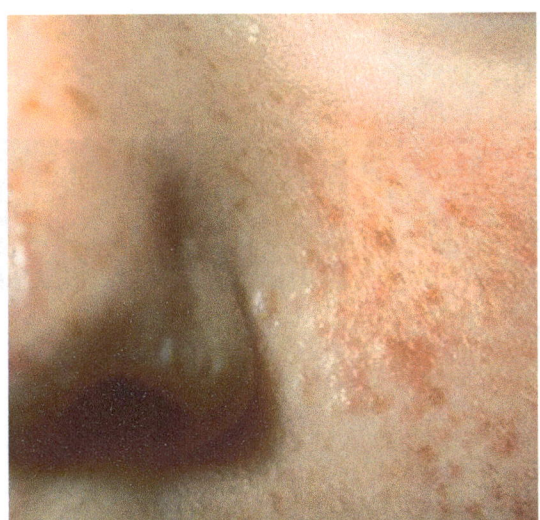

Figura 22.42 Adenoma sebáceo tipo Pringle.

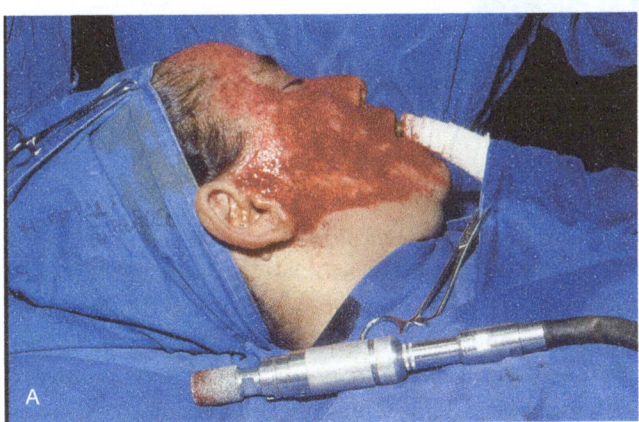

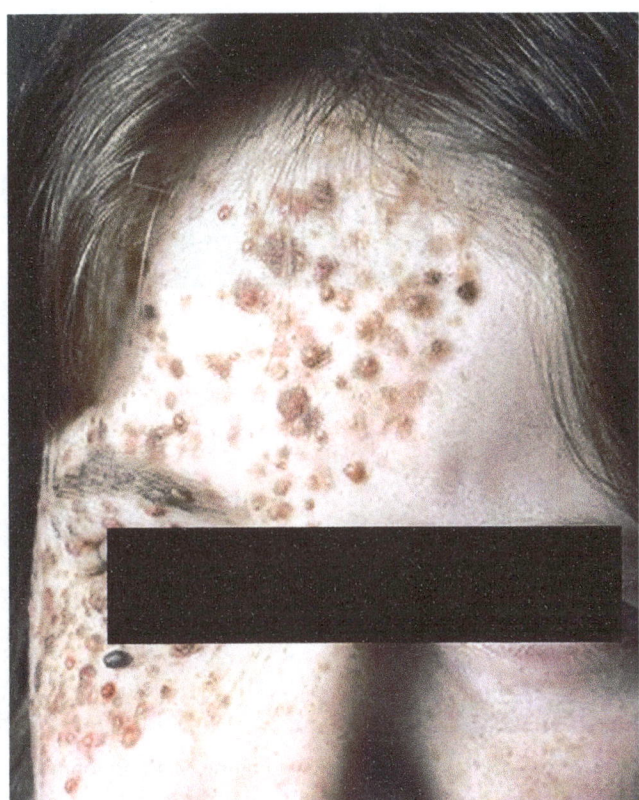

Figura 22.44 Tricoepitelioma.

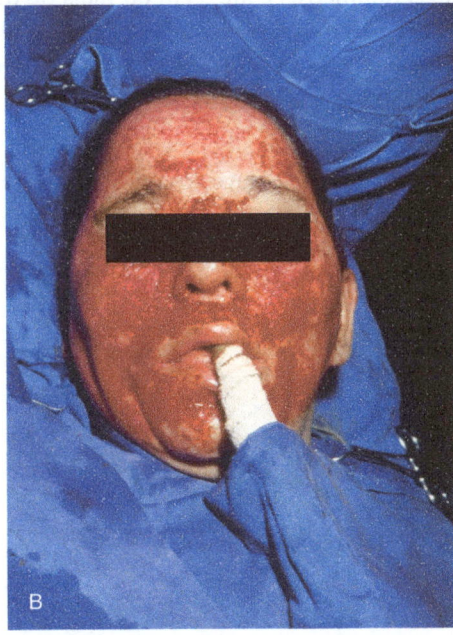

Figura 22.43 Dermatoabrasão em caso de adenoma sebáceo tipo Pringle.

Adenoma sebáceo tipo Balzer (tricoepitelioma). Manifesta-se por pápulas e nódulos de cor amarelada ou rósea, também localizados na região central da face e fronte, em número variável, podendo atingir centenas de lesões (Figura 22.44).

Tem caráter hereditário, desenvolvendo-se a partir da puberdade. No tricoepitelioma predomina o elemento epitelial, enquanto no adenoma de Pringle prevalece o processo vascular.

O tratamento é semelhante ao do primeiro.

Rinofima

Caracteriza-se pelo aumento nasal lobulado, assimétrico, com sulcos e telangiectasias. Em geral está associado à acne rosácea, mas também ocorre como manifestação única. A incidência é maior em homens, na proporção de 12:1 em relação às mulheres. A fisiopatologia da doença não está bem esclarecida, mas acredita-se que esteja associada à hiperplasia das glândulas sebáceas e ao tecido conjuntivo, e a alterações do tônus vascular local (Figura 22.45).

O tratamento de escolha é a cirurgia para a doença já estabelecida, sendo realizada a excisão tangencial com lâmina fria ou eletrocautério de alta frequência, ou mesmo dermoabrasão ou *laser*.

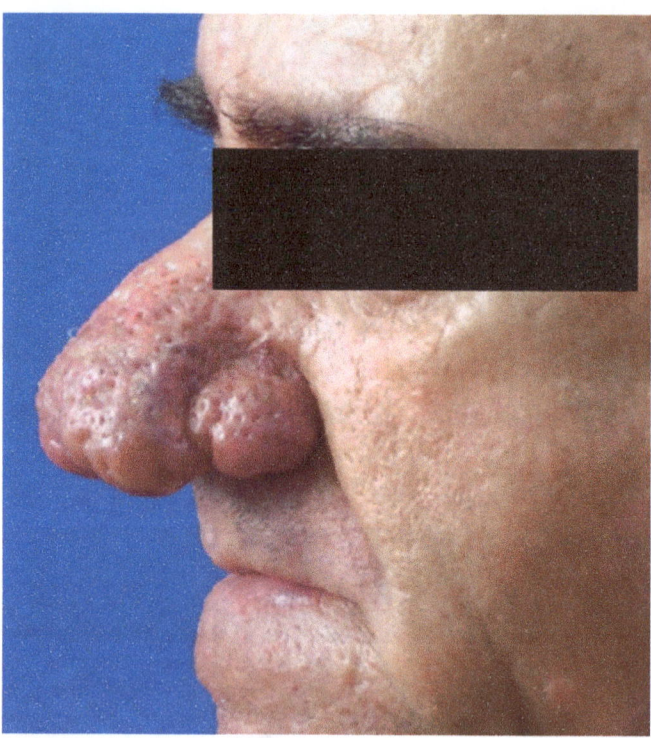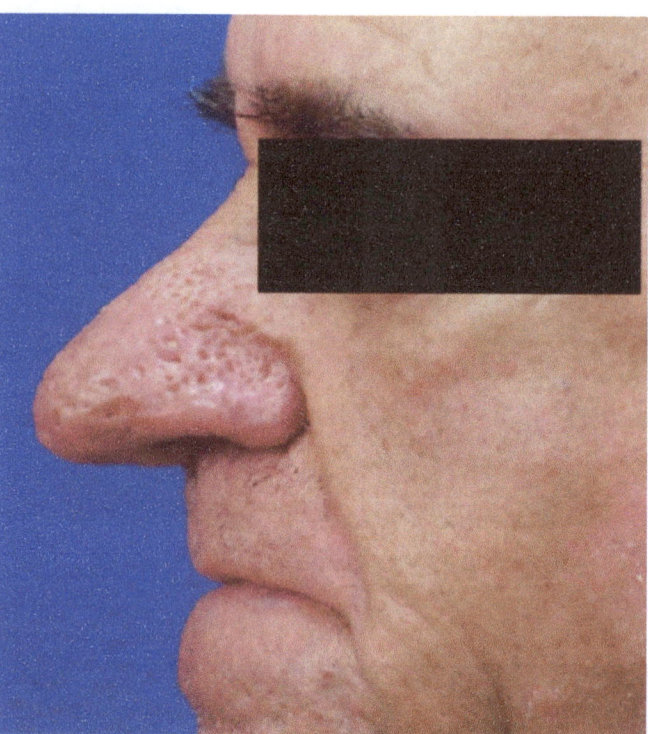

Figura 22.45 Rinofima (aspectos pré e pós-tratamento).

Cistos

Lúpias

São tumores císticos muito semelhantes aos cistos sebáceos, dos quais se diferenciam por não apresentarem orifícios. Localizam-se, habitualmente, no couro cabeludo, grandes lábios e escroto, onde se apresentam como saliências arredondadas, geralmente múltiplas, recobertas por fina camada de pele (Figura 22.46).

Resultam de formação epitelial névica capaz de produzir substância que é englobada por tecido fibroso. Têm consistência firme e são, em geral, assintomáticos.

O tratamento é cirúrgico, mas o aparecimento de novas lesões é frequente.

Cisto sebáceo (epidermoide)

Os cistos sebáceos são lesões assintomáticas, de crescimento lento, consistência firme a flutuante, arredondados, que acometem preferencialmente as regiões do tronco, couro cabeludo, pescoço, face, dorso, escroto e retroauriculares. Apresentam-se com tamanhos variáveis entre poucos milímetros e até 5 cm ou mais de diâmetro (Figura 22.47). São móveis, exceto quando coexiste fibrose como resultado de infecção prévia ou coexistente. O

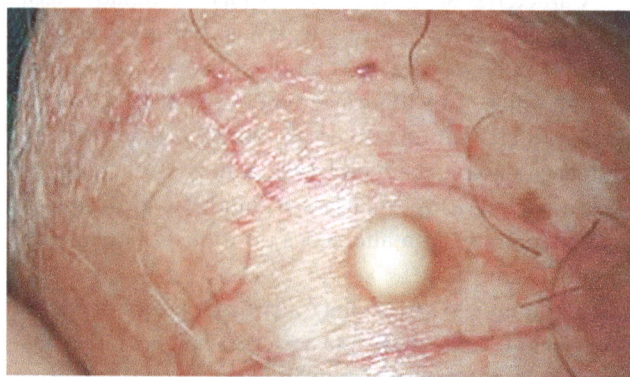

Figura 22.46 Lúpia escrotal.

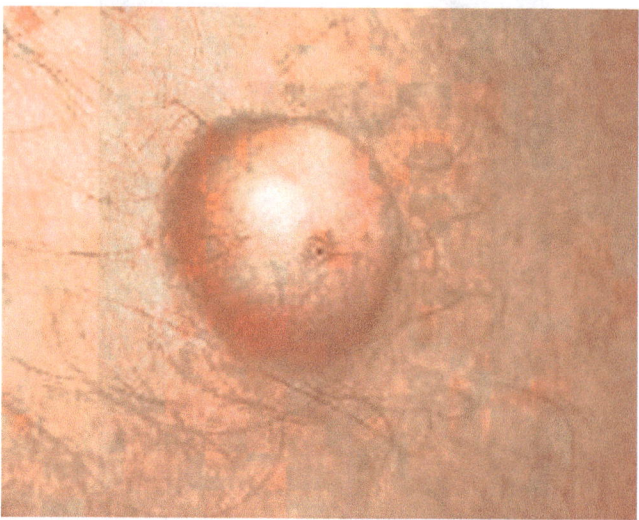

Figura 22.47 Cisto sebáceo (epidermoide).

termo cisto sebáceo está em desuso, devendo ser considerado equivocado.[63]

Tem origem, frequentemente, em folículos pilossebáceos rotos associados à acne.

A lesão apresenta-se ligada à pele na região correspondente ao ducto excretor. Nesse local pode ser identificado, em regra, pequeno orifício. Quando o cisto é espremido, ocorre eliminação de material amorfo, caseoso e de cheiro rância por esse orifício, equivalente ao conteúdo cístico, composto por queratina, lípides, bactérias e material em decomposição.

Os cistos podem permanecer pequenos por anos ou crescer rapidamente. Costumam ser assintomáticos. A infecção do cisto é relativamente comum e pode ocorrer de forma espontânea ou ser secundária à ruptura da parede cística. Quando infectados, aparecem sinais flogísticos tais como calor, rubor, dor e aumento do volume da área cística.

O tratamento é cirúrgico, devendo ser realizado sob anestesia local. A indicação baseia-se no aspecto estético, no desconforto que pode trazer para o paciente e na presença de infecção. A possibilidade de transformação maligna ou de associação com o carcinoma basocelular, embora rara, deve ser também levada em consideração.[84]

Na presença de infecção, a cirurgia deve limitar-se à drenagem simples, uma vez que a tentativa de retirada de toda a lesão, nessas circunstâncias, além de difícil, pode romper as barreiras defensivas, propiciando a propagação da infecção. Reforça ainda mais esse tipo de conduta o fato de poder ocorrer a cura da lesão submetida à drenagem.

No cisto não infectado, procede-se à exérese cirúrgica (Figura 22.48). A anestesia local pode ser feita por bloqueio de campo ou infiltração sobre o cisto. Muitas vezes é possível injetar o anestésico entre a cápsula cística e os tecidos vizinhos, de modo que a anestesia provoca dissecção parcial. Emprega-se, usualmente, incisão elíptica, que inclui a zona de fixação do cisto à pele. Essa incisão deve ser utilizada principalmente nas lesões de maior volume. Deve-se proceder à dissecção cuidadosa, para não romper a cápsula. A remoção completa da parede é necessária para evitar a recidiva. Se a parede se rompe durante a exérese, pode-se identificá-la facilmente e removê-la após evacuação do seu conteúdo. Em seguida, procede-se ao fechamento da ferida, procurando-se evitar a presença de espaço morto.

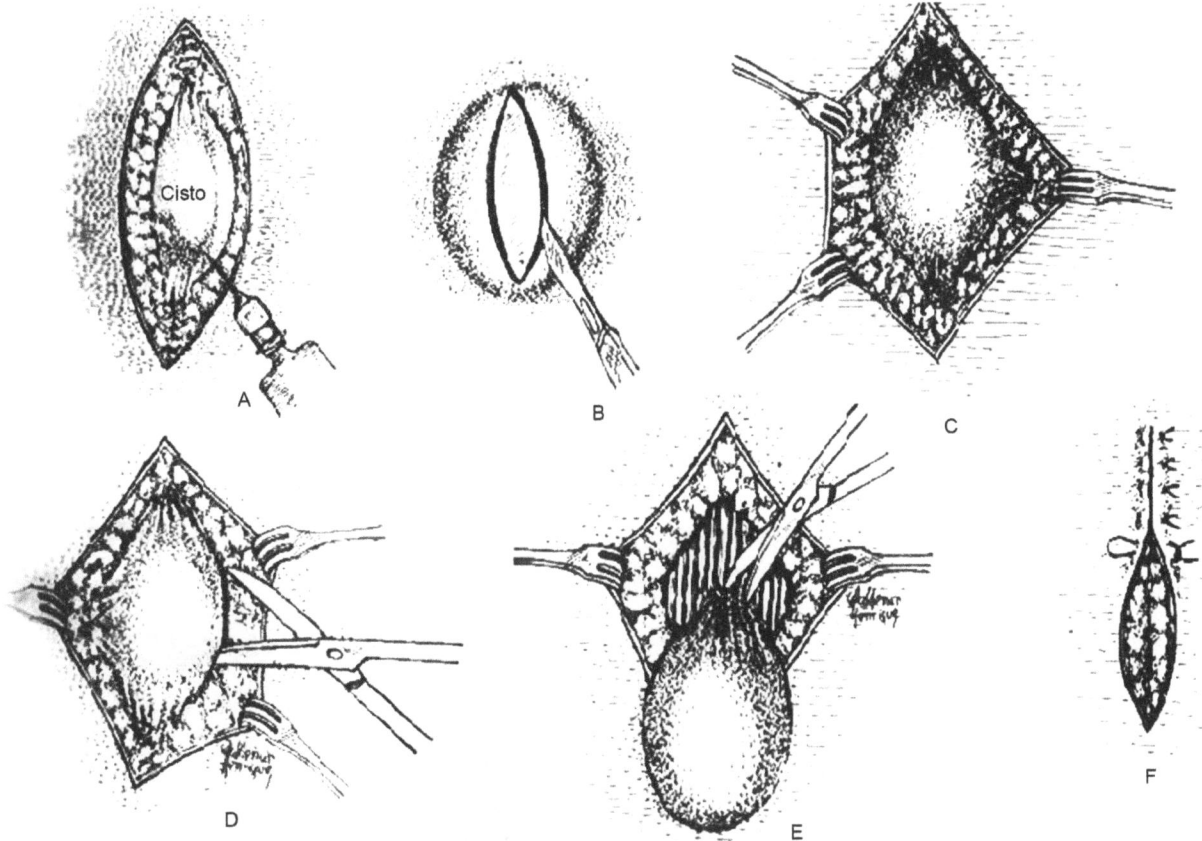

Figura 22.48 Exérese cirúrgica de cisto sebáceo: aspectos técnicos. **A**, Injeção de anestésico entre a cápsula e os tecidos circunjacentes. **B**, Incisão elíptica incluindo a zona de fixação do cisto à pele. **C**, Exposição da lesão. **D**, Dissecção do cisto. **E**, Remoção do cisto. **F**, Fechamento da ferida.

Na vigência de cistos múltiplos, frequentes na região do couro cabeludo, Danna[85] recomenda a seguinte técnica: introdução de agulha fina pelo orifício do cisto até o centro de sua cavidade e aplicação de corrente diatérmica até surgir área esbranquiçada em torno da agulha. Quando o cisto é maior que 3 cm, a agulha é introduzida em dois ou três pontos distintos da lesão, repetindo-se a manobra.

Com esse método, o conteúdo do cisto é eliminado espontaneamente, por volta de 1 semana, através da área necrótica que se forma. De um modo geral, o procedimento é pouco doloroso e dispensa anestesia.

Zuber[84] propõe a técnica da excisão mínima, que considera menos invasiva, se for comparada com a ressecção cirúrgica completa. A técnica envolve pequena incisão de 2 mm a 3 mm, com bisturi lâmina 11, eliminação do conteúdo cístico por compressão e retirada da parede cística, com pinça hemostática, através da incisão. O material deve ser enviado para exame histopatológico.

Cisto dermoide

Malformação embrionária, de ocorrência mais comum na região frontal, onde ocupa posição periorbitária ou mediana. Tem preferência por localização nos pontos de soldadura de primitivas aberturas embrionárias, sendo por isso encontrado nas regiões sacrococcígea, cervical, rafe perineal e assoalho da boca.

Histologicamente é formado por um invólucro de epiderme com todos os seus anexos em estado rudimentar. O conteúdo, semifluido ou caseoso, é constituído por queratina, sebo, pelos e, excepcionalmente, cartilagem e ossos. Pode sofrer degeneração maligna.[86]

Clinicamente aparece como nódulo, geralmente único, pouco consistente, arredondado, encapsulado e coberto por pele normal ou rósea, nas localizações anteriormente descritas. O tamanho varia de 1 cm a 5 cm (Figura 22.49).

A possibilidade de malignização e de infecção secundária, além da provável deformidade e da frequência com que interfere na função, dependendo da área em que se localiza, são fatores importantes para indicação da exérese cirúrgica. O tratamento cirúrgico, na presença de infecção, limita-se à incisão e drenagem simples do cisto. Nesse caso, a remoção completa deve ficar para um tempo posterior, quando o processo infeccioso estiver debelado.

Nas cirurgias eletivas, após anestesia, a incisão é feita sobre o cisto, obedecendo, sempre que possível, às pregas da flexão da pele. Após a abertura da pele, encontra-se facilmente um plano de clivagem por onde se procede à dissecção por divulsão dos tecidos circunvizinhos até a remoção completa do cisto. Eventualmente, em caso de acometimento, pode ser necessária a secção parcial de estruturas ósseas subjacentes. A retirada de toda a lesão é compulsória para evitar recidiva.

Cisto sinovial

O assunto é tratado no Capítulo 33.

Hidrocistomas

São lesões císticas da pele, raras, benignas, originárias de glândulas sudoríparas écrinas ou apócrinas, encontradas na região da cabeça e pescoço.

Hidrocistomas écrinos (Figura 22.50) são lesões císticas pequenas, tensas, de paredes finas, com diâmetro variável entre 1 mm e 6 mm, solitárias ou múltiplas, encontradas predominantemente em mulheres adultas (30 a 70 anos), nas regiões periorbitárias ou malares. Quando solitárias, acometem igualmente homens e mulheres.[87]

Hidrocistomas apócrinos são usualmente solitários, com diâmetro variável entre 3 mm e 15 mm, encontrados também nas regiões da cabeça e pescoço, principalmente palpebral. A idade dos pacientes é semelhante a dos que apresentam lesões écrinas.[87]

Os hidrocistomas écrinos podem ser classificados em dois grupos: tipo Smith (forma solitária prevalente)

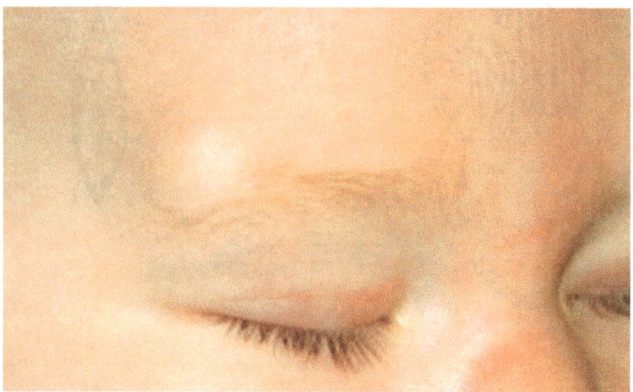

Figura 22.49 Cisto dermoide.

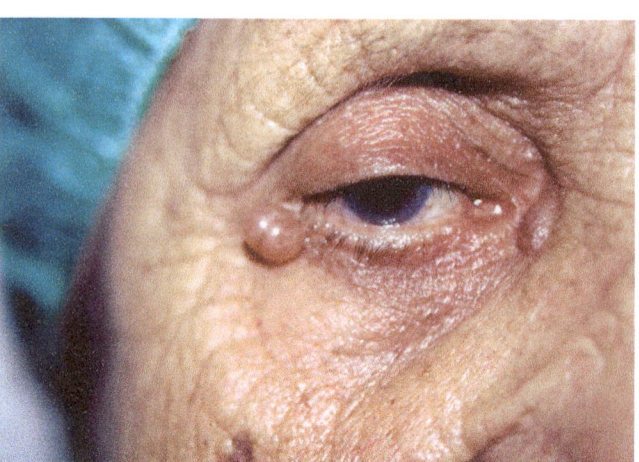

Figura 22.50 Hidrocistomas.

e tipo Robinson (variante múltipla). Durante o calor ou clima úmido, aumentam de tamanho e/ou número. Usualmente não envolvem a margem, mas se distribuem ao redor da pele palpebral.

Os hidrocistomas apócrinos apresentam-se como nódulos císticos, solitários, arredondados, claros, com superfície lisa e coloração variável. Lesões múltiplas, embora raras, têm sido descritas.[88] Tendem a permanecer assintomáticos e não apresentam variações sazonais.

Os hidrocistomas múltiplos podem estar associados às síndromes de Goltz-Gorlin e de Schöpf-Schulz-Passarge, bem como à doença de Graves.

O diagnóstico diferencial entre as lesões écrinas e apócrinas é difícil (apresentação clínica semelhante). Outras afecções a serem consideradas incluem os cistos mucoides, hemangiomas, cistos de inclusão epidérmica, linfangiomas, carcinomas basocelulares e melanomas (cistos de coloração preto-azulada).

A punção simples com agulha é o tratamento mais utilizado, com resultados favoráveis.

No tipo Robinson (variante écrina múltipla), entretanto, os resultados não são duradouros. Uso tópico do creme de atropina (1%) ou escopolamina fornece bons resultados, a despeito dos efeitos colaterais que, frequentemente, motivam a descontinuidade do tratamento.[89]

Outros métodos incluem vaporização com *laser* de CO_2 ou tratamento com *laser* pulsátil, com bons resultados.[90]

Verruga Seborreica

Constitui anormalidade benigna de maturação das células basais da epiderme, consistindo em uma pápula ou placa elevada, bem definida, com superfície rugosa. É extremamente comum, predominando em indivíduos idosos, embora, atualmente, esteja se tornando cada vez mais frequente nos indivíduos de cor branca, jovens ou de meia-idade, com história de exposição solar prolongada.

Resulta da falta de maturação dos queratinócitos, o que leva ao acúmulo de células imaturas no interior da epiderme. Melanócitos vizinhos podem transferir melanina aos queratinócitos anormais, de tal modo que as lesões são usualmente pigmentadas.

Quadro clínico

As verrugas seborreicas apresentam grande variedade de formas clínicas que, frequentemente, provocam confusão diagnóstica. A forma mais comum é a de vegetação delimitada, geralmente múltipla, de cor castanho-escura, consistência mole, forma arredondada ou ovalada, com tamanho variando de alguns milímetros a 1 cm, ou até mais, localizadas na face e/ou tronco (Figura 22.51).

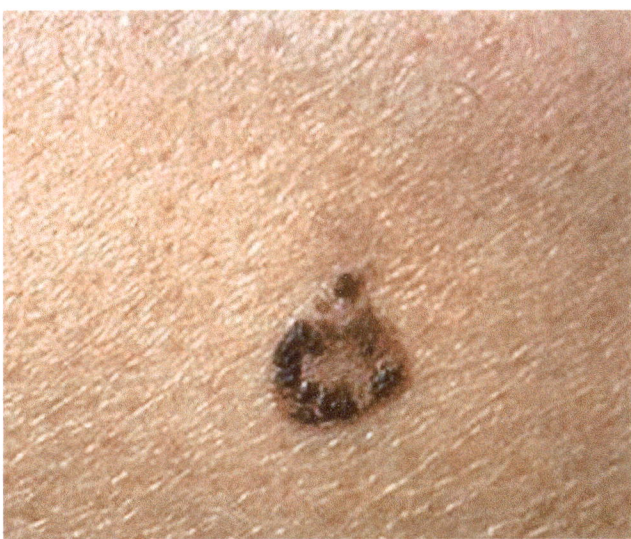

Figura 22.51 Verruga seborreica.

Às vezes, as lesões podem ser pediculadas, principalmente quando se assestam nas regiões periorbitárias ou nas flexuras. Nos indivíduos de raça negra, as verrugas seborreicas podem manifestar-se precocemente, na vida adulta, como condição hereditária. Nessa circunstância, elas se apresentam como pápulas pigmentadas, às vezes pediculadas (*dermatosis papulosa nigra*).

Tratamento

Essa lesão constitui o diagnóstico diferencial mais comum com o melanoma maligno. O tratamento consiste, portanto, na exérese cirúrgica seguida de exame histopatológico. Dependendo da forma da apresentação clínica, as lesões podem ser facilmente removidas por curetagem e cauterização.

A crioterapia, com nitrogênio líquido, é também boa opção terapêutica, principalmente para as lesões menores. A desvantagem é que esse método inviabiliza o exame histopatológico.

HIPERTROFIAS TRAUMÁTICAS

Calosidades

São massas de hiperceratose, duras e amareladas, que se localizam em áreas corporais submetidas a atrito e pressão constantes. Constituem reação de defesa ao trauma repetido. São comumente encontradas nas regiões plantares e palmares de trabalhadores manuais, principalmente lavradores (Figura 22.52). Podem tornar-se dolorosas devido ao trauma excessivo ou à infecção secundária. Histologicamente consistem em hiperceratose. As calosidades são espessamentos de pele mais difusos, podendo também ocorrer nos pés como resultado de deformidades e por uso de sapatos apertados.

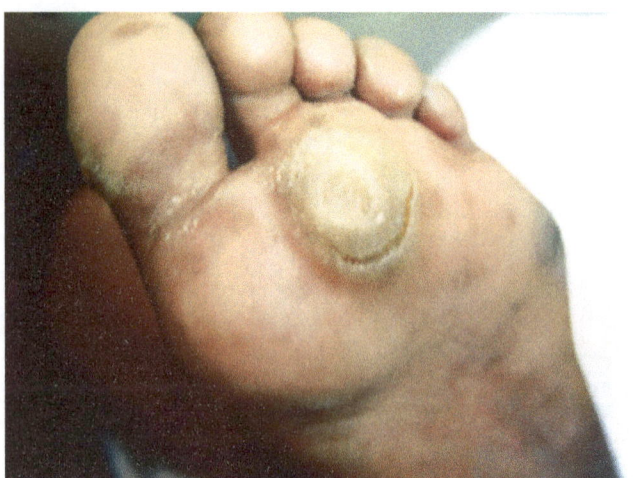

Figura 22.52 Calosidade plantar.

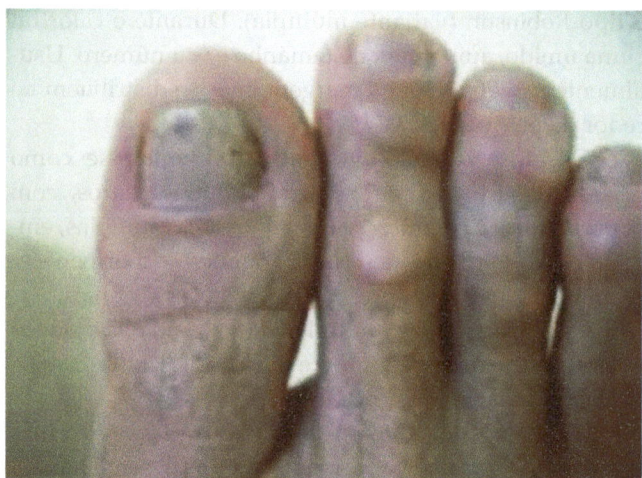

Figura 22.53 Calo.

O tratamento somente é efetivo quando se consegue eliminar a causa. Nos pés, os defeitos posturais e de deambulação devem ser estudados. Nas lesões dolorosas, um desbastamento destas com lâmina de barbear pode provocar alívio momentâneo para o paciente. No entanto, se a causa não for afastada, a recidiva é usual.

A cirurgia excisional e a eletrocirurgia devem ser contraindicadas, pois evoluem com cicatrização muito demorada e surgimento de cicatrizes hipertróficas permanentes, muito dolorosas.

A quimiocirurgia (ver Capítulo 16) costuma oferecer resultados satisfatórios, embora transitórios. A substância mais utilizada é o ácido salicílico sob a forma de pasta de Upton (ácido salicílico 8 g + ácido láctico 8 g + coloide elástico 20 mL).

Calo

É uma hiperceratose circunscrita, causada por irritação traumática (uso de sapatos apertados, ter vícios e problemas ortopédicos). Caracteriza-se por lesão amarelada, pouco elevada, dura, localizada em partes proeminentes dos pés (p. ex., face lateral do 5º artelho). Apresenta diâmetro variável de 0,5 cm a 2 cm (Figura 22.53).

É geralmente doloroso e apresenta, caracteristicamente, sensibilidade atmosférica, tornando-se doloroso antes, no decorrer e depois de chuvas. É sensível à pressão direta, mas não o é quando comprimido entre o indicador e o polegar. Pode ser diferenciado da verruga debastando-se a pele. A aparência desta se torna cada vez mais normal no calo, enquanto na verruga surgem minúsculos pontos de sangramento à medida que a pele vai sendo desbastada. Pode infectar-se secundariamente, exacerbando a dor. Os calos interdigitais ocorrem predominantemente entre os 4º e 5º dedos dos pés e resultam da fricção provocada entre esses dedos por sapatos apertados.

O tratamento dos calos baseia-se na retirada do fator irritativo. A quimiocirurgia também está indicada, geralmente após desbastamento com lâmina de bisturi e amolecimento da lesão com água morna durante 20 min. Mais detalhes podem ser encontrados no Capítulo 16.

Referências Bibliográficas

1. Mantese SAO, Diogo PM, Rocha A, Ferreira KM, Berbert ALCV, Ferreira TC. Cutaneous horn: a retrospective histopathological study of 222 cases. *Braz Ann Dermatol*, 2010; *85*:157-63.
2. Fernandes NF, Sinha S, Lambert WC, Schwartz RA. Cutaneous horn: a potentially malignant entity. *Acta Dermatoven APA*, 2009; *18*:189-93.
3. Yu RC, Pryce DW, Macfarlane AW, Stewart TW. A histopathological study of 643 cutaneous horn. *Br J Dermatol*, 1991; *124*:449-52.
4. Festa CN, Falda S, Rivitti EA. Corno cutâneo: estudo retrospectivo de 514 casos. *An Brasil Dermatol*, 1995; *70*:21-5.
5. Castillo D, Zerpa D, Loyo N, López C, Oliver M. Histopatologia del cuerno cutaneo: estudio retrospectivo de 77 casos. *Derm Venez*, 2002; *40*:65-9.
6. Michael M, Biscelglia M, Di Mattia A *et al*. Gigantic cutaneous horns of the scalp: lesions with a gross similarity to the horns of animals: a report of four cases. *Am J Surg Pathol*, 2002; *26*:789-94.
7. Rekha A, Ravi A. Cornu cutaneum – cutaneous horn of the penis. *Indian J Surg*, 2004; *66*:296-7.
8. Fox GN. Facial lesion that came "out of nowhere". *J Fam Pract*, 2004; *53*:779-81.
9. Rahbari H, Mehregan AH. Adnexal displacement and regression in association with histrocytoma (dermatofibroma). *J Cutan Pathol*, 1985; *12*:94-102.
10. Han TY, Chang HS, Lee JHK, Lee WM. A clinical and histopathological study of 122 cases of dermatofibroma (benign fibrus histiocytoma). *Ann Dermatol*, 2011; *23*:185-92.
11. Banik R, Lubach D. Skin tags: localization and frequencies according to sex and ages. *Dermatologica*, 1987; *174*:180-3.

12. Kahana M, Grossman E, Feinstein A *et al*. Skin tags: a cutaneous marker of diabetes mellitus. *Acta Venereol*, 1986; *67*:175-7.

13. Cummings K, Derbes VJ. Dermatoses associated with pregnancy. *Cutis*, 1967; *3*:320-5.

14. Savage DB, Semple RK, Chatterjee VK *et al*. A clinical approach to severe insulin resistance. *Endocrine Development*, 2007; *11*:122-32.

15. Choudhary ST. Treatment of unusually large acrochordon by shave excision and electrodesiccation. *J Cutan Aesthet Surg*, 2008; *1*:21-2.

16. Fredriksson CH, Ilias M, Anderson CD. New mechanical device for effective removal of skin tags in routine health care. *Dermatol Online J*, 2009; *15*:9-14.

17. Salam GA. Lipoma excision. *Amer Fam Phys*, 2002; *65*:901-4.

18. Enzinger FM, Weiss SW. *Soft Tissue Tumors*, 3rd ed. St. Louis: Mosby, 1995, pp 381-430.

19. Enzi G. Multiple symmetric lipomatosis: an updated clinical report. *Medicine*, 1984; *63*:56-64.

20. Uhlin SR. Benign symmetric lipomatosis. *Arch Dermatol*, 1979; *115*:94-5.

21. Matsumoto K, Hubuda S, Ishizawa M, Chano T, Okabe H. MRI findings in intramuscular lipomas. *Skeletal Radiol*, 1999; *28*:145-52.

22. Einarsdottir H, Söderlund V, Larson O, Jenner G, Bauer HC. MR imaging of lipoma and liposarcoma. *Acta Radiol*, 1999; *40*:64-8.

23. Wilhelmi BJ, Blackwell SJ, Mancoll JS, Phillips LG. Another indication for liposuction: small facial lipomas. *Plast Reconstr Surg*, 1999; *103*:1864-7.

24. Spinelli C, Giacomo MD, Bertocchini A, Loggini B, Pingitore R. Multiple pyogenic granuloma of the penis in a four-year--old child: a case report. *Cases Jounal*, 2009; *2*:7831-3.

25. Henry F, Quatresooz P, Valverde-Lopez JC, Piérard GE. Blood vessel changes during pregnancy: a review. *Am J Clin Dermatol*, 2006; *7*:65-9.

26. Yuan K, Jin YT, Lin MT. The detection and comparison of angiogenesis – associated factors in pyogenic granuloma by immunohistochemistry. *J Periodontol*, 2000; *71*:701-9.

27. Piraccini BM, Bellavista S, Misciali C *et al*. Periungueal and subungueal pyogenic granuloma. *Br J Dermatol*, 2010; *163*:941-53.

28. Gonçales ES, Damante JH, Rubira CMF, Taveira LAA. Pyogenic granuloma on the upper lip: an unusual location. *J Appl Oral Sci*, 2010; *18*:538-41.

29. Azzopardi EA, Xuereb CB, Iyer S. Pyogenic granuloma as a surrogate indicator of deep seated foreign bodies: a case report. *Cases Journal*, 2009; *2*:7354-5.

30. Naimer SA, Cohen A, Vardy D. Pyogenic granuloma of the penile shaft following circumcision. *Pediatr Dermatol*, 2002; *19*:39-41.

31. Jordan DR, Brownstein S, Wing ML. Pyogenic granuloma following oculoplastic procedures: an imbalance in angiogenesis stimulation? *Can J Ophthalmol*, 2001; *36*:206-68.

32. Fallah H, Fischer G, Zagarella S. Pyogenic granuloma in children: treatment with topical imiquimod. *Australas J Dermatol*, 2007; *48*:217-20.

33. Niramis R, Watanatittan S, Rattanasuwan T. Treatment of cystic hygroma by intralesional bleomycin injection: experience in 70 patients. *Eur J Pediatr Surg*, 2010; *20*:178-82.

34. Vasconcelos BN, Benez MDV, Bressan AL, Oliveira EF. Involution of a cystic hygroma of the face following local infection. *An Brasil Dermatol*, 2011; *86*: 135-7.

35. Mirza B, Ijaz L, Saleem M, Sharif M, Sheikh A. Cystic hygroma: an overview. *J Cutan Aesthet Surg*, 2010; *3*:139-44.

36. Kaur N, Gupta A, Singh N. Giant cystic hygroma of the neck with spontaneous rupture. *J Indian Assoc Pediatr Surg*, 2007; *12*:154-5.

37. Kocker HM, Vijaykumar T, Koti RS, Bapat RD. Lymphangioma of the chest wall. *J Postgrad Med*, 1995; *41*:89-90.

38. Mansingani S, Desai N, Pancholi A, Prajapat A, Vohra PA, Raniga S. A case of axillary cystic hygroma. *Indian J Radiol Imag*, 2005; *15*:517-9.

39. Ibrahim AH, Kandeel A, Bazeed MF. Successful non surgical management of a huge life threatening cervicomediastinal cystic hygroma: case report and review of the literature. *J Pediatr Surg Specialt*, 2009; *3*:48-50.

40. Onford J, Barker A, Thonell S, King P, Murphy J. Bleomycin therapy for cystic hygroma. *J Pediatr Surg*, 1995; *30*:1282-7.

41. Ogita S, Tsuto T, Nakamura K *et al*. OK-432 therapy for lymphangioma in children: why and how does it work? *J Pediatr Surg*, 1996; *31*:477-80.

42. Bozkaya S, Ugar D, Karaka I *et al*. The treatment of lymphangioma in the buccal mucosa by radiofrequency ablation: a case report. *Oral Surg Oral Med Oral Pathol Oral Radiol Endod*, 2006; *102*:28-31.

43. Patel GA, Schwartz RA. Cutaneous lymphangioma circumscriptum: frog spawn on the skin. *Int J Dermatol*, 2009; *48*:1290-5.

44. Peachey RD, Lim CC, Whimster IW. Lymphangioma of the skin. A review of 65 cases. *Br J Dermatol*, 1970; *83*:519-27.

45. Flanagan BP, Helwig EB. Cutaneous lymphangioma. *Arch Dermatol*, 1977; *113*:24-30.

46. Mulliken JB, Glowacki J. Classification of pediatric vascular lesions. *Plast Reconstr Surg*, 1982; *70*:120-1.

47. Redondo P. Clasificación de las anomalias vasculares (tumores y malformaciones). Características clínicas e historia natural. *An Sist Sanit Navar*, 2004; *27*:9-25.

48. Greene AK. Management of hemangiomas and other vascular tumors. *Clin Plast Surg*, 2011; *38*:45-63.

49. Hochman M, Adams DM, Reeves TD. Current knowledge and management of vascular anomalies. *Arch Facial Plast Surg*, 2011; *13*:145-51.

50. Thomas RF, Harnung RL, Manning SC, Perkins JA. Hemangiomas of infancy: treatment of ulceration in the head and neck. *Arch Facial Plast Surg*, 2005; *7*:312-5.

51. Bennett ML, Fleischer ABJr, Chamlin SL, Frieden IJ. Oral corticosteroid use is effective for cutaneous hemangiomas: an evidence-based evaluation. *Arch Dermatol*, 2001; *362*:1005-13.

52. Finn MC, Glowacki J, Mulliken JB. Congenital vascular lesions: clinical application of a new classification. *J Pediatr Surg*, 1983; *18*:894-900.

53. Peridis S, Pilgrim G, Athanasopoulos I, Parpounas K. A meta-analysis on the effectiveness of propranolol for the treatment of infantile airway hemangiomas. *Int J Pediatr Otorhinolaryngol* (*apub ahead of print*).

54. Gamboa JSB, Salamanca LF. Solitary neurofibroma in the abdominal wall of a patient without neurofibromatosis: case report. *Biomedica*, 2009; *29*:501-5.

55. Perez-Gran M, Miró N, Prades J *et al*. Neurofibromatosis tipo 2. *Acta Otorrinolaringol Esp*, 2010; *61*:306-11.

56. Evans DG. Neurofibromatosis type 2 (NF2): a clinical and molecular review. *Orphanet J Rare Dis*, 2009; *4*:16-27.

57. Boyd KP, Korf BR, Theos A. Neurofibromatosis type 1. *J Am Acad Dermatol*, 2009; *61*:1-16.

58. Parreira LML, Sípoli JM, Mercante AMC, Orfali RL, Levites J. Caso para diagnóstico. *An Brasil Dermatol*, 2009; *84*:197-9.

59. Arrua GGA, Casçema GMM, Filippo AA, Azulay DL, Azulay RD. Piloleiomioma múltiplo: relato de três casos tratados com nifedipina. *An Brasil Dermatol*, 1991; *66*:3003-5.

60. Alam M, Rabinowitz AD, Engler DE. Gabapentin treatment of multiple piloleiomyome – related pain. *J Am Head Dermatol*, 2002; *46*:527-9.

61. Malhotra P, Walia H, Singh A, Ramesh V. Leiomyoma cutis: A clinicopathological series of 37 cases. *Ind J Dermatol*, 2010; *55*;337-41.

62. Savassi-Rocha PR, Tostes ROG, Lopes RLC. Tumores da pele e subcutâneo. In: Fonseca FP, Savassi-Rocha PR. *Cirurgia Ambulatorial*, 3ª ed. Rio de Janeiro: Guanabara Koogan, 1999, pp 267-99.

63. Luba MC, Bangs SA, Mohler AM, Stulberg DL. Common benign skin tumors. *Am Fam Phy*, 2003; *67*:729-38.

64. Zuazaga JG, Malcolm KE, Lee P. Giant keratoacanthoma of the upper extremity treated with Mohs micrographic surgery. *Clin Aesth Dermatol*, 2009; *2*:22-5.

65. Borkhatariya PB, Gupta S, Bang D, Rawal RC. Keratoacanthoma centrifugum marginatum: case report and review of the literature. *Indian J Dermatol*, 2011; *50*:455-6.

66. Ramos LMA, Cardoso SV, Loyola AM, Rocha MA, Durighetto Júnior AF. Keratoacanthoma of the inferior lip: review and report of case with spontaneous regression. *J Appl Oral Sci*, 2009; *17*:262-5.

67. Schwartz RA. Keratoacanthoma: a clinico-pathologic enigma. *Dermatol Surg*, 2004; *30*:326-33.

68. Spieth K, Gille J, Kaufmann R. Intralesional methotrexate as effective treatment in solitary giant keratoacanthoma of the lower lip. *Dermatology*, 2000; *200*:317-9.

69. Gray RJ, Medland NB. Topical 5-fluorouracil as primary therapy for keratoacanthoma. *Ann Plast Surg*, 2000; *44*:82-5.

70. Grobb JJ, Suzini F, Richard MA *et al*. Large keratoacanthomas treated with intralesional interferon alfa 2a. *J Am Acad Dermatol*, 1993; *29*:237-41.

71. Jeon HC, Choi M, Paik SH, Ahn CH, Park HS, Cho KH. Treatment of keratoacanthoma with 5% imiquimod cream and review of the previous report. *Ann Dermatol*, 2011; *23*:357-61.

72. Thielle JJ, Ziemer M, Fuchs S, Elsner P. Combined 5-fluorouracil and Er: YAG laser treatment in a case of recurrent giant keratoacanthoma of the lower leg. *Dermatol Surg*, 2004; *30*:1556-60.

73. Heo YS, Oh TS, Hwan C, Song HJ. A case of axillar syringomas. *Ann Dermatol*, 2010; *22*:85-7.

74. Jamalipour M, Heidarpour M, Rajabi P. Generalized eruptive syringomas. *Ind J Dermatol*, 2009; *54*:65-7.

75. Friedman SJ, Butler DF. Syringoma presenting as milia. *J Am Acad Dermatol*, 1987; *16*:310-4.

76. Sherry H, Hsiung MD. Eruptive syringoma. *Dermatol Online J*, 2003; *9*:14-5.

77. Cabo H, Pedrini F, Sabban EC. Dermoscopy of cylindroma. *Dermatol Res Pract*, 2010 (epub 2010, Aug 24).

78. Pizinger K, Michal M. Malignant cylindroma in Brooke-Spiegler syndrome. *Dermatol*, 2000; *201*:255-7.

79. Behroozan DS, Goldberg AS, Glaich B, Kaye VN. Mohs micrographic surgery for deeply penetrating, expanding benign cutaneous neoplasms. *Dermatol Surg*, 2006; *32*:958-65.

80. Rallan D, Harland CC. Brooke-Spiegler syndrome: treatment with laser ablation. *Clin Exp Dermatol*, 2005; *30*:355-7.

81. Brummelkamp TR, Nijman SMB, Dirac AMG, Bernards R. Loss of cylindromatosis tumour suppressor inhibits apoptosis by activating NF-kB. *Nature*, 2003; *424*:797-801.

82. Elfatoiki FZ, Khadir K, Ouakadi A *et al*. Syringocystadenoma papilliferum: unusual location. *Dermatol Online J*, 2011; *17*:7-9.

83. Ghosh SK, Bandyopadhyay D, Chatterjee G, Bar C. Syringocystadenoma papilliferum: An unusual presentation. *Pediatr Dermatol*, 2009; *26*:758-9.

84. Zuber TJ. Minimal excision technique for epidermoid (sebaceous) cysts. *Am Fam Phys*, 2002; *65*:1409-12.

85. Danna JA. The treatment of sebaceous cysts by electrosurgical marsupialization. *Am Surg*, 1946; *123*:952-5.

86. MacDonald LW, Berkeley C. Carcinomatous changes in cysts of the skin. *Arch Dermatol*, 1963; *87*:208-11.

87. Sarabi K, Khachemoune A. Hidrocystomas – A brief review. *Med Gen Med*, 2006; *8*:57-60.

88. Del Pozo J, Silva JG, Penabad CP, Fonseca E. Multiple apocrine hidrocystomas: treatment with carbon dioxide laser vaporization. *J Dermatol Treat*, 2001; *12*:97-100.

89. Gupta S, Handa V, Handa S, Mohan H. The efficacy of electrosurgery and excision in treating patients with multiple apocrine hidrocystomas. *Dermatol Surg*, 2001; *27*:382-4.

90. Tanzi E, Alster T. Pulsed dye laser treatment of multiple eccrine hidrocystomas: a novel approach. *Dermatol Surg*, 2001; *27*:898-900.

Tumores Malignos (Carcinomas) da Pele

Capítulo **23**

Paulo Roberto Savassi-Rocha
Alexandre Lages Savassi-Rocha

INTRODUÇÃO

Os tumores malignos da pele e subcutâneo são muito frequentes e representam a maioria das neoplasias malignas que acometem o ser humano. Do ponto de vista do interesse em cirurgia ambulatorial, podem ser classificados em quatro grandes grupos, a saber:

- Carcinoma
- Melanomas (Capítulo 21)
- Sarcomas
- Linfomas

Os carcinomas e os melanomas são os mais prevalentes e de maior interesse, razão pela qual são abordados de modo mais abrangente neste livro.

CARCINOMAS DA PELE

São neoplasias malignas derivadas de células epiteliais da derme e dos anexos cutâneos, constituindo o tipo de câncer mais comum que acomete a pele. Eles incluem duas entidades principais: o carcinoma basocelular (CBC) e o carcinoma de células escamosas ou espinocelular (CEC). Todos podem ser curados quando diagnosticados e ressecados precocemente. Caso contrário, podem ser destrutivos localmente. O CEC é mais grave porque costuma metastatizar para os linfonodos regionais, podendo causar a morte.[1]

Carcinoma Basocelular

Representa em torno de 80% de todos os tumores cutâneos de pessoas de pele clara.[1,2] Embora maligno, apresenta baixa mortalidade, uma vez que raramente origina metástases. Por outro lado, representa grave problema de saúde pública ao acometer mais de 1 milhão de pessoas, anualmente, nos EUA.[3] Essa elevada incidência é responsável pela imposição de enorme sobrecarga financeira aos sistemas de saúde.

Incidência

A incidência real dos CBC é difícil de ser determinada com precisão porque eles são frequentemente subnotificados, não sendo, portanto, compulsivamente incluídos nos registros de câncer. Além disso, muitos CBC são destruídos sem serem submetidos à confirmação histopatológica. Sabe-se, no entanto, que sua incidência tem aumentado, de forma significativa, em diferentes países do mundo.

No Reino Unido, por exemplo, em 14 anos, a incidência de CBC aumentou 238%. Estima-se que, nos países baixos, ocorra aumento de 78% em 2015 em relação às cifras do ano 2000.[4] As variações e influências geográficas são marcantes. Exercem também influência os hábitos de vida, a cor da pele, a exposição solar, entre outros fatores.

Enquanto, nos países africanos, o CBC ocorre em 1/100.000 indivíduos de pele escura, nos brancos da Austrália equatorial essas cifras alcançam 1.500/100.000 habitantes. Nos EUA, no estado de Minnesota, a incidência, em 1998, foi de 114,2/100.000 habitantes.[5] Nesse país, o aumento da incidência em pessoas de pele clara tem sido alarmante, sendo superior a 10% ao ano, com risco de 30% de as pessoas desenvolverem esse tipo de tumor durante a vida.[6]

O envelhecimento da população é outro fator responsável pelo aumento da incidência. A idade média de ressecção de um primeiro CBC varia entre 65 e 67 anos.[7] A proporção de CBC observada em indivíduos com menos de 40 anos é inferior a 5%.

A maior parte das séries mostra predominância em homens (1,1/1,0 a 2,59/1,0). CBC esporádico é raramente observado em pessoas com menos de 20 anos de idade, asiáticos e negros.[2] O CBC é 20 vezes mais comum em brancos do que em negros. A maior pigmentação da pele parece ser o mecanismo mais importante de proteção contra as mutações do DNA celular provocado pelos raios ultravioleta.

389

Quando um CBC é diagnosticado em paciente de pele escura, fatores predisponentes, como trauma crônico, genodermatores, hematomas, exposição ao arsênico e aos raios X, devem ser pesquisados. Nos negros, o CEC é o tumor maligno de pele mais comum, atingindo normalmente áreas expostas ao sol (10 a 20 CEC para cada CBC).

Nos asiáticos, principalmente japoneses, a realidade é muito parecida com a dos negros.

No Brasil, levantamento incluindo 95.923 casos de câncer primário de pele (período de 1976 a 1980), atingindo 49.359 homens e 46.564 mulheres, encontrou 93,2% de casos de carcinoma, dos quais 68,1% de CBC e 25,1% de CEC. A razão homem/mulher foi de 0,99/1,0 para o CBC e de 1,37/1,0 para o CEC.[8]

Fatores de risco

Os principais fatores de risco para o desenvolvimento do CBC incluem: pele tipo 1, cabelos loiros ou ruivos, olhos claros (verdes ou azuis), pele sardenta na infância, queimadura solar dolorosa na infância, história familiar de câncer de pele, tratamento com medicamentos imunossupressores, exposição ao arsênico e presença de quatro ou mais nevos com diâmetro superior a 5 mm.[2]

A exposição à radiação ultravioleta representa o principal fator etiopatogênico do CBC. Entretanto, a relação precisa entre o risco de CBC e a quantidade, tempo e tipo de exposição à radiação ultravioleta ainda não foi adequadamente definida. Parece que a exposição solar intensa e intermitente é mais importante que aquela acumulada ao longo do tempo.[7] Outros estudos, no entanto, são discordantes.[2,9]

Pele tipo 1 (sempre queimada), cabelos loiros ou ruivos, olhos claros (azuis ou verdes) tem sido considerados fatores de risco com *odds ratio* estimada de 1,6.[10] Sardas na infância e queimaduras solares frequentes ou graves nesse período representam também maiores riscos. Por outro lado, queimadura solar no adulto não parece exercer o mesmo impacto.[2]

Ocupação ao ar livre após os 20 anos de idade, por sua vez, também não parece associar-se ao desenvolvimento do CBC.[11]

Esses fatos indicam que infância e adolescência são períodos críticos para o desenvolvimento do CBC em adultos e podem explicar por que estudos têm falhado em demonstrar impacto substancial do aumento cumulativo da exposição solar no adulto.

Quanto à história familiar positiva de câncer de pele, a *odds ratio* foi estimada em 2,2.[2]

Outros fatores associados ao aumento do risco de CBC incluem radiação ionizante, dietas hipercalóricas especialmente ricas em gorduras, baixa ingestão de vitaminas, exposição ao arsênico (predispõe ao desenvolvimento de CBC múltiplos) etc.

Algumas genodermatoses, incluindo xeroderma pigmentoso, síndrome de Rombo, albinismo e doença de Darier, entre outras, são também fatores de risco.

A síndrome nevoide basocelular (síndrome de Gorlin-Goltz) é condição autossômica dominante rara (1/57.000 a 1/256.000), na qual o paciente desenvolve múltiplos CBC, hiperceratose palmoplantar, cistos odontogênicos, anomalias nas vértebras e costelas, catarata e calcificações ectópicas intracranianas.[12,13] Ocorre distribuição igual entre os sexos.

O número de CBC varia de alguns a várias centenas. De 5% a 10% dos pacientes desenvolvem meduloblastoma maligno, que constitui potencial causa de morte.

No albinismo ocorre impossibilidade de o indivíduo produzir melanina. Esse defeito retira do paciente sua principal defesa à exposição ao sol. O desenvolvimento de CBC múltiplos é a regra.

O tratamento imunossupressor representa também fator de risco.

Estudo holandês demonstrou incidência 10 vezes maior de CBC em pacientes transplantados imunossuprimidos do que na população geral.[12] Nessa circunstância, entretanto, o CEC é mais frequente.

Tabagismo e lâmpadas fluorescentes não parecem exercer impacto.[2]

A puvaterapia, por sua vez, parece ser mais importante no desenvolvimento do CEC do que do CBC.

O bronzeamento artificial com luz ultravioleta parece representar risco adicional evitável, principalmente quando usado precocemente na vida adulta.[14] Em pacientes com menos de 50 anos que desenvolvem CBC, o bronzeamento artificial e a exposição traumática ao sol na infância ou adolescência, associados a alguns fatores genéticos (xeroderma pigmentoso, síndrome de Gorlin-Goltz, entre outros), podem facilitar o aparecimento do tumor nessa população.[15]

A relação entre vitamina D e câncer de pele também tem sido estudada.[16] Sabe-se que a pele é a principal fonte de vitamina D_3 e a luz ultravioleta é indispensável para sua formação. Os queratinócitos convertem a vitamina D_3 para sua forma hormonal (1,25-hidroxivitamina D), que, por sua vez, estimula a diferenciação dos queratinócitos prevenindo a malignização dessas células.

Se, por um lado, os fatores de risco citados predispõem ao aparecimento do CBC, existem fortes evidências de que indivíduos com história pessoal de carcinoma de pele apresentam risco aumentado (por motivos ainda desconhecidos) de desenvolver outros tumores malignos.[17]

Merece destaque o fato de que diferentes pessoas submetidas aos mesmos estímulos (p. ex., radiação ultravioleta) reajam de forma diferente em relação ao desenvolvimento do CBC. A suscetibilidade individual parece ser determinada por complexa interação entre duração e intensidade da exposição à radiação UV e poliformismo genético.[2]

Aspectos clínicos

Localização. A localização mais frequente do CBC, representando 80% dos casos, é a região da cabeça e pescoço (Figura 23.1).

Outras regiões incluem o tronco (±15%), membros e regiões genitais, perianais e palmoplantares. A lesão é rara no dorso das mãos e não ocorre nas mucosas.

A lesão mais característica é, provavelmente, a *ulcers rodens* (Figura 23.2), caracterizada por pápula rósea, de consistência firme, que se assesta sobre pequena placa de bordas endurecidas, com depressão central e posterior ulceração.

A lesão é persistente, de crescimento lento, e costuma recobrir-se de pequena crosta, usualmente arrancada pelo paciente, deixando, à mostra, a lesão inicial elevada e com vasos teleangiectásicos. É usualmente indolor e não se acompanha de adenopatia-satélite. Se não tratada, pode espalhar-se em lateralidade e profundidade, causando grande destruição, especialmente nas regiões periorbitais, nasal e das orelhas. Embora possa ser localmente destrutivo, o CBC raramente metastatiza. Metástases ocorrem em apenas 0,0028% a 0,55% dos casos[2] e acontecem, usualmente, em tumores grandes, agressivos localmente e/ou em lesões negligenciadas que recidiva-

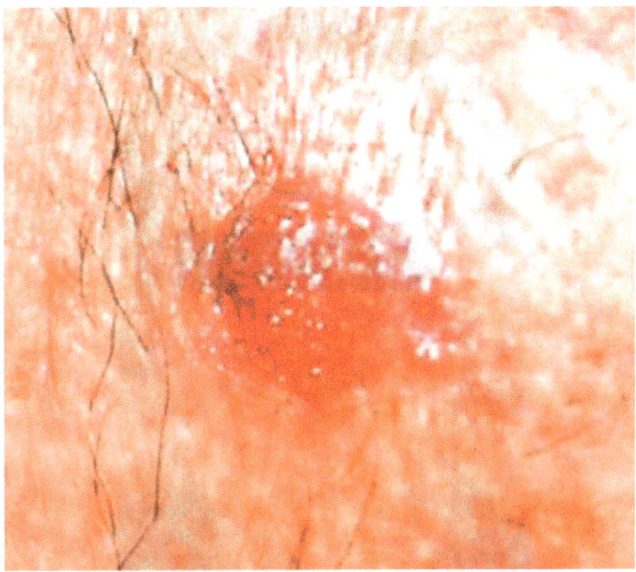

Figura 23.2 *Ulcers rodens*: aspecto característico.

ram a despeito de repetidos tratamentos. De acordo com Lo *et al.*,[18] o intervalo entre o aparecimento do tumor primário e o das metástases oscila entre 7 e 34 anos, com média de 9 anos.

Tipos clínicos. As três formas clínicas básicas do CBC incluem:

- Nodular ou cística
- Superficial
- Infiltrativa

Outras formas devem ser diferenciadas por apresentarem características diferenciadas. Elas incluem:

- Carcinoma metatípico (basoespinocelular)
- CBC recorrente
- Síndrome nevoide basocelular

CBC nodular. Inicia-se como nódulo ou pápula perolada, eritematosa, de crescimento lento, com finas telangiectasias na superfície. Tipicamente apresenta ulcerações superficiais e sangramentos, sinais esses que podem regredir espontaneamente (Figura 23.3).

Outras vezes, a ulceração pode tornar-se quase do tamanho do nódulo e dele restarem apenas as bordas elevadas que delimitam a úlcera rasa e recoberta por tecido de granulação. O nódulo pode apresentar-se pigmentado (Figura 23.4), simulando melanoma (CBC nodular pigmentado).

CBC superficial. Apresenta-se como lesão eritematosa, finamente enrugada, com apagamento do relevo normal da epiderme e ulcerações superficiais (Figura 23.5).

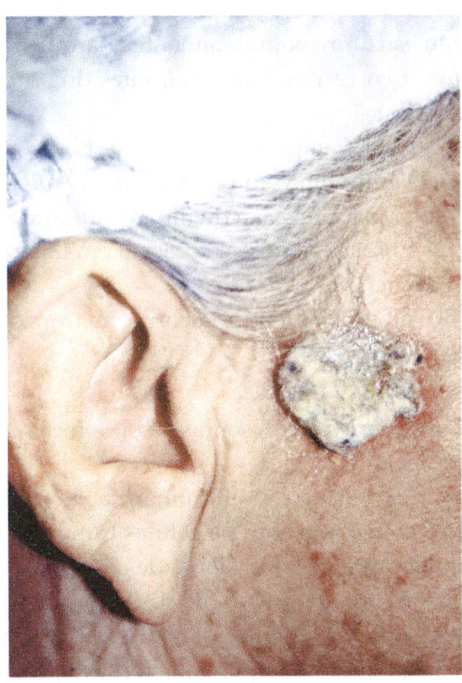

Figura 23.1 Carcinoma basocelular na face.

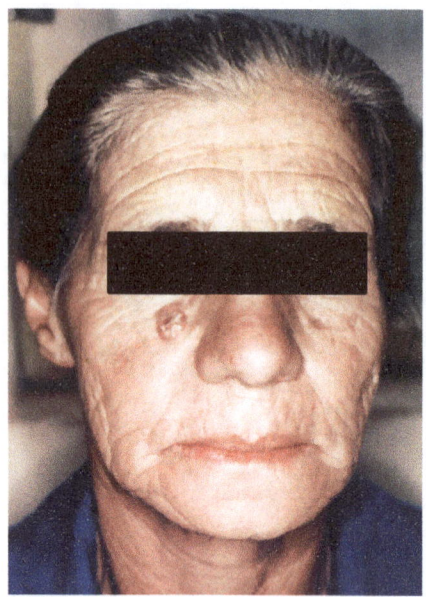

Figura 23.3 Carcinoma basocelular nodular.

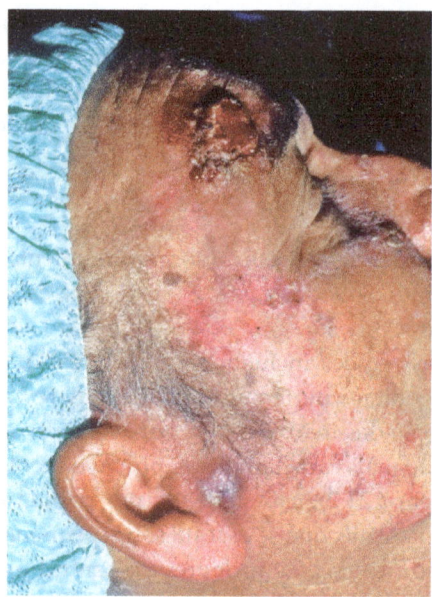

Figura 23.6 Carcinoma basocelular superficial multifocal.

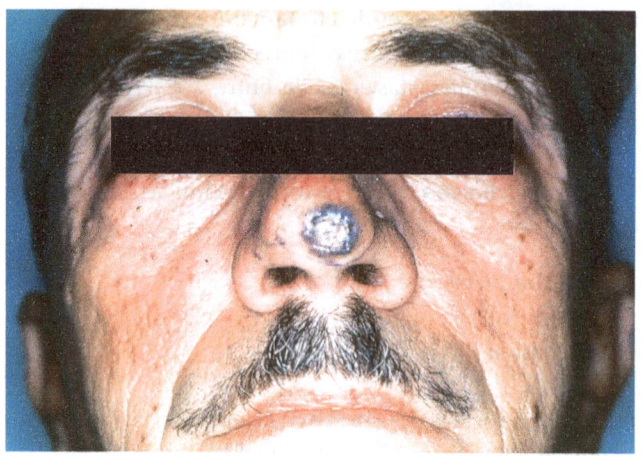

Figura 23.4 Carcinoma basocelular nodular pigmentado.

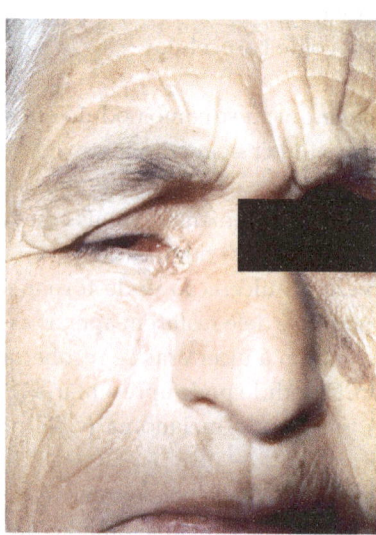

Figura 23.5 Carcinoma basocelular superficial periorbital.

Sua forma pode ser arredondada ou irregular, com ou sem limites precisos. O centro da lesão pode parecer fibrótico, podendo mimetizar, eventualmente, dermatites crônicas ou subagudas, tais como psoríase, eczema discoide ou doença de Bowen.

A forma superficial do CBC é também chamada de CBC multifocal pelo fato de o tumor poder apresentar áreas de aparente regressão clínica, com aspecto de pele normal, intercalada por áreas eritematosas, clinicamente tumorais (Figura 23.6).

Do ponto de vista histológico, entretanto, essas áreas de aparência normal estão acometidas pelo tumor e apresentam estrutura completamente anárquica. As bordas do tumor correspondem aos limites do eritema que representa a reação do organismo à lesão.

Quando o CBC superficial atinge de 1,5 cm a 2 cm de diâmetro, ele apresenta, em regra, componente infiltrativo decorrente da localização de ninhos tumorais profundos junto às unidades pilossebáceas ou em ilhas isoladas dentro da derme.

O CBC superficial tende a ocorrer no tronco em áreas de pele não expostas.

CBC infiltrativo. Apresenta-se sob a forma de duas variantes clínicas.

Na primeira ocorre predominância de resposta fibrótica do tecido à presença de células tumorais. A lesão costuma ser branca ou amarelada, de consistência endurecida, e raramente sangra ou ulcera (Figura 23.7).

O tumor não apresenta relevo e sua presença será mais notada quando o componente fibrótico predominar. A invasão é muito mais da derme do que das estrutu-

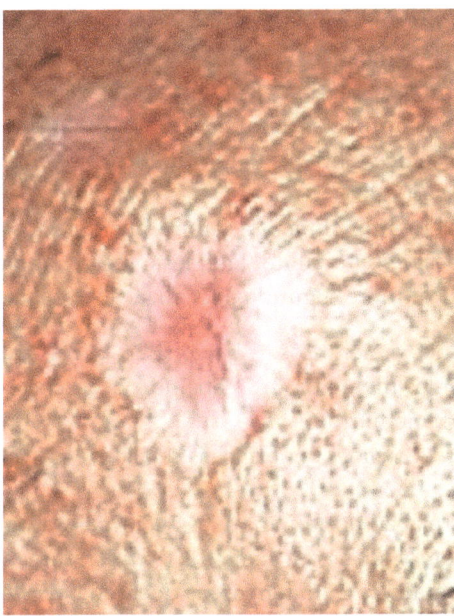

Figura 23.7 Carcinoma basocelular infiltrativo.

ras profundas, como gordura subcutânea ou músculos. É mal delimitado, deprimido e assemelha-se a uma cicatriz esbranquiçada.

A segunda variante, mais difícil de diagnosticar, apresenta superfície com coloração semelhante à da pele normal e respeita os apêndices cutâneos. Assim como na primeira variante, raramente ulcera ou sangra, e cresce por longos períodos sem que sua presença seja sequer suspeitada. Pequenas pápulas e/ou ulcerações, quando presentes, é que denunciam a formação tumoral.

Carcinoma basoespinocelular (CBC metatípico). Apresenta características do CBC e do CEC, sendo considerado por muitos como outro tipo de câncer de pele com características próprias que incluem não só o comportamento como também os achados histológicos.[19] Como tipo situado entre o CBC e o CEC, o tumor metatípico (CBM) simula o CBC dos pontos de vista clínico e morfológico (Figura 23.8), mas é mais agressivo e pode dar metástases, o que implica sua correta identificação.

Alguns autores consideram o CBC que dá metástases nada mais que o CBM não adequadamente diagnosticado.[19,20] Existem estudos que consideram o índice mitótico em casos de CBM e de CBC como apropriado para o diagnóstico diferencial desses tumores. A atividade mitótica, o número de células em metáfase e o índice de mitoses patológicas mostram-se consideravelmente aumentados no CBM.[18-20] O número de metástases no CBM gira em torno de 7%.[18]

As lesões, assim como no CBC, predominam nas regiões da cabeça e pescoço. Outras áreas acometidas

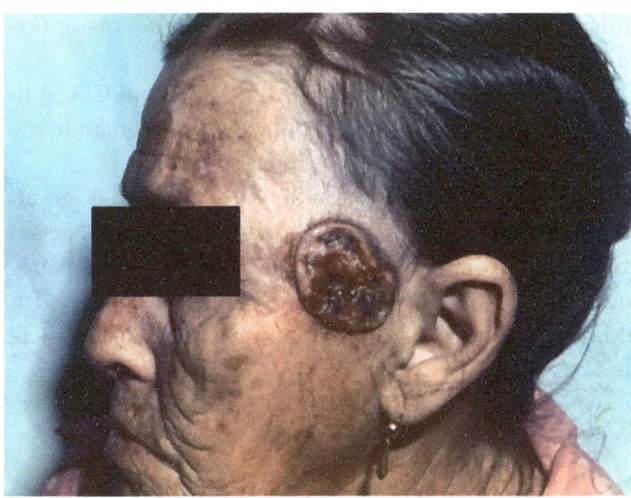

Figura 23.8 Carcinoma basoespinocelular (metatípico).

incluem o tronco, membros e couro cabeludo. A idade média dos pacientes oscila entre 69 e 72 anos, com predomínio em homens.

Em termos de recidiva, o comportamento assemelha-se mais ao do CEC do que ao do CBC.

O prognóstico e o tratamento devem ser orientados para o componente espinocelular.

CBC recorrente. O diagnóstico, nesses casos, apresenta dificuldades secundárias às sequelas do(s) tratamento(s) anterior(es). Os sinais mais frequentes de recorrência incluem ulcerações, eritemas, sangramento e endurações (Figura 23.9). Pacientes com CBC apresentam risco aumentado de desenvolver outro(s) CBC.[21] Metanálise recente demonstrou que o risco cumulativo em 3 anos varia de 33% a 77%.[22] Esse risco parece depender do número de lesões presentes, bem como da localização destas. Nas lesões do

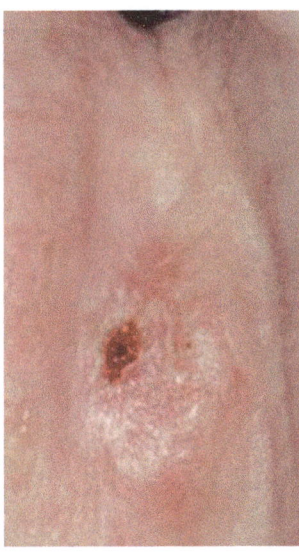

Figura 23.9 Carcinoma basocelular recorrente.

tronco, por exemplo, o risco de novas lesões é maior (*hazard ratio* 1,58).[2]

O risco de desenvolver um CEC após um CBC é ligeiramente superior ao da população, representando 6% em 3 anos.[22]

As recidivas costumam ser diagnosticadas geralmente 2 a 10 anos após o tratamento primário. Nesses casos, a cirurgia micrográfica (ver Capítulo 18) é o tratamento de escolha. A ressecção cirúrgica bem conduzida fornece bons resultados, com índice de recorrência de 12%.[21]

A radioterapia não constitui boa opção, pois apresenta índice elevado de recidiva de 60%.

Síndrome nevoide basocelular (SNB). Descrita originalmente por Howell e Caro,[23] em 1959, a SNB é também conhecida, conforme relatado, como síndrome de Gorlin-Goltz. Trata-se de síndrome autossômica dominante que aparece em adultos jovens ou, mais raramente, em crianças e que se caracteriza pela presença de múltiplos CBC associados às anomalias previamente descritas. Na maioria dos casos, a anormalidade representa mutação no gene PTCH.

As lesões cutâneas são mais abundantes no terço médio da face, e apresentam-se como pequenos e múltiplos nevos nas regiões palpebrais e das sobrancelhas.

Os nevos podem apresentar variações de pigmentação (de negro a cor da pele) e relevo discreto em relação à pele normal.

As lesões apresentam caráter benigno até a adolescência, tendendo a ulcerar e aumentar progressivamente de tamanho após a fase puberal. Nesse período são essencialmente semelhantes aos CBC nodular e superficial (Figura 23.10).

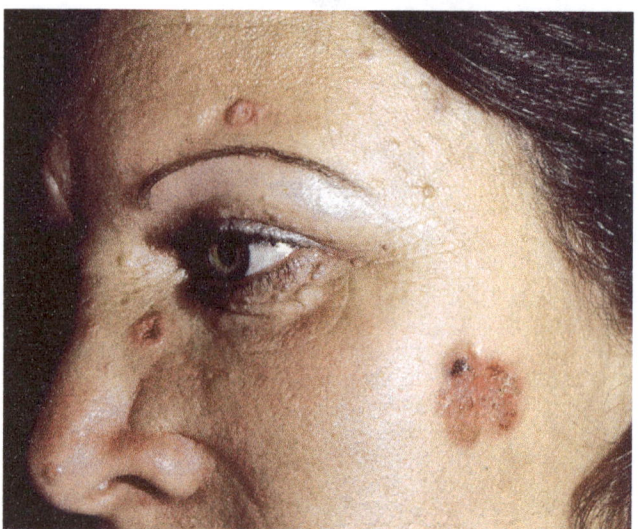

Figura 23.10 Síndrome nevoide basocelular.

Fatores prognósticos. Os critérios objetivos de avaliação prognóstica incluem o risco de recidiva, podendo ser complementado pela avaliação do risco de invasão local e pelas limitações terapêuticas.

O risco de recidiva é determinado por elementos clínicos e histológicos.[7]

Os elementos clínicos a serem considerados incluem a localização e o tamanho da(s) lesão(ões). Sabe-se que o prognóstico difere segundo a localização, a saber:

- tronco e membros → baixo risco de recidiva
- fronte, mento, couro cabeludo e pescoço → risco intermediário
- nariz e regiões periorificiais cefálicas → risco elevado

Em relação ao tamanho, as recidivas são mais frequentes em lesões com mais de 1 cm, em áreas de alto risco, ou mais de 2 cm, em áreas de risco baixo ou intermediário.

Os fatores histológicos de mau prognóstico estão representados pelas formas mais agressivas, tais como os infiltrativos, metatípicos, recorrentes e os CBC nodulares maiores que 1 cm localizados em zona de alto risco.

Diagnóstico. O diagnóstico baseia-se no exame clínico, na dermatoscopia e no exame histopatológico.

A dermatoscopia constitui técnica não invasiva, de baixo custo, que melhora substancialmente a acurácia diagnóstica não só das lesões pigmentadas da pele como também das não pigmentadas e dos tumores malignos. O médico precisa conhecer as características dermatoscópicas dos tumores cutâneos não melanocíticos para fazer diagnóstico correto.[24] Maiores detalhes podem ser encontrados no Capítulo 20.

O exame histopatológico constitui exame padrão, sendo fundamental para estabelecer o diagnóstico do CBC. O patologista deverá citar, em sua descrição, se o tumor é localizado ou difuso (infiltrativo, superficial, esclerosante etc.). Sabe-se que as diferenças na arquitetura tumoral têm implicações clínicas quanto à agressividade das lesões e à resposta ao tratamento.

Tratamento. Entre os objetivos do tratamento, destacam-se a remoção (destruição) completa do tumor e resultado estético o melhor possível. É preciso lembrar que a maioria dos CBC localiza-se na face.

A porcentagem de cura varia com a habilidade do cirurgião, tipo, tamanho e localização do tumor, método terapêutico e se o tumor é recidivante ou não.

As diferentes opções terapêuticas do CBC incluem:

- Tratamento cirúrgico
  - curetagem e cauterização

– ressecção (com fechamento primário, rotação de retalho, enxerto ou cicatrização por segunda intenção)
– cirurgia micrográfica de Mohs
• Radioterapia
• Crioterapia
• Quimioterapia tópica
– fluorouracil
– imiquimod
– retinoides
– interferon alfa
– diclofenaco
– terapia fotodinâmica
• Laserterapia

Tratamento cirúrgico. A cirurgia é o tratamento padrão do CBC com o qual todos os demais métodos devem ser comparados.

É importante, quando se opta por determinado método, distinguir se se trata de tumor primário ou recidivado, bem como em que tipo o tumor pode ser enquadrado. Tal conduta tem importância não só na radicalidade oncológica como no prognóstico e na recorrência.

Curetagem e cauterização. Constitui, provavelmente, o método de tratamento mais popular entre os dermatologistas para os tumores de até 1,5 cm. O instrumental necessário inclui uma cureta cortante e um eletrocautério. É método destrutivo, com índice de cura que chega a alcançar 95%.

Tumores infiltrativos e/ou volumosos não se prestam a esse tipo de tratamento, que deve interessar apenas lesões iniciais e superficiais. Os pacientes tratados por esse método devem ser submetidos a seguimento pós-operatório cuidadoso.

A técnica é relativamente simples. Após antissepsia, realiza-se anestesia local por infiltração ou bloqueio de campo, seguida de curetagem da lesão. O material curetado é encaminhado para exame histopatológico. Nas lesões situadas no tronco e extremidades, os resultados são mais satisfatórios que os obtidos com esse método nas lesões cefálicas. Nestas, a incidência de doença residual pós-curetagem oscila em torno de 45% em algumas casuísticas.[25]

As principais desvantagens da curetagem e cauterização incluem a impossibilidade de determinar, com precisão, presença de lesão residual nas margens além do maior tempo de cicatrização e pior resultado estético. Assim sendo, além dos tumores infiltrativos e/ou volumosos, já citados, esse método está contraindicado em lesões recidivadas ou localizadas em áreas de alto risco de recidiva (p. ex., face central).

Ressecção cirúrgica. A principal vantagem da ressecção cirúrgica é a possibilidade de examinar histologi-

camente as margens de ressecção avaliando se a remoção foi completa.

A decisão da extensão da margem macroscópica a ser respeitada durante a operação depende dos fatores prognósticos do CBC já referidos. Desse modo, as seguintes margens são recomendadas:

• CBC de bom prognóstico – 3 mm a 4 mm;
• CBC de prognóstico intermediário – mínimo de 4 mm;
• CBC de mau prognóstico – 5 mm (bem delimitados) a 10 mm (formas recidivadas ou infiltrativas mal delimitadas).

Em todos os casos, as margens profundas devem alcançar o tecido gorduroso subcutâneo, respeitando, quando não invadidos, aponeurose, pericôndrio (orelha e nariz) ou periósteo (couro cabeludo).

Uma vez que a avaliação macroscópica dos limites do tumor é impossível, é compulsória a avaliação histológica das margens.

Dependendo da localização e/ou da extensão da lesão, técnicas de reconstrução (enxerto, retalhos etc.) podem ser necessárias (Figura 23.11).

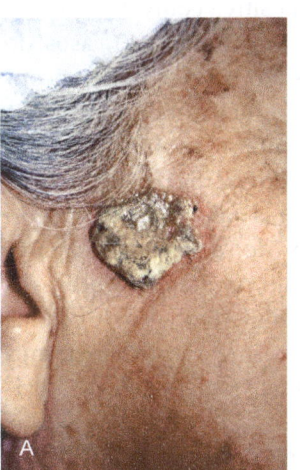
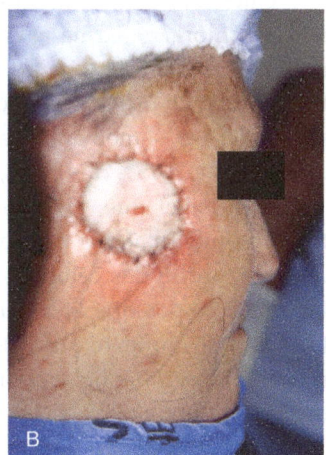
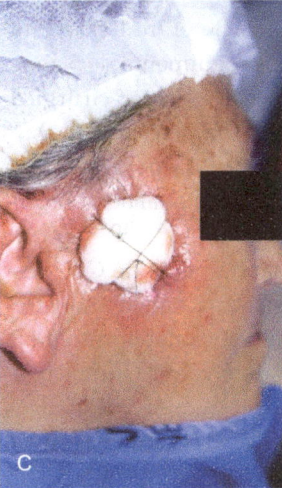

Figura 23.11 Carcinoma basocelular da face (**A**); enxerto de pele total após retirada (**B**); "*tie over*" (**C**).

Pode-se optar pela excisão com corte de congelação. Nesses casos, a porção ressecada é encaminhada para exame de congelação com o objetivo de confirmar, histologicamente, a total remoção do tumor.

Se for demonstrado que a ressecção foi incompleta, o cirurgião deve ampliar a área ressecada até que o tumor seja completamente removido.

O principal inconveniente dessa conduta é que a acurácia do exame por congelação é inferior a do exame convencional (por fixação e coloração), além do tempo de espera necessário para a realização do exame, que pode durar de 30 min a 60 min.

O índice de cura pós-exérese cirúrgica completa pode alcançar 90% a 98%, dependendo do tipo de tumor, localização, tamanho etc.

Problema relativamente comum relacionado com o tratamento cirúrgico diz respeito à conduta a ser adotada quando o exame histopatológico da peça cirúrgica revela comprometimento das margens.

O problema é complexo e passa, inclusive, pela definição do que vem a ser excisão incompleta e margens positivas. Não existe consenso entre os dermatopatologistas em relação a essas definições.[26]

Questiona-se se margem positiva equivale a persistência tumoral.[27] Sarma et al.,[28] analisando 43 casos de margens positivas submetidos a nova ressecção, encontraram apenas 3 casos (7%) de tumor residual. Estudos subsequentes semelhantes encontraram tumores residuais em 7% a 45% dos casos, com média de 33%.[27]

É possível que, entre outros fatores (extensão do tumor somente até as margens de ressecção, desaparecimento/morte das células como resultado do processo inflamatório pós-operatório, não identificação de células tumorais no contexto pós-ressecção etc.), o sistema imune possa desempenhar importante papel no desaparecimento do tumor residual.

Outra questão se impõe: margens negativas equivalem à ressecção completa?

Revisão de 2.900 pacientes de CBC entre 1950 e 1960 revelou 101 casos de recidiva após seguimento de 5 anos. Desses, 79 tinham sido submetidos a ressecção cirúrgica, dos quais 32 (40,5%) apresentavam margens negativas.[29]

Sabe-se que a análise histológica da peça cirúrgica não envolve toda a peça e as amostras avaliadas representam apenas parte do espécime.

Kimyai-Asadi et al.,[30] analisando peças de CBC ressecadas com margem macroscópica de 2 mm, demonstraram que a análise histológica convencional apresentava sensibilidade de apenas 44% na detecção do tumor residual nas margens cirúrgicas, ou seja, em 56% dos casos as margens positivas foram consideradas como negativas (falso-negativas).

Questionam-se, ainda, quais são os índices de recidiva quando se comparam conduta expectante e rerressecção nos casos de margens positivas.

Em diferentes estudos, os índices de recidiva nos casos de conduta expectante variaram de 0% a 100%, com predomínio em torno de 30%.

No entanto, ainda não foram realizados estudos prospectivos randomizados bem conduzidos para responder a essa questão.

Na presença de margem positiva, uma alternativa terapêutica à rerressecção é a radioterapia. Liu et al.[31] estudaram 187 pacientes submetidos a ressecção de CBC com margens positivas. Destes, 120 foram submetidos a radioterapia e 67 permaneceram sob observação. Os índices de recidiva após 32 meses foram, respectivamente, de 6% e 31%. No grupo expectante, os casos recidivados foram tratados com radioterapia. Após 10 anos, o controle local foi de 92% e 90%, respectivamente. Diante desses dados e dos maiores custos e efeitos adversos observados no grupo irradiado inicialmente, os autores aconselham conduta inicial expectante.

Por outro lado, abordagem mais agressiva (nova ressecção) nos casos de margens positivas baseia-se nos estudos que mostraram índices mais elevados de recidiva quando se opta pela conduta expectante.[27] Excetuam-se os casos de pacientes idosos com estado clínico comprometido, particularmente em lesões de baixo risco, que poderiam ser vigiados de forma conservadora.

Levando-se em consideração as características do tumor, e sabendo-se que em torno de 30% dos casos com margens positivas submetidos à conduta expectante recidivam, a abordagem mais lógica parece ser aquela que identifica o subgrupo de pacientes mais passíveis de recidiva, tratando-os de forma mais agressiva (rerressecção).

Assim sendo, os seguintes aspectos devem ser considerados:

- *Local:* nariz (risco 2,24 vezes maior) e região periorbital são os locais de maiores riscos de recidiva;
- *Margens positivas:* margens positivas em profundidade são as que apresentam maiores riscos de recidiva.[27] Margens laterais comprometidas apresentam risco menor.
- *Histologia:* os riscos de recidiva são maiores nos tumores infiltrativos ou de padrão multifocal.
- *Tumor primário ou recidivado:* o risco é maior nos tumores recidivados.

Assim sendo, a conduta expectante parece ser mais apropriada nos CBC pequenos com margem lateral comprometida, localizados em locais fora da parte central da face e orelhas, do tipo nodular ou superficial, e/ou em pacientes idosos com expectativa de vida curta ou várias comorbidades.

A rerressecção, por sua vez, estaria indicada nos casos de alto risco de recidiva que incluem um ou mais dos seguintes critérios: tumores localizados no centro da face ou orelhas, com mais de 2 cm de diâmetro, recidivados, previamente tratados por radioterapia, margens positivas em profundidade e/ou dos tipos histológicos agressivos com invasão perineural, perianexal e/ou perivascular.

Cirurgia micrográfica. O assunto é tratado no Capítulo 18.

Radioterapia. Trata-se de terapêutica útil, pois o CBC é radiossensível. Não é recomendada como tratamento de primeira linha. Não deve ser indicada em indivíduos jovens (a irradiação é carcinogênica), nos portadores de CBC esclerodermiformes, nas síndromes genéticas que predispõem ao câncer de pele (p. ex., síndrome nevoide basocelular, xeroderma pigmentoso), em lesões de determinadas regiões, como dorso das mãos, orelhas, pés e órgãos genitais. A invasão de cartilagem ou ossos subjacentes não constitui contraindicação à radioterapia. As principais indicações incluem: casos de exérese incompleta, CBC nodulares com menos de 2 cm na região cefálica e casos de invasão óssea ou cartilaginosa. As margens de segurança são as mesmas preconizadas para o tratamento cirúrgico.

Nas lesões recidivadas existem controvérsias quanto à sua indicação, uma vez que, nesses casos, a recorrência costuma ser elevada (até 60%).

A dose total de irradiação necessária para a destruição tumoral é calculada e fracionada em aplicações diárias que duram de 2 a 3 semanas. Os índices de cura, em 5 anos, oscilam entre 90% e 95%.

Crioterapia. A baixa temperatura consegue destruir facilmente as células tumorais. A anestesia local pode ser dispensada nas lesões pequenas, a cicatriz é menor que a cirúrgica e, geralmente, não ocorre sangramento. As maiores dificuldades incluem o controle da área a ser congelada e destruída e a indisponibilidade de material para exame histológico.

O método pode ser indicado em lesões superficiais, menores que 2 cm, com margens definidas, ou em lesões múltiplas e/ou localizadas sobre osso ou cartilagem. Deve ser evitado em lesões recidivadas, infiltrativas ou em locais de alto risco de recidiva.

A associação de curetagem antecedendo a criocirurgia melhora a eficácia do método e aumenta os índices de cura.

O assunto é tratado, com mais detalhes, no Capítulo 15.

Quimioterapia tópica. Embora porcentagem expressiva de casos de CBC seja diagnosticada em fase já invasiva, requerendo tratamento cirúrgico para completa e segura erradicação, existem situações nas quais o tratamento cirúrgico apresenta limitações: pacientes com grave comprometimento do estado geral, casos de tumores múltiplos ou áreas extensas a serem tratadas, ou quando a cirurgia é inaceitável do ponto de vista cosmético.

Lesões superficiais, pré-cancerosas ou já cancerificadas, diagnosticadas precocemente, poderiam beneficiar-se do uso de medicamentos tópicos com resultados interessantes. Os principais incluem o fluorouracil, o imiquimod, os retinoides, o interferon alfa, o diclofenaco e a terapia fotodinâmica.

Fluorouracil. O 5-fluorouracil foi considerado, por muitos anos, o tratamento tópico de escolha para a ceratose actínica desde sua aprovação pelo FDA, em 1970.[30] Atua bloqueando a síntese de DNA pela inibição da enzima timidilato sintase. No Brasil, encontra-se disponível sob a forma de creme a 5% (Efurix®). É aprovado para tratamento tópico da ceratose actínica, doença de Bowen e CBC superficial.

No tratamento do CBC, recomenda-se aplicação do creme a 5%, 2 vezes ao dia, pelo período mínimo de 6 semanas. Por ser fotossensibilizante, recomenda-se proteger a área tratada da luz solar para evitar queimaduras indesejáveis. O produto não deve ser colocado em contato direto com os olhos (irritação ou ulceração), recomendando-se lavagem cuidadosa das mãos após sua aplicação ou uso de luvas descartáveis. Quando bem indicado e aplicado, o índice de cura é de aproximadamente 93%.[33]

Por causa da sua ação irritante local, o medicamento tem sido considerado útil como marcador pré-operatório das margens tumorais em CBC superficiais, sendo aplicado 2 vezes ao dia durante 7 a 10 dias, antes da operação, com essa finalidade.

As principais desvantagens atribuídas ao 5-fluorouracil incluem reação inflamatória intensa local e período relativamente longo de tratamento.

Imiquimod. O imiquimod (creme a 5%) é um modulador de resposta imune com atividades antitumoral e antiviral. Atua induzindo a liberação local de interferon alfa, fator de necrose tumoral e outras citoquinas que estimulam a resposta imune celular. Além disso, tem a capacidade de induzir apoptose das células tumorais. Na Europa, o medicamento foi aprovado para tratamento do

CBC superficial e nodular além da ceratose actínica de face e couro cabeludo.[33]

O imiquimod pode ser usado isoladamente ou em combinação com outras modalidades terapêuticas.[34]

Recomenda-se aplicação diária, 5 vezes por semana, por 6 semanas para tratamento do CBC. A resposta deve ser avaliada clinicamente 3 meses após completado o tratamento.

Sua eficácia e segurança no tratamento do CBC têm sido demonstradas em numerosos ensaios clínicos, com índice de resposta oscilando entre 69% e 100%.[33,34] Resolução histológica completa foi observada em 82% dos pacientes.[35]

Estudo multicêntrico de fase III, aberto, para avaliar a eficácia do tratamento a longo prazo envolvendo 182 pacientes, demonstrou resposta sustentada, nos 2 primeiros anos pós-tratamento, de 97,5% e 88,7%, respectivamente.[36]

Diante dos resultados até então publicados, conclui-se que, quando bem indicado, o imiquimod pode ser considerado boa alternativa terapêutica, eficaz e segura a longo prazo (5 anos), com excelente resultado cosmético.

Os efeitos adversos mais comuns limitam-se à área de aplicação e incluem eritema, ulcerações, edema e descamação. Quando surgem, o tratamento deve ser interrompido por alguns dias sem interferir na sua eficácia.

No CBC nodular existem relatos de remissão em 71% a 100% dos casos.[37]

Futuras aplicações podem incluir tratamento pré-operatório para reduzir o tamanho tumoral e profilaxia da recorrência após tratamento cirúrgico com margens positivas.

Retinoides. Os retinoides, análogos da vitamina A, são ingredientes presentes em vários produtos cosméticos. Alguns estudos demonstram eficácia no tratamento da ceratose actínica. Tretinoína (0,05%), aplicada diariamente sobre a(s) lesão(ões) pelo período de 3 meses, promoveu redução da lesão em 45% dos casos contra 23% do grupo placebo.[38]

Esse resultado, entretanto, não se repetiu em outros estudos.[39]

Em relação ao tratamento do CBC, os poucos estudos disponíveis demonstraram que o medicamento não apresenta eficácia terapêutica suficiente. Assim sendo, os retinoides parecem ser úteis apenas na prevenção de lesões pré-cancerosas e como adjuvante em outros tratamentos, nos portadores de genodermatoses e/ou nos imunodeprimidos crônicos.[33]

Interferon alfa. A injeção intralesional e perilesional de interferon alfa é ainda considerada tratamento experimental.[2]

Em uma série de 140 pacientes portadores de CBC tratados com esse medicamento, o índice de cura sustentado, após período de 3 anos, foi de 67%.

Existem autores que não recomendam esse tipo de tratamento no CBC, levando-se em conta os efeitos colaterais, custos elevados e eficácia limitada do medicamento.[7]

Diclofenaco tópico. A associação de diclofenaco (3%) com ácido hialurônico (2,5%), medicamento antiinflamatório não esteroidal, foi formulada em gel tópico (Solaraze®) para tratamento da ceratose actínica. Tal associação foi aprovada pelo FDA nos EUA. O mecanismo de ação, ainda não completamente esclarecido, parece incluir a inibição do metabolismo do ácido araquidônico. O gel deve ser aplicado 2 vezes ao dia pelo período de 60 a 90 dias. Na ceratose actínica, o desaparecimento das lesões ocorre em 47% dos casos, enquanto 77% mostram melhora significativa.[41] Esses resultados são inferiores aos obtidos com o 5-fluouroracil. Reações locais ocorrem em até 70% dos casos, incluindo inflamação local leve ou moderada e dermatite de contato menos expressiva que as decorrentes do uso do 5-FU. Sua eficácia no tratamento do CBC, no entanto, ainda não foi demonstrada.[33]

Terapia fotodinâmica. Trata-se de tratamento efetivo para os CBC superficial e nodular, com bons resultados terapêuticos e cosméticos. A técnica inclui a aplicação tópica intralesional do ácido 5-aminolevulínico (emulsão a 20%). Outra opção é o uso do seu derivado, o metil-aminolevulinato (MAL), que tem a vantagem de ser mais seletivo, além de requerer menor tempo de absorção.

O MAL deve ser aplicado na concentração de 160 mg/g, sob curativo oclusivo, por 3 h. Alguns autores recomendam curetagem prévia da lesão para eliminar a hiperceratose ou para reduzir o tumor nas formas nodulares.

O tecido tumoral, ao absorver esse metabólico, torna-se fotossensível. Decorridas as 3 h, o curativo é retirado e o tumor é, então, exposto a um feixe de luz monocromática com comprimento de onda entre 620 e 670 nm, que promove destruição seletiva das células tumorais. Os índices de resposta variam de 80% a 97% nos CBC superficiais e de 73% a 94% nas formas nodulares. Os índices de recidiva após 5 anos são, respectivamente, de 22% e 14%.[42-44]

Laserterapia. O assunto é tratado no Capítulo 17.

Carcinoma Espinocelular

Constitui o segundo tumor cutâneo mais frequente em brancos, e sua incidência tem aumentado rapidamente.[45] É mais comum em homens (3:1). Nos EUA, a incidência, na década de 1990, era de 26 a 59 por 100.000 mulheres e de 81 a 136 por 100.000 homens. Esses números correspondem, aproximadamente, a 100.000 novos casos por ano, resultando em cerca de 2.500 óbitos.[46]

Nos 2 últimos decênios, esses números têm aumentado de forma dramática.[47]

Ocorre, predominantemente, assim como o CBC, em áreas da pele expostas ao sol, isto é, região da cabeça e pescoço.

A relação entre a incidência do CEC de pele e a latitude geográfica como determinante da disponibilidade e intensidade de exposição aos raios solares parece clara. Sabe-se que a incidência da doença dobra a cada 8° a 10° de declínio na latitude, isto é, à medida que se aproxima da linha do Equador.[48] A Austrália, por exemplo, com sua considerável exposição solar e com expressiva parte de sua população branca de pele clara, apresenta o maior índice de câncer de pele do mundo.[48]

Se se considerar a ceratose actínica e o ceratoacantoma como tipos de CEC superficiais, como querem alguns, o CEC constitui o tipo mais comum de câncer de pele.[49-51] Para eles, essas lesões não se transformam em CEC nem progridem para este, mas constituem a manifestação clínica mais precoce desse tumor.

A incidência do CEC aumenta com a idade, sendo 10 vezes maior em indivíduos acima dos 75 anos.

Etiopatogenia

Os principais fatores de risco para o desenvolvimento do CEC da pele estão expressos no Quadro 23.1.

Quadro 23.1 Fatores de risco para desenvolvimento do CEC da pele

Exposição à radiação ultravioleta (A e B)
Exposição à radiação ionizante
Genodermatoses
Albinismo oculocutâneo
Xeroderma pigmentoso
Infecção com papilomavírus humano (especialmente tipos 6,11, 16 e 18)
Exposição às substâncias químicas carcinogênicas (arsênico, hidrocarbonetos aromáticos policíclicos etc.)
Estados de imunossupressão (transplante de órgãos, leucemia e linfomas, medicações imunossupressivas etc.)
Doenças da pele
Lesões cutâneas crônicas
Úlceras de pele
Sinus
Osteomielite
Dermatite actínica
Algumas doenças inflamatórias crônicas (p. ex., epidermólise bolhosa distrófica)
Lesões precursoras (ou CEC inicial?)
    Ceratose actínica
    Ceratoacantoma
    Ceratose arsenical
    Doença de Bowen
    Eritroplasia de Queyrat

CEC – Carcinoma espinocelular.
Extraído e modificado de Alam M e Ratner D.[47]

A exposição à radiação ultravioleta constitui a principal causa desse tipo de câncer.[45,47,48] A luz ultravioleta B, de menor comprimento de onda (290 nm a 320 nm) é a mais carcinogênica, enquanto a luz ultravioleta A, de maior comprimento de onda (320 nm a 400 nm) é menos danosa. Assim sendo, o CEC é mais comum em áreas expostas ao sol. A incidência aumenta com a idade e com o acúmulo de exposição. A diminuição da camada de ozônio tem sido considerada fator agravante por aumentar a radiação ultravioleta. Essa radiação produz mutações no DNA, usualmente a formação de dímeros de timidina no gene supressor tumoral p53, causando o câncer. Além disso, a radiação ultravioleta demonstrou atuar, na pele, como imunossupressor.

Assim como no CBC, a história de exposição à luz solar durante a infância, particularmente de queimaduras solares, parece ser o fator de risco mais relevante.

Duas condições hereditárias caracterizadas por fotosensibilidade estão associadas com o CEC, a saber: xeroderma pigmentoso (Figuras 23.12 e 23.13) e albinismo

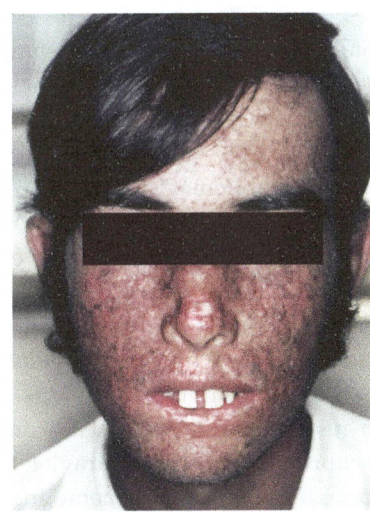

Figura 23.12 Xeroderma pigmentoso (lesões na face).

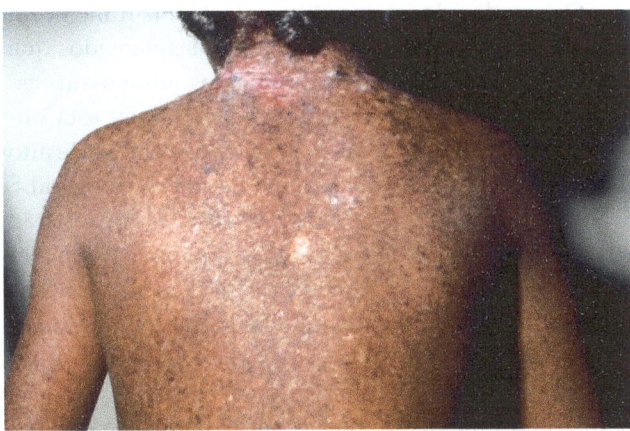

Figura 23.13 Xeroderma pigmentoso (lesões no tronco).

oculocutâneo. Na primeira ocorre defeito nos mecanismos de reparo das mutações do DNA induzidas pelos raios UV, enquanto, na segunda, ocorre falta de proteção da pele por produção inadequada de melanina. A radiação ultravioleta também atua como promotora tumoral. Merece destaque o fato de que as alterações do p53, além do CEC, são também encontradas na ceratose actínica e no ceratoacantoma, sendo este mais um dado fortalecedor daqueles que consideram as três entidades como uma só.

Pessoas de pele clara, olhos azuis, cabelos loiros ou ruivos são 5 vezes mais suscetíveis, assim como aquelas que exercem suas atividades ao ar livre.

A radiação ionizante também está implicada na fotogênese do CEC. O risco está diretamente relacionado com a dose total da radiação acumulada. Os raios X constituem os principais agentes.

Pacientes submetidos a tratamento a longo prazo de psoríase com psoralen + luz ultravioleta A (puvaterapia) apresentam risco 30 vezes maior que o da população geral de desenvolver CEC de pele.[53]

Diferentes exposições químicas e ocupacionais, principalmente envolvendo exposição sistêmica crônica ao arsênico (águas contaminadas ou pesticidas), piche, óleo creosotado e outros óleos industriais merecem ser destacadas.[54]

A exposição ao papilomavírus humano (HPV) apresenta incontéste relação com o carcinoma do colo uterino ou anogenital. Por outro lado, uma ligação entre o HPV e o CEC de pele é menos evidente. Estudos recentes demonstraram relação entre a epidermodisplasia verruciforme associada ao HPV e o CEC extragenital cutâneo, sobretudo em pacientes imunossuprimidos. Parece que o mecanismo responsável inclui a ação combinada do HPV, imunossupressão e radiação ultravioleta.[55]

O HPV tipos 6 e 11 é frequentemente encontrado em pacientes com tumor na genitália, enquanto o tipo 16 é encontrado nos tumores periungueais.

Os estados de imunossupressão também merecem destaque. A incidência em pacientes transplantados que habitualmente utilizam medicamentos imunossupressores (ciclosporina A, azatioprina, tacrolimus) está aumentada. Esses pacientes devem ser considerados de alto risco, de até 65 vezes maior que o da população geral.[47] Sabe-se que até 42% dos transplantados de órgãos irão desenvolver câncer de pele, e, em alguns, os tumores serão múltiplos.[56,57] Os tumores aparecem, em geral, 2 a 4 anos após o transplante. Pacientes transplantados, ao contrário do que ocorre com a população geral, são mais suscetíveis de desenvolver CEC do que CBC.

A síndrome de imunodeficiência adquirida (AIDS), leucemias linfocíticas crônicas e linfomas têm sido tam-

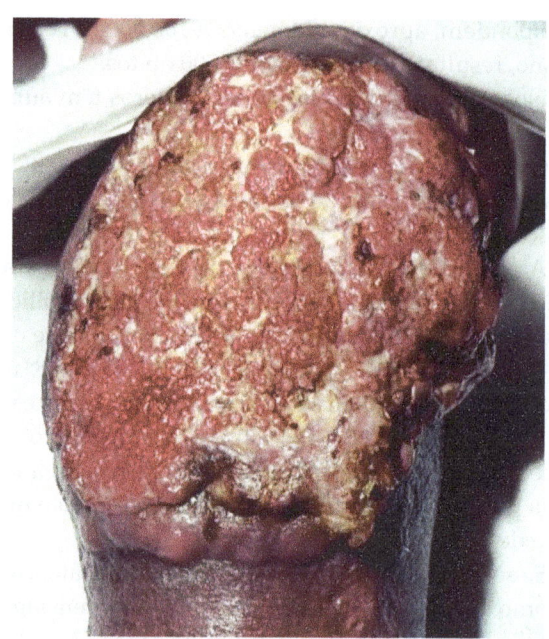

Figura 23.14 Úlcera de Marjolin.

bém considerados fatores de risco.[48] Na AIDS, o CEC tende a acometer pessoas mais jovens e costuma evoluir com maiores riscos de recidiva e de metástases.[58]

Uma das associações mais curiosas do CEC é sua prevalência em áreas de cicatrizes e/ou de feridas crônicas. CEC que se desenvolvem em áreas previamente traumatizadas ou em feridas/ulcerações cutâneas são denominados de úlcera de Marjolin (Figura 23.14). A úlcera de Marjolin pode desenvolver-se após período de latência tão longo quanto 30 anos. Constitui lesão com grande capacidade de produzir metástases (até 40% dos casos) e cursa com mortalidade elevada girando em torno de 30%.[48]

Cicatrizes antigas de queimaduras ou *sinus* de drenagem de osteomielite são as lesões associadas mais frequentes.[59,60]

Algumas doenças inflamatórias crônicas da pele podem também predispor ao desenvolvimento do CEC. Elas incluem o lúpus eritematoso discoide, os liquens plano e escleroso, a epidermólise bolhosa distrófica e o lúpus vulgar (tuberculose cutânea).

Quadro clínico

O CEC apresenta-se sob diferentes tipos morfológicos. A ceratose actínica (Figura 23.15) constitui a principal lesão precursora, sendo considerada por alguns como forma inicial do CEC superficial (*in situ*).

As lesões apresentam-se geralmente como máculas eritematosas, associadas a escamas aderentes com pouca ou nenhuma infiltração. Algumas são pigmentadas e podem ter extensão periférica, lembrando o lentigo malig-

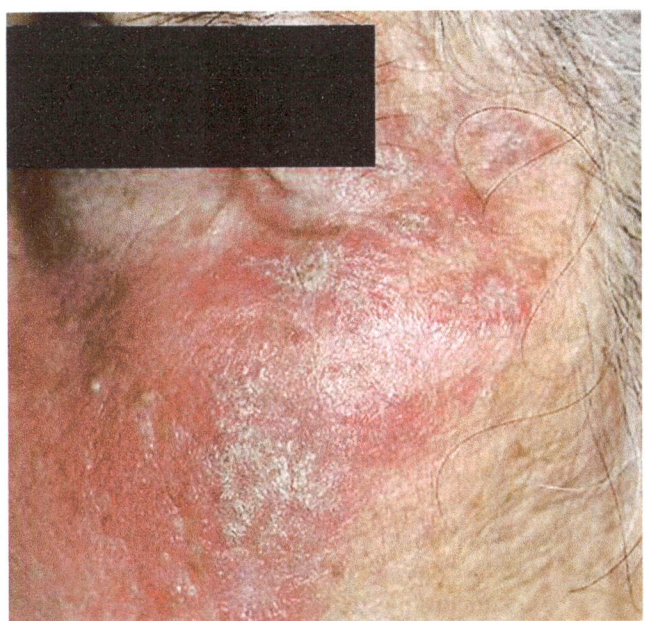

Figura 23.15 Ceratose actínica.

no. Outras lesões podem mostrar hiperceratose acentuada, lembrando o corno cutâneo. Têm, em geral, 2 mm a 6 mm de diâmetro e costumam ser mais percebidas do que vistas. Eventualmente, têm a mesma cor da pele ou se apresentam com coloração rósea ou acastanhada. Podem involuir (25% involuem em 1 ano) ou persistir e quase sempre são múltiplas.

A chance de os portadores de ceratose actínica desenvolver pelo menos um CEC durante a vida é expressiva, variando de 6% a 10%.[47] O risco acumulado depende do número de lesões e do tempo de persistência destas.

Outras condições pré-cancerosas incluem a papulose bowenoide e a epidermodisplasia verruciforme.

A papulose bowenoide (Figura 23.16), frequentemente associada ao HPV tipos 16 e 18, apresenta-se como pápulas hiperpigmentadas com padrão histológico idên-

tico ao da doença de Bowen, considerada um tipo de CEC *in situ*.

A epidermodisplasia verruciforme (Figura 23.17), por sua vez, consiste em lesões verrucosas, achatadas e espalhadas que podem evoluir para carcinoma *in situ* ou CEC invasivo.

O CEC *in situ* pode progredir para doença invasiva quando não adequadamente tratado.

As formas mais comuns do CEC *in situ* incluem, além da ceratose actínica, a doença de Bowen e a eritroplasia de Queyrat.

A doença de Bowen (Figura 23.18) apresenta-se sob a forma de máculas bem delimitadas, margens ligeiramente elevadas, eritematosas, aveludadas e cobertas por crostas escamoides em áreas expostas ao sol. Quando presentes em áreas cobertas da pele, não expostas à ra-

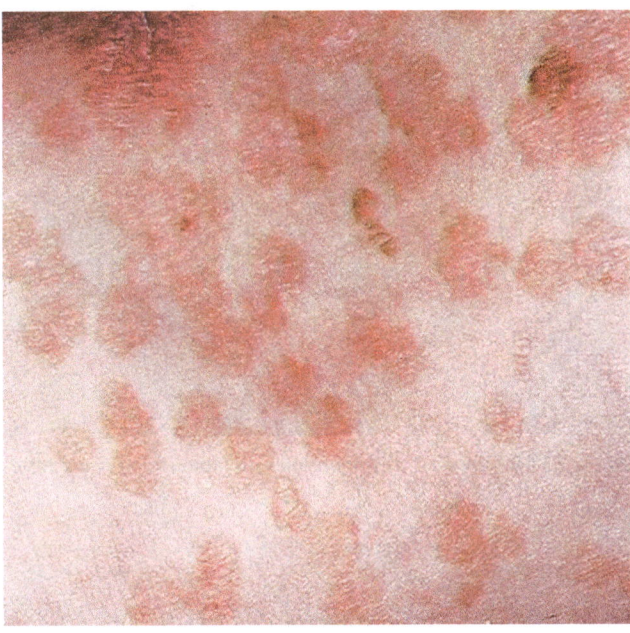

Figura 23.17 Epidermodisplasia verruciforme.

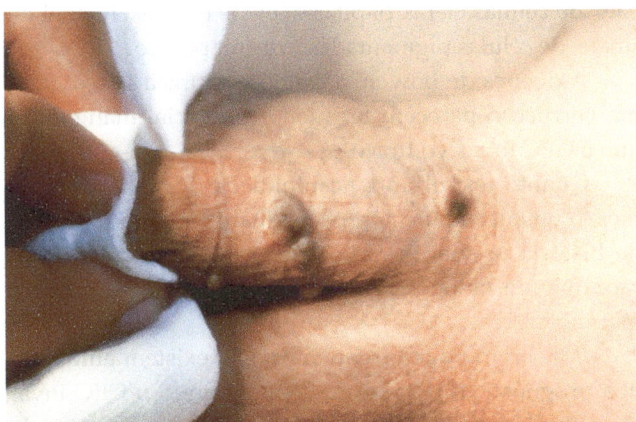

Figura 23.16 Papulose bowenoide.

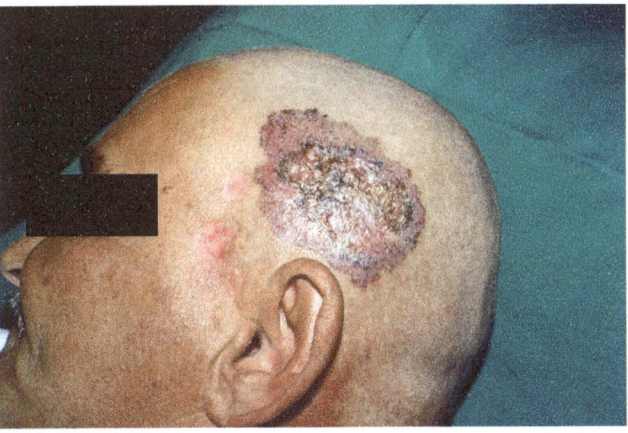

Figura 23.18 Doença de Bowen.

diação solar, deve-se suspeitar de arsenicismo. As lesões costumam ser únicas e aparecem em indivíduos acima dos 50 anos de idade.

A eritroplasia de Queyrat é afecção rara, localizada, com maior frequência, na glande e prepúcio, seguindo-se as mucosas vulvar e bucal. É lesão habitualmente única que surge após os 50 anos de idade como área avermelhada, úmida, às vezes brilhante e de contornos nítidos. O aparecimento de elevação, papilomatose ou ulcerações sugere transformação maligna.

As formas invasivas do CEC ocorrem mais nas regiões da cabeça e pescoço seguidas da região do tronco. As lesões apresentam-se como pápulas ou placas firmes, cor da pele ou róseas, lisas ou hiperceratóticas, que aparecem, quase sempre, em áreas expostas ao sol (Figuras 23.19 e 23.20). Ulceração pode estar presente.

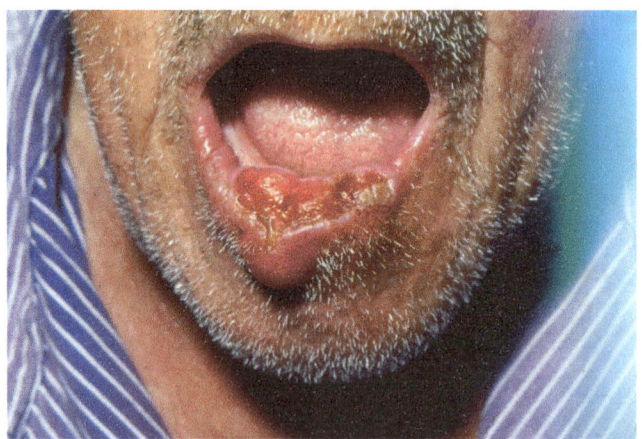

Figura 23.19 Carcinoma espinocelular do lábio (forma invasiva).

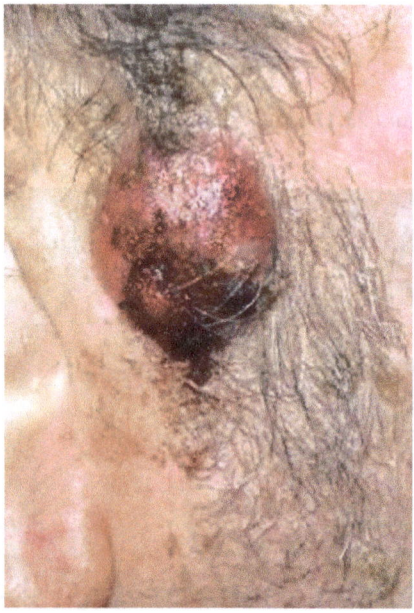

Figura 23.20 Carcinoma espinocelular (forma invasiva).

São descritas pelos pacientes como lesões pruriginosas ou dolorosas, que não cicatrizam e que sangram quando traumatizadas. Os CEC invasivos estão quase sempre associados aos CEC *in situ* e, mais frequentemente, à ceratose actínica.

O CEC periungueal é caracteristicamente de aspecto verrucoso, devendo ser distinguido da verruga vulgar periungueal.

As lesões costumam variar de 0,5 cm a 1 cm de tamanho, mas, quando não diagnosticadas e/ou não tratadas podem crescer até vários centímetros. Nesses casos, metástases linfonodais não são infrequentes, devendo-se examinar, com cuidado, os linfonodos regionais de drenagem.

Diagnóstico

Diante da suspeita clínica e para confirmar o diagnóstico, uma biópsia adequada da lesão é compulsória. Nas lesões pequenas ou suspeitas de CEC *in situ*, ela deve ser excisional, sendo, nessas circunstâncias, diagnóstica e terapêutica. Caso contrário, o método preferido é a biópsia incisional, que deve ser suficientemente profunda para distinguir o CEC invasivo do *in situ*.

Biópsia adequada pode fornecer mais informações do que aquelas restritas ao diagnóstico do CEC, e pode ter implicações prognósticas e terapêuticas.

Os diferentes subtipos histológicos do CEC da pele apresentam diferentes potenciais de recorrência e de provocar metástases. Assim sendo, sua diferenciação é fundamental tanto no prognóstico como na escolha do método terapêutico (ressecção cirúrgica com ou sem linfadenectomia, cirurgia micrográfica, radioterapia etc.), como também na frequência, tipo e tempo de acompanhamento.

Os principais subtipos histológicos do CEC incluem a ceratose actínica, a doença de Bowen, o ceratoacantoma, o CEC invasivo típico (mais comum), o CEC acantolítico, o adenoescamoso, o de células fusiformes, o verrucoso, o epitelioma cuniculado, o condiloma gigante de Buscheke e Lowenstein, o carcinoma verrucoso da cavidade oral e os CEC de células claras papilares, os de células em anel de sinete, de células pigmentadas e desmoplásico.[61]

A doença de Bowen, a ceratose actínica e o carcinoma verrucoso parecem ter menor potencial maligno do que o CEC invasivo típico.

Quanto aos subtipos acantolítico e de células fusiformes, o potencial parece ser semelhante, exceto nos casos de história prévia de radioterapia e/ou imunossupressão, quando os de células fusiformes são considerados mais agressivos.

Por serem pouco frequentes, não existem ainda dados prognósticos disponíveis comparando o CEC invasivo típico com os CEC de células claras, papilares, de células em anel de sinete e pigmentados.

Quanto ao CEC desmoplásico, revisão preliminar demonstrou maior potencial de malignidade com percentual de metástases 6 vezes maior (27,7% contra 3,8%).[62]

Recorrência, metástases e fatores prognósticos

O CEC invasivo tem potencial de provocar destruição local, recorrência e metástases. O tumor costuma ser mais infiltrativo do que parece clinicamente, e muitas vezes invade tecidos mais profundos, incluindo subcutâneo, fáscias e planos musculares particularmente nas regiões do nariz, orelhas, lábios e têmporas. O não reconhecimento desse acometimento pode determinar ressecção inadequada, com recorrência local, metástases e óbito.

O índice médio de recorrência pós-cirúrgica em 5 anos gira em torno de 8%, enquanto o risco de metástases é de 5%.[47,63]

Os principais fatores de risco envolvidos no comportamento dos CEC incluem: localização, tamanho, profundidade da invasão, grau de diferenciação, desenvolvimento sobre cicatrizes, imunossupressão, invasão perineural, crescimento rápido e CEC tipo recorrente.

Localização. Os locais nos quais os CEC apresentam maiores riscos de recorrência e de metástase são os lábios e orelhas. Esses índices alcançam de 10% a 25% de acordo com diferentes casuísticas.[47] Outros locais associados a maiores riscos incluem couro cabeludo, regiões frontal, temporal, palpebral, nasal, face dorsal das mãos, pênis, mucosas, escroto e ânus.

Tamanho. No sistema TNM, os CEC são classificados, em relação ao tamanho (T), em:

T0 – lesões in situ.
T1 – diâmetro menor que 2 cm.
T2 – lesões com diâmetro entre 2 e 4 cm.
T3 – lesões maiores que 4 cm.

Em excelente estudo de revisão interessando o prognóstico de 673 CEC, Brueninger et al.[64] constataram que, nas lesões T1, o risco de metástase foi de 1,4%, T2 de 9,2% e T3 e T4 maior do que 13%.

Rowe et al.,[65] por sua vez, constataram recorrência de 15% em lesões maiores que 2 cm, enquanto a presença de metástases ocorreu em 30% dos casos (3 vezes maior que nas lesões menores que 2 cm).

Profundidade da invasão. A profundidade da invasão representa também importante fator de risco para recorrência e metástases. No estudo de Brueninger et al.,[64] não foi constatado nenhum caso de metástase em tumores com menos de 2 mm de profundidade. Por outro lado,

nas lesões entre 2 mm e 6 mm, o índice de metástases foi de 4,5%, aumentando para 15% naqueles com mais de 6 mm de profundidade.

A invasão de pericôndrio e/ou de periósteo também representa risco elevado de disseminação metastática.[45]

Grau de diferenciação. O valor do grau de diferenciação isolado não está claro, uma vez que tumores indiferenciados que metastatizam ou recidivam usualmente coexistem com outros fatores de risco, tais como tamanho, profundidade da invasão, invasão perineural etc. Entretanto, é geralmente aceito que os tumores pouco diferenciados comportam-se de modo mais agressivo.[45] No estudo de Rowe et al.,[65] nos tumores pouco diferenciados, o índice de recidiva foi de 28,6%, com índice de cura após tratamento, em 5 anos, de 61,5%. Nos tumores bem diferenciados, por sua vez, esses índices foram, respectivamente, de 13,6% e 94,6%.

Desenvolvimento sobre cicatrizes. Tumores que se desenvolvem em cicatrizes de queimaduras ou pós-irradiação (úlcera de Marjolin) comportam-se, geralmente, de modo mais agressivo, com índices de metástases oscilando entre 18% e 38%.[45]

A detecção tardia, alterações da imunidade local e má vascularização podem ser fatores contribuintes nesses casos.

Imunossupressão. A prevalência do CEC em indivíduos transplantados em uso de imunossupressores é 18 a 36 vezes maior que a da população geral.[45] Por motivos desconhecidos, essa incidência em transplantados é muito maior que a do CBC.

Recomenda-se que esses pacientes sejam submetidos a rigorosa vigilância dermatológica para que sejam diagnosticados e tratados precoce e adequadamente face à gravidade e frequência dessas lesões.

Assim como os transplantados, os portadores de leucemia linfocítica crônica ou linfoma devem ser considerados imunossuprimidos e, assim, sujeitos aos mesmos riscos e cuidados.

Invasão perineural. A invasão perineural do CEC não é incomum, e sua ocorrência varia de 2,4% a 14%.[66] Ocorre, quase que exclusivamente, nos tumores da região da cabeça e pescoço. O paciente típico é idoso, do sexo masculino, branco, portador de tumor da região frontal ou temporal com mais de 2 cm de diâmetro. A maioria (60%) dos pacientes não apresenta disfunções neurológicas, que, quando presentes, caracterizam-se por dor em punhalada, parestesias, disestesias (sensação de choque), dormência ou anestesia. Quando ocorre envolvimento de nervo motor, podem estar presentes paralisia, diplopia, visão turva ou paralisia facial.

A invasão perineural está associada a mal prognóstico, com índices de recidiva local, metástases locais e a distância, respectivamente, de 47%, 35% e 15%.[66]

Crescimento rápido. O crescimento rápido tem pior fator prognóstico nos tumores localizados nas pálpebras e orelhas. Nesses casos, as metástases ocorrem em até 33% dos casos.[68]

Em relação ao *prognóstico*, a maioria dos portadores de CEC, quando adequadamente diagnosticados e tratados, tem excelente prognóstico. Entretanto, para aqueles com doença metastática, o prognóstico, a longo prazo, é ruim. O índice de sobrevida em 10 anos é menor que 20% na vigência de envolvimento linfonodal regional e de 10% naqueles com metástases a distância.[47] Estas ocorrem em cerca de 15% dos casos de doença metastática e acometem, mais comumente, os pulmões, fígado, cérebro e ossos.

CEC tipo recorrente. Nesse tipo de CEC, o índice de recorrência local pós-ressecção é elevado e de 10% a 23%, enquanto o de metástases oscila entre 25% e 45%.[65,67]

Tratamento

Precedendo o tratamento do CEC, é muito importante realizar estadiamento rigoroso, incluindo exame clínico cuidadoso com investigação dos linfonodos locorregionais, bem como exames de imagem para surpreender invasão local e/ou metástases não percebidas ou subestimadas pelo exame clínico.

Qualquer proposta terapêutica deve levar em conta os diferentes e múltiplos fatores, já expostos, relacionados com a lesão e o paciente.

As diferentes opções terapêuticas disponíveis podem ser usadas isoladamente ou em combinação. Motley *et al.*[69] enfatizaram que três fatores que influenciam o tratamento do CEC da pele devem ser considerados: tumor local, a possibilidade de metástases "em trânsito" e as metástases em linfonodos regionais.

As diferentes opções terapêuticas do CEC primário estão sumariadas no Quadro 23.2.

Quadro 23.2 Opções terapêuticas no carcinoma espinocelular primário

Tratamento sem controle das margens
curetagem + eletrocauterização
crioterapia
radioterapia
Tratamento com controle das margens
ressecção cirúrgica convencional
cirurgia micrográfica

Tratamento sem controle das margens

Curetagem e cauterização. Diferentes estudos têm demonstrado bons resultados com esse tipo de tratamento, que chega a alcançar, nos tumores T0 e T1, índices de cura que oscilam entre 96% e 99%.[70]

A principal desvantagem dessa técnica é a falta de controle das margens. Número expressivo de cirurgiões dermatológicos acredita que os índices de cura com essa técnica são muito inferiores aos relatados na literatura.

Quando indicada, o diagnóstico deve ser feito por meio de biópsia incisional pré-tratamento ou após o procedimento, valendo-se do material curetado do tumor.

As principais vantagens incluem menor invasão, boa tolerância e efetividade em lesões *in situ*, sem envolvimento folicular e sem fatores prognósticos de risco (lesões menores que 1 cm, bem definidas, localizadas nas regiões do pescoço, tronco e membros).

Criocirurgia. As indicações são semelhantes às da curetagem + eletrocauterização. O nitrogênio líquido é o mais utilizado. Mais detalhes são encontrados no Capítulo 15.

Radioterapia. Indicada em casos de tumores não ressecáveis, em pacientes que não toleram tratamento cirúrgico ou que façam opção pelo tratamento não cirúrgico. Outra indicação seria o tratamento adjuvante nos casos de CEC de alto risco operados, especialmente aqueles com invasão perineural, margens cirúrgicas positivas e/ou para controlar doença metastática.[71-73] Os dados atualmente disponíveis são, entretanto, insuficientes para identificar os fatores de risco nos quais a radioterapia adjuvante pode ser benéfica.[71] O comprometimento das margens após ressecção cirúrgica parece ser fator limitante no êxito da radioterapia adjuvante. A extensão da invasão perineural pode ser útil na definição dessa conduta.[73]

Lesões pequenas (T1) apresentam índice de cura de 85% a 95%.[48] Esses índices diminuem em tumores T2 ou mais.

A radioterapia tem a vantagem teórica de poupar tecidos normais. Por essa razão tem sido advogada, por alguns, para lesões palpebrais (cantos medial e lateral), do nariz, orelha e lábios.[74,75]

Para tratar o CEC, a radioterapia deve ser administrada 5 a 12 vezes no período de 5 a 6 semanas em doses fracionadas de 400 cGy a 800 cGy. Ela deve ser evitada em pacientes jovens ou de média idade pelo risco de induzir carcinoma cutâneo anos mais tarde. Além disso, embora o resultado cosmético inicial costume ser excelente, após 10 anos a área tratada por vezes torna-se atrófica, hipopigmentada e telangiectásica. Alguns pacientes desenvolvem radionecrose, e o risco aumenta com o tempo.

A radioterapia não deve ser também indicada sobre estruturas ósseas pelo risco de osteorradionecrose.

O procedimento apresenta algumas desvantagens, incluindo não controle das margens, alto custo, múltiplas sessões e sequelas tardias.

Tratamento com controle das margens

Ressecção cirúrgica convencional. A ressecção cirúrgica é o tratamento de escolha para a maioria dos CEC da pele.[69] A ressecção deve incluir toda a lesão com margem de segurança adequada e inclusão do tecido celular subcutâneo. A determinação da margem constitui ainda assunto controverso. Para os tumores bem diferenciados (com menos de 2 cm de diâmetro, que não ocorrem no couro cabeludo, orelhas, pálpebras, lábios e nariz e que não envolvem o tecido celular subcutâneo), uma margem de 4 mm é recomendada para alcançar 95% de chance de ressecção total. Para os tumores que ocorrem em regiões anatômicas associadas ao alto risco de recorrência ou para lesões maiores que 2 cm, recomenda-se margem mínima de 6 mm. Sabe-se que o risco de recorrência após ressecção para tumores de baixo risco varia de 5% a 8%, enquanto para os demais gira em torno de 16%. Lesões pouco diferenciadas costumam recidivar em até 25% dos casos após ressecção.[65] Esses resultados, no entanto, estão em desacordo com outras casuísticas, que apontam até 99% de cura após ressecção de lesões T1, 96% para lesões de baixo risco ressecadas com margens de 4 mm e de alto risco ressecadas com margens de 6 mm.[76]

O conhecimento da extensão adequada da ressecção com margens livres foi adquirido a partir da experiência acumulada com a cirurgia micrográfica.

Após a ressecção, o cirurgião deve identificar a peça cirúrgica aplicando um ponto com fio, na margem superior dela, correspondendo às 12 h. O patologista deve examinar o espécime em toda a sua espessura. O exame não só deve fornecer o diagnóstico do tipo histológico do tumor, como também esclarecer se as margens estão livres.

O exame por congelação, realizado no intraoperatório, pode ser útil não só para confirmar o diagnóstico como também para avaliar o comprometimento das margens, orientando o cirurgião sobre a necessidade ou não de ampliar a ressecção.

Como princípio oncológico básico, o cirurgião deve ter sempre em mente que ressecções econômicas para facilitar a reconstrução constituem equívoco injustificável, uma vez que a cura deve ser sempre a principal prioridade.

Cirurgia micrográfica. Constitui excelente alternativa terapêutica, cuja principal vantagem sobre a ressecção convencional é a possibilidade de examinar quase completamente tanto em profundidade como em lateralidade as fatias (discos) de tecidos retirados, bem como de mapear focos residuais de carcinoma invasivo. O índice de cura varia de 94% a 100%.[77,78]

O assunto é tratado no Capítulo 18.

Tratamento da doença linfonodal. O tratamento da doença linfonodal consiste em linfadenectomia, radioterapia ou ambas associadas à ressecção do tumor primário. Parece que a doença regional é melhor tratada por ambas as técnicas. Tal conduta resulta em índice de cura de 30% a 50% após 5 anos.[65]

Nos casos com metástases linfonodais menores que 3 cm (N1) ou confinadas aos linfonodos superficiais, índices de cura de até 95% têm sido registrados após associação da cirurgia e radioterapia.

A quimioterapia sistêmica ou o uso de modificadores da resposta biológica podem ser indicados na doença sistêmica, mas a sua real eficácia não está ainda estabelecida.

Referências Bibliográficas

1. Sterry W. Skin diseases with high public health impact. Non melanoma skin cancer. *Eur J Dermatol*, 2007; *17*:562-3.
2. Wong CSM, Strange RC, Lear JT. Basal cell carcinoma. *BMJ*, 2003; *327*:794-8.
3. Crowson AN. Basal cell carcinoma: biology, morphology and clinical implications. *Modern Pathol*, 2006; *19*:127-47.
4. De Vries E, Van de Poll-Franse LV, Louwman WJ *et al.* Prediction of skin cancer incidence in the Netherlans up to 2015. *Br J Dermatol*, 2005; *152*:481-8.
5. Holmes SA, Malinovszky K, Roberts DL. Changing trends in non-melanoma skin cancer in South Wales, 1988-1998. *Br J Dermatol*, 2000; *143*:1224-9.
6. Miller DL, Weinstock MA. Non melanoma skin cancer in the United States: incidence. *J Am Acad Dermatol*, 1994; *30*:774-8.
7. Nseir A, Estive E. Carcinomes basocellulaires. *Press Med*, 2008; *37*:1466-73.
8. Brumini R. *Câncer no Brasil: dados histopatológicos: 1976-1980.* Instituto Nacional do Câncer, 1982.
9. Zarretti R, Rosso S, Martinez C *et al.* The multicentre south European study "helios" I: skin characteristics and sunburns in basal cell and squamous cell carcinomas of the skin. *Br J Cancer*, 1996; *73*:1440-6.
10. Lear JT, Tan BB, Smith AP *et al.* Risk factors for basal cell carcinoma in the UK: case-control study in 806 patients. *J R Soc Med*, 1997; *90*:371-4.
11. Gallagher RP, Hill GB, Bajdick CD *et al.* Sunlight exposure, pigmentary factors, and risk of non melanocytic skin cancer. *Arch Dermatol*, 1995; *131*:157-63.
12. Hartevelt MM, Bavinck JN, Kootte AM, Vermeer BJ, Vandenbroucke JP. Incidence of skin cancer after renal transplantation in the Netherlands. *Transplantation*, 1990; *49*:506-9.
13. Lo Muzio L. Nevoid basal cell carcinoma syndrome (Gorlin syndrome). *Orphanet J Rare Dis*, 2008; *3*:32-5.

14. Schulman JM, Físher DE. Indoor ultraviolet tanning and skin cancer: health risks and opportunities. *Curr Opin Oncol*, 2009; *21*:144-9.

15. Almeida ACC, Conte B, Veríssimo RP *et al.* Frequência do carcinoma basocelular na população menor de 50 anos: estudo do serviço e revisão da literatura. *An Brasil Dermatol*, 2009; *84*:692-4.

16. Bikle DD. Vitamin D and skin cancer. *J Nutr*, 2004; *134*:3472S--3478S.

17. Wheless L, Black J, Alberg AJ. Non melanoma skin cancer and the risk of second primary cancers: a systematic review. *Cancer Epidemiol Biomarkers Prev*, 2010; *19*:1686-95.

18. Lo JS, Snow SN, Reizner GT, Mohs FE, Larson PO, Hruza GJ. Metastatic basal cell carcinoma: report of twelve cases with a review of the literature. *J Am Acad Dermatol*, 1991; *24*:713-9.

19. Tarallo M, Cigna E, Frati R *et al.* Metatypical basal all carcinoma: a clinical review. *J Exp Clin Cancer Res*, 2008; *27*:65-71.

20. Reis-Filho JS, Torio B, Albergaria A, Schmitt FC. Maspin expression in normal skin and usual cutaneous carcinomas. *Virchous Arch*, 2002; *441*:551-8.

21. Savassi-Rocha PR, Tostes ROG, Lopes RLC. Tumores da pele e subcutâneo. *In:* Fonseca FP, Savassi-Rocha PR (eds.) *Cirurgia Ambulatorial*. Rio de Janeiro: Guanabara Koogan, 1999, pp 267-96.

22. Marcil I, Stern RS. Risk of developing a subsequent non melanoma skin cancer in patients with a history of non-melanoma skin cancer. *Arch Dermatol*, 2000; *136*:1524-30.

23. Howell JB, Caro MR. The basal cell nevus. *Arch Dermatol*, 1959; *79*:67-80.

24. Senel E. Dermatoscopy and non-melanocytic skin tumors. *Indian J Dermatol Venereol Leprol*, 2011; *77*:16-21.

25. Aubermont PCS, Bennett RG. Failure of curettage and eletrodessication for removal of basal cell carcinoma. *Arch Dermatol*, 1984; *120*:1456-60.

26. Griffiths RW. Audit of histologically incompletely excised basal cell carcinomas: recommendations for management by re-excision. *Br J Plast Surg*, 1999; *52*:24-8.

27. Rios-Buceta L. Management of basal cell carcinomas with positive margins. *Actas Dermosifiliogr*, 2007; *98*:679-87.

28. Sarma DP, Griffing CC, Weilbaecher TG. Observations on the inadequately excised basal cell carcinomas. *J Surg Oncol*, 1984; *25*:79-80.

29. Lauritzen RE, Johnson RE, Spratt JS. Pattern of recurrent in basal cell carcinoma. *Surgery*, 1965; *57*:813-6.

30. Kimyai-Asadi A, Goldberg LH, Jih MH. Accuracy of serial transverse cross-sections in detecting residual basal cell carcinoma at the surgical margins of an elliptical excision especimen. *J Am Acad Dermatol*, 2005; *83*:469-74.

31. Liu FF, Maki E, Warde P, Payne D, Fitzpatrick P. A management approach to incompletely excised basal cell carcinomas of the skin. *Int J Radiat Oncol Biol Phys*, 1991; *20*:423-8.

32. Rogalski C, Kauer F, Simon JC, Paasch U. Meta-analysis of published data on incompletely excised basal cell cacinomas of the ear and nose with introduction of an innovative treatment strategy. *J Dtsch Dermatol Ges*, 2007; *5*:118-26.

33. Barrera MV, Herrera E. Topical chemotherapy for actinic keratosis and non melanoma skin cancer: current options and future perspectives. *Actas Dermosifiliogr*, 2007; *98*:556-62.

34. Sapijaszko MJ. Imiquimod 5% cream (Aldara) in the treatment of basal cell carcinoma. *Skin Therapy Lett*, 2005; *10*:2-5.

35. Geisse J, Caro I, Lindholm J, Golitz L, Stampone P, Owens M. Imiquimod 5% cream for the treatment of superficial basal carcinoma: results from two phase III, randomized, vehicle--controlled studies. *J Am Acad Dermatol*, 2004; *50*:722-33.

36. Quik C, Gibauer K, Owens M, Stampone P. Two-year interim results from a 5-year study evaluating clinical recurrence of superficial basal cell carcinoma after treatment with imiquimod 5% cream daily for 6 weeks. *Autralas J Dermatol*, 2006; *47*:258-65.

37. Shumack S, Robison J, Kossard S *et al.* Efficacy of topical 5% imiquimod for the treatment of nodular basal cell carcinoma. *Arch Dermatol*, 2002; *138*:1165-71.

38. Graaf YGL, Euvrard S, Bavinck JNB. Systemic and topical retinoids in the management of skin cancer in organ transplant recipients. *Dermatol Surg*, 2004; *30*:656-61.

39. Campanelli A, Naldi L. A retrospective study of the effect of long-term topical application of retinaldehyde (0,05%) on the development of actinic keratosis. *Dermatology*, 2002; *205*:146-52.

40. Chimenti S, Peris K, Cristofaro S, Fargnoli MC, Torlone G. Use of recombinant inferon alfa-2b in the treatment of basal cell carcinoma. *Dermatology*, 1995; *190*:214-7.

41. Rosso J. New and emerging topical approaches for actinic keratoses. *Cutis*, 2003; *72*:273-9.

42. Peng Q, Warloe T, Berg K *et al.* 5-Aminolevulinic acid-based photodynamic therapy. *Cancer*, 1997; *79*:2282-308.

43. Tope WD, Menter A, El-Azhary RA *et al.* Comparison of topical methyl aminolevulinate photodynamic therapy versus placebo photodynamic therapy in nodular CBC. *J Eur Acad Dermatol Venereol*, 2004; *18*:413-4.

44. Issa MC, Manela-Azulay M. Photodynamic therapy: a review of the literature and image documentation. *An Brasil Dermatol*, 2010; *85*:501-11.

45. Goldman GD. Squamous cell cancer: a practical approach. *Derm Cut Med Surg*, 1998; *17*:80-95.

46. Miller D, Weinstock MA. Non melanoma skin cancer in the United States: incidence. *J Am Acad Dermatol*, 1994; *30*:774-8.

47. Alam M, Ratner D. Cutaneous squamous-cell carcinoma. *N Engl J Med*, 2001; *344*:975-83.

48. Rudolph R, Zelac DE. Squamous cell carcinoma of the skin. *Plast Reconstr Surg*, 2004; *114*:82e-94e.

49. Lober BA, Lober CW. Actinic keratosis is squamous cell carcinoma. *South Med J*, 2000; *93*:650-5.

50. Berner A. Actinic keratosis and development of cutaneous squamous cell carcinoma. *Tidsskr Nor Laegeforen*, 2005; *16*:1653-4.

51. Cribier B. Keratoacanthoma? Better to say squamous cell carcinoma, keratoacanthoma type. *Ann Dermatol Venereol*, 2008; *135*:541-6.

52. Weinstock MA. Death from skin cancer among the elderley: epidemiological patterns. *Arch Dermatol*, 1997; *133*:1207-9.

53. Lever LR, Farr PM. Skin cancers or premalignant lesion occur in half of high-dose PUVA patients. *Br J Dermatol*, 1994; *181*:215-9.

54. Tsuji T, Otake N, Kobayashi T *et al*. Multiple keratoses and squamous cell carcinoma from cutting oil. *J Am Acad Dermatol*, 1992; *27*:767-8.

55. Corbalan-Velez R, Ruiz-Maciá JA, Brufare C, Carapeto FJ. Cutaneous squamous cell carcinoma and human papilloma virus. *Actas Dermosifiliogr*, 2007; *98*:583-93.

56. Gupta AK, Cardella CJ, Haberman HF. Cutaneous malignant neoplasms in patients with renal transplants. *Arch Dermatol*, 1986; *122*:1288-93.

57. Penn I. Immunosuppresion and skin cancer. *Clin Plast Surg*, 1980; *7*:361-8.

58. Nguyen P, Vin-Christian K, Ming ME, Berger T. Aggressive squamous cell carcinomas in persons infected with the human immunodeficiency virus. *Arch Dermatol*, 2002; *138*:758-62.

59. Bauer T, David T, Rimareix F, Lortat-Jacob A. Marjolin's ulcer in chronic osteomyelitis: seven cases and a review of the literature. *Rev Chir Orthop Reparatrice Appar Mot*, 2007; *93*:63-71.

60. Laffosse JM, Bensafi H, Accadbled F *et al*. Squamous-cell carcinoma and osteomyelitis: three cases and a review of the literature. *Rev Chir Orthop Reparatrice Appar Mot*, 2007; *93*:72-7.

61. Rinker MH, Fenske NA, Scalf LA, Glass LF. Histologic variants of squamous cell carcinoma of the skin. *Cancer Control*, 2001; *8*:354-63.

62. Brueninger H, Schaumburg-Lever G, Holzschuh J *et al*. Desmoplastic squamous cell carcinoma of skin and vermilion surface: a highly malignant subtype of skin cancer. *Cancer*, 1997; *79*:915-9.

63. Czarnecki D, Staples M, Mar A, Giles G, Meehan C. Metastases from squamous cell carcinoma of the skin in southern Australia. *Dermatology*, 1994; *189*:52-4.

64. Brueninger H, Black B, Rassner G. Microstaging of squamous cell carcinomas. *Am J Clin Pathol*, 1990; *94*:624-7.

65. Rowe DE, Carroll RJ, Day CL Jr. Prognostic factors for local recurrence, metastasis, and survival rates in squamous cell carcinoma of the skin, ear and lip: implications for treatment modality selection. *J Am Acad Dermatol*, 1992; *26*:976-90.

66. Goepfert H, Ditchel WJ, Medina JE. Perineural invasion in squamous cell skin carcinoma of the head and neck. *Am J Surg*, 1984; *148*:542-7.

67. Dzubow LM, Rigel DS, Robbins P. Risk factors for local recurrence of primary cutaneous squamous cell carcinomas. *Arch Dermatol*, 1982; *118*:900-2.

68. Fitzpatrick PJ, Harwood AA. Acute epithelioma – an agressive squamous cell carcinoma of the skin. *Am J Clin Oncol*, 1985; *8*:468-71.

69. Motley R, Kersey P, Lawrence C. Multiprofessional guidelines for the management of the patient with primary cutaneous squamous cell carcinoma. *Br J Dermatol*, 2002; *146*:18-23.

70. Chernosky ME. Squamous cell and basal cell carcinomas: preliminary study of 3817 primary skin cancers. *South Med J*, 1978; *71*:802-3.

71. Jambusaria-Pahlajani A, Miller CJ, Quon H *et al*. Surgical monotherapy versus surgery plus adjuvant radiotherapy in high-risk cutaneous squamous cell carcinoma: A systematic review of outcomes. *Dermatol Surg*, 2009; *35*:574-85.

72. Geohas J, Roholt NS, Robinson JK. Adjuvant radiotherapy after excision of cutaneous squamous cell carcinoma. *J Am Acad Dermatol*, 1994; *30*:633-6.

73. Han A, Ratner D. What is the role of adjuvant radiotherapy in the treatment of cutaneous squamous cell carcinoma with perineural invasion? *Cancer*, 2007; *109*:1053-9.

74. Goldschmidt H, Breneman JC, Breneman DL. Ionizing radiation therapy in dermatology. *J Am Acad Dermatol*, 1994; *30*:157-82.

75. Mazeron JJ, Chassagne D, Crook J *et al*. Radiation therapy of carcinomas of the skin of nose and nasal vestibule: A report of 1676 cases by the groupe Europeen de Curetherapie. *Rad Oncol*, 1989; *13*:165-73.

76. Brodland DG, Zitelli JA. Surgical margins for excision of primary cutaneous squamous cell carcinoma. *J Am Acad Dermatol*, 1992; *27*:241-8.

77. Mohs FE, Snow SN. Microscopically controlled surgical treatment for squamous cell carcinoma of the lower lip. *Surg Gynecol Obstet*, 1985; *160*:37-41.

78. Robbins P, Dzubow LM, Rigel DS. Squamous cell carcinoma treated by Mohs' surgery. An experience with 414 cases in a period of 15 years. *J Dermatol Surg Oncol*, 1981; *7*:800-1.

Doenças Infecciosas e Parasitárias em Cirurgia Ambulatorial

Soraya Rodrigues de Almeida Sanches
Marcelo Dias Sanches
Marcelo Rausch

INTRODUÇÃO

O diagnóstico e o tratamento de inúmeras afecções de origem infecciosa ou parasitária exigem, muitas vezes, medidas cirúrgicas com finalidades propedêutica e/ou terapêutica. Essas intervenções são, na maioria dos casos, de fácil execução e podem ser realizadas em regime ambulatorial. Pela pluralidade de doenças que o assunto encerra, escolhemos apenas as mais importantes e que apresentam incidência significativa em nosso meio. Algumas outras não foram aqui incluídas por já terem sido abordadas em outros capítulos. A maioria das infecções bacterianas inespecíficas, pela sua alta relevância, também foi tratada em capítulo à parte.

CLASSIFICAÇÃO

Do ponto de vista etiológico, e considerando apenas as doenças infecciosas e parasitárias de interesse em cirurgia ambulatorial, podemos classificá-las em:

1. Doenças produzidas por vírus
   Molusco contagioso
   Herpes-zóster
   Verrugas
2. Doenças produzidas por bactérias
   Sífilis
   Linfogranuloma venéreo
   Tuberculose cutânea
   Doença da arranhadura do gato
3. Doenças produzidas por fungos
   Paracoccidioidomicose
   Esporotricose
   Criptococose
4. Doenças produzidas por protozoários
   Leishmaniose cutâneo-mucosa
5. Doenças produzidas por helmintos
   Cisticercose cutânea
   Larva migrans cutânea

6. Doenças produzidas por artrópodes
   Tungíase
   Pediculose
   Escabiose
   Miíase
7. Manifestações cutâneas na AIDS

DOENÇAS PRODUZIDAS POR VÍRUS

Molusco Contagioso

O molusco contagioso é um DNA poxvírus responsável por doença humana benigna, de distribuição universal, que atinge a pele e, raramente, as mucosas.[1]

O vírus pode ser transmitido por contato direto de pele a pele, por meio de fômites, uso de toalhas ou esponjas de banho contaminadas e, pela autoinoculação, pelo ato de se coçar.[1] Acomete, preferencialmente, as áreas expostas da epiderme de crianças, predominando o tronco, a face e a região genital. Nas regiões tropicais, as lesões ocorrem, de preferência, nas extremidades. Em adultos, a região genital é a mais acometida, e, eventualmente, a transmissão pode ser feita por contato sexual.

O período de incubação é variável, de 2 a 7 semanas, podendo estender-se por até 6 meses.[1]

As lesões, geralmente assintomáticas, podem ser solitárias ou múltiplas. Apresentam-se como pápulas arredondadas, da cor da pele, de 2 mm a 4 mm, com umbilicação central (Figura 24.1). Quando espremidas, deixam sair secreção esbranquiçada do tipo caseosa ou queratinosa. Infecção secundária pode ocorrer nas lesões localizadas nas flexuras das axilas e virilhas.

O diagnóstico é feito com base no aspecto das lesões, podendo o molusco contagioso ser confundido, com alguma frequência, com verrugas, nevos, granuloma piogênico, foliculite e líquen plano. Nos casos que suscitam dúvida, o exame histológico é de grande valia.

Recentemente, o molusco contagioso tem ocorrido, com frequência, como infecção oportunista, em pacientes HIV-positivos (HIV⁺). Nesses pacientes, a infecção

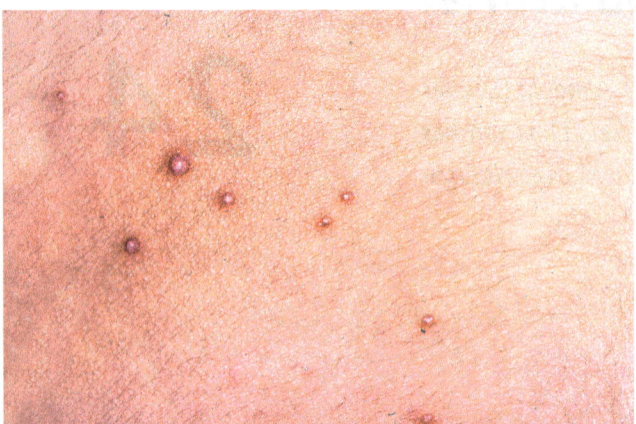

Figura 24.1 Molusco contagioso: observar o aspecto das lesões papuloarredondadas e com umbilicação central. (Cortesia da Profª Luciana Batista Pereira.)

é, muitas vezes, generalizada, acometendo a face e o tronco, em vez de somente a região genital. As lesões tornam-se largas e atípicas e, em alguns casos, desenvolve-se úlcera hiperqueratósica gigante.[2] Essas lesões podem ser confundidas com carcinoma basocelular, ceratoacantoma ou criptococose. A extensão e a gravidade da infecção pelo molusco contagioso estão relacionadas com baixa contagem de CD4. Frequentemente, significa manifestação de infecção avançada pelo vírus HIV.[3]

Tratamento

Deve-se levar em consideração a tendência de a infecção resolver-se espontaneamente dentro de 6 a 9 meses após o início, sem manifestações sistêmicas significativas.[1,4]

Não existe tratamento sistêmico específico. Na presença de várias lesões, não é necessária a destruição individualizada de cada uma delas. Pequenos traumatismos físicos ou químicos podem ser utilizados e, às vezes, mais de uma sessão é necessária.

Os principais tipos de tratamento local incluem:

1. Curetagem das lesões com pequena cureta afiada.
2. Punção das lesões com pequena lâmina ou agulha e espremedura.
3. Crioterapia com nitrogênio líquido, isoladamente ou precedendo a curetagem.
4. Cauterização com eletrocautério ou diatermia.
5. Aplicação de *laser* de CO_2.
6. Cauterização química com fenol puro liquefeito, nitrato de prata, ácido monocloroacético, ácido tricloroacético a 10%, cantaridina a 0,7%, ácido salicílico, podofilina a 25% em álcool etílico a 95% ou hidróxido de potássio 5% a 10%.

7. Imiquimod a 5%. Tem sido utilizado com boa resposta clínica em pacientes com doença disseminada e em pacientes HIV-positivos.
8. Radiocirurgia.

Herpes-zóster

Herpes-zóster tem como agente etiológico um vírus denominado varicela-zóster, responsável pela doença varicela.[5] Atualmente, acredita-se que o herpes-zóster seja uma recorrência da varicela, tendo o vírus permanecido latente no organismo e recidivado por causas ainda não bem determinadas. Na maioria das vezes, surge em pacientes sem história de contato com fontes externas do vírus.

O herpes-zóster tem distribuição universal, sendo mais comum em idosos e raro em crianças.[5] Sua incidência é bem elevada nos indivíduos imunossuprimidos, bem como nos portadores de linfomas e leucoses, especialmente nos portadores da doença de Hodgkin e de leucemia linfoide crônica; e nos pacientes transplantados e naqueles infectados pelo vírus HIV (Figura 24.2).

Os sinais premonitórios incluem dor em queimação e hiperestesia, geralmente correspondentes às áreas de distribuição de um ou mais nervos espinais ou cranianos (dermátomos), principalmente os torácicos e os lombares. Nessas regiões surgem, 48 h a 72 h após, lesões eritematosas maculopapulares, que se transformam rapidamente em vesículas de forma e tamanho variados, geralmente isoladas, mas que podem coalescer (Figura 24.3). Muito importante é a unilateralidade das lesões que nunca ultrapassam a linha média. Depois dessa fase, que dura entre 3 e 5 dias, segue-se a formação de crostas, que se desprendem, raramente deixando cicatrizes. Na grande maioria dos pacientes, a cura das lesões e o de-

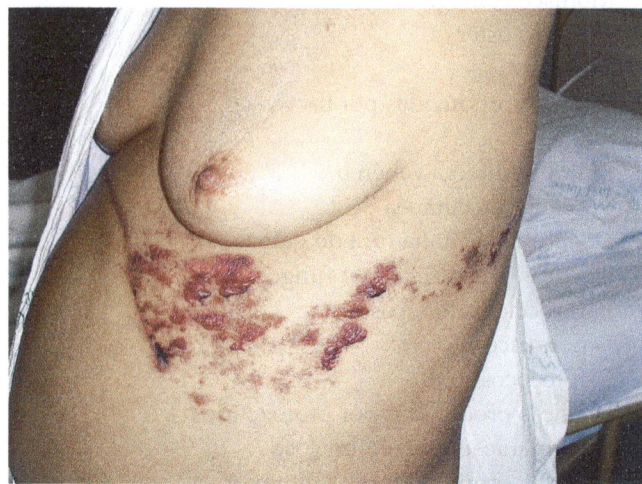

Figura 24.2 Herpes-zóster disseminado: múltiplas lesões no tronco. (Cortesia da Profª Luciana Baptista Pereira.)

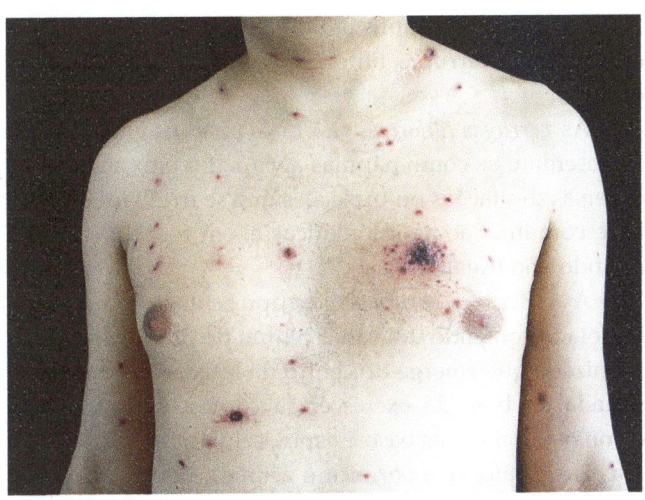

Figura 24.3 Herpes-zóster: lesões típicas, eritematovesiculares, seguindo o trajeto de um nervo intercostal. Observar a formação de crostas. (Cortesia da Prof.ª Luciana Baptista Pereira.)

saparecimento espontâneo da dor ocorrem após 10 a 15 dias, porém pode-se observar pigmentação da pele na região atingida, podendo permanecer durante algum tempo. Em alguns casos, mesmo após a resolução das lesões, pode persistir a sensação de dor, conhecida como nevralgia pós-herpética. Pode ocorrer, ainda, a contaminação secundária das lesões. No acometimento anogenital, a impossibilidade de urinar e defecar é complicação grave.

O diagnóstico é feito com base no aspecto das lesões, geralmente característico, e na história anterior de dor em faixa.

Tratamento

O tratamento é sintomático e visa a combater a dor. Algumas vezes, analgésicos comuns são suficientes, porém pode ser necessário o uso de narcóticos. Os salicilatos não devem ser utilizados, pois podem desencadear a síndrome de Reye, especialmente nas crianças.[5] Quando a dor é muito intensa, pode-se realizar tratamento à base de bloqueio de nervos.

O uso do aciclovir tem sido recomendado no tratamento do herpes-zóster em hospedeiros previamente sadios, já que diminui o número de novas lesões, reduz o tempo de formação destas, acelera a cura, alivia a dor local e a neurite aguda. Além disso, previne o aparecimento e diminui a gravidade da nevralgia pós-herpética. Em adolescentes e adultos, a dose oral é de 800 mg, 5 vezes ao dia, por 7 a 10 dias. Em crianças de 2 a 16 anos, a dose oral é de 20 mg/kg, 4 vezes ao dia (máximo de 800 mg por vez), durante 5 dias.

O valaciclovir, um pró-medicamento do aciclovir, tem sido recomendado para o tratamento do herpes-zóster. Essa medicação é mais efetiva, acelerando a cicatriza-ção das lesões e diminuindo a dor local. O valaciclovir é administrado VO na dose de 1 g, 3 vezes ao dia, por 7 a 10 dias.[6]

As drogas antivirais são mais efetivas quando utilizadas até 72 h após o início do *rash* e 24 h após o início das lesões.

Na fase aguda da doença, tem sido recomendado o uso da gabapentina associada ao valaciclovir, com o objetivo de reduzir a nevralgia pós-herpética.

O uso de corticosteroide associado a antivirais é controverso. Se existe infecção secundária, esta deve ser tratada com antissépticos locais e antibioticoterapia local ou sistêmica, dependendo da gravidade da infecção.

Verrugas

São lesões causadas pelo papilomavírus humano (HPV).[7,8] Atualmente existem descritos 150 subtipos diferentes de HPV, e muitos outros estão sendo identificados. Eles são hospedeiros específicos, e cada tipo está, na maioria das vezes, associado ao processo histopatológico específico.

A transmissão pode ocorrer diretamente por meio de contato pele com pele, ou, indiretamente, mediante contato com partículas infectadas (fômites). A autoinoculação também pode ocorrer. Outros fatores parecem interferir no aparecimento ou na propagação das lesões, tais como traumatismos locais (verrugas periungueais em pessoas que têm hábito de roer as unhas), umidade microambiental (umidade dos pés por calçados), contato sexual (condiloma acuminado), fatores imunológicos (pessoas em uso de medicamentos imunossupressores apresentam aumento da incidência e da gravidade das verrugas).

Distinguimos os seguintes tipos de verrugas:

1. Verrugas comuns (vulgares).
   - Verrugas filiformes.
   - Excrescências córneas cutâneas.
2. Verrugas plantares.
3. Verrugas planas (juvenis).
4. Verrugas anogenitais (condiloma acuminado).

As *verrugas comuns* estão associadas principalmente ao HPV tipos 1, 2 e 4. Representam em torno de 71% das verrugas cutâneas e acometem, de preferência, crianças na idade escolar (cerca de 20% destas são acometidas) e adolescentes.[1]

Apresentam-se como pápulas hiperqueratósicas, vegetantes, pequenas, em geral com milímetros de diâmetro, de consistência firme e coloração amarelada ou pardacenta. Os limites são geralmente precisos, a superfície é rasa e áspera. Em geral, após o aparecimento de uma lesão inicial, outras surgem nas proximidades, podendo ocorrer coalescência e formação de massas de maiores dimensões. Essas concentrações são mais comuns nas mãos (Figura 24.4), embora aconteçam em qualquer região do tegumento (Figura 24.5). Geralmente, as lesões são assintomáticas, embora possa ocorrer sangramento, ou dolorosas, se localizadas em regiões submetidas a pressão ou fricção.

As verrugas comuns de localização periungueal acometem pessoas que têm o hábito de roer as unhas, e podem afetar a matriz ungueal ou infiltrar-se sob a placa, acarretando deformidades da unha.

Após seu aparecimento, as verrugas comuns podem apresentar tendência a aumentar em tamanho e número. Outras vezes, mantêm-se estacionadas e, ao cabo de alguns meses ou anos (em geral 2 anos), regridem espontaneamente. Isto ocorre em cerca de 66% dos casos.[8] Durante o processo de evolução, não é infrequente aparecerem alterações dessas lesões, que se tornam avermelhadas, dolorosas e hemorrágicas, podendo mesmo necrosar.

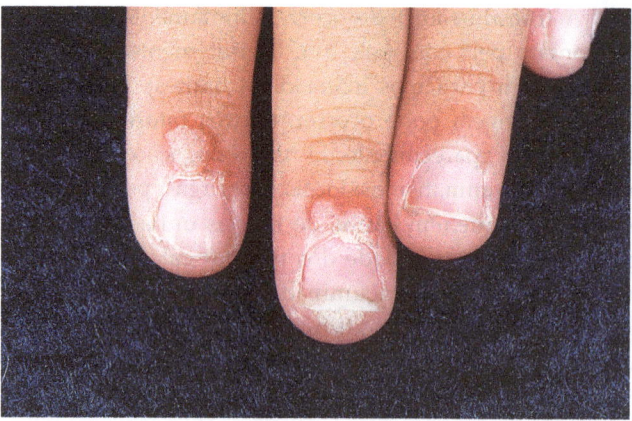

Figura 24.4 Verruga vulgar: observar diversas lesões nas regiões periungueais. (Cortesia da Profª Luciana Baptista Pereira.)

As verrugas comuns podem ter variantes morfológicas, como as verrugas filiformes e a excrescência córnea cutânea.

As *verrugas filiformes* são mais comuns em homens. Apresentam-se como pápulas agrupadas em cachos com diversas digitações ou projeções que se irradiam de uma base comum. São assintomáticas e, em regra, persistem quando não tratadas.

A *excrescência córnea cutânea* apresenta-se como pápula isolada contendo uma área central de proliferação queratinizada que emerge do centro da lesão. A verruga está situada na base da excrescência córnea. Outras lesões, como os carcinomas baso e espinocelular, o ceratoacantoma e as ceratoses seborreica e actínica, podem produzir excrescências semelhantes, razão pela qual esse tipo de verruga deve sempre ser submetido a biópsia excisional.

As *verrugas plantares* estão associadas principalmente ao HPV tipos 1 e 2. Surgem geralmente nas áreas de maior apoio da região e apresentam-se quase sempre rodeadas de uma calosidade que, às vezes, mascara a lesão. A diferença clínica com os calos baseia-se no fato de que, nestes, as impressões da pele estão íntegras, enquanto nas verrugas plantares estão rotas (Figura 24.6). São dolorosas e, em 66% dos casos, uma verruga isolada acompanha-se de grupos de verrugas-satélites que se desenvolvem ao redor da primeira. Representam em torno de 25% a 30% das verrugas cutâneas e acometem sobretudo adolescentes e adultos jovens.[8]

Após a remoção de algumas camadas queratósicas, nota-se lesão circular, central, com formação filiforme, diferente da textura normal do local. Causam imenso desconforto à deambulação. São difíceis de tratar, com proporção de sucesso terapêutico em torno de 50%. A sua duração é variável e apresentam tendência à cronicidade nos indivíduos adultos. Nas crianças tendem a desaparecer em alguns meses.

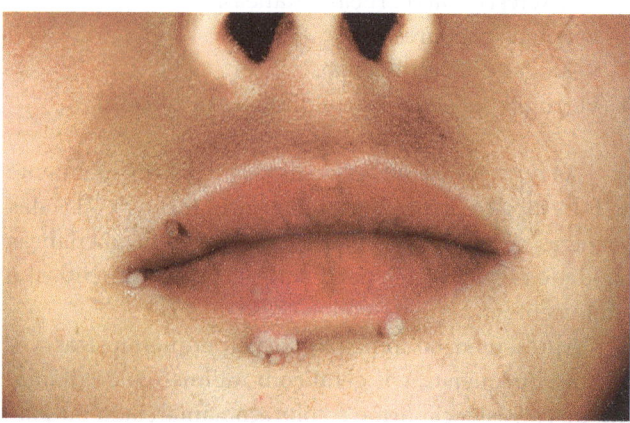

Figura 24.5 Verruga vulgar: lesões na face. (Cortesia da Profª Luciana Baptista Pereira.)

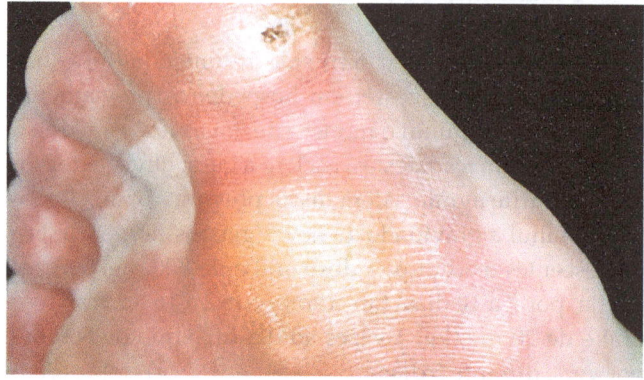

Figura 24.6 Verruga plantar e calo: observar interrupção das impressões da pele nas verrugas no hálux mas não no calo. (Cortesia da Profª Luciana Baptista Pereira.)

As *verrugas planas* estão associadas principalmente ao HPV tipos 3 e 10. São pequenas, pouco salientes, consistentes, de cor amarelada ou semelhante à da pele vizinha e de morfologia variada. São também chamadas de verrugas juvenis porque ocorrem principalmente em crianças. Representam em torno de 4% das verrugas cutâneas e localizam-se predominantemente na face, região cervical e nas mãos.[8] Frequentemente múltiplas, podem coalescer e formar placas. O ciclo vital é muito variável, podendo ocorrer resolução espontânea após alguns meses. Eventualmente podem persistir ou multiplicar-se durante anos. O diagnóstico diferencial deve ser feito principalmente com o líquen plano. Neste, as lesões costumam ser violáceas e pruriginosas, existindo predileção pelas superfícies flexoras das extremidades e mucosa bucal. Em caso de dúvida, está indicada biópsia.

As *verrugas anogenitais* (condiloma acuminado) estão associadas principalmente ao HPV tipos 6 e 11. Apresentam-se com aspecto vegetante, róseo e em forma de couve-flor, nas regiões genital e anal principalmente (Figura 24.7). Podem ter pequenas dimensões (menores do que 1 mm) ou mostrar-se como massas volumosas, tomando toda a região vulvar, na mulher, ou ocupando todo o sulco balanoprepucial, no homem.

Nos homens, o meato uretral pode estar envolvido em 1% a 25% dos casos. O envolvimento da área perianal varia de acordo com a prática sexual, sendo comum em homens homossexuais. Raramente, podem ocorrer lesões no escroto, virilha e região pubiana. Nas mulheres, além da região vulvar, ocorrem lesões também no períneo, vagina, ânus, colo uterino e uretra, em ordem decrescente de frequência (Figura 24.8).[8] Deve-se realizar exame vaginal e retal para correta avaliação da extensão das lesões visíveis.

O diagnóstico diferencial com o condiloma plano é imperioso. Essa lesão aparece na sífilis secundária, apre-

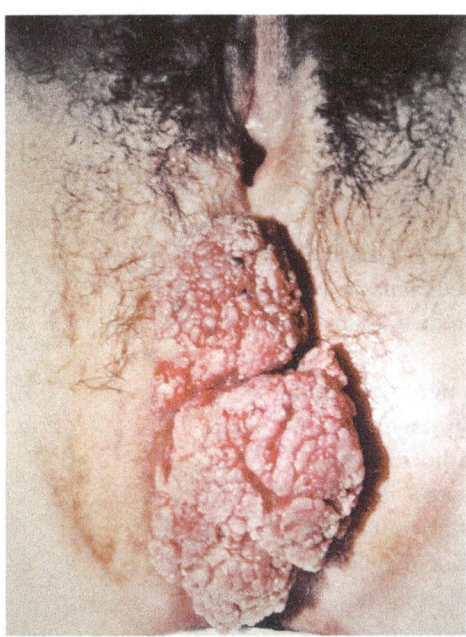

Figura 24.8 Volumoso condiloma acuminado atingindo as regiões anal, perianal e vulvar.

senta-se como placa de cumes achatados e coloração branca, e tem existência muito mais efêmera do que o condiloma acuminado. Como ambas são doenças sexualmente transmissíveis, podem, inclusive, coexistir. Em caso de dúvida, deve-se realizar exames sorológicos. Em ambos os casos, o parceiro sempre deve ser examinado. O meio úmido e a falta de higiene nas regiões acometidas contribuem para a manutenção da doença.

O contato sexual prévio não é obrigatório para o desenvolvimento das lesões. Existem casos descritos de crianças pequenas que contraíram verrugas genitais após contato com lesões não genitais.

Os vírus já foram identificados na fumaça liberada das lesões durante tratamento com eletrocauterização ou *laser* de CO_2, sendo possível fonte de contaminação para os profissionais de saúde.[8] Por isso, a utilização de óculos e máscaras é recomendada aos profissionais que realizam esses tipos de tratamento.

Tratamento

Embora as verrugas sejam lesões frequentes, não existe tratamento de escolha. Na verdade, entre as terapêuticas propostas, é difícil afirmar qual é a melhor opção.

Devido à benignidade e autolimitação das verrugas cutâneas, o seu tratamento deve ser individualizado de acordo com o número de lesões e o local acometido. De maneira geral, o tratamento clínico deve ser tentado inicialmente (sobretudo nas lesões múltiplas). A intervenção cirúrgica fica reservada para quando ocorrer falha do tratamento clínico, especialmente nas lesões solitárias.

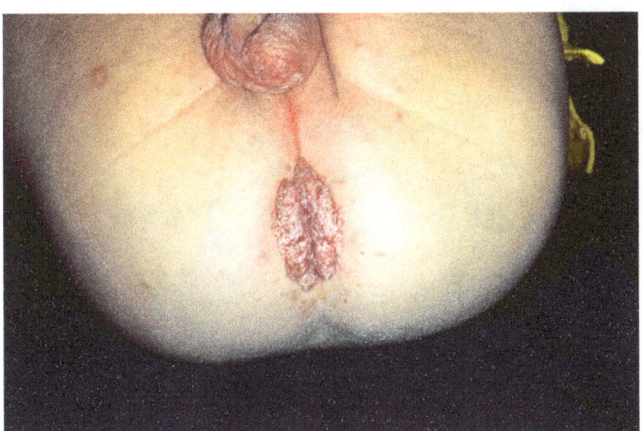

Figura 24.7 Condiloma acuminado da região perianal. (Cortesia da Profª Luciana Baptista Pereira.)

Existe associação entre a infecção pelo HPV (principalmente os tipos 16 e 18) e o câncer do colo uterino. Por isto, as verrugas anogenitais sempre devem ser tratadas e os parceiros examinados.

Podemos dividir as modalidades terapêuticas nos seguintes grupos:

- **Tratamento clínico**
  - Medicamentos de uso sistêmico
  - Medicamentos de uso tópico

- **Tratamento cirúrgico**
  - Curetagem e cauterização
  - Radiocirurgia
  - Exérese cirúrgica
  - Eletrocauterização
  - Criocirurgia
  - Cirurgia com *laser* de CO_2

Tratamento clínico

Medicamentos de uso sistêmico. Um grande número de medicamentos já foi utilizado com a finalidade de proporcionar a cura das verrugas. Entre eles distinguimos bismuto, mercuriais, vitamina A em altas doses, levamisol etc.

A cimetidina, agonista dos receptores H2, tem sido utilizada no tratamento das verrugas recidivantes. Essa medicação agiria aumentando a imunidade celular. A dose recomendada é de 30 a 50 mg/kg/dia, dividida em 4 tomadas, por um período de 3 meses. Entretanto, na literatura, não existem estudos consistentes para recomendar o seu uso rotineiro.[8,9]

Atualmente estão sendo feitos estudos com imunoterapia por meio de vacinação autógena com extrato de verrugas do próprio paciente, sensibilização com dinitroclorobenzeno, e interferon parenteral e/ou intralesional. Entretanto, ainda não existem estudos controlados que comprovem a eficácia desses métodos.[9]

Medicamentos de uso tópico (ver Capítulo 15). Os principais são os cáusticos, ácidos e queratolíticos. Assim, para as verrugas vulgares, principalmente das mãos, podem ser usadas a *solução saturada de ácido monocloroacético a 80%* ou os *ácidos dicloroacético* ou *tricloroacético* (30% a 90%) aplicados a cada 2 a 3 semanas durante até 16 semanas, e a pasta de *ácido salicílico + ácido láctico + coloide elástico* (1:1:4), aplicada a cada 24 h (de preferência à noite) durante até 12 semanas.[10,11] Neste caso, coloca-se um esparadrapo sobre a lesão, com orifício central em correspondência com a área da verruga. Aplica-se a substância e recobre-se com nova tira de esparadrapo (Figura 24.9). Recomenda-se embeber previamente a verruga em água quente durante 5 min antes de usar o queratolítico.

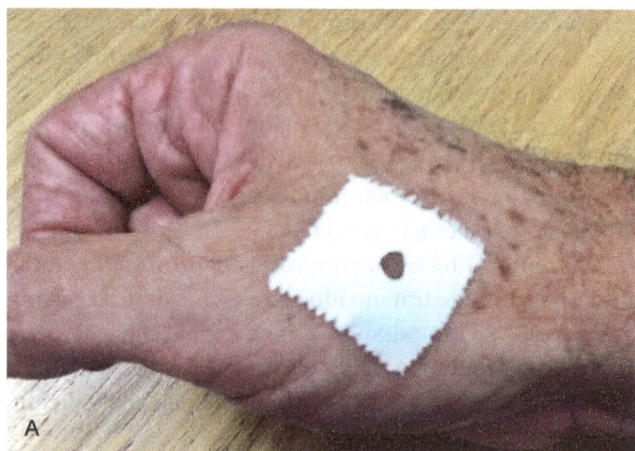

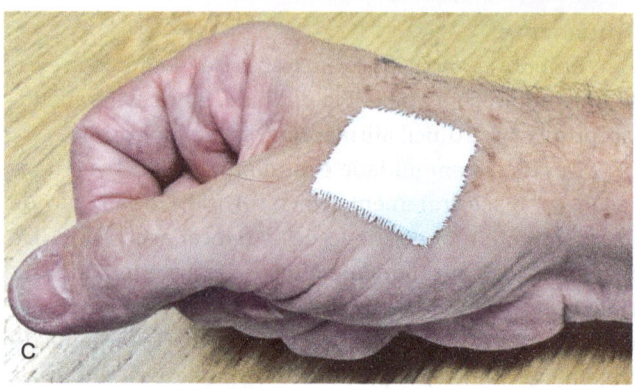

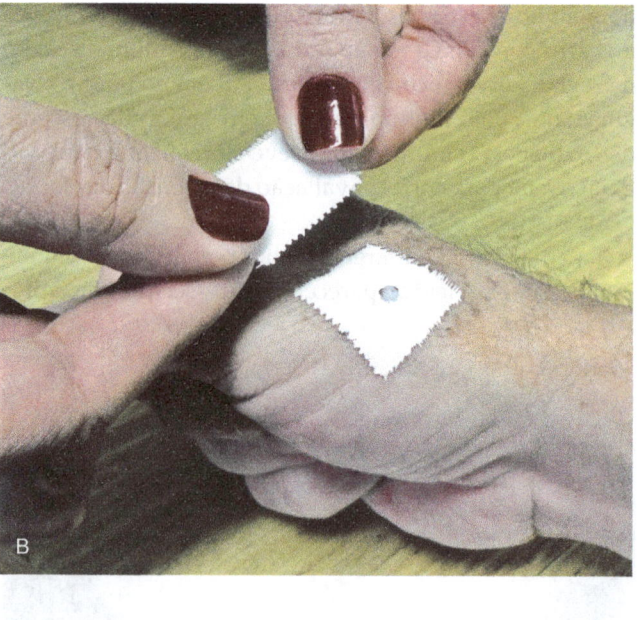

Figura 24.9A a C Técnica de tratamento das verrugas utilizando esparadrapo com janela central para proteger a pele adjacente.

O uso do esparadrapo com janela central evita lesão da pele ao redor da verruga. Pode-se utilizar periodicamente pedra-pomes para desbastar as lesões. Esse tratamento apresenta índice de cura em torno de 60% a 80%.[9]

A *cantaridina* a 0,7% pode ser utilizada em pacientes portadores de lesões numerosas e/ou de difícil tratamento. O líquido deve ser aplicado no consultório médico, em todas as lesões. Imediatamente após, elas devem ser ocluídas pelo período de 24 h. No dia seguinte, as lesões devem ser lavadas com água e sabão para a retirada do medicamento. O intervalo entre as aplicações é de 2 a 3 semanas, até que ocorra resolução das lesões. Essa substância é recomendada para as verrugas de pequenas dimensões, menos queratósicas. A adição de ácido salicílico a 30% aumenta sua eficácia.[8,12]

Os *emplastros de ácido salicílico* a 40% estão indicados nas verrugas plantares. Estas devem ser raspadas previamente até o ponto de sangramento (*shaving*), quando então os emplastros são aplicados diretamente sobre elas e retirados de 2 em 2 dias. Os resíduos devem ser removidos semanalmente com pedra-pomes. A melhora é lenta e o tratamento costuma durar meses. Um método simples para verificar se houve cura das verrugas é realizar a compressão da pele de cada lado da lesão como se estivesse sendo espremida. Se essa manobra for indolor, significa que houve cura.

O imiquimod é um medicamento imunomodulador de ação tópica que age promovendo a formação de citocinas. Essa medicação é mais utilizada no tratamento das verrugas anogenitais, mas o imiquimod a 5%, em creme, apresenta bons resultados no tratamento de pacientes com múltiplas lesões (que não responderam ao tratamento com salicilatos) e nas verrugas recidivantes. Essa medicação não promove a formação de cicatriz e as reações locais adversas não são comuns. O medicamento é bem tolerado por crianças e tem sido indicado para o tratamento de lesões localizadas na face e região plantar. Deve ser aplicado à noite e coberto com curativo oclusivo, sendo removido no dia seguinte com água e sabão. O tratamento pode ser feito até por 16 semanas, com regressão total das lesões.[8,9]

A *podofilina* (a 20% ou 25%) é utilizada no tratamento do condiloma acuminado (lesões não muito extensas). Antes de ser aplicada, deve-se proteger a pele sã em torno da lesão com vaselina pastosa. O tratamento deve ser repetido a cada 7 dias, até que ocorra o desaparecimento das lesões. Nos condilomas muito volumosos, a podofilina deve ser evitada, visto que pode ocorrer toxicidade sistêmica (complicações neurológicas, hematológicas, febris e alérgicas) se a medicação for absorvida através da pele. Seu uso é contraindicado na gravidez. Uma alternativa menos desconfortável nas lesões penianas é a utilização de *podofilotoxina purificada* a 0,5%, 2 vezes ao dia, por 3 dias consecutivos por semana, durante 4 semanas.[8,12] A podofilina pode ser utilizada também no tratamento das verrugas plantares, isoladamente ou em associação ao ácido salicílico, diariamente, até a cura das lesões.

A *pomada de 5-fluorouracil* a 5% pode ser utilizada no tratamento do condiloma acuminado, com bons resultados, especialmente nas lesões uretrais. Podem ocorrer dor, ulceração e, se aplicada na uretra, disúria. A pomada é usada diariamente até que ocorra a regressão da lesão, o que se consegue quase sempre dentro do período de 15 dias. Em virtude de o 5-fluorouracil ser fotossensibilizante, o paciente deve evitar exposição à luz solar enquanto estiver em uso do medicamento, para prevenir queimadura no local. É contraindicado na gravidez por ter efeito teratogênico.[8,9]

Tratamento cirúrgico. O tratamento de escolha, para a maioria das verrugas solitárias, é a curetagem com cauterização das lesões, ou a radiocirurgia.

A *curetagem com cauterização* é especialmente útil nas verrugas plantares. Após antissepsia e anestesia local, a lesão é curetada por meio de movimentos circulares aplicados com a cureta nas suas bordas, e retirada até a sua base, que deve ser cauterizada com o eletrocautério. A seguir, aplica-se curativo oclusivo. É importante encontrar o plano correto de clivagem, bem como utilizar cureta compatível com o tamanho da lesão. A remissão da dor ocorre em 2 dias e a cicatrização se completa em 3 semanas.[8,9]

A *radiocirurgia* com eletrodo em alça pode ser utilizada no tratamento de verrugas solitárias. O procedimento é simples, rápido e causa menor dano tissular do que o eletrocautério. É necessária infiltração com anestésicos locais.

A *exérese cirúrgica* com sutura deve ser evitada pelas recidivas frequentes que podem ocorrer e pela cicatriz, por vezes dolorosa. A disseminação do vírus e o aparecimento de lesões são observados na região da incisão ou nos pontos de sutura em aproximadamente 20% a 30% dos casos. Nos condilomas acuminados volumosos, a exérese cirúrgica pode ser utilizada visando à diminuição da lesão.

A *criocirurgia* com nitrogênio líquido está indicada principalmente nas verrugas isoladas situadas em regiões em que é preciso evitar formações de cicatrizes, como, por exemplo, na pele da face dorsal das articulações interfalangianas. Deve ser usada com cautela nos dedos, especialmente próximo das terminações nervosas, para a prevenção da dor e da neuropatia. Na região periungueal pode provocar distrofia permanente da unha; na face também deve ser evitada, pois pode acarretar discromia local.[10,11,13] É mal tolerada por crianças pequenas devido à baixa tolerância à dor.

A lesão é descascada e umedecida com gel solúvel em água ou glicerina, e realizam-se duas aplicações consecutivas. A criocauterização pode dispensar a anestesia local, que deverá ser feita apenas em casos selecionados. Geralmente, tanto a aplicação quanto o processo de cicatrização são indolores. O paciente deve ser avisado de que poderá surgir uma bolha sobre o local 1 a 3 dias após. Nos casos de a bolha evoluir com dor ou ser volumosa, deve-se remover a sua cúpula com tesoura. Se não ocorrer cura da lesão após uma única aplicação, outras sessões devem ser realizadas, geralmente com intervalo de 2 a 3 semanas. Nos condilomas acuminados, especialmente nos muito volumosos, a crioterapia constitui instrumento terapêutico valioso, sendo um dos métodos de escolha. É segura, mesmo durante a gravidez. As aplicações podem ser repetidas a cada 1 a 2 semanas, até que ocorra cura das lesões. Podem ocorrer sensação de queimação, que cessa em poucas horas, e/ou ulceração, que regride em 7 a 10 dias, deixando pouca ou nenhuma cicatriz.

A *eletrocoagulação* com bisturi elétrico pode ser realizada por diferentes métodos. Em um deles, após anestesia local, introduz-se uma agulha eletrodissecadora no centro da verruga, fazendo-se passar corrente elétrica através da agulha até que ocorra discreta vesicação ou formação de bolha. Outro método consiste no uso de um eletrodo de alça e a corrente cortante de um bisturi elétrico. Nesse caso, a alça é deslocada lentamente sob a verruga, à medida que vai seccionando e cauterizando. Os tecidos remanescentes devem ser aparados por meio de tesoura. Essa técnica é recomendada para verrugas com diâmetro superior a 3 mm.

A *cirurgia com laser de* CO_2 representa extraordinário avanço no tratamento dessas lesões, principalmente nas verrugas anogenitais. Completa remissão é descrita em 80% a 90% dos casos.[8] Deve ser usada com cautela em verrugas plantares, devido ao risco de desenvolvimento de cicatrizes viciosas e dolorosas.[8]

DOENÇAS PRODUZIDAS POR BACTÉRIAS
Sífilis

A sífilis é uma doença infecciosa, de evolução crônica, causada pelo *Treponema pallidum*, que pode afetar vários órgãos. Na pele, causa lesões cutâneas polimorfas. Na evolução, períodos de atividade precoce (primário e secundário) e tardia (terciário) são intercalados por um período de latência. O período recente (sífilis primária e secundária) é caracterizado pela reversibilidade das lesões e riqueza de treponemas. O período tardio (sífilis terciária) é caracterizado por lesões destrutivas e baixo número de treponemas.

A sífilis pode ser transmitida através da placenta (sífilis congênita) ou adquirida pelo contato sexual, beijo, transfusões de sangue ou inoculação acidental por agulhas ou material contaminado.[14]

A transmissão direta, de indivíduo para indivíduo, é quase que exclusivamente venérea, e, em mais de 90% dos casos, as lesões infectantes localizam-se nos órgãos sexuais. A maioria dos casos ocorre na população sexualmente ativa, com faixa etária entre 15 e 30 anos.[14] O contágio extragenital efetua-se, na maioria dos casos, pelo beijo.

Sífilis primária

O período de incubação é de 21 dias, em média.[14] Após esse período, geralmente surge, no local da inoculação, uma lesão denominada cancro. O cancro é a primeira manifestação da sífilis. Geralmente é único e indolor, mas pode ser múltiplo (especialmente em indivíduos HIV-positivos) e, se houver irritação ou outra infecção, pode ser doloroso.

O cancro sifilítico, ou cancro duro, inicia-se como uma pápula circular de 1 cm a 2 cm de diâmetro, que pode rapidamente ulcerar e tornar-se endurecida. A base é frequentemente lisa e suas bordas elevadas e duras, com consistência cartilaginosa. Se não há infecção secundária, não existe exsudato e sua aparência é limpa.

Lesões atípicas, ou até mesmo ausência de lesão primária, podem ocorrer. Por isto, qualquer lesão na região anogenital deve ser suspeita. Mais de 90% dos cancros ocorrem na região anogenital (principalmente genitália externa), mas podem ocorrer em qualquer outro local. A boca é a região extragenital em que a ocorrência é mais frequente. Outros locais são os dedos, mamilos, axilas, pálpebras etc. Acompanhando a lesão primária, ocorre linfadenomegalia regional, com linfonodos moderadamente aumentados de tamanho, indolores e não supurativos.

Nessa fase, o diagnóstico é feito pela demonstração do *T. pallidum* presente na lesão, principalmente pelo exame direto da secreção em campo escuro e, mais raramente, por biópsias das lesões e exame com colorações especiais (prata, anticorpos imunofluorescentes específicos). Os testes sorológicos só se positivam 1 a 2 semanas após o aparecimento do cancro.

O cancro cicatriza espontaneamente, entre 3 e 6 semanas, em média, sem deixar marcas ou deixando apenas uma cicatriz atrófica fina. A linfadenomegalia persiste por período maior de tempo. Frequentemente, as manifestações da sífilis secundária ocorrem quando o cancro ainda está presente. Nos portadores do vírus HIV, o cancro pode demorar tempo maior para cicatrizar.[14,15]

Diagnóstico diferencial do cancro sifilítico. O diagnóstico diferencial do cancro sifilítico ou cancro duro deve ser feito com:

Cancro mole – Nesse caso, o período de incubação é mais curto, geralmente de 2 a 5 dias. A lesão usualmente é exsudativa, dolorosa e pode ser múltipla. Quando o exsudato é retirado, observa-se tecido de granulação purulento. A linfadenite é volumosa, ocorre precocemente e pode supurar. O *Haemophilus ducreyi* pode ser encontrado nas lesões cutâneas e linfonodais Os bacilos são gram-negativos, dispostos em cadeias longas e crescem em culturas com ágar chocolate.[16]

Linfogranuloma venéreo – No local da inoculação surge pequena lesão em forma de vesícula, que cicatriza espontaneamente. Após período de aproximadamente 2 a 4 semanas, desenvolve-se adenite inguinal, na maioria das vezes unilateral, acompanhada ou não de outras manifestações, incluindo febre, dores ósseas, anorexia, edema do pênis e da pele da região. A *Chlamydia trachomatis* pode ser isolada das lesões em 30% dos casos.[16]

Granuloma inguinal (donovanose) – As lesões desenvolvidas são exulceradas, elevadas, têm fundo granuloso recoberto por exsudato espesso, não são dolorosas e geralmente não se acompanham de acometimento de linfonodos regionais. O agente etiológico é o *Calymmatobacterium granulomatis.*[16]

Outras lesões em que se deve pensar ao fazer o diagnóstico diferencial do cancro sifilítico são lesões traumáticas infectadas, balanites, vulvites, condiloma acuminado inicial, carcinoma (do pênis, vulva, ou lábios), herpes, tuberculose, micobactéria atípica, esporotricose, antraz, tularemia.[14,16]

Sífilis secundária

Caracteriza-se pela disseminação de treponemas pelo organismo, surgindo de 2 a 8 semanas após o aparecimento do cancro.

Os sinais e sintomas clínicos podem ser muito discretos e passar despercebidos, ou podem ser exuberantes e extensos. Os testes sorológicos para sífilis são sempre positivos nessa fase, que é a mais contagiosa devido ao número das lesões infectantes. Pode-se também fazer o diagnóstico pela demonstração do *T. pallidum*, presente nas lesões, por meio do exame direto da secreção em campo escuro.

As manifestações da sífilis secundária localizam-se, principalmente, na pele. Podem ocorrer também nas mucosas, linfonodos, sistema nervoso central (SNC), ou virtualmente em qualquer outro órgão do organismo (rins, fígado, articulações, ossos, trato gastrintestinal etc.).

A lesão inicial na pele é a roséola sob forma de erupção (Figura 24.10). Pode ser muito esmaecida e, às vezes, de difícil visão. Geralmente as lesões surgem primeiro, no tronco e extremidades proximais, sendo bilaterais. Posteriormente, surgem máculas, pápulas, pústulas, *ra-*

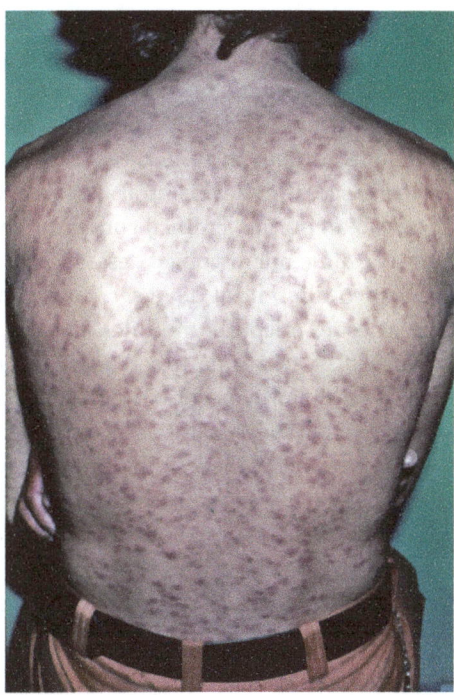

Figura 24.10 Sífilis secundária: roséola disseminada pelo tronco e regiões lombares. (Cortesia da Profª Luciana Baptista Pereira.)

shes papulares (especialmente palmares e plantares). Nas áreas quentes e úmidas (vulva, escroto, região perianal, inframamária, axilas), as pápulas podem crescer, coalescer e erodir, formando placas indolores, úmidas, de coloração branco-acinzentada a eritematosa, altamente infectantes, chamadas de condiloma plano.

Podem ocorrer febre baixa, anorexia, emagrecimento, alopecia, linfadenites, artralgias, uveíte anterior, hepatite e glomerulonefrite.

Sífilis latente

Nos casos não tratados, os sinais externos de sífilis secundária desaparecem em 2 a 6 semanas, e o paciente entra em longo período de latência, no qual não há sintomas nem sinais clínicos, mas os testes sorológicos para sífilis são positivos. O período de latência não implica a parada de progressão da doença. Por isto, o tratamento da sífilis latente é de fundamental importância para evitar as manifestações da sífilis terciária, em geral muito graves.

Sífilis terciária

Caracteriza-se por processo inflamatório lentamente progressivo, que pode afetar praticamente qualquer órgão e produzir lesões anos após a infecção inicial. Os mais acometidos são o sistema nervoso central (neurossífilis), sistema cardiovascular (sífilis cardiovascular) e sistema esquelético e tecidos mucocutâneos (sífilis gomosa).

As lesões terciárias da pele têm caráter destrutivo, mas não são dolorosas, manifestando-se desde nódulos superficiais até lesões granulomatosas e gomas. As lesões costumam regredir, mesmo sem tratamento, mas outras lesões semelhantes surgem na periferia e o processo se expande, com formação de cicatriz central atrófica e não contrátil e disposição arciforme. É difícil conseguir encontrar espiroquetas no exame microscópico dessas lesões.

O diagnóstico diferencial deve ser feito com tuberculose cutânea, lesões micóticas, nódulos da lepra, sarcoidose e neoplasias. As lesões da tuberculose cutânea são mais crônicas e não têm disposição arciforme. As lesões micóticas têm características próprias, acompanhando-se de lesões vegetantes na paracoccidioidomicose, dispondo-se de forma linear na esporotricose etc. Na lepra, os nódulos não coalescem, são esparsos e não formam elementos em forma de arco.

As outras formas de sífilis (cardiovascular, neurossífilis) não serão abordadas neste capítulo.

Tratamento

O tratamento das sífilis primária, secundária e latente precoce pode ser feito com a dose única de 2.400.000 U de penicilina G benzatina, por via intramuscular.[15] Pacientes alérgicos à penicilina devem ser tratados com doxaciclina 100 mg de 12/12 h, VO, por um período de 15 dias; ou tetraciclina 500 mg de 6/6 h, VO, durante 15 dias.[14,17]

Nas sífilis latente tardia e terciária, um total de 7.200.000 U de penicilina G benzatina, VI, divididas em 3 doses de 2.400.000 U a cada 7 dias, deve ser utilizado. Na neurossífilis, doses maiores são necessárias. Utiliza-se penicilina G cristalina (aquosa), na dose de 2 a 4 milhões de unidades, a cada 4 h, por 10 a 14 dias.[17] Pacientes alérgicos a penicilina devem ser tratados com doxaciclina 100 mg de 12/12 h, VO, pelo período de 28 dias.

A reação de Jarisch-Herxheimer é uma reação sistêmica que ocorre após o início do tratamento com medicamento eficaz, geralmente penicilina. Representa a reação do organismo aos produtos liberados pelos microrganismos sob ação do medicamento. Até 60% dos pacientes com sífilis precoce (principalmente secundária), quando tratados com penicilina, apresentam mal-estar, febre, tremores, mialgias, cefaleia, taquicardia, hiperventilação, vasodilatação, hipotensão arterial leve e exacerbação das lesões (sífilis secundária). A reação se inicia 1 h a 2 h após o tratamento, tem pico em 6 h a 8 h e desaparece em 12 h a 24 h sem maiores consequências. É tratada, na maioria das vezes, com salicilatos e raramente é necessário o uso de corticosteroides.[14]

Linfogranuloma Venéreo

O linfogranuloma venéreo é uma infecção sistêmica transmitida habitualmente por contato sexual. A doença é causada pela *Chlamydia trachomatis*, sendo o homem o seu hospedeiro natural.

As manifestações clínicas da doença dependem da localização, da porta de entrada e da sua duração. O período de incubação é de 3 a 30 dias, geralmente entre 15 e 21 dias.[18] No ponto de entrada, forma-se pequena pápula ou úlcera herpetiforme. As lesões geralmente são indolores e podem passar despercebidas. Ocorre cicatrização espontânea em alguns dias, sem formação de cicatriz. De 2 a 4 semanas após, ocorre o infarto dos linfonodos regionais, na maioria das vezes unilateral. Eles aumentam de tamanho, se fundem e, juntamente com periadenite, formam um bubão volumoso. De início, ele é consistente, mas, posteriormente, começa a apresentar flutuação e, em cerca de 50% dos casos, abre-se para o exterior, formando uma ou mais fístulas.

O acometimento linfonodal inguinal é mais frequente nos homens do que nas mulheres, pois, nestas, os linfáticos da vagina drenam diretamente para os linfonodos ilíacos profundos e perirretais, o que aumenta a possibilidade de retite estenosante.[18]

O diagnóstico deve ser feito com base na história de contato sexual e exame da lesão. Laboratorialmente, o melhor método para o diagnóstico é o isolamento da *C. trachomatis* na cultura. Entre os testes que não dependem de cultura para detectar a bactéria, a pesquisa de DNA por PCR (*polymerase chain reaction*) é o mais sensível. Outros incluem a detecção do antígeno por ELISA (*enzyme-linked immunosorbent assay*) ou imunofluorescência com anticorpos monoclonais.[18] Bastante usada antigamente, a intradermorreação de Frei consiste na injeção do antígeno (0,1 mL) e leitura após 48 h e 72 h. É positiva quando surge pápula eritematosa com diâmetro superior ou igual a 10 mm, e indica doença atual ou passada.

Tratamento

A *Chlamydia trachomatis* é suscetível ao tratamento com tetraciclina, macrolídeos e sulfonamidas.[17,18]

Nas formas não complicadas de uretrite e cervicite mucopurulenta, é preconizado o uso de doxaciclina na dose de 100 mg VO, 2 vezes ao dia, durante 7 dias, ou azitromicina na dose de 1 g VO, em dose única. Esquemas alternativos incluem eritromicina (500 mg VO, 4 vezes ao dia, por 7 dias), sulfissoxazol (500 mg VO, 4 vezes ao dia, por 10 dias) ou ofloxacina (400 mg VO, 2 vezes ao dia, por 7 dias). Em casos de epididimite, salpingite e endometrite, o tratamento deve durar de 10 a 14 dias.[18]

O linfogranuloma venéreo deve ser tratado por 3 semanas. O medicamento de primeira escolha é a doxaciclina, seguida por eritromicina ou sulfissoxazol, nas doses diárias preconizadas anteriormente.[17] Os bubões que apresentarem flutuação devem ser aspirados, para evitar ruptura espontânea e formação de fístulas. Os parceiros sexuais sempre devem ser investigados. Nos casos que evoluem para retite estenosante, está indicada a dilatação anorretal, ou até tratamento cirúrgico.

Tuberculose Cutânea

A tuberculose cutânea é encontrada em todo o mundo, manifestando-se sob vários aspectos clínicos. As diferenças morfológicas, clínicas e a evolução das lesões decorrem provavelmente de vários fatores. Entre estes estão relacionados: capacidade imunoalérgica do indivíduo, região anatômica afetada, número e virulência do bacilo, via de infecção etc.

A tuberculose, em sua forma cutânea, pode ocorrer devido a dois mecanismos básicos: colonização da pele pelo bacilo ou como consequência de processo de hipersensibilidade a um foco tuberculoso ativo em qualquer ponto do organismo (tubercúlides).

A primoinfecção tuberculosa ocorre quando o organismo entra em contato, pela primeira vez, com o bacilo de Koch. É geralmente de localização pulmonar, mas pode, ocasionalmente, processar-se na pele, onde desenvolve o complexo primário cutâneo.

A lesão inicial apresenta-se sob a forma de pequeno nódulo endurecido, avermelhado, doloroso, com cerca de 2 cm de diâmetro. Esse nódulo ulcera-se, posteriormente, ficando recoberto por crostas escuras. Ao seu redor, forma-se reação inflamatória. Por via linfática, os bacilos chegam aos linfonodos-satélites, criando linfangite e linfadenite. Os linfonodos acometidos podem sofrer processo de caseificação.

Portanto, tal como acontece no complexo primário pulmonar, o complexo tuberculoso primário cutâneo compreende:

- cancro de inoculação
- inflamação perifocal
- linfangite
- linfadenite

Esse complexo primário pode evoluir para cura espontânea ou disseminar-se, levando à chamada tuberculose miliar disseminada.

Por ser a primeira vez que o indivíduo entra em contato com o bacilo de Koch, essa forma é denominada tuberculose primária.

Ao mesmo tempo em que o complexo primário se desenvolve, processam-se importantes alterações imunológicas no organismo. Cerca de 1 mês após a entrada dos bacilos no organismo, o indivíduo passa de um estado analérgico a alérgico, ou seja, responde positivamente aos testes cutâneos para tuberculose.

Quadro 24.1 Formas de tuberculose cutânea

Tuberculose cutânea primária

Complexo primário*

Tuberculose cutânea secundária

Lúpus vulgar**
Verrucosa*
Escrofuloderma**
Orificial**
Miliar da pele**
Abscesso tuberculoso matemático**

Tubercúlides

Papulonecrótica
Eritema endurado
Liquenoide

*Infecção exógena.
**Disseminação endógena.

Quando, porém, a tuberculose cutânea surge em indivíduos que sofreram anteriormente a doença em qualquer das suas localizações (pulmonar, óssea, visceral, cutânea etc.), apresentando, por conseguinte, certo grau de imunidade, temos a tuberculose cutânea secundária, que difere da primária pelas características morfológicas e pela sua evolução.

Tuberculose cutânea primária

Complexo primário cutâneo. A primoinfecção tuberculosa da pele ocorre sempre em crianças sem passado de contato com o bacilo de Koch. Pode ocorrer em adolescentes e adultos jovens, principalmente naqueles que trabalham na área de saúde em contato direto com pacientes.

O bacilo de Koch não penetra a pele íntegra, sendo necessário haver solução de continuidade.[19] Dentro de 2 a 4 semanas após a inoculação, surgem as lesões de pele. A infecção estende-se para os linfonodos regionais, e ocorre linfadenomegalia 3 a 8 semanas após o início da infecção.[19]

As lesões são encontradas, preferencialmente, nos membros e face, iniciando-se como nódulo doloroso. Esse nódulo, em alguns dias, ulcera-se. A lesão ulcerada geralmente é rica em bacilos. Essa lesão, juntamente com a linfadenopatia-satélite, forma o "complexo primário".

A cura pode ocorrer espontaneamente, em cerca de 1 mês, deixando no lugar da lesão uma cicatriz deprimida. Por outro lado, pode acontecer também a disseminação das lesões, levando à tuberculose miliar disseminada, na dependência do grau de imunidade do indivíduo.

Tuberculose cutânea secundária

Tuberculose luposa (lúpus vulgar). Ocorre raramente no Brasil, sendo mais frequentemente encontrada em alguns países da Europa.[19] Acomete todos os grupos etários sem distinção. É 2 vezes mais frequente em mulheres do que em homens.[19] A parte anatômica mais afetada é a face (região malar, nariz, mento), podendo também acometer outras áreas, como mãos, antebraços etc. A lesão inicial é um pequeno nódulo. Com a evolução, surgem outros, dispondo-se em forma mais ou menos circular. Esses nódulos sofrem atrofia central e ulceração. Com a coalescência das lesões, formam-se placas que podem atingir áreas extensas. Na periferia dessas placas, os nódulos são facilmente diferenciados usando-se o método de vitropressão, devido à sua coloração característica que lembra "geleia de maçã". As lesões evoluem cronicamente, e a sua cura espontânea ocorre raramente. Em decorrência da atrofia cicatricial, podem surgir deformidades, inclusive atresia de narina, retração palpebral etc. O diagnóstico é feito baseando-se na história do paciente, no aspecto e estudo histológico das lesões e na reação positiva ao teste tuberculínico. O encontro de bacilos é raro.

O diagnóstico diferencial deve ser feito principalmente com a sífilis, paracoccidioidomicose, leishmaniose, sarcoidose e lepra.

Tuberculose verrucosa. A forma verrucosa da tuberculose cutânea surge em pacientes previamente sensibilizados que sofrem reinfecção exógena. É mais frequente em homens. A lesão inicial é uma pápula com formação fistulosa no centro. Com a evolução, lentamente vai adquirindo aspecto verrucoso. A cura pode ocorrer espontaneamente em indivíduos com bom estado imunitário. Os bacilos podem ser encontrados, em grande número, em esfregaços ou cortes da lesão.

O diagnóstico diferencial deve ser feito com tuberculose luposa, cromomicose, leishmaniose e esporotricose.

Tuberculose coliquativa (escrofuloderma). O escrofuloderma é a forma de tuberculose cutânea mais encontrada no Brasil. Acomete principalmente adolescentes e idosos.[7] As lesões surgem geralmente no pescoço e são consequentes a processo tuberculoso linfonodal cervical. A lesão inicial é um nódulo avermelhado que, posteriormente, se rompe, dando formação a trajetos fistulosos com drenagem de secreção turva. Nessa região podem surgir úlceras. A confluência das lesões é frequente. A evolução é lenta. A cicatrização é de aspecto variado, irregular, com áreas de depressão e de hipertrofia.

A biópsia linfonodal tem grande valor diagnóstico pelo encontro dos bacilos e aspecto histológico. Na suspeita, devemos biopsiar apenas um linfonodo. A pesquisa no exsudato das lesões geralmente é positiva. O diagnóstico diferencial deve ser feito principalmente com paracoccidioidomicose, esporotricose, actinomico-

se, hidrosadenite supurativa e formas graves de acne conglobata.

Tuberculose orificial. Caracteriza-se pela presença de lesões ulcerosas nas junções cutâneo-mucosas dos orifícios naturais do organismo, decorrendo da propagação de bacilos oriundos de órgãos internos: os bacilos do escarro lesando a boca, lábios e língua. Os encontrados nas fezes (tuberculose intestinal) levando a lesões no ânus, os da urina (tuberculose urogenital) lesando os genitais externos. A lesão encontrada é uma úlcera dolorosa, avermelhada, pequena, em cujo fundo se encontram numerosos bacilos.

O diagnóstico diferencial deve ser feito com lesões venéreas, leishmaniose tegumentar americana e carcinomas ulcerados. A biópsia com exame histológico auxilia o diagnóstico.

Tuberculose miliar da pele. Mais comum na infância e em indivíduos com estado imunitário deprimido, representa a disseminação, por via hematogênica, da tuberculose miliar. Lesões disseminadas ocorrem em todas as partes do corpo, especialmente no tronco. São bastante polimorfas, podendo ser encontrados pápulas, tubérculos, pústulas, lesões purpúricas ricas em bacilos, todos podendo ser detectados pela pesquisa direta. Geralmente o quadro é grave e pode evoluir para a morte.

Abscesso tuberculoso metastático. Ocorre por disseminação hematogênica de micobactérias de um foco primário durante período de baixa resistência ou imunodeficiência. Os abscessos podem ser cutâneos ou subcutâneos, únicos ou múltiplos, e ocorrem no tronco, extremidades ou cabeça. Geralmente são indolores e há flutuação, podendo haver formação de fístulas e úlceras.

O diagnóstico diferencial deve ser feito com todas as formas de paniculites, infecções fúngicas profundas, goma sifilítica e hidrosadenite supurativa. O diagnóstico de certeza é feito por meio de histopatologia com coloração específica ou cultura de bactérias.

Tubercúlides

Consideradas como decorrentes de um processo de hipersensibilidade a foco tuberculoso ativo em outro ponto do organismo, levam à formação de lesões abacilares ou com pequeno número de bacilos.

Podem ser encontradas sob diversas formas: tubercúlide papulonecrótica, eritema endurado, tubercúlide liquenoide.

A tubercúlide papulonecrótica é uma das formas mais encontradas em nosso país, afetando principalmente os jovens e adolescentes. As lesões localizam-se preferencialmente na face e membros, constituindo-se em pápulas isoladas em cujos centros surgem áreas de necrose com formação de úlceras, que, com a evolução, deixam cicatrizes deprimidas. Geralmente, a cura é espontânea, mas podem ocorrer recidivas. A sífilis, a varíola e a varicela devem ser lembradas como diagnóstico diferencial.

Outra forma de tuberculose cutânea, o *eritema endurado*, leva a lesões localizadas nos membros inferiores, principalmente no seu terço inferior, com formação de nódulos consistentes, indolores e em número variado. Esses nódulos podem ulcerar-se. São de evolução lenta, curando-se com a formação de cicatrizes deprimidas. O exame histológico após biópsia auxilia o diagnóstico. O diagnóstico diferencial, inclui, principalmente, o eritema nodoso e as gomas sifilíticas e micóticas.

Raramente encontrada em nosso meio, a *tubercúlide liquenoide* é constituída por lesões do tipo papuloso liquenoide, localizadas preferencialmente no tronco, abdome, região interescapular e dorsal.

O diagnóstico dessas formas é feito com achado de foco tuberculoso, pela reação de sensibilidade à tuberculina e exame histológico das lesões.

Tratamento. O tratamento da tuberculose cutânea é o mesmo empregado na tuberculose de qualquer outro órgão. O esquema tríplice de medicamentos está sempre indicado.

Doença da arranhadura do gato

É também conhecida como linforreticulose benigna de inoculação. O agente etiológico é a *Bartonella henselae* (Rochalimaea). A transmissão ao homem faz-se principalmente por arranhaduras, mordeduras ou lambidas de gatos jovens. Raramente, pode ser transmitida por cães ou por traumatismos com pedaços de madeira, espinhos ou objetos metálicos contaminados.

A doença é mais comum em crianças na idade escolar e adolescentes, talvez pelo maior contato destes com os animais. Tem distribuição universal, e é sazonal nas regiões de clima temperado, com frequência maior no inverno.

Após pequeno período de incubação, de 3 a 10 dias, surge, no local da inoculação, pápula eritematosa, que pode evoluir para pústula ou crosta. Essa lesão regride, espontaneamente, em 1 a 3 semanas e, de modo geral, não deixa sequelas.

Concomitantemente (em torno de 2 semanas após a inoculação) ocorre linfadenopatia-satélite ipsilateral, que geralmente persiste por 2 a 4 meses. Os linfonodos mais acometidos são os das regiões axilar e cervical, seguidos pelos epitrocleares, inguinais, femorais e, raramente, supraclaviculares. Os linfonodos encontram-se aumentados de tamanho, são sensíveis e, algumas vezes, podem abscedar. O envolvimento linfonodal é único em 50%, múltiplo na mesma região em 20% e em múltiplas regiões, em 30% dos casos.

Manifestações gerais, como cefaleia, inapetência, febre baixa, odinofagia e náuseas, podem acompanhar o quadro. Algumas vezes, essas manifestações são frustras. Raramente, podem ocorrer febre persistente, esplenomegalia, perda de peso, eritema nodoso, pleurite, lesões osteolíticas, hepatite, púrpura trombocitopênica e alterações neurológicas (encefalite, encefalopatia, radiculite, meningite).[20]

Em pacientes HIV-positivos, a doença pode cursar com lesões cutâneas disseminadas com aspecto angiomatoso, verrucoso, coloração vinhosa, similar ao sarcoma de Kaposi, e quadros neurológicos graves, como meningoencefalites, encefalopatias e síndromes neuropsiquiátricas.[20]

O diagnóstico é feito com base na história, presença de lesão cutânea provocada por animais e linfadenopatia-satélite. Testes sorológicos para pesquisa de anticorpos por imunofluorescência ou ELISA estão atualmente disponíveis e, juntamente com a cultura, constituem os métodos laboratoriais de escolha.[20] O exame anatomopatológico dos linfonodos corados por hematoxilina-eosina é bastante sugestivo. Outros métodos, como imuno-histoquímica ou identificação por PCR, são menos acessíveis, mas podem também ser utilizados.

Várias outras afecções devem ser lembradas como diagnóstico diferencial: linfadenite piogênica ou fúngica, toxoplasmose, mononucleose infecciosa, tularemia, brucelose, tuberculose linfonodal, linfogranuloma venéreo, sífilis, leucose.

Tratamento. Os linfonodos abscedados devem ser drenados e o material enviado para cultura.

A maioria dos pacientes necessita apenas de sintomáticos, uma vez que a doença, geralmente, cura-se espontaneamente.[20,21] Antibioticoterapia é reservada aos indivíduos imunossuprimidos ou com evidência de doença grave ou sistêmica. Os antibióticos recomendados, atualmente, para tratamento da doença são: azitromicina (500 mg VO, 1 vez ao dia, por 5 dias), sulfametoxazol-trimetoprima (160 mg a 320 mg de trimetoprima VO, 2 vezes ao dia), rifampicina (300 mg VO, 2 vezes ao dia), ciprofloxacino (500 mg VO, 2 vezes ao dia) ou sulfato de gentamicina (5 mg/kg por dia). A duração do tratamento varia entre 7 e 14 dias.[20] Nos casos graves, a associação de doxaciclina e rifampicina pelo período de 4 semanas tem sido preconizada. Os corticoides são indicados na presença de manifestações oftalmológicas e em casos de difícil controle. Entretanto, não existem estudos que comprovem a sua eficácia.[20,21]

DOENÇAS PRODUZIDAS POR FUNGOS

Paracoccidioidomicose

A paracoccidioidomicose é uma doença sistêmica que se manifesta por lesões na pele, mucosas, linfonodos e outros órgãos. Os pulmões são os mais acometidos, seguidos pelo trato gastrintestinal, adrenais, testículos, epidídimo e sistema osteoarticular. Raramente, pode haver acometimento do SNC e olhos.

É causada por um fungo dimórfico, o *Paracoccidioides brasiliensis*, e ocorre endemicamente em áreas rurais brasileiras e de vários países da América do Sul. Geralmente acomete trabalhadores rurais, com incidência maior em homens adultos. Como tem longo período de incubação, pode manifestar-se anos após ter ocorrido migração para os grandes centros urbanos.

Um dos primeiros sinais de infecção é uma linfadenomegalia progressiva, acompanhada de lesões cutâneas e/ou mucosas. As lesões cutâneas ocorrem principalmente na face ou bordas mucocutâneas, e são de diversos tipos: placas, pápulas, nódulos, abscessos, úlceras ou vegetações (Figura 24.11). A mucosa atingida com maior frequência é a da orofaringe, e as lesões têm aspecto granuloso fino, lembrando superfície de amora. Há acometimento dos linfonodos cervicais e, em menor frequência, dos axilares, inguinais e intra-abdominais. Os linfonodos inicialmente se apresentam aumentados

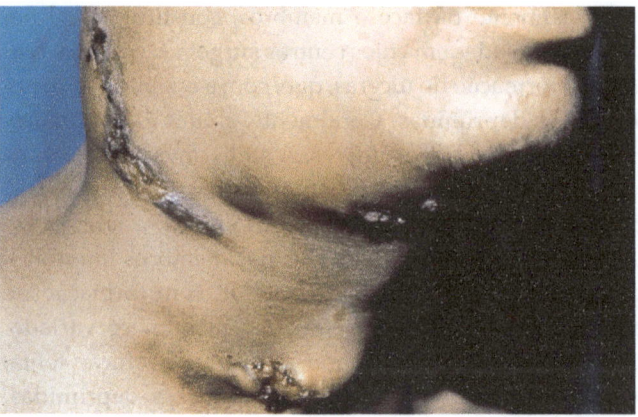

Figura 24.12 Paracoccidioidomicose: a ulceração dos linfonodos dá vazão a secreção purulenta rica em parasitos. (Cortesia da Profª Luciana Baptista Pereira.)

de tamanho e duros, mas, posteriormente, necrosam e ulceram, dando vazão a uma substância purulenta muito rica em parasitos (Figura 24.12). Na maioria dos casos, a pele, mucosas, linfonodos e um ou mais órgãos são acometidos pela doença, mas há casos em que apenas um órgão é atingido.

O diagnóstico é feito pela pesquisa direta ou cultura da secreção purulenta eliminada das lesões. A biópsia com estudo anatomopatológico é de importância fundamental no diagnóstico. Geralmente, o fungo é encontrado nesse exame, mesmo em lesões em que a pesquisa direta não conseguiu evidenciá-lo. O aspecto encontrado é o de um processo granulomatoso crônico. Exames sorológicos, como imunodifusão em ágar-gel ou reação de fixação de complemento, podem ser realizados, e são altamente específicos, sendo o último mais útil para avaliação da resposta ao tratamento. Testes cutâneos não são úteis para o diagnóstico.

Tratamento

No passado, as sulfonamidas eram a base do tratamento, porém esses medicamentos apresentavam dois inconvenientes importantes: o primeiro era o alto índice de recidiva da doença, e o segundo, a alta incidência de reações adversas, principalmente *rash* cutâneo.

Antifúngicos, por via oral, são eficientes e responsáveis pelo avanço significativo na terapêutica dessa doença. O itraconazol tem sido indicado como o medicamento de escolha para o tratamento da paracoccidioidomicose, nas formas leves e moderadas, na dose de 100 a 200 mg/dia, por 6 a 12 meses. Em locais onde o itraconazol não está disponível, pode ser utilizado sulfametoxazol associado à trimetoprima (10 mg/kg/dia com base na trimetoprima dividida em 2 tomadas). A duração do tratamento é prolongada, por período superior a 2 anos.[22,23]

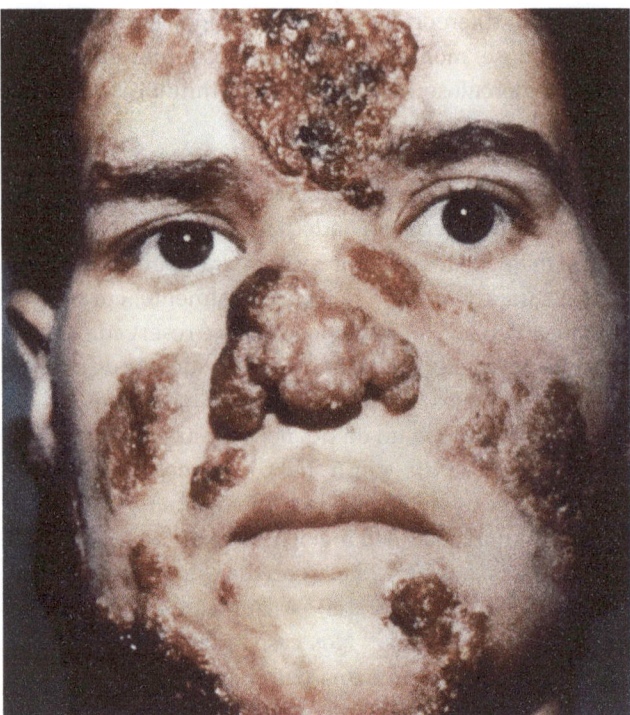

Figura 24.11 Paracoccidioidomicose: lesões diversas na face. Observar placas, pápulas, nódulos, úlceras e vegetações. (Cortesia do Prof. Bernardo Gontijo.)

Anfotericina B EV, na dose total de 1,5 g a 2,5 g, é utilizada no tratamento das formas graves e disseminadas da doença e nos casos refratários ao tratamento com os antifúngicos orais.[22,23]

Esporotricose

É infecção crônica devida à implantação do fungo *Sporothrix schenckii* na pele. Acomete tipicamente a pele, o tecido celular subcutâneo e os linfonodos regionais. Do ponto de implantação, o fungo pode disseminar-se, por via linfática ou hematogênica, e atingir principalmente os ossos e articulações. Raramente, lesões pulmonares podem resultar da inalação do fungo.

A infecção geralmente ocorre após implantação traumática do fungo na pele, causada mais frequentemente por ferimentos, espinhos e palha. Existem casos relatados de transmissão de gatos para o homem. A lesão inicial é uma pápula, pústula ou nódulo que, frequentemente, ulcera-se e desenvolve bordas eritematosas e elevadas. O tamanho inicial da lesão pode variar desde poucos milímetros a até 2 cm a 4 cm. Outras lesões secundárias podem formar-se em disposição linear, seguindo os ductos linfáticos até os linfonodos regionais (Figura 24.13), que raramente estão aumentados de tamanho. As lesões são tipicamente indolores, mesmo quando ulceram. A localização mais frequente da lesão inicial são as mãos (Figura 24.14). Os membros superiores são acometidos com maior frequência, seguindo-se os membros inferiores (Figura 24.15). Outras regiões podem ser acometidas, porém com menor frequência.

O diagnóstico diferencial deve ser feito com outras infecções micóticas, sífilis, erupção por medicamentos, tuberculose cutânea, lesões piogênicas, granuloma de corpo estranho e carcinoma.

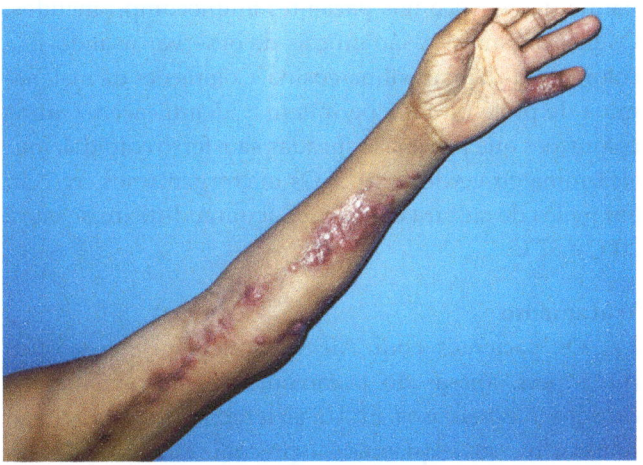

Figura 24.13 Esporotricose: lesão ulcerada inicial e lesões secundárias, em disposição linear, acompanhando os ductos linfáticos. (Cortesia da Profª Luciana Baptista Pereira.)

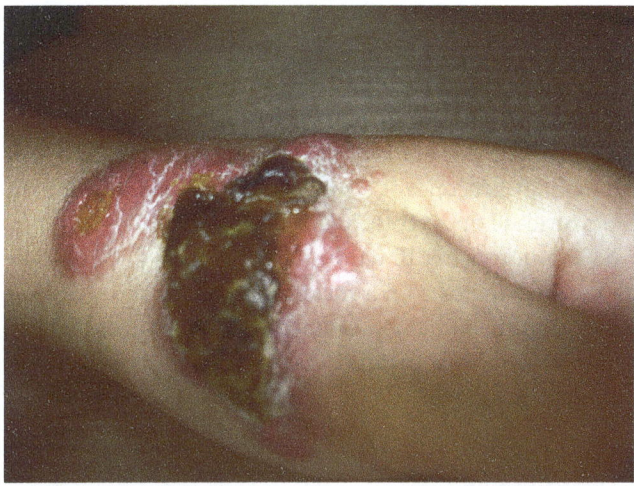

Figura 24.14 Esporotricose: forma verrucosa. (Cortesia da Profª Luciana Baptista Pereira.)

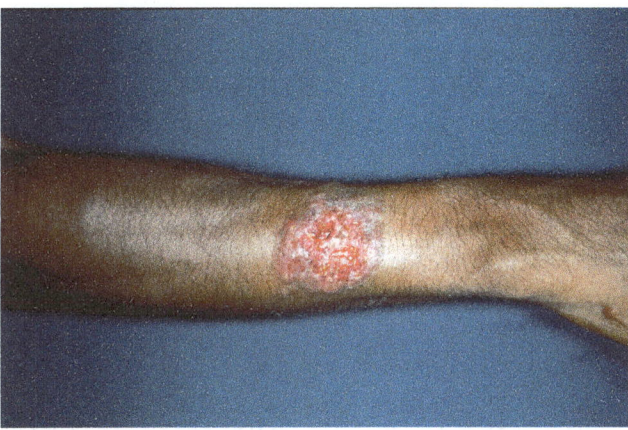

Figura 24.15 Esporotricose: lesão ulcerada. (Cortesia da Profª Luciana Baptista Pereira.)

É difícil fazer o diagnóstico pelo exame anatomopatológico, pois o fungo não é usualmente visto, mesmo quando se usam colorações especiais. A reação tecidual local é a de necrose e a formação de granulomas. O diagnóstico geralmente é estabelecido pela cultura do *Sporothrix schenckii*, semeando-se o material em ágar Sabouraud. Por enquanto, testes sorológicos não estão padronizados e testes cutâneos não se mostraram úteis para o diagnóstico.[24,25]

Tratamento

O itraconazol é o medicamento de escolha para o tratamento da esporotricose na forma cutânea. A dose preconizada é de 200 mg por dia, por 2 a 4 semanas, após o desaparecimento de todas as lesões, geralmente de 3 a 6 meses. A doença pode recidivar depois da suspensão da medicação. Caso isto ocorra, deve-se dobrar a dose do itraconazol para 200 mg em 2 tomadas ao dia. A solução de iodeto de potássio utilizada inicialmente como tratamento de primeira escolha tem sido pouco usada, pois exige altas dosagens, é pouco efetiva e apresenta vários efeitos colaterais. Estes incluem: náuseas, anorexia, diarreia, aumento das glândulas parótidas ou lacrimais e *rash* cutâneo. O itraconazol é mais efetivo no tratamento da esporotricose que o cetoconazol e o fluconazol.[24]

A anfotericina B, na dose de 2 g a 2,5 g, é reservada para pacientes com a forma cutânea ou extracutânea em que houve falha no tratamento com itraconazol, bem como em imunossuprimidos com doença grave ou disseminada.[24,25]

Criptococose

Infecção causada pelo *Cryptococcus neoformans*, fungo saprófito, capsulado e de distribuição universal. É encontrado principalmente nas fezes de pombos, sendo esta a principal fonte de infecção para os homens. Pode também crescer nas florestas de eucaliptos das regiões tropicais e subtropicais e, mais raramente, ser isolado em algumas frutas e em outras fontes da natureza.

A transmissão ocorre principalmente por via inalatória. Geralmente, o primeiro órgão acometido é o pulmão.[26,27] Em indivíduos saudáveis, ocorre resolução espontânea da infecção na maioria das vezes. Por isto, eram raros os casos de criptococose disseminada na era anterior à AIDS/SIDA.

Em pessoas imunocomprometidas, ocorre disseminação hematológica para outros órgãos, principalmente para o SNC. Atualmente, a AIDS é o principal fator predisponente para a criptococose sistêmica (cerca de 10% dos aidéticos são acometidos). Outros fatores predisponentes são: doenças vasculares do colágeno (lúpus eritematoso sistêmico), sarcoidose, neoplasias, uso de medicamentos, síndrome de Cushing, transplantados em uso de imunossupressores, gravidez, uremia e proteinose alveolar. Quando o diagnóstico de criptococose é feito em uma pessoa que não apresenta nenhum desses fatores predisponentes, deve-se pesquisar AIDS.[26,27]

O acometimento cutâneo isolado é raro. Geralmente é reflexo de envolvimento sistêmico, podendo ser o primeiro sinal da infecção e, inclusive, preceder as manifestações sistêmicas.[26,27]

As manifestações cutâneas da criptococose são, em sua maioria, inespecíficas e podem simular grande variedade de lesões. As manifestações inespecíficas incluem: celulite, úlceras, abscessos subcutâneos, púrpura palpável, equimoses, vesículas, pápulas, nódulos, pioderma gangrenoso, lesões tumorais ou granulomatosas (Figura 24.16).

As lesões podem ser solitárias ou múltiplas, indolores ou dolorosas.[26,27]

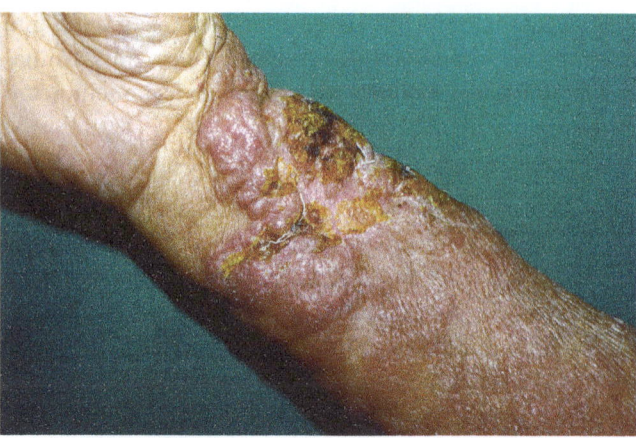

Figura 24.16 Criptococose: lesões granulomatosas no punho. (Cortesia da Profª Luciana Baptista Pereira.)

Nos aidéticos, as lesões ocorrem principalmente na face e extremidades e são basicamente de quatro tipos:

- *lesões herpetiformes*: protuberâncias amareladas, indolores, que formam vesículas e, posteriormente, crostas.
- *lesões semelhantes às do molusco contagioso*: pápulas com umbilicação central.
- *lesões acneiformes*.
- *lesões tumorais* (podem simular sarcoma de Kaposi).

Também é comum a associação a outras doenças. Já foram descritas associação entre criptococose cutânea e molusco contagioso, histoplasmose e sarcoma de Kaposi.[27]

O diagnóstico da criptococose cutânea é feito por meio da biópsia das lesões, com preferência para a biópsia excisional. A pesquisa de criptococos pode ser feita em preparações a fresco (esfregaço de tecidos), histologia e cultura para fungos. A biópsia e a cultura são essenciais para o diagnóstico nos pacientes imunocomprometidos. Os microrganismos são difíceis de observar usando-se a coloração de hematoxilina-eosina. Colorações de metenamina de prata ou PAS permitem a identificação. Outras colorações que podem ser usadas são: ferro coloidal, mucicarmina ou verde alcião.[28] Os microrganismos crescem em meios de cultura com ágar Sabouraud-dextrose entre 20°C e 37°C.

Tratamento

Os pacientes com AIDS apresentam prognóstico ruim, pois, apesar do tratamento, eles raramente são curados. Nesses casos, utiliza-se terapia contínua a longo prazo. Diversos esquemas são preconizados, como doses elevadas de anfotericina B associadas ou não a flucitosina inicialmente, seguidas de fluconazol ou itraconazol, por via oral, a longo prazo.[26,27]

Os pacientes devem ser reavaliados a intervalos de poucos meses no primeiro ano após o tratamento, mesmo se estiverem assintomáticos. Recaídas diagnosticadas por culturas positivas ocorrem principalmente no primeiro ano e, raramente, após esse período.[26,27]

DOENÇAS PRODUZIDAS POR PROTOZOÁRIOS

Leishmaniose Cutâneo-mucosa

Doença infecciosa crônica produzida pela *Leishmania braziliensis*, que acomete usualmente a pele, podendo atingir secundariamente as mucosas. A afecção não é contagiosa, sendo transmitida ao homem por insetos da família *Lutzomyia*, os vetores das leishmânias na América Latina. O homem e outros animais vertebrados funcionam como hospedeiros. O primeiro deve ser considerado apenas como hóspede acidental que se infecta quando os insetos o picam ocasionalmente.

Os aspectos clinicomorfológicos são polimorfos, constituindo uma das principais características da doença. Usualmente, ela se inicia pelo comprometimento cutâneo. No local da picada do inseto surge, de início, pápula eritematosa pequena, única ou múltipla. Durante a sua evolução, a lesão torna-se papulovesiculosa, papulopustulosa, ulcerocrostosa. Nesta última, a retirada da crosta mostra pequena ulceração, com bordas salientes e fundo recoberto por exsudato seroso ou seropurulento (Figura 24.17). A progressão dessa lesão dá origem à úlcera leishmaniótica, que, por suas características morfológicas típicas, pode ser diagnosticada macroscopicamente (Figura 24.18). A úlcera tem contornos circulares, bordas elevadas e infiltradas (aspecto em moldura) e fundo com granulações grosseiras, de cor vermelho-vivo, recoberto por exsudato seropurulento ou seroso. Essas lesões podem tornar-se vegetantes, adquirindo aspecto verrucoso. Nesses casos, devem ser distinguidas da bouba, cromo-

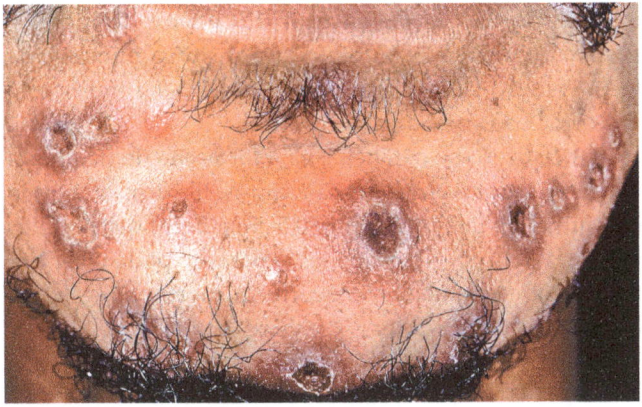

Figura 24.17 Leishmaniose cutâneo-mucosa: lesões ulcerocrostosas na face. (Cortesia da Profª Luciana Baptista Pereira.)

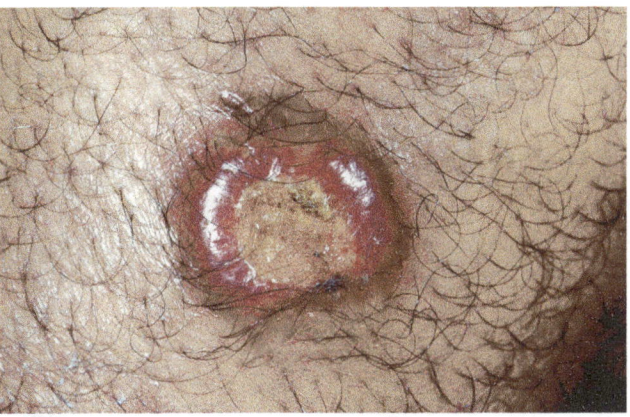

Figura 24.18 Úlcera leishmaniótica típica localizada na perna. (Cortesia da Profª Luciana Baptista Pereira.)

micose, tuberculose cutânea, esporotricose e neoplasias. As lesões cutâneas podem persistir por meses a anos, e depois cicatrizar espontaneamente, deixando cicatriz atrófica, plana e hipopigmentada.

As adenopatias regionais podem ser observadas nos estágios iniciais da doença e preceder o aparecimento das lesões cutâneas. Podem ser importantes e se acompanham de febre, anorexia, emagrecimento, tendendo a desaparecer com o desenvolvimento da úlcera. Raramente, pode ocorrer envolvimento de linfáticos locais, simulando esporotricose.[28]

O acometimento cutâneo difuso (leishmaniose cutânea difusa) é uma variante anérgica rara. As lesões localizam-se, primariamente, na face e extremidades. São pápulas e nódulos que não ulceram e podem persistir por vários anos.[28]

O comprometimento mucoso é secundário, ocorrendo meses a anos após o início da doença. Raramente, ocorre logo após o aparecimento das lesões cutâneas. É possível que ele seja secundário à disseminação hematogênica. Ocorrem, inicialmente, eritema e infiltração do septo nasal, com progressão para o vestíbulo, asa do nariz, assoalho da fossa nasal, palato mole, pilares, úvula, faringe, laringe e, mais raramente, traqueia. É forma essencialmente condrófila (Figura 24.19). A destruição do septo leva ao chamado "nariz de tapir". Em fase mais adiantada, pode acontecer a destruição de toda a estrutura cartilaginosa do nariz. O processo pode, ainda, propagar-se, por contiguidade, para o lábio superior, inferior e face.

As lesões mucosas devem ser diferenciadas da paracoccidioidomicose, histoplasmose, sífilis terciária, sarcoidose, processos neoplásicos e pênfigo vulgar.

Apesar de o diagnóstico clínico da leishmaniose poder ser feito (formas clássicas), o diagnóstico de certeza só pode ser estabelecido após confirmação laboratorial. Os métodos incluem identificação dos amastigotas nas

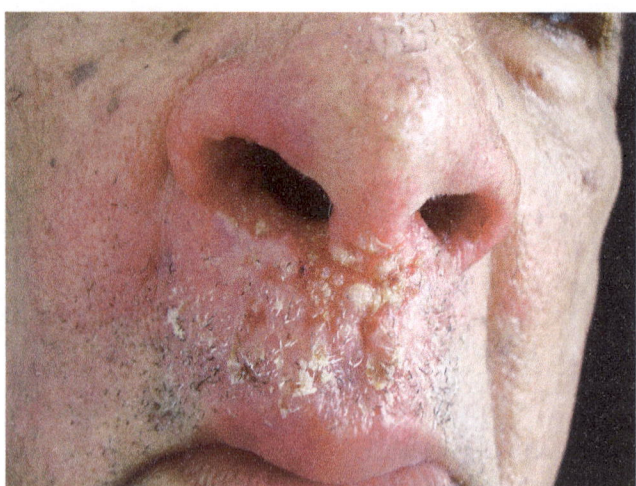

Figura 24.19 Leishmaniose cutâneo-mucosa: acometimento mucoso com infiltração e destruição do septo nasal. (Cortesia da Profª Luciana Baptista Pereira.)

lesões, crescimento de promastigotas na cultura, histopatologia e testes imunológicos.

Identificação do parasito nas lesões: pode ser feita pela raspagem das bordas com bisturi ou por *imprint* de biópsias das bordas.[28] É necessária a limpeza prévia cuidadosa da lesão para evitar contaminação bacteriana e fúngica. O material é colocado em lâminas e utilizada coloração de Giemsa ou May-Grünwald. Nas lesões recentes, encontra-se o parasito em quase todos os casos. Nas lesões de 2 a 6 meses de evolução, o exame é positivo em mais ou menos 75% dos casos e, nas mais antigas, a positividade cai para 20%. Portanto, o método tem maior valor nas lesões recentes, quando a reação à leishmânia ainda se mostra negativa.

Cultura: a *L. braziliensis,* ao contrário de outras espécies de leishmânia, não cresce bem nas culturas.

Exame histopatológico: o achado da leishmânia em biópsias das bordas das lesões fornece o diagnóstico de certeza.

Intradermorreação de Montenegro: é positiva apenas após as fases iniciais. Até os 2 primeiros meses, e também na leishmaniose cutânea difusa, a reação pode ser negativa. Consiste na injeção do antígeno (0,1 mL) e leitura após 48 h. O aparecimento de pápula eritematosa com diâmetro superior ou igual a 10 mm significa que o teste é positivo.[29]

Sorologia: anticorpos antileishmânia podem ser detectados no soro dos pacientes com acometimento cutâneo ou mucoso, porém os títulos costumam ser baixos na forma cutânea. Pode-se utilizar ELISA ou imunofluorescência indireta, sendo esta útil para acompanhamento da resposta terapêutica.

PCR: constitui exame molecular específico para o diagnóstico da leishmaniose, sendo espécie-específico. Esse método vem sendo amplamente utilizado para fins de pesquisa, porém na prática clínica sua utilização ainda é restrita.[29]

Tratamento

O medicamento de primeira escolha é o glucantime (antimoniato de N-metilglucamina-Sb^{+5}). Nas formas cutâneas não complicadas, é recomendada dose de 10 mg a 20 mg/kg de peso por dia por 20 a 28 dias. Nunca deve ser utilizada dose superior a três ampolas/dia ou 15 mL/dia em adultos (5 mL contém 81 mg/Sb^{+5}). Nos casos resistentes ao glucantime, está indicado o uso de anfotericina B, na dose de 0,5 mg/kg a 1 mg/kg de peso corporal por dia.[30-32] A anfotericina B é o medicamento de primeira escolha em mulheres grávidas e em pacientes HIV$^+$ com leishmaniose concomitante.[29]

De modo geral, as lesões cutâneas respondem bem ao tratamento pelo glucantime, com exceção da forma verrucosa. Nesses casos, emprega-se também a eletrocoagulação ou radiocirurgia (tratamento cirúrgico).

DOENÇAS PRODUZIDAS POR HELMINTOS
Cisticercose Cutânea

Menos importante que as formas cerebral e ocular, a cisticercose cutânea manifesta-se como pequenos nódulos subcutâneos, duros, arredondados, indolores à palpação e recobertos por pele normal. Resulta do encistamento, na pele, de larva da *Taenia solium,* quando o homem passa a ser o seu hospedeiro intermediário. O número de nódulos é variável, podendo haver apenas um, ou vários, distribuídos por todo o corpo.

É frequente nos países onde é alto o consumo de carne de suínos parasitados pela *Taenia solium* e nas populações de hábitos higiênicos precários. Bastante comum na Ásia, Indonésia, Índia e Egito. Rara na América do Norte, apresenta grande incidência em toda a América Latina.

O homem pode adquirir a cisticercose por três mecanismos: heteroinfestação (ingestão de água ou alimentos contaminados por ovos do parasito), autoinfestação interna (ruptura dos anéis grávidos dentro do tubo digestivo do homem) e autoinfestação externa (ingestão de fezes com ovos de sua própria tênia). A heteroinfestação é a forma considerada mais comum.

A cisticercose cutânea leva à formação de pequenos nódulos, indolores à palpação, duros, fibrosos, variando em número e tamanho (entre 0,5 cm e 2 cm) distribuídos por todo o corpo. Nesses cistos, o parasito pode viver por tempo indeterminado. Se ocorrer a morte, pode haver calcificação dos nódulos.

Tratamento

O tratamento é a exérese cirúrgica, com prévia anestesia local, nos cistos sintomáticos. Na maior parte das vezes, o diagnóstico só é feito após exame anatomopatológico.

Larva Migrans Cutânea

Doença de distribuição universal, ocorre especialmente nas regiões tropicais e subtropicais. É produzida pela migração de larvas de diversas espécies de nematódeos através das camadas superficiais da pele. O *Ancylostoma brasiliensis* foi o primeiro agente etiológico identificado, e, até há pouco tempo, acreditava-se que era ele o único responsável pelas lesões cutâneas. Entretanto, outros helmintos podem causar lesões semelhantes quando suas larvas penetram na pele. São eles: *Ancylostoma duodenale, Ancylostoma caninum, Necator americanus, Bunostomum phlebotomum* e até algumas espécies de estrongiloides.

As larvas originam-se das fezes humanas contaminadas e vivem em terras úmidas e praias. Elas penetram através da pele intacta e formam túneis na epiderme e na derme superior, podendo sobreviver por dias ou semanas.

Os túneis são vistos sob a pele (Figura 24.20). Têm a forma de uma linha vermelha fina e tortuosa, que aumenta até 1 cm a 2 cm por dia. Eles se localizam, de preferência, nos pés, porém podem ocorrer em outras áreas do corpo que entrarem em contato com as larvas, como ocorre, por exemplo, quando se deita diretamente sobre a areia da praia.

O principal sintoma é o prurido constante, às vezes dificultando até mesmo o sono. Inicia-se no local de entrada, poucas horas após a penetração, sendo acompanhado de dermatite, edema, pápulas e/ou papulovesículas.

O diagnóstico é feito principalmente pela história de exposição a áreas de risco de contaminação (p. ex., praias) e pelo exame físico. O exame histopatológico pode revelar as larvas, além de infiltrado inflamatório eosinofílico. O diagnóstico diferencial deve ser feito com miíase e com *Strongyloides stercoralis*.

Tratamento

O tratamento é feito com tiabendazol VO (50 mg/kg/dia, divididos em 2 doses, por 2 a 3 dias) ou aplicação tópica na forma de cremes a 5% ou 10% em curativos oclusivos. O albendazol, na dose de 400 a 800 mg/dia, por 3 a 5 dias, também pode ser utilizado. Alguns autores justificam o tratamento apenas nos casos de infestação maciça.[33]

DOENÇAS PRODUZIDAS POR ARTRÓPODES
Tungíase

A tungíase, mais comumente denominada bicho-de-pé, é a parasitose produzida pela *Tunga penetrans*, pulga que habita lugares secos e arenosos, principalmente chiqueiros. Os suínos e o homem são seus hospedeiros habituais. Atacam, porém, grande número de vertebrados de sangue quente. As fêmeas fecundadas penetram na pele, introduzindo a cabeça e o tórax na epiderme e deixando para fora o estigma respiratório e o segmento anal para postura dos ovos. Na pele, elas se nutrem de sangue dos hospedeiros e desenvolvem os ovos.

Ocorre prurido, na fase inicial, acompanhado de dor e intumescimento dos tecidos vizinhos. Há certa preferência por regiões onde a pele é mais espessa, principalmente artelhos, bordas livres das unhas e pregas digitais (Figura 24.21). Contudo, há casos de infestações generalizadas. Com o desenvolvimento, o aspecto é de um pequeno tumor circunscrito pela epiderme, onde se nota um ponto escuro correspondente ao último segmento do

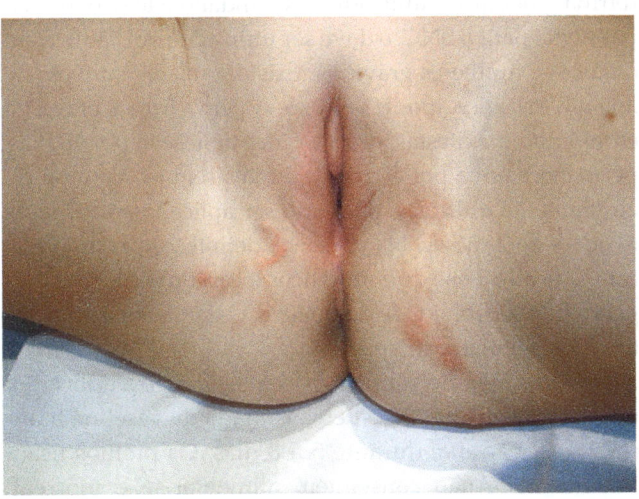

Figura 24.20 *Larva migrans* cutânea: observar as linhas avermelhadas sob a pele. (Cortesia da Profª Luciana Baptista Pereira.)

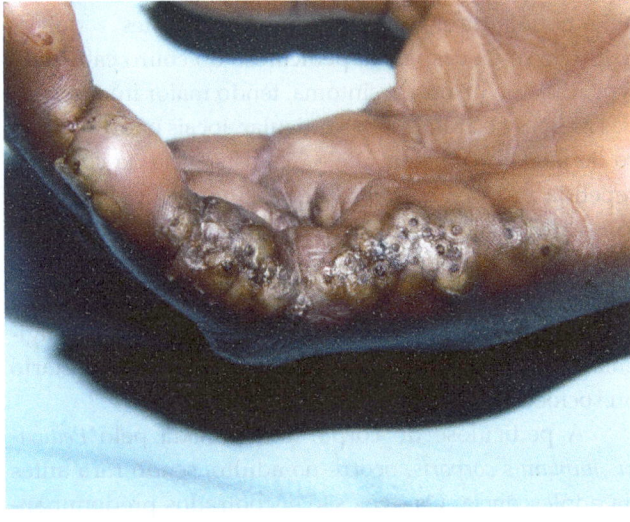

Figura 24.21 Tungíase: observar múltiplas lesões na mão.

corpo do parasito. Os ovos e o parasito, após a sua morte, podem ser expelidos com o auxílio da pressão muscular durante a marcha. Algumas vezes, a lesão pode servir como porta de entrada a outras infecções, levando a abscesso, linfangite e adenite. O tétano é complicação grave que pode ocorrer nos indivíduos não vacinados.

Tratamento

O tratamento consiste na extração da *Tunga penetrans*, usando-se agulha previamente esterilizada. Faz-se a dilatação do orifício com enucleação do parasito, após prévia antissepsia com solução de polivinilpirrolidona-iodo (PVP-I) ou álcool iodado. Em alguns casos, pode ser necessário o uso de anestésico local e termo ou eletrocauterização. Deve-se verificar se o paciente é vacinado contra o tétano. O uso de antibióticos está indicado nos casos de infecção secundária. Pode ser utilizada penicilina ou cefalosporina de primeira geração. Medida importante consiste na profilaxia, evitando-se o hábito de andar descalço, e na destruição da pulga com parasiticidas.

Pediculose

Dermatose causada pelos piolhos, que são hematófagos exclusivos do homem. Duas espécies apresentam interesse: o *Pediculus humanus*, com as variedades *P. humanus capitis* e *P. humanus corporis*, e o *Pthirus pubis*.

Os piolhos apresentam preferência por determinadas regiões da pele, sugando-a frequentemente para a sua nutrição. Nesses locais, por inoculação de saliva, forma-se um botão pruriginoso, podendo a pele, por efeito de coçadura, sofrer escoriações e infecção secundária.

O *P. humanus capitis* infesta o couro cabeludo. O parasito adulto dificilmente é visto, e não mais do que 10 a 20 deles são identificados em cada indivíduo acometido.[34] Entretanto, seus ovos ou "lêndeas" são facilmente reconhecidos, pois se aderem firmemente aos fios de cabelo, podendo ser deslocados ao longo destes, o que os distinguem da caspa. Na pediculose do couro cabeludo, o prurido é o principal sintoma, tendo maior intensidade nas regiões occipital e retroauricular, locais onde o número de lêndeas é maior. O ato e a insistência da coçagem repetida provocam escoriações que, muitas vezes, infectam-se secundariamente, levando a impetigo, foliculite e, inclusive, adenopatia cervical. Esse tipo de pediculose é mais comum em crianças e mulheres adultas. Predomina nas classes sociais menos favorecidas e de hábitos higiênicos mais precários. Entretanto, nenhum grupo etário ou socioeconômico está imune.

A pediculose do corpo, determinada pelo *Pediculus humanus corporis*, ocorre no adulto, sendo rara antes da adolescência. Os ovos são encontrados predominantemente nas roupas, e não no corpo. A erupção, muito pruriginosa, tem predileção para a região interescapular, ombros, cintura, nádegas e face externa, e anterior das coxas. Os antebraços, mãos e pés não são atingidos, o que facilita o diagnóstico diferencial com a escabiose. Entretanto, em casos mais graves, a pediculose pode estender-se a todo o corpo. As lesões cutâneas comumente se infectam, levando a piodermites. Nos casos de caráter crônico, a coçadura constante produz alterações na pele, como espessamentos e hiperpigmentação. O *P. humanus corporis* é importante vetor de doenças, tais como tifo, febre da trincheira e febre recorrente.[34]

O *Pthirus pubis* é responsável pela pediculose pubiana. Pode, ocasionalmente, alcançar outras regiões, como bigode e supercílios. Agarrando-se firmemente aos pelos, deposita seus ovos ou lêndeas nos fios de cabelo. A transmissão se dá principalmente por contato venéreo, e também por roupas íntimas. O prurido é intenso, predominando à noite, pois a atividade do parasito é estimulada pelo calor do leito. Em alguns casos, ocorre o que denominamos máculas cerúleas, que são manchas azuladas, puntiformes, causadas pela ação da saliva do parasito sobre o sangue. Localizam-se no abdome e tórax. Aparecem algumas horas após a picada, mantendo-se por alguns dias ou até meses.

Tratamento

Pediculus humanus capitis. O tratamento do *P. humanus capitis* deve visar à melhor higiene, obtida pela lavagem dos cabelos e couro cabeludo com água quente. Após limpeza e secagem dos cabelos, procede-se à aplicação de inseticidas tópicos, na forma de xampus, cremes ou loções. Em geral, o tratamento deve ser repetido com 7 dias, pois as lêndeas são mortas menos eficazmente do que os adultos. O benzoato de benzila é um dos mais conhecidos. Outros medicamentos, como lindano (hexacloreto gama benzeno) a 1%, permetrina a 1%, DDT a 10%, malation e piretrina, podem ser utilizados.[34] O lindano é tóxico, principalmente para o SNC, e deve ser utilizado com cautela em crianças e mulheres grávidas. Existem relatos também de anemia aplástica após o seu uso. A permetrina é eficaz na eliminação da infestação após única aplicação por 10 min, permanece ativa por 10 dias e é mais segura. Vem sendo amplamente utilizada, podendo ser aplicada em crianças maiores de 2 meses. Na presença de infecção secundária, está indicado o uso de antibióticos locais ou sistêmicos, dependendo da gravidade do quadro. Os contatos devem ser tratados simultaneamente.

Outro método simples, barato e eficaz é a aplicação, no couro cabeludo, de espessa camada de vaselina branca, 2 vezes ao dia, durante 5 a 8 dias. Os piolhos ficam imobilizados, não conseguem alimentar-se e morrem. As lêndeas são removidas posteriormente com pinça ou pente fino.

Pediculus humanus corporis. O tratamento do *P. humanus corporis* consiste na aplicação de benzoato de benzila, DDT a 10% em talco ou outros agentes no corpo, nas vestes e roupas de cama que devem ser lavadas em água quente (60° C) ou submetidas a calor seco.

Pthirus pubis. O tratamento do *P. pubis* deve ser feito com o benzoato de benzila, DDT a 10% ou lindano a 1%. Em alguns casos, deve-se fazer tonsura da região afetada e posterior aplicação do medicamento. Os parceiros devem ser tratados simultaneamente.

Escabiose

Escabiose ou sarna é uma dermatose produzida por ácaros da espécie *Sarcoptes scabiei*, variedade *hominis*. De origem na Antiguidade, tem prevalência importante nos dias de hoje. Um aspecto atual é que a forma clássica da escabiose é encontrada menos frequentemente. Por outro lado, formas especiais, como a escabiose mínima de pessoa limpa, são muito mais comuns e difíceis de diagnosticar.

O hospedeiro é infectado por fêmeas recém-fecundadas que penetram na epiderme, escavando galerias. Elas levam cerca de 1 h para formar um túnel, seu hábitat usual, continuamente ampliado a uma velocidade de 0,5 mm a 5 mm por dia.

Os túneis são ligeiramente elevados, curvos ou tortuosos, e estão restritos à camada córnea. Medem entre 5 mm e 15 mm de comprimento e, no fim de cada um deles, existe uma fêmea.[37] Neles, elas vivem cerca de 30 dias. Poucas horas após a infestação, as fêmeas iniciam a postura dos ovos, geralmente dois a três por dia. Estes progridem pelos estágios de larva e ninfa, chegando finalmente a ácaros adultos em cerca de 10 dias.

Apenas 10% dos ovos completam o ciclo chegando à idade adulta. Os ácaros adultos, ao serem fecundados, reiniciam o ciclo. Fora do hospedeiro, o parasito morre em 2 a 5 dias.

O número de fêmeas adultas por paciente infectado é de 10 a 15. Somente 4% dos pacientes apresentam mais de 50. Há predileção por determinados locais. Desse modo, 66% dos ácaros são encontrados nas mãos e punhos.

A transmissão se dá por contato pessoal, independentemente de cor, sexo ou raça. A transmissão por meio das roupas ocorre ocasionalmente.

Formas específicas de escabiose

Escabiose clássica. A forma clássica de escabiose é menos frequente hoje em dia. Nela, a manifestação mais importante é o prurido, caracteristicamente intenso, decorrente da movimentação das fêmeas nos túneis. É, também, devido à sensibilização do hospedeiro por substâncias excretadas pelos parasitos. Ocorre 2 a 6 semanas após a primeira exposição, tempo necessário para que ocorra a sensibilização. Infestações subsequentes produzem prurido imediato.

As lesões são habitualmente simétricas, sendo as mãos as primeiras áreas comprometidas, com predomínio pelas membranas interdigitais e faces laterais dos dedos (Figuras 24.22 e 24.23). A superfície flexora dos punhos e a extensora dos cotovelos são também comumente afetadas. As mamas femininas apresentam, frequentemente, lesões eczematosas, assim como a região periumbilical. O comprometimento do pênis é caracteristicamente de forma nodular. A doença afeta ainda a porção inferior das nádegas e o sulco subglúteo.

A eczematização secundária e a infecção podem dificultar o diagnóstico. Por isto, três dados são de importância fundamental: o prurido noturno, a distribuição das lesões e a presença dos túneis.

O túnel é uma pequena elevação linear, geralmente com 1 cm de comprimento, apresentando, em sua extre-

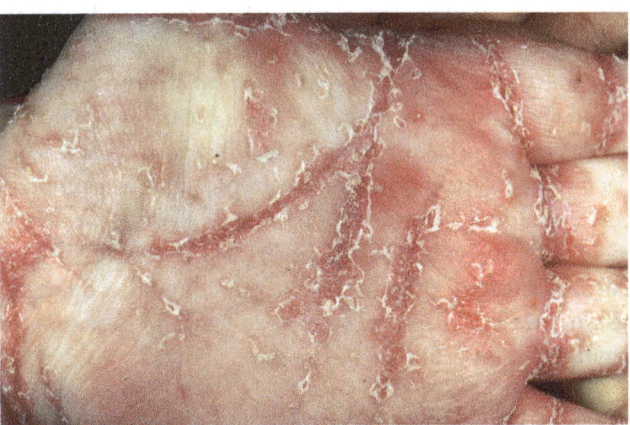

Figura 24.22 Escabiose: lesões localizadas na mão. (Cortesia da Profª Luciana Baptista Pereira.)

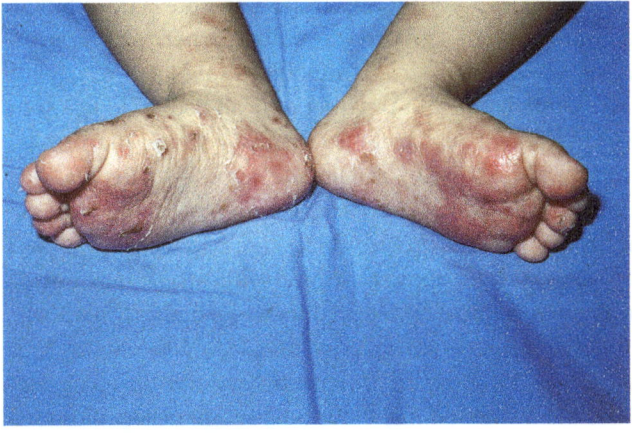

Figura 24.23 Escabiose: lesões simétricas nos pés. (Cortesia da Profª Luciana Baptista Pereira.)

midade, uma pequena vesícula do tamanho da cabeça de alfinete. Levantando-se levemente a camada córnea com agulha, pode-se ver, com auxílio de uma lente, o parasito.

Comumente, os casos de escabiose ocorrem em adultos jovens e crianças, embora nenhum grupo etário esteja isento. Quando vários membros de uma família ou de um grupo apresentam sinais de doença pruriginosa, o diagnóstico de escabiose é o mais provável.

O diagnóstico diferencial inclui: eczema atópico, dermatite de contato, prurido, urticária, piodermite, picada de inseto, escoriações, sífilis, líquen plano, dermatite herpetiforme e outras.

Escabiose no limpo. Os achados são mínimos, e os túneis difíceis de encontrar. O paciente, ao banhar-se, frequentemente remove muitos ácaros. Nesses casos, as lesões são escassas e o diagnóstico só será obtido por meio de meticuloso exame físico e identificação do parasito.

Escabiose incógnita. O uso de corticoides tópicos e/ou sistêmicos pode afetar a distribuição e a forma de apresentação da escabiose, sem interferir na infestação e na transmissibilidade. Isto resulta em apresentações clínicas inusitadas, em alguns casos simulando outra doença.

Infecção secundária e suas complicações. Infecção bacteriana secundária pode complicar a escabiose. O ato de coçar cria escoriações na pele, facilitando a colonização bacteriana, principalmente de estreptococos e estafilococos. Em alguns casos, como na mama, pode levar à formação de abscessos, sendo necessária a drenagem. Em outras situações, principalmente em crianças, a infecção secundária por estreptococos pode levar ao desenvolvimento de glomerulonefrite aguda.

Tratamento

O tratamento pode ser feito com benzoato de benzila a 20% ou 30%, loção de lindano (hexacloreto gama benzeno) a 1% ou creme de permetrina a 5%. Devido aos efeitos tóxicos do lindano (especialmente para o SNC), atualmente tem-se preferido utilizar a permetrina, principalmente em crianças e mulheres grávidas.[35]

O medicamento deve ser aplicado sobre a pele seca em todo o corpo, exceto a face, após banho morno, devendo ser removido totalmente após 8 h. Repete-se a aplicação 48 h após. O paciente deve ser instruído a não usar outras preparações tópicas que não a prescrita para a escabiose. Se houver casos de infestação em outros membros da família, estes também devem ser tratados.

A ivermectina, na dose única de 200 mg/kg VO, apresenta bons resultados no tratamento da escabiose. Esse medicamento não é ovocida, sendo necessária nova dose após 14 a 15 dias. Entretanto, essa medicação não deve ser prescrita para crianças.[35]

A roupa deve ser trocada, não sendo necessária a sua fervura, bastando deixá-la ao sol por algum tempo ou passá-la a ferro, pois os ácaros sobrevivem apenas por breve período após terem sido afastados do hospedeiro humano.

Quando existir infecção secundária, esta deve ser tratada com banho de permanganato de potássio e pomada de neomicina. Em casos mais graves, justifica-se o uso de antibiótico sistêmico. Os casos que evoluem para abscessos devem ser submetidos a drenagem cirúrgica.

O prurido pode persistir por vários dias após o tratamento, e raramente significa falha terapêutica. Sua presença não é indicação para repetir o tratamento, a menos que se encontrem parasitos vivos. Se for muito intenso, podem ser administrados anti-histamínicos.

Miíase

As larvas de algumas espécies de moscas, ao infectarem a pele normal, a ulcerada ou as cavidades naturais do organismo, recebem a designação genérica de miíase.

As miíases compreendem dois grupos principais:

1. Larvas que se instalam em tecidos sadios ou cavidades naturais. Essas larvas podem comprometer a saúde do hospedeiro, sendo parasitos obrigatórios. Entre elas encontramos a larva da *Cochliomyia hominivorax*, *Dermatobia hominis* e *Oestrus ovis*. São conhecidas como berne.
2. Larvas que se instalam em lesões preexistentes. Alimentam-se à custa do tecido necrosado, podendo levar à disseminação da infecção e ao aumento da área de necrose. Entre estas, as mais comuns são: larva de mosca doméstica, *Cochliomyia macellaria*, *Fannia* sp., *Calliphora* sp., *Sarcophaga* sp. Estas são conhecidas como bicheira.

Do ponto de vista clínico, as miíases podem ser cutâneas ou cavitárias (nasomiíase, oculomiíase, otomiíase, anomiíase, cistomiíase, miíase vaginal, miíase intestinal). Tanto as larvas biontófagas como as necrobiontófagas podem ser responsáveis pelas miíases cavitárias, predominando, no entanto, as necrobiontófagas.

As miíases são mais encontradas em zona tropical, predominando em regiões rurais e de higiene precária.

Berne

A larva da *Dermatobia hominis*, mosca nativa em nosso meio, determina uma forma de miíase chamada furunculoide, mais comumente conhecida como berne. A *Dermatobia hominis* não faz a postura dos seus ovos diretamente sobre a pele do homem, necessitando, para isto, de vetores (outros insetos) nos quais adere seus ovos. Quando esses vetores picam o homem, a larva da dermatóbia se solta, penetrando pelo orifício da picada. Consequentemente,

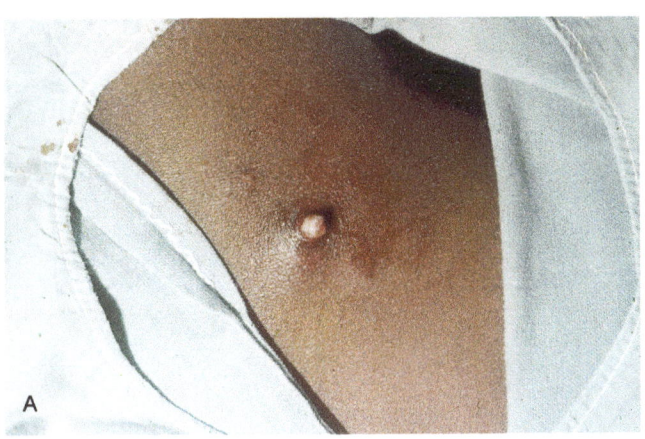

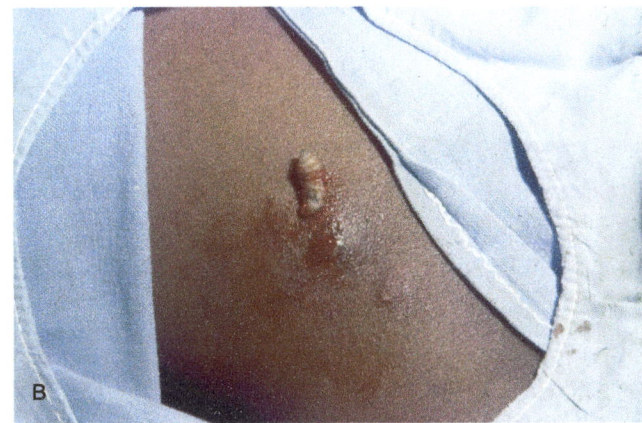

Figura 24.24 Berne: (**A**) extremidade do parasito observada no orifício da lesão; (**B**) parasito após sua retirada.

as partes mais acometidas são as mais expostas: pescoço, mãos, face, couro cabeludo e membros inferiores. O número de lesões pode ser variável. O início da penetração da larva pode passar despercebido, formando-se depois, no local, nódulo semelhante a um furúnculo (donde o nome de furunculoide), com pequeno orifício central. Nesse orifício, pode-se observar, frequentemente, pequena protrusão da extremidade posterior do parasito (Figura 24.24). O paciente relata dores em "ferroadas", com sensação de movimentação do parasito. Cerca de 5 a 6 semanas após, a larva atinge seu estado de maturidade, abandonando, por movimentos ativos, a ferida, que cicatriza. Não raro, pode complicar-se com infecções secundárias: abscesso, linfangite, fleimão, erisipela, tétano etc., ou ser sede de deposição de outras larvas de dípteros, levando à "bicheira".

Tratamento

O tratamento visa à retirada do berne. Esse objetivo pode ser atingido por meio de medidas simples que impedem a natural respiração da larva, por oclusão do orifício cutâneo. Popularmente, utiliza-se o tamponamento do orifício com toucinho. Tal medida força a passagem do parasito para este, na tentativa de respirar.

A oclusão do orifício com vaselina também é utilizada. Nesse caso, ocorre a saída da extremidade da larva, para respirar, o que permite a sua retirada após apreensão com uma pinça. A exteriorização parcial da larva também pode ser conseguida por meio de uma compressão digital, suave e persistente, do nódulo, por alguns minutos. Esta deve ser feita com extremo cuidado para não provocar ruptura da larva e consequente infecção secundária. A larva é aprisionada com uma pinça e, então, retirada. Deve-se ter o cuidado de retirar totalmente o parasito. Quando agredido, as espículas presentes na sua cabeça se prendem aos tecidos adjacentes, e, às vezes, ocorre fragmentação do parasito durante a tração.

Quando essas medidas falham ou quando há fragmentação da larva, está indicada a retirada cirúrgica. Após anestesia local (bloqueio de campo ou troncular), realiza-se pequena incisão ao nível do orifício cutâneo. Outras vezes, a injeção de anestésico sob pressão dentro da loja ocupada pela larva força a sua saída parcial, facilitando a retirada do restante com o auxílio de uma pinça.

Bicheira

Nome vulgar das miíases de feridas e cavidades, denominadas também secundárias. Necessitam de material necrosado para o seu desenvolvimento.

Miíases de feridas. São relativamente comuns entre nós, sendo os danos, em geral, de pequena importância, pois as larvas limitam-se a devorar os tecidos necrosados, não invadindo as partes sãs.

O diagnóstico não traz dificuldades, já que as larvas são visualizadas movendo-se nas ulcerações (Figura 24.25).

Miíases cavitárias. Geralmente as miíases cavitárias ocorrem em locais já lesados previamente, sendo mais frequentes em portadores de leishmaniose cutâneo-mucosa, otorreia crônica, ozena etc. São observadas na cavidade nasal, conduto auditivo, globo ocular, vias urinárias e, mais raramente, na região anorretal.

A sua gravidade depende, principalmente, não do número de larvas, mas da localização e extensão do processo.

Entre as espécies, a que leva a quadros mais graves é a *Cochliomyia hominivorax*, capaz de produzir grandes áreas de destruição.

Na nasomiíase, as larvas podem levar à destruição de todo o arcabouço cartilaginoso nasal e palato, podendo penetrar nos seios nasais até alcançar a cavidade craniana, lesar as meninges e o tecido encefálico, causando meningite e encefalite. A face encontra-se edemaciada, há

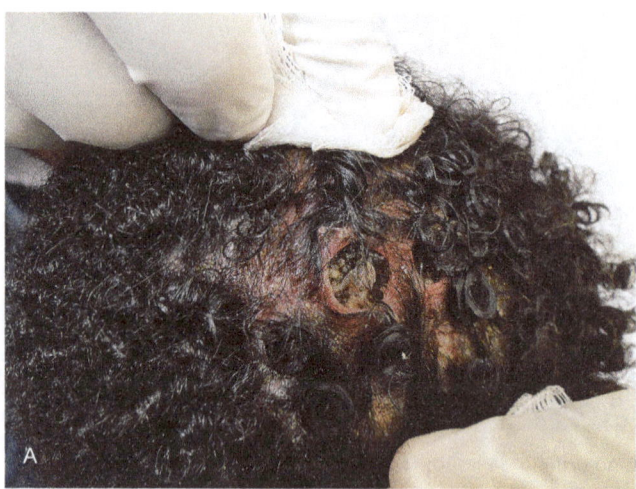
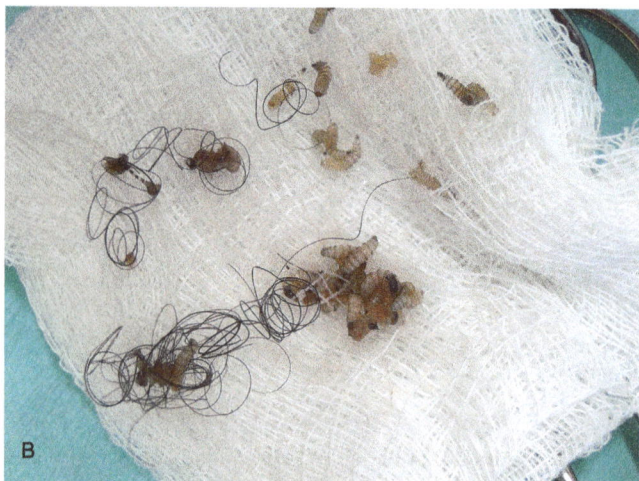

Figura 24.25 Miíase: (**A**) parasitos no interior de ferida do couro cabeludo; (**B**) parasitos após sua retirada. (Cortesia da Profª Luciana Baptista Pereira.)

rinorreia piossanguinolenta, podendo ocorrer epistaxe. Há dificuldade na fala e na deglutição.

A oculomiíase, mais rara que a anterior, leva à conjuntivite, e, se o tratamento não for instalado o mais precocemente possível, pode haver destruição completa do globo ocular.

A dor súbita, intensa, seguida de otorreia piossanguinolenta, é o sintoma inicial de otomiíase, que pode levar à perfuração do tímpano, acometimento do ouvido médio, das células da mastoide e, por intermédio destas, do cérebro, com consequente encefalite e meningite.

O diagnóstico de qualquer dessas formas é clínico, sendo estabelecido pelo encontro das larvas.

Tratamento

Em ambas as formas, o tratamento visa à retirada mecânica das larvas com o auxílio de pinças, facilitada pelo uso prévio de éter ou cloreto de etila local, o que leva à morte das larvas.[36]

MANIFESTAÇÕES CUTÂNEAS NA AIDS

Os sinais e sintomas cutâneos, associados a infecção pelo HIV, aumentam de acordo com a progressão da doença e podem representar manifestação primária ou secundária desta.[37]

Na maioria das pessoas, a infecção primária é assintomática ou subclínica e geralmente passa despercebida. Após período de incubação, que varia entre 3 e 6 semanas, podem ocorrer febre, letargia, anorexia, mialgia, artrites, cefaleia, fotofobia, náuseas, diarreia e cólicas abdominais. As manifestações cutâneas ocorrem em até 75% dos pacientes sintomáticos.[38]

A infecção aguda pode produzir manifestações cutâneas semelhantes às de várias outras infecções virais. A mais característica é uma erupção maculopapular transitória, de características morfológicas e distribuição semelhante às da sífilis secundária. Máculas e pápulas de coloração rosa a avermelhada, de 5 mm a 10 mm de diâmetro, ocorrem no tronco superior e nas regiões palmar e plantar. Exantema também pode estar presente e, mais raramente, ocorrem erosões e ulcerações na orofaringe, esôfago e/ou genitais.

O diagnóstico diferencial deve ser feito com infecções exantemáticas virais e bacterianas e agentes diversos, como riquétsias, micoplasma, estrongiloides e toxoplasma.

Com a progressão da infecção pelo HIV, aumenta a incidência de processos infecciosos e neoplásicos. Infecções mucocutâneas são características comuns.

Infecções bacterianas são bastante comuns na evolução da doença e resultam de múltiplas alterações sobre o sistema imunológico. O *Staphylococcus aureus* é o principal agente bacteriano causador de infecções cutâneas e sistêmicas, e está associado a alta taxa de morbimortalidade.[7] Pacientes HIV+ são mais sucetíveis à colonização e infecção pelo *S. aureus* resistente à meticilina (MRSA).[39] As infecções primárias são inespecíficas. Podem ocorrer impetigo, foliculite, furúnculo, carbúnculo, celulite, piomiosite e rabdomiólise. A toxina estafilocócica pode levar à síndrome do choque tóxico não menstrual, síndrome da pele escaldada e desordens eritematosas e descamativas. Pode também haver infecção secundária em sítios de cateteres e injeções, lesões herpéticas, molusco contagioso, intertrigo e diversas outras lesões.

Infecções superficiais, como dermatofitose, candidíase e escabiose, podem ser extensas e ter seu aspecto alterado. Infecções fúngicas superficiais podem coexistir com outras infecções, como herpesvírus ou citomegalovírus, produzindo lesões complexas e não usuais de pele. As lesões cutâneas decorrentes de infecções virais também são bastante variadas, podendo simular várias doenças.[40]

A infecção pelo molusco contagioso ocorre com frequência. Geralmente ela é persistente, e as lesões podem ser grandes. Às vezes, é difícil diferenciar das lesões cutâneas da criptococose, sendo necessária a realização de biópsias.[41] As lesões decorrentes da infecção pelo papilomavírus podem ser desde verrugas persistentes até condilomas da região anogenital. O tratamento local destrutivo com curetagem e crioterapia ou eletrocauterização é efetivo, mas as lesões sempre recorrem e/ou novas lesões se desenvolvem, particularmente quando a contagem de CD4 diminui.

Pacientes aidéticos apresentam incidência aumentada de desenvolvimento de neoplasia intraepitelial anal ou carcinoma espinocelular, geralmente associada a infecção pelo HPV.[42]

Herpes-zóster pode ser sinal de presença ou progressão da infecção pelo HIV em paciente assintomático. Com a diminuição da resposta imune, as lesões herpéticas, que geralmente são autolimitantes, tornam-se crônicas e não cicatrizam.[39] As lesões crônicas não apresentam as características morfológicas das lesões agudas que ocorrem em indivíduos imunocompetentes. Ambos, herpes simples e herpes-zóster, podem produzir lesões de pele disseminadas em pacientes HIV+. O diagnóstico de infecção herpética é feito pela observação das características morfológicas e clínicas das lesões, biópsia de pele, cultura de vírus e/ou por métodos de diagnóstico molecular. Para o tratamento do herpes crônico ou recorrente, e para manutenção a longo prazo, o uso de aciclovir, por via oral, é eficaz.[39]

Os pacientes aidéticos apresentam lesões cutâneo-mucosas incaracterísticas de diversas doenças. Essas lesões podem ser sinais de infecção primária ou manifestações de doença disseminada, como histoplasmose, criptococose e outras infecções fúngicas sistêmicas. Outras doenças, como amebíase disseminada, esporotricose, angiomatose bacilar, síndrome de Reiter, e infecções por *Trichosporon beigelii, Penicillium marneffei*, também têm manifestações atípicas. Geralmente, os pacientes aidéticos apresentam mais de uma infecção cutânea simultânea, sendo quase sempre necessária a realização de biópsias para o esclarecimento diagnóstico.[41]

A neoplasia mais comum na AIDS é o sarcoma de Kaposi (Figura 24.26) folicular, tipo zóster. Geralmente, porém, elas são atípicas. Sua incidência diminuiu expressivamente após a introdução dos medicamentos antirretrovirais. Outros tumores malignos que vêm aumentando de incidência são os carcinomas de células escamosas e os linfomas.[39,43] Representa neoplasia angioproliferativa

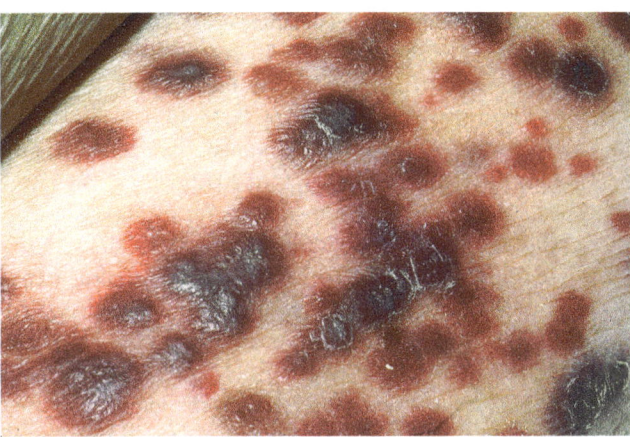

Figura 24.26 Sarcoma de Kaposi em paciente com AIDS. (Cortesia do Prof. Bernardo Gontijo.)

causada pelo herpesvírus tipo 8. As lesões podem ser solitárias ou disseminadas, variam de cor desde levemente acastanhadas até vinho-escuro, têm aparência desde máculas, placas até nódulos, e seu padrão é linear.

Diversas outras lesões cutâneas podem ocorrer na AIDS. Dentre elas, destacam-se dermatite seborreica, erupções pruriginosas, vasculites, alopecia areata, vitiligo, psoríase, foliculite eosinofílica, porfiria cutânea. Também podem ocorrer reações cutâneas decorrentes do uso de diversos medicamentos.[37,39,40,44]

Referências Bibliográficas

1. Damon IK. Other Poxviruses that affect humans: Parapoxviruses, Molluscum Contagiosum, and Tanapox Herpesviridae. *In:* Mandell GL, Bennett JE, Dolin R (eds.) *Mandell, Douglas, and Bennett's Principles and Practice of Infectious diseases.* Philadelphia, PA: Churchill Livingstone/Elsevier, 2010, pp 1933-6.

2. Böhm M, Luger TA, Bonsmann G. Disseminated giant molluscum contagiosum in a patient with idiopathic CD4+ lymphocytopenia. Successful eradication with systemic interferon. *Dermatology*, 2008; *217*:196-8.

3. Theiler M, Kempf W, Kerl K *et al.* Disseminated molluscum contagiosum in a HIV-positive child. Improvement after therapy with 5% imiquimod. *J Dermatol Case Rep*, 2011; *5*:19-23.

4. van der Wouden JC, van der Sande R, van Suijlekom-Smit LW *et al.* Interventions for cutaneous molluscum contagiosum. *Cochrane Database Syst Rev*, 2009; CD004767.

5. Whitley RJ. Varicella-zoster virus. *In:* Mandell GL, Bennett JE, Dolin R (eds.) *Mandell, Douglas, and Bennett's Principles and Practice of Infectious Diseases.* Philadelphia, PA: Churchill Livingstone/Elsevier, 2010, pp 1963-9.

6. Albrecht MA. Treatment of herpes zoster. *In:* Basow DS (eds.) *UpToDate.* Waltham, MA; 2012.

7. Rausch M, Sanches MD, Almeida SR. Doenças infecciosas e parasitárias em cirurgia ambulatorial. In: Fonseca FP, Savassi-Rocha PR (eds.) *Cirurgia Ambulatorial.* Rio de Janeiro: Guanabara Koogan, 1999, pp 300-20.

8. Bonnex W, Reichman RC. Papillomaviruses. In: Mandell GL, Bennett JE, Dolin R (eds.) *Mandell, Douglas, and Bennett's Principles and Practice of Infectious Diseases*. Philadelphia, PA: Churchill Livingstone/Elsevier, 2010, pp 2035-49.

9. Goldstein BG, Goldstein AO. Cutaneous warts. *In:* Basow DS (eds.) *UpToDate*. Waltham, MA, 2012.

10. Gibbs S, Harvey I. Topical treatments for cutaneous warts. *Cochrane Database Syst Rev*, 2006; *3*:CD001781.

11. Kwok CS, Holland R, Gibbs S. Efficacy of topical treatments for cutaneous warts: a meta-analysis and pooled analysis of randomized controlled trials. *Br J Dermatol*, 2011; *165*:233-46.

12. Kaçar N, Tas lı L, Korkmaz S *et al*. Cantharidin-podophylotoxin-salicylic acid versus cryotherapy in the treatment of plantar warts: a randomized prospective study. *J Eur Acad Dermatol Venereol*, 2011.

13. Cockayne ES, EVERT Trial Team. The EVERT (effective verruca treatments) trial protocol: a randomised controlled trial to evaluate cryotherapy versus salicylic acid for the treatment of verrucae. *Trials*, 2010; *11*:12.

14. Tramont EC. Treponema pallidum (Syphilis). *In:* Mandell GL, Bennett JE, Dolin R (eds.) *Mandell, Douglas, and Bennett's Principles and Practice of Infectious Diseases*. Philadelphia, PA: Churchill Livingstone/Elsevier, 2010, pp 3035-53.

15. Lautenschlager S. Cutaneous manifestations of syphilis: recognition and management. *Am J Clin Dermatol*, 2006; *7*:291-304.

16. Augenbraun MH. Genital skin and mucous membrane lesions. *In:* Mandell GL, Bennett JE, Dolin R (eds.) *Mandell, Douglas, and Bennett's Principles and Practice of Infectious Diseases*. Philadelphia, PA: Churchill Livingstone/Elsevier, 2010, pp 1475-84.

17. Workowski K, Berman S. Sexually transmitted diseases treatment guidelines, 2010. *MMWR*, 2010; *59*:1-110.

18. Stamm WE, Batteiger BE. Chlamydia trachomatis (trachoma, perinatal infections, lymphogranuloma venereum, and other genital infections). *In:* Mandell GL, Bennett JE, Dolin R (eds.) *Mandell, Douglas, and Bennett's Principles and Practice of Infectious Diseases*. Philadelphia, PA: Churchill Livingstone/Elsevier, 2010, pp 2443-61.

19. Fitzgerald DW, Sterling TR, Haas DW. Mycobacterium tuberculosis. *In:* Mandell GL, Bennett JE, Dolin R (eds.) *Mandell, Douglas, and Bennett's Principles and Practice of Infectious Diseases*. Philadelphia, PA: Churchill Livingstone/Elsevier, 2010, pp 3129-63.

20. Slater LN, Welch DF. Bartonella, including cat-scratch disease. *In:* Mandell GL, Bennett JE, Dolin R (eds.) *Mandell, Douglas, and Bennett's Principles and Practice of Infectious Diseases*. Philadelphia, PA: Churchill Livingstone/Elsevier, 2010, pp 2995-3009.

21. Pérez-Martínez L, Blanco JR, Oteo JA. Treatment of human infections caused by Bartonella spp. *Rev Esp Quimioter*, 2010; *23*:109-14.

22. Nucci M, Colombo AL. Treatment of paracoccidioidomycosis. In: Basow DS (eds.) *UpToDate*. Waltham, MA, 2012.

23. Shikanai-Yasuda MA, Telles Filho FQ, Mendes RP *et al*. Guidelines in paracoccidioidomycosis. *Rev Soc Bras Med Trop*, 2006; *39*:297-310.

24. Kauffman CA, Bustamante B, Chapman SW *et al*. Clinical practice guidelines for the management of sporotrichosis: 2007 update by the Infectious Diseases Society of America. *Clin Infect Dis*, 2007; *45*:1255-65.

25. Rex JH, Okhuysen PC. Sporothrix schenckii. *In:* Mandell GL, Bennett JE, Dolin R (eds.) *Mandell, Douglas, and Bennett's Principles and Practice of Infectious Diseases*. Philadelphia, PA: Churchill Livingstone/Elsevier, 2010, pp 3271-5.

26. Perfect JR, Dismukes WE, Dromer F *et al*. Clinical practice guidelines for the management of cryptococcal disease: 2010 update by the infectious diseases society of america. *Clin Infect Dis*, 2010; *50*:291-322.

27. Perfect JR. Cryptococcus neoformans. *In:* Mandell GL, Bennett JE, Dolin R (eds.) *Mandell, Douglas, and Bennett's Principles and Practice of Infectious Diseases*. Philadelphia, PA: Churchill Livingstone/Elsevier, 2010, pp 3287-303.

28. Magill AJ. Leishmania species: visceral, cutaneous, and mucocutaneous leishmaniasis. *In:* Mandell GL, Bennett JE, Dolin R (eds.) *Mandell, Douglas, and Bennett's Principles and Practice of Infectious Diseases*. Philadelphia, PA: Churchill Livingstone/Elsevier, 2010, pp 3463-80.

29. *Manual de Vigilância da Leishmaniose Tegumentar Americana*. Brasília: Ministério da Saúde, 2007.

30. Almeida OL, Santos JB. Advances in the treatment of cutaneous leishmaniasis in the new world in the last ten years: a systematic literature review. *An Bras Dermatol*, 2011; *86*:497-506.

31. Oliveira LF, Schubach AO, Martins MM *et al*. Systematic review of the adverse effects of cutaneous leishmaniasis treatment in the New World. *Acta Trop*, 2011; *118*:87-96.

32. Tiuman TS, Santos AO, Ueda-Nakamura T *et al*. Recent advances in leishmaniasis treatment. *Int J Infect Dis*, 2011; *15*:525-32.

33. Nash TE. Visceral Larva migrans and other unusual helminth infections. *In:* Mandell GL, Bennett JE, Dolin R (eds.) *Mandell, Douglas, and Bennett's Principles and Practice of Infectious Diseases*. Philadelphia, PA: Churchill Livingstone/Elsevier, 2010, pp 3617-23.

34. Diaz JH. Lice (pediculosis). In: Mandell GL, Bennett JE, Dolin R (eds.) *Mandell, Douglas, and Bennett's Principles and Practice of Infectious Diseases*. Philadelphia, PA: Churchill Livingstone/Elsevier, 2010, pp 3629-32.

35. Diaz JH. Scabies. *In:* Mandell GL, Bennett JE, Dolin R (eds.) *Mandell, Douglas, and Bennett's Principles and Practice of Infectious Diseases*. Philadelphia, PA: Churchill Livingstone/Elsevier, 2010, pp 3633-6.

36. Diaz JH. Myiasis and tungiasis. *In:* Mandell GL, Bennett JE, Dolin R (eds.) *Mandell, Douglas, and Bennett's Principles and Practice of Infectious Diseases*. Philadelphia, PA: Churchill Livingstone/Elsevier, 2010, pp 3637-41.

37. Cedeno-Laurent F, Gómez-Flores M, Mendez N *et al*. New insights into HIV-1-primary skin disorders. *J Int AIDS Soc*, 2011; *14*:5.

38. Sterling TR, Chaisson RE. General clinical manifestations of human immunodeficiency virus infection. *In:* Mandell GL, Bennett JE, Dolin R (eds.) *Mandell, Douglas, and Bennett's Principles and Practice of Infectious Diseases.* Philadelphia, PA: Churchill Livingstone/Elsevier, 2010, pp 1705-25.

39. Rodgers S, Leslie KS. Skin infections in HIV-infected individuals in the era of HAART. *Curr Opin Infect Dis*, 2011; *24*:124-9.

40. Meys R, Gotch FM, Bunker CB. Human papillomavirus in the era of highly active antiretroviral therapy for human immunodeficiency virus: an immune reconstitution-associated disease? *Br J Dermatol*, 2010; *162*:6-11.

41. Grayson W. The HIV-positive skin biopsy. *J Clin Pathol*, 2008; *61*:802-17.

42. Kreuter A, Wieland U. Human papillomavirus-associated diseases in HIV-infected men who have sex with men. *Curr Opin Infect Dis*, 2009; *22*:109-14.

43. Reitz Jr MS, Gallo RC. Human immunodeficiency viruses – Picornaviridae. *In:* Mandell GL, Bennett JE, Dolin R (eds.) *Mandell, Douglas, and Bennett's Principles and Practice of Infectious Diseases.* Philadelphia, PA: Churchill Livingstone/Elsevier, 2010, pp 2323-35.

44. Ramos-e-Silva M, Lima CM, Schechtman RC *et al.* Superficial mycoses in immunodepressed patients (AIDS). *Clin Dermatol*, 2010; *28*:217-25.

Cirurgia da Unha

Soraya Rodrigues de Almeida Sanches
Marcelo Dias Sanches
Paulo Roberto Savassi-Rocha

Capítulo

25

ANATOMIA

As unhas, lâminas córneas que se inserem nas extremidades dos dedos e artelhos, desenvolvem-se no feto como espessamentos epidérmicos e servem de proteção às extremidades digitais.

A zona córnea apresenta uma parte distal, o corpo, e uma proximal, a raiz. A unha é aderente ao leito ungueal. Em correspondência à raiz está a matriz, a porção proximal do leito ungueal que produz queratina dura. A raiz é recoberta por prega de queratina mole, o eponíquio. Distalmente ao eponíquio, encontra-se a lúnula, zona esbranquiçada em forma de meia-lua. Lateral e medialmente, encontram-se as dobras laterais. O corpo da unha, na extremidade distal livre, forma ângulo agudo com o leito ungueal. A zona córnea nessa região é um pouco mais espessada e é denominada hiponíquio (Figura 25.1).

A unha cresce cerca de 2,5 mm a 3 mm por mês. Esse processo requer considerável síntese de proteínas e é influenciado pela nutrição e por diversas afecções.[1]

PARONÍQUIA

Paroníquia é a infecção em torno da unha. Pode ser classificada em aguda e crônica. O tratamento inadequado da paroníquia pode levar a complicações graves, pois, muitas vezes, infecções sérias da mão iniciam-se por pequenas lesões que não foram tratadas corretamente.

Paroníquia Aguda

Geralmente é causada pelo *S. aureus* e, menos comumente, pelo estreptococo beta-hemolítico e bactérias gram-negativas entéricas, que penetram na intimidade das dobras ungueais por pequenos traumatismos. É mais comum em mulheres devido ao cuidado das unhas em manicures ou a trabalhos domésticos.

Inicialmente, o processo é limitado ao local de entrada do agente infeccioso. Edema e eritema ocorrem na borda lateral ou na base da unha, tornando a região acometida muito dolorosa. Nessa fase, a infecção pode ser resolvida clinicamente. Posteriormente, há formação de coleção purulenta, na borda lateral ou na base da unha (Figura 25.2), que levanta o eponíquio e pode propagar-se de um lado a outro.

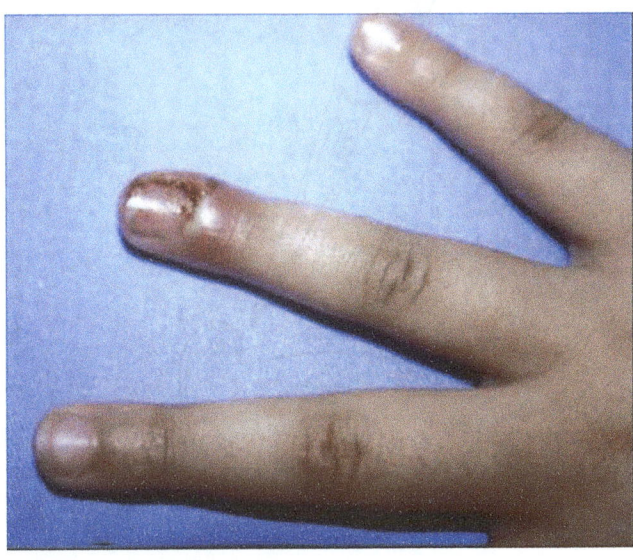

Figura 25.2 Paroníquia aguda. A infecção localiza-se na base da unha.

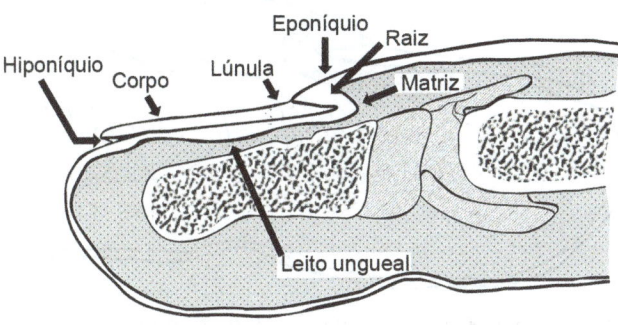

Figura 25.1 Corte sagital da unha.

No estágio inicial, está indicado o tratamento clínico. Consiste na utilização de calor úmido (20 min, 3 a 4 vezes ao dia) e antibioticoterapia tópica.[2] Nos casos mais graves, é mandatório o uso de antimicrobianos por via oral para evitar distrofia ungueal permanente. Para pacientes cujo dedo não foi exposto à flora oral, deve-se utilizar antimicrobiano com cobertura para a flora da pele, especialmente o *Staphylococcus*. Doxaciclina e cefalexina são medicamentos apropriados para áreas com baixa prevalência de MRSA (*S. aureus* resistente a meticilina). Para áreas com alta prevalência de MRSA, sulfametoxazol-trimetoprima representa boa escolha. Para pacientes com relato de exposição do dedo à flora oral (roedores de unha, chupadores de dedo), deve-se utilizar antimicrobiano com cobertura para *S. aureus*, *E. corrodens*, *H. influenzae* e bactérias anaeróbias produtoras de betalactamase. O medicamento de escolha é a amoxicilina/clavulanato. Outras opções incluem associação de doxaciclina, sulfametoxazol-trimetoprima ou quinolonas (ciprofloxacino ou moxifloxacino) com metronidazol ou clindamicina.

Se, em 2 dias, não houver melhora dos sinais e sintomas e/ou houver a vigência de coleção purulenta, a drenagem cirúrgica está indicada. Esta consiste em introduzir o bisturi, de lâmina nº 11, entre o eponíquio e a unha, o que provoca a saída da secreção purulenta. A pele solta deve ser seccionada com a lâmina do bisturi ou com tesoura de ponta fina. A drenagem e a secção superficial da pele podem ser conseguidas sem causar dor ou sangramento, sendo dispensável anestesia local (Figuras 25.3 e 25.4).

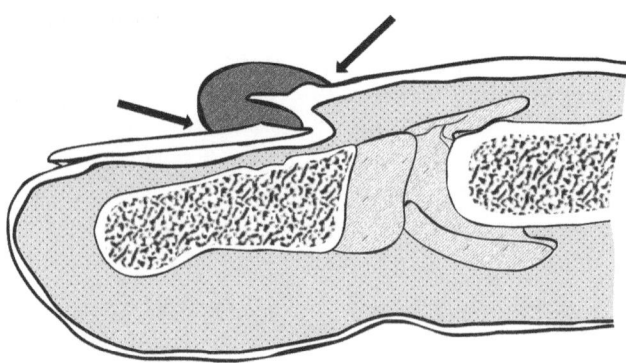

Figura 25.4 Paroníquia aguda. A infecção atinge a base da unha. Não há abscesso subungueal. O eponíquio deve ser deslocado com a ponta do bisturi de lâmina nº 11. A pele solta da região limitada pelas duas setas deve ser seccionada.

Após essa operação, faz-se curativo com gaze embebida em pomada de neomicina, e enfaixa-se a mão em posição anatômica. É aconselhável o paciente permanecer com a mão enfaixada e com tipoia alta durante 1 a 2 dias. Isto diminui o edema e impede a contaminação da lesão pelos afazeres diários.

Se a infecção não for tratada nesse estágio, pode haver propagação e formação de abscesso subungueal (Figura 25.5). Nesse caso, após anestesia por bloqueio dos nervos digitais, deve-se proceder à drenagem, afastando o eponíquio da unha nas bordas laterais em seu terço proximal e seccionando, na unha, dois pequenos triângulos de base lateral. A seguir, introduz-se pinça hemostática curva, pequena, tipo Halstead, entre a unha e o leito ungueal em seu terço proximal. Dois pequenos segmentos de borracha, medindo 20 × 3 mm, são obtidos recortando-se um dreno de Penrose. Esses pequenos drenos são introduzidos transversalmente sob a unha, de cada lado, em seu terço proximal (Figura 25.6).

Outra técnica, mais traumática, consiste em extirpar todo o terço proximal da unha (técnica de Bunnell). Faz-se curativo com gaze embebida em pomada de neomicina, e enfaixa-se a mão em posição anatômica. É aconselhável o

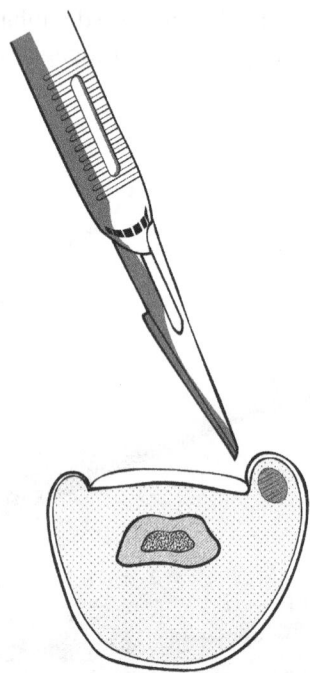

Figura 25.3 Paroníquia aguda. Localização do abscesso na borda lateral da unha. Técnica de drenagem.

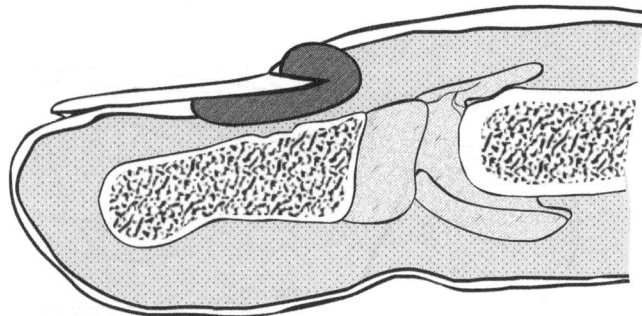

Figura 25.5 Paroníquia aguda com formação de abscesso subungueal.

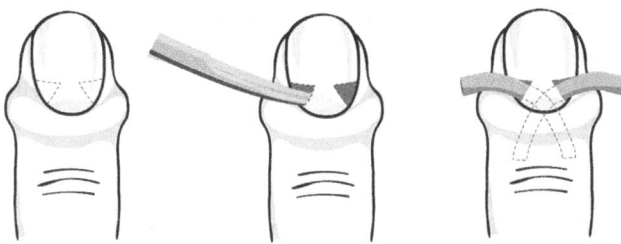

Figura 25.6 Técnica de drenagem de abscesso subungueal da metade proximal da unha.

paciente permanecer com a mão enfaixada e com tipoia alta durante alguns dias. O curativo deve ser trocado diariamente. Os drenos são retirados gradativamente. Nesses casos, também está indicado o uso de antimicrobiano por via oral. Sempre que se drena uma paroníquia, deve-se colher material para exame bacteriológico (Gram e cultura com antibiograma) devido ao aumento da prevalência de MRSA.

Paroníquia Crônica

Consiste na inflamação crônica do eponíquio, que se torna arroxeado, edemaciado e deslocado cerca de 1 mm da lâmina ungueal. Pela compressão das dobras da unha, surge exsudato seropurulento, que pode secar e formar pequenas crostas. Na unha, vão surgindo sulcos transversais paralelos, distanciados entre si aproximadamente 1 mm, dando a ela aspecto ondulado.

A paroníquia crônica acomete mais as pessoas cujas mãos estão sempre em contato com água ou expostas a ambientes úmidos e sujeitas a microtraumas repetidos que causam dano cuticular, como lavadeiras e cozinheiras. Quando a cutícula é lesada, ocorre perda da barreira epidérmica de proteção da prega ungueal proximal, que fica exposta a irritantes e alérgenos. Estes produzem dermatite de contato, responsável pela inflamação crônica. Com a perda da cutícula, a prega ungueal proximal torna-se separada da lâmina ungueal. Esse novo espaço tem papel importante na manutenção e agravamento da paroníquia, pois é receptáculo para microrganismos e irritantes que potencializam a inflamação crônica. Com o tempo, a unha retrai e torna-se espessada e arredondada. Pode ocorrer infecção secundária por *Candida* sp. e/ou bactérias (*S. aureus*, principalmente).

O tratamento é prolongado e, sempre que possível, deve ser conduzido pelo dermatologista. O paciente deve abster-se de todo contato manual prolongado com a água ou exposição a ambientes úmidos, evitar microtraumas crônicos e contato com irritantes ou alérgenos. Aplicação de corticosteroides tópicos de alta potência (propionato de clobetasol a 0,05%, 1 vez ao dia, ao deitar) é tratamento de primeira escolha. Tacrolimo tópico a 0,1% pode ser outra opção terapêutica.[3]

Quando ocorre colonização secundária por *C. albicans*, o uso tópico de derivados imidazólicos, aplicados pela manhã, está indicado.

Nos casos graves, injeção intralesional de corticosteroides, ou até mesmo uso de corticosteroides sistêmicos (prednisona 20 mg/dia), pode ser utilizada por poucos dias, para obter redução da inflamação e da dor.

Exacerbação aguda de paroníquia crônica não requer uso sistêmico de antimicrobianos, uma vez que ocorre melhora espontânea em poucos dias.

Colonização por *Pseudomonas* requer tratamento com solução de hipoclorito de sódio ou ácido acético a 2%.

Na necrose da unha, o material necrótico age como corpo estranho, e a infecção só pode ser controlada após a exérese parcial ou total da unha. Sempre que possível, deve-se ressecar apenas o terço proximal da unha, mas por vezes se impõe a retirada desta.

Em qualquer dos casos, deve-se fazer curativo compressivo. A mão, enfaixada em posição anatômica, deve permanecer alguns dias elevada por meio de tipoia alta. O curativo deve ser trocado diariamente.

ONICOMICOSE

Onicomicose é o termo utilizado para denominar a infecção da unha decorrente de invasão por fungos. A maioria das onicomicoses é causada por fungos dermatófitos. Somente 10% delas são causadas por outros tipos de fungos.[4]

Estima-se prevalência superior a 10% da população ocidental, podendo acometer até 40% da população idosa e 23% da população infectada pelo HIV.[5]

Os fungos invadem a unha por diversas rotas, levando a infecções com características distintas. Os principais tipos de onicomicose são: subungueal distal e lateral, subungueal proximal, superficial, endonix e distrófica total. Hay e Baran.[6] propõem ainda os tipos misto e secundário. O diagnóstico das onicomicoses é feito pelo encontro dos fungos, por meio de pesquisa direta e/ou cultura em meios selecionados.

Excetuando-se as onicomicoses superficiais, que podem ser tratadas com antifúngicos tópicos após remoção da área afetada, o tratamento das onicomicoses requer o uso de antifúngicos sistêmicos, e deve ser conduzido pelo dermatologista.

Onicomicose Subungueal Distal e Lateral

É o tipo mais comum de onicomicose. Os fungos alcançam o leito ungueal através do hiponíquio, pela parte distal e lateral (Figura 25.7). O sítio primário da infecção é a pele da palma das mãos ou da planta dos pés.

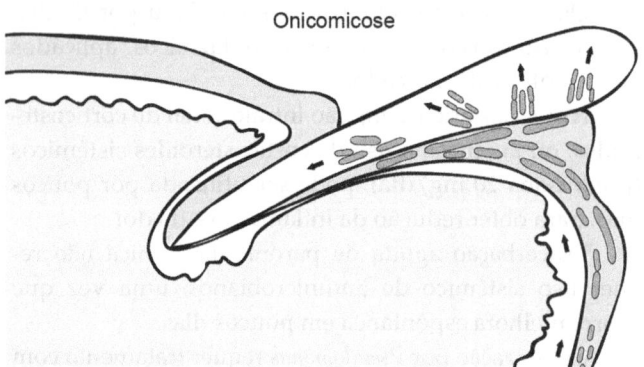

Figura 25.7 Via de invasão da unha na onicomicose subungueal distal e lateral.

O leito ungueal reage à invasão com processo inflamatório hiperqueratósico, resultando em hiperceratose subungueal, o sinal típico dessa afecção. Finalmente, a unha se separa do leito ungueal (onicólise). A destruição total da unha é rara, e usualmente ocorre após vários anos de infecção. Existem diversas formas de despigmentação. As mais comuns são branca e amarelada. Ocasionalmente, pode ser marrom, preta ou laranja.

O agente etiológico mais comum é o *T. rubrum*. Pode ser causada também pelo *T. mentagrophytes* e *E. floccosum*. Outros fungos, incluindo *C. albicans*, *Fusarium* sp., *Scytalidium* sp. e *S. brevicaulis*, podem, ocasionalmente, levar a esse tipo de onicomicose.

Onicomicose Subungueal Proximal

Os fungos alcançam a matriz ungueal através da área de queratogênese, localizada na região proximal, e colonizam a porção ventral da unha, provocando pouca reação inflamatória local (Figura 25.8).

É caracterizada por áreas de leuconíquia na porção proximal da unha. Na maioria das vezes, a porção superficial da unha permanece inalterada. Entretanto, na forma estriada, é frequente a associação a onicomicose superficial.

A incidência da onicomicose subungueal proximal é maior em pacientes imunossuprimidos e/ou portadores de HIV/AIDS, podendo acometer vários dedos.[5] O principal agente etiológico é o *T. rubrum*. Quando ela ocorre secundariamente à paroníquia, *C. albicans* e *Fusarium* sp. são os principais agentes.

Essa onicomicose é de difícil tratamento, sempre requer terapêutica por via oral e a recorrência é comum. Tratamento combinado com antifúngicos, via oral e tópica, associado ou não a tratamento cirúrgico, pode ser necessário.[6]

Onicomicose Superficial

Os fungos colonizam a porção superficial da placa ungueal, porém sem penetrá-la (Figura 25.9). É também conhecida como onicomicose superficial branca, pois, mais comumente, a superfície da unha torna-se branca, opaca e friável. Entretanto, existem casos em que ela adquire coloração preta. É causada principalmente pelo *T. mentagrophytes* e, frequentemente, está associada a *Tinea pedis interdigitalis*. Outros agentes incluem *T. rubrum*, *Fusarium* sp., *Acremonium* sp. e *Scytalidium* sp.[7]

Onicomicose por *Candida albicans*

A onicomicose causada por *Candida albicans* deve ser analisada separadamente. Frequentemente, cândida pode ser isolada em áreas subungueais, de onicólises e em paroníquias crônicas. Em todas essas situações, a colonização por cândida representa processo secundário. Tardiamente, esse fungo pode invadir a região ungueal e produzir alterações inflamatórias. A polpa digital torna-se edemaciada e avermelhada, o leito ungueal hiperceratósico e a unha, espessada, distrófica e difusamente friável. Destruição completa da placa ungueal pode ser observada. Candidíase oral está presente em quase todos os casos. A candidíase invasiva (candidíase mucocutânea) geralmente indica deficiência imunológica.

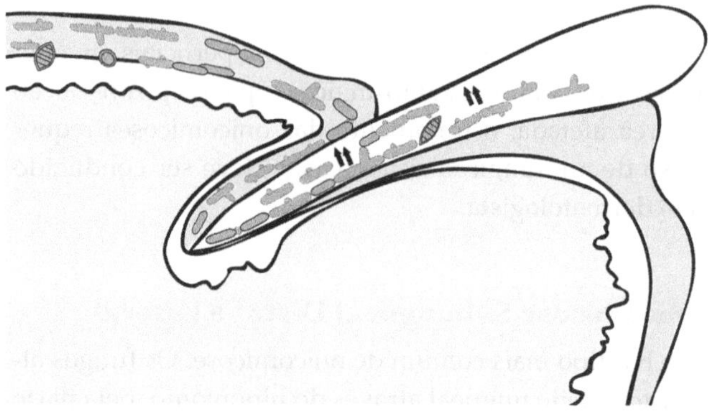

Figura 25.8 Via de invasão da unha na onicomicose subungueal proximal.

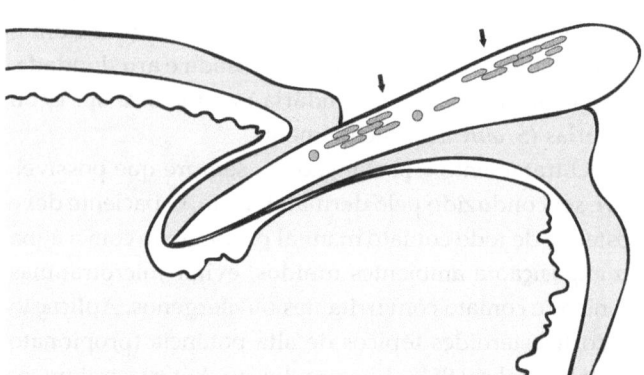

Figura 25.9 Via de invasão da unha na onicomicose superficial branca.

ONICOGRIFOSE

As unhas afetadas tornam-se irregulares, espessadas e curvas. É mais frequente nos dedos dos pés, principalmente no hálux. Nas mãos, essa doença é pouco observada.

Acomete geralmente idosos e tende a piorar com a idade. Está associada a trauma local ou surge secundariamente ao desenvolvimento de exostose subungueal ou devido à hiperextensão crônica do hálux. A placa ungueal curva-se e perde a orientação para o crescimento. Isto resulta em crescimento divergente para um lado. Essas unhas são espessas e duras, e é muito difícil cortá-las.

O tratamento consiste na exérese da unha e aplicação de fenol por 3 min na matriz e no leito ungueal (Figura 25.10). O fenol é utilizado para a destruição do epitélio germinativo da matriz ungueal porque a incidência de recidiva é extremamente alta. Ele destrói a matriz e as terminações nervosas locais, levando a melhora importante da dor, além de eliminar os microrganismos aí localizados.

UNHA EM PINÇA

Distrofia caracterizada por exacerbação da curvatura transversal das unhas, que adquirem conformação tubular (Figura 25.11). O aumento da curvatura transversal é progressivo ao longo do eixo longitudinal, e alcança sua maior proporção na ponta da unha. Neste local, as bordas laterais pinçam, aprisionam e comprimem o leito ungueal como as garras de uma pinça, sem necessariamente haver ruptura da epiderme. Eventualmente o tecido mole pode até mesmo desaparecer, às vezes com reabsorção óssea subjacente. Na maioria das vezes, a dor é moderada, mas, em alguns casos, pode ser intensa. Geralmente é provocada pela pressão. Reação inflamatória não é rara.

Essa deformação idiopática e dolorosa acomete preferencialmente adultos, sobretudo mulheres. As alterações ocorrem com mais frequência nas unhas do hálux do idoso e podem estar associadas a deformidades dos pés. Se congênita, geralmente acomete todas as unhas. Pode também ser secundária à exostose subungueal ou à osteoartrite inflamatória, como também a algumas doenças dermatológicas, especialmente psoríase.

O tratamento fica reservado aos casos sintomáticos e consiste em aplicação de grampos metálicos nas unhas, para regular a curvatura ungueal (Figura 25.12), ou em lixar a parte média da placa ungueal quase até o leito, para quebrar a curvatura convexa da unha, elevando suas partes laterais. Nos casos graves, pode-se remover

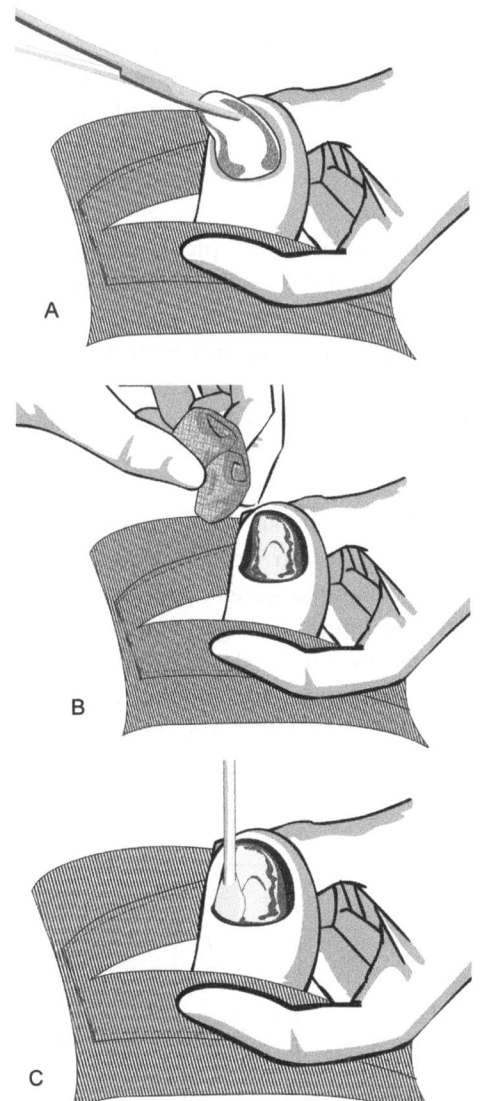

Figura 25.10 Tratamento cirúrgico da onicogrifose. (**A**) Remoção da unha com pinça hemostática forte. (**B**) Aspecto do leito ungueal após remoção da unha e limpeza. (**C**) Aplicação de fenol puro no leito ungueal e na matriz, por 3 minutos.

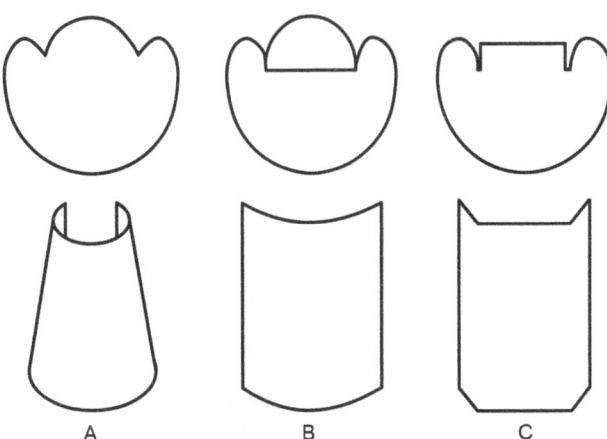

Figura 25.11 Alterações decorrentes do aumento da curvatura transversal da unha. (**A**) Unha em pinça. (**B**) Unha em telha. (**C**) Unha com margens laterais em ângulo agudo.

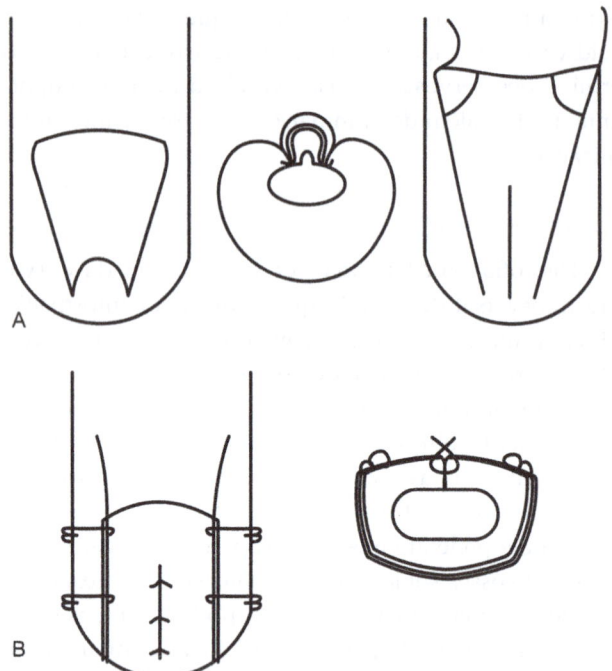

Figura 25.12 Técnica de Haneke para correção da unha em pinça. (**A**) Realização de corte longitudinal no leito ungueal após remoção dos 2/3 anteriores da unha e das bordas laterais. (**B**) Estiramento do leito ungueal por meio de suturas que tracionam suas bordas.

a unha e destruir o leito ungueal com aplicação de fenol. Quando secundária à exostose subungueal, esta deve ser ressecada.

UNHA ENCRAVADA

Quando a margem ungueal irrita e penetra os tecidos vizinhos, há lesão da pele nas dobras laterais, com instalação de infecção crônica e formação de tecido de granulação. A esse quadro, que pode estar presente total ou parcialmente, denomina-se unha encravada (Figura 25.13). Essa afecção se verifica mais comumente no hálux.

Há discussões quanto à nomenclatura e etiologia, mas este é o termo mais aceito e usado. A maioria dos autores concorda que o corte inadequado das unhas e/ou o uso de sapatos apertados são os fatores etiológicos mais importantes. Naturalmente, essas causas terão de ser removidas para se obter bom resultado no tratamento e evitar recidivas. O uso de sapatos de salto alto agrava o problema, pois aumenta o peso e a pressão nas partes anteriores do pé. Outros fatores etiológicos incluem deformidade do artelho, traumatismos repetidos, pressão interna devida a crescimento subungueal, exostose subungueal e condições sistêmicas, como obesidade.

Nos casos em que há apenas a penetração da borda ungueal na dobra lateral, com ausência de tecido de granulação, adota-se a seguinte conduta: o paciente é instruído a ter mais cuidados com os pés e a usar sapatos que não apertem a região anterior; em mulheres, o uso de sapatos de salto alto é desaconselhado; instruções são dadas quanto ao modo correto de cortar as unhas, isto é, a linha de corte deve formar ângulo de 90° com o eixo longitudinal do artelho.

Nos casos em que há espícula lateral perfurando a pele da borda lateral e tecido de granulação cobrindo pequena região anterolateral da unha, procede-se do seguinte modo: após anestesia troncular, faz-se o levantamento da borda lateral da unha com pinça hemostática curva, tipo Halstead, de ponta fina, o que faz com que pequena área lateral da unha seja deslocada do leito ungueal.

A seguir, secciona-se a espícula com bisturi de lâmina n° 11 ou tesoura e introduz-se um pedaço de algodão sob o leito ungueal, para afastar a borda da unha da goteira lateral. O algodão deve ser embebido 2 vezes ao dia com solução de PVP-I e mantido no local até que o ressalto lateral, formado ao se seccionar a espícula, ultrapasse cerca de 2 mm o hiponíquio (Figura 25.14).

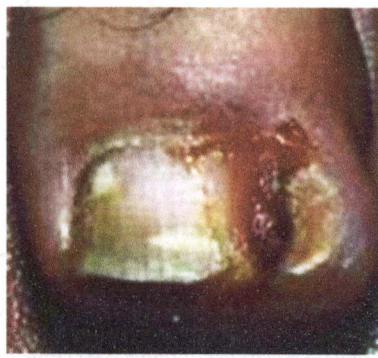

Figura 25.13 Unha encravada.

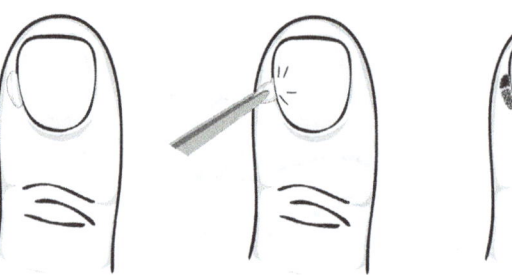

Figura 25.14 Tratamento cirúrgico da unha encravada quando há tecido hipertrofiado e/ou de granulação acometendo apenas pequena região anterolateral da unha. Não é necessária excisão do tecido.

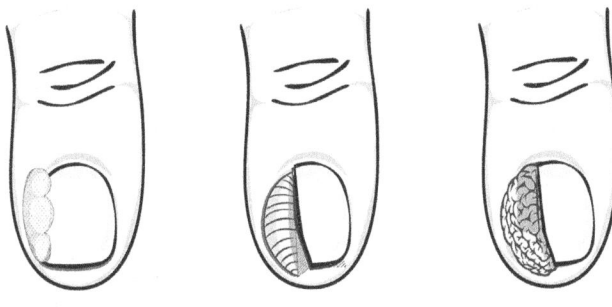

Figura 25.15 Tratamento cirúrgico da unha encravada quando toda a borda está recoberta por tecido hipertrofiado e/ou de granulação. O tecido é seccionado em cunha e a borda da unha, elevada por meio de coxim de algodão.

Nos casos em que o tecido adjacente a toda a borda da unha apresenta-se hipertrofiado, com toda a borda encravada, a técnica recomendada inclui: após anestesia troncular, secciona-se, em cunha, o tecido hipertrofiado e coloca-se um coxim de algodão sob toda a borda ungueal acometida, deslocando a unha alguns milímetros de seu leito, desde a raiz até a extremidade distal. Se há espícula nessa borda, ela é seccionada como na técnica anterior. O algodão deve ser embebido 2 vezes ao dia com solução de PVP-I e mantido no local até a cicatrização completa da área ressecada, e até que a unha esteja de tamanho adequado para ser cortada corretamente (Figura 25.15). Essa técnica está associada a bom resultado estético, visto que, após a cura da lesão, a unha fica idêntica à que era antes da afecção.

Outra técnica consiste em ressecar, após anestesia troncular, o terço da unha do lado acometido, da borda livre até a raiz, junto com o tecido hipertrofiado e de granulação. Pode-se proceder à cauterização, com fenol, da matriz ungueal, após a remoção da borda da unha. Esse tratamento vem sendo utilizado com sucesso. Um cotonete embebido em solução de fenol é aplicado na matriz da unha, permanecendo em contato pelo período de 3 min (Figura 25.16). Após esse período, o dedo é ocluído com curativo não aderente.

Uma alternativa à cauterização com fenol é a ressecção em cunha do tecido de granulação e da borda ungueal até a base da unha, incluindo o epitélio germinativo. Inicialmente, após antissepsia e anestesia troncular, a borda da unha é incisada com bisturi de lâmina nº 11 ou 15, desde a sua extremidade distal até a base da unha. Uma segunda incisão é feita logo abaixo da primeira, englobando o tecido de granulação e a borda da unha, que são retirados em cunha. A seguir, curetam-se o leito e a matriz ungueal com o cuidado de não deixar nenhum epitélio germinativo remanescente. A parte proximal da ferida é aproximada com pontos simples com fio de mononáilon 4-0 realizando-se, a seguir, curativo oclusivo (Figura 25.17).

Nos casos em que a unha encravada não estiver associada a infecção ao longo da margem ungueal, pode-se executar a cirurgia proposta por Bartlett em 1937. Nessa técnica, após anestesia troncular, uma elipse de pele e tecido celular subcutâneo é retirada na borda lateral ou medial do artelho. A ferida cirúrgica é suturada com fio de mononáilon 4-0. A técnica tem a vantagem da menor morbidez, pois geralmente a cicatrização ocorre por primeira intenção (Figura 25.18).

HEMATOMA SUBUNGUEAL

Uma contusão na extremidade do dedo, provocada, entre outros, por compressão violenta decorrente de martelada, fechamento de porta, queda de objeto pesado ou engrenagem de máquina, pode produzir hematoma subungueal. Essa lesão é extremamente dolorosa, pois o tecido é fortemente comprimido pelo sangue extravasado que se acha entre duas estruturas rígidas: a unha e a falange distal (Figuras 25.19 e 25.20).

A grande maioria dos pacientes procura atendimento médico motivados pela dor, para a qual se consegue rápido alívio ao se descomprimir o espaço subungueal.

Uma técnica simples e pouco traumática de drenar o hematoma consiste em perfurar a unha sobre ele, com agulha descartável de calibre fino (25 × 7 ou 25 × 8) fazendo-se movimentos de rotação. Como a ponta dessas agulhas é bem afiada, consegue-se a perfuração da unha aos poucos, sem necessidade de pressão excessiva, até que o sangue retido encontre saída. Desse modo, a dor é mínima e não há necessidade de anestesia local, o que não ocorre quando se tenta perfurar a unha com ponta de bisturi. O aquecimento da agulha ao rubro facilita a perfuração.

Após a drenagem, faz-se curativo compressivo e enfaixa-se a mão em posição anatômica, com o uso de tipoia alta por, pelo menos, 24 horas. O estudo radiográfico é recomendado em todos os casos, pois pode haver associação com fratura da falange distal.

TRAUMA UNGUEAL

Nessas lesões, os fragmentos da unha aderentes ao leito ungueal devem ser conservados.

Na avulsão parcial traumática da unha, após anestesia por bloqueio regional e limpeza cuidadosa, recoloca-se a unha sobre o leito ungueal por meio de três pontos em U com fio de mononáilon 5-0 (Figura 25.21). Nos casos de ferimentos cortantes envolvendo a unha, a sutura na própria unha mantém os fragmentos no lugar.

Em todos os casos, o cirurgião deve fazer o possível para conservar a unha.

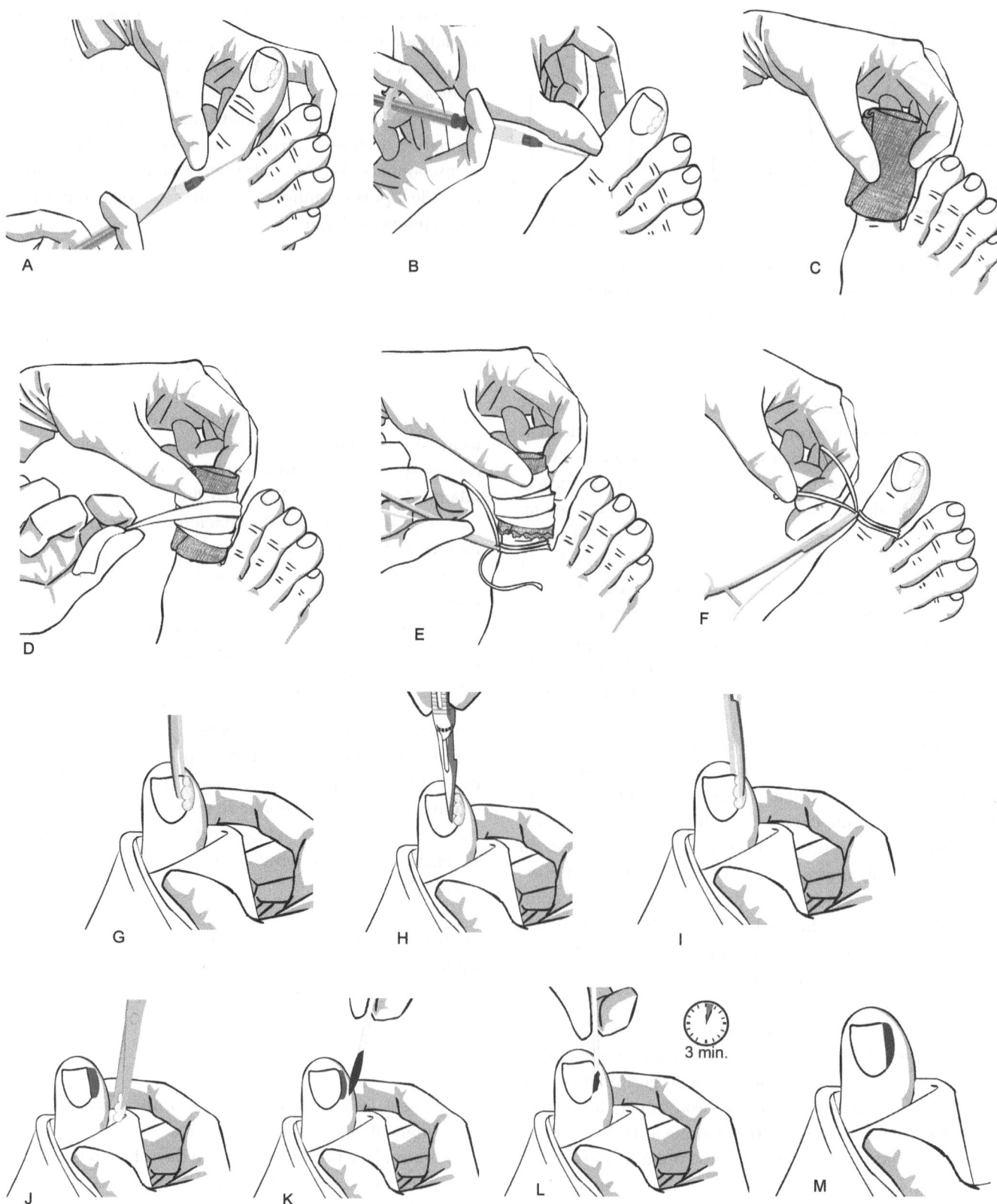

Figura 25.16 Tratamento cirúrgico da unha encravada por ressecção da borda e cauterização com fenol do leito e matriz ungueais. (**A** e **B**) Anestesia por bloqueio dos nervos digitais (nunca utilizar anestésicos com vasoconstritores). (**C**) Envolvimento do dedo com gaze estéril. (**D**) O dedo é enrolado com faixa elástica do sentido distal para o proximal. (**E**) Aplicação de torniquete na base do dedo. (**F**) Remoção da gaze e faixa elástica. (**G** e **H**) Secção da borda ungueal até a matriz com tesoura ou bisturi. (**I** e **J**) Remoção da borda ungueal com pinça hemostática. (**K** e **L**) Aplicação de fenol no leito e matriz ungueais por 3 minutos. (**M**) Resultado final.

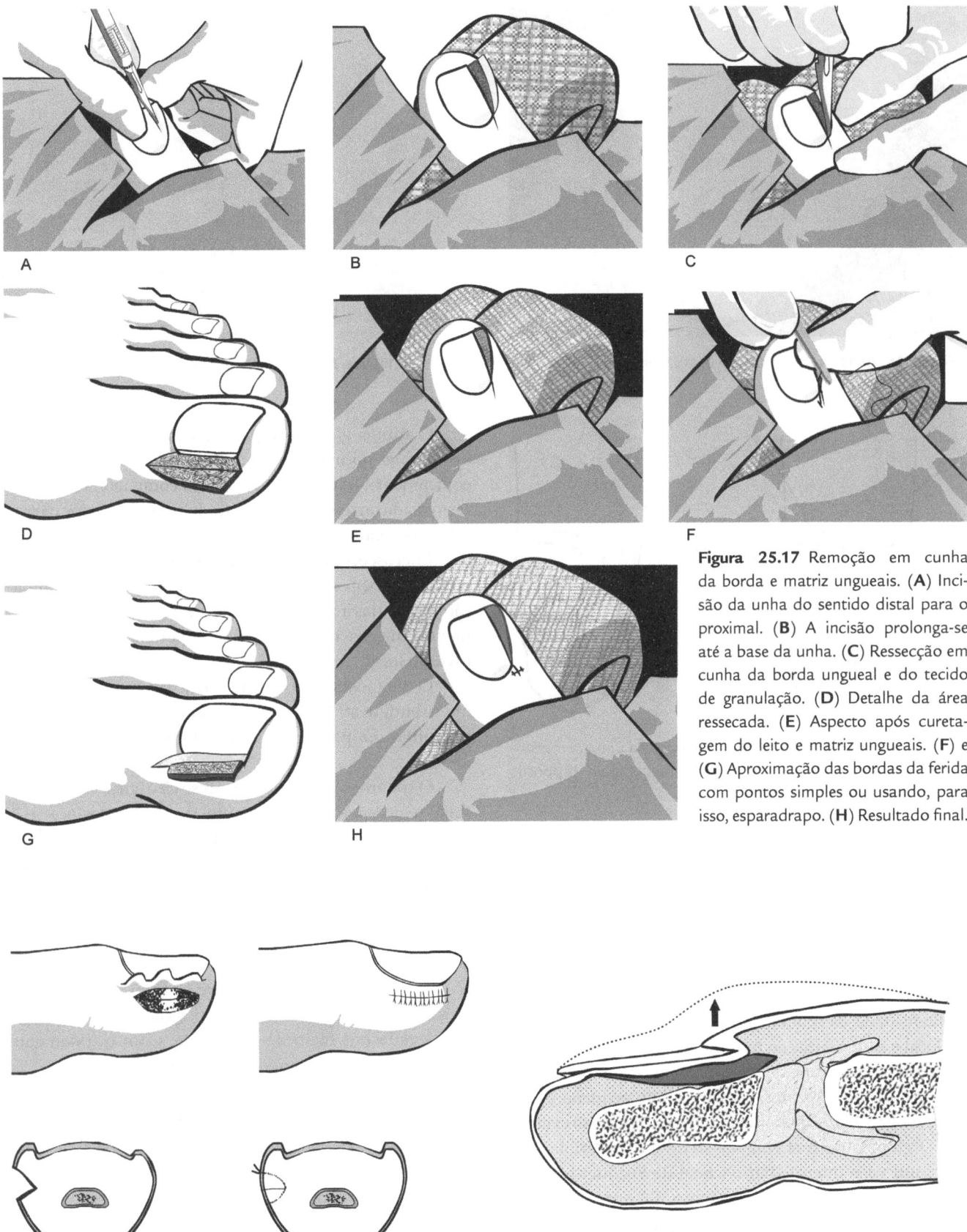

Figura 25.17 Remoção em cunha da borda e matriz ungueais. (**A**) Incisão da unha do sentido distal para o proximal. (**B**) A incisão prolonga-se até a base da unha. (**C**) Ressecção em cunha da borda ungueal e do tecido de granulação. (**D**) Detalhe da área ressecada. (**E**) Aspecto após curetagem do leito e matriz ungueais. (**F**) e (**G**) Aproximação das bordas da ferida com pontos simples ou usando, para isso, esparadrapo. (**H**) Resultado final.

Figura 25.18 Técnica de Bartlett para tratamento da unha encravada quando não há infecção associada.

Figura 25.19 Hematoma subungueal. O tecido é fortemente comprimido pelo sangue extravasado entre duas estruturas rígidas (unha e falange distal).

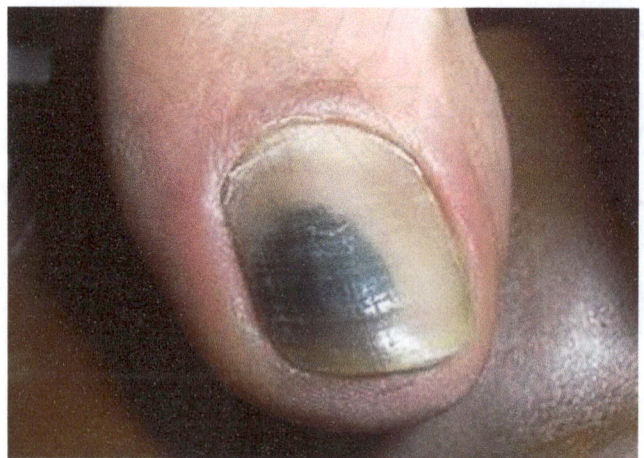

Figura 25.20 Hematoma subungueal (aspecto à inspeção).

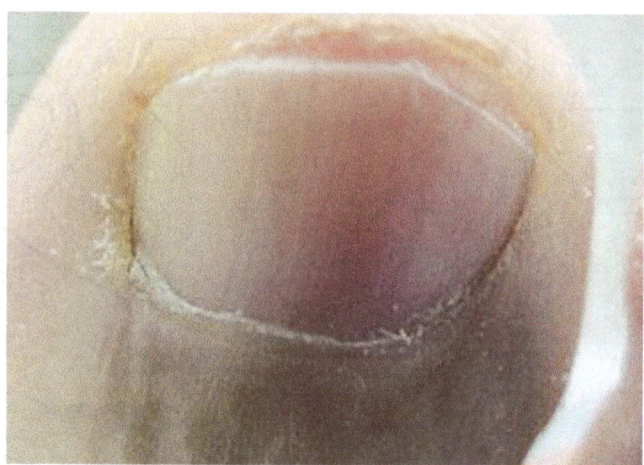

Figura 25.22 Tumor glômico subungueal.

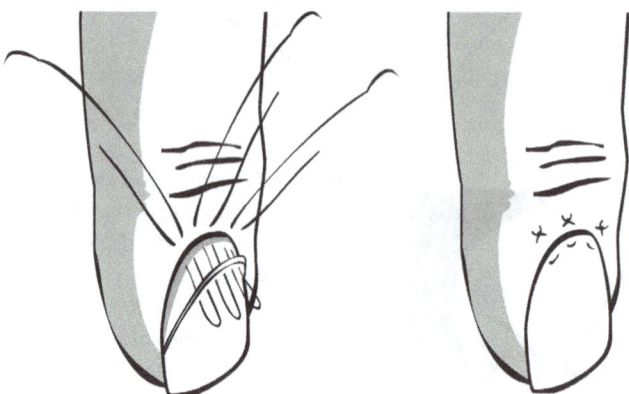

Figura 25.21 Tratamento da avulsão parcial da unha com recolocação desta sobre o leito ungueal e fixação por meio de pontos em U com fio de mononáilon 5-0.

TUMORES BENIGNOS DA UNHA E REGIÃO PERIUNGUEAL

Tumor Glômico

Esse tumor é extremamente doloroso. Quando ocorre sob a unha, uma mancha vermelho-arroxeada é visível através da lâmina ungueal (Figura 25.22). A dor, de grande intensidade, é espontânea, mas exacerba-se com a pressão local e com a variação térmica, mais com o frio do que com o calor. É esse tipo de dor que chama a atenção para o dedo acometido. Às vezes, a lesão é muito pequena, e, assim, o diagnóstico só pode ser feito após minucioso exame.

O glômus normal compõe-se de uma arteríola aferente, um vaso intermediário (canal de Sucquet-Hoyer), que faz a anastomose arteriovenosa e é envolvido por fibras musculares; uma veia eferente, um retículo intraglômico, fibras nervosas e cápsula periférica. O glômus normal mede 1 mm de diâmetro. Seu papel parece ser de regularizar a temperatura local.

O tumor glômico representa mais uma hipertrofia do glômus normal que um verdadeiro tumor. Macroscopicamente, o tumor forma massa compacta, vermelho-arroxeada, arredondada e bem delimitada. A dor parece estar associada à irritação das fibras nervosas do glômus.

Microscopicamente, o tumor tem aparência hemangiomatosa bem diferenciada. É raro notar-se disseminação de células fora da cápsula. Entretanto, existe forma menos diferenciada, o hemangiopericitoma, capaz de invasão local.

O diagnóstico diferencial principal é com o melanoma subungueal. Neuroma secundário a traumatismo ou neurofibroma pode produzir sintomas dolorosos semelhantes.

O tratamento eficaz é a exérese cirúrgica. Após anestesia regional e garroteamento do dedo, desloca-se a unha de seu leito e faz-se a excisão total do tumor, o que é facilitado por apresentar-se ele bem capsulado. Após retirar o garroteamento e proceder a hemostasia cuidadosa, a unha é recolocada em seu leito e fixada por ponto de mononáilon 4-0. A peça cirúrgica deve ser enviada para estudo anatomopatológico.

Terminada a operação, deve-se fazer curativo compressivo; a mão, enfaixada em posição funcional, deve ser elevada por meio de tipoia alta. Com o tratamento cirúrgico, a dor desaparece completamente.

Ocorre recidiva em 10% a 20% dos casos, devida, geralmente, à excisão incompleta do tumor, presença de pequenos tumores não evidenciados na cirurgia ou crescimento de novos tumores.

Verrugas

As verrugas são tumores causados pelo vírus HPV. Podem apresentar vários tipos morfológicos. O mais comum é a verruga vulgar. Caracteriza-se por lesão ve-

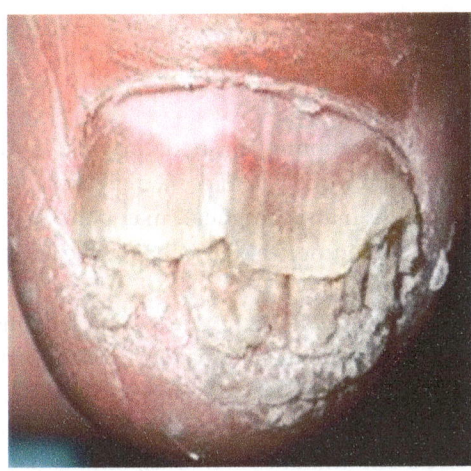

Figura 25.23 Verrugas no leito ungueal.

getante, medindo alguns milímetros de diâmetro e de coloração pardacenta, amarelada ou mais escura e que sangra facilmente ao desbridamento superficial. Às vezes acomete todo o leito ungueal (Figura 25.23). Apresenta pontos escuros espalhados na superfície da lesão e que são formados por capilares trombosados. Podem se localizar nas regiões periungueal e subungueal.

O tratamento pode ser feito com ácido tricloroacético na concentração de 30% a 75%, em aplicações com intervalos de 5 dias; ácido salicílico a 10% adicionado a ácido láctico a 10% em colódio elástico, em aplicações diárias; ou cantaridina a 1% aplicada a cada 2 a 3 semanas, até que ocorra remissão completa. A adição de ácido salicílico a 30% e podofilina a 5% aumenta a eficácia da cantaridina. Imiquimod a 5% pode ser utilizado nos casos de lesões recorrentes.[8,9]

Pode-se usar, também, a eletrocoagulação e a curetagem. Aplicação de nitrogênio líquido oferece bons resultados, porém é muito dolorosa. Ela deve ser aplicada com cuidado nos dedos próximo a terminações nervosas, devido ao risco do aparecimento de dor crônica e neuropatia. Na região periungueal não está indicada a sua aplicação, pois pode causar distrofia permanente da unha.

O 5-fluorouracil creme a 5% ou solução a 5% pode ser utilizado nos casos resistentes. Ele deve ser aplicado sobre a lesão 2 vezes ao dia, pelo período de 3 a 5 semanas. A região deve ser protegida do sol, por causa da fototoxicidade deste medicamento.[10]

Bons resultados também são obtidos com a utilização de bleomicina intralesional. Esta deve ser injetada em múltiplos locais no interior da lesão na concentração de 0,1 U/mL a 0,5 U/mL de solução salina. A involução da lesão ocorre após 3 semanas de tratamento. Se, após esse período, ainda houver lesão residual, deve-se repetir o tratamento.[11,12]

O *laser* de CO_2 pode ser empregado no tratamento das verrugas subungueais, promovendo ablação das lesões. Complicações permanentes, como distrofia ungueal após ablação, são raramente observadas.[13-15]

Quando a localização é no leito ungueal, deve-se, após anestesia regional, remover parte da unha em torno da lesão e proceder a eletrocoagulação e curetagem, ou à aplicação de ácido tricloroacético ou do ácido salicílico com ácido láctico.

Não é recomendável a excisão cirúrgica porque a incidência de recidiva na cicatriz é alta.

Granuloma Telangiectásico (Granuloma Piogênico)

Tumor benigno, localizado, superficial, polipoide, de coloração avermelhada ou vermelho-arroxeada, e que sangra com muita facilidade. Não está relacionado com a infecção bacteriana, mas sim com a proliferação capilar. Diagnóstico diferencial deve ser feito com melanoma amelanótico.

Geralmente surge após trauma local e, frequentemente, ocorre na gravidez. A lesão é, na maioria das vezes, única e desenvolve-se durante várias semanas. Na região ungueal, situa-se nas dobras laterais ou no hiponíquio, mas pode atingir também o leito ungueal (Figura 25.24).

O tratamento está indicado para as lesões que sangram com facilidade, as de localização incômoda ou por questões estéticas. Consiste na excisão cirúrgica, que pode ser feita pela técnica de *punch*, *shaving* ou curetagem seguida por eletrocauterização ou cauterização com

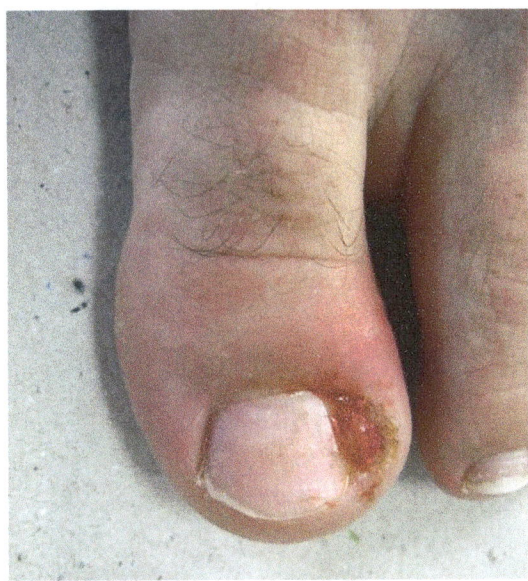

Figura 25.24 Granuloma telangiectásico em caso de unha encravada.

nitrato de prata, *laser* de CO_2, *laser* pulsátil ou crioterapia.[16] A excisão cirúrgica com fechamento primário tem as vantagens de apresentar baixo índice de recorrência, poder ser realizada em uma única sessão e possibilitar o estudo histopatológico da lesão. O assunto é tratado, com maiores detalhes, no Capítulo 22.

Fibroma

Pode ter localização periungueal ou situar-se na região subungueal. Está indicada a exérese da lesão.

Condroma

Localiza-se diretamente sob a lâmina ungueal e causa elevação e deformidade da unha. Pode haver dor intensa quando se comprime a unha. O tratamento consiste na ressecção do tumor.

Melanoníquia

Melanoníquia estriada ou longitudinal é o termo utilizado para designar qualquer hipercromia linear marrom ou enegrecida da lâmina ou do leito ungueal (Figura 25.25). Pode ser de causa neoplásica (nevo melanocítico, melanoma) ou não neoplásica (racial ou medicamentosa). Origina-se, mais frequentemente, da matriz ungueal distal que contém melanócitos ativos. À dermatoscopia, observa-se coloração acinzentada com padrão irregular de finas linhas longitudinais.

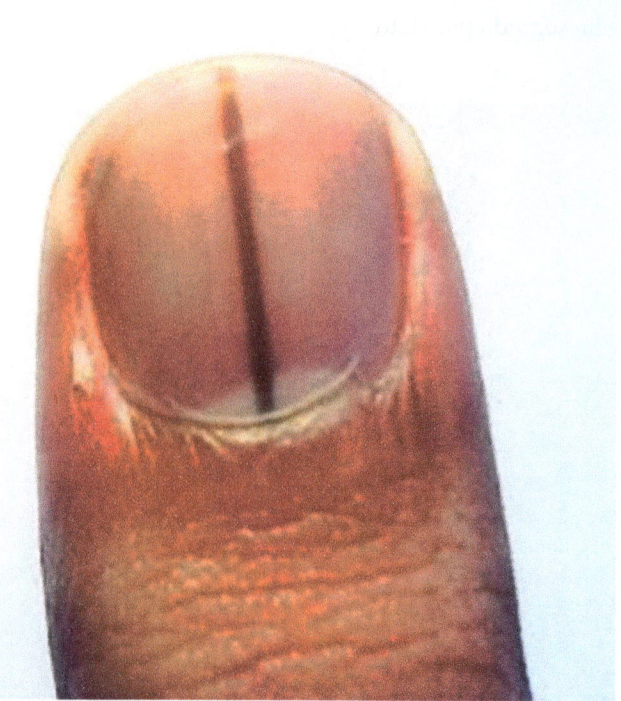

Figura 25.25 Melanoníquia estriada.

TUMORES MALIGNOS DA UNHA E REGIÃO PERIUNGUEAL

Melanoma

O melanoma subungueal pode originar-se de diferentes sítios anatômicos. Na maioria dos casos, desenvolve-se a partir da matriz ungueal, mas pode originar-se no epitélio do leito ungueal ou na epiderme ao redor da matriz ungueal.

O melanoma da matriz ungueal pode ser considerado forma particular de melanoma do tipo acral lentiginoso.[17] Caracteriza-se por lesão assimétrica e mal delimitada, com proliferação de melanócitos atípicos arranjados em ninhos ou em unidades solitárias, localizadas em todos os níveis da matriz ungueal. Outros tipos histológicos também podem ser encontrados.

O melanoma subungueal é raro, correspondendo de 0,3% a 3,5% dos melanomas.[17-19] Geralmente acomete idosos, sendo extremamente raro na infância. Localiza-se mais frequentemente no polegar e no hálux. O acometimento de um único dedo com faixa pigmentada aumenta a suspeita de melanoma subungueal, especialmente se a largura for maior que 3 mm, houver pigmentação de diversos tons de marrom ao negro, houver pequeno grau de deformidade ungueal ou surgir na meia-idade.

Levit *et al.*[18] propuseram sistema para identificação de lesões sugestivas de melanoma subungueal:

A. *Age* (idade). Pico entre o quinto e o sétimo decênios de vida.
B. *Band* (faixa ungueal). Pigmentação marrom a preta. Largura superior ou igual a 3 mm e bordas irregulares.
C. *Change* (alteração). Aumento rápido de tamanho ou da taxa de crescimento.
   Lack of *change.* Ausência de melhora da distrofia ungueal, apesar do tratamento adequado.
D. *Digit involved* (dedo afetado). Em ordem de frequência:
   – Polegar, hálux, indicador;
   – Dedo único, múltiplos dedos;
   – Mão dominante.
E. *Extension* (extensão). Pigmentação envolvendo a prega ungueal proximal ou lateral (sinal de Hutchinson), ou a borda livre da lâmina ungueal (Figura 25.26).
F. *Familial history* (antecedentes familiares). Antecedente familiar ou pessoal de melanoma ou síndrome do nevo displásico.

O diagnóstico deve ser feito pela suspeita clínica, seguida da dermatoscopia. Esta pode ser realizada no leito ungueal ou na matriz ungueal. O dermatoscópio é posicionado diretamente na lesão. O encontro de padrão regular com coloração marrom-acinzentada favorece o

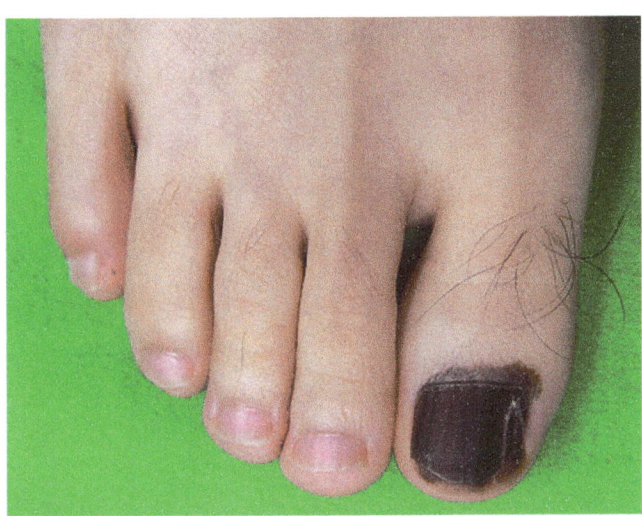

Figura 25.26 Melanoma subungueal (sinal de Hutchinson).

diagnóstico de lesão benigna. A presença de padrão irregular e de coloração marrom a preta indica provável lesão maligna. O diagnóstico de certeza é dado pela biópsia e estudo anatomopatológico.

A biópsia da lesão ungueal pode ser incisional ou excisional, de acordo com o tamanho da lesão. Deve ser feita sob visão direta após remoção da unha (total ou parcial). Esta deve ser também encaminhada para estudo anatomopatológico, devido ao íntimo contato com a lesão.

O tratamento consiste na amputação do dedo acometido ou da articulação justaproximal à lesão.

Carcinoma Basocelular

É muito rara a localização subungueal. O tratamento é a exérese local.

Carcinoma Espinocelular

A localização na região subungueal também é rara. A amputação está indicada se a falange estiver envolvida no processo. Se for possível executar a exérese do tumor com boa margem de segurança, a excisão local pode ser indicada.

Referências Bibliográficas

1. Fonseca FP, Savassi-Rocha PR, Almeida SR, Sanches MD. Cirurgia da unha. *In:* Fonseca FP, Savassi-Rocha PR (eds.) *Cirurgia ambulatorial*. Rio de Janeiro: Guanabara Koogan, 1999, pp 321-31.
2. Wollina U. Acute paronychia: comparative treatment with topical antibiotic alone or in combination with corticosteroid. *Journal of the European Academy of Dermatology and Venereology*, 2001; *15*:82-4.
3. Rigopoulos D, Gregoriou S, Belyayeva E *et al*. Efficacy and safety of tacrolimus ointment 0.1% vs. betamethasone 17-valerate 0.1% in the treatment of chronic paronychia: an unblinded randomized study. *Br J Dermatol*, 2009; *160*:858-60.
4. Gupta AK, Drummond-Main C, Cooper EA *et al*. Systematic review of nondermatophyte mold onychomycosis: Diagnosis, clinical types, epidemiology, and treatment. *J Am Acad Dermatol*, 2012; *66*:494-502.
5. Moreno-Coutiño G, Arenas R, Reyes-Terán G. Clinical presentation of onychomycosis in HIV/AIDS: a review of 280 mexican cases. *Indian J Dermatol*, 2011; *56*:120-1.
6. Hay RJ, Baran R. Onychomycosis: A proposed revision of the clinical classification. *J Am Acad Dermatol*, 2011; *65*:1219-27.
7. Baran R, Faergemann J, Hay RJ. Superficial white onychomycosis – A syndrome with different fungal causes and paths of infection. *J Am Acad Dermatol*, 2007; *57*:879-82.
8. Muzio G, Massone C, Rebora A. Treatment of non-genital warts with topical imiquimod 5% cream. *Eur J Dermatol*, 2002; *12*:347-9.
9. Skinner R. Role of topical therapies in the management of cutaneous disease. *J Cutan Med Surg*, 2004; *8* (suppl 3):22-31.
10. Gibbs S, Harvey I. Topical treatments for cutaneous warts. *Cochrane Database Syst Rev*, 2006; *3*:CD001781.
11. Munn SE, Higgins E, Marshall M *et al*. A new method of intralesional bleomycin therapy in the treatment of recalcitrant warts. *Br J Dermatol*, 1996; *135*:969-71.
12. Salk R, Douglas TS. Intralesional bleomycin sulfate injection for the treatment of verruca plantaris. *J Am Podiatr Med Assoc*, 2006; *96*:220-5.
13. Robson KJ, Cunningham NM, Kruzan KL *et al*. Pulsed-dye laser versus conventional therapy in the treatment of warts: a prospective randomized trial. *J Am Acad Dermatol*, 2000; *43*:275-80.
14. Ross BS, Levine VJ, Nehal K *et al*. Pulsed dye laser treatment of warts: an update. *Dermatol Surg*, 1999; *25*:377-80.
15. Sloan K, Haberman H, Lynde CW. Carbon dioxide laser-treatment of resistant verrucae vulgaris: retrospective analysis. *J Cutan Med Surg*, 1998; *2*:142-5.
16. Lee J, Sinno H, Tahiri Y *et al*. Treatment options for cutaneous pyogenic granulomas: A review. *J Plast Reconstr Aesthet Surg*, 2011; *64*:1216-20.
17. Hirata SH, Bilemjian APJ. Melanoma lentiginoso acral. *In:* Belfort FA, Waisntein AJA (eds.) *Melanoma*. São Paulo: Marina, 2010, pp 129-38.
18. Levit EK, Kagen MH, Scher RK *et al*. The ABC rule for clinical detection of subungual melanoma. *J Am Acad Dermatol*, 2000; *42*:269-74.
19. De Giorgi V, Saggini A, Grazzini M *et al*. Specific challenges in the management of subungual melanoma. *Expert Rev Anticancer Ther*, 2011; *11*:749-61.

Úlceras dos Membros Inferiores

Túlio Pinho Navarro
Ricardo Jayme Procópio
Gustavo Braga Murta

Capítulo

26

INTRODUÇÃO

Úlcera é a perda de revestimento tecidual. No caso dos membros inferiores, é a perda do tegumento,[1] que pode também acometer tecidos mais profundos. Ulceração é o ato ou processo de ulcerar, mas esse termo pode referir-se à própria úlcera, que também é conhecida como ferida.

Úlceras de membros inferiores são problema de saúde pública, pois afligem aproximadamente 1% a 2% da população dos países ocidentais desenvolvidos[2,3] e podem atingir mais de 4% das pessoas com idade superior a 65 anos.[4] Maffei *et al.*[5] encontraram dados similares no Brasil, número que na atualidade pode chegar a dois milhões de brasileiros.

Existem muitas causas de ulceração nos membros inferiores:[6,7]

1. Vasculares (venosas, arteriais, arteriovenosas, vasculites);
2. Neuropáticas (neuropatia periférica);
3. Neoplásicas;
4. Hematológicas (crioglobulinemia, anemia falciforme, esferocitose);
5. Infectoparasitárias (bactérias, fungos, protozoários e parasitos);
6. Metabólicas (porfiria);
7. Indeterminadas.

As úlceras mais prevalentes são de etiologia vascular. As de origem venosa são responsáveis por 60% a 70% dos casos e são denominadas úlcera de estase ou venosa. As de origem arterial e neuropática respondem por até 25% dos casos e incluem pacientes diabéticos e hipertensos sem controle adequado. Em cerca de 3,5% dos casos, não se consegue determinar a causa.[6]

A história e o exame físico constituem a abordagem inicial das úlceras de membros inferiores, e deve-se pesquisar as seguintes características clínicas:[6-8]

1. *Localização:* pé (planta, dorso, artelhos, calcâneo), área maleolar e perimaleolar (medial, lateral), perna, joelho, coxa. Cada localização relaciona-se com uma etiologia específica.
2. *Número:* únicas ou múltiplas.
3. *Tamanho:* descrever o diâmetro estimado da lesão, de preferência com duas medidas (p. ex., 5 × 3 cm).
4. *Tempo de doença:* pesquisar há quanto tempo iniciou-se a ferida (dias, meses, anos) e se houve cicatrização, se houve recidivas e quantas vezes.
5. *Fator desencadeante:* trauma local, calor local, infecção ou espontânea (sem fator desencadeante).
6. *Dor:* pode ser indolor, pouco dolorosa ou com alívio por meio de analgésicos comuns, ou muito dolorosa a ponto de o paciente perder o sono e a fome e com alívio somente com analgésicos potentes. Pesquisar também outras condições que aliviam ou agravam a dor, como elevar ou abaixar os pés.
7. *Bordas:* podem ser circulares, irregulares, elevadas, vegetantes ou necróticas.
8. *Fundo (leito) da ferida:*
   - *Presença de secreção:* serosa, sero-hemorrágica, seropurulenta ou purulenta.
   - *Tecido:* granulação exuberante ou pálida, sem granulação, com fibrina, com necrose ou exposição de tecidos profundos (músculo, tendão, osso), rasa ou funda.
9. *Pele ao redor:* pode ser normal, seca, descamativa, com rachaduras, com hiperpigmentação ocre, com dermatoesclerose, hiperemiada, com temperatura aumentada ou normal.

ÚLCERA DE ESTASE (VENOSA)

Epidemiologia

São as úlceras mais prevalentes na população mundial (1% a 2% da população) e responsáveis por 60% a 70% das ulcerações dos membros inferiores. Praticamente não apresentam mortalidade, mas são responsáveis por perda acentuada de qualidade de vida devido ao desconforto, às taxas de recidiva e à longa evolução.[9]

Apresentam prognóstico ruim, pois apenas 50% cicatrizam em 4 meses,[10] 20% permanecem com ulceração ativa em 2 anos e 8% em 5 anos,[11] com recidiva anual de 6% a 15%.[12,13]

Representam elevado custo ao sistema de saúde, tanto na avaliação diagnóstica quanto na abordagem terapêutica, sendo responsáveis pela perda de considerável número de dias de trabalho.[14,15] Constituem, respectivamente, a 14ª e a 32ª causas de afastamento temporário e definitivo do trabalho em Minas Gerais.[16]

FISIOPATOLOGIA

Ocorre devido à falha do sistema venoso em retornar o sangue para o coração contra a gravidade, quadro denominado de insuficiência venosa crônica.

A insuficiência venosa crônica desenvolve-se em consequência da dificuldade no retorno venoso decorrente de anormalidades estruturais ou funcionais das veias nos membros inferiores. Isso ocorre devido à presença de refluxo e/ou obstrução venosa ou por deficiência na ação da bomba muscular da panturrilha, que resulta em graus variados de hipertensão venosa crônica, levando ao acúmulo de sangue venoso na extremidade afetada.[17]

O sistema venoso dos membros inferiores é constituído por três subsistemas interdependentes:

1. *Sistema profundo:* situado abaixo da fáscia muscular e responsável pela drenagem de cerca de 90% do sangue que chega à extremidade.
2. *Sistema superficial:* situado acima da fáscia muscular, constituído principalmente pelas veias safenas magna e parva, veias safenas acessórias, veias em rede (reticulares) e vasos dérmicos e subdérmicos.
3. *Sistema comunicante:* veias denominadas de perfurantes (ou comunicantes), uma vez que perfuram a fáscia muscular e comunicam o sistema superficial com o sistema profundo.

Qualquer falha em um desses sistemas pode levar a insuficiência venosa crônica e sua pior consequência, que é a ulceração. Cerca de 50% a 70% dos casos se devem à falha principal no sistema venoso superficial, sendo a veia safena magna a mais afetada por refluxo.[9] O acometimento do sistema superficial, na maioria das vezes, é primário e restrito a esse sistema, e, portanto, pode ser resolvido com intervenções mais simples. O acometimento do sistema venoso profundo, principalmente secundário a trombose venosa profunda, constitui um quadro mais complexo, pois a intervenção sobre esse sistema não é factível, na maioria das vezes, e é mais difícil, com piores

resultados. O acometimento do sistema comunicante geralmente é secundário ao comprometimento de um dos dois sistemas supracitados.

Do ponto de vista hemodinâmico, a bomba muscular da panturrilha tem a função de retornar o sangue ativamente para o coração e reduzir a pressão intravenosa de modo cíclico. A pressão intravenosa no repouso, em uma pessoa em pé, pode chegar a 100 mmHg, devido à pressão hidrostática. Porém, com a ação da bomba muscular durante o exercício, há redução da pressão para 30 mmHg ou menos. Por isto, a musculatura da panturrilha é considerada um coração periférico. É a redução cíclica da pressão intravenosa que mantém os tecidos da perna com o trofismo normal. Quando esse mecanismo deixa de ser eficiente, ocorre hipertensão venosa sustentada e, por conseguinte, insuficiência venosa crônica. A incidência de úlcera é nula quando as pressões intravenosas e venosas são iguais ou inferiores a 30 mmHg, aumenta para 22% quando as pressões oscilam entre 41 mmHg e 50 mmHg e para 60% quando são maiores que 60 mmHg e menores que 90 mmHg. A incidência de ulceração é de 100% quando a pressão venosa é maior que 90 mmHg.

A hipertensão venosa sustentada leva ao extravasamento de plasma e elementos figurados do sangue para os tecidos circunvizinhos, principalmente para a pele e o tecido subcutâneo. A hemácia, que tem na hemoglobina o íon ferro, transforma-se em hemossiderina e, consequentemente, escurece a pele provocando a hiperpigmentação ocre.[9] A piora hemodinâmica traduz-se em piora clínica, pois, quanto mais refluxo ou obstrução ocorrer nos sistemas venosos, maior a chance de ulceração. Quanto maior a hipertensão venosa, maiores são os diâmetros venosos.[18]

Do ponto de vista microcirculatório, com o extravasamento contínuo de líquidos e outras proteínas dos capilares para os tecidos, ocorre, além do edema no tornozelo, endurecimento do tecido subcutâneo, quadro denominado de dermatoesclerose. Por fim, ocorre sequestro de leucócitos, ativando enzimas lisossômicas que levam a dano celular. O extravasamento de fibrina forma um manguito em torno dos capilares, o que dificulta a difusão de oxigênio e nutrientes para as células e leva também a menor disponibilidade de elementos que servem de matriz para cicatrização. O efeito final é a ulceração.[9]

Abordagem Diagnóstica
Características clínicas

O paciente com úlcera de estase refere história de início de semanas ou até decênios. A úlcera pode surgir espontaneamente ou após trauma local. A recidiva é frequente.

Localiza-se, geralmente, na área maleolar ou peri-maleolar medial, mas pode situar-se em outros locais, principalmente após trauma ou infecção, como erisipela bolhosa.

Geralmente são únicas e de tamanho variável, mas as de longa duração podem ser múltiplas e coalescerem, transformando-se em grandes úlceras que acometem parcial ou totalmente a circunferência da perna. Suas bordas são irregulares na forma, porém bem definidas (Figura 26.1).

Carcinomas espinocelulares sobre úlceras venosas, conhecidos como úlceras de Marjolin, apresentam, em geral, bordas elevadas, produção excessiva de exsudato e tecidos necróticos. O aspecto da borda, nesse caso, é vegetante ou verrucoso. Eles se apresentam com tecido de granulação exuberante e bordas roliças em algumas regiões da úlcera. Nas úlceras ativas por longo tempo, deve-se avaliar a necessidade de realização de biópsia a intervalos regulares, uma vez que a transformação maligna está diretamente relacionada com a duração. Para se ter material representativo para o exame histopatológico, deve-se fazer biópsias em várias regiões da úlcera.

Seu leito, na maioria das vezes, é formado por tecido de granulação, mas pode apresentar deposição de fibrina ou secreções amareladas. Na vigência de cheiro forte e dor associados, deve-se suspeitar de infecção. Exposição de tecidos profundos, como tendões, músculos e ossos, é rara. Exposição óssea pode associar-se a osteomielite.

Dor é sintoma frequente, porém de intensidade variável e não é influenciada pelo tamanho da úlcera. Lesões pequenas podem ser muito dolorosas, enquanto as grandes podem ser praticamente indolores, e vice-versa. Em geral, quando presente, a dor piora ao final do dia, com a posição ortostática, e melhora após a elevação do membro. Úlceras profundas localizadas na região dos maléolos e úlceras pequenas associadas à atrofia branca são as mais dolorosas. Quando a dor é muito intensa, principalmente após elevação do membro, outras possibilidades diagnósticas devem ser consideradas, como úlcera por doença arterial.

Edema de tornozelo está frequentemente presente, sobretudo ao final do dia.[6] A pele ao redor encontra-se endurecida (dermatoesclerose), descamativa e com hiperpigmentação ocre.

A temperatura da pele pode estar um pouco aumentada devido à estase venosa, mas se estiver quente é indício de infecção local, erisipela ou linfangite.

Por fim, evidenciam-se veias dilatadas e tortuosas nas pernas. Não é infrequente o paciente relatar cirurgia venosa prévia. Os pulsos devem ser palpados (femoral, poplíteo, dorsal do pé e tibial posterior). Os pulsos podais (dorsal do pé e tibial posterior) podem ser difíceis de palpar devido ao edema e endurecimento da pele, ou, ainda, à presença de ferida nesses locais. Se houver dúvida, deve-se realizar a medida do índice tornozelo-braço com o aparelho Doppler portátil.[6]

Diagnóstico por imagem

Diante das características clínicas supracitadas, o quadro torna-se muito sugestivo de doença venosa crônica. Deve-se, nesses casos, solicitar o *duplex scan* ou ecodoppler venoso da extremidade inferior em questão. Esse é o exame de melhor acurácia na doença venosa crônica.[9] A finalidade não é realizar o diagnóstico, pois este é clínico, na maioria das vezes, mas saber qual ou quais sistemas venosos estão acometidos: superficial, profundo e/ou comunicante. Com esse exame, evidenciam-se as alterações anatômicas (quais as veias e os sistemas comprometidos) e funcionais (se há refluxo e/ou obstrução), assim como as sequelas de tromboses prévias. Isto irá permitir a correta abordagem terapêutica. Outros exames também podem ser solicitados, como a pletismografia a ar, que quantifica as alterações hemodinâmicas, mas, como o *duplex scan* também fornece informações funcionais e as medidas dos diâmetros venosos, esse exame, atualmente, restringe-se a protocolos de pesquisa.[9]

Abordagem Terapêutica

Todo método de tratamento deveria ter sua eficácia comprovada por evidências científicas. O melhor desenho de estudo para comprovar a eficácia de um tipo de tratamento é o ensaio clínico prospectivo e randomizado, denominado estudo experimental, no qual existem pelo menos dois grupos de comparação escolhidos ao acaso, sendo um grupo submetido ao tratamento padrão (ou a placebo) e outro ao tratamento que se quer experimentar.

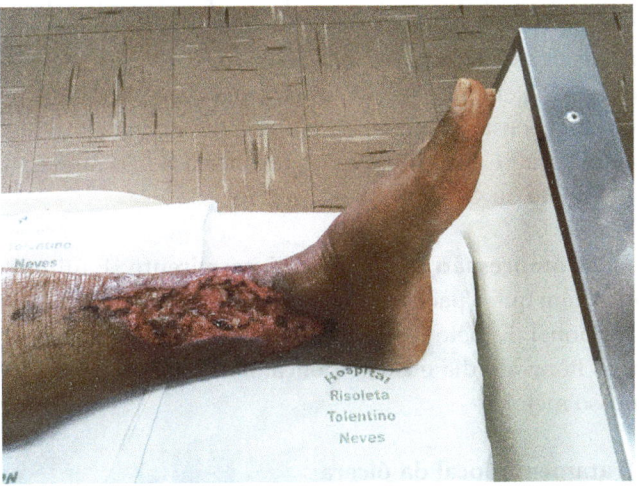

Figura 26.1 Úlcera de estase com estigmas de insuficiência venosa crônica: hiperpigmentação ocre, edema e veias varicosas.

Não pode haver interferência do pesquisador na escolha dos grupos ou do tratamento. Quanto maior a casuística e quanto mais estudos mostrarem o mesmo resultado, melhor a evidência científica da modalidade terapêutica. Porém, nem sempre existem na literatura estudos com esse desenho para responder às questões terapêuticas. Para cada método descrito a seguir, pesquisou-se a melhor evidência científica atualmente disponível.

Os objetivos do tratamento são a cicatrização da ferida e a prevenção da recidiva.

Os principais métodos destinados à cicatrização da úlcera são:[6]

1. Terapia compressiva;
2. Tratamento local da úlcera;
3. Medicamentos sistêmicos;
4. Tratamento intervencionista da anormalidade venosa.

Terapia compressiva

A terapia compressiva é o padrão do tratamento da úlcera de estase, tendo sua eficácia científica comprovada por diversos estudos experimentais.[6,9] A compressão melhora a hemodinâmica e aumenta a pressão tissular, o que favorece a reabsorção do edema e melhora a drenagem linfática. Além disso, age na microcirculação com diminuição da saída de líquidos e macromoléculas dos capilares e vênulas para o interstício. A pressão externa que a compressão deve realizar no tornozelo dos pacientes com úlcera venosa é em torno de 35 mmHg a 40 mmHg, devendo ser gradualmente menor na região abaixo do joelho. Para atingir os benefícios da compressão, o paciente deve ser estimulado a deambular.[6]

Os métodos de compressão disponíveis são: (1) ataduras compressivas, (2) meias elásticas e (3) compressão pneumática intermitente.[6]

Ataduras compressivas. As ataduras compressivas são utilizadas na fase inicial do tratamento e podem ser inelásticas ou elásticas.

Entre as inelásticas, a mais tradicional é a bota de Unna, que consiste em atadura impregnada com óxido de zinco, formando um molde semissólido para a realização da compressão externa eficiente. Essas ataduras inelásticas criam alta pressão durante a contração muscular e pequena pressão ao repouso. Devem permanecer no local por 7 dias, mas, no início do tratamento, devido à presença de exsudato e edema, podem ser reaplicadas com mais frequência. São fatores favoráveis dessa forma de compressão: conforto, proteção contra trauma e mínima interferência nas atividades regulares. São fatores desfavoráveis: mudança da pressão ao longo do tempo, a necessidade de enfermeiras e médicos bem treinados e inadequação em feridas muito exsudativas.

As ataduras elásticas têm maior estiramento e causam alta pressão durante contração muscular e no repouso. São vantagens desse tipo de compressão: baixo custo e possibilidade de reutilização. São desvantagens: possibilidade de aplicação incorreta pelo paciente, variação da pressão ao longo do dia e perda da elasticidade com a reutilização.

A terapia com ataduras de compressão elástica por meio de multicamadas é outra forma de tratamento de úlcera venosa. Com esse tipo de compressão, consegue-se pressão sustentada entre 40 mmHg e 45 mmHg no tornozelo e de 17 mmHg abaixo do joelho. Geralmente, uma primeira camada é de tecido de lã aplicado em espiral, que absorve o exsudato e redistribui a pressão ao redor do tornozelo; uma segunda camada consiste em atadura elástica compressiva, seguida pela última camada de atadura adesiva, que sustenta todas as camadas adequadamente. Esse sistema de compressão pode permanecer por 7 dias. As vantagens de seu uso são: conforto, permanência por 7 dias, manutenção da pressão sustentada, proteção contra trauma e utilização em feridas exsudativas. A principal desvantagem é o alto custo do material, além de necessitar de enfermeiras e médicos bem treinados. A Cochrane Library realizou revisão sistemática na qual analisou 39 estudos prospectivos e randomizados e concluiu que a terapia de compressão realmente aumenta as taxas de cicatrização das úlceras, e que essas ataduras de multicamadas são mais eficazes que as botas de Unna de camada única inelástica.[19] As ataduras compressivas estão contraindicadas na presença de doença arterial periférica significativa, a não ser que um cirurgião vascular autorize o tratamento com base na medida do índice tornozelo-braço.

Meias elásticas. São de difícil utilização na fase de úlcera ativa, pela dificuldade que os pacientes têm para sua adequada colocação, sendo mais indicadas no período pós-cicatrização, para evitar recorrências. Apesar disso, existem meias elásticas próprias para paciente com úlcera venosa, confeccionadas com zíper para facilitar a aplicação e com pressão no tornozelo de 30 mmHg a 40 mmHg ou 40 mmHg a 50 mmHg.

Compressão pneumática intermitente. É útil nos casos em que o paciente não responde à compressão convencional. É método caro, requer imobilidade por algumas horas do dia e existe pouca oferta desse serviço no nosso meio.

Tratamento local da úlcera

Limpeza da úlcera: deve ser utilizada apenas solução salina a 0,9% ou água potável, uma vez que várias substâncias antissépticas são citotóxicas e podem retardar a cicatrização.

Desbridamento: se houver tecidos inviáveis como necrose ou excesso de fibrina, ou ainda sinais de infecção (exsudato, secreção purulenta, hiperemia de pele), há necessidade de desbridamento, uma vez que eles impedem a formação de bom tecido de granulação e adequada reepitelização. Existem basicamente três formas de desbridamento: autolítico, químico e mecânico.

O autolítico pode ser alcançado com os curativos oclusivos, pela ação de enzimas do exsudato que permanecem em contato com a úlcera. São exemplos desses curativos os hidrogéis e os hidrocoloides.

O desbridamento químico é realizado pela aplicação de diversas pomadas que contêm enzimas como colagenase, fibrinolisina, desoxirribonuclease e papaína. Entretanto, não há evidência de sua efetividade em estudos controlados e randomizados.

O desbridamento mecânico pode ser realizado com instrumentos cirúrgicos ou pela aplicação de curativos que variam de úmidos a secos. A principal desvantagem dessa técnica é ser não seletiva ao remover tecido viável juntamente com desvitalizado.

Curativos: a finalidade dos curativos é prover meio adequado para cicatrização, dar conforto ao paciente e controlar o exsudato. O ideal é manter o leito da úlcera úmido. Porém, se houver excesso de exsudato, pode favorecer infecções e trazer desconforto para o paciente. Por outro lado, a desidratação do leito da úlcera deve ser evitada, pois favorece a formação de tecido desvitalizado. Portanto, para proporcionar meio adequado para a cicatrização, existem alguns curativos oclusivos que podem ser indicados de acordo com as características das úlceras. Nas úlceras com excesso de exsudato estão indicados os curativos de alginato, carvão e prata, carvão e alginato e curativo com hidropolímeros. Para as úlceras com quantidade leve a moderada de exsudato, estão indicados os curativos com hidrocoloide e hidrogéis. A terapia compressiva pode e deve ser utilizada, sempre que possível, associada a esses curativos. Em revisão sistemática com meta-análise feita pela Cochrane Library, identificaram-se 42 estudos controlados, prospectivos e randomizados para avaliação dos diversos tipos de curativo. Concluiu-se que nenhum curativo tem superioridade em relação ao outro em termos de cicatrização. Sugere-se que a decisão de utilizar um tipo ou outro de curativo deve ser baseada no custo e na preferência da equipe de saúde e do paciente.[20] Palfreyman *et al.*, em outra revisão sistemática independente, chegaram exatamente às mesmas conclusões.[21]

Enxertos de pele: o autoenxerto cutâneo pode ser alternativa nas úlceras de longa duração. Embora em muitos casos promova a cicatrização, essa terapia, como medida exclusiva, não deve ser preconizada como rotina, uma vez que as úlceras recorrem com frequência. Em úlceras menores, é possível realizar o procedimento sob anestesia local, com retirada da pele de meia espessura da coxa como área doadora. O procedimento é realizado com lâmina de bisturi. O enxerto deve ser suturado nas bordas da úlcera após escarificação do leito. Casos maiores devem ser realizados por equipe especializada em Cirurgia Plástica.

Cultura de pele: a cultura de queratinócitos tem sido utilizada em úlceras venosas, mas, embora dê bons resultados, requer tecnologia especializada, e, consequentemente, seu custo é elevado.

Medicamentos sistêmicos

As medicações conhecidas como flebotônicas constituem grupo heterogêneo de medicamentos. Há dúvidas sobre sua efetividade e segurança. Muitas delas são flavonoides naturais, extraídos de plantas, ou sintéticos, como a diosmina. Em revisão sistemática da Cochrane Library, em 2005, envolvendo 44 estudos controlados, prospectivos e randomizados, concluiu-se que não há evidência ainda de sua eficácia em casos de insuficiência venosa crônica, sendo necessários mais ensaios clínicos.[22]

Tratamento intervencionista da anormalidade venosa

O tratamento intervencionista visa abolir as fontes de hipertensão venosa. Essas fontes são as comunicações que apresentam refluxo entre os sistemas superficial e profundo e as veias incompetentes varicosas. Pode ser feito por meio de cirurgia convencional ou por técnicas endovenosas minimamente invasivas.

Cirurgia convencional. Embora o tratamento clássico para ulceração seja a terapia compressiva, por promover a cicatrização das ulcerações, esta se associou a desconforto álgico e pouca adesão ao tratamento, e, por conseguinte, às recidivas. Por isto, orienta-se, sempre que possível, o tratamento cirúrgico radical (safenectomia magna),[9] na tentativa de normalizar o grave comprometimento hemodinâmico do membro.[18]

Estudos prospectivos e randomizados têm evidenciado que a técnica de safenectomia magna radical reduziu a recidiva e a taxa de reoperação, com melhora da qualidade de vida. Na doença venosa com úlcera, é a única forma de tratamento baseado em evidência capaz de reduzir o risco de ulceração.[9] Deve ser indicada principalmente quando o diâmetro da veia safena magna na coxa mede mais que 7,3 mm, o que indica comprometimento hemodinâmico significativo e associa-se a altas taxas de ulceração.[18]

Outras abordagens cirúrgicas, como a ligadura endoscópica subfascial, para tratamento de veias perfurantes insuficientes, têm-se mostrado promissoras, por serem menos invasivas do que a cirurgia tradicional.

A abordagem do sistema venoso profundo é mais complexa e inclui valvuloplastias, transplante de válvulas e derivações venosas. Os casos com trombose venosa profunda prévia apresentam maior dificuldade para resolução. A recomendação e os resultados dessas técnicas são muito controversos e não se indicam rotineiramente na prática diária.[6]

Técnicas endovenosas minimamente invasivas. Além do tratamento cirúrgico convencional, existem, ainda, as seguintes opções terapêuticas com a finalidade de reduzir o trauma cirúrgico:

a. Terapia endovenosa por laser e radiofrequência. Têm-se empregado cateteres de radiofrequência ou de *laser*, inserido distalmente no membro inferior por punção ou dissecção mínima, na origem da veia safena magna no tornozelo, e de modo intraluminal levando à obliteração da veia e abolição do refluxo por meio de elevação da temperatura. Na técnica clássica não há abordagem da junção safenofemoral.

A radiofrequência foi introduzida na Europa em 1998 e, nos EUA, em 1999. Existem dois tipos de cateter, com diâmetros de 6F e 8F, para utilização conforme o calibre da safena magna, que elevam a temperatura até 85°C por meio de eletrodo bipolar. Apresenta taxa de oclusão venosa de 87% em 5 anos e abolição de refluxo de 84% no mesmo período, com melhora da qualidade de vida quando comparado, prospectiva e randomizadamente, com a cirurgia convencional.

O *laser* foi primeiramente descrito por Boné, em 1999. Estudos revelam taxas de oclusão venosa que variam de 88% a 100%. Existem vários tipos de cateteres para diâmetros venosos diferentes, variando de 200 a 1.320 nm. A luz eleva muito a temperatura intraluminal, e a temperatura nos tecidos vizinhos chega a 40°C a 50°C.

Complicações graves são raras. As mais comuns são dor no trajeto venoso que dura alguns dias, hematomas em 1,3% a 24%, flebite superficial em 1,7% a 12%, parestesias por lesão nervosa em 1% a 15% e trombose venosa profunda menor que 1%.[9]

Por outro lado, essas técnicas não abordam diretamente os ramos varicosos, sendo necessário complementar o ato com flebectomia cirúrgica ou uso de escleroterapia com espuma. Por não se abordar a junção safenofemoral, sempre fica a dúvida de recidiva a longo prazo, embora pareça não ter afetado os resultados em curto e médio prazos. Salienta-se que se trata de técnica com objetivos semelhantes aos da cirurgia radical.

b. Escleroterapia com espuma guiada por ultrassom. Embora a escleroterapia com substâncias líquidas tenha sido descrita há mais de 60 anos, a terapia com espuma guiada por ultrassom é método totalmente novo e útil. É considerado seguro, simples, barato e confiável, podendo ser repetido muitas vezes. Foi descrito inicialmente por Cabrera, em 1997, já relatando resultados de vários anos. Tessari, em 2000, desenvolveu método de transformar esclerosante líquido (polidocanol a 1% ou 3%) em espuma utilizando duas seringas e uma torneira de três vias (*three-way*), difundindo mais facilmente a sua utilização. Experiências acumuladas nos últimos 10 anos foram utilizadas para tratar troncos safenianos, reduzindo as indicações de cirurgia.

O tratamento das úlceras por essa técnica é relatado como compensador, com cicatrização de úlceras em mais de 80%, redução do tempo para 2,7 meses, porém com recidiva de 10%. Obtém-se abolição de 80% do refluxo venoso com uma injeção e 95% após três sessões. Entretanto, entre suas complicações, tem sido relatada a ulceração cutânea, devido a extravasamento da espuma e formação de coágulos em lagos venosos que acarretam hiperpigmentação da pele, com consequente desconforto estético. Ocorrem também varizes residuais em 21% e trombose venosa profunda em 0,7%. Em 4% dos casos pode haver passagem da espuma para o sistema profundo, atingindo os pulmões, ou no caso de forame oval patente, para a circulação sistêmica, o que leva a tosse seca, distúrbios visuais, opressão torácica, parestesias ou mioclonia após alguns minutos da injeção, porém de curta duração (3 a 4 min). Também se trata de técnica com objetivos similares aos da cirurgia radical.[9]

ÚLCERAS ARTERIAIS

Conceito

São úlceras causadas por isquemia devido à obstrução de artérias dos membros inferiores. A causa mais comum é a aterosclerose, em cerca de 90% dos casos.[23] Outras causas são coarctação da aorta, arterites, displasia fibromuscular, encarceramento da artéria poplítea, cisto de artéria poplítea, tromboangiite obliterante e doença de Takayasu.

Epidemiologia

A prevalência da doença arterial periférica na população em geral é estimada entre 3% e 10%. Sobe para 15% a 20% na faixa etária acima dos 70 anos.[24] As úlceras de etiologia arterial respondem por 25% das úlceras da população em geral.[6]

Fisiopatologia

Com a diminuição do fluxo sanguíneo arterial, ocorre isquemia tecidual.[25] Num primeiro momento, o fluxo sanguíneo decorrente da obstrução arterial é suficiente para manter a perfusão e o trofismo tecidual em repouso. A isquemia manifesta-se somente durante o exercício, no qual há aumento da demanda de oxigênio para os músculos, que não é suprida pela irrigação arterial, com consequente metabolismo anaeróbico, formação de ácido láctico e dor muscular, principalmente na panturrilha. Após a cessação do exercício, a demanda por oxigênio reduz, não há mais metabolismo anaeróbico e acaba a dor. Esse quadro é denominado de claudicação intermitente, pois, quando o paciente volta ao exercício, a dor retorna.

Com a progressão da obstrução arterial e da isquemia, ocorre comprometimento da perfusão tecidual mesmo no repouso. Essa isquemia intensa leva a dor importante, devido à neuropatia isquêmica, e pode evoluir com necrose da pele das extremidades. Esse grau mais avançado de doença arterial periférica é denominado isquemia crítica crônica. Associa-se à dor intensa de repouso e lesões tróficas, que podem ser úlceras ou gangrenas. Em geral, pacientes com isquemia crítica apresentam pressão de perfusão periférica, medida no tornozelo inferior, de 70 mmHg.[8]

Abordagem Diagnóstica
Características clínicas

A dor intensa chama atenção nas úlceras arteriais, ao contrário das úlceras venosas. Impede o paciente de dormir, de exercer suas atividades cotidianas e até de se alimentar. Piora geralmente à noite e com a elevação dos pés. Há melhora somente após uso de analgésicos potentes ou por manutenção do pé pendente, com a finalidade de aumentar a pressão hidrostática e, por conseguinte, a pressão intra-arterial.

As úlceras podem surgir espontaneamente ou após pequenos traumas locais, como corte de unhas, uso de calçados apertados ou de calor local externo.

Manifestam-se como necrose de pele ou como ulcerações, sem tecido de granulação. O leito da úlcera é pálido e seco, e suas margens são irregulares.[8] Se houver infecção secundária, há umidificação do tecidos necróticos e vizinhos, com secreção exsudativa e cheiro fétido, quadro denominado de gangrena úmida (Figura 26.2).

Diferentemente das úlceras venosas, as arteriais tipicamente se localizam abaixo do tornozelo, mas podem também se localizar no pé ou região perimaleolar após traumas desencadeantes. Outra apresentação comum é nos pacientes acamados ou imobilizados que desenvolvem úlcera de pressão nos locais de apoio dos membros inferiores, principalmente nos calcanhares.

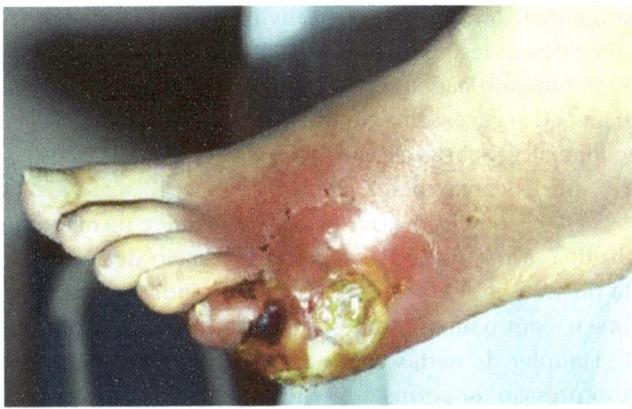

Figura 26.2 Úlcera arterial com necrose e infecção secundária.

Podem ser pequenas e restritas às falanges distais dos pododáctilos ou extensas, com acometimento do pé. Também podem ser rasas ou profundas, com acometimento de tendões, músculos e ossos.

Ao contrário das úlceras de estase, que têm história de cicatrização e recidivas frequentes, as úlceras arteriais não cicatrizam devido ao suprimento sanguíneo insuficiente.

Devido à isquemia crônica, a pele ao redor é fina, pálida, ressecada, com ausência de pelos, e há distrofia ungueal associada.

Como a etiologia mais comum é a aterosclerose, o paciente com úlcera arterial apresenta seus fatores de risco: tabagismo, diabetes, hipertensão arterial sistêmica e dislipidemia. São frequentes comorbidades em outros órgãos, como doença arterial coronariana, doença cerebrovascular e doença renovascular.[26]

Ao exame físico, observa-se ausência de pulsos dos membros inferiores. Os pulsos femoral, poplíteo, dorsal do pé e tibial posterior devem ser palpados e classificados como normais, diminuídos ou ausentes. Evidencia-se também diminuição da temperatura da pele e da perfusão periférica. Pode ser observada eritrocianose das extremidades.

Para a confirmação objetiva da doença, deve-se examinar o paciente com o Doppler de ondas contínuas, que permite a medida do índice tornozelo-braço, que é a razão entre a medida da pressão sistólica aferida nas artérias do tornozelo pela pressão da artéria braquial. Quando menor que 0,9, significa doença arterial periférica com isquemia distal.

Abordagem Terapêutica

O tratamento da úlcera arterial é complexo e deve ser comandado sempre pelo especialista vascular, pois as taxas de amputações são enormes, uma vez que essas úlceras frequentemente requerem restauração do fluxo sanguíneo para cicatrização e alívio da dor. O tratamento ótimo dessas lesões é a revascularização. Outros métodos de tratamento não apresentam evidências científicas.[8] O diagnóstico e a escolha do tratamento, clínico ou cirúrgico, das úlceras arteriais são definidos com a anamnese e o exame físico vascular.

Diante de úlcera arterial, deve-se avaliar, de maneira objetiva, a perfusão do membro, por meio de medidas da pressão de perfusão periférica e do índice tornozelo-braço, com o auxílio de esfigmomanômetro e aparelho de Doppler de ondas contínuas. Em geral, os pacientes com pressão de perfusão periférica inferior a 70 mmHg e índice tornozelo-braço inferior a 0,5 não conseguem cicatrizar a úlcera e podem necessitar de revascularização do membro.[8]

Os pacientes com úlcera arterial de etiologia aterosclerótica devem receber o tratamento clínico para aterosclerose sistêmica. As medidas clínicas incluem a interrupção do tabagismo, o controle rigoroso da pressão arterial, dos níveis glicêmicos e dos níveis de colesterol e a prescrição de medicamentos antiplaquetários e estatinas.[27] É importante que se obtenha o controle adequado da dor pelo uso de analgésicos potentes como opioides.

A cirurgia de revascularização do membro pode ser realizada, de maneira convencional, utilizando derivação arterial, na qual o fluxo de sangue da porção proximal da artéria não obstruída é desviado para um segmento arterial distal à obstrução. Geralmente se utiliza como substituto arterial a veia safena magna (ponte de safena) ou prótese vascular sintética.

Outra opção é a cirurgia por via endovascular, como a angioplastia transluminal percutânea, pois a tecnologia atualmente disponível permite, em certos casos, revascularizar o paciente apenas com uma punção, evitando-se as extensas incisões das derivações arteriais. Para isto, utilizam-se cateteres-balões e *stents* para recanalizar as artérias e restaurar o fluxo sanguíneo. A opção entre revascularização por via endovascular ou cirúrgica convencional deve ser baseada no padrão anatômico das obstruções arteriais. O padrão anatômico é avaliado por método de imagem. Atualmente dispomos de ecodoppler vascular, angiotomografia computadorizada, angiorressonância magnética ou arteriografia, que é o procedimento padrão.[8] Desse modo, os exames de imagem não são utilizados para o diagnóstico (que é clínico) e, sim, para o planejamento terapêutico.

Nos pacientes cujas lesões tróficas são extensas ou inviabilizam a funcionalidade do membro ou naqueles que, por razões clínicas – como pacientes sequelados de acidente vascular cerebral e acamados –, não são candidatos à cirurgia de revascularização, podem ter, como opção de tratamento, amputação primária do membro.

Nos pacientes nos quais uma intervenção cirúrgica (convencional ou endovascular) não é possível ou falhou, pode-se recorrer à farmacoterapia. A prostaglandina E1 pode ser administrada por via endovenosa. Esse medicamento impede a ativação de plaquetas e leucócitos e protege o endotélio vascular, com benefício para esses pacientes.[8,28]

Os cuidados locais com as úlceras arteriais incluem limpeza com solução salina a 0,9%, alívio dos locais de pressão e manutenção do meio úmido.[29] Revisão sistemática sobre os diferentes tipos de cobertura especial para úlceras arteriais não encontrou evidência científica que demonstre benefício quanto à taxa de cicatrização da úlcera.[30]

No caso de haver pequena quantidade de fibrina e tecido desvitalizado, podem ser aplicados curativos que vão promover o desbridamento químico ou autolítico, conforme detalhado anteriormente. Caso a úlcera apresente infecção associada ou grande quantidade de tecido desvitalizado, podem ser necessários desbridamentos ou amputações parciais de pododáctilos e de antepé. Idealmente, os desbridamentos devem ser realizados após a revascularização do membro, salvo nos casos em que houver infecção ascendente com ameaça à viabilidade do membro e risco de sepse. Nos casos de infecção associada, é necessário iniciar antibioticoterapia por via endovenosa de amplo espectro, que deverá ser ajustada posteriormente de acordo com a cultura e o antibiograma obtidos no desbridamento.[31]

ÚLCERAS ARTERIOVENOSAS

As úlceras arteriovenosas, ou mistas, são úlceras vasculares que apresentam componente arterial e venoso.

Pode haver história pregressa de trombose venosa profunda e edema crônico. Os fatores relacionados com a aterosclerose também estão presentes (tabagismo, diabetes, hipertensão arterial sistêmica e dislipidemia).

À ectoscopia, observam-se sinais de insuficiência venosa crônica, como dermatoesclerose, dermatite ocre, ancilose de tornozelo e atrofia branca. Ao exame físico, os pulsos periféricos estão ausentes e o índice tornozelo-braço é inferior a 0,9. Em alguns pacientes, a palpação dos pulsos distais é dificultada pela dermatosclerose. Nesses casos, o índice tornozelo-braço irá auxiliar na avaliação da presença ou não de insuficiência arterial periférica.

As úlceras mistas apresentam características que variam entre o aspecto das úlceras venosas e o das úlceras arteriais, na dependência da gravidade do componente arterial. Nos pacientes com úlceras mistas cuja pressão de perfusão periférica é inferior a 70 mmHg e o índice tornozelo-braço é inferior a 0,5, pode estar indicada a cirurgia de revascularização do membro. Nos casos em que não houver indicação de revascularização do membro, as úlceras devem receber os cuidados locais já descritos, com a ressalva de que as terapias compressivas podem estar contraindicadas devido ao risco de piora da perfusão periférica e agravamento do quadro.

ÚLCERAS NEUROPÁTICAS

Epidemiologia

O diabetes é uma epidemia mundial e muitos pacientes podem evoluir para o chamado pé diabético, que se associa a distúrbios sensoriais, deformidades, calosidades e ulcerações, com consequente infecção secundária. O pé diabético é a maior causa de amputação mundial. Nos Estados Unidos, 60% das amputações não traumáticas de membro inferior ocorrem em diabéticos. Por isto, as úlceras formadas nos pacientes diabéticos são problema importante de saúde pública e impõem ao paciente grande risco de amputação, caso não haja cuidado específico para essa condição. O paciente diabético tem risco de 12% a 25% de desenvolver úlcera no pé ao longo de sua vida. A ulceração do pé precede a amputação em 85% dos diabéticos.[32,33]

Fisiopatologia

Diversos fatores estão implicados na formação de úlceras nos pacientes diabéticos. Dentre eles estão neuropatia (sensorial, motora e autonômica), deformidades osteoarticulares (pé de Charcot), insuficiência arterial (macro- e microangiopatia), hiperglicemia, cuidados locais precários e deficiência visual.[33,34]

A hiperglicemia crônica dos pacientes diabéticos causa alterações neurológicas e vasculares que irão determinar a síndrome do pé diabético. A hiperglicemia crônica acarreta aumento da osmolaridade e consequente entrada de água nos nervos periféricos, o que determina alteração na condução nervosa. Essa neuropatia acomete os nervos somáticos e os autonômicos. A perda da função autonômica leva à perda da sudorese nos pés, deixando a pele seca e propensa a sofrer fissuras e rachaduras, que podem ser porta de entrada para infecções.

A perda da função somática dos nervos periféricos pode ser motora e sensorial. Os nervos sensoriais apresentam fibras finas e fibras grossas. A disfunção das fibras finas causa perda de sensibilidade térmica, tátil e dolorosa extremamente perigosa para o paciente, que sofre traumas nos pés e não afasta o pé da fonte da lesão. A lesão das fibras grossas determina perda da propriocepção, hiporreflexia e perda da sensibilidade vibratória, o que também facilita a perpetuação das lesões. A lesão das fibras somáticas motoras leva à perda da função dos músculos lumbricoides e da musculatura intrínseca dos pés. Isso tem como consequência perda da arquitetura e desabamento do pé, com alteração da sua concavidade normal. Pode haver mudança nos pontos de apoio do pé, que, aliada à perda da propriocepção, leva à formação de calosidades, podendo evoluir para úlceras nesses novos pontos de apoio viciosos.[32-35]

Abordagem Diagnóstica

A úlcera do paciente diabético pode ocorrer em diversos locais do pé e da perna, mas a maior parte situa-se na planta dos pés e nos pododáctilos, nos locais de apoio do pé, que sofrem pressão e onde previamente existiam calosidades.[8,36] Pode ser única ou múltipla. Apresentam margens regulares e protrusas. Também podem ser rasas ou profundas, mas geralmente não são extensas (Figura 26.3).

As úlceras geralmente não são dolorosas devido à neuropatia. Observa-se perda de reflexos e de sensibilidade dolorosa e vibratória. O pé apresenta-se quente, já que há formação de *shunts* arteriovenosos pela lesão neuropática. A pele ao redor é geralmente seca e pode haver fissuras. Frequentemente são observadas deformidades ósseas causadas pela síndrome do pé diabético, já descrita (pé de Charcot).[8]

Abordagem Terapêutica

O paciente diabético com úlceras nos pés deve submeter-se a tratamento agressivo para combater infecções. É a infecção que mais comumente leva à perda do pé, e não a isquemia. Por isto, essas infecções devem ser consideradas cirúrgicas. Podem ser necessários desbridamentos e amputações parciais de pé ou de pododáctilos. Essas amputações devem ser realizadas para combater a infecção, mas deve-se objetivar a funcionalidade do pé do ponto de vista biomecânico. Os pacientes devem receber antibioticoterapia de largo espectro, que posteriormente será ajustada de acordo com o resultado da cultura obtida de tecido profundo no desbridamento cirúrgico.

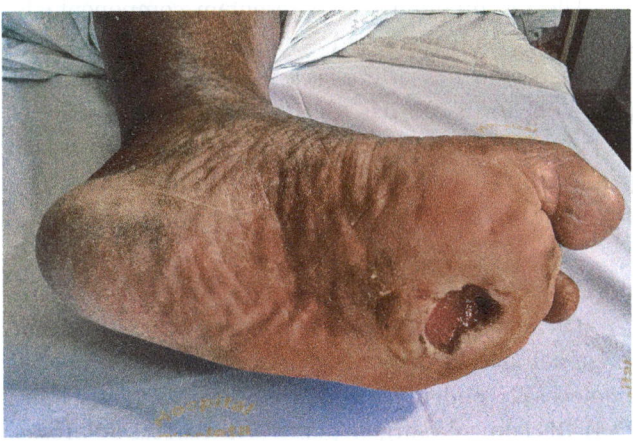

Figura 26.3 Úlcera neuropática em paciente diabético.

O curativo deve manter o meio úmido para facilitar a cicatrização da ferida. Os curativos especiais, que promovem desbridamento químico (hidrogel ou hidrocoloide) ou autolítico (colagenase, fibrinolisina ou papaína), podem ser utilizados nos casos em que houver fibrina ou tecido desvitalizado. Revisão sistemática da literatura observou evidência científica sugerindo que os curativos com hidrogel melhoram a taxa de cicatrização das úlceras dos pés diabéticos quando comparados aos curativos usuais.[37] Não existem evidências científicas que demonstrem a superioridade de um tipo de curativo especial sobre o outro, em relação ao tempo de cicatrização das feridas.[34,38] Os curativos com pressão negativa (*Vacuum-Assisted Closure Therapy*) têm papel importante e aceleram o processo de cicatrização nesse grupo de pacientes.[32,34,39]

Nos pacientes que apresentam úlceras sobre calosidades e pontos de apoio viciosos, é importante aliviar a carga de peso sobre esses pontos. O alívio pode ser obtido com calçados especiais, feitos sob medida para cada paciente, e com botas gessadas que impedem apoio de determinada região do pé.[34]

Pacientes que obtiveram controle da infecção devem ter acompanhamento por equipe multidisciplinar, com participação de cirurgião vascular, cirurgião plástico, ortopedista, endocrinologista, infectologista, enfermeira e fisioterapeuta, além de equipe de saúde de cuidado primário.

ÚLCERAS HIPERTENSIVAS

Epidemiologia

As úlceras hipertensivas, também chamadas de úlcera de Martorell, são úlceras vasculares pouco frequentes, cuja característica principal é estarem relacionadas com elevados níveis de pressão arterial. São mais comuns em mulheres, na faixa etária de 50 a 70 anos.[40]

Fisiopatologia

Úlceras hipertensivas apresentam componente isquêmico. Os níveis elevados de pressão arterial levam a vasospasmo das arteríolas e consequente infarto da pele, com formação das úlceras. As principais artérias da perna mostram-se pérvias e os pulsos periféricos são palpáveis. Habitualmente, não há comprometimento da circulação venosa.[40]

Abordagem Diagnóstica

Localizam-se preferencialmente no terço distal e na face anterolateral da perna, são extremamente incômodas e dolorosas e podem haver outras lesões-satélites (Figura 26.4). Inicialmente surgem placas eritematosas dolorosas, que evoluem para lesões purpúricas e bolhas hemorrági-

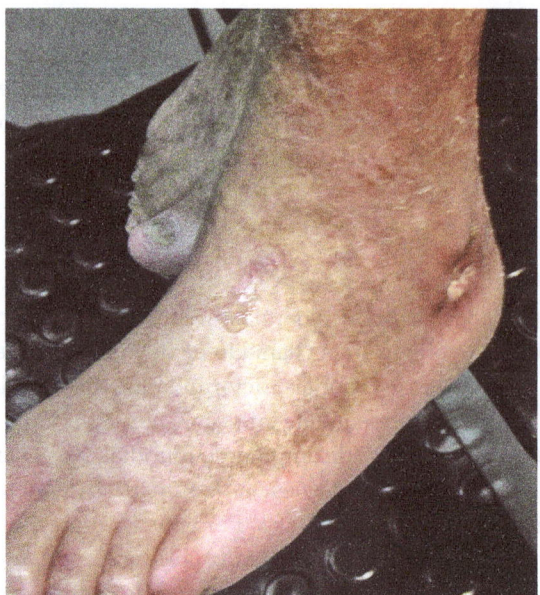

Figura 26.4 Úlcera hipertensiva localizada no maléolo lateral e dolorosa.

cas. Posteriormente surgem as úlceras de fundo pálido, que podem conter áreas necróticas. A pressão arterial sistêmica geralmente está elevada e é de difícil controle. O contexto clínico, na maioria das vezes, é suficiente para o diagnóstico e não há necessidade de exames de imagem complementares.[40,41]

Abordagem Terapêutica

O controle da dor e dos níveis pressóricos é a base do tratamento das úlceras hipertensivas. Pode ser necessário uso de opioides. Agentes anti-hipertensivos preferenciais são os que promovem vasodilatação periférica, que auxiliam no combate à vasoconstrição periférica, como os bloqueadores de canal de cálcio e os inibidores da enzima conversora da angiotensina. Não há evidências científicas que apoiem a simpatectomia lombar como auxiliar no tratamento.[42]

Nos casos em que houver grande quantidade de tecido necrótico, com infecção secundária, são necessários desbridamentos cirúrgicos e antibioticoterapia guiada por cultura. Após o controle da infecção, da dor e dos níveis pressóricos, os curativos deverão manter o leito da úlcera limpo e úmido para propiciar meio ótimo para a cicatrização.[40]

ÚLCERAS RELACIONADAS COM AS VASCULITES

As vasculites são grupo de doenças nas quais os vasos sanguíneos são comprometidos por reação inflamatória. A lesão ocorre na parede do vaso e pode alterar sua estrutura, dificultar o fluxo sanguíneo e levar à necrose do próprio vaso, com isquemia dos tecidos irrigados por esse vaso. As síndromes clínicas resultam das manifestações isquêmicas e congestivas teciduais produzidas pelo comprometimento dos vasos agredidos pelo processo inflamatório.[43] As úlceras relacionadas com as vasculites correspondem a 1% do total das úlceras na população.[44]

Algumas vasculites podem cursar com úlceras nos membros inferiores. Podem ser primárias, estar relacionadas com as colagenoses, infecção e neoplasia ou ser induzidas por medicamentos e alimentos. As vasculites são classificadas de acordo com o calibre do vaso acometido, podendo ser de pequeno, médio e grande calibres.[45] As vasculites de pequenos vasos geralmente cursam com lesões de pele urticariformes, púrpuras, vesículas, pústulas e, mais raramente, úlceras. São exemplos de vasculites de pequenos vasos a púrpura de Henoch-Schönlein, crioglobulinemia, angiite primária do sistema nervoso central, eritema nodoso, livedo reticular e doença de Behçet. As vasculites de vasos de médio e grande calibres envolvem tanto artérias quanto arteríolas, e podem causar livedo reticular, púrpura, necrose e ulceração da pele. Poliarterite nodosa, granulomatose de Wegener, síndrome de Churg-Strauss, poliangiite microscópica, doença de Kawasaki e doença de Behçet são vasculites de vasos de médio calibre. As vasculites de vasos de grande calibre incluem arterite de Takayasu, arterite de células gigantes e doença de Behçet.[40,46,47]

As colagenoses associadas às vasculites e com formação de úlceras nos membros inferiores são lúpus eritematoso sistêmico, artrite reumatoide e síndrome de Sjögren.[44]

Os agentes infecciosos mais relacionados com as vasculites são o estreptococo hemolítico do grupo A, *Staphylococcus aureus*, micobactérias e os vírus de hepatite B e C.[44]

Abordagem Diagnóstica

As úlceras vasculíticas surgem em poucos dias ou semanas, localizam-se na perna, na face medial ou anterolateral. O leito da úlcera pode apresentar hemorragia e é acompanhado de púrpuras e de livedo reticular. Pode haver necrose da pele e de pododáctilos. A dor varia de moderada a forte, e sua intensidade não se altera com a mudança de posição do membro.[40,43]

O diagnóstico definitivo de úlcera vasculítica pode ser difícil, pois existem poucas alterações específicas identificáveis na avaliação anatomopatológica.[48] As alterações típicas são infiltração transmural, destruição da arquitetura do vaso por neutrófilos e necrose fibrinoide.[44]

Abordagem Terapêutica

O tratamento pode ser clínico e local. O tratamento clínico consiste em afastar o possível agente desencadeador da vasculite (medicamentos, microrganismos, alimentos e outros), tratar a doença de base, no caso das vasculites secundárias, suprimir a resposta inflamatória e prevenir o depósito de imunocomplexos. A resposta inflamatória é controlada por corticosteroides, e o mecanismo imunopatológico, por imunossupressores.

O tratamento local pode ser cirúrgico e com curativos. A abordagem cirúrgica está indicada nos casos de infecção secundária e presença de tecidos desvitalizados. Devem ser realizados desbridamentos e amputações parciais de pé e pododáctilos, com coleta de material para cultura e antibiograma. Curativos especiais podem ser empregados para promover o desbridamento químico ou autolítico.[44,48]

ÚLCERAS NEOPLÁSICAS

Os tumores primários da pele mais comuns são carcinoma basocelular, carcinoma espinocelular, melanoma, linfomas e lesões metastáticas.[44]

O carcinoma basocelular é o câncer de pele mais comum e surge tipicamente em áreas de exposição solar. Entretanto, em 8% dos casos, ele é identificado nas extremidades inferiores. Seu aspecto inicial é de nódulo arredondado, bem delimitado e de coloração perolada.[49] Também pode ser identificado como úlcera crônica refratária ao tratamento, com tecido de granulação lobulado e que, aparentemente, cresce sobre a pele sadia.[44,48]

Cerca de 98% das neoplasias secundárias que surgem em úlceras crônicas e em cicatrizes de queimadura são carcinomas espinocelulares. Apenas 2% são carcinomas basocelulares e raramente são os sarcomas de Kaposi, melanomas e linfomas.[49,50] São denominadas úlceras de Majorlin em homenagem ao médico francês que as descreveu em 1828 (ver úlceras venosas).[51,52] Podem surgir em qualquer local do corpo. Estão presentes nos membros inferiores em 53% dos casos, nos membros superiores em 18% e no tronco em 12% dos casos.[51] Estima-se que 1,7% das úlceras crônicas de etiologia vascular tenha degeneração maligna, com taxa de 27,5% de metástases a distância ao diagnóstico.[51]

A exposição prolongada a produtos citotóxicos gerados pela resposta inflamatória crônica das úlceras, alterações do ciclo mitótico causadas por mastócitos presentes na ferida e uma reação de corpo estranho à implantação epidérmica são os principais fatores relacionados com a transformação maligna.[49,51]

Os carcinomas espinocelulares são o segundo tumor de pele mais comum em brancos. Surgem em áreas de ex-

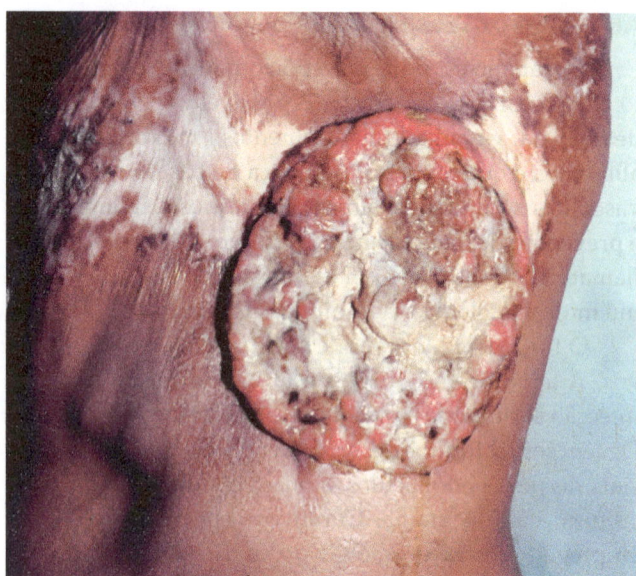

Figura 26.5 Úlcera de Marjolin em cicatriz de queimadura.

posição solar e em indivíduos de pele clara, com ceratose actínica, pigmentação irregular ou leucoceratose. Também podem surgir em áreas de cicatrizes. A taxa média de metástases é de 5%, porém lesões com mais de 2 cm de diâmetro apresentam risco de metástase a distância de 30%[53] (Figura 26.5).

Os melanomas surgem como lesões pigmentadas e, em alguns casos, como lesões nodulares não pigmentadas. Podem ulcerar após atingirem maior tamanho.[44,55]

O diagnóstico de tumor de pele é baseado na história clínica, na histologia e, eventualmente, em outros exames, como radiografia e ultrassonografia, entre outros. As úlceras de difícil cicatrização, que apresentam episódios intermitentes de reepitelização, podem ter origem neoplásica. As lesões suspeitas de neoplasia de pele devem ser submetidas a biópsia incisional ou excisional. Em úlceras maiores, é necessária a retirada de vários fragmentos para o diagnóstico definitivo, como já descrito.[53]

Abordagem Terapêutica

Para o tratamento das neoplasias de pele, deve-se considerar a etiologia do tumor, o tratamento local e o tratamento profilático.

Alguns dos tumores malignos de pele podem ter, como fator etiológico, contato prévio com arsênio, exposição solar excessiva ou tratamentos imunossupressores.[44,53]

O tratamento dos cânceres primários de pele é preferencialmente cirúrgico. Nos casos em que a cirurgia não é possível, podem ser utilizados radioterapia, medicamentos (interferon, medicamentos citostáticos), crioterapia ou outros tratamentos específicos. A amputação do membro pode ser indicada nos casos das lesões irressecáveis loca-

lizadas nos membros inferiores ou dedos. Os carcinomas basocelulares e os espinocelulares podem ser tratados com diversas modalidades cirúrgicas, criocirurgia, curetagem, eletrocoagulação e excisão cirúrgica.[44,48,51,53]

Os tumores que surgem em úlceras crônicas devem ser tratados com excisão cirúrgica sempre que possível.[44]

A profilaxia é feita essencialmente com a redução da exposição aos fatores de risco, especialmente a luz solar. O uso de filtros solares é recomendado.[44]

ÚLCERAS HEMATOLÓGICAS

Epidemiologia

As úlceras relacionadas com os distúrbios hematológicos são incomuns e respondem por menos de 1% do total das úlceras dos membros inferiores.[48] Pacientes homozigotos para anemia falciforme e com talassemia A apresentam úlceras nos membros inferiores numa frequência que varia de 8% a 10%. Esses indivíduos têm idade entre 10 e 50 anos.[48,54]

Fisiopatologia

Fatores relacionados com a ulceração incluem a redução do suprimento sanguíneo por obstrução dos vasos pelas células falciformes e capacidade reduzida de transporte de oxigênio dessas células.[48,54]

Abordagem Diagnóstica

As úlceras localizam-se preferencialmente nos maléolos mediais, o que sugere que a estase venosa também tenha participação na fisiopatologia. Elas são infrequentes na região do tendão-de-aquiles e no dorso do pé. Apresentam bordas elevadas, são profundas, muitas vezes acometem a fáscia muscular e podem ter tecido necrótico. Geralmente são muito dolorosas, bilaterais e com tendência à cronicidade. A taxa de recorrência varia de 25% a 50%. É comum haver infecção secundária.[48,54]

A crioglobulinemia é outra causa hematológica de ulceração dos membros inferiores. A isquemia da pele pode apresentar-se como livedo, púrpura, equimose e úlceras dolorosas. Sintomas sistêmicos podem estar presentes, como mal-estar, fraqueza, artralgia e febre. As crioglobulinas podem ser detectadas em exames séricos, e é frequente a história de exposição ao frio.[56]

Abordagem Terapêutica

O tratamento inclui repouso com elevação dos membros inferiores, medidas locais como desbridamentos cirúrgicos e curativos especiais. Podem ser necessárias transfusões de hemácias e antibioticoterapia. Apesar de não haver estudos controlados que comprovem a eficácia das hemotransfusões, alguns autores recomendam a prescrição de concentrados de hemácias para manter a hemoglobina sérica superior a 10 g/dL e reduzir a concentração da hemoglobina S para níveis inferiores a 30%.[48,54]

ÚLCERAS INFECTOPARASITÁRIAS

As infecções podem levar a ulcerações na pele de difícil cicatrização. Diversos agentes podem ser os causadores como bactérias, vírus, fungos, protozoários e parasitos.[55]

Leishmaniose

A leishmaniose tegumentar é zoonose causada por protozoários do gênero *Leishmania*. A úlcera típica apresenta bordas elevadas e infiltradas, com fundo vermelho vivo, e pode ser recoberta por exsudato. As lesões habitualmente são únicas, mas podem ser múltiplas e estar presentes em diversas partes do corpo. O diagnóstico laboratorial é fundamental para tratamento adequado. Nas lesões recentes, o parasito pode ser encontrado em esfregaço. O tratamento é realizado com antimoniais, como *N*-metilglucamina, e por cuidados locais com a ferida.[7,57,58]

Tuberculose

A tuberculose, em sua forma cutânea, pode apresentar úlceras nos membros inferiores, após contaminação da pele com micobactérias. Manifesta-se como eritema indurado de Bazin, que liquefaz e fistuliza, com formação de úlcera, geralmente localizada na face posterior da coxa e da perna. O tratamento da tuberculose cutânea é o mesmo da tuberculose sistêmica, com rifampicina, isoniazida e pirazinamida. Também devem ser realizados os cuidados locais com as úlceras.[57,59]

Hanseníase

A hanseníase é causada pelo *Mycobacterium leprae*. As manifestações clínicas são derivadas do acometimento da pele e do sistema nervoso periférico. As úlceras podem surgir relacionadas com o eritema nodoso necrotizante ou com a neuropatia periférica (úlcera neuropática).

Ectima

O ectima é infecção piogênica primária com ulceração da pele, causada por estreptococos ou estafilococos. Inicia-se com vesícula ou pústula, que ulcera e pode apresentar crosta aderida. Acomete principalmente a população pediátrica. O tratamento é feito com antibioticoterapia oral e cuidados locais nas ulcerações.

Paracoccidioidomicose

A paracoccidioidomicose, também conhecida como blastomicose sul-americana, é infecção fúngica que pode evoluir com formação de úlceras pelo corpo, inclusive nas pernas. Apresentam fundo irregular avermelhado, com granulação fina. O tratamento é feito com sulfa ou anfotericina B, além dos cuidados locais com a úlcera.[61]

Esporotricose

A esporotricose é causada pelo *Sporotricum schenkii*. Manifesta-se com a formação de nódulos cutâneos, que após alguns dias flutuam e ulceram. As úlceras contêm tecido de granulação e observa-se a presença de microabscessos. O tratamento é feito com iodeto de potássio.[61]

Outras causas

Há ainda diversas doenças infectocontagiosas que podem causar úlceras pelo corpo, como sífilis terciária, linfogranuloma venéreo, entre outras.

ÚLCERAS METABÓLICAS

Algumas doenças metabólicas podem causar ulcerações nos membros inferiores. A porfiria é uma doença rara cuja anormalidade envolve distúrbios da síntese do grupo heme. Pode manifestar-se por meio de alterações neurológicas e cutâneas. Na forma cutânea, observam-se fotossensibilidade, bolhas e necrose de pele.[60]

ÚLCERAS INDETERMINADAS

As úlceras associadas a/ou causadas por condições inflamatórias sistêmicas são desafio diagnóstico e terapêutico. O pioderma gangrenoso é causa de ulceração dos membros inferiores cuja fisiopatologia é indefinida. Metade dos casos está associada a doenças crônicas, como colite ulcerativa, doença de Crohn, artrite reumatoide e neoplasias. A outra metade dos casos é considerada idiopática. Não há predileção por sexo e geralmente acomete indivíduos de 20 a 50 anos de idade.[44] As lesões típicas são pústulas dolorosas, com evolução rápida para necrose e ulceração da pele dos membros inferiores, mas podem ocorrer em qualquer parte do corpo. Caso haja alguma condição associada, deve ser tratada adequadamente. O tratamento local inclui os cuidados com a ferida, curativos especiais e combate às infecções secundárias. Pode ser indicada corticoterapia intralesional ou sistêmica.[40,48,56]

O diagnóstico etiológico definitivo da úlcera pode ser difícil. Úlceras que não apresentam diagnóstico definitivo e não cicatrizam após 3 a 4 meses de tratamento adequado devem ser biopsiadas. A biópsia deve ser realizada na borda da ferida e incluir um fragmento de pele normal adjacente. Quando há suspeita de neoplasia, devem ser retirados diversos fragmentos em locais distintos. Nos casos em que há suspeita de causas incomuns, como vasculites, o leito da ferida também deve ser biopsiado. O patologista deve receber o maior número possível de informações sobre o caso.[48]

CONCLUSÕES

Úlceras dos membros inferiores são problema importante de saúde pública devido à sua elevada prevalência, alta morbidade e potencial associação a outras doenças. Portanto, é imperativo que a equipe de saúde seja capaz de fazer o diagnóstico diferencial entre as principais causas para propor tratamento adequado. Todo tratamento oferecido aos pacientes deveria ser embasado em estudos científicos de qualidade e desenhos adequados que comprovem a sua eficácia.

Referências Bibliográficas

1. Frade MAC, Cursi IB, Andrade FF et al. Leg ulcer: an observational study in Juiz de Fora, MG (Brazil) and region. An Bras Dermatol, 2005; 80(1):41-6.

2. Nelzen O, Bergqvist D, Lindhagen A. Leg ulcer etiology: a cross sectional population study. J Vasc Surg, 1991; 14: 557-64.

3. Wille-Jorgensen P, Jorgensen T, Andersen M et al. Postphlebitic syndrome and general surgery: An epidemiologic investigation. Angiology, 1991; 42:397-03.

4. Callam MJ, Ruckley CV, Harper DR et al. Chronic ulceration of the leg: extent of the problem and provision of care. Br Med J (Clin Res Ed), 1985; 290:1855-6.

5. Maffei FH, Magaldi C, Pinho SZ et al. Varicose veins and chronic venous insufficiency in Brazil: prevalence among 1755 inhabitants of a country town. Int J Epidemiol, 1986; 15:210-17.

6. Abbade LPF, Lastória S. Abordagem de pacientes com úlcera da perna de etiologia venosa. An Bras Dermatol, 2006; 81(6):509-22.

7. Navarro TP (Revisor), Rego AT, Murta GB et al. Protocolo de Atendimento em Angiologia e Cirurgia Vascular. Prefeitura Municipal de Belo Horizonte. http://issuu.com/smsa/docs/ protocolo_diabetes_mellitus_e_vascular. Belo Horizonte. 2010

8. Norgren L, Hiatt WR, Dormandy JA et al. Inter-Society Consensus for the Management of Peripheral Arterial Disease (TASC II). J Vasc Surg, 2007; 45 (1 suppl):S5-S67.

9. Navarro TP, Nunes T A, Ribeiro AL et al. Is total abolishment of great saphenous reflux in the invasive treatment of superficial chronic venous insufficiency always necessary? Int Angiol, 2009; 28:4-11.

10. Skene AI, Smith JM, Dore CJ et al. Venous leg ulcer: a prognostic index to predict time to healing. Br Med J, 1992; 305:1119-21.

11. Callum MJ, Harper DR, Dale JJ. Chronic ulcer of the leg: clinical history. Br Med J, 1987; 294:1389-91.

12. Mayberry JC, Moneta GL, De Frang RD et al. The influence of elastic compression stockings on deep venous haemodynamics. J Vasc Surg, 1991; 13:91-100.

13. Dinn E, Henry M. Treatment of venous ulceration by injection sclerotherapy and compression hosiery: a 5 year study. Phlebology, 1992; 7:23-6.

14. Abenhaim L, Kurx L, Norgren L. The management of chronic venous disorders of the leg: an evidence-based report of an international task force. Phlebology, 1999; (suppl 1):1-126.

15. Kurz X, Kahn SR, Abenhain L et al. Chronic venous disorder of the leg: epidemiology, outcomes, diagnosis and management: Summary of an evidence-based report of the VEINES Task Force. Int Angiol, 1999;18:83-102.

16. De Castro-Silva M. Chronic venous insufficiency of the lower limbs and its socioeconomic significance. Int Angiol, 1991; 10:152-7.

17. Nicolaides AN. Investigation of chronic venous insufficiency: a consensus statement. Circulation, 2000; 102:126-163.

18. Navaro TP, Delis KT, Ribeiro AP. Clinical and hemodynamic significance of the greater saphenous vein diameter in chronic venous insufficiency. Arch Surg, 2002; 137:1233-7.

19. O'Meara S, Cullum NA, Nelson EA. Compression for venous leg ulcer. Cochrane Database Syst Rev, 2009 Jan 21; (1):CD000265.

20. Palfreyman SJ, Nelson EA, Lochiel R et al. Dressings for healing venous leg ulcers. Cochrane Database Syst Rev, 2006 Jul 19; 3:CD001103.

21. Palfreyman SJ, Nelson A, Michaels JA. Dressings for venous leg ulcers: systematic review and meta-analysis. Br Med J, 2007; 335(7613):244. Epub 2007 Jul 13.

22. Martinez MJ, Bonfill X, Moreno RM et al. Phlebotonics for venous insufficiency. Cochrane Database Syst Rev, 2005 Jul 20; (3):CD003229.

23. Figueiredo LFP, Erling-Júnior N, Burihan E. Obstruções crônicas aorto-ilíacas – Tratamento cirúrgico. In: Brito CJ, Duque A, Merlo I, Murilo R, Filho VLF (eds.) Cirurgia Vascular, Cirurgia Endovascular, Angiologia, 2ª ed. Rio de Janeiro: Revinter, 2008, pp 671-81.

24. Selvin E, Erlinger TP. Prevalence of and risk factors for peripheral arterial disease in the United States: results from the National Health and Nutrition Examination Survey, 1999-2000. Circulation, 2004; 110:738-43.

25. Lastória S, Maffei FHA. Aterosclerose obliterante periférica: epidemiologia, fisiopatologia, quadro clínico e diagnóstico. In: Maffei FHA, Lastória S, Yoshida WB, Rollo HA, Giannini M, Moura R (eds.) Doenças Vasculares Periféricas, 4ª ed. Rio de Janeiro: Guanabara Koogan, 2008, pp 1141-55.

26. Bhatt D, Steg P, Ohman E et al. International prevalence, recognition and treatment of cardiovascular risk factors in outpatients with atherothrombosis. JAMA, 2006; 295:180-9.

27. Hirsch AT, Haskal ZJ, Hertzer NR et al. ACC/AHA Guidelines for the management of patients with peripheral arterial disease (lower extremity, renal, mesenteric and abdominal aortic). J Vasc Interv Radiol, 2006; 17:1383-98.

28. Brass EP, Anthony R, Dormandy J et al. Parenteral therapy with lipo-ecraprost, a lipid-based formulation of a PGE1 analog, does not alter six-month outcomes in patients with critical leg ischemia. *J Vasc Surg*, 2006; *43*:752-9.

29. Clark N. American Diabetes Association. Peripheral arterial disease in people with diabetes. *Diabetes Care*, 2003; *26*(12):3333-41.

30. Nelson EA, Bradley MD. Dressings and topical agents for arterial leg ulcers. *Cochrane Database Syst Rev*, 2007 Jan 24; (1):CD001836.

31. Frykberg RG. An evidence-based approach to diabetic foot infections. *Am J Surg*, 2003; *186*:44-54.

32. Andersen CA, Roukis TS. The diabetic foot. *Surg Clin N Am*, 2007; *87*:1149-77.

33. Frykberg RG, Zgonis T, Armstrong DG. Diabetic foot disorders: a clinical practice guideline. *J Foot Ankle Surg*, 2006; *45*(5):S1-S66.

34. Lipsky BA, Berendt AR, Deery HG et al. Diagnosis and treatment of diabetic foot infections. *Plast Reconstr Surg*, 2006; *117*(7S):212S-238S

35. Pimenta WP. Fisiopatologia do pé diabético. *In:* Maffei FHA, Lastória S, Yoshida WB, Rollo HA, Giannini M, Moura R (eds.) *Doenças Vasculares Periféricas*, 4ª ed., Rio de Janeiro: Guanabara Koogan, 2008, pp 1141-55.

36. Reiber GE, Vileikyte L, Boyko EJ et al. Causal pathways for incident lower-extremity ulcers in patients with diabetes from two settings. *Diabetes Care*, 1999; *22*:157-62.

37. Edwards J, Stapley S. Debridement of diabetic foot ulcers. *Cochrane Database Syst Rev*, 2010 Jan 20; (1):CD003556.

38. Armstrong DG, Nguyen HC, Lavery LA et al. Off-loading the diabetic foot wound: a randomized clinical trial. *Diabetes Care*, 2001; *24*:1019-22.

39. Xie X, McGregor M, Dendukuri N. J Wound Care. The clinical effectiveness of negative pressure wound therapy: a systematic review. *J Wound Care*, 2010; *19*(11):490-5.

40. Choucair MM, Fivenson DP. Leg ulcer diagnosis and treatment. *Dermatologic Clinics*, 2001; *19*(4): 659-78.

41. Freire BM, Fernandes NC, Maceiro JP. Úlcera hipertensiva de Martorell: relato de caso. *An Bras Dermatol*, 2006; *81*(5 supl 3):S327-S331.

42. Graves JW, Morris JC, Sheps SG. Martorell´s hypertensive leg ulcer: case report and concise review of the literature. *J Hum Hypertens*, 2001; *15*:279-83.

43. Bozza ACT, Levy RA, Rodrigues RS. Vasculites primárias. *In:* Maffei FHA, Lastória S, Yoshida WB, Rollo HA, Giannini M, Moura R (eds.) *Doenças Vasculares Periféricas*, 4ª ed. Rio de Janeiro: Guanabara Koogan, 2008, pp 1978-95.

44. Gottrup F, Karlsmark T. Leg ulcers: uncommon presentations. *Clin Dermatol*, 2005; *23*:601-11.

45. Jennette JC, Falk RJ, Andrassy K et al. Nomenclature of systemic vasculitis. Proposal of an International Consensus Conference. *Arthritis Rheum*, 1994; *37*:187-92.

46. Weyand CM, Goronzy JJ. Medium- and large-vessel vasculitis. *N Engl J Med*, 2003; *349*:160-9.

47. Duque FLV, Bozza ACT, Duque AC. Vasculites. *In:* Brito CJ, Duque A, Merlo I, Murilo R, Filho VLF (eds.). *Cirurgia Vascular, Cirurgia Endovascular, Angiologia*, 2ª ed. Rio de Janeiro: Revinter, 2008, pp 1861-86.

48. Labropoulos N, Manalo D, Patel NP et al. Uncommon leg ulcers in the lower extremity. *J Vasc Surg*, 2007; *45*:568-73.

49. Schnirring-Judge M, Belpedio D. Malignant transformation of a chronic venous stasis ulcer to basal cell carcinoma in a diabetic patient: case study and review of the pathophysiology. *J Foot Ankle Surg*, 2010; *49*:75-9.

50. Combemale P, Bousquet M, Kanitakis J et al. Malignant transformation of leg ulcers: a retrospective study of 85 cases. *J Eur Acad Dermatol Venereol*, 2007; *21*(7):935-41.

51. Kerr-Valentic MA, Samimi K, Rohlen BH et al. Marjolin´s ulcer: modern analysis of an ancient problem. *Plast Reconstr Surg*, 2009; *123*(1)184-91.

52. Trent JT, Kirsner RS. Wounds and malignancy. *Adv Skin Wound Care*, 2003; *16*:31-4.

53. Hawrot A, Alam M, Ratner D. Squamous cell carcinoma. *Curr Probl Dermatol*, 2003; *15*:91-133

54. Eckman JR. Leg ulcers in sickle cell disease. *Hematol Oncol Clin North Am*, 1996; *10*:1333-44.

55. Paquette D, Falanga V. Leg ulcers. *Clin Geriatr Med*, 2002; *18*(1):77-88.

56. Panuncialman J, Falanga V. Unusual causes of cutaneous ulceration. *Surg Clin N Am*, 2010; *90*:1161-80.

57. Santos MERC, Machado-Pinto J. Úlceras de perna – diagnóstico diferencial. *In:* Brito CJ, Duque A, Merlo I, Murilo R, Filho VLF (eds.) *Cirurgia Vascular, Cirurgia Endovascular, Angiologia*, 2ª ed. Rio de Janeiro: Revinter, 2008, pp 1962-71.

58. Cardoso AEC. Úlcera de origem não vascular. In: Pitta GBB, Castro AA, Burihan E (eds.). *Angiologia e Cirurgia Vascular: guia ilustrado*. Maceió: UNCISAL/ECMAL & LAVA, 2003, pp 1-10.

59. Lupi O, Madkan V, Tyring SK. Tropical dermatology: bacterial tropical diseases. *J Am Acad Dermatol*, 2006; *54*:559-78.

60. Puy H, Gouya L, Deybach JC. Porphyrias. *Lancet*, 2010; *375*:924-37.

61. Fonseca FP. Úlceras de membros inferiores. *In:* Fonseca FP, Savassi-Rocha PR (eds.). *Cirurgia Ambulatorial*. Rio de Janeiro: Guanabara Koogan, 1999, pp 332-48.

Cirurgia de Cabeça e do Pescoço | Capítulo

27

José Maria Porcaro Salles
Gustavo Meyer de Moraes
Jomar Rezende Carvalho
Guilherme Souza Silva
Alexandre de Andrade Sousa
João Marcos Arantes Soares

INTRODUÇÃO

A cirurgia na região da cabeça e do pescoço vem sendo realizada de modo pontual desde meados do século XIX. A partir dos anos de 1920 e 1930, alguns cirurgiões passaram a se dedicar de maneira mais específica à resolução das doenças da região. Assim, progressivamente, foi se delineando essa nova especialidade médica, e a cirurgia de cabeça e do pescoço (CCP) passou a ser reconhecida como tal nos anos de 1940 e 1950 em vários países do mundo. No Brasil, o reconhecimento formal da especialidade deu-se em 1967, com a fundação da Sociedade Brasileira de Cirurgia de Cabeça e do Pescoço. A partir daí, o especialista em CCP é aquele com treinamento formal para a realização da propedêutica e da terapêutica dos tumores cervicofaciais malignos e benignos, das afecções congênitas e da plástica reconstrutora dos defeitos cirúrgicos resultantes das ressecções.

Quando se fala em CCP, vem à mente a ideia de uma cirurgia complexa. Entretanto, muitas delas são operações de níveis I e II; portanto, ambulatoriais. O fato de ser ambulatorial não significa tratar-se de procedimento de menor importância ou desprovido de complicações. Ao contrário, é a base do diagnóstico, de estadiamento, da programação do tratamento e da escolha da modalidade ou modalidades terapêuticas a serem utilizadas. Logo, uma falha na sua realização comprometerá o tratamento da doença e com prejuízos que poderão ser fatais para o paciente. Assim, esses atos médicos devem ser realizados em ambiente com todos os recursos necessários à segurança e conforto do paciente, o que significa, muitas vezes, ambiente hospitalar.

Discorreremos sobre as doenças prevalentes nessa região e métodos complementares necessários ao esclarecimento do seu diagnóstico. Abordaremos, também, os métodos propedêuticos e terapêuticos cirúrgicos que podem ser realizados com segurança em pacientes ambulatoriais. Será dado destaque às linfadenomegalias, afecções congênitas cervicofaciais, neoplasias de pele, traqueostomia, nódulos tireoidianos e biópsias dos tumores das vias aerodigestivas superiores.

A principal finalidade deste capítulo é informar a acadêmicos de medicina e a médicos não especialistas as condutas a serem tomadas e quando encaminhar o paciente para avaliação pelo especialista. Alguns assuntos, como melanoma e retalhos de pele, foram resumidos, visto que são contemplados em capítulos específicos.

DIAGNÓSTICO

A tomada da história clínica de maneira minuciosa e a realização cuidadosa do exame físico são fundamentais ao diagnóstico. Por meio da história clínica obteremos informações espontâneas e dirigidas quanto à doença, seu tempo de evolução, disfagia, disfonia, dor, úlceras, perda de peso e os seus possíveis fatores desencadeantes, tais como tabagismo e etilismo, doenças sistêmicas, uso de medicamentos, exposição a radiações, traumas e antecedentes pessoais e familiares de neoplasias.

Algumas vezes, a queixa do paciente refere-se a estruturas anatômicas normais, tais como, glândulas submandibulares, glândulas sublinguais (mais evidentes no idoso), cornos do osso hioide, língua geográfica, língua romboide, veias sublinguais (mais evidentes nas cardiopatias congestivas), bulbo carotídeo, ventre inferior do músculo omo-hióideo e alterações não passíveis de tratamento, tais como melanose e corpúsculos de Fordyce, que são glândulas sebáceas da mucosa jugal com acúmulo de secreção, formando pequenos pontos esbranquiçados.

O exame físico inicia-se pela ectoscopia, visando identificar alterações posturais, massas e fístulas cervicofaciais, além de avaliar o estado geral do paciente. Em seguida, examinam-se a boca, cavidades nasais, faringe, laringe e, finalmente, faz-se a palpação cervical.

A oroscopia e a orofaringoscopia compreendem o exame de cavidade oral e das partes visíveis da orofaringe, ou seja, a face oral do palato mole, fossas amigdalinas e seus pilares e sua parede posterior. A base da língua e a

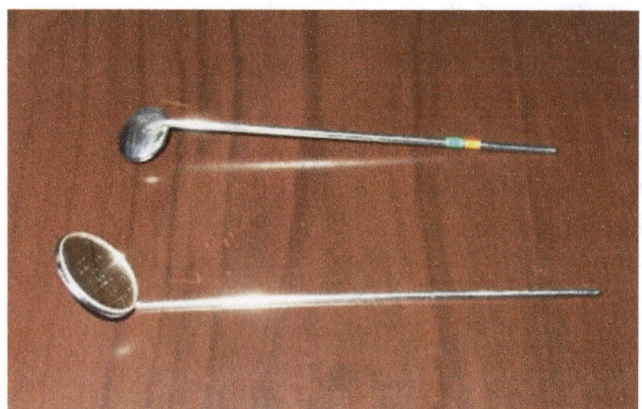

Figura 27.1 Espelhos de Garcia.

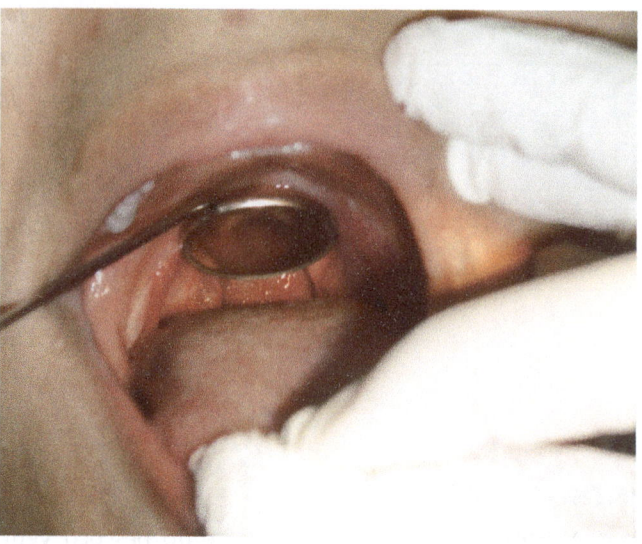

Figura 27.2 Espelho de Garcia colocado na orofaringe após tração da língua.

valécula só são visíveis à laringoscopia indireta. O exame é realizado com o paciente e o examinador sentados, utilizando-se foco frontal ou foco luminoso e espelho frontal, além de dois abaixadores de língua. Esse exame objetiva identificar úlceras e massas da mucosa oral e orofaríngea, assim como assimetrias e alteração da movimentação de suas estruturas anatômicas.

Faz-se, em seguida, a palpação dessas cavidades. Lesões submucosas, infiltrativas e cálculos salivares serão mais bem caracterizados pela palpação, que deve ser bidigital no caso da mucosa jugal e do assoalho da boca. Esse exame é deixado para o final por ser incômodo, especialmente na orofaringe. Deve-se estabelecer sempre uma rotina pessoal de exame para que nenhum subsítio dessas cavidades deixe de ser examinado.

Para a continuação do exame, ou seja, da base da língua, valécula, hipofaringe e laringe, utiliza-se a laringoscopia indireta, sempre pesquisando alterações funcionais e estruturais. É utilizado o espelho de Garcia (Figura 27.1), de tamanho compatível com a extensão da orofaringe (nos 6 a 9), previamente aquecido, e para onde deve convergir o facho de luz do foco frontal ou o refletido pelo espelho frontal, posto que, sem esses cuidados, não se consegue iluminação adequada para o exame e o espelho ficará embaçado.

O paciente deve ser informado sobre as etapas do exame (que pode ser incômodo), visando tranquilizá-lo. A tranquilidade e o relaxamento são fundamentais para evitar o espasmo faríngeo e o reflexo de vômito. Em alguns pacientes, a anestesia tópica da orofaringe com lidocaína *spray* a 10% pode ser necessária. Com o paciente sentado, ereto, relaxado e com a respiração suave, pode-se iniciar o exame.

Traciona-se a ponta da língua, após envolvê-la com gaze e pinçá-la entre os dedos polegar e médio, e coloca-se o espelho de Garcia na orofaringe, sem tocar o palato mole ou a base da língua, para evitar reflexo de vômito (Figura 27.2).

O conhecimento das estruturas e funções da hipofaringe e da laringe é fundamental para o diagnóstico de lesões anatômicas e/ou funcionais. Além da mobilidade, devemos identificar alterações da coloração da mucosa, ulcerações, vegetações, nódulos, assimetrias e retenção de alimentos ou saliva. Durante a laringoscopia indireta, o examinador deve identificar, com segurança, as estruturas laríngeas e faríngeas, a saber: pregas vocais, comissura anterior, fenda glótica, bandas ventriculares, aritenoides, prega ariepiglótica, epiglote, área pós-cricoide, pregas ariepiglóticas, aritenoides, seios piriformes e, entre as pregas vocais e as bandas ventriculares, o ventrículo da laringe (Figura 27.3).

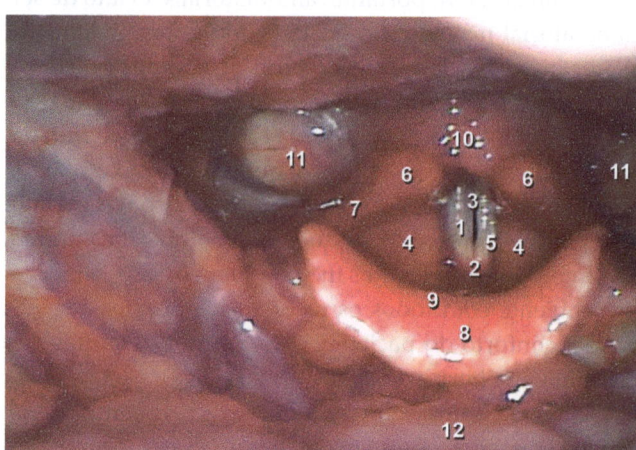

Figura 27.3 Estruturas anatômicas visíveis à laringoscopia indireta e direta: (**1**) pregas vocais; (**2**) comissura anterior, (**3**) fenda glótica; (**4**) bandas ventriculares; (**5**) ventrículo da laringe; (**6**) aritenoides; (**7**) prega ariepiglótica; (**8**) epiglote; (**9**) pecíolo da epiglote; (**10**) área pós-cricoide; (**11**) seios piriformes; (**12**) base da língua.

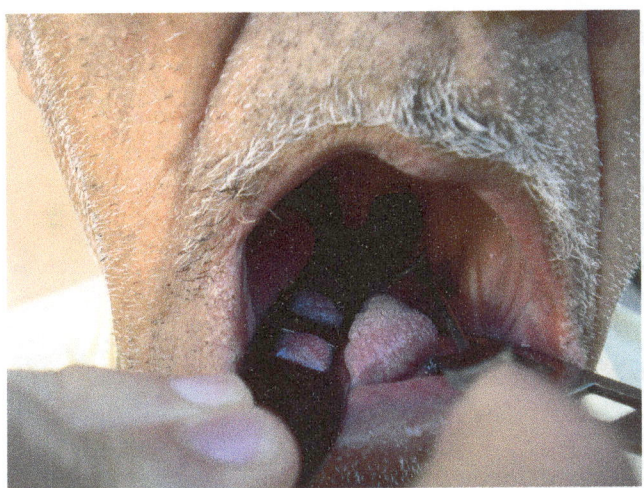

Figura 27.4 Abaixamento da língua e colocação do espelho de Garcia para visibilização da nasofaringe.

O exame das cavidades nasais e da nasofaringe é feito por meio da rinoscopia anterior e da nasofaringoscopia. A rinoscopia anterior é realizada com o auxílio de um espéculo nasal, e a nasofaringoscopia com espelho de Garcia (n<u>os</u> 3 a 5). Para visão da nasofaringe e dos orifícios posteriores da cavidade nasal (coana), abaixa-se a língua (Figura 27.4). Eventualmente, pode ser necessária a retração do palato mole. Essa retração é feita usando-se cateter n<u>o</u> 7 ou 8, passado pelo nariz, exteriorizado pela boca e tracionado pelas suas extremidades.

Finalmente, realiza-se a palpação cervical, com o paciente sentado de costas para o examinador. A palpação cervical visa identificar e/ou caracterizar as possíveis anormalidades, como massas, indurações, alterações da sensibilidade, frêmitos e alterações anatômicas. Uma rotina pessoal relativa à sequência de estruturas e de cada nível cervical a serem examinados deve ser criada e sempre seguida, para que nenhuma área deixe de ser examinada.

Nos casos de anormalidades, a nasofaringolaringoscopia direta é indicada, devendo ser realizada sem anestesia ou com anestesia tópica. Nesse caso, são utilizados endoscópios flexíveis e laringoscópios rígidos, com visão em ângulos de 70° ou 90°, permitindo visão ampla e magnificada das cavidades. O nasofaringolaringoscópio flexível é introduzido pelo nariz para exame das cavidades nasais e da nasofaringe, e, em seguida, das cavidades faríngeas e laríngeas. Esses endoscópios apresentam um canal que permite passagem de pinças para biópsia. Os laringoscópios de visão angulada são introduzidos pela boca, permitindo somente a visão da oro e da hipofaringe e da laringe. Além da iluminação convencional, pode-se utilizar o sistema de luz estroboscópica, que sincroniza fachos de luz intermitente cuja frequência é ajustada à das vibrações das pregas vocais. Um movimento em "câmera lenta" é simulado, vendo-se em detalhes o movimento cíclico da mucosa da prega vocal (movimentos muco-ondulatórios). Esses equipamentos são ligados a sistemas de videoendoscopia que permitem gravação do exame.

Finalmente, pode-se fazer a laringoscopia de suspensão (Figura 27.5). Esse método poderá ser propedêutico ou terapêutico. Será propedêutico para exame detalhado da laringe nos casos de possível indicação das laringectomias parciais ou de tratamento alternativo do câncer laríngeo com quimioterapia e radioterapia. Será usado com fim terapêutico na microcirurgia de laringe, para tratamento clássico ou com *laser* de carcinomas iniciais e de lesões benignas, como pólipos, cistos, papilomas, granulomas e edema de Reinke. Esses procedimentos são realizados com o paciente sob anestesia geral, posicionado com leve flexão anterior do pescoço e hiperextensão da cabeça. Passa-se tubo endotraqueal de calibre fino (n<u>o</u> 5, 5,5 ou 6) por via nasal. Após proteção da arcada dentária, introduz-se o laringoscópio rígido, em cujo cabo é fixada uma haste que, por sua vez, é fixada a uma base colocada sobre o tórax do paciente. Isso permite que o cirurgião fique com as mãos livres para manipulação instrumental da lesão.

A seguir, o microscópio é posicionado em frente ao laringoscópio, e o procedimento é realizado. Essas operações são feitas em regime de internação de curta permanência, e o paciente recebe alta hospitalar, após acordar e alimentar-se, no mesmo dia da operação.

Outros procedimentos, tais como ausculta de sopros, transiluminação em casos de cistos cervicais e orais, punção de coleções purulentas de cistos e nódulos, são de valia na complementação do exame físico. Por meio da punção aspirativa com agulha fina (PAAF), colhe-se material de nódulos sólidos, em geral de tireoide e linfonodos para estudo citológico. As punções com agulha

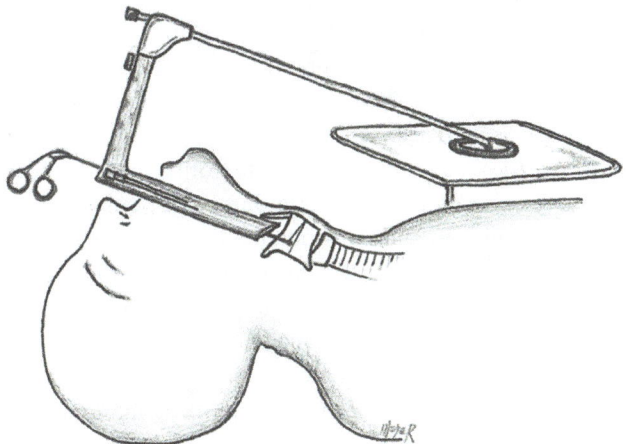

Figura 27.5 Laringoscopia de suspensão. O microscópio cirúrgico é colocado de modo que as estruturas laríngeas sejam vistas através do lúmen do laringoscópio e magnificadas.

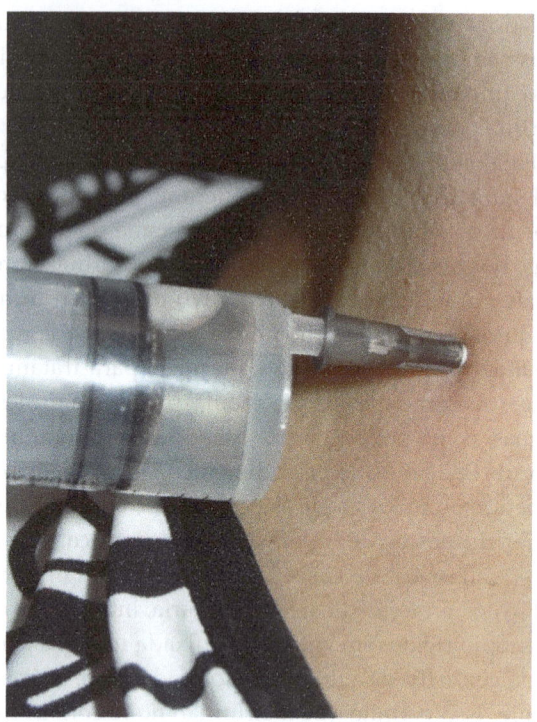

Figura 27.6 Punção cervical: observar o ângulo de 90° entre a agulha e a pele cervical.

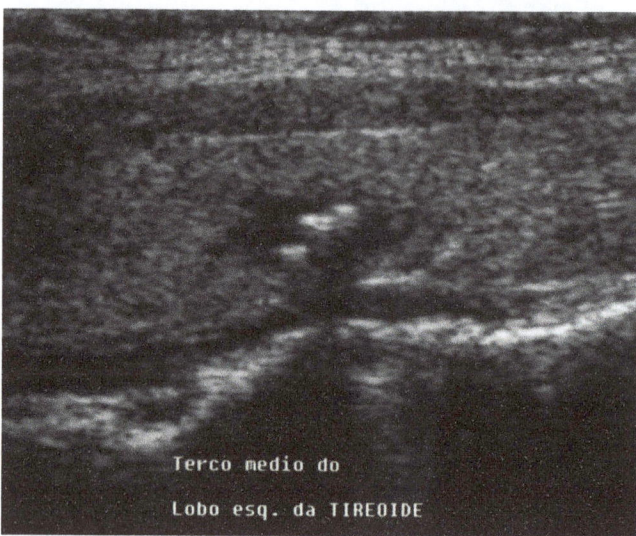

Figura 27.7 Nódulo tireoidiano hipoecogênico, com limites irregulares e microcalcificações (aspecto ultrassonográfico).

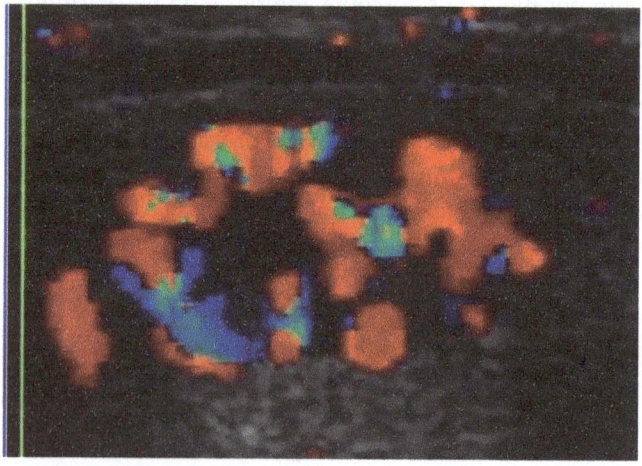

Figura 27.8 Nódulo tireoidiano hipervascularizado à ultrassonografia (exame com Doppler).

grossa estão indicadas em cistos e coleções purulentas para estudos microbiológico e bioquímico (Figura 27.6).

Dentre os exames complementares, destacamos os de imagem não só para o esclarecimento de algumas afecções, como para o planejamento terapêutico. Lembrar que o exame clínico adequado reduz significativamente a indicação de propedêutica complementar.

Métodos de Imagem

Com a *radiografia de tórax*, pesquisam-se possíveis metástases de doenças neoplásicas ou outras doenças associadas. A sialografia, que cada vez mais vem sendo substituída pela ultrassonografia, é utilizada para o estudo de afecções salivares. A fistulografia pode ser útil em alguns casos de fístulas branquiais.

A *ultrassonografia* é exame de rotina nas doenças nodulares da tireoide, sendo fundamental para acompanhar sua evolução, para direcionar a PAAF e para avaliar a possibilidade de fazer, em casos muito selecionados, a tireoidectomia ambulatorial. Alguns achados ultrassonográficos, tais como hipoecogenicidade do nódulo somada à presença de microcalcificações, limites irregulares ou hipervascularização, reforçam a suspeita de malignidade (Figuras 27.7 e 27.8).

Na avaliação das glândulas salivares, a ultrassonografia é útil na definição e delimitação de tumores, visibi-

lização de cálculos salivares e diferenciação entre tumor glandular e linfadenomegalia periglandular.

Na avaliação de massas cervicais, o método evidencia a natureza sólida ou cística do nódulo, diferencia linfadenomegalias de doenças congênitas, direciona a PAAF de linfonodos e pode evidenciar a relação de contiguidade ou continuidade da doença neoplásica ou infecciosa de linfonodos com as estruturas anatômicas cervicais. Nesse caso, a ultrassonografia é complementar à palpação cervical nos casos de dúvida clínica.

A *tomografia computadorizada* tem grande importância na avaliação da vascularização e da densidade de massas cervicais, para identificação da relação de continuidade e contiguidade de nódulos neoplásicos com estruturas anatômicas a serem preservadas na cirurgia do pescoço, em especial as artérias carótidas. Se for feita com a técnica de subtração digital, pode substituir, em casos selecionados, a arteriografia para o exame dos grandes vasos cervicais e de paragangliomas de bulbo carotídeo e jugular. Serve, ainda, para avaliar tumores primários ósseos, cartilaginosos e a invasão neoplásica dessas estruturas.

A *ressonância magnética*, pela sua especificidade na avaliação de partes moles, fornece inúmeras informações na avaliação de afecções laringotraqueais e cervicais. Nas cervicais, é importante para avaliar os tumores do espaço parafaríngeo, tais como neoplasias metastáticas, linfomas, neoplasias originárias de nervos periféricos, de lobo profundo de glândula parótida, e o envolvimento de estruturas anatômicas cervicais por tumores metastáticos.

A *cintigrafia* de tireoide (I^{131}, Tc^{99m}) serve para avaliação de hipertireoidismo difuso (doença de Graves) e do nódulo hiperfuncionante (doença de Plummer), do remanescente pós-operatório de tecido tireoidiano, além de ser útil no rastreamento de metástases dos carcinomas diferenciados da tireoide (Figura 27.9). A cintigrafia da tireoide, como exame preditivo de malignidade de nódulo tireoidiano, tem baixa acurácia e não é mais empregada com esse fim. Com a cintigrafia de paratireoides (Tc^{99m}/sestamibi), confirma-se a natureza paratireoidiana do nódulo e localiza-se o adenoma responsável pelo quadro clínico, além de orientar na programação, em casos selecionados, da paratireoidectomia ambulatorial.

Finalmente, para selar o diagnóstico, faz-se, quando necessária, a biópsia da lesão diagnosticada no exame clínico. Deve-se ressaltar que as biópsias devem ser feitas sempre nos tumores primários das vias aerodigestivas superiores e nunca nas metástases linfonodais. As biópsias são de fundamental importância não só para o diagnóstico, como também para o estadiamento dos tumores malignos. Elas representam a base da programação do tratamento, ou seja, a escolha da(s) modalidade(s) terapêutica(s) a ser(em) usada(s) no tratamento.

CONDIÇÕES CLÍNICAS MAIS COMUNS

Linfadenomegalias Cervicais

Considerações anatômicas

A região da cabeça e pescoço alberga 30% dos linfonodos do corpo humano, ou seja, aproximadamente 300 deles, que se intercomunicam por rede capilar linfática. Esse sistema, associado ao tecido linfático orofaríngeo, o anel de Valdeyer, constitui importante barreira às agressões do meio externo. Aos linfonodos se atribui complexa função imunológica, ou seja, a produção de anticorpos e de linfócitos especializados, que atuam no combate às células neoplásicas, bactérias e fungos. Além disso, os linfonodos agem como barreira dentro do sistema linfático, impedindo o fluxo livre de células neoplásicas e microrganismos.

Habitualmente, os linfonodos são elásticos, têm a superfície lisa, são indolores, menores que 1 cm, ovais e de difícil palpação quando normais. Entretanto, são frequentemente palpáveis em criança e adultos jovens saudáveis, principalmente nos indivíduos magros. Nesse período de vida, à medida que os indivíduos entram progressivamente em contato com o meio ambiente, o estímulo antigênico é intenso, os linfonodos tornam-se maiores e menos elásticos devido à hiperplasia reacional, daí a maior facilidade de palpá-los. Entretanto, aqueles que aumentam progressivamente de volume e perdem suas características normais podem indicar sinal de doença. À medida que o tempo passa, ocorre progressiva involução do sistema linfoide, os estímulos antigênicos novos tornam-se menos frequentes e a palpação dos linfonodos é mais difícil. Assim, linfonodos palpáveis em pessoas na meia-idade têm significado diferente, e mais frequentemente representam manifestação de doença local, regional ou sistêmica, de origem infecciosa ou neoplásica.

Os vasos aferentes penetram nos linfonodos pela sua cápsula e saem pelo hilo como vaso único. Esses drenam em vasos maiores até chegarem a um vaso coletor maior, o ducto torácico, que deságua no sistema venoso à altura do ângulo jugulossubclávio. À direita, a linfa é drenada por vários vasos independentes na veia subclávia ou, menos frequentemente, esses vasos se juntam, formando o grande ducto linfático direito.

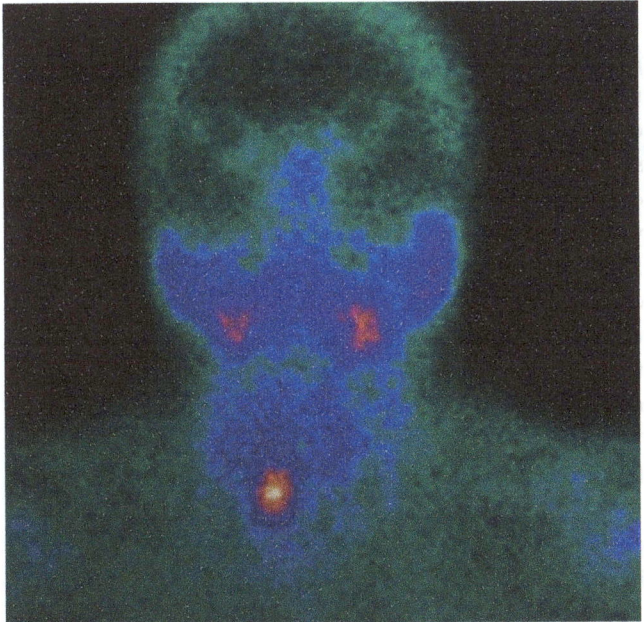

Figura 27.9 Cintigrafia com tecnécio-99m/sestamibi demonstrando adenoma de paratireoide em glândula inferior direita.

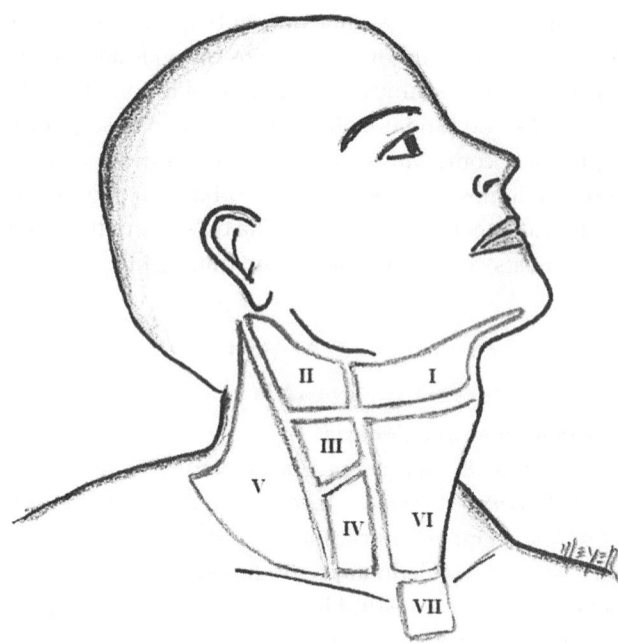

Figura 27.10 Níveis dos linfonodos cervicais.

Cada sítio da região de cabeça e do pescoço drena sua linfa para um ou mais grupos de linfonodos de forma preferencial. Assim, a cadeia linfática acometida pode indicar o subsítio sede da doença infecciosa ou neoplásica primária.

Como a classificação dos linfonodos cervicais em grupos por critérios anatômicos e funcionais é confusa, a American Academy of Otolaringology – Head and Neck Surgery, numa tentativa de padronização, definiu, em 1991, uma classificação por níveis. Nessa classificação (Figura 27.10), os grupos de linfonodos são numerados e nomeados em níveis: nível I: linfonodos submentonianos (Ia) e submandibulares (Ib); nível II: jugular alto, linfonodos anteriores ao nervo acessório (IIa) e posteriores ao nervo acessório (IIb); nível III: jugular médio; nível IV: jugular baixo; nível V: trígono posterior, linfonodos superiores ao trajeto do nervo acessório (Va) e abaixo desse trajeto (Vb); nível VI: compartimento central, ou seja, o compartimento anterior do pescoço, limitado pelas artérias carótidas lateralmente, o corpo do osso hioide superiormente e a fúrcula esternal inferiormente; nível VII: linfonodos do mediastino anterior superior.

Mecanismos de aumento volumétrico do linfonodo

O aumento dos linfonodos resulta, mais frequentemente, da proliferação de suas estruturas intrínsecas, primariamente dos folículos germinativos e das áreas interfoliculares. Tipicamente, a proliferação é de linfócitos, mas pode também incluir histiócitos. Esse processo resulta de estímulo antigênico, geralmente originado em uma das áreas que drenam para o grupo de linfonodos acometidos, podendo, menos frequentemente, ter origem sistêmica, a chamada hiperplasia reacional.

Um segundo mecanismo de aumento linfonodal decorre da invasão do linfonodo por microrganismos ou células neoplásicas. Na primeira situação, as alterações inflamatórias seriam semelhantes àquelas do sítio primário, associadas à resposta proliferativa antigênica usual e à invasão de macrófagos, podendo haver a formação de abscessos e áreas de necrose. No segundo caso, células malignas chegam ao linfonodo pela linfa drenada. O aumento de volume decorre da multiplicação celular. É o que ocorre nos tumores metastáticos e nas leucemias.

O terceiro mecanismo seria uma neoplasia primária do tecido linfoide, como o linfoma.

Diagnóstico diferencial das linfadenomegalias cervicais

A grande maioria das linfadenomegalias cervicais está associada a outros sinais e não representa a queixa principal. Quando representa a queixa principal, o paciente refere "íngua" ou "caroço" no pescoço, muitas vezes informando, de modo aproximado, a data em que foi notado.

O primeiro passo frente a essa queixa é saber se é realmente aumento linfonodal. Não é raro estruturas anatômicas cervicais serem confundidas com linfadenomegalia, como ocorre com a glândula submandibular, corpo ou cornos do osso hioide, bulbo carotídeo e ventre inferior do músculo omo-hióideo.

Na quase totalidade das vezes, faz-se o diagnóstico ao exame físico, porém, em algumas situações de difícil diferenciação, são necessários métodos de imagem para o diagnóstico diferencial.

Os linfonodos intraparotídeos e aqueles localizados junto ao polo inferior da parótida podem ser de difícil diferenciação com tumores próprios da parótida. As linfadenomegalias da região submentoniana (nível Ia) podem ser confundidas com cisto tireoglosso ou cisto dermoide, e as linfadenomegalias próximas ao bulbo carotídeo (nível IIa), com cisto branquial e tumor de corpo carotídeo. Nesses casos, faz-se a complementação do exame físico com a ultrassonografia ou, raramente, com a PAAF. Esse último exame deve ser evitado se a suspeita clínica for de tumor de corpo carotídeo, visto que poderá haver hemorragia grave ou lesão arterial.

Linfadenomegalia: inflamatória ou neoplásica?

Uma vez caracterizado o nódulo como linfadenomegalia, o próximo passo será estabelecer sua causa, se é inflamatória ou neoplásica.

As linfadenomegalias de causa infecciosa são geralmente de aparecimento súbito, acompanhadas de sinais flogísticos, como dor, hiperemia, calor e, mais tardiamente, flutuação. Com frequência os linfonodos são menores que 2 cm, ovais, múltiplos e bilaterais desde o início do processo. Quase sempre se acompanham de sinais e sintomas que revelam a presença de infecção sistêmica. Linfonodos reacionais também têm aparecimento rápido, geralmente associado a processo infeccioso local ou sistêmico, mas apresentam-se de consistência elástica, indolores, macios, sem sinais flogísticos ou áreas de flutuação.

As linfadenomegalias de causa neoplásica não apresentam, inicialmente, sinais flogísticos e dor. Têm evolução insidiosa, progressiva, e quase sempre são únicas e unilaterais no início da afecção. Habitualmente são maiores que 2 cm ao diagnóstico e de contorno mais esférico do que oval.

Quando a linfadenomegalia é o único achado clínico, a idade representa o fator mais importante na diferenciação entre doenças neoplásica e inflamatória.

Em revisão do resultado histológico de biópsias linfonodais consecutivas realizadas em 163 pacientes com mais de 40 anos, foram encontrados 29,4% de carcinoma e 21,4% de linfomas, ou seja, aproximadamente 50% das linfadenomegalias em pacientes acima de 40 anos eram de origem neoplásica.[1] Sabe-se, ainda, que essa frequência aumenta progressivamente com a idade, chegando a mais de 90% nos pacientes acima de 70 anos. Portanto, jamais devemos considerar, a princípio, que uma linfadenomegalia em pacientes idosos é inflamatória.

Por outro lado, as linfadenomegalias em crianças e adultos abaixo de 40 anos, principalmente as agudas e subagudas (até 21 dias de evolução), na grande maioria das vezes resultam de causas inflamatórias. O diagnóstico diferencial das linfadenomegalias está expresso nos Quadros 27.1 e 27.2.

Linfadenomegalia cervical abaixo de 40 anos

Nos pacientes abaixo de 40 anos com linfadenomegalia aguda e subaguda, opta-se, quase sempre, pela postura conservadora, realizando-se apenas o exame físico completo, com especial atenção para as vias aerodiges-

Quadro 27.1 Abordagem das massas cervicais. Diagnóstico diferencial das linfadenomegalias

Características	Linfonodos	
	Inflamatórios	Neoplásicos
Flutuação	Poucos dias de evolução	Ausente
Celulite	Presente	Ausente
Sinais/sintomas sistêmicos	Presente	Ausente
Fixação em tecidos	Precoce	Tardio

Quadro 27.2 Abordagem das massas cervicais. Diagnóstico diferencial das linfadenomegalias

Características	Linfonodos	
	Inflamatórios	Neoplásicos
Evolução	Rápida (sinais flogísticos)	Progressiva, silenciosa
Número	Múltiplos	Único (no início)
Superfície	Regular, lisa	Irregular
Tamanho	< 2 cm	> 2 cm

tivas superiores. No caso de linfonodos múltiplos, com menos de 2 cm e ovais na região cervical alta, sem outros comemorativos que os justifiquem, o paciente deve ser tranquilizado e reavaliado em aproximadamente 30 dias, ou antes, se houver alteração no quadro clínico. Caso haja involução do processo, é confirmada a hipótese de hiperplasia reacional, provavelmente secundária a infecção virótica ou bacteriana subclínica. A identificação de alguma causa ditará a conduta terapêutica. Em crianças, é comum a persistência de linfonodos palpáveis resultantes de hiperplasias pregressas, sobretudo naquelas com frequentes episódios de infecção das vias aerodigestivas superiores. A longa evolução e o relato da alternância de crescimento e involução do linfonodo são fortes indicativos dessa condição.

Nas linfadenomegalias crônicas ou persistentes, ainda prevalecem as afecções inflamatórias inespecíficas, porém há aumento da incidência de afecções específicas. Nesse grupo, a investigação deve ser aprofundada. Exames hematimétricos, sorológicos para sífilis, toxoplasmose, rubéola, mononucleose, citomegalovirose e, dependendo da epidemiologia, pesquisa de anticorpos anti-HIV, são necessários. Caso haja evidência sorológica de alguma infecção específica, ela ditará a conduta a ser seguida. Caso contrário, recomenda-se controle clínico periódico, na tentativa de detectar o aparecimento de novos sinais ou sintomas. Nos casos de progressão do quadro, realizam-se estudos microbiológico e citológico em material obtido por PAAF. Nos casos de dúvida diagnóstica, faz-se biópsia a céu aberto. Essa biópsia se justifica nos casos em que o diagnóstico não é estabelecido pelos métodos anteriores, o que pode ocorrer nas doenças granulomatosas e nos casos de linfomas, cuja arquitetura histológica é fundamental para determinação de seus subtipos. Para tal, devem ser considerados linfonodos de diâmetro igual ou superior a 2 cm e os de localização supraclavicular.[2]

Nos pacientes HIV+, nos quais a única manifestação poderá ser a linfadenomegalia persistente, sobretudo se

Quadro 27.3 Abordagem das massas cervicais. Afecções mais frequentes × faixa etária

Idade (anos)	0 a 15	
	Inflamatórias	Bacteriana Viral Granulomatosa
Afecções mais frequentes	Congênitas	Cisto tireoglosso Cisto branquial Lesão vascular Cisto dermoide
	Neoplásicas	Linfoma Carcinoma tireoidiano Sarcoma

Quadro 27.4 Abordagem das massas cervicais. Afecções mais frequentes × faixa etária

Idade (anos)	16 a 40	
	Inflamatórias	Viral Bacteriana Granulomatosa AIDS
Afecções mais frequentes	Congênitas	Cisto branquial Cisto tireoglosso Lesão vascular Cisto dermoide
	Neoplásicas	Linfoma Carcinoma tireoidiano Salivar Metastático Vascular Neurogênio

ocorrem em mais de uma região do corpo, a indicação de biópsia é mais flexível. Essa flexibilidade se deve à relativa falta de especificidade das manifestações clínicas e laboratoriais das diversas afecções que frequentemente os acometem. As incidências das afecções de acordo com faixas etárias abaixo de 40 anos estão sumariadas nos Quadros 27.3 e 27.4.

Linfadenomegalia cervical acima de 40 anos

Nos pacientes acima de 40 anos, a possibilidade de metástase de carcinoma ou de doença primária do linfonodo deve ser nossa preocupação, embora as linfadenomegalias agudas, subagudas e resultantes de doenças granulomatosas ainda ocorram (Quadro 27.5). Com nossa atenção assim dirigida, inicia-se a pesquisa de possível tumor primário, desde que as causas

infecciosas tenham sido excluídas. Se a possibilidade de linfoma for excluída, e o exame físico sistêmico e das cavidades oral, nasal, da faringe, da laringe, das glândulas salivares e da tireoide forem negativas para a presença de tumores, deve-se complementar a propedêutica. Nesses casos, realiza-se estudo endoscópico geral, ou seja, laringoscopia direta, broncoscopia e endoscopia digestiva alta. A radiografia simples de tórax também compõe a propedêutica inicial. Mesmo com esses cuidados, 3% a 5% das linfadenomegalias metastáticas permanecem sem a identificação do foco primário.[3] Esse quadro clínico é chamado de metástase cervical de tumor primário desconhecido.

Biópsias de linfonodos cervicais

As punções com agulha fina podem ser realizadas em todas as massas cervicais, à exceção daquelas suspeitas de tumor de corpo carotídeo, e o material colhido deve ser submetido a exames microbiológicos e citológicos. Elas são úteis nos casos das neoplasias metastáticas de tumor primário de origem desconhecida e nas doenças infecciosas, em especial em linfonodos abscedados.

Se mesmo assim não for possível estabelecer o diagnóstico, justifica-se a realização da biópsia a céu aberto, que deve ser, sempre que possível, excisional, sem violação da cápsula do linfonodo. Essa conduta se justifica pela necessidade de volume adequado de tecidos para os diversos estudos microbiológicos, histológicos e histoquímicos a serem realizados. Além disso, ela evita a contaminação intersticial com células neoplásicas ou microrganismos, facilita o diagnóstico dos subtipos de linfomas e impede a formação de fístulas no caso de linfadenopatias granulomatosas.

A escolha do linfonodo a ser biopsiado é muito importante nas linfadenomegalias cervicais múltiplas. Em hipótese nenhuma a escolha deve basear-se em cri-

Quadro 27.5 Abordagem das massas cervicais. Afecções mais frequentes × faixa etária

Idade (anos)	> 40	
	Neoplásicas	Carcinoma metastático Carcinoma tireoidiano Linfoma
Afecções mais frequentes	Inflamatórias	Viral Bacteriana Granulomatosa AIDS
	Congênitas	Cisto branquial Cisto tireoglosso

térios técnicos, ou seja, não se deve escolher o linfonodo pela facilidade de acesso cirúrgico. O linfonodo ideal é aquele de maior volume e de aparecimento não recente, visto que algumas alterações fundamentais para o diagnóstico histológico podem não estar presentes na fase inicial da doença linfonodal. Os linfonodos coalescentes e aderidos a outras estruturas anatômicas são também boa escolha.

Nos pacientes abaixo de 40 anos, deve-se dar preferência para linfonodos dos níveis IV e Vb, e não para as cadeias linfonodais altas. A alta incidência de afecções inespecíficas como causa de linfadenomegalia cervical alta, nessa faixa etária, responde pela elevada incidência de inespecificidade das biópsias aí realizadas.[4]

Em todos os casos, a peça operatória deve ser colocada em solução adequada a cada estudo a que será submetida. Se necessário, deve-se contactar o patologista/microbiologista para saber qual o melhor acondicionamento do material colhido.

Nos pacientes em que a principal suspeita é de metástase de carcinoma e o tumor primário for desconhecido, a biópsia será feita orientando-se a incisão de acordo com traçados habituais das incisões para o esvaziamento cervical. Nesses casos, o paciente deverá ser hospitalizado e a biópsia deve ser realizada no centro cirúrgico, e não será mais um procedimento ambulatorial. O material obtido será encaminhado para estudo anatomopatológico por congelação. Se a biópsia tiver sido feita sob anestesia geral, no período de espera o paciente permanecerá anestesiado. Se confirmado o diagnóstico de metástase de carcinoma, faz-se o esvaziamento cervical. No diagnóstico de metástase de neoplasias malignas da tireoide, procede-se também à ressecção do tumor primário. Quando o patologista não puder estabelecer o diagnóstico com segurança, e nos linfomas ou processos infecciosos, o procedimento está terminado. Nesse caso, a biópsia deve ser realizada pelo cirurgião de cabeça e pescoço, que tem o treinamento adequado à realização da conduta que se fizer necessária.

Técnica. O conhecimento da anatomia da região a ser biopsiada e a aplicação dos fundamentos da cirurgia asséptica são fatores importantes para o sucesso do procedimento.

A anestesia, sempre que possível, deve ser local, porém, em algumas situações, tais como linfonodos profundos e biópsias em crianças, a anestesia geral é aconselhável.

A incisão deve ser suficientemente ampla, feita sobre a região do linfonodo e considerando a possibilidade de esvaziamento cervical no futuro, de acordo com os traçados habitualmente usados para essa operação. Todos os

planos são incisados até se expor a cápsula do linfonodo. A partir daí, a dissecção deve ser próxima à cápsula, sem lesá-la, evitando-se a disseminação intersticial da doença, além de reduzir a possibilidade de lesão de estruturas anatômicas vizinhas. Após a retirada do linfonodo, faz-se hemostasia rigorosa e procede-se ao fechamento da ferida operatória por planos.

É importante o conhecimento de algumas particularidades da região cervical.

A região submentoniana (Nível Ia), delimitada pelos ventres anteriores dos músculos digástricos, pelo arco anterior da mandíbula e pelo osso hioide, é uma região de fácil acesso cirúrgico. Os linfonodos são superficiais, e não existem estruturas anatômicas cuja lesão resulte em sequelas importantes. A anestesia local está indicada, sempre que possível, levando-se em conta a idade e a ansiedade do paciente. Entretanto, raramente essa região é eleita para biópsia, posto que poucas vezes se consegue o diagnóstico nesses linfonodos. O mesmo ocorre nos linfonodos occipitais, que apresentam o maior índice de resultados inespecíficos.

A região submandibular (Nível Ib) é delimitada pela mandíbula, superiormente, e pelos ventres anterior e posterior do músculo digástrico, inferiormente. As estruturas anatômicas mais importantes dessa região são o ramo mandibular do nervo facial, a artéria facial, o nervo hipoglosso e a glândula submandibular. A lesão da artéria causará hemorragia, que pode ser de difícil controle, especialmente quando se usa anestesia local. As lesões dos nervos acarretam importante sequela estética e funcional pela disfunção do lábio inferior ou da língua. A identificação desses nervos é a única medida segura para evitar a lesão. A incisão deve compreender a pele, o subcutâneo e o platisma até se atingir a lâmina superficial da fáscia cervical profunda. O ramo mandibular do nervo facial será visto cruzando superficialmente os vasos faciais, especialmente em indivíduos magros. Quando não é identificado, a abertura da fáscia deve ser feita pelo menos 2 cm abaixo da mandíbula, e, uma vez atingida a cápsula do linfonodo, a dissecção será feita rente a ela, sem lesá-la.

Nas biópsias dos linfonodos da cadeia jugular alta (Nível II), a indicação da anestesia geral será mais flexível, visto que eles se localizam profundamente ao músculo esternocleidomastóideo, e muito próximos da veia jugular interna, das carótidas e seu bulbo, dos nervos vago, hipoglosso e, mais profundamente, do nervo acessório. Aqui também, a dissecção próxima à cápsula do linfonodo auxilia na prevenção de acidentes. Nesse momento, deve-se estar atento pela possível dificuldade de diagnóstico diferencial entre linfadenomegalia e tumor de corpo carotídeo.

Os cuidados durante as biópsias dos linfonodos da cadeia jugular média (Nível III) são os mesmos da cadeia jugular alta.

Os linfonodos do nível IV, supraclaviculares e pré-escalenos, com frequência oferecem alguma dificuldade técnica para sua remoção, por estarem localizados profundamente ao músculo esternocleidomastóideo. A rotação contralateral da cabeça e a extensão do pescoço, posição em que o paciente é colocado durante a biópsia, estiram esse músculo, tornando o acesso ao compartimento dos linfonodos mais trabalhoso do que nas demais regiões. Além disso, são várias as estruturas vulneráveis a lesões, tais como: veias jugulares interna e externa, artéria carótida comum, vasos arteriais e venosos cervicais transversos e supraclaviculares, nervos frênico e vago, gânglio simpático, ápice pleural (especialmente em crianças), ducto torácico à esquerda e ductos linfáticos à direita. Logo, a indicação de anestesia geral deve ser mais flexível, sendo a anestesia local usada apenas nos pacientes adultos mais tolerantes. A via de acesso deve ser ampla. Antes do fechamento da ferida cirúrgica, procede-se a hemostasia e linfostasia rigorosas, após aumento das pressões venosa e linfática cervicais, conseguido por manobras de Valsalva ou tosse repetida (nos casos de anestesia local).

Nas biópsias realizadas no nível V (trígono posterior do pescoço), a preocupação é com o nervo acessório. Sua lesão acarreta importante sequela funcional e estética, pela desnervação do músculo trapézio e consequente perda da harmonia da função da cintura escapular. Seu trajeto, após emergir na borda posterior do músculo esternocleidomastóideo, cruza todo o trígono posterior envolvido pelo tecido celular adiposo, onde estão contidos os linfonodos. Nos casos de difícil identificação, mais comuns em pacientes obesos, pode-se usar eletroestimulador, que é a medida mais segura contra a lesão. A dissecção romba e paciente do tecido subcutâneo próximo à cápsula do linfonodo também reduz o risco de lesões. A anestesia local é bem tolerada.

Apesar das dificuldades técnicas, os linfonodos supraclaviculares são os que mais auxiliam no diagnóstico da etiologia das linfadenopatias, em especial daquelas de origem sistêmica.

As complicações dessas biópsias decorrem de lesões vasculares ou nervosas e, menos frequentemente, de infecção. Na maioria das vezes resultam de desconhecimento da anatomia, mau planejamento (como, por exemplo, anestesia local ao invés de geral) ou de sua realização em ambientes cirúrgicos inadequados, desrespeitando os princípios da cirurgia asséptica. As principais estruturas em risco nas biópsias cervicais estão assinaladas no Quadro 27.6.

Quadro 27.6 Estruturas em risco nas biópsias cervicais

Níveis cervicais	Estruturas em risco
Nível IA	–
Nível IB	Ramo mandibular do nervo facial, artéria facial, glândula submandibular
Nível II/III	Veia jugular interna, artérias carótidas, nervos vago, hipoglosso e acessório
Nível IV	Veia jugular interna e externa, artéria carótida comum, vasos cervicais transversos e supraclaviculares
Nível V	Nervo acessório, plexo braquial

Afecções Congênitas

Doenças do aparelho branquial

A partir da terceira semana de vida, o embrião humano apresenta-se segmentado, e na quarta semana surge uma estrutura complexa que se assemelha ao aparelho branquial dos peixes, daí a sua denominação. São cinco arcos branquiais, numerados no sentido craniocaudal. Como o quinto arco não apresenta saliência na parte externa do embrião, por convenção é denominado de sexto arco. Os arcos são estruturas sólidas separadas pelas fendas branquiais. Em correspondência a elas, no lado interno do embrião, formam-se as bolsas branquiais. Do aparelho branquial se originam várias das estruturas anatômicas da cabeça e pescoço[4] (Figura 27.11).

As afecções congênitas do aparelho branquial, ou seja, as fístulas e os cistos branquiais, resultam de alterações do desenvolvimento ou persistência de algumas de suas estruturas.

Fístulas branquiais. As fístulas da primeira fenda branquial apresentam fisiopatologia distinta das demais. Com o desenvolvimento do embrião, as fendas branquiais são obliteradas, o que não ocorre com a primeira fenda.

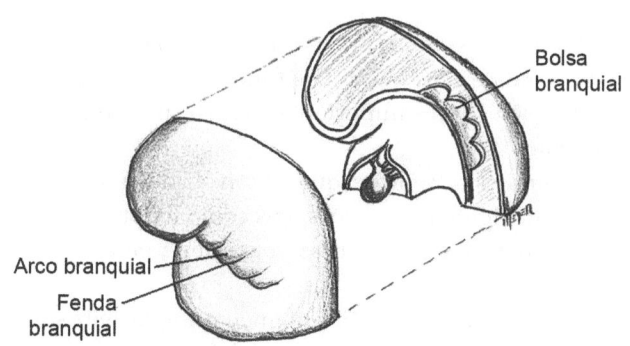

Figura 27.11 Superfície do embrião. Demonstram-se as bolsas e fendas branquiais, além da formação do seio cervical.

Parte dela sofre aprofundamento, e sua porção dorsal dá origem ao conduto auditivo externo. A persistência da primeira fenda em sua totalidade ou a duplicação do conduto auditivo externo explicariam a ocorrência da fístula do primeiro arco. Os cistos e fístulas do primeiro arco são classificados como tipos I e II. Os do tipo I são aqueles que ocorrem na topografia da glândula parótida, tendo origem ectodérmica. Os do tipo II ocorrem no trígono anterior do pescoço, comunicam-se com o conduto auditivo externo e são considerados como duplicação anormal do conduto. Sua origem seria ectodérmica e mesodérmica.[4]

As fístulas e cistos das demais fendas cervicais se explicam de outro modo. Com o desenvolvimento do embrião, o primeiro e o segundo arcos branquiais crescem caudalmente e o terceiro e quarto arcos se aprofundam, formando um recesso: o seio cervical ou seio de His. O crescimento das estruturas adjacentes reduz o lúmen do seio cervical formando o ducto cervical, que é posteriormente obliterado. A persistência de porções do seio cervical dá, então, origem às demais fístulas e cistos branquiais. Dentre elas, as mais frequentes são as originadas na segunda fenda branquial.

As fístulas podem ser completas ou não. Se completas, apresentam aberturas na pele e na parede da faringe ou do conduto auditivo externo. Quando apresentam apenas a abertura interna, são denominadas de sínus.

O diagnóstico das fístulas é clínico. Elas se manifestam como pequeno orifício na pele, com saída esporádica de secreção com aspecto seroso. É relativamente comum a saída de secreção purulenta quando há infecção de vias aéreas superiores. São mais frequentes em crianças e adultos jovens, situam-se na região parotídea (fístulas de primeira fenda) e na região lateral do pescoço (Figura 27.12), anteriormente ao esternocleidomastóideo (demais fendas). Muitas vezes se palpa, em direção cranial, uma estrutura linear fibrosa, que corresponde ao trajeto da fístula.

A fistulografia pode ser útil para delimitar o seu trajeto, mas, na grande maioria das vezes, não se faz necessária. Outros exames de imagem, como tomografia computadorizada e ressonância magnética, podem ser utilizados, porém tais exames não fazem parte da rotina diagnóstica.

O tratamento é cirúrgico e indicado em função de episódios de infecção e drenagem de secreção, o que causa desconforto significativo. A ressecção deve compreender todo o trajeto fistuloso. Nas fístulas completas e naquelas extensas, a operação será realizada sob anestesia geral. A anestesia local somente será usada nos casos de fístulas incompletas de pequena extensão.[4]

A cirurgia se inicia fazendo-se uma incisão em elipse, no sentido transversal, englobando o orifício externo da fístula. A dissecção progride interessando todo o seu trajeto. Naquelas de pequena extensão ou em fundo cego, uma incisão apenas será suficiente. Nas de maior extensão, podem ser necessárias incisões escalonadas à medida que a ressecção avança em sentido cranial (Figura 27.13).

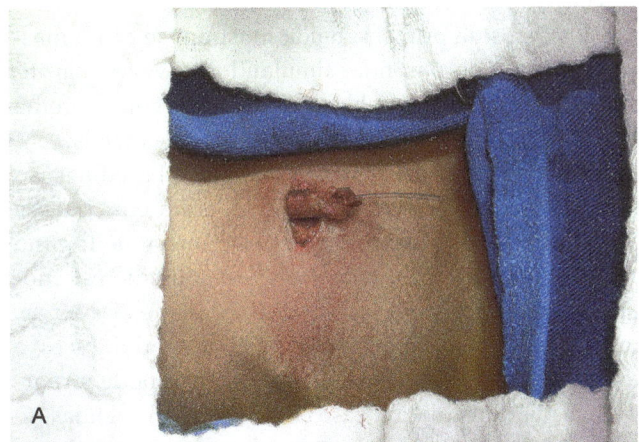

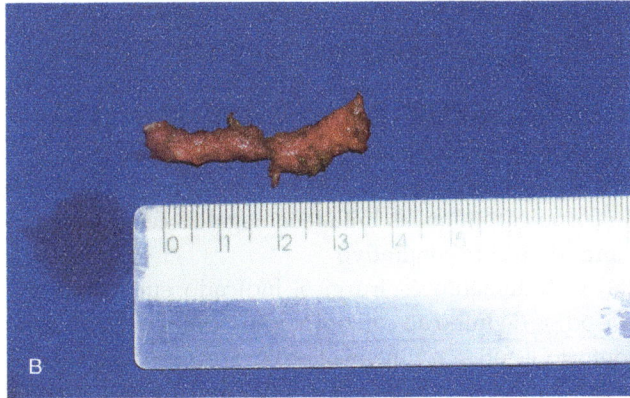

Figura 27.13 Ressecção de fístula branquial: observar incisão em elipse e parte do trajeto dissecado (**A**) e a peça operatória (**B**).

Figura 27.12 Orifício externo de fístula branquial de segunda fenda.

Muitas vezes, para facilitar a dissecção, a fístula é cateterizada com cateter fino. Quando isto não é possível, segue-se o trajeto fibroso evidenciado durante a operação.

A ressecção será então completa, chegando-se até o conduto auditivo, no caso de fístula de primeira fenda; na loja amigdalina, nas de segunda fenda; e até o seio piriforme, nas de terceira fenda.

As fístulas de primeira fenda branquial muitas vezes são de dissecção complexa, sendo necessária a identificação do nervo facial na intimidade da glândula parótida. Assim sendo, a operação será sempre sob anestesia geral.

A fístula de segunda fenda, ao longo de seu trajeto, apresenta relações de contiguidade com as carótidas e nervos glossofaríngeo e hipoglosso. Em consequência, pode haver morbidade cirúrgica significativa nas mãos de cirurgião pouco familiarizado com a anatomia do pescoço.

As fístulas de terceira e quarta fendas branquiais, bem menos frequentes, são submetidas à mesma abordagem cirúrgica, ou seja, à ressecção completa do seu trajeto.

Cistos branquiais. Sua fisiopatologia é a mesma das fístulas, ou seja, cistos da primeira fenda são derivados da sua persistência ou da duplicação do conduto auditivo externo, e os demais resultam da persistência de porções do seio cervical.

Os cistos de primeira fenda mostram-se como massas na região da parótida, simulando, às vezes, parotidites de repetição. Caso haja comunicação com a orelha externa, podemos encontrar ainda otorreia e otalgia.

Os cistos derivados da segunda fenda branquial são os mais frequentes e têm maior incidência em crianças e adultos jovens. Manifestam-se como massa no trígono anterior do pescoço, anteriormente ao músculo esternocleidomastóideo. Em episódios de infecção de vias aéreas superiores, o cisto pode infectar-se, causando abscesso cervical. Sua consistência é elástica, porém pode tornar-se mais endurecida em casos de infecções repetidas. O diagnóstico é clínico, e a punção mostra a saída de líquido espesso de coloração levemente amarelada ou acinzentada. A pesquisa de cristais de colesterol em lâmina seca confirma o diagnóstico. A ultrassonografia mostra lesão cística ao longo do trajeto da jugular, muitas vezes com linfadenomegalia-satélite. No diagnóstico diferencial, devem ser considerados os linfangiomas, tumores do corpo carotídeo, as linfadenomegalias cervicais e tumores do tecido conjuntivo.

O tratamento é cirúrgico, indicado em função de episódios de infecção com formação de abscesso, do desconforto estético e funcional e da rara possibilidade de associação de carcinoma espinocelular aos cistos branquiais.[5] A cirurgia consiste na ressecção completa do cisto. Existem trabalhos recomendando como tratamento a

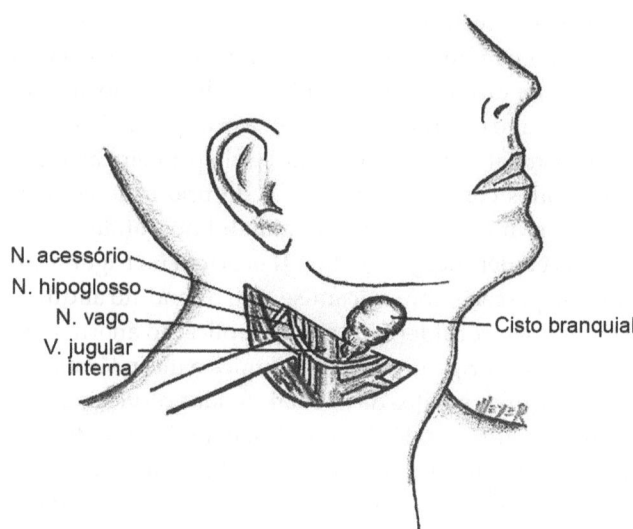

Figura 27.14 Cisto branquial de segunda fenda e suas relações com nervos e grandes vasos cervicais.

punção para esvaziamento do cisto seguida de injeção de substâncias esclerosantes, o que não é o tratamento de escolha da grande maioria dos serviços especializados.[6] No caso de infecção, tratamento com antibióticos e punção do cisto estão indicados, e sua ressecção será protelada. A drenagem externa dificulta o procedimento cirúrgico definitivo, mas deverá ser empregada nas situações em que a abordagem mais conservadora não for suficiente.

A abordagem cirúrgica se inicia por incisão transversa sobre a projeção cervical do cisto, interessando a pele e o tecido celular subcutâneo até a exposição da cápsula. A dissecção continuará seguindo-a sem rompê-la (Figura 27.14). A extensão da incisão dependerá do volume do cisto, porém não se justificam incisões muito longas, mesmo em cistos volumosos. Nesses casos podemos esvaziá-lo parcialmente durante a operação, o que facilita a dissecção.

Na cirurgia dos cistos, os cuidados peroperatórios, assim como as ressalvas relativas ao uso de anestesia local, são os mesmos que os recomendados para o tratamento das fístulas, visto que sua relação com as várias estruturas anatômicas do pescoço são as mesmas.

Afecções congênitas da tireoide

A tireoide é formada a partir de invaginação do endoderma no mesoderma do tubo intestinal primitivo. Essa invaginação forma o ducto tireoglosso, que progride no sentido caudal até a altura do segundo e terceiro anéis traqueais. De sua extremidade surgem dois brotos laterais que dão origem à glândula tireoide. À medida que progride, a porção proximal do ducto vai sendo reabsorvida, o que ocorre até a 10ª semana de evolução do embrião (Figura 27.15).

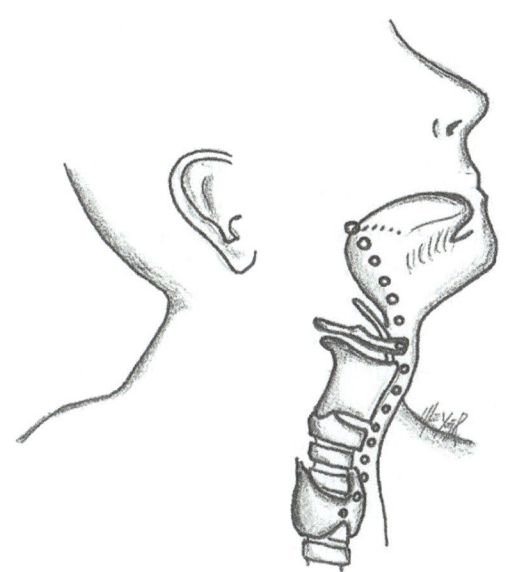

Figura 27.15 Trajeto do ducto tireoglosso desde sua origem até domicílio final da tireoide.

No adulto, o resquício dessa formação é o forame cego, situado no vértice do V lingual, local da invaginação. Da persistência do ducto resulta o cisto tireoglosso, que é a anomalia cirúrgica mais comum do desenvolvimento da tireoide. Ele surge na linha média cervical em qualquer ponto desse trajeto.

O cisto do ducto tireoglosso (Figura 27.16), mais comum em crianças e adultos jovens, apresenta-se como formação cística na linha média cervical, sendo mais comum à altura do osso hioide e móvel à deglutição/protrusão da língua. Essas manobras são úteis na sua diferenciação com linfonodos submentonianos, cistos dermoides, nódulos na porção cranial do lobo piramidal.

Nesses casos, o nódulo não se moverá. É frequente o relato de alteração de volume, sem infecção local, associado a infecções de vias aéreas superiores.

O diagnóstico é clínico, sendo os exames de imagem utilizados em casos de exceção. À ultrassonografia, apresenta-se como cisto anecoico, ou homogênea ou heterogeneamente hipoecoico. Esse exame é também importante na diferenciação da tireoide unilobar em posição alta, que, se retirada, levará ao quadro de hipotireoidismo. A diferenciação será feita pela demonstração da tireoide em seu local próprio.

Além da possibilidade de infecção com formação de abscesso e do desconforto estético, a cirurgia é também indicada pela rara possibilidade de encontro de carcinoma em seu interior. Isso ocorre em menos de 1% dos casos, e o diagnóstico é geralmente feito ao exame anatomopatológico. O carcinoma papilífero é o mais comumente encontrado, embora ocorram também os outros tipos de carcinomas de tireoide.[7]

O tratamento consiste na ressecção completa do cisto e do seu trajeto até a base da língua, incluindo, na peça operatória, o terço médio do corpo do osso hioide (cirurgia de Sistrünk). A cirurgia é feita por meio de incisão cervical transversa sobre a protrusão cervical do cisto. Suas aderências ao tecido subcutâneo e à musculatura pré-tireoidiana são desfeitas e o cisto tireoglosso identificado. A dissecção progride até o corpo do osso hioide, que é ressecado. Essa manobra não só permite a retirada de parte do trajeto no interior do osso, como também favorece o acesso à sua parte restante até a base da língua, onde será ligado (Figura 27.17). A musculatura pré-tireoidiana é então suturada, deixando-se livres os remanescentes do osso hioide. O fechamento do restante

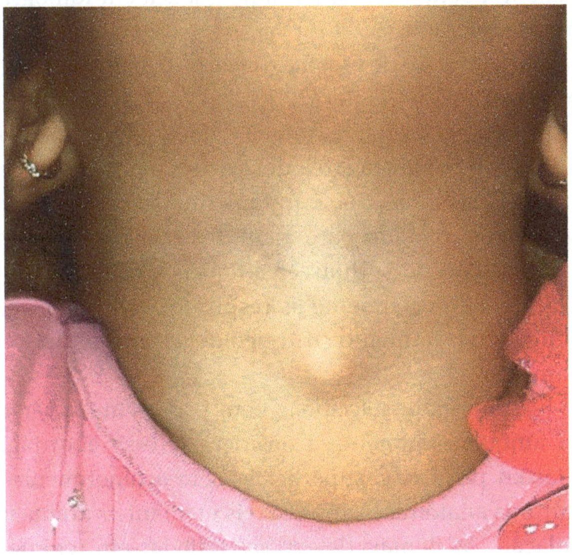

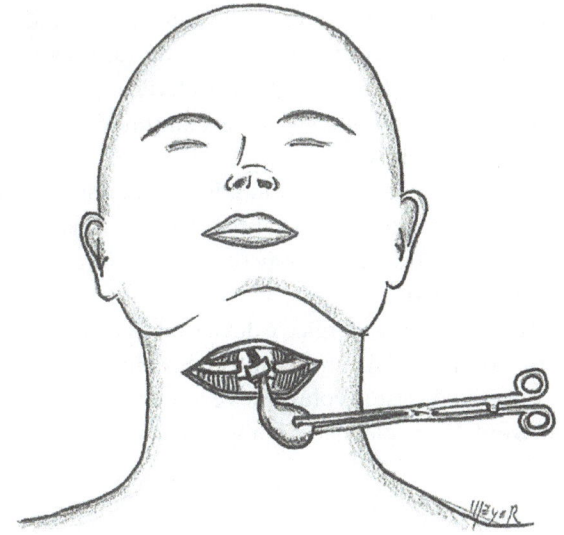

Figura 27.16 Cisto de ducto tireoglosso.

Figura 27.17 Ressecção de cisto do ducto tireoglosso incluindo o corpo do osso hioide e seguindo seu trajeto até a base da língua.

da ferida cirúrgica é feito em dois planos. A recidiva decorre da ressecção incompleta, da não retirada do corpo do osso hióide e, mais raramente, dos raros casos de ducto tireoglosso acessório.[4]

Nos casos de infecção e drenagem espontânea ou cirúrgica do cisto, forma-se a fístula do ducto tireoglosso, que é, portanto, sempre secundária à drenagem externa do cisto. Uma vez formada, há eliminação contínua de secreção turva pelo seu orifício externo. O diagnóstico da fístula de ducto tireoglosso é também clínico, e exames de imagem são utilizados excepcionalmente. A fistulografia pode evidenciar seu trajeto em direção ascendente, e, nos raros casos de fístula completa, verifica-se a saída de contraste na orofaringe. O tratamento da fístula é cirúrgico e segue os mesmos tempos técnicos do tratamento do cisto do ducto tireoglosso.

A cirurgia do cisto e da fístula do ducto tireoglosso é feita sob anestesia geral e pode ser realizada em regime de internação de curta duração.

Cisto dermoide

São tumores congênitos, formados por células embrionárias totipotentes. Existem duas teorias sobre sua origem: (a) isolamento de células totipotentes, ocorrido na embriogênese, e posterior crescimento desordenado destas, com formação de tecidos bem diversos; (b) inclusão, em planos profundos, de elementos ectodérmicos, no momento de fusão de elementos embrionários, e seu posterior desenvolvimento.

Localizam-se na linha média, ou seja, na região do hioide, onde são mais frequentes, e na região frontal, na glabela e na região supraesternal. Não há predominância quanto ao sexo e ocorrem, mais frequentemente, a partir da segunda década de vida. São indolores, de crescimento lento, ou dolorosos em casos de infecção secundária. O conteúdo pode ser cístico, porém não raramente são encontrados, em seu interior, tecidos derivados do mesoderma e ectoderma epiteliais, mais comumente folículos pilosos e glândulas sebáceas.[4]

Nas imediações do osso hioide, o diagnóstico diferencial deve ser feito com cisto tireoglosso e com a rânula quando sua localização é submentoniana, acima do músculo milo-hióideo.

O tratamento é cirúrgico e deve interessar todo o cisto. Caso contrário, há considerável possibilidade de recidiva. Em caso de cistos volumosos e naqueles situados na região frontal e na glabela, recomenda-se anestesia geral.

Linfangiomas

São lesões derivadas do saco linfático jugular. São diagnosticados, em 90% dos casos, em crianças até os 2 anos de idade, estando a maioria deles presente ao nascimento. Setenta e cinco por cento deles localizam-se na região da cabeça e pescoço. Apresentam-se como massas de consistência elástica, pouco depressíveis e indolores. Podem ser volumosos, causar deformidades significativas e comprimir estruturas adjacentes, causando disfagia, dispneia e estridor. São classificados, de acordo com suas características clínicas, como linfangioma simples, higroma cístico e linfangioma cavernoso. Não há distinção histológica entre eles. Como a maioria dos pacientes está na primeira infância, o tratamento é feito sob anestesia geral.

Os linfangiomas simples são formações, em geral de pequeno volume, com vasos capilares delgados entrelaçados no interior de sua cápsula.

Os higromas císticos são mais volumosos, subdivididos em compartimentos por septos finos. Localizam-se, mais frequentemente, no trígono posterior do pescoço, na face e na região supraclavicular.

Os linfangiomas cavernosos são plexiformes. Assim sendo, envolvem estruturas anatômicas vizinhas e podem apresentar componente hemangiomatoso associado. São os que apresentam maior índice de recidiva. O rápido crescimento dessa lesão sugere linfangite ou hemorragia em seu interior.

O diagnóstico é clínico, sendo o exame físico complementado por transiluminação. Nos casos mais complexos, em geral nos linfangiomas cavernosos, utilizam-se métodos de imagem para a complementação diagnóstica e programação cirúrgica.

À ultrassonografia, os linfangiomas se mostram como massas císticas superficiais, multiloculadas, com septos de espessuras variadas. Nos casos de suspeita de acometimento de estruturas anatômicas cervicais, utilizam-se também a ressonância magnética e a tomografia computadorizada.

O tratamento de escolha é cirúrgico, com a ressecção completa da lesão (Figura 27.18).

Por apresentarem pequena tendência à involução e resolução espontânea (10% dos casos), e por serem sede de frequentes infecções, o tratamento dessas lesões não deverá ser protelado para além dos três a quatro anos de idade. Porém, se houver alterações funcionais significativas, especialmente as respiratórias, ou infecções repetidas, o tratamento cirúrgico deve ser instituído rapidamente.[4]

É importante selecionar bem o paciente a ser tratado ambulatorialmente. Considera-se essa abordagem em lesões pequenas, superficiais, sem acometimento de estruturas anatômicas, ressecáveis mediante mínima manipulação. As demais devem ser tratadas em regime de internação hospitalar.

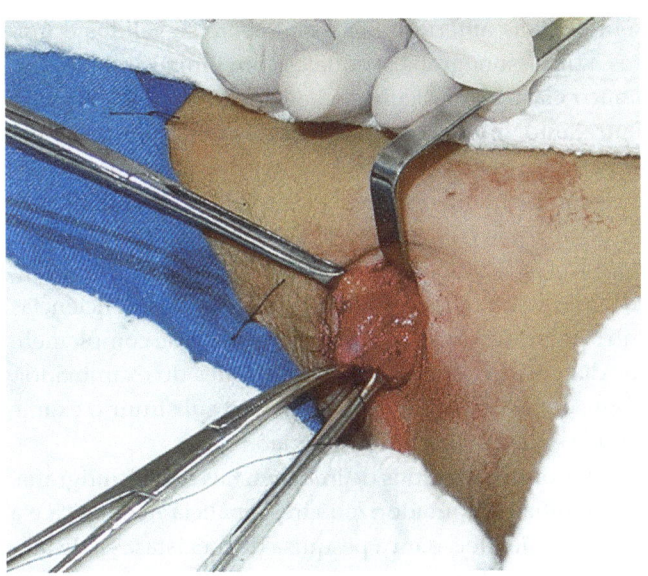

Figura 27.18 Linfangioma: observar superfície brilhante e aspecto multiloculado.

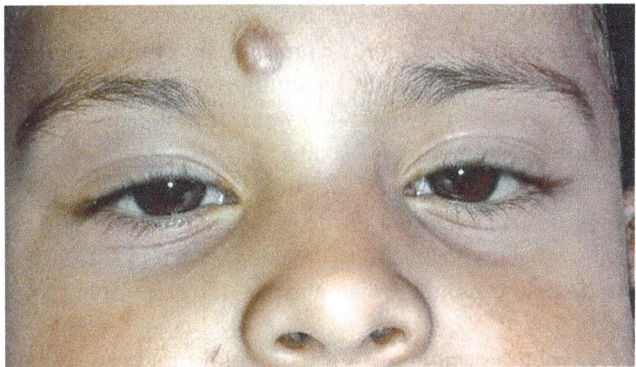

Figura 27.19 Hemangioma em região frontal.

Há relato de tratamento de linfangiomas com a injeção de substâncias esclerosantes após a punção e esvaziamento do seu conteúdo. Vários medicamentos já foram utilizados, entre os quais a triancinolona, bleomicina, fibrina adesiva e OK-432, com resultados satisfatórios.[6] Porém, a injeção de substâncias esclerosantes pode causar reação inflamatória local, febre, infecção, que nem sempre podem ser previstas. Apesar do relato de sucesso com essa modalidade terapêutica, ela ocupa lugar secundário no tratamento de linfangiomas na maioria dos serviços. Sua utilização fica reservada para as lesões irressecáveis, quando o tratamento cirúrgico foi insatisfatório ou quando a morbidade cirúrgica é muito alta.

Hemangiomas

Os hemangiomas são tumores vasculares de origem congênita, por vezes associados às linhas de fusão embrionária. A grande maioria (95%) manifesta-se até o sexto mês de vida, e até 80% deles se localizam na região da cabeça e pescoço. São mais comuns em brancos, e sua incidência aumenta em crianças com baixo peso, em especial aquelas com menos de 1.000 g ao nascer. Podem apresentar-se como pequena lesão sem repercussões clínicas, e até como lesão volumosa com deformidade estética e limitação funcional significativas.[8]

Nem sempre uma lesão vascular é hemangioma. Em número não desprezível de casos, trata-se de malformação arteriovenosa, cujo diagnóstico diferencial deve ser feito porque há distinção na abordagem terapêutica. Os hemangiomas (Figura 27.19) surgem nas primeiras semanas de vida, apresentam crescimento acelerado por até

9 meses, quando começam a involuir, o que é variável em cada indivíduo. As malformações vasculares são decorrentes de erro na embriogênese e estão presentes ao nascimento. Enquanto o hemangioma apresenta tendência à regressão espontânea, na sua maioria até os 7 anos de vida, a malformação persiste e progride com o crescimento da criança.[20]

A classificação dos hemangiomas é assunto controverso, e existem várias sugestões de classificação. De modo geral, podemos distinguir as seguintes formas histológicas e clínicas: hemangiomas capilares "em morango", cavernosos e mistos. Os hemangiomas capilares são formados por capilares presentes no derma e, clinicamente, apresentam-se como "manchas" planas avermelhadas ou como áreas de capilares evidentes, sem constituírem uma "mancha" regular e bem definida.[8]

Os hemangiomas cavernosos apresentam-se como massa vermelho vinhoso de consistência elástica, depressível ao toque, e com graus variados de deformidade. Podem aparecer em qualquer sítio da cabeça e pescoço, tanto na pele como nas vias aerodigestivas.

Os hemangiomas mistos apresentam características dos capilares e dos cavernosos.

O diagnóstico dos hemangiomas localizados na pele e na boca, em geral, é feito ao exame clínico. Quando se situam no restante das vias aerodigestivas superiores, ou se houver dúvida quanto ao seu diagnóstico diferencial com fístulas arteriovenosas, exames de imagem podem ser necessários não só para confirmar o diagnóstico, como também para estabelecer a extensão da lesão.

O tratamento dessas lesões dependerá basicamente do seu tipo, da localização, do grau de disfunção causado e da idade do paciente. Conduta expectante é adotada na maioria dos casos, já que se espera regressão espontânea. Assim, o tratamento só será indicado nos casos que não involuem e naqueles com grau de limitação funcional significativo, sangramento frequente, infecção de repetição, coagulopatias de consumo e insuficiência cardíaca.

O tratamento pode ser local ou sistêmico, esse último com intuito de acelerar o processo involutivo. Dentre eles são citados a prednisona, interferon alfa 2b (cujo uso é controverso) e, recentemente, o propranolol, que tem se tornado o tratamento de escolha.[9]

O tratamento local é cirúrgico. A injeção intralesional de triancinolona ou de substâncias esclerosantes, como a cola de fibrina, morruato de sódio, tem sido substituída pelo tratamento sistêmico devido às complicações locais.

Ambulatorialmente, é exequível a ressecção de pequenos hemangiomas, bem como a aplicação do laser em lesões capilares, tipo mancha em "vinho do Porto" ou "em morango", com bons resultados.

As ressecções de lesões volumosas e de difícil acesso, tais como as de laringe e faringe, são feitas sob regime de internação hospitalar, muitas vezes precedida de embolização da lesão.

A radioterapia, muito usada no passado, teria como indicações potenciais aqueles casos não responsivos a outras modalidades terapêuticas ou após a ressecção cirúrgica incompleta e persistência de manifestações clínicas significativas. Os resultados são controversos, devendo-se considerar que ela é carcinogênica, sobretudo em pacientes jovens. Portanto, deve-se ter a máxima cautela nessa indicação terapêutica.[10]

Cirurgia de Ambulatório da Tireoide e Paratireoide

Tireoide

Das afecções da tireoide, as nodulares são as de maior interesse para o cirurgião. A importância do estudo do nódulo tireoidiano prende-se à sua prevalência, visto que podem ser diagnosticados clinicamente em 4% a 7% da população adulta. Na sua imensa maioria são benignos; entretanto, podem ser a única manifestação de neoplasias malignas da tireoide. O envolvimento do cirurgião ocorrerá desde o diagnóstico, quando realiza a PAAF, até o tratamento cirúrgico. As tireoidectomias em casos selecionados poderão ser feitas ambulatorialmente.[11]

Não se consegue o diagnóstico de certeza no pré-operatório em todos os casos. Ao exame clínico, a certeza diagnóstica só será possível nos casos avançados, ou seja, tumores volumosos que infiltram estruturas anatômicas vizinhas, associados a rouquidão pela infiltração do nervo laríngeo recorrente, e os concomitantes a linfonodos cervicais com características de malignidade. Nos casos iniciais, determinados sinais e sintomas poderão sugerir possibilidade de câncer. Dentre esses, podemos citar os nódulos de crescimento rápido, os que aparecem na infância, na adolescência e em indivíduos de meia-idade

sem queixas anteriores, especialmente se sólidos e únicos à ultrassonografia, e aqueles com limites indefinidos, pouco elásticos ou lenhosos, e com superfície irregular. Entretanto, muitos nódulos sem essas características podem ser câncer. Nesses, é obrigatória a utilização de exames complementares, dentre os quais se destacam a ultrassonografia (US) e a PAAF. Os seus resultados podem definir a indicação cirúrgica em um subgrupo de pacientes, mas não em todos, posto que, além das deficiências intrínsecas desses, como de qualquer exame complementar diagnóstico, ambos são dependentes do examinador. Logo, em nenhum momento poderão substituir o exame clínico e a experiência do cirurgião.[12]

Os outros métodos de imagem, tais como cintigrafia, tomografia computadorizada, ressonância magnética e a PET-TC, são úteis para a pesquisa de metástases a distância e invasão de tecidos vizinhos.[13]

À US, se o nódulo for hipoecogênico, com limites irregulares, com microcalcificações em seu interior e hipervascularizado, o índice de suspeição de câncer é alto.[11]

A PAAF tem como características a rapidez de realização, baixo custo, acurácia elevada e valores preditivos positivo e negativo altos. Na Tabela 27.1 são comparados os resultados citológicos classificados em positivo, negativo, indeterminado e material insuficiente, com o histológico em 201 pacientes tratados no Grupo de Cirurgia de Cabeça e Pescoço do Instituto Alfa de Gastrenterologia do Hospital das Clínicas da UFMG. Alguns fatos devem ser destacados.

No grupo benigno, encontraram-se alguns resultados falso-negativos, que são considerados aceitáveis até uma porcentagem de 4%. Por esse motivo, avaliações periódicas do paciente e US a cada 6 meses estão indicadas por período não inferior a 2 anos. Em caso de alteração no quadro clínico ou à ultrassonográfica, indica-se nova PAAF ou o tratamento cirúrgico.

Não foi encontrado resultado falso-positivo nessa série, embora se aceitem até 2% deles. A positividade da citologia indica formalmente o tratamento cirúrgico.

Resultado falso-negativo é aquele citologicamente negativo e histologicamente positivo para câncer, e o falso-positivo aquele citologicamente positivo e histologicamente negativo para câncer.

No grupo indeterminado, que compreende os adenomas e os carcinomas foliculares, o diagnóstico diferencial só será feito à histologia. Nesse grupo, qualquer dúvida clínica quanto ao diagnóstico implica a ressecção cirúrgica para diagnóstico.

No grupo de material insuficiente, o aspirado não é adequado para o exame citológico; logo, considera-se o paciente sem diagnóstico. Como o percentual de câncer nesses pacientes é superior a 30%, a cirurgia está indicada.

Tabela 27.1 Nódulos tireoideanos. Estudo comparativo entre os resultados citológico e histológicos

Cit \ Ap	Benigno	Maligno	Indeterminado	Inconclusivo	Total
Carcinoma	3	49	10	6	68
Adenoma	7	0	18	4	29
Hiperplasia/coloides	76	0	15	8	99
Tireoidite	3	0	2	0	5
Total	89	49	45	18	201

Ap – exame anatomopatológico; Cit – exame citológico.

Técnica da PAAF. *Material necessário:* seringas descartáveis de 10 mL.

Agulhas 25 ou 27 por 5,5 ou 6

Frascos para lâminas de microscopia com álcool a 95%

Lâminas de microscopia

Posição do paciente: decúbito dorsal com hiperextensão cervical.

Técnica: faz-se antissepsia rigorosa da região cervical anterior. A punção se fará no nódulo único ou nos nódulos dominantes.

Anestesia da derme nos pontos de introdução da agulha, o que é dispensável algumas vezes.

Introdução da agulha no nódulo em ângulo de 90° com a pele. O nódulo deve estar fixo entre os dedos do cirurgião, e o paciente não deve movimentar-se nem deglutir durante o procedimento.

Após a introdução da agulha no nódulo, realizam-se movimentos de vaivém, para que as células soltas pela escarificação penetrem no lúmen da agulha. Quando não se consegue material na primeira punção, faz-se vácuo moderado na seringa, por tração discreta do êmbolo, repetindo os movimentos. Em seguida, libera-se o êmbolo e desconecta-se a agulha para a eliminação do vácuo antes de sua retirada do nódulo.

Após nova retração do êmbolo, a agulha é outra vez conectada à seringa e pressiona-se o êmbolo para expulsar o conteúdo sobre uma lâmina de microscopia, que será pressionada contra uma segunda lâmina, fazendo-se o esfregaço.

Essa operação deve se repetir em pelo menos três pontos diferentes de cada nódulo, tendo-se, ao final, seis lâminas, no mínimo. Destas, retiram-se duas de punções diferentes, que serão enviadas a seco para pesquisa de coloide e substância amiloide. As restantes serão colocadas em frascos próprios contendo álcool a 95%. Nos casos de cistos coloide, o aspirado deverá ser diluído meio a meio com álcool a 95%, e o aspirado enviado à citologia. Ele será centrifugado e o sedimento examinado por técnicas de citologia ou de *cell block*.

Nos nódulos de pequeno volume e nos profundos, a PAAF deverá ser guiada por US.

Não existem complicações maiores com o método. Alguns pacientes se queixam de dor local discreta, raramente necessitando do uso de analgésicos, e da formação de pequeno hematoma local. A implantação de células neoplásicas no trajeto da agulha é possibilidade mais teórica que real, não tendo sido relatada na literatura.

Tireoidectomia ambulatorial. A tireoidectomia ambulatorial, ou de internação de curta permanência (até 12 h), não é prática comum, embora os primeiros trabalhos recomendando-a datem dos anos de 1980, sugerindo ser procedimento seguro. Embora a técnica operatória seja a mesma das tireoidectomias parciais, o paciente receberia alta após a sexta hora pós-operatória, com menor custo do tratamento, visto que não se ocuparia leito e haveria menor exposição às infecções hospitalares. Argumenta-se ainda que: lesões do nervo laríngeo recorrente seriam diagnosticadas no pós-operatório imediato, e, se bilaterais, seriam imediatamente tratadas; que a hipocalcemia seria resolvida com o uso de carbonato de cálcio via oral e que os hematomas ocorrem, em sua imensa maioria, dentro de 6 h. Entretanto, a maioria dos trabalhos recomenda que se façam apenas tireoidectomias parciais, ou seja, lobectomia ou istmectomia. Nesses casos, a lesão bilateral dos nervos laríngeos recorrentes com obstrução respiratória não costuma ocorrer, e a possibilidade de hipocalcemia é remota, exceto nos pacientes submetidos previamente à operação no lado contralateral, o que pode ser um critério de exclusão.[14,15]

Os que argumentam contrariamente ao procedimento afirmam que não há ainda uniformidade em relação aos critérios de inclusão de pacientes ou à extensão do procedimento cirúrgico, e que as complicações graves, sobretudo o hematoma tardio, podem ser fatais se não tratadas imediatamente. Além disso, todo o sistema de saúde deve estar preparado para esse tipo de procedimento, com integração de serviços de comunicação, transporte e pronto atendimento. Como no procedimento clássico a alta hospitalar ocorre em 24 h, é discutível se a economia gerada compensa os riscos para o paciente.[16]

Paratireoide

O hiperparatireoidismo, doença causada por adenoma único ou múltiplo, hiperplasia primária ou secundária ou câncer de paratireoide, é de tratamento cirúrgico.

O hiperparatireoidismo causado por hiperplasia ou câncer, que demanda operação longa e complexa, durante a qual os níveis de cálcio sérico podem cair em poucas horas e demandar reposição de cálcio com doses altas por via venosa, deve ser tratado em regime de internação hospitalar.

Casos de adenoma único podem ser eleitos para paratireoidectomia ambulatorial ou internação de curta permanência. Para que isso seja possível, devemos ter certeza de que o adenoma é único (o que ocorre em 75% a 85% dos casos) e precisar sua localização. Para tal estão indicadas dosagens de cálcio iônico e paratormônio (PTH), que estarão elevadas (confirmando o diagnóstico), e cintigrafia por tecnécio/sestamibi, que evidenciará o nódulo em 80% dos casos. A ultrassonografia é segunda opção diagnóstica, visto que só evidenciará adenomas volumosos. Quando disponível, a dosagem de PTH rápido no sangue periférico, colhido 20 min após a retirada da glândula doente, dá a certeza de retirada do adenoma. Essa dosagem mostrará queda nos níveis de PTH à metade ou menos do valor pré-operatório.[17]

A remoção da glândula aumentada é feita através de incisão de 2 cm a 4 cm, cervical anterior baixa, com o paciente em posição semelhante à da tireoidectomia. O lobo tireoidiano é dissecado e afastado medialmente, o nervo laríngeo recorrente é visibilizado e a paratireoide doente é localizada e retirada. A operação é feita sob anestesia geral, ou anestesia local e sedação do paciente. A cirurgia pode ser videoassistida. Após hemostasia rigorosa, retorna-se o lobo tireoidiano ao seu domicílio e aproximam-se os músculos pré-tireoidianos. O restante da ferida operatória é fechado por dois planos de sutura.

As complicações são as mesmas da tireoidectomia ambulatorial, mas ocorrem mais raramente. O sucesso da cirurgia será determinado pela dosagem do PTH, realizada 24 h após o término da operação quando não se dispõe da dosagem do PTH rápido. Quando esse método é disponível, que é o ideal, o sucesso é determinado no momento. Nos insucessos, procede-se à exploração das outras paratireoides, com a vantagem de resolver o problema no mesmo tempo cirúrgico.

Lesões neoplásicas de pele

O tratamento cirúrgico das lesões neoplásicas de pele é de interesse do cirurgião de cabeça e pescoço, visto que sua maior incidência ocorre nesse segmento anatômico. As lesões mais encontradas são os carcinomas basocelulares e espinocelulares, melanomas, ceratoacantoma, corno cutâneo e neurofibroma.

A ressecção de cada uma dessas lesões varia fundamentalmente no que se refere às margens de segurança cirúrgica, consideradas sempre em três dimensões. As suas medidas são feitas a partir das bordas macroscópicas da lesão, seu ponto de maior infiltração dos tecidos subjacentes, e de acordo com o estádio de evolução e o comportamento biológico do tumor. A margem será maior quanto mais extenso for o tumor, mais impreciso o seu limite, nos tumores com tendência a multicentricidade, como o melanoma, o carcinoma basocelular esclerodermiforme, e nas lesões recidivadas.

- Tumores benignos – margem de segurança de 1 mm a 2 mm.
- Carcinoma basocelular (CBC) – margem de segurança de 5 mm a 10 mm.
- Carcinoma espinocelular (CCE) – margem de segurança acima de 10 mm.
- Adenocarcinomas e sarcomas superficiais – mesmas margens de ressecção indicadas para o CBC e CCE.
- Ceratoacantoma e corno cutâneo – margem de segurança de 5 mm a 10 mm, visto que pode ter ocorrido degeneração neoplásica.

O tratamento do melanoma, que tem comportamento peculiar, é mais complexo e envolve técnicas específicas descritas em capítulo à parte.

A análise da margem de segurança é obrigatória ao exame anatomopatológico da peça cirúrgica. Em caso de dúvida no peroperatório, deve-se fazer exame por congelação.

Os princípios do tratamento cirúrgico são:

- Obedecer sempre aos princípios da cirurgia oncológica.
- Privilegiar os procedimentos de menor complexidade e morbidade, em detrimento dos mais elaborados e complexos, desde que sem prejuízos funcionais ou estéticos para o paciente.
- Se o risco de recidiva for elevado, fazer a opção por técnicas que facilitem seu diagnóstico precoce. Um exemplo seria o uso de enxertos de pele mesmo sabendo que a rotação de retalho teria melhor resultado estético.
- Empregar tecidos que se assemelhem em cor, textura e espessura àqueles ressecados.

Princípios gerais das técnicas reconstrutoras

A escolha da técnica baseia-se na análise das condições clínicas do paciente, da forma, da dimensão, da localização e do tipo histológico do tumor, da existência de procedimentos cirúrgicos prévios, do treinamento do cirurgião e da disponibilidade de instrumental cirúrgico adequado.

O planejamento da reconstrução jamais deve alterar as margens de ressecção do tumor, principalmente dos malignos, e muito menos os princípios da cirurgia oncológica. É injustificado o prejuízo da radicalidade cirúrgica em função da reconstrução do defeito operatório.

É importante ter em mente alternativas técnicas, na eventualidade de mudança no planejamento da ressecção do tumor ou insucesso da técnica inicialmente escolhida.

Fechamento primário. Tem ótimo resultado estético e funcional, mas só é possível em áreas cruentas pequenas, e essa é sua principal limitação. Sua indicação, considerando-se apenas a simplicidade técnica, pode resultar em distorções estéticas e disfunções.

Enxerto de pele. Consiste na transposição de segmento de epiderme com espessura variável da derme até espessura total da pele. Suas principais vantagens são: simplicidade técnica, possibilidade de cobertura de áreas extensas e facilidade do diagnóstico precoce de recidiva do tumor. As limitações dizem respeito ao resultado estético, muitas vezes inferior ao dos retalhos, principalmente quanto à perda significativa de partes moles. Não pode ser usado sobre estruturas ósseas e vasculares expostas pela ressecção do tumor, e pode haver dor significativa na área doadora.

Enxerto composto. Consiste na transferência de pele, subcutâneo e cartilagem. É indicado somente nas pequenas reconstruções de asa do nariz e lobo da orelha. O enxerto é retirado da orelha saudável e transferido para a orelha lesada ou para a asa do nariz. A área doadora é fechada primariamente.

Retalho local. Consiste na rotação, avanço ou transposição de segmento de pele e subcutâneo adjacente à área de ressecção cirúrgica. Sua perfusão sanguínea é mantida por pedículo vascular nos retalhos axiais ou pelo plexo dérmico e subdérmico nos retalhos aleatórios (Figura 27.20). O comprimento desses últimos não pode ser maior que 2 vezes a sua base. Tem como vantagens cor, textura, espessura, plasticidade semelhantes às do segmento ressecado, além de proteção às estruturas ósseas e vasculares expostas. Apresentam como desvantagens a impossibilidade de uso em defeitos extensos e maior dificuldade no diagnóstico precoce de recidiva do tumor.

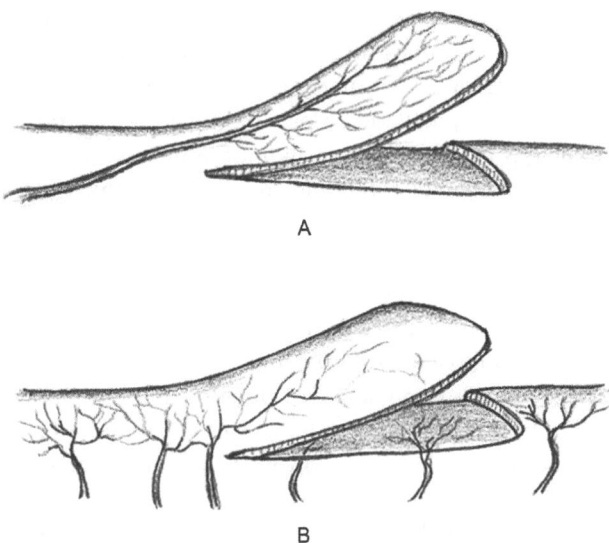

Figura 27.20 (**A**) Retalho axial cuja perfusão sanguínea é mantida por pedículo vascular. (**B**) Retalho aleatório onde a perfusão sanguínea depende dos plexos dérmico e subdérmico.

Opções de reconstrução para diferentes regiões da cabeça e pescoço

Couro cabeludo. A rede vascular do couro cabeludo é rica, o que lhe confere grande resistência à tensão na linha de sutura. Permite o uso de grandes extensões de pele, e a cicatrização é satisfatória, mesmo quando a sutura é realizada sob tensão maior que a permitida na pele de outras regiões.

Os principais pedículos vasculares são o anterior (ramos dos vasos oftálmicos), o lateral (vasos temporais superficiais e auriculares posteriores) e o posterior (vasos occipitais e perfurantes posteriores).

Defeitos cirúrgicos pequenos podem ser fechados primariamente após descolamento das bordas da ferida, mesmo com tensão na linha de sutura.

Dos retalhos da vizinhança, os mais utilizados são os realizados "por rotação", sendo sua extensão proporcional à área a ser coberta. A área doadora é fechada primariamente ou com enxerto de pele de espessura parcial. Um recurso para aumentar o comprimento do retalho é a realização de incisões paralelas na gálea aponeurótica, que é fator limitador de sua extensibilidade.

Os enxertos de pele são sempre alternativa a ser considerada, apesar de o resultado estético ser pior e somente poder ser usado quando o periósteo for preservado na área de ressecção do tumor. As suas vantagens são a simplicidade técnica e maior facilidade no diagnóstico precoce de possível recidiva.

Região frontal. O revestimento da região frontal se assemelha ao do couro cabeludo, exceto pela ausência de pelos. Sua vascularização se faz pela artéria temporal superficial e pelos ramos supraorbitários da artéria oftálmica.

O fechamento primário é possível, muitas vezes, pela grande capacidade da pele da região frontal de suportar tensão. Alternativa válida para defeitos menores seriam os retalhos romboide (retalho de Limberger) e suas variantes.

Em relação ao enxerto de pele como alternativa à reconstrução dessa região, valem os mesmos princípios da reconstrução do couro cabeludo.

Os retalhos de rotação, uni ou bilaterais, são as técnicas mais empregadas nos defeitos de médio porte, sempre baseados nos vasos temporais superficiais. Neste caso, as incisões da gálea aponeurótica também são úteis.

Região nasal. O nariz é órgão de superfície complexa e importante na definição do contorno facial. As linhas de força da pele na região glabelar são verticais e, nas demais regiões do nariz, são transversais. A vascularização se faz por ramos das artérias faciais, infra-orbitárias e pelos ramos nasais da artéria oftálmica.

Pequenos defeitos cirúrgicos podem ser fechados primariamente, sendo importante para o bom resultado estético final colocar a incisão cirúrgica paralela às linhas de força da pele.

Os enxertos de pele de espessura total obtidos da região retroauricular são indicados com frequência nos defeitos extensos e superficiais da pirâmide nasal. Essa pele tem cor e textura adequadas para tal reconstrução, o que propicia resultado estético satisfatório em longo prazo.

Os defeitos da região cantal média podem ser reconstruídos com retalhos glabelares ou retalhos em ilha de avanço provenientes da região nasogeniana.

Defeitos da parede lateral do nariz podem ser reconstruídos com retalhos romboides do dorso nasal, retalhos bilobulados e retalhos nasogenianos.

Defeitos mais extensos no nariz são geralmente reconstruídos com retalhos frontais, que muitas vezes requerem mais de um tempo cirúrgico e, eventualmente, enxerto de pele na área doadora do retalho. O tamanho e complexidade desses defeitos justificam o emprego dessa técnica, apesar dos eventuais inconvenientes referidos (Figura 27.21).

Bochecha. As incisões cirúrgicas devem ser orientadas de modo a coincidir com as pregas cutâneas, o que as torna menos evidentes. As pequenas lesões são fechadas primariamente, sobretudo no paciente idoso.

Os enxertos de pele são pouco empregados nessa região devido aos resultados estéticos – ruins – e à frequente perda de partes moles associada à ressecção dos tumores da região.

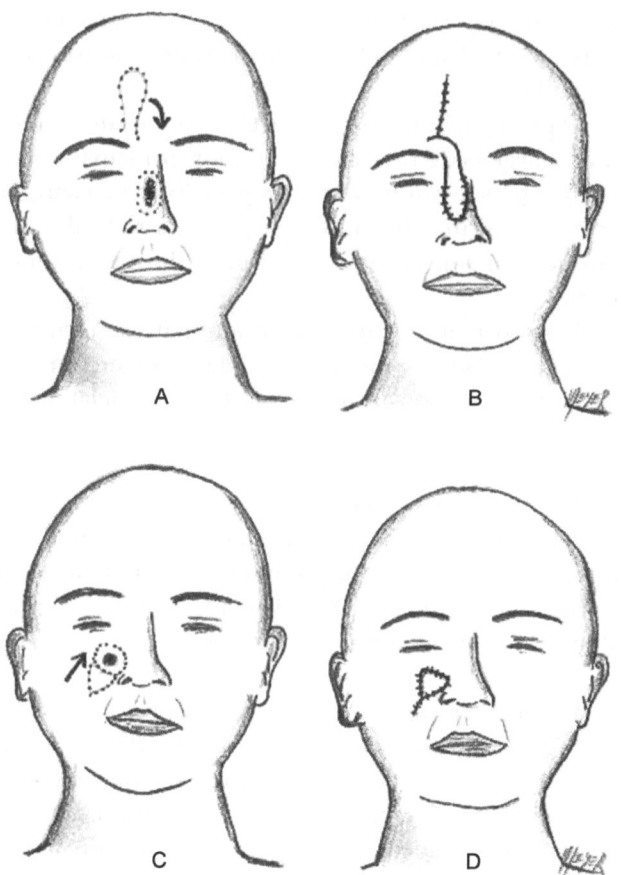

Figura 27.21 Retalho axial frontal (indiano) mantido por vasos supraorbitários (**A** e **B**), e retalho por ilha de avanço (**C** e **D**).

Defeitos de médio porte geralmente são reconstruídos com retalhos locais do tipo romboide ou bilobulados ou retalhos de avanço em ilha.

Defeitos maiores são reconstruídos com retalhos de rotação provenientes do restante da bochecha, como o de Mustarde, ou provenientes do pescoço.

Pálpebra e região cantal. As pálpebras, além de sua importância estética, têm como função proteção da córnea e difusão da lágrima, mantendo a umidade local.

As lesões com perda de espessura total requerem rotação de retalhos complexos e são tratadas por especialista em oftalmologia ou cirurgia plástica. Ambulatorialmente, as operações restringem-se a pequenas lesões, que serão tratadas por sutura simples ou pequenos enxertos de pele de espessura parcial.

Lábios. Os lábios, além de sua importância estética, são fundamentais na fonação e na contenção da saliva e dos alimentos (função esfincteriana). A transição cutâneo-mucosa é denominada de "vermelhão" e constitui sede da maioria das neoplasias malignas.

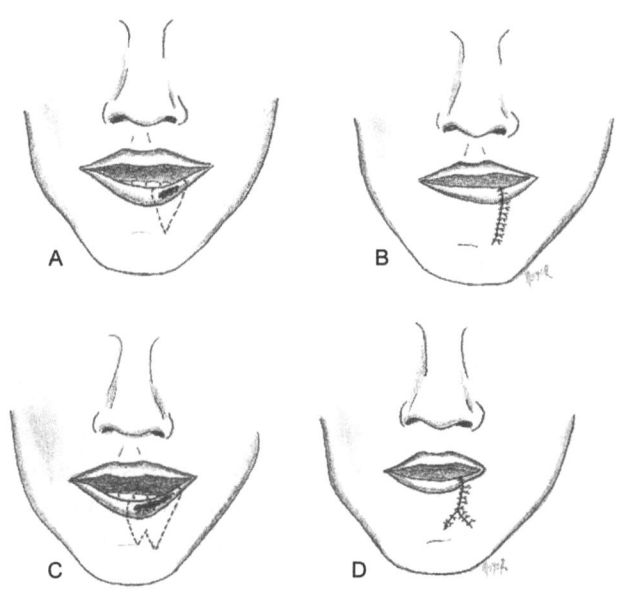

Figura 27.22 Retalhos em V (**A** e **B**) e W (**C** e **D**) para reconstrução de lesões menores que a metade da extensão do lábio.

Os tumores que atingem menos da metade do lábio podem ser tratados em regime de cirurgia de ambulatório. As incisões são feitas em forma de V ou W e abrangem toda a espessura do lábio e a área cruenta fechada primariamente (Figura 27.22).

As neoplasias malignas mais avançadas requerem técnicas mais complexas, devendo ser tratadas por especialistas, sob anestesia geral, em regime de internação hospitalar.

Traqueostomias

Traqueostomia é a comunicação entre o lúmen traqueal e o meio ambiente. É feita nos casos de obstrução traqueal para a manutenção da perviedade das vias aéreas.

O procedimento pode ser ambulatorial ou de internação de curta duração, no caso de paciente com obstrução respiratória parcial causada por tumores da região da faringe e laringe, mas que ainda necessita de preparo para a operação definitiva. Entretanto, em função da doença de base, o paciente muitas vezes está hospitalizado em unidades de tratamento intensivo ou necessita de internação imediata, como os politraumatizados.

Os relatos da abertura do "canal dos pulmões" são anteriores à era cristã e, aparentemente, o primeiro relato de sucesso data de 1546. A sua padronização se deu nos anos de 1920, com os trabalhos de Chevalier Jackson.[18]

Na década de 1980 foi descrita a técnica da traqueostomia percutânea, a qual é realizada com o auxílio do broncoscópio. Desde então foram descritas diversas modificações.

Classificação das Traqueostomias

Quanto à programação. A traqueostomia de urgência é aquela realizada em pacientes com obstrução parcial das vias aéreas superiores, com risco iminente de obstrução total. Ela não pode ser postergada, mas ainda se dispõe de tempo para preparo rápido e transporte do paciente para ambiente adequado à sua realização.

Em caso de emergência, o procedimento será imediato. Nesses casos, a cricotireotomia poderá ser indicada.

Traqueostomia eletiva é aquela realizada fora do âmbito de urgência, podendo ser programada. É o caso de traqueostomia em doentes com intubação orotraqueal prolongada.

Quanto ao anel traqueal. Define-se como alta a traqueostomia realizada no primeiro e segundo anéis traqueais, média a realizada no terceiro e quarto anéis, e baixa quando feita abaixo do quarto anel. A realizada no terceiro anel traqueal é a que menos acarreta complicações.

Quanto ao tempo de permanência. Na traqueostomia temporária existe a expectativa de retirar a cânula assim que for restabelecida a via usual para ventilação e fonação. Na definitiva não existe essa expectativa, como em casos de laringectomia total.

Quanto à via de acesso. A traqueostomia clássica é a realizada a "céu aberto". É a mais frequentemente utilizada, pois depende de material cirúrgico comum e pode ser feita em qualquer ambiente cirúrgico. É segura, rápida, os cirurgiões com treinamento em cirurgia geral, de trauma e os especialistas em CCP estão familiarizados com sua técnica. As complicações, bem como sua profilaxia, são bem conhecidas.

A traqueostomia percutânea é mais recente, tendo sido desenvolvida por Ciaglia na década de 1980. Necessita de material cirúrgico especial e de cirurgiões especificamente treinados para sua realização.[19] No Brasil são geralmente feitas por cirurgiões torácicos.

De modo simplificado, a técnica consiste na perfuração da traqueia na linha média de sua face anterior entre dois anéis traqueais, até que o cateter ultrapasse a pele. Passa-se fio-guia metálico através do lúmen do cateter, exteriorizando-o. Seguindo o fio, introduzem-se dilatadores até que se consiga túnel com espaço suficiente para a passagem da cânula de traqueostomia. Para sua realização, é necessário dispor de médicos com esse treinamento, equipamento para broncoscopia e caixa contendo material próprio, incluindo cateteres para perfuração, fios-guia e dilatadores. Isso limita seu uso a hospitais que disponham de médicos com esse treinamento e de equipamentos específicos.

Cânulas de traqueostomia

Cânula metálica. Essas cânulas, na verdade um conjunto de cânulas interna e externa, são as mais comumente encontradas (Figura 27.23). Tem como vantagem a facilitação da higienização periódica pela retirada apenas da cânula interna. É usada quando o objetivo da traqueostomia é manter a via aérea livre, como nos casos de obstrução parcial da laringe e de ressecções cirúrgicas extensas das vias aerodigestivas superiores. Deve-se ressaltar que, excetuando-se os pacientes em ventilação mecânica, a cânula metálica sempre deve ser indicada.

Cânula plástica. As cânulas plásticas (Figura 27.24) contêm um balonete externo que, quando insuflado, permite a oclusão completa do lúmen traqueal. Assim, elas são utilizadas quando há necessidade de ventilação assistida. O balonete insuflado pode predispor isquemia da mucosa traqueal e, tardiamente, estenose subglótica, ou

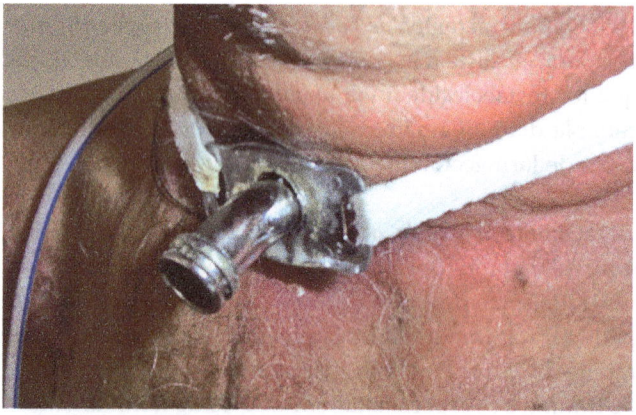

Figura 27.23 Cânula metálica, demonstra-se cânula externa e cânula interna sendo retiradas. Compõe ainda o conjunto um condutor interno rombo que impede lesão da mucosa traqueal.

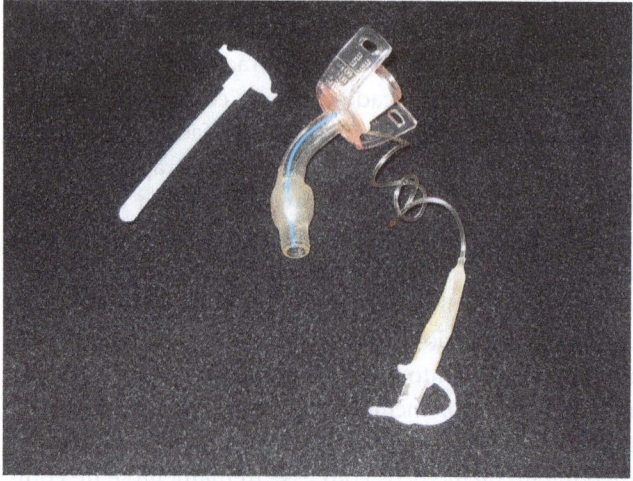

Figura 27.24 Cânula plástica com balão.

mesmo isquemia com necrose de ramos do nervo laríngeo recorrente. Por essa razão, o balonete deve ser mantido insuflado com baixa pressão, e apenas enquanto o paciente necessita de ventilação invasiva. O modelo dessa cânula, disponível na maioria dos hospitais, não contém o sistema de cânula interna e externa, o que limita o processo de limpeza, tornando-a vulnerável à obstrução por secreção brônquica. O uso desse tipo de cânula é ainda limitado pelo seu custo.

Deve-se ressaltar que a utilização de cânulas plásticas deve ser restrita ao ambiente hospitalar, uma vez que, nos casos de obstrução de seu lúmen, pode acarretar risco de vida ao paciente pela impossibilidade de limpeza. Se os pacientes irão para o domicílio traqueostomizados, então são preferíveis as cânulas metálicas ou plásticas com conjunto de cânulas externa e interna, que permitem higienização segura.

Técnica operatória. *Posição operatória* – A posição ideal do paciente é o decúbito dorsal horizontal, com um coxim sob os ombros permitindo a hiperextensão cervical. Nos casos em que o paciente não tolera essa posição, deve-se colocá-lo o mais próximo possível dela, embora algumas vezes seja necessário realizar a traqueostomia com o paciente sentado, o que dificulta muito o procedimento.

Antissepsia – Deve ser rigorosa, abrangendo toda a face anterior do pescoço e o terço superior da face anterior do tórax. Os campos cirúrgicos são colocados de modo a deixar exposta a região compreendida entre a fúrcula esternal, cartilagem tireoide e bordas laterais do músculo esternocleidomastóideo.

Anestesia – Utiliza-se a anestesia local por bloqueio de campo, infiltrando-se pele e subcutâneo. Durante o procedimento, pode-se infiltrar os planos subjacentes. Nos casos de procedimento complementar a procedimento cirúrgico maior, quando o paciente não coopera e em crianças, a anestesia geral é aconselhável.

Incisão – A incisão pode ser horizontal ou vertical, com extensão de 2 cm a 4 cm (Figura 27.25). A incisão vertical permite campo cirúrgico mais amplo e prolongamento ao longo do eixo maior da traqueia, caso o acesso não esteja adequado. Esteticamente, não há diferença significativa entre incisão vertical e horizontal, mas, considerando as linhas de força da pele cervical, a horizontal talvez tenha melhores resultados. Após a incisão da pele, tecido subcutâneo e platisma, expõe-se e secciona-se a rafe mediana formada pelos músculos pré-tireoidianos, que serão afastados lateralmente (Figura 27.26).

Afastamento ou secção do istmo da glândula tireoide – Uma vez aberta a rafe mediana e afastados os músculos pré-tireoidianos, expõe-se o istmo da glândula tireoide, localizado sobre o segundo, terceiro ou quarto anel tra-

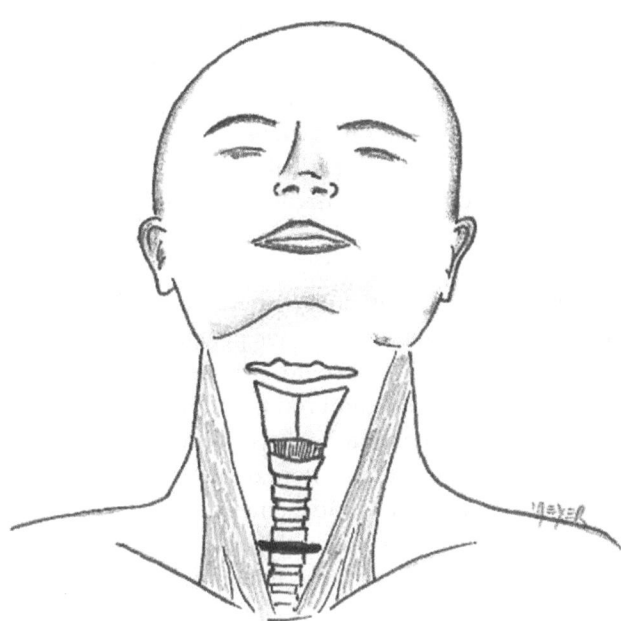

Figura 27.25 Paciente em hiperextensão cervical. Observar local da incisão de pele a 2 cm ou 3 cm acima da fúrcula esternal com 2 cm a 4 cm de extensão.

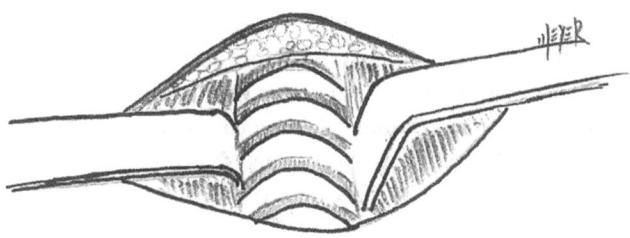

Figura 27.26 Afastamento dos músculos pré-tireoidianos com exposição da traqueia.

queal. Ele deverá ser afastado superiormente ou seccionado, quando necessário. Em caso de secção, realizar a sutura do istmo.

Abertura da traqueia – Abre-se a fáscia pré-traqueal, expõe-se a traqueia e escolhe-se o local de realização da abertura (Figura 27.27). A abertura da traqueia pode ser feita transversalmente, longitudinalmente ou, ainda, ressecando-se um anel traqueal. É importante passar dois fios de reparo nas bordas do anel traqueal e deixá-los longos. Essa medida facilita, em caso da expulsão da cânula, a localização do orifício da traqueia e a recolocação imediata da cânula.

Colocação da cânula de traqueostomia – Inicia-se a introdução da cânula colocando-a em ângulo de 90° com o maior eixo traqueal. À medida que for sendo introduzida, deverá ser girada de modo a coincidir, no fim de sua introdução, com o maior eixo traqueal. Nessa posição, a cânula será fixada por meio de cadarço de algodão amar-

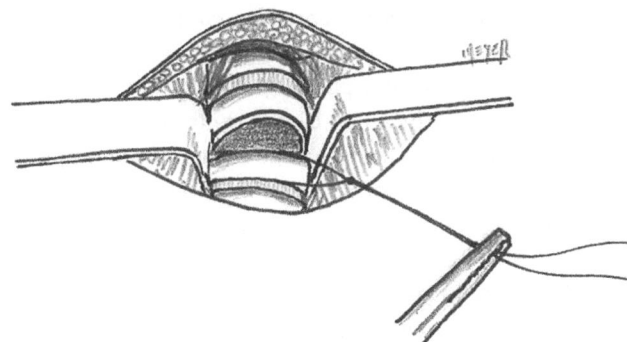

Figura 27.27 Abertura da traqueia e colocação de pontos para facilitar o seu afastamento.

rado nas suas bordas e em torno do pescoço, de modo firme o suficiente para não permitir a expulsão da cânula, mas possibilitando alguma mobilidade para não ferir a pele. A seguir, coloca-se gaze ou outro tecido embebido em vaselina sob as bordas da cânula para proteção da pele. A ferida operatória deve ser deixada aberta. Quando extensas, podem ser fechadas parcialmente, mas sempre permitindo a passagem de ar que, porventura, escape em torno da cânula traqueal.

Complicações das traqueostomias. As complicações, que podem ocorrer no peroperatório e no pós-operatório imediato e tardio, reforçam a ideia de que é um procedimento a ser realizado por cirurgião com treinamento adequado em ambiente cirúrgico. A exceção é o atendimento de politraumatizados graves no próprio local do acidente.

Hemorragia. É mais comum quando o procedimento é realizado em caráter de urgência. As medidas para preveni-la são as mesmas para qualquer outro procedimento cirúrgico, ou seja, atenção à técnica e à hemostasia. Em caso de sangramentos no pós-operatório, deve-se rever a ferida operatória. Distúrbios de coagulação também devem ser investigados.

Enfisemas subcutâneo e mediastinal. Essas complicações ocorrem em até 10% dos pacientes e têm como causa a dissecção grosseira dos planos cervicais e, principalmente, o fechamento completo da ferida operatória. Clinicamente, o enfisema subcutâneo é notado pelo aumento de volume da região cervical, onde se percebe crepitação característica à palpação. Nos casos de estabilização do processo, a conduta é expectante, pois haverá reabsorção do enfisema. Naqueles em que a ferida foi fechada, retiram-se os pontos e, mais raramente, substitui-se a cânula por uma outra, com balão, para isolar a traqueia e impedir o fluxo externo de ar.

Perfuração da parede posterior da traqueia e anterior do esôfago. Essa lesão poderá ocorrer no momento da abertura da traqueia, por perfuração direta com o bisturi, ou durante a introdução da cânula de traqueostomia em manobra pouco delicada. Se a lesão é somente da traqueia, a cicatrização ocorre por segunda intenção, sem maiores repercussões. Se houve lesão do esôfago, a dieta oral deve ser suspensa e o paciente alimentado por cateter nasoentérico, além de se instituir antibioticoterapia. A mediastinite é a consequência mais grave dessa complicação. O tratamento cirúrgico imediato da perfuração tem maus resultados, tanto em função do estado clínico do paciente, em geral ruim, quanto pela reintervenção de área já manipulada. O fechamento cirúrgico da lesão fica reservado para os casos que não se resolvem por métodos conservadores, e após sua estabilização e resolução do processo infeccioso.

Paralisia de prega vocal. Decorre de trauma ou secção do nervo laríngeo recorrente durante o procedimento cirúrgico, ou de isquemia de seus ramos, se o balonete estiver hiperinsuflado em posição infraglótica. No trauma, a paralisia será temporária com resolução espontânea. O período de recuperação é abreviado pelo tratamento fonoaudiológico. Na secção do nervo, o tratamento fonoaudiológico é obrigatório para a melhora das funções fonatória, respiratória e de deglutição. A anastomose dos cotos do nervo é assunto controverso visto que a contração dos músculos será aleatória, podendo o resultado ser pior que o obtido com o tratamento clínico.

Pneumotórax. Ocorre por ruptura de alvéolos em consequência de esforço respiratório, ou pela lesão da cúpula pleural durante o ato operatório. Tal fato é mais comum nas traqueostomias baixas e em crianças, cuja cúpula pleural pode atingir o segundo anel traqueal à inspiração. O quadro clínico dependerá do volume do pneumotórax e do grau de reserva pulmonar do paciente. O tratamento é a drenagem torácica.

Infecção. Nos casos de infecção pulmonar, a expectoração carreia germes para a ferida operatória, que por sua vez fica aberta em amplo contato com o meio externo. A infecção local pode evoluir para mediastinite e, em longo prazo, causar estenose traqueal e pior resultado cosmético. O melhor tratamento é a prevenção da infecção por meio da higienização adequada da ferida e frequente troca de curativos. A administração de antibióticos é indicada nos casos em que as medidas locais não forem satisfatórias.

Traqueobronquite. A eliminação das vias aéreas superiores do trajeto do ar inspirado pelos pulmões impede sua filtração e sua umidificação. O ar penetra diretamente na traqueia, resseca a mucosa traqueobrônquica, facilitando a formação de crostas de muco. Esses eventos facilitam a proliferação bacteriana. A prevenção da traqueobronquite é feita por meio de umidificação do ar por micronebulizações e hidratação adequada do paciente com intuito de fluidificar a secreção brônquica.

Pneumonia. Decorre do ressecamento da secreção da árvore traqueobrônquica, por penetração de germes patogênicos do meio ambiente, e do uso de cateter contaminado na higienização brônquica. Outro mecanismo de pneumonia é a aspiração de secreção da orofaringe, visto que a traqueostomia altera o mecanismo da deglutição por impedir a elevação e anteriorização laríngea. O tratamento consiste na administração de antibióticos e umidificação do ar, associadas à manipulação cuidadosa da traqueostomia.

Edema subglótico persistente. Ocorre geralmente nas traqueostomias altas. O tecido conjuntivo frouxo da área subglótica edemacia facilmente e é sede de processo inflamatório agudo, que resulta do trauma cirúrgico e da irritação constante pela cânula de traqueostomia. O processo agudo pode se cronificar, o que leva a obstrução linfática e edema persistente. Tais eventos podem culminar com estenose traqueal. A remoção da cânula em curto prazo pode resolver o problema. Caso contrário, faz-se necessária a realização de nova traqueostomia em nível mais baixo.

Expulsão da cânula traqueal. É complicação grave nos casos de traqueostomias recentes, por não haver ainda se formado trajeto traqueocutâneo bem definido. Como o paciente não tem capacidade de ventilação por vias habituais, caso não se recoloque a cânula prontamente ele apresentará insuficiência respiratória. A tração dos fios de reparo da traqueia facilita a exposição da abertura traqueal e passagem da cânula. Caso esses fios não tenham sido colocados, é necessário realizar a exposição da traqueia com afastadores e a localização da abertura traqueal. A recolocação da cânula é geralmente difícil, visto que o paciente estará agitado devido à insuficiência respiratória.

Obstrução da cânula traqueal. É consequente à falta de cuidado na higienização e manipulação da cânula de traqueostomia ou excesso de secreção traqueobrônquica, que resulta em formação de crostas de secreção na parede da cânula. Orientação do paciente e/ou dos familiares e/ou do cuidador, a troca da cânula interna e/ou de todo o conjunto, quando já se tem o trajeto traqueocutâneo bem definido, são medidas que reduzem a frequência desse tipo de complicação.

Fístula traqueoarterial. É complicação rara e temida por ser de mortalidade altíssima. Ocorre em cerca de 0,4% das traqueostomias e decorre do mau posicionamento da cânula, cuja extremidade fica em contato com a parede anterior da traqueia. A compressão constante da cânula somada ao movimento traqueal à respiração erode a parede anterior da traqueia. Consequentemente, a cânula entra em contato direto com a parede da artéria inonimada. Esse contato direto, somado à contaminação e infecção local, tem como resultado a ruptura arterial e hemorragia maciça. Previamente à ruptura, pode haver episódios repetidos de sangramento pouco volumosos. Faz-se então a traqueoscopia. Se houver lesão sem rompimento da parede traqueal, a cânula deve ser reposicionada. Nos casos de rompimento traqueal e lesão da parede arterial, ela será ligada.

Epitelização da fístula traqueocutânea. Ocorre nos casos de permanência prolongada da cânula de traqueostomia. O trajeto se epiteliza, impossibilitando a cicatrização por segunda intenção quando da retirada da cânula. Nesses casos, resseca-se a área epitelizada e sutura-se a ferida de modo a permitir o possível escape de ar, visto que a traqueia não será fechada. Esse cuidado visa a prevenção do enfisema subcutâneo.

Estenose traqueal. Está associada a traqueostomias altas, à infecção de ferida e ao uso de cânulas com balonete por períodos prolongados. O seu tratamento consiste na ressecção da área estenosada, que será feito em regime hospitalar.

Cuidados com o traqueostomizado. O primeiro deles é a proteção da ferida operatória com gaze ou outro tecido embebido com vaselina ou similar. A troca da gaze deve ser feita sempre que ela perca sua maleabilidade, o que é causado por crostas de secreção brônquica ou sangue. A cânula interna deve ser higienizada a intervalos regulares de tempo, em geral a cada 6 h ou 8 h ou menos, dependendo do volume de secreção traqueobrônquica. O intervalo máximo da troca é de 12 h.

A aspiração de secreção traqueobrônquica é realizada cada 2 h ou menos, sempre de acordo com o volume de secreção.

O paciente deverá aprender a manipular a cânula interna o mais rapidamente possível, para que possa removê-la no caso de obstrução progressiva. No caso de crianças ou pacientes dependentes de terceiros, a família/cuidador deve assumir essa função.

Cricotireotomia

Foi descrita em 1909 por Chevalier Jackson, que a denominou "traqueostomia alta". Com a padronização da traqueostomia, a cricotireotomia caiu em desuso devido ao alto índice de estenoses laringotraqueais. A viabilidade do procedimento voltou a ser discutida na década de 1970, quando foram demonstrados índices de complicações cirúrgicas inferiores aos dos estudos iniciais em decorrência dos então modernos cuidados pré-, per- e pós-operatórios. Atualmente, o procedimento é aceito em situações de emergência nos casos de risco iminente de morte por obstrução respiratória aguda.[20]

A técnica operatória resume-se na incisão horizontal de 2 cm de extensão na pele e tecido subcutâneo entre as cartilagens tireoide e cricoide, e da membrana cricotireóidea. Em seguida, introduz-se a cânula de traqueostomia ou outro dispositivo tubular disponível pela abertura.

O procedimento é passível das mesmas complicações descritas para a traqueostomia, em especial a estenose laringotraqueal precoce. Edemas glótico e subglótico persistentes ocorrerão na quase totalidade dos casos.

Uma vez estabilizada a função respiratória do paciente, a cricotireotomia deve ser substituída pela traqueostomia clássica no terceiro anel traqueal.

Referências Bibliográficas

1. Lee SG, Helmus C. Cervical lymphnode biopsy. *Mich Med*, 1970; *69*(13):581-3.

2. Slaughter DP, Majarakis JD, Southwick HW. Clinical evaluation of swellings in the neck. *Surg Clin North Am*, 1956; *36*:3-9.

3. Jereczek-Fossa BA, Jassem J, Orecchia R. Cervical lymph node metastases of squamous cell carcinoma from an unknown primary. *Cancer Treat Ver*, 2004; *30*(2):153-64.

4. Wertmore RS, Potsic WP. Differential diagnosis of neck mass. *In:* Flint PW. *Cummings Otorhinolaryngology: Head Neck Surgery.* Philadelphia PA, USA: Elsevier, 2010, pp 2812-21.

5. Girvigian MR, Rechdouni AK, Zeger GD, Segall H, Rice DH, Petrovich Z. Squamous cell carcinoma arising in a second branchial cleft cyst. *Am J Clin Oncol*, 2004; *27*(1):96-100.

6. Kim MG, Kim SG, Lee JH, Eun YG, Yeo SG. The therapeutic effect of OK-432 (picibanil) sclerotherapy for benign neck cysts. *Laryngoscope*, 2008; *118*(12):2177-81.

7. Motamed M, McGlashan JA. Thyroglossal duct carcinoma. *Curr Opin Otolaryngol Head Neck Surg*, 2004; *12*(2):106-9.

8. Tucci FM, De Vincentiis GC, Sitzia E, Giuzio L, Trozzi M, Botero S. Head and neck vascular anomalies in children. *Int J Pediatr Otorhinolaryngol*, 2009; *73* (suppl 1):S71-6.

9. Léauté-Labrèze C, Dumas de la Roque E, Hubiche T, Boralevi F, Thambo JB, Taïeb A. Propranolol for severe hemangiomas of infancy. *N Engl J Med*, 2008; *358*:2649-51.

10. Zheng JW, Zhou Q, Yang XJ *et al.* Treatment guideline for hemangiomas and vascular malformations of the head and neck. *Head Neck*, 2010; *32*(8):1088-98.

11. Maia AL, Ward LS, Carvalho GA *et al.* Nódulos de tireóide e câncer diferenciado de tireóide: Consenso Brasileiro. *Arq Bras Endocrinol Metab*, 2007; *51*(5):867-93.

12. Tandon S, Shahab R, Benton JI, Ghosh SK, Sheard J, Jones TM. Fine-needle aspiration cytology in a regional head and neck cancer center: comparison with a systematic review and meta-analysis. *Head Neck*, 2008; *30*(9):1246-52.

13. Revised American Thyroid Association Management Guidelines for Patients with Thyroid Nodules and Differentiated Thyroid Cancer. American Thyroid Association (ATA) Guidelines Taskforce on Thyroid Nodules and Differentiated Thyroid Cancer, Cooper DS, Doherty GM, Haugen BR *et al. Thyroid*, 2009; *19*(11):1167-214.

14. Snyder SK, Hamid KS, Roberson CR *et al.* Outpatient thyroidectomy is safe and reasonable: experience with more than 1,000 planned outpatient procedures. *J Am Coll Surg*, 2010; *210*(5):575-82, 582-4.

15. Materazzi G, Dionigi G, Berti P *et al.* One-day thyroid surgery: retrospective analysis of safety and patient satisfaction on a consecutive series of 1,571 cases over a three-year period. *Eur Surg Res*, 2007; *39*(3):182-8.

16. Orlo H. Clark and Philip Ituarte Therapeutic Controversy: Ambulatory thyroid Surgery – Unnecessary and dangerous. *J Clin Endocrinol Metab*, 1998; *83*:1100-3.

17. Shin SH, Holmes H, Bao R *et al.* Outpatient minimally invasive parathyroidectomy is safe for elderly patients. *J Am Coll Surg*, 2009; *208*(6):1071-6.

18. De Leyn P, Bedert L, Delcroix M *et al.* Tracheotomy: clinical review and guidelines. *Eur J Cardiothorac Surg*, 2007; *32*(3):412-21.

19. Durbin CG Jr. Tracheostomy: why, when, and how? *Respir Care*, 2010; *55*(8):1056-68.

20. Schroeder AA. Cricothyroidotomy: when, why, and why not? *Am J Otolaryngol*, 2000; *21*:195.

Boca e Glândulas Salivares | Capítulo 28

Alexandre de Andrade Sousa
João Marcos Arantes Soares
Isabela de Andrade Sousa
José Maria Porcaro Salles
Gustavo Meyer de Moraes
Jomar Rezende Carvalho
Guilherme Souza Silva

INTRODUÇÃO

A boca é o local onde se inicia o processo de digestão, sendo responsável pelas funções de mastigação, gustação e fonoarticulação, e tem grande importância nas relações interpessoais. As glândulas salivares também exercem importante papel no processo de digestão. Embora seja uma região de fácil acesso para exame, muitas vezes o diagnóstico e o tratamento das lesões são feitos tardiamente.

O exame da cavidade oral e das glândulas salivares pode ser feito por qualquer profissional de saúde, ou até mesmo pelo paciente ou seu acompanhante. A identificação precoce de lesões, manchas, nódulos ou outra alteração nesses sítios pode ser feita no nível ambulatorial e, muitas vezes, o tratamento, seja ele clínico ou cirúrgico, também pode ser realizado ambulatorialmente.

ANATOMIA DA BOCA E DAS GLÂNDULAS SALIVARES

A cavidade oral contém diversas estruturas, e podemos encontrar, à inspeção, diferentes lesões que podem corresponder a uma gama enorme de diagnósticos. Para sistematização mais adequada, trataremos da anatomia da cavidade oral do ponto de vista prático do cirurgião, ou seja, introduziremos o jargão do especialista nos textos, dando pouca ênfase à anatomia descritiva.

A cavidade oral é limitada anteriormente pelos lábios, lateralmente pelos rebordos alveolares e bochechas. Comunica-se, posteriormente, com a faringe. As papilas circunvaladas e a transição palato duro/palato mole formam o limite entre a cavidade oral e a orofaringe (Figura 28.1).

A boca é dividida em subsítios anatômicos, a saber: lábio, mucosa jugal, gengivas superior e inferior, trígono retromolar, assoalho da boca, palato duro e dois terços anteriores da língua. Essa subdivisão, adotada pela AJCC1 (American Joint Committee on Cancer, 2010) tem importância prática, uma vez que a literatura referente à especialidade utiliza correntemente essa nomenclatura. Difere da anatomia descritiva habitual porque considera o palato mole como subsítio da orofaringe e não da boca.

É importante delimitar a extensão de cada subsítio, para que se possa referir à localização exata da lesão na cavidade oral. O limite entre a língua e o assoalho da boca é o sulco pelvelingual; o limite entre o assoalho de boca e a gengiva inferior é o sulco gengivolingual; e o limite entre o lábio inferior e a gengiva inferior é o sulco gengivolabial. A área retromolar tem forma de triângulo com base inferior. Compreende a parte mucosa que está assentada sobre o ramo ascendente da mandíbula, posteriormente ao último molar, estendendo-se até a tuberosidade maxilar.

As bochechas, que limitam lateralmente a boca, são recobertas por epitélio estratificado não queratinizado. São formadas pelos músculos bucinador e masseter e pelo corpo adiposo da bochecha. O ducto da parótida atravessa o corpo adiposo e o bucinador, abrindo-se na cavidade oral na região do segundo molar superior. O assoalho da boca também é formado por camada epitelial estratificada e por camada muscular constituída pelos músculos milo-hióideos. No assoalho, junto à papila lingual, encontramos a abertura do ducto da glândula submandibular.

O suprimento sanguíneo da boca faz-se por meio de ramos diretos da artéria carótida externa (artéria lingual) e ramos secundários (artérias coronárias, ramos da artéria facial).

A drenagem linfática é muito abundante, principalmente no andar inferior da boca, o que tem implicações para a disseminação dos tumores dessa região. O conhecimento da anatomia da drenagem linfática é fundamental para se entender as vias de disseminação desses tumores para a região cervical. As cadeias de drenagem são as submentonianas (no caso do lábio inferior), submandibulares e jugulares altas. Conforme a distribuição de níveis cervicais, explicada no Capítulo 27, refere-se aos níveis IA, IB e IIA do pescoço.

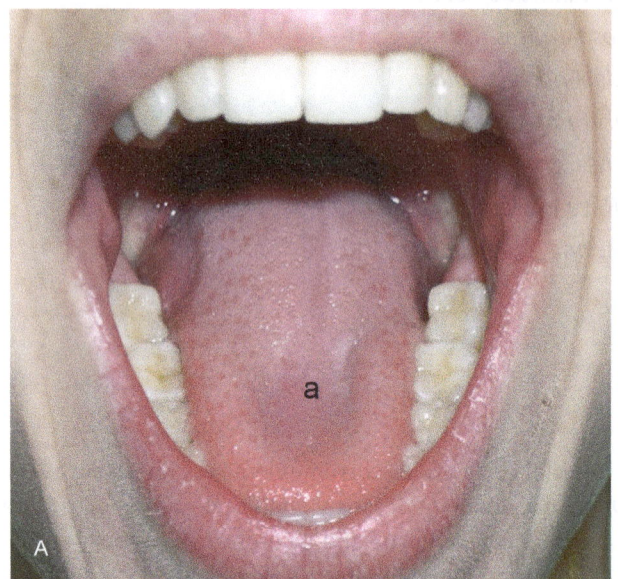

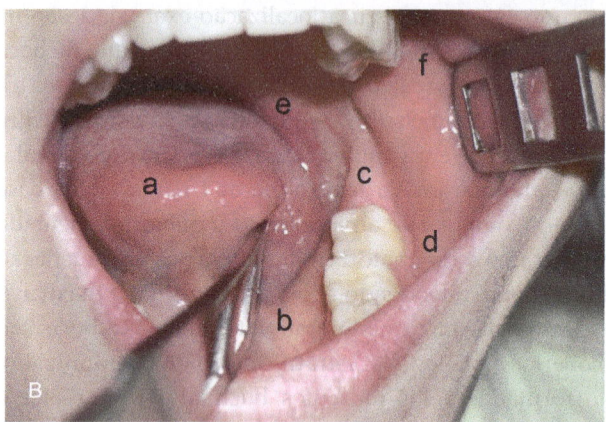

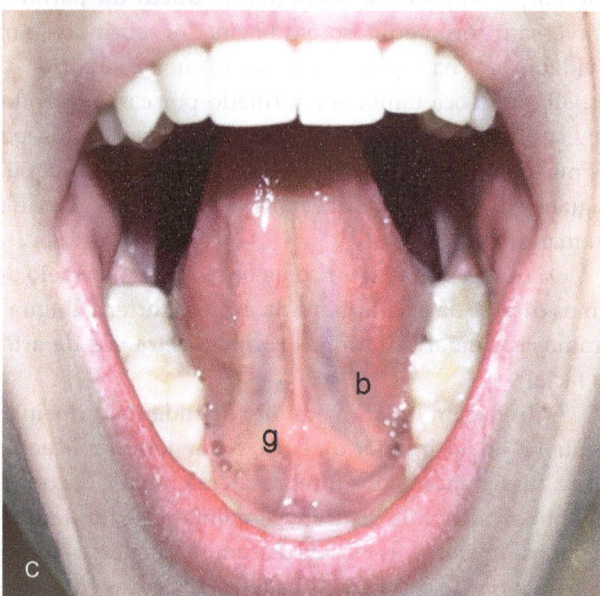

Figura 28.1 Anatomia da boca e glândulas salivares. **a.** língua; **b.** assoalho de boca; **c.** trígono retromolar; **d.** sulco gengivolabial inferior; **e.** pilar amigdaliano anterior; **f.** orifício de drenagem do ducto de Stenson; **g.** ducto submandibular (Wharton).

A inervação sensorial da mucosa da cavidade oral é feita pelos ramos do trigêmeo (V par craniano). A motricidade do lábio inferior é conferida por ramos do nervo facial (VII par craniano). A língua apresenta inervação peculiar. A motricidade é conferida pelo nervo hipoglosso (XII par craniano). A sensibilidade tátil dos 2/3 anteriores é dada pelo nervo lingual (ramo do nervo trigêmeo), enquanto o nervo corda do tímpano, ramo do nervo facial, e que acompanha o nervo lingual, é responsável pela gustação.

As glândulas salivares podem ser divididas em dois grupos: glândulas salivares maiores (parótidas, submandibulares e sublinguais) e glândulas salivares menores (glândulas submucosas distribuídas pela cavidade oral e pelo trato respiratório superior).

Glândula Parótida

As parótidas são glândulas serosas, e as maiores e mais importantes glândulas salivares, responsáveis pela produção do maior volume de saliva. Como todas as glândulas salivares maiores, apresentam-se aos pares. Estão localizadas em posição vertical abaixo e à frente dos ouvidos, lateralmente ao músculo masseter e ao ramo ascendente da mandíbula.

A principal estrutura anatômica relacionada com a parótida é o nervo facial, que, ao emergir do forame estilomastóideo, penetra na intimidade da glândula, dividindo-a em lobos superficial e profundo. Aproximadamente 80% a 85% da glândula está contida no lobo superficial, sendo este um dos motivos da predominância do acometimento desse lobo pelos nódulos parotidianos. Vale a pena lembrar que essa divisão é apenas anatômica, sendo a parótida considerada histologicamente unilobular.

Existem, aproximadamente, 20 a 30 linfonodos intraparotidianos, que podem, quando envolvidos por neoplasias ou alterações hiperplásicas, manifestar-se como massas parotidianas.

A excreção da glândula atinge a cavidade oral por meio do ducto parotidiano (ducto de Stenson), que tem o seu trajeto lateral ao músculo masseter, aproximadamente 1,5 cm abaixo e paralelo ao arco zigomático. O ducto parotidiano termina medialmente à borda anterior do músculo masseter, desembocando na papila, na mucosa jugal, na região do segundo molar superior. Glândulas acessórias podem existir ao longo do ducto de Stenson (Figura 28.1).

Glândula Submandibular

As glândulas submandibulares são consideradas serosas e mucosas. Estão localizadas bilateralmente no espaço submandibular, abaixo do músculo milo-hióideo.

Sua excreção atinge o assoalho da boca por meio do ducto submandibular (Wharton) que desemboca na extremidade anterior da plicatura sublingual, lateralmente ao freio lingual (Figura 28.1).

As glândulas submandibulares são palpáveis abaixo da mandíbula, em indivíduos normais, sendo mais bem avaliadas pela palpação bidigital.

Importantes estruturas encontram-se relacionadas intimamente com essa glândula. É o caso da artéria facial posteriormente, do nervo lingual medialmente e do nervo hipoglosso inferomedialmente.

Glândula Sublingual

São glândulas predominantemente mucosas. Estão localizadas abaixo da mucosa oral e superiormente ao músculo milo-hióideo. O sistema ductal das glândulas sublinguais não é constante, podendo desembocar no assoalho da boca por meio de dois a até 15 ductos (Rivinus), ao longo da plicatura sublingual; ou por meio de um único ducto (Bartholin) paralelo ao ducto da glândula submandibular; ou, ainda, desembocar dentro do ducto da glândula submandibular.

Glândulas Salivares Menores

As glândulas salivares menores são submucosas e estão localizadas por toda a cavidade oral, faringe, laringe, cavidade nasal e seios paranasais. Sua maior concentração encontra-se no palato mole e no terço posterior do palato duro, onde são encontradas, aproximadamente, 250 glândulas no palato duro e 100 no palato mole. Essa distribuição coincide com a maior incidência dos tumores de glândula salivar menor, na junção do palato duro com o palato mole, e explica a possibilidade do aparecimento desses tumores em qualquer região do trato respiratório superior. São consideradas glândulas exclusivamente mucosas.

LESÕES DA CAVIDADE ORAL

Doenças Benignas

Na cavidade oral podemos encontrar alterações consequentes a doenças sistêmicas (doenças do colágeno, hipotireoidismo), alterações devidas a doenças infecciosas (blastomicose, histoplasmose, HIV), e também lesões que são primárias de estruturas da boca, como neoplasias benignas e malignas.

Procuraremos tecer comentários sobre as neoplasias benignas mais comuns de cavidade oral, que podem ser abordadas em nível ambulatorial. Foge ao escopo deste livro a descrição detalhada das alterações específicas de cada doença que cursa com sintomas e sinais em cavidade oral.

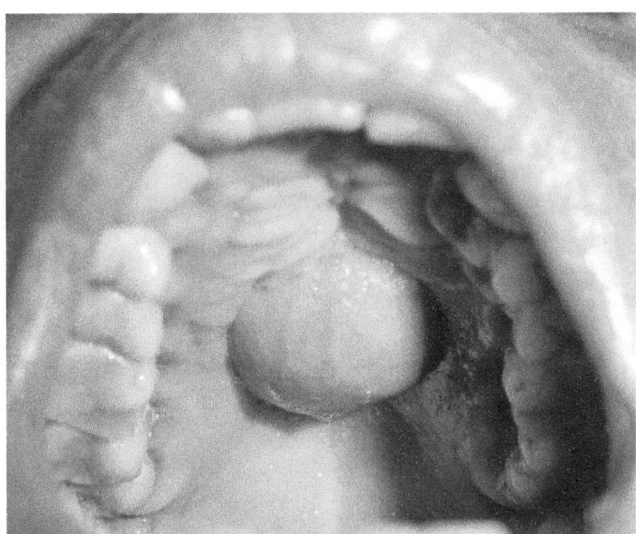

Figura 28.2 Fibroma de palato.

Fibroma

É relatado como sendo a neoplasia benigna mais comum em diversas séries da literatura.[2] No entanto, a maioria das lesões em cavidade oral denominadas fibromas representa, na verdade, respostas da mucosa e fibromucosa da cavidade oral à irritação crônica. O diagnóstico histológico entre essas duas condições muitas vezes é difícil. Tal fato, entretanto, não altera a conduta nem o prognóstico. No caso de ser uma resposta da fibromucosa ou mucosa a trauma crônico, o agente traumático pode ser identificado pela história clínica e pelo exame físico. As próteses dentárias são os agentes traumáticos na maioria das vezes.

Os fibromas são mais comuns após o quarto decênio de vida e podem ocorrer em qualquer sítio da cavidade oral. Clinicamente, as lesões podem ser sésseis ou pediculadas, de consistência variável, podendo ser elásticas e até fibrosas. São bem delimitadas em relação aos tecidos adjacentes (Figura 28.2).

O tratamento é a ressecção da lesão, com pequena margem de tecido normal adjacente, sob anestesia local. No caso de ocorrerem agentes traumáticos associados, é indispensável o afastamento destes.

Lipoma

O lipoma de cavidade oral tem basicamente as mesmas características dos lipomas em outros sítios do corpo humano. Apresenta-se como massa de consistência amolecida, de crescimento indolente, bem delimitada e indolor (Figura 28.3). Histologicamente, é constituído por proliferação de células adiposas. Os subsítios mais frequentes na boca são a região jugal, o assoalho da boca e a língua, porém podem ocorrer em outros pontos.[2] O tratamento é cirúrgico, sendo necessária a ressecção com-

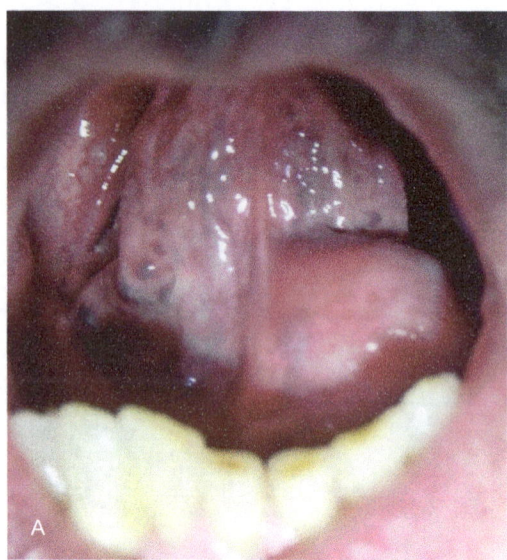

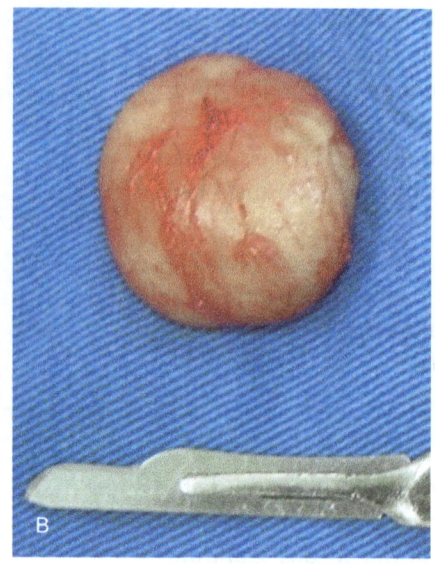

Figura 28.3 Lipoma de boca.

pleta da lesão, sob anestesia local ou geral, dependendo do tamanho do tumor e da tolerância do paciente.

Papiloma

Representa neoplasia epitelial benigna, constituída pela proliferação do epitélio escamoso da boca. Sua origem é desconhecida, mas acredita-se que seja de etiologia viral. São mais comuns na mucosa da língua, seguida pelo palato. Histologicamente, observa-se hiperceratose.[2] Clinicamente, apresenta-se como lesão achatada ou pedunculada, podendo ser única ou múltipla. Geralmente não ultrapassa alguns milímetros (Figura 28.4). Deve-se ressaltar que essas lesões são tumores benignos e não se correlacionam com as lesões relacionadas com o papilomavírus humano (HPV) na cavidade oral. O tratamento é a ressecção cirúrgica completa da lesão, com sutura primária, sob anestesia local.

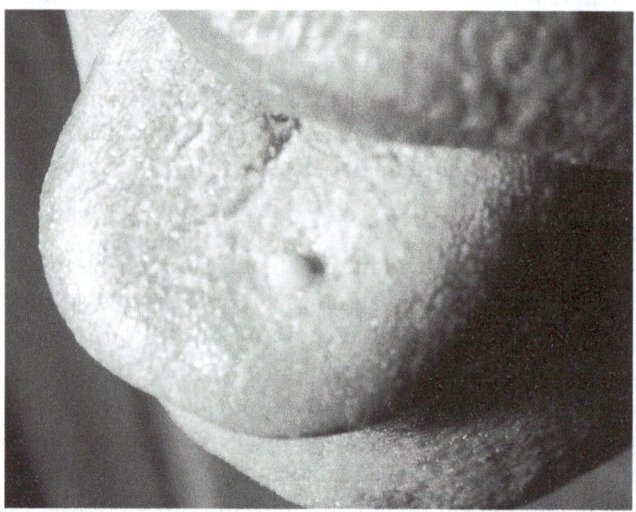

Figura 28.4 Papiloma de língua.

Linfangiomas

São lesões congênitas, embriologicamente derivadas do saco linfático jugular. A maior parte dos linfangiomas está presente ao nascimento, e 90% deles se manifestam antes dos 2 anos de idade. Na cavidade oral, isoladamente, é pouco frequente sua ocorrência, sendo vistos associados a lesões cervicais. Dentre os subsítios da boca, são mais comuns na língua;[3] quando volumosos, a ressecção completa torna-se difícil, com risco de recorrência. Apresentam-se, clinicamente, como massas de tamanhos variados, de consistência elástica, pouco depressíveis e indolores. O tratamento é cirúrgico, buscando-se a remoção completa da lesão.

Hemangiomas

São lesões vasculares, de consistência elástica, indolores, estando a maioria presente com algumas semanas de vida. Na cavidade oral, grande parte das lesões ocorre nos tecidos moles, ou seja, lábio, língua, região jugal, palato e gengiva. Podem ocorrer de forma isolada ou acometerem vários subsítios da cavidade oral ao mesmo tempo. O aspecto clínico na cavidade oral é semelhante ao de outras regiões, ou seja, massa avermelhada, de consistência macia e elástica (Figura 28.5). Em função da tendência à regressão com a idade adulta, o tratamento cirúrgico deve ser protelado até essa faixa etária, a menos que haja repercussões sistêmicas, como sangramentos recorrentes ou plaquetopenia.

Torus palatino e mandibular

Trata-se de exostose dos ossos palatinos e/ou da mandíbula e não constitui neoplasia propriamente dita.

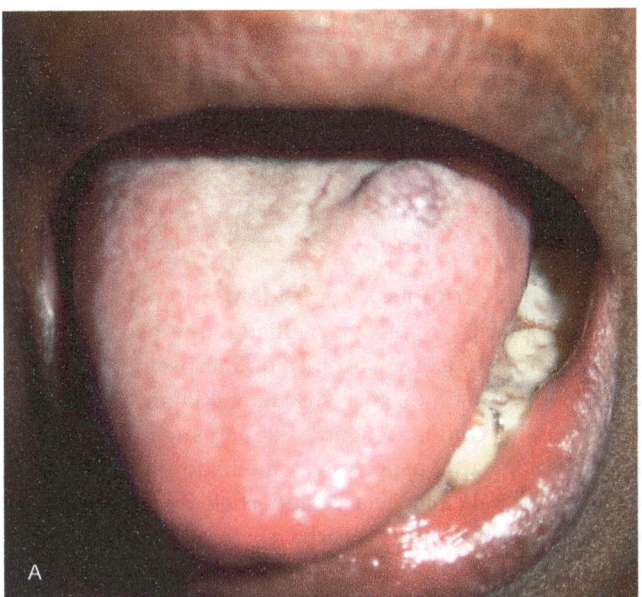

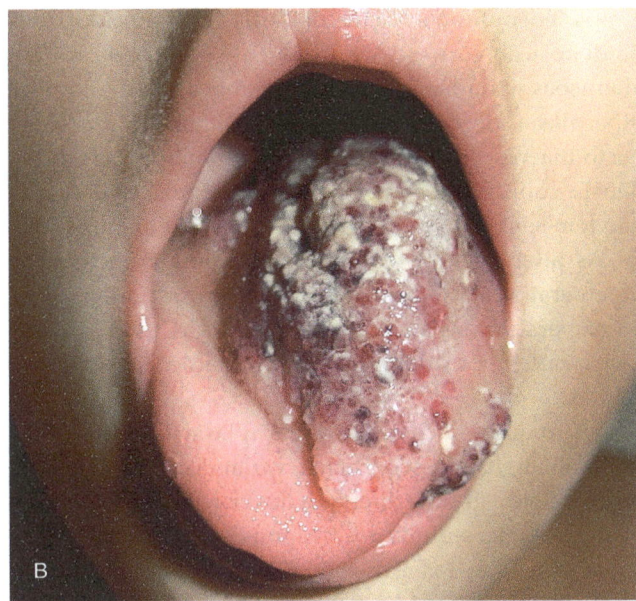

Figura 28.5 Hemangioma de língua.

Localiza-se na linha média, no palato duro ou na mandíbula, podendo ser uni ou bilobulado. A consistência é óssea e pode ser confundida com neoplasia de palato ou mandíbula (Figura 28.6). Apesar de o diagnóstico clínico ser relativamente fácil, em casos de dúvida pode-se realizar punção da lesão, que evidencia o componente ósseo, no caso de *torus* palatino, ou componente fibroelástico, no caso de neoplasia de palato. O tratamento é expectante, visto que não se trata de neoplasia propriamente dita, exceto quando cresce ou atrapalha a deglutição ou a colocação de próteses.

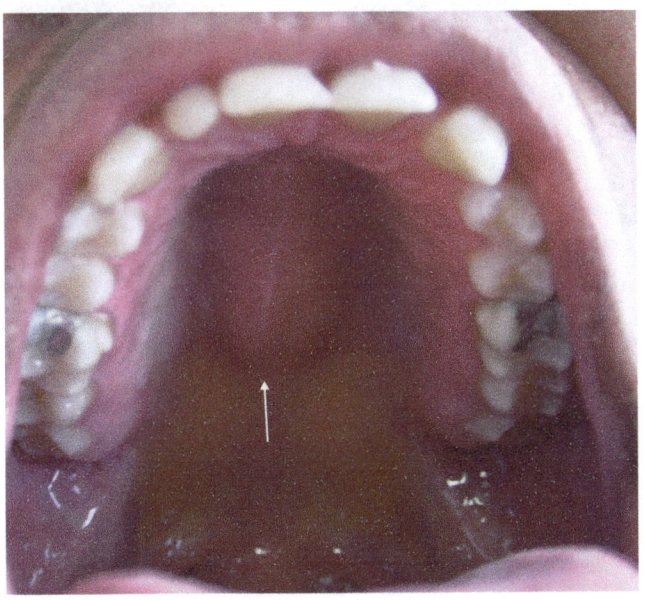

Figura 28.6 *Torus* palatino.

Lesões Pré-Malignas

São denominadas lesões pré-malignas as alterações teciduais que apresentam potencial de transformação maligna maior do que o dos tecidos normais. Na cavidade oral, as lesões pré-malignas mais comuns são as leucoplasias e as eritroplasias, que apresentam elevada incidência principalmente na população acima de 50 anos de idade. Seu potencial de transformação maligna é variável e diretamente proporcional à intensidade de alterações displásicas associadas. Vale ainda ressaltar a queilite actínica, também considerada como lesão predisponente à neoplasia maligna dos lábios.

Leucoplasia

Leucoplasia é termo comumente usado para designar uma placa esbranquiçada persistente, aderida à mucosa dos lábios, cavidade oral, genitália e ânus. Trata-se de diagnóstico exclusivamente clínico e não histopatológico. A Organização Mundial da Saúde (OMS) conceitua leucoplasia como placa branca que não pode ser caracterizada clínica nem patologicamente como outra doença.

As leucoplasias são comuns, acometem mais os homens que as mulheres, de forma especial após os 40 anos de idade. Os fatores etiológicos mais importantes são o tabagismo (sob qualquer forma), irritação traumática crônica e exposição excessiva à luz solar, no caso dos lábios. São mais frequentes na mucosa jugal, podendo ocorrer em qualquer subsítio da cavidade oral. De acordo com o aspecto clínico, podem ser classificadas em homogêneas e não homogêneas.

A leucoplasia caracteriza-se pela presença de zona de deposição córnea sobre a mucosa, que pode conter alterações variadas do epitélio escamoso, desde simples hiperplasia até carcinoma invasor (Figura 28.7). O aspecto macroscópico da lesão não tem muita correspondência com as alterações histológicas, razão pela qual não tem sentido o emprego desse termo pelo patologista. As alterações histológicas mais comuns incluem a hiperceratose, paraceratose e acantose, que podem estar ou não associadas a alterações displásicas, estas sim caracterizadas por orientação e proliferação anormal das células.

A frequência com que a leucoplasia sofre transformação maligna é desconhecida, variando de 2% a 36,4%, o que reflete a grande diferença dos critérios diagnósticos histopatológicos utilizados.[4] Alguns fatores parecem estar mais associados à transformação da leucoplasia em carcinoma, como a forma clínica não homogênea, sexo feminino, longa permanência das lesões e localização em língua ou assoalho da boca.[5] O mais importante, contudo, é determinar se existem ou não alterações displásicas e em que grau. Tudo indica que, na sua presença, o risco de malignização é maior.

A conduta diante da lesão leucoplásica é determinada pelo conhecimento de seu significado, discutido anteriormente. Devemos sempre proceder à biópsia de tais lesões para a determinação da presença ou não de alterações displásicas e do carcinoma. Quando estão presentes apenas hiperceratose, paraceratose e acantose, a simples eliminação dos fatores causais identificáveis (tabagismo, trauma crônico, exposição excessiva à luz solar) pode levar à regressão das lesões. Entretanto, a presença de displasias impõe completa ressecção.

Dentre os diagnósticos diferenciais das leucoplasias, encontramos a ceratose friccional, o líquen plano, as infecções por cândida (candidíase oral), pênfigo e a estomatite nicotínica.[5]

Eritroplasia

O termo eritroplasia tem sido usado para designar lesão em placa, de cor avermelhada, que não representa inflamação mucosa específica ou inespecífica e nem se associa a trauma ou lesões vasculares (Figura 28.8). Esse termo, assim como a leucoplasia, não sugere conotação histopatológica. O aspecto avermelhado da eritroplasia é explicado pela ausência de superfície de ortoqueratina ou paraqueratina, que exacerba a coloração avermelhada do tecido conjuntivo rico em vasos capilares subjacente ao epitélio mucoso. A prevalência da eritroplasia na população varia de 0,02% a 0,87%, e a maior incidência ocorre em homens acima de 65 anos de idade.[6]

Diferentemente das leucoplasias, as eritroplasias estão associadas, na grande maioria dos casos, a alterações displásicas. O potencial de malignização varia de 14% a 50%.

A conduta diante da eritroplasia é sempre proceder à biópsia incisional ou excisional. Na presença de carcinoma, o tratamento segue as orientações discutidas a seguir. Não se caracterizando a presença de tumor maligno, está indicada a completa ressecção da lesão, bem como o afastamento de eventuais fatores que poderiam ter importância na sua gênese (tabagismo e etilismo).

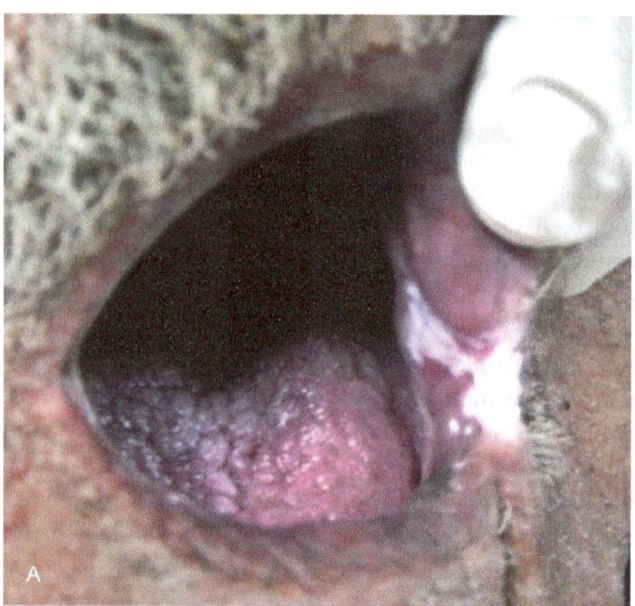
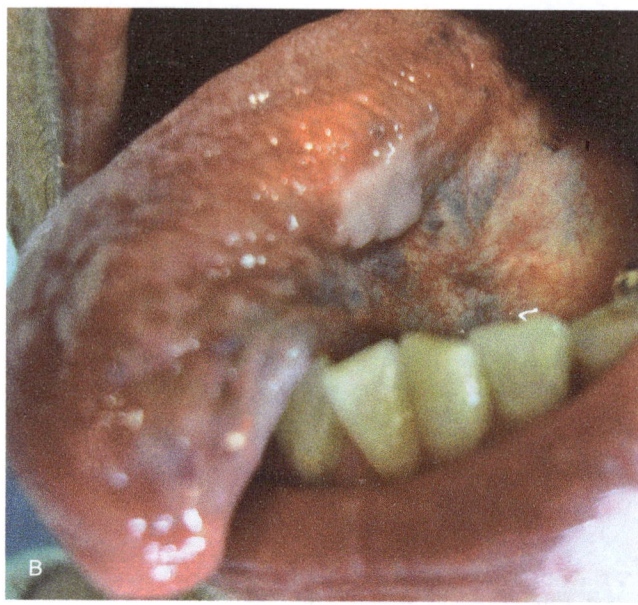

Figura 28.7 Leucoplasia em mucosa jugal (**A**) e língua (**B**).

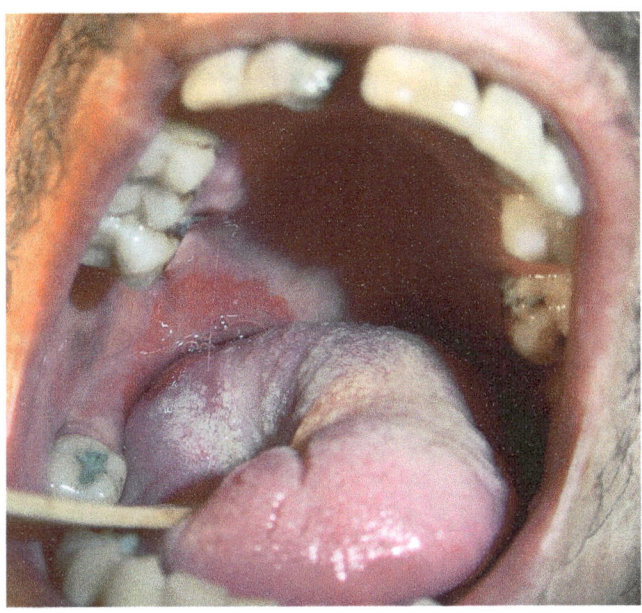

Figura 28.8 Eritroplasia em palato mole.

Queilite actínica

A queilite actínica refere-se à ação das radiações solares ultravioleta sobre o epitélio do lábio inferior, resultando em atrofia tecidual, predisponente à transformação maligna. Compromete mais os homens acima de 50 anos de idade, com história de exposição solar intensa e tabagismo.

Clinicamente, além da atrofia do epitélio, podem ser encontradas áreas de erosão, descontinuidade, áreas ulceradas, com gravidade variável. A transição cutâneo-mucosa do lábio inferior pode ficar indefinida, sugerindo o diagnóstico (Figura 28.9).

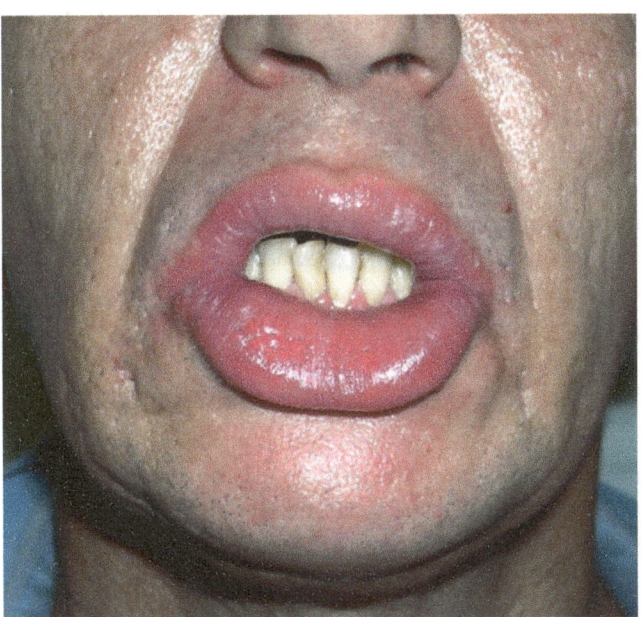

Figura 28.9 Queilite actínica.

O tratamento consiste na remoção completa da mucosa doente e no avanço da mucosa de revestimento do vestíbulo bucal para reconstrução da mucosa do lábio inferior ("plástica do vermelhão"), além da utilização de protetores solares nessa mucosa exposta ao sol.

Doenças Malignas

No Brasil, o câncer de boca apresenta alta prevalência em relação a outros tumores malignos, sendo observada, inclusive, tendência de crescimento do número de casos diagnosticados nos últimos decênios. Infelizmente, a maior parte dos casos é diagnosticada já em estádio clínico III ou IV, quando as chances de sucesso com o tratamento são reduzidas. Assim, achamos conveniente tecer comentários em relação a essa doença. Não que o tratamento cirúrgico desses pacientes seja feito ambulatorialmente, mas é no ambulatório que se tem oportunidade de realizar um bom exame da cavidade oral, biópsia do tumor primário e encaminhamento de imediato ao cirurgião de cabeça e pescoço para o tratamento definitivo.

A idade de maior prevalência é acima dos 40 anos. Os fatores de risco mais importantes são o tabagismo, etilismo e as irradiações solares, no caso dos tumores de lábio. Muitos outros fatores têm sido implicados, inclusive o HPV,[7] porém os três já citados aqui são aceitos e verificados na prática clínica.

Em nosso meio, excluído o lábio, o subsítio da boca em que o carcinoma é mais comum é a língua. No Ambulatório de Cirurgia de Cabeça e Pescoço do Hospital das Clínicas da UFMG, nos últimos 5 anos, foram tratados 192 pacientes com carcinoma espinocelular de cavidade oral. Desses, 72 localizavam-se na porção oral da língua e 36 no assoalho da boca.

Os pacientes queixam-se de feridas na boca/aftas de crescimento contínuo e muitas vezes dolorosas. Com o crescimento do tumor, costumam apresentar emagrecimento, disfagia e presença de massa cervical, que já corresponde à metástase regional.

Macroscopicamente, a grande maioria das lesões são ulceroinfiltrativas, porém podem, menos frequentemente, assumir aspecto ulcerovegetante ou submucoso (Figura 28.10).

O exame clínico deve ser dirigido para a queixa, e é importante que todos os subsítios da boca sejam vistos com cuidado, à procura de tumor sincrônico. O pescoço deve ser palpado e maior atenção deve ser dada às primeiras cadeias de drenagem linfática: cadeias submentonianas, submandibulares e jugulares altas.

O tipo histológico mais comum é o carcinoma espinocelular, e a biópsia da lesão deve ser feita na primeira consulta. A biópsia é feita com anestesia local em *spray*

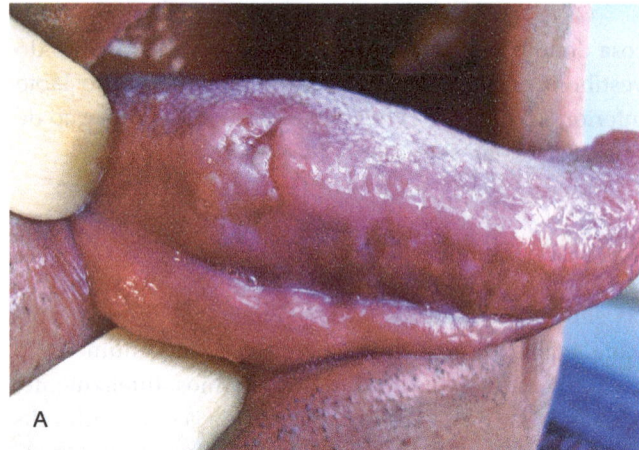

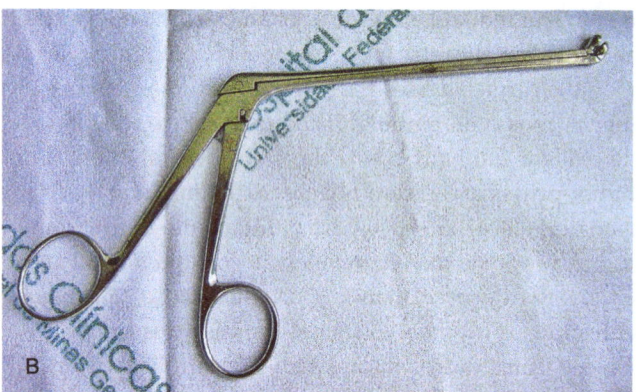

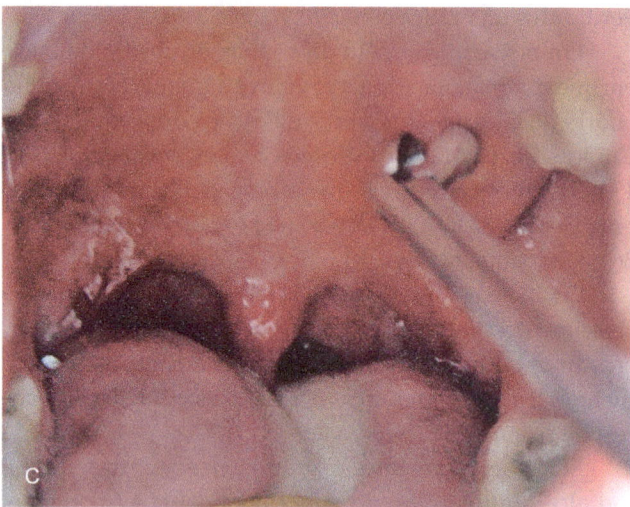

Figura 28.10 Carcinoma espinocelular de língua (**A**), pinça em saca-bocado (**B**) e biópsia da lesão com a pinça (**C**).

(xilocaína *spray* a 10%), com o paciente sentado confortavelmente. É realizada com pinça saca-bocado, procurando retirar tecido representativo da lesão e não necrótico (biópsia nas bordas da lesão).

O envio de tecido necrótico para exame é uma das causas de atraso diagnóstico. Portanto, bastante atenção deve ser dada ao material colhido. Após a biópsia, sem-

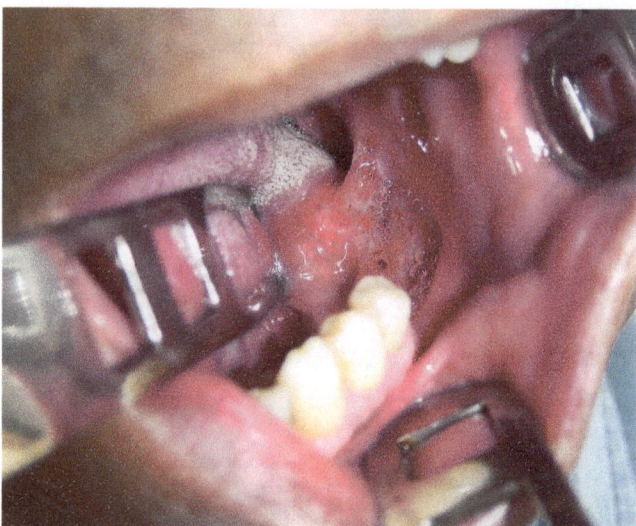

Figura 28.11 Blastomicose em cavidade oral.

pre ocorre pequeno sangramento, facilmente coibido por compressão local discreta com gaze seca. A biópsia deve ser da lesão primária sempre que ela for identificada, e não da metástase cervical. Após o diagnóstico histológico, o paciente deve ser encaminhado ao especialista para a condução do caso.

No diagnóstico diferencial, deve-se considerar algumas doenças infecciosas, com manifestação oral, como a blastomicose (Figura 28.11). O exame anatomopatológico não deixa dúvidas entre um e outro diagnóstico.

O tratamento do câncer de boca inclui, basicamente, a operação e a radioterapia. Nos casos em estádios clínicos I e II, de maneira geral, o tratamento cirúrgico ou a radioterapia têm a mesma taxa de cura, sendo a associação terapêutica entre eles indicada excepcionalmente. Casos avançados (estádios clínicos III e IV) devem ser tratados com a combinação dessas duas armas terapêuticas e, eventualmente, quimioterapia.

O seguimento após o tratamento deve ser rigoroso, para se detectar possíveis recidivas e o aparecimento de outros tumores primários. A sobrevida de 5 anos, quando se consideram todos os estádios clínicos, é de 40%. O diagnóstico precoce é o principal fator na melhora do prognóstico.

Lesões da Cavidade Oral Associadas ao HIV

As lesões da cavidade oral associadas ao HIV assumem grande importância à medida em que podem ser a primeira manifestação da doença, bem como podem ser indicadoras de prognóstico evolutivo da enfermidade. Além disso, sua presença tem impacto negativo na qualidade de vida desses pacientes. Cabe ao profissional de saúde a identificação e o encaminhamento, para tratamento, dessas manifestações. A OMS reconhece sete lesões orais cardinais: candidíase oral, leucoplasia pilosa, sarcoma de Kaposi, eritema gengival linear, gengivite ulcerada necrotizante, periodontite ulcerada necrotizante e linfoma não Hodgkin.

A candidíase oral pode aparecer em pacientes em tratamento radioterápico na cavidade oral e em outras condições em que haja imunossupressão. Assim sendo, seu encontro deve levantar a possibilidade da doença. Clinicamente, apresenta-se como placas brancas, aderidas à mucosa oral, sangrantes à tentativa de remoção.[8]

AFECÇÕES DAS GLÂNDULAS SALIVARES

As principais afecções salivares podem ser de natureza infecciosa, obstrutiva e neoplásica; em algumas, a cirurgia ambulatorial desempenha papel relevante. Em uma parte delas, não há procedimento cirúrgico a ser realizado, mas é importante que o médico tenha conhecimento sobre elas para que possa conduzir o caso de modo adequado. Por essa razão, optamos por incluí-las neste capítulo.

Sialoadenites
Infecção viral (parotidite epidêmica)

A causa mais comum de doença da glândula salivar é a infecção viral. A glândula parótida é tipicamente a mais acometida pelo vírus da caxumba, especialmente na população infantil. As manifestações típicas consistem em aumento da glândula e dor, geralmente bilateral, acompanhada de fenômenos gripais. É afecção autolimitada e o tratamento é feito com sintomáticos, em nível ambulatorial. Alguns casos podem complicar com surdez, sialectasia, orquite ou ooforite e meningoencefalite.

Outras doenças virais também podem acometer a glândula parótida, como a citomegalovirose, que vem aumentando sua incidência com o crescente aumento da síndrome da imunodeficiência adquirida (AIDS).

Infecção bacteriana (sialoadenite aguda)

A estase e a redução do fluxo salivar podem predispor à invasão de microrganismos pelos ductos excretores, com consequente colonização e infecção da glândula.

Sialoadenite bacteriana aguda acomete mais comumente pessoas idosas, em pós-operatório, pacientes desidratados ou intubados.

Outros fatores predisponentes incluem uso de anticolinérgicos ou outros medicamentos que reduzem a salivação, desnutrição, cálculo salivar e neoplasias da cavidade oral. Alcoolismo, *diabetes mellitus*, fibrose cística, uremia, gota e sarcoidose também podem predispor à sialoadenite.[9]

A glândula parótida é a mais acometida, seguida da submandibular. Esta última ocupa o segundo lugar devido à sua alta incidência de sialolitíase.

A flora é variável e, muitas vezes, polimicrobiana. *Staphylococcus aureus* é a bactéria mais frequentemente isolada, mas anaeróbios também são comuns. Bactérias gram-negativas (*Enterobacteriaceae*, *Eikenella corrodens*) são geralmente encontradas em pacientes hospitalizados.[9]

Sialoadenite bacteriana aguda caracteriza-se pelo aumento de volume, de maneira súbita, associado a dor e hiperemia da pele ao redor da glândula afetada e sobre esta (Figura 28.12). A consistência da glândula fica mais endurecida, e o paciente pode evoluir com trismo e disfagia. Sintomas sistêmicos, como febre alta e prostração, geralmente estão associados.

Flutuação da pele sobre a glândula geralmente não é observada devido à fáscia densa que cobre a mesma.

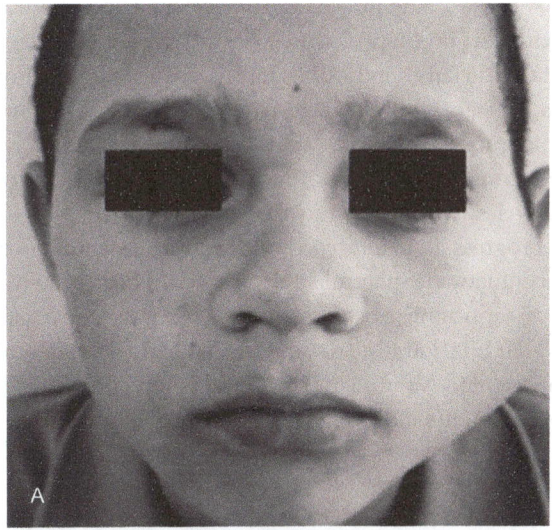
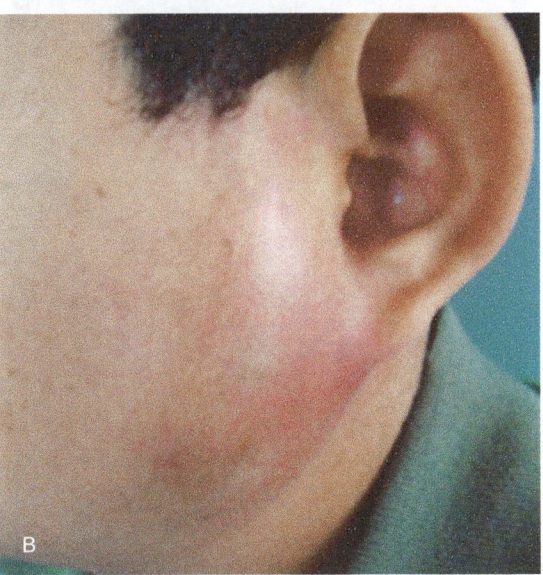

Figura 28.12 Parotidite bacteriana.

Drenagem purulenta nos respectivos orifícios de drenagem pode ser vista na metade dos casos.

Exames de imagem podem ser úteis para avaliar a glândula acometida ou ducto obstruído por cálculo e diferenciar entre sialoadenite bacteriana aguda, presença de abscesso ou tumor. Esses exames incluem ultrassonografia, tomografia computadorizada (TC), ressonância magnética (RM) e sialografia. A ultrassonografia é particularmente útil para detectar cálculos intraductais ou parenquimatosos. A TC e a RM são muito sensíveis para diferenciar celulite de abscesso. Sialografia pode ser útil, embora não possa ser utilizada durante o quadro infeccioso.[9]

O tratamento é clínico, incluindo medicamentos antimicrobianos (antiestafilocócicos e anaerobicidas) por 10 a 14 dias, anti-inflamatórios, hidratação e massagem. O tratamento cirúrgico, na fase aguda, quando indicado, limita-se à drenagem de abscessos ou à extração transoral de cálculos.

A presença de infecção aguda altera a arquitetura da glândula e a predispõe a infecções subsequentes. No caso da glândula submandibular, infecções recorrentes constituem indicação para a excisão da glândula após controle da infecção. A parotidite aguda, mesmo recorrente, raramente constitui indicação de parotidectomia, devido ao risco de lesão do nervo facial.

Progressão da infecção pode levar a aumento de volume acentuado da glândula e do pescoço, a obstrução respiratória, septicemia e osteomielite dos ossos da face adjacentes à glândula. Paralisia do nervo facial pode ocorrer, embora raramente.[9] Alguns casos podem evoluir com drenagem para a pele, cursando com fístula salivar (Figura 28.13).

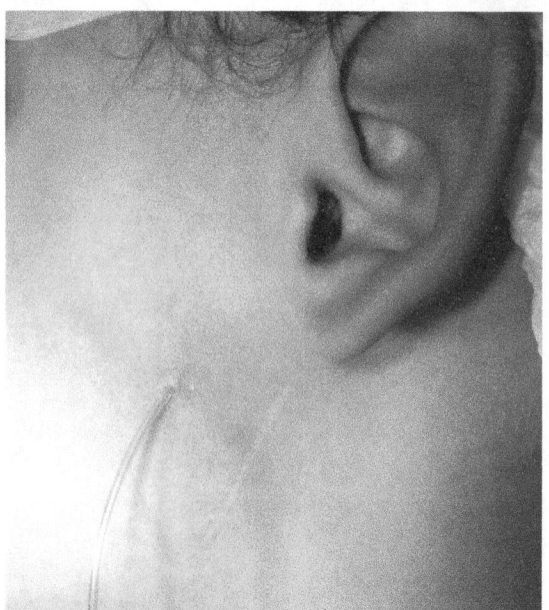

Figura 28.13 Fístula salivar cateterizada após parotidite aguda bacteriana.

Sialoadenites não bacterianas

Além da clássica parotidite de causa viral – caxumba –, outros vírus também podem provocar sialoadenite, mais comumente a parotidite por vírus *influenza*, coxsackie, Epstein-Barr, parainfluenza, herpes simples ou citomegalovírus.[10]

A parotidite viral pode ser distinguida da bacteriana pelos sinais prodrômicos da virose, seguidos de dor, aumento de volume, por período de 5 a 10 dias, e por ser, em geral, bilateral. Drenagem de pus no ducto também não está presente. A sorologia pode estabelecer o diagnóstico etiológico.[10]

Mycobacterium tuberculosis ou *Mycobacterium avium* intracelular raramente são associados a parotidite. Infecção por HIV pode causar parotidite bilateral não supurativa.[10]

Sialoadenite por irradiação

Pacientes submetidos à irradiação para tratamento de qualquer outra doença podem desenvolver sialoadenite quando baixas doses de radiação atingem as glândulas salivares. As manifestações clínicas geralmente incluem aumento de volume da glândula, que passa a ter consistência mais endurecida, associado a dor leve. Os pacientes podem ainda cursar com diminuição da salivação e perda temporária do paladar.[12]

Sialolitíase

Sialolitíase é a presença de cálculos no interior da glândula salivar ou em seu ducto e representa a causa mais comum de obstrução do fluxo salivar. A glândula mais acometida é a submandibular. Estudo realizado no período de 1991 a 1995 revelou incidência de sialolitíase de 27 a 59 casos por 1 milhão de pessoas por ano.[11]

Oitenta por cento a 92% dos cálculos salivares originam-se nas glândulas submandibulares sendo, aproximadamente 6% a 20% nas parótidas e 1% a 2% nas sublinguais ou em glândulas salivares menores.[11,12]

Em geral, os homens são mais acometidos que as mulheres, e a faixa etária mais atingida varia de 30 a 60 anos. Raramente as crianças são acometidas. Em 75% dos casos, apenas um único cálculo é encontrado e, em 3% dos casos, são bilaterais.[11,12]

Cálculos submandibulares são, em geral, maiores e se localizam no ducto. Cálculos parotídeos são menores, muitas vezes múltiplos, e em 50% das vezes estão localizados no interior da glândula.

A causa exata da formação do cálculo é desconhecida, mas parece ser secundária à estase da saliva, rica em cálcio.[11,12] Sialoadenite geralmente é o fator contribuinte. A glândula submandibular, em geral, é mais suscetível à formação de litíase, porque o trajeto do seu ducto é longo e tortuoso, o fluxo salivar é mais lento e contra a gravidade, e a saliva é mais alcalina, com maior conteúdo de mucina e cálcio.[13] Desidratação, medicamentos anticolinérgicos e trauma são também fatores predisponentes à formação de cálculo. A associação de hipercalcemia com sialolitíase não está bem clara.[14]

Pacientes com sialolitíase apresentam-se com quadro de dor e aumento de volume da glândula, usualmente agravados pela alimentação. Em alguns casos, os pacientes podem estar assintomáticos e o cálculo ser encontrado incidentalmente no exame físico ou em radiografias (p. ex., radiografias dentárias).[13] Nos casos em que se desenvolve sialoadenite associada, a dor, o edema e a hiperemia podem aumentar. Quando o cálculo obstrui o ducto glandular intermitentemente, os sintomas podem aparecer esporadicamente (Figura 28.14).

Nos pacientes com sialolitíase submandibular, a palpação do assoalho bucal, no sentido posterior para anterior, pode detectar o cálculo no interior do ducto de Wharton. Solicitar aos pacientes que fechem parcialmente os lábios, relaxando a musculatura do assoalho da boca, pode facilitar o exame.[14] Na glândula parótida, a palpação do orifício de drenagem do ducto de Stensen pode revelar o cálculo, ou a palpação bidigital da glândula, no sentido posterior para anterior, também pode ajudar a identificar o cálculo.

Na maioria das vezes, o diagnóstico é clínico. Exames de imagem geralmente são úteis quando se suspeita do cálculo, mas o mesmo não é encontrado ao exame clínico. Entre os exames de imagem, os mais utilizados são a radiografia simples (a maioria dos cálculos são radiopacos), sialografia, ultrassonografia e TC. A sialografia deve ser proscrita na vigência de processos agudos.

Comparada à radiografia, a TC é 10 vezes mais sensível na detecção dos cálculos salivares, além de possibilitar o estudo de toda a glândula acometida.[13] Radiografias simples são eficazes na detecção de cálculos, principalmente da submandibular, por serem radiopacos em 80% a 95% dos casos, enquanto os parotídeos o são em 60% dos casos.

Mais de 90% dos cálculos maiores de 2 mm podem ser detectados pela ultrassonografia (Figura 28.15).[12]

A sialografia era muito utilizada no passado, mas, por ser procedimento invasivo, doloroso e não poder ser utilizada na crise aguda de sialoadenite, está sendo amplamente substituída pelos outros métodos já descritos aqui. Ainda pode ser útil para o diagnóstico de estenose, dilatações e degeneração cística dos ductos e/ou glândula, mas atualmente está sendo substituída pela sialografia com RM.

O tratamento conservador, na maioria das vezes, é o mais indicado quando da primeira crise de sialolitíase. Deve-se instruir os pacientes a manterem-se hidratados e a massagear a glândula, estimulando a drenagem da saliva.

Sialagogos, para estimular a salivação (p. ex., alimentos ácidos), devem ser indicados, se o paciente os tolerar. Se possível, os pacientes devem descontinuar o uso de medicamentos que reduzam a salivação, como a amitriptilina.

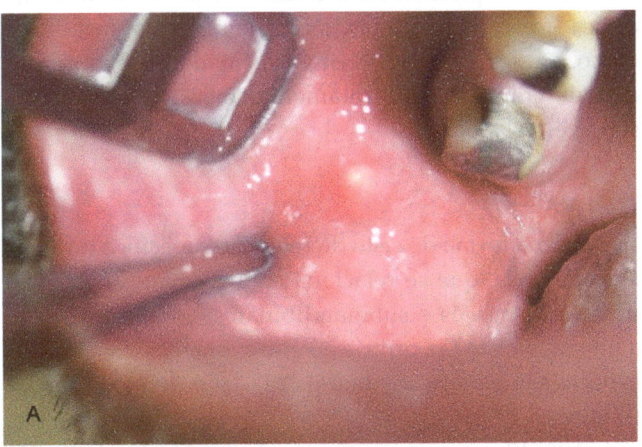

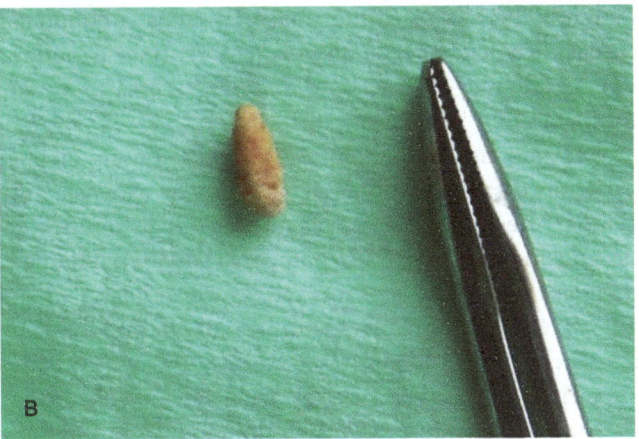

Figura 28.14 Cálculo de glândula parótida localizado na papila do ducto de Stensen (**A**) e cálculo salivar extraído (**B**).

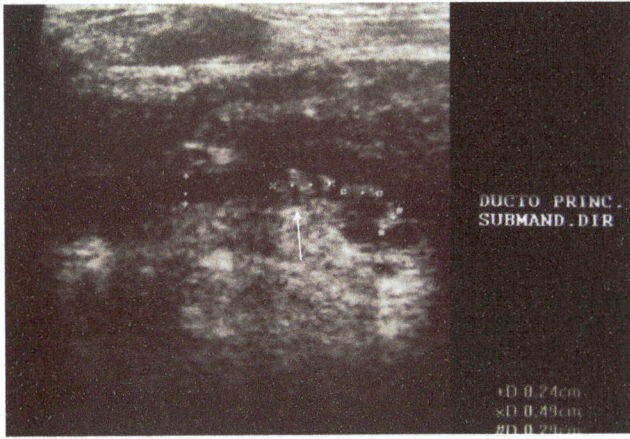

Figura 28.15 Ultrassonografia da glândula submandibular mostrando cálculo no interior do ducto submandibular (seta).

Anti-inflamatórios não esteroides podem ser utilizados para diminuir a dor e a inflamação. Paciente com dor intensa pode precisar de analgésicos opioides.

Nos casos de infecção associada, antibioticoterapia deve ser prescrita.

Os casos recorrentes devem ser tratados cirurgicamente. O tratamento consiste na extração dos cálculos por via transoral, quando estes se localizam próximo ao óstio de drenagem, ou por excisão da glândula, nos casos de cálculos múltiplos intraglandulares da submandibular ou da glândula salivar menor.

A sialolitíase intraglandular de parótida representa um problema para o clínico e o cirurgião. Como a presença do cálculo representa risco potencial de sialoadenite aguda, devemos estimular o paciente a evitar episódios de desidratação. A indicação cirúrgica limita-se a casos extremos de parotidites agudas recorrentes.

Cisto Linfoepitelial

Pacientes infectados pelos vírus HIV podem desenvolver cistos linfoepiteliais na glândula parótida.[14] As glândulas parótidas, em geral, estão aumentadas de volume e apresentam-se simétricas. Os casos de assimetria podem indicar quadro de parotidite focal ou tumor. Nos exames de imagem, as lesões císticas confirmam o diagnóstico de cisto linfoepitelial, mas a presença de nódulos sólidos pode indicar linfoma ou outro tumor de parótida.

O tratamento, em geral, é conservador, sem necessidade de cirurgia. Os pacientes devem ser controlados do ponto de vista da doença de base. A ressecção cirúrgica é indicada em casos específicos ou na suspeita de tumor.

Desnutrição

Desnutrição comumente está associada à sialoadenose, que é caracterizada pelo aumento de volume da glândula parótida de causa não inflamatória ou neoplásica. Exame histológico, geralmente não indicado, mostra hipertrofia acinar, sem infiltrado inflamatório.

Mucocele

Mucocele é o cisto de retenção das glândulas mucosas da boca. É mais comum nos lábios, predominando no inferior. É ainda frequente nas bochechas e na linha de oclusão dos dentes. Apresenta-se como pequena lesão de forma esférica e cística. Quando superficial, tem tom azulado, translúcido, e, se mais profunda, manifesta-se como tumefação, com mucosa de aspecto normal; esta, se palpada, deixa perceber lesão circunscrita, que se move livremente em todos os sentidos (Figura 28.16).

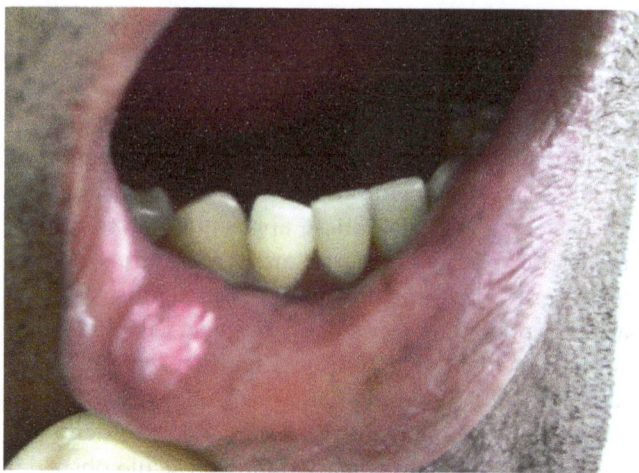

Figura 28.16 Mucocele.

Quando superficial, rompe-se com facilidade, eliminando material mucoide e pegajoso. O cisto se forma em consequência de traumatismos do ducto excretor. O hábito de morder os lábios é a causa mais frequente. O traumatismo provoca formação de tecido cicatricial em torno do conduto, causando obstrução.

Microscopicamente, a lesão consiste em cavidade cística, preenchida por material homogêneo basófilo, o muco. Quase sempre, o cisto é formado apenas por tecido de granulação. O tratamento consiste na ressecção, sob anestesia local.

Rânula

É uma forma de cisto de retenção específica do assoalho da boca, que se relaciona com os ductos das glândulas sublinguais e submandibulares. Quando se eleva a língua, o cisto faz protrusão entre esta e os dentes, com aspecto semelhante ao de uma rã, daí o nome de rânula (Figura 28.17).

Acredita-se que ocorra a obstrução do ducto da glândula, bem mais comum nas glândulas sublinguais, associada a degeneração mixomatosa. Afirma-se, porém, que, para haver obstrução do ducto, é necessário um fator irritativo.

Há ainda a teoria de que a rânula se desenvolve às expensas de restos embrionários, e não às expensas dos ácinos. A lesão não seria mais do que um cisto mucoide de origem congênita, e sua patogenia seria semelhante à da maior parte dos cistos mucoides e dermoides.

A rânula é normalmente unilateral, mas pode estender-se para o outro lado por expansão. Quando o cisto é superficial, a mucosa pode ter cor azulada, translúcida. Quando se estende profundamente através do músculo milo-hióideo, a mucosa tem aspecto normal. Pode ocorrer tumefação submandibular de consistência fibroelástica.

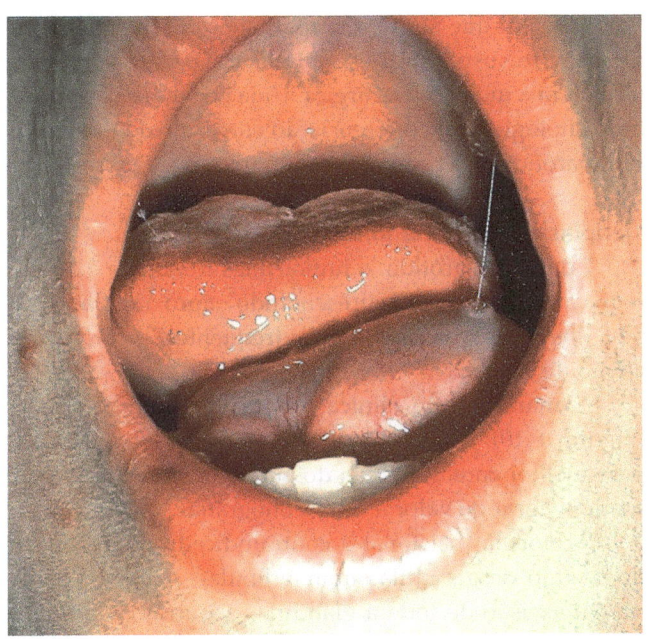

Figura 28.17 Rânula.

Os sintomas inflamatórios costumam estar ausentes, a não ser nos casos em que a lesão assume considerável tamanho, ou quando infectados. Os cistos maiores chegam a atrapalhar a dicção.

A obstrução do ducto da glândula pode ser intermitente; do mesmo modo, o tamanho do cisto ou rânula também pode variar periodicamente. Histologicamente, a rânula é idêntica à mucocele. O tratamento é cirúrgico.

Síndrome de Sjögren

Representa afecção inflamatória crônica, caracterizada pela diminuição da função das glândulas salivares e lacrimais. Pode ser de causa primária, quando não associada a outras doenças, ou secundária a formas complicadas de condições reumatológicas.

A disfunção exócrina das glândulas leva ao quadro típico de xerostomia (boca seca) e ceratoconjuntivite seca.[14]

A biópsia da glândula salivar é fundamental para o diagnóstico, e deve ser feita de forma não traumática na mucosa do vestíbulo do lábio inferior. Para avaliação adequada, é importante que o fragmento da biópsia contenha, no mínimo, quatro lóbulos de tecido salivar.

Parotidite Recorrente da Infância

A parotidite recorrente da infância (PRI) é definida por episódios recorrentes de inflamação parotídea não obstrutiva, de causa desconhecida. É mais frequente no gênero masculino.

A apresentação clínica mais comum da PRI inclui a presença de abaulamento, dor e hiperemia na região das parótidas. Geralmente, as manifestações clínicas têm início entre os 3 e os 6 anos de idade. As crises de PRI duram de 1 dia a 2 semanas, podendo haver acometimento unilateral (70%) ou bilateral.

A realização de exames de imagem é essencial para afastar a presença de quadros obstrutivos (malformações, cálculos) e neoplasias, além de diagnosticar a PRI.

Na maioria dos casos de PRI, o prognóstico é bom, com diminuição das crises após a puberdade, mas a evolução é muito variável.

O tratamento da PRI, em geral, é conservador, com uso de analgésicos comuns e orientações de cuidados locais (massagem, calor local e higiene bucal). Até agora, não se conhecem medidas preventivas para evitar a recorrência dos episódios. Antibioticoterapia é desnecessária, se não houver suspeita de infecção secundária bacteriana (febre e/ou secreção purulenta). A realização de biópsia é desnecessária.

Nos casos graves, pode-se tentar outros tipos de tratamento clínico (anti-inflamatórios ou corticosteroides) ou cirúrgico, e a criança deve ser encaminhada a centros de referência.

Neoplasias

Embora as neoplasias de glândula salivar representem somente 3% a 6% dos tumores da cabeça e pescoço, elas são encontradas regularmente pelo cirurgião de cabeça e pescoço. Sua incidência varia de 1 a 1,5 por 100.000 habitantes.

A etiologia permanece desconhecida, porém fatores ambientais e genéticos têm sido aventados na gênese desses tumores. Diferentemente dos carcinomas espinocelulares da cabeça e pescoço, os quais têm forte associação com o consumo de cigarro e álcool, os tumores de glândula salivar, exceto o tumor de Warthin, não são influenciados por esses carcinógenos. A exposição à radiação pode ser fator de risco para o desenvolvimento do carcinoma mucoepidermoide.[15]

Na maioria das vezes, os tumores salivares manifestam-se como massas, geralmente assintomáticas, localizadas na topografia habitual das glândulas. São vários os tipos histológicos possíveis, podendo ser benignos ou malignos com variado grau de malignidade.

A incidência de malignidade varia de acordo com a glândula acometida. De modo genérico, podemos considerar que quanto menor a glândula, maior o risco de malignidade.

A parótida é a glândula mais acometida (aproximadamente 70% dos casos). A glândula submandibular é acometida em torno de 8% das vezes, e as glândulas menores em 22%. O acometimento das glândulas sublinguais é extremamente raro.

O tratamento dos tumores de glândula salivar é cirúrgico, sendo a complementação radioterápica indicada para os tumores de alto grau de malignidade. O esvaziamento cervical está indicado na presença de metástase regional.

Neoplasia da parótida

Todo nódulo localizado na topografia da parótida deve ser considerado tumor, até prova em contrário. Nódulos menores que 1 cm são frequentemente linfonodos hiperplásicos. O tumor que mais frequentemente acomete a parótida é o adenoma pleomórfico, tumor benigno, sendo responsável por cerca de 70% dos casos. Em seguida, tem-se o carcinoma mucoepidermoide, responsável por 20% a 30% das neoplasias da parótida.

Como dito, quase sempre o único achado é uma massa (Figura 28.18). Outros comemorativos, como a dor, infiltração da pele ou paralisia facial, sugerem malignidade, porém, em sua grande maioria, os tumores malignos são assintomáticos quando se manifestam.

A menor biópsia que se realiza na parótida para avaliação do nódulo é a parotidectomia superficial, que deve ser realizada em nível hospitalar, e por especialista. Jamais se indica biópsia incisional ou enucleação na avaliação do tumor de parótida. Essa conduta não só compromete o prognóstico oncológico como acarreta altos índices de lesão do nervo facial.

A punção aspirativa com agulha fina pode ser utilizada, sendo de grande valia quando positiva para neoplasia. A grande restrição a esse método é a necessidade de experiência do patologista com a citologia da glândula salivar.

Vale ressaltar que nódulos parotidianos maiores que 1 cm são sempre suspeitos de neoplasia, e o exame citológico não altera a indicação cirúrgica. Uma boa indicação do estudo citológico é na diferenciação entre linfadenomegalia intraparotídea e a neoplasia em nódulos pequenos.

Neoplasia da submandibular

Como na parótida, o tumor mais frequente é o adenoma pleomórfico, representando aproximadamente 50% dos casos; o segundo mais frequente é o carcinoma adenoide cístico.

A manifestação clínica é a massa submandibular (Figura 28.19). Estudos de imagem podem ser utilizados para melhor caracterização do aumento submandibular, sendo de grande valor a ultrassonografia.

A biópsia incisional é contraindicada na avaliação do nódulo de glândula submandibular. A menor biópsia é a excisão de toda a glândula. A punção aspirativa com agulha fina teria a mesma aplicação relatada para a parótida.

Neoplasias das glândulas salivares menores

Aproximadamente 70% dos tumores de glândula salivar menor são malignos, e o tipo histológico mais comum é o carcinoma adenoide cístico. A forma mais frequente de apresentação é o nódulo submucoso na cavidade oral (Figura 28.20). O sítio mais acometido é a junção do palato mole com o palato duro.

O diagnóstico é confirmado pelo estudo histológico, podendo a biópsia ser incisional ou excisional, dependendo do tamanho do nódulo.

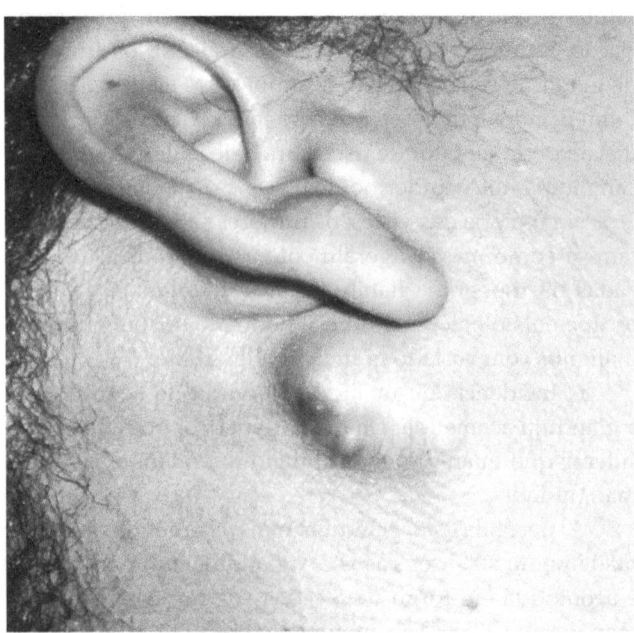

Figura 28.18 Tumor de glândula parótida.

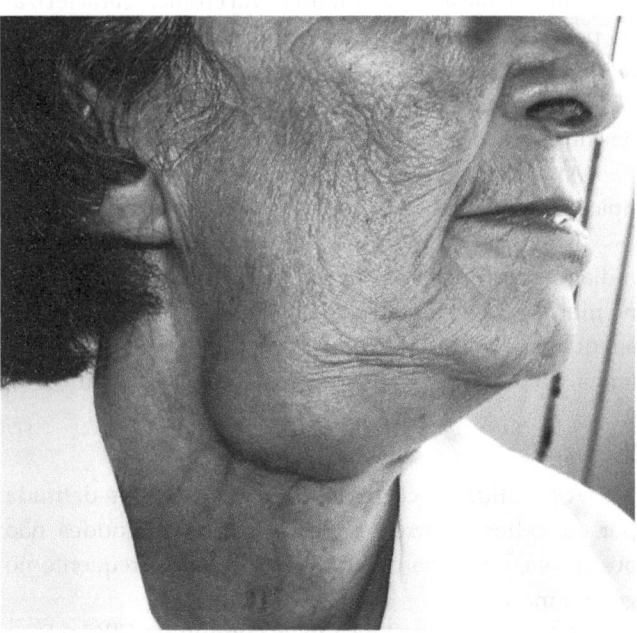

Figura 28.19 Tumor de glândula submandibular.

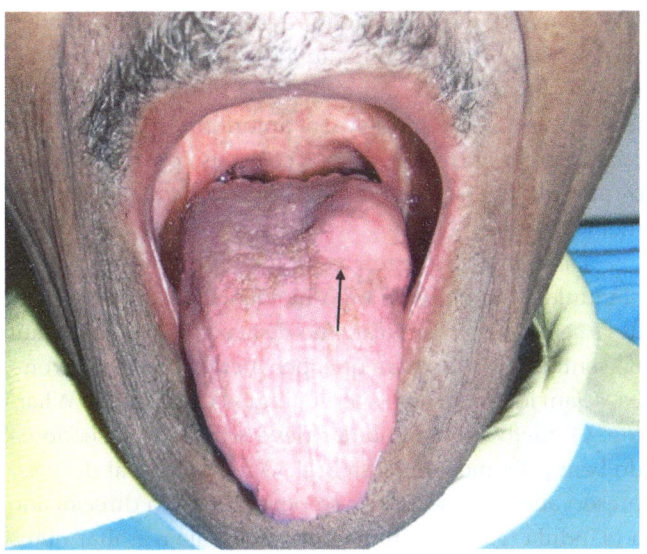

Figura 28.20 Tumor de glândula salivar menor em borda lateral esquerda da língua (seta).

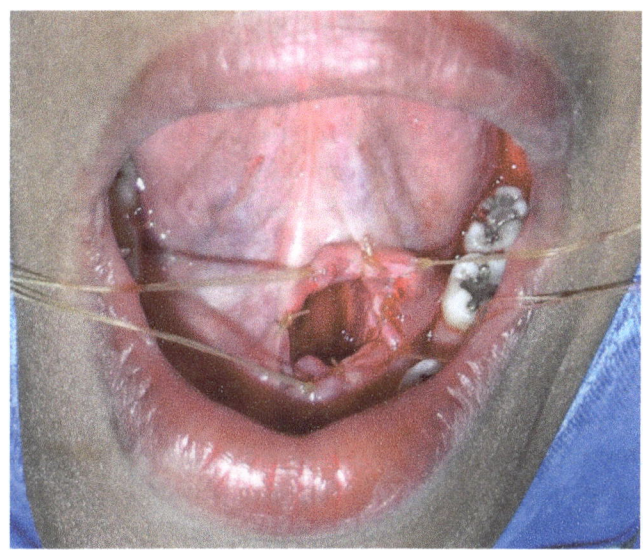

Figura 28.21 Marsupialização da rânula.

O tratamento é sempre cirúrgico, com ressecção ampla, seguido de radioterapia no caso do carcinoma adenoide cístico.

TÉCNICAS OPERATÓRIAS

Marsupialização de Rânula

Como mencionado, o tratamento da rânula é sempre cirúrgico. A marsupialização é considerada a terapêutica de escolha para as rânulas simples. As rânulas mergulhantes e as recidivadas são mais bem tratadas pela excisão do cisto em conjunto com a respectiva glândula sublingual.

A marsupialização pode ser realizada, na maioria dos casos, sob anestesia local. Ambulatorialmente a técnica consiste na excisão da parede anterior do cisto, seguida de sutura da remanescente à borda da mucosa do assoalho bucal (Figura 28.21). Essa sutura deve incluir apenas a parede do cisto e a mucosa. Todo o cuidado deve ser tomado para que estruturas importantes, como o ducto da glândula submandibular e o nervo lingual, não sejam incluídos na sutura.

Quando bem indicada, a marsupialização apresenta bons resultados, com baixos índices de recidiva. Quanto às chamadas rânulas mergulhantes, a marsupialização apresenta elevadas taxas de recidiva, em parte pela alta velocidade de reparação do assoalho bucal, promovendo o fechamento da área de drenagem do cisto.

A excisão do cisto juntamente com a glândula sublingual pode ser realizada por via transoral ou transcervical. Deve-se dar preferência à via transcervical sempre que houver protrusão da rânula para a região submandibular (Figura 28.22). Nesse caso, o acesso cirúrgico é o mesmo utilizado para a excisão da glândula submandibular.

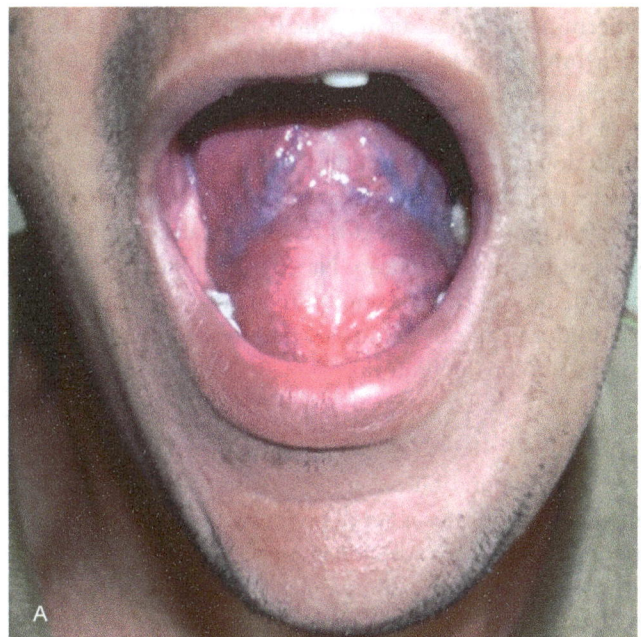

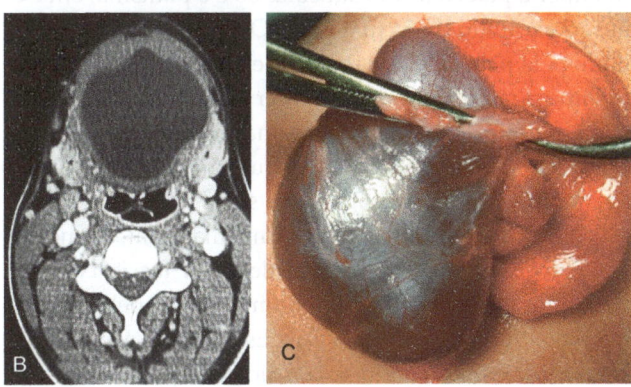

Figura 28.22 Rânula mergulhante (**A**), exame tomográfico para diagnóstico (**B**) e ressecção da mesma por via cervical (**C**).

Ressecção de Mucocele

Após anestesia local com infiltração ao redor da lesão, realiza-se uma incisão elíptica da mucosa sobre a área do cisto. Disseca-se o cisto com tesoura, promovendo-se sua remoção juntamente com a glândula associada. As glândulas salivares menores, próximas ao cisto, também devem ser removidas. A sutura é feita com fio absorvível, com pontos separados ou chuleio simples.

Extração de Cálculos Salivares

A extração transoral de cálculos está indicada para os casos em que estes se localizam na extremidade distal dos ductos excretores. Cálculos mais proximais podem ser induzidos a migrar em direção à papila por meio de boa hidratação, uso de sialagogo e massagens. A extração transoral é realizada com anestesia local.

Devido à grande mobilidade do ducto em relação à mucosa oral e dos cálculos dentro dos ductos, algumas medidas são necessárias para fixar o cálculo e o ducto em determinada região da mucosa. Para isso, pode-se transfixar um fio posteriormente à localização do cálculo antes de executar qualquer manobra para removê-lo. Após essa transfixação, incisamos a mucosa exatamente em cima do sialólito, no sentido longitudinal em relação ao ducto. O sialólito é então exposto e removido com pinça.

Na grande maioria dos casos, a cicatrização poderá ser por segunda intenção. Na eventualidade de obstruções distais do ducto excretor, realiza-se sutura da parede do ducto aberto à mucosa. A salivação deve ser estimulada no pós-operatório.

Excisão Submandibular

A submandibulectomia é realizada, preferencialmente, com anestesia geral, podendo ser feita ambulatorialmente em casos selecionados.

A incisão deve acompanhar as linhas de força e ser realizada 2 cm a 3 cm abaixo da mandíbula. Deve compreender a pele, o tecido subcutâneo e o platisma, em extensão variando de 5 cm a 6 cm. O retalho superior, formado pela pele e pelo platisma, é elevado sem a violação da lâmina superficial da fáscia cervical profunda. Nessa etapa, identifica-se o ramo marginal do nervo facial, que se localiza abaixo dessa fáscia e que, muitas vezes, pode ser identificado por transparência sob a fáscia.

Após a identificação do ramo marginal do nervo facial, incisa-se a lâmina superficial da fáscia cervical profunda, no mesmo sentido da incisão da pele, identificando a veia e a artéria faciais. Esses vasos são ligados e seccionados, deixando-se um fio de reparo nos cotos superiores, que serão rebatidos superiormente a fim de protegerem o nervo facial.

Com os procedimentos já descritos, inicia-se dissecção da glândula. Inicialmente é dissecada a porção inferior da glândula até o músculo digástrico, onde é possível identificar o nervo hipoglosso, anteriormente, e os vasos faciais, posteriormente, ambos cruzando profundamente o músculo digástrico. Os vasos faciais devem ser novamente ligados.

Dissecam-se, a seguir, os polos superior e anterior da glândula até o músculo milo-hióideo anteriormente. Este deve ser rebatido com o auxílio de afastador de Farabeuf no sentido anterior, para que, por meio de dissecção romba, sejam identificados o nervo lingual e o ducto de Wharton. O ducto submandibular deve ser ligado e seccionado bem próximo à mucosa oral. O nervo lingual deve ser preservado após seccionar-se pequeno ramo direcionado à glândula (gânglio submandibular). Vale ressaltar que a separação da glândula do nervo lingual torna-se bastante difícil após repetidas crises de sialoadenite aguda.

Após a excisão da glândula, realiza-se rigorosa hemostasia, bem como o fechamento por planos. A colocação de dreno é opcional.

ATENDIMENTO AMBULATORIAL ODONTOLÓGICO DO PACIENTE COM CÂNCER

Os pacientes com câncer de cabeça e pescoço são tratados com cirurgia, radioterapia e quimioterapia, isoladas ou associadas. As alterações provocadas na cavidade bucal pelo tratamento antineoplásico podem ser evitadas ou minimizadas com cuidados odontológicos eficientes, no nível ambulatorial. Medidas simples garantem melhor qualidade de vida aos pacientes.

O suporte odontológico faz-se necessário antes, no decorrer e depois do tratamento oncológico, pois poderão ocorrer efeitos colaterais agudos e tardios, tais como mucosite, candidose, xerostomia, disfagia, disgeusia, cárie de radiação, trismo e osteorradionecrose.

A seguir, serão abordadas as principais complicações.

Xerostomia

Sensação subjetiva de secura na boca, frequentemente associada à hipofunção das glândulas salivares pode ser transitória ou definitiva.[16,17]

Disfagia

Dificuldade de deglutição explicada, nesses casos, pela falta de lubrificação do bolo alimentar, presença de infecção oportunista e dor na mucosa, frequentemente ulcerada.[18]

Disgeusia

Alteração transitória do paladar explicada pela atrofia gradativa das papilas gustativas e pelo aumento da viscosidade da saliva por ação da radioterapia.

Trismo

Pode ocorrer devido à fibrose nos músculos da mastigação e à dor na cavidade oral. O trismo grave pode interferir na alimentação e nos cuidados de higiene oral. Essa limitação impede a oroscopia adequada, dificultando o diagnóstico precoce de recidiva ou segundos tumores primários, além de dificultar a ação do dentista na realização dos procedimentos odontológicos. A fala e a nutrição também são afetadas, com impacto direto na qualidade de vida do doente.[19]

Mucosite

A mucosite é a reação inflamatória da mucosa oral e orofaríngea, sendo um dos principais fatores limitantes do tratamento oncológico. Trata-se de condição transitória, agravada quando a quimioterapia é utilizada em associação à radioterapia.[16,18]

Essa reação causa desconforto local, bem como dificuldades na fala e na deglutição, além de diminuir a colaboração do paciente na continuação do tratamento oncológico. Nos casos mais graves, pode haver necessidade de hospitalização, nutrição enteral ou parenteral, uso de analgésicos opioides, além de cuidados especiais, aumentando os custos terapêuticos. Em adição, a lesão ulcerativa favorece a invasão microbiana, predispondo a infecções local e sistêmica. Tudo isso pode provocar atrasos e interrupções não programados no tratamento, comprometendo o controle local do tumor.[16,18,19]

Os pacientes devem ser orientados quanto à necessidade de controle rigoroso da higiene bucal, não utilização de agentes irritantes (como o tabaco e o álcool) e alterações dietéticas. As próteses devem ser avaliadas antes do início da radioterapia, e seu uso deve ser desaconselhado durante esse período.[18,19]

A mucosite ocorre em cinco fases: início; resposta ao dano primário; sinalização e amplificação; ulceração e cicatrização. Geralmente se desenvolve entre 7 e 14 dias após o início da quimioterapia e/ou radioterapia. Como sinais iniciais, pode-se apontar embranquecimento da mucosa (devido à hiperqueratinização transitória), seguido por eritema. A ulceração ocorre tipicamente com doses acima de 30 Grays. Mais de 90% da ulceração localizam-se na mucosa não queratinizada, sendo os locais mais comuns o palato mole, assoalho da boca, mucosa jugal, superfície lateral da língua e lábios[18] (Figura 28.23).

Muitos tratamentos têm sido testados para prevenir e tratar a mucosite, mas limitaram-se à redução na intensidade ou duração das lesões, alívio da dor e do desconforto, além de estratégias para eliminar infecções oportunistas. Alguns desses tratamentos incluem o uso de barreiras físicas, citoprotetores e antioxidantes.[16,18,19]

O *laser* de baixa intensidade (Figura 28.24) tem-se mostrado eficaz na redução da gravidade das lesões da mucosa devido aos seus mecanismos de ação reconhecidos (efeito analgésico, anti-inflamatório e regeneração de tecido local), devendo ser método de escolha no controle da mucosite. Como efeitos favoráveis, observam-se atraso do início da mucosite, atenuação do pico de gravidade e duração menor das lesões. Estudos prévios têm atribuído ao uso do *laser* de baixa potência o aumento da cicatrização da ferida e alívio da dor.[18] Rigoroso cuidado oral é reconhecido como importante fator de prevenção da progressão da mucosite e supressão de colonização microbiana.[16,19]

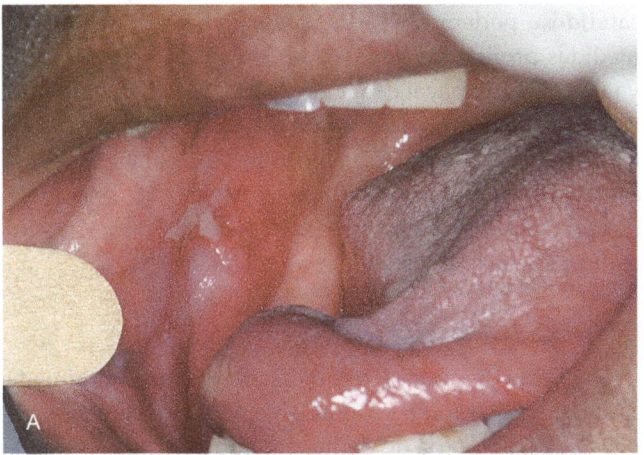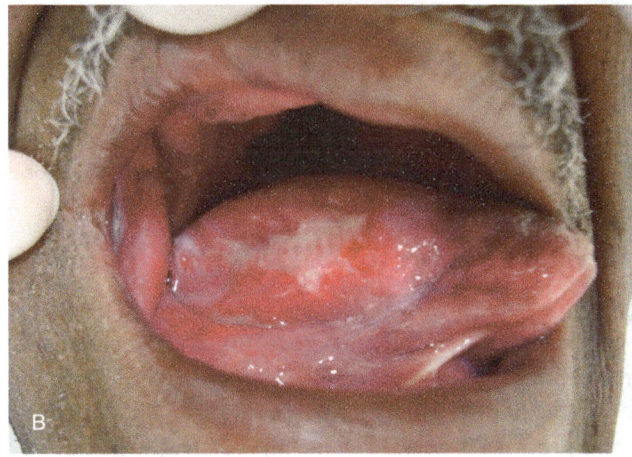

Figura 28.23 Mucosite grau II em mucosa jugal direita (**A**) e grau III em borda lateral direita da língua (**B**).

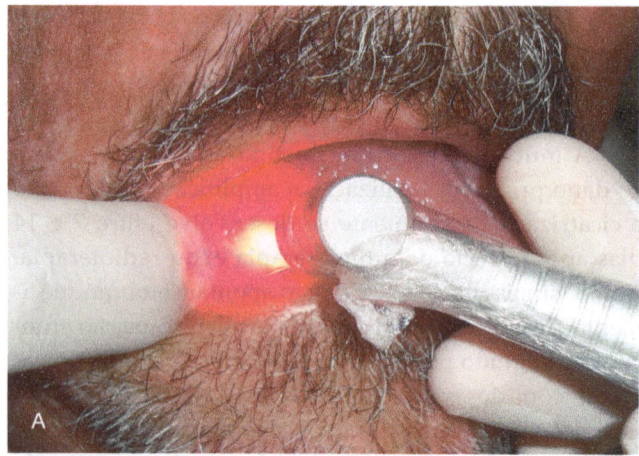

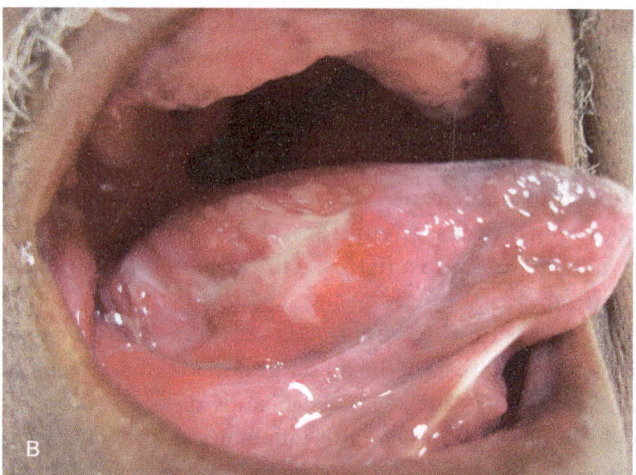

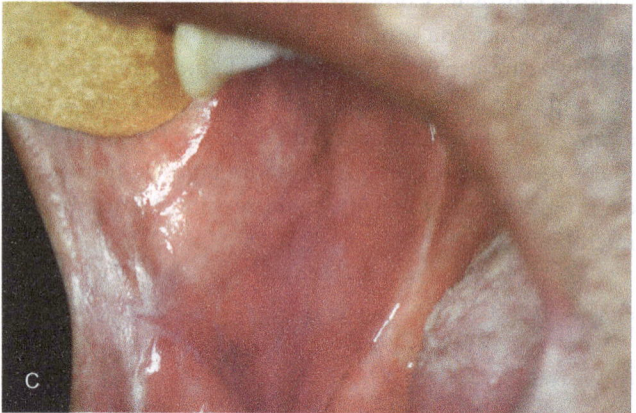

Figura 28.24 *Laser* vermelho sendo aplicado na borda lateral de língua (**A**), mucosite após 2 aplicações de *laser* (**B**) e mucosa jugal sadia após 3 aplicações de *laser* (**C**).

Candidose

Constitui uma das infecções fúngicas oportunistas mais comuns nesses pacientes (Figura 28.25). Vários fatores contribuem para a instalação e o desenvolvimento desse processo infeccioso, como hipossalivação glandular, queda de imunidade, desordens endócrinas, lesões em

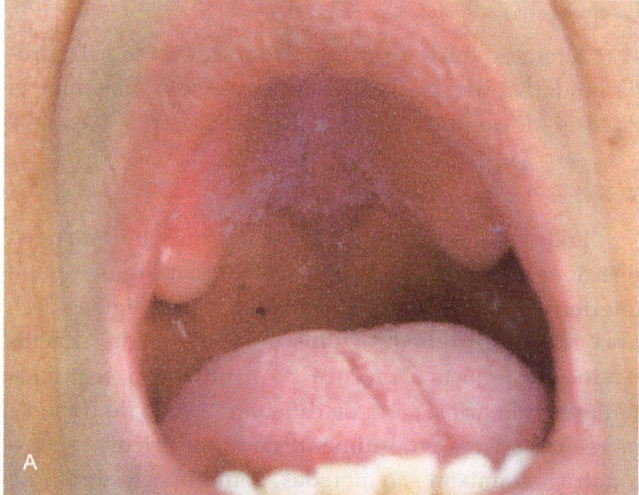

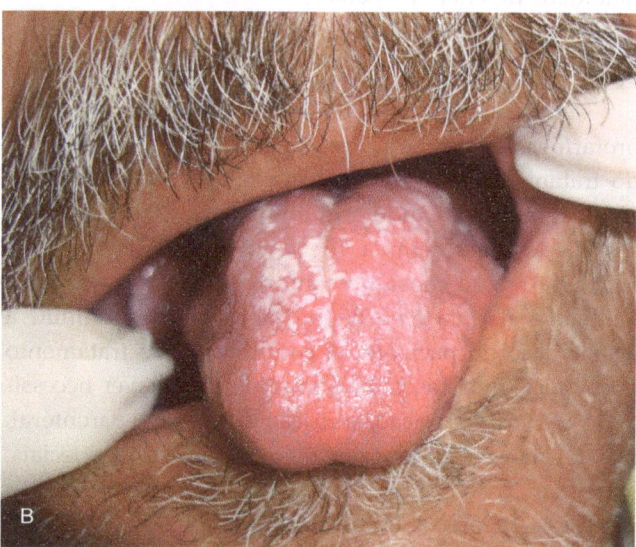

Figura 28.25 Candidose pseudomembranosa em palato duro (**A**) e em dorso de língua (**B**).

mucosas, higiene bucal deficiente e tratamento prolongado com antibióticos e corticosteroides. Os episódios de candidose podem ser reduzidos significativamente com medidas profiláticas adequadas. Por vezes, limpeza efetiva da cavidade bucal com clorexidina, associada à instrução de higiene rigorosa, é suficiente para o desaparecimento das lesões. No entanto, como as infecções fúngicas estão associadas à morbimortalidade mais elevada, é de suma importância a detecção precoce dessas alterações, assim como terapia local, ou até mesmo sistêmica.[18,19]

Cárie de Radiação

A cárie de radiação é processo rampante, altamente destrutivo, de rápida progressão e de difícil controle, capaz de levar à perda do dente, quando não tratado. As lesões tendem a desenvolver-se a partir da quarta semana

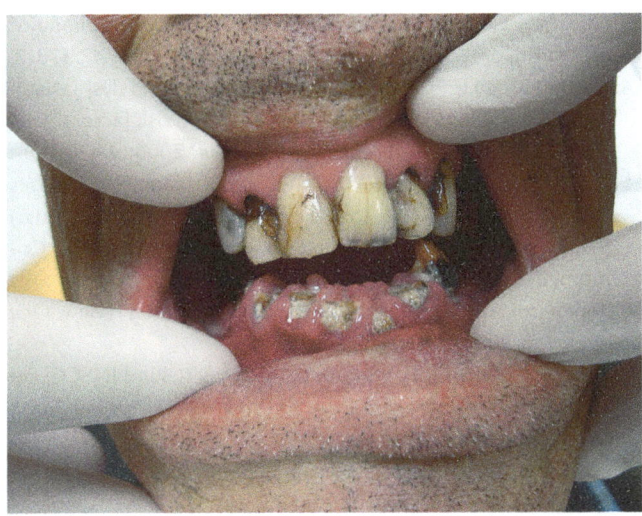

Figura 28.26 Cárie de radiação (cúspide e cervical dos dentes).

após a radioterapia, afetando regiões atípicas dos dentes, como superfície lingual, bordas incisais e pontas de cúspides (Figura 28.26).[19,20]

Clinicamente, a cárie radioinduzida pode ser dividida em três tipos clínicos. O tipo I é o mais comum e afeta o terço cervical, iniciando-se pela face vestibular dos incisivos e caninos e estendendo-se por toda a região cervical do dente, podendo resultar na completa amputação da coroa. O segundo tipo manifesta-se como áreas de desmineralização do esmalte, distribuídas por toda a superfície dos dentes, progredindo para erosão generalizada e irregular da superfície. O tipo III é o menos encontrado e consiste na alteração de cor do elemento dental (que assume coloração acastanhada por toda a coroa do dente), acompanhada por desgastes nas superfícies oclusais e incisais. O mesmo paciente pode apresentar mais de um tipo clínico de lesão.[20]

Algumas medidas preventivas são recomendadas e incluem higiene oral rigorosa, aplicação tópica de flúor diariamente, instrução dietética com limitação de alimentos cariogênicos, estimulação do fluxo salivar e rigoroso acompanhamento odontológico. Esse tipo de tratamento pode e deve ser feito ambulatorialmente antes e depois da radioterapia.[17-20]

Osteorradionecrose

Definida como necrose isquêmica do osso devido à radioterapia, a osteorradionecrose é uma das mais sérias complicações da radioterapia.[17,18]

Vários fatores podem predispor ao seu desenvolvimento, tais como localização e tamanho do tumor, dose da radiação, trauma local, extrações dentárias, infecções, alterações imunes e má nutrição. Pode também ocorrer sem causa evidente.[17,18]

O processo é usualmente associado a sinais e sintomas como fístulas, drenagem de pus, trismo, dor e dificuldade mastigatória. A progressão dessa condição pode levar à fratura óssea. Imagens radiográficas são muito usadas para diagnóstico, sendo possível observar sinais de osteólise, como radiolucidez mal definida associada a focos radiopacos sugestivos de sequestros ósseos (Figura 28.27).[17]

A mandíbula é mais acometida do que a maxila, pois seu osso é mais compacto, havendo menor suprimento sanguíneo. A incidência é 3 vezes maior em pacientes dentados, se comparados aos desdentados; por isso, deve-se enfatizar a importância de manter boa saúde oral para reduzir o risco de complicações.[17]

O exame que precede a radioterapia deve identificar e eliminar os principais fatores que podem aumentar o risco de desenvolver osteorradionecrose. Todos os dentes com prognóstico duvidoso ou com infecção ativa devem ser removidos de 2 a 3 semanas antes do início do tratamento, para cicatrização do tecido.[17,19]

As lesões podem responder a uma intervenção conservadora mínima, mas algumas exigem operações extensas associadas à oxigenoterapia hiperbárica.[17,18]

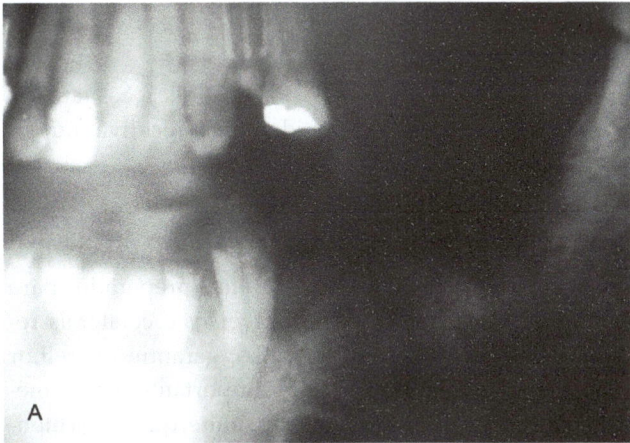

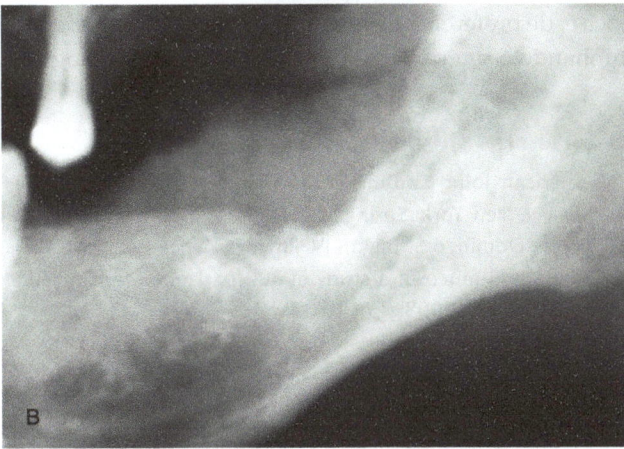

Figura 28.27 Imagem radiográfica de osteorradionecrose em região posterior esquerda de mandíbula.

Procedimentos Ambulatoriais Pré-radioterapia

O ideal é que os pacientes com câncer sejam examinados pelo dentista tão logo tenham sua doença diagnosticada, pois o tratamento odontológico deve anteceder ao oncológico, e a demora em seu início pode atrasar este último.

Nessa etapa, o objetivo é minimizar os riscos de infecção e fatores traumáticos, bem como orientar o paciente acerca das possíveis complicações e da importância da boa higiene oral.[17-19]

Devem ser realizados extrações de dentes com prognóstico suspeito, procedimentos periodontais, restaurações de lesões cariosas e ajustes de próteses. Também devem ser oferecidas instruções a respeito da dieta não cariogênica e sobre higiene oral.[17-20]

Procedimentos Ambulatoriais durante Radioterapia

Nessa etapa, o objetivo é identificar e tratar as complicações agudas e imediatas.

Procedimentos Ambulatoriais Pós-radioterapia

Visam a prevenir e a tratar as complicações tardias, a reabilitar a cavidade oral e a identificar recidivas ou novas lesões.[17,19,20]

Conclusão

O cirurgião-dentista deve estar preparado para diagnosticar e tratar os efeitos adversos e colaterais resultantes do tratamento oncológico, garantindo melhor qualidade de vida ao paciente. É importante para o médico, ou para outro profissional de saúde, que esteja atendendo o paciente oncológico, conhecer essas afecções da boca e, de preferência, prevenir problemas maiores, encaminhando o seu paciente para tratamento odontológico.

Referências Bibliográficas

1. American Joint Committee on Cancer. *AJCC Cancer Staging Manual*. New York: Springer, 2010.
2. Torres-Domingo S, Bagan JV, Jiménez Y *et al*. Benign tumors of the oral mucosa: a study of 300 patients. *Med Oral Patol Oral Cir Bucal*, 2008; *13*:E161-6.
3. Stanescu L, Georgescu EF, Simionescu C *et al*. Lymphangioma of the oral cavity. *Rom J Morphol Embryol*, 2006; *47*:373-7.
4. Lee JJ, Hung HC, Cheng SC *et al*. Carcinoma and dysplasia in oral leukoplakias in Taiwan: prevalence and risk factors. *Oral Surg Oral Med Oral Pathol Oral Radiol Endod*, 2006; *4*:472-80.
5. Capistrano HM, Leal RM. Diagnóstico diferencial e lesões pré-malignas. *In:* Salles JMP, Freire ARS, Vicente LCC (eds.) *Câncer de boca: uma Visão Multidisciplinar*. Belo Horizonte: Coopmed, 2007, pp 43-55.
6. Reichart PA, Philipsen HP. Oral erythroplakia – a review. *Oral Oncology*, 2005; *41*:551-61.
7. Vidal L, Gillison ML. Human papillomavirus in HNSCC: recognition of a distinct disease type. *Hematol Oncol Clin North Am*, 2008; *22*:1125-42.
8. Coogan MM, Greenspan J, Challacombe SJ. *Bulletin of the World Health Organization*, 2005; *83*:700-5.
9. Brook I. Acute bacterial suppurative parotitis: microbiology and management. *J Craniofac Surg*, 2003; *14*:37-9.
10. Tan VE, Goh BS. Parotid abscess: a five-year review – clinical presentation, diagnosis and management. *J Laryngol Otol*, 2007; *121*:872.
11. Escudier MP, McGurk M. Symptomatic sialoadenitis and sialolithiasis in the English population, an estimate of the cost of hospital treatment. *Br Dent J*, 1999; *186*:463.
12. Rice, DH. Noninflammatory, non-neoplastic disorders of the salivary glands. *Otolaryngol Clin North Am*, 1999; *32*:835.
13. Paterson JR, Murphy MJ. Bones, groans, moans... and salivary stones? *J Clin Pathol*, 2001; *54*:412.
14. Haldorsen K, Moen K, Jacobsen H *et al*. Exocrine function in primary Sjögren syndrome: natural course and prognostic factors. *Ann Rheum Dis*, 2008; *67*:949.
15. Sadetzki S, Oberman B, Mandelzweig L *et al*. Smoking and risk of parotid gland tumors: a nationwide case-control study. *Cancer*, 2008; *112*:1974.
16. Campos L, Simões A, Sá PH *et al*. Improvement in quality of life of an oncological patient by laser phototherapy. *Photomed Laser Surg*, 2009; *27*:371-4.
17. Chrcanovic BR, Reher P, Sousa AA *et al*. Osteoradionecrosis of the jaws – a current overview – Part 2: dental management and therapeutic options for treatment. *Oral Maxillofac Surg*, 2010; *14*:81-95.
18. Ngeow WC, Chai WL, Zain RB. Management of radiation therapy-induced mucositis in head and neck cancer patients. Part I: Clinical significance, pathophysiology and prevention. *Oncol Rev*, 2008; *2*:102-13.
19. Joshi VK. Dental treatment planning and management for the mouth cancer patient. *Oral Oncol*, 2010; *46*:475-9.
20. Aguiar GP, Jham BC, Magalhães CS *et al*. A review of the biological and clinical aspects of radiation caries. *J Contemp Dent Pract*, 2009; *10*:83-9.

Cirurgia Ambulatorial em Ginecologia

Luciano Fernandes Loures
Agnaldo Lopes Silva Filho

A cirurgia ambulatorial em ginecologia tem apresentado grande evolução no último decênio, promovendo formas de tratamento rápidas, seguras e de qualidade. A endoscopia ginecológica tem mudado a prática cirúrgica nos últimos 30 anos e contribuído para aumento no número de procedimentos ambulatoriais. Nos dias de hoje, muitos procedimentos ginecológicos podem ser realizados no ambulatório a um custo menor e com maior conforto para a paciente.

CIRURGIA DA VULVA

Pápulas, Nódulos ou Tumores Vulvares

Molusco contagioso

Trata-se de infecção virótica, transmitida pelo contato direto ou por fômites. Geralmente assintomática, produz múltiplas pápulas de 2 mm a 3 mm com centros umbilicados (Figura 29.1). O diagnóstico definitivo e o tratamento são feitos por biópsia excisional ou curetagem dérmica. O tratamento é feito com exérese da lesão após anestesia local.

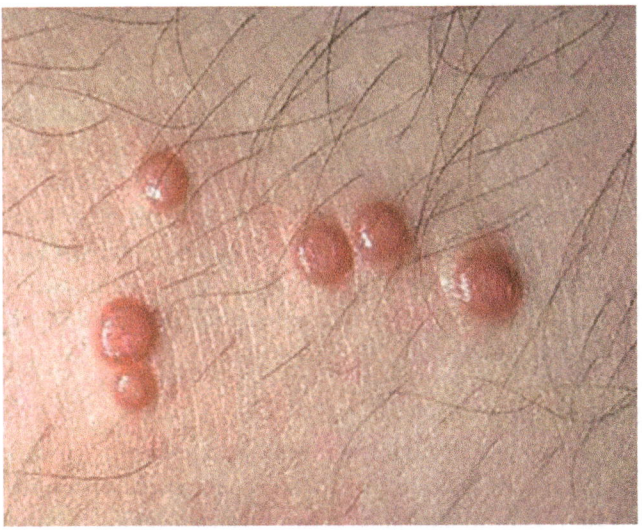

Figura 29.1 Molusco contagioso.

Nevos

Tumor cutâneo formado por aglomerados de células de nervo benignas, derivadas da crista neural, no interior da derme e da epiderme. Os nevos congênitos têm incidência mais alta de transformação maligna. A maioria dos nevos não está presente ao nascimento, desenvolvendo-se principalmente na adolescência. O contorno das lesões é liso e regular, as margens bem demarcadas e a cor uniforme. O diagnóstico definitivo é realizado por meio de biópsia. O diagnóstico diferencial deve ser feito com melanoma. O tratamento é feito com a retirada da lesão com margem cirúrgica de 0,5 cm a 1 cm.

Lipoma

Os lipomas são tumores benignos que podem ocorrer também na vulva, compostos primariamente de células de gordura.

A paciente com lipoma sintomático geralmente apresentará queixa de massa na vulva, situada na região do grande lábio. Suspeita-se do diagnóstico quando se palpa massa mole e bem circunscrita no interior do corpo do grande lábio. A pele tem aspecto normal.

O diagnóstico diferencial deve ser feito com hemangioma, fibroma, leiomioma, cisto de Bartholin e cisto do canal de Nuck. O diagnóstico final baseia-se no exame histológico.

O tratamento consiste na excisão cirúrgica. Ocasionalmente, um lipoma disseca profundamente os tecidos paravaginais e pararretais, requerendo ressecção extensa.

Leiomioma

Os leiomiomas são tumores da musculatura lisa da vulva, podendo originar-se da musculatura dos vasos, do tecido erétil e da pele, no músculo liso eretor dos pelos.

Esse tumor é relativamente raro na região vulvar, apesar de ser o tumor de partes moles mais comum da vulva. Raramente tem mais que 7 cm de tamanho. Geralmente está localizado no grande lábio, é móvel e, quando degenerado, assemelha-se ao lipoma. O tratamento é a excisão do tumor.

Hemangioma

São malformações vasculares constituídas por vasos dilatados, que formam tumor profundamente no interior da derme ou nos tecidos subcutâneos.

Geralmente está presente desde os primeiros meses de vida e frequentemente aumenta de tamanho no decorrer dos meses seguintes. Depois de uma fase de crescimento rápido, pode regredir ou involuir, ou até mesmo persistir sem subsequente crescimento. A lesão pode envolver a vulva e também a parte medial das coxas, podendo estender-se profundamente às estruturas pélvicas.

A queixa pode ser devida apenas à estética ou à dor por trombose periódica dos vasos.

O diagnóstico pode ser feito por inspeção visual. Para grandes hemangiomas, a ressonância magnética na fase vascular pode definir a profundidade do tumor. Os que estão localizados na parede perivaginal e nos espaços perirretais podem sangrar significativamente quando expostos ao trauma de um parto vaginal; nesses casos, a cesariana seria o procedimento mais apropriado. A definição da extensão do hemangioma também é obrigatória em pacientes em que existe indicação para cirurgia pélvica.

As lesões sintomáticas e as que podem ulcerar devem ser tratadas com *laser*. A potencialização da resposta pode ser efetuada injetando esteroide no hemangioma.

A intervenção é obrigatória em pacientes que apresentam trombocitopenia e coagulopatia de consumo secundárias ao hemangioma. Nesses casos, inicia-se com prednisona oral na dose de 2 mg a 4 mg/kg/dia; se não ocorrer resolução, deve-se pensar em intervenção cirúrgica ou *laser*.

Deve-se evitar, o máximo possível, a cirurgia nos casos de hemangiomas profundos, que acometem os espaços paravaginais e perirretais, a menos que manifestações clínicas significativas justifiquem o risco da cirurgia.

Linfangioma

Trata-se geralmente de lesões múltiplas consequentes à malformação dos vasos linfáticos, podendo apresentar-se como pequenas vesículas. Os linfangiomas podem ser simples, circunscritos ou cavernosos. Este último tipo é profundo e mole à palpação, assemelhando-se a um lipoma. Caso gere algum desconforto, pode-se realizar excisão local.

Doença de Fox-Fordyce

Essa doença consiste em pápulas pruriginosas na região de glândulas apócrinas encontradas sobre o monte de vênus, os lábios maiores e axilas. São mais comuns em pacientes negras e podem cursar com ciclos de exacerbação e remissão do prurido, com tendência a melhorar após a menopausa.

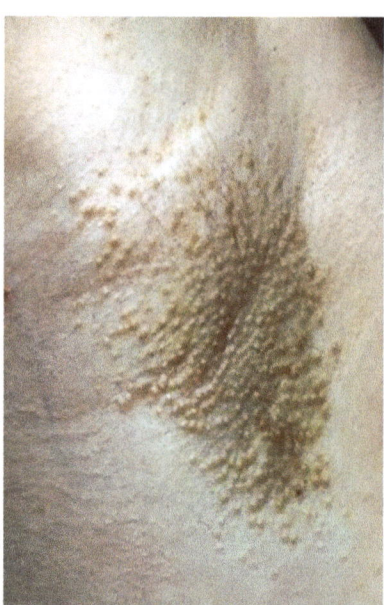

Figura 29.2 Doença de Fox-Fordyce (localização axilar).

Trata-se de afecção microcística das glândulas sudoríparas apócrinas, secundária à obstrução do ducto apócrino em seu trajeto intraepidérmico. É caracterizada por pápulas eruptivas, discretas e endurecidas, localizadas nas axilas (Figura 29.2), aréolas e/ou na genitália. É muito rara após a menopausa e antes da menacme. O principal sintoma é o prurido, que se acentua com o aumento da sudorese e com alterações do estado emocional, sempre piorando à noite. Está frequentemente associada a hiperidrose local, estando os pelos da região afetada sempre ressecados, quebradiços e escassos.

O tratamento tem sido realizado com administração de vitaminas A e E, acetato de ciproterona, ácido retinoico, corticoides tópicos, não havendo terapia de escolha. Deve-se ter o cuidado em evitar hidradenite supurada por infecção local.

Hidradenoma papilífero

Tumor apócrino com 0,5 cm a 2 cm, comumente encontrado no sulco interlabial. A lesão é geralmente solitária, com centro umbilicado e sem sensibilidade à palpação. São lesões de fácil excisão, com exame histopatológico sugerindo adenocarcinoma. No entanto, pelo arranjo arquitetural e análise das células, confirma-se a natureza benigna do nódulo. O tratamento se faz por meio de biópsia excisional.

Siringoma

Lesão benigna da pele que se manifesta por pápulas em região de glândulas écrinas, comumente encontrada na região malar, pálpebras e grandes lábios (Figura 29.3). Os siringomas são geralmente assintomáticos e

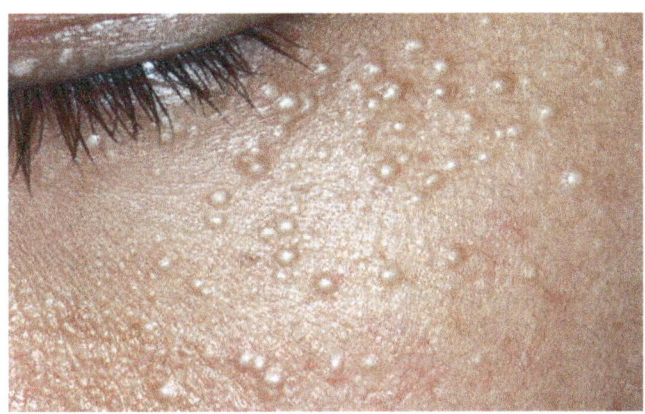

Figura 29.3 Siringomas na face.

ocasionalmente pruriginosos,[1,2] originados da porção intraepidérmica dos ductos das glândulas sudoríparas. São lesões nodulares pequenas de 1 mm a 3 mm de diâmetro, geralmente múltiplas e unilaterais, mas, quando bilaterais, são simétricas. Ligeiramente elevadas, têm consistência firme ou mole; às vezes se apresentam como pápulas amareladas. A localização mais comum é palpebral. Quando acomete a vulva, instala-se preferencialmente nos lábios maiores. São tumores raros, com frequência aumentada nas mulheres púberes e nas adultas jovens. Os siringomas são assintomáticos e descobertos ocasionalmente pela paciente ou pelo médico num exame de rotina; quando múltiplos, pode ocorrer prurido local. O tratamento consiste na exérese das lesões.

Hidrocistoma apócrino

É um tumor cístico benigno, de origem apócrina, encontrado principalmente nas pálpebras. Mede menos de 1 cm de diâmetro. É frequentemente azulado, assemelhando-se a um nevo. Acomete mulheres acima dos 30 anos, podendo ser localizado na região perianal e, mais raramente, na região vulvar. É indolor. O tratamento consiste na exérese do tumor.

Lesões Císticas
Cistos sebáceos

Caracterizam-se pelo aspecto gorduroso, apresentando conteúdo sebáceo de odor desagradável. Trata-se com excisão local.

Cistos epidérmicos

São cistos revestidos por epitélio escamoso estratificado. Sua etiologia é obscura, mas pode ser secundário a um trauma, com consequente aprisionamento de epiderme no interior de tecido dérmico. Podem também ser consequência da obstrução de ductos pilossebáceos e glândulas. Comumente são assintomáticos. As pacientes, quando se

queixam, informam apenas uma nodularidade palpável na pele da vulva. Em raras ocasiões, o cisto pode infectar, causando dor à palpação da região. Uma complicação extremamente rara é o desenvolvimento de carcinoma espinocelular no interior do cisto. O exame local mostra vários nódulos no interior da pele dos grandes lábios. Esses são móveis e assintomáticos; não adquirem grandes tamanhos. Quando pressionados, costumam extravasar conteúdo de queratina. O diagnóstico é feito pelo exame clínico, e sua confirmação pode ser obtida pela exérese do cisto.

Geralmente não necessitam de nenhuma terapia. Quando sintomáticos, devem ser extirpados. Caso evoluam com infecção, devem ser utilizadas compressas quentes locais e, se necessário, antibioticoterapia oral. Se houver formação de abscesso, esse deve ser drenado.

Cistos do canal de Nuck

São cistos que descem pelo trajeto do canal inguinal e lábios maiores, podendo ser confundidos com hérnia inguinal. Anatomicamente, o peritônio está aprisionado no interior do ligamento redondo e pode resultar em um cisto, levando a aumento do volume labial. São geralmente assintomáticos e não requerem tratamento.

Cistos mucosos vestibulares

São cistos encontrados no interior do vestíbulo vulvar, revestidos por epitélio colunar secretor de muco. Localizam-se no introito, imediatamente inferior ao hímen ou às carúnculas himenais, e mais lateralmente. São muito raros e incidem tanto em recém-nascidas quanto em mulheres adultas. São assintomáticos e geralmente descobertos durante exame rotineiro. Os cistos são superficiais e lisos, móveis e não dolorosos à palpação. Quando o cisto é anterior, deve ser diferenciado de cisto do ducto de Skene ou de um cisto da glândula de Bartholin.

Quando o cisto é assintomático, não é necessário nenhum tratamento; caso haja interferência com a micção, deve ser puncionado ou extirpado.

Cisto do ducto de Skene

Trata-se de dilatações císticas das glândulas de Skene (Figura 29.4), geralmente adjacentes ao meato uretral, no interior do vestíbulo vulvar. Sua origem pode ser devida a hipoplasia do ducto de Skene ou a estreitamento ou obstrução adquirida do ducto, consequente a uma inflamação. Geralmente, esses cistos são assintomáticos; caso contrário, as principais manifestações incluem disúria e alteração do jato urinário. Ao exame, nota-se um cisto vestibular inferior ou lateral ao meato uretral. Pode haver discreta dor à compressão.

O diagnóstico diferencial deve ser feito com divertículo uretral. Esses são geralmente dolorosos à

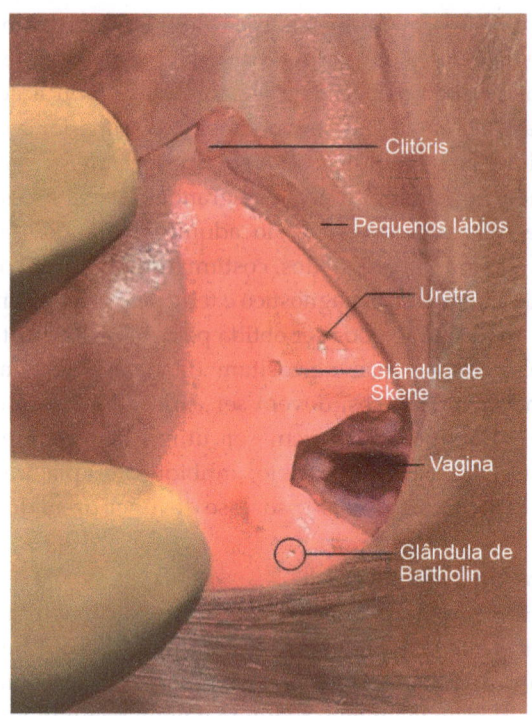

Figura 29.4 Glândulas de Skene (localização topográfica).

compressão e, se estiverem infectados, ocorrerá extravasamento de material purulento da uretra distal. Se o diagnóstico diferencial for incerto, deve-se realizar uretroscopia e/ou uretrografia com pressão por balão duplo.

Se o cisto ductal for pequeno e assintomático, não requer tratamento, apenas observação. Cistos maiores ou em expansão necessitarão de exérese.

Cisto endometriótico

Os cistos endometrióticos devem-se à implantação ectópica de glândulas e de estroma endometriais.

A endometriose vulvar é quase que invariavelmente secundária à implantação de fragmentos do endométrio em incisões, como a episiotomia. A queixa relaciona-se ao aumento cíclico de volume no local da implantação. Existirá sempre história de parto vaginal, cesariana ou histerectomia.

O achado geralmente é de uma lesão bem circunscrita, quando a localização é vulvar; já no monte púbico, a lesão pode ser mais difusa e envolver o tecido adiposo subcuticular e a fáscia.

O diagnóstico diferencial deve ser feito com processo infeccioso crônico e com carcinoma infiltrativo. As implantações mais superficiais devem ser diferenciadas de cisto de inclusão epidérmica e cisto vestibular.

A endometriose da vulva é uma doença cirúrgica, uma vez que os sintomas justificam a remoção. Se a endo-

metriose for extensa, pode-se administrar, mensalmente, durante 3 a 6 meses, agonista do hormônio liberador de gonadotrofina para tentar reduzir a lesão antes da intervenção cirúrgica.

Cisto da glândula de Bartholin

As glândulas de Bartholin são produtoras de muco lubrificante vaginal. Estão localizadas nos pequenos lábios, na base de cada músculo bulbocavernoso, com diâmetro aproximado de 1 cm e ducto de 2,5 cm que se estende até a vagina (Figura 29.5). A obstrução de seu ducto levará ao acúmulo da secreção produzida, associada a formação de um cisto.

Os cistos habitualmente são assintomáticos e geralmente não ultrapassam 5 cm de diâmetro. Localizam-se na porção caudal e dorsal dos lábios maiores e podem ser uni ou bilaterais. Quando bilaterais, geralmente se devem a sequela de DST.

O diagnóstico é feito prontamente pelo exame físico. O diagnóstico diferencial deve ser feito com outros cistos vestibulares e lipomas. Para todas as pacientes que apresentarem massa nodular irregular ou enduração persistente na região da glândula de Bartholin, deve-se pensar em carcinoma dessa glândula.

Quando o cisto é liso, assintomático, não requer intervenção; cistos e abscessos sintomáticos necessitarão de drenagem e/ou ressecção cirúrgica. Neste último caso, é necessária hemostasia meticulosa devido ao risco de formação de hematoma no pós-operatório.

A marsupialização constitui alternativa cirúrgica que permite manutenção funcional da glândula, com re-

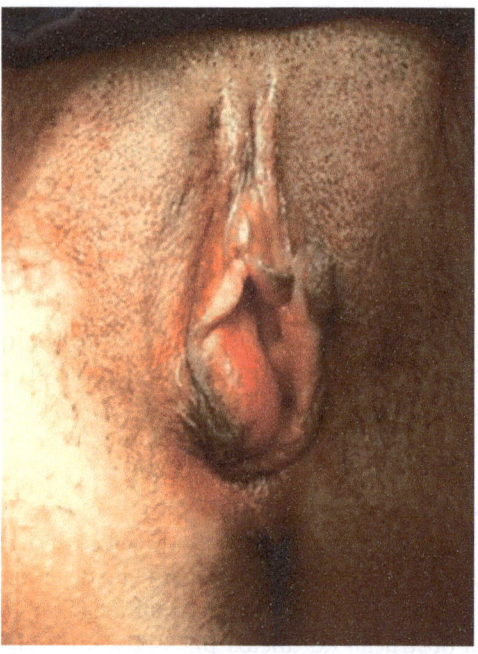

Figura 29.5 Cisto da glândula de Bartholin.

cidiva em 2% a 25% dos casos.[3] Os tempos operatórios incluem:

1. Paciente em litotomia;
2. Antissepsia das regiões vulvar e perineal com povidona-iodo;
3. Administração de anestésico local (lidocaína a 2% sem vasoconstritor);
4. Incisão elíptica de 1,5 cm a 3 cm na região central do cisto;
5. Observação da drenagem do cisto;
6. Irrigação da cavidade com solução salina e quebra das loculações;
7. As bordas da cápsula do abscesso são evertidas e suturadas à mucosa com pontos interrompidos, usando material absorvível (Figura 29.6).

Excisão da glândula de Bartholin. Indicada na recorrência de cisto de Bartholin refratária a outras formas de tratamento e na suspeita de carcinoma. Deverá ser realizada na ausência de infecção. Após a excisão da glândula, pode haver prejuízo na lubrificação vaginal e dispareunia.[3,4]

Descrição cirúrgica:

1. Paciente em litotomia;
2. Antissepsia das regiões vulvar e perineal com povidona-iodo;
3. Administração de anestésico local (lidocaína a 2% sem vasoconstritor);
4. Incisão elíptica sobre a glândula;
5. Dissecção do plano entre a mucosa e a glândula, tração da mucosa com pinça de Allis;
6. Exérese da glândula e envio do material para estudo histopatológico;
7. Hemostasia com cautério;
8. Fechamento por planos com material absorvível.

Algumas formas alternativas de tratamento usando anestesia local têm sido estudadas. A avaliação da vaporização com dióxido de carbono em séries de casos mostrou baixa incidência de recidiva (4% a 5%).[5] Outros estudos de coorte retrospectiva avaliando o uso de escleroterapia alcoólica mostraram baixa recidiva (8%), com incidência de necrose local em 17% dos casos.[6]

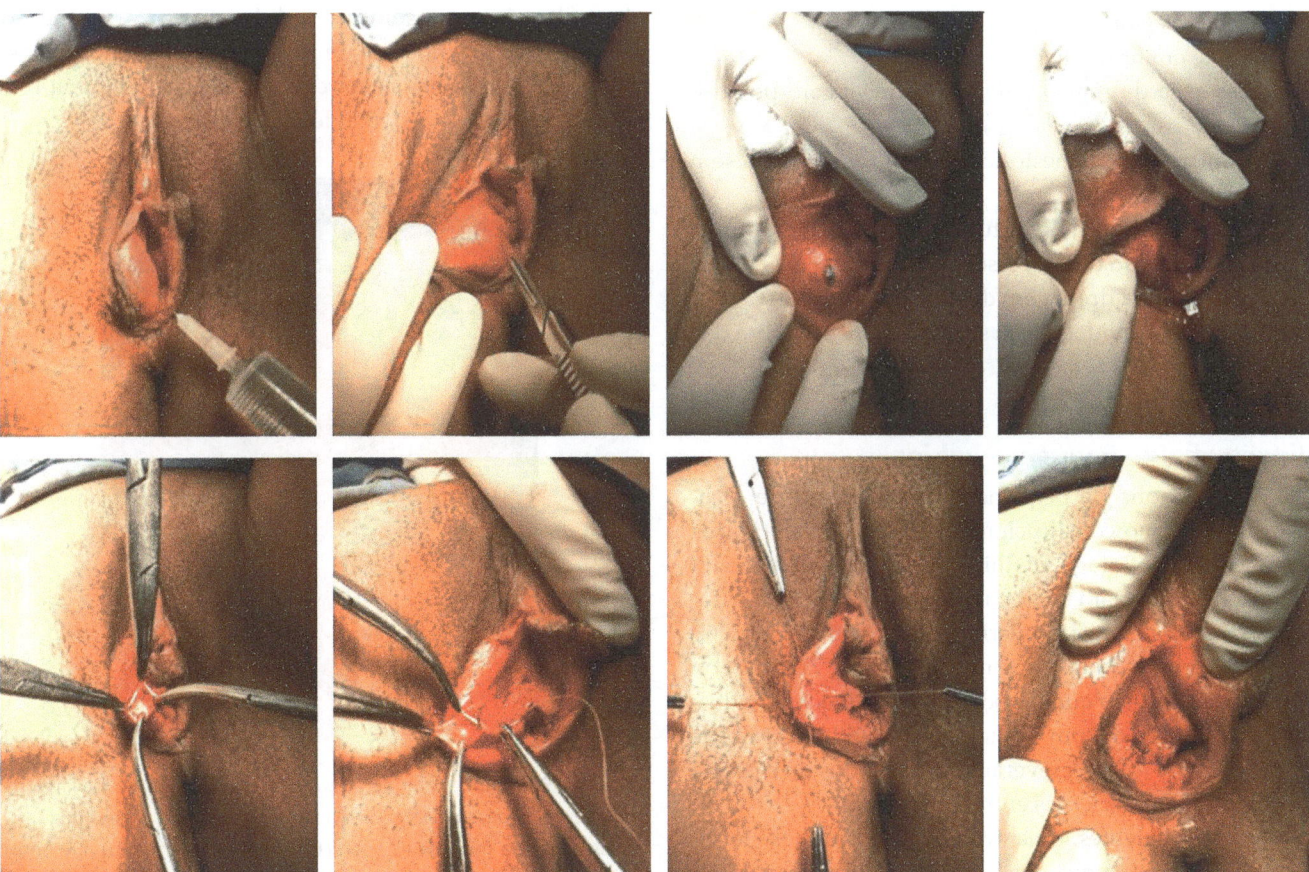

Figura 29.6 Marsupialização de cisto da glândula de Bartholin – após aplicação de botão anestésico, é realizada incisão elíptica expondo a cápsula do cisto; a mucosa e a cápsula são suturadas com pontos interrompidos.

Pústulas, Abscessos e Celulites

Abscesso da glândula de Bartholin

O desenvolvimento do abscesso é secundário à infecção polimicrobiana do cisto. As bactérias envolvidas são anaeróbios (*Bacteroides* sp., *Peptostreptococcus* sp.) e aeróbios facultativos (*Escherichia coli, Neisseria gonorrhoeae, Staphylococcus aureus, Streptococcus faecalis* e *Chlamydia trachomatis*).[3,4,7]

O principal sintoma relatado é intensa dor local e, ao exame, nota-se abscesso unilateral na topografia da glândula de Bartholin. As pacientes com cisto de Bartholin sem infecção secundária não apresentarão os sinais inflamatórios presentes no abscesso e geralmente serão assintomáticas. A evolução para carcinoma é rara e representa 1% das doenças malignas do trato genital feminino. A idade das pacientes acometidas varia entre 40 e 70 anos. Observa-se massa irregular na região da glândula de Bartholin.[3,4]

O tratamento do abscesso inclui drenagem cirúrgica associada a antimicrobianos.

Drenagem. Procedimento rápido e de fácil execução, porém com alto índice de recidiva.[3]

Descrição cirúrgica:
1. Pociente em litotomia;
2. Antissepsia da região vulvar e perineal com povidona-iodo;
3. Administração de anestésico local (lidocaína a 2% sem vasoconstritor);
4. Incisão com lâmina de bisturi número 11 em ponto de maior flutuação do abscesso;
5. Observação da drenagem do abscesso;
6. Irrigação da cavidade com solução salina e quebra das loculações.

Hipertrofia de Pequenos Lábios

A hipertrofia de pequenos lábios geralmente é caracterizada como constitucional, já que, na maioria dos casos, não tem etiologia definida. A própria definição da hipertrofia não é clara na literatura, e alguns autores a definem como a distância superior a 4 cm entre a projeção máxima e a base do lábio menor[8] (Figura 29.7). Além da queixa estética, esse quadro poderá estar associado a desconforto funcional, com limitação da atividade sexual e física. Filassi *et al.*[8] descreveram os resultados da cirurgia realizada em 10 pacientes entre 1998 e 2002.

Dessas pacientes, uma evoluiu com equimose local, com acompanhamento expectante, e outra apresentou deiscência precoce unilateral, com necessidade de nova abordagem cirúrgica. Após 45 dias, todas apresentaram

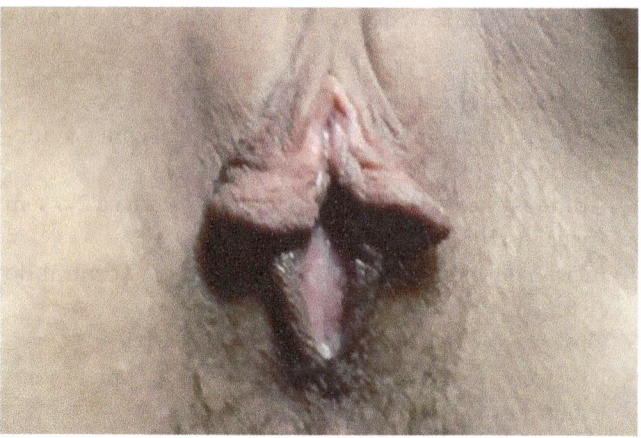

Figura 29.7 Hipertrofia de pequenos lábios.

satisfação do ponto de vista estético e funcional. A abstinência sexual é recomendada por 40 dias.

Descrição cirúrgica:
1. Paciente em litotomia sob sedação;
2. Antissepsia da região vulvar e perineal com povidona-iodo;
3. Reconhecimento e demarcação dos parâmetros anatômicos principais (Figura 29.8);
4. Infiltração, com solução de lidocaína a 2% e solução salina a 0,9%, no local de incisão dos pequenos lábios.
5. Incisão das linhas demarcadas com bisturi lâmina 15 e ressecção do excedente de pele e mucosa;

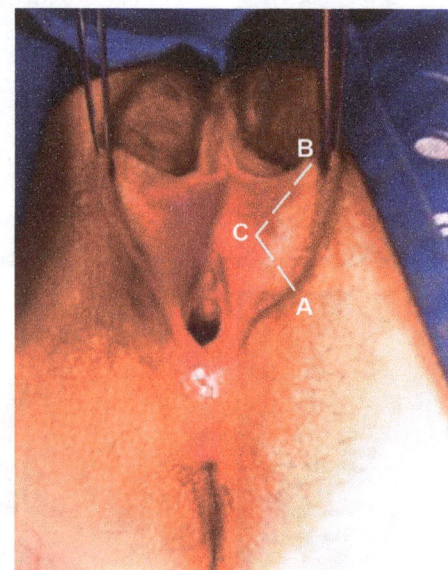

Figura 29.8 Hipertrofia de pequenos lábios; pontos anatômicos de referência para ressecção. (**A**) Limite inferior da ressecção junto à transição da mucosa vaginal. (**B**) Local que permite união entre a porção média dos pequenos lábios com o ponto A sem que ocorra tração excessiva. (**C**) Ponto posicionado de acordo com o excesso de pele e mucosa, permitindo incisão em L.

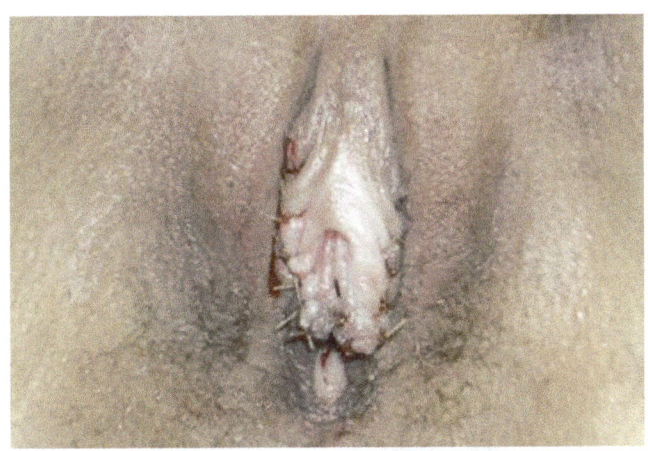

Figura 29.9 Correção de hipertrofia de pequenos lábios: aspecto final.

6. Hemostasia e sutura unindo pontos "A" e "B" em dois planos, com pontos interrompidos, usando material absorvível (Figura 29.9).

COLO UTERINO

Neoplasia Intraepitelial Cervical

As neoplasias intraepiteliais cervicais (NIC) são assintomáticas e microscópicas, mas são detectáveis ao exame colpocitológico. A incidência do diagnóstico de NIC tem aumentado, provavelmente pelo crescimento da frequência do rastreamento.[10] Supostamente, o aumento inconsciente tenha elevado a frequência do rastreamento da citologia e colposcopia. A classificação de Bethesda, de 2001, designou os tipos celulares e classificou as lesões como de baixo ou alto grau.[10,11]

A citologia é considerada um teste efetivo para detectar lesões pré-cancerosas de alto grau ou câncer e menos efetiva para lesões de baixo grau. Resultado de metanálise mostrou que a citologia convencional tem sensibilidade de 51% a 58% e especificidade de 69% a 98%.[12] Contudo, conforme estudos, existem variações de sensibilidade de 30% a 87%.[12] A complementação propedêutica é feita com colposcopia e biópsia dirigida. O principal objetivo é a identificação precoce das lesões precursoras, impedindo-as de progredir para o carcinoma invasor.

A Figura 29.10 demonstra o aspecto histológico dos diferentes graus de NIC.

Cirurgia de Alta Frequência (CAF)

Procedimento cuja vantagem é realizar simultaneamente uma operação que é diagnóstica e terapêutica durante consulta ambulatorial. Usa o efeito da eletricidade com corrente alternada de alta frequência no tecido. O corte é feito por meio de eletrodos em alça (Figura 29.11). Utiliza-se também de eletrodo esférico para produzir hemostasia (eletrofulguração). Deverão ser submetidas a CAF as pacientes com lesão de alto grau confirmadas por biópsia, e sem sinais de invasão, cujas lesões têm limites bem definidos à colposcopia.

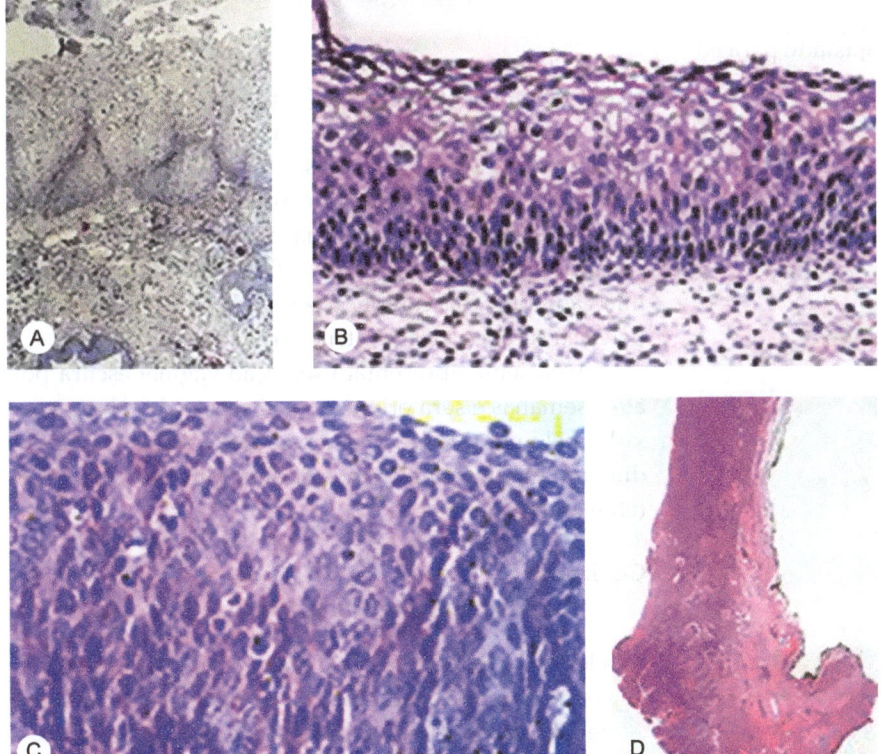

Figura 29.10 Aspectos histológicos dos diferentes graus da NIC: (**A**) condiloma do colo uterino; (**B**) NIC Grau I; (**C**) NIC Grau II; (**D**) carcinoma invasor do colo uterino. (NIC: neoplasia intraepitelial cervical.)

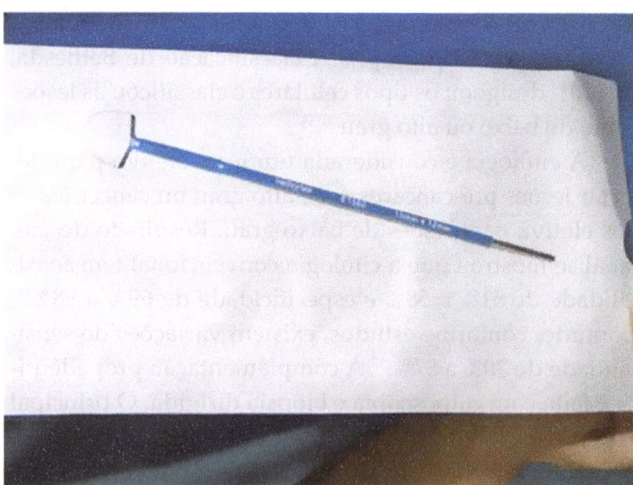

Figura 29.11 Eletrodo em alça utilizado na cirurgia de alta frequência do colo uterino.

Descrição cirúrgica:

1. Paciente em litotomia;
2. Passagem de espéculo vaginal não condutor de corrente elétrica e exposição do colo do útero;
3. Colposcopia com avaliação de área acometida pelo teste de Schiller;
4. Bloqueio anestésico paracervical com 3,0 mL de solução contendo lidocaína a 2% (20 mL), marcaína a 1% (20 mL), adrenalina 1:1.000 (1 ampola) e solução salina a 0,9% (60 mL). A aplicação deverá ser feita na transição do colo para a vagina, nos pontos correspondentes a 12 h, 3 h, 6 h e 9 h;
5. Eletrodo em alça conectado a gerador ajustado para 60 watts e aspirador de fumaça ligado;
6. Posicionamento da alça perpendicularmente à lesão displásica (Figura 29.12);

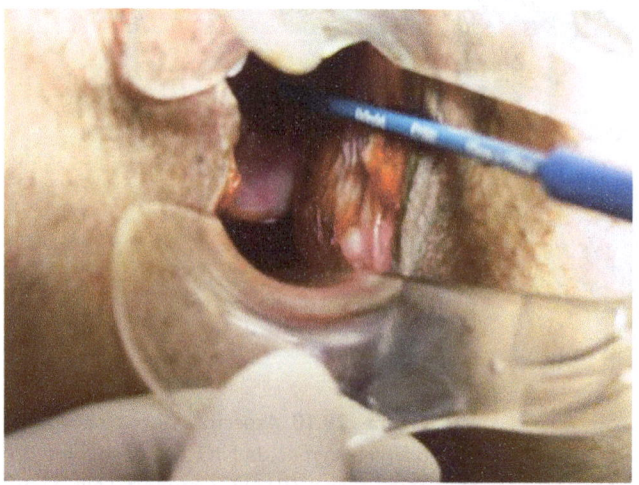

Figura 29.12 Posicionamento de alça sobre o colo uterino na cirurgia de alta frequência.

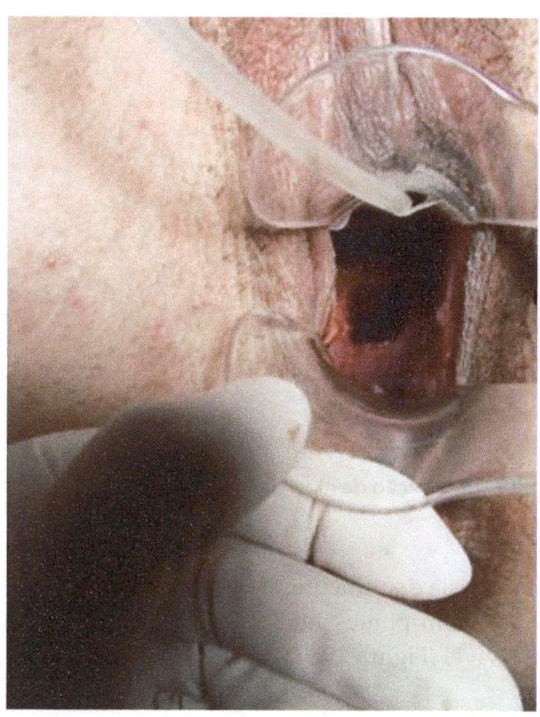

Figura 29.13 Aspecto do colo uterino após realização de cirurgia de alta frequência.

7. Passagem da alça pela cérvix uterina a uma profundidade de aproximadamente 7 mm e extensão de 2 cm; avaliação com teste de Schiller (na presença de lesão residual, remover usando alça de menor tamanho);
8. Hemostasia por fulguração (Figura 29.13).

A hemorragia é a principal complicação, e geralmente é controlada pela fulguração. Pode ser evitada ou reduzida pela aplicação prévia de adrenalina. Técnicas especiais de controle poderão ser necessárias se houver laceração acidental com o eletrocautério na excisão de tecido em grande quantidade e quando não for feita injeção de vasoconstritor previamente ao procedimento. A ocorrência de infecção é rara, e as complicações a longo prazo são incompetência istmocervical e estenose cervical.

A paciente apresentará secreção vaginal escura por até 2 semanas e será orientada a abster-se de relações sexuais pelo período de 3 semanas. Deverá procurar atendimento médico na presença de sangramento volumoso, febre ou dor pélvica.

Conização

A conização está indicada nas seguintes situações:

- a lesão estende-se ao canal endocervical e não é possível confirmar o grau exato ou ultrapassa a capacidade de ablação da técnica de conização da CAF (profundidade máxima por ablação de 1,5 cm);

- discordância diagnóstica entre citologia, colposcopia e biópsia;
- citologia ou colposcopia sugestivas de células glandulares atípicas que indicam a possibilidade de displasia glandular ou adenocarcinoma.

Descrição cirúrgica:

1. Paciente em litotomia;
2. Passagem de espéculo vaginal não condutor de corrente elétrica e exposição do colo do útero;
3. Colposcopia e avaliação de área acometida pelo teste de Schiller (Figura 29.14);
4. Pinçamento do colo uterino com pinça de Pozzi nas posições de 3 h e 9 h;
5. Bloqueio anestésico paracervical com 2 mL de solução contendo lidocaína a 2% (20 mL), marcaína a 1%

(20 mL), adrenalina 1:1.000 (1 ampola) e solução salina a 0,9% (60 mL). A aplicação deverá ser feita diretamente na cérvix, no local da incisão, nos pontos correspondentes a 12 h, 2 h, 3 h, 6 h, 8 h e 10 h;
6. Incisão circular com bisturi lâmina 11, com a ponta do bisturi direcionada para o canal endocervical, externamente à área iodo-negativa (Figura 29.15);
7. Eletrocauterização da área cruenta.

As complicações deste procedimento são similares àquelas existentes na cirurgia de alta frequência, porém são mais comuns.

CORPO UTERINO

Histeroscopia

Estima-se que 25% das mulheres apresentem, em algum momento, sangramento uterino anormal, muitas vezes trazendo impactos social, físico e psicológico.[13] Durante a investigação diagnóstica, deve-se excluir câncer endometrial, hiperplasia endometrial e lesões benignas. Até recentemente, o diagnóstico e o tratamento incluíam múltiplas visitas médicas a centros primários e secundários, às vezes com necessidade de aguardar para a realização de um grande procedimento cirúrgico. Atualmente, a realização da histeroscopia permite a visualização direta da lesão e retirada de material para estudo anatomopatológico, com programação do procedimento terapêutico ou até mesmo realização do tratamento no mesmo instante.

A histeroscopia diagnóstica é realizada com óptica 2,9 mm, usando CO_2 ou solução salina a 0,9% como meio de distensão. A pressão da cavidade durante o exame deve ser de 40 mmHg a 60 mmHg, com pressão de fluxo de 30 mL a 50 mL/min (Figura 29.16).

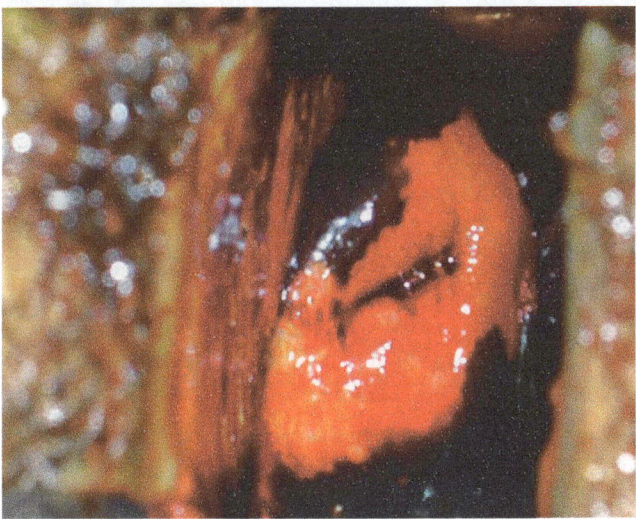

Figura 29.14 Teste de Schiller demonstrando área positiva a ser ressecada.

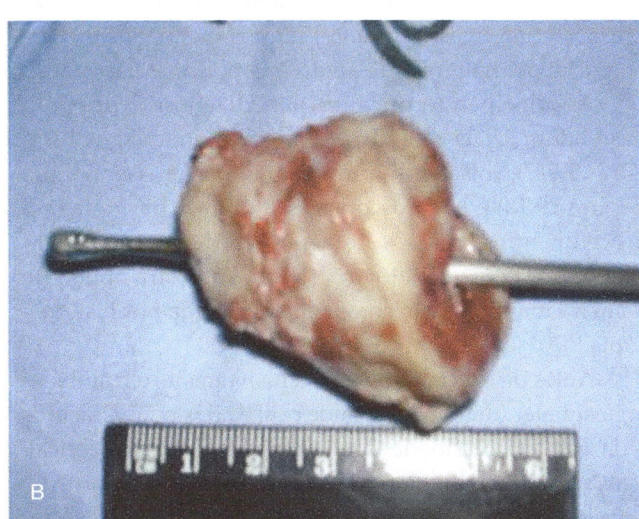

Figura 29.15 (**A**) Incisão realizada na conização; (**B**) Material retirado pela cirurgia "a frio".

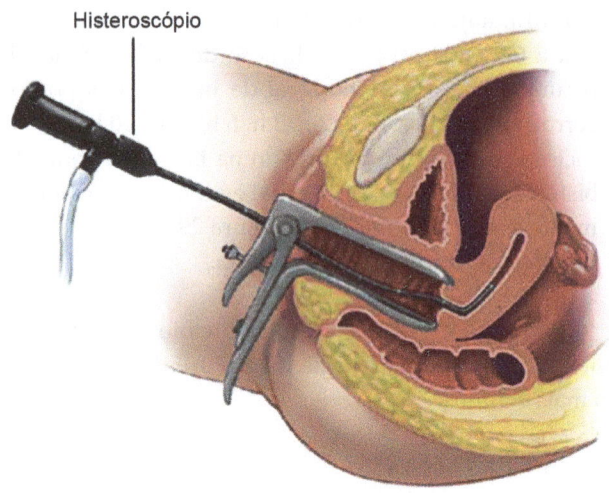

Figura 29.16 Histeroscopia.

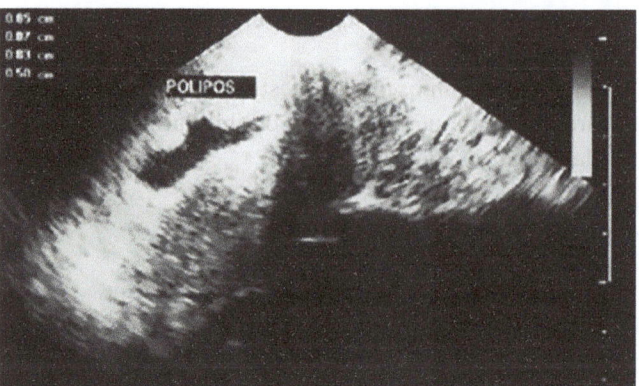

Figura 29.17 US endovaginal demonstrando presença de pólipos endometriais.

As indicações da histeroscopia ambulatorial incluem:

- Avaliação de sangramento uterino disfuncional;
- Diagnóstico e tratamento de pólipo intrauterino;
- Diagnóstico e tratamento de sinéquias uterinas;
- Diagnóstico e tratamento de útero septado;
- Investigação de abortamento de repetição;
- Ablação de endométrio;
- Esterilização histeroscópica;
- Investigação de infertilidade.

Pólipos endometriais são neoplasias benignas, com baixo potencial de malignização, localizados no endométrio.[14] São compostos por glândulas e estroma, podendo ser únicos ou múltiplos, pediculados ou sésseis. São comumente encontrados durante pesquisa de sangramento uterino anormal ou infertilidade, ou mesmo achados casuais em exames de ultrassonografia indicados por outra causa.[15,16] São mais frequentes na pós-menopausa, e seu potencial de malignidade ainda está pouco esclarecido.

As principais ferramentas para diagnóstico dos pólipos endometriais são: ultrassonografia endovaginal (Figura 29.17), histerossalpingografia, histerossonografia (Figura 29.18) e histeroscopia, essa última considerada o procedimento padrão. O diagnóstico definitivo é realizado pelo exame histológico, sendo a amostra obtida de maneira mais eficiente com biópsia dirigida por histeroscopia.[17]

Antes de execução quase exclusivamente em ambiente hospitalar, devido ao grande calibre dos equipamentos e da óbvia necessidade de anestesia e dilatação cervical, a histeroscopia ambulatorial evoluiu bastante, a partir de 1996, com os trabalhos de Bettocchi.[17] Esse autor descreveu um novo instrumental histeroscópico (Figura 29.19),

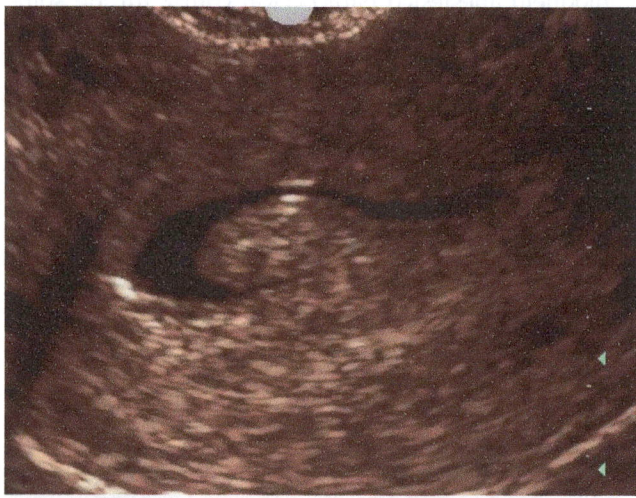

Figura 29.18 Histerossonografia demonstrando pólipo endometrial.

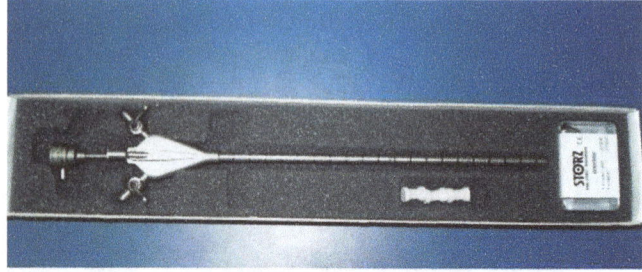

Figura 29.19 Histeroscópio de Bettocchi.

que apresenta forma oval e diâmetro final reduzido, permitindo assim a execução de um maior número de procedimentos em nível ambulatorial. Devido ao sistema de irrigação contínua, é possível a realização de polipectomias histeroscópicas até sem a utilização de anestesia. Sob visão direta, utilizam-se tesouras para a secção da base do pólipo, sendo possível, inclusive, a cauterização de sua base. Pólipos menores que 1 cm podem ser facilmente retirados em consultório.

Referências Bibliográficas

1. Kopera D, Soyer HP, Cerroni L *et al*. Vulvar syringoma causing pruritus and carcinophobia: Treatment by argon laser. *J Cutaneous Laser Ther*, 1999; *1*:181-3.

2. Tay YK, Tham SN, Teo R. Localized vulvar syringomas – An unusual cause of pruritus vulvae. *Dermatology*, 1996; *192*:62-3.

3. Shabana AB, Condous G. Bartholin's, vulval and perineal abscesses. *Best Pract Res Clin Obstetr Gynecol*, 2009; *23*:661-6.

4. Patil S, Sultan AH, Thakar R. Bartholin's cysts and abscesses. *J Obstetr Gynecol*, 2007; *27*:241-5.

5. Kafali H, Yurtseven S, Ozardali I. Aspiratin and alcohol sclerotherapy: a novel method for management of Bartholin's cyst or abscess. *Eur J Obstetr Gynecol*, 2004; *112*:98-101.

6. Wechter MH, Wu JM, Marzano D *et al*. Management of Bartholin duct cysts and abscesses – A systematic review. *Obstetr Gynecol Survey*, 2009; *64*:395-404.

7. Rousier R, Louis-Sylvestre C, Paniel BJ *et al*. Hypertrophy of labia minora: Experience with 163 reductions. *Am J Obst Gynecol*, 2000; *182*:35-40.

8. Filassi JR, Munhoz AM, Ricci MD *et al*. Aplicação do retalho labial superior para a correção cirúrgica da hipertrofia de pequenos lábios. *Rev Bras Ginecol Obst*, 2004; *26*:735-9.

9. Solomon D, Davev D, Kurman R *et al*. Firum Group Members; Bethesda 2001 Workshop. The 2001 Bethesda System: terminology for reporting results of cervical cytology. *JAMA*, 2002; *287*:2114-9.

10. Çelik C, Gezgink K, Toy H *et al*. A comparison of liquid-based cytology with conventional cytology. *Int J Gynecol Obstetr*, 2008; *100*:163-6.

11. Trindade ES, Primo WQSP. *Manual de Ginecologia Oncológica*. MEDSI, 2004, pp 63-101.

12. Bakour SH, Jones SE, O'Donovan E. Ambulatory hysteroscopy: evidence based guide to diagnosis and therapy. *Best Pract Res Clin Obstetr Gynecol*, 2006; *20*:953-75.

13. Taylor E, Gomel V. The uterus and fertility. *Fertil Steril*, 2008; *89*:1-16.

14. Savelli L, De Iaco P, Santini D *et al*. Histopathologic features and risk factors for benignity, hyperplasia, and cancer in endometrial polyps. *Am J Obstet Gynecol*, 2003; *188*:927-31.

15. Goldstein SR, Monteagudo A, Popiolek D *et al*. Evaluation of endometrial polyps. *Am J Obstet Gynecol*, 2002; *186*:669-74.

16. Stamatellos I, Apostolides A, Stamatopoulos P *et al*. Pregnancy rates after hysteroscopic polypectomy depending on the size or number of the polyps. *Arch Gynecol Obstet*, 2008; *277*:395-9.

17. Bettocchi S. New era of office hysteroscopy. *J Am Assoc Gynecol Laparosc*, 1996; *3*(4):S4.

Mama | Capítulo

Wagner Antônio Paz
Nathália Mansur Paz

30

ANATOMIA DA MAMA

As mamas são glândulas cutâneas do tipo sudoríparas, extremamente desenvolvidas e orientadas para a produção de secreção láctea. Durante a quinta semana do desenvolvimento fetal humano, ocorre espessamento do ectoderma, que se aprofunda no mesênquima subjacente, desenvolvendo a linha láctea ao longo da superfície ventral de cada lado do corpo, da futura região axilar até a futura região inguinal. Ocorre, então, a regressão dessas linhas, mantendo pequena porção localizada sobre a quarta costela, onde a glândula mamária completará o seu desenvolvimento. A regressão incompleta da linha láctea primitiva, que pode ser uni ou bilateral, leva a um tecido mamário acessório, encontrado em 2% a 6% das mulheres. Essa regressão incompleta localiza-se, na maioria das vezes, no tórax, especialmente na região axilar.

As mamas são órgãos pares, situados na parede anterossuperior do tórax, podendo estender-se desde o nível do 2º até o 7º arco costal. Esses limites variam de acordo com o fenótipo da mulher. Sua localização mais comum é no nível do 4º arco costal, onde apresenta sua extensão máxima, tendo, como limite medial, a borda lateral do esterno e, como limite lateral, a linha axilar anterior. A extensão do parênquima glandular pode ultrapassar os limites do contorno da mama. Essa propagação glandular pode estender-se desde a borda inferior da clavícula até a arcada costal, e desde a linha mediana do esterno até a linha axilar média, lateralmente. A extensão de maior importância é em direção à axila. Nessa topografia, o tecido glandular forma, em graus variáveis, a cauda ou prolongamento axilar. Em relação à parede torácica, a glândula mamária está apoiada, na sua maior extensão, no músculo peitoral maior, podendo estender-se sobre o músculo oblíquo externo e o serrátil anterior nas porções inferolaterais.

A morfologia externa da mama passa por quatro períodos:

1. *Neonatal:* discreta porção de tecido mamário com aréola e mamilo, até em torno dos 15 dias de vida.
2. *Infantil:* mamilo com aréola reduzida e pouco pigmentada, período de inatividade até o início da puberdade.
3. *Púbere:* crescimento e pigmentação areolar, aumento do volume glandular e do tecido fibroadiposo até em torno dos 17 anos.
4. *Adulto:* forma globosa e esférica, mamilo proeminente e ereto, glândulas areolares sudoríparas e sebáceas formadas. Essa forma adulta, de protuberância cônica, é mais evidente nas mulheres jovens nulíparas (Figura 30.1).

A forma e o tamanho das mamas variam com o tipo constitucional, a idade, o peso corporal, a paridade, os aleitamentos e até com as fases do ciclo menstrual. Essas características dependem da quantidade e da proporção entre os três grupos principais de tecidos que constituem as mamas: o tecido adiposo, o tecido epitelial glandular e o tecido conjuntivo. O tamanho médio das mamas é de

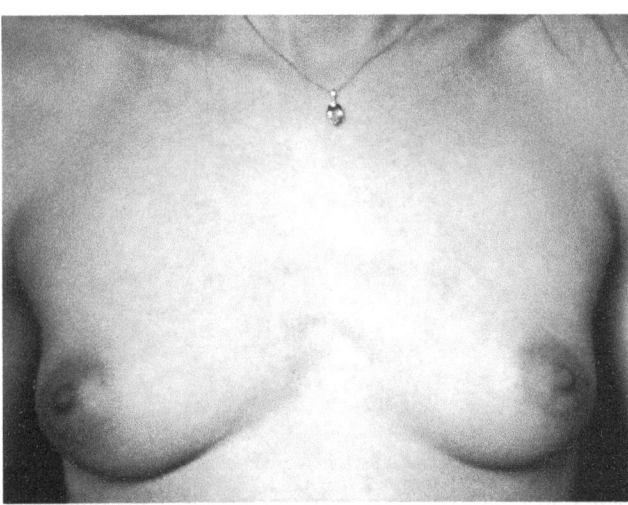

Figura 30.1 Mamas normais.

525

10 cm a 12 cm de diâmetro, e sua espessura central é de 5 cm a 7 cm. As mamas podem ser assimétricas em uma mulher.

A mama é dividida, espacialmente, em quadrantes: superior lateral, inferior lateral, superior medial e inferior medial. Com base nesses quadrantes, a divisão da mama em horas (como um relógio) e na distância em relação ao mamilo pode-se determinar a localização das alterações mamárias.

Estrutura Mamária

O desenvolvimento interno do tecido fibroglandular ocorre paralelamente ao desenvolvimento externo, com o passar da idade e sob as influências dos eventos hormonais. O estágio mais diferenciado é observado no final da gravidez e durante a lactação.

A mama é constituída de tecido epitelial de ácinos e ductos, dos elementos de sustentação e de quantidade variável de gordura, nervos, vasos sanguíneos e linfáticos. É revestida por pele dotada de glândulas sebáceas e sudoríparas.

O tecido epitelial é composto por aproximadamente 15 a 20 lobos, considerados unidades funcionais da mama. Cada um apresenta um ducto lactífero coletor separado que se abre na superfície do mamilo. Abaixo dessa superfície, esses ductos terminam em ampolas em forma de cone, recobertas por epitélio escamoso estratificado. Os lobos dividem-se em numerosos lóbulos, os quais são formados por cerca de 10 a 100 ácinos, agrupados ao redor de um ducto coletor (Figura 30.2). O lóbulo é a unidade estrutural básica da glândula mamária. O quadrante superior lateral contém maior quantidade de tecido fibroglandular do que os outros quadrantes, o que o torna de consistência mais firme à palpação e sede principal das alterações mamárias.

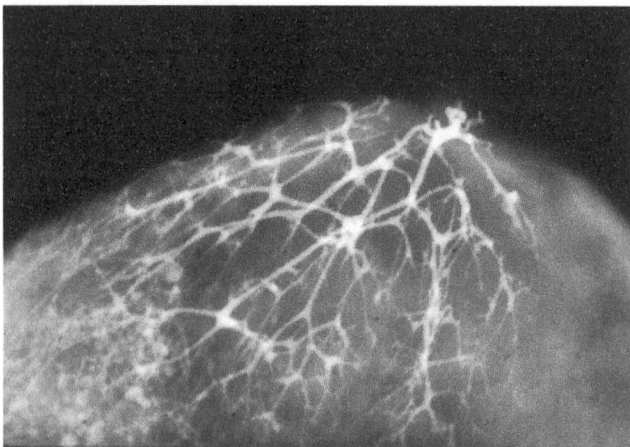

Figura 30.2 Ductografia mamária mostrando a anatomia normal dos ductos até a região dos ácinos.

O estroma de tecido conjuntivo de sustentação envolve cada lobo e a glândula como um todo. A glândula mamária é envolvida pelas camadas superficial e profunda da fáscia superficial. Entre essa fáscia e a pele, encontra-se uma camada de tecido adiposo subcutâneo, que varia de 2 mm a 3 mm de espessura (em indivíduos magros) até vários milímetros (em indivíduos obesos). Entre a camada profunda da fáscia superficial e a fáscia profunda (fáscia do músculo peitoral maior), há o espaço retromamário, constituído por tecido conjuntivo frouxo, que permite a mobilização da mama sobre o plano muscular. Esse espaço constitui um plano de dissecção entre a mama e o músculo peitoral maior. Projeções de tecido fibroso mais denso cruzam o espaço retromamário, formando os ligamentos suspensores posteriores da mama, dos quais partem prolongamentos em direção à pele, denominados ligamentos suspensores anteriores da mama ou ligamentos de Cooper[1] (Figura 30.3), responsáveis pela retração ou fixação da pele nos processos cicatriciais, inflamatórios ou neoplásicos malignos (Figura 30.4).

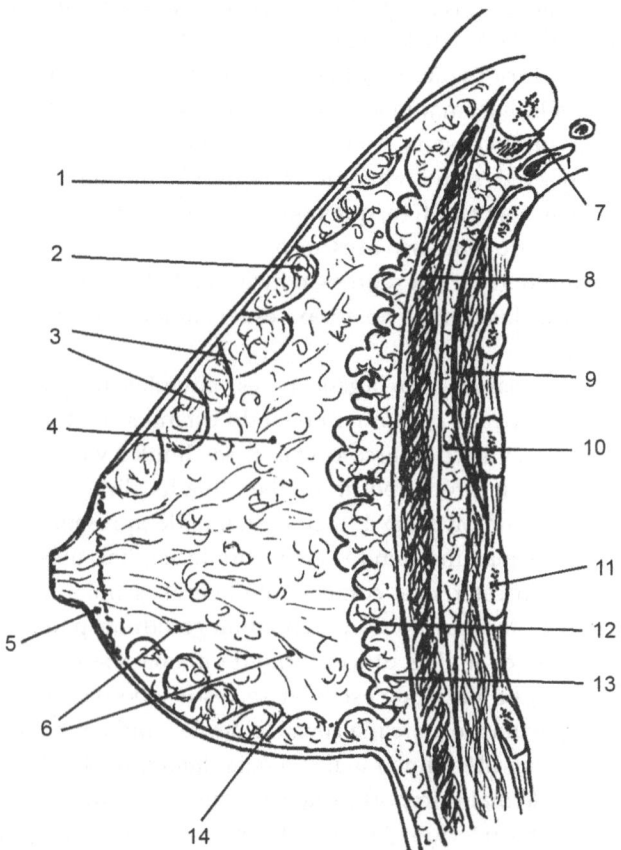

Figura 30.3 Anatomia mamária. (Adaptado de Uriburu.[13]) (1) Pele; (2) tecido adiposo subcutâneo; (3) ligamentos de Cooper; (4) glândula mamária; (5) placa mamiloareolar; (6) ductos lactíferos; (7) clavícula; (8) músculo peitoral maior; (9) músculo peitoral menor; (10) gordura interpeitoral; (11) arco costal; (12) camada profunda da fáscia superficial; (13) espaço retromamário; (14) camada superficial da fáscia superficial.

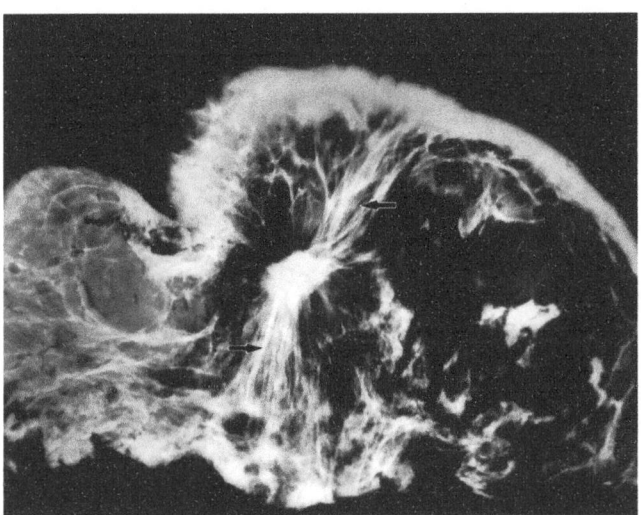

Figura 30.4 Radiografia de peça cirúrgica mamária mostrando os ligamentos suspensores posteriores e anteriores da mama, evidenciados por câncer da região central.

Pele

A superfície cutânea da mama divide-se em três zonas: periférica, areolar e papilar ou mamilar. O revestimento cutâneo não é homogêneo. A pele é espessa na periferia da mama e torna-se delgada ao nível da placa mamiloareolar. Nessa região central, é íntima a relação da pele com a glândula. Essa fixação à pele pelos ductos lactíferos, na zona papilar, e pelos ligamentos de Cooper, na zona periférica, é elemento primordial de estabilização da glândula mamária.

O estudo das linhas naturais de força cutânea, as linhas de Langer, mostra a direção da tensão normal na pele (Figura 30.5).

Aréola

A zona areolar, central, pigmentada, circular, cujo diâmetro varia de 1,5 cm a 5 cm, contém glândulas sudoríparas, sebáceas e, às vezes, glândulas mamárias acessórias, as quais formam tubérculos, responsáveis pelo aspecto granuloso e irregular da aréola (Figura 30.6). As glândulas sebáceas, denominadas tubérculos de Morgagni, tornam-se proeminentes durante o aleitamento, sendo então denominadas tubérculos de Montgomery.

A pele areolar está intimamente unida a um músculo delgado que a separa da glândula. Esse músculo é constituído essencialmente de fibras circulares, que cruzam algumas fibras radiadas em direção à base do mamilo. A contração desse músculo reduz a circunferência areolar, projetando o mamilo. O músculo areolar está separado da glândula pela camada superficial da tela adiposa subcutânea, que é delgada nessa região. A coloração da pele areolar, comumente rósea, varia segundo os indivíduos, a raça e as diferentes etapas da vida da mulher.

Mamilo

A zona papilar (o mamilo), no centro da aréola, é cilíndrica ou cônica, podendo ser proeminente, plana, invaginada ou umbilicada. Sua superfície é recoberta por pele espessa e rugosa, onde se encontram de 15 a 20 orifícios dos ductos lactíferos. Sua base é circunscrita por um sulco, o sulco perimamilar, que a separa da aréola (Figura 30.6). No nível desse sulco, o músculo areolar é mais espesso. O mamilo é constituído, além dos ductos lactíferos, por terminações nervosas sensoriais e por fibras musculares lisas circulares, cuja contração provoca a sua ereção.

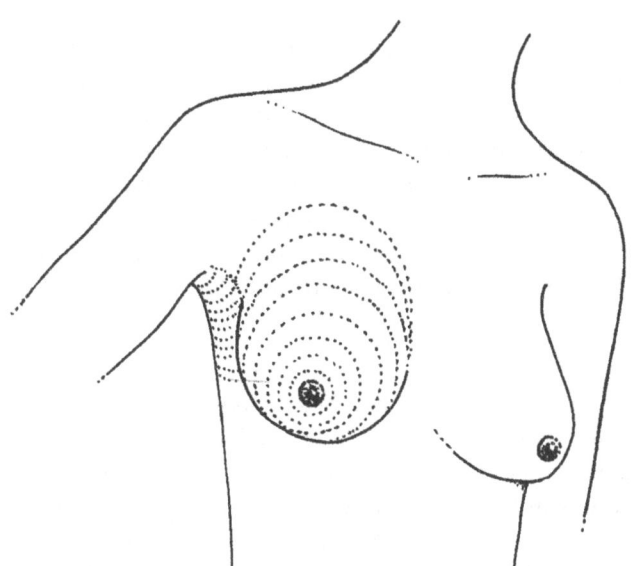

Figura 30.5 Linhas de Langer. (Adaptado de Harris.[10])

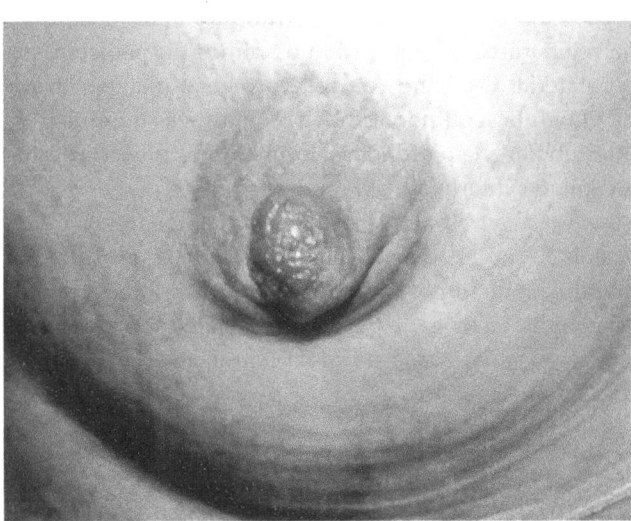

Figura 30.6 Placa mamiloareolar.

Vascularização Arterial

A vascularização arterial da mama provém de três origens, a saber:

1. Ramos da artéria torácica interna ou mamária interna, que se origina da artéria subclávia. São ramos perfurantes do 1º ao 4º espaço intercostal, geralmente dois vasos por espaço, que atravessam o músculo peitoral e o corpo mamário, atingindo a pele suprajacente, irrigando-os. Provavelmente, 66% do fluxo arterial da mama, principalmente nas regiões medial e central, provem desses ramos.
2. Ramos axilares, que se originam da artéria axilar e irrigam o corpo mamário, principalmente a região lateral e a musculatura da parede anterolateral do tórax. Os mais importantes são: artérias torácica externa, toracoacromial e subescapular.
3. Ramos intercostais da aorta que acompanham as bordas inferiores da 3ª à 6ª costela. Irrigam principalmente a região inferolateral da mama.

Esses ramos formam três redes arteriais: a subdérmica, a pré-glandular e a retroglandular, que se comunicam.[2]

A *rede subdérmica* irriga a pele de maneira extensa e reticular. Esses ramos cutâneos provêm principalmente das artérias toracoacromial, subescapular e escapular inferior. A rede subdérmica é suficiente para irrigar a pele da mama. Existem numerosas anastomoses entre os vasos subdérmicos e a rede pré-glandular através de arteríolas perfurantes, que seguem junto aos ligamentos de Cooper.

A *rede pré-glandular* apresenta duas origens principais: a artéria torácica externa (ou artéria mamária externa) e a artéria mamária interna. A primeira constitui o pedículo superolateral, que penetra na glândula pelo prolongamento axilar, corre pela sua face anterior, superficializando até a região areolar. A segunda constitui o pedículo medial (artérias perfurantes anteriores) que, na região areolar, encontram os ramos do pedículo superolateral. Os ramos da rede pré-glandular penetram na glândula seguindo as traves conjuntivas interlobares, interlobulares e periductais, formando os plexos arteriolocapilares interligados (Figura 30.7).

A *rede retroglandular* é proveniente dos ramos intercostais (3º ao 6º) e se localiza junto à face posterior da glândula. Sua importância é secundária, pois essa região da glândula é irrigada pela rede pré-glandular.

A vascularização da placa mamiloareolar é constituída por três grupos de vasos:

1. Rede subdérmica, subareolar, paralela à pele.
2. Capilares periductais, retromamilares, finos, perpendiculares à pele, importantes para a irrigação da face profunda da aréola e do mamilo.

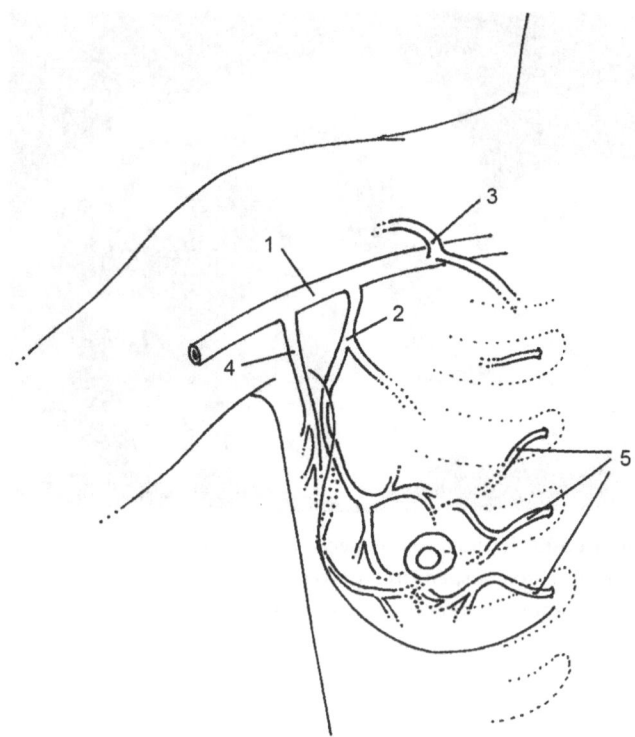

Figura 30.7 Rede arterial pré-glandular. (Adaptado de Lalardrie.[2]) (1) Artéria axilar; (2) artéria torácica externa; (3) artéria toracoacromial; (4) artéria subescapular; (5) ramos da artéria torácica (ou mamária) interna.

3. Ramos areolares da rede pré-glandular, que contornam em profundidade a placa mamiloareolar e, através de arteríolas perfurantes, anastomosam-se com os ramos subdérmicos e periductais.

Vascularização Venosa

De um modo geral, as veias acompanham o trajeto das artérias. A drenagem venosa glandular é feita pelos ramos perfurantes da torácica interna, da axilar e das intercostais anteriores. Deve-se salientar também a presença das veias toracoepigástricas dispostas no sentido vertical, desde a veia epigástrica inferior até a torácica externa, localizadas no subcutâneo do limite inferior da mama. Essas veias recebem numerosas anastomoses dos plexos glandulares e da parede anterior do tórax.

Sistema Linfático

A vascularização linfática da mama parece acompanhar a rede arterial e divide-se em dois grupos de plexos: superficial e profundo. O grupo superficial subdivide-se em plexos subpapilar superficial, intermédio e profundo do derma. O grupo profundo é denominado plexo fascial profundo e localiza-se junto à fáscia do músculo peitoral maior. O grupo superficial, dérmico, é bastante desenvol-

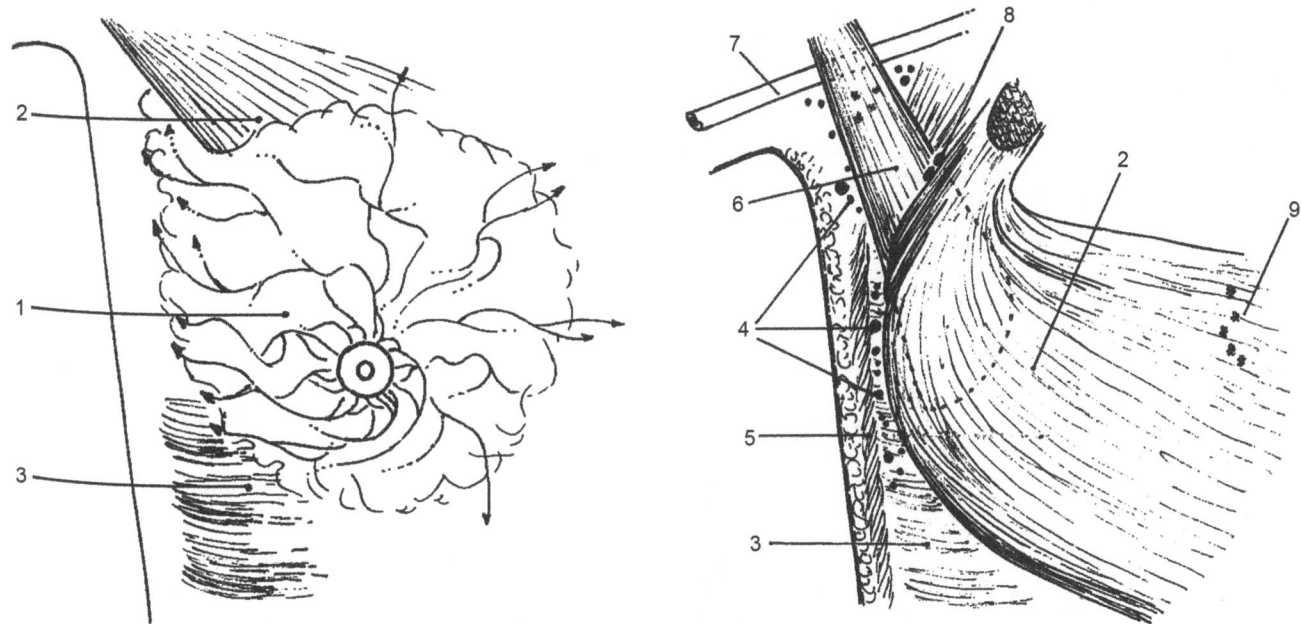

Figura 30.8 Drenagem linfática da mama. (Adaptado de Haagensen.[1]) (1) Mama; (2) músculo peitoral maior; (3) músculo serrátil anterior; (4) linfonodos axilares inferiores (nível I); (5) músculo grande dorsal; (6) músculo peitoral menor; (7) veia axilar; (8) linfonodos interpeitorais (De Rotter); (9) linfonodos da cadeia mamária interna.

vido e drena a maior parte da linfa. O parênquima glandular está localizado entre o plexo profundo do derma e o plexo fascial profundo. Os vasos linfáticos coletores, interligados, atravessam o tecido mamário, seguindo os ductos lactíferos, e dirigem-se centrifugamente aos linfonodos regionais, através dos dois grupos de plexos. A drenagem linfática mais importante da mama (mais de 80%) se faz pela axila, através dos linfonodos mamários externos e, posteriormente, através dos linfonodos axilares profundos. A cadeia mamária interna é uma alternativa para a drenagem das regiões medial e profunda da mama. Uma via mais rara é a drenagem direta para o grupo axilar alto (subclavicular) e para os linfonodos supraclaviculares. Outra via alternativa de drenagem da região inferomedial da mama, no caso de obstruções das vias principais, é a que acompanha as veias toracoepigástricas (Figura 30.8).

Ocasionalmente, encontra-se no tecido subcutâneo ou no interior da própria glândula um linfonodo linfático único, chamado linfonodo pré-peitoral. Ele se encontra mais frequentemente na região superior e lateral da mama e pode ser confundido com um nódulo mamário benigno, principalmente na mamografia.

Inervação

A inervação da mama faz-se através de plexos superficiais e profundos. Os plexos superficiais são provenientes dos ramos intercostais (2º ao 6º espaço), dos ramos infraclaviculares e dos ramos proximais do plexo braquial. Esses ramos concentram-se junto aos ductos lactíferos e às glândulas cutâneas da aréola, dotando esta e o mamilo de maior sensibilidade. Os plexos profundos acompanham o trajeto das artérias e são ramos de troncos nervosos da musculatura das regiões toracoaxilar e braquial.

Esses plexos formam topograficamente três grupos nervosos: o anterior, o lateral e o superior, que convergem de maneira radiada em direção à placa mamiloareolar.[2]

O *grupo anterior* compreende os ramos cutâneos anteriores do 2º ao 5º nervo intercostal. Estes acompanham os ramos arteriais perfurantes da mamária interna e inervam a pele medial da mama.

O *grupo lateral*, mais importante que o anterior, compreende os ramos perfurantes laterais do 4º, 5º e, raramente, 3º nervos intercostais e inervam a pele lateral da mama.

O *grupo superior* compreende os ramos descendentes (3º e 4º) do plexo cervical superficial, que inervam a pele da porção superior da mama (Figura 30.9).

Anatomia Cirúrgica

Existe uma unidade anatômica cutâneo-glandular, ao nível da placa mamiloareolar, formada pelos ductos lactíferos e pelo músculo areolar. Fora dessa região, a pele e a glândula se unem através dos ligamentos de Cooper.

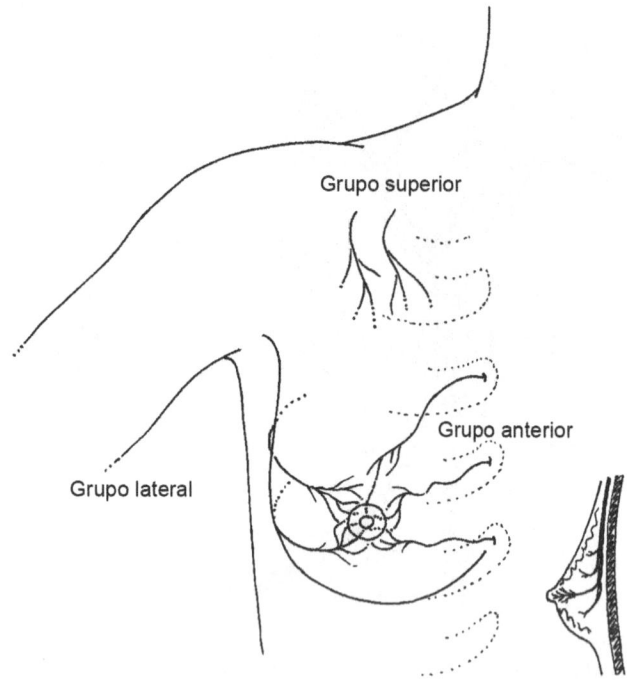

Figura 30.9 Inervação da mama. (Adaptado de Lalardrie.[2])

A mobilidade cutânea sobre a glândula corresponde a um plano clínico, mas não cirúrgico. Não existe espaço de descolamento, e a dissecção intercutâneo-glandular deve ser feita no nível da glândula nas doenças benignas. Nas doenças malignas, a dissecção intercutâneo-glandular deve ser feita mais próxima à pele, mantendo apenas uma camada delgada de tecido subcutâneo para preservação da vascularização da rede subdérmica. O cirurgião deve seguir, em sua dissecção, todos os relevos glandulares (cristas mamárias) e seccionar os elementos fibróticos perpendiculares (ligamentos de Cooper). Pequenas hemostasias devem ser feitas nessa região, passo a passo, mantendo boa visibilidade do campo operatório. Essa secção dos ligamentos de Cooper é irreparável e desfaz localmente a sustentação da glândula.[2] Por esse motivo, a área de descolamento cutâneo-glandular deve ser restrita ao segmento glandular que será ressecado.

No nível da placa mamiloareolar, a secção dos ductos lactíferos é, também, irreparável.[2] Neste nível, devido à disposição anatômica dos nervos da mama, as grandes ressecções são seguidas de alterações temporárias e, às vezes, definitivas da sensibilidade do mamilo.

No interior da glândula mamária, os lobos (unidades funcionais) não são individualizados do ponto de vista anatômico-cirúrgico, porque o tecido conjuntivo denso, o tecido epitelial e o tecido gorduroso interlobar não apresentam plano de clivagem. O cirurgião deve incisar a glândula, pois as tentativas de dissecção são inúteis.

DIAGNÓSTICO CLÍNICO DAS DOENÇAS MAMÁRIAS

O diagnóstico das doenças mamárias é feito, inicialmente, por meio do exame clínico, dos exames de imagens e das biópsias por agulha. Graças aos avanços desses dois últimos, mais de 90% das conclusões diagnósticas são feitas sem a necessidade de biópsia a céu aberto.

O estudo das mamas deve ser feito sempre que houver:

1. Achado ocasional de anomalias no exame físico de rotina das mamas ou na mamografia periódica de pacientes assintomáticas.
2. Achado, pela paciente, de anomalia mamária ou axilar, descoberta por acaso ou por ocasião do autoexame das mamas. O achado ocasional, feito pela própria paciente, é um dos fatores que mais motiva a consulta médica. Esse achado representa, quase sempre, sinal tardio das doenças mamárias. Por esse motivo, o autoexame deve ser estimulado e divulgado por todos. Consiste no exame físico mensal das mamas feito pela própria mulher, preferencialmente 1 semana após a menstruação ou no primeiro dia de cada mês, para as mulheres que não menstruam mais. Os sinais anormais importantes são: nódulo, deformação ou alteração no contorno da mama, retração ou desvio do mamilo, tumefação ou retração da pele, eczema ou erosão da placa mamiloareolar, secreção sanguinolenta ou drenagem espontânea pelo mamilo e nódulo duro na axila (Figura 30.10).

Exame Clínico da Mama

Anamnese

Na anamnese, deve-se seguir as normas clássicas, com ênfase para idade, queixa principal (geralmente tumor, dor ou derrame papilar provocado ou espontâneo), história da moléstia atual, história obstétrica e ginecológica, doenças e cirurgias pregressas, uso de medicamentos (principalmente hormônios e medicamentos neuro- ou psicoativos) e história familiar de doenças mamárias, principalmente de câncer de mama.

Exame físico

O exame físico mamário deve fazer parte do exame físico geral. Inclui o exame das mamas, axilas, fossas supra- e infraclaviculares. É composto de inspeção e palpação.

Inspeção. A inspeção da mama deve ser estática e dinâmica. A estática é realizada com a paciente sentada e com os membros superiores pendentes ao longo do corpo. A dinâmica é feita com a paciente elevando os membros

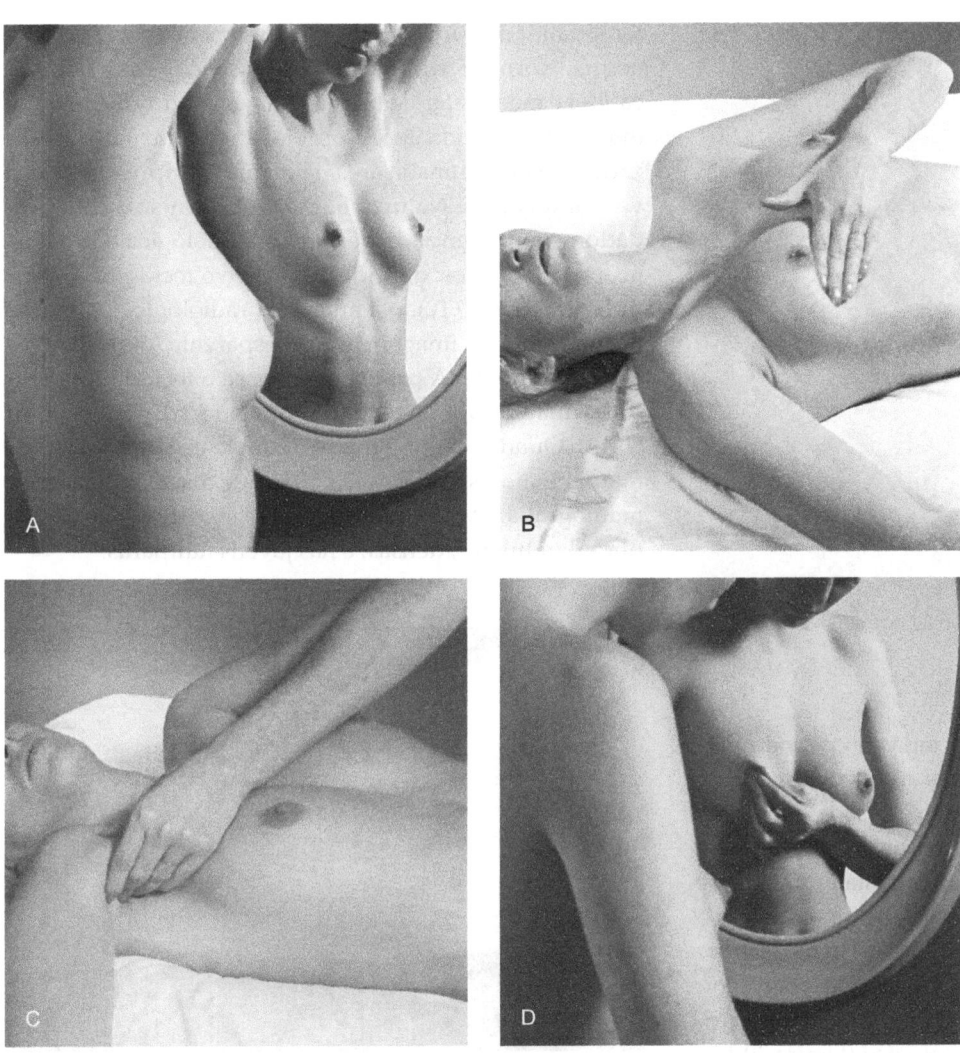

Figura 30.10 Autoexame das mamas. **(A)** Inspeção da mama; **(B)** palpação da mama; **(C)** palpação da axila; **(D)** expressão da papila.

superiores acima da cabeça e abaixando-os novamente. O exame deve ser repetido com as mãos na cintura, contraindo os músculos peitorais e inclinando o tronco para a frente. A inspeção permite o estudo do revestimento cutâneo da parede anterior do tórax e a observação de assimetrias, irregularidades, abaulamentos, retrações e deformidades. Mamas com pequenas diferenças de tamanho, mas simétricas entre si, não são infrequentes e podem ser normais. O eritema, o edema, as ulcerações cutâneas e as modificações do mamilo são sinais importantes.

Palpação. A palpação deve ser feita com a paciente sentada (axilas, fossas supraclaviculares e infraclaviculares e mamas) e em decúbito dorsal horizontal, com um travesseiro sob os ombros e com as mãos posicionadas atrás da cabeça (mamas).

O estudo das regiões supraclavicular e axilar deve visar principalmente aos linfonodos. No exame da axila, é essencial que os músculos peitorais estejam relaxados. Com a paciente sentada, o examinador deve sustentar o braço dela com o seu próprio braço e palpar a axila com as pontas dos dedos da outra mão, com movimentos de cima para baixo. Observam-se o número, a consistência, o tamanho e a mobilidade dos linfonodos. É essencial comparar os linfonodos das axilas. Linfonodos grandes e duros são considerados alterados. O exame das mamas com a paciente sentada deve ser feito de forma bimanual, posicionando a mama entre as faces palmares das mãos, no sentido craniocaudal.

Com a paciente em decúbito dorsal horizontal, deve-se fazer a palpação das mamas suave e firmemente, com ambas as mãos, utilizando as faces palmares dos dedos e as polpas digitais. Todas as características físicas das alterações devem ser observadas e anotadas: localização, tipo (nódulo, irregularidade, alteração de consistência), limite, mobilidade, consistência, contorno e tamanho (em centímetros). Vale lembrar que o tecido mamário estende-se, muitas vezes, além dos limites da mama, principalmente para as regiões axilar e infraclavicular. Anormalidades discretas, incaracterísticas, como irregularidades e altera-

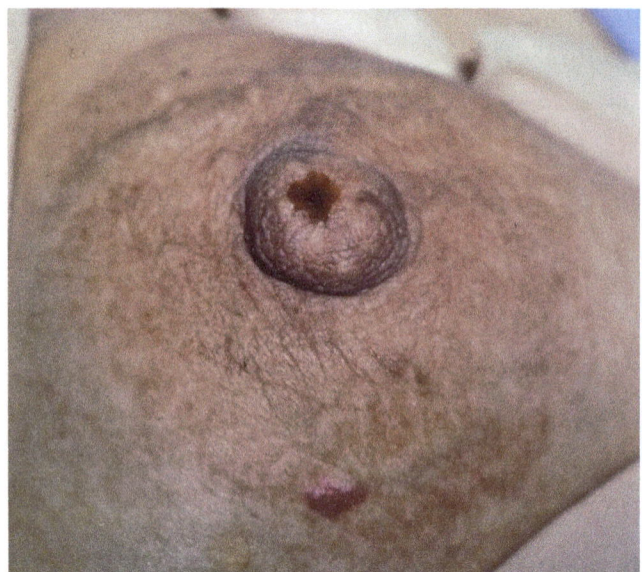

Figura 30.11 Derrame papilar hemorrágico: sinal clínico mamário importante.

ções da consistência, quando detectadas no período pré-menstrual, devem ser reexaminadas após a menstruação.

O exame físico termina com a expressão do mamilo, à procura de derrame papilar. Na presença deste, deve-se notar: cor, aspecto, quantidade, uni- ou bilateralidade, se é uni ou multiductal e o setor mamário do qual provém o derrame. O derrame papilar, quando persistente, espontâneo, unilateral, uniductal, com aspecto hemorrágico ou do tipo água de rocha, deve ser colhido numa lâmina (total de três lâminas) para estudo citológico (Figura 30.11). Esse estudo tem valor na determinação de hemorragia e da celularidade da secreção. Seu valor é apenas informativo, não podendo ser conclusivo. Os valores preditivos desse exame são baixos.

Com as informações adquiridas pelo exame clínico, elabora-se hipótese diagnóstica e solicita-se o exame complementar de imagem mais apropriado para o caso. Podem ser causas de falha do exame clínico: lesão sem efeito de massa, tumor pequeno (< 1 cm), profundo, de consistência macia ou glandular e, principalmente, de localização intraductal.

Os exames de imagens (mamografia, ultrassonografia e ressonância magnética) devem preceder as biópsias por agulha, porque estas podem provocar alterações mamárias e, assim, alterar-lhes a acurácia.[3]

Exames de Imagem

Mamografia

A mamografia, radiografia simples das mamas, realizada no mamógrafo, é o método propedêutico mais importante no estudo das alterações mamárias. Constitui a modalidade padrão para o rastreamento do câncer de mama. Normalmente é feita em duas incidências: craniocaudal e mediolateral oblíqua. Existem outras incidências que são complementares: prolongamento axilar e localizadas em determinada área da mama (compressão seletiva e ampliação). Na mamografia, observa-se o contraste dado pela diferença de densidade radiológica entre dois grupos de tecidos: o tecido adiposo e o tecido fibroglandular (Figura 30.12). Na anatomia radiológica da mama normal, temos a imagem hipotransparente (densa) e a hipertransparente. A primeira expressa o tecido fibroglandular mamário, e a segunda, o tecido adiposo (Figura 30.13). Quanto maior a quantidade de tecido adiposo na mama, maiores são a transparência e a sensibilidade da mamografia. Ela tem pouco valor diagnóstico nas mamas fibroglandulares, densas, e nas jovens nulíparas.

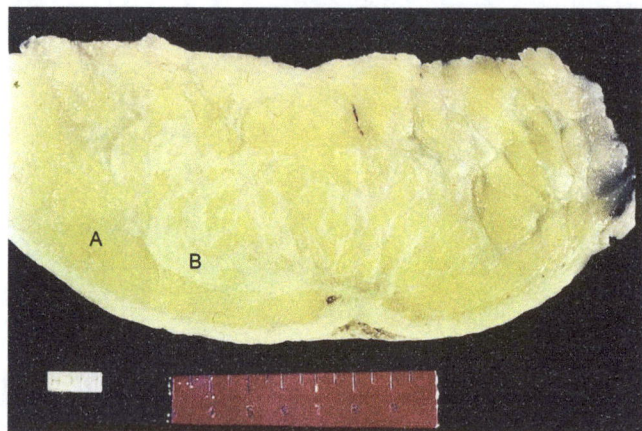

Figura 30.12 Peça cirúrgica da mama mostrando o tecido adiposo (**A**) e o tecido fibroglandular (**B**).

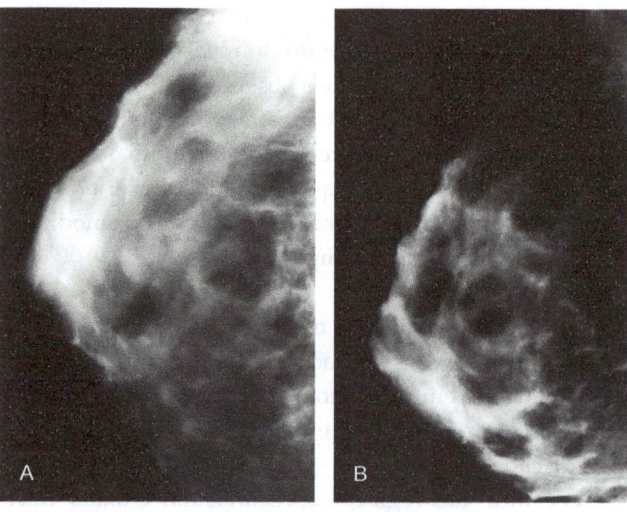

Figura 30.13 Mamografia normal nas incidências craniocaudal (**A**) e mediolateral oblíqua (**B**). O tecido fibroglandular aparece em branco, e o tecido adiposo, em preto.

As principais indicações da mamografia são:

- Rastreamento de mulheres assintomáticas a partir dos 35 anos de idade.
- Estudo de alterações clínicas em mulheres com mamas fibroadiposas, nas multíparas e nas acima de 35 anos.
- Avaliação pré-operatória de cirurgia mamária.
- Controle pós-tratamento do câncer de mama e de alterações benignas detectadas pela mamografia.
- Orientação em procedimentos invasivos (biópsia com agulha e marcação pré-cirúrgica).

As alterações mamárias se expressam radiologicamente em: modificações das estruturas normais (compressão, retração e espessamento) e imagens elementares. Estas podem ser difusas, nodulares, estreladas, lineares, anulares, de origem calcária ou mistas.

A mamografia simples não é bom exame para detectar lesões intraductais sem calcificações e lesões intracísticas. Nesses casos, pode-se solicitar a ductografia e a pneumocistografia, respectivamente. Apesar de boa sensibilidade, esses exames têm valor diagnóstico discutível devido à baixa especificidade. A ductografia pode ser solicitada quando existe dúvida em relação à indicação cirúrgica para estudo ou tratamento dos derrames papilares. Ela pode evidenciar alterações na morfologia dos ductos: dilatação, estenose, proliferação parietal, obstrução, compressão ou retração.

Na interpretação da mamografia, deve-se levar em consideração os dados do exame clínico. Os mais relevantes são idade, fatores de risco para o câncer de mama, história pregressa de doenças, traumas e cirurgias, exame físico das mamas e indicação do exame.

Os sinais de benignidade são imagens de hipertransparência, opacidades nodulares regulares homogêneas, bem-individualizadas, de média e baixa densidades, e as micro e macrocalcificações homogêneas, puntiformes, císticas, simétricas, esparsas ou em focos e, às vezes, bilaterais (Figuras 30.14–30.16).

Os sinais de malignidade podem ser diretos ou indiretos. Os sinais diretos são a opacidade irregular e as microcalcificações anárquicas. As características da opacidade irregular são: forma nodular ou espiculada, aspecto homogêneo ou heterogêneo, limites imprecisos, densidade aumentada e assimétrica (Figura 30.17). As características das microcalcificações malignas são: agrupadas, com distribuição anárquica ou segmentar, de formas heterogêneas (em forma de letras X, Y, V e Z, puntiformes, lineares, em forma de bastonetes), com densidades e dimensões variadas. Existe relação direta do número de microcalcificações por cm² com a chance de malignidade (Figura 30.18). Os sinais indiretos de malignidade

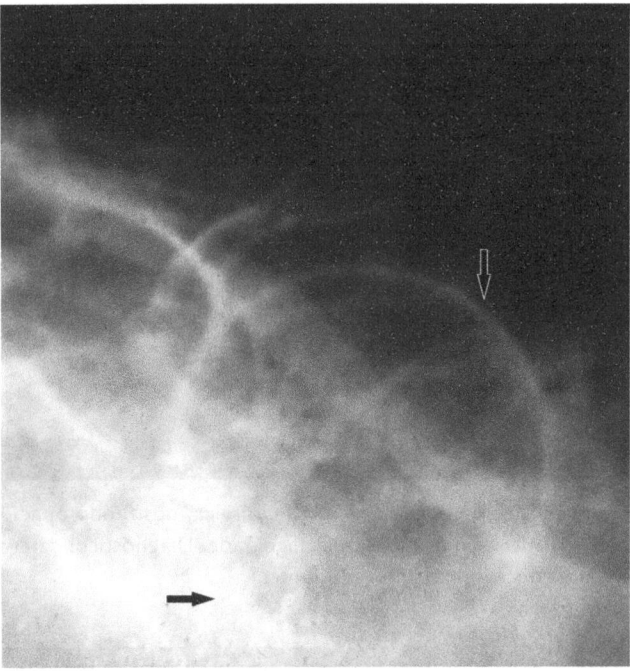

Figura 30.14 Mamografia localizada e ampliada mostrando imagem nodular hipertransparente, com discreto halo opaco. Diagnóstico: necrose adiposa.

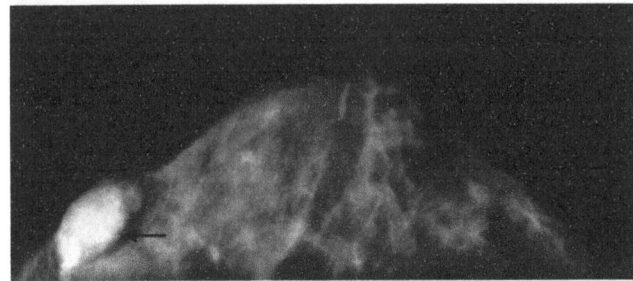

Figura 30.15 Mamografia mostrando opacidade densa, nodular, regular e lobulada. Diagnóstico: fibroadenoma mamário.

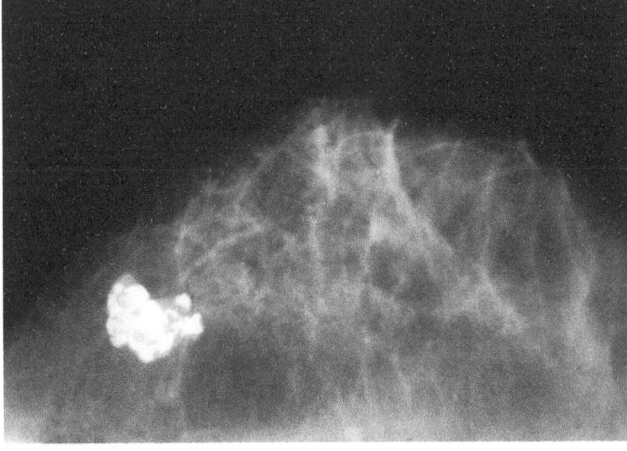

Figura 30.16 Mamografia mostrando macrocalcificações de aspecto benigno. Diagnóstico: fibroadenoma calcificado.

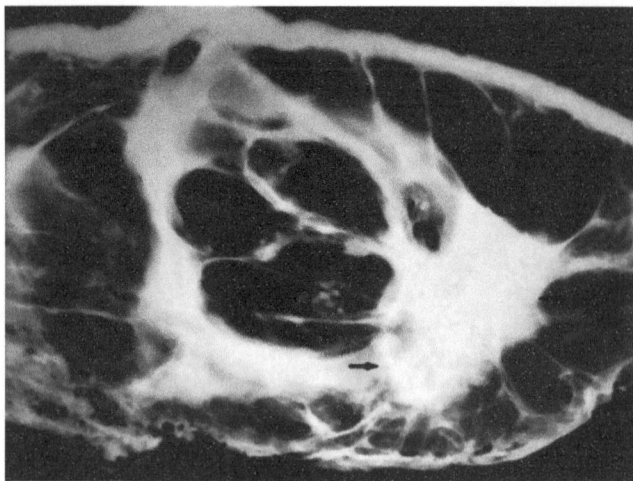

Figura 30.17 Mamografia de peça cirúrgica mostrando opacidade irregular: sinal direto de malignidade. Diagnóstico: carcinoma de ductos mamários infiltrante.

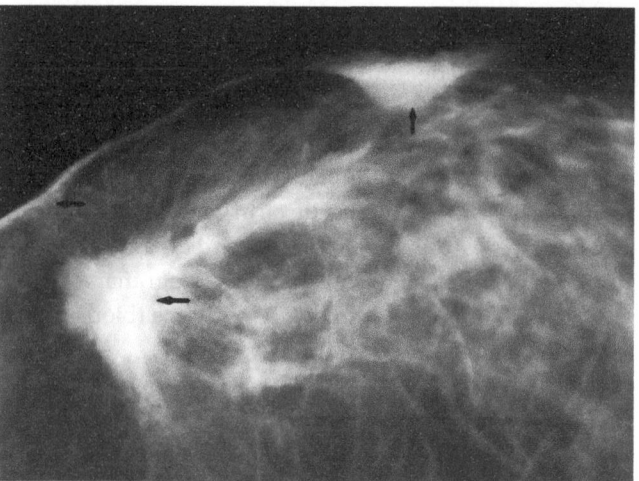

Figura 30.19 Mamografia mostrando opacidade irregular, retração e espessamento da pele suprajacente e da placa mamiloareolar: sinais diretos e indiretos de malignidade. Diagnóstico: carcinoma de ductos mamários infiltrante.

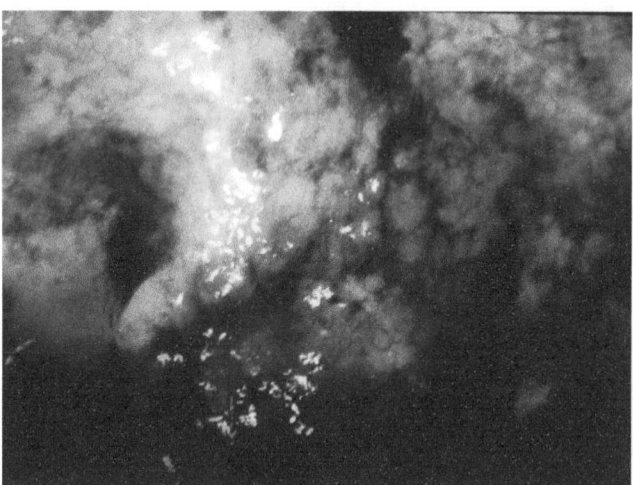

Figura 30.18 Mamografia localizada e ampliada mostrando microcalcificações anárquicas: sinal direto de malignidade. Diagnóstico: carcinoma de ductos mamários infiltrante tipo comedocarcinoma.

são: dissociação clinicorradiológica (a alteração clínica é maior do que a alteração radiológica), hipervascularização, opacidades axilares densas e acima de 2 cm, retração e/ou espessamento cutâneo ou da placa mamiloareolar, espessamento do hipoderma e distorção da arquitetura glandular (Figuras 30.19 e 30.20). Estes são sinais indiretos porque não são exclusivos das doenças malignas, podendo, também, ser encontrados nos processos inflamatórios e cicatriciais e nas alterações funcionais benignas proliferativas e fibrosantes.

Em 1998, o Colégio Brasileiro de Radiologia, a Sociedade Brasileira de Mastologia e a Federação Brasileira das Sociedades de Ginecologia e Obstetrícia, em uma reunião de consenso, uniformizaram a nomenclatura dos

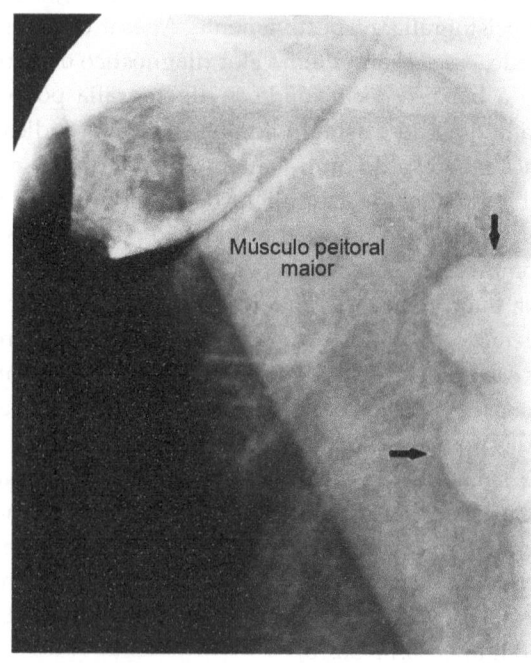

Figura 30.20 Mamografia do prolongamento axilar mostrando opacidades axilares de densidade e tamanho aumentados: sinal indireto de malignidade.

laudos mamográficos, que devem apresentar conclusão diagnóstica e propor conduta. Essa padronização foi baseada no sistema BI-RADS (*breast imaging reporting and data system*), proposto, em 1992, pelo Colégio Americano de Radiologia. Esse sistema estabelece categorias para o diagnóstico mamográfico, que são:

- Categoria 0: Inconclusivo. Conduta: Exame adicional.
- Categoria 1: Normal. Conduta: Controle anual.

- Categoria 2: Achados benignos. Conduta: Controle anual.
- Categoria 3: Achados provavelmente benignos. Conduta: Controle semestral.
- Categoria 4 (A, B, C): Achados suspeitos de malignidade. Conduta: Biópsia.
- Categoria 5: Achados altamente suspeitos de malignidade. Conduta: Biópsia.
- Categoria 6: Achados com malignidade confirmada por biópsia.

A acuidade diagnóstica da mamografia varia em torno de 70% para as afecções benignas e em torno de 80% para as afecções malignas. Podem ser causas de resultados falso-negativos: mamas radiologicamente densas (mulheres jovens, portadoras de alterações funcionais benignas ou em lactação), próteses mamárias, lesões na periferia da mama, lesões intraductais, lesões pequenas (< 1 cm), mamografias tecnicamente malfeitas e erro na interpretação. Podem ser causas de erro na interpretação da mamografia: falta de conhecimento técnico, cirurgias anteriores, traumas, hematomas, processos inflamatórios, alterações funcionais benignas esclerosantes, microcalcificações benignas atípicas e opacidades nodulares regulares malignas (carcinoma medular e coloide).

Mamografia digital

A mamografia digital foi introduzida no mercado no ano de 2000. A técnica de realização do exame assemelha-se à da mamografia convencional, e as imagens ainda são produzidas com raios X. A grande vantagem da mamografia digital (aquisição eletrônica da imagem por meio de cassetes digitais) sobre a convencional é a possibilidade de separar o sistema de produção da imagem do seu sistema de registro. Assim, elimina-se a etapa do processamento e a imagem obtida fica disponível no monitor em tempo quase real, podendo ser manipulada de várias maneiras, como ajuste do contraste e da luminosidade, reversão para o negativo, *zoom* e filtragem digital. Esse tipo de mamografia promove maior contraste entre as lesões mamárias e o tecido mamário denso adjacente, além de permitir o uso do CAD (*computer-aided detection*), elemento de auxílio na interpretação mamográfica, sobretudo nas mamas densas. A principal desvantagem da mamografia digital é o seu maior custo, quando comparado ao da convencional.

A acurácia diagnóstica da mamografia digital é maior entre as mulheres com menos de 50 anos, com mamas heterogeneamente densas e com microcalcificações. Para as mulheres em cujas mamas há predomínio de tecido adiposo, a diferença entre os tipos de mamografias é menos significativa. Apesar das vantagens da mamografia digital,

Skaane,[4] em trabalho de revisão da literatura incluindo 10 estudos comparativos entre a mamografia convencional e a digital, concluiu que não existe diferença significativa no valor preditivo positivo entre as duas técnicas.

Ultrassonografia

A ultrassonografia mamária é exame complementar não invasivo, importante na diferenciação de lesões císticas e sólidas, benignas e malignas, > 5 mm. A partir da década de 1970, a introdução desse exame possibilitou a identificação dos cistos simples diminuindo o número de biópsias por lesões benignas em 25% a 35%.[5] O ultrassom é indicado como exame de primeira escolha para estudo das mamas fibroglandulares, densas, de mulheres jovens (com menos de 30 anos), nulíparas, grávidas e lactantes. Ele é utilizado, também, para complementar o exame clínico, o estudo radiológico, guiar biópsias por agulha e realizar marcações pré-cirúrgicas das lesões não palpáveis detectáveis por esse método.

Em 1980, investigadores identificaram características ultrassonográficas mais prevalentes em lesões benignas e outras em lesões malignas.[5]

São sinais sugestivos de benignidade das lesões focais: margens definidas e regulares, reforço acústico posterior ou sombras laterais, ausência de ecos internos (anecoica) ou com ecos homogêneos, diâmetro anteroposterior inferior ou igual ao laterolateral, distorção da forma e maior homogeneidade dos ecos internos à compressão (Figuras 30.21 e 30.22).[5] É possível identificar se uma lesão cística é simples ou complexa (quando apresenta septos grosseiros ou áreas sólidas no seu interior).

São sinais sugestivos de malignidade das lesões focais: margens indefinidas e irregulares, contornos mi-

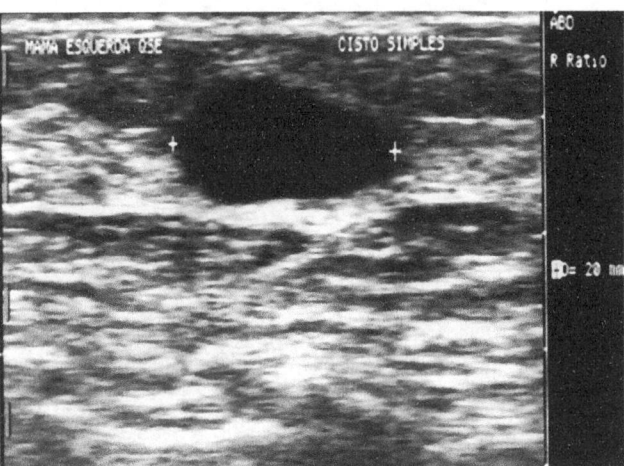

Figura 30.21 Ultrassonografia mamária mostrando imagem nodular anecoica, homogênea, com margens definidas e regulares, com reforço acústico posterior, de 20 mm. Diagnóstico: macrocisto funcional benigno da mama.

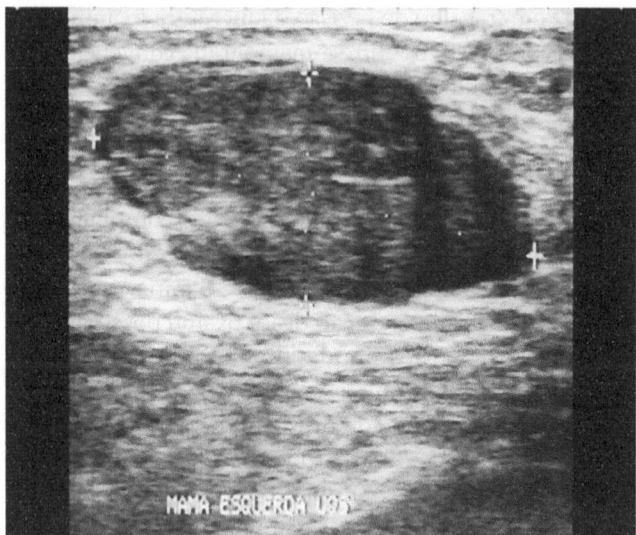

Figura 30.22 Ultrassonografia mostrando imagem nodular hipoecoica, discretamente heterogênea, com margens definidas e regulares, com reforço acústico posterior, de 60 mm × 30 mm. Diagnóstico: fibroadenoma mamário.

crolobulares, contraste mais nítido com o parênquima adjacente, sombra acústica posterior, poucos ecos internos e heterogêneos, quase anecoica, diâmetro anteroposterior maior que o laterolateral, halo ecogênico anterior, espessamento dos ligamentos de Cooper e ausência de modificação da forma e dos ecos internos à compressão (Figura 30.23). Hasni *et al.*, em 2004, citados por Paz *et al.*,[5] concluíram que todos os tumores malignos eram incompressíveis ao ultrassom e que 87,5% tinham margens mal definidas e irregulares, ecogenicidade interna heterogênea e ecogenicidade posterior variável.[5]

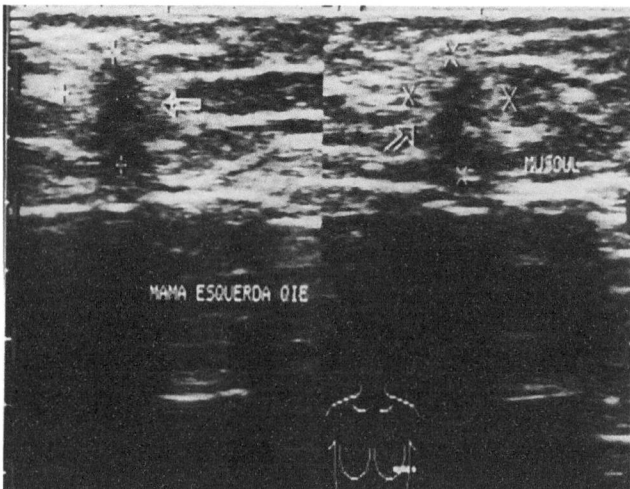

Figura 30.23 Ultrassonografia mamária mostrando imagem hipoecoica, heterogênea, com margens irregulares e parcialmente indefinidas, de 16 mm × 18 mm. Diagnóstico: carcinoma de ductos mamários infiltrante.

Apesar da importância, as várias características ultrassonográficas podem sobrepor-se, levando aos diagnósticos falso-positivos e falso-negativos. O espessamento do ligamento de Cooper, a heterogeneidade dos ecos internos e a presença de halo ecogênico anterior são mais observados nos tumores malignos maiores. Por outro lado, tumores benignos antigos (esclerosados e calcificados) podem apresentar contornos irregulares, ecos internos heterogêneos, halo ecogênico anterior e sombra acústica posterior.

O Colégio Americano de Radiologia incorporou os achados ultrassonográficos nas seis categorias do BI-RADS, na edição de 2003. O objetivo foi padronizar a linguagem do relatório desse método de imagem. Heinig *et al.*, citados por Paz *et al.*,[5] em 2008, demonstraram elevada acurácia do método de categorização do ultrassom com base no escore de malignidade proposto pelo sistema BI-RADS (1,2%, 17% e 94% para as categorias III, IV e V, respectivamente).[5]

O ultrassom de mama, embora seja um método sensível, específico, inócuo e de baixo custo, depende da capacitação do operador e da qualidade do aparelho. Além disso, é incapaz de detectar microcalcificações e tem baixa resolução em mamas lipossubstituídas.

Ressonância magnética

A ressonância magnética é método complementar não invasivo da propedêutica mamária. A técnica consiste na realização de uma série de imagens com alta resolução espacial e temporal, antes e depois da administração de contraste intravenoso – o gadolínio. O estudo das características morfológicas e cinéticas do realce proporcionado pelo contraste é o que possibilita a identificação de uma lesão benigna, provavelmente benigna ou suspeita de malignidade. A presença e as características desse realce em uma lesão mamária dependem da quantidade de vasos, da permeabilidade vascular e de alterações no interstício da lesão. Assim como nos outros métodos de imagem, essa técnica apresenta significativa sobreposição de características entre as lesões benignas e malignas. Esse método apresenta alta sensibilidade (94% a 100%), mas especificidade limitada (37% a 97%).[6]

As indicações desse exame são:

- Pesquisa de câncer oculto, com mamas normais ao exame físico, à mamografia e à ultrassonografia.
- Rastreamento em mulheres de alto risco para câncer da mama hereditário (história familiar e mutação no gene BRCA 1 e BRCA 2).
- Rastreamento em mulheres com mamas densas e portadoras de lesões mamárias de alto risco (hiperplasia atípica e neoplasia lobular *in situ*).
- Pesquisa da multicentricidade do câncer em mama densa.

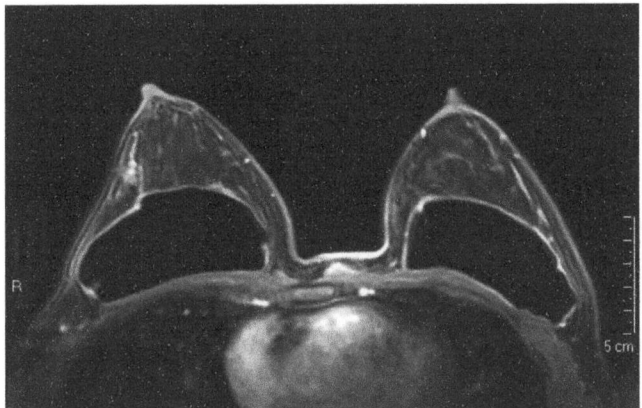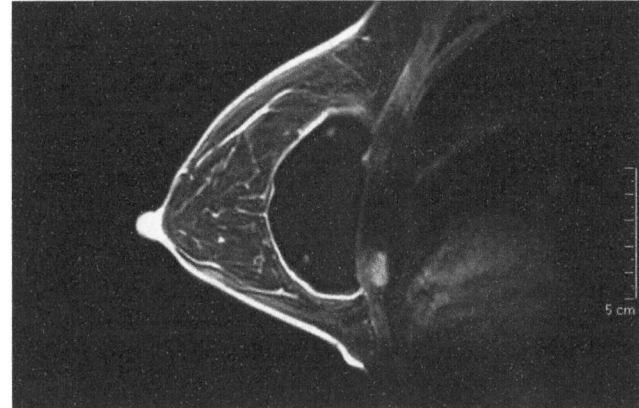

Figura 30.24 Ressonância magnética mamária mostrando mamas normais com próteses de silicone submamárias, em duas incidências.

- Estudo complementar de mamas com próteses mamárias (Figura 30.24).
- Avaliação da resposta tumoral à quimioterapia neoadjuvante, quando a mamografia e a ultrassonografia apresentarem limitações.

A ressonância magnética tem valor nas indicações anteriormente citadas, mas a sua importância ainda é controversa, mesmo em algumas dessas indicações. Esse exame apresenta limitações, como alto custo, baixo valor preditivo positivo e baixa especificidade, dificuldade para realização de biópsia ou marcação pré-cirúrgica, impressão desfavorável da paciente pela sensação de claustro e/ou pelo excesso de ruído e no estudo de focos de microcalcificações.

Conclusão

Após o exame clínico e o(s) exame(s) de imagem, deve-se confirmar a hipótese diagnóstica clínica ou elaborar outras hipóteses diagnósticas. No caso de suspeição de malignidade, deve-se proceder a uma biópsia, preferencialmente por agulha.

DIAGNÓSTICO CIRÚRGICO DAS DOENÇAS MAMÁRIAS: CONSIDERAÇÕES TÉCNICAS

Antissepsia da Pele

A paciente deve ser orientada a tomar banho na noite anterior e no pré-operatório imediato da intervenção cirúrgica.

Antes da cirurgia, lavar a região da mama e axila com PVP-I degermante (polivinilpirrolidona-iodo) por 3 min a 5 min e aplicar PVP-I a 10%, tintura ou álcool iodado a 2%. Nos casos de alergia a iodo, lavar a pele com sabão neutro, remover o excesso com solução salina a 0,9% e, em seguida, aplicar álcool a 70% por 5 min ou, quando disponível, usar solução degermante e alcoólica de clorexidina.

Anestesia Local

A anestesia é abordada no Capítulo 3. Aqui serão feitas algumas considerações mais específicas para a cirurgia mamária.

O anestésico local mais utilizado é a lidocaína, nas concentrações de 0,5% a 2%. Quanto maior o procedimento, menor a concentração do anestésico, para evitar excesso na dose total. A dose máxima de lidocaína deve ser de 10 mg/kg/peso. A adrenalina, como vasoconstritor, na concentração de 1:200.000, pode ser associada para prolongar o tempo de ação e retardar a absorção do anestésico ou para diminuir o sangramento. Quando se deseja bloqueio de duração mais prolongada, pode-se utilizar a bupivacaína (0,25% a 0,5%) na dose de até 2 mg/kg/peso (sem adrenalina) e 3 mg/kg/peso (com adrenalina). Deve-se sempre realizar a aspiração prévia da seringa para evitar a injeção intravascular do anestésico.

Uma boa entrevista pré-operatória, esclarecendo quanto ao ato anestésico e cirúrgico, pode diminuir consideravelmente a ansiedade dos pacientes. Os mais nervosos e apreensivos podem tomar, na noite anterior à cirurgia e até no dia desta, um derivado benzodiazepínico. Nas cirurgias mais prolongadas, é aconselhado jejum de 8 h. Quando necessário, o procedimento sob anestesia local exige a participação do anestesiologista, para administração de medicamentos sedativos e analgésicos, manuseio de vias aéreas e monitoração do paciente.

Técnicas de anestesia local

Botão anestésico. Consiste na realização de pequena infiltração intradérmica, com agulha fina e curta (13 × 4,5). Administra-se de 0,5 mL a 1 mL de anestésico. As indicações são: biópsia aspirativa com agulha fina e a primeira etapa das demais técnicas de anestesia local.

Infiltração local. Consiste na infiltração dos planos subcutâneos e profundos até a área subjacente à retirada da lesão. Utiliza-se agulha de dimensão maior em calibre e comprimento (25 × 7), em angulação oblíqua (45°) ao plano cutâneo. As indicações dessa técnica são: biópsia com agulha grossa, biópsia incisional, biópsia excisional de pequenas lesões cutâneas e subcutâneas e drenagem de abscessos e hematomas.

Bloqueio de campo. Consiste na infiltração local circunscrevendo a área da lesão a ser tratada. As indicações são: biópsia incisional, biópsia excisional de lesões cutâneas, subcutâneas e glandulares, exérese de polimastia e politelia, tratamento de mastite crônica, pequenos tumores glandulares e ginecomastias de pequeno e médio portes.

Bloqueio dos nervos intercostais. Consiste na infiltração dos espaços intercostais junto à borda inferior das costelas, ao nível da linha axilar média. Geralmente são bloqueados dois espaços acima e dois abaixo da área a ser operada. É indicado para obter anestesia de área maior na região mamária (ressecções mais extensas). Algumas vezes, é necessária a infiltração local complementar para obtenção de anestesia adequada, principalmente nas lesões centrais e mediais da mama.

Vias de Acesso

A via de acesso mamária deve satisfazer a certas exigências, como:

- Ser suficientemente ampla para exposição correta da área a ser tratada.
- Permitir dissecção e evitar lesão de certos elementos anatômicos: pedículos vasculares periglandulares, vasos recorrentes retroareolares e os ductos lactíferos.
- Fornecer bom resultado estético.
- Ser compatível com a incisão do tratamento cirúrgico definitivo.
- Ser o mais próximo possível da lesão, no caso de lesão suspeita de malignidade.

As vias de acesso mais conhecidas são: submamária, areolar, axilar, transversal e radiada (Figura 30.25). A síntese deve ser feita em dois planos: ao nível subcuticular e da pele. Não se recomenda fixar o tecido subcutâneo aos planos profundos, para evitar, assim, depressões e aderências.

Via submamária

Situa-se no sulco submamário. Certos autores, por quaestões estéticas, preferem situá-la alguns milímetros acima desse sulco. A incisão deve ser limitada ao sulco submamário, seguindo a ligeira curva da concavidade

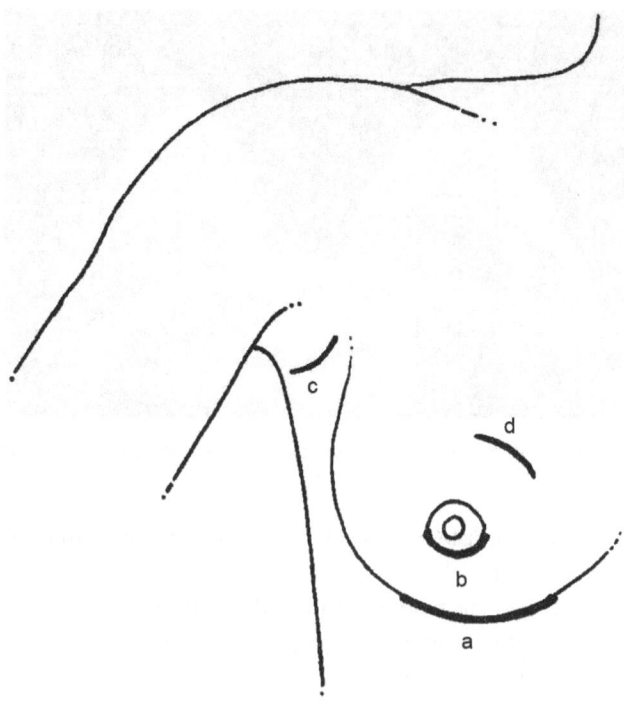

Figura 30.25 Vias de acesso da região mamária. (**a**) Via submamária; (**b**) via areolar; (**c**) via axilar; (**d**) via transversal.

superior deste. Caso haja necessidade de ampliá-la, deve-se fazê-lo na direção horizontal, lateral ou medialmente ao sulco, porque o resultado estético é melhor. A ampliação no sentido medial deve distar de 5 cm a 7 cm da linha medioesternal, para evitar o risco de hipertrofia cicatricial ou de queloide. É a via de acesso ideal para as lesões inferiores e da face posterior da glândula. A colocação do dreno, quando necessária, deve ser feita no ângulo lateral da cicatriz ou adjacente a esse.

Via areolar

Pode situar-se na linha de demarcação cutâneo-areolar (mais usada), ou paralela a esta na região areolar. Pode também ser como uma linha reta, horizontal ou vertical, paramamilar ou transmamilar. A incisão semicircular é mais ampla, limitada à metade da circunferência da aréola, e pode ser ampliada em direção radiada, inferior ou lateralmente (Figura 30.26). A via areolar é a preferida para abordar as lesões centrais da mama.

Via axilar

Estende-se da borda inferolateral do músculo peitoral maior em direção horizontal até a borda do músculo grande dorsal. Localiza-se 2 cm ou mais abaixo do ápice da axila. Permite o acesso ao prolongamento axilar e à região periférica do quadrante superolateral da glândula mamária.

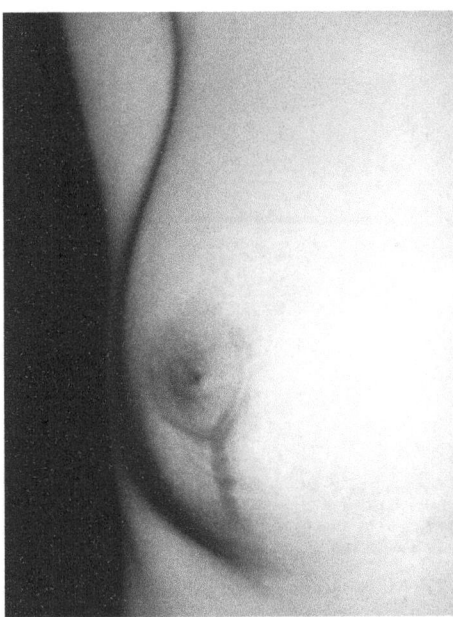

Figura 30.26 Incisão periareolar ampliada em direção radiada inferiormente.

Via transversal

Consiste na incisão transversal, seguindo as linhas de Langer ao nível da lesão a ser abordada. É utilizada quando a lesão não pode ser abordada adequadamente pelas vias anteriores. Normalmente é usada nas lesões periféricas superiores da mama e nas biópsias por suspeita de malignidade. Quando as incisões são feitas em ângulo reto com essas linhas de tensão da pele, as cicatrizes resultantes sofrem tensão e podem alargar ou hipertrofiar.

Via radiada

Consiste numa incisão radiada em direção perpendicular à linha areolar localizada sobre a lesão. De preferência deve ser evitada, devido ao mau resultado estético. Pode ser tolerada na região dos quadrantes inferiores da mama. De forma elíptica, a via radiada é usada para o tratamento do abscesso subareolar crônico.

DIAGNÓSTICO CIRÚRGICO DAS DOENÇAS MAMÁRIAS: BIÓPSIAS

As biópsias mamárias, o exame clínico e os exames de imagem constituem o tripé diagnóstico da mastologia. Nenhum dos métodos é exclusivo; todos contribuem para o diagnóstico da doença.

Os tipos de biópsias mamárias são:

• Com agulha fina;
• Com agulha grossa ou de fragmento;
• Incisional;
• Excisional.

Indicações Gerais

Cada procedimento tem suas indicações específicas, que serão abordadas adiante, mas existem algumas normas que devem ser levadas em consideração na dinâmica da propedêutica mamária. Antigamente, ouvia-se muito esta frase: "*Todo nódulo de mama deve ser retirado.*" Hoje, pode-se substituí-la, graças aos avanços dos métodos propedêuticos, pela seguinte frase: "*Todo nódulo de mama deve ser estudado.*" De modo geral, a biópsia é precedida pelo exame clínico e pelo(s) exame(s) de imagem, e sua indicação provém de um ou de ambos no processo diagnóstico.

As indicações provenientes do exame clínico são:

• Nódulo ou massa palpável.
• Espessamento ou irregularidade assimétricos, ambos com ou sem alterações de imagem.
• Lesão persistente da placa mamiloareolar.
• Derrame papilar com uma das seguintes características:
 – Uniductal, espontâneo e persistente.
 – Hemorrágico e persistente.
 – Rico em células epiteliais proliferativas.

As indicações provenientes dos exames de imagem são:

• Todas as alterações com correspondência clínica.
• Todas as alterações suspeitas ou altamente suspeitas de malignidade (BI-RADS 4 e 5), mesmo sem correspondência clínica.
• Todas as alterações provavelmente benignas (BI-RADS 3) > 2 cm ou evolutivas nos controles de imagem, mesmo sem correspondência clínica.

As alterações clínicas ou aquelas observadas nos exames de imagem, persistentes ou inexistentes nas avaliações prévias, também constituem indicações de biópsias, com exceção de lesões císticas simples.

No caso de múltiplas lesões sólidas, deve ser biopsiada a que deixa dúvida ou é suspeita de malignidade. Dentre as provavelmente benignas, deve ser biopsiada a maior lesão ou a significativamente distinta das outras.

Biópsia com Agulha Fina

A punção-biópsia ou punção aspirativa com agulha fina (PAAF) é o procedimento diagnóstico mamário invasivo mais simples e de extremo valor diagnóstico. Foi introduzida por Martin e Ellis, em 1934, inicialmente para nódulos palpáveis.[7] Mostrou ser um método eficaz e consolidou o seu uso, inclusive para lesões não palpáveis, a partir de 1970. Consiste na punção da lesão com uma agulha fina, de calibre 0,7 mm, adaptada à seringa. Esse procedimento fornece material para estudo citológico da lesão. É o melhor exame, junto ao ultrassom, para diagnosticar a natureza cística das lesões, tendo também valor terapêutico nas lesões císticas simples.

Esse exame tem dependência total do fator humano, tanto na coleta exata do material a ser estudado quanto no preparo deste, na sua análise citológica e na interpretação do resultado, o que dificulta a sua reprodutibilidade. Portanto, depende muito da experiência dos profissionais que realizam essas etapas. O valor e o resultado desse exame realizado num serviço não são necessariamente os mesmos em outro serviço. A requisição do exame citopatológico deve conter informações básicas, como sexo, idade, história clínica, exame físico, alterações dos exames de imagem e a hipótese diagnóstica, as quais auxiliam o citopatologista na análise do material. Além do estudo citológico normal, o material colhido pode ser usado para estudos citogenéticos e citoprognósticos.

Indicações

Quando o exame citológico for suficiente para o estudo de:

- Nódulo ou massa palpável.
- Espessamento/irregularidade assimétrica.
- Estudo de linfonodos axilares ou supraclaviculares.
- Imagens nodulares ou assimétricas suspeitas na mamografia ou ultrassom, que têm indicação de biópsia, com exame clínico normal.

Quando o exame clínico é normal, a PAAF deve ser realizada sob a orientação do exame que melhor evidenciou a alteração. As alterações de imagens sem efeito de massa (área somente com microcalcificações ou com distorção da arquitetura glandular) e lesões pequenas não palpáveis, de difícil acesso à agulha, principalmente em mamas volumosas, não constituem boa indicação para esse exame, devido à grande possibilidade de material não representativo. Outra limitação desse tipo de biópsia é no diagnóstico de linfoma e de doença linfoproliferativa.

Material

Os materiais utilizados na PAAF são: seringa de 10 ou 20 cc, agulha fina e curta (13 × 4,5 mm), agulha fina e longa (25 × 7 mm ou 30 × 7 mm), material de curativo, luvas, material de antissepsia, frasco porta-lâminas com álcool a 95%, lâminas de vidro para citologia e lidocaína (Figura 30.27). A pistola de apreensão de seringa e o autovácuo (mola de aço inoxidável) são dispositivos que podem ser usados para facilitar a manutenção do vácuo na seringa, com maior comodidade para o médico durante a aspiração.

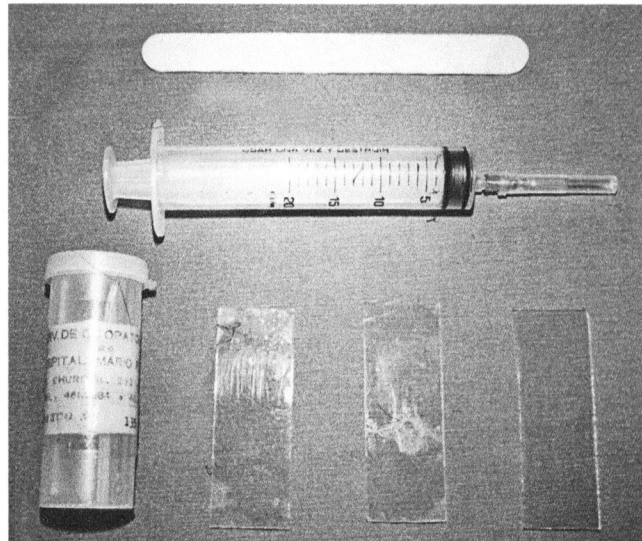

Figura 30.27 Material específico utilizado para punção aspirativa com agulha fina: frasco com álcool, lâminas, seringa com agulha 25 mm × 7 mm e espátula.

Técnica

- Antissepsia local da pele.
- Botão anestésico.
- Imobilizar a lesão entre o dedo indicador e o dedo médio de uma mão. Com a outra, introduzir a agulha conectada à seringa (Figura 30.28A). No caso de alteração não palpável, introduzir a agulha até o centro da lesão, orientada pelo exame de imagem.
- No interior da lesão, proceder à aspiração, fazendo movimentos curtos de vaivém em vários sentidos, associados a movimentos rotatórios (Figura 30.28B).
- Desfazer a pressão negativa e retirar o conjunto (agulha e seringa).
- Desconectar a agulha, introduzir um pouco de ar na seringa e reconectar a agulha.
- Comprimir o êmbolo lançando o conteúdo da agulha numa das extremidades da lâmina.
- Fazer um esfregaço com uma espátula ou com outra lâmina, com inclinação de 10°, lentamente e com pouca pressão.
- Imergir a lâmina rapidamente no frasco com álcool absoluto a 95% para fixação.
- Repetir a punção em outro ponto da lesão, até completar no mínimo três lâminas de material.
- Comprimir o local imediatamente após cada punção (a própria paciente pode fazê-lo).

No caso de lesões císticas, faz-se apenas uma punção. Após a saída completa do líquido, verifica-se se o nódulo desapareceu. Em caso de lesão sólida residual intracística, faz-se a punção conforme descrito anteriormente.

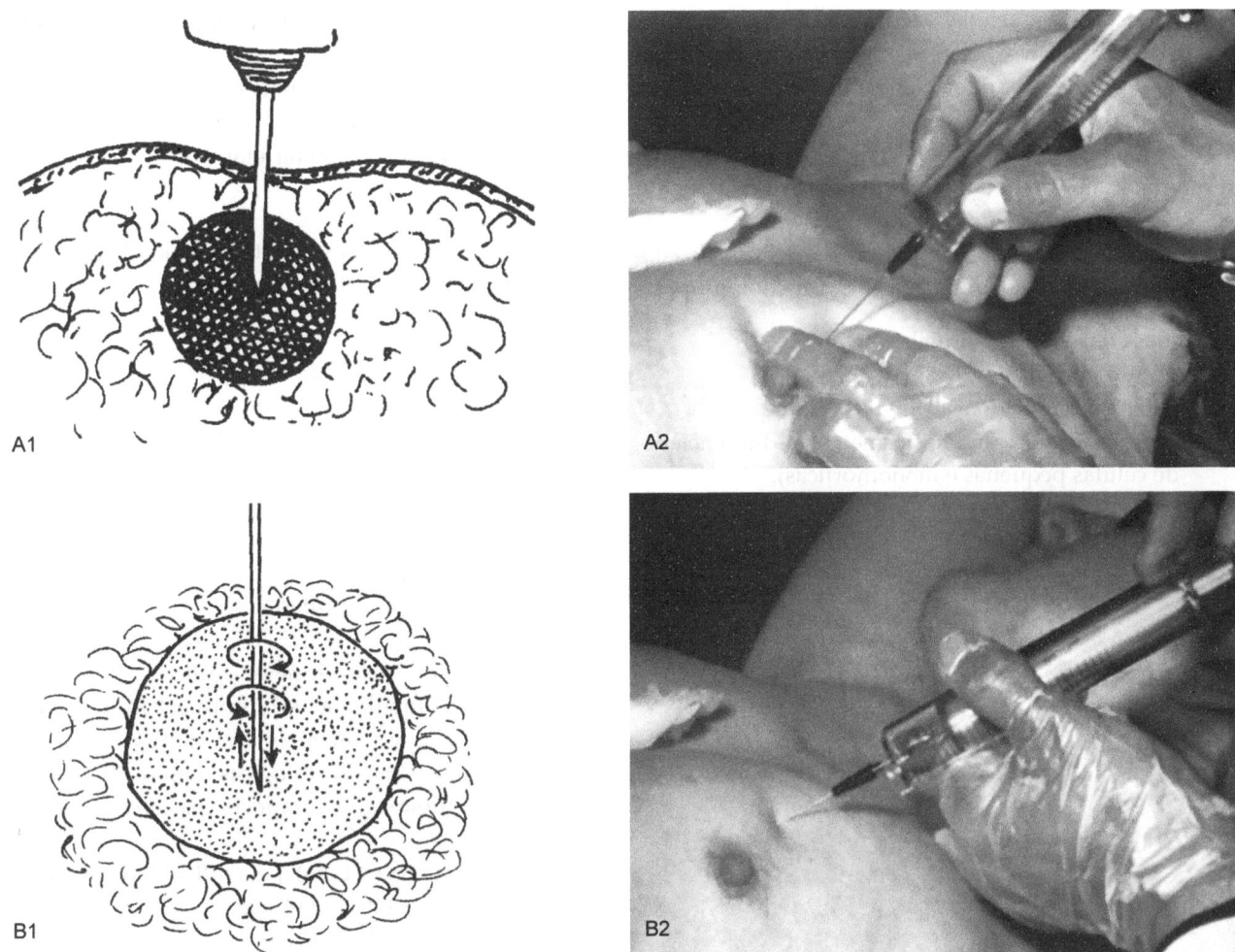

Figura 30.28 Técnica da PAAF. (**A**) Imobilização e punção da lesão; (**B**) aspiração da lesão.

O líquido cístico deve ser enviado para estudo citológico nas seguintes condições:

- Persistência de lesão residual após o esvaziamento completo do cisto.
- Alterações radiológicas adjacentes ou intracísticas (pneumocistografia).
- Lesão cística com irregularidade, espessamento de parede ou com componente sólido em seu interior ao ultrassom.
- Cisto recidivado após punções anteriores.
- Líquido hemorrágico, sero-hemorrágico ou necrótico.
- Lesão única e/ou volumosa.

O estudo citológico é dispensável nas lesões císticas múltiplas, naquelas com aspecto simples ao ultrassom e no líquido com aspecto de alteração funcional (amarelo, marrom, verde). Os carcinomas císticos são incomuns (0,01% a 0,1%).[8]

A coleta tecnicamente inadequada (má técnica) pode levar a:

- Material insuficiente.
- Material não representativo da lesão a ser estudada.
- Material hemorrágico (exceto quando o diagnóstico clínico for hematoma).
- Esfregaço espesso ou com material ressecado.

Se a hipótese diagnóstica for lesão de natureza fibroglandular, é imprescindível a presença de quantidade razoável de células epiteliais no material coletado. Caso contrário, o exame não tem valor.

Complicações

São raras e dependem da técnica correta e da espessura da agulha. A mais frequente é o hematoma, normalmente de volume pequeno. As outras complicações são: dor temporária, processo inflamatório de origem traumática ou infecciosa e pneumotórax.

Interpretação

O resultado do exame deve apresentar a descrição do material, levando em consideração o tipo, o arranjo e as características das células, seguido da conclusão. Cabe ao médico responsável pela paciente a interpretação conclusiva do exame, levando-se em consideração o exame clínico e os exames de imagens. O exame citológico, em caso de malignidade, apresenta limitação na distinção entre uma lesão *in situ* e uma lesão invasiva e na definição do tipo histológico do tumor.

Didaticamente, pode-se correlacionar o resultado citológico com as possibilidades diagnósticas em dois grupos:

1. Células com aspecto normal ou benigno:
   - Tecido normal.
   - Alterações funcionais benignas (Figura 30.29).
   - Câncer (tumor glanduliforme, bem-diferenciado, de células pequenas e monomórficas).

2. Células com aspecto atípico ou maligno:
   - Câncer (Figura 30.30).

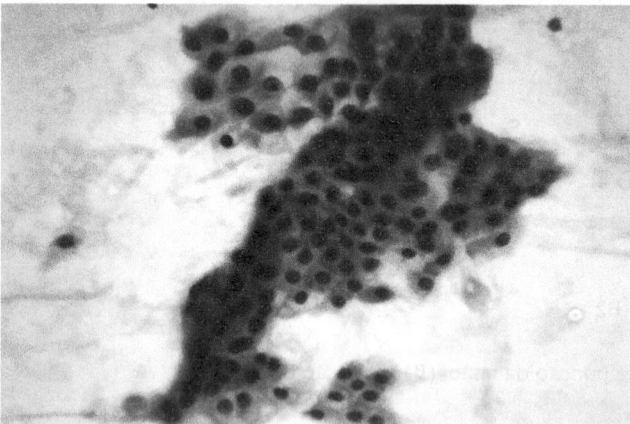

Figura 30.29 Citologia mamária mostrando células epiteliais com aspecto citomorfológico benigno, em processo de metaplasia apócrina. Diagnóstico: alterações funcionais benignas. (Cortesia do Dr. Antônio Francisco de Souza.)

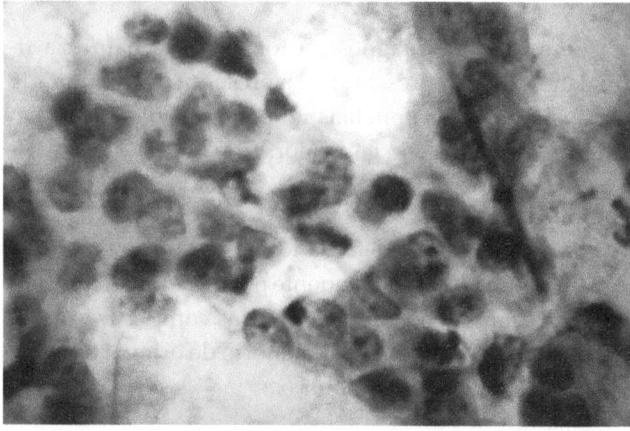

Figura 30.30 Citologia mamária mostrando células epiteliais com aspecto citomorfológico atípico. Diagnóstico: carcinoma de ductos mamários. (Cortesia do Dr. Antônio Francisco de Souza.)

- Alterações funcionais benignas com hiperplasia epitelial atípica.
- Gravidez (estímulo hormonal).
- Processo inflamatório.
- Material ressecado (artefato).

Valor do Exame

Um resultado da estatística mundial nos revela os seguintes valores médios:

- Diagnóstico correto = 90% a 95%
- Falso-negativo = 4% a 9%
- Falso-positivo = 0% a 3%
- Material insuficiente = 0% a 6%

Os *erros* podem ter origem em:
- Coleta da amostra.
- Estudo citológico.
- Interpretação do resultado.

Podem ser causas de *falso-negativo*:
- Carcinoma lobular, glanduliforme, bem-diferenciado, cujas células assemelham-se às normais, desprovidas de anomalias morfocitológicas (Figura 30.31).
- Lesão complexa ou composta, parte benigna e parte maligna.
- Lesão pequena (< 1 cm), pela dificuldade de obter material representativo da lesão.
- Lesão ulcerada, hemorrágica e necrótica.
- Material insuficiente ou não representativo.

Podem ser causas de material insuficiente ou não representativo:
- Técnica inadequada de coleta do material.

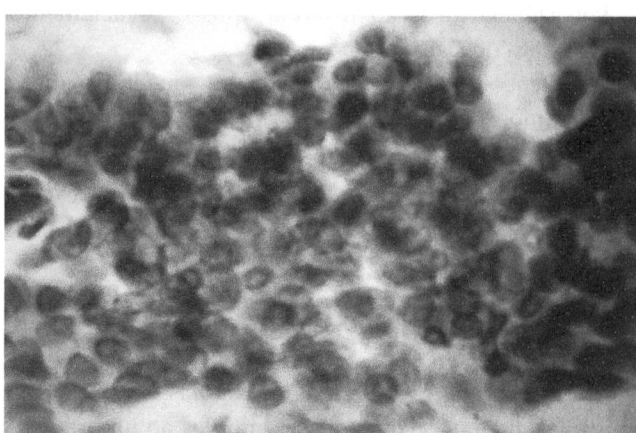

Figura 30.31 Citologia mamária mostrando células epiteliais com aspecto citomorfológico interpretado como benigno. Diagnóstico: carcinoma mamário tipo adenoide cístico (falso-negativo do exame citológico). (Cortesia do Dr. Antônio Francisco de Souza.)

- Nódulo móvel.
- Lesão pequena (menor que 1 cm).
- Lesão difusa, sem massa localizada.
- Lesão profunda, próxima da parede torácica.
- Processo inflamatório reacional perilesional.

Podem ser causas de *falso-positivo*:
- Alterações funcionais benignas com hiperplasia epitelial atípica.
- Processo inflamatório crônico.
- Gravidez e lactação.
- Necrose adiposa.
- Artefatos.
- Alterações causadas por quimioterapia e radioterapia.

O exame citológico por meio da PAAF em mãos e olhos experientes constitui procedimento ambulatorial preciso, simples, rápido e de baixo custo. É um elemento de informação suplementar, aproximação ou confirmação diagnóstica. O diagnóstico citológico de malignidade deve ter a concordância da clínica e do(s) exame(s) de imagem, para afastar o falso-positivo. O diagnóstico citológico de benignidade não pode ser considerado como definitivo; deve-se ter a confirmação do exame histológico ou a concordância do diagnóstico clínico com período de observação mínimo de 2 anos.

O diagnóstico citológico, por meio da PAAF, em concordância com o diagnóstico clínico, radiológico e/ou ultrassonográfico, proporciona exatidão diagnóstica em torno de 98%.

Biópsia com Agulha Grossa ou de Fragmento

Iniciada na década de 1980, consiste na obtenção, por meio de uma agulha grossa, de fragmentos cilíndricos da lesão para exame histológico. A biópsia de fragmento é importante opção para abordagem diagnóstica das lesões palpáveis e não palpáveis da mama. Trata-se de procedimento seguro, de fácil execução, com relação custo-benefício efetiva e acurácia que chega a 98%.[7] As falhas desse procedimento são inerentes à coleta do material, que pode apresentar artefatos, ser insuficiente ou não representativo da alteração, principalmente nas lesões heterogêneas e pequenas (< 1 cm).

O exame é orientado pela alteração clínica. Quando o exame clínico é normal, a orientação é feita pelo exame de imagem que melhor evidenciou a alteração (Figura 30.32). Quando esta é bem identificada pela mamografia e pelo ultrassom, deve-se preferir este último, devido ao menor custo, não exposição à radiação, simplicidade operacional, maior rapidez e por ser mais confortável para a paciente (Figura 30.33).

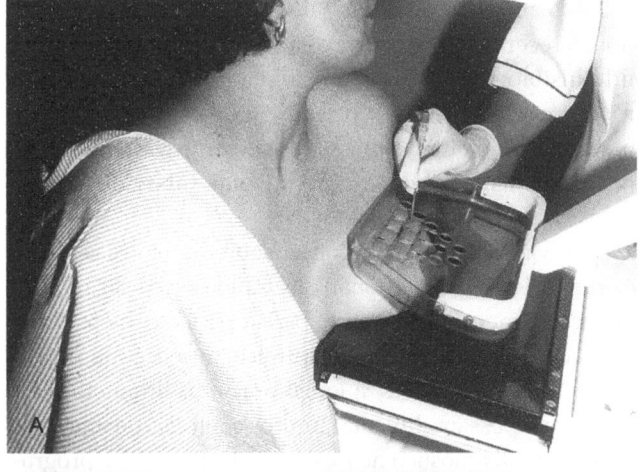
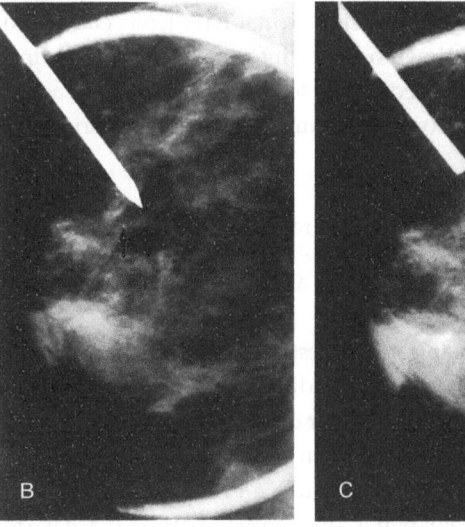

Figura 30.32 Biópsia de fragmento orientada pela mamografia, pela técnica da janela fenestrada, de lesão com microcalcificações agrupadas na região superior da mama. (**A**) Posicionamento da paciente no mamógrafo e introdução do trocarte em direção à lesão; (**B**) controle radiológico da localização do trocarte; (**C**) retirado o mandril do trocarte para introdução da agulha de biópsia. (Cortesia dos Drs. Firmino Rêgo e Vicente M. Rêgo.)

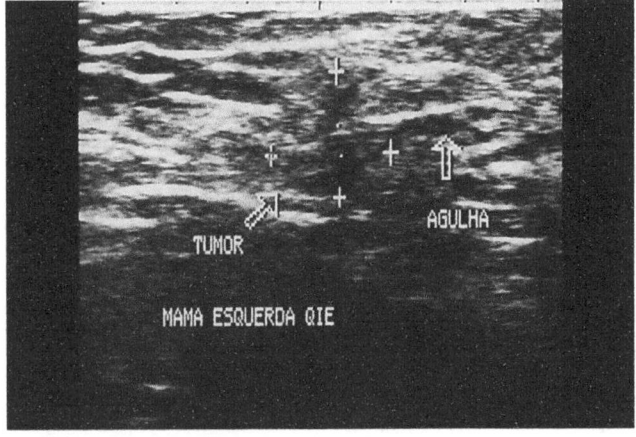

Figura 30.33 Biópsia de fragmento, orientada pelo ultrassom, de lesão suspeita de malignidade.

As vantagens da biópsia de fragmento sobre a PAAF são: oferecer maior acurácia diagnóstica, possibilitar o estudo histológico da doença maligna (*in situ* ou invasiva, tipo e grau histológico), permitir biopsiar alterações de imagens sem efeito de massa (área de microcalcificações ou área de distorção da arquitetura glandular), desde que sejam superiores a 1 cm.

As vantagens dessa biópsia sobre as biópsias a céu aberto (incisional e excisional) são: rápida execução, melhor aceitação e menor desconforto para a paciente, menor custo financeiro, menor trauma cirúrgico, ausência de sequelas estéticas e distorções, a longo prazo, na arquitetura da mama, que possam dificultar futuros controles de imagens. No caso do diagnóstico de malignidade, favorece a programação pré-cirúrgica, permite orientar a paciente, elaborar o termo de consentimento livre e informado mais bem direcionado para o procedimento terapêutico a ser realizado e elimina o tempo e o custo de um exame peroperatório.

Indicações

São indicações gerais para esse procedimento:

- Todas as indicações para a PAAF (quando se quer o exame histológico).
- Coleta de material para estudo imuno-histoquímico: fatores prognósticos e preditivos e dosagem de receptores hormonais no câncer de mama.
- Nas alterações de imagem sem efeito de massa, > 1 cm, em que não está indicada a PAAF: área de microcalcificações suspeitas ou incaracterísticas e áreas de distorção da arquitetura glandular.
- Nos casos de falha ou discordância entre o exame citológico e a suspeita clínica.
- Nos casos de diagnóstico citológico de benignidade, nos quais a conduta será conservadora, para aumentar a segurança diagnóstica.

Material

Existem vários tipos de agulha. As mais tradicionais incluem a de Silverman e as agulhas *tru-cut*, que podem ser manipuladas manualmente, por meio de aparelhos próprios tipo *pistolas* para disparos automáticos ou de forma vácuo-assistida (mamotomia).

A pistola automática contém uma mola propulsora onde se fixa uma agulha grossa de 12 a 18 Gauge (G), cuja extremidade possui um rebaixamento de 1,2 cm ou 2,2 cm. Esta é revestida por outra agulha. Ao disparar o sistema, as agulhas projetam-se para a frente em grande velocidade, cortando e alojando o fragmento de tecido naquele rebaixamento (Figura 30.34).

A biópsia de fragmento vácuo-assistida consiste em utilizar agulha mais calibrosa de 11G até 8G, com abertura

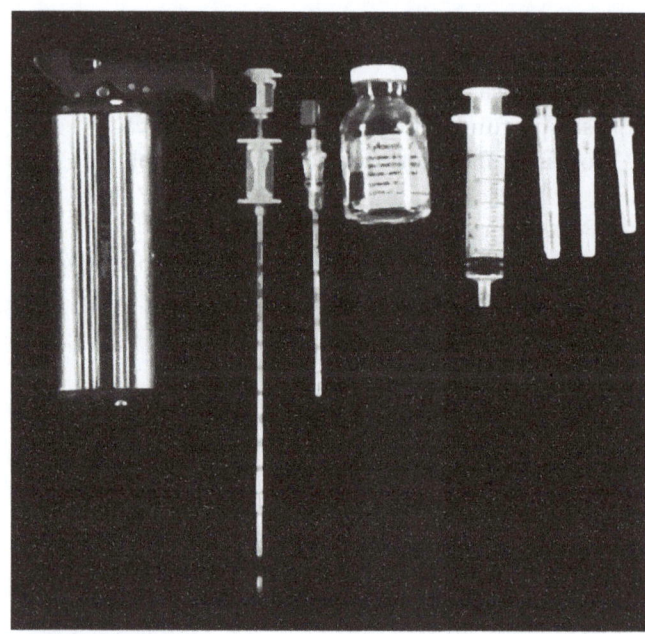

Figura 30.34 Material utilizado para realização da biópsia com agulha grossa: pistola para disparos automáticos, agulha *tru-cut*, trocarte e material para anestesia local.

na sua extremidade. É adaptada a sistema de vácuo, que aspira o tecido para o interior da agulha, através de um bisturi circular que gira em alta rotação, cortando a lesão. Esse fragmento é "atraído", por meio da formação do vácuo, para fora da mama, em uma câmara coletora. Ao girar a agulha, novos fragmentos são colhidos, quantos forem necessários para um diagnóstico seguro (Figura 30.35).

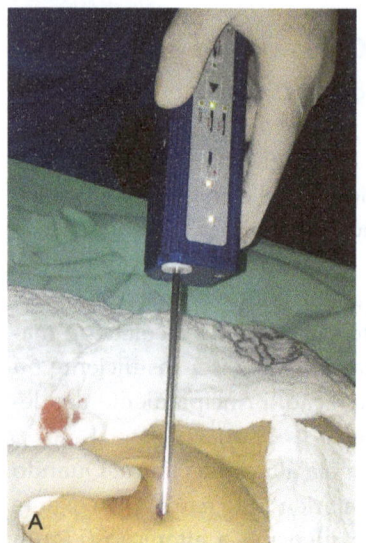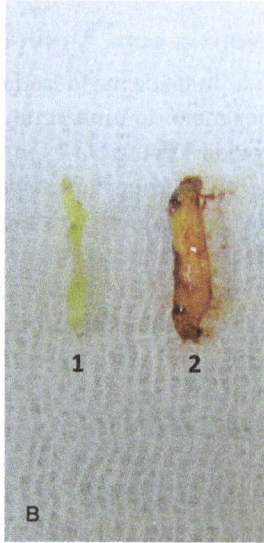

Figura 30.35 (**A**) Biópsia de fragmento de forma vácuo-assistida de nódulo palpável na região central da mama; (**B**) comparação entre os fragmentos obtidos pelas biópsias, por meio de pistola automática (**1**) e de forma vácuo-assistida (**2**). (Cortesia do Dr. Henrique Lima Couto.)

Os demais materiais são os mesmos utilizados na PAAF.

Técnica

- Antissepsia da pele.
- Anestesia por infiltração local.
- Pequena incisão da pele para facilitar a penetração da agulha (opcional).
- Punção da lesão, posicionando nela a agulha (ver Figura 30.35A).
- Coleta do material através da lesão, manipulando corretamente a agulha, em várias direções (pelo menos cinco amostras).[7]
- Nos casos de microcalcificações, fazer a radiografia dos fragmentos para confirmar a presença destas e orientar o exame histológico.
- Colocação do material num frasco com formol.
- Compressão da área após o procedimento.

Alguns autores utilizam um trocarte que serve de guia para a agulha de biópsia, evitando assim a perda do posicionamento correto durante as sucessivas retiradas da agulha (ver Figura 30.32).

Complicações

São as mesmas descritas na PAAF, com possibilidade um pouco maior devido ao calibre da agulha. As complicações desse procedimento diagnóstico são infrequentes, representando cerca de 0,2% dos casos. As lactantes podem ter como complicação a fístula láctea, contudo sua ocorrência é rara.[9] Em áreas de difícil acesso, tais como a região axilar e junto à parede torácica, o risco é maior.

Interpretação

Os dados descritos na literatura, em relação ao achado de malignidade da biópsia de fragmento, mostram que a sensibilidade varia entre 95,4% e 100%; especificidade, entre 92,7% e 97%; valor preditivo positivo, entre 84,2% e 95,5%; valor preditivo negativo, entre 98% e 100%.[7]

A limitação do exame fica por conta do material insuficiente ou não representativo da lesão, nas lesões pequenas (< 1 cm), nas lesões de difícil acesso, tais como nas lesões superficiais, profundas junto à parede torácica, na região axilar e nas localizadas próximo a próteses. Outras vezes, alterações tênues, como microcalcificações, distorção fibroglandular ou densidades assimétricas, dificultam esse exame. Os resultados falsos-negativos podem ocorrer quando as biópsias são realizadas por profissionais pouco experientes e nas situações em que esse método apresenta as limitações descritas anteriormente. Os resultados falsos-positivos são achados raros nos relatos de biópsia de fragmento.

No caso de discordância com o diagnóstico clínico, ou no caso de diagnóstico histopatológico de lesões proliferativas atípicas, deve-se indicar nova coleta de amostras pela repetição do método ou pela ressecção cirúrgica da lesão. Além dos resultados falso-negativos, existem os diagnósticos subestimados: tumor filoide, lesão papilífera, hiperplasia atípica que resulta em carcinoma *in situ*, ou mesmo um carcinoma *in situ* que, após a cirurgia, demonstra ser invasivo. As taxas de lesões subestimadas pela biópsia de fragmento para lesões com atipias celulares variam de 31% a 88%. Com relação às hiperplasias ductais atípicas, em aproximadamente 50% dos casos encontram-se carcinoma *in situ* ou invasivos. Nos carcinomas ductais *in situ*, o componente invasivo está presente em 9% a 36%. Quando o achado foi de lesão papilífera atípica ou papilomatose, após a biópsia excisional verificou-se haver malignidade em até 37% dos casos.[9]

Quando o diagnóstico é de benignidade concordante com a clínica, cabem duas opções de conduta. A primeira seria o controle clínico em 6 meses e até completar 2 anos para observar o comportamento da lesão. A segunda seria a exérese da lesão, principalmente em caso de alterações individualizadas acima de 2,5 cm a 3 cm, lesões evolutivas e paciente acima de 30 anos. A vontade da paciente deve ser levada em consideração após explicação sobre a certeza do diagnóstico.

A biópsia vácuo-assistida é mais onerosa e mais traumática em relação às demais biópsias de fragmento. Mas, por outro lado, por meio dela se obtêm fragmentos maiores, mais íntegros e de melhor qualidade, o que resulta em aumento da acurácia (Figura 30.35B). Ela deve ser reservada para pequenas alterações (em torno de 1 cm), nas quais as demais biópsias com agulha grossa apresentam limitações. Dependendo do tamanho da lesão, ela pode ser totalmente retirada pelo método.

Biópsia Incisional

É procedimento cirúrgico a céu aberto, sob anestesia local, que consiste na retirada parcial da lesão mamária para exame anatomopatológico.

Indicação

Quando as biópsias com agulha não foram conclusivas nas lesões grandes (> 5 cm), difusas, infiltrativas ou indefinidas e nas lesões com suspeita de malignidade, > 3 cm.

Técnica

- Antissepsia da pele.
- Anestesia por infiltração local ou bloqueio de campo.
- Incisão da pele: diante da suspeita clínica de malignidade, a incisão deve ser o mais próximo possível da lesão. Quando existe suspeita de infiltração cutânea,

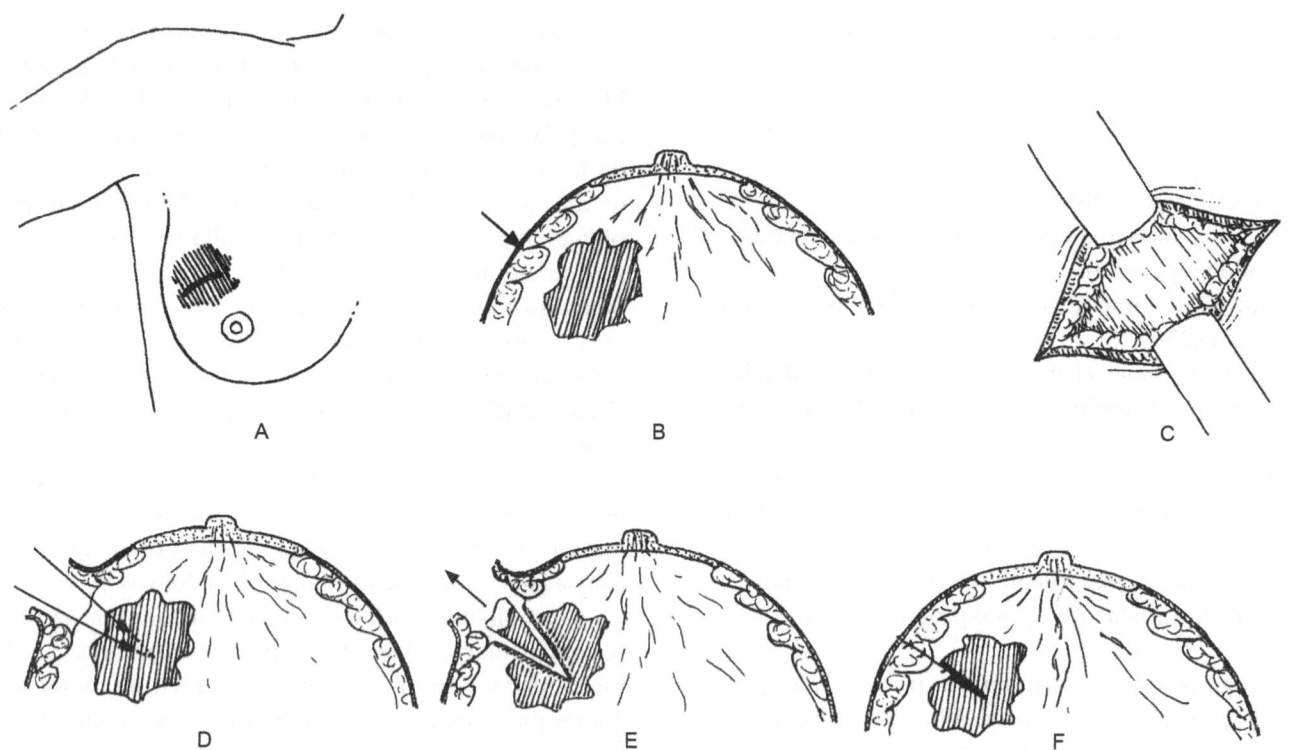

Figura 30.36 Representação esquemática da técnica da biópsia incisional.

retira-se um fragmento de pele e do subcutâneo suprajacente à lesão.

- Abertura da camada superficial da tela subcutânea até o plano glandular; dependendo da localização da lesão, esse plano é incisado radialmente até encontrá-la.
- Quando a incisão da pele é distante da lesão, eleva-se, com o auxílio de ganchos de pele, a borda da incisão do lado da lesão e disseca-se um retalho cutâneo adiposo rente ao plano glandular até a lesão, expondo a área a ser ressecada.
- Retirar um fragmento da lesão não inferior a 1 cm de comprimento e 0,5 cm de largura.
- Hemostasia e fechamento do subcutâneo e da pele (Figura 30.36).

Complicações

São raras, podendo ocorrer hematoma, seroma, infecção, deiscência da cicatriz cirúrgica e deformidade estética da mama.

Interpretação

A falha desse exame está relacionada com a coleta do material, quando este não é representativo da lesão principal. Deve-se averiguar se o tecido em estudo encontra-se no material retirado e se o diagnóstico histológico é compatível com o diagnóstico clínico. Não são infrequentes resultados de exames anatomopatológicos apenas com alterações inflamatórias que ocorrem ao redor da lesão. Sendo tecnicamente benfeita, a eficiência dessa biópsia é excelente, com nível de sensibilidade entre 90% e 100%.

Biópsia Excisional

É procedimento cirúrgico a céu aberto, realizado sob anestesia local ou locorregional, que consiste na retirada total da lesão mamária para exame anatomopatológico. Esse procedimento diagnóstico é também terapêutico para os tumores benignos, para as formas localizadas das alterações funcionais benignas da mama e para os tumores malignos únicos ressecados com margens cirúrgicas livres.

Indicações

Quando as biópsias com agulha não foram conclusivas nas lesões ou tumores pequenos (até 5 cm), localizados, bem individualizados, provavelmente benignos, e nas lesões suspeitas de malignidade até 3 cm. Outras indicações para esse tipo de biópsia são: lesão sólida intracística (cisto complexo) e lesão intraductal.

Marcações pré-cirúrgicas de lesão não palpável

A lesão mamária não palpável necessita ser localizada, previamente à cirurgia, pelo método de imagem que a detectou. Essa localização assegura a retirada cirúrgica da lesão e menor ressecção de tecido circunjacente. A marcação pré-cirúrgica pode ser realizada

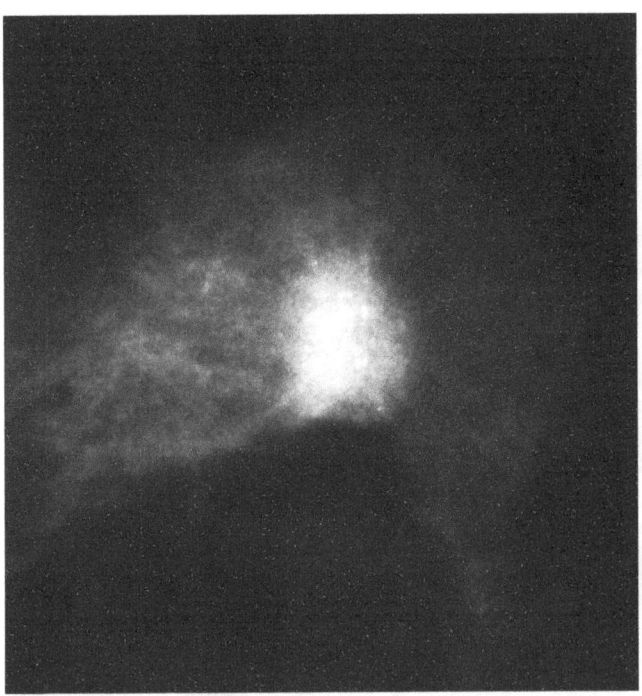

Figura 30.37 Biópsia excisional. Mamografia de peça cirúrgica confirmando a retirada total de uma opacidade nodular, irregular, de 7 mm. Diagnóstico: carcinoma de ductos mamários infiltrante.

pelo método do agulhamento ou pelo método radioguiado. A mamografia da peça cirúrgica deve ser feita no peroperatório para confirmação da retirada da lesão (Figura 30.37).

Agulhamento. Esse método, desenvolvido por Kopans em 1980, é o mais utilizado na localização de lesão não palpável da mama. Consiste na inserção, na mama, de agulha provida de fio interno (em forma de gancho), para a marcação prévia de lesão pequena e não palpável a ser biopsiada. Esse procedimento é realizado pelo radiologista, sob a orientação da mamografia ou do ultrassom, no pré-operatório (Figura 30.38). É um método simples e de baixo custo. As principais complicações desse método são secção ou migração do fio durante o ato cirúrgico.

***Roll* (Radioguided occult lesion localization).** A cirurgia radioguiada é um método alternativo ao agulhamento, para orientação e localização de lesão mamária não palpável. Esse procedimento consiste na injeção de Tc^{99m} ligado a partículas coloidais, diretamente na área a ser retirada, por meio de orientação mamográfica ou ultrassonográfica. A biópsia cirúrgica é monitorada por um detector portátil de radiação, o gama probe, que detecta e localiza a irradiação, possibilitando a exérese local (Figura 30.39). Esse método apresenta vantagens quando

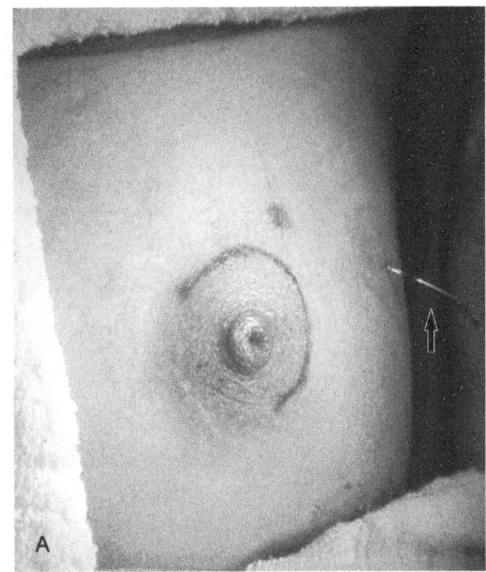

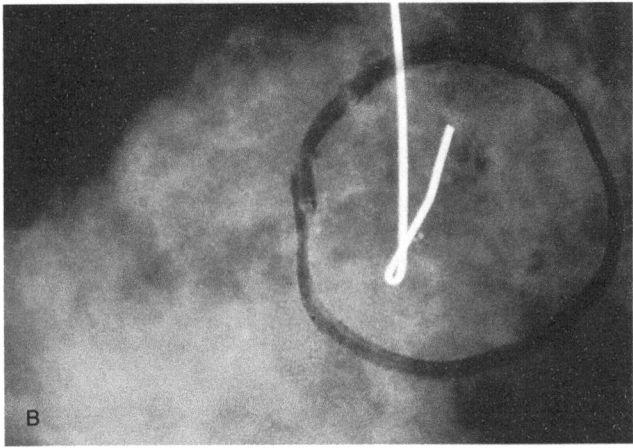

Figura 30.38 Agulhamento pré-operatório orientado pela mamografia. (**A**) Exteriorização do fio; (**B**) mamografia mostrando área de microcalcificações, marcada com fio em forma de gancho.

comparado ao agulhamento, como a retirada de menor volume tecidual e melhor centralização da lesão na peça cirúrgica. Além disso, elimina o risco de secção ou migração do fio utilizado no outro método. As desvantagens são: maior custo e a necessidade de um serviço de medicina nuclear.

Técnica
- Antissepsia da pele e colocação dos campos cirúrgicos.
- Anestesia local por bloqueio de campo ou dos nervos intercostais.
- Incisão cutânea o mais estética possível.
- Incisão da camada superficial da tela subcutânea até o plano fibroglandular.
- Liberação do retalho cutâneo-adiposo rente à superfície fibroglandular sobre a área que deverá ser ressecada.

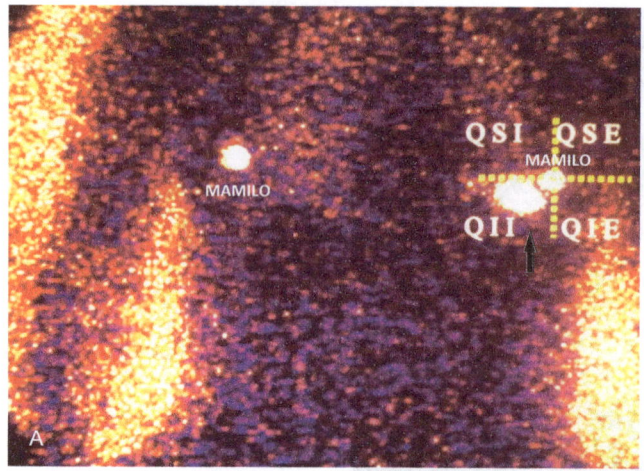

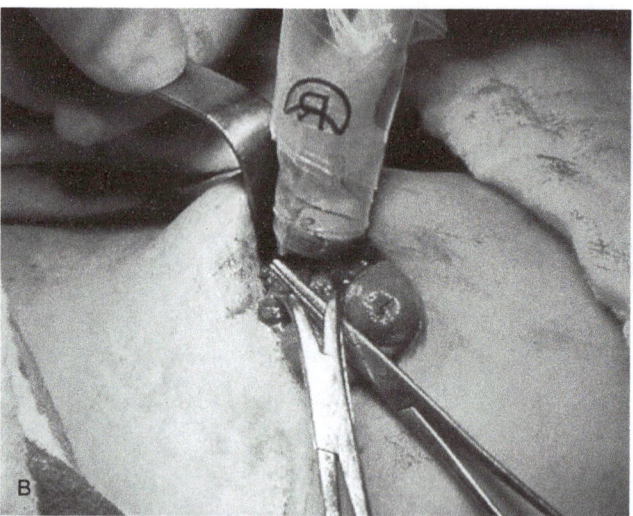

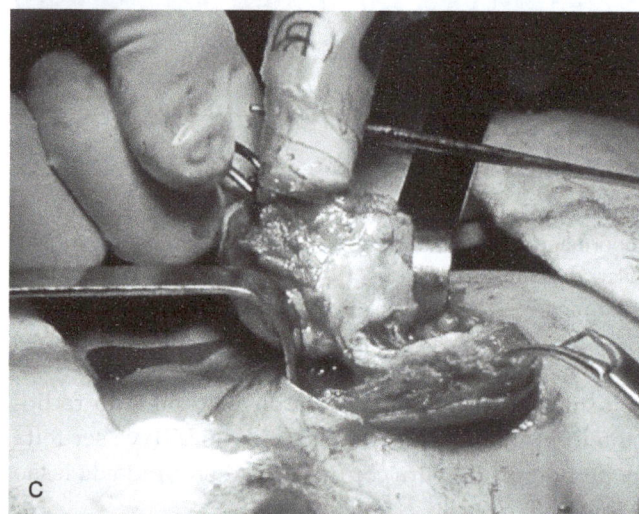

Figura 30.39 Cirurgia radioguiada. (**A**) Cintilografia mamária mostrando o local da injeção do Tc^{99m} no quadrante inferomedial da mama esquerda; (**B** e **C**) monitoração, com gama probe, da área a ser retirada.

- Transfixação e tração da lesão ou da área previamente localizada.
- Ressecção em cunha, em direção radiada, envolvendo a lesão ou a área demarcada com margem de tecido fibroglandular e/ou adiposo normal circunjacente (margem de segurança). O lipoma, o fibrolipoma e o hamartoma podem ser enucleados.
- Exploração da cavidade da ressecção à procura de lesões periféricas ao tumor principal.
- Revisão minuciosa da hemostasia.
- Colocação, se necessário, de dreno tubular para aspiração contínua. No caso de suspeita de malignidade, o local de exteriorização do dreno deve ser próximo à lesão, junto à cicatriz.
- Fechamento do revestimento cutâneo-adiposo em dois planos. No caso da incisão periareolar, o músculo areolar deve ser incluído no primeiro plano (Figura 30.40).

O tempo de drenagem depende do débito e é em média de 48 h. Todo material sempre deve ser enviado para exame anatomopatológico. Os pontos são retirados após 7 a 10 dias, dependendo da sutura.

Complicações

As complicações são as mesmas descritas para a biópsia incisional.

Interpretação

É o procedimento mais seguro em termos de diagnóstico, pois toda a lesão é retirada e pode ser estudada. É o método considerado padrão para investigação de lesões mamárias. Mesmo com a marcação pré-cirúrgica, essa técnica acompanha-se de falha na remoção da lesão não palpável em 2% a 22% dos casos.[9] Havendo alguma divergência, deve-se discutir com o patologista se as alterações que motivaram a biópsia foram encontradas no exame anatomopatológico.

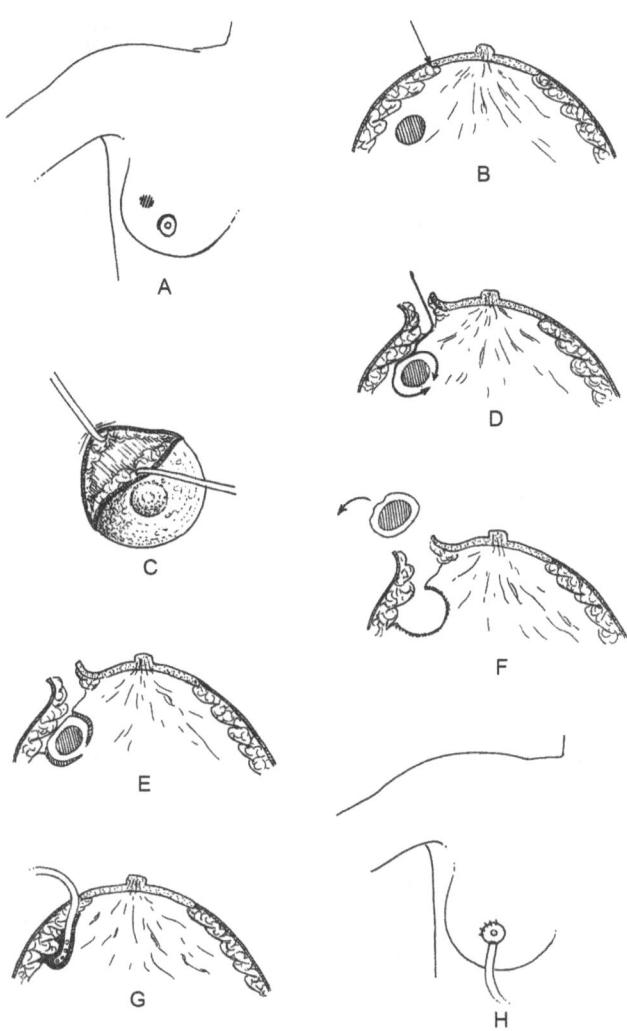

Figura 30.40 Representação esquemática da técnica da biópsia excisional.

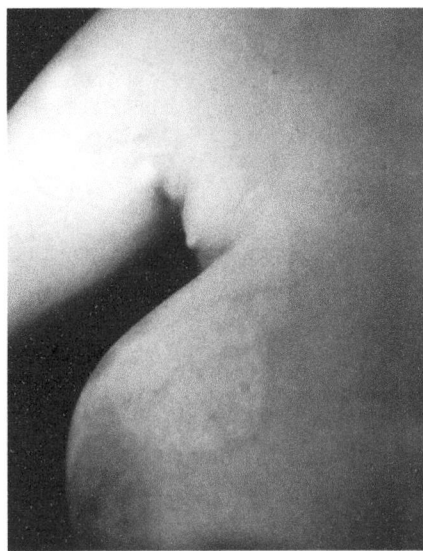

Figura 30.41 Polimastia na região axilar.

TRATAMENTO CIRÚRGICO AMBULATORIAL

A seguir, serão enumeradas as alterações de desenvolvimento e as afecções mamárias benignas mais comuns, passíveis de tratamento cirúrgico ambulatorial. O tratamento cirúrgico das doenças malignas, com raras exceções, não é realizado em nível ambulatorial. Todo material retirado dos procedimentos cirúrgicos deve ser sempre enviado para exame anatomopatológico.

Polimastia

É a presença de uma ou mais mamas acessórias ou extranumerárias numa das localizações ao longo da linha mamária primitiva. Essa linha se estende da porção proximal do braço até o terço superior da coxa. As localizações mais comuns incluem as regiões axilar e inframamária (Figura 30.41). Sua incidência varia de acordo com o fator racial. Na raça branca, é de 1% a 2%.[1] A mama acessória pode ser completa, inclusive com mamilo (mais raro), ou incom-

pleta. Ela pode existir em homens, apesar de ser mais rara do que em mulheres. Responde às variações hormonais fisiológicas e está sujeita a todas as doenças que ocorrem nas mamas normais. A mama acessória pode inflamar no ciclo gravídico puerperal e ser sede de carcinoma mamário, sem ser especialmente predisposta a carcinogênese. O câncer de mama extranumerária é doença muito rara.

O diagnóstico de polimastia é clínico, feito pela história pregressa de intumescência nos períodos pré-menstruais, gravídicos ou na lactação, e pelo exame físico. Quando não existe o mamilo, o diagnóstico diferencial é feito com o lipoma, fibrolipoma ou outras neoplasias benignas, e com uma prega cutâneo-adiposa na região axilar (em pacientes obesas). A mamografia confirma o diagnóstico nesses casos.

Tratamento

Existem duas indicações terapêuticas:

* Estética;
* Sintomática (dor, secreção e congestão).

O tratamento cirúrgico estético deve ser por opção da paciente, após ser orientada quanto à natureza da anomalia. O tratamento da polimastia sintomática deve ser clínico quando associada ao ciclo menstrual. O tratamento cirúrgico deve ser a segunda opção, exceto quando os sintomas foram associados a gravidez pregressa e existe possibilidade de futuras gestações.

Técnica

* Antissepsia da pele.
* Anestesia por bloqueio de campo ou bloqueio dos nervos intercostais.

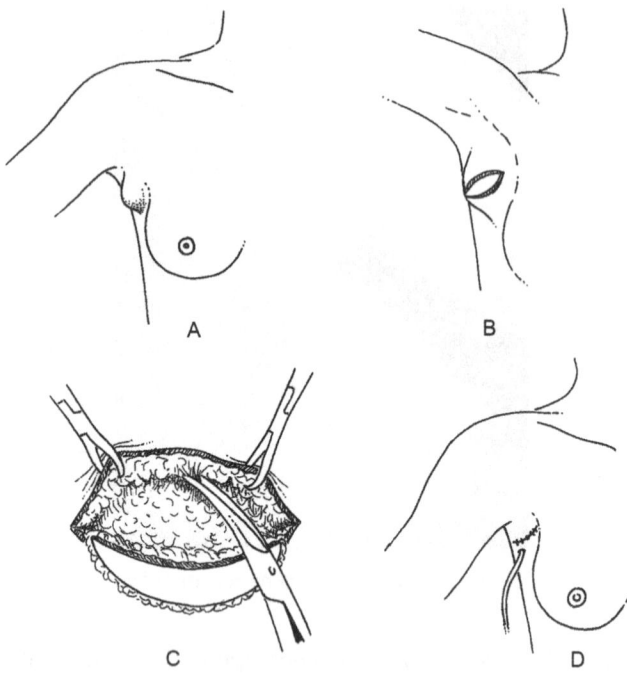

Figura 30.42 Representação esquemática da técnica do tratamento cirúrgico da polimastia axilar.

- Incisão transversal sobre a anomalia, seguindo as linhas de Langer, o que normalmente coincide com a prega cutânea. Quando esta existe ou quando existe o mamilo, ressecar o segmento elíptico da pele sobre a mama.
- Após a incisão da pele e do subcutâneo, identifica-se o tecido fibroglandular (branco, lobulado e firme), que deve ser dissecado junto com o tecido adiposo intramamário, circundando-o.
- O tecido adiposo circunjacente à glândula pode ser retirado de acordo com o seu excesso, dentro de um contexto estético, evitando depressões desnecessárias.
- Após a retirada de todo o tecido fibroglandular e adiposo em bloco, faz-se a revisão da hemostasia e coloca-se, se necessário, dreno tubular para aspiração contínua.
- Fechamento do revestimento cutâneo-adiposo em dois planos (Figura 30.42).

Politelia

Trata-se de placa mamiloareolar rudimentar, em média de 0,5 cm, extranumerária, que pode ser encontrada ao longo da linha mamária primitiva. É mais comum no tórax, principalmente abaixo do sulco inframamário (Figura 30.43). É a estrutura acessória mais frequente. Uma maior pigmentação pode ocorrer durante a gravidez. A politelia é assintomática e não tem risco aumentado de transformação neoplásica. Juntamente com a polimastia, pode estar associada a malformações nas vias urinárias, principalmente nos ureteres. O diagnóstico é clínico, feito

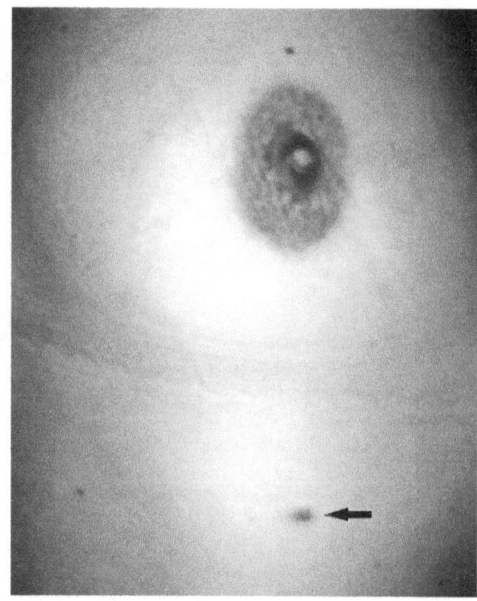

Figura 30.43 Politelia abaixo do sulco inframamário.

pelo exame físico. A indicação terapêutica é puramente estética. A técnica cirúrgica é semelhante à exérese de um nevo intradérmico:

- Antissepsia.
- Anestesia por infiltração local.
- Incisão elíptica da pele, em torno da anomalia, seguindo as linhas de Langer.
- Exérese da lesão com pequena camada de tecido adiposo subcutâneo.
- Hemostasia e fechamento da pele.

Mastites

As mastites podem ser agudas ou crônicas. Quanto à etiologia, podem ser inespecíficas e, mais raramente, específicas (tuberculosa, lepromatosa, luética, por sarcoidose, por fungos). Quanto à localização, a inflamação pode acometer a glândula mamária ou a pele (folículos pilosos, glândulas areolares, cistos cutâneos).

Mastite aguda

Processo inflamatório agudo da mama de origem piogênica. A mais frequente é a mastite puerperal, relacionada com a lactação, que se desenvolve geralmente entre a segunda e a quarta semana, mas pode surgir mais tardiamente (terceiro ao quarto mês). Os fatores de risco são: mulher jovem, primípara, ingurgitamento mamário, fissuras e anormalidades mamilares, infecção da orofaringe e rinofaringe do lactente, má higiene e comorbidades imunossupressoras da lactante.

A etiologia mais comum (até 95% dos casos) deve-se ao *Staphylococcus aureus*, que pode aparecer em conjunto

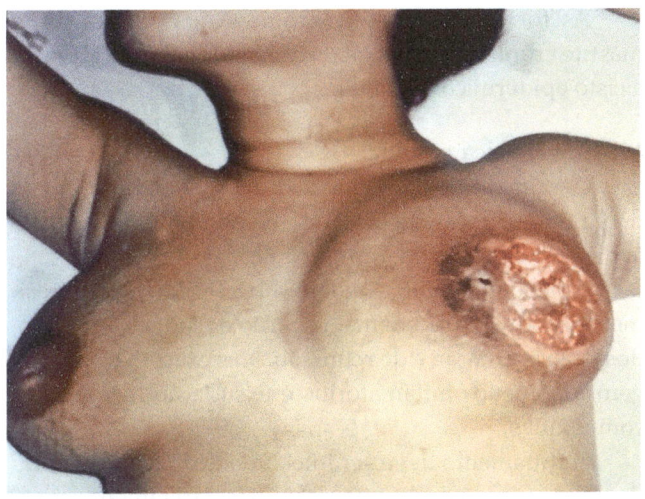

Figura 30.44 Mastite aguda puerperal com ulceração necrótica. (Cortesia da Dra. Marília de Fátima Felicíssimo.)

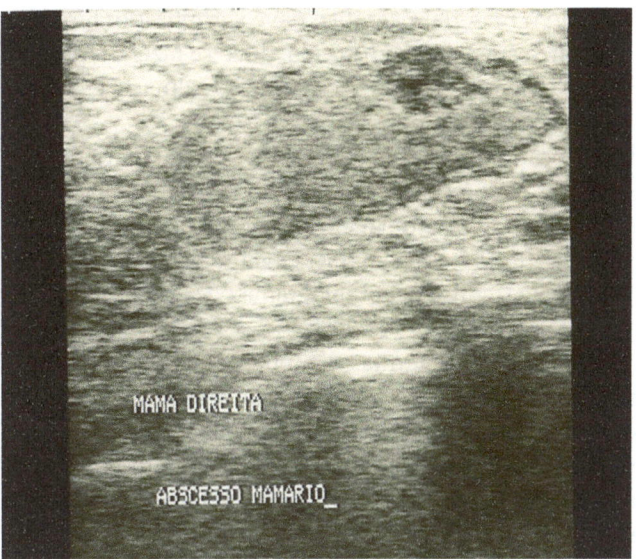

Figura 30.45 Abscesso mamário. Ultrassonografia mamária mostrando imagem nodular, hipoecoica, heterogênea, bem delimitada, de contorno lobulado e com reforço acústico posterior.

com outros microrganismos. Nos casos mais graves (ulcerados, necróticos), geralmente se encontram bactérias gram-negativas aeróbias (*E. coli, Pseudomonas, Serratia*) ou anaeróbias.

O diagnóstico é normalmente clínico, feito por anamnese e exame físico: parto recente, manifestações gerais de infecção (febre, calafrios, cefaleia, mal-estar), sinais inflamatórios na mama e linfadenite axilar. Com a evolução, podem ocorrer abscesso, fístula e/ou úlcera necrótica (Figura 30.44).

O tratamento nas fases iniciais é exclusivamente clínico, e consiste em cuidados (drenagem manual do leite e suspensão das mamas), sintomáticos e antibioticoterapia adequada por 8 a 10 dias. O tratamento cirúrgico é necessário quando existe abscesso.

Tratamento cirúrgico. Consiste na drenagem cirúrgica do abscesso formado. O diagnóstico deste é clínico. Pode-se utilizar a punção com agulha grossa ou o ultrassom (nas lesões profundas) para confirmá-lo (Figura 30.45).

Técnica

* Anestesia local, com ou sem sedação, ou anestesia geral, dependendo da localização e da extensão da lesão e do estado emocional da paciente.
* Incisão cutânea, seguindo as linhas de Langer, curvilínea, sobre a área de flutuação, em média de 2 cm a 3 cm. No abscesso mais profundo, após a incisão da camada superficial da tela subcutânea, atinge-se o plano glandular, o qual é incisado no sentido radial até se alcançar o abscesso.
* Desfazer as aderências, os septos e as lojas com pinças e digitalmente, exteriorizando toda a coleção purulenta (Figura 30.46).

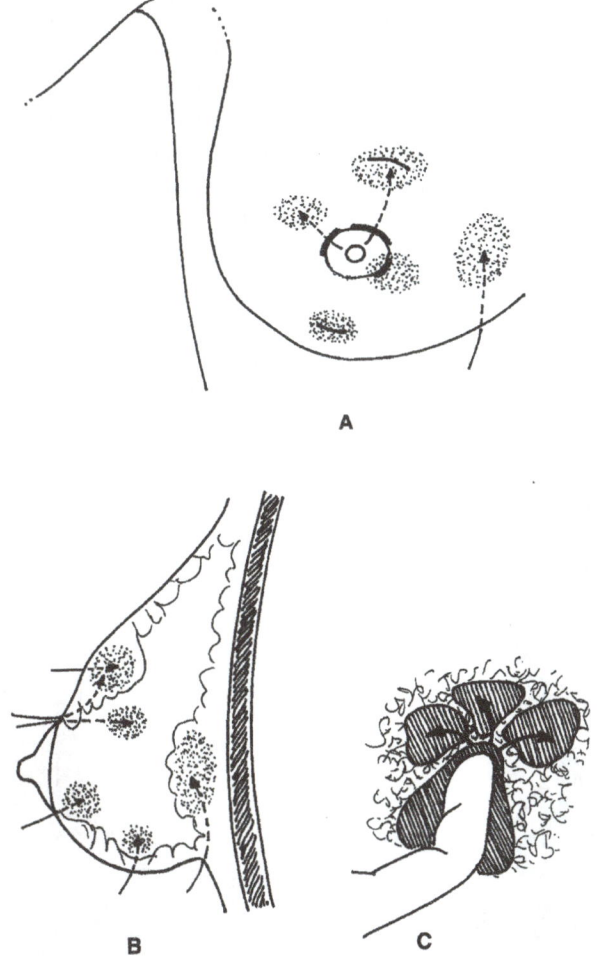

Figura 30.46 Representação esquemática da técnica do tratamento cirúrgico do abscesso mamário.

- Todo o material necrótico deve ser retirado. Em caso de área suspeita, endurecida, deve-se fazer biópsia.
- Lavar bem a cavidade com solução salina a 0,9% e solução de iodo tópico.
- Colocar o dreno pela própria incisão (tubular nos abscessos maiores e de Penrose nos demais). Mantê-lo enquanto houver drenagem significativa.
- O pus do abscesso deve ser enviado para exame bacteriológico, cultura e antibiograma.

Nas mastites agudas não puerperais, a mama deve ser acompanhada e estudada, após a regressão do processo inflamatório. Lesões residuais não involutivas devem ser mais bem estudadas, para afastar outras afecções associadas à mastite: cistos, ectasia ductal, abscesso subareolar e o carcinoma mamário.

Mastite crônica

Processo inflamatório da mama de evolução lenta, precedido ou não por inflamação aguda. Quanto à etiologia, pode ser infecciosa inespecífica ou específica (tuberculosa, luética, lepromatosa), por granuloma tipo corpo estranho (forma crônica relacionada com a lactação ou pós-cirúrgica), por trauma, por lesão vascular e de etiologia desconhecida (mastite granulomatosa).

O agente causal provoca processo inflamatório subagudo e crônico, reacional, rico em macrófagos e fibroblastos, com neoformação vascular. Como consequência, podem surgir endurecimento, nódulo, retração ou fístula.

Assim como na mastite aguda, o diagnóstico diferencial deve ser feito com o câncer de mama (Figura 30.47). O exame clínico e os exames de imagens podem ser semelhantes aos do câncer. Para o diagnóstico definitivo, é importante a biópsia por agulha e, se necessário, a biópsia incisional.

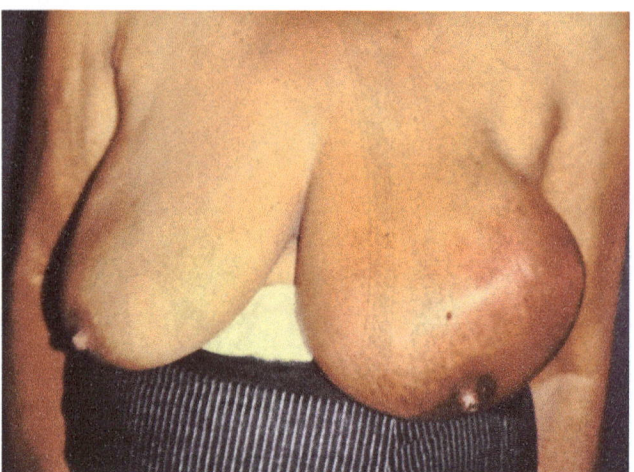

Figura 30.47 Carcinoma mamário com processo inflamatório: diagnóstico diferencial com as mastites.

As formas de mastites crônicas mais comuns são: mastite crônica residual, abscesso subareolar recidivante e cisto epidérmico infectado.

Mastite crônica residual

Geralmente é consequência de uma mastite aguda não tratada ou tratada incorretamente. Às vezes se instala desde o começo, de forma crônica.

Apresenta-se clinicamente sob a forma de endurecimento, nódulo fixo, edema, retração e fístula, com períodos de exacerbação e de remissão. Nas exacerbações, surgem fenômenos inflamatórios e exsudação (nas formas com fístulas).

O tratamento deve ser inicialmente clínico, sobretudo nas formas mais difusas, nas quais o tratamento cirúrgico é mutilante. O tratamento clínico deve ser feito com antibióticos adequados (se possível, isolar o germe), por tempo mínimo de 15 dias, e com anti-inflamatórios. Os fatores contribuintes locais (presença de corpo estranho) e sistêmicos (*diabetes mellitus*, doenças imunodepressoras e tabagismo) devem ser afastados. Se existe certeza diagnóstica, o médico e a paciente devem aguardar, para evitar tratamentos cirúrgicos precipitados e, muitas vezes, iatrogênicos.

Tratamento cirúrgico. As indicações são:

- Falta de resposta ao tratamento clínico adequado e prolongado.
- Lesão residual localizada que apresenta períodos de exacerbações (abscesso e fístula).

O tratamento cirúrgico deve ser feito no período de remissão máxima, para evitar ressecções amplas desnecessárias.

Técnica
- Antissepsia da pele.
- Anestesia por bloqueio de campo (na lesão pequena e superficial), bloqueio dos nervos intercostais ou anestesia geral (na lesão extensa e profunda).
- A incisão deve ser o mais próximo possível da anomalia, seguindo as linhas de Langer, incluindo retrações, aderências e fístulas cutâneas.
- Ressecção da área alterada, incluindo trajetos fistulosos, se existentes, com boa margem de tecido normal circunjacente, para incluir microfocos inflamatórios adjacentes à lesão principal.
- Lavar bem a cavidade com solução salina a 0,9% e solução de iodo tópico.
- Fechamento do revestimento cutâneo-adiposo em dois planos, após a drenagem.

Abscesso Subareolar Crônico

É uma forma de mastite crônica não relacionada com a lactação, porém frequentemente se apresenta em mulheres jovens. É um processo inflamatório que envolve as regiões mamiloareolar e periareolar. Apresenta períodos de agudização, levando à formação de abscesso subareolar, que drena, na maioria das vezes, espontaneamente, formando fístula periareolar (Figura 30.48). Após a drenagem espontânea ou cirúrgica, com ou sem tratamento clínico, o processo inflamatório agudo regride. A remissão pode durar semanas, meses ou anos (Figura 30.49).

Na etiopatogenia dessa doença são importantes a inversão ou umbilicação mamilar (muito frequente), a metaplasia escamosa de ductos terminais e a secreção ductal. O tabagismo parece exercer efeito tóxico direto nos ductos lactíferos e/ou indireto por via hormonal, induzindo a metaplasia escamosa e reação inflamatória pelo acúmulo de secreção. Secreções, descamações córneas e obstruções ao nível dos ductos terminais levam à dilatação e à infecção secundária (mista, principalmente por anaeróbios), com a formação do abscesso. Este se rompe na área de menor resistência, formando o trajeto fistuloso com drenagem adjacente à aréola.

O diagnóstico diferencial deve ser feito com as mastites específicas, a mastite da ectasia ductal e o carcinoma inflamatório.

O tratamento clínico (anti-inflamatório e antibiótico) precoce e adequado, e o afastamento dos fatores contribuintes (metabólicos, imunológicos, tabagismo e alcoolismo) podem determinar maior período de remissão ou até a cura do processo em alguns casos. Nos cuidados clínicos profiláticos são importantes a higiene do mamilo e a tentativa de minimizar a inversão ou a umbilicação, por meio da correção da posição do mamilo, que deve ser feita diariamente pela paciente. Havendo recidivas frequentes, duas ou mais por ano, apesar de todas as medidas clínicas profiláticas, o tratamento cirúrgico se impõe.

Tratamento cirúrgico

Essa doença resiste, às vezes, a numerosos procedimentos cirúrgicos, de efetividade temporária. É importante remover todos os fatores contribuintes possíveis, tanto locais quanto sistêmicos. É importante, também, proceder ao tratamento cirúrgico no período de maior remissão do processo inflamatório infeccioso. O tratamento consiste na ressecção do ducto acometido e de todo o trajeto fistuloso do mamilo à região periareolar, incluindo as alterações circunjacentes reacionais, com margem de tecido normal. A inversão ou umbilicação mamilar, quando presente, deve ser corrigida.

Técnica

- Antissepsia da pele.
- Anestesia local ou locorregional, raramente geral.
- Injeção de azul de metileno pelo orifício periareolar, normalmente com a saída deste pelo orifício mamilar.
- Cateterismo do trajeto fistuloso com estilete rombo, delicado e maleável, penetrando no orifício periareolar e emergindo no poro mamilar que corresponde ao ducto acometido (Figura 30.50).
- Incisão cutânea radiada, elíptica, sobre o trajeto fistuloso, envolvendo os dois orifícios fistulosos.
- Descolamento dos retalhos cutâneos, sempre com margem de tecido normal perilesional.

Na região mamilar, pode-se ter dois tipos de condutas: na paciente jovem, candidata a amamentar, ressecar apenas o ducto ou os ductos envolvidos, ao passo que, na paciente que não irá mais amamentar, pode-se ressecar os demais ductos terminais vizinhos ao ducto acometido. Assim, diminuem as chances de recidiva.

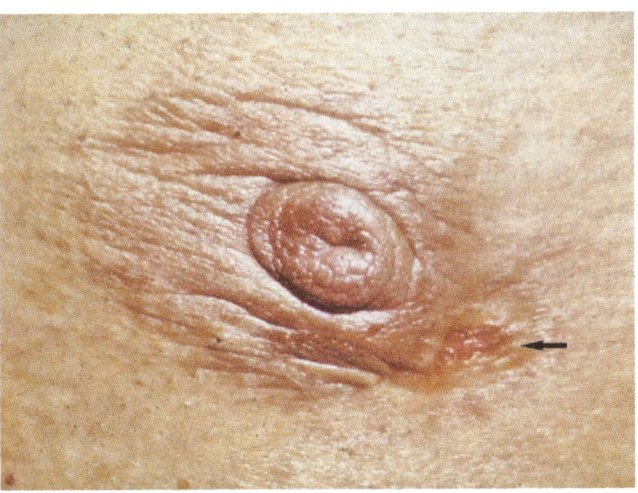

Figura 30.48 Fístula periareolar.

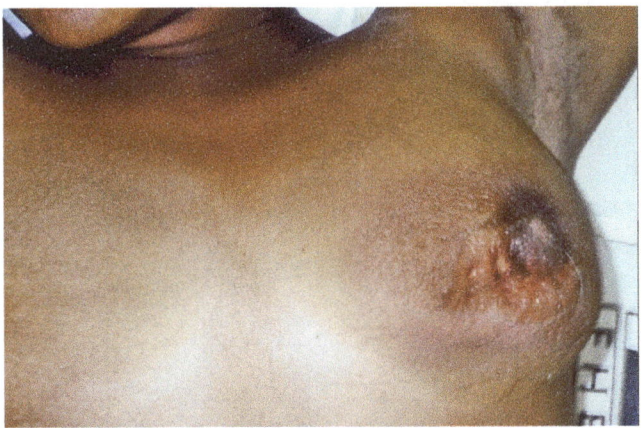

Figura 30.49 Agudização de abscesso subareolar crônico, em fase de remissão.

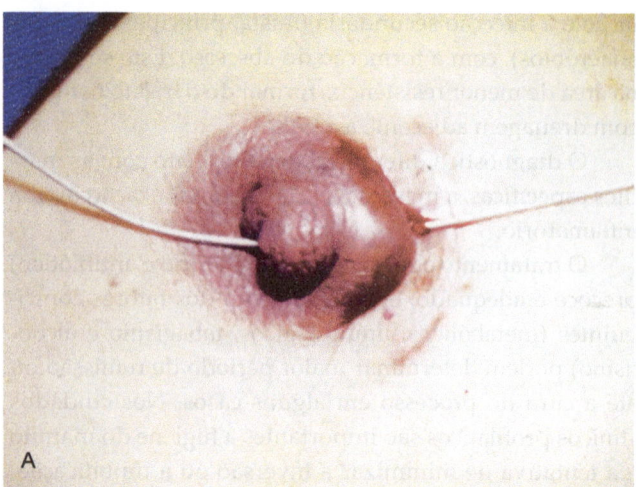
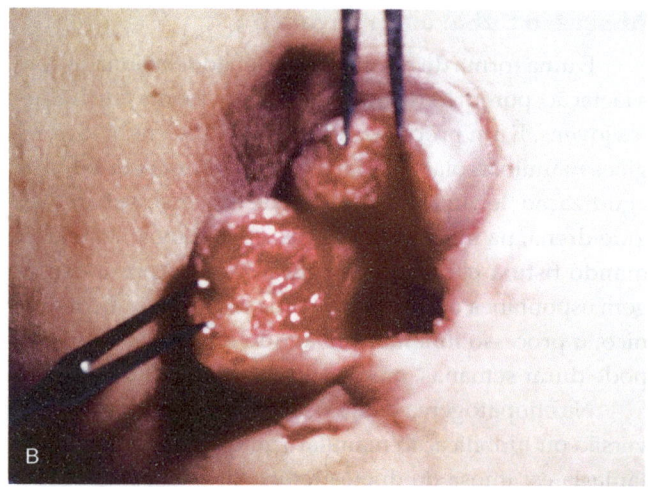

Figura 30.50 Abscesso subareolar crônico. (**A**) Cateterismo do trajeto fistuloso; (**B**) após a ressecção do trajeto fistuloso. (Cortesia da Dra. Margareth Silva Maia.)

- Todo o trajeto fistuloso é ressecado juntamente com os tecidos adiposo e fibroglandular normal circunjacentes e com a pele superficialmente.
- Lavar com solução salina a 0,9% e solução de iodo tópico.
- O fechamento, em dois planos, pode ser feito de forma completa (por primeira intenção), de forma parcial (semiaberto) ou não ser realizado (por segunda intenção). A forma utilizada depende da extensão da doença e da área ressecada. Nos casos de maior risco de recidiva e infecção secundária, o método aberto ou o semiaberto são mais aconselháveis. Nas ressecções

menores e em casos mais iniciais, pode-se fazer o fechamento completo com a colocação de dreno tubular ou de Penrose (Figura 30.51).

Cisto Epidérmico Infectado

A conduta e o tratamento são os mesmos adotados para outros locais da superfície cutânea. Deve ser realizada drenagem simples. Se a lesão cística persiste após a involução completa do processo inflamatório, procede-se à exérese cirúrgica, em que toda a parede do cisto e a pele suprajacente devem ser removidas para evitar a recidiva (Figura 30.52).

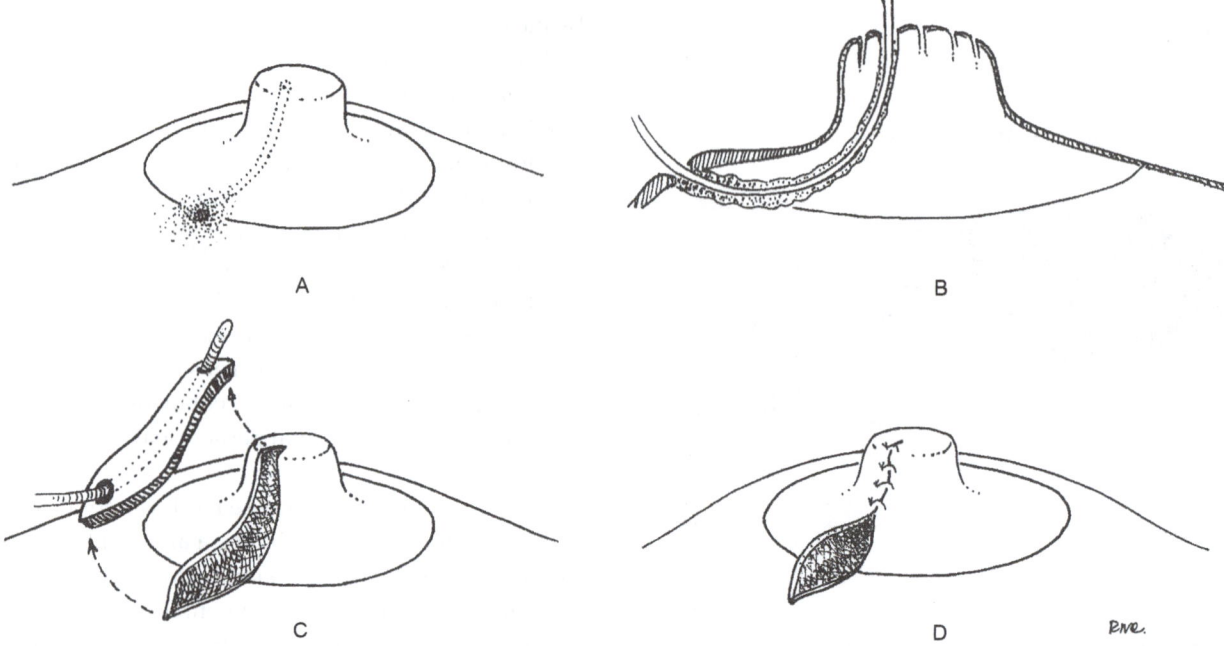

Figura 30.51 Representação esquemática da técnica do tratamento cirúrgico do abscesso subareolar crônico.

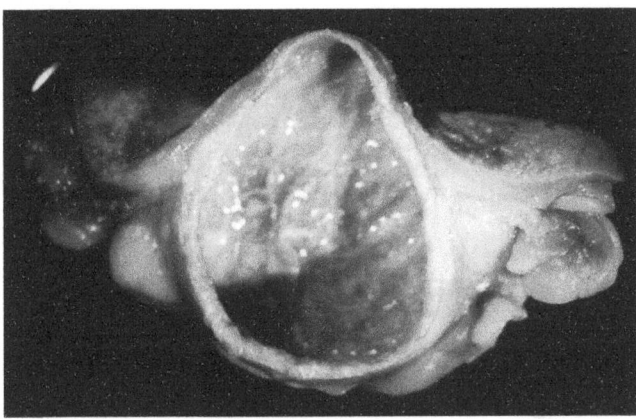

Figura 30.52 Peça cirúrgica de cisto epidérmico excisado, com a parede íntegra e a pele suprajacente.

Mastites Específicas

O diagnóstico etiológico é feito após a ressecção da alteração local. O tratamento é clínico, específico para a doença que provocou a alteração mamária. As mastites específicas são raras, sendo a mais comum a mastite tuberculosa.

Mastite tuberculosa

Sua incidência é baixa, mesmo em países nos quais a tuberculose é endêmica. Acomete mulheres principalmente no período reprodutivo. O acometimento da mama masculina é extremamente raro. A mastite tuberculosa pode ser primária ou secundária. As primárias são aquelas em que as lesões mamárias são as únicas manifestações da doença e ocorrem, provavelmente, por via canalicular, proveniente de lactentes portadores de tuberculose. Nas secundárias, a tuberculose acomete outra localização, atingindo as mamas por continuidade, a partir de linfonodos regionais acometidos ou através da parede torácica.

A mastite tuberculosa apresenta-se sob duas formas anatomoclínicas: a nodular e a fistulosa. A primeira, mais comum, é indolor, de evolução lenta, multinodular, mal individualizada, com aderência e ulceração da pele; a segunda apresenta-se com pequena ulceração perimamilar ou periareolar. Ambas as formas apresentam sinais inflamatórios crônicos e linfadenite axilar.

O estudo citológico evidencia células multinucleadas e células epitelioides. O resultado do PPD normalmente é reator forte. O estudo bacteriológico da secreção pode evidenciar o *Mycobacterium tuberculosis* (bacilo de Koch). O exame anatomopatológico confirma o diagnóstico. Evidencia-se a presença de infiltrado granulomatoso com caseificação central. O diagnóstico diferencial é feito com: carcinoma, necrose gordurosa, mastite de células plasmáticas, abscesso periareolar, actinomicose e blastomicose.

Alterações Funcionais Benignas da Mama (AFBM)

São alterações ou desvios dos processos normais da glândula mamária, processos estes ligados à vida funcional neuroendócrina da mulher. Esses desvios levam a alterações estruturais localizadas ou difusas, volumosas ou microscópicas, reversíveis ou não, em geral bilaterais, polimorfas, justapostas ou imbricadas. Essas alterações acometem tanto o componente epitelial quanto o conjuntivo, principalmente nos quadrantes superolaterais. Sua etiologia não está estabelecida e, provavelmente, não é única. Sabe-se que não é traumática, nem infecciosa ou cancerosa. Parece estar relacionada com fatores que levam a *desequilíbrio neuro-hormonal* associado à *predisposição ou hipersensibilidade da glândula mamária*. O desequilíbrio hormonal entre o estrógeno e a progesterona é o de maior importância, seguido daquele entre prolactina/ dopamina, o que leva ao hiperestrogenismo relativo ou absoluto e/ou à hiperprolactinemia, respectivamente.

Didaticamente, esses fatores causais poderiam agir em três níveis:

1. *Pré-ovariano*, no nível da hipófise e do hipotálamo, alterando a secreção ou liberação de hormônios ou substâncias reguladoras destes:
   - Afecções do sistema nervoso central.
   - Tumores hipofisários.
   - Medicamentos depressores das catecolaminas.
   - Distúrbios sensoriais de origem torácica.
   - Distúrbios ou doenças psiquiátricas.
   - Fatores do contexto psicossocioexistencial que levam ao estresse.
2. *Ovariano*:
   - Doenças próprias do ovário.
   - Processos inflamatórios pélvicos.
3. *Pós-ovariano*:
   - Disfunções ou deficiências metabólicas e hormonais (insuficiência hepática, tireoidiana ou suprarrenal).
   - Alterações metabólicas lipídicas ou proteicas (hipoproteinemia).
   - Nutricionais (excesso de metilxantinas, deficiência de fibras).
   - Medicamentos.

Diagnóstico

O quadro clínico é constituído por dor, tumor e derrame papilar, associados ou isolados. A *dor* é cíclica, pré-menstrual, preferencialmente nos quadrantes superolaterais, unilateral ou bilateral. O *tumor* pode variar desde aumento localizado da consistência (placa ou endurecimento) a irregularidades ou nódulos bem individualizados, sólidos ou císticos, com características de benignidade. Esse sinal é consequente à localização das alterações funcionais em uma área ou setor da mama. O *derrame papilar*, presente em torno de 10% das AFBM, pode ser espontâneo ou decorrente da expressão, unilateral ou bilateral. Pode fluir por um ou vários poros mamilares e apresentar-se de várias cores. É mais frequente o derrame bilateral, multiductal e de cores variadas. Merecem estudo citológico a secreção hemorrágica ou a do tipo "água de rocha", bem como a secreção espontânea e persistente localizada em um único ducto (Figura 30.11).

O diagnóstico é feito pelo exame clínico, exames de imagens, exames citológicos das secreções papilares e pelas biópsias por agulha ou a céu aberto. As AFBM apresentam várias formas anatomoclínicas. As mais comuns são: fibrosa, cística, dilatação ductal, epiteliose e adenose. Normalmente estão associadas, e o diagnóstico é dado pela forma que predomina ou que se apresenta clinicamente.

Alteração fibrosa. A alteração fibrosa é um processo proliferativo do estroma mamário, que oblitera e faz desaparecer tanto os ácinos quanto os ductos de maneira difusa ou localizada. Nesta última, forma-se um tumor palpável: a fibrose nodular (Figura 30.53). O sintoma é de dor mamária uni ou bilateral, mais intensa no período pré-menstrual e mais comum no quadrante superolateral. O exame físico mostra aumento da consistência do tecido mamário. A mamografia evidencia aumento da densidade radiológica, que pode ser homogêneo, difuso ou nodular.

Alteração cística. A alteração cística é a doença benigna mais frequente das mamas. Sua incidência é maior entre 35 e 55 anos. A alteração estrutural básica é o cisto simples, que corresponde a um ducto dilatado. Pode ser

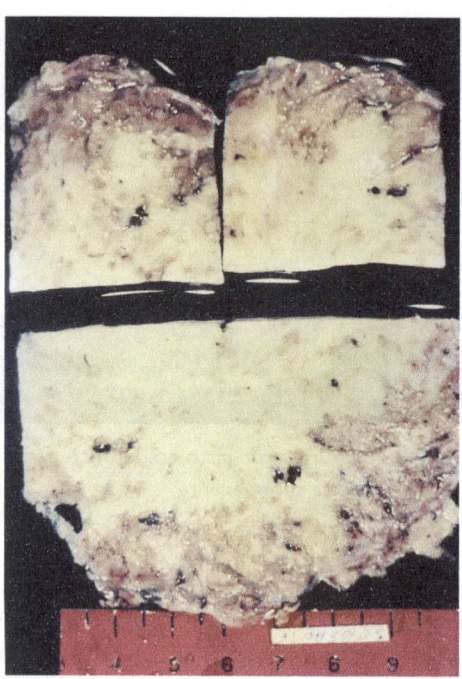

Figura 30.54 Peça cirúrgica mostrando o aspecto macroscópico da alteração funcional benigna fibrocística da mama.

único ou múltiplo, microscópico ou macroscópico. Os microcistos, medindo de 1 mm a 2 mm, não formam tumor palpável e constituem achado microscópico acidental nas biópsias mamárias. Os macrocistos geralmente são arredondados, bem-circunscritos, móveis e assintomáticos. Quando situados profundamente no parênquima mamário, são mal individualizados. Podem provocar dor quando ocorre aumento da tensão do líquido (crescimento rápido) ou quando há processo inflamatório associado. A consistência dos macrocistos depende da tensão do líquido em seu interior e da espessura de sua parede. Eles podem ser macios, com flutuação ou firmes (Figura 30.54).

A mamografia evidencia opacidades únicas ou múltiplas, homogêneas, de densidade média ou baixa, forma esférica (cisto pequeno e central) ou ovalada (cisto grande e periférico), de limites nítidos, circulares, não ondulados ou, às vezes, integrados à glândula (Figura 30.55). A ultrassonografia confirma o diagnóstico ao demonstrar imagem nodular anecoica, homogênea, regular e com forte reforço acústico posterior (ver Figura 30.21).

Dilatação ou ectasia ductal. A ectasia ductal consiste na dilatação dos ductos lactíferos associada a fibrose e inflamação ao redor deles (Figura 30.56). Os ductos dilatados são azulados e têm, em média, 3 mm a 5 mm de diâmetro. O sinal clínico mais precoce e frequente dessa alteração é o derrame papilar, que geralmente é bilateral e de cores variadas. Pode ser espontâneo e intermitente ou provocado. Seu aspecto pode ser seroso, sanguinolento,

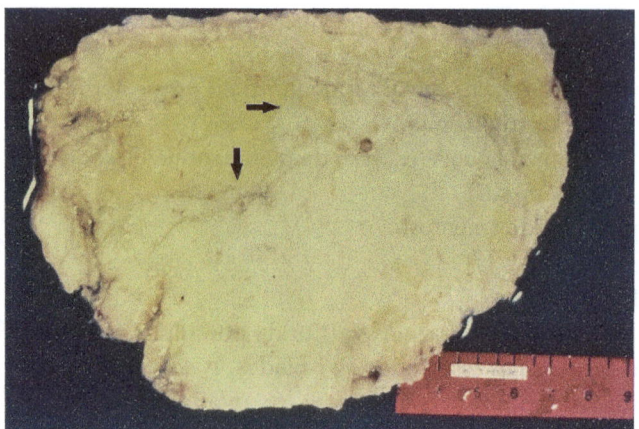

Figura 30.53 Peça cirúrgica mostrando o aspecto macroscópico da alteração funcional benigna fibrosa da mama.

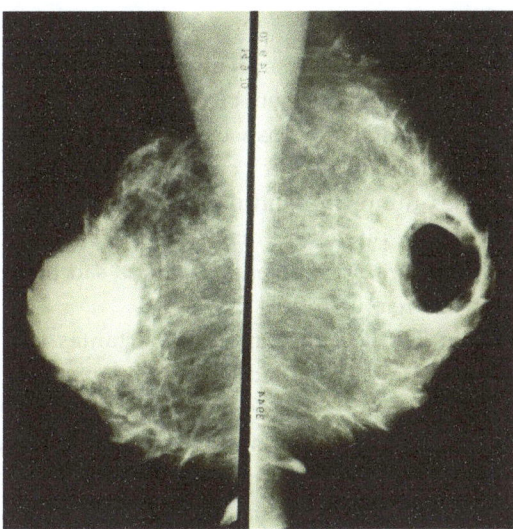

Figura 30.55 Macrocisto funcional benigno da mama: mamografia e pneumocistografia após a punção.

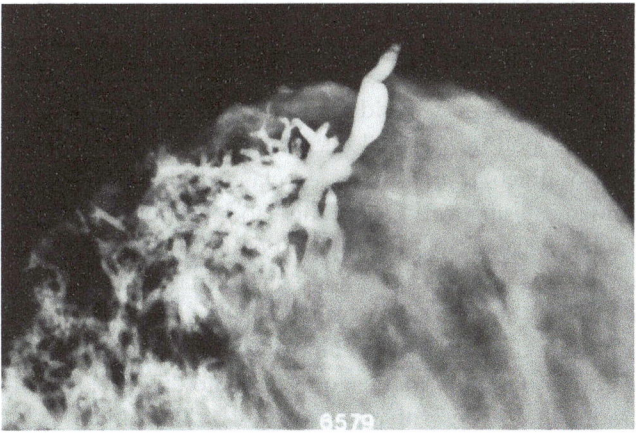

Figura 30.56 Ectasia ductal. Ductografia mamária mostrando a dilatação dos ductos lactíferos. Comparar com a Figura 30.2, que mostra a anatomia normal dos ductos.

ou espesso e purulento. O conteúdo do ducto (material lipídico irritativo) pode provocar erosão da sua parede, ganhar o espaço periductal e causar reação inflamatória intensa. Esses episódios inflamatórios são recorrentes e regridem espontaneamente. A fibrose residual pode levar à retração cutânea ou do mamilo. O diagnóstico diferencial com o carcinoma ductal deve ser feito.

Epiteliose. A epiteliose é uma lesão microscópica benigna comum da mama. Consiste na proliferação do epitélio ductal, que preenche parcialmente os ductos pequenos e médios. Essa proliferação não tem pedículo de tecido conjuntivo e não forma tumor. É encontrada acompanhando outras alterações benignas, principalmente a cística, a adenose e o papiloma múltiplo.

Adenose. A adenose ou alteração fibroepitelial é uma proliferação desordenada dos ácinos, nos lóbulos mamários, que aumentam em número e tamanho. Numa fase posterior a essa proliferação epitelial ocorre fibrose, geralmente na parte central do foco. Esses focos irregulares de adenose variam muito em tamanho e forma. Essa alteração pode ocorrer de forma microscópica, em focos disseminados pela mama, associada a outras alterações benignas. Pode ocorrer também de forma macroscópica localizada, formando um ou vários tumores palpáveis: adenose nodular ou tumoral. Essa alteração macroscópica apresenta-se imóvel, com bordas e superfícies indefinidas e parcialmente integrada ao tecido fibroglandular. Radiologicamente, encontram-se opacidades nodulares de aspecto glandular ou áreas de distorção da arquitetura, localizadas ou disseminadas pela mama.

Tratamento

"A ideia de uma operação não pode vir ao espírito do cirurgião." (Sir Astley P. Cooper, 1768-1841). O tratamento deve ser prioritariamente clínico. É eficaz na fase inicial ou nas crises evolutivas da doença. Tem pouco valor nas lesões degeneradas, residuais ou cicatriciais. Após o estudo das mamas, a paciente deve ser estudada física e psiquicamente, para a detecção de fatores causais e doenças associadas. O tratamento deve visar esses fatores e essas doenças, como também a melhor qualidade de vida da mulher. Medidas dietéticas, como a redução das metilxantinas (café, chocolate e chá-preto), e medidas de combate ao tabaco podem ser benéficas. O tratamento clínico inclui: sintomáticos, psicoterapia de apoio, anticoncepcionais, hormônios progestágenos ou antiestrogênicos (tamoxifeno, raloxifeno, clomifeno), hormônios tireoidianos, medicamentos anti-hormonais (bromocriptina, lisurida, danazol), dependendo da(s) causa(s).

Tratamento cirúrgico

Punção aspirativa dos cistos funcionais. Os tumores císticos simples, volumosos e palpáveis podem ser tratados pela punção aspirativa com agulha fina. Os índices de cura chegam a 90%. Não há indicação de punções de lesões císticas simples, pequenas, não palpáveis, evidenciadas pelo ultrassom. A punção permite, também, a confirmação diagnóstica. A técnica é a mesma descrita para punção aspirativa com agulha fina. As condições que impõem o estudo citológico do líquido aspirado também já foram enumeradas. Alguns cistos requerem mais de uma PAAF para cura completa (entre 3% e 20%). Raramente necessitam de exérese. Segundo alguns autores,[10] a injeção de ar na cavidade cística, após a retirada do líquido, pode diminuir a incidência de recorrência da lesão. A quantidade do ar a ser injetado deve corresponder à metade do volume do líquido retirado. A injeção de ar nas lesões císticas possibilita, também, a realização da pneumocistografia. Esse exame permite a visibilização da cavidade cística e melhora a sensibilidade da mamografia (Figura 30.55).

Ressecção segmentar ou nodular. Na lesão ou nódulo pequeno e superficial, o procedimento cirúrgico é ambulatorial e sob anestesia local. A técnica cirúrgica é a mesma descrita para as biópsias excisionais.

Indicações. São as seguintes:

- Dúvida no diagnóstico (apesar das biópsias com agulha).
- Lesão localizada e evolutiva, apesar do tratamento clínico.
- Derrame papilar:
    - Sanguinolento persistente.
    - Uniductal, espontâneo e persistente.
    - Rico em células epiteliais proliferativas (atípicas ou não).
- Cistos complexos:
    - Líquido hemorrágico ou necrótico.
    - Citologia suspeita ou positiva para malignidade.
    - Irregularidades intracísticas (radiológicas e/ou ultrassonográficas).
    - Recidivas repetidas (duas ou mais) e precoces (antes de 2 meses).
    - Persistência de massa dominante logo após a punção ou o não desaparecimento total do cisto (Figura 30.57).

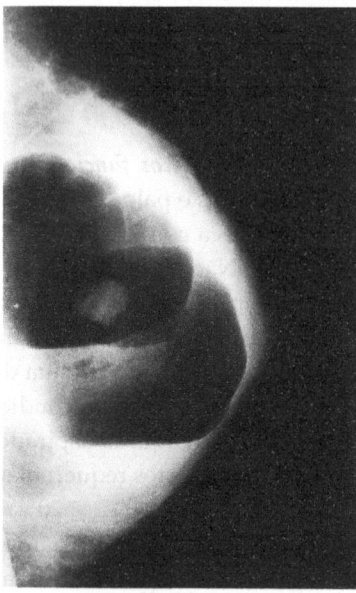

Figura 30.57 Opacidade nodular residual intracística em um dos macrocistos, evidenciada pela pneumocistografia.

Tumores Benignos

São vários os tumores benignos que acometem a mama. Eles podem ter origem cutânea ou glandular. Nos tumores cutâneos, o diagnóstico e a conduta terapêutica são semelhantes aos tumores cutâneos de outras partes do corpo. Os tumores glandulares mais frequentes são de origem fibroepitelial. A maioria deles surge em um contexto de alteração funcional e alguns são múltiplos, sincrônicos ou não.

Os tumores benignos mais importantes são o fibroadenoma, o adenoma, a adenose nodular, o papiloma, o adenoma do mamilo, a fibrose nodular, o tumor filoide, o lipoma, o fibrolipoma, o hamartoma (adenofibrolipoma) e os tumores cutâneos. Os mais comuns são: o fibroadenoma, as formas nodulares das alterações funcionais benignas da mama, o tumor filoide e o papiloma.

O tratamento cirúrgico adequado depende de diagnóstico prévio, após o exame clínico, exame(s) de imagem e biópsia(s) com agulha. Não exclui o tratamento clínico das AFBM, das quais eles podem ser consequentes. A ausência do tratamento clínico, quando indicado (fase evolutiva da doença), associada à ressecção inadequada, é responsável pelas recidivas dos tumores benignos.

No nódulo de fácil acesso (superficial), menor de 5 cm e único, a preferência é pela cirurgia ambulatorial com anestesia local. Os demais são retirados sob anestesia local e sedação ou anestesia geral. A técnica do tratamento dos tumores benignos e das formas localizadas ou nodulares das alterações funcionais benignas da mama é a mesma descrita para as biópsias excisionais. Devido a algumas particularidades, o tratamento do papiloma intraductal será descrito à parte.

Fibroadenoma

O fibroadenoma é uma neoplasia benigna da mama de natureza fibroepitelial. É o tumor benigno sólido mais frequente da mama feminina. Sua incidência é maior nas mulheres jovens (até 30 anos), principalmente no terceiro decênio. Muitos autores o consideram como alteração funcional e do desenvolvimento normal da mama, de origem associada à estimulação estrogênica.

Esse tumor é bem individualizado, de consistência fibroelástica, móvel, indolor e de forma arredondada, discoide ou lobulada. Sua consistência é dura quando envelhecido e calcificado. Apresenta crescimento limitado e seu tamanho é pequeno, em geral de 2 cm a 3 cm, raramente 5 cm. Pode ocorrer em ambas as mamas. Podem ser múltiplos em até 16% dos casos.[1] Microscopicamente, é composto de estroma conjuntivo proliferado e proliferação anormal de ductos e ácinos (fase ativa da lesão). Na fase involutiva (mulheres adultas e na pós-menopausa), ocorrem atrofia epitelial, hialinização do estroma e cal-

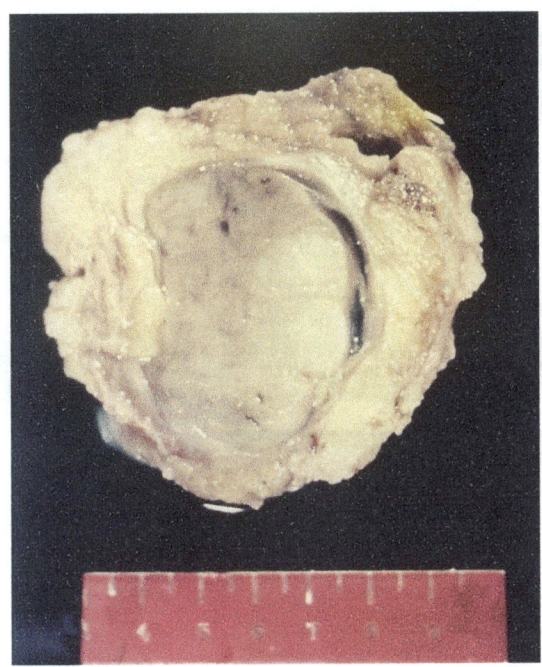

Figura 30.58 Peça cirúrgica mostrando fibroadenoma com tecido mamário normal circunjacente.

cificações, com redução do diâmetro da lesão. Macroscopicamente, é bem delimitado e sua superfície de corte é esbranquiçada ou, às vezes, acastanhada (componente epitelial) (Figura 30.58).

Quanto ao comportamento, o fibroadenoma permanece inalterado após o diagnóstico em cerca de 50% dos casos, aproximadamente 33% diminuem ou desaparecem, e os demais continuam crescendo. O diagnóstico é feito pelo exame clínico, ultrassom, PAAF e, raramente, mamografia. O ultrassom mostra imagem nodular, sólida, regular, bem individualizada, homogênea ou discretamente heterogênea e sem alteração dos ecos posteriores (exceto quando calcificado) (ver Figura 30.22). A mamografia pode mostrar, nas mamas mais adiposas, opacidade nodular arredondada, ovalada ou lobulada, homogênea, com contornos nítidos e regulares ou, às vezes, integrado à glândula (ver Figura 30.15). Uma linha hipertransparente circunscreve a imagem individualizada.

O tratamento do fibroadenoma é a ressecção do tumor com margem de 0,5 cm a 1 cm de tecido fibroglandular normal circunjacente (para evitar recidiva). Os tumores pequenos, não evolutivos, nas pacientes jovens, podem ser apenas observados. Esse acompanhamento é feito com exame físico e ultrassonográfico, periodicamente. Os autores divergem em relação ao tamanho máximo do tumor, de 2 cm até 4 cm, e ao limite de idade, de 20 até 39 anos, para essa conduta conservadora.

Como o fibroadenoma ocorre em mulheres jovens, a associação ao câncer de mama é infrequente. No entanto, no próprio parênquima do tumor, como nos tecidos adjacentes, podem existir lesões proliferativas simples e atípicas, marcadoras de risco futuro de câncer.

Tumor filoide

O tumor filoide foi descrito em 1838, por Johannes Müller, sob a denominação de *Cystosarcoma phyllodes*. É uma neoplasia mamária rara, constituindo até 1% de todos os tumores da mama. Pode ser benigno, *borderline* ou maligno. Sua incidência é maior entre as mulheres de 30 a 55 anos de idade. A bilateralidade é infrequente. É um tumor de crescimento lento, quando benigno, ao passo que os malignos crescem rapidamente. Seu tamanho médio é de 6 cm a 8 cm, maior do que o do fibroadenoma, podendo variar de 1 cm a 20 cm ou mais (Figura 30.59A). O tumor filoide benigno é bem individualizado, de consistência firme, móvel, como o fibroadenoma. Macroscopicamente, sua superfície de corte é porosa e cinza-claro, marrom ou vermelho-escura (Figura 30.59E). Microscopicamente, é composto de epitélio e estroma, sendo este mais celular do que nos fibroadenomas. Alterações mixedematosas e degenerativas do conjuntivo são frequentes. A transformação maligna pode ocorrer em seu estroma. A disseminação metastática dos tumores malignos ocorre quase exclusivamente por via hematogênica, principalmente para pulmões e ossos.

O diagnóstico é feito pelo exame clínico nos exames de imagem e pela biópsia com agulha fina ou pela biópsia de fragmento (Figura 30.59B e C). O diagnóstico diferencial com o fibroadenoma é difícil nos tumores pequenos e nas pacientes jovens. A citologia aspirativa, quando rica em células estromais, pode sugerir o diagnóstico (Figura 30.59D). A confirmação diagnóstica é feita pelo exame anatomopatológico de todo o tumor.

O planejamento cirúrgico é baseado no tamanho do tumor e, principalmente, na relação tumor/mama. O tratamento do tumor filoide pequeno é a ressecção ampla do tumor, com margem de 1 cm a 3 cm de tecido fibroglandular normal circunjacente. As margens de segurança devem ser maiores no tumor grande, de crescimento rápido, recidivado ou suspeito de ser maligno. Os índices de recidiva do tumor após a ressecção local são altos, de 20% a 30%. No tratamento do tumor filoide grande, em que a ressecção ampla é esteticamente inviável, a mastectomia total é aconselhada.

Papiloma

O papiloma é uma neoplasia papilar benigna da mama. Sua localização pode ser intraductal ou intracística. Sua incidência é maior no quinto decênio. O papiloma pode ser único ou múltiplo. Os papilomas múltiplos tendem a desenvolver-se em idade mais jovem do que o papiloma único.

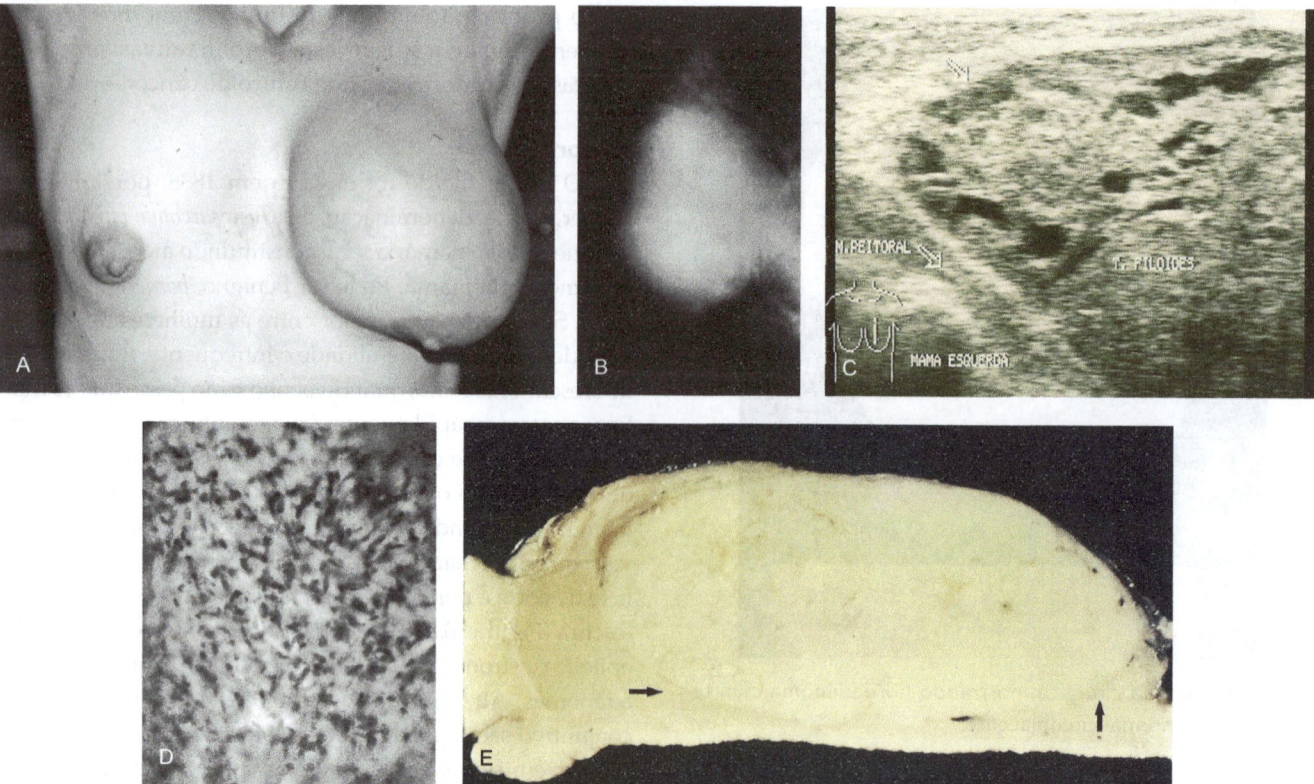

Figura 30.59 Tumor filoide. (**A**) Quadro clínico à inspeção; (**B**) mamografia mostrando opacidade nodular densa, homogênea e regular; (**C**) ultrassonografia mostrando parte do tumor: imagem nodular regular, hipoecoica, heterogênea, com áreas anecoicas e hiperecoicas; (**D**) citologia mamária mostrando hipercelularidade de células mesenquimais; (**E**) peça cirúrgica mostrando tumor de 7 cm, com margem de tecido mamário normal adjacente.

O papiloma único localiza-se, em geral, num ducto ou num cisto subareolar. Manifesta-se por derrame papilar em cerca de 90% dos casos e, em 50% a 70%, por tumor palpável. O derrame papilar é espontâneo, unilateral, uniductal, pode ser seroso (amarelo), sanguinolento ou, mais raramente, aquoso. A palpação cuidadosa da região periareolar pode identificar o ponto correspondente ao ducto que produz a secreção papilar. Nos casos duvidosos, a ductografia pode demonstrar o ducto acometido e a lesão tumoral (Figura 30.60). Esse exame não substitui o diagnóstico histológico, porque sua especificidade é baixa. No tumor palpável, pode-se encontrá-lo nos ductos terminais, com 2 mm a 3 mm até 2 cm a 3 cm, ou sob a forma de tumor cístico na região central da mama (Figura 30.61). O diagnóstico diferencial é feito com a neoplasia papilar maligna, que é o carcinoma papilífero (Figura 30.62). O tratamento do papiloma único consiste na ressecção do ducto ou da lesão cística correspondente. A ressecção de todos os ductos terminais pode ser feita nas mulheres que já concluíram seu ciclo reprodutivo, como tratamento de lesões subclínicas multicêntricas e, também, como medida preventiva de futuros tumores.

Técnica de ressecção do papiloma intraductal

- Antissepsia e anestesia.
- Injeção de azul de metileno no ducto com secreção (opcional).
- Incisão periareolar centrada no raio em que se encontra a lesão.
- Disseca-se a borda areolar até a base do mamilo.
- Disseca-se os ductos terminais e identifica-se o ducto que contém o papiloma pelo: azul de metileno, pela maior espessura (3 mm a 4 mm), pela cor do sangue em seu interior ou pela palpação do próprio papiloma.
- Identificado, isola-se o ducto acometido, que é pinçado e seccionado transversalmente na base do mamilo.
- Resseca-se o setor do ducto, com aproximadamente 5 cm de profundidade, em forma de cone, envolvendo parte do tecido mamário adjacente à lesão. A base desse cone é seccionada transversalmente (Figura 30.63).
- Exploração palpatória dos ductos vizinhos e da cavidade da ressecção.
- Hemostasia cuidadosa.
- Colocação, se necessário, de dreno tubular para aspiração contínua.
- Fechamento cutâneo em dois planos.

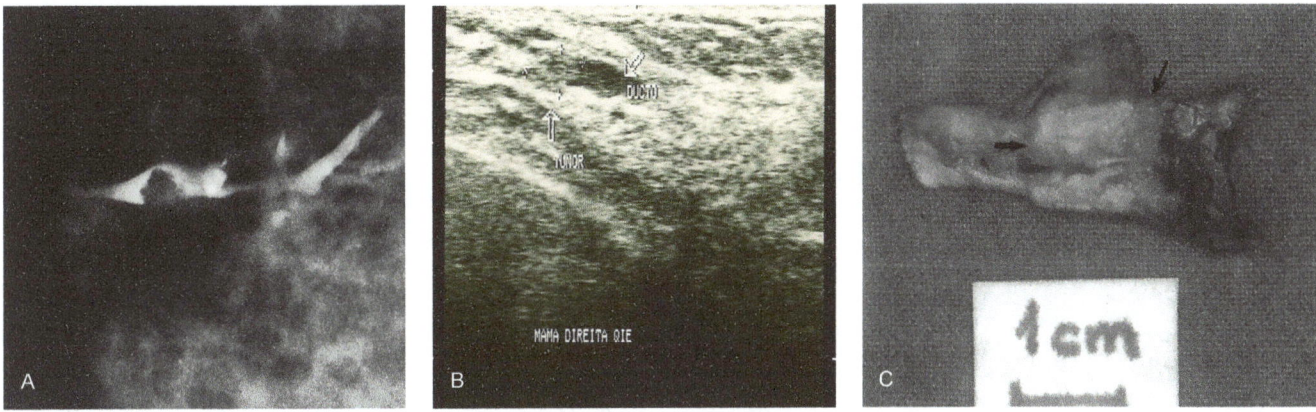

Figura 30.60 Papiloma único intraductal. (**A**) Ductografia mamária mostrando defeito de enchimento devido a lesão vegetante intraductal; (**B**) ultrassonografia mostrando imagem nodular no interior de um ducto, medindo 10 mm; (**C**) peça cirúrgica do caso anterior: ducto aberto, mostrando o tumor iniciando a partir da área corada.

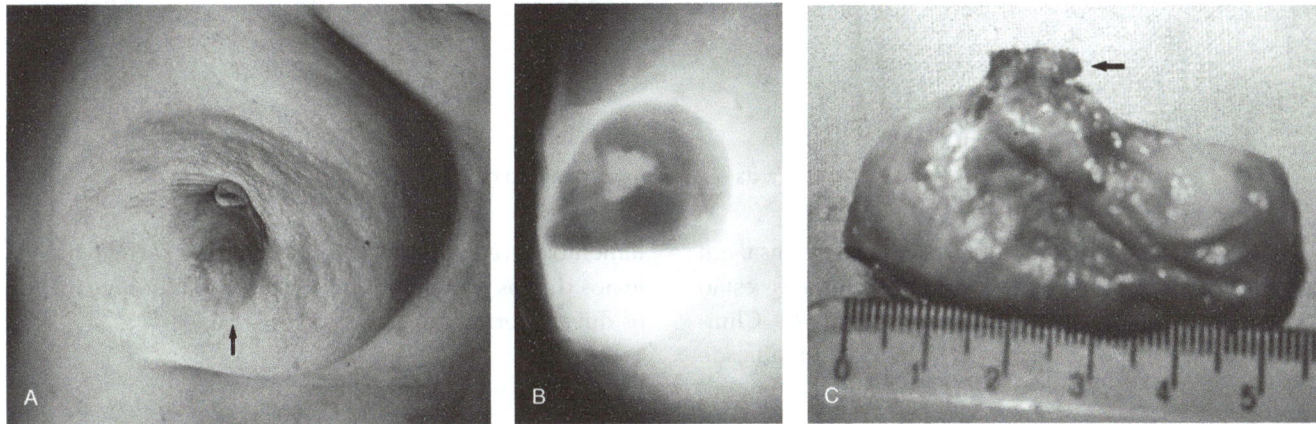

Figura 30.61 Papiloma único intracístico. (**A**) Inspeção da mama mostrando nódulo na região infra-areolar; (**B**) pneumocistografia mostrando nível hidroaéreo com opacidade nodular lobulada de 1 cm, na parte superior da parede do cisto; (**C**) peça cirúrgica com a parede do cisto evertida mostrando lesão vegetante de 1 cm.

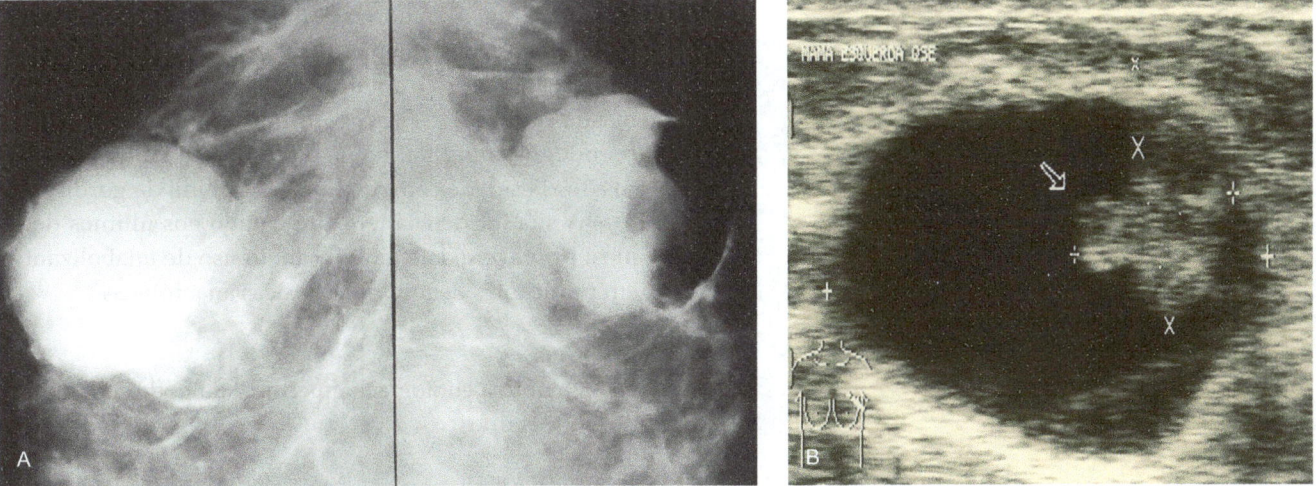

Figura 30.62 Carcinoma papilífero. Mamografia com pneumocistografia (**A**) e ultrassonografia (**B**) mostrando lesão intracística sólida e irregular: diagnóstico diferencial do papiloma intracístico.

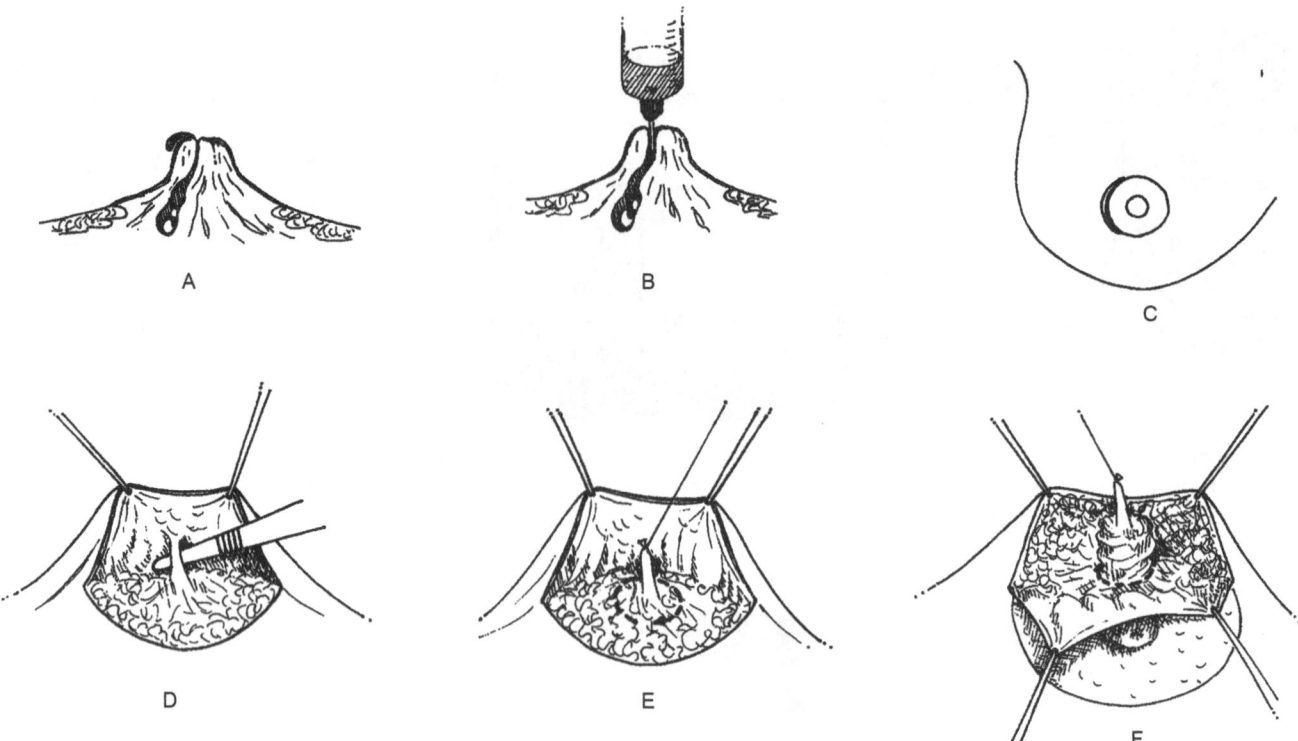

Figura 30.63 Representação esquemática da técnica do tratamento cirúrgico do papiloma intraductal.

O papiloma múltiplo é uma lesão mais extensa, em que muitos ductos, inclusive os mais periféricos, estão comprometidos por papilomas (Figura 30.64). Clinicamente, a lesão pode formar área mal delimitada, de consistência firme, ou mesmo um tumor, mais frequentemente no quadrante superolateral e na região central da mama. Outro sinal clínico é o derrame papilar, com as mesmas características encontradas no papiloma único. O papiloma múltiplo tem incidência maior de bilateralidade (13,5%) do que o papiloma único (4%). Em 3,7% a 7% dos casos, existe associação ao câncer mamário. O tratamento é a ressecção local ampla do setor correspondente aos ductos acometidos. O setor ressecado deve incluir os ductos periféricos.

Ginecomastia

Consiste numa alteração funcional benigna da glândula mamária masculina, que leva ao aumento anormal do tecido epitelial, do estroma fibroso e, às vezes, do tecido adiposo. Do ponto de vista histológico, a ginecomastia assemelha-se à glândula mamária feminina puberal. Frequentemente ela é bilateral, mas pode ser assimétrica ou unilateral.[11] Quando o volume aumentado da mama masculina é consequente apenas ao aumento do tecido adiposo, o quadro é de hipertrofia gordurosa pura (lipomastia – do grego *lipos*, gordura; *mastos*, mama) ou de pseudoginecomastia, nome dado por Lewin para os casos de obesidade com distribuição feminil da gordura.

A sua incidência tem aumentado nos últimos decênios, provavelmente em função do uso de anabolizantes em praticantes de atividades físicas anaeróbicas.

Etiologia

Quanto à etiologia, a ginecomastia pode ser agrupada em três tipos.

1. *Fisiológica*:
   - Neonatal, 60% a 90% dos recém-nascidos.[11]
   - Púbere, 50% a 60% dos adolescentes.[11]

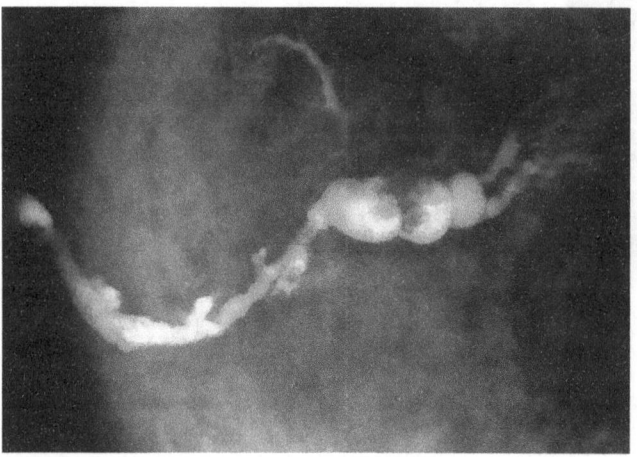

Figura 30.64 Papiloma múltiplo. Ductografia mostrando dilatações, defeitos de enchimento e obstruções ductais.

- Senil (déficit testicular), até 70% dos homens com idade entre 50 e 69 anos.[11]
2. *Secundária:*
   - Medicamentos: hormônios, antiandrógenos, antibióticos, antiácidos, quimioterápicos, cardiovasculares, neuro ou psicoativos, antirretrovirais, álcool e drogas ilícitas.[11]
   - Neoplasmas: testicular, adrenal, hipofisário, produtores de gonadotrofina coriônica (fígado, pulmão e rim).
   - Hepatopatias e desnutrição.
   - Hipogonadismo primário ou secundário.
   - Hipertireoidismo ou hipotireoidismo.
   - Doenças renais e diálise.
   - Afecções e traumas torácicos.
   - Obesidade.
   - Outras doenças e condições.
3. *Idiopática:* 25% dos casos.

Fisiopatologia

Na fase evolutiva da doença, encontra-se um desequilíbrio estrógeno/andrógeno, que pode ser devido a:

- Aumento do estrógeno livre.
- Diminuição do andrógeno livre.
- Defeito genético ou adquirido do receptor androgênico.
- Ativação do receptor estrogênico.
- Aumento da sensibilidade tissular periférica ao estrógeno circulante.

O aumento do estrógeno sérico pode ser causado por secreção anormal testicular ou adrenocortical ou por aumento da aromatização dos precursores do estrógeno no tecido adiposo, no fígado e nos músculos. Outra possibilidade seria a ingestão de medicamentos estrogênicos. O equilíbrio estrógeno/andrógeno pode, também, ser afetado pelos níveis séricos da globulina transportadora dos hormônios sexuais.

Diagnóstico

O diagnóstico é feito basicamente pelo exame clínico, algumas vezes auxiliado pela mamografia. A anamnese deve conter história clínica detalhada, e o exame físico deve ser completo e acurado. A história familiar de ginecomastia tem sido observada em 58% dos pacientes com ginecomastia puberal persistente.[11] Ao exame físico, a glândula mamária masculina assemelha-se a uma glândula feminina puberal de menor tamanho: palpa-se massa fibroelástica, de forma discoide, dolorosa, subareolar, mais ou menos individualizada, dependendo da quantidade de tecido adiposo circunjacente. Seu diâmetro médio varia, geralmente, de 2 cm a 4 cm. Apresenta-se sob

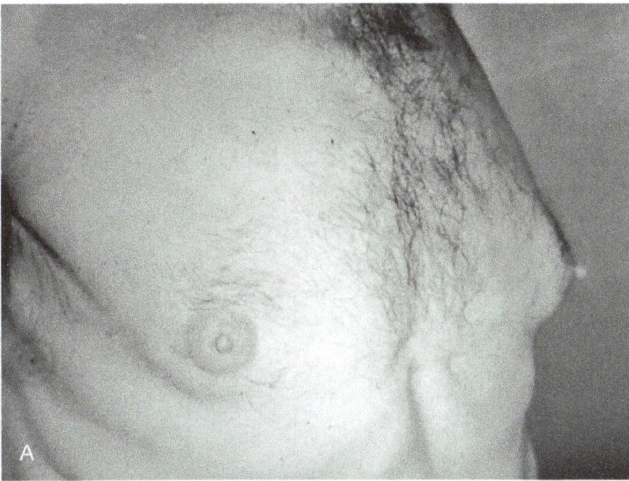

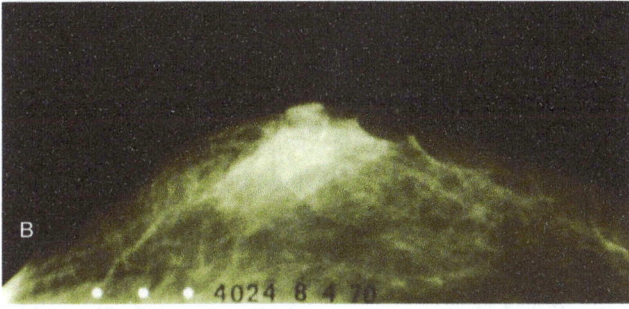

Figura 30.65 Ginecomastia – forma hipertrófica difusa. (**A**) Quadro clínico à inspeção; (**B**) mamografia mostrando opacidade glandular de forma triangular, na região retroareolar.

duas formas clínicas básicas: a forma hipertrófica difusa e a forma fibroadenomatosa (nodular) (Figura 30.65).

A mamografia é precisa no diagnóstico da ginecomastia, na distinção entre doenças malignas e benignas da mama masculina, e reduz substancialmente a necessidade de biópsias. A sensibilidade e a especificidade da mamografia para as doenças mamárias podem exceder 90%, porém o valor preditivo positivo para as condições malignas é baixo (55%), devido à baixa prevalência de malignidade nos pacientes com ginecomastia.[11]

Nos casos de dúvida diagnóstica, deve-se recorrer às biópsias com agulha, principalmente quando se tratar de pacientes adultos e idosos. O diagnóstico diferencial é feito na forma difusa (dendrítica e triangular) e bilateral com a lipomastia. Na forma nodular, a diferenciação diagnóstica é feita com a esteatonecrose, hematoma, linfangioma, cistos e tumores cutâneos, tumores peitorais e carcinoma mamário (Figura 30.66). Este é duro, mal-individualizado e com as bordas irregulares. Geralmente, o carcinoma mamário é fixo à fáscia adjacente ou à pele. Pode haver espessamento, retração da placa mamiloareolar e derrame papilar. A adenopatia axilar pode estar presente nos estágios mais avançados do câncer de mama.

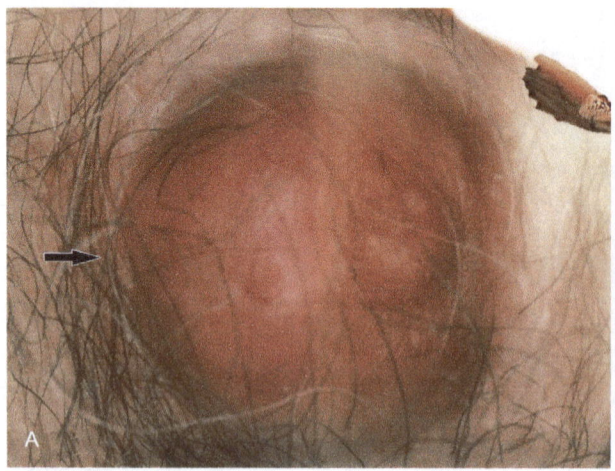
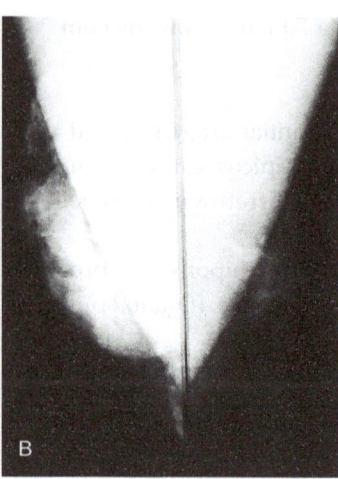

Figura 30.66 Carcinoma mamário masculino. (**A**) Quadro clínico à inspeção; (**B**) mamografia mostrando opacidade densa difusa. Na mama oposta, observa-se pequena ginecomastia.

Confirmado o diagnóstico de ginecomastia, deve-se fazer a avaliação clínica e laboratorial completa para detecção de condições ou afecções associadas, exceto nas neonatais, nas púberes e nas de causas esclarecidas. Essa avaliação está indicada principalmente se o crescimento mamário é bilateral, de início recente ou progressivo. Na avaliação laboratorial, é importante o estudo das funções renal, tireoidiana e hepática e as dosagens hormonais (estradiol, LH, testosterona, β-HCG e prolactina). Na ausência de alterações, o paciente deve ser observado e reavaliado em 6 meses.

Tratamento

Em geral, a ginecomastia é condição benigna e autolimitada. Seu tratamento pode ser:

- Expectante.
- Psicológico.
- Combate à doença ou às condições causais.
- Clínico hormonal.
- Cirúrgico estético.

Pacientes jovens tendem a cursar com transtornos psicológicos ligados à sua sexualidade. Esses transtornos são muitas vezes retratados no complexo de inferioridade, nas frustrações e no isolamento do convívio social. Nesses casos, o tratamento psicológico se faz necessário, isoladamente ou em associação a outras modalidades terapêuticas. Nas formas associadas à lipomastia, o emagrecimento associado à prática de exercícios físicos pode ser eficaz do ponto de vista estético.

O tratamento clínico hormonal não deve ser feito nas ginecomastias fisiológicas. As neonatais desaparecem em poucos dias, e as púberes e senis podem involuir espontaneamente em 4 a 36 meses. Nas púberes, deve-se aguardar a idade de 16 a 17 anos, quando a regressão se inicia na maioria dos adolescentes. Em 15%

dos casos, a involução é parcial, conservando alguns vestígios.

O tratamento clínico deve ser individualizado, dependendo do quadro fisiopatológico. O medicamento mais utilizado e com mais estudos publicados na literatura é o tamoxifeno. Outros, porém com menos estudos e menor uso na prática clínica, são o clomifeno, raloxifeno, danazol, bromocriptina, di-hidrotestosterona e os inibidores da aromatase. Esse tratamento é mais eficaz na fase proliferativa da ginecomastia. Na fase degenerativa, residual, de hialinização do estroma, não ocorre resposta satisfatória porque o tecido fibrótico, que substitui o glandular, não responde completamente aos medicamentos.[12] Isso ocorre devido à menor concentração de receptores estrogênicos no tecido fibrótico degenerativo.

Tratamento cirúrgico. Ao contrário da abordagem clínica, o tratamento cirúrgico pode ser realizado a qualquer momento, quando indicado.[1] As indicações do tratamento cirúrgico são:

- De ordem estética (por opção do paciente) após a falha do tratamento clínico, ou quando a doença de base associada não for passível de tratamento.
- Em caso de dúvida diagnóstica (por indicação do médico), apesar das biópsias por agulha.

Quando a questão é de ordem estética e existe associação com a lipomastia, a lipoaspiração pode ser feita isoladamente ou associada ao tratamento clínico da ginecomastia ou à ressecção da glândula mamária. São do domínio da cirurgia ambulatorial as ginecomastias puras de pequeno e médio portes, até 6 cm a 8 cm. As demais devem ser tratadas em regime de internação hospitalar pela cirurgia plástica.

A técnica mais utilizada é a mastectomia subcutânea, que envolve a ressecção direta do tecido glandular, por meio de abordagem periareolar ou transareolar, como descrito a seguir. Em geral, o tratamento cirúrgico produz bons resultados estéticos e é bem tolerado. A análise histológica da peça cirúrgica é sempre recomendada para confirmação diagnóstica.[11]

Técnica

- Anestesia local tipo bloqueio de campo ou dos nervos intercostais.
- Incisão areolar e, se necessário, com prolongamento transversal, ao nível da linha mamilar, medial e/ou lateralmente, de acordo com o tamanho da ginecomastia.
- No nível da região retroareolar, onde o plano glandular encontra-se em continuidade com a placa mamiloareolar, incisa-se com o bisturi a camada glandular, paralelamente à pele. Deve-se deixar espessura de 5 mm a 7 mm de glândula junto à pele, para pre-

servação da circulação e para evitar a depressão da placa mamiloareolar.
- Fora da placa mamiloareolar, descola-se o plano cutâneo junto com a camada superficial da tela subcutânea, em toda a superfície do plano glandular.
- Liberada a superfície anterior da glândula, disseca-se a sua face profunda, incluindo ou não a camada profunda da tela subcutânea. Esta se encontra sobre a fáscia do músculo peitoral maior. A inclusão ou não desse tecido adiposo depende da maior ou menor necessidade de diminuição de volume (Figura 30.67B2).
- Completada a ressecção da glândula, deve-se rever rigorosamente a hemostasia.
- Colocação, se necessário, de dreno tubular para aspiração contínua, por contra-abertura na linha areolar.
- Fechamento do revestimento cutâneo-adiposo da pele em dois planos (Figura 30.67).

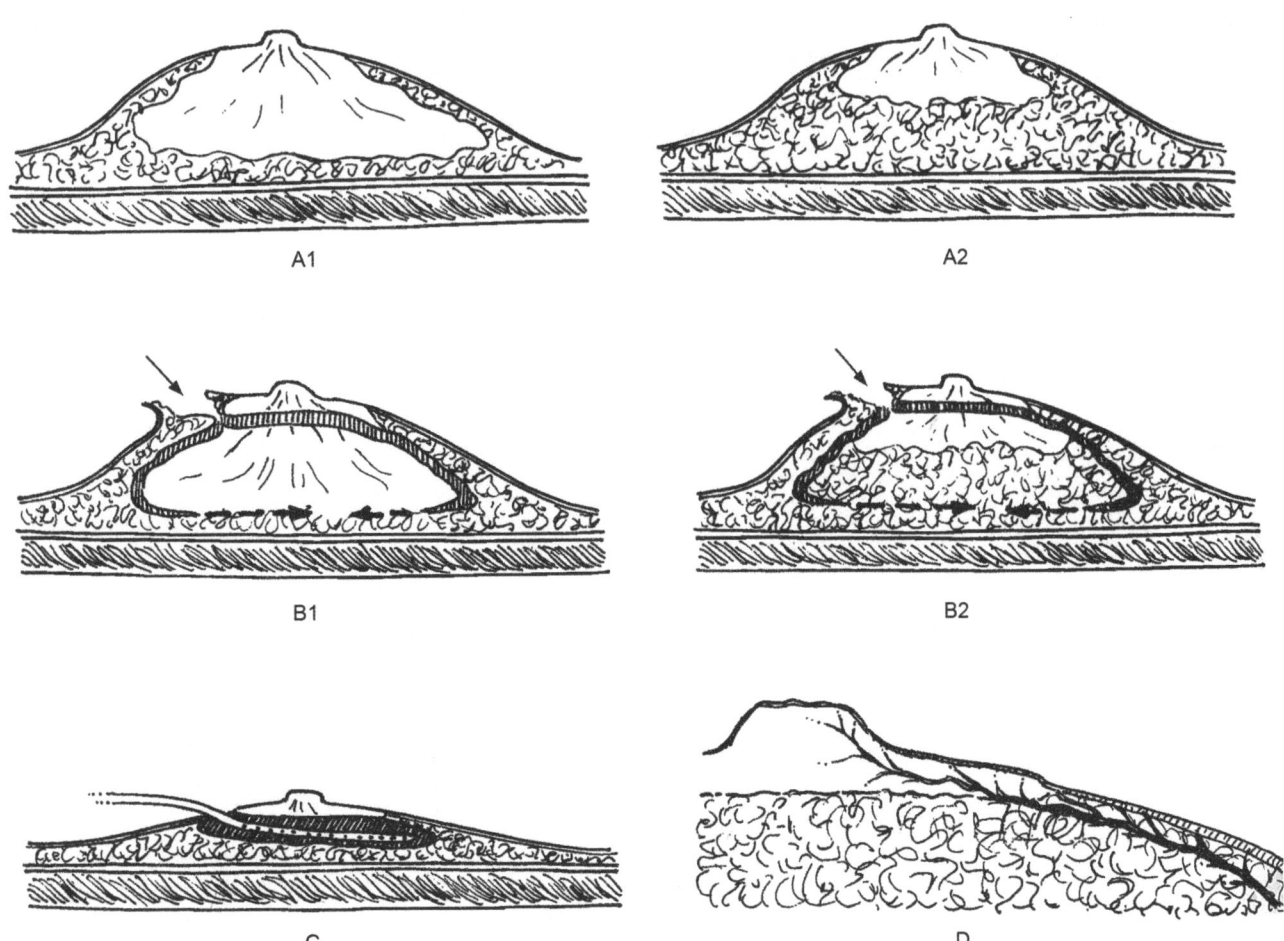

A1

A2

B1

B2

C

D

Figura 30.67 Representação esquemática da técnica do tratamento cirúrgico da ginecomastia.

Referências Bibliográficas

1. Haagensen CD. *Doenças da Mama*. São Paulo: Roca, 1989.

2. Lalardrie JP. *Chirurgie Plastique du Sein*. Paris: Masson et Cie Editeurs, 1974.

3. Svensson WE, Tohno E, Cosgrove DO *et al*. Effects of fine-needle aspiration on the US appearance of the breast. *Radiology*, 1992; *185*:709-11.

4. Skaane P. Studies comparing screen-film mammography and full-field digital mammography in breast cancer screening: updated review. *Acta Radiol*, 2009; *50*(1):3-14.

5. Paz WA, Mello GL, Paim SP *et al*. Concordância entre o exame ultra-sonográfico e o laudo anatomopatológico no diagnóstico de lesões mamárias sólidas. *Rev Bras Mastol*, 2008; *18*(3):94-8.

6. Holloway CM, Easson A, Escallon J *et al*. Technology as a force for improved diagnosis and treatment of breast disease. *Can J Surg*, 2010; *53*(4):268-77.

7. Paz WA, Rangel KK, Paim SP *et al*. Correlação anatomopatológica entre a biópsia de fragmentos e a biópsia excisional nas lesões da mama. *Rev Bras Mastol*, 2006; *16*(1):7-11.

8. Zakowski MF. Fine-needle aspiration cytology of tumors: diagnostic accuracy and potential pitfalls. *Cancer Investigation*, 1994; *12*:505-15.

9. Steinmacher DI, Kemp C, Nazário ACP. Avaliação da biópsia percutânea por agulha grossa com propulsor automático na propedêutica de lesões palpáveis e não-palpáveis da mama. *Rev Bras Mastol*, 2010; *20*(1): 3-9.

10. Harris JR. *Diseases of the Breast*. Philadelphia: Lippincott Raven Publishers, 1996.

11. Johnson RE, Murad MH. Gynecomastia: pathophysiology, evaluation, and management. *Mayo Clinic Proceedings*, 2009; *84*(11):1010-5.

12. Braunstein GD. Gynecomastia. *N Engl J Med*, 1993; *328*:490-5.

13. Uriburu JV. *La Mama*. Buenos Aires: López Editores, 1977.

14. Gorins A. *Le Cancer du Sein*. Paris: Flammarion Médecine Sciences, 1978.

15. Gordon PB, Goldenberg SL. Malignant breast masses detected only by ultrasound. *Cancer*, 1995; *76*:626-30.

16. Leucht W. *Atlas de Ultra-sonografia da Mama*. Rio de Janeiro: Revinter Ltda, 1994, pp. 23-34.

17. Ikeda DM, Helvie MA, Adler DD *et al*. The role of fine-needle aspiration and pneumocystography in the treatment of impalpable breast cysts. *AJR*, 1992; *158*:1239-41.

18. Hernandez LE, Connely PJ, Strickler SA, Akers MM, Dunn MM. Are stereotaxic breast biopsies adequate? *Surgery*, 1994; *116*:610-5.

19. Meyer JE. Value of large-core biopsy of occult breast lesions. *AJR*, 1992; *158*: 991-2.

20. Parker SH. Percutaneous large core breast biopsy. *Cancer*, 1994; *74*:256-62.

DOENÇAS ESCROTAIS

Introdução

A maioria das doenças escrotais, muito comuns na população em geral, está localizada fora dos testículos e é de natureza cística. Ao contrário das afecções testiculares, que em 95% das vezes são malignas, as peritesticulares são quase sempre benignas. Infelizmente, nem sempre é possível diferenciá-las clinicamente. O exame ultrassonográfico é o método de imagem de escolha nesses casos, quando são possíveis diversos diagnósticos, tais como hidrocele, varicocele, espermatocele, hérnia, tumor adenomatoide e pseudotumor fibroso.

Hidrocele

A hidrocele é o acúmulo de líquido entre as camadas visceral e parietal da túnica vaginal. É a causa mais comum de aumento de volume testicular sem dor associada. Em condições normais, existe pequena quantidade de líquido nesse espaço. Quando congênita, a hidrocele resulta da permanência da comunicação entre a cavidade peritoneal e a túnica vaginal – o conduto peritoneovaginal. Durante as etapas iniciais de desenvolvimento da criança, quando o testículo passa para a posição intraescrotal, é esperado que o conduto seja obliterado naturalmente, o que ocorre até os 2 anos de idade. A maioria dos casos de hidrocele adquirida, por sua vez, é idiopática, mas pode também ocorrer de modo secundário a infecções locais, doenças escrotais ou sistêmicas, traumas, cirurgias ou tumores de testículo.

Devido às manifestações clínicas discretas e ao crescimento lento da hidrocele, os pacientes normalmente procuram atenção médica apenas quando há distorção da estética ou dificuldade em vestir roupas. Ao exame físico, o pênis pode parecer encurtado devido ao crescimento da gônada em direção cranial, ao contrário do que ocorre com o tumor de testículo, quando o pênis pode parecer alongado. Dependendo do volume de líquido acumulado, a hidrocele pode ser macia ou endurecida à palpação.

O exame ultrassonográfico pode ser útil ao diagnóstico em casos de dúvida; todavia, sua principal vantagem é afastar a possibilidade de neoplasia testicular associada aos casos de crescimento rápido. O tumor de testículo deve ser tratado por abordagem inguinal, ao contrário do tratamento cirúrgico da hidrocele, que é feito preferencialmente por via escrotal, na rafe mediana. A incisão no escroto pode alterar a drenagem linfática dos testículos e aumentar o risco de recidiva nos casos de câncer.[1]

A hidrocelectomia é o tratamento cirúrgico de escolha e consiste na drenagem do líquido associada à ressecção da túnica vaginal redundante (Figura 31.1). Alternativamente, pode-se fazer a punção do escroto para retirar o

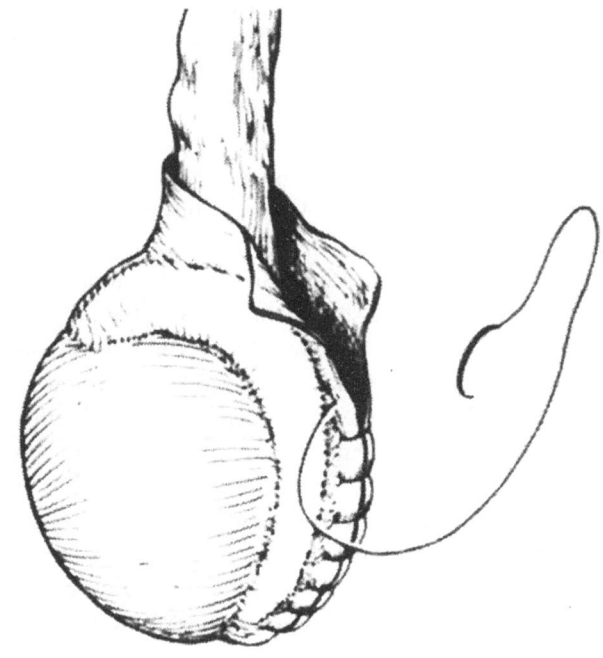

Figura 31.1 Hidrocelectomia: eversão e sutura das bordas da túnica vaginal.

líquido, e a injeção de substâncias esclerosantes, como o álcool a 95% ou a tetraciclina, para evitar novo acúmulo de líquido. Entretanto, esse método tem alto índice de recidivas e pode levar à infertilidade por obstrução do epidídimo, sendo reservado para homens mais idosos, com risco cirúrgico aumentado e sem preocupação com a fertilidade.

Varicocele

A varicocele é uma dilatação do plexo pampiniforme e da veia espermática interna, sendo encontrada em 15% dos homens.[2] Em quase todos os casos, é situada à esquerda ou bilateral. As hipóteses para esse fato são: (1) a veia espermática interna esquerda é mais longa do que a direita; (2) a veia espermática esquerda desemboca na veia renal esquerda em ângulo reto; (3) em alguns casos, a artéria espermática esquerda cruza e comprime a veia espermática ipsilateral; (4) o cólon esquerdo preenchido por fezes pode comprimir a veia espermática esquerda; e (5) compressão do sistema venoso à esquerda devido ao ângulo formado entre a artéria mesentérica superior e a aorta, comprimindo assim a veia renal esquerda (fenômeno quebra-nozes).

A importância clínica da varicocele consiste na sua associação a infertilidade. Os efeitos adversos sobre a espermatogênese são atribuídos à combinação de vários mecanismos, incluindo refluxo de metabólitos adrenais, hipertermia, hipoxia e lesão por hiperperfusão.

Geralmente, a varicocele não causa sintomas, e seu diagnóstico é feito de forma incidental, ou durante a avaliação de causas de infertilidade. O exame físico deve ser feito em ambiente que não esteja frio, com o paciente em decúbito dorsal e em ortostatismo. Pode haver atrofia testicular no lado acometido. A varicocele grau III é visível através da pele escrotal, logo acima do testículo, e tem aparência e consistência de um saco de vermes. A grau II não é visível, mas é palpável, mesmo sem a manobra de Valsalva. A grau I é palpável apenas durante a manobra de Valsalva.

A varicocele subclínica é aquela que é diagnosticada apenas ao exame ultrassonográfico, mas não é palpável. Por não haver correlação comprovada com infertilidade, não tem importância clínica. Por outro lado, o tratamento cirúrgico da varicocele palpável pode levar à melhora nos padrões seminais em casos de alterações no espermograma.[3]

A operação pode ser feita em ambulatório e com anestesia local, por inguinotomia ou, preferencialmente, por incisão subinguinal. Disseca-se o funículo espermático preservando o ducto deferente, a artéria testicular e os vasos linfáticos. As veias varicosas são ligadas e seccionadas individualmente, sendo recomendável o uso de lentes cirúrgicas de aumento.

Espermatocele

A espermatocele é um tipo comum de cisto extratesticular, em geral visto como dilatação dos ductos eferentes na cabeça do epidídimo. Na maioria das vezes, os pacientes apresentam-se com massa fora do testículo e sem sintomas significativos. Embora o diagnóstico clínico seja possível, muitos urologistas sentem-se mais confortáveis com a confirmação por meio do exame ultrassonográfico. O tratamento pode ser expectante, sendo indicada a ressecção cirúrgica nos casos que se manifestam com dor associada ou quando o crescimento atinge o diâmetro do testículo.[4]

Tumor Adenomatoide

As lesões escrotais sólidas localizadas fora dos testículos são raras, sendo geralmente benignas. Dentre essas, o tumor adenomatoide é o mais comum, correspondendo a cerca de 30% dos casos. Ele pode localizar-se no epidídimo, nas túnicas testiculares ou, raramente, no cordão espermático. Não se conhece a origem desses tumores, tendo sido aventadas diversas origens embriológicas possíveis.

A maioria dos pacientes é assintomática, e o diagnóstico frequentemente é incidental, seja em exames clínicos de rotina, ou mesmo pela palpação de massa escrotal pelo próprio paciente, normalmente no terceiro e quarto decênios de vida. Após a suspeita clínica, o exame ultrassonográfico e a ressonância magnética podem auxiliar na confirmação diagnóstica, embora não existam achados radiológicos patognomônicos. O tratamento de escolha é a ressecção local. O tumor adenomatoide normalmente apresenta plano de clivagem que facilita o tratamento cirúrgico. A confirmação diagnóstica somente é possível pelo exame anatomopatológico. Trata-se de afecção benigna, não havendo relatos de metástases, invasão de estruturas vizinhas nem de recidivas pós-operatórias na literatura.[5]

Escroto Agudo
Torção de cordão espermático

A expressão "torção de testículo", embora bastante utilizada na prática clínica, não é a mais adequada, pois a estrutura que sofre a torção é o cordão espermático. Em 90% dos casos, a torção é chamada intravaginal, tendo como fator predisponente uma anomalia do processo vaginal. Nesses casos, a túnica vaginal recobre não apenas o testículo e o epidídimo, mas também o cordão espermático. Como consequência, o testículo pode rodar livremente dentro da túnica vaginal, constituindo a deformidade em "badalo de sino".

A apresentação clínica da torção de cordão espermático nem sempre é tão típica. Embora seja a causa menos comum de escroto agudo, deve sempre ser suspeitada, pois as chances de preservação do testículo são inversamente proporcionais ao tempo de espera para a exploração cirúrgica.

Na anamnese, deve-se averiguar a forma de início da dor, sua duração e eventuais episódios prévios. Tipicamente, a torção tem início abrupto, enquanto a epididimite tem início mais gradual. A presença de outros sinais e sintomas, como ardor para urinar, urgência miccional e polaciúria, sugere causas inflamatórias ou infecciosas, como a epididimite. A história de atividade sexual pode sugerir também possível etiologia infecciosa. Náuseas e vômitos também são mais frequentes na torção do que na epididimite.

A idade do paciente também é útil ao diagnóstico, uma vez que a torção tem distribuição etária bimodal, com picos de incidência na primeira infância e na pré-adolescência. Menos de 10% dos casos de torção de cordão ocorrem após os 30 anos. Devido à raridade desse diagnóstico no adulto mais velho, a necessidade de orquiectomia por necrose testicular é maior. Por outro lado, a epididimite aguda ocorre com incidência progressivamente maior a partir da adolescência, correlacionando-se com a frequência de atividade sexual.

É comum a ocorrência da torção do cordão espermático no período noturno, durante o sono. Um forte reflexo cremastérico durante as ereções noturnas foi apontado como possível desencadeador. Na maioria dos casos, não há fatores predisponentes identificáveis, sendo relatados trauma local, aumento do volume testicular (associado a puberdade), tumor de testículo, passado de criptorquidia e cordão espermático com porção escrotal longa.

O exame físico inicial é de suma importância, uma vez que as avaliações posteriores são prejudicadas pela reação inflamatória que se instala na região. A inspeção do escroto pode revelar edema e eritema, tipicamente presentes na epididimite, quando a pele pode tomar o aspecto de casca de laranja. O canal inguinal abaulado pode sugerir a presença de hérnia inguinal. O meato uretral também deve ser examinado à procura de secreções.

Antes da palpação, é útil o teste do reflexo cremastérico, inicialmente no lado não afetado. O estímulo leve da pele na região superomedial da coxa normalmente leva à contração reflexa do músculo cremaster e consequente retração do testículo ipsilateral. O sinal é considerado positivo quando há retração mínima de 0,5 cm. A ausência do reflexo cremastérico é altamente sugestiva de torção de cordão espermático.

Os testículos e o cordão espermático devem ser palpados com cuidado, devido à dor local. O testículo com torção normalmente é aumentado de volume como consequência da congestão venosa, e encontra-se situado em posição mais alta no escroto, mais junto ao corpo,

conforme relatado no caso clínico. Sua posição também costuma ser horizontalizada e rodada de tal modo que o epidídimo situa-se anteriormente a ele. O cordão espermático pode apresentar espessamento à palpação, que representa o local específico da torção. Ao contrário, na epididimite, o testículo fica situado em posição usual, e um exame cuidadoso pode definir a origem da dor na cabeça do epidídimo e no polo superior do testículo.

A elevação manual do testículo afetado pode causar alívio parcial da dor no caso de epididimite aguda (sinal de Prehn positivo), o que não ocorre na torção de cordão espermático (sinal de Prehn negativo), pois a origem da dor é a isquemia local. Na epididimite, ocorre alívio por redução do estiramento das estruturas inflamadas. Nem sempre é possível a realização adequada dessa manobra, devido à dor e ao edema que se instalam.

A análise da urina com exame bacteriológico pode ser útil no diagnóstico diferencial, já que a presença de bacteriúria e de piúria sugere epididimite.

O exame ultrassonográfico é o método de imagem mais amplamente utilizado na avaliação do escroto agudo. O sinal ultrassonográfico mais importante é a identificação do ponto de torção no cordão espermático, normalmente situado na região inguinoescrotal. A especificidade e a sensibilidade desse achado são próximas de 100% no diagnóstico dessa condição.[6] O fluxo arterial testicular pode estar normal, diminuído ou ausente. A identificação de torção do cordão espermático associada à perfusão testicular presente sugere que o testículo ainda é viável e que pode ser salvo pelo seu reposicionamento.

A cintigrafia com radioisótopos tem praticamente 100% de sensibilidade e especificidade para o diagnóstico de torção do cordão espermático.[7] Entretanto, o exame ultrassonográfico com Doppler é mais rápido e facilmente disponível na maioria dos serviços de urgência. Com a necessidade de tratamento urgente, esse fato é crucial na escolha dos métodos propedêuticos. É importante ressaltar que esses métodos não devem substituir o exame físico. Caso exista forte suspeita clínica de torção e a propedêutica ocasione demora na condução do caso, a consulta urológica e a exploração cirúrgica são os próximos passos mais indicados.

A rapidez no tratamento é o fator determinante do seu sucesso. A isquemia com necrose testicular pode ocorrer com apenas 4 h de torção, sendo quase certa após 24 h. O índice de salvamento do testículo foi estimado em 90% se o tratamento for instituído com menos de 6 h de início dos sinais e sintomas. Após 12 h, esse índice cai para 50% e, após 24 h, para menos de 10%.[8]

A manobra de rotação manual constitui tentativa de tratamento rápido e não invasivo. O médico deve girar o testículo afetado na direção oposta à linha média, como se abre um livro. Uma vez que a torção pode ocorrer com mais de 360°, pode ser necessário mais de um giro. Se a manobra for bem-sucedida, o paciente relatará melhora imediata da dor. Mesmo com a resolução da dor pela manobra, existe ainda a indicação cirúrgica, que passa a ser eletiva.

O tratamento cirúrgico é a exploração escrotal por incisão na rafe mediana, com anestesia local por infiltração. O testículo é inspecionado para confirmar a torção do cordão, que é desfeita por rotação manual. Avalia-se a viabilidade testicular por meio de sua coloração, que passa de arroxeada a rósea. A fixação é feita por dois pontos cirúrgicos com fio absorvível 3-0 entre a túnica albugínea testicular e a parede interna do escroto. Recomenda-se realizar o mesmo procedimento no lado contralateral (orquiopexia bilateral). Se o testículo não for viável, realizam-se orquiectomia e orquiopexia contralateral.

Existe controvérsia a respeito da preservação do testículo destorcido e reperfundido após longos períodos de isquemia. Estudos experimentais sugerem que sua manutenção possa ocasionar danos no testículo contralateral e infertilidade, por meio de alterações isquêmicas e de estresse oxidativo.[9] Embora esses achados ainda não tenham alterado a recomendação de preservação do testículo que volte a apresentar perfusão adequada, é possível que os casos de viabilidade duvidosa sejam beneficiados pela orquiectomia.

Um tipo especial de torção do cordão espermático é a chamada torção extravaginal, que acomete crianças no período neonatal e que, normalmente, leva à necrose testicular. Há acometimento do cordão espermático e da túnica vaginal, ocorrendo hipoteticamente por maior mobilidade dessas estruturas à época do nascimento, mas a causa exata não foi determinada.

Devido ao alto índice de insucesso das tentativas cirúrgicas de salvamento testicular na torção extravaginal, alguns autores recomendam a operação de forma eletiva, por meio de orquiectomia unilateral e orquiopexia contralateral. Todavia, devido ao risco de comprometimento bilateral, foi sugerida a operação de urgência também nesses casos. Os defensores dessa abordagem argumentam, ainda, que graus menores de torção extravaginal podem ocorrer, e que o tratamento precoce permitiria a preservação testicular.

Torção de apêndice testicular

O apêndice testicular é um resquício embrionário que deriva dos ductos müllerianos, localizado no polo superior dos testículos. Embora existam outros três remanescentes embrionários com risco de torção, quase todos os casos envolvem o apêndice testicular. É difícil diferenciar clinicamente a torção do cordão espermático da torção do apêndice testicular. A forma de instalação do quadro álgico é muito semelhante nas duas situações, sendo a última muito mais frequente.

Ao exame físico, o apêndice torcido pode ser palpado como um nódulo endurecido e doloroso na borda superior do testículo, com cerca de 3 mm de diâmetro, onde frequentemente pode ser visto um ponto azulado na pele escrotal (*blue dot sign*), que representa o apêndice isquemiado. Com a evolução do quadro clínico, o edema local dificulta o exame físico, e a ultrassonografia é muito útil no diagnóstico diferencial. O tratamento é conservador, sendo indicado o uso de analgésicos e de suspensório escrotal. A dor normalmente desaparece em até 3 dias e o apêndice atrofia, podendo também sofrer calcificação.

Epididimite e orquite

Epididimite e orquite são processos inflamatórios dos epidídimos e dos testículos, respectivamente, com e sem infecção. Normalmente, a orquite ocorre como disseminação da inflamação pelo testículo adjacente. Os casos de orquite isolada são raros, usualmente associados a viroses, como a caxumba, em crianças. A orquite ocorre cerca de 4 a 7 dias após a parotidite, e pode ser confirmada pelo aumento da concentração sérica dos anticorpos específicos do isotipo IgM. Embora raramente, a orquite pode ocorrer sem as manifestações de parotidite.

A epididimite é a inflamação intraescrotal mais comum. Acreditava-se que o refluxo de urina estéril desempenharia papel importante em sua gênese, agindo como agente químico irritante aos epidídimos. Entretanto, já se sabe que a infecção por via ascendente é a responsável pela maioria dos casos, havendo variação no tipo de bactéria de acordo com a faixa etária. Entre os 14 e 35 anos, há predomínio de infecções por via sexual pela *Neisseria gonorrhoeae* e pela *Chlamydia trachomatis*. Antes dos 14 e após os 35 anos, a *Escherichia coli* e outros uropatógenos são os principais agentes etiológicos.

Os fatores de risco para epididimite são atividade sexual, atividade física extenuante, ciclismo e motociclismo, além da posição assentada por longos períodos. Especificamente para os pacientes pré-púberes e após os 35 anos, os fatores de risco incluem cirurgia ou instrumentação urológica e anomalias anatômicas, como hiperplasia prostática e válvula de uretra posterior.

A dor escrotal na epididimite costuma ter início mais gradual do que na torção de cordão espermático. É localizada na região posterior ao testículo e apresenta irradiação abdominal. Manifestações associadas de infecção urinária podem estar presentes, tais como febre, algúria, polaciúria e hematúria. A dor recorrente é rara, sendo mais comum na torção de cordão, que pode ser intermitente, com resolução espontânea. Náuseas e vômitos podem estar presentes, embora não auxiliem no diagnóstico diferencial com a torção.

A análise laboratorial inclui o Gram e a cultura de secreção uretral nos casos sugestivos de uretrite associada. O exame da urina também pode ser útil na detecção de infecção urinária. Se a apresentação clínica sugerir fortemente o diagnóstico de epididimite, a terapia empírica deve ser instituída antes dos resultados laboratoriais. Os objetivos do tratamento são curar a infecção, aliviar os sintomas, prevenir a transmissão e complicações. Na suspeita de infecção por *Neisseria gonorrhoeae* ou *Chlamydia trachomatis*, os antimicrobianos indicados são ceftriaxona (250 mg VI, em dose única) e doxiciclina (100 mg VO, 2 vezes ao dia, por 10 dias). A azitromicina (1 g VO, em dose única) é uma alternativa quando existe dúvida na adesão ao tratamento com doxiciclina.

Além do tratamento antimicrobiano, recomendam-se uso de suspensório escrotal e redução nas atividades físicas. Os pacientes devem ser informados sobre a possibilidade de complicações, tais como a formação de hidrocele e de abscesso, a evolução para sepse e o desenvolvimento de infertilidade. Quando há associação a uretrite, é importante reforçar a orientação sobre o uso de preservativos. Indica-se também a avaliação de outras doenças sexualmente transmissíveis, como AIDS, hepatites e sífilis.

O tratamento pode ser feito ambulatorialmente, estando reservada a internação hospitalar para os casos de dor refratária a analgésicos, quando há formação de abscesso ou suspeita de sepse. Abscessos são tratados cirurgicamente pela epididimectomia e também pela orquiectomia nos casos com extensão local. Recomenda-se o acompanhamento frequente dos pacientes, para a comprovação da eficácia da terapia instituída e também para a avaliação do surgimento de massas escrotais. Eventualmente, o tumor de testículo pode manifestar-se inicialmente como quadro inflamatório. A ultrassonografia escrotal está indicada nos casos de dúvida, principalmente quando as alterações testiculares não regridem ao final de 2 a 3 semanas.

Para os pacientes portadores de orquite isolada, indicam-se o repouso, a aplicação de gelo e o uso de analgésicos. O objetivo desse tratamento é apenas o controle dos sinais e sintomas, não havendo alteração da evolução clínica. Os casos associados à caxumba melhoram espontaneamente entre 3 e 10 dias. Entretanto, é possível ocorrer atrofia testicular em 50% dos pacientes cerca de 3 meses após. Infertilidade ocorre em menos de 10% dos casos.

Vasectomia

É difícil encontrar procedimento cirúrgico tão simples quanto a vasectomia que tenha causado tantas contro-

vérsias médicas e sociais por mais de um século. Trata-se de um fenômeno histórico, social, filosófico, médico, demográfico e legal. De 1880 até os dias atuais, já foi indicada para um suposto tratamento da hiperplasia prostática, para o rejuvenescimento (Sigmund Freud foi um dos inúmeros pacientes ludibriados), para a esterilização involuntária de criminosos (sendo legalmente adotada em vários países) e também de populações consideradas inferiores (p. ex., na eugenia nazista). As indicações que persistem são a prevenção de orquiepididimite, os casos de infecções repetidas e o planejamento familiar.[10]

Embora seja mais simples, segura e barata do que a esterilização feminina, a vasectomia ainda é um dos métodos contraceptivos menos conhecidos e utilizados. Estima-se que, em todo o mundo, menos de 3% dos casais optem pela vasectomia, enquanto a ligadura tubária é 2 vezes mais comum nos países mais desenvolvidos e aproximadamente 15 vezes mais frequente na América Latina. No Brasil, o número de vasectomias tem aumentado bastante nos últimos decênios. O paciente típico em nosso meio está no quarto decênio de vida, tem nível educacional maior do que a média nacional, tem três ou menos filhos, vive em área urbana e utilizou outros métodos contraceptivos antes de optar pela vasectomia. Há tendência de procurar a operação em idade precoce e com menor número de filhos do que ocorria quando a vasectomia se difundiu.

O ducto deferente é facilmente palpável, acima do testículo, como uma estrutura tubular firme e retilínea, que segue em direção ao canal inguinal. A pele escrotal é aderida internamente à fáscia superficial, conhecida como túnica dartos. Profundamente a ela, encontra-se a fáscia espermática externa, que é continuação da fáscia do músculo oblíquo externo abdominal. Mais profundamente, encontram-se a fáscia e o músculo cremastéricos, que são continuação do músculo oblíquo interno abdominal. A fáscia transversalis dá origem à camada mais profunda, a fáscia espermática interna.

Resumidamente, a técnica operatória consiste em palpar o ducto deferente no terço superior do escroto, onde são feitas a anestesia local e uma pequena incisão até a identificação do ducto, que deve ser parcialmente ressecado. Suas extremidades devem ser ligadas com fio categute 3-0 ou 4-0. O processo é repetido no lado contralateral, e a pele é suturada com o fio absorvível (Figura 31.2).

O anestésico deve ser infiltrado com agulha de insulina e não deve ter vasoconstritor, sendo habitualmente utilizada a lidocaína a 1%. O volume injetado é pequeno (2 mL a 3 mL), assim como a incisão feita com bisturi, acima do ducto deferente, que deve ser mantido preso pelos dedos polegar e indicador da mão esquerda até a sua dissecção e preensão com pinça cirúrgica (pinça de

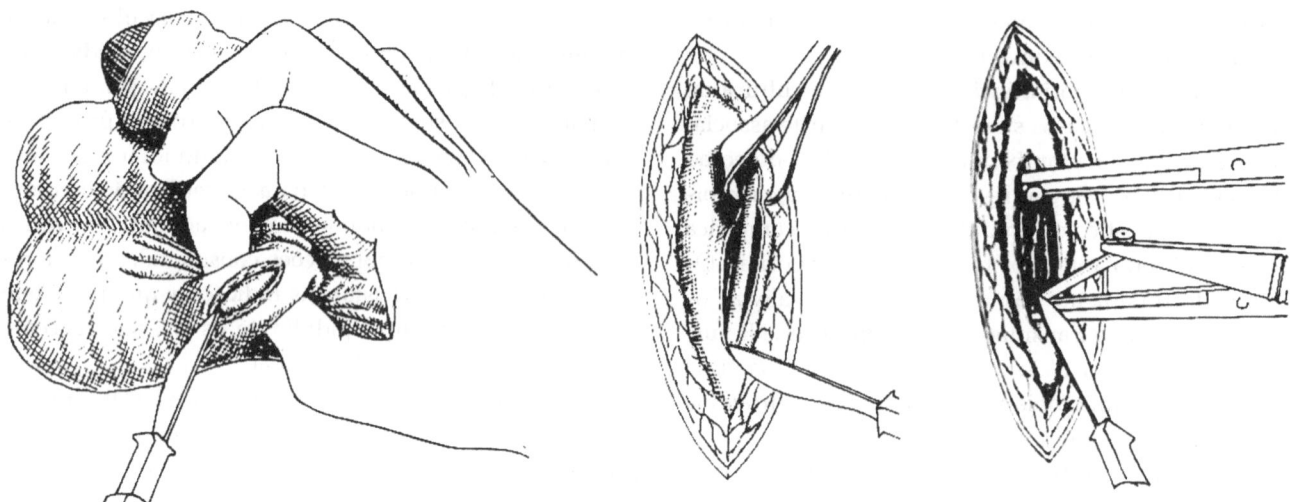

Figura 31.2 Vasectomia: exposição e ressecção do ducto deferente.

Allis ou material específico para vasectomia). A sua artéria é isolada e resseca-se um segmento com cerca de 1 cm de extensão, o que protege contra a recanalização mais do que a simples secção e ligadura. Alguns urologistas enviam o segmento de ducto deferente para o laboratório de anatomia patológica, visando comprovar sua retirada.

Para a oclusão do ducto, a cauterização das suas extremidades e a interposição fascial são propostas como medidas adicionais comprovadamente mais seguras do que a simples ligadura cirúrgica. A cauterização deve ser feita na mucosa do ducto, sem atingir suas camadas musculares. Caso contrário, esse dano tecidual pode aumentar a incidência de drenagem espermática e de recanalização. A interposição fascial consiste em utilizar camada da túnica que reveste externamente o ducto deferente, interpondo-a entre as extremidades seccionadas.

Como cuidados pós-operatórios, os pacientes devem usar analgésicos e suspensório escrotal nos dias seguintes e evitar exercícios físicos e atividade sexual por 1 semana. Métodos contraceptivos devem ser utilizados até a comprovação da ausência de espermatozoides (azoospermia) na análise do líquido seminal, que deve ser feita após 2 ou 3 meses. Os pacientes devem ser informados de que nenhum método contraceptivo é totalmente seguro. Quando ocorre falha em obter a azoospermia após vários meses, indica-se a reoperação.

As complicações possíveis da vasectomia incluem a formação de hematoma, infecção e dor escrotal crônica. Todos esses eventos devem ser informados ao paciente candidato à operação. A esposa também deve estar de acordo com o procedimento e, inclusive, assinar um termo de consentimento informado. O médico que se propõe a realizar vasectomias deve ficar atento à lei que regula o planejamento familiar no Brasil. A legislação

em vigor exige período mínimo de 60 dias entre a manifestação do desejo em ser esterilizado e a realização da vasectomia, para orientações de planejamento familiar por equipe multidisciplinar. O paciente também deve ter mais de 25 anos e pelo menos dois filhos vivos. Pessoas consideradas incapazes só podem ser esterilizadas mediante autorização judicial. É compulsória a notificação de todas as vasectomias ao Sistema Único de Saúde.

AFECÇÕES PENIANAS NO ADULTO
Parafimose

A impossibilidade de trazer o prepúcio por sobre a glande, com edema e dor locais, caracterizam o quadro clínico de parafimose. Forma-se um anel que comprime a glande e reduz os fluxos sanguíneo e linfático, acarretando risco de necrose isquêmica, embora existam também casos crônicos. Os homens suscetíveis são aqueles não circuncidados e que apresentam prepúcio estenótico, de difícil retração. Crianças e idosos são os mais acometidos. Todavia, sua ocorrência é possível em todas as faixas etárias.

O tratamento da parafimose deve envolver inicialmente medidas conservadoras. A técnica empregada é a redução manual, que, em grande parte dos casos, só é possível de ser feita sob anestesia (local em adultos e geral em crianças). Nessa manobra, os dois polegares comprimem a glande lateralmente, enquanto os dedos indicadores e médios tracionam a camada interna do prepúcio. Para facilitar o procedimento, alguns autores recomendam o uso de medidas para diminuir o edema antes de se proceder à redução manual. Costuma-se usar curativo compressivo, curativo com açúcar, gelo local e punções com agulha no prepúcio como medidas prévias, todas com bons resultados.[11-13]

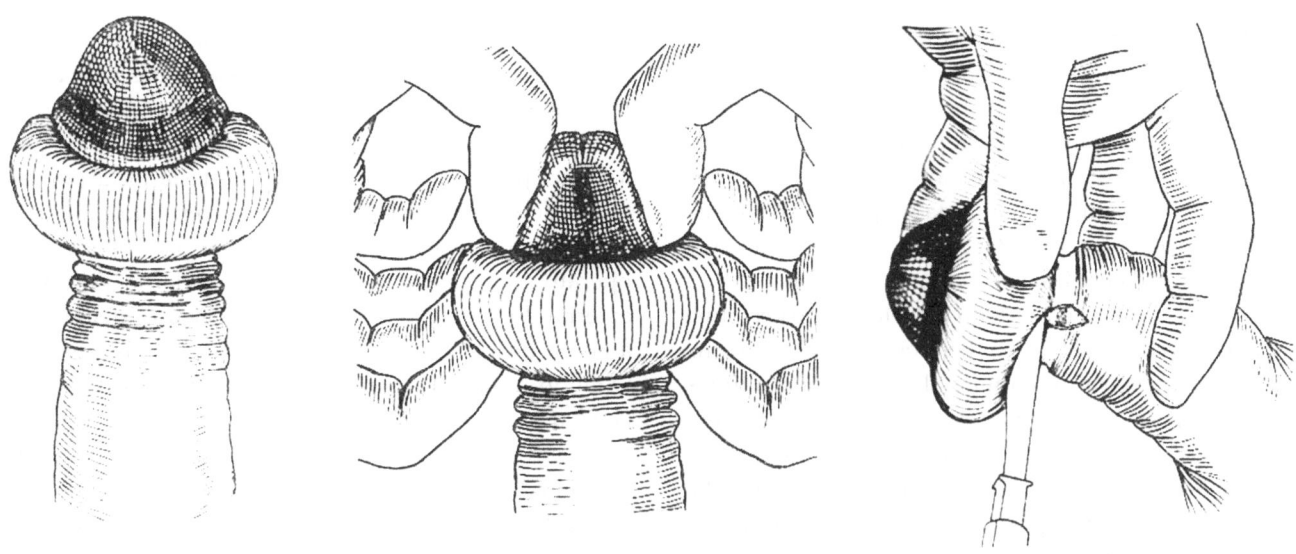

Figura 31.3 Parafimose: redução manual e incisão dorsal do anel prepucial.

Quando não for possível a realização da redução manual, indica-se a incisão dorsal do prepúcio. Após antissepsia e anestesia, realiza-se incisão longitudinal sobre o anel estenótico, na posição de 12 h, numa extensão de 1 cm. Com o anel seccionado, realizam-se a redução manual e a sutura da incisão com fio absorvível. O resultado do procedimento é bom, mas indica-se a postectomia, após a resolução do edema, para evitar nova ocorrência de parafimose (Figura 31.3).

Freio Curto

O paciente com freio prepucial curto queixa-se de dor local durante a relação sexual ou durante a exposição da glande. Ao exame físico, a tração do prepúcio causa angulação dorsal da glande, algumas vezes com dor associada. Além do comprimento insuficiente para a exposição confortável da glande, o freio pode apresentar-se parcialmente lacerado ou com área de fibrose devida ao trauma repetido.

O tratamento ideal para o freio do prepúcio curto é a frenuloplastia, que resolve os sintomas e evita sua ruptura acidental. Quando o freio se rompe durante a relação sexual, os pacientes muitas vezes procuram um serviço de urgência em razão do susto, e também pelo sangramento local. A compressão digital por alguns minutos no freio rompido controla facilmente o sangramento, e essa manobra deve ser explicada para os pacientes que se recusam a operar. Na operação, que é feita com anestesia local, o freio é seccionado transversalmente, e é feita sutura com fios absorvíveis no sentido longitudinal, causando seu alongamento (Figura 31.4). O índice de satisfação com o procedimento é alto, e há baixa incidência de complicações.

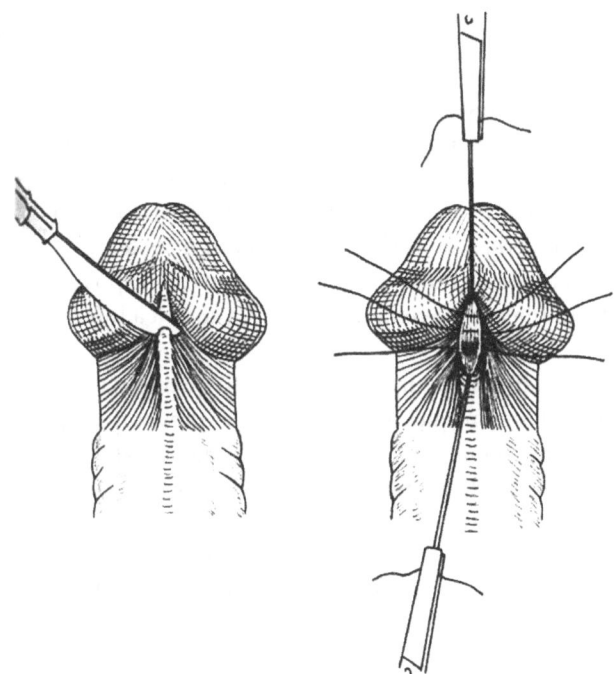

Figura 31.4 Plástica do freio balanoprepucial: secção e sutura para o alongamento.

Fimose e Postectomia

A fimose verdadeira (a principal indicação para a postectomia) é definida como a presença do prepúcio por sobre a glande, que não é passível de retração manual, devido a um orifício prepucial estenótico e, muitas vezes, de consistência fibrosa. É importante frisar que a criança apresenta aderências balanoprepuciais que também impedem a retração do prepúcio, mas que são consideradas fisiológicas.

Outras indicações de postectomia são a dificuldade de higienização da genitália por prepúcio exuberante, a ocorrência de parafimose, principalmente se repetida, e, ainda, as balanopostites de repetição. A postectomia também exerce efeito protetor contra o câncer de pênis, principalmente quando é realizada no período neonatal. Sendo circuncidados na infância, os judeus raramente apresentam essa neoplasia.[14]

Já está comprovado o efeito protetor da postectomia contra a infecção pelo HIV em heterossexuais, que é uma nova indicação cirúrgica muito discutida nos últimos anos, principalmente nos países africanos, que apresentam alta prevalência de SIDA/AIDS. Para os homens que têm relações sexuais com outros homens, ainda não há informações suficientes para definir se a postectomia reduziria o risco de transmissão.[15] Vários mecanismos biológicos são propostos para explicar a proteção:

- O prepúcio apresenta alta densidade de células de Langerhans, as quais expressam os receptores HIV-1. Ao reduzir o número dessas células na pele do pênis, a postectomia diminuiria também o risco de infecção e de transmissão do HIV.
- Por ser vulnerável ao trauma durante a atividade sexual, o prepúcio facilitaria a transmissão do vírus.
- O ambiente quente e úmido propiciado pelo prepúcio favoreceria a sobrevivência viral por mais tempo.
- A camada de queratina que se desenvolve após a postectomia promoveria maior defesa contra a infecção.

Os defensores da prática mais frequente da postectomia advogam que, além dos efeitos preventivos já citados, haveria ainda vantagens referentes à esfera sexual. Há relatos de preferência feminina para o aspecto do pênis circuncidado, e não há comprovação de perda de sensibilidade ou problemas de ereção após a operação.[16]

Embora existam inúmeros benefícios trazidos pela postectomia, conforme já descrito aqui, sua prática não deve ser indiscriminada. As principais complicações cirúrgicas descritas são hemorragia, sepse, fístula, estenose de meato uretral, remoção em excesso da pele e até perda do pênis. Idealmente, essa operação deve ser realizada por urologista ou por cirurgião experiente, o que reduz bastante as chances de complicações. Pacientes com estenose de uretra ou hipospadia não devem ter o prepúcio removido, pois esse é o principal tecido utilizado na reconstrução uretral.

Levando-se em consideração esses aspectos, pode-se afirmar que a postectomia é o procedimento cirúrgico de escolha para a fimose em adultos, sendo indicada também para outras situações. Os pacientes devem ser bem orientados quanto aos riscos da operação e também quanto ao período de recuperação pós-operatória, uma vez que são necessárias em média 4 semanas para a cicatrização se completar.

Para a postectomia convencional (Figura 31.5), após a antissepsia, o paciente recebe anestesia local por bloqueio de campo na base do pênis, com lidocaína a 1% sem vasoconstritor. Em crianças e em pacientes não cooperativos, o ideal é a associação de sedação. A camada externa do prepúcio é incisada com bisturi, distalmente à coroa da glande, para não remover pele em excesso. Quando a exposição da glande não for possível, realiza-se a incisão dorsal do prepúcio para a sua retração. Realizam-se o alongamento do freio e a incisão circular da camada interna do prepúcio, 1 cm proximalmente à coroa da glande. A faixa de prepúcio delimitada pelas incisões interna e externa é então ressecada. Procede-se à hemostasia com eletrocautério e, posteriormente, à sutura das camadas interna e externa remanescentes com categute cromado 4-0.

É importante realizar curativo ligeiramente compressivo com atadura de gaze para reduzir o edema pós-operatório até o dia seguinte. O paciente deve lavar a região operada com água e sabonete, após a retirada do curativo,

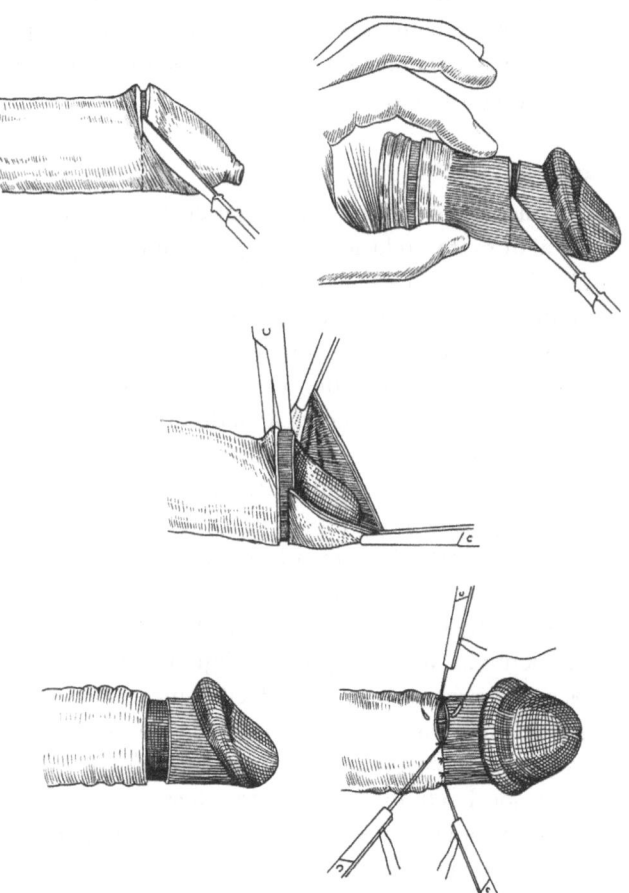

Figura 31.5 Tempos cirúrgicos da postectomia.

e evitar relações sexuais até a cicatrização completa, o que geralmente ocorre após 4 semanas.

Balanite

A balanite é definida como inflamação da glande, que frequentemente acomete também o prepúcio (balanopostite). Trata-se de afecção bastante frequente na prática urológica e que pode ter caráter recidivante. É mais comum em pacientes não circuncidados, possivelmente devido ao ambiente prepucial mais quente e úmido, como também pela dificuldade na higienização. O esmegma é apontado como fator irritante para o prepúcio, e o seu acúmulo pode favorecer a inflamação.

Condições clínicas de base, como o *diabetes mellitus*, também podem predispor à balanite, que, nesses casos, costuma ser mais grave. Em pacientes neutropênicos, pode ser fonte de febre e bacteremia. Com o advento da SIDA/AIDS, a doença tornou-se mais relevante, por facilitar a infecção viral durante relações sexuais, assim como acontece com as úlceras genitais.

As queixas mais frequentes são dor e vermelhidão na glande e no prepúcio, prurido e descamação cutânea. Ao exame, além do eritema local, podem ser vistas ulcerações e percebido odor fétido, principalmente quando há acúmulo de secreção. Alguns pacientes manifestam preocupação com a possibilidade de doenças sexualmente transmissíveis, e essa é oportunidade interessante para a realização de sorologias nos casos suspeitos.

O agente etiológico mais comumente envolvido é a *Candida albicans*, que geralmente é adquirida por via sexual. Não há diferença entre os circuncidados e os não circuncidados com relação à frequência de colonização, mas as infecções sintomáticas são mais comuns nesse último grupo. Outros agentes, como bactérias anaeróbias e aeróbias, também podem estar implicados. O tratamento é feito com orientações de higiene local e uso de cremes tópicos à base de antifúngicos, associados ou não a antibacterianos e corticoides. Pode-se associar a água boricada (solução a 3%), aplicada com algodão 2 vezes ao dia. Antifúngicos sistêmicos são indicados nos casos de infecções disseminadas.

Nos casos recidivantes, a postectomia deve ser considerada, uma vez que modifica o ambiente quente e úmido, favorável à proliferação dos germes. Além disso, a queratinização que ocorre após a postectomia torna a pele local mais resistente às infecções.

Referências Bibliográficas

1. Giguere JK, Stablein DM, Spaulding JT *et al*. The clinical significance of unconventional orchiectomy approaches in testicular cancer: a report from the Testicular Cancer Intergroup Study. *J Urol*, 1988; *139*:1225-8.
2. Skoog SJ, Roberts KP, Goldstein M *et al*. The adolescent varicocele: what´s new with an old problem in young patients? *Pediatrics*, 1997; *100*:112-21.
3. Vazquez-Levin MH, Friedmann P, Goldberg SI *et al*. Response of routine semen analysis and critical assessment of sperm morphology by Kruger classification to therapeutic varicocelectomy. *J Urol*, 1997; *158*:1804-7.
4. Walsh TJ, Seeger KT, Turek PJ. Spermatoceles in adults: when does size matter? *Arch Androl*, 2007; *53*:345-8.
5. Williams SB, Han M, Jones R *et al*. Adenomatoid tumor of the testes. *Urology*, 2004; *63*:779-81.
6. Kalfa N, Veyrac C, Baud C *et al*. Ultrasonography of the spermatic cord in children with testicular torsion: impact on the surgical strategy. *J Urol*, 204; *172*:1692-5.
7. Wu HC, Sun SS, Kao A *et al*. Comparison of radionuclide imaging and ultrasonography in the differentiation of acute testicular torsion and inflammatory testicular disease. *Clin Nucl Med*, 2002; *27*:490-3.
8. Davenport M. ABC of general surgery in children. Acute problems of the scrotum. *BMJ*, 1996; *312*:435-7.
9. Wilhelm Filho D, Torres MA, Bordin ALB *et al*. Spermatic cord torsion, reactive oxygen and nitrogen species and ischemia-reperfusion injury. *Mol Aspects Med*, 2004; *25*:199-210.
10. Sheynkin YR. History of vasectomy. *Urol Clin North Am*, 2009; *36*:285-94.
11. Houghton GR. "The iced-gloved" method of treatment of paraphimosis. *Br J Surg*, 1973; *60*:876-7.
12. Gonzalez Fernandes M, Souza Escandon MA, Parra Muntaner L. Sugar: treatment of choice in irreducible paraphimosis. *Actas Urol Esp*, 2001; *25*:393-5.
13. Kumar V, Javle P. Modified puncture technique for reduction of paraphymosis. *Ann R Coll Surg*, 2001; *83*:126-7.
14. Licklider S. Jewish penile carcinoma. *J Urol*, 1961; *86*:98.
15. Smith DK, Taylor A, Kilmarx PH. Male circumcision in the United States for the prevention of HIV infection and other adverse health outcomes: report from a CDC consultation. *Public Health Reports*, 2010; *125*:72-82.
16. Morris, BJ. Why circumcision is a biomedical imperative for the 21(st) century. *Bioessays*, 2007; *29*:1147-58.

Cirurgia Proctológica | Capítulo

Sérgio Alexandre da Conceição
Antônio Lacerda Filho
Kelly Cristine de Lacerda Rodrigues Buzatti

32

INTRODUÇÃO

Atualmente, os grandes hospitais abrigam estruturas complexas, com equipamentos modernos e caros, permitindo maior sensação de segurança e conforto ao cirurgião. Como consequência, o cirurgião transferiu a maioria de suas atividades (pequena, média e alta complexidade) para esses grandes centros. Assim, procedimentos que não requerem equipamentos especiais, preparação pré-operatória e internação hospitalar acabam sendo realizados nesses hospitais, ocasionando aumento no custo da assistência médica, longas filas para internação hospitalar e menor disponibilidade de leitos para cirurgias de grande porte.[1,2]

Admite-se que 90% das operações anorretais podem ser realizadas com eficácia e segurança sem internação hospitalar.

A cirurgia proctológica em nível ambulatorial propicia ao paciente recuperação melhor e mais rápida. O retorno precoce ao domicílio permite-lhe gozar da intimidade de seus familiares e facilita seus cuidados habituais de higiene, o que propicia retorno mais rápido às suas atividades rotineiras, incluindo as profissionais.[3]

Antes da abordagem específica do assunto, faz-se necessária revisão da anatomia da região anorretal, assim como da propedêutica proctológica.

ANATOMIA

O reto mede aproximadamente 15 cm de comprimento, da junção retossigmoidiana (ponto em que convergem as tênias colônicas) até o canal anal. Pode ser dividido em três porções: reto superior (10 cm a 15 cm da margem anal), reto médio (5 cm a 10 cm da margem anal) e reto inferior (até 5 cm da margem anal). O reto apresenta três pregas mucosas transversais, conhecidas como válvulas de Houston, e facilmente visualizadas durante o exame endoscópico do órgão (Figura 32.1). A reflexão peritoneal localiza-se ao nível da segunda válvula de Houston, determinando as porções intra e extraperitoneal do

reto, sendo esta última porção a de maior interesse, em se tratando de cirurgia ambulatorial.[4]

O canal anal compreende a parte distal do intestino grosso, localizada abaixo da linha pectínea, numa extensão que varia de 2,50 cm a 3,75 cm, terminando num orifício que se comunica com o exterior, denominado ânus (Figura 32.1).

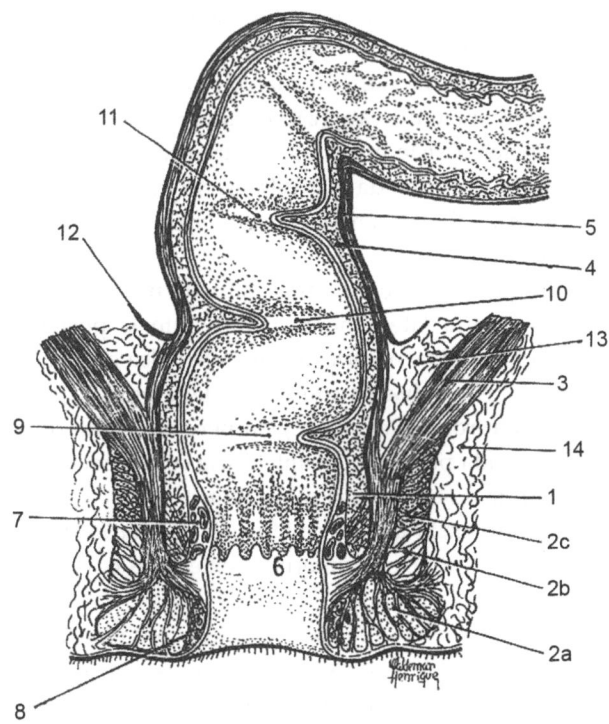

Figura 32.1 Esquema da porção terminal do reto, canal anal e ânus: (1) músculo esfíncter interno; (2) músculo esfíncter externo; (2a) porção subcutânea; (2b) porção superior; (2c) porção profunda; (3) músculo elevador do ânus; (4) túnica circular do reto; (5) túnica longitudinal do reto; (6) linha pectínea; (7) plexo hemorroidário interno; (8) plexo hemorroidário externo; (9) primeira válvula retal; (10) segunda válvula retal; (11) terceira válvula retal; (12) peritônio parietal (fundo de saco); (13) espaço pelvirretal; (14) espaço isquiorretal.

O epitélio mucoso do reto continua-se com o epitélio dos cólons, sendo do tipo colunar até o nível do canal anal. A mucosa do reto distal forma pregas mucosas longitudinais, denominadas colunas de Morgagni. Ao nível da linha anorretal, na base dessas colunas, localizam-se as criptas de Morgagni. Nessas criptas, desembocam as glândulas anais, responsáveis por secreção de muco que auxilia na lubrificação fecal. No ápice dessas criptas, localizam-se as chamadas papilas anais, que variam de quatro a seis e têm aspecto triangular e esbranquiçado. Tais estruturas têm grande importância nas afecções inflamatórias dessa região.

Na submucosa existe uma camada de tecido conjuntivo que contém vasos linfáticos e o plexo nervoso de Meissner. A camada muscular interna do reto consiste em musculatura circular que contém o plexo mioentérico de Auerbach. A camada muscular externa consiste em musculatura longitudinal que reveste todo o órgão, ao contrário dos cólons, nos quais essa camada se concentra apenas nas chamadas tênias. O reto é revestido de serosa apenas em seu terço superior, acima da reflexão peritoneal.[4] Abaixo da linha pectínea, o revestimento interno da parede é feito por epitélio pavimentoso estratificado não queratinizado, desprovido de pelos e glândulas sebáceas. A partir da margem anal, ele continua-se com a pele, sendo então queratinizado e já apresentando glândulas e pelos. Existe uma linha de transição ao nível da linha pectínea, formada por células cloacogênicas,[5] que têm importância na gênese de neoplasias raras, porém bastante agressivas.

A região em torno do ânus, situada no sulco interglúteo, limitada lateralmente pelos glúteos, posteriormente pelo cóccix e anteriormente pela bolsa escrotal no homem e pela vulva na mulher, é denominada região perianal. Outros definem a região perianal como sendo a área limitada por uma circunferência com 6 cm de diâmetro, tendo o orifício anal como centro.

A continência anal é obtida pela interação de três músculos: os esfíncteres interno e externo e o elevador do ânus.

O *esfíncter interno do ânus* constitui continuação das fibras musculares internas da túnica muscular do reto, correspondendo à musculatura lisa, responsável pela continência de repouso.

O *esfíncter externo do ânus* é um músculo estriado que envolve o canal anal e o esfíncter interno, estando separado deste por um septo intermuscular, que pode ser sede de abscessos. Esse músculo é a continuidade do feixe puborretal do músculo elevador do ânus, subdividindo-se em três partes: profunda, superficial e subcutânea.

O músculo *elevador do ânus* corresponde à musculatura estriada e também se subdivide em três partes:

feixes pubococcígeo, iliococcígeo e puborretal. A porção profunda do esfíncter externo, juntamente com o feixe puborretal do elevador do ânus, corresponde ao chamado anel anorretal, principal responsável pela continência anal voluntária.[6] Nas cirurgias de correção das fístulas anorretais, esse anel não deve ser seccionado, pois o risco de incontinência anal definitiva é bastante elevado.

A irrigação é feita pelas artérias retais superior, inferior e média. A *artéria retal superior*, de maior importância cirúrgica, é ramo terminal da artéria mesentérica inferior. Ela acompanha a face posterior do reto, onde se divide nos ramos direito e esquerdo, que atravessam as camadas deste até chegarem à submucosa, descendo, então, até a linha pectínea.[7] O ramo direito subdivide-se nos ramos anterior e posterior, antes de atingi-la. Esses três sistemas arteriais apresentam diversas anastomoses entre si.

A drenagem venosa é feita por dois plexos. O plexo hemorroidário superior ou interno, que drena a região acima da linha pectínea, desemboca na veia retal superior e chega ao sistema porta através da veia mesentérica inferior. Por ser desprovido de válvulas, sofre ação direta da gravidade e da hipertensão porta. As veias retais superiores têm a mesma disposição anatômica dos ramos da artéria retal superior, ou seja, um ramo esquerdo e dois direitos (anterior e posterior). Essa disposição é fator importante na localização dos mamilos hemorroidários, como será visto adiante.

O plexo hemorroidário inferior ou externo drena a região abaixo da linha pectínea, ou seja, canal anal e ânus. Forma as veias retais inferiores e médias, que são tributárias das pudendas internas, e estas, por sua vez, são tributárias das ilíacas internas. Existem inúmeras anastomoses entre ambos os plexos, ligando o sistema porta à veia cava inferior.[5]

A drenagem linfática se faz por meio dos pedículos superior, inferior e médio, que seguem as veias retais homônimas. Isto explica a disseminação locorregional das neoplasias dessa região.

A inervação dessa região tem grande importância nas manifestações clínicas das afecções anais. O esfíncter anal externo e os músculos elevadores do ânus são inervados pelos nervos retais inferiores, pudendo interno e ramos da quarta raiz sacral. O esfíncter interno é inervado pelo sistema nervoso autônomo.

O canal anal, o ânus e a pele perianal recebem inervação sensorial pelas fibras aferentes dos nervos retais inferiores e ramos da segunda, terceira e quarta raízes sacrais. Há fusão das fibras sensitivas e filetes motores, explicando os espasmos esfincterianos que, às vezes, ocorrem nos processos proctológicos dolorosos.[4]

PROPEDÊUTICA PROCTOLÓGICA

A propedêutica proctológica compreende basicamente a história clínica e o exame proctológico propriamente dito, acompanhados, quando necessário, de biópsia e estudo histopatológico. Eventualmente, outros exames podem ser necessários para a complementação da investigação proctológica, incluindo exame parasitológico de fezes, coprocultura, estudo radiológico (*enema baritado*), colonoscopia e ultrassonografia intrarretal e de canal anal.[8,9]

História e Exame Físico

As queixas usuais são dor, sangramento, tenesmo, prurido, presença de tumorações, eliminação de secreções e alterações do hábito intestinal. É importante para o médico obter informações pormenorizadas sobre o aparecimento e a evolução desses sinais e sintomas, como tempo de evolução, características da dor, períodos de exacerbação, relação com outros sintomas, alterações relacionadas com a evacuação etc.

Além desses sinais e sintomas, outra indicação para o exame proctológico é a prevenção do câncer colorretal, que deve ser realizada a partir dos 50 anos de idade em indivíduos de baixo risco, isto é, sem história familiar ou pessoal da neoplasia e sem passado de doença inflamatória intestinal. Indivíduos de maior risco devem ser investigados mais precocemente com colonoscopia.[5]

Um aspecto importante que deve ser levado em consideração é a compreensível inibição do paciente que vai submeter-se ao primeiro exame proctológico. Devido a essa situação adversa, é de esperar que ele omita alguns detalhes significativos. Uma postura humana e solidária do médico poderá gerar relação de confiança, facilitando a abordagem.

Deve-se ressaltar, ainda, a importância da história familiar, uma vez que cerca de 25% das neoplasias colorretais podem ter componente hereditário. Também as doenças inflamatórias intestinais tendem a ser mais comuns em familiares em primeiro e segundo graus.

Em todos os casos, deve-se realizar o exame físico completo do paciente. Isto se justifica pela possibilidade de alterações sistêmicas secundárias a afecções proctológicas e, também, pela possibilidade de manifestações proctológicas em doenças sistêmicas.[5]

Exame Proctológico

Embora o exame proctológico possa ser feito sem nenhum preparo prévio, o esvaziamento do conteúdo intestinal distal é medida sempre útil. Isso praticamente elimina o inconveniente de interromper o exame, principalmente na parte de endoscopia, pela impossibilidade de visualização de qualquer lesão.

O preparo pode ser feito pelo uso de lavagem intestinal – enteroclisma – 2 h a 3 h antes do exame. Usam-se 150 mL a 500 mL de solução glicerinada.

O uso de laxativos de contato também é preconizado. Habitualmente, recomenda-se fazer uso de um supositório na noite anterior e outro na manhã do exame. O efeito aparece em cerca de 30 minutos.

A posição clássica é a genocubital: o paciente ajoelha-se na mesa, mantendo os joelhos com separação de aproximadamente 30 cm. A seguir, ele apoia os cotovelos na mesa, deixando a cabeça de encontro às mãos, que também estão sobre a mesa. Deve-se insistir para que ele force a curvatura lombar, provocando lordose (Figura 32.2). Na posição genopeitoral, o paciente força o apoio da parede torácica anterior contra a mesa de exames, mantendo a cabeça em rotação lateral (Figura 32.3). Essa posição permite melhor exposição que a genocubital.

A posição de Sims também pode ser usada. O paciente fica em decúbito lateral esquerdo, com o membro inferior direito fletido e o joelho tocando a mesa (Figura 32.4).

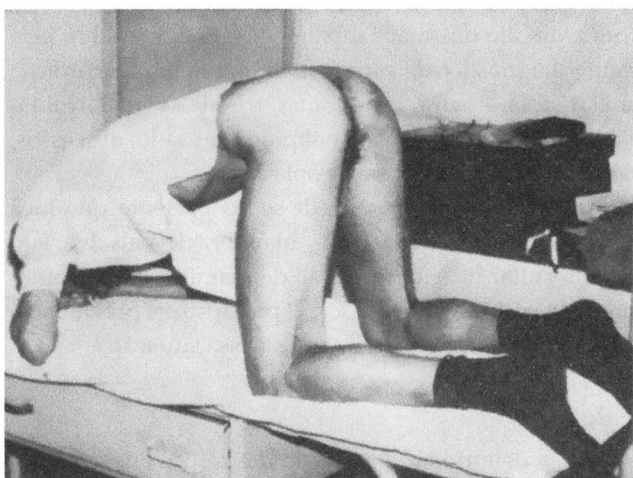

Figura 32.2 Posição genucubital.

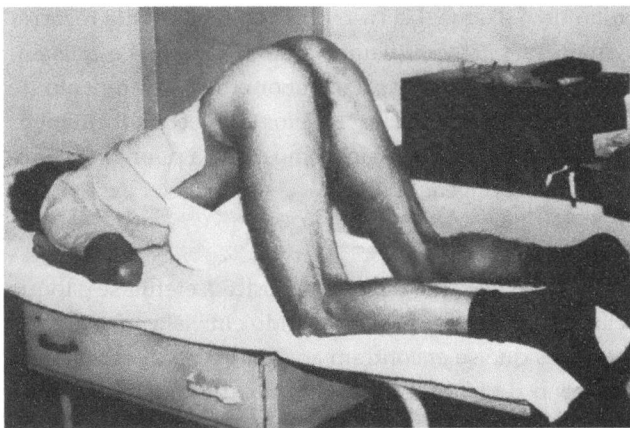

Figura 32.3 Posição genupeitoral.

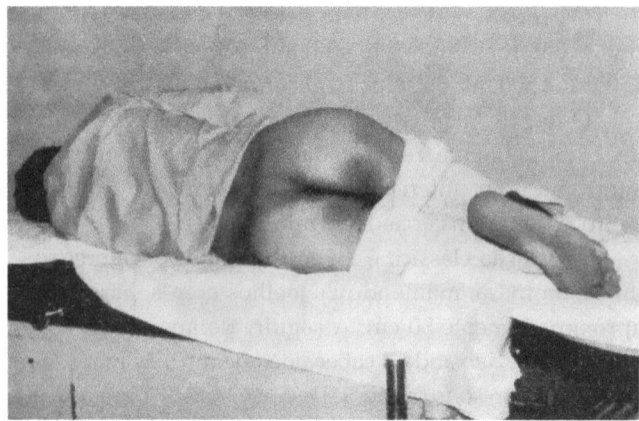

Figura 32.4 Posição de Sims.

O paciente deve estar conscientizado do exame a que vai submeter-se. Didaticamente, o exame proctológico pode ser dividido em quatro etapas.[9]

Inspeção

O examinador deve estar protegido por luvas de procedimento. Promove-se o afastamento das nádegas com o auxílio das mãos espalmadas. Essa manobra permite o diagnóstico de várias afecções, como imperfuração anal, fístula, fissura, condilomas, trombose hemorroidária, prolapso, procidência, pólipo prolapsado, abscessos, nódulos cutâneos, miíase, neoplasias etc.

Durante a inspeção, pede-se ao paciente que faça força como se fosse evacuar — manobra de Valsalva. Isto pode resultar na exteriorização de mamilos hemorroidários e de pólipos pediculados. O prolapso e a procidência também podem ser evidenciados nessa situação.

Palpação

Visa determinar a extensão das lesões encontradas. Pode ser dolorosa e exige a colaboração do paciente. Caso ele adote posição de defesa, haverá contratura do esfíncter externo, dos elevadores do ânus e dos glúteos, dificultando o exame. Há casos em que se necessita recorrer à anestesia para complementação do exame. Pesquisam-se sinais flogísticos – calor, rubor e dor – e aumento de tensão na região perianal. Trajetos fistulosos subcutâneos podem ser palpados, assim como doença pilonidal, na região sacrococcígea.

Toque retal

Com o paciente na mesma posição, efetua-se o toque retal, que é importantíssimo, tendo em vista a frequência de lesões que se encontram ao alcance do dedo, ou seja, em torno de 8 cm. Lubrifica-se a extremidade do dedo indicador, sendo o gel da lidocaína a substância mais utilizada no nosso meio; delicadamente, coloca-se a polpa digital de encontro ao orifício anal, e, após ligeira massagem do esfíncter externo, o dedo é introduzido pelo orifício anal. Após transpor o esfíncter, deve-se fleti-lo de encontro à parede, e, por movimentos rotatórios de até 360°, esta é explorada em toda a sua extensão.

Esse exame permite averiguar a presença de irregularidades na mucosa anorretal, tonicidade do esfíncter, sensibilidade do canal, elasticidade das paredes do reto, além da presença de conteúdo, como fecaloma, corpo estranho, lesões tumorais, compressão extrínseca etc. Nos homens pode-se avaliar as condições da próstata, junto à parede retal anterior. Na mulher, o septo retovaginal deve ser cuidadosamente examinado, e, se necessário, o toque vaginal deverá ser realizado simultaneamente.[9,10]

Na retirada do dedo, deve-se observar o aspecto do material a ele aderido. Este pode ser purulento, sanguinolento, seroso, necrótico, fecal, ou uma combinação destes. Isto constitui mais um subsídio para o diagnóstico correto.

Endoscopia

Constitui método complementar de diagnóstico que permite, mediante a utilização de aparelhos especiais, a visualização direta da superfície interna das vísceras ocas e das cavidades orgânicas, além de fornecer material para estudo histopatológico. Ocasionalmente, propicia a realização de procedimentos terapêuticos.

Na propedêutica proctológica, divide-se basicamente em duas partes: anuscopia e retossigmoidoscopia.

Anuscopia: utiliza-se o anuscópio (Figura 32.5A). Deve-se levar em conta, ao escolhê-lo, a tonicidade esfincteriana e a presença ou não de dolorimento anal, assim como a idade do paciente. O aparelho é lubrificado e, com um mandril, introduzido no ânus, seguindo a orientação anteroposterior do canal anal.

A retirada gradativa do aparelho, feita por meio de movimentos circulares, permite observar toda a parede do reto inferior, canal anal e ânus. Investiga-se a presença de sangue, muco ou pus no lúmen intestinal, bem como a integridade da mucosa, procurando-se alterações de coloração e forma, áreas de ulceração, pólipos, mamilos hemorroidários, papilas hipertrofiadas, orifícios fistulosos e tumores. As tumorações visíveis à anuscopia podem ser intrínsecas, como neoplasias e abscessos submucosos, ou extrínsecas, como compressões pelo útero, ovários aumentados, próstata e abscessos mais profundos.

Retossigmoidoscopia: a posição ideal é a genupeitoral. Utiliza-se o retossigmoidoscópio rígido (Figura 32.5B) ou flexível. O aparelho, lubrificado, é introduzido até alguns centímetros através do canal anal. Retira-se o mandril, coloca-se o cabo com o foco luminoso e, sob visão dire-

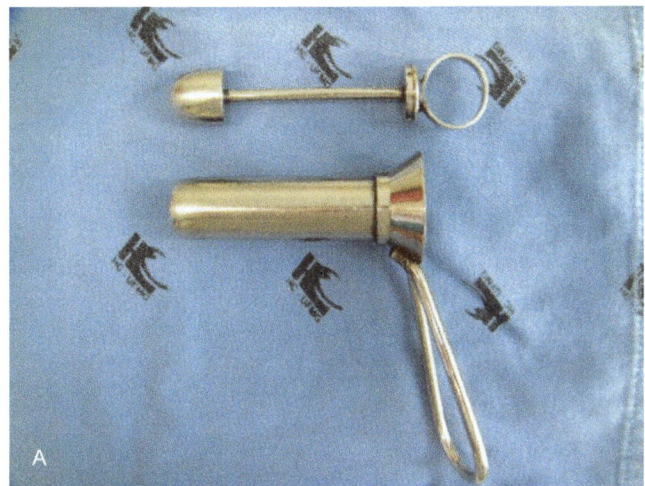

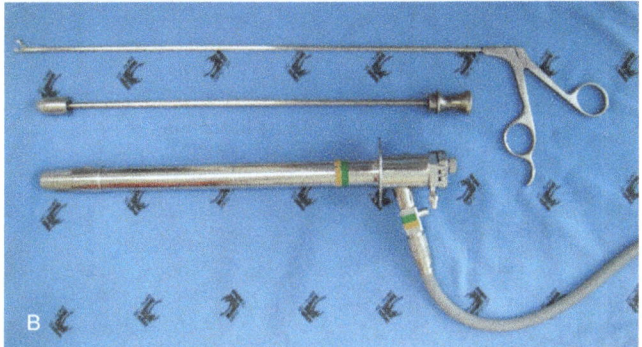

Figura 32.5 (**A**) Anuscópio; (**B**) Retossigmoidoscópio e pinça de biópsia.

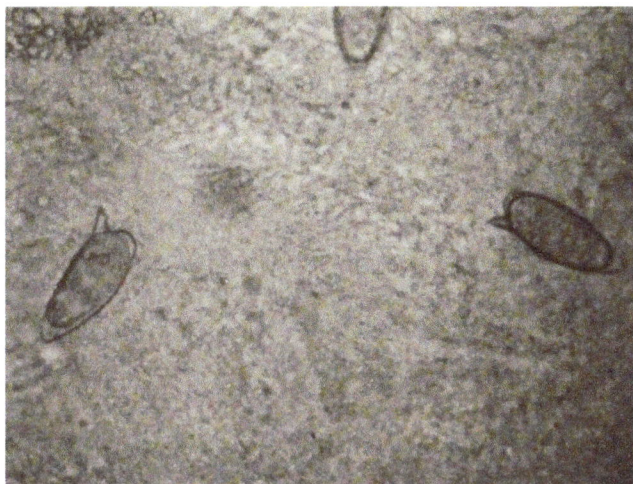

Figura 32.6 Biópsia retal mostrando ovos de *S. mansoni*.

ta, completa-se a introdução através do lúmen intestinal. Caso haja espasmo, pode-se insuflar um pouco de ar, sempre com muito cuidado.

O retossigmoidoscópio deve ser introduzido até transpor a junção retossigmoidiana, cuidadosamente, para evitar traumatismos da mucosa e mesmo perfuração intestinal. Após vencer essa barreira, ele progride sem maiores dificuldades.

A mucosa normal apresenta coloração rósea, lisa, brilhante e elástica. Hiperemia sem outras alterações pode ser devida somente a traumatismos decorrentes do enteroclisma. Não esquecer, no entanto, que a retocolite esquistossomática pode ter esse aspecto. A biópsia pode estar indicada diante dessa suspeita. A técnica consiste em retirar três fragmentos na borda livre de cada válvula retal, no total de nove biópsias. Esses fragmentos são colocados a fresco entre duas lâminas e esmagados para observação ao microscópio. Em aumento médio, podem-se visualizar os ovos do helminto (Figura 32.6). Áreas de ulceração, pólipos, tumores, estenoses ou corpos estranhos podem ser identificados e, quando indicado, biopsiados. A retossigmoidoscopia rígida é o melhor método para avaliação endoscópica do reto.

Tanto na anuscopia quanto na retossigmoidoscopia, sempre que se encontrar um tumor irressecável ambulatorialmente, deve-se partir para a biópsia. Esta deve ser generosa, abrangendo a parte não necrosada da lesão. Deve ser fixada em formol a 10% e, depois de convenientemente identificada, enviada para o laboratório de anatomia patológica.

Ultrassonografia Intrarretal e de Canal Anal

Esse exame tem sido utilizado no estudo das neoplasias retais e, ultimamente, também em doenças benignas do ânus e do canal anal.

O ultrassom intrarretal permite a avaliação de todas as camadas do reto e do canal anal, assim como de seu aparelho esfincteriano, por meio da utilização de uma sonda que fornece visualização de 360°. Desse modo, permite-se estadiamento mais preciso das neoplasias do reto, principalmente de suas porções inferiores, no que diz respeito ao grau de invasão da parede retal e à presença de linfadenomegalias perirretais, supostamente metastáticas. Com relação às doenças benignas, esse exame tem sido utilizado no estudo das fístulas anorretais complexas, da incontinência anal, por meio da investigação de possíveis lesões esfincterianas, na constipação intestinal caracterizada por bloqueio evacuatório e na pesquisa de abscessos anorretais mais altos.[8]

Ressonância Magnética (RM)

Apesar de não ser exame rotineiramente solicitado na primeira avaliação dos pacientes com afecções anorretais, a RM de pelve pode ser útil nos casos de fístulas complexas e naqueles com distorção anatômica importante secundária a cirurgias prévias. O exame identifica a musculatura esfincteriana e permite a diferenciação entre lesões supra e infraelevadoras com maior facilidade. No estudo das fístulas, permite a sua identificação, além de mostrar trajetos secundários e facilitar a identificação do orifício interno. A RM especificamente direcionada ao reto tem se tornado ferramenta fundamental para o estadiamento locorregional dos tumores localizados em sua porção extraperitoneal, sobretudo para avaliação de invasão mesorretal e metástases linfonodais.

CIRURGIA PROCTOLÓGICA AMBULATORIAL

O bom êxito da cirurgia proctológica ambulatorial depende da seleção adequada dos pacientes. São candidatos a essa modalidade de cirurgia aqueles pacientes hígidos ou que sejam portadores de doença sistêmica compensada; que residam na região urbana; que possam dispor de acompanhantes para o traslado até o domicílio e que possam ser rapidamente reconduzidos ao hospital em caso de complicações. Todas as doenças proctológicas orificiais de indicação cirúrgica são passíveis de tratamento cirúrgico em nível ambulatorial, desde que não seja criada área cruenta muito extensa ou que não haja necessidade de medicação venosa, como, por exemplo, em fístulas anorretais complexas, abscessos anorretais altos e neoplasias malignas.

Para o sucesso da cirurgia proctológica em nível ambulatorial é fundamental que sejam empregados os procedimentos cirúrgicos clássicos, não devendo haver, portanto, nenhum tipo de adequação técnica em função do caráter ambulatorial da intervenção cirúrgica. Além disso, tais operações devem ser realizadas no bloco cirúrgico hospitalar, que dispõe de toda a infraestrutura capaz de garantir segurança ao paciente.

O paciente deve comparecer à unidade cirúrgica 1 h antes do horário programado para a cirurgia, em jejum de 8 h e sempre com um acompanhante. É orientado ainda a utilizar um supositório de glicerina ou um enema (150 mL a 500 mL), pelo menos 2 h antes do procedimento.

A posição do paciente na mesa cirúrgica deve ser a usual, litotomia (Figura 32.7) ou decúbito ventral com semiflexão do tronco, também conhecida como posição de canivete ou navalha invertida (*jack-knife*) (Figura 32.8). Entretanto, apesar de mais confortável para o paciente e para o cirurgião auxiliar, esta última posição pode impedir sedação mais profunda, quando for necessária sua associação com a anestesia local. Deve ser puncionada uma veia periférica para infusão de sedativos e soroterapia.

O paciente recebe infusão venosa apenas o suficiente para a manutenção da via parenteral para aplicação de medicação sedativa. Essa pequena infusão endovenosa de líquidos minimiza a possibilidade de retenção urinária.[3] Quando se utiliza o bloqueio espinal, há necessidade

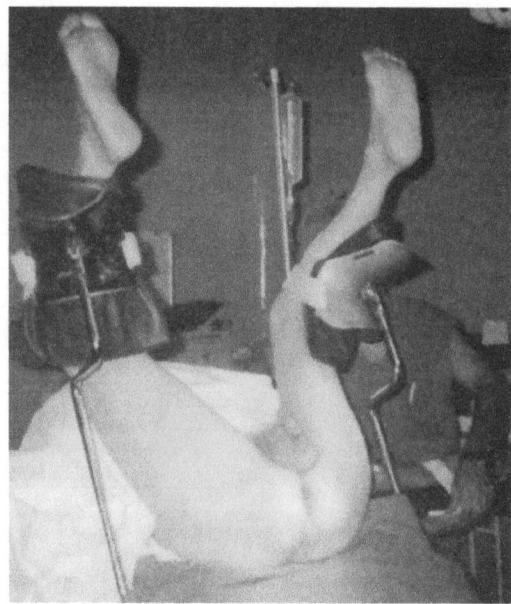

Figura 32.7 Posição de litotomia.

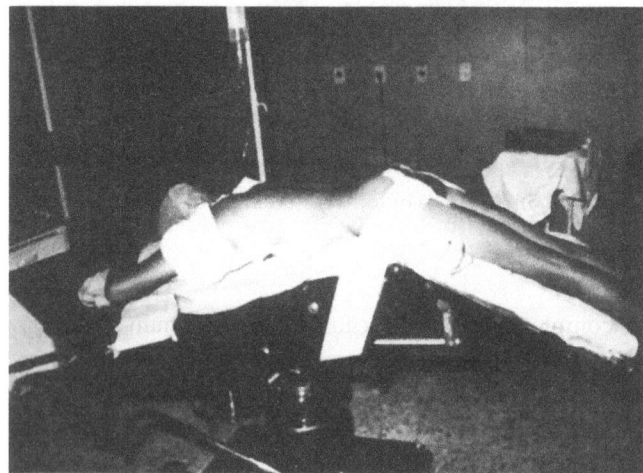

Figura 32.8 Posição de navalha invertida ou canivete (*jack-knife*).

de infusão endovenosa de maiores volumes de líquido, devido à ocorrência de vasodilatação periférica.

Ao término da cirurgia, deve-se sempre realizar curativo compressivo utilizando pomada oleosa que impeça a aderência do curativo à ferida operatória. Tal aderência pode ser causa de sangramento no momento da retirada do curativo.

Ao final do procedimento, o paciente deve ser encaminhado à sala de recuperação do bloco cirúrgico, onde será assistido pela equipe de enfermagem e pelo anestesiologista de plantão nessa sala. A equipe cirúrgica também deverá acompanhar a evolução do paciente nesse período de recuperação imediato.

O tempo de permanência na sala de recuperação vai depender, principalmente, do tipo de anestesia empregado. No caso da utilização de anestesia local, o paciente pode permanecer em recuperação por período aproximado de 1 h. Quando são utilizados os bloqueios espinais, o período de recuperação tende a ser de aproximadamente 4 h a 6 h, o que pode implicar a necessidade de uma unidade especial de pós-operatório, do tipo hospital-dia.

Antes da alta, o curativo deve ser cuidadosamente examinado, à procura de sangramento. O paciente deve estar livre do efeito de sedativos ou hipnóticos, sendo capaz de deambular sem limitações.

Devem ser fornecidas ao paciente e a seu acompanhante informações por escrito, com relação à prescrição, dieta e cuidados locais, certificando-se de que houve o correto entendimento por parte do paciente. Além disso, devem também ser fornecidas orientações quanto às providências a serem tomadas, em caso de complicações.

Após a liberação do paciente, deve haver disponibilidade, em regime de plantão, para o atendimento imediato de possíveis intercorrências ou complicações pós-operatórias domiciliares, como hemorragia ou retenção urinária.[3]

ANESTESIA EM CIRURGIA PROCTOLÓGICA AMBULATORIAL

A anestesia ideal em cirurgia proctológica em nível ambulatorial é aquela que possibilita a realização adequada do procedimento cirúrgico, sem desconforto peroperatório para o paciente e que permita rápida e completa recuperação após o término da operação, sem dor nem reações colaterais indesejáveis, propiciando alta precoce ao paciente. Procedimentos em um plano superficial de anestesia podem resultar em dor intensa, movimentos reflexos do corpo, taquipneia e laringospasmo (reflexo de Brewer-Luckhardt).[11]

Para atender a esses objetivos, têm sido empregados, principalmente, os bloqueios espinais e a anestesia local, geralmente associada a algum tipo de sedação. A anestesia local parece ser o tipo de anestesia ideal, pois, à sua segurança e eficácia, acrescenta-se a possibilidade de maior rotatividade e economia no cuidado cirúrgico, dispensando unidades especiais de recuperação pós-operatória, do tipo hospital-dia.

Utilizam-se normalmente a lidocaína ou a bupivacaína. A primeira tem, como vantagem, início de ação mais rápido e menores toxicidades cardiovascular e neurológica. A bupivacaína apresenta, como grande vantagem, seu maior tempo de ação. Dessa maneira, pode-se utilizar a associação dos dois tipos de anestésico, preferencialmente associados também à adrenalina. O uso de vasoconstritor aumenta o tempo de ação dos anestésicos e diminui, de modo importante, o sangramento peroperatório.

Ultimamente, tem-se empregado, rotineiramente, a sedação assistida por anestesiologista, associada à anestesia local praticada pelo cirurgião, o que traz maior conforto e segurança para o paciente. Os medicamentos mais utilizados têm sido o midazolam, o fentanil e o propofol. Este último permite excelente indução e rápida e completa recuperação do paciente, sendo, atualmente, de escolha para a sedação associada à anestesia local em cirurgia anorretal.

Caso não haja a participação direta de um anestesiologista, como ocorre nas pequenas intervenções proctológicas, é fundamental que um membro da equipe de enfermagem permaneça junto ao paciente, monitorando seus dados vitais. A utilização de um oxímetro de pulso é recomendável nesses casos, pois permite avaliação precisa dos níveis de oxigenação tecidual. Isto é fundamental quando se utilizam sedativos, potencialmente depressores da ventilação pulmonar, como a meperidina ou a nalbufina.

A técnica da anestesia local consiste na realização de dois botões anestésicos perianais, na posição de 3 h e 9 h. A partir destes, realiza-se bloqueio de campo perianal subcutâneo. Complementa-se a anestesia com a infiltração submucosa do canal anal com aproximadamente 2 mL, em cada um dos quatro quadrantes anais,[12] respeitando-se as doses máximas recomendadas (Figura 32.9).

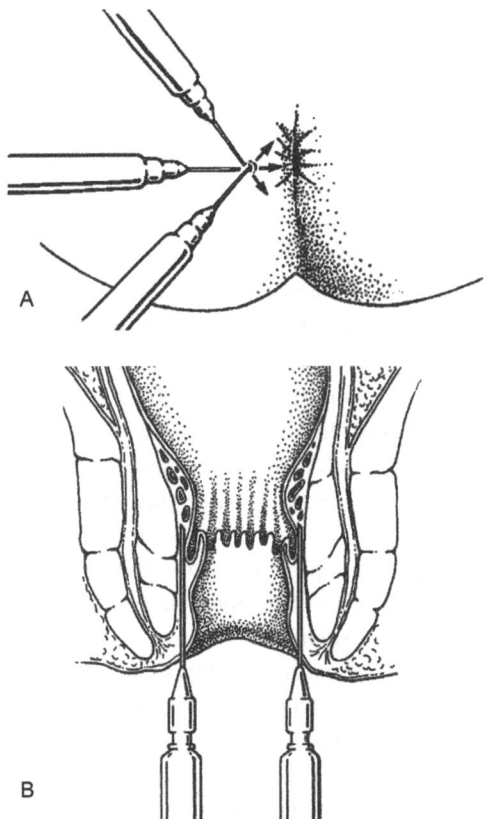

Figura 32.9 (**A**) Anestesia local por bloqueio de campo perianal e (**B**) Infiltração submucosa do canal anal – Modificado de Nivatvongs.[12]

AFECÇÕES PROCTOLÓGICAS

A seguir serão descritas as principais afecções proctológicas, procurando-se enfatizar seu tratamento ambulatorial. Embora algumas operações utilizadas no tratamento dessas afecções ainda sejam rotineiramente praticadas em nível hospitalar, admite-se que, num futuro próximo, com o desenvolvimento dos cuidados per- e pós-operatórios, muitas delas passarão a ser, definitivamente, realizadas ambulatorialmente.

Doenças Inflamatórias e Infecciosas

Abscessos anorretais

São coleções purulentas localizadas em torno do reto e do canal anal.

A formação de abscessos nos espaços perirretais e perianais é relativamente comum. Eles têm tendência à cronificação, com formação de fístulas. Acometem principalmente adultos jovens (faixa dos 30 aos 49 anos), embora possam ocorrer em qualquer idade. Há predomínio em homens. A concomitância com doenças sistêmicas é descrita, sobressaindo o diabetes, as leucoses e, ultimamente, a síndrome de imunodeficiência adquirida (AIDS). Doenças inflamatórias intestinais também podem cursar com formação de abscessos anorretais, sobretudo na doença de Crohn.[4,5,13]

Os abscessos podem, também, ocorrer devido a causas extrínsecas, como contaminação durante esclerose ou ligadura elástica de hemorroidas, infiltrações anestésicas e, menos frequentemente, impactação ou perfuração por corpo estranho ingerido, tal como espinha de peixe, osso de galinha, palito de dente (Figura 32.10A) etc. As causas intrínsecas incluem a penetração de organismos virulentos através da mucosa ulcerada. Essa abrasão resultaria de traumatismos produzidos por retossigmoidoscópios, fezes endurecidas e, eventualmente, por coito anal.

As criptas ou glândulas anais são implicadas como o principal fator etiológico desses abscessos; alguns consideram a infecção destas como responsável por 90% dos casos. Essas glândulas abrem-se no canal anal, na região das criptas, e estendem-se pela/ou através da submucosa. São divididas[4,13] em três tipos: *submucosas ascendentes*, que vão até o reto; *submucosas descendentes*, que vão até a margem anal; e *profundas*, que atravessam o esfíncter e, às vezes, alcançam até o elevador do ânus.

O agente comumente encontrado é a *Escherichia coli*, embora o *Staphylococcus aureus* também seja frequente. Os estreptococos e proteus são mais raros, assim como os anaeróbios. A infecção pelo bacilo de Koch, isoladamente, é raríssima. São chamados abscessos frios. Ainda mais raros são os abscessos devidos à actinomicose retal.

Inicialmente ocorre a formação de celulite, que pode se resolver espontaneamente, embora o mais frequente seja a evolução para a forma abscedada. Isso acontece devido à grande quantidade de tecido adiposo, relativamente pouco vascularizado, presente nessa região. A coleção purulenta formada vai distender a pele ou mucosa que a envolve, tendendo à ruptura com formação de trajetos fistulosos que comunicam a luz intestinal com a região perianal. Ocasionalmente, a ruptura pode ser para a vagina, dependendo da localização do abscesso.

A disseminação do processo pode, eventualmente, ocorrer para a região perineal, bolsa escrotal ou grandes lábios vaginais e para extensões variáveis da parede abdominal, levando ao quadro de infecção necrotizante de elevada morbimortalidade, conhecida como gangrena de Fournier (Figura 32.10B).[13]

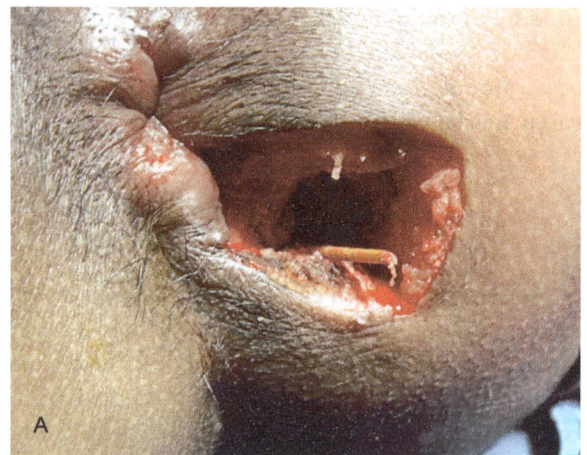

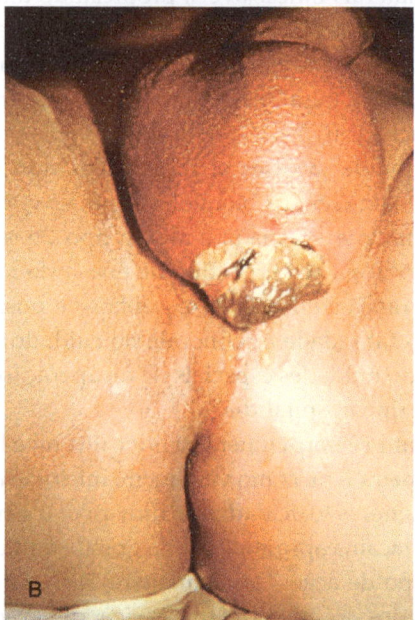

Figura 32.10 (**A**) Palito de dente que atingiu o reto por via oral, levando à perfuração e a abscesso. (**B**) Infecção perineal necrosante (gangrena de Fournier), secundária a abscesso perianal.

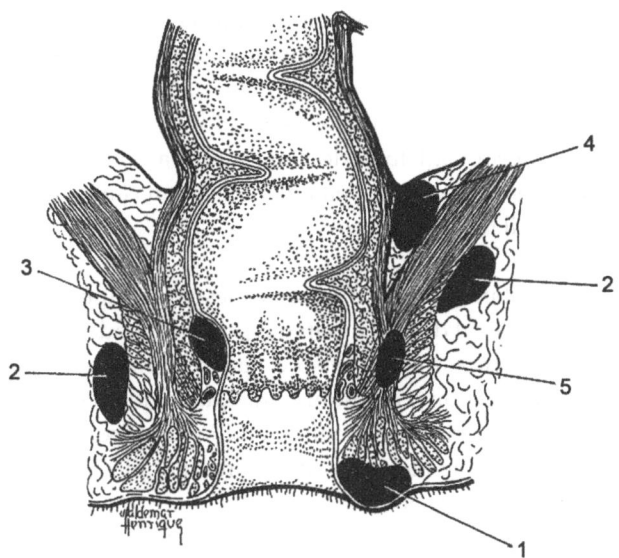

Figura 32.11 Esquema de abscessos anorretais: (1) perianal; (2) isquiorretal; (3) submucoso; (4) pelvirretal; (5) interesfincteriano.

Os abscessos são classificados de acordo com a localização do processo. Inicialmente podem ser superficiais ou baixos, quando situados abaixo dos músculos elevadores do ânus, e profundos ou altos, quando acima destes (Figura 32.11).

Superficiais ou baixos. Os superficiais incluem:

Abscesso perianal. É o mais comum e está situado no espaço perianal, limitado inferior e medialmente pela pele do ânus e parte mais baixa no canal anal (Figura 32.12A). Fica separado superiormente da fossa isquiorretal por delgado septo, que é prolongamento da túnica muscular longitudinal externa do reto. Lateralmente, faz conexão com o tecido subcutâneo da região glútea.

Abscesso interesfincteriano. Situa-se entre os músculos esfíncter interno e externo.

Abscesso isquiorretal. É pouco frequente. Estende-se do teto oblíquo formado pelo músculo elevador do ânus, descendo junto ao septo que demarca essa fossa do espaço perianal. Lateral e medialmente, o abscesso é delimitado pelas fáscias que cobrem o músculo obturador interno e a musculatura esfincteriana do ânus, respectivamente. Pela borda anterior, o abscesso pode alcançar o púbis, passando pela borda livre do ligamento triangular. Posteriormente, ele estende-se para o ligamento sacropuberal.

A lesão pode expandir-se através do espaço de Courtney (espaço retrorretal profundo), entrando em contato com o lado oposto para formar o chamado abscesso em ferradura.

Profundos ou altos. Os abscessos profundos englobam:

Abscesso submucoso. Situado no espaço submucoso do reto. Estende-se inferiormente até a linha anorretal, podendo progredir cranialmente até a junção retossigmoidiana. É raro.

Abscesso pelvirretal. É o menos frequente e mais grave. Situa-se acima do músculo elevador do ânus, que é seu assoalho e limite lateral. Está em contato direto, externamente, com a parede do reto. Ao contrário dos abscessos pélvicos, é extraperitoneal.

Abscesso retrorretal. Localiza-se no espaço imediatamente posterior ao canal anal, entre a região coccígea da parte superficial do esfíncter externo e o músculo elevador do ânus. É geralmente pequeno, mas circundado por celulite intensa e edema, em um ou ambos os espaços isquiorretais.

A queixa mais frequente nos abscessos anorretais é a dor, principalmente nos abscessos perianais. É quase sempre exacerbada pelo ato defecatório. Geralmente impede o paciente de sentar-se. O desconforto anal e a tumefação na região perianal, dependendo da localização do abscesso, são achados frequentes. O doente, às vezes, relata expulsão de material purulento ou piossanguinolento durante as evacuações. O tenesmo costuma também constituir sintoma frequente. O estado geral quase sempre está comprometido nos abscessos mais altos, com a presença de febre com calafrios, lassidão e anorexia, dependendo da sede e tamanho do processo.

Os sintomas e os achados físicos variam de acordo com a área acometida.

No *abscesso perianal*, a queixa principal é dor forte na região anal, de pequena duração, que se agrava com a deambulação, defecação e posição sentada. A inspeção revela, quase sempre, área de celulite perianal com assimetria das nádegas. O toque evidencia tumefação tensa, dolorosa, situada por fora do canal anal e fazendo protrusão para o lúmen deste. Não ultrapassa a linha anorretal. O estado geral nem sempre está comprometido.

Nos *abscessos isquiorretal e interesfincteriano*, o paciente aparenta estar gravemente enfermo. Relata dor na região anal que não acompanha, em magnitude, seu estado geral. Ao exame, nota-se assimetria dos tecidos da região, com os sinais clássicos de inflamação: rubor, calor e dor à palpação. O toque revela grande, tensa e profusa massa por fora do canal anal, ocupando um ou dois espaços isquiorretais e estendendo-se bem acima da linha pectínea. No abscesso submucoso, embora a dor possa ser intensa, o paciente tem dificuldade em localizá-la. Frequentemente, queixa-se de tenesmo e sensação de defecação incompleta. Há comprometimento do estado geral. À inspeção, não se nota nenhuma alteração. A palpação e o toque retal são dolorosos. Este último evidencia abaulamento e flutuação da mucosa retal, às vezes estendendo-se além do limite do canal anal.

O *abscesso pelvirretal* apresenta-se com desconforto local e, às vezes, dor ligeira. Manifestações gerais, como febre, fraqueza e apatia, associadas ao desconforto na região, devem ser valorizadas. A inspeção e a palpação perianal pouco ou nada revelam. O toque, geralmente doloroso, pode mostrar abaulamento com flutuação por fora da parede intestinal acima da linha pectínea, confirmando o diagnóstico. Pode acarretar manifestações intra-abdominais discretas por irritação do peritônio pélvico.

No *abscesso retrorretal*, os sintomas são predominantemente gerais, sobrepujando a dor na região. Não se observa praticamente nenhuma alteração à inspeção. A palpação dolorosa no espaço entre a coluna sacral e o ânus é patognomônica. Pode haver área de enduração abrangendo ambas as fossas isquiorretais. A exploração digital revela abaulamento do espaço pré-sacro.

Embora muitas vezes o exame proctológico não possa ser completado num só tempo, devido à dor local, após remissão e cura do processo deve-se completá-lo. Isto se justifica porque, muitas vezes, a infecção se segue a afecções como retocolite ulcerativa, perfuração de lesão maligna do reto ou canal anal e outras próprias da região. Em alguns casos de abscessos muito profundos, podem-se utilizar métodos de imagem, como ultrassonografia, ressonância magnética ou tomografia computadorizada, para melhor definição do quadro.

Tratamento. O tratamento dos abscessos anorretais baseia-se nos seguintes princípios:

- A celulite em torno do canal anal geralmente evolui para a formação de abscessos. Por essa razão, a drenagem não deve ser protelada enquanto se aguarda a flutuação. Não se deve esperar resolução espontânea.
- Antibióticos têm valor limitado nessas infecções, quando usados como único recurso terapêutico.
- Deve-se pesquisar sempre a presença de fístulas já formadas. Em caso positivo, considerar a possibilidade de tratamento concomitante ou em dois tempos.
- Administrar antibióticos de largo espectro 30 min antes de efetuar a drenagem, a fim de minimizar a possibilidade de bacteriemia.
- É importante que a drenagem seja ampla e satisfatória, para que não haja recidiva, exceto quando na presença de retocolite ulcerativa, doença de Crohn, leucoses ou AIDS/SIDA, devido à dificuldade de cicatrização nesses casos.

- Sempre coletar material para cultura e antibiograma.
- As revisões devem ser frequentes até a resolução do processo.
- Com exceção dos submucosos, nunca perfurar a mucosa intestinal. Isto pode levar à formação de fístula, que, dependendo de sua emergência no canal anal, é de difícil tratamento.

No tratamento dos abscessos, mesmo os superficiais, a anestesia local deve ser evitada, pois é limitada em sua ação pelo processo infeccioso e não permite drenagens amplas, assim como a pesquisa adequada de trajetos fistulosos. Entretanto, mesmo utilizando-se os bloqueios espinais, o paciente não necessita de internação hospitalar, na maioria dos casos.

Após tricotomia perianal, antissepsia e colocação de campos, a incisão deve interessar a pele e subcutâneo, sobre a área de maior flutuação, de forma elíptica (Figura 32.12B e C), paralela às fibras do esfíncter externo e não distante do orifício anal. Isto é justificado pela possibilidade de grande número de casos evoluírem para a formação de fístulas, e, se isto acontecer, o trajeto fistuloso será menor. Pratica-se a dissecção romba da cavidade até os limites da loja, procurando esvaziá-la totalmente. Uma manobra útil é a injeção de água oxigenada no interior da lesão para detecção de possíveis fístulas com o canal anal e limpeza da loja do abscesso.

Caso haja uma fístula interesfincteriana, seu trajeto deve ser aberto por fistulotomia. Se a fístula for supra- ou transesfincteriana, o tratamento no primeiro tempo será somente a drenagem, pois o risco de incontinência anal é alto, devido à subversão da anatomia esfincteriana ocasionada pelo intenso processo inflamatório.

Deve-se deixar um chumaço de gaze com pomada oleosa ou dreno de Penrose dentro da loja por 12 h a 24 h. Ultimamente, tem-se optado por deixar a ferida aberta sem curativo, pois este, além de coletar muita secreção, dificulta a lavagem frequente da loja. Nesses casos, o paciente é instruído a usar apenas um absorvente higiênico, que é trocado com frequência.

Alguns autores preconizam a drenagem ampla com ressecção da pele, subcutâneo, parte do esfíncter interno e a cripta acometida. Quando há acometimento do esfíncter externo, eles indicam a retirada dos orifícios primário e secundário e parte do trajeto fistuloso, respeitando o segmento que segue através do esfíncter externo. Outros usam esse procedimento só para os abscessos localizados na região posterior.

A sutura primária após drenagem e curetagem dos abscessos, embora realizada, pode ocasionar recidiva do processo. É importante não deixar espaço morto e dar boa cobertura antibiótica.

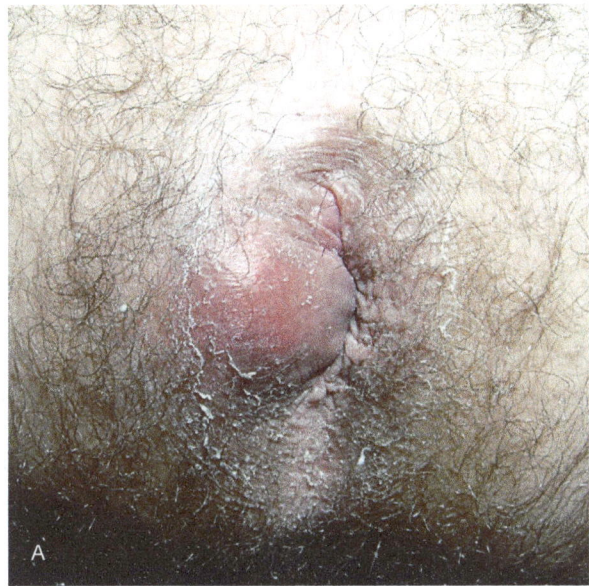

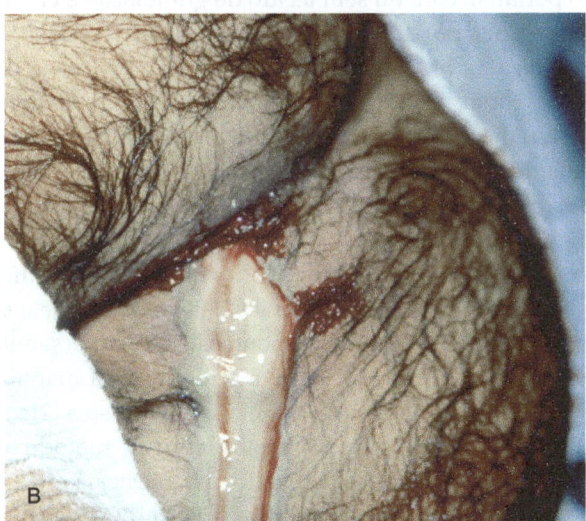

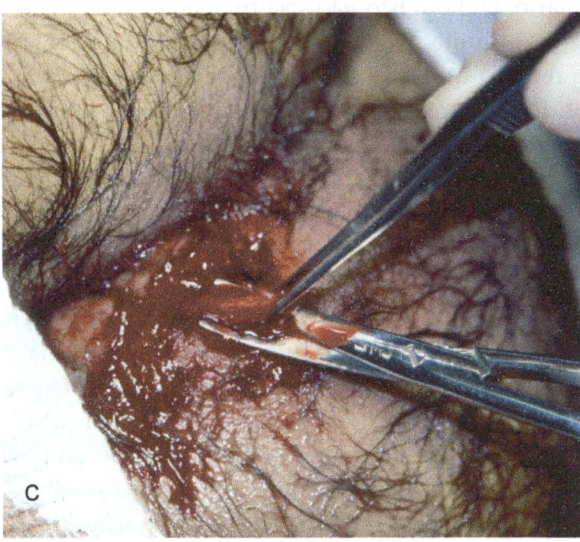

Figura 32.12 Abscesso perianal: (**A**) abscesso perianal superficial; (**B**) após incisão com drenagem volumosa; (**C**) ampliação do orifício de drenagem.

A indicação de fistulotomia num mesmo tempo se dá nas seguintes condições:

• Abscesso próximo do ânus.
• Abscesso perianal subcutâneo secundário à fístula.
• Trajeto fistuloso não aprofundado no canal anal.

O tratamento cirúrgico dos abscessos profundos, à exceção do submucoso, requer regime de internação hospitalar para adequada manipulação. O paciente deve permanecer, no mínimo, 24 h internado.

O abscesso submucoso, apesar de profundo, pode ser drenado em ambulatório. A região é exposta com auxílio de afastadores bivalvos. Pratica-se uma incisão longitudinal sobre a parede da lesão e divulsiona-se seu interior com auxílio de uma pinça hemostática. Um dreno laminar deve ser deixado para drenagem residual.

O prognóstico, de modo geral, é bom, decaindo em função da associação com outras doenças (principalmente as leucoses), do retardo do diagnóstico e do tratamento inadequado.[5,13]

Fístulas anorretais

São trajetos anômalos ligando o reto e o canal anal com a região perianal. Há casos em que ligam somente a loja de um abscesso com o exterior.[5]

A grande maioria dos casos origina-se a partir de abscessos drenados por cirurgia ou espontaneamente. Outras causas incluem, principalmente, a doença de Crohn e a retocolite ulcerativa, menos comumente, além das infecções específicas, como tuberculose, doença de Nicolas-Favre (bastante rara), sífilis, actinomicose etc.

Outras afecções próprias da região, como carcinomas (anorretais ou da próstata, vagina e bexiga), tumores ou cistos pré-sacrais e osteomielite sacral, são possíveis fatores etiológicos. Os traumatismos da região perianal também podem levar ao desenvolvimento de fístulas.[13]

As fístulas compreendem basicamente dois orifícios (primário ou interno e secundário ou externo) interligados por um trajeto fistuloso. A partir daí, pode-se ter inúmeras variações. Podem ocorrer ramificações do trajeto fistuloso com desembocadura em um ou em vários orifícios secundários. Isto acontece em decorrência de obstrução dos orifícios de drenagem e recidiva dos abscessos, com formação de novos trajetos que podem desembocar lateralmente ao preexistente, drenando pelo mesmo orifício, ou levar à formação de novos orifícios secundários. O trajeto é formado por tecido fibroso englobado por infiltrado inflamatório. A parte interna é revestida por tecido de granulação, podendo, em alguns casos, apresentar-se total ou parcialmente epitelizada.[5]

As fístulas anorretais podem ser classificadas, de acordo com sua constituição, em completas e incompletas. As completas compreendem os dois orifícios primário e secundário, interligados por trajeto fistuloso. As incompletas têm somente um orifício de drenagem e são chamadas fístulas cegas, denominação criticada por alguns que acreditam sempre existir o orifício primário, podendo apenas não ser identificado no momento do exame. As completas podem ser *simples*, quando constituídas pelos três elementos, ou *complexas*, quando tiverem mais de dois orifícios e/ou ramificações do trajeto fistuloso.

Outra classificação baseia-se na localização dos orifícios e no percurso do trajeto fistuloso (Figura 32.13).

Extraesfincteriana. Não atravessa as fibras musculares esfincterianas. Percorre o espaço subcutâneo do canal anal, daí a subdivisão em submucosa e subcutânea. Pode ser completa ou incompleta e simples ou complexa.

Interesfincteriana. A fístula interesfincteriana atravessa o esfíncter interno e segue acoplada ao feixe subcutâneo do esfíncter externo, sem atravessá-lo. Também aqui se aplica a classificação de acordo com os elementos constituintes.

Intra ou transesfincteriana. Tem o orifício primário no lúmen intestinal, e o trajeto fistuloso ultrapassa as fibras musculares de ambos os esfíncteres. De acordo com o nível dessa ultrapassagem, têm-se as subdivisões:

- *Superficial.* Quando atravessa o feixe subcutâneo do esfíncter externo ou o limite entre esse feixe e o superficial.

- *Média.* Quando a passagem é próxima à metade do feixe profundo do músculo esfíncter externo.
- *Profunda.* Quando o trajeto fistuloso atravessa as fibras mais profundas ou circunscreve totalmente o esfíncter externo. Essas fístulas são as mais frequentes, geralmente completas, e que mais comumente apresentam a variação complexa.

Com relação ao quadro clínico, o paciente apresenta desconforto na região anal, eliminação de material fecal ou purulento em torno do ânus (que suja a roupa) e prurido anal. No seu relato, geralmente há referência a um abscesso perianal (que ele chama frequentemente de "furúnculo no ânus") drenado espontânea ou cirurgicamente, com ou sem recidiva, e com persistência de drenagem de material piossanguinolento ou fecal.

Ao exame, a presença de um ou mais orifícios na região perianal, com ou sem tecido de granulação e circundados ou não por áreas de hiperemia, pode ser evidenciada (Figura 32.14A). À palpação, a pressão em torno dos orifícios pode determinar extravasamento de material característico. Pode-se notar, ainda, cordão fibroso sob a pele, indicando a direção do trajeto fistuloso. A compressão do canal anal pode também determinar extravasamento de secreções pelo orifício externo.

Manobra útil na tentativa de identificação do orifício primário é a introdução de um estilete de metal pelo secundário (Figura 32.14B). A ponta do estilete é sentida de encontro ao dedo que realiza o toque. Essa manobra deve ser feita com extrema cautela, evitando-se a criação de falsos trajetos e novos orifícios internos. É método doloroso, que não deve ser realizado sem anestesia.

A anuscopia proporciona a visualização do orifício primário, embora isto não seja frequente. Uma pequena depressão junto a uma cripta constitui boa orientação. Um recurso utilizado é a injeção de água oxigenada ou azul de metileno por cateter de polietileno pelo orifício externo (Figura 32.15).

A retossigmoidoscopia deve ser realizada para afastar doença de Crohn, neoplasias, retite estenosante etc., que podem ser responsáveis pela fístula.

Tratamento. O tratamento consiste, basicamente, na abertura do trajeto fistuloso (fistulotomia) ou na ressecção da fístula (fistulectomia), deixando a ferida resultante aberta para cicatrização por segunda intenção.

Métodos como cauterização ou esclerose do trajeto fistuloso com substâncias cáusticas (nitrato de prata, ácido tricloroacético etc.), curetagem do leito fistuloso, tentando estimular a cicatrização secundária, e fistulotomia gradual com fio de aço ou náilon foram largamente usados. Hoje estão praticamente abandonados devido aos

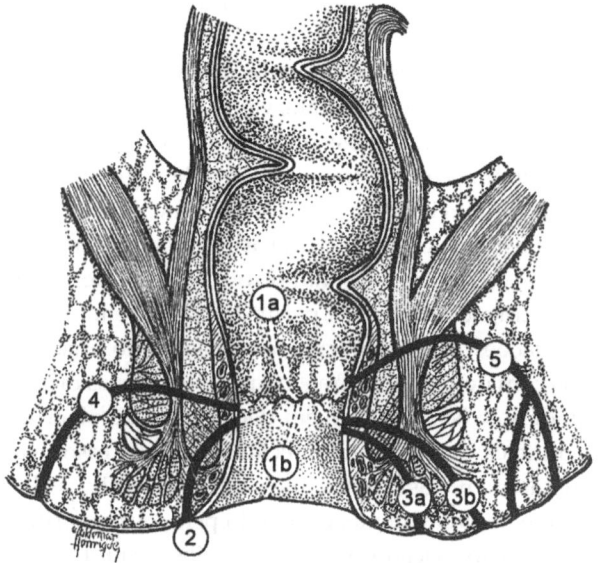

Figura 32.13 Esquema de fístulas anorretais: (1) extraesfincterianas; (1a) submucosa; (1b) subcutânea; (2) interesfincteriana; (3) transesfincteriana; (3a) e (3b) superficiais; (4) transesfincteriana média; (5) transesfincteriana profunda (complexa).

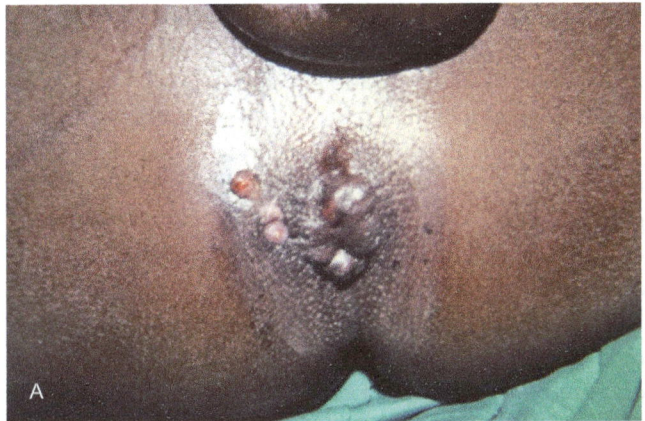

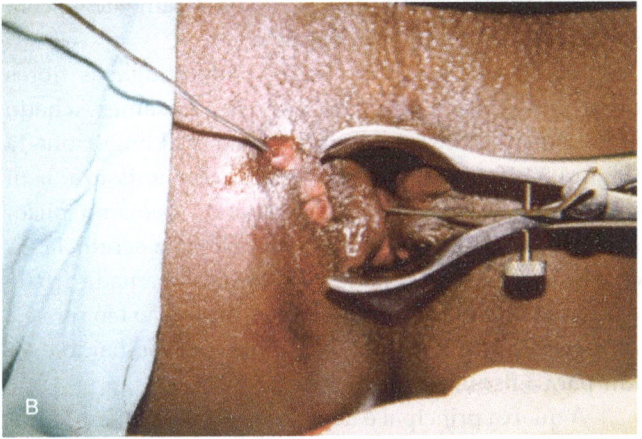

Figura 32.14 (**A**) Orifício secundário de fístula anorretal. (**B**) Fístula perianal identificada por estilete de metal.

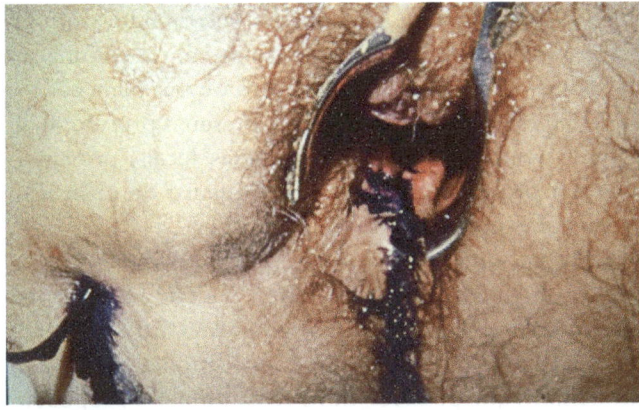

Figura 32.15 Cateterização do orifício secundário para injeção de azul de metileno.

maus resultados e ao desconforto que infligiam ao paciente. A fistulotomia gradual[13] ou técnica com sedenho (Figura 32.16) consiste na passagem do fio pelos orifícios interno e externo e torção de suas extremidades progressivamente, até que haja secção completa da parede da fístula com cicatrização a montante. É também conhecida como método do "desgelo".

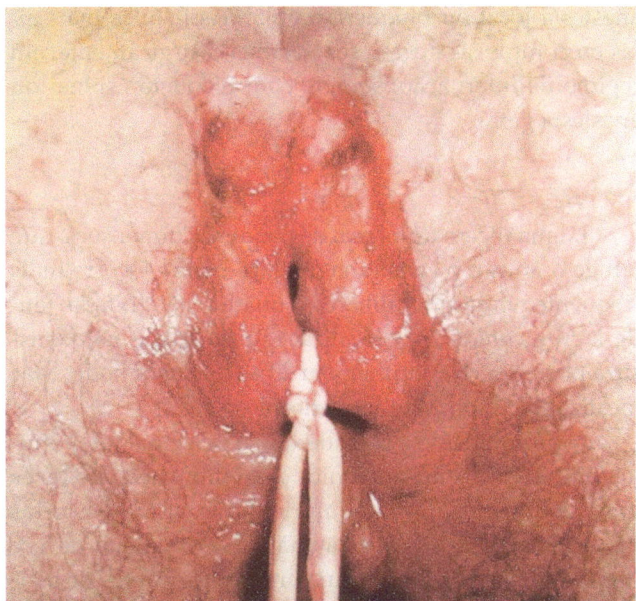

Figura 32.16 Fistulotomia com sedenho.

A fístulotomia[5,13] implica, como foi visto, a abertura total da parede da fístula até seu assoalho. Esse procedimento é contraindicado nas fístulas transesfincterianas altas ou supraesfincterianas.

A fistulectomia é a cirurgia indicada para a maioria das fístulas, pois é procedimento que costuma permitir a conservação dos músculos, independentemente do trajeto fistuloso. Nesse caso, promove-se a exérese de toda a parede, deixando o leito da ferida cirúrgica aberto. Implica a formação de feridas maiores com períodos de cicatrização mais prolongados do que aquelas resultantes das fistulotomias, mas com risco menor de recidivas.

As fistulectomias devem, entretanto, ser evitadas nas fístulas muito profundas, pois implicariam a secção ou remoção parcial dos músculos esfincterianos, sobretudo ao nível do anel anorretal, com consequente incontinência anal. Pode-se utilizar a já citada técnica do "desgelo", que, nesses casos, consiste na exérese dos orifícios interno e externo e do trajeto fistuloso parcialmente, sendo a secção dos esfíncteres praticada lentamente por meio de ligadura da massa muscular envolvida com elástico ou fio de polipropileno (sedenho).

Uma alternativa para as fístulas profundas, sobretudo as anteriores, nas quais o risco de incontinência é maior, é a ressecção do orifício externo e abaixamento de retalho de mucosa normal após ressecção do orifício interno junto à cripta acometida. O trajeto fistuloso resolver-se-ia por si só.[10,13] Essa técnica vem sendo cada vez mais utilizada nesses tipos de fistulas, com bons resultados.

A fistulotomia simples, indicada em fístulas mais baixas, pode ser realizada em nível ambulatorial sob anestesia local ou bloqueio espinal. As fístulas mais altas ou complexas devem ser tratadas cirurgicamente, em regime de internação, sempre com bloqueio espinal ou anestesia geral.

Fissura Anal

É uma úlcera dolorosa, de pequenas dimensões, que atinge o ânus e o canal anal (Figura 32.17). Ocorre mais frequentemente em mulheres e, quando não tratada, tende à cronicidade. Sua localização principal é na comissura posterior. Na mulher, em 20% dos casos pode estar localizada na comissura anterior.[14]

O traumatismo é considerado o principal fator etiológico. A constipação crônica com eliminação de fezes mais endurecidas (aliada à orientação anteroposterior do canal anal) propicia traumatismo constante da comissura posterior. Contribui para isto a escassez de tecido subcutâneo na área. Esse traumatismo leva à solução de continuidade da região, infecção e posterior aparecimento da fissura. A hipertonia do esfíncter interno tem sido apontada como fator etiológico, embora não esteja claro se participa como agente de manutenção ou de formação da fissura.[10] Os mamilos hemorroidários, pela estase venosa crônica que produzem, facilitam o desenvolvimento de fissuras, sendo também considerados como fator etiológico, pelo menos da chamada fissura intermamilar. Parece não existir fator etiológico único, mas sim combinação de vários fatores, estimulados por constante hipertonia esfincteriana, o que levaria à má perfusão vascular no anoderma, principalmente em sua região posterior, consequentemente impedindo a cicatrização da fissura.[14]

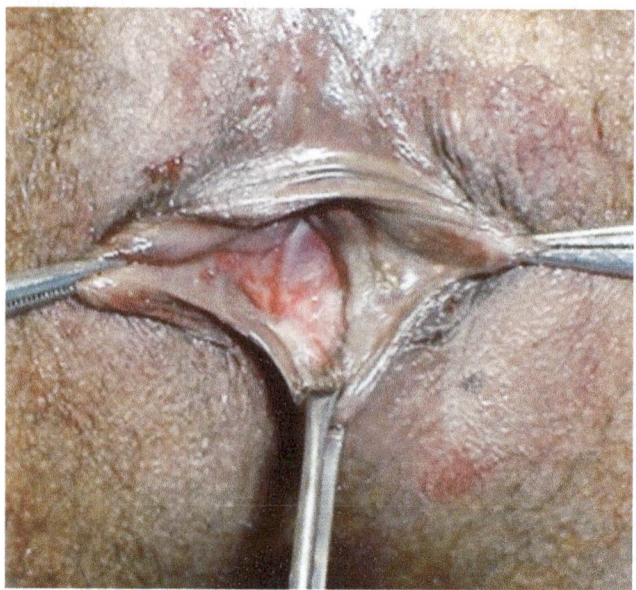

Figura 32.17 Fissura anal.

Um fato que não pode passar despercebido é a ocorrência usual de fissuras em pacientes hemorroidectomizados nos quais foi retirado excesso de pele, levando ao estreitamento do ânus.

Situada na linha média posterior do canal anal, ela mede cerca de 1 cm de comprimento por 0,5 cm de largura. As bordas são nítidas, edemaciadas e salientes. O assoalho é constituído por tecido fibromuscular brancacento, sem granulação.

Excepcionalmente, pode ser encontrada na linha média anterior. Quando apresenta outras localizações, deve-se pensar em outra etiologia, como, por exemplo, fissura secundária a doença inflamatória intestinal, sobretudo doença de Crohn, ou, mais raramente, úlcera sifilítica, tuberculose, neoplasia etc.[10]

Quando de longa evolução, pode atingir as fibras do esfíncter interno que são visíveis ao exame. Achado relativamente constante é uma papila anal hipertrofiada (Figura 32.18A) em correspondência com a fissura, bem como espessamento de pele formando pequeno plicoma (Figura 32.18B), denominado plicoma-sentinela. A coexistência desses achados constitui a chamada tríade da fissura anal crônica. Uma complicação não tão rara é a formação de abscessos a partir da fissura, podendo evoluir para a fistulização (Figura 32.18C).

A queixa principal é de dor na região anal, exacerbada pela defecação, e que persiste por alguns minutos até algumas horas. Deve-se ao espasmo esfincteriano pelo contato das fezes com a ulceração. O pH fecal é importante na exacerbação da dor local.

O sangramento é frequente, ocorrendo durante e após as evacuações, e manifesta-se com a eliminação de sangue vivo, em raias, nas fezes ou em manchas no papel higiênico. Pode ainda estar presente prurido anal. Alguns doentes, devido aos sintomas locais, principalmente a proctalgia, desenvolvem quadro de obstrução funcional, por protelarem as evacuações.

Durante a inspeção, nota-se a ulceração característica, geralmente na comissura posterior, podendo ter, em sua extremidade distal, o plicoma-sentinela. Outro elemento importante é a papila hipertrofiada, completando a tríade. Sempre que possível, deve-se continuar a propedêutica proctológica. Caso a dor impeça o exame, este deve ser completado em outra ocasião, após a cura da fissura, pois associação com outras doenças do reto, canal anal e ânus é possível.

O toque, quando feito, deve ser suave, evitando-se o contato com a lesão. Pode-se encontrar hipertonia esfincteriana ou mesmo tonicidade normal. A anuscopia e a retossigmoidoscopia geralmente não fornecem nenhum subsídio para o diagnóstico da fissura anal, mas não devem ser negligenciadas.

Tratamento

O tratamento pode ser conservador ou cirúrgico, dependendo do tempo de evolução da fissura e da resposta ao tratamento clínico.

Úlceras agudas que se apresentam rasas e sem componente fibrótico, de modo geral, respondem bem às medidas conservadoras. Essa terapêutica baseia-se, inicialmente, no combate à dor por meio de pomadas anestésicas e no uso de analgésico por via oral. Alguns autores recomendam o uso de cremes de corticoide e, ocasionalmente, infiltrações anestésicas. O uso de calor local, sob a forma de banhos de assento, pode ajudar na resolução do processo.

Uma medida importante é o combate à constipação. Dieta adequada, rica em resíduos, propicia a formação de fezes macias e não traumatizantes. Recomenda-se o farelo de trigo e/ou alguns produtos à base de mucilagens vegetais. Não negligenciar a ingestão de líquidos.

A dilatação digital progressiva do canal anal foi muito utilizada no passado, estando hoje em desuso. Atualmente, tem sido bastante utilizada a chamada esfincterotomia química, que consiste na aplicação tópica de dinitrato de isossorbida, levando à vasodilatação local e ao relaxamento do esfíncter interno. Esse efeito também pode ser obtido com o uso de gel de diltiazem ou creme a 2%. O uso local da toxina botulínica, como relaxante muscular, também tem sido utilizado com algum sucesso.[5,10,14]

O tratamento cirúrgico é realizado geralmente em nível ambulatorial. Está indicado nas fissuras que não cicatrizam com o tratamento conservador e em todas as fissuras crônicas, já com a tríade clássica. Geralmente consiste em fissurectomia, associada a esfincterotomia interna lateral parcial (Figura 32.18D). Alguns autores advogam somente o uso da esfincterotomia interna parcial lateral para tratamento das fissuras, relatando bons resultados.[5,10,14]

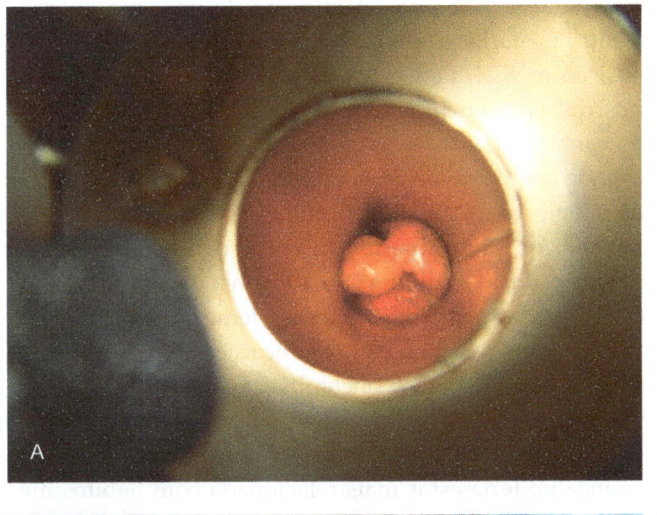
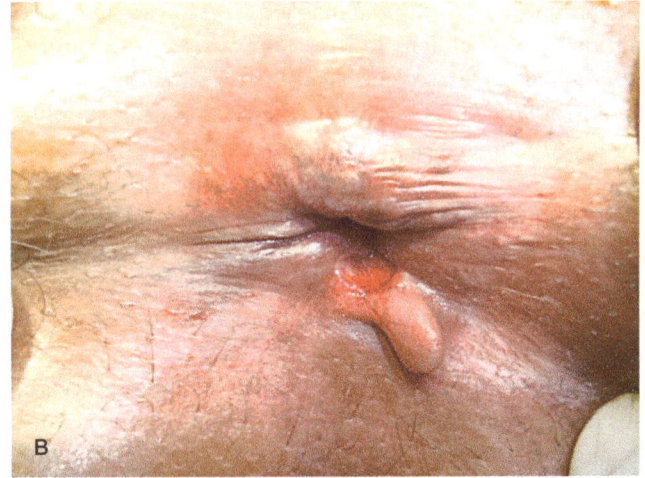
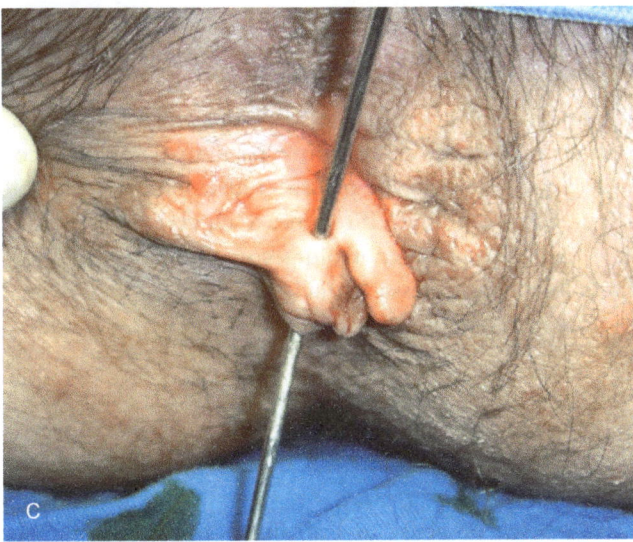
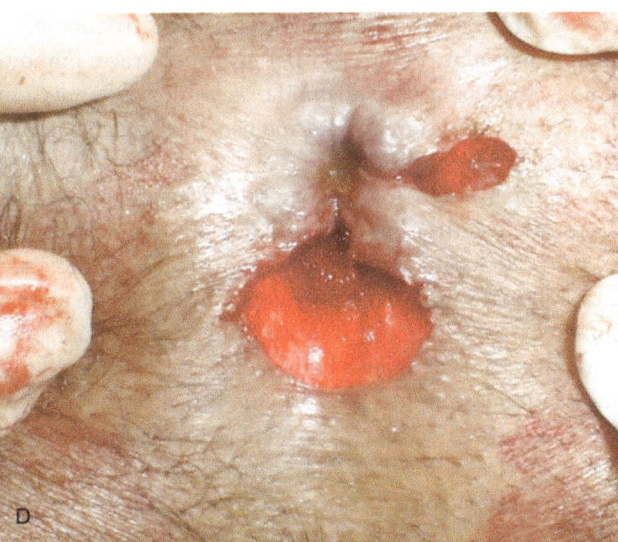

Figura 32.18 (**A**) Papila hipertrófica vista na anuscopia; (**B**) Fissura anal com plicoma sentinela; (**C**) Fissura fistulizada identificada por estilete de metal; (**D**) Fissura de "B" após realização de fissurectomia com esfincterotomia interna lateral parcial (**D**).

A técnica consiste na anestesia local da região e de dilatação anal suave. Nos casos de fissuras com características de cronicidade, pratica-se sua ressecção juntamente com a papila hipertrófica e o plicoma-sentinela, deixando-se o leito da ferida aberto. A esfincterotomia não deve ser realizada no leito da ferida, geralmente de localização posterior, pois condiciona vício de cicatrização que pode levar a perdas involuntárias de gases e/ou fezes líquidas (*soiling*). Ela deve ser praticada lateralmente na posição do relógio de 3 h ou 9 h por meio de incisão radiada. Nas fissuras sem características de cronicidade, indica-se apenas a esfincterotomia lateral, deixando-se a fissura, que tende a cicatrizar espontaneamente.[14]

As complicações mais frequentes são hemorragia, dor, hematoma, infecção e recidiva.

Doença Hemorroidária

Não existe definição precisa para hemorroidas, pois a exata natureza dessa condição ainda não é completamente entendida. Ao exame, uma massa de tecido vascular pode ser vista no canal anal. Por muitos anos, essas estruturas foram consideradas como sendo varicosidades do plexo hemorroidário, mas isto provavelmente é uma simplificação. Atualmente, aceita-se que existam, no canal anal, coxins vasculares formados por tecido submucoso hipertrofiado que contém vasos sanguíneos, musculatura lisa, além de tecido conjuntivo e elástico. Parte do componente vascular, quando avaliado microscopicamente, mostra ausência da parede muscular, caracterizando essas estruturas como sinusoides, e não como veias.[10,15,16]

O termo "doença hemorroidária" (DH) é reservado aos pacientes que apresentam crescimento desses coxins, levando ao aparecimento de manifestações clínicas, como prolapso e sangramento (Figura 32.19).

A DH é a afecção proctológica mais frequente. A doença não tem preferência por sexo nem raça, embora maior frequência seja atribuída às mulheres, mais em decorrência de fatores gestacionais e observações feitas durante exames ginecológicos.

A faixa etária mais acometida é justamente aquela em que o indivíduo exerce maior atividade física, ou seja, dos 20 aos 45 anos. Abaixo dos 20 anos, tende a ser rara, sendo mínima a sua prevalência antes dos 16 anos.[15] Qualquer paciente abaixo dessa idade que se apresente como portador de doença hemorroidária deve ser examinado minuciosamente, pois provavelmente deve ser portador de outra afecção responsável pelo quadro clínico.

As veias hemorroidárias superiores, tributárias do sistema porta, são as principais responsáveis pelo surgimento das hemorroidas. Elas seguem o mesmo trajeto das artérias homônimas. Após bifurcação, aparecem os ramos direito e esquerdo, e o direito subdivide-se em anterior e

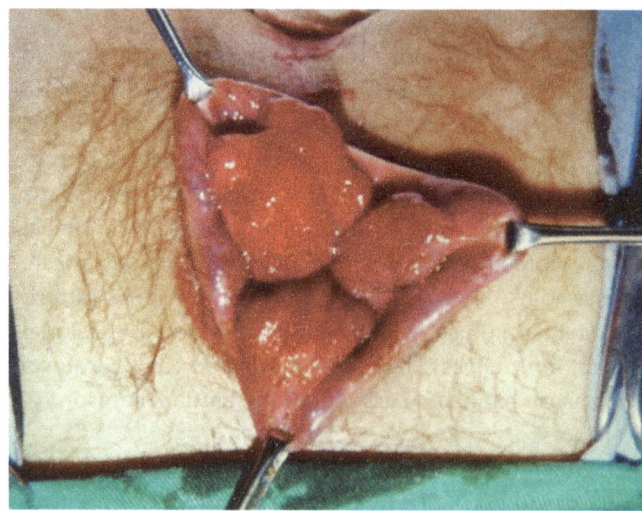

Figura 32.19 Mamilos hemorroidários.

posterior. Isto explica a predominância dos mamilos hemorroidários à direita, em número de dois, um anterior e outro posterior. À esquerda é encontrado apenas um na posição medial. Podem existir outros mamilos secundários, que chegam, inclusive, a ocupar toda a circunferência do canal anal. Com o paciente em posição de litotomia e usando como referência, comparativamente, a numeração de relógio, os mamilos localizam-se às 3 h, 7 h e 11 h.[5,10]

Vários fatores predisponentes e desencadeantes devem ser considerados na etiopatogenia da DH. Dentre os principais fatores predisponentes, temos:

Hereditariedade. Tem significação relativa. Alguns pacientes podem ter concomitância de hemorroidas e varizes de membros inferiores, o que falaria a favor de predisposição constitucional. A prevalência familiar da doença poderia estar mais relacionada com hábitos dietéticos e de higiene do que com fatores hereditários propriamente ditos.

Disposição anatômica e posição ereta do homem. O plexo hemorroidário superior, que drena para o sistema porta, é desprovido de válvulas. Com o paciente de pé, uma coluna líquida vai exercer pressão hidrostática de até 750 mL de água,[17] atuando diretamente na veia hemorroidária. O encontro de hemorroidas somente na espécie humana fala a favor dessa teoria.

Dentre os fatores desencadeantes, podem ser citados:

Modificações do hábito intestinal. A constipação intestinal determina considerável aumento da pressão venosa regional. Por outro lado, as crises diarreicas, pelo aumento do número de evacuações, podem desencadear o aparecimento das hemorroidas.

Profissão. Pessoas que trabalham em pé ou sentadas, por tempo prolongado, ou que empregam força muscular continuamente, estão sujeitas a desenvolver hemorroidas.

Insuficiência cardiocirculatória. A descompensação cardíaca promove aumento da pressão venosa que será transmitida aos plexos venosos hemorroidários, podendo levar ao aparecimento de hemorroidas.

Gravidez. A compressão do útero grávido sobre as veias ilíacas comuns determina elevação da pressão nas veias hipogástricas e, consequentemente, nos plexos hemorroidários. Outro fator que contribui para a formação das hemorroidas é a produção de hormônios, levando ao relaxamento do tecido conjuntivo das veias.[2] Durante o trabalho de parto, há acentuação do processo devido ao esforço físico. Essas hemorroidas têm tendência a desaparecer após o parto, devendo-se aguardar alguns meses antes de submeter a paciente a qualquer intervenção cirúrgica.

Aumento fugaz de pressão intra-abdominal. O ato de tossir, de espirrar e de vomitar leva ao aumento transitório da pressão venosa, concorrendo para o aparecimento ou agravamento da doença hemorroidária.

Infecção. Haveria acometimento infeccioso das camadas externas das veias que formam o plexo hemorroidário, determinando estado de periflebite, flebite, endoflebite e tromboflebite secundárias. Com isto, a resistência das paredes venosas estaria comprometida, propiciando dilatação e estase. Geralmente, há certa relutância em valorizar muito a infecção por não ser possível estabelecê-la como causa ou consequência.

Quando se faz o estudo histopatológico das hemorroidas, encontram-se veias dilatadas agrupadas e cercadas por tecido conjuntivo frouxo. As paredes das veias são delgadas, com atrofia das camadas adventícia e média. O tecido elástico está substituído por tecido fibroso em quantidade variável. Na luz, sempre aumentada, encontram-se trombos únicos ou múltiplos, em diversas fases de evolução. Na grande maioria dos casos, existem evidências de inflamação. Infiltrado leucocitário disseminado ou em focos são presença quase constante.

Existem diversas classificações para a DH, cada qual baseada em um parâmetro como etiologia, localização, manifestações clínicas etc. Citaremos as duas classificações mais utilizadas. A primeira baseia-se na localização e etiopatogenia da doença. Classificam-se em:

Hemorroida interna. Localiza-se acima da linha pectínea, originando-se do plexo hemorroidário superior ou interno, e drena para a veia retal média. Apresenta inervação visceral.

Hemorroidas mistas. Aparecem quando ambos os plexos hemorroidários estão acometidos. Parte delas é recoberta por mucosa e parte pela pele da região anal. O componente externo das hemorroidas tem drenagem predominantemente pelas veias retais inferiores e pudendas, e inervação somática.

Atualmente, não se considera a existência de hemorroidas externas isoladas, embora alguns autores assim denominem os hematomas perianais agudos, quadro também conhecido como trombose hemorroidária externa, termo já consagrado pelo uso.

Outra classificação baseia-se no aspecto clínico e não considera a existência de hemorroidas externas.[5,10,15] Além de ser a classificação mais utilizada, costuma orientar a conduta terapêutica.

Hemorroidas de 1º grau. As veias do canal anal estão dilatadas e aumentadas em número, junto à linha pectínea. Podem sangrar, mas não há prolapso.

Hemorroidas de 2º grau. São semelhantes às anteriores, diferenciando-se pelo fato de prolapsarem às evacuações. Reduzem-se espontaneamente. São do tipo interna e mista.

Hemorroidas de 3º grau. O prolapso hemorroidário é frequente, sendo necessárias manobras digitais para a redução.

Hemorroidas de 4º grau. Os mamilos hemorroidários estão constantemente prolapsados, geralmente com ulcerações e perda de muco. Há relaxamento da pele em forma de plicomas associados.

O quadro clínico da DH é bastante variado. Existem indivíduos portadores oligossintomáticos, que representam grande parcela dos casos, e outros que apresentam manifestações clínicas exuberantes. Geralmente, ao consultarem o médico, já trazem o diagnóstico e, muitas vezes, já se automedicaram. Deve-se estar sempre prevenido para o fato de muitos rotularem de hemorroidas qualquer afecção de localização anal. Não se deve dar crédito a esse diagnóstico, devendo-se sempre proceder a propedêutica completa.

O sinal mais frequente é o sangramento. É de intensidade variável, quase nunca volumoso, e, geralmente, relacionado com as evacuações, aparecendo no final destas. Quando ocorre fora desse período, deve estar relacionado com complicações (prolapso e/ou ulcerações) ou outras doenças. O sangue é vermelho-vivo (rutilante), sendo importante porque alarma o paciente e o faz procurar recursos médicos. Estudos mostraram que o sangramento hemorroidário é arterial, provavelmente secundário à lesão das arteríolas pré-sinusoidais, que se comunicam com os sinusoides dessa região. Apesar de ser de pouca monta, o sangramento repetido pode causar anemia ferropriva, sendo, em alguns casos, de grave intensidade.[15]

O prolapso é permanente nas hemorroidas de 4º grau e ocorre com frequência nas de 3º grau, durante as evacuações, necessitando de redução digital. Nas hemorroidas de 3º e 4º graus, o atrito com as roupas leva a traumatismos, com edema, ulceração e infecção, incluindo a candidíase, que pode piorar o prurido local causado pela perda de muco associada à DH de 4º grau. O desconforto anal costuma ser queixa frequente; a presença de dor deve chamar a atenção para condições concomitantes, como a fissura anal. Somente quadros agudos, denominados genericamente como "crise hemorroidária", cursam com dor proeminente.

Fraqueza e anemia, ambas decorrentes da perda crônica de sangue, podem ser observadas. Outra complicação facilmente evidenciada é a presença de hemorroidas prolapsadas e trombosadas. Esse quadro é também denominado de pseudoestrangulamento ou "crise" hemorroidária (Figura 32.20). Deve-se ao espasmo esfincteriano comprimindo os mamilos prolapsados, que evoluem com edema, trombose e ulceração. Os mamilos apresentam-se cianóticos ou pálidos e dispostos à semelhança de uma coroa.

Outra complicação, felizmente pouco frequente, é a miíase hemorroidária. Nesses casos os hábitos higiênicos devem ser investigados.

O diagnóstico é confirmado pelo exame proctológico. A inspeção e palpação podem ser normais, caso o paciente seja portador de hemorroidas de 1º ou 2º grau não complicadas. Nas hemorroidas de 2º ou 3º grau, geralmente ocorre prolapso quando solicita-se ao paciente que faça força, como se fosse evacuar. O toque retal muito pouco ou quase nada acrescenta em termos de dados positivos. Pode-se observar, em alguns casos, hipertonia esfincteriana associada e, em raros casos, podem ser palpados mamilos hemorroidários muito volumosos.[10,15]

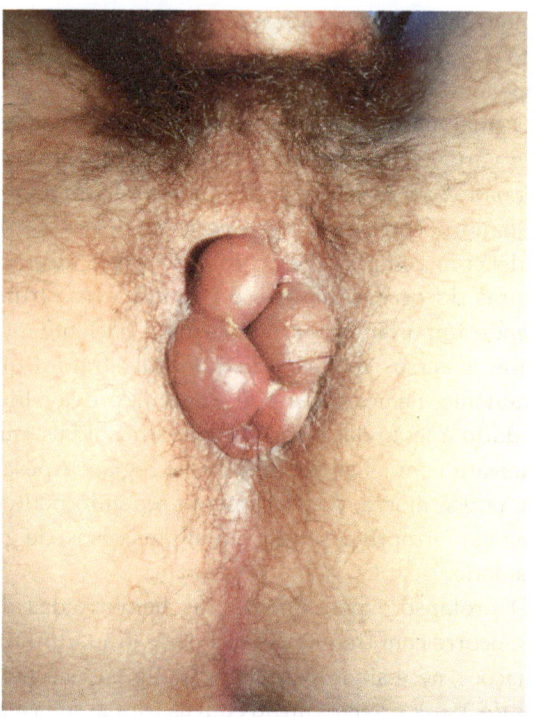

Figura 32.20 Pseudoestrangulamento hemorroidário.

A anuscopia põe em evidência as hemorroidas de 1º e 2º graus. Possibilita a visão de pequenos nódulos arredondados, de coloração vermelho-escura ou arroxeada, fazendo saliência no lúmen do aparelho. Deve-se prosseguir o exame realizando a retossigmoidoscopia, que não trará nenhum subsídio ao diagnóstico das hemorroidas, mas afastará outras causas de hemorragia e dor. Desse modo, o exame proctológico completo é indispensável em todo paciente com história sugestiva de doença hemorroidária.

Nos casos em que a dor ou sangramento impede a complementação do exame, ele deve ser repetido quando da melhora do quadro.

Tratamento

As hemorroidas de 1º grau, assintomáticas, não requerem tratamento. Nos casos com sintomas mínimos ou esporádicos, está inicialmente indicado o tratamento clínico. Este consiste na correção de distúrbios da função intestinal, como a constipação e a diarreia, utilizando-se de dieta adequada (rica em fibras) e medicamentos. O uso de bebidas alcoólicas e o excesso de condimentos devem ser evitados. O papel higiênico deve ser substituído por banhos de assento ou duchas.

Existem, no mercado farmacêutico, grande número de pomadas, cremes e supositórios, muitos deles destituídos de qualquer benefício, mas que gozam de certo prestígio, até mesmo entre membros da classe médica. Além de serem muitas vezes ineficazes, podem retardar o diagnóstico de uma doença mais grave, rotulada como hemorroida pelo paciente, que se automedica. Quando há nítido processo inflamatório associado, principalmente com dor, pode estar indicado o uso de pomadas ou supositórios à base de corticoides e anestésicos, sempre após exame proctológico minucioso.

O tratamento clínico está também indicado em paciente de risco cirúrgico aumentado, como cardiopatas, cirróticos, portadores de insuficiência renal, e naqueles que recusam qualquer tipo de intervenção. Outra indicação inclui as pacientes grávidas. Nestas, geralmente ocorre regressão espontânea pós-parto, com o desaparecimento completo dos sintomas, contraindicando qualquer atitude mais intervencionista.

Dilatação anal. Muito utilizada no passado, é hoje empregada apenas em pacientes selecionados com quadro agudo que cursa com edema e dor acentuada. Sob anestesia, pratica-se a dilatação digital progressiva dos esfíncteres anais. Há melhora do quadro, porém a incontinência anal pode ser complicação. A recidiva é frequente.

Escleroterapia. Atualmente é método pouco utilizado, sobretudo em pacientes com DH de 1º e 2º graus.

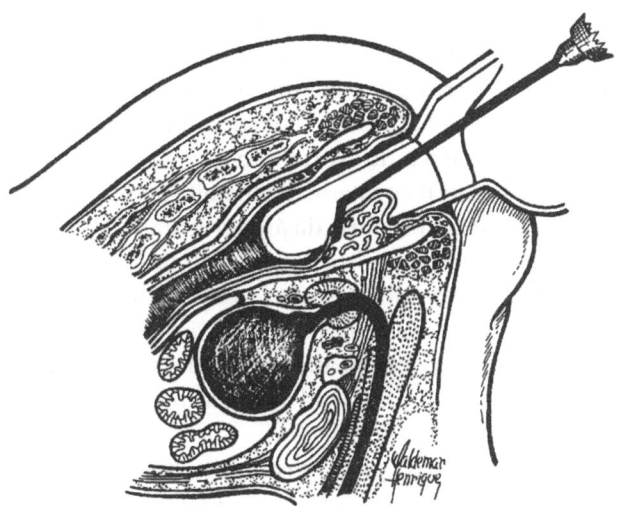

Figura 32.21 Escleroterapia hemorroidária com utilização de espéculo de Brinkerhoff.

Baseia-se na esclerose progressiva dos mamilos hemorroidários devido à reação inflamatória asséptica do tecido conjuntivo que os envolve. Os agentes esclerosantes mais utilizados incluem o oleato de monoetanolamina, o cloridrato de quinino e ureia a 5%, o fenol em óleo, a glicose hipertônica e o morruato de sódio. A escleroterapia é realizada em nível ambulatorial, no ambiente do consultório médico, ou na sala de pequena cirurgia externa.

A técnica consiste em injetar cerca de 1 ml da solução esclerosante na submucosa por meio da utilização de espéculo anal de Brinkerhoff e seringa de Gabriel, com agulha apresentando curvatura distal de 45° a 1,5 cm do bisel (Figura 32.21.). No entanto, na ausência destes, pode-se utilizar anuscópio simples e seringa do tipo hipodérmica de 3 mL, suficientemente fina para caber dentro do anuscópio. A agulha deve ser longa, preferencialmente do tipo utilizada para raquianestesia. Injeta-se 0,5 mL a 1 mL da solução, sempre acima da linha pectínea, certificando-se de que não foi penetrado nenhum vaso. O aparecimento de abaulamento mais pálido indica que a infiltração foi realizada no plano correto. As infiltrações devem ser nos três mamilos principais, em três ou quatro sessões, repetidas a intervalos de 3 a 4 semanas.

As complicações são raras e incluem dor, hemorragia, infecção e reações alérgicas. A infecção é a mais temida, evoluindo frequentemente para supuração anorretal.[5,15] As recidivas costumam ser frequentes, implicando novas sessões se houver recorrência dos sinais e sintomas.

Ligadura elástica. Talvez seja hoje o método intervencionista não cirúrgico mais utilizado no tratamento da doença hemorroidária. É realizada no próprio consultório médico ou na sala de pequena cirurgia externa,

não havendo necessidade de anestesia nem de sedação. Consiste na aplicação de um anel de borracha na base do mamilo hemorroidário por meio de dispositivo especial em forma de pistola passado pelo anuscópio (Figura 32.22), levando à necrose hemorroidária em cerca de 5 a 7 dias.[10,15]

Atualmente tem sido utilizado aspirador acoplado a esse dispositivo, o que permite a aspiração do mamilo, facilitando sua ligadura e dispensando a ajuda de auxiliar. Normalmente é realizada a ligadura de apenas um mamilo por sessão, com intervalo de cerca de 15 dias entre cada sessão, embora alguns autores pratiquem múltiplas ligaduras em uma só sessão, com bons resultados. A ligadura não é dolorosa, mas a maioria dos pacientes refere desconforto semelhante à sensação de tenesmo.

As complicações são hemorragia, dor e infecção. Todo paciente candidato à ligadura elástica não deve estar em uso de salicilatos nem de anti-inflamatórios não esteroides, pelo risco de sangramento. Está contraindicada em pacientes com discrasia sanguínea e em imunodeprimidos. Se o paciente apresentar dor, deterioração do estado geral ou sintomas urinários, deve-se pensar em infecção por anaeróbios, devendo-se intervir rápida e energicamente, instituindo antibioticoterapia com metronidazol e aminoglicosídio. A principal causa de dor é a realização

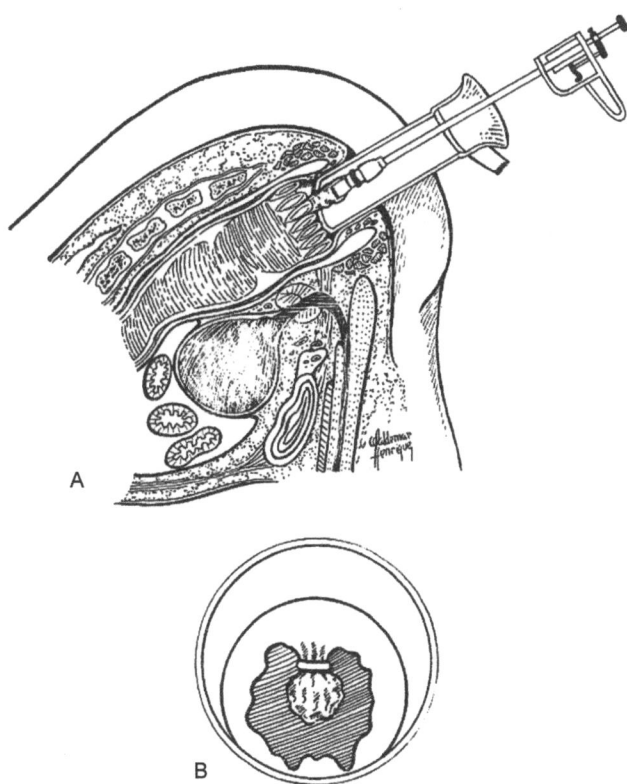

Figura 32.22 Ligadura elástica no tratamento da doença hemorroidária. (**A**) Técnica de apreensão; (**B**) Resultado imediato.

de ligaduras baixas, incluindo a linha pectínea ou muito próximo a esta. O método apresenta recidiva de 9%, mas geralmente novas ligaduras resolvem os sintomas.

Hemorroidectomia. Somente 5% a 10% dos portadores de doença hemorroidária necessitam de tratamento cirúrgico. Nos últimos anos, a hemorroidectomia vem sendo realizada, com sucesso, em nível ambulatorial, inclusive em nosso meio.[3,16] Está indicada, principalmente, em hemorroidas de 3º e 4º graus sintomáticas. Deve-se, preferencialmente, empregar a anestesia local associada à sedação venosa.

A técnica mais utilizada é a preconizada por Milligan e Morgan. Consiste na dissecção individualizada de cada mamilo hemorroidário com ligadura de seu pedículo por transfixação e ressecção. As feridas resultantes são deixadas abertas, devendo-se preservar pontes cutâneo--mucosas íntegras entre elas, minimizando-se os riscos de estenose anal (Figura 32.23).[5,10,15] Após hemostasia rigorosa, deve-se realizar o curativo compressivo.

A técnica de Ferguson, também muito utilizada, sobretudo na América do Norte, consiste na ressecção do componente externo e interno do mamilo hemorroidário, seguido de sutura primária da área cruenta.[10]

As principais complicações da cirurgia são a hemorragia (4%), a retenção urinária (até 30%), a infecção, a formação de plicomas e fissuras anais e a estenose anal. A incidência de retenção urinária pode ser diminuída consideravelmente quando se utiliza a anestesia local.[10,15]

Procedimento para prolapso hemorroidário (PPH). A "hemorroidectomia por grampeamento" foi desenvolvida como alternativa aos procedimentos tradicionais (Ferguson e Milligan & Morgan), objetivando

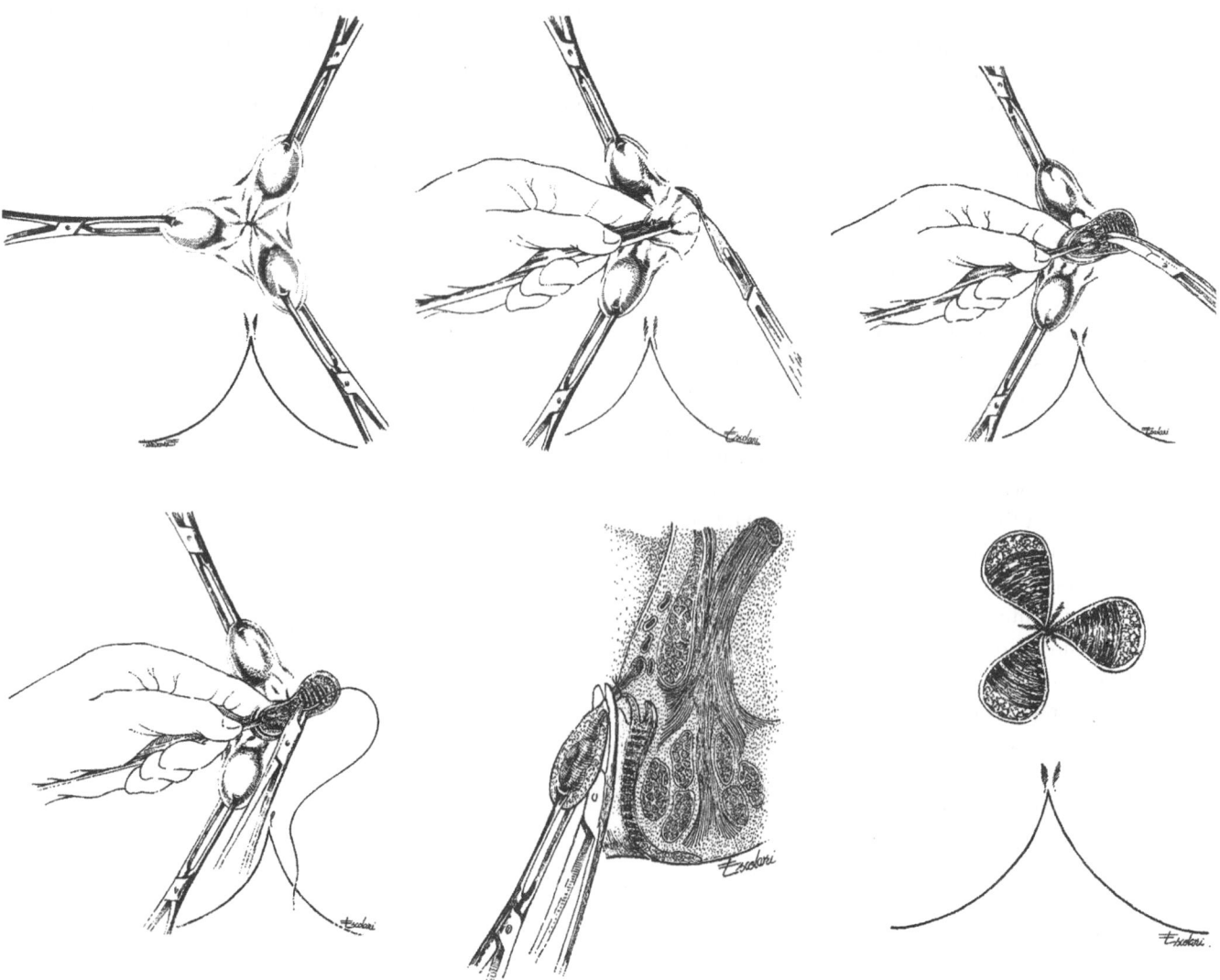

Figura 32.23 Hemorroidectomia pela técnica aberta (Milligan & Morgan).

menor dor pós-operatória e retorno mais rápido às atividades habituais. Mais indicada para a doença graus III e IV circunferencial e com mamilos redutíveis, o procedimento consiste no uso de um grampeador circular de 33 mm para ressecção circular da mucosa e submucosa do reto acima dos mamilos hemorroidários (Figura 32.24). O PPH é mais uma hemorroidopexia do que hemorroidectomia, uma vez que os mamilos não são retirados e, sim, reposicionados em sua posição fisiológica.

Essa técnica, porém, tem levado a algumas complicações graves, como: sangramento arterial na linha de grampeamento (mais comum), estenose e perfuração retal levando à sepse retroperitoneal e pélvica. Algumas revisões sistemáticas e metanálises têm demonstrado também maior taxa de recidiva dos sinais e sintomas em longo prazo, quando comparada à hemorroidectomia convencional.[16,17]

Trombose Hemorroidária Externa

É também chamada de hematoma perianal ou trombo cutâneo, em decorrência da possível ruptura de vasos, com formação de coleção sanguínea, com ou sem coágulos (Figura 32.25A). Alguns a consideram como a única forma de hemorroida externa.

A dor pode ser intensa e de aparecimento súbito. Aumenta com a deambulação e impede o paciente de sentar-se. Apresenta-se como pequena tumefação bem delimitada, de coloração violácea. O toque e a endoscopia podem não ser tolerados nessa fase devido à dor que acarretam. O paciente deve ser instruído a retornar, após cura do processo, para complementação do exame.

O tratamento é inicialmente clínico, com o uso de geleias anestésicas e calor local, na forma de banhos de assento. O toque retal com dilatação suave pode diminuir as manifestações dolorosas, principalmente quando a trombose for mista. Deve-se evitar o uso de papel higiênico. Uma providência importante é a administração de laxantes suaves e/ou emolientes fecais, se houver constipação intestinal.

Caso a dor permaneça intensa, indica-se a cirurgia. Após infiltração anestésica, faz-se excisão cirúrgica do coágulo, juntamente com o vaso hemorroidário, por incisão elíptica ou triangular com base externa[10] (Figura 32.25B). A ferida resultante cicatriza-se por segunda intenção. Nos casos em que a pele apresenta-se muito delgada ou quando já se iniciou a expulsão do trombo, pode-se fazer apenas uma incisão radial sobre o hematoma e expressão deste para remoção do coágulo.

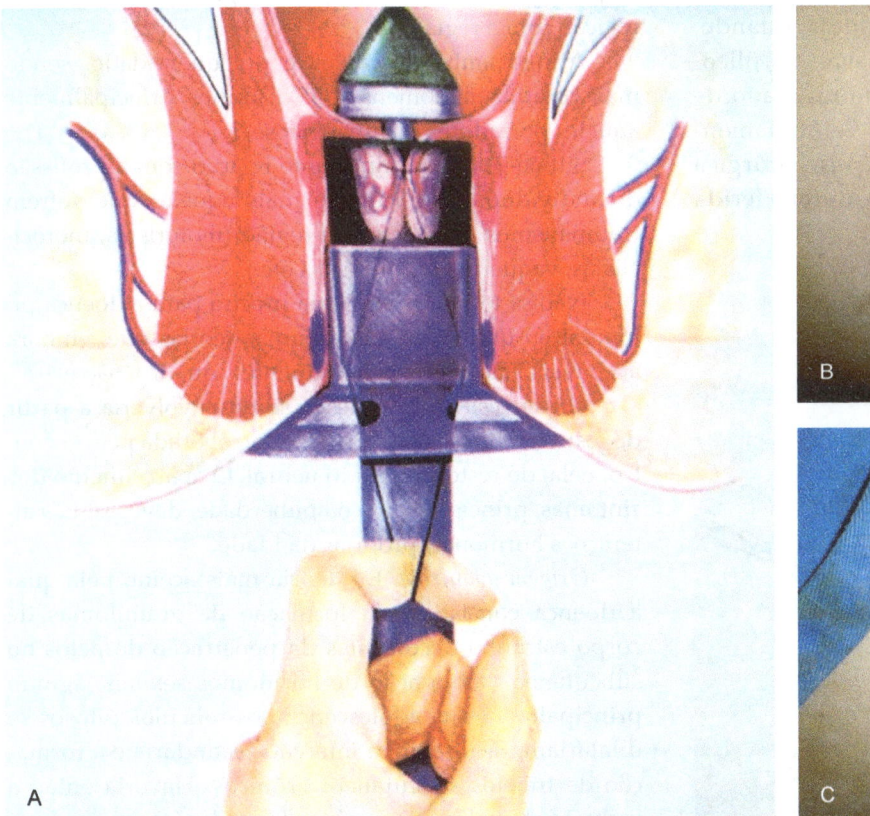
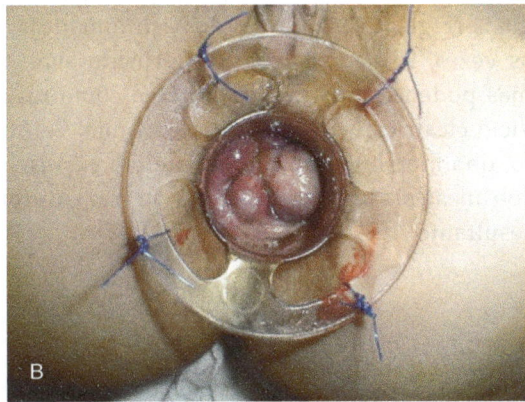
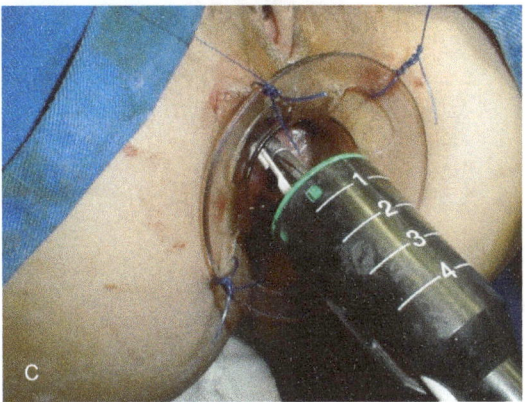

Figura 32.24 Procedimento para prolapso hemorroidário (PPH). (**A**) Desenho esquemático; (**B** e **C**) Realização do PPH – Figuras gentilmente cedidas pela Ethicon Endo-surgery, divisão da Johnson & Johnson.

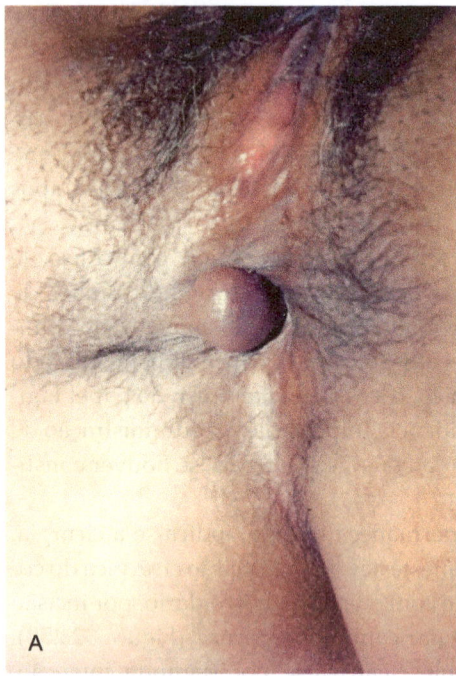

A

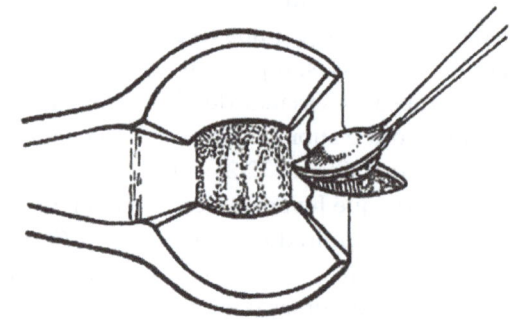

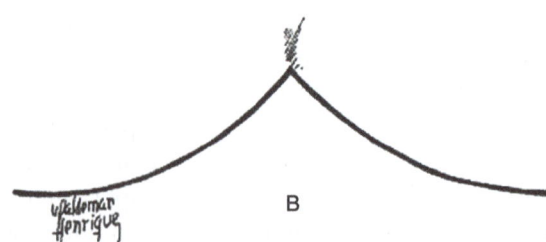

B

Figura 32.25 (A) Trombose hemorroidária externa; **(B)** Tratamento cirúrgico da trombose hemorroidária aguda.

Plicomas Anais

Nos casos em que ocorre drenagem espontânea ou absorção do trombo, a tendência é a formação de protuberâncias cutâneas, denominadas plicomas anais (Figura 32.26), que são assintomáticas, estando, às vezes, relacionadas com o prurido anal. Os plicomas podem ser formados também como resultado de vício cicatricial pós-hemorroidectomia. Seu tratamento, quando sintomático, consiste em exérese cirúrgica sob anestesia local, podendo-se ou não suturar a ferida resultante.

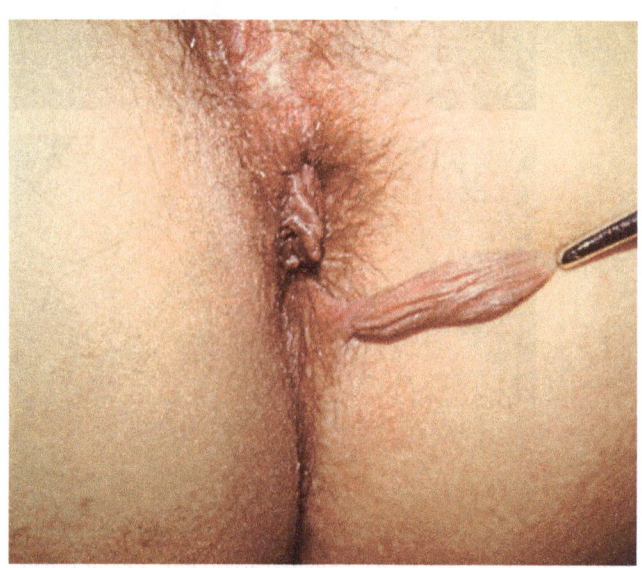

Figura 32.26 Plicoma anal.

Doença Pilonidal

É afecção da região sacrococcígea, podendo, no entanto, ter outras localizações.[10,18] Embora não possa ser enquadrada como doença proctológica, guarda estreita relação com a região.

Atinge ambos os sexos e qualquer idade, sendo mais comum em homens de 15 a 30 anos, principalmente aqueles portadores de hipertricose.

Supõe-se haver importante relação com a profissão do indivíduo, pois acomete mais aqueles que sofrem traumatismos constantes da região (motoristas, motociclistas, vaqueiros, maquinistas etc.).

Não se tem uma etiologia precisa para a doença pilonidal. O que existe são algumas teorias que, embora aceitáveis, não explicam totalmente o quadro. São elas:

Origem congênita. A lesão se desenvolveria a partir de restos embrionários, hipótese corroborada pelo encontro, nela, de restos de tecido neural. O aparecimento dos sintomas, principalmente na puberdade, dever-se-ia a alterações hormonais próprias da idade.

Origem adquirida. É a teoria mais aceita, pela qual a doença consistiria na formação de granulomas de corpo estranho decorrentes da penetração de pelos no subcutâneo. Sob a ação de hormônios sexuais, agindo principalmente na adolescência, os folículos pilosos se dilatariam, facilitando a infecção secundária e a formação de trajetos subcutâneos crônicos. Haveria então a inclusão de pelos, que seriam "sugados" para o subcutâneo por vácuo, desencadeando típica reação de corpo estranho[5,10,18] (Figura 32.27A).

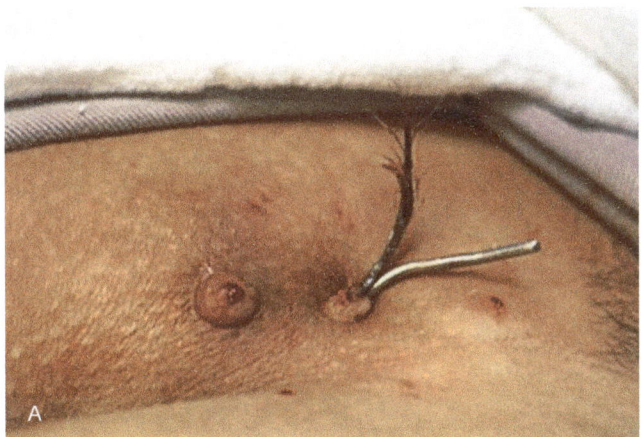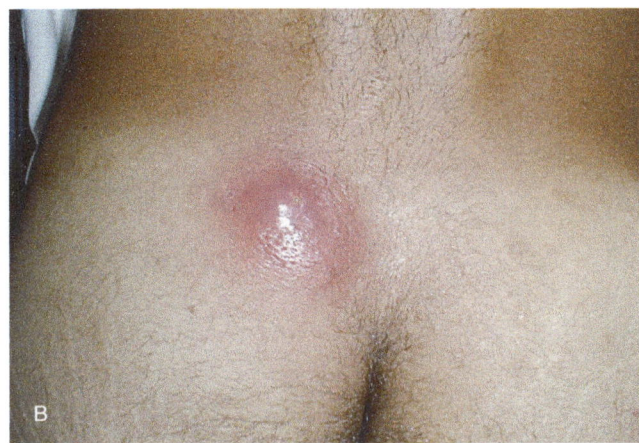

Figura 32.27 (**A**) Pelos extraídos do orifício de drenagem da doença pilonidal; (**B**) Abscesso pilonidal.

Situada preferencialmente na linha mediana, a lesão tem de 2 a 3 cm de diâmetro, com tendência a ser ligeiramente alongada no sentido craniocaudal. Dela podem partir um ou vários tratos secundários, que se abrem, então, na pele, na linha mediana ou paramediana.

É revestido por epitélio escamoso estratificado, podendo estar recoberto por tecido de granulação. Folículos pilosos podem desenvolver-se a partir da camada epitelial, com formação de pelos imaturos. O tecido que envolve a lesão apresenta fibrose secundária, com infiltrado inflamatório crônico.

Em seu interior, encontra-se líquido seroso contendo células de descamação, inflamatórias e, na grande maioria dos casos, pelos.

Quando não infectados, são praticamente assintomáticos. Pode-se encontrar ligeiro abaulamento na região sacrococcígea. Na vigência de infecção, o quadro é típico, com dor na região, levando à dificuldade na deambulação e impedindo o ato de sentar ou deitar em decúbito dorsal.[10,18] Ela não tem relação com as evacuações, embora possa exacerbar-se nesses períodos. Geralmente aparecem febre e mal-estar geral.

Ao exame, nos casos não infectados, encontra-se abaulamento discreto da região correspondente à coluna sacral, sobre a linha média, com pequenos pontos endurecidos que correspondem aos *sinus*. Podem ainda ser visibilizados orifícios fistulosos. Caso haja abscesso (Figura 32.27B), os sinais flogísticos – rubor, tumoração e calor – são evidenciados. A palpação da região pode propiciar a saída de material piossanguinolento.

Tratamento

O tratamento é eminentemente cirúrgico. Entretanto, nos casos de doença pilonidal infectada evoluindo com celulite importante e quadro febril, está indicada a antibioticoterapia.

A cirurgia consiste basicamente na abertura e curetagem da lesão com remoção dos pelos, quase sempre presentes em seu interior. A hemostasia deve ser rigorosa. Praticamente todas as modalidades de tratamento cirúrgico para a doença pilonidal podem ser realizadas ambulatorialmente sob anestesia local por bloqueio de campo, associada, preferencialmente, a algum tipo de sedação, que nesse caso não pode ser muito profunda, devido à posição operatória (posição de *jack-knife* – ver Figura 32.11). Apenas nos casos de indicação de rotação de grandes retalhos cutâneos para fechamento de feridas extensas, o tratamento é realizado com internação hospitalar. As técnicas mais utilizadas atualmente atendem à etiopatogenia da teoria adquirida e, portanto, implicam intervenções mais conservadoras, não sendo necessária a ressecção da lesão.[18]

A técnica de incisão e curetagem consiste apenas na incisão da lesão, preferencialmente sobre tentacânula, até o seu assoalho, associada à curetagem da cavidade e ressecção das bordas da ferida (Figura 32.28). Os trajetos fistulosos são abertos e também curetados. Sempre que possível, deve-se evitar a realização da incisão diretamente sobre a linha mediana, onde há mais chances de deiscência e de vícios cicatriciais.

A técnica de incisão e curetagem tem a vantagem, ainda, de poder ser empregada tanto na fase crônica como na fase aguda com abscesso, fornecendo bons resultados em ambos os casos. Pode ser praticada a sutura das bordas da ferida ao assoalho da loja (marsupialização), a fim de acelerar a cicatrização.[18]

No procedimento de Bascom (Figura 32.29), cada vez mais realizado, pratica-se uma incisão orientada verticalmente sobre o abscesso crônico, de localização sempre paramediana, seguida de curetagem, sem retirar a sua cápsula fibrosa. Os *"pits"* ou orifícios de drenagem na linha mediana são identificados, ressecados, com rafia primária com náilon 5-0 (Figura 32.29).[5]

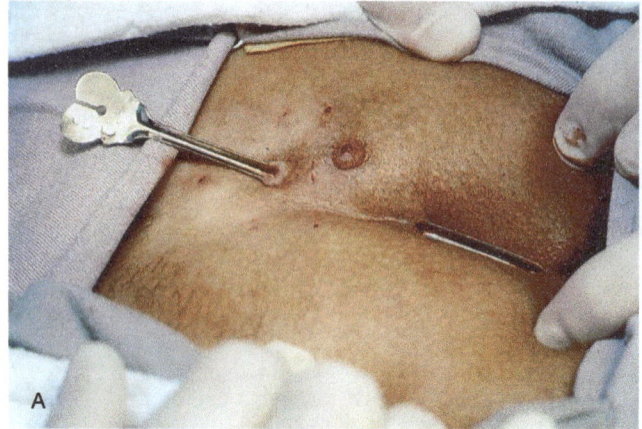

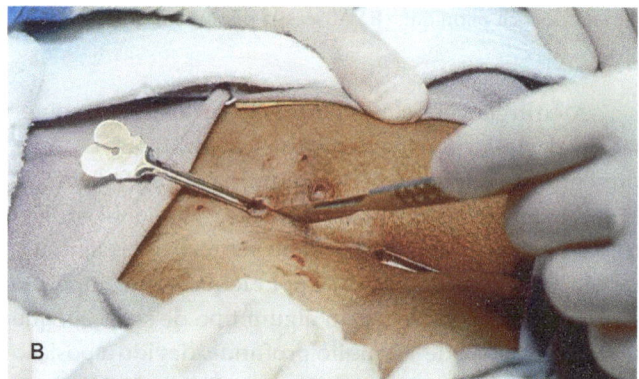

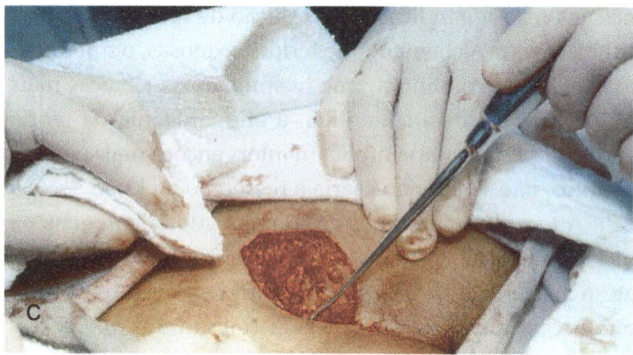

Figura 32.28 Tratamento da doença pilonidal pela técnica de incisão, curetagem e ressecção de bordas da ferida.

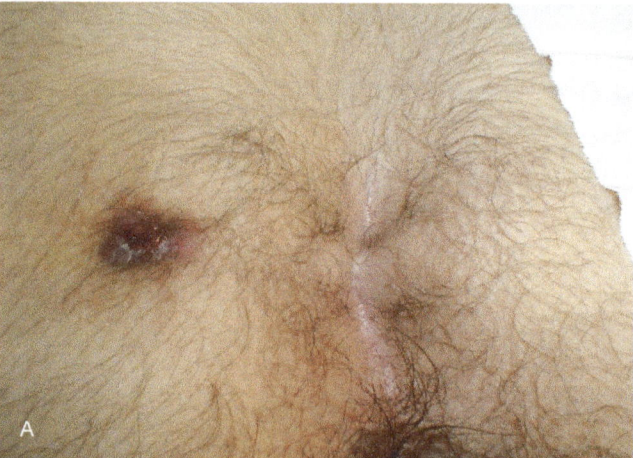

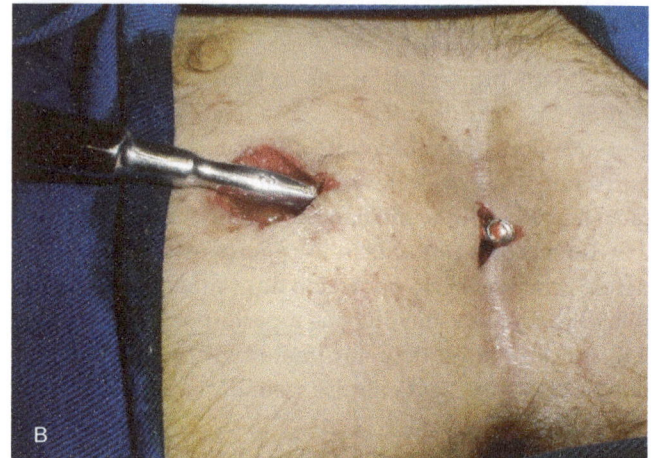

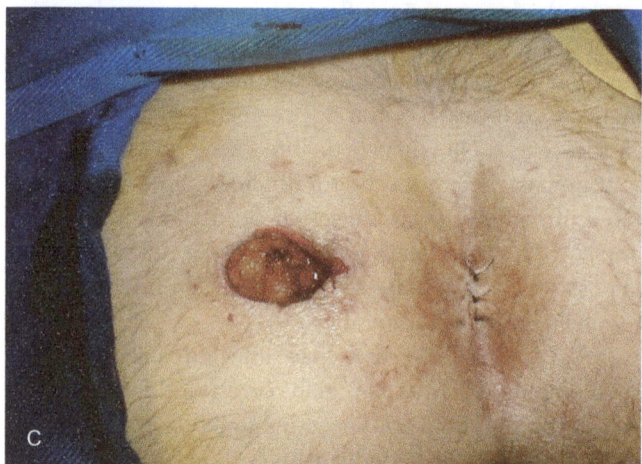

Figura 32.29 Técnica de Bascom para tratamento da doença pilonidal.

Baseando-se na teoria congênita, ainda é praticada por alguns cirurgiões a exérese de todo o cisto e de suas comunicações com a pele, bem como do tecido cicatricial que o envolve até a fáscia pré-sacra. Até esse tempo (exérese), os métodos são praticamente iguais. A diferença está na maneira se procede ao fechamento.

Pelo método aberto, como o próprio nome indica, não é feita nenhuma sutura da ferida cirúrgica, que cicatriza por segunda intenção. Os curativos devem ser diários, com gaze vaselinada.

É importante não permitir o encontro das bordas primariamente, motivo pelo qual a incisão deve ser afu-

nilada. A granulação crescerá de dentro para fora, levando cerca de 30 a 60 dias para total cicatrização. Os pelos devem ser raspados semanalmente até a resolução do processo.

O método semifechado[5,10,18] (Figura 32.30) consiste na realização de incisão biselada. Suturam-se as bordas

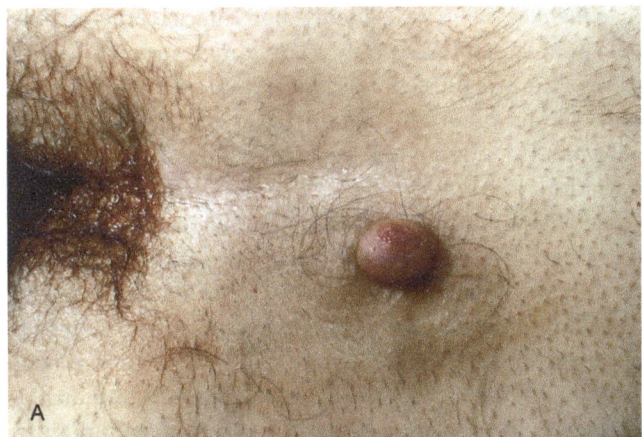

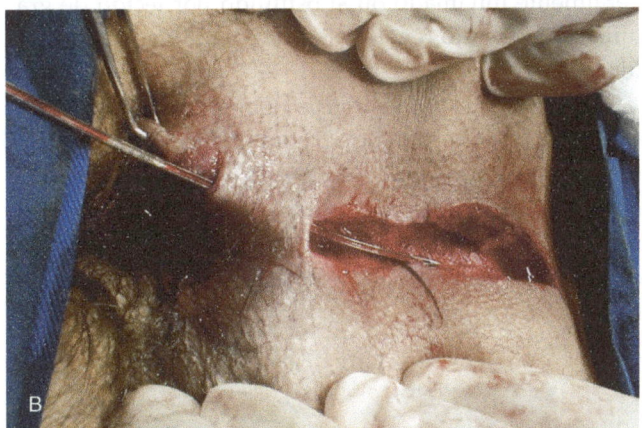

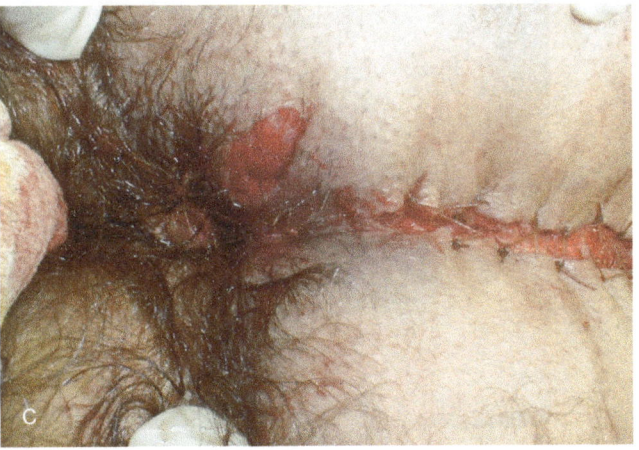

Figura 32.30 Tratamento da doença pilonidal pela técnica se-mifechada.

da ferida lateralmente à fáscia pré-sacral, deixando-se esta à mostra (marsupialização). O ângulo inferior da fe-rida é fechado com pontos de Donatti. Os curativos são diários e o tempo de cicatrização é de 30 a 45 dias.

A realização do método fechado vai depender da ferida resultante. A sutura deve ser em dois planos. O primeiro engloba o subcutâneo e a fáscia pré-sacral, eli-minando o espaço morto. A pele é fechada com pontos de

Donatti. Pode-se ou não deixar um dreno, devido à possi-bilidade de formação de hematoma ou seroma. Quando a ferida resultante for grande, utiliza-se a zetaplastia[18] para evitar pontos sob tensão. Outra opção é a rotação de retalho retangular ou triangular.[10] Esses métodos de reconstrução devem ser realizados em regime de inter-nação hospitalar, estando reservados para casos crônicos complicados, em que os métodos mais conservadores fa-lharam.

Esses procedimentos cirúrgicos mais radicais ten-dem a ser reservados para casos mais complicados. Isto porque a intervenção não deve causar mais dano e des-conforto ao paciente do que a própria doença.

Os cuidados pós-operatórios são tão importantes quanto a intervenção cirúrgica em si. É fundamental que as revisões médicas sejam, no mínimo, semanais, podendo-se, assim, detectar precocemente possíveis vícios ci-catriciais.

A ferida deve ser lavada exaustivamente em água corrente. Os cuidados devem ser facilitados ao máximo, para que o paciente não se veja impedido de cuidar de sua ferida. Os curativos devem ser diários, realizados com o auxílio de um familiar. Nas revisões médicas, todo o tecido de granulação excessivo deve ser curetado ou, no mínimo, cauterizado com reagentes químicos, como ácido tricloroacético ou nitrato de prata.

A tricotomia peri-incisional é ponto da maior im-portância, no sentido de minimizar a possibilidade de recidiva. Deve ser realizada com lâmina ou cremes de-pilatórios. A inclusão do pelo na ferida operatória é, sem dúvida, fator determinante na recidiva.

Os resultados obtidos com esses vários métodos são passíveis de crítica.[5,10,18] O melhor efeito estético com me-nor período de ociosidade do paciente ocorre empregan-do-se o método fechado para cistos pequenos. Quando se usa zetaplastia, não há bom resultado cosmético. Ambos são mais suscetíveis a infecções. A deiscência da ferida não é rara, retardando bastante o processo cicatricial nes-ses casos. Além disso, as taxas de recidiva são conside-ráveis.

O método semifechado leva à infecção menos fre-quentemente; a cicatrização é razoável, mas a incapaci-dade temporária é um pouco maior. O tratamento aberto não leva à infecção, o resultado estético é bom, mas o pe-ríodo de resolução é prolongado.

No caso da incisão e curetagem ou da técnica de Bas-com, a recuperação tende a ser mais rápida, pois a ferida é menor e menos profunda. O período de cicatrização va-ria de 12 dias (método fechado) até 10 semanas (método aberto). A marsupialização da ferida tende a diminuir ainda mais o período de cicatrização, sendo também bas-tante utilizada.

Pólipos

Pólipo é a denominação genérica dada à lesão tumoral situada no interior de uma víscera oca. No intestino grosso, pode ser único ou múltiplo. Quando fixado à parede intestinal por segmento de tecido mais estreitado, é dito pediculado. Na ausência desse pedículo, é denominado pólipo séssil.[5]

Classificação

Adenoma simples. É o pólipo mais comum, podendo ser do tipo tubular (Figura 32.31A) ou tubuloviloso. É encontrado principalmente no sigmoide e reto, podendo, no entanto, aparecer em todo o tubo digestivo. Não há predomínio de sexo. É raro antes dos 20 anos, podendo ser único ou múltiplo e pediculado ou séssil. É considerado lesão pré-cancerosa.[10]

Adenoma viloso. É geralmente séssil, de superfície irregular, macio e volumoso (Figura 32.31B). Acomete pacientes mais velhos, sendo a idade média de 54 anos. É também mais encontrado no reto e sigmoide, principalmente no primeiro, tendo maior tendência à malignização. Cerca de 33% dos pacientes já a apresentam ao diagnóstico.

Polipose familiar. É doença hereditária caracterizada pelo aparecimento de pólipos adenomatosos no intestino grosso. Em sua quase totalidade evolui para a malignização. Não há predominância de sexo e já aparece na puberdade. De modo geral, 1 em cada 5 pessoas de família portadora terá a doença.[10]

Pólipos juvenis. São lesões não neoplásicas[5] que afetam crianças e jovens, de etiologia desconhecida, sendo considerados hamartomas. São raros acima dos 16 anos e raríssimos após os 35. Aparecem quase sempre solitários ou em grupos de três ou quatro. Há casos esporádicos em que são múltiplos, simulando polipose familiar. Podem ser pediculados ou sésseis. Têm estroma abundante, geralmente inflamado ou substituído por tecido de granulação, podendo revelar algumas glândulas dilatadas e ulcerações.[10]

Síndrome de Peutz-Jeghers. Compõe-se da associação de polipose intestinal com a hiperpigmentação melânica cutâneo-mucosa (Figura 32.32). É benigna e deve-se a um caráter autossômico dominante. É geralmente assintomática, mas pode apresentar desde dor e desconforto abdominal até cólicas e obstrução intestinal por invaginação.

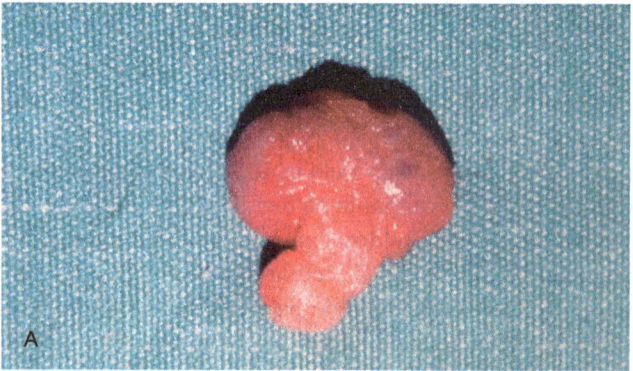

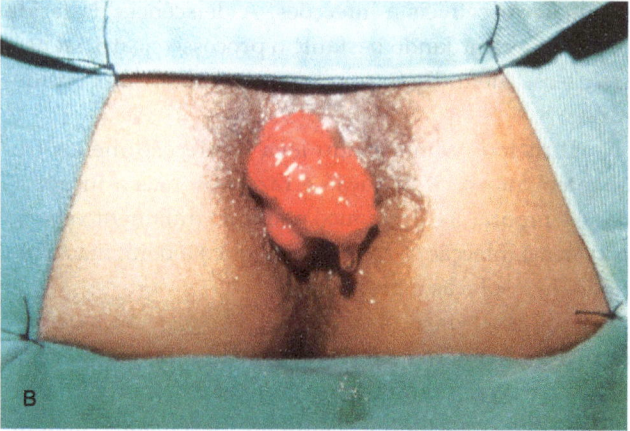

Figura 32.31 Pólipos retais. (**A**) Adenoma tubular ressecado por polipectomia; (**B**) Adenoma viloso exteriorizado. Observar detalhe de hipersecreção mucosa com gotejamento.

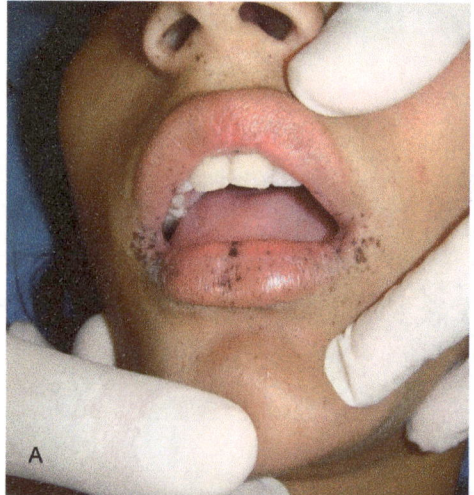

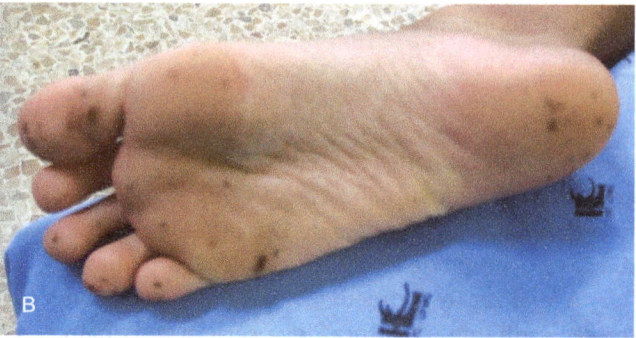

Figura 32.32 (**A**) Hiperpigmentação melânica de localização labial e (**B**) plantar , típica da síndrome de Peutz-Jeughers.

Pólipos inflamatórios ou pseudopólipos. São relativamente comuns. Apresentam um núcleo de tecido de granulação (às vezes reação de corpo estranho)[10] recoberto por epitélio. Outras vezes são sequelas de doenças inflamatórias, como retocolite ulcerativa, doença de Crohn, amebíase etc.

Na retocolite ulcerativa e doença de Crohn, há ulceração da mucosa, com áreas íntegras. A resolução do processo leva à cicatrização e retração, com formação dos pseudopólipos.

Na esquistossomose, forma-se o granuloma de corpo estranho em torno de ovos do helminto. Pode ser séssil ou pediculado, chegando até a exteriorizar-se pelo canal anal.

Pólipos hiperplásicos. São importantes por poderem confundir com os adenomas. De modo geral não sofrem processo de malignização, sobretudo os localizados no cólon esquerdo. Os localizados no cólon direito podem apresentar componente adenomatoso (adenomas serrilhados), devendo sempre ser retirada amostragem para confirmação histopatológica, apesar de geralmente serem assintomáticos.

Do ponto de vista clínico, a maioria dos pólipos é assintomática. Ocasionalmente podem ser responsáveis por hemorragia, dependendo de sua localização. A dor é rara e deve-se, geralmente, à tração exercida pelo peristaltismo. Podem ocasionar intussuscepção. Aqueles situados próximo ao canal anal podem exteriorizar-se às defecações.

O paciente pode apresentar anemia em decorrência de sangramento crônico. Os adenomas vilosos podem ser responsáveis por copiosa eliminação de muco,[10] levando às chamadas pseudodiarreias, que podem ser de até 4 litros por dia, acarretando desequilíbrio hidreletrolítico, caracterizado por hipopotassemia e distúrbios acidobásicos, às vezes de mau prognóstico.

Os portadores de polipose familiar geralmente informam sobre a existência de câncer de intestino em pessoas da família.

A inspeção perianal pode comprovar pólipos exteriorizados. Ao toque, pode-se notar pequenas massas pediculadas ou sésseis. A endoscopia mostra pólipos solitários ou múltiplos salientes no lúmen intestinal. A visão macroscópica pode fornecer algum indício de malignização, incluindo ulcerações, embora a ausência destas não seja sinônimo de benignidade. A colonoscopia está sempre indicada para pesquisa de outros pólipos colônicos, uma vez que tenha sido encontrada lesão polipoide à retossigmoidoscopia.

Sempre que for diagnosticada polipose familiar, todos os membros da família devem ser submetidos à propedêutica endoscópica.

Tratamento

Devido ao potencial maligno e à dificuldade de diferenciação macroscópica, está indicada a ressecção dos pólipos, quando solitários, ou de alguns, para exame, quando múltiplos. São ressecados por endoscopia, com o auxílio de alça de diatermia.[5,10]

Pólipos benignos volumosos que estejam causando manifestações clínicas, como cólicas, intussuscepção e obstrução, podem ter indicação de tratamento cirúrgico.

Para a remoção ambulatorial de pólipos, pode-se adotar a posição genupeitoral ou a de Sims. Após a passagem do colonoscópio e identificação do pólipo, introduz-se alça especial conectada a eletrocautério, circundando seu pedículo. Deve-se ter cuidado especial para não aprofundar na mucosa nem cauterizar em excesso, o que pode levar à perfuração intestinal. Quanto mais alta a localização do pólipo, maior a possibilidade de perfuração.

Os pólipos sésseis podem ser excisados após elevação da lesão com injeção de soluções na submucosa, caracterizando sua não fixação à parede (Figura 32.33). Após identificação precisa, o material deve ser enviado para análise histopatológica.

Nos pólipos adenomatosos superficialmente malignizados, isto é, restritos à mucosa (carcinoma *in situ*), somente a ressecção endoscópica pode ser considerada curativa. Naquelas lesões que invadem a submucosa (tumores T1), geralmente está indicada cirurgia oncológica radical, dependendo de critérios relacionados com a natureza da lesão (grau de diferenciação, profundidade de invasão da submucosa, invasão vascular ou linfática) ou ao paciente (idade, estado geral, presença de comorbidades importantes).

As complicações advindas da polipectomia são, principalmente, hemorragias e perfuração intestinal.

Neoplasias

As neoplasias da região anal são relativamente raras quando comparadas às do reto. São responsáveis por 1% a 4% dos tumores do intestino grosso.[5,10] Podem acometer a linha pectínea, por ser área de transição entre o endo e o ectoderma e, portanto, de instabilidade epitelial. A faixa etária mais acometida é a partir do sétimo decênio. Observou-se que, no canal anal, há prevalência de mulheres de 3:2, enquanto na margem anal a prevalência é de 4:1 para os homens.

Os tipos encontrados são os carcinomas espinocelular ou de células escamosas (mais frequentes), carcinomas de células cloacogênitas ou basaloides (raros) e o melanoma maligno (raríssimo) (Figura 32.34A).[5,10] Chamar atenção também para as neoplasias intraepiteliais, como a doença de Paget (Figura 32.34B) e doença de Bowen da região perianal.

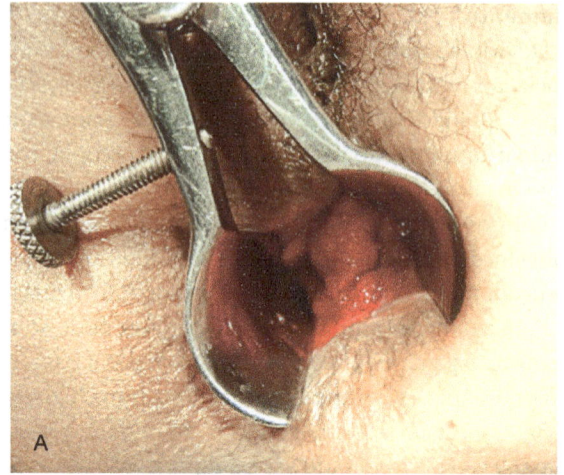

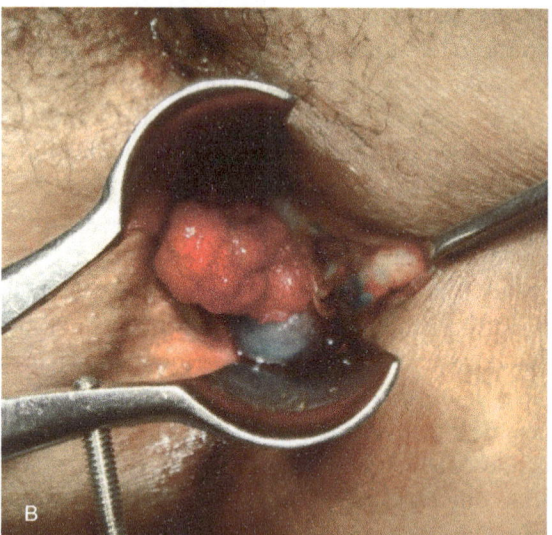

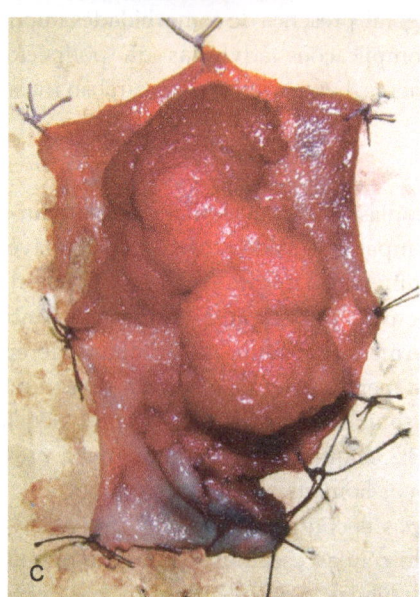

Figura 32.33 Adenoma viloso do reto. (**A**) Visto na anuscopia; (**B**) Durante mucosectomia transanal após injeção de solução de azul de metileno na submucosa para elevação da lesão; (**C**) Lesão após a mucosectomia.

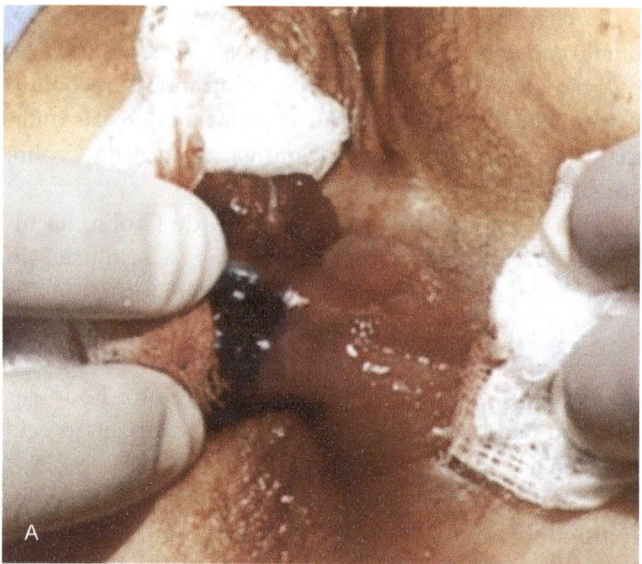

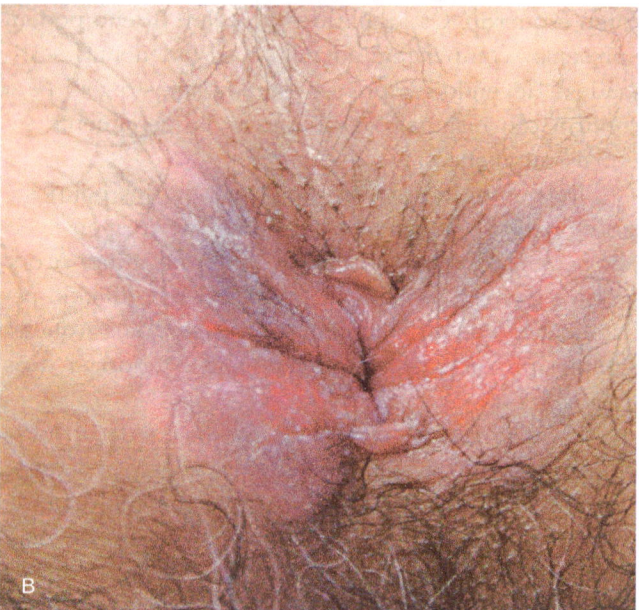

Figura 32.34 Melanoma anal.

Embora essa área seja desprovida de tecido glandular, pode haver adenocarcinoma por invasão de neoplasias originárias do reto inferior.

A classificação é feita de acordo com o grau de infiltração e de disseminação.

O diagnóstico baseia-se na história. Há relato de hemorragias, dor anal e tumoração local. É importante pesquisar alteração da forma das fezes, pois, quando há estenose, elas tornam-se filiformes.

O exame revela tumoração com ou sem exteriorização. Pode haver ulceração (Figura 32.35). O toque retal é importante para pesquisar a extensão do tumor e o acometimento esfincteriano. Uma localização frequente de metástases, geralmente palpáveis, é a região inguinal.

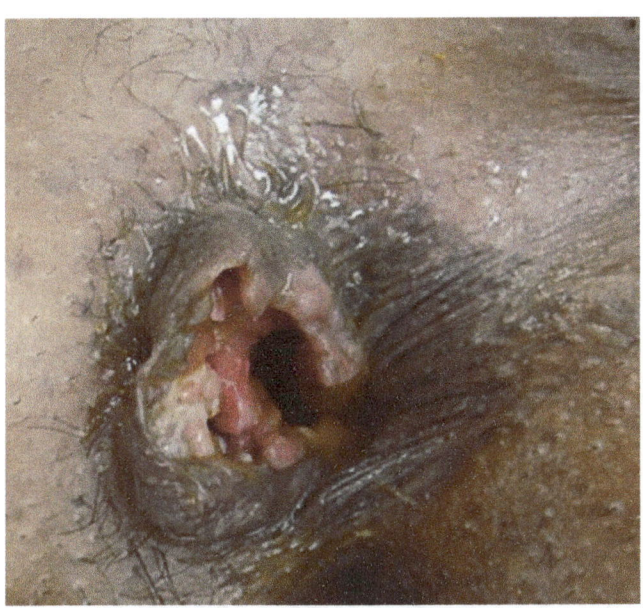

Figura 32.35 Neoplasia ulcerada do ânus.

A endoscopia procura definir os limites da lesão e a concomitância com outras. A parte mais importante do exame é a biópsia, que deve ser generosa, abrangendo áreas tumorais. É feita com pinça apropriada. Deve-se retirar, pelo menos, três fragmentos em locais distintos. O mesmo acontece nas lesões perianais, em que a intervenção ambulatorial, em regra, restringe-se à biópsia.

Os melanomas são formações vegetantes de coloração escura. São responsáveis por 0,5% a 1,5% dos cânceres dessa região e ocupam o terceiro lugar, em frequência, na distribuição dos melanomas (ver Figura 32.34A).

A clínica é a mesma dos demais tumores, sendo o principal sintoma a hemorragia. Ao exame, encontra-se lesão pigmentada ou amelanótica, pediculada ou séssil e, às vezes, ulcerada. Sua sede mais frequente é a junção mucocutânea.

Tratamento

O tratamento vai depender do tipo do tumor. Nos casos de carcinomas de células escamosas, a base do tratamento é a associação de radioterapia e quimioterapia. Esse tratamento apresenta bons resultados, ficando a cirurgia radical de amputação abdominoperineal retoanal com colostomia definitiva reservada para os casos de doença residual ou recidiva.[5,10] Nos outros tipos de cânceres da região, a amputação está indicada de início. Em casos selecionados de adenocarcinomas de reto inferior em estágio inicial (T1), pode estar indicada a ressecção local, precedida ou não por radioterapia associada a quimioterapia. A ultrassonografia intrarretal é fundamental nesses casos. Esse tipo de abordagem cirúrgica, apesar de menos radical, também implica internação hospitalar.

Uma boa parte das neoplasias malignas da região tem prognóstico bastante reservado devido à rapidez de disseminação, ao alto grau de malignidade e, principalmente, ao atraso no diagnóstico e tratamento inadequado.

Condiloma Acuminado do Ânus

É uma lesão vegetante, não cornificada, de natureza epitelial e, geralmente, múltipla, que cresce na superfície da pele e da mucosa. Ocorre principalmente em áreas úmidas. É de etiologia virótica,[5] sendo considerada doença facultativamente venérea. É frequente seu aparecimento em aidéticos, o que torna a pesquisa do HIV *(human imuno deficiency virus)* obrigatória nesses pacientes e em todos aqueles com outras DST de localização anal. Acomete sobretudo adolescentes e adultos jovens de ambos os sexos. O período de incubação varia de 1 a 3 meses. A gestação parece estimular seu desenvolvimento.

Clinicamente, pode ser dividido em dois tipos distintos. O condiloma simples é mais comum (Figura 32.36A). O outro tipo é o condiloma gigante ou doença de Buschke-Loewenstein (Figura 32.37), que é mais invasivo e apresenta maior tendência à malignização,[10] embora isto também possa ocorrer na forma anterior.

O diagnóstico é clínico, pelo aspecto característico da lesão. A realização de exame endoscópico é controvertida pela possibilidade de propagação da doença ao canal anal e reto. É sempre importante examinar a genitália.

Tratamento

O tratamento pode ser clínico, cirúrgico ou associado.[5] Clinicamente, utiliza-se o ácido tricloroacético a 95% (canal anal) ou a podofilina a 25% (região perianal). Esta última apresenta o inconveniente de queimar áreas não lesadas na região interglútea, onde até mesmo a proteção com vaselina pode ser ineficaz. Repete-se o tratamento a intervalos de 5 a 7 dias até que ocorra desaparecimento ou diminuição importante da lesão. O uso prolongado da podofilina pode levar à metaplasia epitelial.

Outro medicamento usado é a pomada de 5-fluorouracil em uso tópico. Preconizam-se cinco aplicações a intervalos de 2 a 3 dias. É mais utilizado como fator adjuvante.

A opção mais eficaz é a eletrocauterização (Figura 32.36B) ou exérese cirúrgica seguida de cauterização, precedida por anestesia local que permita adequada dilatação anal para tratamento de possíveis lesões do canal anal. Pode ser realizada ambulatorialmente, desde que a área cruenta resultante não seja muito extensa.

Uma opção recente é a cirurgia com raios *laser*, do tipo argônio, não só nos condilomas como também em outras lesões anorretais, embora seu real benefício ainda não tenha sido comprovado.

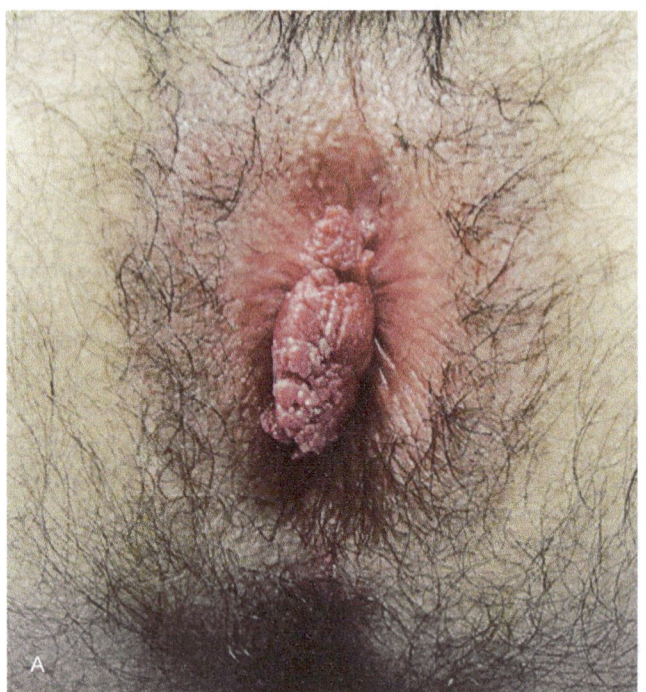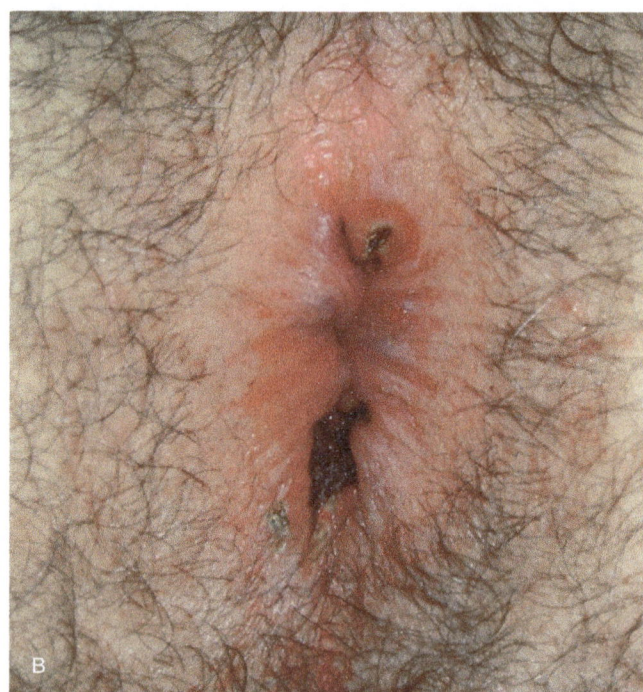

Figura 32.36 (**A**) Condiloma acuminado do ânus; (**B**) Após ressecção e cauterização com eletrocautério.

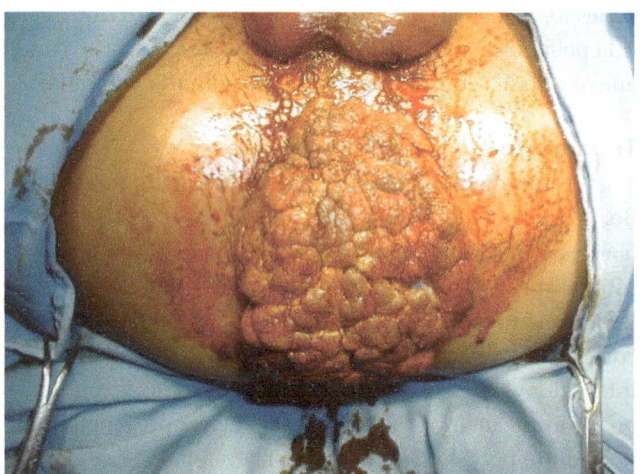

Figura 32.37 Condiloma gigante ou doença de Buschke-Loewenstein.

Há casos extremos em que a ressecção abdominoperineal está indicada devido às dimensões da lesão e à invasão do canal anal.[5] Acontece mais na forma gigante, conhecida como doença de Buschke-Loewenstein (Figura 32.37).[19]

Corpos Estranhos

É um achado raro na clínica diária, sendo mais comum nos serviços de pronto-socorro. Os mais variados objetos[20] podem ser encontrados, determinando diversos graus de morbidade.

A localização retal dos corpos estranhos pode acontecer por três vias:

Via oral: um sem-número de objetos são deglutidos e, após percorrerem todo o trato digestivo, vão impactar-se na ampola retal. Quanto maiores, menor a possibilidade de chegarem ao reto. Essa ocorrência é mais comum em crianças e em doentes psiquiátricos. Os mais encontrados são: grampos, alfinetes, taxinhas, pregos, próteses dentárias, pequenos ossos, espinha de peixe, semente de frutas etc.

Via anal ou empalamento: é a mais comum. Destacam-se três causas:

a) *Acidentais:* resultam de quedas sobre objetos que ganham o interior do reto. Geralmente existe traumatismo perianal associado. Pode-se considerar também como acidental a não retirada dos invólucros de supositórios, que ficam retidos no reto.

b) *Iatrogênica:* seguem-se a lavagens intestinais, com perda do bico do irrigador, escape de termômetro para o lúmen do reto, esquecimento de velas dilatadoras, perda de agulhas de sutura, sondas retais etc. Geralmente são de pouca gravidade.

c) *Proposital:* principalmente por prática ou violência sexual. Os objetos são os mais variados, predominando os de forma cilíndrica. Também a intenção de burlar as autoridades faz com que contrabandistas, ladrões, traficantes de drogas e presidiários utilizem o reto para ocultar objetos ou substâncias ilícitas (Figura 32.38).

Quando a introdução é proposital, por autoerotismo, pode haver a tentativa de ocultar o fato, criando situação embaraçosa que dificulta a relação médico-paciente. Nos casos de violência sexual, nem sempre existe essa preocupação por parte do paciente.

A palpação abdominal pode evidenciar um "tumor" na região hipogástrica, quase sempre de forma cilíndrica. Escoriações perianais e da margem do ânus podem ser visualizadas à inspeção.

A exploração digital pesquisa a tonicidade esfincteriana, geralmente constatando hipotonicidade exagerada em pederastas. O dedo pode tocar uma massa situada até 8 cm, fornecendo detalhes que ajudam a determinar sua natureza, forma e dimensão.

A endoscopia é bastante esclarecedora, identificando o objeto e permitindo a verificação de lesões intestinais, além de orientar a conduta terapêutica.

A maioria desses objetos são radiopacos, o que possibilita sua detecção radiológica (Figura 32.39). Os corpos radiotransparentes implicam o aparecimento de imagens de defeito de enchimento ao exame contrastado.[10,20]

É importante observar o aspecto macroscópico da urina, pois, não raramente, há lesões de bexiga e/ou uretra associadas, sendo, nesses casos, observada hematúria ou sangue no meato uretral.

Tratamento

Objetos pequenos e médios que não lesaram os esfíncteres ou a parede intestinal podem ser facilmente retirados durante o exame, sem necessidade de anestesia, por simples apreensão digital ou com a utilização de pin-

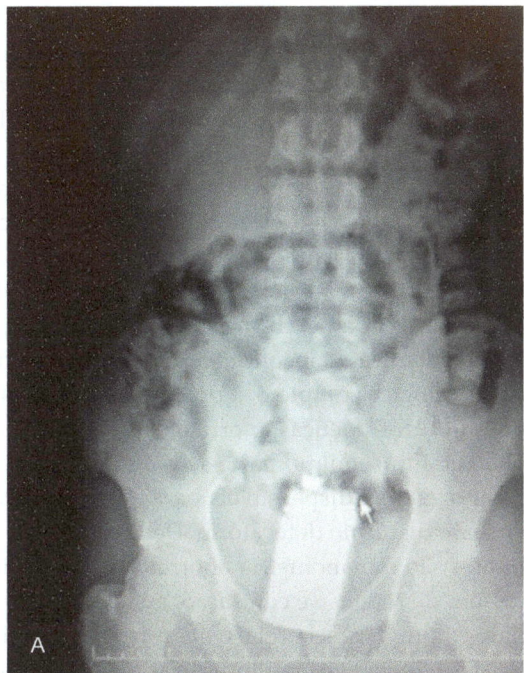
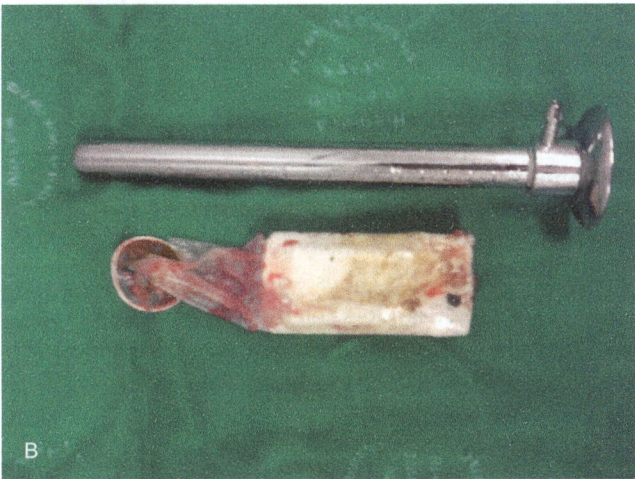

Figura 32.38 Corpo estranho introduzido no reto por via anal (telefone celular dentro de um preservativo). (**A**) Radiografia digital do abdome; (**B**) Objeto retirado. (Cortesia da Dra. Cristiane Bechara.)

Via parietal: é bem mais rara, sendo a introdução quase sempre secundária a traumatismo abdominal ou perianal, o que aumenta a morbidade, impondo hospitalização. Cálculos biliares e instrumentos cirúrgicos, principalmente compressas deixadas na cavidade abdominal, também podem ganhar o lúmen intestinal e impactarem-se no reto.

Não há clínica definida, sendo as queixas bastante vagas e dúbias. O quadro varia de assintomático, principalmente quando a porta de entrada foi oral, até grave, de peritonite e obstrução intestinal. O primeiro sinal pode ser um abscesso oriundo de perfuração extraperitoneal por alfinete, espinha de peixe etc., ou então hemorragia.

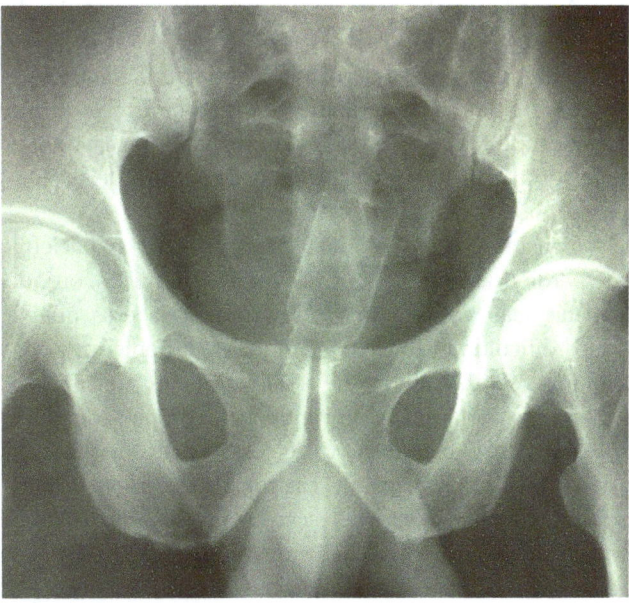

Figura 32.39 Radiografia simples do abdome mostrando frasco de vidro introduzido por autoerotismo no interior do reto.

ças. Objetos maiores requerem relaxamento esfincteriano, conseguido por bloqueio anestésico, implicando, muitas vezes, internação hospitalar para adequada observação do paciente. A conduta é variável, podendo-se tentar sua expulsão pelo ânus por compressão abdominal, seguida de apreensão digital, o que requer a ajuda de um auxiliar.

O fórceps obstétrico e pinças fortes são utilizados na apreensão e retirada dos corpos estranhos mais altos (profundos). Deve-se evitar lesar a parede intestinal e a musculatura da região.

Objetos de vidro e cristal requerem cuidado excessivo, pois, quando quebram, determinam lesões extensas.

Alguns autores referem-se à retirada com utilização de laço de arame.

As lesões esfincterianas de menos de 50%, com erosões da mucosa intestinal decorrentes de introdução ou retirada dos corpos estranhos, são tratadas conservadoramente.

Lesões superficiais do canal anal podem ter suas bordas aproximadas parcialmente, para evitar formação de abscessos.

Perfurações retais extraperitoneais e lacerações grandes de musculatura esfincteriana apresentam divergências quanto ao tratamento.

Objetos maiores podem necessitar de laparotomia para sua remoção.

Os abscessos originados de corpos estranhos devem ser sempre drenados, conforme técnica relatada anteriormente.[20] Deve-se sempre procurar pelo agente etiológico e removê-lo.

Incontinência Anal

A perda involuntária de gases e, principalmente, de fezes é uma das situações mais constrangedoras e, talvez por isso, muitas vezes não é informada ao médico. Acomete principalmente mulheres entre o quarto e quinto decênios de vida, geralmente multíparas. Essa queixa deve ser ativamente pesquisada nesse grupo de pacientes, em toda consulta proctológica.

Considera-se parcialmente incontinente o paciente que perde ocasionalmente gases ou fezes líquidas, ou que mancha suas vestes íntimas, referindo-se a essa queixa como "dificuldade de higiene". Aqueles pacientes que perdem fezes sólidas, ainda que ocasionalmente, são considerados como portadores de incontinência completa ou total.[5]

As principais causas de incontinência anal são os traumatismos obstétricos, as cirurgias anais prévias, principalmente aquelas para correção de fístula anorretal,[8] esfincterotomias, ou mesmo hemorroidectomias, cirurgias de ressecção de reto com anastomoses muito baixas, traumas anoperineais, presença de procidência retal, senilidade e neuropatias. O comprometimento do nervo pudendo,

seja por trauma obstétrico ou por esforço defecatório crônico em pacientes constipados, pode levar à incontinência fecal, dita idiopática ou neurogênica. Também o *diabetes mellitus* pode levar a quadros de incontinência fecal por comprometimento da inervação do assoalho pélvico.

Outras causas incluem malformações congênitas, como a mielomeningocele, estados de diarreia crônica ou de proctite acentuada, como a retocolite ulcerativa e, ainda, a impactação fecal que leva à incontinência por mecanismo de "transbordamento" ou diarreia paradoxal.

A propedêutica da incontinência anal deve incluir o exame proctológico completo, à procura de lesões esfincterianas ou outras doenças anorretais que possam estar relacionadas. Em seguida, parte-se para os testes de fisiologia anorretal, indispensáveis para a correta caracterização desse distúrbio defecatório. Dentre estes, os mais importantes são a manometria anorretal, para avaliação das pressões de repouso e contração, assim como da sensibilidade e complacência retais, e a ultrassonografia do canal anal, que tem sido muito utilizada para identificação de lesões esfincterianas e para o controle da correção cirúrgica, tendo como principal vantagem o fato de ser menos dolorosa do que a inserção de agulhas para realização da eletromiografia esfincteriana.

Tratamento

A incontinência por lesão esfincteriana pode ser tratada cirurgicamente por meio de sobreposição muscular após identificação dos cabos esfincterianos seccionados, o que é facilitado usando-se eletroestimulador de músculos. O tratamento cirúrgico da incontinência fecal neurogênica, indicado em casos muito selecionados, é realizado por reparo esfincteriano e puborretal por via pós-anal. Alguns casos mais complexos de incontinência fecal, principalmente aqueles com destruição do aparelho esfincteriano, necessitam de plásticas musculares complexas, como a transposição do músculo grácil da coxa ou rotação dos glúteos.[5,10] O implante de esfíncter artificial também tem sido opção nesses casos, mas uma de suas principais desvantagens é o alto custo.

Apenas os pequenos reparos esfincterianos podem ser tratados em regime ambulatorial. Todos os casos de reparos mais complexos implicam internação hospitalar.

A maior parte dos casos de incontinência fecal, principalmente se idiopática, pode ser tratada ambulatorialmente, com taxas de sucesso variáveis, pelo método do *biofeedback*, preferencialmente com acompanhamento de fisioterapeutas. Tal método consiste no "reaprendizado", por parte do paciente, do processo de controle adequado dos esfíncteres, por meio da otimização do remanescente muscular funcionalmente ativo, monitorado por eletromiografia ou eletronanometria.

Referências Bibliográficas

1. Sobrado CW. Outpatient surgical proctology – past, present and future. *Arq Gastroenterol*, 2005; *42*(3):133-5.

2. Merril D, Laur JJ. Management by outcomes: efficiency and operational success in the ambulatory surgery center. *Anesthesiology Clin*, 2010; *32*:329-51.

3. Lacerda Filho A, Melo JRC. Outpatient hemorrhoidectomy under local anaesthesia. *Eur J Surg*, 1997; *163*:935-40.

4. Barleben A, Mills S. Anorectal anatomy and physiology. *Surg Clin N Am*, 2010; *90*:1-15.

5. Wolff BG, Fleshman JW, Beck DE *et al. The ASCRS Textbook of Colon and Rectal Surgery*. New York, London: Springer, 2007.

6. Astiz JM, Sibolich M. Aparato esfincteriano del ano. *Prens Med Argent*, 1971; *58*:968-72.

7. Gardner E, Gray DJ, O'Rahily R. *Anatomia*, 4ª ed. Rio de Janeiro: Guanabara Koogan, 1964.

8. Oliveira L. O papel da ultra-sonografia do canal anal na avaliação das doenças benignas. *Rev Bras Coloproctol*, 1997; *17*(1):27-31.

9. Gordon PH, Nivatvongs S. Surgical Anatomy. *In*: Gordon PH, Nivatvongs S. *Principles and Practice of Surgery of the Colon, Rectum and Anus*, 3rded. New York: Informa Healthcare USA, 2007, pp. 2-27.

10. Keighley MRB, Williams NS. *Surgery of the Anus, Rectum and Colon*, 3rd ed, London: Elsevier, 2008.

11. Gudaityté J, Marchertien I, Pavalkis D. Anesthesia for ambulatory anorectal surgery. *Medicina*, 2004; *40*(2):101-11.

12. Nivatvongs S. Local anesthesia in anorectal surgery. *In:* Gordon PH, Nivatvongs S. *Principles and Practice of Surgery of the Colon, Rectum and Anus*, 3rded. New York: Informa Healthcare USA, 2007, pp. 2-27.

13. Rizzo JA, Naig AL, Johnson EK. Anorectal abscess and fistula-in-ano: evidence-based management. *Surg Clin N Am*, 2010; *90*:45-68.

14. Herzig DO, Lu KC. *Anal fissure. Surg Clin N Am*, 2010; *90*:33-44.

15. Sneider EB, Maykel JA. Diagnosis and management of symptomatic hemorrhoids. *Surg Clin N Am*, 2010; *90*:17-32.

16. Haveran LA, Sturrock PR, Sun MY *et al*. Simple harmonic scalpel hemorroidectomy utilizing local anesthesia combined with intravenous sedation: a safe and rapid alternative to conventional hemorrhoidectomy. *Int J Colorectal Dis*, 2007; *22*:801-6.

17. Jayaraman S, Colquhoun PHD, Malthaner RA. Stapled versus conventional surgery for hemorrhoids. *Cochrane Database of Systematic Reviews*, 2006, Issue 4.

18. Humphries AE, Duncan JE. Evaluation and management of pilonidal disease. *Surg Clin N Am*, 2010; *90*:113-24.

19. Garcia VCM, Malmann AC, Clark Neto R. Condiloma gigante anorretal (Síndrome de Buschke-Lowenstein) com degeneração maligna. *Rev Ass Med Bras*, 1980; *26*:19-22.

20. Goldberg JE, Steele SR. Rectal foreign bodies. *Surg Clin N Am*, 2010, *90*:173-84.

Cirurgia Ambulatorial Otorrinolaringológica

Mirian Cabral Moreira Castro
Fernanda Vidigal Vilela Lima

Capítulo

33

INTRODUÇÃO

Na abordagem otorrinolaringológica como especialidade cirúrgica ambulatorial, é indispensável o conhecimento das importantes relações anatômicas e das possíveis e, muitas vezes, irreversíveis consequências diante de procedimentos considerados simples. Instrumental adequado é sempre necessário para obtenção de melhores resultados, até mesmo para o especialista.

Portanto, todo procedimento ou intervenção otorrinolaringológica exige estudo prévio da anatomia da região da cabeça e do pescoço.

OUVIDO

Anatomia do Ouvido

O ouvido é de grande complexidade anatomofuncional, apresentando função auditiva e de equilíbrio. É dividido, topograficamente, em orelha externa, média e interna.

A orelha externa é constituída pelo pavilhão auricular e pelo meato acústico externo ou canal auditivo externo. O pavilhão auricular é estrutura flexível, em forma de concha, formada por cartilagem elástica coberta de pele. A parte inferior, denominada lóbulo, não é formada por cartilagem, mas apenas por tecido fibroadiposo.

O meato acústico externo estende-se do pavilhão auricular à membrana timpânica. A pele que recobre o meato é a mesma que reveste o pavilhão auricular, e estende-se até cobrir a face externa da membrana do tímpano. Seu terço lateral, de parede cartilaginosa, apresenta folículos pilosos, glândulas sebáceas e glândulas ceruminosas. Os dois terços mediais do meato apresentam parede óssea, formada pelas partes timpânica e escamosa do osso temporal. A pele do meato está firmemente aderida ao pericôndrio e ao periósteo, o que explica a intensa dor nos processos infecciosos dessa região.

A membrana timpânica separa a orelha externa e a média. Tem aproximadamente 10 mm de diâmetro.

É levemente côncava devido à aderência do martelo (o primeiro dos três ossículos do ouvido) à face interna da membrana.

Na cavidade timpânica, encontra-se a cadeia ossicular da orelha média (martelo, bigorna e estribo) (Figura 33.1). Comunica-se, anteriormente, com a nasofaringe por meio da tuba auditiva. É de grande importância conhecer os limites bem como as relações anatômicas da cavidade timpânica. Seu limite superior é formado pelo *tegmen tympani*, separando-a da fossa média do crânio. O limite inferior é a fossa jugular. Anteriormente está o óstio da tuba auditiva e, abaixo dele, o canal carotídeo. Posteriormente, a cavidade timpânica comunica-se com a mastoide. Medialmente, encontra-se a cóclea.[1,2]

A orelha interna localiza-se na porção petrosa do osso temporal e é constituída pela cóclea, vestíbulo, canais semicirculares e conduto auditivo interno.

Cerúmen

O cerúmen é uma secreção protetora produzida pelas glândulas epiteliais, que se localizam na porção cartilaginosa do canal auditivo externo. O canal auditivo externo apresenta um sistema de autolimpeza eficiente. Na maioria dos casos, qualquer obstáculo a esse mecanismo de migração epitelial é o responsável pelo acúmulo de cerúmen, como a manipulação crônica do canal com cotonetes ou de tortuosidades do canal e de exostoses.[1]

Estima-se que a impactação do cerúmen ocorra em 10% das crianças e 5% dos adultos hígidos nos Estados Unidos. A prevalência pode aumentar em indivíduos idosos institucionalizados.[3]

Geralmente é oligossintomático, até que a obstrução do canal seja completa, quando o paciente se queixará de hipoacusia, zumbidos, plenitude auricular e, às vezes, otalgia. À otoscopia, observa-se massa amarelada, acastanhada ou preta, que pode ser mole, viscosa ou endurecida.[4,5]

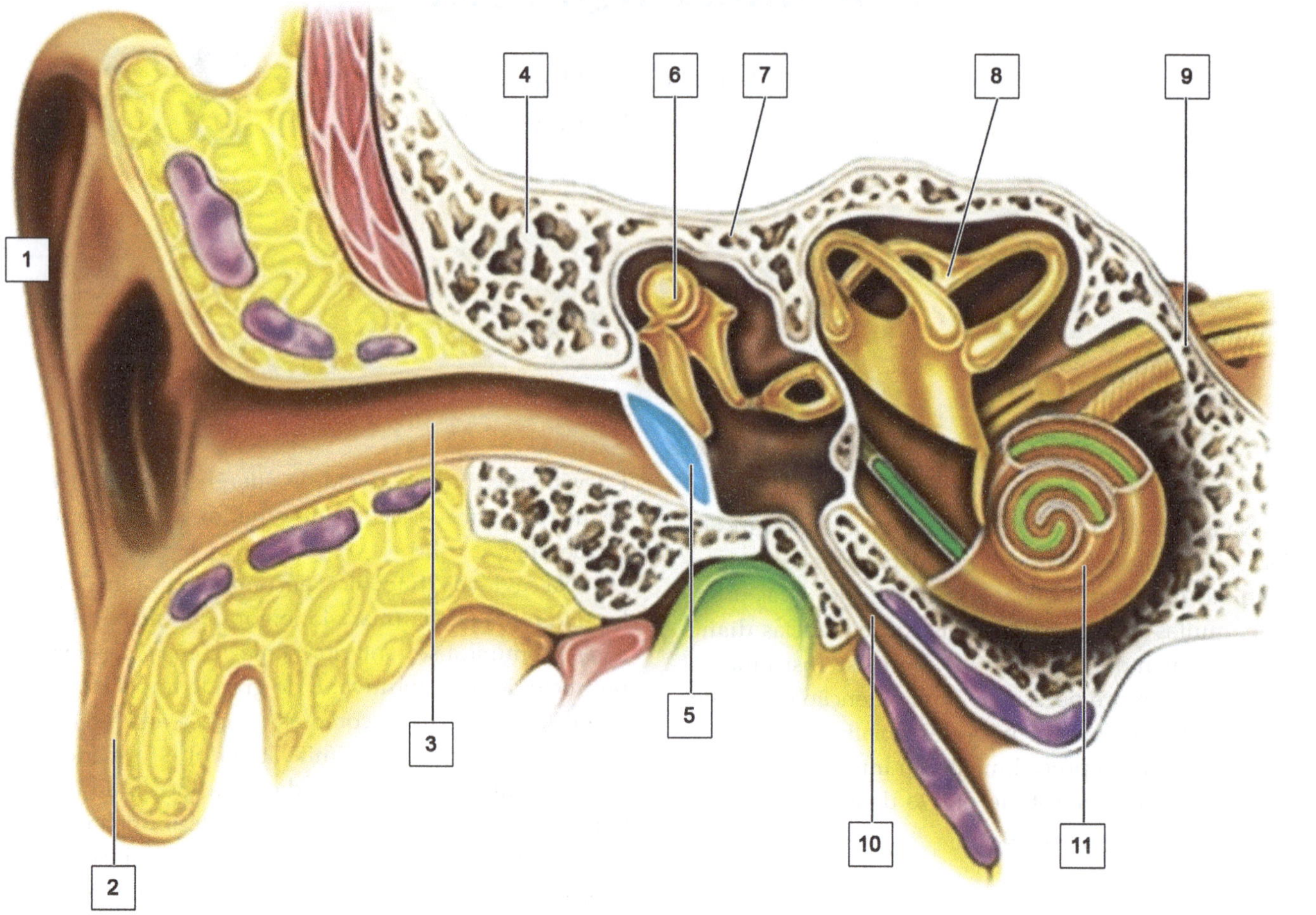

Figura 33.1 Anatomia do ouvido.
1. Pavilhão auricular; 2. Lóbulo; 3. Meato acústico externo; 4. Mastoide; 5. Membrana timpânica; 6. Cadeia ossicular; 7. *Tegmen tympani*; 8. Canais semicirculares; 9. Canal auditivo interno; 10. Tuba auditiva; 11. Cóclea.
Extraído e modificado de: http://www.google.com.br/imgres?q=anatomia+do+ouvido&um=1&hl=pt-BR&rlz=1T4DABR_pt-BRBR301BR303&tbm=isch&tbnid=6vE-GT3MoqFKhM:&imgrefurl=http://www.audioclinica.pt/index.asp%3Fidarea%3D3%26idsubarea%3D4%26tipo%3Dclientes&docid=2cYaExixH0jFLM&w=400&h=289&ei=n5t3TobtMobJgQeLlonaDA&zoom=1&iact=rc&dur=1646&page=3&tbnh=139&tbnw=192&start=20&ndsp=11&ved=1t:429,r:4,s:20&tx=98&ty=44&biw=1280&bih=554

A remoção deve ser realizada sempre por profissional habilitado, com iluminação suficiente.

A rolha de cerúmen é retirada por aspiração ou irrigação do conduto com solução salina ou água morna, com utilização de seringa de 20 mL ou 60 mL. Deve-se ter o cuidado de dirigir o líquido para o teto do conduto e nunca diretamente para a membrana timpânica (Figura 33.2). A água ou soro utilizado será recolhido por uma cuba-rim, mantida junto ao pescoço do paciente. Se o bloco de cerúmen estiver muito duro e fixo, não se deslocando com a irrigação, instilam-se, no conteúdo do conduto, gotas tópicas emolientes, como o Cerumin®, 3 a 4 vezes ao dia, durante 3 a 5 dias, antes de removê-lo. O procedimento deve ser o menos traumático possível.[6]

Na suspeita de perfuração timpânica ou história de otorreia e otite de repetição, a irrigação está contraindica-

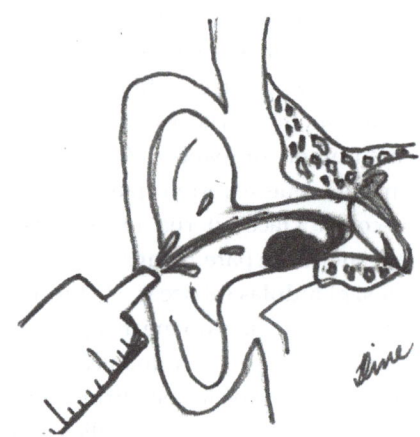

Figura 33.2 Remoção de cerúmen do meato acústico externo por irrigação. Essa técnica pode também ser utilizada para retirada de corpos estranhos.

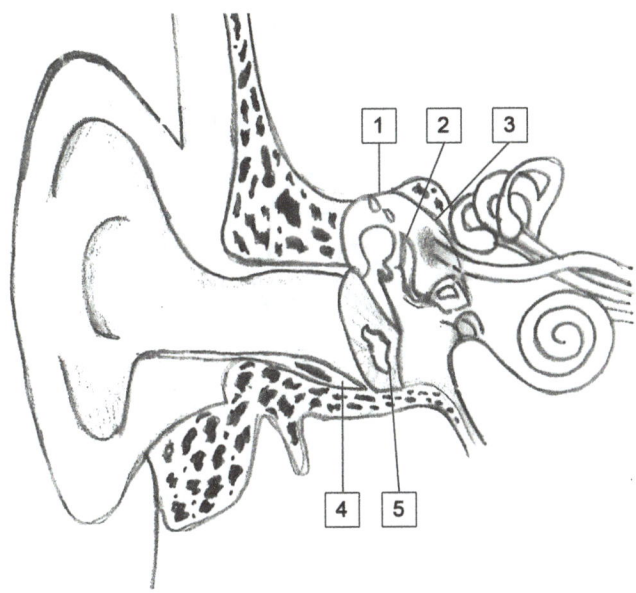

Figura 33.3 Possíveis complicações na retirada de corpo estranho ou cerúmen em ouvido.
1. Fístula liquórica; 2. Desarticulação ossicular; 3. Lesão do nervo facial; 4. Laceração do meato auditivo externo; 5. Perfuração da membrana timpânica.

da, e a remoção do cerúmen deve ser feita com auxílio de cureta ou aspiração.[7]

As principais complicações secundárias à retirada de corpo estranho ou cerúmen estão demonstradas na Figura 33.3.

Corpo Estranho na Orelha Externa

Os corpos estranhos da orelha externa são classificados em animados (insetos) e inanimados (sementes, objetos) (Figura 33.4). Deve-se enfatizar que a retirada de corpos estranhos por médicos não otorrinolaringologistas pode ser

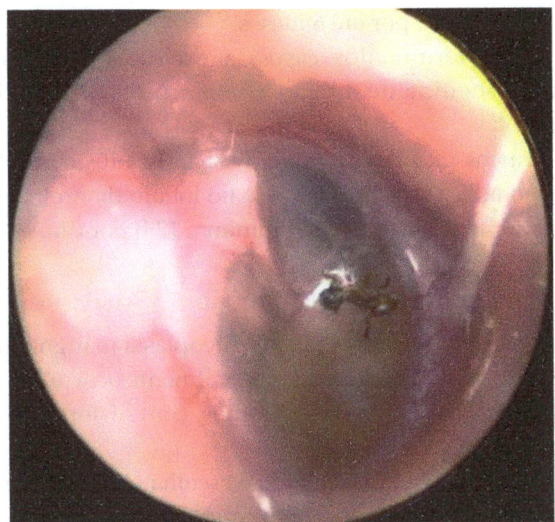

Figura 33.4 Corpo estranho animado em ouvido.

prejudicial ao paciente, pois podem ocorrer lacerações da membrana timpânica e do conduto auditivo externo.

A retirada de corpos estranhos do meato acústico externo exige experiência, iluminação e material adequados. A manipulação exagerada da pele do meato pode produzir edema, sangramento e dor, dificultando a remoção. A demora da remoção pode provocar também infecções secundárias.

Os insetos podem causar grande angústia ao paciente. Por isso, antes da remoção, é aconselhável instilar solução oleosa para sua imobilização.[7]

A irrigação de água ou solução salina morna é a forma mais segura de remoção. Porém a suspeita de perfuração da membrana timpânica contraindica esse procedimento.

Otoematoma e Contusões

Otoematoma é uma coleção sanguínea, raramente espontânea, localizada entre a cartilagem e o pericôndrio do pavilhão auricular. Usualmente é secundário a traumatismo contuso, com consequente ruptura de vasos sanguíneos do pericôndrio, e ocorre na face externa do pavilhão, mais exposta aos traumas. Deve-se suspeitar sempre de dano concomitante de base do crânio, especialmente se o traumatismo for de grande porte ou associar-se a otorragia.[8]

Caracteriza-se por tumefação vermelho-azulada do pavilhão auricular. Pode predispor à infecção secundária. Dor local está presente, sobretudo à manipulação. Em caso de persistência ou piora da dor, a avaliação de possíveis complicações infecciosas faz-se necessária.

Quando não tratado, o otoematoma pode evoluir com necrose da cartilagem e deformidades do pavilhão auricular.[9]

O tratamento visa a eliminar a coleção sanguínea, prevenindo-se o aparecimento de pericondrite e abscesso. O hematoma deve ser removido por punção e aspiração ou incisão em condições assépticas. A seguir, colocam-se, em torno da orelha externa, moldes de mechas de algodão com a forma do pavilhão, que serão embebidas em solução salina e fixadas com curativo compressivo. Se houver formação de coleção extensa, recidiva do hematoma ou formação do seroma, está indicada a sua drenagem com incisões. A antibioticoterapia com cefalosporinas de primeira geração é recomendada.[8,9]

As contusões não complicadas são tratadas com analgésicos e calor local. Nos casos de coleções persistentes ou aumento da intensidade da dor, o paciente deve ser reavaliado.

Pericondrite do Pavilhão Auricular

Pericondrite é uma infecção de evolução lenta, localizada na cartilagem da orelha externa, proveniente de outras infecções, lacerações, contusões ou cirurgia. Como essa infecção ocorre no espaço subpericondrial, existe a possibilidade de necrose isquêmica ou infecção da cartilagem, com retração cicatricial e deformidade do pavilhão.

A dor é intensa, e a parte da orelha comprometida apresenta-se edemaciada, hiperemiada, com aumento da temperatura local e dolorosa à palpação. Geralmente, o lóbulo não está eritematoso por não apresentar cartilagem. Pode ocorrer ruptura espontânea da pele com drenagem de secreção purulenta e, eventualmente, de fragmentos de cartilagem necrosada.

Os germes mais frequentemente envolvidos são as pseudômonas, nos casos de trauma acidental ou cirúrgico e pós-infecção do canal auditivo externo. Nos casos consequentes à extensão de infecções cutâneas, predominam os germes gram-positivos.

A pericondrite é tratada com antibióticos (geralmente ciprofloxacino oral) e analgesia, usualmente com bons resultados. Os abscessos requerem drenagem cirúrgica e antibioticoterapia, após coleta de material para cultura e antibiograma. Nos casos de necrose, deve-se remover toda a cartilagem acometida.[9]

Furunculose do Canal Auditivo Externo

A furunculose ou otite externa aguda localizada caracteriza-se como pústula dolorosa, bem circunscrita e eritematosa, no terço lateral do conduto auditivo externo. Resulta do acometimento inflamatório infeccioso de uma unidade pilossebácea do próprio canal. A progressão da infecção, geralmente causada por estafilococos, produz celulite e linfadenopatia regional.

O quadro clínico caracteriza-se por dor de intensidade variável, espontânea, ou induzida pela movimentação da mandíbula ou do pavilhão, sensação de plenitude auricular e hipoacusia.

O tratamento requer limpeza e calor local, analgésicos e antibióticos tópicos (solução otológica com neomicina/hidrocortisona/polimixina). Se houver evolução para abscesso, deve-se instituir antibioticoterapia sistêmica com cefalosporina de primeira geração após drenagem cirúrgica e coleta de material para cultura e antibiograma.[8,10]

Fístulas e Cistos Pré-Auriculares

Os cistos pré-auriculares e os trajetos fistulosos são defeitos congênitos uni- ou bilaterais. As fístulas ou seios tipicamente se apresentam como pequenas depressões puntiformes, anteriores ao trágus, que podem estar associadas a um trato subcutâneo cego ou a um cisto (Figura 33.5). Pode ocorrer drenagem contínua ou intermitente e apresentam cheiro característico. Se a abertura se torna

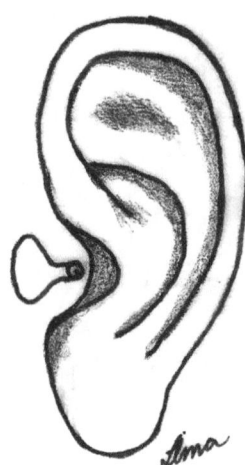

Figura 33.5 Cisto pré-auricular localizado anterior ao trágus do pavilhão auricular e seu trajeto fistuloso.

obstruída, pode resultar na formação de abscesso e infecções recorrentes.[11]

O tratamento dessas malformações congênitas está indicado na presença de sinais e/ou sintomas. A excisão completa do cisto e do trato é necessária para prevenir recorrência. A injeção de azul de metileno, através da abertura externa, auxilia na visualização do trajeto fistuloso.

Queloide

O queloide caracteriza-se pelo desenvolvimento anormal da cicatriz, que se estende além dos limites da ferida original. Ocorre predominantemente no lóbulo da orelha ou em cicatrizes cirúrgicas.

Pode ser tratado por meio da injeção intralesional de acetonide de triancinolona (40 mg/mL). Usualmente, a injeção de triancinolona é associada a solução de lidocaína, para diminuir dor local, e deve ser repetida em 2 a 3 semanas depois, por até 6 meses.[12]

Em determinados casos, a excisão do queloide deve ser seguida de injeção de triancinolona ou radioterapia.

Brincos de pressão podem ser utilizados como tratamento adjuvante em queloide no lóbulo da orelha, devendo ser utilizados por, no mínimo, 12 h por dia.

Neoplasias Malignas do Pavilhão Auricular

O carcinoma basocelular é a neoplasia maligna mais comum no pavilhão auricular. Geralmente ocorre em homens com idade entre 60 e 70 anos, com história prévia de exposição solar.[8]

A cirurgia é o tratamento de escolha. A técnica cirúrgica empregada depende do estadiamento, tipo de tumor e invasão de estruturas vizinhas.

Neoplasias Malignas do Canal Auditivo Externo

A neoplasia mais comum encontrada no meato acústico externo é o carcinoma de células escamosas. A extensão do tumor deve ser adequadamente determinada, tanto por exame clínico quanto por tomografia computadorizada e ressonância magnética.[2]

A presença de erosão óssea ou extensão para tecidos moles vizinhos deve ser investigada. A cirurgia é o tratamento de escolha. A biópsia ambulatorial deve ser evitada na impossibilidade de diferenciação com tumores de origem vascular ou com grandes áreas de destruição devido ao risco de hemorragia ou lesão de estruturas nobres, como nervo facial.

NARIZ

Anatomia do Nariz

O nariz externo é uma formação piramidal que se projeta no centro da face. A raiz do nariz corresponde à área de articulação dos ossos nasais com o osso frontal. O ápice é a extremidade livre do órgão, e o dorso é a margem que se estende da raiz ao ápice. A face inferior do nariz apresenta duas aberturas ovaladas, as narinas, que dão acesso às cavidades nasais. As margens laterais e superiores do nariz são formadas pelo processo ascendente da maxila e dos ossos próprios nasais.[8]

O septo nasal, que divide o nariz em duas cavidades nasais, direita e esquerda, é constituído por ossos (vômer, lâmina perpendicular do etmoide) e pela cartilagem quadrangular.

Na parede lateral interna, encontram-se as conchas nasais (inferiores, médias e superiores) responsáveis pela filtração, umidificação e aquecimento do ar inspirado.

Epistaxe

Define-se epistaxe como qualquer sangramento proveniente da mucosa nasal. O nariz sofre trauma frequentemente, e suas estruturas internas são intensamente irrigadas, daí a alta prevalência de epistaxe nos serviços de urgência médica.

A irrigação sanguínea nasal é fornecida pelo sistema carotídeo externo e interno.

O sistema da artéria carótida externa é o maior responsável pelo fluxo sanguíneo no nariz, por meio dos ramos maxilar e facial.

O sistema da carótida interna origina a artéria oftálmica, cujos ramos terminais são as etmoidais anteriores e posteriores.

A epistaxe pode ter causas locais e sistêmicas. As causas locais incluem as inflamatório-infecciosas (rinites, sinusites), traumáticas (traumas com ou sem fraturas nasais), anatômicas (desvio septal, perfuração septal), corpos estra-

nhos, agentes químicos (cocaína), tumores nasais, fatores climáticos (ar frio e seco), medicamentos de uso tópico. Entre as causas sistêmicas, destacam-se o uso de medicamentos (anti-inflamatórios, anticoagulantes), discrasias sanguíneas, hipertensão arterial sistêmica e outros (insuficiência hepática, aplasia de medula etc.).

Na abordagem do paciente com epistaxe, deve-se avaliar a repercussão do sangramento na via aérea e no sistema circulatório. Para localizar o ponto de sangramento e definir o tratamento, a aspiração cuidadosa das fossas nasais pode ser necessária.

A epistaxe anterior é caracterizada por apresentar ponto de sangramento na região anterior do septo, no plexo de Kiesselbach, em geral sem repercussão sistêmica. É comum em crianças, após manipulação digital ou pequenos traumas. Na maioria das vezes, o sangramento cessa após a compressão digital, da asa do nariz contra o septo, por 10 min. Se a cauterização for necessária, utiliza-se ácido tricloroacético (a 30% ou a 50%) em fina mecha de algodão envolvendo uma ponta de estilete delicado após anestesia tópica.

A cauterização bilateral do septo na mesma região deve ser evitada, porque pode levar à diminuição da irrigação sanguínea da cartilagem septal e consequente perfuração do septo.[13, 14]

No sangramento volumoso de origem não localizada, o tamponamento nasal está indicado. O tamponamento poderá ser anterior ou anteroposterior. Usualmente, o tamponamento anterior controla a maior parte das epistaxes. Consiste na introdução de gaze embebida em pomada, acomodada em camadas, tampões com dedos de luvas preenchidos com gazes, uso de material sintético como o Merocel® ou balões com formatos específicos, introduzidos nas cavidades nasais com auxílio de espéculo nasal e pinça-baioneta. A boa iluminação é fundamental (Figura 33.6).

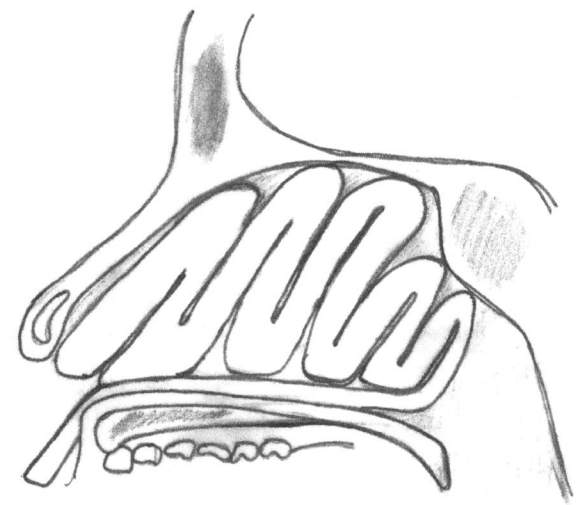

Figura 33.6 Tampão nasal anterior.

Quando o tamponamento anterior for ineficaz, deve-se fazer o tamponamento anteroposterior. O tampão posterior é feito com gazes amarradas com fio de seda, de modo que tampone adequadamente a região da nasofaringe (Figura 33.7).

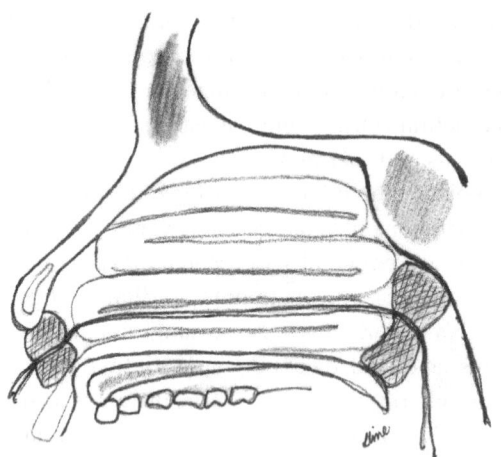

Figura 33.7 Tampão nasal anteroposterior.

O precedimento deve obedecer à seguinte sequência:

1. Introduzir de cateter nasogástrico fino pelo nariz (Figura 33.8A);
2. Exteriorizar o cateter na orofaringe e tracioná-lo pela boca, com auxílio de pinça hemostática (Figura 33.8B);
3. Amarrar os fios do tampão na extremidade do cateter;
4. Tracionar o cateter até posicionar o tampão na rinofaringe (Figuras 33.8C e D);
5. Fazer, em seguida, o tamponamento anterior, como descrito (os fios do tampão posterior serão amarrados em pequena gaze no vestíbulo nasal).

Esse tampão pode ser feito com cateteres pneumáticos (tipo sonda de Foley).

A antibioticoterapia está indicada com cobertura para germes gram-positivos. A amoxicilina é usada frequentemente para esse fim.

O organograma de manejo do paciente com epistaxe está representado na Figura 33.9.

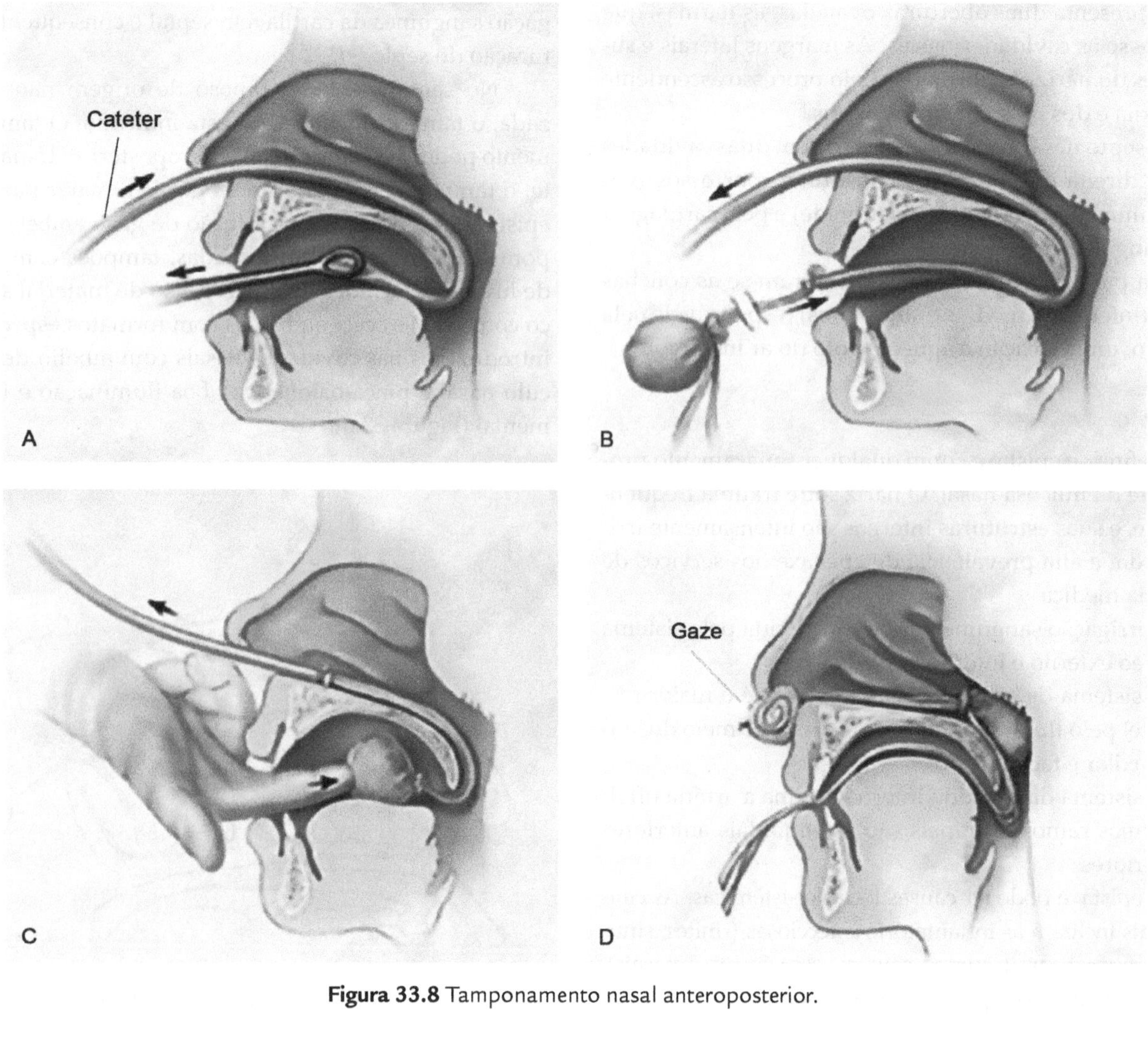

Cateter

Gaze

A   B   C   D

Figura 33.8 Tamponamento nasal anteroposterior.

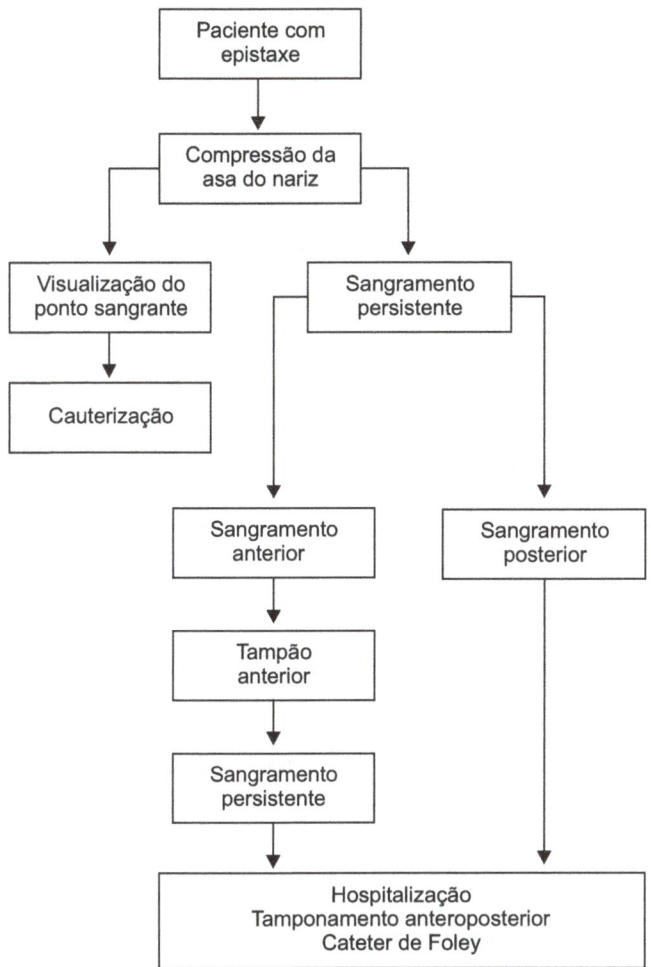

```
┌─────────────────┐
│  Paciente com   │
│    epistaxe     │
└─────────────────┘
         │
┌─────────────────┐
│  Compressão da  │
│   asa do nariz  │
└─────────────────┘
```

Figura 33.9 Organograma de manejo do paciente com epistaxe.

Hematoma e Abscesso do Septo Nasal

O hematoma septal é a coleção de sangue entre a mucosa nasal e o septo. Pode ocorrer após traumas ou cirurgias. O quadro clínico consiste em obstrução nasal progressiva, dor local e cefaleia frontal. Observa-se abaulamento da mucosa do septo nasal à rinoscopia anterior (Figura 33.10).

Os hematomas requerem drenagem por meio de uma incisão horizontal paralela ao assoalho do nariz, sob anestesia tópica. Ambas as fossas nasais devem ser tamponadas. Os tampões são removidos em 48 h e as fossas nasais reavaliadas.

O abscesso septal decorre da infecção de um hematoma septal. O paciente apresenta obstrução nasal, cefaleia frontal, dor sobre o dorso do nariz, febre e mal-estar. A palpação do dorso do nariz e do abaulamento é dolorosa.

A antibioticoterapia deve ser iniciada o mais precocemente possível. A drenagem deve ser realizada, assim como no hematoma do septo. O material deve ser enviado para cultura. Coloca-se um dreno Penrose na incisão ou faz-se acompanhamento rigoroso após incisão mais ampla. O tamponamento bilateral pode ser indicado.

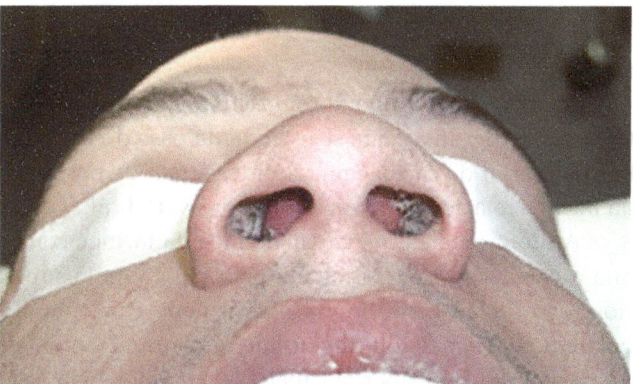

Figura 33.10 Hematoma do septo nasal.

Corpos Estranhos nas Fossas Nasais

Os sinais e sintomas vão depender do tamanho, forma e natureza do corpo estranho. Se forem pequenos e de material inerte, podem permanecer por longo período sem causar manifestações. Corpos estranhos irregulares ou pontiagudos podem produzir lacerações e infecções. Secreção unilateral fétida, com ou sem obstrução nasal, são as manifestações habituais.

Os corpos estranhos animados geralmente produzem reação inflamatória intensa da mucosa nasal com dor importante e secreção. Os tipos mais comuns são as larvas de mosca, como a miíase. Estas, geralmente, ocorrem no nariz acometido por doença prévia.[7]

A remoção pode ser feita com anestesia tópica em adultos e crianças cooperativas. São essenciais iluminação e material adequados. A retirada de corpo estranho nasal não deve ser realizada por profissionais não treinados. Manobras intempestivas podem causar deslocamento do corpo estranho para a nasofaringe e, eventualmente, aspiração para as vias aéreas inferiores, além de causar traumas locais e sangramento (Figura 33.11).

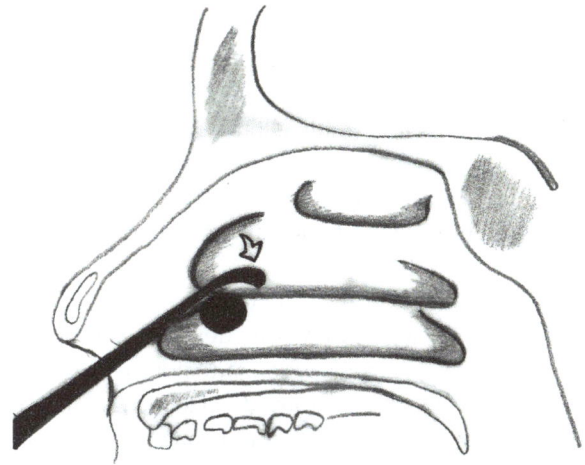

Figura 33.11 Retirada de corpo estranho em fossa nasal.

FARINGE

Anatomia da Faringe

A faringe é um tubo fibromuscular, comum aos tratos aéreo e digestivo, que se estende da base do crânio à borda inferior da cartilagem cricoide. A parede posterior da faringe relaciona-se com a fáscia pré-vertebral.

A orofaringe é a região anatômica da faringe contínua à cavidade oral. É limitada pelo palato mole superiormente, pela base de língua inferiormente e pelos arcos palatoglosso e palatofaríngeo lateralmente. Estende-se do palato mole atá a borda superior da epiglote. Na orofaringe, encontram-se as amígdalas ou tonsilas palatinas.

Abscesso Periamigdaliano

É a coleção purulenta entre a cápsula da tonsila palatina e as estruturas adjacentes, denominado espaço periamigdaliano. A etiologia é polimicrobiana, incluindo aeróbios e anaeróbios.

O paciente apresenta dor intensa, geralmente unilateral, podendo irradiar para a orelha ipsilateral. Ocorre também febre alta, mal-estar, anorexia e trismo progressivo. Linfadenomegalia dolorosa é comum.

Na oroscopia, observam-se hiperemia e abaulamento do pilar anterior da tonsila afetada. A úvula está desviada para o lado contralateral.

A complicação mais temida é a extensão do processo infeccioso aos planos faríngeos profundos e trombose da veia jugular homoloteral.[15]

Na fase de celulite, antibióticos poderão resolver o quadro. Na presença de coleção purulenta, é necessária a drenagem sob anestesia tópica associada a antimicrobianos. A incisão deve ser feita no ponto de flutuação mais acentuado e a ferida resultante deve ser aberta com pinça hemostática (Figura 33.12). A intervenção deve ser cuidadosa, devido à relação próxima da amígdala com a artéria carótida interna.

Corpo Estranho na Faringe

Os corpos estranhos na faringe geralmente são localizados nas tonsilas palatinas ou na parede lateral. O paciente pode apresentar dor em pontadas ao deglutir, otalgia reflexa, tosse e desconforto faríngeo. Os corpos estranhos volumosos podem obstruir a orofaringe ou a laringe, causando dispneia.

Na abordagem do paciente com suspeita de corpo estranho faríngeo, a pesquisa deste deve ser exaustiva.

O exame da orofaringe é realizado por meio de oroscopia minuciosa. Se o corpo estranho não for visualizado, deve-se realizar laringoscopia indireta ou exame utilizando ópticas rígidas ou flexíveis. Nesses casos, a avaliação do médico especialista é necessária.

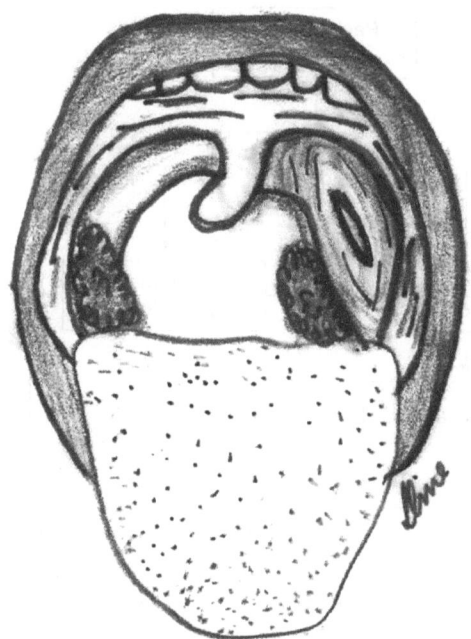

Figura 33.12 Drenagem de abscesso periamigdaliano à esquerda.

As radiografias cervical lateral e do tórax também podem ajudar na avaliação. Quando o corpo estranho é visualizado na orofaringe, sua retirada deve ser feita com pinça hemostática curva ou reta (Figura 33.13).

O manejo do paciente com corpo estranho na faringe está sumariado na Figura 33.14.

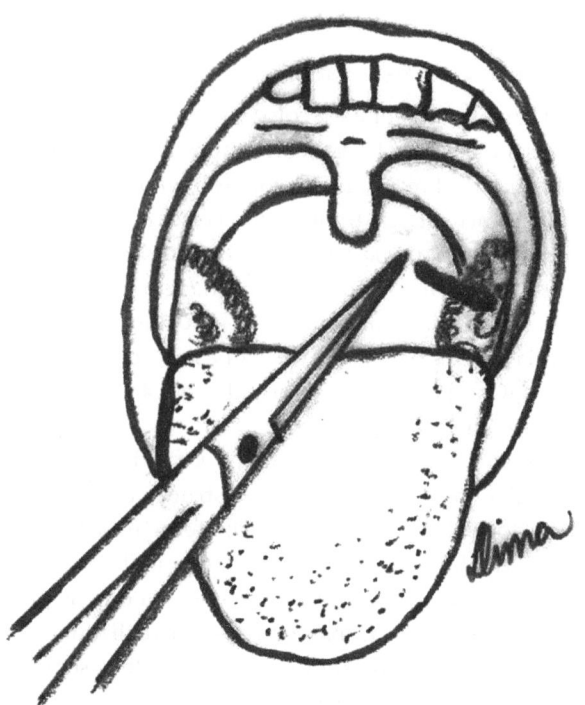

Figura 33.13 Retirada de corpo estranho em tonsila palatina à esquerda.

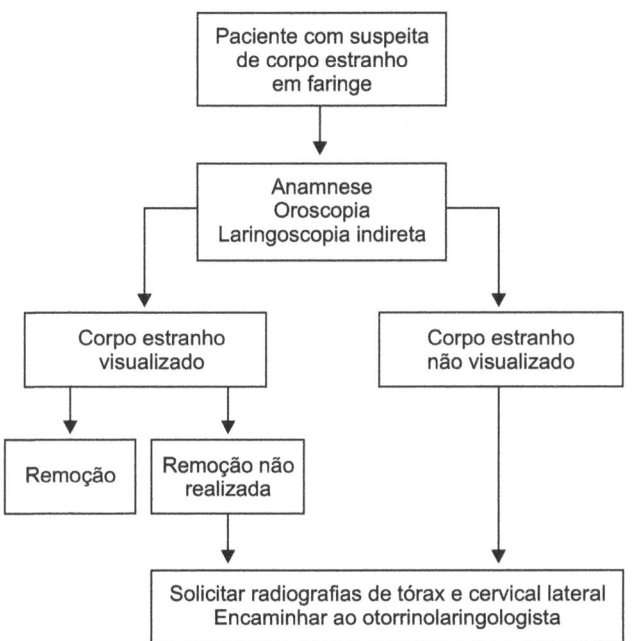

Figura 33.14 Manejo do paciente com corpo estranho em faringe.

Referências Bibliográficas

1. Zorzetto NL. Anatomia da orelha. *In:* Costa SS, Cruz OLM, Oliveira JAA. *Otorrinolaringologia: Princípios e Prática*. São Paulo: Artmed, 2006; pp 23-60.
2. Costa SS, Cruz OLM. *Otologia Clínica e Cirúrgica*, 2ª ed. São Paulo: Revinter, 2000, pp 121-36.
3. McCarter DF, Courtney AU, Pollart SM. Cerumen impaction. *Am Fam Physician*, 2007; *75*:1523-8.
4. Roland PS, Smith TL, Schwartz SR *et al*. Clinical practice guideline: cerumen impaction. *Otolaryngol Head Neck Surg*, 2008; *139*:S1-S21.
5. Subha ST, Raman R. Role of impacted cerumen in hearing loss. *Ear Nose Throat J*, 2006; *85*:650-3.
6. Wienke A, Janke K. Medical informations about risks of removing the cerumen. *Laryngorhinootologie*, 2007; *86*:51-2.
7. Schor N, Fukuda Y. *Guia de Otorrinolaringologia*, 1ª ed. São Paulo: Manole, 2003.
8. Bailey JB, Johnson JT. *Head & Neck Surgery-Otolaryngology*, 4ª ed. Philadelphia: Lippincott Williams & Wilkins, 2006.
9. Greywoode JD, Pribitkin EA, Krein H. Management of auricular hematoma and the cauliflower ear. *Facial Plast Surg*, 2010; *26*:451-5.
10. Templer J, Renner GJ. Injuries of the external ear. *Otolaryngol Clin North Am*, 1990; *23*:1003-18.
11. Bajaj Y, Ifeacho S, Tweedie D *et al*. Branchial anomalies in children. *Int J Pediatr Otorhinolaryngol*, 2011; *75*:1020-3.
12. Froelich K, Staudenmaier R, Kleinsasser N, Hagen R. Therapy of auricular keloids: review of different treatment modalities and proposal for a therapeutic algorithm. *Eur Arch Otorhinolaryngol*, 2007; *264*:1497-508.
13. Melia L, McGarry GW. Epistaxis: update on management. *Curr Opin Otolaryngol Head Neck Surg*, 2011; *19*:30-5.
14. Manes RP. Evaluating and managing the patient with nosebleeds. *Med Clin North Am*, 2010; *94*:903-12.
15. Johnson RF, Stewart MG, Wright CC. An evidence-based review of the treatment of peritonsillar abscess. *Otolaryngol Head Neck Surg*, 2003; *128*:332-43.

Cirurgia Oftalmológica | Capítulo

Ângela Andrade Maestrini

34

INTRODUÇÃO

As operações oftalmológicas são, na atualidade, quase todas de caráter ambulatorial, mesmo os casos mais complexos. A internação é necessária apenas ocasionalmente, por curtos períodos e em casos especiais, como aqueles em que está indicada anestesia geral.

O olho, por se tratar de órgão pequeno de muita complexidade (Figura 34.1), requer técnicas, materiais e equipamentos especializados e compatíveis com a delicadeza dos tecidos oculares (Figura 34.2).

As operações oftalmológicas devem ser idealmente realizadas por especialista em oftalmologia e com material específico. Alguns procedimentos, quer pela menor complexidade, quer pela urgência da situação, podem ser realizados por não oftalmologistas, principalmente em se tratando de traumas, quando não houver especialista disponível ou como atendimento inicial, até o encaminhamento para o serviço especializado.

Nunca é demais ressaltar a importância de explicar ao paciente e, quando necessário, aos seus familiares, a doença que o acomete, o tratamento proposto e suas opções, seus riscos e possíveis complicações, não se esquecendo de preencher e ter assinado, antes do procedimento, o termo de consentimento informado.

Serão abordadas distintamente, neste capítulo, as situações de *urgência*, onde medidas imediatas devem ser tomadas para amenizar o dano ocorrido ou deter o seu agravamento, e as situações *eletivas*, em que há tempo para o diagnóstico, o agendamento e a realização do tratamento cirúrgico especializado.

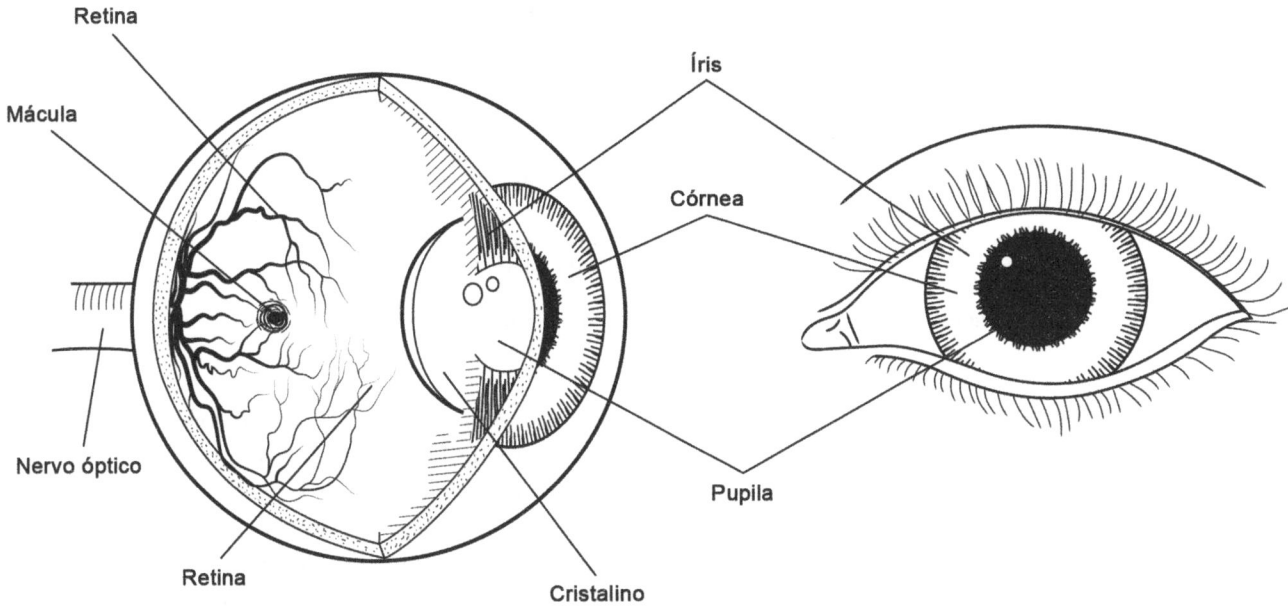

Figura 34.1 Desenho esquemático do olho 1: principais estruturas.

621

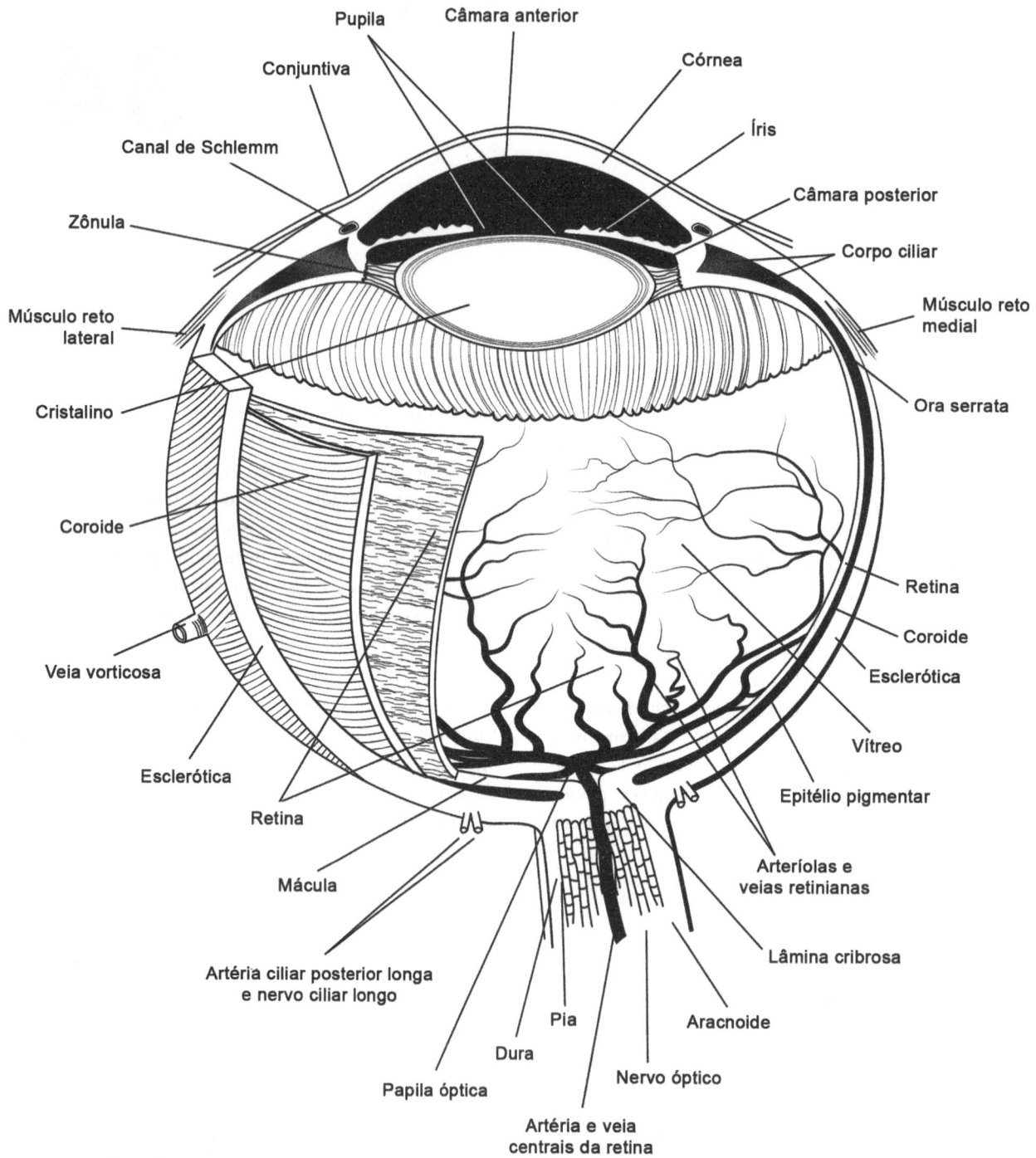

Figura 34.2 Desenho esquemático do olho 2: estruturas e camadas.

URGÊNCIAS E TRAUMAS

Os traumas oculares são relativamente frequentes e podem ocorrer isoladamente ou associados a outras lesões, como nos casos de pacientes politraumatizados. Nesses casos, medidas de suporte à vida e tratamentos em outras regiões vitais são prioritários. Não se deve, entretanto, negligenciar as lesões oculares, realizando-se irrigação do olho com solução salina, instilação de colírio antibiótico e proteção do olho com concha rígida, mantendo-o umedecido. Deve-se minimizar a manipulação para evitar agravamento das lesões.[1]

Em todos os casos, tanto para a estimativa do prognóstico quanto para o aspecto legal, é importante, além de coletar a história do trauma, medir a acuidade visual em cada olho do paciente antes de se iniciar o tratamento. Exceção deve ser feita aos casos de queimadura química, emergência extrema, em que essa medida deve ser feita após a lavagem do olho, não se devendo perder tempo com exames para iniciar o tratamento. Pode-se medir a acuidade visual com tabela de Snellen a distância recomendada ou, em caso de visão muito baixa, verificando se o paciente é capaz de contar dedos a uma certa distância (p. ex., CD a 1 m) ou ver movimentos de mão, vultos junto ao rosto, ou se é capaz de perceber a luz.[2] Além disso, sempre que possível, procurar documentar cada caso com fotos antes de iniciar o tratamento cirúrgico.

Laceração da Pálpebra

As lesões palpebrais e do sistema lacrimal por traumas penetrantes regulares (feridas cortantes) ou não (feridas contusas, como as que ocorrem em explosões e mordidas), são relativamente comuns. Ao avaliar o paciente com trauma palpebral, deve-se realizar, também, rigorosa inspeção do globo ocular, à procura de sinais de lesão deste: abrasões ou lacerações da córnea, hifema (sangue na câmara anterior, entre a córnea e a íris), desvios da pupila, catarata (cristalino opacificado), hemorragias subconjuntivais (as hemorragias mais densas, vinhosas, podem ser sinal de que há lesão escleral subjacente). A queixa associada de baixa acuidade visual também sugere lesão intraocular, requerendo exame oftalmológico com oftalmoscopia (exame de fundo do olho). Caso haja laceração do globo ocular, esta deve ter prioridade de tratamento.[1]

As feridas devem ser irrigadas abundantemente com solução salina a 0,9%, e devem ser realizadas antissepsia e remoção de possíveis corpos estranhos. Os tecidos necrosados devem ser removidos. É importante lembrar das profilaxias do tétano e da raiva, nos casos de mordida animal.[3]

As lacerações da pálpebra, quanto à conduta, dividem-se em três tipos: (a) sem envolvimento da margem palpebral, (b) com envolvimento da margem palpebral e (c) lesões dos cantos, com envolvimento dos canalículos lacrimais ou dos tendões. A sutura correta evita retrações e deformidades de difícil correção em tempo tardio.

Lacerações sem envolvimento da margem palpebral

Antissepsia, anestesia por infiltração local com lidocaína a 2% com epinefrina 1:100.000, sondagem delicada com a ponta da pinça para pesquisa de corpos estranhos e para verificar se não houve lesão do septo orbitário. Se a ferida for horizontal (paralela às fibras do músculo orbicular), pode ser fechada em um único plano, envolvendo a pele, com náilon 6-0. Se a lesão for pequena (< 1 cm), pode-se optar por não suturar e apenas aproximar as bordas com fita adesiva tipo Micropore®.[3] Se a ferida for vertical (transversal às fibras do músculo orbicular), deve ser

fechada em dois planos, com pontos separados, o mais profundo envolvendo o músculo, com fio absorvível (Vicryl® 6-0) e a pele com náilon 6-0. Os pontos podem ser removidos após 5 ou 6 dias.[3,4]

Lacerações envolvendo a margem palpebral, poupando os canalículos lacrimais

Antissepsia, anestesia e inspeção à procura de corpos estranhos, como na anterior. Se as bordas da ferida estiverem retas e regulares, basta reaproximá-las para suturar. Caso contrário, deve-se, primeiramente, regularizá-las com pequenas ressecções, criando-se a figura de um pentágono invertido (Figura 34.3A). A margem da pálpebra é reaproximada, realizando-se pontos com seda 6-0 ou mesmo náilon 6-0. A sutura inicial deve passar pela linha cinzenta, atrás dos cílios, ao nível dos orifícios das glândulas de Meibomius (furinhos localizados na margem palpebral, um pouco atrás da linha dos cílios), a 2 mm da margem da ferida e a 2 mm de profundidade, para alinhar o tarso palpebral (estrutura conjuntiva fibrosa, relativamente rígida e em forma de placa ovalada, situada entre a conjuntiva e o músculo orbicular, que confere firmeza às pálpebras superior e inferior). Esse primeiro ponto de margem pode ser simples ou tipo "U" vertical ou ponto Donatti, para melhor everter a borda da ferida (Figura 34.3C). O tarso e o músculo orbicular devem ser suturados com fio absorvível 6-0 (poliglactina ou Vicryl®) (Figura 34.3B). Mais dois pontos separados são realizados na margem, anteriormente e posteriormente à sutura inicial, para alinhar a linha dos cílios (Figura 34.3C). Em seguida, sutura-se a pele com náilon 6-0. Extremidades longas devem ser deixadas nos pontos da margem, podendo ser incorporadas ao primeiro ponto da pele, para que não toquem a córnea (Figura 34.3D). Deve-se aplicar pomada oftálmica contendo antibiótico. Os pontos da pele podem ser removidos em 7 a 10 dias, enquanto os pontos da margem devem permanecer por 10 a 14 dias.[3-5]

Lacerações envolvendo a margem palpebral e os canalículos lacrimais

São as lesões que acometem o canto medial da pálpebra, onde estão localizados o ponto lacrimal e o canalículo lacrimal (Figura 34.4A). Após antissepsia adequada, caso haja suspeita de lesão dessas estruturas, o melhor é encaminhar para o especialista, pois os canalículos são delicados, de calibre bastante reduzido, devendo ter suas extremidades identificadas, intubadas e unidas. É importante que o reparo dos canalículos seja feito em tempo primário, uma vez que o reparo tardio tem muito baixo índice de sucesso. Um fino tubo de silicone é introduzido, utilizando-se uma sonda de Bowman, através dos pontos

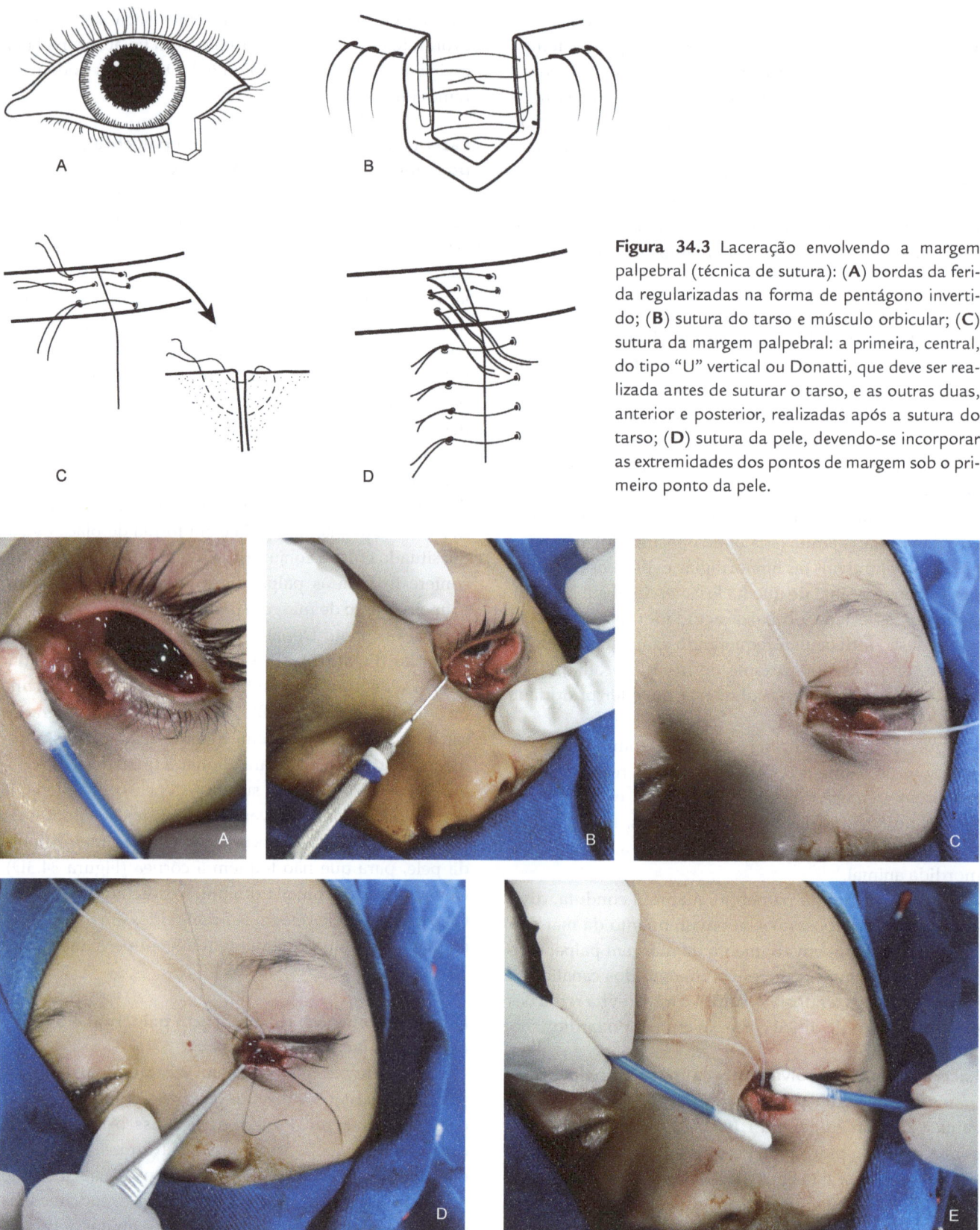

Figura 34.3 Laceração envolvendo a margem palpebral (técnica de sutura): (**A**) bordas da ferida regularizadas na forma de pentágono invertido; (**B**) sutura do tarso e músculo orbicular; (**C**) sutura da margem palpebral: a primeira, central, do tipo "U" vertical ou Donatti, que deve ser realizada antes de suturar o tarso, e as outras duas, anterior e posterior, realizadas após a sutura do tarso; (**D**) sutura da pele, devendo-se incorporar as extremidades dos pontos de margem sob o primeiro ponto da pele.

Figura 34.4 (**A**) Laceração palpebral envolvendo o canto medial, com lesão do canalículo lacrimal inferior em criança de 4 anos. Sequência da reconstrução cirúrgica sem passar pelo nariz: (**B**) sondagem dos pontos e canalículos lacrimais superiores e inferiores, utilizando-se a sonda *pig tail*; (**C**) tubo de silicone já passado pelo canalículo superior e parte proximal do canalículo inferior lacerado; (**D**) parte distal do canalículo inferior já intubada; (**E**) aproximação das bordas da ferida para sutura.

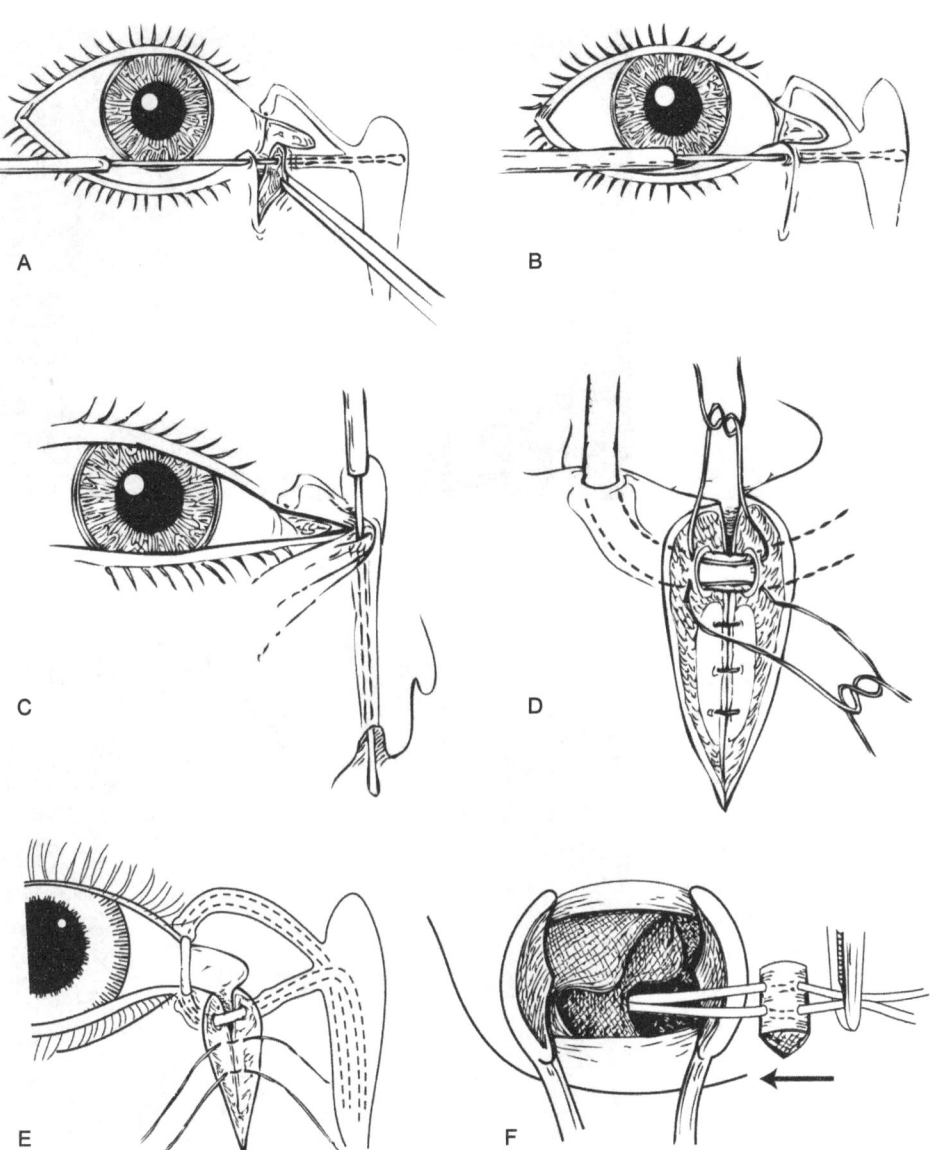

Figura 34.5 Laceração palpebral envolvendo o canto medial, com lesão do canalículo lacrimal (técnica de reconstrução passando pelo nariz): (**A**, **B**, **C**) introdução da sonda de Bowman conectada a tubo de silicone, através do ponto lacrimal, e canalículo inferior lacerado (partes distal e proximal), passando pelo saco lacrimal e pelo ducto lacrimonasal até o meato inferior do nariz; o mesmo processo deve ser realizado passando-se a sonda pelo ponto e canalículo superior e levando a outra extremidade do tubo de silicone também até o meato inferior do nariz; (**D**) sutura do canalículo com Vicryl® 7-0 após intubação; (**E**) sutura da pálpebra (tarso, músculo orbicular e pele); (**F**) as duas extremidades do tubo de silicone sendo fixadas com fragmento de esponja no meato inferior do nariz.

lacrimais e canalículos inferiores e superiores, passando pelo saco lacrimal e pelo ducto lacrimonasal até o meato inferior do nariz (Figura 34.5A-F). O tubo de silicone pode ser passado apenas pelos pontos lacrimais e canalículos inferiores e superiores, utilizando-se uma sonda "*pig tail*", específica para esse fim, sem passar pelo saco lacrimal e pelo nariz (Figura 34.4B-E). Depois de intubados os canalículos, as suas extremidades são suturadas com dois ou três pontos de Vicryl® 7-0 (Figura 34.5D). A margem da pálpebra é suturada como já descrito. O tubo de silicone deve ser deixado por 1 a 3 meses.[3-5]

Hordéolo

O hordéolo ("terçol") é infecção purulenta aguda das glândulas sebáceas da pálpebra, mais comumente as glândulas de Meibomius (hordéolo interno), ou as glândulas de Zeis ou Moll (hordéolo externo). Está, geralmente, associado a blefarite seborreica, com inflamação crônica da margem palpebral, hiperemia e formação de pequenas crostas junto à raiz dos cílios. O microrganismo mais frequentemente isolado é o *Staphylococcus aureus*. É caracterizado pela formação de nódulo subcutâneo hiperemiado, único ou múltiplo (Figura 34.6), às vezes apresentando ponto branco de drenagem espontânea. O tratamento consiste na aplicação de calor local (compressas mornas úmidas) e pomada oftálmica de antibiótico. Em caso de desconforto acentuado, não ocorrendo drenagem espontânea em 30 dias e observando-se flutuação, pode-se realizar drenagem com pequena incisão sobre o ponto de maior flutuação, paralela à margem palpebral, para esvaziamento, como se tratasse de pequeno abscesso. Sutura não é necessária.[3,4]

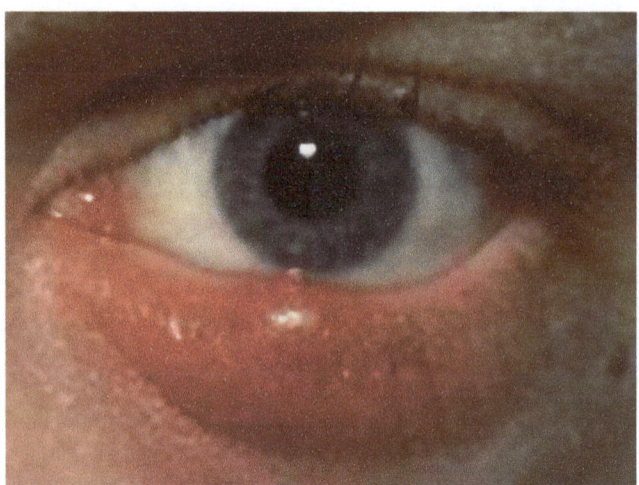

Figura 34.6 Hordéolo em pálpebra inferior.

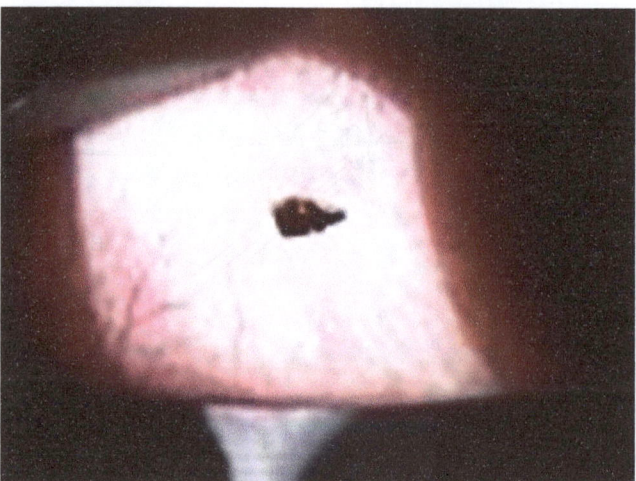

Figura 34.7 Corpo estranho preso à conjuntiva tarsal superior (imagem da pálpebra superior invertida).

Berne

Consiste em miíase primária, na qual a larva da mosca *Dermatobia hominis* invade a pele sã da pálpebra, causando o aparecimento de nódulo inflamado, lembrando um furúnculo, com orifício central, que cresce progressivamente e causa dor em ferroadas. O parasito deve ser removido por inteiro, sem deixar restos, pelo orifício de entrada. Para isso, o orifício pode ser ocluído com pomada oftálmica, impedindo a respiração da larva e provocando a sua exteriorização. Com uma pinça anatômica, prende-se a extremidade da larva e procede-se à sua remoção. Pode-se facilitar o procedimento ampliando-se delicadamente o orifício de entrada com lâmina de bisturi nº 11, com cuidado para não fragmentar a larva.[6]

Corpo Estranho Conjuntival

Materiais exógenos, tais como metal, vidro, material orgânico, podem localizar-se sobre a conjuntiva ou encravar-se nesta, causando sensação de corpo estranho, hiperemia e lacrimejamento aumentado (Figura 34.7). A presença de linhas verticais de desepitelização na córnea, mais visíveis se coradas com colírio de fluoresceína sódica a 1% ou 2%, são características de corpos estranhos encravados na conjuntiva tarsal superior (parte interna da pálpebra), que arranham a córnea ao piscar, causando extremo desconforto para o paciente (Figura 34.8).[4] Nesses casos, após anestesia tópica com colírio anestésico (proparacaína a 0,5% ou cloridrato de tetracaína a 0,5%), a pálpebra superior deve ser evertida e o corpo estranho removido por meio de haste de algodão (cotonete) umedecida em solução salina a 0,9% ou embebida em colírio anestésico ou com a ponta de uma agulha posicionada em ângulo de 30° a 45°. Para everter a

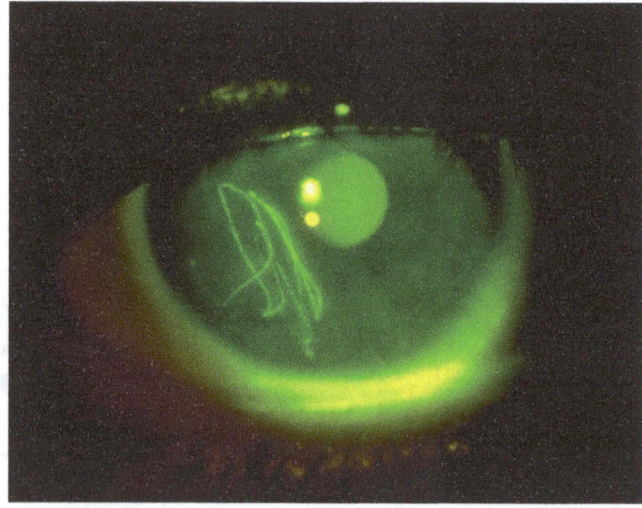

Figura 34.8 Riscos de desepitelização na córnea provocados por corpo estranho encravado na conjuntiva palpebral superior, corados por fluoresceína.

pálpebra superior, o paciente deve olhar para baixo, sem contrair as pálpebras, puxar os cílios para baixo, firmar a parte superior da pálpebra com uma haste de algodão (cotonete) e, depois, dobrá-la para cima sobre o cotonete, puxando-a pelos cílios. Em casos de múltiplos corpos estranhos, o olho pode ser irrigado com solução salina a 0,9%, os fundos de saco conjuntivais explorados delicadamente com haste de algodão, não esquecendo de everter a pálpebra, para checar a conjuntiva tarsal. Recomenda-se o uso de pomada oftálmica de antibiótico. Caso haja abrasão ou desepitelização corneana (as áreas desepitelizadas da córnea coram-se de verde intenso com o colírio de fluoresceína), recomenda-se, após a pomada, ocluir o olho com curativo oclusivo ou gaze por 24 h a 48 h, para facilitar a epitelização da córnea.[2,3,7]

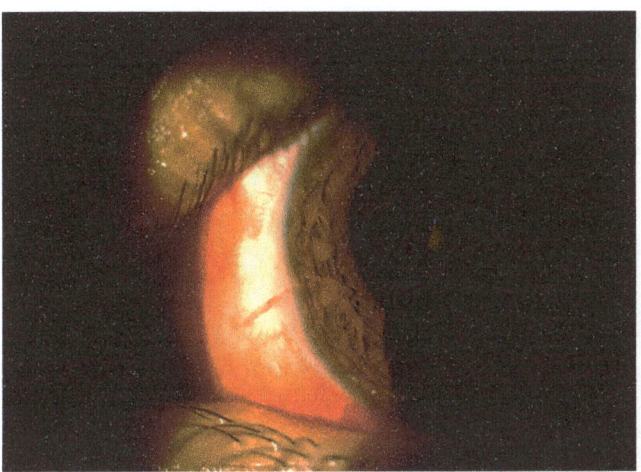

Figura 34.9 Laceração da conjuntiva, aparentemente simples, em trauma com fragmento de metal. No entanto, após sua exploração, verificou-se que havia também laceração da esclera subjacente e corpo estranho metálico intraocular encravado na retina (ver Figura 34.30).

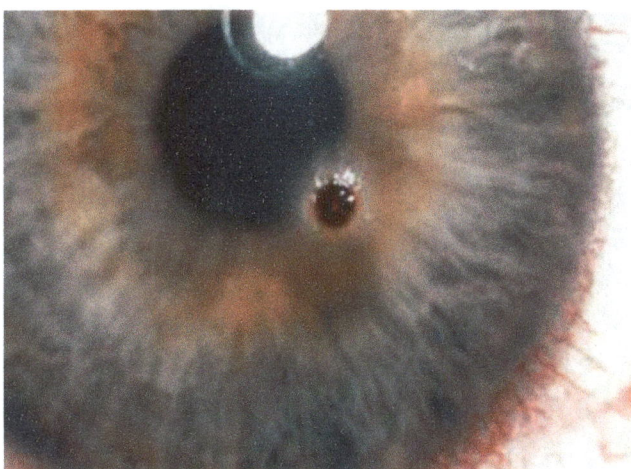

Figura 34.10 Corpo estranho metálico encravado na córnea com halo de ferrugem.

Laceração da Conjuntiva

Pequenas lacerações da conjuntiva não necessitam sutura, apenas prescrição de colírio ou pomada oftálmica de antibiótico. Lacerações maiores, com retração da conjuntiva, devem ser suturadas com fio absorvível Vicryl® 6-0 ou 7-0, após antissepsia e anestesia com lidocaína a 1%. Deve-se sempre investigar se não há lesão da esclera subjacente, especialmente na presença de hemorragias subconjuntivais escuras, elevadas, vinhosas. Nesses casos, deve-se abrir a conjuntiva, desnudando-se a esclera para investigação de lesão desta, suturando-se a conjuntiva ao final (Figura 34.9).[1-3]

Corpo Estranho na Córnea

Corpos estranhos de diversas naturezas, como metal, vidro, material orgânico, podem alojar-se na córnea, mais superficial ou profundamente no estroma corneano. Causam dor, hiperemia, lacrimejamento, fotofobia e sensação de corpo estranho. Quando metálicos, costumam estar associados a halo pigmentado de oxidação (ferrugem) (Figura 34.10).[4] O prognóstico é bom, ocorrendo baixa acuidade visual residual apenas quando a cicatriz acomete o eixo visual. O corpo estranho, se bem superficial, pode ser removido com haste de algodão (cotonete) umedecida, após anestesia tópica com colírio de proparacaína a 0,5% ou de tetracaína a 0,5%. Quando um pouco mais profundo, pode-se utilizar a ponta de uma agulha de insulina (hipodérmica), com inclinação tangencial de 30° a 45°, não se devendo insistir quando o corpo estranho estiver muito profundo, para evitar penetração do globo ocular (Figura 34.11). Para a remoção do anel de

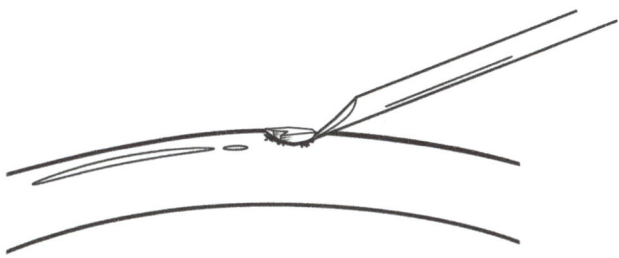

Figura 34.11 Corpo estranho encravado na córnea. Técnica para remoção usando bisel de agulha.

ferrugem, pode-se também utilizar a ponta da agulha tangencialmente à córnea ou broca apropriada com motor de baixa rotação.[3] Após a remoção do corpo estranho, deve-se prescrever colírio ou pomada oftálmica de antibiótico 4 vezes ao dia por 5 a 7 dias. Ocluir o olho por 24 h a 48 h, caso a área desepitelizada seja grande ou o desconforto ocular seja intenso. Em caso de corpo estranho profundo, pode-se realizar teste de Seidel para verificar se há penetração com vazamento de humor aquoso: pinga-se uma gota de colírio de fluoresceína a 2%, que irá tingir a superfície ocular de laranja-escuro. Caso haja vazamento, observar-se-á área amarelo-esverdeada no local da perfuração, muitas vezes sendo possível ver o fluxo do humor aquoso pela área tingida. Nesse caso, deve-se pesquisar a presença de corpo estranho intraocular e proceder como nas lacerações de córnea (ver tópico adiante).[2-5]

Abrasão da Córnea

Constitui lesão superficial da córnea, envolvendo o epitélio corneano, geralmente secundária a trauma por fricção ou raspagem, ou após remoção de corpo estranho superficial. É importante tentar identificar a natureza do

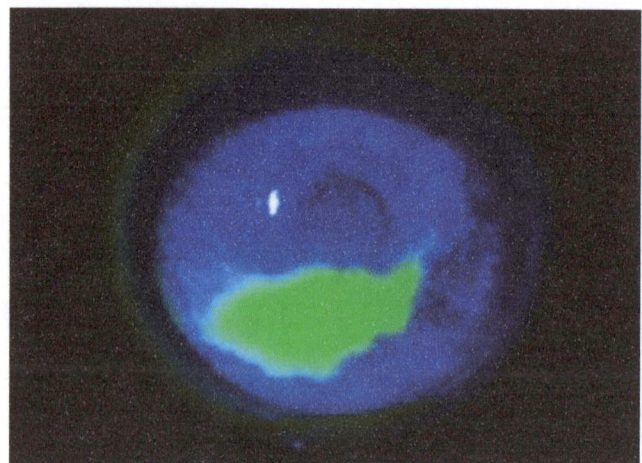

Figura 34.12 Abrasão da córnea, área desepitelizada corada por fluoresceína.

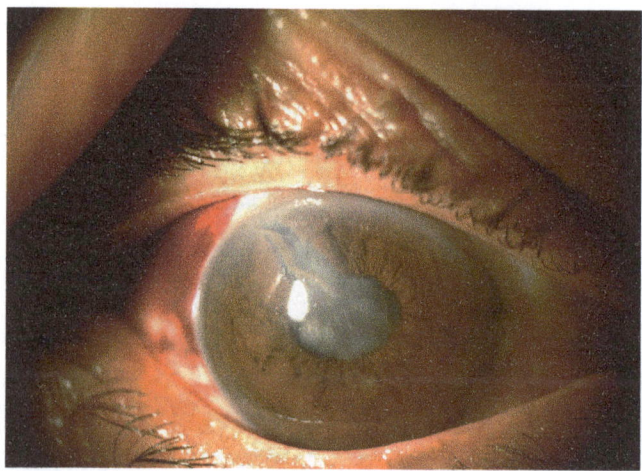

Figura 34.13 Laceração da córnea e da íris, com catarata, em traumatismo com prego.

objeto que causou a abrasão para, no caso de infecção secundária, pensar em seus principais agentes.

As manifestações incluem dor, às vezes intensa, lacrimejamento e sensação de corpo estranho. Ao exame, observa-se a área desepitelizada, sendo mais facilmente observada se corada por colírio de fluoresceína a 2% (Figura 34.12). O tratamento consiste em curativo oclusivo com pomada oftálmica cicatrizante com antibiótico por 24 h. Deve-se manter o uso da pomada 3 a 4 vezes ao dia até a completa restauração do epitélio corneano (que já não se cora com a fluoresceína).[2-4]

Laceração da Córnea

As lacerações corneanas podem ser de espessura total ou parcial. Os sinais e sintomas são dor, fotofobia, hiperemia, lacrimejamento, sensação de corpo estranho. Lacerações profundas e graves, até mesmo com corpo estranho intraocular (ver Figura 34.9), podem evoluir com pouca ou nenhuma dor, ao contrário de abrasões superficiais com desepitelização da córnea.[1] A acuidade visual pode estar normal ou diminuída. Deve-se inspecionar, cuidadosamente, à procura de corpo estranho na córnea ou de sinais de penetração intraocular.[4] O objetivo básico do tratamento primário das perfurações oculares é manter a integridade do globo ocular com técnica cirúrgica correta. Outras lesões associadas, como rupturas da íris e do cristalino, catarata, hemorragias e corpos estranhos intraoculares, podem ser tratadas em segundo tempo pelo especialista em traumatologia ocular ou cirurgião de segmento posterior do olho.[3]

Lacerações de espessura parcial, em geral, não necessitam ser suturadas, devendo ser prescrito colírio de antibiótico de largo espectro profilático, 4 vezes ao dia. Lacerações corneanas de espessura total (Figuras. 34.13, 34.14 e 34.15), com teste de Seidel positivo (descrito no

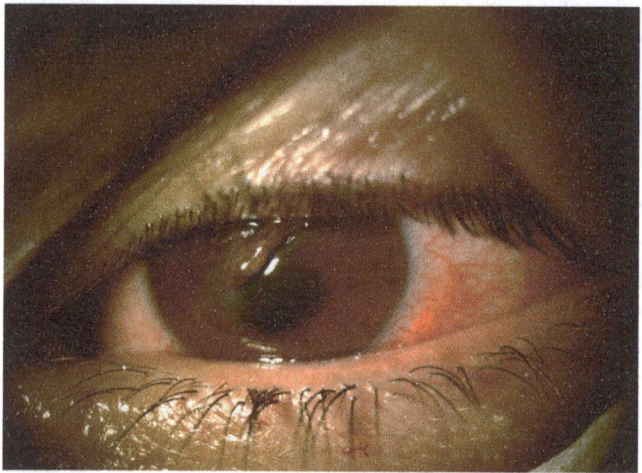

Figura 34.14 Laceração da córnea com hérnia de íris e hifema (presença de sangue na câmara anterior) em traumatismo com corda elástica com gancho na ponta.

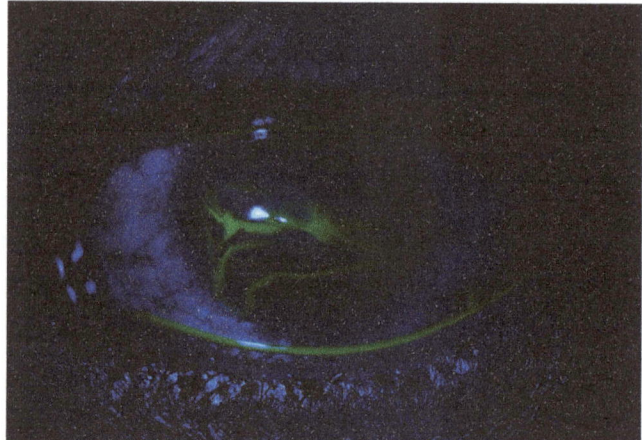

Figura 34.15 Laceração de córnea com sinal de Seidel positivo. Observa-se o fluxo do humor aquoso no olho corado com colírio de fluoresceína.

tópico sobre corpo estranho conjuntival) devem ser muito bem investigadas e tratadas como "olho aberto" (ver tópico Laceração da esclera). Mesmo pequenas perfurações autosselantes, sem dor ou hiperemia importantes, podem estar associadas a corpos estranhos intraoculares ou a lesões do segmento posterior do olho (ver Figura 34.9). Lesões pequenas e autosselantes, com bordas biseladas, podem ser tratadas com lente de contato terapêutica (uma lente gelatinosa de uso prolongado, descartável, de baixa dioptria) e colírio antibiótico de largo espectro profilático, 4 vezes ao dia.[4]

Lacerações não autosselantes pequenas (< 2 mm) podem ser seladas com adesivo de cianoacrilato, sob lente de contato terapêutica, ou suturadas. Lacerações maiores (Figuras 34.13 e 34.14) devem ser suturadas com pontos separados de náilon 10-0, iniciando-se por um ponto de referência, como o limbo (Figuras 34.16 e 34.17). A sutura deve ser simétrica (equidistante das margens), ter tensão adequada (nem frouxa, nem apertada), ser profunda (90% da espessura do estroma corneano), porém sem atingir espessura total, evitando-se o contato com a íris (Figura 34.18).[2-4] Alguns autores[1,7] advogam a sutura de córnea de espessura total. Os pontos devem ser sepultados ao final da sutura, de modo que os nós fiquem dentro do estroma corneano (Figuras 34.19 e 34.20). Lacerações corneanas irregulares, estreladas, necessitam técnicas especiais, com pontos de ângulo (Figura 34.21).[7] Deve-se verificar se não há vazamento de humor aquoso ao final. Os pontos podem ser removidos alternadamente após 1 a 3 meses.

No caso de haver hérnia da íris (ver Figura 34.14), esta pode ser reposta para dentro da câmara anterior quando a exposição tiver menos de 24 h. Depois desse prazo, há ris-

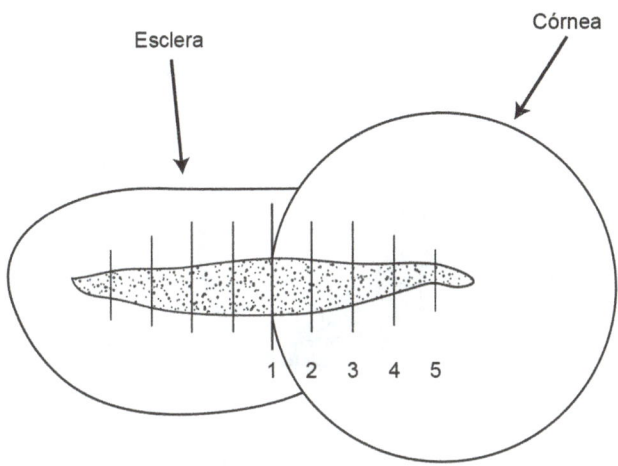

Figura 34.17 Técnica de sutura corneoescleral: com pontos separados, sutura-se inicialmente o limbo como ponto de referência, em seguida a córnea e, por último, a esclera.

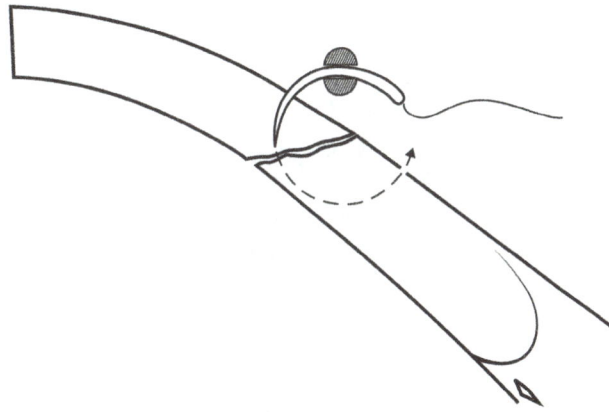

Figura 34.18 Técnica de sutura de córnea: a agulha entra perpendicularmente à superfície, devendo o ponto envolver quase toda a espessura corneana, atingindo o estroma profundo.

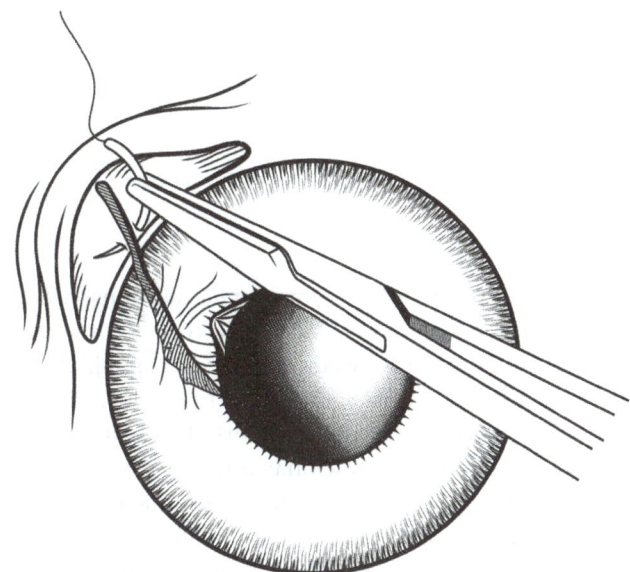

Figura 34.16 Laceração corneoescleral: sutura-se inicialmente o limbo, como ponto de referência.

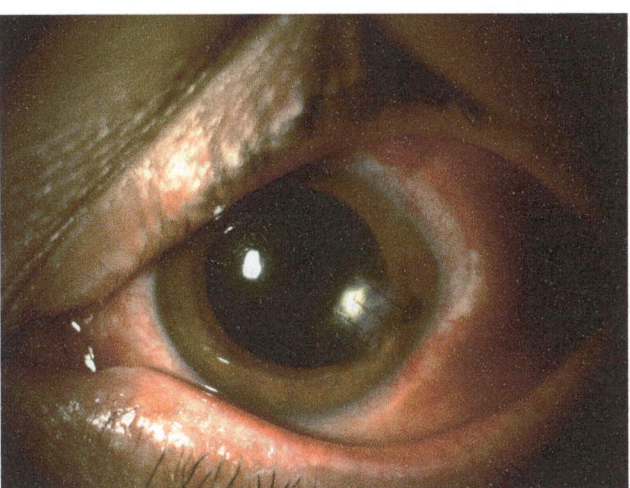

Figura 34.19 Laceração de córnea, íris e cristalino em traumatismo penetrante com anzol, já suturada.

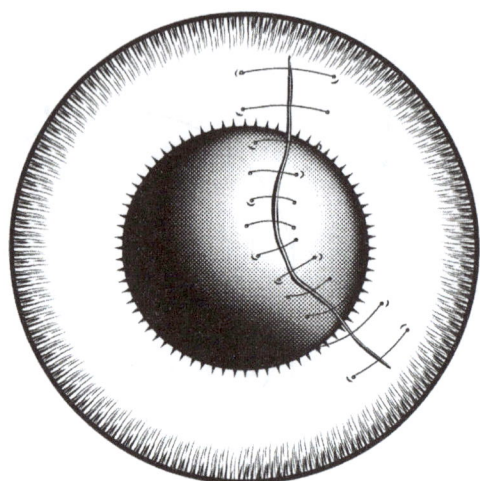

Figura 34.20 Laceração de córnea suturada: os pontos devem ser menores no centro, para comprometerem menos o eixo visual.

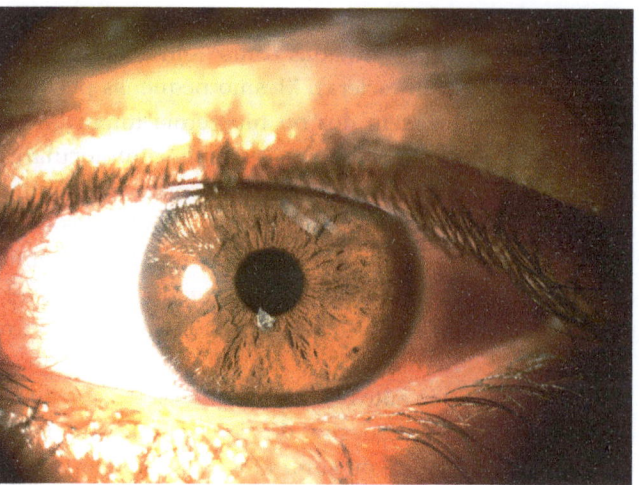

Figura 34.22 Pequeno corpo estranho metálico triangular, com borda cortante, encravado na íris. A laceração da córnea era quase imperceptível, não havendo reação inflamatória significativa. O paciente não tinha sintomas importantes; achava que algo havia batido em sua pálpebra.

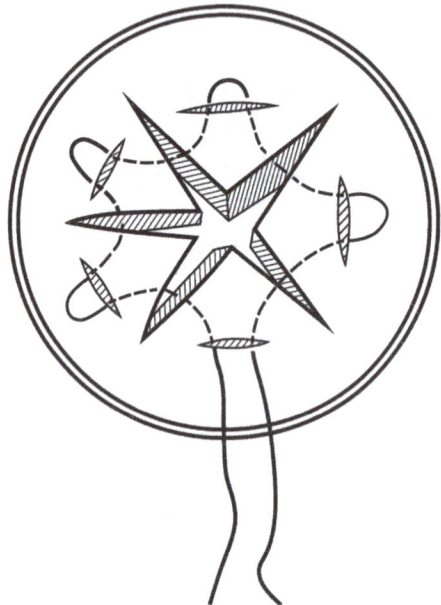

Figura 34.21 Técnica de sutura de córnea para laceração irregular em estrela: pequenas incisões de espessura parcial podem ser criadas em cada *flap* da laceração estrelada, passando-se o fio de uma incisão à outra, atingindo o estroma profundo. Após essa sutura inicial, pontos separados adicionais podem ser realizados, se necessário.

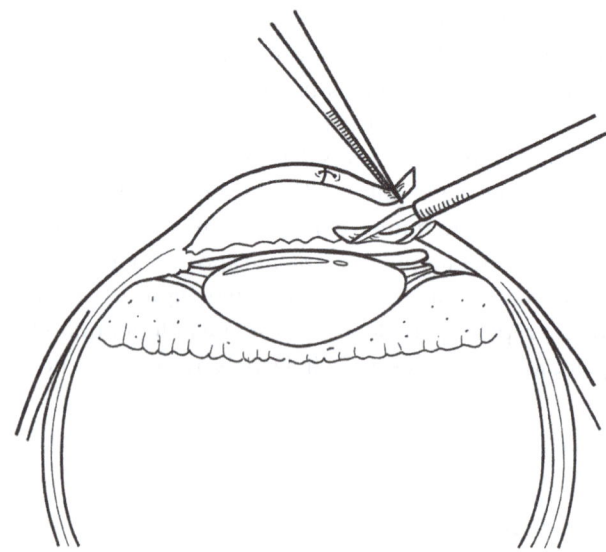

Figura 34.23 Remoção de corpo estranho na câmara anterior por incisão acessória.

co de infecção e de necrose por estrangulamento da porção herniada, devendo-se avaliar a vitalidade do tecido, para decidir se deve ser reposto ou excisado.[5,8] *Corpos estranhos* identificados na câmara anterior (Figura 34. 22) devem ser removidos, com pinça adequada para esse fim, através da laceração ou, se necessário, pode-se fazer uma incisão acessória na periferia, próximo ao limbo, após sutura da porta de entrada, protegendo-se o cristalino e a córnea com material viscoelástico (Figura 34.23).[10]

Em caso de hérnia de vítreo (material transparente de consistência gelatinosa), tanto pela córnea como pela esclera, este deve ser excisado usando-se esponja de celulose ou haste de algodão (cotonete) para levantá-lo e tesoura pequena bem afiada para cortá-lo. O vítreo aprisionado na ferida pode tracionar a retina e ocasionar o seu descolamento.[3] Esses casos devem ser imediatamente encaminhados ao especialista, para avaliar necessidade de tratamento de outras lesões associadas, como catarata, hemorragia vítrea, descolamento de retina ou remoção de corpo estranho intraocular.[5,9,10]

LACERAÇÃO DA ESCLERA

Lacerações de espessura parcial da esclera raramente necessitam sutura e têm bom prognóstico. No entanto, lesões que acometem toda a espessura da parede ocular (esclera e/ou córnea), geralmente em consequência de trauma penetrante, perfurante (com dupla penetração) ou contuso (ruptura do globo ocular), configuram "olho aberto" e têm prognóstico muito mais reservado (ver Figura 34.9).[4] A conjuntiva deve ser aberta, desnudando-se a esclera, na região da laceração, para definir a extensão total da ferida.[8,9] A esclera deve ser suturada com fio absorvível (tipo Vicryl®) 6-0 ou 7-0 e, em seguida, recoberta pela conjuntiva.

O olho com laceração escleral deve ser inspecionado cuidadosamente à procura de outros sinais que sugiram trauma penetrante ou "olho aberto": baixa pressão ocular, sangue visível dentro do olho (hifema), pupila pinçada ou com formato irregular, catarata (cristalino esbranquiçado, pupila branca), extrusão ou prolapso de conteúdo ocular (tecido uveal marrom ou vítreo com consistência gelatinosa transparente), baixa acuidade visual, sugerindo acometimento do segmento posterior do olho (hemorragia vítrea, descolamento da retina ou corpo estranho intraocular).[3,4] Lesões desse tipo devem ser exploradas por especialistas em trauma ocular. Antes de encaminhar o paciente, deve-se proteger o olho com concha rígida, podendo-se prescrever colírio antibiótico de largo espectro (gatifloxacino ou moxifloxacino) a cada 30 min. Deve-se minimizar a manipulação para evitar agravamento das lesões.[1,4]

Queimaduras

Queimaduras *químicas* são o tipo de emergência em que cada minuto conta.[10] Constitui a maior emergência em oftalmologia, e o tratamento deve ser iniciado o mais precocemente possível, de preferência ainda no local do acidente, orientando-se o paciente a lavar abundantemente o olho com água, sob a torneira, antes de se dirigir ao local de atendimento. O prognóstico depende da rapidez do tratamento, do tempo de exposição, da concentração e do pH da solução.[3,4,8,10]

Os *álcalis* tendem a causar lesões mais graves, pois penetram rapidamente no olho, saponificando os lípides das membranas celulares, causando desnaturação do colágeno e trombose dos vasos com isquemia dos tecidos. Os *ácidos* costumam causar menor dano, pois liberam íons hidrogênio que precipitam as proteínas na superfície do olho, formando barreira contra maior penetração. O aspecto das lesões varia de queratite superficial com pontos de desepitelização acompanhada de hiperemia conjuntival, até completa marmorização da córnea. O

acometimento do limbo (região limítrofe entre a córnea e a conjuntiva) agrava a situação, pois, nessa região, estão localizadas as células germinativas que dão origem ao epitélio corneano. Quanto maior for a área de envolvimento e isquemia do limbo (área desepitelizada corável à fluoresceína, brancacenta, com vasos obstruídos), pior é o prognóstico (Figura 34.24).[3,4,8]

A gravidade da queimadura pode ser classificada em:

- Grau I: córnea clara, leve dano epitelial, sem isquemia do limbo. Bom prognóstico.
- Grau II: córnea embaçada, podendo-se observar a íris, área de isquemia do limbo menor do que ⅓. Bom prognóstico.
- Grau III: córnea opaca com perda total do epitélio, obscurecimento dos detalhes da íris, área de isquemia do limbo entre ½ e ⅓. Prognóstico reservado.
- Grau IV: córnea opaca, sem visão dos detalhes da íris, isquemia do limbo maior do que a ½. Mau prognóstico.[3,8]

O tratamento deve ser iniciado o mais rapidamente possível: anestesia tópica, irrigação copiosa e prolongada (por pelo menos 30 min) da superfície ocular com solução de Ringer lactato, solução salina a 0,9% ou mesmo água destilada. Usar blefarostato ou espéculo de pálpebras para manter o olho aberto. O objetivo é neutralizar o pH da superfície ocular, podendo-se aplicar papel de Litmus para checar o pH. Caso não esteja neutro, continuar com a irrigação por até 2 h, se necessário. Utilizar cotonetes umedecidos nos fórnices conjuntivais, para remover partículas sólidas. Avaliar a acuidade visual após o tratamento inicial. Depois, iniciar uso de poma-

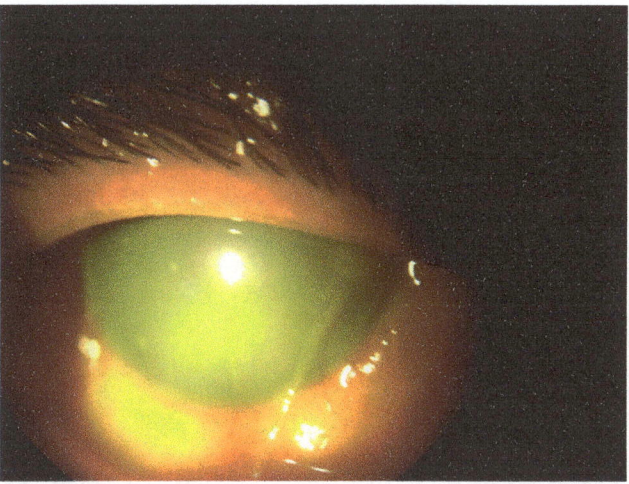

Figura 34.24 Queimadura química do olho por ácido, grau II: córnea embaçada, podendo-se observar a íris, área de isquemia do limbo na região inferior. (Grau III: córnea opaca com perda total do epitélio, obscurecimento dos detalhes da íris, área de isquemia do limbo entre ½ e ⅓.)

da oftálmica de antibiótico 4 vezes ao dia, colírio de ciclopentolato a 1% ou atropina a 1%, 3 vezes ao dia e colírio lubrificante a cada 1 h. Manter curativo oclusivo por 24 h ou lente de contato terapêutica, com controle diário. Em casos mais graves, pode ser necessário o uso de corticosteroides tópicos (acetato de prednisolona a 1%, 4 a 6 vezes ao dia), anticolagenolíticos (tetraciclina 250 mg/4 vezes ao dia ou doxiciclina 100 mg/2 vezes ao dia, VO), acetilcisteína colírio a 10% (4/4 h), citrato de sódio colírio a 10% (4/4 h). Também pode ser necessário o uso de lente escleral acrílica para a prevenção de simbléfaro (aderências entre as conjuntivas palpebral e bulbar). Mais tardiamente, podem ser necessárias outras operações, como lise de simbléfaro, recobrimento com mucosa labial ou membrana amniótica, transplante de córnea.[3,4,8]

Queimaduras *térmicas* são menos comuns, estando geralmente associadas a queimaduras da face, envolvendo as pálpebras. A lesão corneana tem aspecto opaco acinzentado e deve ser tratada como abrasão, com pomada oftálmica de antibiótico e oclusão do olho.[8,10] Queimaduras por *ultravioleta*, que ocorrem após trabalho com solda ou uso de lâmpada ultravioleta sem proteção ocular adequada, são bem mais comuns. Causam dor ocular moderada a intensa, sensação de corpo estranho, lacrimejamento, fotofobia e visão borrada. Os sintomas costumam aparecer 6 h a 12 h após a exposição e, em geral, o acometimento é bilateral. Observa-se desepitelização pontilhada da córnea, que se cora à fluoresceína a 2% colírio, em distribuição interpalpebral (Figura 34.25). O tratamento é o mesmo realizado para abrasão da córnea, com pomada oftálmica contendo antibiótico e realizando-se oclusão do olho mais afetado.

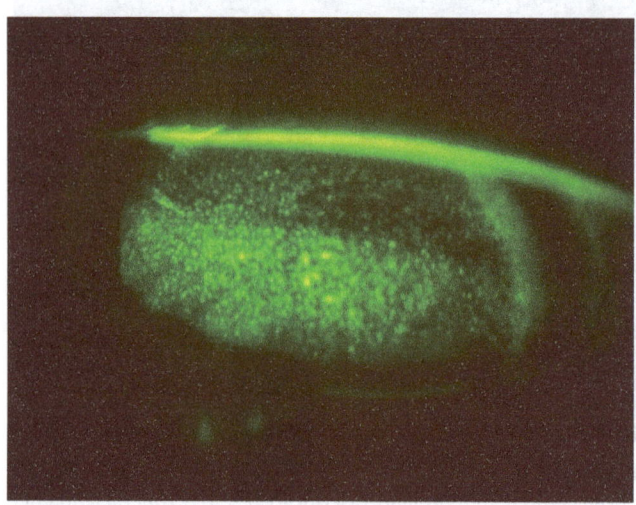

Figura 34.25 Queimadura do olho por luz ultravioleta após trabalho com solda sem proteção: pontos coalescentes de desepitelização da córnea corados por fluoresceína.

Hifema

Caracteriza-se pela presença de sangue na câmara anterior do olho (entre a córnea e a íris), secundariamente a trauma contuso ou penetrante (ver Figura 34.14). O tratamento pode ser conservador, aguardando-se a reabsorção do sangue, monitorando-se a pressão ocular e mantendo-se o paciente com a cabeceira elevada e em repouso, pois há risco de ressangramento. Recomenda-se o uso de colírio de atropina a 1%, 3 vezes ao dia, e de medicamento antiglaucomatoso. Tratamento cirúrgico está indicado nos casos de hipertensão ocular não controlada ou hifema total (toda a câmara anterior preenchida por sangue), em que há risco de impregnação hemática da córnea. É realizada paracentese de 1 mm a 2 mm, na periferia da córnea, para irrigação e aspiração do sangue com cânula de dupla via ou com duas cânulas. Deve-se tomar o cuidado de não tocar o cristalino e de não lesar o delicado tecido da íris. Em geral, não é necessária sutura.[1-3,8]

Catarata Traumática Aguda

Decorre de trauma contuso ou penetrante. O rompimento da cápsula do cristalino, ou a alteração de sua permeabilidade, causa entumescimento deste, com liberação de material cortical intracapsular, provocando reação inflamatória intensa (uveíte facolítica) e aumento da pressão intraocular (glaucoma facolítico), que não respondem ao tratamento clínico. O paciente deve ser encaminhado ao especialista, sendo imperativa a remoção cirúrgica do cristalino. Uma lente intraocular pode ser implantada em seu lugar, caso as condições sejam favoráveis (ver cirurgia da catarata). Em traumas perfurantes, caso haja ruptura capsular, deve-se fazer uma incisão acessória próxima ao limbo e aspirar o material do cristalino (não aspirar pela incisão do trauma). Caso não haja ruptura da cápsula, realizar sutura primária da lesão e deixar a cirurgia da catarata para segundo tempo (ver Figura 34.13).[2-4,8]

Glaucoma Agudo de Ângulo Estreito

É condição em que a íris periférica, muito anteriorizada, apõe-se ao trabeculado (estrutura de drenagem do humor aquoso, localizada no ângulo formado entre a íris e a córnea periférica), bloqueando o fluxo de drenagem do humor aquoso (Figura 34.26). Ocorre rápida elevação da pressão, em geral acima de 40 mmHg. Os sintomas são dor ocular intensa, cefaleia, em geral hemicraniana, do lado do olho afetado, náuseas, visão borrada e com halos coloridos. Observam-se hiperemia ocular, edema da córnea, pupila pouco reativa e em dilatação média, câmara anterior rasa (íris muito próxima da córnea, o que se pode verificar por meio de iluminação lateral com lanterna). A crise aguda é, geralmen-

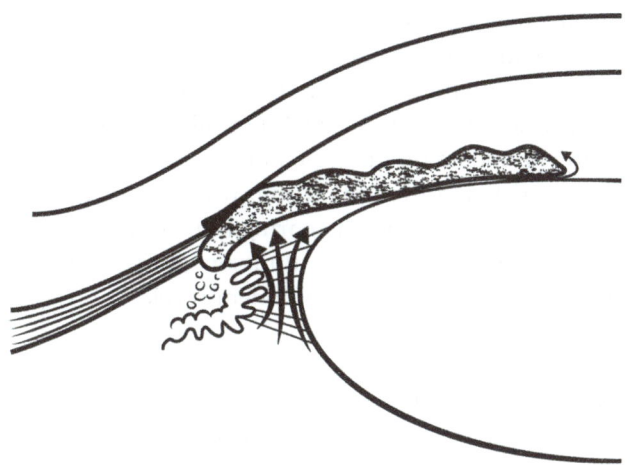

Figura 34.26 Glaucoma de ângulo estreito. Observa-se o bloqueio da passagem do humor aquoso da câmara posterior (espaço retroiriano) para a câmara anterior (espaço entre a íris e a córnea) e o posicionamento anterior do diafragma iriano, obstruindo a drenagem do humor aquoso através do trabeculado, situado no ângulo da câmara anterior.

te, unilateral, mas o outro olho quase sempre também apresenta câmara anterior rasa com ângulo estreito e risco de fechamento desse ângulo com elevação súbita da pressão ocular.[4,8,11]

O tratamento inicial consiste na administração de colírios hipotensores (betabloqueadores e alfa-agonistas), corticosteroides tópicos, colírio de pilocarpina a 2%, inibidores da anidrase carbônica por via oral (acetazolamida) ou hiperosmótico venoso (manitol). O tratamento definitivo consiste na abertura de passagem na íris periférica, para permitir o fluxo do humor aquoso da câmara posterior para a anterior. Essa abertura é realizada com *laser* YAG, sendo também importante tratar profilaticamente o outro olho. Após a crise, caso tenham se formado goniossinéquias (sinéquias entre a íris periférica e a córnea, causando obstrução definitiva do trabeculado) e não havendo redução satisfatória da pressão ocular, há indicação para operação fistulizante (trabeculectomia), cuja técnica está descrita no tópico cirurgia do glaucoma.[4,8,11]

Hemorragia Vítrea

As causas mais frequentes de hemorragia vítrea são: descolamento posterior do vítreo com ruptura da retina (29% a 30%), retinopatia diabética proliferativa (20% a 32%), oclusão venosa da retina (11% a 16%) e descolamento posterior do vítreo (8% a 12%).[12,14] Outras causas são traumas contusos ou penetrantes, acompanhados de ruptura da retina, lesão de tecido uveal (íris, corpo ciliar e coroide), ruptura de macro-

aneurisma retiniano e outras vasculopatias retinianas. Os sintomas mais comuns são o aparecimento súbito de opacidades móveis no campo de visão, moscas volantes, manchas, até acentuado escurecimento da visão. A acuidade visual pode estar desde normal até apresentar reduzida percepção de vultos ou de luz. Na anamnese, deve-se investigar traumas e doenças sistêmicas concomitantes, como *diabetes mellitus*, hipertensão arterial, hemoglobinopatias. A oftalmoscopia pode revelar a lesão de base, quando a hemorragia não for muito densa. O exame da periferia da retina é de fundamental importância, pois aí se localiza a maioria das rupturas da retina, com risco elevado de evoluir para descolamento.[12,13] Caso a hemorragia seja densa, não permitindo o exame do fundo de olho, deve-se realizar a ultrassonografia para investigar aspectos como descolamento e rupturas da retina, tração vitreorretiniana e presença de corpo estranho intraocular. Inicialmente, o tratamento é conservador, com repouso e cabeceira elevada, aguardando-se reabsorção da hemorragia para realizar o tratamento da doença de base. O *tratamento cirúrgico* (vitrectomia via *pars plana*) está indicado quando não há melhora significativa em 3 a 6 meses ou, mais precocemente, se a hemorragia vítrea estiver associada a descolamento da retina, corpo estranho intraocular, hipertensão ocular não responsiva ao tratamento clínico ou baixa visão no olho contralateral.[4,10,12] A *vitrectomia via pars plana* (Figura 34.27) consiste na remoção do vítreo patológico por meio de microincisões na esclera, utilizando-se sonda de alto corte (Figuras 34.28 e 34.29) e aparelho específico/vitreófago (ver tópico Descolamento da retina).[5]

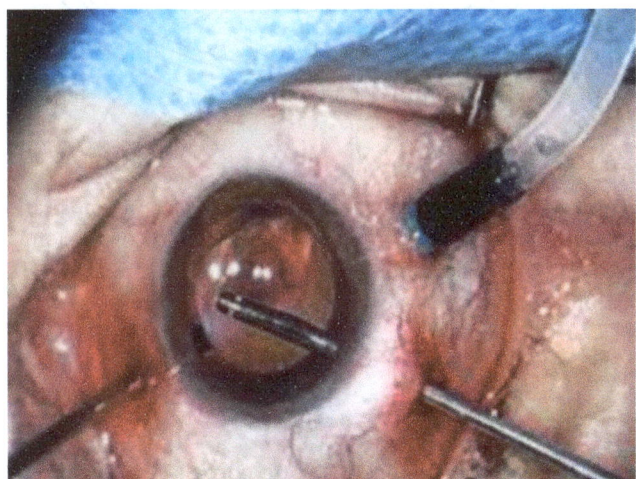

Figura 34.27 Vitrectomia via *pars plana*, mostrando as três portas de entrada, uma para infusão, uma para iluminação e a terceira para a sonda de corte e aspiração e para outros instrumentos que possam ser necessários.

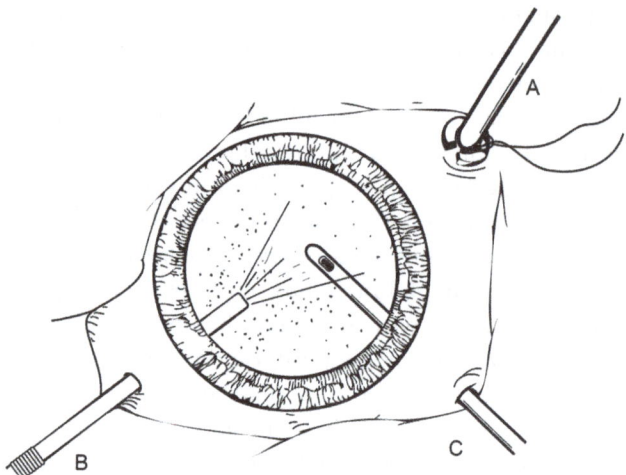

Figura 34.28 Vitrectomia via *pars plana*, visão superior, mostrando as três portas de entrada: (**A**) para infusão, (**B**), para iluminação e (**C**) para a sonda de corte e aspiração e para outros instrumentos.

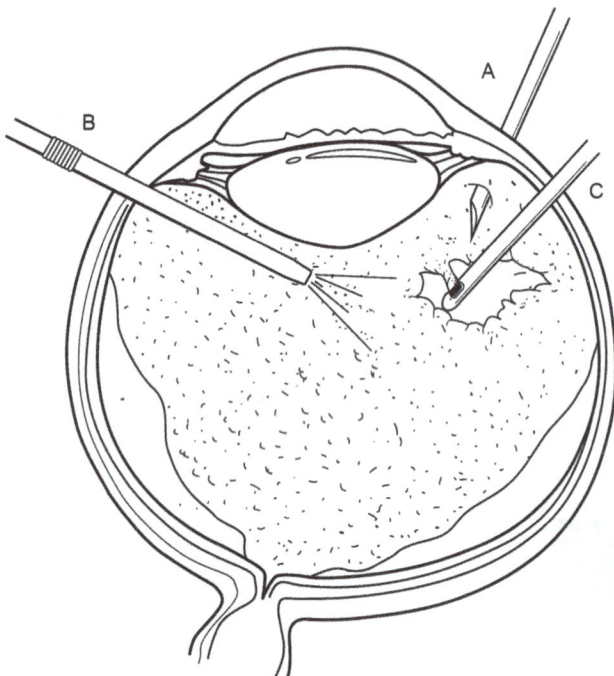

Figura 34.29 Vitrectomia via *pars plana*, visão lateral, mostrando as três portas de entrada: (**A**) para infusão, (**B**), para iluminação e (**C**) para a sonda de corte e aspiração e para outros instrumentos.

Corpo Estranho Intraocular no Segmento Posterior (Retina e Vítreo)

Deve-se sempre suspeitar de corpo estranho intraocular (CEIO) nos casos de trauma com laceração escleral ou corneana. É mais frequentemente observado em homens jovens, entre 21 e 40 anos (mais de 90%), geralmente relacionado com acidente de trabalho. São sinais que sugerem a presença de CEIO: edema localizado da córnea, hemorragia subconjuntival densa e escura, pupila com formato irregular ou pinçada, perfurações na íris, prolapso uveal ou vítreo, sinal de Seidel positivo (indicando vazamento de humor aquoso), catarata com cápsula do cristalino rompida, hemorragia vítrea, descolamento da retina. Quando hemorragia ou outra opacidade impede exame adequado, a ultrassonografia ocular e a tomografia computadorizada podem revelar a presença do CEIO.[2,7,9,10]

O tratamento consiste em vitrectomia via *pars plana* com remoção do vítreo, remoção do corpo estranho com pinça específica para esse fim e reparo de lesões retinianas porventura existentes (Figura 34.30). Há pinças com magneto utilizadas para os corpos estranhos metálicos imantáveis (Figura 34.31). Material de origem vegetal ou de cobre deve ser removido imediatamente. Ferro, aço, alumínio, zinco, chumbo e níquel podem ser removidos dentro de 24 h. Materiais inertes, como plástico e vidro, podem permanecer por mais tempo, mas o ideal é retirá-los, pois há risco de infecção.[1,2,9,10]

Caso haja suspeita de contaminação, deve-se realizar, ao final da operação, injeção intravítrea de vancomicina (1 mg/0,1 mL), ceftazidime (2 mg/0,1 mL) e clindamicina (1 mg/0,1 mL). Profilaxia do tétano é recomendada. O tratamento tópico com colírios antibióticos de largo espectro (moxifloxacino ou gatifloxacino) a cada 4 h, corticosteroide tópico a cada 4 h e colírio de atropina a 1% a cada 8 h deve ser mantido no pós-operatório.[4]

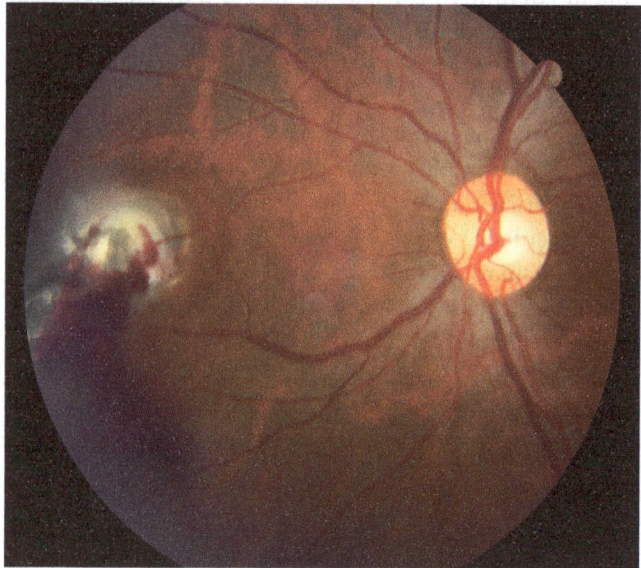

Figura 34.30 Corpo estranho metálico encravado na retina nasal até ao nervo óptico do paciente da Figura 34.9, que apresentava pequena laceração conjuntival/escleral próxima ao limbo e acuidade visual normal.

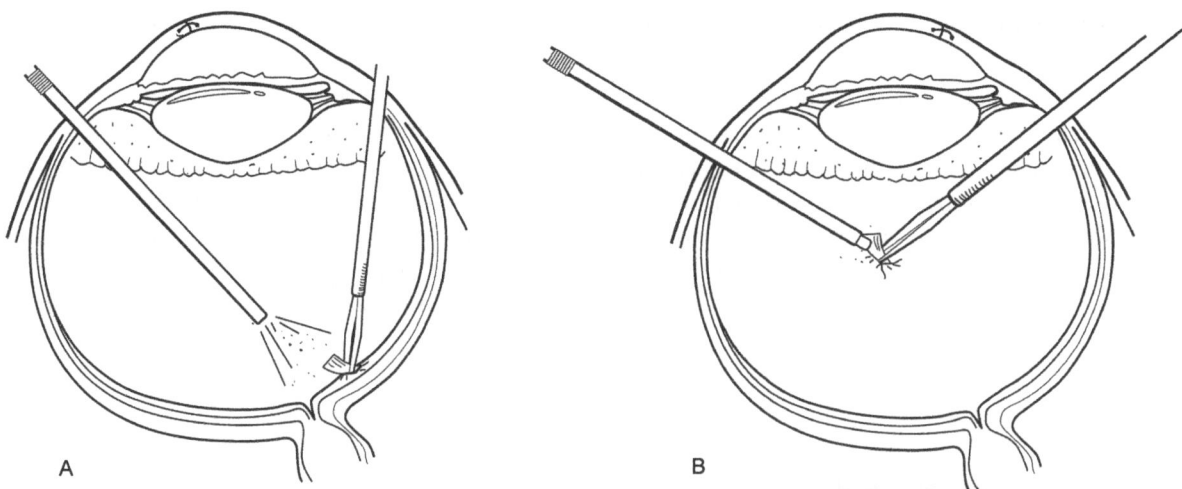

Figura 34.31 (**A**) Corpo estranho no segmento posterior do olho, encravado na retina, sendo removido com pinça, através de vitrectomia via *pars plana*; (**B**) corpo estranho metálico no vítreo, sendo passado da pinça de magneto para outra pinça para ser removido via *pars plana*.

Descolamento da Retina

O descolamento da retina consiste na separação da retina neurossensorial (que inclui os fotorreceptores) do epitélio pigmentado da retina, que permanece aderido à coroide. Existem, basicamente, três tipos de descolamento da retina:

* *Descolamento seroso ou exsudativo*: causado por quadros inflamatórios oculares ou doenças sistêmicas, sendo tratado clinicamente, de acordo com a doença de base.
* *Descolamento regmatogênico*: causado por ruptura da retina, permitindo o acúmulo de líquido no espaço sub--retiniano, sendo tratado cirurgicamente (Figura 34.32).

* *Descolamento tracional*: causado pela proliferação de membranas fibrosas ou fibrovasculares na interface vitreorretiniana, exercendo tração sobre a retina. Deve ser, também, tratado cirurgicamente (Figura 34.33).

Os sintomas incluem perda parcial ou total do campo visual, dependendo da extensão da área descolada; baixa acuidade visual, se houver acometimento da mácula; visão de reflexos luminosos e moscas volantes.[11,14,15]

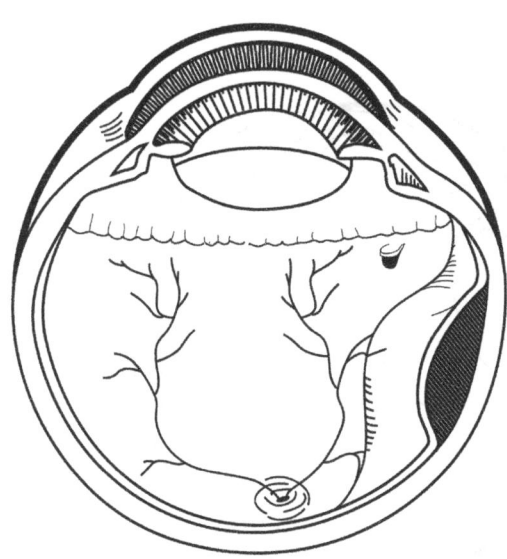

Figura 34.32 Descolamento regmatogênico da retina: ruptura na retina periférica permitindo a passagem de líquido da cavidade vítrea para o espaço sub-retiniano.

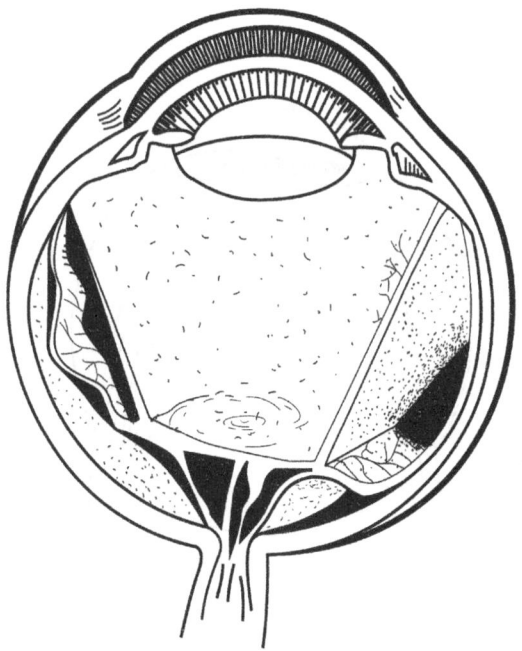

Figura 34.33 Descolamento tracional da retina: proliferação de membranas fibrosas na interface vitreorretiniana, causando tração sobre a retina e seu descolamento.

O tratamento cirúrgico do descolamento da retina envolve as seguintes técnicas:

- *Retinopexia com introflexão escleral*: realizada em casos de descolamento regmatogênico da retina sem grande comprometimento vítreo. Consiste na colocação de implante de silicone suturado à esclera, posterior à inserção dos músculos retos, com objetivo de bloquear rupturas retinianas e aliviar a tração vitreorretiniana. Pode-se realizar ou não drenagem do líquido sub-retiniano. A adesão retiniana é promovida por meio de criopexia ou fotocoagulação a *laser* ao redor da ruptura (Figura 34.34).

- *Retinopexia pneumática*: realizada em casos de descolamento regmatogênico da retina sem comprometimento vítreo, com ruptura localizada em região superior. Consiste na injeção de gás expansor (C_3F_8 ou SF_6) na cavidade vítrea para bloquear temporariamente a ruptura. Criopexia ou fotocoagulação a *laser* são os meios de obter a adesão da retina em volta da ruptura (Figura 34.35).

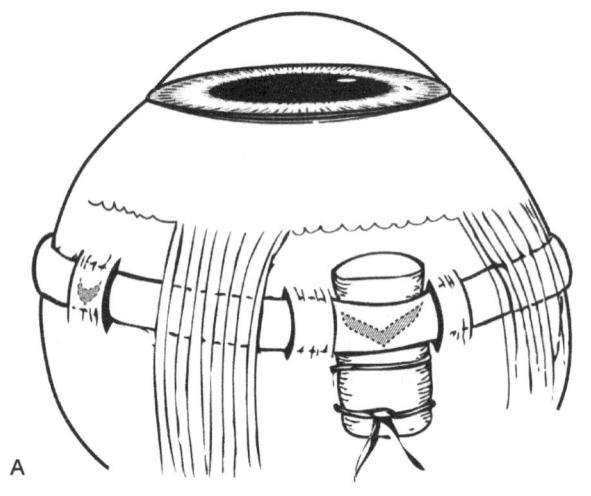
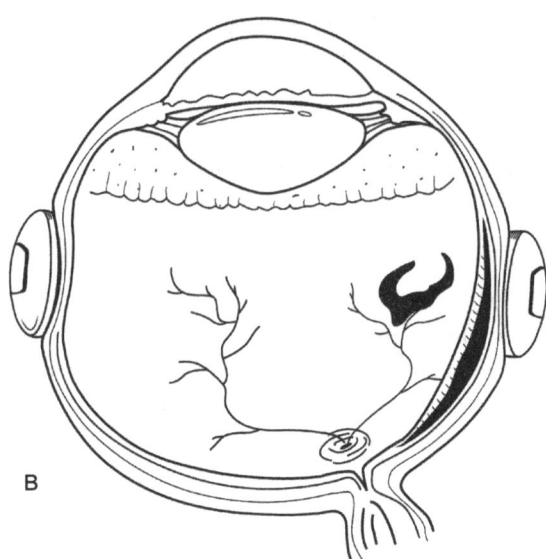

Figura 34.34 Retinopexia com introflexão escleral (*buckling*): (**A**) fixação de faixa circunferencial e/ou implantes radiais na esclera, com objetivo de aliviar a tração vitreorretiniana e bloquear as rupturas retinianas (**B**).

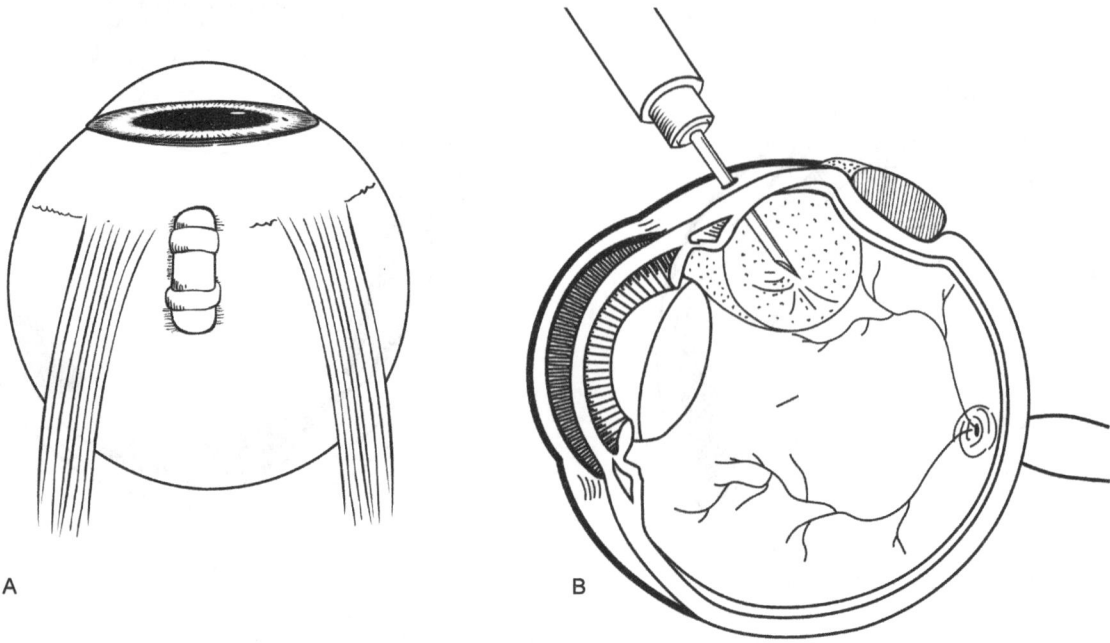

Figura 34.35 Retinopexia pneumática com injeção de gás expansor na cavidade vítrea para tamponamento interno da(s) ruptura(s) retiniana(s). Implantes externos de silicone podem ser ou não necessários.

- *Vitrectomia via* pars plana: indicada nos descolamentos tracionais da retina e nos casos de descolamento regmatogênico com comprometimento vítreo (proliferação vitreorretiniana). Consiste na remoção do vítreo patológico por meio de microincisões na esclera, em geral três, localizadas entre 3,5 mm e 4 mm do limbo, sendo uma para infusão de solução salina balanceada, uma para iluminação e a terceira para a sonda do vitreófago, que corta em alta velocidade (800 a 5.000 cortes por minuto) e aspira o vítreo. Essa terceira entrada também é utilizada para a introdução de outros instrumentos que se fizerem necessários, como micropinças, microtesouras, sondas de endolaser, entre outros (ver Figuras 34.27, 34.28 e 34.29). Para tamponamento interno da retina, podem ser utilizados gases expansores (C_3F_8 ou SF_6) ou óleo de silicone na cavidade vítrea.[5,16,17]

CIRURGIAS ELETIVAS

Calázio

É uma lesão inflamatória da pálpebra, que resulta da obstrução de uma glândula sebácea de Meibomius (calázio interno, mais frequente) ou de Zeis (calázio externo). O extravasamento de material lipídico produz inflamação lipogranulomatosa crônica. Ocasionalmente, apresenta fase aguda eritematosa, como um hordéolo, podendo drenar espontaneamente. Outras vezes, evolui insidiosamente para formação de nódulo endurecido, não doloroso (Figura 34.36). Está frequentemente associado a blefarite ou rosácea. O tratamento, na fase aguda, consiste na aplicação de calor local (compressas mornas úmidas). As lesões crônicas podem ser tratadas com injeção intralesional de corticosteroides ou com drenagem cirúrgica: após anestesia tópica e infiltração com lidocaína a 2% com epinefrina

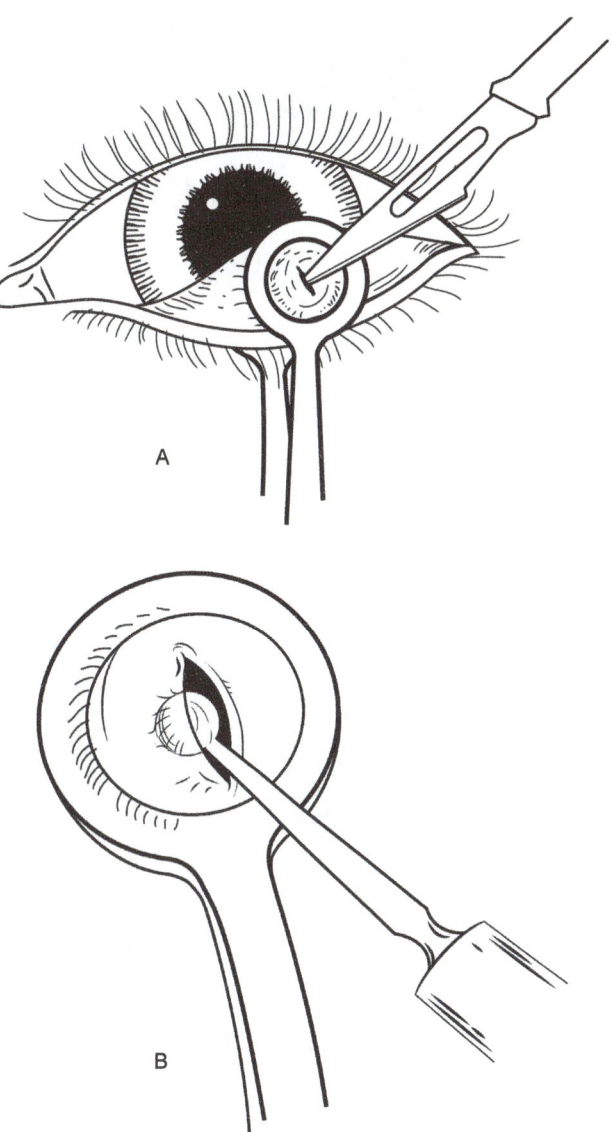

Figura 34.37 Calázio, técnica cirúrgica: (**A**) pálpebra apreendida e evertida por pinça de calázio, incisão transconjuntival vertical; (**B**) curetagem do material lipogranulomatoso.

1:100.000, a pálpebra é apreendida e evertida por pinça de calázio, sendo realizada uma incisão transconjuntival vertical, com curetagem do material lipogranulomatoso (Figura 34.37A e B). Aplica-se pomada oftálmica com antibiótico, não sendo necessária sutura.[4,5,12,13]

Tumores Palpebrais

Pequenos tumores ou lesões com aspecto suspeito (ulceradas, com base inflamada) acometendo a margem palpebral devem ser excisados e enviados para exame anatomopatológico. O carcinoma basocelular corresponde a 90% de todas as neoplasias que acometem as pálpebras (Figuras 34.38 e 34.39).[4,18] A técnica aqui descrita

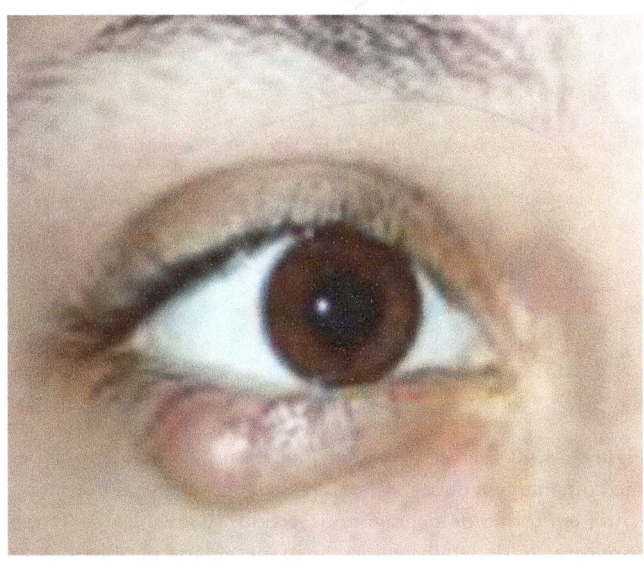

Figura 34.36 Calázio externo.

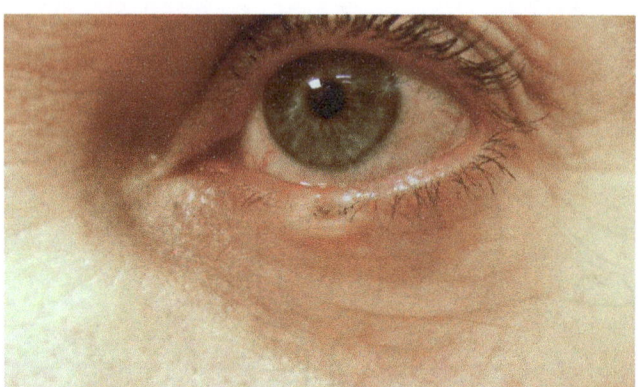

Figura 34.38 Carcinoma basocelular (CBC) na margem da pálpebra inferior.

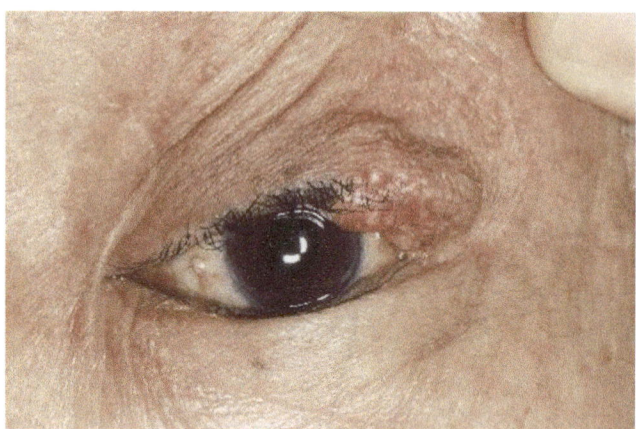

Figura 34.39 Carcinoma de células escamosas (CCE) na margem da pálpebra superior.

é adequada para esse fim, bem como para a correção de defeitos ou lacerações envolvendo a margem palpebral. Lesões maiores, em que há necessidade de remoção de mais de 40% da pálpebra, requerem técnicas mais complexas, com deslizamento ou rotação de retalho miocutâneo, como a técnica de Tenzel (Figura 34.40).[3,5,7,11]

Após anestesia tópica e infiltração subcutânea com lidocaína a 2% com epinefrina 1:100.000, incisar a pálpebra, perpendicularmente à margem, dos dois lados da lesão com tesoura ou lâmina de bisturi nº 15, deixando boa margem de segurança quando houver suspeita de neoplasia. Estender as incisões até a borda inferior do tarso e completar a remoção do fragmento formando um pentágono. A técnica da sutura está descrita no tópico sobre lacerações palpebrais com envolvimento da margem sem comprometimento dos canalículos lacrimais (ver Figura 34.3). Deve-se aplicar pomada oftálmica contendo antibiótico. Os pontos da pele podem ser removidos em 7 a 10 dias, enquanto os pontos da margem devem permanecer por 10 a 14 dias.[5,7]

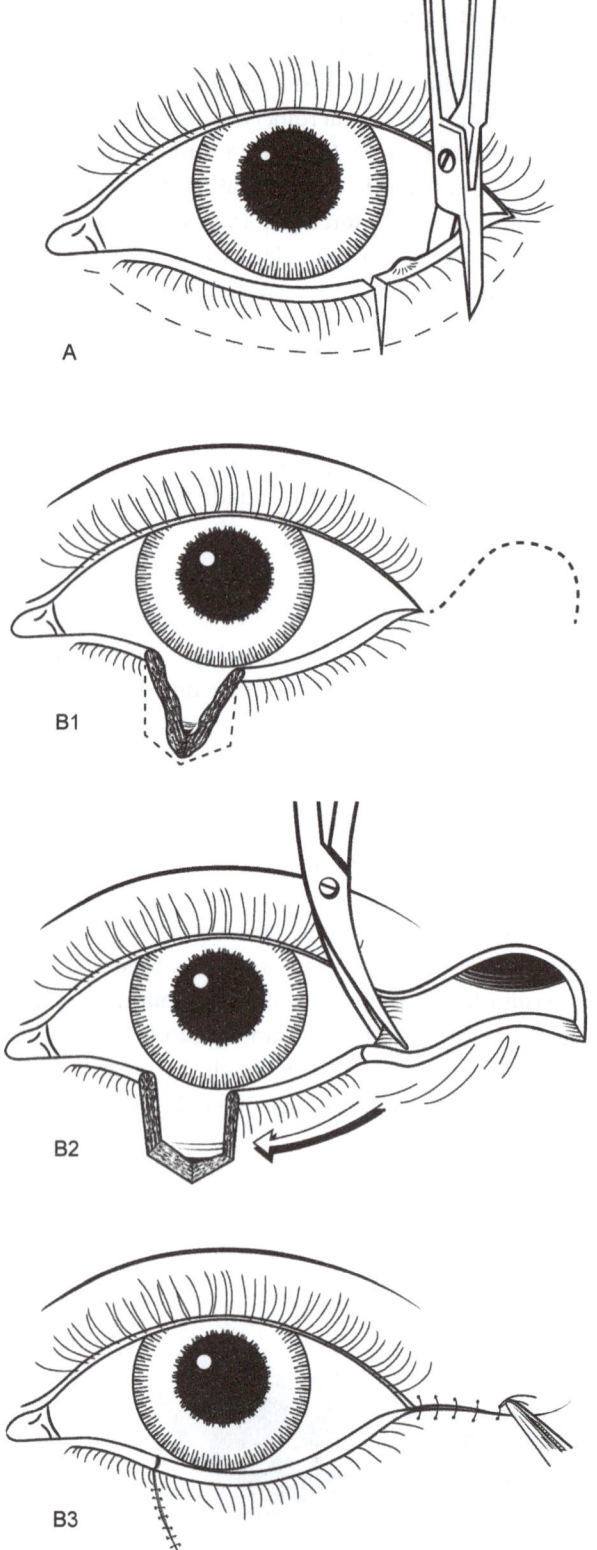

Figura 34.40 Exérese de tumor palpebral: (**A**) remoção da lesão com margem de segurança, confeccionando-se as bordas da ferida em forma de pentágono invertido; (**B**) técnica de Tenzel com rotação de retalho miocutâneo, necessária para perdas de tecido palpebral acima de 40%.

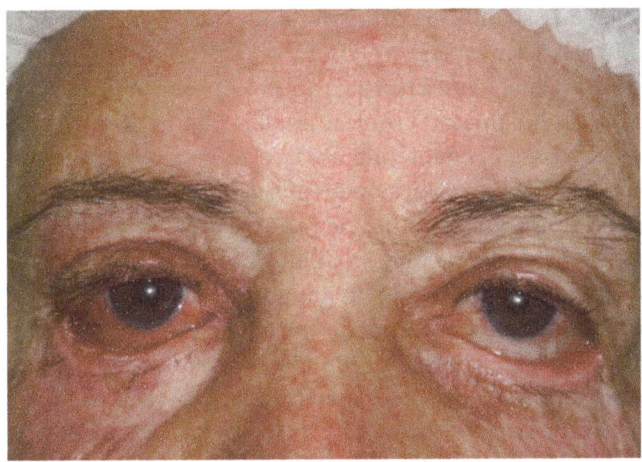

Figura 34.41 Ectrópio involucional (senil) das pálpebras inferiores.

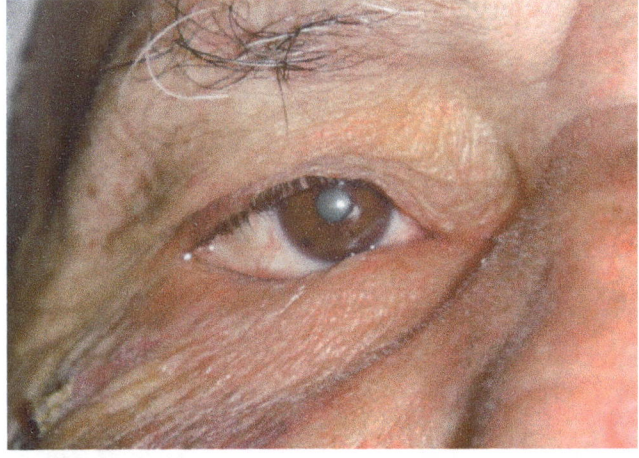

Figura 34.42 Entrópio involucional (senil) da pálpebra inferior.

Ectrópio

Consiste na eversão da margem palpebral. O tipo mais comum em adultos é o ectrópio involucional, relacionado com a idade, que ocorre por relaxamento dos tecidos, acometendo a pálpebra inferior e fazendo com que a conjuntiva exposta se torne cronicamente inflamada, espessada e queratinizada (Figura 34.41). Outros tipos incluem o ectrópio cicatricial, secundário à contração da pele que se segue a traumas e queimaduras; o ectrópio paralítico, secundário à paralisia do nervo facial; e o ectrópio mecânico, causado por tumores da margem palpebral, edema ou óculos pesando e tracionando a pálpebra inferior.[4,11,13] Se o ponto lacrimal inferior estiver evertido, pode ocorrer transbordamento da lágrima (epífora).

O tratamento cirúrgico depende da etiologia, podendo ser realizadas, entre outras técnicas, o encurtamento horizontal da pálpebra com excisão em pentágono, refixação do tendão lateral ou fixação de tira do tarso no periósteo da reborda orbitária (técnica conhecida como "*tarsal strip*") além de enxerto de pele nos casos de ectrópio cicatricial.[4,5,13]

Entrópio

Inversão da margem da pálpebra, acometendo mais frequentemente a pálpebra inferior. O tipo mais comum também é o involucional, causado pelo relaxamento horizontal da pálpebra com a idade (Figura 34.42). A inversão da margem palpebral pode provocar o toque dos cílios na superfície do olho, com desconforto e irritação da córnea e da conjuntiva. Outros tipos incluem o entrópio cicatricial, secundário à retração da conjuntiva após traumas, queimaduras e inflamações; o entrópio congênito; e o ectrópio espástico, que se segue à inflamação ou cirurgia ocular.

O tratamento cirúrgico também depende da etiologia, podendo ser realizados suturas eversoras, encurtamento horizontal da pálpebra e remoção de elipse de pele e músculo orbicular.[4,5,13]

Ptose Palpebral

Consiste na queda parcial ou total da pálpebra superior. Várias são as etiologias: a aponeurótica ou involucional, causada por deiscência da aponeurose do músculo elevador da pálpebra, é a mais comum (Figura 34.43); a mecânica, por massas ou tumores; a miogênica, provocada por distúrbios musculares como distrofia miotônica; a neurogênica, como nas paralisias do oculomotor, síndrome de Horner e na miastenia *gravis*; e a congênita (distrofia congênita do elevador) (Figura 34.44). Existe, ainda, a pseudoptose, observada em casos de blefarospasmo, retração da pálpebra superior contralateral e regeneração aberrante do nervo facial.[4,13,15]

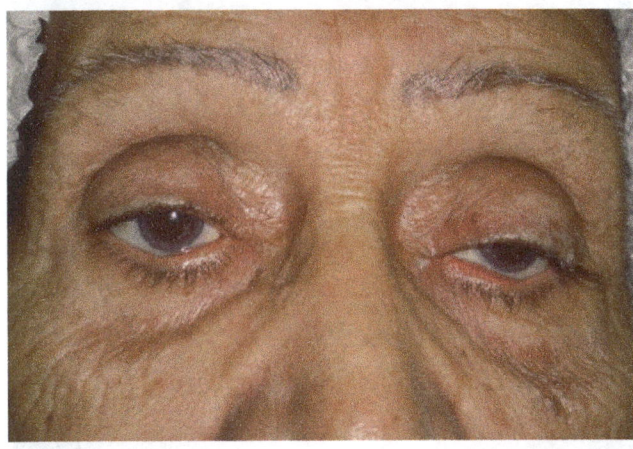

Figura 34.43 Ptose palpebral aponeurótica ou involucional bilateral.

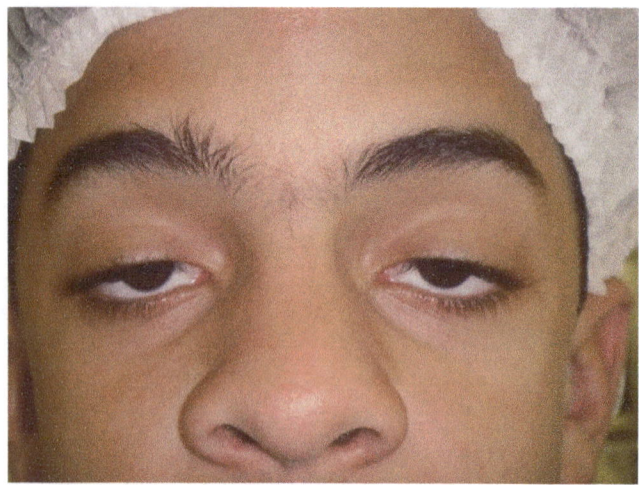

Figura 34.44 Ptose palpebral congênita bilateral.

O tratamento cirúrgico depende da etiologia e da função do músculo elevador da pálpebra, com técnicas de refixação ou reposicionamento da aponeurose do elevador, ressecção do elevador, ressecção parcial do músculo de Müller (pequeno músculo situado sob o elevador e acima do tarso, ligado a ele, que auxilia na elevação da pálpebra). Em casos de função do elevador muito comprometida, realiza-se elevação do músculo ao frontal.[4,5,15]

Pterígio

É um tecido fibrovascular que cresce, a partir da conjuntiva, sobre a córnea, na região da fenda palpebral. Tem formato triangular, podendo induzir astigmatismo, além de causar desconforto e hiperemia ocular (Figura 34.45). Em alguns casos, pode crescer até próximo ao eixo visual, podendo causar baixa acuidade visual. O tratamento inicial é conservador, sendo realizado com colírios lubrificantes. Em caso de inflamação do tecido conjunti-

val, pode-se utilizar corticosteroide tópico por curto período (1 a 2 semanas).[4,11,13]

O tratamento cirúrgico (exérese) está indicado em caso de inflamação crônica, intolerância ao uso de lentes de contato, envolvimento do eixo visual ou interesse estético. Várias técnicas podem ser utilizadas, desde excisão simples, cujo índice de recidiva é por volta de 30%, até interposição de retalho conjuntival ou autoenxerto de conjuntiva. A utilização de mitomicina-C a 0,02%, no peroperatório ou em forma de colírio, no pós-operatório, e também a betaterapia diminuem a taxa de recidiva, porém devem ser indicadas com cautela pelo risco de afinamento ou necrose da esclera. A técnica básica para a excisão é a seguinte: colírio anestésico, antissepsia com solução iodada tópica, espéculo de pálpebras para mantê-las afastadas, infiltração do corpo do pterígio com lidocaína a 2%. Prender a cabeça do pterígio (parte sobre a córnea) com uma pinça delicada e iniciar a dissecção com lâmina de bisturi nº 15, separando o pterígio da córnea (Figuras 34.46 e 34.47), no plano do epitélio corneano, passando pelo limbo e desnudando a esclera por 2 mm a 4 mm. Secciona-se o corpo do pterígio e, em seguida, fixa-se a conjun-

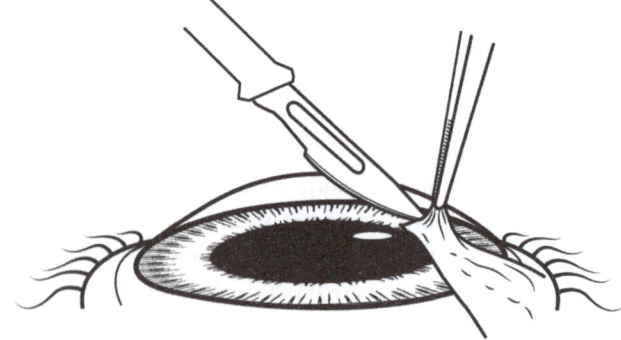

Figura 34.46 Pterígio, técnica cirúrgica: excisão simples.

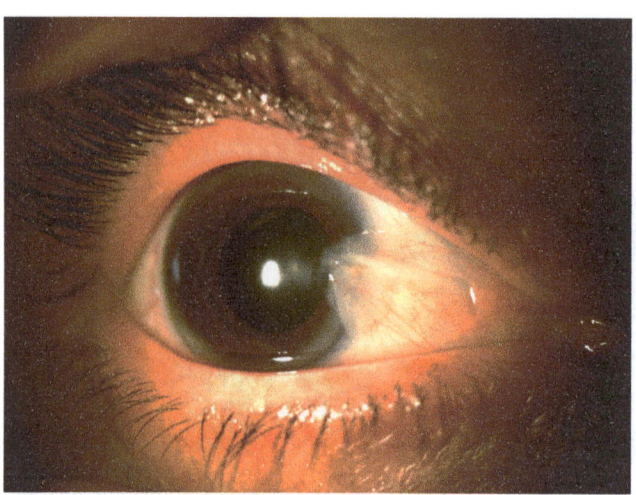

Figura 34.45 Pterígio.

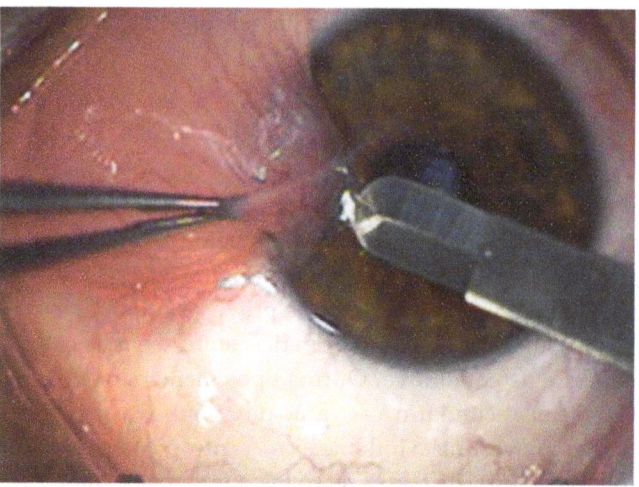

Figura 34.47 Pterígio, técnica cirúrgica: excisão simples.

tiva sobre a esclera próxima ao limbo com dois pontos de Vicryl® 7-0 ou náilon 10-0, deixando-se pequena faixa de esclera nua. Oclui-se o olho com pomada oftálmica de antibiótico por 24 h.[4,5,11]

Catarata

A facectomia ou cirurgia de catarata é a operação mais frequentemente realizada em oftalmologia, sendo, atualmente, bastante segura e eficaz. A catarata é a opacificação do cristalino, causando baixa acuidade visual (Figura 34.48). O cristalino é uma estrutura localizada atrás da íris, que funciona como lente natural de aproximadamente 20 dioptrias.

A técnica mais utilizada atualmente é a *facoemulsificação*, que utiliza aparelho facoemulsificador com uma caneta ultrassônica para emulsificação e aspiração do cristalino, por meio de incisão autosselante de 1 mm a 3 mm na córnea periférica (Figura 34.49A). Efetua-se, então, o implante de uma lente intraocular calculada previamente para o paciente (Figura 34.49B e C). Caso a lente

não seja dobrável, haverá necessidade de ampliar a incisão para a sua inserção. A anestesia pode ser tópica (gel de lidocaína a 2%) ou peribulbar com bupivacaína a 0,5%. Em casos especiais, como nas cataratas hipermaduras, alguns cirurgiões ainda preferem a técnica extracapsular, na qual, através de incisão escleral ou limbar de 7 mm a 10 mm, realiza-se a extração do núcleo do cristalino com alça apropriada e, a seguir, aspira-se o córtex e implanta-se a lente intraocular, sendo necessária sutura com náilon 10-0 ao final.[4,5,11,15]

Cirurgia Refrativa

A introdução do *excimer laser* nos anos 1980 revolucionou a cirurgia refrativa, que, nos tempos atuais, é bastante precisa e confiável. Para o planejamento da operação (queratofotoablação), é importante realizar, além da refração, a avaliação da topografia e da espessura (paquimetria) da córnea. O *excimer (excited dimer) laser* realiza fotoablação do tecido corneano, por meio da ruptura das composições químicas das moléculas, possibilitando que

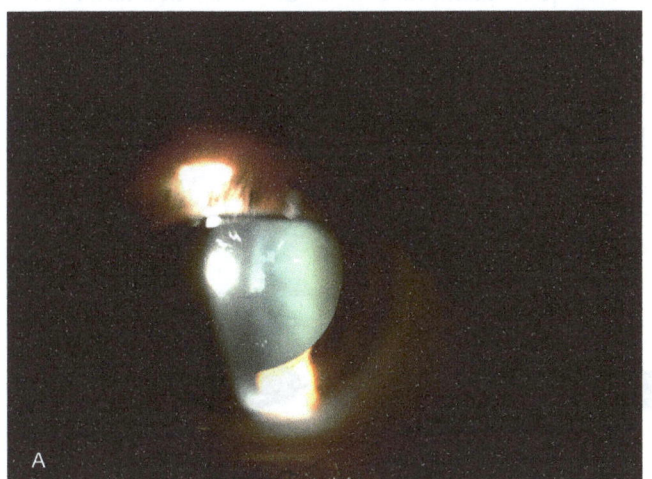
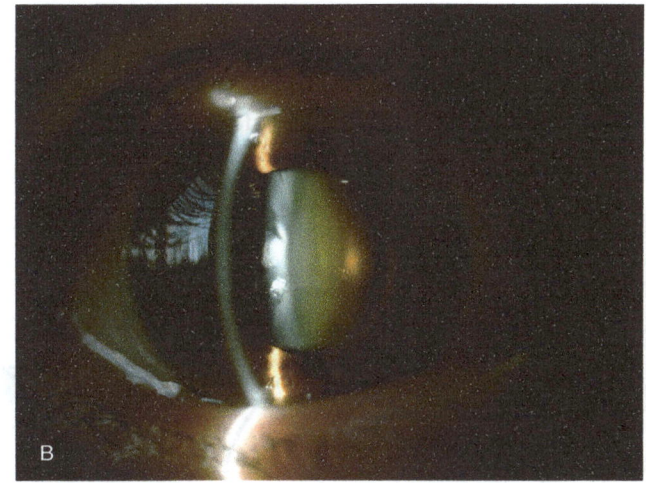

Figura 34.48 Catarata.

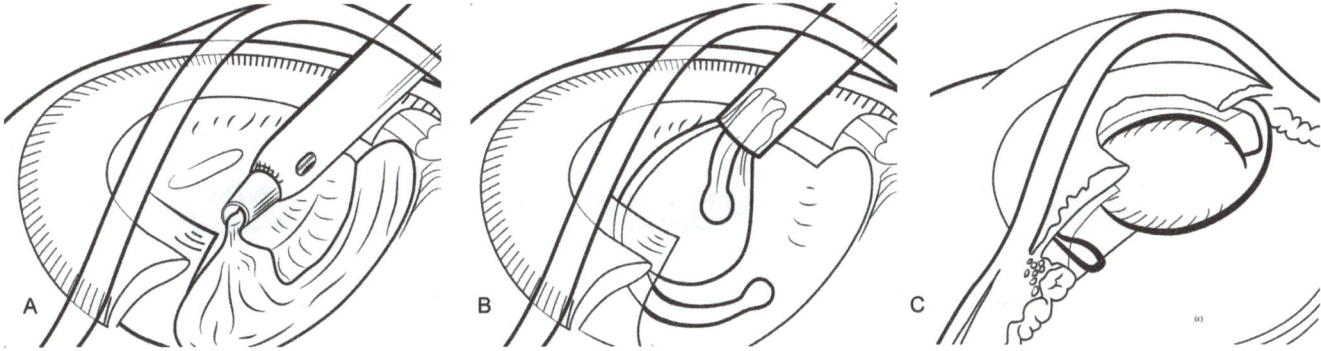

Figura 34.49 Catarata, técnica cirúrgica: (**A**) facoemulsificação do núcleo do cristalino por ultrassom; (**B**) implante de lente intraocular dobrável por meio de cartucho de injeção; (**C**) lente intraocular já posicionada dentro do saco capsular do cristalino.

nova topografia seja esculpida na córnea, alterando o seu poder refracional.[15,19]

Várias técnicas utilizam o *excimer laser* para a correção de miopia, hipermetropia, astigmatismos e opacidades superficiais da córnea, sendo as mais comuns:[5,15,19]

- PRK (*photo refractive keratectomy*): após a remoção do epitélio corneano, é realizada a ablação do tecido com o *excimer laser* (Figura 34.50). Ao final, é colocada uma lente de contato terapêutica.
- LASIK (*laser assisted* in situ *keratomileusis*): após dissecção de fina lamela da córnea (120 µm a 140 µm), a ablação é realizada sobre o estroma corneano. Ao final, a lamela da córnea é reposicionada (Figura 34.51).

Outras técnicas que também permitem alterar ou corrigir a refração do paciente incluem: implante de anel intraestromal na córnea, com objetivo de diminuir a sua curvatura, como em casos de queratocone, implante de lente intraocular fácica anterior ao cristalino, sem removê-lo, extração do cristalino transparente com implante de lente intraocular.[15,19]

Transplante de Córnea

O transplante de córnea ou queratoplastia é realizado há mais de 100 anos, constituindo o mais comum de todos os transplantes realizados. Pode envolver toda a espessura da córnea (queratoplastia penetrante), apenas as camadas mais superficiais (queratoplastia lamelar) ou apenas as camadas posteriores da córnea (queratoplastia endotelial). Está indicado, eletivamente, em casos de opacidades ou transtornos da córnea não passíveis de correção com outros meios: queratocone avançado, queratoplastia bolhosa, distrofias corneanas, cicatrizes secundárias a traumas, queimaduras ou queratites. Também está indicado quando há urgência em cobrir uma área corneana muito fina, com elevado risco de perfuração ou já perfurada (transplante tectônico).

Atualmente, os bancos de olhos são gerenciados pelos centros de transplante regionais, e tanto o médico quanto o hospital devem estar cadastrados, devendo o paciente ser inscrito na fila de espera. Casos de emergência têm a devida prioridade.

A técnica básica da queratoplastia penetrante consiste na trepanação da córnea doadora pelo lado endotelial e, depois, trepanação e remoção da córnea receptora pelo lado epitelial, com diâmetro 0,25 mm a 0,5 mm menor do que a doadora. O disco de córnea doadora é colocado sobre o leito receptor, sendo realizados quatro pontos cardeais para manter o disco na posição. Completar a sutura com pontos adicionais separados (em geral, 16 no total) (Figura 34.52) ou sutura contínua (Figura 34.53).

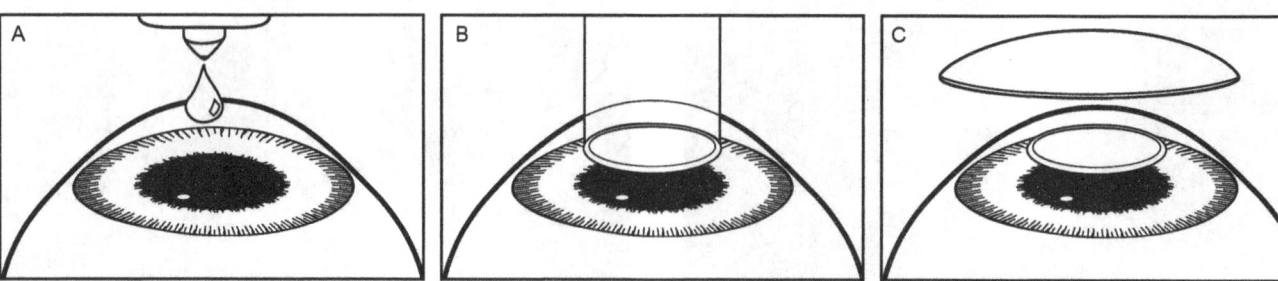

Figura 34.50 Cirurgia refrativa, técnica PRK: (**A**) anestesia com colírio e desepitelização da região central da córnea; (**B**) ablação controlada do estroma corneano com o *excimer laser*; (**C**) colocação de lente de contato gelatinosa terapêutica sobre a córnea desepitelizada.

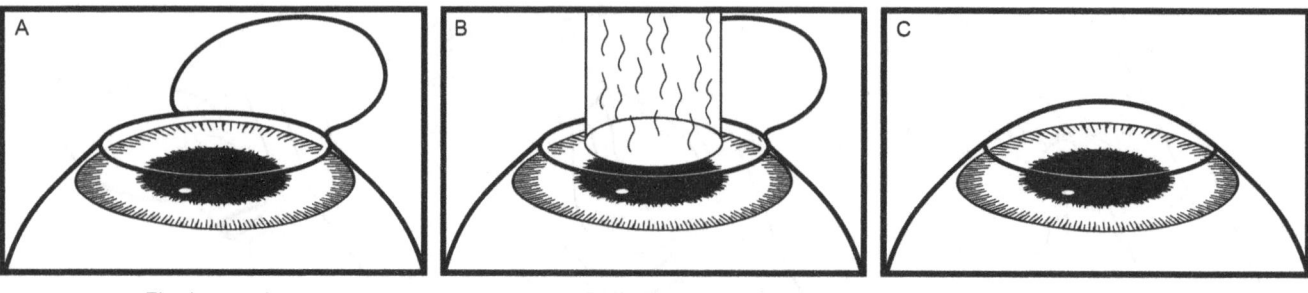

Flap levantado   *Excimer laser*   *Flap* recolocado

Figura 34.51 Cirurgia refrativa, técnica LASIK: (**A**) dissecção de fina lamela superficial da córnea; (**B**) ablação controlada do estroma corneano com o *excimer laser*; (**C**) lamela da córnea reposicionada.

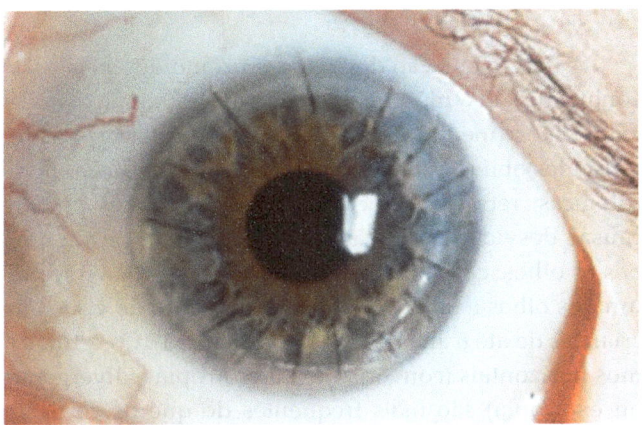

Figura 34.52 Transplante de córnea, sutura com 16 pontos separados.

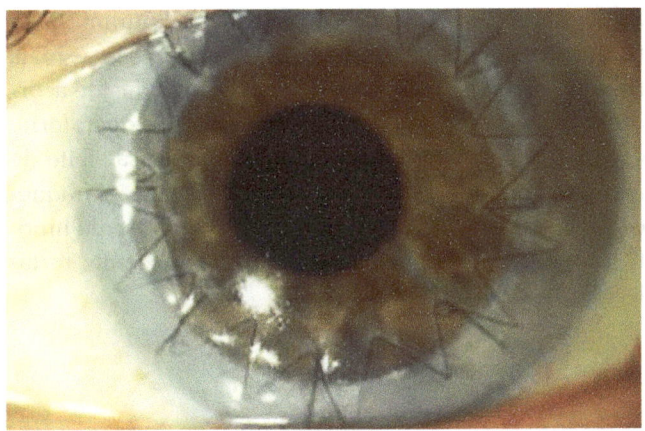

Figura 34.53 Transplante de córnea, sutura contínua.

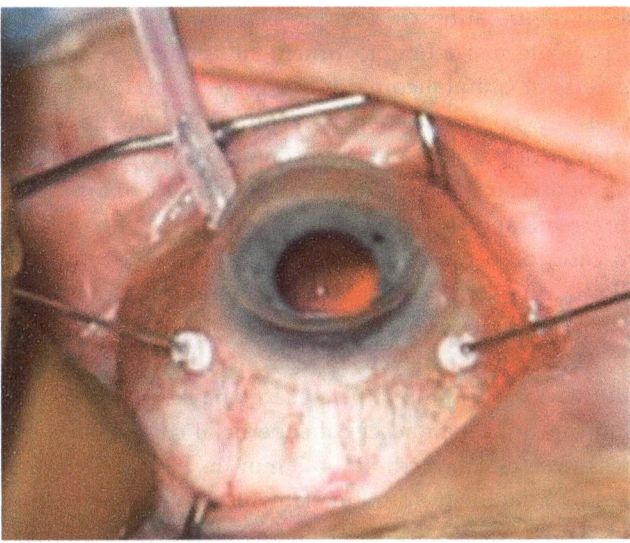

Figura 34.54 Vitrectomia via *pars plana*, calibre 27 G.

Atualmente, com o desenvolvimento de técnicas menos invasivas e novos instrumentais, podem-se realizar vitrectomias com incisões menores, de 23 G, 25 G e 27 G, transconjuntivais, sem necessidade de sutura (as incisões tradicionais são de 20 G, transesclerais, necessitando sutura da esclera e da conjuntiva). A operação tornou-se, assim, mais rápida e mais confortável para o paciente (Figura 34.54).[16,17]

Cirurgia do Glaucoma

Existem vários tipos de glaucomas primários e secundários, agudos e crônicos. O glaucoma agudo de ângulo estreito foi descrito anteriormente neste capítulo. O tipo mais comum é o *glaucoma crônico de ângulo aberto*, que afeta 2% a 5% das pessoas acima dos 40 anos de idade, dependendo do grupo racial. É definido como uma neuropatia óptica bilateral progressiva, caracterizada por pressão ocular elevada, escavação patologicamente aumentada do disco óptico, perda da camada de fibras nervosas da retina, defeitos característicos no campo visual e ângulo aberto na câmara anterior. É caracteristicamente assintomático até as fases avançadas, já com extensas perdas no campo visual. Exames importantes para o diagnóstico incluem tonometria (medida da pressão ocular), gonioscopia (avaliação do ângulo da câmara anterior), campimetria, paquimetria da córnea e fotografia do disco óptico para avaliação da escavação.[11,15]

O tratamento inicial é clínico, incluindo colírios hipotensores, que atuam reduzindo a produção do humor aquoso ou facilitando a sua drenagem. O tratamento cirúrgico está indicado quando há progressão da escavação ou do defeito de campo visual, quando não

Colírios de antibiótico e corticosteroides são utilizados no pós-operatório. Em geral, não são necessários imunossupressores sistêmicos. Os pontos podem ser removidos de modo seletivo, de acordo com o astigmatismo, entre 3 meses e 1 ano.[5,11,15]

Vitrectomia

Além da sua utilização nos casos de urgência (descolamentos de retina acompanhados de hemorragia, proliferação vitreorretiniana ou rupturas gigantes da retina, corpo estranho intraocular, endoftalmites), a vitrectomia via *pars plana* (já descrita no tópico Descolamento da retina) é utilizada eletivamente para remover opacidades vítreas persistentes, como hemorragia e sequelas inflamatórias, para tratamento de doenças maculares, como buraco macular e membranas epirretinianas maculares, além de complicações da cirurgia da catarata, como queda do núcleo do cristalino ou da lente intraocular para a cavidade vítrea (ver Figuras 34.27, 34.28 e 34.29).[5,11,15]

se consegue atingir a pressão ocular alvo, ou quando o paciente não adere ao tratamento clínico. A *cirurgia fistulizante* antiglaucomatosa consiste na criação de via alternativa para a drenagem do humor aquoso da câmara anterior para o espaço subconjuntival (Figura 34.55). Na operação, pode-se penetrar ou não a câmara anterior, realizando-se a trabeculectomia/TREC, no primeiro caso, ou a esclerectomia profunda não penetrante/EPNP, que avança apenas até a membrana trabecular externa.

Em ambas as técnicas, realiza-se dissecção da conjuntiva a partir do limbo e confecciona-se, por dissecção lamelar, um retalho escleral superficial com 50% da espessura escleral, medindo 4×3 mm na TREC e 5×5 mm na EPNP, indo até aproximadamente 1 mm além do limbo. Na TREC, penetra-se a câmara anterior com lâmina e remove-se fragmento profundo corneoescleral, incluindo o canal de Schlemm (estrutura que coleta o humor aquoso vindo do trabeculado), utilizando-se *punch* ou lâmina, sob o *flap* escleral. Realiza-se, então, uma iridectomia periférica (remoção de fragmento da íris) pela incisão, utilizando-se tesoura de Vannas. Sutura-se o retalho escleral com náilon 10-0 em pontos separados e também a conjuntiva, para recobrir a esclera. Na EPNP, é realizado um segundo retalho escleral mais profundo, deixando-se, ainda, leito escleral mínimo, com aproximadamente 10% da espessura. Esse segundo retalho é dissecado até o teto do canal de Schlemm, sendo, a seguir, removido. Remove-se, então, a membrana trabecular externa e reposiciona-se o primeiro retalho, não sendo necessário suturá-lo, uma vez que não houve abertura da câmara anterior. Recobre-se a esclera com a conjuntiva, suturando-se com náilon 10-0.[5,15]

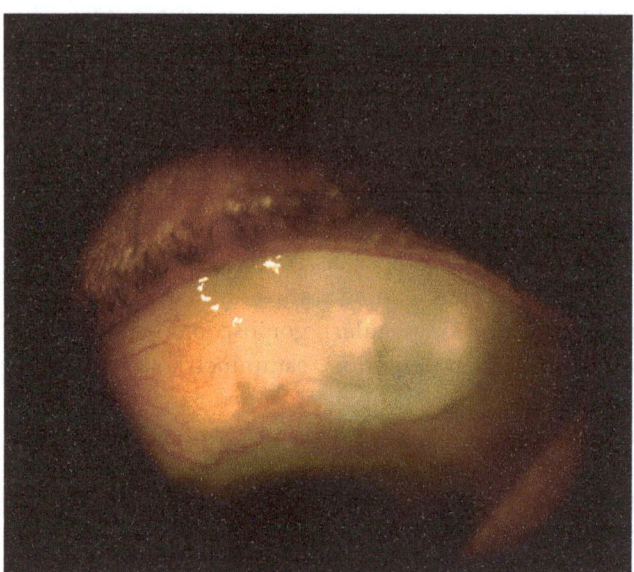

Figura 34.55 Glaucoma, bolha filtrante superior elevada.

Cirurgia do Estrabismo

A movimentação dos olhos é promovida pela ação conjugada dos músculos extraoculares: quatro músculos retos (medial, lateral, superior e inferior) e dois músculos oblíquos (superior e inferior). Condições neurológicas, refracionais, congênitas ou traumas podem causar desvios na direção do olhar de um ou de ambos os olhos, causando diplopia, supressão da visão em um dos olhos e falhas no desenvolvimento da visão em crianças de até 6 anos de idade (ambliopia). Os estrabismos horizontais (convergente ou esotropia e divergente ou exotropia) são mais frequentes do que os verticais (hipertropias).[4,11]

O tratamento cirúrgico deve ser realizado após correção dos erros de refração (estrabismos acomodativos) e após considerar as possibilidades não cirúrgicas, como o uso de prismas e aplicação de toxina botulínica. As técnicas de recuo e ressecção dos músculos são as mais frequentemente empregadas, sendo realizadas de acordo com medidas feitas com prismas no pré-operatório. O *recuo* da inserção muscular na esclera causa efeito de alongamento do músculo hiperfuncionante, enfraquecendo a sua ação. A *ressecção* de parte do músculo hipofuncionante causa encurtamento desse músculo, fortalecendo a sua ação.[5,11]

Cirurgia das Vias Lacrimais

O lacrimejamento excessivo ou epífora pode se dar por aumento da produção de lágrimas, o que ocorre, geralmente, por algum agente irritativo ou inflamatório, ou por obstrução em algum ponto das vias lacrimais, que constituem o sistema de drenagem da lágrima. A obstrução ao fluxo pode ocorrer em qualquer nível, desde os pontos lacrimais (estenose, eversão, trauma), canalículos (canaliculites), saco lacrimal (dacriocistite, mucocele, tumores) (Figura 34.56), ducto lacrimal (epífora congênita), até a cavidade nasal, abaixo do corneto inferior, onde se localiza a válvula de Hasner (obstrução nasal). O posicionamento inadequado das pálpebras por retrações cicatriciais ou flacidez dos tecidos também compromete a drenagem.[4,11]

As operações mais frequentemente realizadas são a puntoplastia (técnica de *3-snips*) e a dacriocistorrinostomia. A primeira consiste na confecção de três pequenas incisões a partir do ponto lacrimal, com o objetivo de alargar o ponto e a parte vertical do canalículo. A dacriocistorrinostomia está indicada em casos de estenose adquirida do ducto lacrimonasal, após episódios repetidos de dacriocistite (inflamação do saco lacrimal). O objetivo é criar anastomose entre o saco lacrimal e o

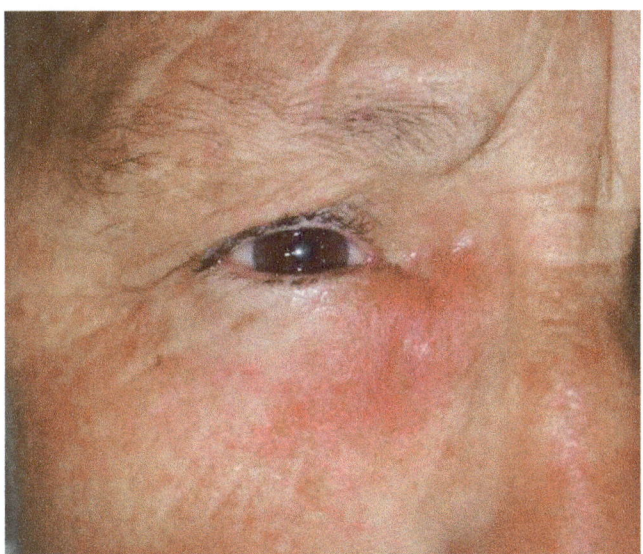

Figura 34.56 Dacriocistite.

nariz por via externa, abrindo o osso do nariz, ou por via endoscópica.[4,5,11]

Enucleação e Evisceração

São procedimentos em que o olho ou seu conteúdo são removidos para tratamento de condições extremas, quando não há esperança de visão (olhos cegos dolorosos, após traumatismos penetrantes graves, infecções que não respondem a outros tratamentos) ou quando há ameaça à vida, como em casos de tumores. Na *enucleação*, é realizada a remoção completa do globo ocular, sendo isolados os músculos extraoculares, que podem ser fixados a uma esclera doadora preenchida por uma esfera que tem o objetivo de recompor volume e alguma movimentação. Na *evisceração*, é realizada a remoção de todo o conteúdo ocular, deixando-se a esclera, que pode ser preenchida com uma esfera, sendo, em seguida, suturada e recoberta com a conjuntiva. O resultado estético pode ser melhorado adaptando-se prótese após 8 semanas.[5]

Referências Bibliográficas

1. Kuhn F. *Ocular Traumatology*, 1st ed. Heidelberg: Springer, 2008.
2. Banta JT. *Ocular Trauma*, 1st ed. Philadelphia: Saunders Elsevier, 2007.
3. Neufeld CR, Sathler CSCO, Reggi JRA *et al*. Urgências traumáticas. *In*: Reggi JRA, Nishiwaki-Dantas MC, Paolera MD (eds.). *Manual de Primeiros Socorros Santa Casa de São Paulo*. São Paulo: Gráfica Bernardi, 2009, pp. 9-53.
4. Friedman NJ, Kaiser PK. *The Massachusetts Eye and Ear Infirmary Illustrated Manual of Ophthalmology*, 3rd ed. Philadelphia: Saunders Elsevier, 2009.
5. Hersh PS, Zagelbaum BM, Cremers SL. *Ophthalmic Surgical Procedures*, 2nd ed. New York: Thieme, 2009.
6. Rocha H. Aspectos clínicos: emergências oculares. *In*: Resende Alves JB. *Cirurgia Geral*, vol 4. São Paulo: Vega, 1973, pp. 86-147.
7. Spoor TC. *Atlas do Trauma Ocular*, 1ª ed. São Paulo: Manole, 1999.
8. Denniston AKO, Murray PI. *Oxford Handbook of Ophthalmology*, 2nd ed. New York: Oxford University Press, 2009.
9. Freitas JAH, Cardoso LM. *Trauma Ocular*, 1ª ed. Rio de Janeiro: Revinter, 2004.
10. MacCumber W. *Management of Ocular Injuries and Emergencies*, 1st ed. Philadelphia: Lippincot Raven, 1998.
11. Kanski JJ. *Clinical Ophthalmology: A Systematic Approach*, 6th ed. Philadelphia: Butterworth Heinemann Elsevier, 2007.
12. Ehlers JP, Shah C. *The Wills Eye Manual Office and Emergency Room Diagnosis and Treatment of Eye Disease*, 5th ed. Philadelphia: JB Lippincott, 2008.
13. Jackson TL. *Morfields Manual of Ophthalmology*, 1st ed. Philadelphia: Mosby Elsevier, 2008.
14. Yanoff M. *Ophthalmic Clinical Advisor: Diagnosis and Treatment*, 2nd ed. Philadelphia: Butterworth Heinemann Elsevier, 2008.
15. Yanoff M, Duker JS. *Ophthalmology*, 3nd ed. Philadelphia: Mosby Elsevier, 2009.
16. Williamson TH. *Vitreoretinal Surgery*, 1st ed. Heidelberg: Springer-Verlag, 2008.
17. Rizzo S, Patelli F, Chow DR. *Vitreo-retinal Surgery: progress III*, 1st ed. Heidelberg: Springer-Verlag, 2009.
18. Damato BE, Peter J, Murphree AL, Perry JD. *Oncologia Oftalmológica Clínica*, 1ª ed. Rio de Janeiro: Cultura Médica, 2009.
19. Azar DT. *Refractive Surgery*, 2nd ed. Philadelphia: Mosby Elsevier, 2007.

Varizes de Membros Inferiores | Capítulo

Maria Luiza Gonçalves Cavalieri

35

INTRODUÇÃO

Varizes, ou veias varicosas, são veias dilatadas, alongadas e tortuosas que ocorrem, com maior frequência, nos membros inferiores, podendo surgir também em outros locais, como cordão espermático, esôfago, parede abdominal e região anorretal.

As varizes de membros inferiores (MMII) são, de longe, as mais comuns entre as alterações vasculares. Devido à sua elevada incidência, estão presentes no dia a dia de todos os médicos, e não apenas no consultório do especialista, apresentando-se como queixa espontânea do próprio paciente, pelo comprometimento estético ou pelo desconforto causado pelas alterações funcionais. Muitas vezes, sua presença deve ser interrogada na anamnese, como no caso de pré-operatórios de cirurgias de maior porte, por estar associada ao aumento do risco de trombose venosa profunda.

Com vasto quadro clínico, que varia desde telangiectasias assintomáticas até quadros de insuficiência venosa grave, as varizes constituem-se em importante causa de absenteísmo no trabalho. O diagnóstico precoce, com tratamento adequado, irá não só devolver ao paciente a autoestima, com excelente resultado estético, como também evitar a progressão para as formas mais avançadas da doença.

EPIDEMIOLOGIA

É muito difícil definir a real prevalência da doença venosa, uma vez que os trabalhos existentes analisam, comumente, grupos populacionais ou situações específicas não representativas da realidade como um todo.

No Brasil, um dos principais estudos epidemiológicos de varizes dos MMII foi realizado por Maffei e Silveira,[1] que analisaram a prevalência de veias varicosas entre 1.755 pessoas atendidas no Centro de Saúde da Escola de Medicina de Botucatu, São Paulo, para consulta de rotina, excluindo-se mulheres grávidas e menores de 15 anos. A prevalência de varizes foi de 47%, sendo 38% em homens e 51% em mulheres.

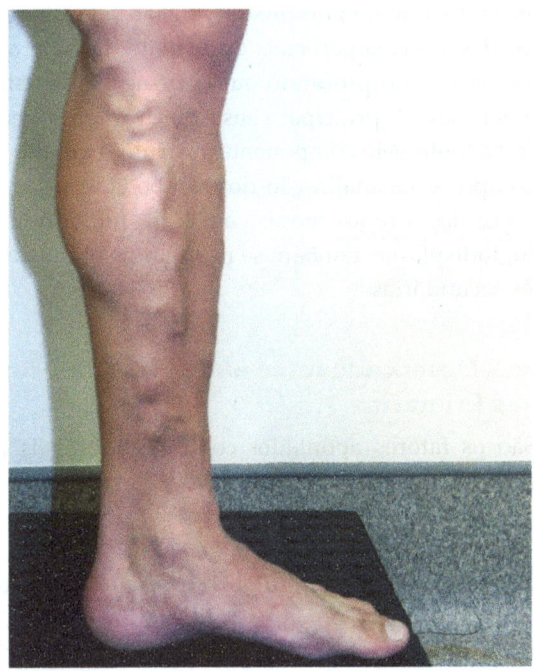

Figura 35.1 Veia varicosa calibrosa em face medial do membro inferior esquerdo (CEAP 2).

A incidência de veias varicosas aumenta com a idade (Figura 35.1), estando presentes em 8% das mulheres entre 20 e 29 anos e em 72% das mulheres aos 70 anos de idade. Aumento similar é observado em homens, apresentando incidência de 1% aos 30 anos e 43% aos 70 anos de idade.[2]

A presença de veias varicosas em crianças é rara, ocorrendo quase que exclusivamente associada a malformações vasculares congênitas.

ETIOPATOGENIA
Varizes Primárias

Varizes primárias, ou essenciais, são aquelas que têm origem em alterações do próprio sistema venoso

647

superficial dos membros inferiores, estando o sistema venoso profundo normal. A etiologia das veias varicosas não é conhecida. Vários dados sustentam a hipótese de que as lesões primárias que precedem a dilatação da parede venosa são defeitos em nível molecular, na parede do vaso, que resultam no desarranjo das fibras colágenas e da matriz. São necessários mais estudos para definir a causa dessas alterações, que, a princípio, parece ser multifatorial, com componentes genéticos e ambientais.[2]

Varizes Secundárias

Nas varizes secundárias, as veias varicosas são consequência do aumento do fluxo e pressão sanguíneos no interior das veias superficiais decorrente das alterações no sistema venoso profundo ou da presença de fístulas arteriovenosas. A principal causa é a trombose venosa profunda, tanto pelo componente obstrutivo quanto pelo refluxo após a recanalização do trombo com lesão valvular. Fístulas arteriovenosas congênitas ou adquiridas e as angiodisplasias também se incluem na etiologia das varizes secundárias.

Fatores Desencadeantes ou Agravantes das Varizes Primárias

São os fatores apontados como responsáveis pelo aparecimento ou agravamento da doença venosa.

Hereditariedade

Apesar de o fator hereditário ser reconhecido como de grande influência, poucos estudos foram desenvolvidos a esse respeito. A avaliação da presença de varizes em pacientes e seus familiares, comparada com grupo-controle com o mesmo estilo de vida, constatou risco de 90% de desenvolver varizes se ambos os pais eram portadores da doença; de 62% para as mulheres e de 25% para os homens quando apenas um dos pais era portador; e de 20% quando nenhum dos pais era portador da doença.[3]

A hereditariedade como fator desencadeante da doença venosa parece ser multigênica. O gene FOXC2, conhecido por seu envolvimento na embriogênese do sistema linfático, está relacionado com o desenvolvimento de veias varicosas. Fatores como fraqueza da parede venosa, aumento de disfunções valvulares primárias e agenesia de válvulas, além de outros fatores genéticos, parecem estar envolvidos.[2,3]

Idade

A prevalência de varizes aumenta com a idade, sugerindo que elas podem constituir, pelo menos em gran-

de número de casos, um processo degenerativo da veia, que pode surgir com o avançar da idade.

Sexo

A prevalência das varizes é maior em mulheres, variando a proporção homem/mulher de 1:2 até 1:4. Essa diferença se deve, principalmente, à presença dos hormônios femininos estrogênio e progesterona, que interagem com as células musculares da parede venosa e dos tecidos de sustentação, diminuindo o tônus venoso e causando dilatação.[1]

Número de gestações

Devido ao fator hormonal descrito, a incidência de varizes é maior nas primíparas do que nas nulíparas. Nas multíparas, é proporcional ao número de gestações. No primeiro trimestre, a ação da progesterona produzida pelo corpo lúteo é a principal causa da dilatação venosa. No segundo e no terceiro, além do fator hormonal, coexiste a compressão da veia cava e das veias ilíacas pelo útero aumentado.

Anticoncepcionais e terapia de reposição hormonal

Já foi comprovada a presença de um número maior de receptores para estrogênio e progesterona na parede das veias varicosas em relação às veias normais. Esses hormônios atuam ocasionando o relaxamento da parede venosa, fazendo aumentar a complacência vascular, podendo levar à incompetência valvular.

Postura corporal no trabalho

O papel da postura durante o trabalho como fator etiológico das varizes é ainda bastante controverso. Há, entretanto, estudos sugerindo que as pessoas que trabalham longos períodos em pé têm maior risco de desenvolver varizes.

FISIOPATOLOGIA

No indivíduo normal, o fluxo de sangue nos MMII faz-se no sentido cranial e da superfície para o sistema venoso profundo, mediante ação sincronizada entre as veias superficiais, as veias perfurantes e as veias profundas. Como esse sistema atua contra a força da gravidade, as válvulas atuam como componentes essenciais, impedindo que ocorra retorno de sangue para os segmentos distais, orientando, assim, a direção do fluxo venoso.

As veias perfurantes comunicam o sistema venoso superficial com o profundo. Durante a marcha, quando ocorre o relaxamento muscular, o sangue flui do sistema venoso superficial para o profundo. A presença de válvulas competentes impede que esse sangue retorne ao sistema venoso superficial, quando ocorre a contração muscular.

Nas varizes primárias dos MMII, as válvulas insuficientes deixam de atuar como mecanismo de contenção, ocasionando o refluxo, ou seja, a movimentação da coluna líquida na direção inversa do fluxo.

Nesses casos, durante a contração muscular, o sangue reflui da profundidade subfascial para a superfície subcutânea. Quando submetidas a pressões elevadas, as veias superficiais se dilatam e se alongam, para acomodar o aumento do volume sanguíneo, dando origem às veias varicosas.

No ortostatismo, em repouso, a pressão na veia safena é determinada pela altura da coluna de sangue do átrio direito até o ponto de medição, que corresponde, no tornozelo, a 90 mmHg a 120 mmHg. Durante a deambulação, ocorre a queda progressiva dessa pressão. Quando a pessoa para, ocorre o retorno lento à pressão inicial. No paciente varicoso, em repouso, a pressão venosa no nível do tornozelo é igual à do indivíduo normal. Entretanto, durante a deambulação, além de ser menor a queda da pressão venosa, há o retorno muito mais rápido aos níveis iniciais de repouso, quando cessam os movimentos. Isso faz com que o paciente varicoso tenha aumento constante da pressão venosa no nível do tornozelo durante todo o período diário de atividade.

Esse aumento constante da pressão venosa é transmitido para a microcirculação, causando estase venosa, que, com o tempo, é responsável por produzir alterações cutâneas, que caracterizam a insuficiência venosa crônica.

DIAGNÓSTICO

Classificação CEAP[4,5]

Diante das numerosas possibilidades terapêuticas existentes atualmente, o sucesso do tratamento não depende apenas do domínio da técnica por profissional qualificado, mas também do diagnóstico e classificação precisos de cada lesão, para a escolha do procedimento mais adequado.

Atualmente, utiliza-se a classificação CEAP como diretriz de diagnóstico e tratamento da doença venosa crônica. Essa classificação foi proposta em 1994, durante o Consensus Committee of the American Venous Forum, realizado em Mauí, Havaí, visando a uniformizar as publicações científicas sobre varizes e indicações terapêuticas. Engloba os aspectos clínicos, etiológicos, anatômicos e fisiopatológicos (CEAP), estabelecendo um escore anatômico, clínico e funcional da doença. Define também a terminologia dos diferentes tipos de alterações encontradas na doença venosa. Para melhor entendimento deste capítulo, definem-se, a seguir, os diferentes tipos de varizes:

- *Telangiectasias:* vênulas intradérmicas, dilatadas e confluentes, com calibre inferior a 1 mm (Figura 35.2).
- *Veias reticulares:* veias azuladas, subdérmicas e usualmente tortuosas, com calibre de 1 mm a 3 mm. Veias normais, visíveis em pessoas de pele fina e transparente, não são consideradas reticulares (Figura 35.3).
- *Veias varicosas ou varizes tronculares:* veias subcutâneas dilatadas, com diâmetro igual ou superior a 3 mm, medidas em posição ortostática. Podem envolver safenas, tributárias de safenas ou veias superficiais não correlacionadas com safenas (Figura 35.4).

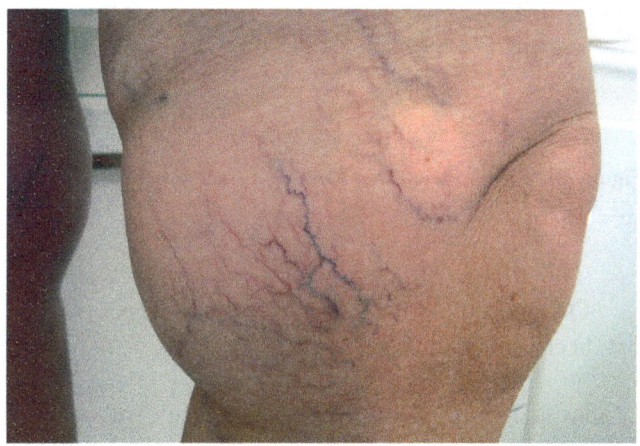

Figura 35.2 Telangiectasias (CEAP 1).

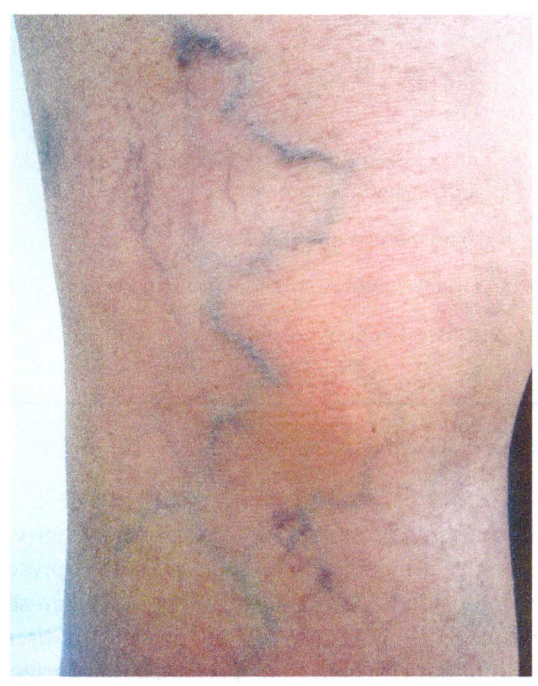

Figura 35.3 Veias reticulares (CEAP 1).

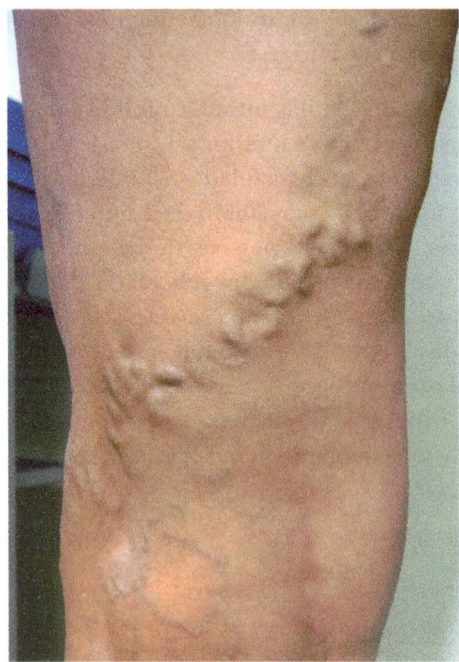

Figura 35.4 Veia varicosa calibrosa em face posterior da coxa (CEAP 2).

O Quadro 35-1 mostra os principais aspectos clínicos da classificação CEAP.

Quadro 35.1 Aspectos clínicos da Classificação CEAP

CEAP	Classificação clínica
C0	Sem sinais visíveis ou palpáveis de doença venosa
C1	Telangiectasias e/ou veias reticulares
C2	Veias varicosas
C3	Edema
C4	Alterações de pele e tecido subcutâneo secundárias a doença venosa crônica
C4a	Pigmentação ou eczema
C4b	Lipodermatoesclerose ou atrofia branca
C5	Classe 4 com úlcera curada
C6	Classe 4 com úlcera ativa

Quadro Clínico

No paciente portador de varizes de MMII, não existe relação entre a magnitude do quadro clínico apresentado e a intensidade dos sinais e sintomas. Podem-se encontrar pacientes portadores de telangiectasias discretas muito sintomáticos, bem como pacientes com varizes calibrosas com pouca ou nenhuma queixa de desconforto.

A queixa estética é muito frequente, sobretudo nas mulheres. A presença de pequenas telangiectasias leva muitas pacientes a evitar a exposição das pernas, com repercussão em sua vida pessoal e na autoestima. A valorização do quadro estético depende, muitas vezes, de nível socioeconômico, estilo de vida e faixa etária dos pacientes.

Dor e sensação de peso e cansaço nas pernas são os sintomas mais frequentes, sendo descritos mais como desconforto e sensação de pernas pesadas e cansadas do que como dor propriamente dita. Tais incômodos geralmente são vespertinos, mais comuns nos períodos de calor, piorando com ortostatismo prolongado e no período pré-menstrual, sendo aliviados com a elevação dos membros inferiores, deambulação e uso de meias elásticas compressivas. Essa dor associada a doença venosa é causada pela compressão dos nervos adjacentes pela dilatação venosa e edema instersticial, ou pelo acúmulo de ácido láctico, que ocorre devido ao retorno venoso mais lento. A intensidade dos sintomas depende da eficácia da bomba muscular da panturrilha em compensar a hipertensão venosa. Assim, pacientes jovens, magros e atletas costumam relatar menos sintomas do que os idosos, obesos e sedentários. Cãibras podem estar presentes associadas à doença venosa, sendo mais comuns à noite, após períodos prolongados de ortostatismo.

Nos casos avançados de varizes de longa duração, de insuficiência de veias perfurantes e, sobretudo, de síndrome pós-trombótica, surgem os sinais de insuficiência venosa crônica (IVC), com alterações de pele e tecido subcutâneo. A primeira manifestação das alterações microcirculatórias da IVC é o edema maleolar, vespertino, depressivo, com cacifo positivo, que cede após repouso prolongado. Num segundo estágio, pode surgir a hiperpigmentação, secundária à deposição de hemossiderina por degradação da hemoglobina, eczema e celulite, mais comuns na face medial do terço inferior das pernas. A lipodermatoesclerose surge em estágio mais avançado, sendo secundária a processo inflamatório crônico e consequente fibrose, envolvendo pele, tecido subcutâneo, fáscia e, às vezes, até o periósteo do terço inferior da perna. A ulceração surge como estágio final da IVC, e não apresenta cicatrização espontânea enquanto as alterações venosas forem mantidas (Figura 35.5).

Complicações da Doença Venosa

Além das úlceras venosas e das alterações dermatológicas, já descritas, as varicorragias, as tromboflebites superficiais e as tromboses venosas profundas são as complicações mais graves e agudas associadas às veias varicosas.

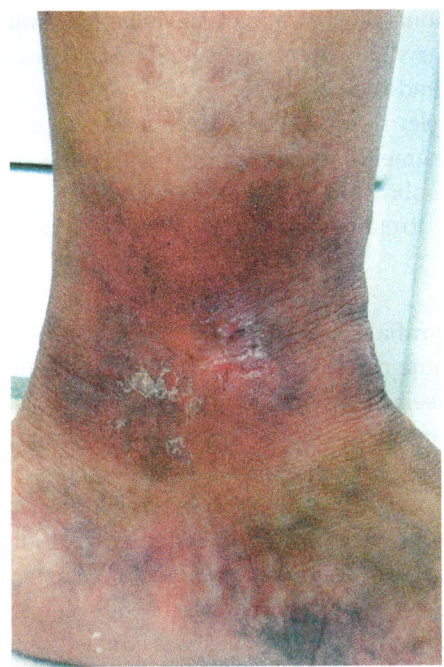

Figura 35.5 Paciente com sinais de insuficiência venosa crônica: hiperpigmentação, lipodermatoesclerose e úlcera em atividade (CEAP 6).

Varicorragia

Ocorre, com maior frequência, por ruptura espontânea ou traumática de ectasias venosas intradérmicas situadas nos pés ou no terço inferior das pernas. Devido à pressão venosa elevada nesses locais quando em ortostatismo, o sangramento costuma ser abundante e a intervenção deve ser imediata. É mais comum em pacientes idosos com varizes muito superficiais e de paredes muito finas. O tratamento imediato consiste em deitar o paciente, elevar o membro acometido e comprimir o local por alguns minutos até a interrupção do sangramento, enfaixando em seguida. O tratamento definitivo é feito posteriormente, por meio da escleroterapia ou ligadura da veia afetada. A sutura direta do local do sangramento realizada em regime de urgência deve ser evitada, pois aumenta o risco de ulceração local.

Tromboflebite superficial

Manifesta-se como quadro agudo e doloroso, associado a endurecimento, hiperemia e hipertermia de um trajeto varicoso. O quadro é secundário à formação de um coágulo no interior da veia varicosa, causado por trauma local, estase venosa ou obstrução do fluxo sanguíneo. Ocorre espontaneamente em 50% dos casos. Pode estar associado a doença maligna, síndrome antifosfolípide ou outros quadros sistêmicos, o que implica o afastamento dessas causas. Um *duplex scan* deve ser sempre solicitado para avaliar se há comprometimento simultâ-

neo ou progressão do coágulo para o sistema venoso profundo, o que pode acontecer em 6% a 32% dos casos.[2] O tratamento dos casos simples sem comprometimento do sistema venoso profundo consiste na aplicação de calor local e no uso de anti-inflamatório não esteroide. Pode-se também optar por esvaziar o segmento trombosado mediante pequena incisão com lâmina nº 11 ou agulha 40 × 12 em regime ambulatorial e sob anestesia local. Esse procedimento costuma produzir grande alívio do quadro doloroso, além de diminuir o risco de hiperpigmentação da pele. Nos casos de tromboflebite de veia safena magna, ascendente, em coxa, a junção safenofemoral deve ser ligada, a fim de impedir a progressão do coágulo para o sistema venoso profundo. Atualmente, alguns autores recomendam, nesses casos, apenas a profilaxia com heparina de baixo peso molecular por 2 semanas.[2]

Trombose venosa profunda

A presença de veias varicosas é considerada fator de risco elevado para o desenvolvimento de trombose venosa profunda (TVP). Na ausência de outros fatores predisponentes, pacientes com veias varicosas têm incidência de TVP 9 vezes maior que a da população geral. Um aumento na incidência de TVP em pacientes portadores de veias varicosas é também observado no período pós-operatório, sobretudo em pacientes abaixo de 60 anos.[2]

Exame Físico

O exame físico deve ser cuidadoso e detalhado. Precisa ser realizado sob condições adequadas de iluminação e correto posicionamento do paciente.

Inicialmente, o paciente é avaliado em ortostatismo, sobre um tablado de altura adequada. Deve realizar rotação de 360°, para que se observe cuidadosamente todo o membro inferior. Nessa fase, avaliam-se o tipo e a distribuição das veias varicosas, verifica-se se há comprometimento das veias safenas e pesquisa-se a presença de edema maleolar e de alterações tróficas da pele. Esse exame é realizado mediante inspeção e palpação da pele e dos trajetos venosos.

Em uma segunda etapa, avalia-se o paciente em posição supina, o que permite exame mais detalhado. Avaliam-se, então, a perfusão tissular, os pulsos arteriais, as características e distribuição do edema, procedendo-se, por fim, à palpação dos cordões venosos à procura de sinais de trombose venosa superficial pregressa.

Exame com Métodos Não Invasivos
Doppler de ondas contínuas

O exame com o Doppler de ondas contínuas complementa o exame clínico do paciente vascular. É o ¨estetoscópio" do sistema vascular. De baixo custo e de fácil realização, permite rápida avaliação da competência valvular e detecta pontos de refluxo nos sistemas superficial e profundo.

O som venoso é descrito como soproso ou semelhante a ventania, apresentando as seguintes características: é espontâneo e fásico com a respiração; intensificado com manobras de compressão e descompressão; não pulsátil e apresenta intensidade simétrica com veia contralateral

Nos pacientes com varizes, deve-se examinar todo o trajeto da safena magna a partir da junção safenofemoral, com o paciente em ortostatismo e decúbito dorsal, realizando manobras de compressão e descompressão, na busca por pontos de refluxo. O exame da safena parva é realizado com o paciente em ortostatismo, voltado de costas, realizando manobras de descompressão distal.

O exame do sistema venoso profundo é realizado com o paciente em posição supina, estudando as veias femorais, poplíteas e tibiais posteriores para verificar a presença de refluxo ou trombose.

O exame com o Doppler de ondas contínuas é dependente do examinador e tem acuidade menor que o *duplex scan*. Nos pacientes que serão submetidos a tratamento cirúrgico de varizes de membros inferiores e naqueles com sinais de insuficiência venosa, o *duplex scan* deve ser solicitado.

Ultrassonografia vascular – *duplex scan*

O *duplex scan* venoso dos membros inferiores é considerado o exame de escolha para confirmar ou excluir a presença de disfunção venosa.

Como o sistema venoso dos membros inferiores pode apresentar anatomia complexa e variações anatômicas, o *duplex scan* é um método diagnóstico não invasivo, capaz de fornecer detalhes anatômicos e funcionais das veias superficiais e profundas, identificando as principais fontes e os pontos de drenagem do refluxo.

Esse exame detalhado permite fazer o mapeamento venoso de cada paciente, o que irá direcionar e ajudar a definir a estratégia cirúrgica em cada caso (Figuras 35.6 e 35.7).

É também exame dependente do examinador, que exige profundo conhecimento de angiologia e anatomia vascular, além de equipamento de qualidade. Quando realizado satisfatoriamente, é capaz de fornecer as seguintes informações: excluir trombose venosa recente ou antiga do sistema venoso profundo; identificar refluxo nas veias profundas; mensurar o calibre das veias safenas; detectar refluxo venoso superficial e nas veias perfurantes; determinar a extensão do refluxo nas veias safenas; determinar a localização e variação anatômica, assim como a competência da junção safenofemoral e safenopoplítea; identificar fontes de refluxo não relacionadas com as veias safena; e identificar segmentos das veias safenas hipoplásicos, atrésicos, ausentes ou retirados cirurgicamente.

O *duplex scan* é também de extrema importância no acompanhamento pós-operatório das cirurgias de varizes de membros inferiores, para avaliar se o paciente foi operado corretamente e para diagnosticar as causas de recidiva.

Pletismografia a ar

É exame não invasivo de diagnóstico da doença venosa, e baseia-se na premissa de que mudanças no volume do membro são quase sempre devidas a mudanças no conteúdo do sangue venoso.

Um manguito inflado com ar e conectado a um transdutor de pressão, amplificador e registrador gráfico envolve toda a extensão da perna do paciente, desde o joelho até o tornozelo. As variações absolutas de volume sanguíneo da panturrilha são medidas, em mililitros, como resultado do enchimento ou esvaziamento das veias com a mudança de postura ou exercícios.

O exame avalia, quantitativamente, o grau de refluxo, o desempenho da bomba muscular da panturrilha e a função venosa total, dados que permitem avaliar a gravidade da doença e seu prognóstico. Quando realizado no pré e no pós-operatório de cirurgias de varizes, permite verificar o ganho hemodinâmico com a cirurgia realizada.

Fotopletismografia

Avalia o tempo de reenchimento venoso, fornecendo parâmetro objetivo de quantificação do refluxo venoso. Por ser exame barato e de fácil execução, pode ser usado no pré e no pós-operatório de cirurgias de varizes de membros inferiores, para avaliar se houve melhora hemodinâmica após o tratamento.

TRATAMENTO

O tratamento das varizes de membros inferiores tem por objetivos: proporcionar melhora do quadro estético; aliviar os sintomas; tratar e prevenir complicações, com mínimos efeitos colaterais.

O paciente deve ser esclarecido sobre a natureza evolutiva da doença e que o tratamento não é curativo. São necessárias reavaliações periódicas e a conscientização sobre a necessidade de adoção de medidas preventivas no dia a dia.

Tratamento Clínico

O tratamento clínico inclui medidas gerais (que devem ser incorporadas ao dia a dia do paciente), terapia compressiva e uso eventual de medicamentos flebotônicos.

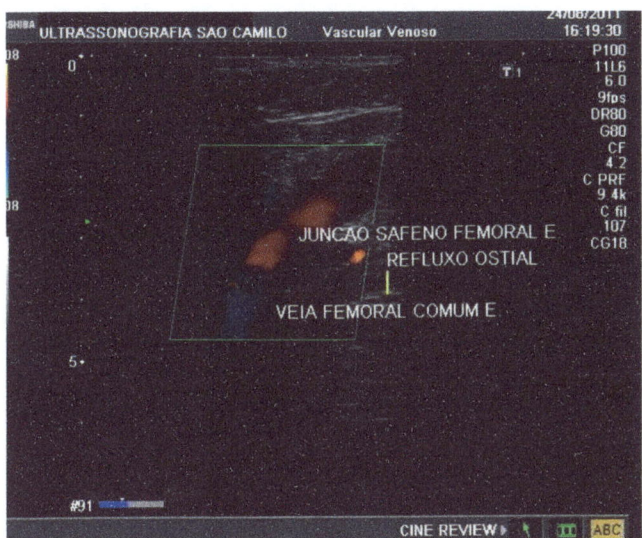

Figura 35.6 *Duplex scan* venoso. O fluxo normal é representado pela cor azul e o refluxo pela cor vermelha. Na figura observamos um refluxo na junção safenofemoral.

Entre as orientações gerais, citam-se: evitar permanecer por longos períodos em ortostatismo ou sentado; evitar sapatos sem salto ou com salto muito alto, pois podem diminuir a eficácia da bomba muscular da panturrilha; controlar o peso; praticar exercícios físicos regularmente, evitando aqueles que provocam aumento exagerado da pressão abdominal; fazer breves períodos de repouso, com os membros inferiores elevados durante a atividade diária; e manter a cama em posição de Trendelemburg, nos casos de edema acentuado.

As meias elásticas devem sempre ser prescritas para os pacientes portadores de varizes de membros inferiores. Elas diminuem a capacitância do sistema venoso superficial e o refluxo em alguns pontos, melhorando a função venosa. São práticas e eficazes, melhorando efetivamente as manifestações clínicas. Apesar de os pacientes relatarem alívio dos sintomas mesmo com meias de baixas compressões, na presença de veias varicosas melhora fisiológica só é observada com

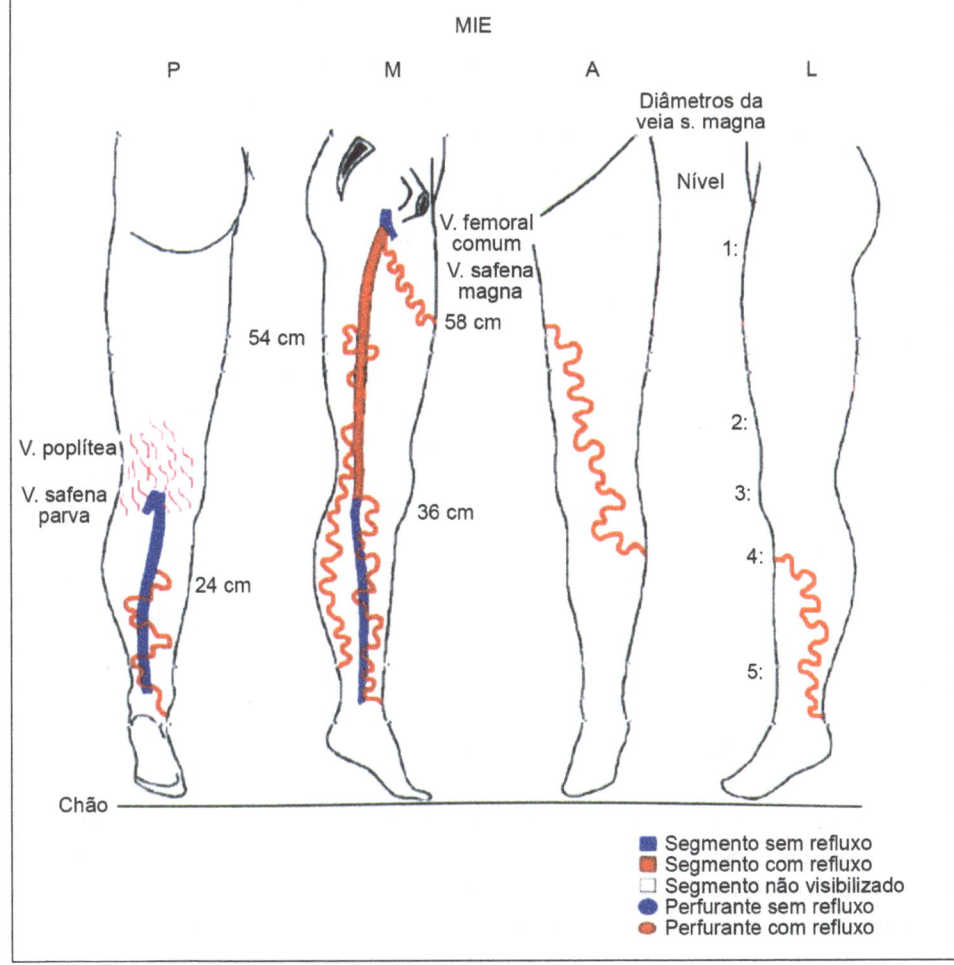

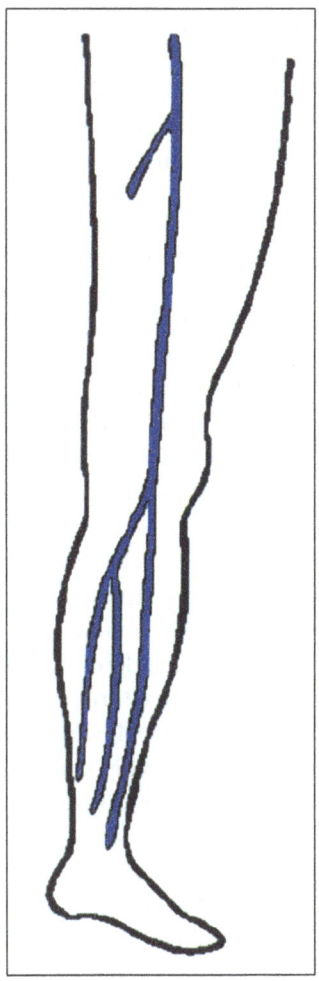

Figura 35.7 Mapeamento venoso do membro inferior esquerdo.

compressões de 30 mmHg a 40 mmHg. Portanto, esta é a compressão indicada para o tratamento conservador da doença venosa.

Os medicamentos flebotônicos podem ser úteis como tratamento complementar para alívio dos sintomas. Atuam reforçando o tônus da parede venosa, favorecendo a microcirculação, por seu efeito anti-inflamatório, melhorando a drenagem linfática e diminuindo a permeabilidade capilar.

Escleroterapia[6]

É o tratamento de escolha para as telangiectasias e veias reticulares, podendo as últimas também ser tratadas cirurgicamente por meio de microincisões.

A escleroterapia consiste na injeção intravascular de substância esclerosante, causando lesão endotelial, trombose e, subsequentemente, fibrose. O agente esclerosante ideal seria aquele que provocasse um mínimo de trombose com o máximo de fibrose, evitando, assim, a recanalização do vaso e a hiperpigmentação da pele. Deveria também ser indolor à injeção e livre de efeitos colaterais. Ainda não se conhece um esclerosante ideal específico para as veias varicosas. O melhor agente é aquele que permite ao profissional experiente os melhores resultados com o mínimo de complicações.

Existem vários agentes esclerosantes com mecanismos de ação diferentes:

* *Soluções osmóticas*: causam a desidratação das células endoteliais por osmose, levando à sua destruição. Exemplos: soluções de cloreto de sódio, salicilatos de sódio e glicosadas hipertônicas.
* *Soluções detergentes*: atuam nos lipídios da parede da célula, destruindo o cemento intercelular. Exemplos: morruato de sódio, oleato de monoetanolamina e polidocanol. Essas substâncias são potentes e fluidas, e fáceis de injetar com alta pressão, apresentando, no entanto, maior risco de complicações.
* *Soluções irritantes*: agem por lesão química direta do endotélio. Exemplo: glicerina cromada.
* *Espumas*: são obtidas turbilhonando soluções contendo um agente esclerosante detergente e ar ambiente (1:4). O resultado é formação microbolhosa com caráter coloidal e estável, similar a um creme firme. O agente permanece mais tempo em contato com o endotélio venoso, potencializando o efeito do esclerosante detergente. O processo inflamatório é intenso, com a formação frequente de coágulos e a consequente hiperpigmentação. Atualmente, é indicada apenas no tratamento de casos mais graves ou quando há contraindicações ao tratamento cirúrgico. Não há benefícios comprovados com o seu uso no tratamento de telangiectasias quando comparado com a escleroterapia líquida convencional.

A glicose hipertônica a 75% é o esclerosante mais empregado em nosso meio. É eficiente, de baixo custo e praticamente isenta de complicações graves, como alergias, reações sistêmicas e necroses. Além disso, por ser muito viscosa, é impossível injetá-la sob alta pressão, o que minimiza o risco de complicações locais indesejáveis.

Técnica

É realizada com o paciente em decúbito, em ambiente com boa iluminação. Para amenizar a dor provocada pela picada da agulha, podem-se usar anestésicos tópicos em áreas mais sensíveis, como tornozelo e face interna das coxas. O medicamento deve ser aplicado 60 min antes do procedimento. Outra opção, mais usada, é o resfriamento local com bolsas de gelo, visto que a hipotermia reduz a sensibilidade da pele. Os dois métodos podem provocar vasoconstrição, dificultando a visualização dos vasos mais finos. Por isso devem ser usados com critério. A seringa mais indicada é a de 3 mL, de plástico e descartável, e as agulhas de 30 G (30 G x ½"). O esclerosante deve ser injetado lentamente, exercendo-se o mínimo de pressão (Figuras 35.8 e 35.9). Quando a telangiectasia é ramificada, devem-se injetar pequenas quantidades do esclerosante em pontos diferentes, visto que o efeito é maior no local da punção. Nos pontos mais distantes da punção, devido à hemodiluição, a ação esclerosante é menor. A aplicação de grande quantidade em um único ponto pode levar o esclerosante, por refluxo, ao sistema arteriolocapilar, provocando necrose isquêmica. Deve-se interromper a injeção sempre que a pele ao redor da punção se tornar pálida ou quando o paciente se queixar de muita dor. Após a escleroterapia de telangiectasias, devem-se enfaixar os membros inferiores, para conter pequenos sangramentos, evitando sujar a roupa dos pacientes. A compressão elástica nesses casos não é capaz de reduzir o lúmen dos vasos, não apresentando, pois, benefícios. Por outro lado, nos casos de veias reticulares, a compressão elástica, ao reduzir o calibre dos vasos, minimiza a ocorrência de trombose, melhorando o resultado. Por isso deve ser indicada. Não é necessário repouso após as sessões de escleroterapia, devendo o paciente ser orientado a realizar suas atividades habituais. Vasos de calibre maior que 1 mm podem abrigar trombos após o tratamento, os quais devem ser drenados 2 semanas após o procedimento. A drenagem pode ser feita com lâmina de bisturi nº 11 ou agulhas de 27 G ou 28 G, dependendo do calibre do vaso. Uma mesma área não deve ser tratada com intervalos inferiores a 4 semanas, tempo necessário para completa cicatrização do vaso.

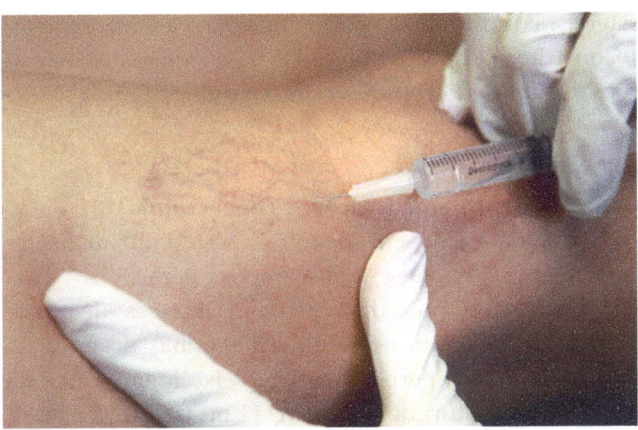

Figura 35.8 Escleroterapia.

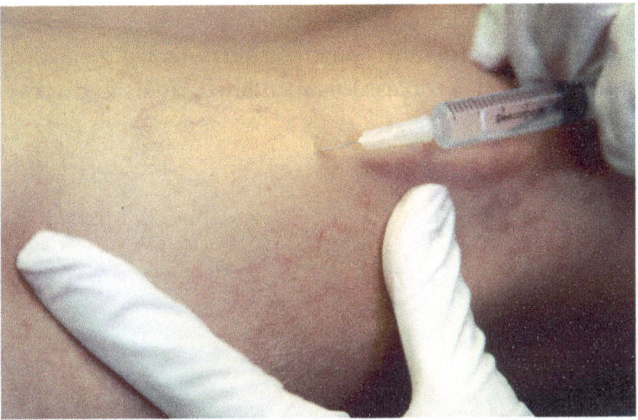

Figura 35.9 Escleroterapia. Observe o desaparecimento dos vasos à medida que o agente esclerosante é injetado lentamente.

Nos casos de aglomerados de telangiectasias, deve-se inicialmente retirar, por meio de microcirurgia, a veia nutridora que alimenta essas redes de microvasos. A não retirada dessas veias é, na maioria dos casos, responsável pelo insucesso do tratamento escleroterápico e/ou recidiva precoce.

Tratamento Cirúrgico

O tratamento cirúrgico pode ser indicado para os portadores de varizes primárias dos membros inferiores, para aliviar os sintomas, melhorar a estética e eliminar os pontos de refluxo do sistema venoso profundo para o superficial, na tentativa de prevenir os efeitos da hipertensão venosa crônica. Nas varizes secundárias à trombose venosa profunda, a indicação cirúrgica depende da perviedade do sistema venoso profundo.

Contraindicações

Constituem as principais contraindicações: presença de úlcera venosa ativa e infectada, varizes em membro isquêmico, hipo ou agenesia do sistema venoso profundo, infecção sistêmica, doença grave associada, linfedema do membro, diátese hemorrágica e gravidez.

Pré-operatório

Exames laboratoriais de rotina e avaliação clínica geral devem ser solicitados mesmo nos casos de procedimentos realizados sob anestesia local.

É fundamental a realização do mapeamento venoso por meio do *duplex scan,* pois, conforme descrito anteriormente, por identificar detalhadamente as alterações anatômicas e funcionais dos sistemas venosos superficial e profundo, permite que se realize melhor planejamento da técnica cirúrgica a ser utilizada.

A marcação pré-operatória de todas as varizes a serem removidas é de extrema importância para o sucesso da cirurgia (Figura 35.10). É feita com caneta própria, de tinta indelével, devendo ser minuciosa, palpando-se todo o membro, à procura de veias dilatadas ainda não visíveis, principalmente em áreas de grande concentração de telangiectasias e nos locais de perfurantes insuficientes. Sempre que possível, deve ser feita no final do dia anterior ao do procedimento, quando todas as veias estão mais dilatadas e visíveis.

Para auxiliar na marcação pré-operatória, pode ser utilizado um fleboscópio, equipamento que permite a visualização de vasos localizados 1 mm a 2 mm abaixo da pele, por meio de transiluminação. Esses fleboscópios são úteis para identificar pequenas veias reticulares nutridoras de telangiectasias que não foram percebidas durante o exame clínico. Também é útil quando é necessário fazer a marcação do paciente na posição supina (Figuras 35.11 e 35.12).

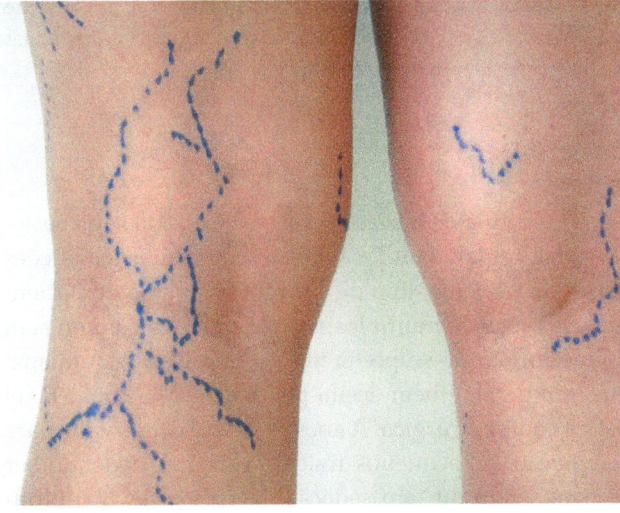

Figura 35.10 Marcação pré-operatória.

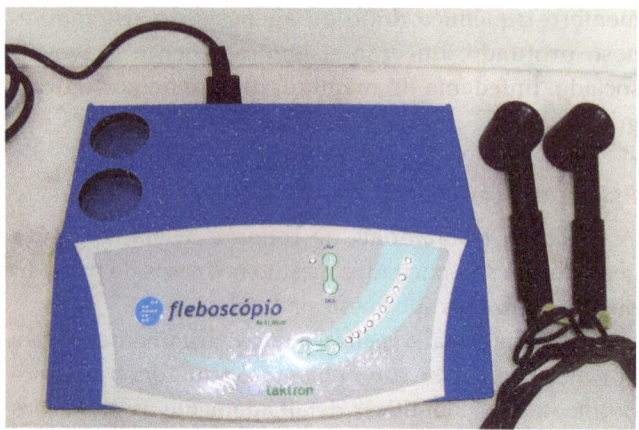

Figura 35.11 Fleboscópio.

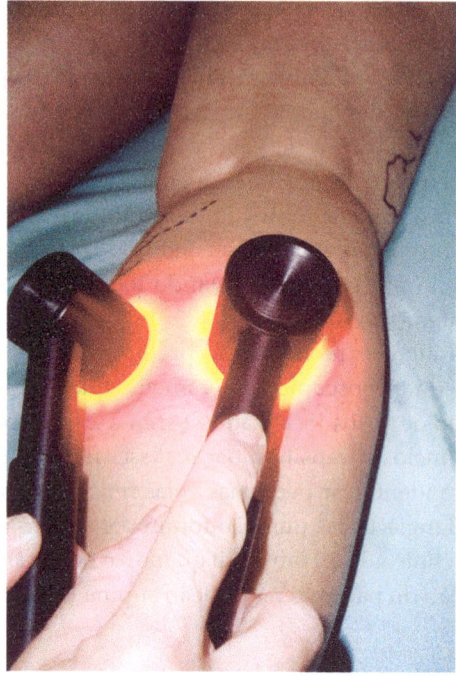

Figura 35.12 Uso do fleboscópio para completar a marcação pré-operatória por meio da visualização das veias superficiais macroscopicamente não identificadas.

Anestesia

A cirurgia de varizes pode ser realizada sob anestesia geral, regional ou local, de acordo com as condições gerais do paciente, tipo de cirurgia e vontade do paciente. Nos casos de múltiplos trajetos venosos com ou sem safenectomia, dá-se preferência à anestesia raquidiana, que, em geral, é bem aceita pelo paciente e confortável para a equipe cirúrgica. A anestesia local é reservada para a remoção de pequenos trajetos venosos, podendo ser realizada com ou sem sedação. Nesses casos, a infiltração é realizada após antissepsia e colocação dos campos estéreis. É infiltrado 0,5 mL de lidocaína a 0,5%, sem vasoconstritor, usando agulha 30 G ¹/₂, ao longo das marcações dos trajetos venosos a cada 2 a 5 cm.

Tipos de Cirurgia e Técnicas Operatórias
Retirada de trajetos varicosos (flebectomia)

Com o paciente em decúbito, anestesiado, realizam-se antissepsia e colocação de campos estéreis.

Inicia-se o procedimento com incisões de aproximadamente 1 mm no sentido das linhas de força da pele (geralmente, perpendicular ao eixo longitudinal da perna), com bisturi de lâmina nº 11 ou perfurações com agulha 40 × 12 ou 27 × 8 (Figura 35.13). São utilizadas, para "pescar" as veias, agulhas de crochê de 0,6 mm, 0,75 mm ou 0,9 mm, dependendo do calibre das veias (Figura 35.14). Ao introduzir a agulha, percebe-se a veia na ponta do instrumento, como estrutura macia e elástica, ao contrário das travas do subcutâneo, que são duras e

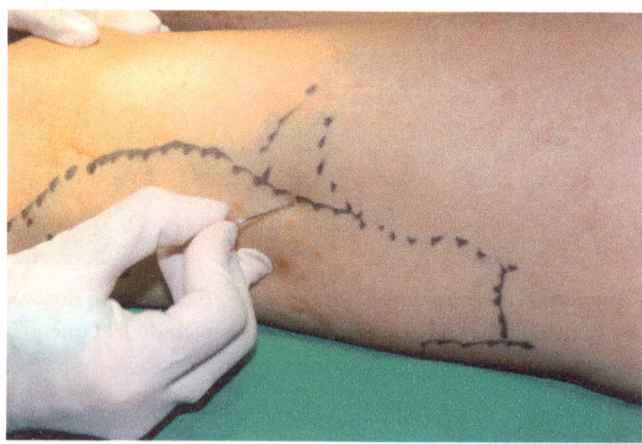

Figura 35.13 Incisão puntiforme com agulha 40 × 12 para retirada de veia reticular.

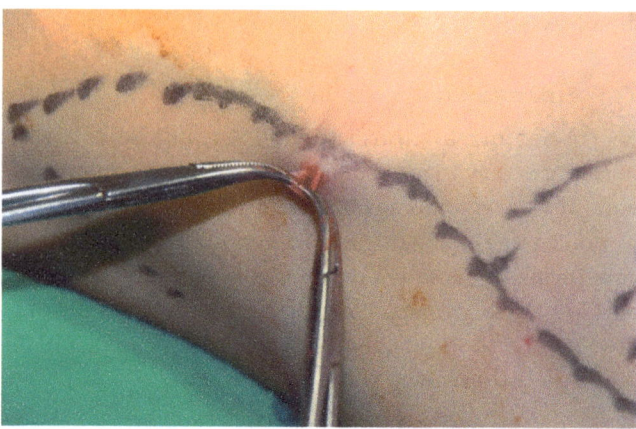

Figura 35.14 Após ser "pescada" com agulha de crochê, a veia deve ser tracionada delicadamente, com auxílio de pinça hemostática, até se formar uma alça.

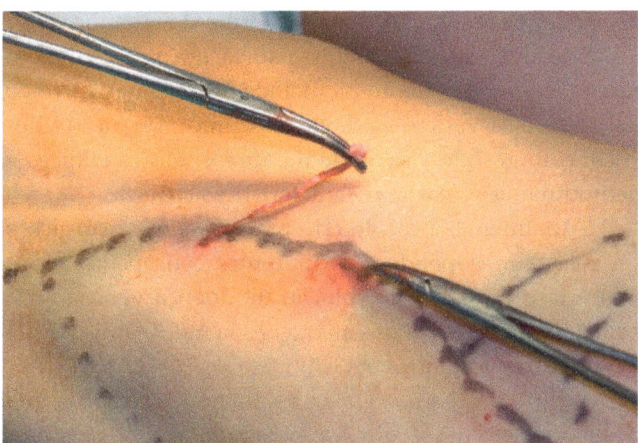

Figura 35.15 A alça formada é seccionada e os segmentos proximal e distal são retirados através de incisões escalonadas.

ásperas. Nervos parecem ora veias, ora traves. Se soltos, retraem-se com dificuldade, por serem menos elásticos. Em caso de dúvida, deve-se soltar a estrutura. As veias varicosas devem ser exteriorizadas, pinçadas e tracionadas, com o auxílio de pinça-mosquito (Figura 35.15). O processo se repete por meio de incisões escalonadas com 1 cm a 2 cm de distância, ao longo de todo o trajeto marcado, até alcançar segmento de veia normal, interrompendo-se o processo com avulsão da veia e compressão do local. Nos casos de veia calibrosa ou perfurante, deve-se ligá-las com fio absorvível 4-0.

O melhor resultado estético é obtido, independentemente do tipo de incisão, com a mínima manipulação das bordas. É melhor uma incisão com bisturi para veias calibrosas do que uma perfuração com agulha 12 G com bordas muito manipuladas.

Não é necessário suturar as mini-incisões. Pequenas tiras de micropore estéril devem ser coladas sobre as perfurações ou incisões, sem a tentativa de promover a aproximação das bordas (Figura 35.16). Nos casos

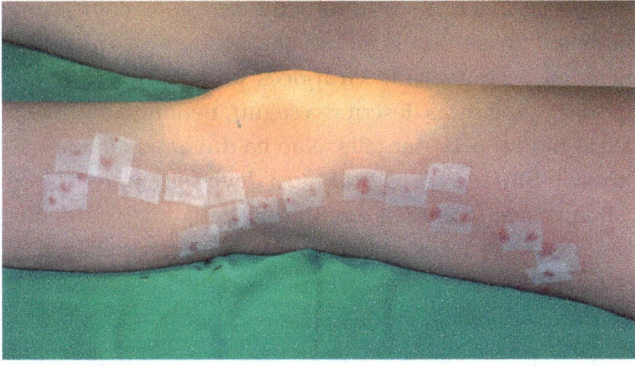

Figura 35.16 Ao término da cirurgia, as incisões são cobertas com pequenas tiras de micropore e os membros inferiores são enfaixados com ataduras de crepe.

de incisões maiores, as bordas devem ser aproximadas com mononáilon 6-0. Esse tipo de sutura deve ser retirado precocemente, para evitar marcas na pele. Os MMII devem ser enfaixados com ataduras de crepom de 15 cm.

Ligadura da junção safenofemoral

Procedimento também conhecido como crossectomia de veia safena magna.

Paciente em decúbito dorsal, mantendo a mesa em discreto Trendelenburg; antissepsia e colocação de campos estéreis; incisão de pele na prega inguinal, de 3 cm a 5 cm de extensão, medial e a partir do ponto de palpação do pulso femoral; dissecção dos planos subjacentes, cuidadosamente, procurando-se evitar lesões linfáticas; identificação e dissecção da safena magna, reparando-a com fio grosso (p. ex., seda 3-0), para facilitar a dissecção dos seus ramos; dissecção da crossa, ligadura dos ramos e identificação da veia femoral; secção da safena magna entre pinças hemostáticas e ligadura proximal rente à veia femoral, tendo cuidado para não estenosá-la (geralmente são utilizados uma ligadura simples e uma transfixante com fio inabsorvível); ligadura simples distal; revisão da hemostasia; sutura da fáscia com pontos simples de fio absorvível 4-0 e sutura intradérmica com mononáilon 5-0; curativo com micropore e gaze estéril.

Safena magna – Safenectomia radical

Realizada a crossectomia conforme já descrito, sem ligadura da safena distal; incisão de aproximadamente 1 cm abaixo da região antemaleolar sobre o trajeto da safena magna; dissecção, isolamento da veia e secção entre pinças hemostáticas com ligadura transfixante, de fio absorvível, do coto distal; introdução do fleboextrator pelo coto proximal, acompanhando seu trajeto por palpação até exteriorização no coto da safena em região inguinal; fixação do fleboextrator à safena e retirada em sentido craniopodálico, com hemostasia por compressão manual do trajeto da safena por 10 min; curativo e enfaixamento compressivo com ataduras de crepom de 15 cm a 20 cm.

Safena magna – Safenectomia parcial

Consiste na retirada da veia safena magna na coxa ou até o terço superior da perna. É a mais indicada, atualmente, por diminuir os riscos de lesão do nervo safeno e de vasos linfáticos. O nervo safeno é sensorial e supre a face medial dos terços médio e inferior da perna, torna-se superficial ao nível do joelho, mas, nesse ponto, é separado da safena pelo subcutâneo. Nos terços médio e inferior da perna, fica muito próximo da veia, sendo lesado com frequência na fleboextração radical.

Ligadura da junção safenopoplítea

Procedimento também conhecido como crossectomia de veia safena parva.

Paciente em decúbito ventral; antissepsia e colocação de campos estéreis; incisão transversal de 3 cm a 5 cm na fossa poplítea, sobre marcação prévia da safena parva, com ecodoppler ou *duplex scan*; dissecção romba dos planos subjacentes até a fáscia profunda, que só deve ser aberta após visualização por transparência da safena; dissecção e isolamento da safena parva, com secção entre pinças hemostáticas; ligadura do coto distal e dissecção do coto proximal até a junção safenopoplítea (durante a dissecção da fossa poplítea, todo o feixe vasculonervoso tem risco potencial de lesão, portanto é preferível deixar o coto um pouco mais longo do que lesar a veia poplítea na tentativa de ligadura rasante); sutura por planos; curativo; enfaixamento.

Em certa porcentagem dos casos, a veia safena parva não termina no sistema profundo, continuando seu trajeto até a coxa, pela veia de Giacomini e safena acessória medial, ou terminando em veias musculares da coxa. Essa informação deve ser fornecida pelo *duplex scan*. Se estiverem insuficientes, essas veias devem ser ligadas.

A fleboextração da safena parva provoca grande risco de lesão permanente do nervo sural. Por essa razão, raramente é indicada.

Ligadura de perfurantes insuficientes

As veias perfurantes insuficientes devem ser cuidadosamente marcadas no pré-operatório, por palpação, sendo muitas vezes necessário o auxílio do *duplex scan*.

Pequenas incisões de cerca de 1 cm são feitas sobre as projeções dessas veias, as quais são pinçadas com agulha de crochê e dissecadas até o local de sua penetração, na fáscia, e ligadas sobre tração. Após a sua secção, o segmento proximal retrai-se para o compartimento muscular. O segmento distal subcutâneo é tracionado e retirado com as veias varicosas em conexão com ele. As pequenas incisões de pele são suturadas com mononáilon 6-0.

Nos casos de lipodermatoesclerose, o tratamento cirúrgico das perfurantes, principalmente na face medial da perna, fica muito prejudicado, devendo-se optar por outros métodos, como a ecoescleroterapia ou a ligadura subfascial endoscópica.

Considerações sobre o Tratamento Cirúrgico das Varizes de MMII

Com o surgimento do *duplex scan*, que possibilita o mapeamento venoso de cada paciente, não existe procedimento cirúrgico padrão a ser seguido. As indicações são individualizadas, variando em cada caso, em busca de melhores resultados com o mínimo de complicações. Todavia, deve-se enfatizar que não há, até o presente momento, consenso quanto ao melhor tratamento cirúrgico para as veias varicosas, devido à complexidade da doença, com grande variedade de apresentações clínicas e hemodinâmicas, e a suas características crônicas.

Atualmente, a escolha do procedimento cirúrgico a ser realizado depende das diferentes concepções a respeito da progressão e evolução da doença venosa e do princípio da correção das alterações hemodinâmicas, que são atualmente controversas.

Segundo a teoria da progressão descendente vigente desde o início do século XX, o refluxo se inicia na junção safenofemoral ou safenopoplítea, estendendo-se em sentido distal pela safena e tributárias, onde as varizes se desenvolvem. Nesse caso, o tratamento cirúrgico de escolha consiste na ligadura das crossas insuficientes, associada à safenectomia e/ou exérese das veias varicosas, pois corrige a origem dos problemas.

Estudos comparativos entre crossectomia com safenectomia parcial e crossectomia isolada revelam ser a safenectomia mais eficaz, na medida em que é capaz de manter o paciente assintomático por período mais longo, além de reduzir a incidência de recidiva. A principal causa de recidiva pós-operatória é a neovascularização. Estudos mostram ser sua incidência maior nas crossectomias isoladas.[7-9]

A recente teoria ascendente descrita por Pittaluga *et al.*[10] defende que, na presença de grande reservatório varicoso periférico associado a refluxo da veia safena magna, a ablação do reservatório varicoso, por meio de flebectomia, pode corrigir o refluxo da safena em mais de 66% dos casos e produz resultados satisfatórios em médio prazo, justificando a sua preservação. Essa técnica cirúrgica, denominada ASVAL (*selective ablation of varices under local anesthetic*), é indicada quando não há dilatação excessiva das safenas com diâmetro máximo de 8 mm para a safena magna e 6 mm para a safena parva.

Na ausência de estudos randomizados com acompanhamento em longo prazo que avaliem os diferentes métodos de tratamento cirúrgicos propostos e as novas opções terapêuticas descritas a seguir, nenhuma recomendação radical pode ser feita. Não há dúvida quanto à melhor conduta nos casos extremos: deve-se sempre preservar uma safena normal e retirar a safena magna quando está dilatada e tortuosa com mais de 8 mm de diâmetro, associada a varizes calibrosas em pacientes com sinais de insuficiência venosa crônica. Nos pacientes com varizes cirúrgicas, pouco sintomáticos ou assintomáticos, que têm a preocupação estética como queixa principal e apresentam insuficiência de safena no *duplex scan*, a conduta depende de bom senso, cautela e experiência do cirurgião.

Pós-operatório (PO)

- O repouso é relativo mesmo no primeiro dia de PO, devendo o paciente ser estimulado a andar por 10 min a cada 2 h; manter o leito em posição de Trendelemburg por 2 dias e não colocar almofadas nem travesseiros sob as panturrilhas, para evitar trombose venosa profunda.
- As áreas operadas não devem ser molhadas por 48 h.
- As ataduras de crepom são retiradas no segundo dia de PO e inicia-se o uso da meia elástica. Seu uso diário deve ser mantido por 15 a 30 dias.
- Os microporos usados para cobrir as incisões devem ser retirados no quinto dia de PO.
- Os pontos, quando presentes, são retirados do quinto ao sétimo dia de PO, para evitar marcas na pele.
- O retorno às atividades habituais varia de acordo com o porte da cirurgia, podendo variar de poucos dias, no caso de ressecções de colaterais, até 15 dias, para as safenectomias.
- A área operada não poderá ser exposta diretamente ao sol por período mínimo de 1 a 3 meses, ou até que desapareçam as equimoses e as marcas das perfurações e incisões, para evitar hiperpigmentações e marcas permanentes.

Complicações Pós-operatórias [11]

Hemorragias e hematomas

Hemorragias podem ocorrer devido ao escape de ligaduras ou lesão de veia femoral ou poplítea durante a ligadura da crossa. Hematomas são mais comuns, estando associados às safenectomias, podendo ser evitados com adequada compressão no peroperatório. Sua drenagem pode estar indicada após dissolução do coágulo com 2 semanas de pós-operatório.

Lesão de nervos

A lesão de nervos sensoriais é relativamente comum, podendo ocorrer entre 10% e 40% dos casos. Pode manifestar-se como anestesia, parestesia e, mais raramente, como neuralgia. Costuma ocorrer durante a fleboextração e, também, em decorrência da manipulação grosseira da agulha de crochê no subcutâneo. A lesão de nervos motores é mais grave e também mais rara, sendo a principal área de risco a região próxima à cabeça da fíbula, onde passa o nervo fibular. Sua lesão inadvertida pode levar ao pé caído.

Complicações linfáticas

Manifestam-se precocemente, levando ao acúmulo de linfa, com formação de pseudocistos ou linforreia na incisão inguinal, ou em qualquer perfuração secundária à lesão de vasos linfáticos ou linfonodos. Ocorrem, mais comumente, no dorso dos pés e na região pré-tibial. Na região inguinal, são raras numa primeira cirurgia, mas podem ocorrer durante reoperação da junção safenofemoral. O tratamento dos pseudocistos pode requerer múltiplas aspirações e compressão local. Linfedema permanente é raro, sendo geralmente secundário à lesão de linfáticos na safenectomia radical. Nesses casos, a drenagem linfática manual se faz necessária.

Tufos de telangiectasias secundárias

Nos locais das perfurações, podem surgir manchas escuras, semelhantes a equimoses traumáticas, devidas à lesão da parede do vaso durante tentativa malsucedida de extraí-lo.

Tratamento Endovascular

Nos últimos anos, várias modalidades de tratamento minimamente invasivos têm sido desenvolvidas para evitar as lesões de nervos e vasos linfáticos e fornecer bom resultado estético, com rápida recuperação do paciente. Ainda não existem grandes estudos randomizados comparando esses novos métodos com o tratamento cirúrgico, mas os resultados apresentados revelam que eles são, no mínimo, quando bem indicados, tão eficazes quanto a cirurgia.[12]

Ecoescleroterapia com microespuma[13,14]

Consiste na introdução de uma microespuma no lúmen do vaso, guiada pelo ultrassom, que, por deslocar a coluna de sangue, aumenta o contato do esclerosante com o endotélio, aumentando sua ação terapêutica.

O uso da espuma como agente esclerosante não é novo, tendo sido reintroduzido, no última decênio, por Juan Cabrera, cirurgião espanhol que criou uma microespuma com gases fisiológicos, cujo modo de produção não foi divulgado, não sendo possível reproduzir sua técnica.

A técnica de Tessari[15] (Figura 35.17) é a mais utilizada em todo o mundo, pela facilidade de ser reproduzida. Consiste na utilização de duas seringas, uma de 3 mL, contendo 1 mL de polidocanol, e outra de 5 mL, contendo 4 mL de ar. Essas seringas são conectadas por meio de uma torneira de três vias, e, com movimentos alternados, vigorosos e repetidos pelo menos 20 vezes, mistura-se o ar com o líquido, formando-se a microespuma.

Atualmente, as principais indicações da ecoescleroterapia envolvem o tratamento de pacientes portadores de insuficiência venosa classificação CEAP 4, 5 e 6, varizes recidivadas em crossa de safena, varizes residuais pós-tratamento cirúrgico e pacientes idosos com contraindicação para a cirurgia convencional. Para os pacientes CEAP 2 e

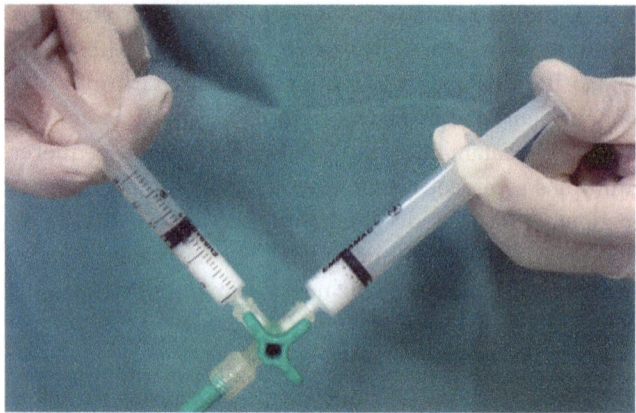

Figura 35.17 Técnica de Tessari para produção da microespuma com polidocanol.

3, a cirurgia convencional com agulha de crochê ainda é a mais indicada, por apresentar melhores resultados estéticos, uma vez que a incidência de manchas hipercrômicas com a ecoescleroterapia é muito alta.

Segundo Figueiredo et al.,[14] que realizaram o primeiro ensaio clínico comparando o tratamento cirúrgico (crossectomia com fleboextração de veia safena magna) com a ecoescleroterapia da veia safena magna, os tratamentos tiveram resultados equivalentes no período de avaliação, podendo o método ser utilizado com segurança.

As principais complicações descritas associadas à ecoescleroterapia são: tromboflebite superficial, trombose de veias da panturrilha e hiperpigmentação da pele. O risco de trombose venosa profunda e de embolia pulmonar não é maior em relação ao procedimento cirúrgico.

Laser endovascular[16]

É um método novo, minimamente invasivo, constituindo-se em alternativa para a fleboextração da veia safena magna, apresentando resultados semelhantes em médio prazo.

O efeito do laser é dependente das propriedades térmicas e do espectro de absorção do próprio tecido-alvo, assim como do comprimento de onda e da potência do aparelho. No caso do laser endovenoso, a energia é transmitida diretamente à corrente sanguínea, produzindo trombose (fotocoagulação) e lesão endotelial pelo calor (fotodermólise) com destruição da íntima, desnaturação da colágeno e consequente fibrose da parede venosa. Nesse caso, a hemoglobina funciona como tecido-alvo, absorvendo a maior parte da energia. A ação do laser no interior do lúmen do vaso é homogênea e limitada, e a pouca penetração resulta em menor dano aos tecidos vizinhos, preservando as estruturas ao redor da veia.

Pode ser feito com anestesia local com tumescência e/ou locorregional, podendo-se ligar ou não a junção sa-fenofemoral antes do procedimento. Complicações como queimadura de pele são pouco frequentes, e as flebites profundas e trauma dos nervos são raros.

Trabalhos recentes mostram que, diante da ausência de complicações significativas, existem vantagens do tratamento minimamente invasivo sobre a fleboextração convencional. Medeiros et al.[17] compararam o laser endovascular com a fleboextração convencional em pacientes portadores de varizes primárias de membros inferiores com insuficiência bilateral de veia safena magna, nos quais foi utilizada uma técnica em cada membro. O estudo constatou que o membro tratado com laser apresentou dor semelhante, mas menos edema e hematoma no pós--operatório. O índice de melhora estética e de satisfação foi de 100% para as duas técnicas, mas a maioria dos pacientes respondeu que o membro tratado com laser foi o mais beneficiado. Esse trabalho mostra que, quando bem empregado, o laser pode ser usado no tratamento da veia safena magna insuficiente com segurança.

Radiofrequência

Técnica mais utilizada para tratar a insuficiência de veia safena magna, sendo ainda pouco comum em nosso meio.

Um cateter guiado pelo ultrassom é introduzido no interior da veia. A energia emitida por radiofrequência aquece a parede da veia, provocando trombose e posterior fibrose. Pode ser feita sob anestesia local ou locorregional, podendo ser ligada ou não à junção safenofemoral. Complicações como queimaduras na pele, flebite superficial e trauma nos nervos periféricos foram relatadas.

Referências Bibliográficas

1. Maffei FH, Silveira PRM. Varizes de membros inferiores: epidemiologia, etiopatogenia e fisiopatologia. In: Maffei FH, Lastória S, Yoshida WB (eds.). *Doenças Vasculares Periféricas*. 4ª ed. Rio de Janeiro: Guanabara Koogan, 2008, pp 1713-27.
2. Goldman MP. Adverse sequelae and complications of venous hypertension. In: Goldman MP, Guex JJ, Weiss RA. *Scleroterapy treatment of varicose and telangiectatic leg veins*. 5nd ed. Elsevier, 2011, pp 25-48.
3. Castro Santos MER. Etiopatogenia e fisiopatologia varicosa. In: Merlo I, Parente JBH, Komlós PP. *Varizes e Telangiectasias. Diagnóstico e Tratamento*. Revinter, 2006, pp 34-43.
4. Eklof B, Rutherford RB, Bergan JJ et al. American Venous Forum International Ad Hoc Committee for Revision of the CEAP Classification: Revision of the CEAP classification for chronic venous disorders: consensus statement. *J Vasc Surg*, 2004; 40:1248.
5. Castro e Silva M, Cabral AL, Barros NJr et al. Diagnóstico e tratamento da doença venosa crônica: normas de orientação clínica da Sociedade Brasileira de Angiologia e Cirurgia Vascular (SBACV). *J Vasc Br*, 2005; 2:S185-94.

6. Goldman MP. Mechanism of action of sclerotherapy. *In:* Goldman MP, Guex JJ, Weiss RA. *Sclerotherapy Treatment of Varicose and Telangiectatic Leg Veins*, 5nd ed. Elsevier, 2011, pp156-79.

7. Dwerryhouse S, Darvies B, Harradine K *et al.* Stripping the long saphenous vein reduces the rate of reoperation for recurrent varicose veins: five-year results of a randomized trial. *J Vasc Surg*, 1999; *29*:589-92.

8. Winterborn RJ, Foy C, Earnshaw JJ. Causes of varicose vein recurrence: late results of a randomized controlled trial of stripping the long saphenous vein. *J Vasc Surg*, 2004; *40*:34.

9. Campanello M, Hammarsten J, Forsberg C *et al.* Standard stripping versus long safenous vein saving surgery for primary varicose veins: a prospective, randomized study with the patients as their owm controls. *Phlebology*, 1996; *11*:45.

10. Pittaluga P, Chastanet S, Rea B *et al.* Midterm results of the surgical treatment of varices by phlebectomy with conservation of a refluxing saphenous vein. *J Vasc Surg*, 2009; *50*:107.

11. Critchley G, Handa A, Maw A *et al.* Complications of varicose vein surgery. *Ann R Coll Surg Engl*, 1997; *79*:105.

12. Vandenbos R, Arends L, Kockaert M *et al.* Endovenous therapies of lower extremity varicosities: a meta-analysis. *J Vasc Surg*, 2009; *49*:230-9.

13. Figueiredo M, Araújo S, Penha Silva N. Microfoam ultrasound-guided sclerotherapy in primary trunk varicose veins. *J Vasc Bras*, 2006; *5*:177-83.

14. Figueiredo M, Araújo S, Barros N Jr, Miranda F Jr. Results of surgical treatment compared with ultrasound guided foam sclerotherapy in patients with varicose veins: a prospective randomized study. *Eur J Vasc Endovasc Surg*, 2009; *38*:758.

15. Tessari L, Cavezzi A, Frullini A. Preliminary experience with a new sclerosing foam in the treatment of varicose veins. *Dermatol Surg*, 2001; *27*:58-60.

16. Medeiros CAF. Tratamento das varizes dos membros inferiores por laser endovascular. *In*: Maffei FHA, Lastória S, Yoshida WB, Rollo HÁ, Giannini M, Moura R. *Doenças Vasculares Periféricas*, 4ª ed. Rio de Janeiro: Guanabara-Koogan, 2008, pp 1751-9.

17. Medeiros CAF, Luccas GC. Comparision of endovenous treatment with an 810-nm laser versus conventional stripping of the great saphenous vein in patients with primary varicose veins. *Dermatol Surg*, 2005; *31*:1685.

Acessos para Hemodiálise e Diálise Peritoneal

Capítulo 36

Túlio Pinho Navarro
Ricardo Jayme Procópio
Alberto Okuhara

INTRODUÇÃO

A insuficiência renal é problema de saúde pública que afeta de 10% a 13% da população mundial.[1] Caracteriza-se por anormalidade estrutural ou funcional do rim e/ou taxa de filtração glomerular menor que 60 mL/min/1,73 m². Os pacientes com taxa de filtração glomerular menor que 15 mL/min/1,73 m² necessitam de terapia de substituição renal: transplante renal, hemodiálise ou diálise peritoneal.[3]

Transplante renal é a terapia que proporciona melhor qualidade de vida e sobrevida, porém apenas 2,5% dos pacientes o recebem como primeira terapia devido à ausência de doadores, contraindicações ao procedimento ou ao uso dos medicamentos imunossupressores. Dos restantes, 94% dos pacientes são encaminhados à hemodiálise.[4]

ACESSOS VASCULARES PARA HEMODIÁLISE[5,6]

Para o paciente submeter-se à hemodiálise, é necessário acesso vascular de boa qualidade, isto é, em que proporcione fluxo de sangue adequado, baixo índice de complicações, facilidade de implante e durabilidade. Os acessos são: (1) fístulas arteriovenosas e 2) cateteres venosos centrais de duplo lúmen.

Fístulas Arteriovenosas

As fístulas arteriovenosas constituem o acesso vascular de eleição, pois apresentam maior perviedade em longo prazo, menor taxa de complicações e de reintervenções, com menores morbidade e custos. Sua finalidade é proporcionar punção de vaso com alto fluxo sanguíneo em posição subcutânea.

As fístulas arteriovenosas podem ser confeccionadas cirurgicamente: (1) de forma direta, por meio de anastomose entre uma artéria periférica e uma veia que tem seu trajeto acima da fáscia muscular, ou (2) por interposição entre uma artéria e uma veia (superficial ou profunda) de prótese vascular de material sintético que tem seu trajeto situado no tecido subcutâneo. O material da prótese geralmente é o politetrafluoroetileno, conhecido como PTFE.

Após a confecção da anastomose arteriovenosa, a veia passa a receber alto fluxo sanguíneo, com consequente dilatação e espessamento de suas paredes, processo conhecido como arterialização. Para a realização da sessão de hemodiálise, essa veia arterializada é puncionada por duas agulhas: uma para desviar o fluxo sanguíneo para a máquina de hemodiálise e outra para retorná-lo, dialisado, ao paciente.

As fístulas arteriovenosas são confeccionadas nos membros superiores. Os membros inferiores são utilizados quando não há mais possibilidade de utilizar os superiores, pois apresentam maior taxa de complicações. Inicialmente, opta-se pela confecção no membro superior não dominante, no nível mais distal possível, de forma a preservar as veias proximais para a confecção de novos acessos, uma vez que essas fístulas têm durabilidade temporária (meses ou anos). Desse modo, sempre que possível, opta-se, primeiramente, pela confecção da fístula arteriovenosa no punho, depois antebraço, em seguida prega do cotovelo e, finalmente, no braço. Assim, preservam-se sempre futuras possibilidades de confecção de fístulas sem queimar o patrimônio venoso do paciente logo de início.

Escolha da fístula arteriovenosa

A história e o exame físico definem o tipo de fístula arteriovenosa a ser confeccionado e a necessidade de exame complementar.

O exame clínico do sistema venoso tem dois objetivos: identificar veias adequadas para a confecção da fístula arteriovenosa e descartar obstrução venosa central (veias subclávia e/ou inominada).

A presença, no membro ou na região cervical de cirurgia, de trauma, radioterapia, uso de cateter venoso central, marcapasso cardíaco ou acesso vascular prévios levanta a possibilidade de lesão vascular não diagnosticada, o que pode inviabilizar o membro para a confecção da fístula.

As veias superficiais usualmente utilizadas são a cefálica e a basílica, nos membros superiores, e a safena magna, nos membros inferiores. A veia é considerada adequada para a confecção de fístula arteriovenosa quando apresenta, pelo menos, 2 mm a 2,5 mm de diâmetro. A veia ideal apresenta de 5 mm a 6 mm de diâmetro, encontra-se em posição superficial (profundidade em relação à pele menor que 6 mm) e tem, no mínimo, 10 cm de comprimento (extensão) para a punção.[6]

As veias podem ser avaliadas por uso de garrote na raiz do membro, o que permite a avaliação, por inspeção e palpação, do trajeto, de seu diâmetro, além da identificação de áreas endurecidas por flebite. O exame clínico é, muitas vezes, suficiente para a escolha da veia a ser utilizada.

Quando esse exame não é satisfatório, pode-se solicitar o ecodoppler em cores venoso. Este deverá informar a perviedade, presença de trombos, diâmetros e trajeto das veias superficiais. Isto permitirá indicar a veia de melhor qualidade ou acessos alternativos. Pacientes mulheres, obesos, diabéticos e crianças usualmente necessitam desse exame.

Edema com assimetria dos membros, presença de circulação colateral venosa nos membros e/ou nas regiões cervical e torácica, sinais de punção venosa prévia, trauma, cirurgia ou radioterapia local são sinais suspeitos de obstrução venosa central.[6]

Quando necessária, a investigação do sistema venoso central intratorácico, pélvico ou intra-abdominal é realizada por meio da flebografia, angiorressonância ou angiotomografia, uma vez que o ecodoppler em cores não apresenta acurácia para os vasos intratorácicos, apesar de avaliar bem as veias jugular interna, subclávia e axilar.[6]

O exame clínico do sistema arterial consiste na palpação dos pulsos, realização do teste de Allen e mensuração da pressão arterial bilateralmente.

O teste de Allen avalia a perviedade do arco palmar, formado pela confluência das artérias radial e ulnar, de modo a prever suplência da irrigação arterial na mão no caso de haver oclusão de uma de suas artérias ou de arco palmar incompleto, situação na qual as duas artérias não se comunicam. O teste consiste na oclusão, por compressão digital exercida pelo examinador, das artérias radial e ulnar no punho do paciente, até que a mão examinada se torne pálida, seguida da liberação isolada de uma das artérias pelo examinador, mantendo-se a outra ainda em compressão. Observa-se o tempo de restabelecimento da circulação por meio do retorno da coloração normal, que deve ser inferior a 7 s. O teste alterado indica arco palmar insuficiente e, portanto, com risco de isquemia dos dedos ou da mão.[7]

A pressão arterial deve ser medida nos dois membros superiores. Diferença superior ou igual a 20 mmHg é sinal de comprometimento arterial proximal do lado afetado.[6]

Alterações do exame clínico arterial (diminuição ou ausência de pulsos, teste de Allen anormal e diferença maior que 20 mmHg na medida da pressão arterial entre os membros) determinam a utilização do Doppler portátil de ondas contínuas para confirmação das alterações de fluxo e definição da artéria doadora.[6]

Caso persista dúvida, o ecodoppler em cores arterial pode ser realizado, com avaliação da anatomia, diâmetro, locais de estenoses ou obstruções e o fluxo sanguíneo de cada artéria doadora (radial, ulnar e braquial). O diâmetro arterial mínimo recomendado é de 1,6 mm, porém a probabilidade de sucesso é maior para artérias com mais de 2 mm.[6]

Angiografia, angiotomografia computadorizada e angiorressonância podem ser solicitadas para avaliação da vasculatura intratorácica.[6]

As fístulas arteriovenosas com veias superficiais (diretas) são as que apresentam maior perviedade em longo prazo, com menor taxa de infecção, morbidade e reintervenção. São a primeira opção quando possíveis. O fluxo ideal de fistula "madura" é de 600 mL/min.[6]

As fístulas arteriovenosas com prótese vascular sintética tem risco 3 a 7 vezes maior de reintervenção do que uma fístula arteriovenosa direta. Além disso, apresentam risco relativo de mortalidade de 1,47 e 2,3 vezes, respectivamente, em relação aos pacientes com fístula arteriovenosa direta, devido às reintervenções e às infecções.[6]

As fístulas arteriovenosas que usam artéria braquial como doadora apresentam maior fluxo e menor necessidade de revisão, porém têm maior possibilidade de roubo de fluxo, que pode levar à isquemia distal.[6]

Confecção da fístula arteriovenosa

A confecção de fístulas arteriovenosas nos membros superiores pode ser realizada, na maioria das vezes, em caráter ambulatorial, sob anestesia local (infiltração) ou por bloqueio de plexo nervoso axial, acompanhada ou não de uso de sedativos. De modo geral, as fístulas arteriovenosas distais, no punho ou antebraço, são bem toleradas quando realizadas apenas com anestesia local. A confecção de fístulas arteriovenosas mais proximais, com prótese, que requeiram superficialização de veia abaixo da fáscia muscular, ou as reoperações são mais bem conduzidas com bloqueio nervoso axial. O uso de sedativos proporciona maior conforto ao paciente, mas exige jejum e a presença de anestesiologista. A internação pode ser necessária para os pacientes com quadro clínico instável ou nas cirurgias de maior porte.

A confecção de fístulas arteriovenosas nos membros inferiores pode requerer bloqueio axial.

Uma vez que se trata de cirurgia limpa, o uso de antibiótico profilático é restrito ao uso de prótese vascular sintética.

Técnica[8]. Palpa-se o pulso da artéria escolhida e define-se o seu trajeto. Junto à raiz do membro, utiliza-se garrote temporário para identificação do trajeto e posição da veia. Após antissepsia ampla e colocação de campos estéreis no membro escolhido, realiza-se incisão longitudinal em torno de 5 cm a 12 cm, paralela e equidistante entre a veia e a artéria.

Procede-se à dissecção da veia escolhida no tecido subcutâneo, com ligadura das suas tributárias de modo a permitir a sua ampla mobilização. A extensão da dissecção deve ser suficiente para permitir a anastomose, ou seja, a veia deve estar bem posicionada junto à artéria, sem tração nem torção. Em seguida, procede-se à secção transversa da veia em ângulo de 45° a 60°, para melhor acomodação da anastomose. A secção venosa a 90° deve ser evitada por impedir boa acomodação entre a veia e a artéria. Além disso, determina extensão menor da boca anastomótica, maior chance de dobras e de oclusão precoce. Sonda uretral nº 6 ou 8 pode ser introduzida na veia por meio da secção parcial, em direção cranial. Solução salina é injetada sob pressão, nessa sonda, para se perceber o frêmito e promover dilatação do segmento venoso.

Após abertura da fáscia muscular, a artéria é dissecada de modo a permitir a confecção confortável da anastomose e a clampagem para interrupção temporária do fluxo. É necessário que a artéria seja reparada por fita cardíaca ou de silicone para minimizar o trauma no vaso.

Os pacientes são então submetidos a anticoagulação, sistêmica ou locorregional. A anticoagulação sistêmica é feita com heparina não fracionada, na dose de 80 UI a 100 UI por quilo de peso. A anticoagulação locorregional é realizada por meio de 200 mL de solução salina a 0,9% com 5.000 UI de heparina não fracionada. Injeta-se essa solução na veia e na artéria que constituirão a fístula arteriovenosa, por meio de seringa com Jelco® 18 G ou 20G. Após a anticoagulação, o fluxo arterial é interrompido pela tração das fitas de silicone ou pelo posicionamento de clampe vascular.

Realiza-se, em seguida, a arteriotomia longitudinal com lâmina de bisturi nº 11 e tesoura vascular de Potz. O tamanho da arteriotomia deve ser de 1 cm a 1,5 cm. A veia é preparada para a anastomose da mesma maneira.

A anastomose arteriovenosa é realizada de forma lateroterminal, contínua e evertente, de modo a fazer contato do endotélio da veia com o endotélio da artéria, com fio inabsorvível de polipropileno 7-0.

As artérias doadoras mais utilizadas são a radial e braquial, no membro superior, e a femoral superficial e femoral comum, no membro inferior.

Nos membros superiores, a veia mais utilizada é a cefálica, seguida pela veia basílica. A veia cefálica apresenta trajeto mais confortável para o uso do acesso vascular durante a hemodiálise e tem maior extensão. A fístula arteriovenosa mais realizada e a de primeira escolha é a radiocefálica no punho. Quando não for possível, a próxima escolha recai sobre as radiocefálicas, em qualquer nível no antebraço, ou as braquiocefálicas, na fossa cubital.[6]

A veia basílica apresenta trajeto medial, o que dificulta a punção e posicionamento do paciente durante a hemodiálise. Além disso, tem trajeto mais curto e profundo (abaixo da fáscia muscular) no braço. Essa veia geralmente é poupada de repetidas punções pela equipe de saúde e pode ser excelente opção de acesso. Pode ser utilizada no punho, no antebraço ou fossa cubital. Se estiver presente no antebraço, tiver boa extensão (maior que 10 cm) e não apresentar trombos, pode ser anastomosada com as artérias radial ou ulnar. Entretanto, no terço superior do antebraço, a artéria ulnar não é boa doadora, pois situa-se profundamente à massa muscular, o que exigiria angulação muito acentuada da veia e dificultaria a cirurgia. Para contornar essa dificuldade, deve-se fazer o deslocamento lateral dessa veia e realizar a anastomose com a artéria radial ou braquial. Porém, se não for adequada no antebraço, no braço ela se situa em posição subfascial, o que irá requerer sua superficialização (abertura da fáscia muscular) por deslocamento lateral e anastomose na fossa cubital com a artéria braquial.

As fístulas arteriovenosas nas quais é necessário o uso de próteses vasculares sintéticas são reservadas para os pacientes sem veias superficiais adequadas e devem constituir exceção.

Nos membros inferiores, as fístulas arteriovenosas diretas são confeccionadas pela anastomose terminolateral da veia safena magna na artéria poplítea acima do joelho ou pelo uso da veia safena magna em alça, com anastomose na artéria femoral na virilha.

Confecção de fístula arteriovenosa com prótese vascular no membro inferior é realizada pela interposição da prótese entre a artéria poplítea, acima do joelho, ou a artéria femoral superficial e a veia femoral comum ou superficial, na virilha.

Nos pacientes com oclusão venosa central (veias subclávia ou inominada), é possível a confecção de fístula arteriovenosa na parede torácica ou em colar cervical por meio de interposição de prótese vascular entre as artérias axilar ou subclávia e as veias jugular interna, subclávia, inominada ou mesmo cava superior. No entanto, essas fístulas são reservadas para quando se excluiu qualquer outra possibilidade de acesso nos membros e a recanalização endovascular venosa do eixo axilar-subclávia-inominada não foi bem-sucedida ou é impossível.[5]

Pós-operatório

Após a confecção da fístula, espera-se a palpação de frêmito por todo o trajeto venoso ou da prótese. As próteses de PTFE não possibilitam boa percepção do frêmito, sendo necessária a ausculta com estetoscópio para confirmação de sua perviedade. Em alguns pacientes, nota-se a presença de pulsação e não frêmito. Isto usualmente se deve ao pequeno calibre dos vasos empregados, espasmo ou adaptação do fluxo. Entretanto, a ausência de pulso, ou pulso muito reduzido, indica a necessidade de revisão da anastomose por possível estenose e/ou do reposicionamento da veia ou prótese por possível torção, acotovelamento ou rotação. Também podem ocorrer hematomas ou outros fatores compressivos, como fibras do tecido subcutâneo ou da fáscia muscular.

As fístulas arteriovenosas não devem ser utilizadas imediatamente após a sua confecção, pois precisam estar maturadas.

A fístula é considerada maturada quando tiver diâmetro e comprimento adequados para punção, e estiver posicionada em local superficial e de fácil acesso que proporcione fluxo adequado durante a sessão de hemodiálise. A maturação ocorre entre 1 e 4 meses.[6]

As fístulas arteriovenosas com próteses apresentam diâmetro maior (acima de 5 mm) e, por conseguinte, fluxo adequado. Entretanto, deve-se aguardar pelo menos 14 dias para a cicatrização das incisões, resolução do edema e incorporação da prótese aos tecidos, preferencialmente entre 3 e 6 semanas.

Manobras que visam aumentar o fluxo sanguíneo para o braço, como a compressão manual repetida de bola de borracha, parecem favorecer a maturação da fístula, apesar de ausência de evidência definitiva na literatura.[5]

Como as fístulas arteriovenosas necessitam de tempo para serem confeccionadas e se desenvolverem, pacientes com taxa de filtração glomerular menor que 25 mg/dL, em que se prevê necessidade próxima de hemodiálise, já devem ser encaminhados para avaliação, de modo a se dispor de acesso definitivo quando do início da diálise.[2,3] As principais orientações pós-operatórias estão sumariadas no Quadro 36.1.

Quadro 36.1 Orientações pós-operatórias para pacientes com fístula arteriovenosa

1. Manter o curativo por 24 horas.

2. Após a retirada do curativo lavar a ferida com água e sabão. Não é necessária a sua cobertura.

3. Caso a ferida encontre-se aberta, com sangramento ou drenagem de secreção, deve-se comunicar ao cirurgião responsável.

4. Não permitir que façam medicações injetáveis ou coleta de sangue no membro em que foi realizada a fístula.

5. Não permitir medidas de pressão arterial no membro da fístula.

6. Não dormir sobre o membro da fístula.

7. Não usar roupas apertadas.

8. Verificar se a fístula apresenta frêmito diariamente. Caso contrário, deve-se comunicar o cirurgião responsável.

9. Os pontos são geralmente retirados a partir de uma semana.

10. Não realizar esforços físicos com o membro da fístula.

11. Realizar os exercícios de compressão manual de bola de borracha todos os dias.

12. Comparecer aos retornos programados.

Complicações

As principais complicações das fístulas arteriovenosas são: (1) não maturação, (2) trombose, (3) estenoses na artéria doadora, na veia, nas anastomoses ou na prótese, (4) dilatações aneurismáticas, (5) infecções, (6) roubo de fluxo e (7) isquemia do membro.

As fístulas arteriovenosas diretas que não se dilataram ou que apresentam difícil punção ou fluxo inadequado devem ser avaliadas quanto à presença de ramos colaterais que promovam roubo de fluxo, de estenoses na artéria doadora ou na anastomose e de flebites no trajeto venoso.

A maioria das complicações pode ser identificada ao exame clínico. A taxa de sucesso ou maturação esperada é de 70%.[6]

A maioria dessas alterações pode ser corrigida por procedimento cirúrgico ou endovascular, realizando-se angioplastia com cateter-balão, ligadura de colaterais ou confecção de nova anastomose em segmento proximal.[6]

Edema é esperado, no pós-operatório recente, e costuma regredir progressivamente com repouso e elevação do membro. Persistência do edema após 2 semanas ou mais, ou que não cedeu à elevação do membro, deve ser avaliada em relação à obstrução venosa central.

O tratamento de escolha para estenoses venosas centrais é a angioplastia com cateter balão. O uso de *stent* é reservado para os casos de recuo elástico maior que 50% ou reestenose do segmento tratado em menos de 3 meses.[6]

Fístulas arteriovenosas diretas que apresentarem trombose aguda com perda do fluxo devem ser submetidas a trombectomia mecânica, infusão de trombolítico local ou uso de dispositivo de remoção endovascular mecânica de trombos. A intervenção deve ser feita assim que se identificar a trombose, podendo ser bem-sucedida mesmo após vários dias, principalmente nas fístulas com próteses.[6]

As causas de trombose estão associadas a estenoses anastomóticas. Estados de hipercoagulabilidade, alterações hemodinâmicas como hipotensão ou compressão externa (hematoma) são tidos como fatores facilitadores, porém não suficientes. As estenoses na anastomose ou no segmento venoso justa-anastomótico correspondem a 75% das lesões e podem ser corrigidas pela confecção de nova anastomose em segmento arterial proximal. Estenoses nos demais segmentos têm bom resultado com angioplastia por cateter-balão.[6]

Pacientes com isquemia do membro distal à fístula e de instalação recente devem ser avaliados prontamente. O sacrifício da fístula se faz necessário nos casos de isquemia grave com risco de perda do membro. A confecção de nova anastomose de menor diâmetro ou em sítio anatômico distinto pode ser resolutiva. Outra opção consiste na ligadura intervalada e revascularização distal, que é a interposição de ponte (*bypass*) entre o componente venoso distal da fístula e a artéria doadora distal à anastomose anterior seguida pela ligadura da artéria doadora imediatamente distal à anastomose.[6]

A infecção das fístulas diretas são incomuns e costumam responder ao uso de antibiótico venoso administrado durante as sessões de hemodiálise.

Atenção maior é dada aos pseudoaneurismas infectados, principalmente quando relacionados com a anastomose ou com as infecções associadas à ulceração da pele e exposição da fístula. Nesses casos, o paciente deve ser submetido a antibioticoterapia venosa e ligadura da fístula, com confecção de novo acesso. A excisão de toda a extensão venosa da fístula só deve ser realizada em caso de êmbolos sépticos. Os pseudoaneurismas são tratados quando volumosos, em expansão, com ulcerações na pele, dor, sangramento ou sintomas de infecção.[6]

Infecções extensas em fístulas com próteses vasculares requerem sua retirada, uma vez que têm pior resposta à antibioticoterapia, maior risco de sangramento e ruptura.[6]

Cateteres

Os cateteres apresentam maior taxa de complicações, como infecção e trombose, menor durabilidade e menor fluxo. São reservados aos pacientes: (1) com insuficiência renal aguda e necessidade imediata de hemodiálise; (2) que aguardam a maturação de fístula arteriovenosa; (3) que têm impossibilidade temporária de uso de sua fístula, como trombectomia recente, hematoma ou infecção no local de punção; (4) que não têm possibilidade de confecção de fístula; e (5) com insuficiência cardíaca grave, baixa expectativa de vida, muito idosos, com doença vascular periférica grave ou anatomia vascular inadequada.

Os cateteres de hemodiálise são de duplo lúmen, de modo a possibilitar a retirada de sangue pela via proximal, usualmente com marcação vermelha e denominada arterial, e a devolução pela via distal com marcação azul e denominada venosa (Figura 36.1). Uma distância entre as duas vias é necessária para evitar que o sangue que

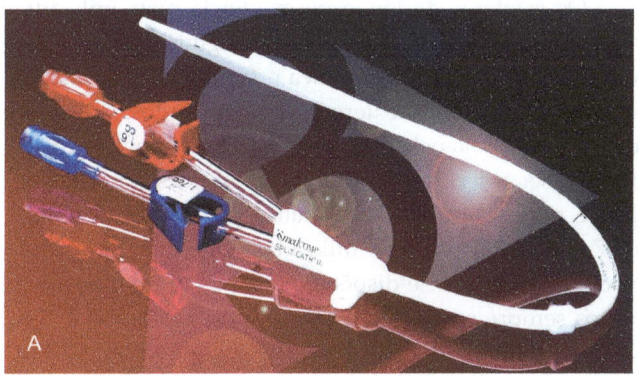

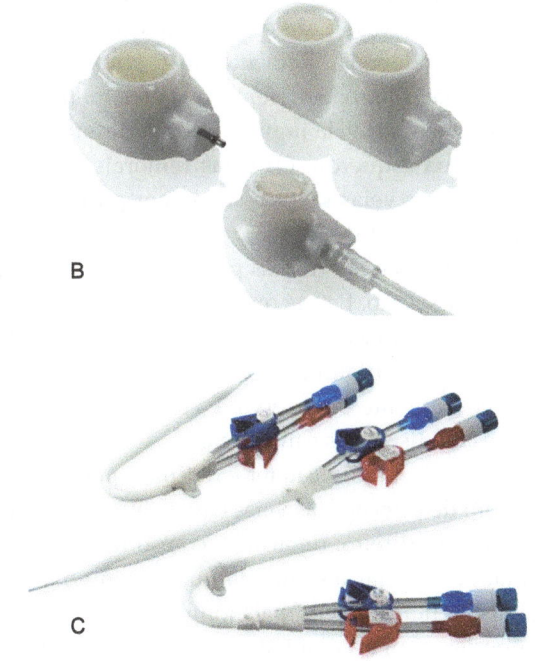

Figura 36.1 (**A**) Cateter duplo lúmen para hemodiálise de longa permanência com *cuff* de dácron; (**B**) Cateter totalmente implantável de port único e duplo para hemodiálise; (**C**) Cateter duplo lúmen de curta permanência para hemodiálise.

acaba de retornar dialisado seja novamente direcionado à máquina de diálise (recirculação).[6]

É possível o uso de dois cateteres de lúmen único inseridos em sítios distintos, porém são de uso excepcional, com maior utilidade para crianças com menos de 10 kg.

Os cateteres são de curta permanência ou longa permanência, de acordo com suas características técnicas.

Os cateteres de curta permanência são confeccionados em poliuretano, são mais rígidos e não têm manguito (*cuff*). Devem ser utilizados por até 3 semanas. São posicionados com a ponta na veia cava superior, junto ao átrio direito, têm diâmetro de 7 a 12 *french* (F) e comprimento de 10 cm a 30 cm. Podem ser introduzidos sem o uso de radioscopia, porém devem ter o seu trajeto e posicionamento confirmados por radiografia simples de tórax antes do uso.

Os cateteres de longa permanência mais utilizados são de silicone, mais flexíveis, têm manguito (*cuff*) que permanece em posição subcutânea e funciona como barreira à infecção do meio externo. São tunelizados, isto é, são exteriorizados na pele distante do local da punção venosa. Devem ser inseridos em todos os pacientes nos quais se prevê necessidade de hemodiálise por cateter por mais de 7 a 14 dias. Podem ser utilizados por tempo indeterminado, quando não se dispõe de fístula, porém devem ser vistos sempre como ponte para o acesso definitivo. Têm diâmetros de 8 a 14 *french* (F) e extensões de 15 cm a 40 cm. Devem ser posicionados com o auxílio de fluoroscopia e a sua ponta deve estar inserida no átrio direito.[6]

As vias de acesso para o implante dos cateteres de hemodiálise, independentemente do tempo de permanência, são, na ordem de preferência e pelo menor índice de complicações: (1) veia jugular interna direita, (2) veia jugular interna esquerda, (3) veias femorais e (4) veias subclávias. Essas veias são acessadas por punção percutânea, pela técnica de Seldinger.[6]

As veia jugulares externas podem ser acessadas por punção ou dissecção. É uma opção para os pacientes com distúrbio de coagulação, nos quais a punção encontra-se contraindicada. Entretanto, devido à facilidade de compressão, comumente se reserva a veia femoral para os portadores de discrasias sanguíneas.

O comprimento do cateter é definido pela distância entre o sítio de punção e as veias cavas (inferior ou superior) ou o átrio direito, de acordo com o tipo de cateter implantado. As veias à esquerda (jugular interna e subclávia) apresentam trajeto mais longo em relação à veia cava superior, com necessidade de cateteres mais longos.

O diâmetro a ser escolhido segue as recomendações expostas no Quadro 36.2. O fluxo é diretamente proporcional ao diâmetro porém deve ser compatível com o calibre do vaso puncionado.

Quadro 36.2 Escolha do diâmetro do cateter em relação ao peso do paciente

Peso do paciente	Diâmetro do cateter
< 10 kg	Avaliação individualizada. Dois cateteres de até 7 F ou Cateter duplo lúmen de 6-8 F
10-20 kg	Cateter de duplo lúmen de 8 F
20-40 kg	Cateter de duplo lúmen de 10 F

As veias femorais devem ser evitadas, nos pacientes candidatos a transplante renal, pelo risco de trombose do eixo ilíaco femoral. Apresentam maiores taxas de infecção. A ponta do cateter deve ser posicionada na veia cava inferior para que haja fluxo adequado. Desse modo, cateteres com, pelo menos, 25 cm de comprimento são necessários. Porém, quanto mais longo o cateter, maior a resistência ao fluxo.

As veias subclávias apresentam o maior risco de trombose venosa central. A trombose de veia subclávia pode inviabilizar a confecção de fístula arteriovenosa no membro superior ipsilateral, a menos que seja possível a recanalização endovascular. Dessa maneira, a punção dessa veia para a inserção de qualquer cateter deve ser evitada, principalmente quando o paciente apresentar fístula arteriovenosa em maturação no mesmo membro.

O risco de estenose ou obstrução venosa central está relacionado também com o número de punções, ao tempo de permanência dos cateteres, tipo e material dos cateteres, além da ocorrência de infecção.

Os cateteres totalmente implantáveis com duplo reservatório (*port*) subcutâneo para hemodiálise estão disponíveis, porém são pouco difundidos em nosso meio. Apresentam, como vantagem, menor risco de infecção e desconforto estético, além de permitirem que o paciente realize atividades aquáticas. Entretanto, produzem menor fluxo.[6]

Os cateteres devem proporcionar fluxo entre 300 mL e 350 mL/min para uma sessão de hemodiálise adequada.[5]

Punção transepática ou translombar são vias de acesso reservadas aos pacientes sem nenhuma outra possibilidade.

As punções guiadas por ultrassonografia diminuem o número de punções e a taxa de complicações, permitem o acesso a vasos não convencionais e aumentam a taxa de sucesso. O seu uso é de maior valia nos pacientes com múltiplas punções, obesos, pediátricos, nos quais se espera dificuldade técnica maior.

Complicações

As principais complicações são (1) trombose parcial ou total de uma ou ambas as vias, (2) fluxo inadequado e (3) infecções.[6]

Os cateteres com fluxo inadequado, menor que 300 mL/min, devem ter as vias avaliadas com aspiração e injeção de solução salina. As vias com fluxo limitado podem ser desobstruídas pela injeção de solução salina sob pressão. Seringas de 1 mL e 3 mL com rosca (*luer lock*) são as indicadas por permitirem a aplicação de maior pressão. A seguir, realiza-se radiografia simples de tórax para verificar a posição da ponta do cateter, presença de acotovelamentos em seu trajeto, fraturas ou outras alterações. O reposicionamento do cateter pode ser necessário.

Os cateteres bem posicionados e com fluxo inadequado provavelmente apresentam trombose luminal e podem ser submetidos a trombólise. Infunde-se trombolítico por toda a extensão das vias do cateter. Após 1 h, aspira-se o trombolítico. Caso persista a disfunção, o paciente deve permanecer com o trombolítico por mais 12 h, o que possibilita o restabelecimento do fluxo em até 88% dos casos.[9] O medicamento mais utilizado é a alteplase (RTPA-ativador do plasminogênio tecidual recombinante), na dose de 2 mg em cada via. Estreptoquinase, na dose de 10.000 U, pode ser utilizada. Nos casos de falha, a troca do cateter pode ser necessária, e deve-se preferir realizá-la no mesmo sítio com o auxílio de fio-guia.

As infecções de cateter podem ocorrer no sítio de saída, no túnel subcutâneo ou decorrer de bacteremia relacionada com o cateter.

As infecções no sítio de saída levam a hiperemia, aumento de temperatura, dor e drenagem de secreção apenas no local de introdução do cateter. São tratadas com antibiótico tópico e oral, não sendo necessária a troca do cateter.

Os pacientes com infecção no túnel subcutâneo apresentam sinais flogísticos que se estendem além do sítio de saída. Esses pacientes devem ter o cateter removido.

O diagnóstico de bacteremia relacionada com cateteres é difícil. O método de melhor acurácia consiste na obtenção de sangue do cateter e de uma veia periférica de modo simultâneo. A identificação do mesmo microrganismo em ambas as amostras confirma o diagnóstico. Esses pacientes devem receber antibiótico venoso, que deve ser ajustado após o antibiograma. Pacientes sépticos, sem outro foco, devem ter o cateter retirado.

Nos pacientes de difícil acesso e em uso de cateter tunelizado, a remoção/troca do cateter pode apresentar dificuldade técnica, sendo desejada a sua preservação. Nesses casos, a associação da antibioticoterapia venosa com a injeção de solução de heparina e antibiótico em altas doses, em ambas as vias do cateter (técnica de *lock*), pode propiciar erradicação da infecção e salvamento do cateter em 65% a 70% dos casos.[10]

DIÁLISE PERITONEAL

Introdução

Diálise é a difusão de solutos através de membrana semipermeável, devido ao gradiente de concentração. Pode ser feita por meio de membrana biológica (diálise peritoneal) ou por membrana artificial (hemodiálise). A diálise peritoneal é feita por meio de infusão de líquido para a cavidade peritoneal, que é posteriormente drenado, juntamente com produtos de degradação metabólica. A diálise é realizada por meio de cateter implantado através da parede abdominal.[11]

Principais Modalidades de Diálise Peritoneal

Diálise peritoneal ambulatorial contínua

É forma portátil de diálise. É baseada no conceito de diálise de equilíbrio. A simplicidade dessa modalidade, seu baixo custo e a liberdade proporcionada ao paciente são as razões que a tornaram forma popular de diálise peritoneal crônica. É capaz de manter o controle constante de volume, de líquidos e da pressão arterial. Simplifica o controle da glicemia em muitos pacientes diabéticos pelo uso de insulina intraperitoneal.

Diálise peritoneal cíclica contínua

Essa modalidade visa alcançar maior remoção de soluto e líquido em relação à diálise peritoneal ambulatorial contínua. A automatização desse processo permite a realização da diálise enquanto o paciente dorme e maior flexibilidade no número e volume de trocas durante a noite, com menor fadiga do paciente.

Diálise peritoneal intermitente

Foi a primeira modalidade de uso crônico. Geralmente consiste em ciclos curtos de 8 h a 10 h por sessão, 3 vezes por semana. A cavidade peritoneal permanece drenada entre as sessões. Quando praticada todas as noites, é denominada *diálise peritoneal intermitente* noturna. As principais desvantagens dessa modalidade são remoções limitadas de solutos e custo elevado devido ao grande volume de solução.

Implante de Cateter de Diálise Peritoneal

Para a realização da diálise peritoneal, é necessário implantar, dentro da cavidade peritoneal, através da parede anterior do abdome, um cateter que irá infundir e retirar líquidos. Os locais preferenciais para implante dos cateteres são as linhas paramedianas e laterais através do músculo reto, pois esses locais estão associados com melhores resultados e menores taxas de complicações. A linha Alba, que foi muito utilizada no passado, é agora reservada para cateteres de uso precoce.

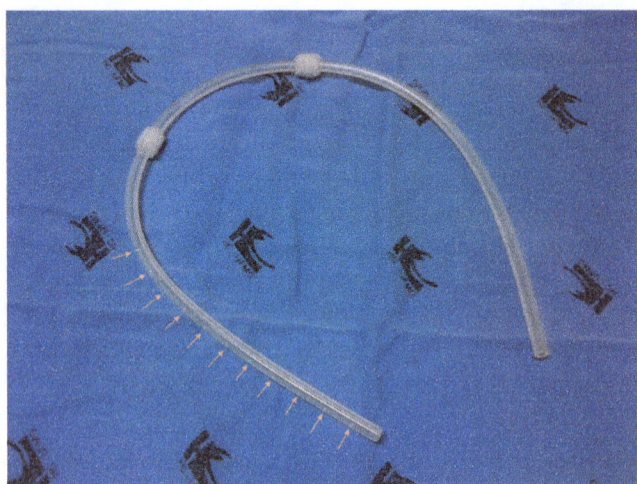

Figura 36.2 Cateter de Tenckhoff: Observar os dois manguitos (*cuffs*) e os múltiplos orifícios distais (setas).

O cateter de diálise peritoneal tem uma porção distal com múltiplos orifícios que permanecem dentro do peritônio, dois manguitos (*cuffs*), sendo um profundo e outro subcutâneo, e um orifício de saída. Um túnel subcutâneo arqueado deve ser feito para manter as porções interna e externa do cateter em sentido caudal, com a finalidade de reduzir taxa de infecção. O manguito (*cuff*) subcutâneo deve permanecer 1 cm a 2 cm da pele, para induzir reação inflamatória caracterizada pela formação de coágulos, fibrina, ingresso de granulócitos e fibroblastos e granulomas com células gigantes. A rolha fibrosa (*plug*) resultante constitui incompatibilidade biológica benéfica, que impede as bactérias de entrarem no tecido subcutâneo e progredirem para o peritônio. O manguito (*cuff*) profundo deve situar-se no músculo reto ou na sua bainha, ou no espaço pré-peritoneal, e não dentro da cavidade peritoneal. A porção intraperitoneal do cateter com seus múltiplos orifícios distais deve ser posicionada em direção ao recesso de Douglas e não entre as alças intestinais ou omento, devido ao risco de obstrução dos orifícios[12] (Figura 36.2).

Técnicas de implante de cateter de diálise peritoneal

As técnicas são: percutânea e cirúrgica

Implante percutâneo

Uso de trocater. O implante percutâneo com a utilização de trocater foi desenvolvido por Tenckhoff.[13] Esse método é simples e pode ser realizado à beira do leito, sob anestesia local. Suas desvantagens são o diâmetro grande do trocater no local de penetração e o fato de ser procedimento cego, com risco de perfuração de órgãos internos. Deve ser evitado em pacientes muito obesos ou com aderências intra-abdominais. Também não está in-

dicado em pacientes que necessitem de uso precoce do cateter devido ao risco de vazamentos, de fluxos inadequados e de infecção.[14]

Após a escolha do local, a técnica consiste em antissepsia da parede abdominal e anestesia local. Pequena punção é realizada para que a parede abdominal circunde bem o cateter de infusão, que é introduzido na cavidade abdominal, em movimentos circulatórios e em direção ao cóccix, seguido de infusão de 2 L a 3 L de solução para diálise por esse cateter. A seguir, procede-se à perfuração da cavidade abdominal, com trocater largo e com estilete interno rígido, até observar a saída da solução de diálise previamente infundida. Posteriormente, introduz-se o cateter de Tenckhoff através desse trocater. Após o posicionamento correto do cateter de Tenckhoff, ele é retirado, com fixação do manguito (*cuff*) profundo ao músculo reto. Confecciona-se túnel subcutâneo para o posicionamento do manguito (*cuff*) superficial. Finalmente, exterioriza-se o cateter através da pele pelo orifício de saída e fecha-se a incisão por planos.

Técnica de Seldinger modificada. Essa técnica simplificou o implante percutâneo. É semelhante à utilizada para a inserção de cateteres vasculares. Embora seja procedimento cego, o risco de perfuração é relativamente baixo, uma vez que é utilizada agulha simples seguida por dilatador de plástico. A localização do cateter pode ser melhorada com a utilização de métodos de imagem.[15]

Após escolha do local, realizam-se antissepsia da parede abdominal e anestesia local. A cavidade peritoneal é puncionada com agulha fina, e 2 L a 3 L de solução de diálise são infundidos. O fio-guia é introduzido dentro da agulha. Em seguida, esta é retirada e procede-se à introdução do dilatador e bainha externa sobre o fio-guia. São retirados o dilatador e o fio-guia. Realiza-se a introdução do cateter através da bainha externa, seguida da retirada da bainha externa. Observa-se saída da solução de diálise peritoneal através do cateter, fixando o manguito (*cuff*) profundo ao músculo reto. Na sequência, é confeccionado um túnel subcutâneo e posicionado o manguito (*cuff*) superficial, direcionando o cateter para o orifício de saída. Fecha-se a incisão por planos.

A via percutânea tem, como vantagens, a rapidez e a conveniência, não requer anestesia geral, permite o uso imediato do cateter e pequena incisão, com recuperação rápida e menor sangramento. Além disso, permite tempo de uso maior do cateter e apresenta baixas taxas de complicações, menores riscos de hérnias, trauma ao paciente e custo.[16]

Como desvantagens, oferece inadequada visualização das estruturas internas, não permite o tratamento das aderências e há risco de perfuração do intestino ou de vasos sanguíneos em 1% dos casos.[17]

Para tentar reduzir as complicações do implante do cateter, recomenda-se suspender o uso de anticoagulantes e antiplaquetários 5 dias antes do procedimento, fazer alimentação leve ou jejum, manter a medicação de uso regular e esvaziar a bexiga antes do procedimento. Deve-se evitar o uso do cateter antes de 2 semanas, para permitir melhor cicatrização, e restringir as atividades do paciente quando o líquido peritoneal estiver presente.[18]

A inserção do cateter por via percutânea geralmente não é apropriada nas seguintes situações: pacientes que necessitam de outra intervenção cirúrgica, como reparo de hérnia, colostomia ou ileostomia; doença hepática grave, obesidade mórbida, ansiedade ou distúrbio psiquiátrico que possam interferir durante o procedimento; e intolerância à anestesia geral.

As contraindicações relativas para o implante do cateter por via percutânea são: desnutrição, múltiplas aderências intra-abdominais, hérnia hiatal com refluxo, acentuada gastroparesia, hernioplastias inguinais prévias e episódios anteriores de peritonite.

Cirurgia convencional. O implante cirúrgico convencional é o método mais comum. O acesso pode ser lateral ou paramediano. É realizado por meio de minilaparotomia, que pode ser transversa e na qual se abrem as bainhas anterior e posterior do músculo reto abdominal, inserindo o cateter diretamente na cavidade peritoneal, com a realização simultânea do túnel subcutâneo. Suas vantagens incluem melhor hemostasia, boa visualização da cavidade peritoneal, posicionamento preciso da ponta do cateter, boa fixação dos manguitos (*cuffs*) e possibilidade de realizar secção de aderências e omentectomia para melhorar a perviedade do cateter. Suas desvantagens são predisposição à formação de hérnias, risco de vazamentos, quando o seu uso for precoce, e custo maior em relação ao implante percutâneo.

Algumas técnicas alternativas podem ser feitas com a finalidade de reduzir a taxa de infecção e melhorar a perviedade do cateter.

Pela técnica de Moncrief-Popovich,[19] realiza-se o posicionamento subcutâneo do segmento externo do cateter para evitar a colonização por bactérias da pele e promover a sua fixação ao tecido antes de sua exteriorização definitiva, que é realizada após 4 a 6 semanas. Com essa técnica, observou-se redução na taxa de peritonite e de colonização do cateter.

Podem ser utilizados cateteres de diálise longos (*Swan Neck, Missouri Catheter*), desenvolvidos para serem exteriorizados em lugares remotos, de preferência na área pré-esternal. Isso pode ser útil em pacientes obesos, com ostomia ou outras fontes potenciais de contaminação na parede abdominal anterior. As principais vantagens são melhor cicatrização e imobilização, aumento da distância dos sítios de ostomia, melhores cuidados no local de saída e menor frequência de infecções, no local de saída, e de peritonite.[20]

Alguns registros europeus descrevem cateter de diálise peritoneal com cilindro de 12 g de tungstênio ou pesos de aço inoxidável ligados à sua extremidade distal (carregamento dianteiro). Esse dispositivo proporciona menor taxa de migração em comparação ao cateter padrão. Embora os dados dos estudos sejam limitados, os resultados iniciais são bons.[21]

O implante do cateter por laparoscopia e minilaparoscopia exige equipamento e treinamento especializados, o que aumenta o custo operacional, e não serão abordados neste capítulo.

Complicações

Dor: dor mais comum localiza-se na incisão cirúrgica ou associa-se à manipulação do cateter durante o procedimento. Pode também relacionar-se com a infusão da solução de baixo pH, com o posicionamento do cateter em compartimento peritoneal não funcional (limitado por aderências) ou com a ponta posicionada contra parede pélvica, bexiga ou reto. Infusão de ar no momento da inserção ou durante a diálise pode causar dor transitória. Nos casos de dor persistente, a canulografia ou outros estudos são indicados para avaliar a integridade anatômica da cavidade peritoneal. Formações de compartimentos por aderências ao redor do cateter restringem o fluxo, causam dor e reduzem a ultrafiltração. A lise das aderências pode ser feita por cirurgia aberta ou laparoscópica.[22]

Sangramento: pode resultar de lesão de vasos da parede abdominal anterior (artéria epigástrica inferior) ou por punção de vasos intra-abdominais (mesentéricos, veia cava inferior, aorta, ilíacas). Sangramento devido à laceração arterial pode exigir intervenção imediata. O sangramento venoso pode ser mais difícil de identificar e controlar. A abordagem dependerá da gravidade do sangramento.[23]

Perfuração de órgão interno: deve ser considerada em caso de dor ou sangramento. Íleo funcional ou obstrução intestinal, doença renal policística e hérnias internas são fatores predisponentes. O diagnóstico muitas vezes é evidente após o implante. Eventualmente, o quadro pode ser silencioso por algum tempo, o que pode levar a outras complicações. Os sinais de perfuração mais evidentes são o retorno de conteúdo intestinal ou urina através do cateter, silvo de liberação de gás, cheiro fétido, desejo imediato de urinar e exteriorização pelo ânus. Procedimentos laparoscópicos ou cirúrgicos podem reduzir a incidência de perfuração e proporcionar diagnóstico precoce.[24]

Vazamentos pericateter: sua incidência varia de 0% a 40%. O vazamento pode não ser aparente logo após a inserção. Ocorre nos primeiros 4 a 6 meses. Pacientes desnutridos, imunodeprimidos, diabéticos e com parede abdominal fraca são mais propensos. Os vazamentos podem ser prevenidos com o emprego de suturas em bolsa no peritônio e no músculo, com fixação adequada ao redor do cateter. Deve-se evitar a infusão de grandes volumes de solução de diálise, em particular na posição sentada e em ortostatismo. Por isto, pode-se recomendar período de repouso de algumas semanas após a inserção do cateter, sempre que possível, para garantir boa cicatrização. Os vazamentos também podem estar associados a processos infecciosos, à deterioração do cateter ou a danos acidentais a este. Vazamentos de líquidos para o tecido subcutâneo podem migrar e levar ao edema de parede abdominal ou área genital. Injeção de meios de contraste pelo cateter, cintigrafia, ultrassonografia ou tomografia computadorizada podem ser necessárias para confirmação.[26]

Obstrução do cateter: ocorre frequentemente nas 2 primeiras semanas após seu implante. As principais causas são: (1) obstrução mecânica por migração, dobras, compressão externa ou posicionamento da porção distal do cateter junto ao omento ou intestino e (2) obstrução intraluminal por sangue, coágulos ou fibrina. Obstrução total durante a inserção é geralmente devida à torção do cateter. O problema pode ser resolvido com a manipulação, com passagem de sonda flexível, ou, se persistente, pelo reposicionamento laparoscópico, cirúrgico ou por meio de fluoroscopia e manobras de rotação do cateter.[25] Se o cateter persistir não funcionando bem, devem-se utilizar medidas conservadoras, como mudança de posição do corpo, uso de laxantes e lavagem do cateter com solução salina. Em casos de insucesso, podem ser administrados agentes fibrinolíticos, como estreptoquinase na dose de 10.000 U em 2 mL dentro do cateter por 2 h. Também o uso de cateter de embolectomia (Fogarty) dentro do lúmen do cateter pode desobstruí-lo. Técnicas laparoscópicas podem ser empregadas por grupos que tenham experiência. Se tudo falhar, pode-se proceder à revisão cirúrgica e ao novo implante de cateter.

Infecções: peritonite sempre foi complicação importante da diálise peritoneal. Os sistemas modernos reduziram significativamente sua incidência. A peritonite foi uma das principais causas de falha técnica na década de 1980, mas atualmente é superada pela diálise inadequada. Os agentes infecciosos mais comuns são o *S. aureus* e *P. aeruginosa*. Peritonite polimicrobiana, com bactérias gram-negativas ou leveduras, é sugestiva de perfuração do intestino grosso. Se houver suspeita de perfuração intestinal, o diagnóstico deve ser confirmado e realizada intervenção cirúrgica apropriada, com a remoção do cateter contaminado. Em casos de infecção por múltiplos microrganismos entéricos com associação de agente anaeróbico, o risco de morte é maior e o tratamento cirúrgico deve ser considerado o mais rápido possível. Pacientes com líquido turvo oriundo da cavidade abdominal devem ser considerados como portadores de peritonite. A confirmação é obtida por meio de exame citológico e cultura.

Eritema local e presença de pus, com ou sem secreção sanguinolenta, são sinais de infecção aguda do sítio de saída. Edema, eritema e sensibilidade no trato dos túneis são indícios de infecção entre as pontas interna e externa. A extensão da infecção (abscesso) pode ser mais bem avaliada por meio de ultrassom simples da parede abdominal anterior. Quando esses sinais são observados, gram e cultura devem ser obtidos com adoção de terapia empírica com antibióticos. Compressas quentes podem ser úteis e proporcionar conforto. Insucessos dos tratamentos após a terapia com antibióticos específicos com base em culturas podem requerer a remoção do cateter. A substituição do cateter para outro local sem infecção é a opção preferida.

Hérnias: podem aparecer após implante do cateter, devido ao aumento da pressão intra-abdominal. O tempo médio para o desenvolvimento das hérnias é de 1 ano, com o risco crescente de 20% ao ano. Os tipos de hérnias são umbilical, inguinal e incisional. Hérnias incisionais são mais frequentes, quando o implante é realizado sobre a linha Alba, e menos frequentes nas incisões paramedianas através do músculo reto. Os fatores predisponentes incluem desnutrição, imunossupressão, multiparidade e parede abdominal anterior fraca. O diagnóstico de hérnia durante o procedimento de implante do cateter requer a sua correção imediata. Caso contrário, o volume de infusão deve ser reduzido e a posição supina deve ser adotada até a cirurgia corretiva.

Hidrotórax: ocorre no início da terapia, uma vez que é frequentemente devido a defeito congênito das fibras musculares do diafragma. Sua frequência varia entre 1% e 10%. As mulheres são mais afetadas que os homens, com predomínio à direita. Manifesta-se com dispneia ou ultrafiltração inadequada. Cerca de 25% dos casos são assintomáticos e diagnosticados por radiografias de tórax. As opções terapêuticas disponíveis são (1) fechamento cirúrgico da comunicação, (2) pleurodese por talco, injeção de oxitetraciclina, autólogo de sangue ou outros agentes irritantes e (3) pleurodese videoassistida por toracoscopia.

Hemoperitônio: complicação comum e tardia, porém raramente relacionada com o cateter isoladamente. Ocorrência ocasional de sangramento é observada após trações do cateter com consequente hemorragia de pequenos vasos na parede abdominal. Imobilização e proteção do local de saída são recomendadas por alguns dias. Nenhuma outra ação é necessária, na maioria dos casos. Perfuração de estrutura vascular ou órgão maciço (baço) por necrose de pressão também é possível, mas rara.

Edema genital: a causa mais comum é o extravasamento de líquidos em volta do cateter para o espaço pré-peritoneal com o processo vaginal pérvio. O diagnóstico pode ser confirmado por cintigrafia, canulografia ou tomografia computadorizada. A correção cirúrgica é a mais eficaz opção de tratamento e permite a continuação da diálise na maioria dos casos.

Referências Bibliográficas

1. Stenvinkel P. Chronic kidney disease: a public health priority and harbinger of premature cardiovascular disease. *J Intern Med*, 2010; *268*(5):456-67.
2. National Kidney Fundation. K/DOQI clinical practice guidelines for chronic kidney disease: evaluation, classification, and stratification. *Am J Kidney Dis*, 2002; *39*(2 suppl 1):S1-266.
3. Post TW, Rose BD, Curhan GC, Sheridan AM. Overview of the management of chronic kidney disease in adults. *In*: UpToDate, Basow DS (ed.). *UpToDate*. Waltham, MA, 2011.
4. Mailloux LU, Berns JS, Post TW. United States Renal Data System. Excerpts from the USRDS 2009 annual data report: Atlas of end-stage renal disease in the United States. *Am J Kidney Dis*, 2010; *1*(suppl 1):S1.
5. NKF-K/DOQI Clinical Practice Guidelines for Vascular Access: update 2000. *Am J Kidney Dis*, 2001; *37*(1 suppl 1):S137-81.
6. NKF-KDOQI Clinical Practice Guidelines and Clinical Practice Recommendations for 2006 Updates: Hemodialysis adequacy, peritoneal dialysis adequacy and vascular access. *Am J Kidney Dis*, 2006; *48*:S1-S322.
7. Asif M, Sarkar PK. Three-digit Allen's test. *Ann Thorac Surg*, 2007; *84*:686-7.
8. Rutherford RB, Ouriel K. *Atlas of Vascular Surgery: Operative Procedures*, 1st ed. New York: WB Saunders, 1998.
9. Ponec D, Irwin D, Haire WD, Hill PA, Li X, McCluskey ER. Recombinant tissue plasminogen activator (alteplase) for restoration of flow in occluded central venous access devices: A double-blind placebo-controlled trial—The Cardiovascular Thrombolytic to Open Occluded Lines (COOL) efficacy trial. *J Vasc Interv Radiol*, 2001; *12*:951-5.
10. Krishnasami Z, Carlton D, Bimbo L *et al*. Management of hemodialysis catheter-related bacteremia with an adjunctive antibiotic lock solution. *Kidney Int*, 2002; *61*:1.136-42.
11. Luke V, June DC, Sheila AW *et al*. *The Cochrane Collaboration*, 2009.
12. Khanna R, Krediet RT. *Nolph and Gokal`s Texbook of Peritoneal Dialysis*, 3rd ed. New York: Springer, 2009.
13. McBride P, Tenckhoff H. The father of chronic peritoneal dialysis. *Perit Dial Int*, 1982; 2:50-3.
14. Maher JF. Replacement of renal function by dialysis. *Updated and Enlarged: A Textbook of Dialysis*, 3rd ed. Kluwer Academic Publishers, 1998.
15. Ahmed K, Aal A, Joshi AK, Saddekni S *et al*. Fluoroscopic and sonographic guidance to place peritoneal catheters: How we do it. AJR, 2009; *192*:1.085-9.
16. Banli O, Altun H, Oztemel A. Early start of CAPD with the Seldinger technique. *Diálise Peritoneal Internacional*, 2005; *25*:556-9.
17. Ash SR. Chronic peritoneal dialysis catheters: Challenges and design solutions. *Int J Artificial Organs*, 2006; *26*:85-94.
18. Daugirdas JT, Blake PG, Todd SI. *Handbook of Dialysis*, 4ª ed. Lippincott Williams & Wilkins, Wolters Kluwer Health, 2007.
19. Moncrief JW, Popovich RP, Broadrick LJ *et al*. The Moncrief-Popovich catheter. A new peritoneal access technique for patients on peritoneal dialysis. *ASAIO J*, 1993; *39*:62-5.
20. Twardowski ZJ, Prowant BF, Khanna R *et al*. Six-year experience with swan neck catheters. *Perit Dialysis Int*, 1992; *12*:384-9.
21. Di Paolo N, Garosi G, Guarnieri A, Bernini M *et al*. The self positioning catheter. *Proceedings of the VII Italian Congress on Peritoneal Dialysis*. Milan: Wichtig Editore, 1993, pp 539-42.
22. Owens LV, Brader AH. Laparoscopic salvage of Tenckhoff catheters. *Surg Endosc*, 1995; *9*:517-8.
23. Mital S, Fried LF, Piraino B. Bleeding complications associated with peritoneal dialysis catheter insertion. *Perit Dialysis Int*, 2004; *24*:478-80.
24. Daschner M, Gfrörer S, Zachariou Z *et al*. Laparoscopic Tenckhoff catheter implantation in children. *Perit Dialysis Int*, 2002; *22*:22-6.
25. Daugirdas JT, Blake PG, Todd SI. *Handbook of Dialysis*, 4th ed. Lippincott Williams & Wilkins, Wolters Kluwer Health, 2007.
26. Jaques P, Richey W, Mandel S. Tenckhoff peritoneal dialysis catheter: cannulography and manipulation. *Am J Roentgenol*, 1980; *135*(1):83-6.

Cirurgia da Mão | Capítulo

Robert Bicalho da Cruz
Antônio Eduardo Pereira Morato

37

INTRODUÇÃO

As lesões de mão são extremamente frequentes em nossa prática médica diária, verificando-se, em trabalhos científicos pertinentes, incidência em torno de 30% dos traumatismos atendidos em hospitais gerais.[1,2] O atendimento inicial das lesões de mão é realizado, na maioria das vezes, pelo médico não especialista ou pelo estudante de medicina em seus estágios de formação em pronto atendimento. O presente capítulo visa fornecer as informações essenciais para o correto diagnóstico e tratamento, inicial ou definitivo. Serão também abordadas afecções comuns, não traumáticas, passíveis de tratamento cirúrgico ambulatorial. O sucesso das intervenções depende, como nas outras especialidades cirúrgicas, do correto entendimento da fisiologia e da anatomia funcional da mão, assim como da fisiopatologia das doenças e lesões.

Os procedimentos em cirurgia da mão podem ser realizados, em grande parte das ocasiões, em regime ambulatorial. A preparação e os cuidados cirúrgicos, no entanto, não diferem daqueles necessários a qualquer cirurgia de maior porte, sendo necessária infraestrutura adequada, que inclui sala de operações bem aparelhada do ponto de vista anestésico e cirúrgico, condições adequadas de antissepsia e pessoal de apoio treinado, sendo altamente recomendável que essa sala de operações esteja integrada ao bloco cirúrgico principal do hospital. Ainda que muitos procedimentos possam ser realizados com bloqueios anestésicos locais, locorregionais ou regionais, o pronto acesso ao anestesiologista e a equipamentos de reanimação e suporte de vida é importante para a segurança das cirurgias. A antissepsia é de suma importância e deve ser realizada, tanto na área a ser operada quanto nas mãos do cirurgião, da mesma maneira como é realizada nas cirurgias de grande porte. A infecção é desastrosa por resultar, muitas vezes, na perda das correções realizadas ou em quadro de osteomielite de difícil e prolongado tratamento, principalmente nas situações que incluem lesões ou secções ósseas. A antibioticoterapia profilática também é importante, e seu uso tem sido ultimamente mais valorizado e compreendido, existindo protocolos bem fundamentados que regulam sua aplicação de acordo com as estruturas a serem abordadas, o tempo de cirurgia, o uso ou não de implantes e a condição inicial da lesão (limpa, potencialmente contaminada, contaminada ou infectada).

BREVES NOÇÕES DE ANATOMIA FUNCIONAL DA MÃO[3-5]

A caracterização da mão como órgão sensorial e efetor faz dela verdadeira obra de arte e nosso mais útil instrumento de aprendizado, trabalho e evolução. Para que ela exerça corretamente suas funções, é necessária a preservação ou restauração da estabilidade, da sensibilidade, da preensão, da amplitude e da qualidade dos movimentos, que é o objetivo primário de todo tratamento, cirúrgico ou não, das lesões e doenças das mãos. Para restaurarmos essa obra de arte, é necessário que a conheçamos com maiores detalhes.

Ossos e Ligamentos

A mão é composta por ossos curtos (ossos do carpo) e longos (metacarpianos e falanges). Os ossos do carpo são em número de oito e estão dispostos em duas fileiras: proximal e distal (Figura 37.1). A fileira proximal é composta pelo escafoide, pelo semilunar, pelo piramidal e pelo pisiforme (sendo este último considerado um osso sesamoide do flexor ulnar do carpo, não participando ativamente da dinâmica articular), e a distal pelo trapézio, trapezoide, capitato e hamato. O escafoide, no entanto, apesar de localizado na fileira proximal, participa funcionalmente das duas fileiras e tem a importante função de estabilizá-las, atuando como osso intermediário entre elas. Os ossos da fileira proximal apresentam movimentos amplos e interdependentes, e os da fileira distal atuam em monobloco.

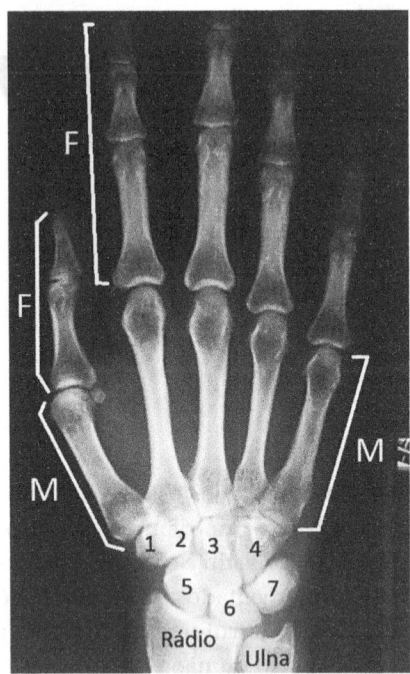

Figura 37.1 Radiografia mostrando os ossos do carpo e da mão: (**M**) metacarpianos, (**F**) falanges, (**1**) trapézio. (**2**) trapezoide, (**3**) capitato, (**4**) hamato, (**5**) escafoide, (**6**) semilunar, (**7**) piramidal e pisiforme sobrepostos. Rádio e ulna estão identificados.

O conjunto dos ossos da primeira fileira, com seu formato convexo, forma articulação do tipo sinovial condilar biaxial com a superfície côncava do rádio distal.

Os ossos do carpo estão ligados entre si, ao rádio e à ulna por estruturas ligamentares intrínsecas e extrínsecas, que mantêm o movimento conjunto e a estabilidade articular. Os ligamentos intrínsecos unem cada osso do carpo ao osso vizinho, exceto o capitato e o semilunar, entre os quais não existem ligamentos interósseos. Desses, os mais significativos para a prática médica diária são o ligamento escafolunar e o ligamento semilunarpiramidal. Os ligamentos extrínsecos partem da extremidade distal dos ossos do antebraço (rádio e ulna) dirigindo-se para os ossos do carpo (Figura 37.2).

O ligamento colateral radial, que se insere na tuberosidade do escafoide, tem sua origem no aspecto lateral volar do rádio. Na mesma região, originam-se também o ligamento radioescafocapitato, que se insere no capitato apresentando inserção mais fraca no escafoide, e o ligamento radiossemilunar, que se insere na face volar do semilunar, levando rica vascularização para este. O ligamento radioescafossemilunar apresenta uma porção superficial longa e outra mais profunda, curta, que partem de pequeno tubérculo volar na epífise do rádio e se inserem na porção proximal do escafoide e no semilunar. Estudos recentes[3] mostram que esse ligamento consiste mais

em um pedículo vasculonervoso, que supre a membrana interóssea escafolunar e as estruturas ósseas adjacentes, do que em uma estrutura ligamentar real. Na região medial (ulnar) do punho, encontram-se o ligamento colateral ulnar (que se origina do processo estiloide da ulna e se insere no piramidal) e o complexo da fibrocartilagem triangular (que consiste em estrutura fibrocartilaginosa, com cerca de 2 mm de espessura, ligando a ulna ao rádio e interpondo-se entre a ulna e o carpo). No aspecto dorsal (Figura 37.3), os ligamentos, apesar de resistentes, são mais fracos que seus correspondentes volares. Os principais ligamentos dorsais originam-se na borda da epífise dorsal do rádio e se inserem no escafoide, no semilunar e no piramidal. Sobre os ossos do carpo, apoiam-se os metacarpianos e a eles conectam-se as falanges, que são em número de três para os dedos indicador (2º dedo), médio (3º dedo), anular (4º dedo) e mínimo (5º dedo) e em número de dois no polegar. A conexão dos metacarpianos aos ossos do carpo é feita, principalmente, pelos fortes ligamentos carpometacarpianos dorsais. As articulações en-

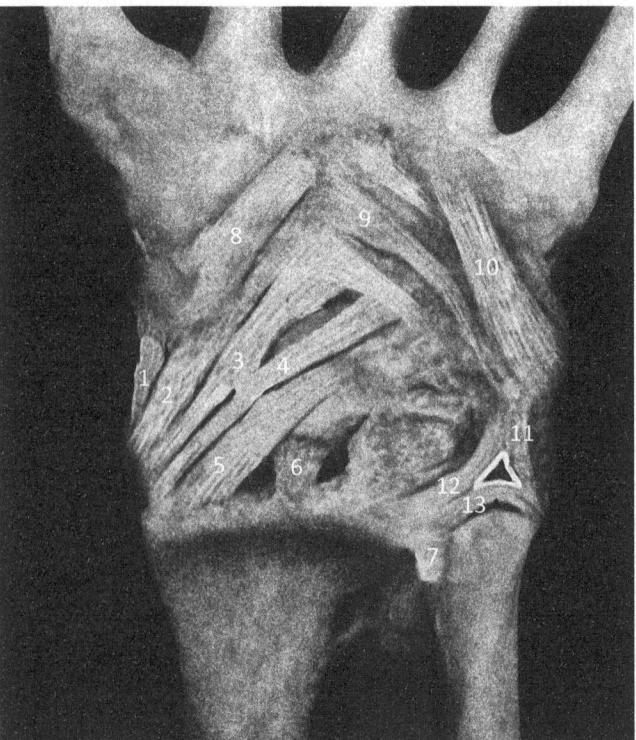

Figura 37.2 Ligamentos radiocárpicos ventrais: (**1**) ligamento colateral radial, (**2**) ligamento radioescafoide, (**3**) ligamento radiocapitato, (**4**) ligamento radiossemilunar, (**5**) ligamento radiopiramidal, (**6**) ligamento radioescafossemilunar, (**7**) ligamento palmar da articulação radioulnar distal, (**8**) ligamento escafocapitato, (**9**) ligamento capitato piramidal, (**10**) ligamento piso-hamato, (**11**) ligamento colateral ulnar, (**12**) menisco ulnocarpal, (**13**) fibrocartilagem triangular. (Redesenhado digitalmente da referência 3.)

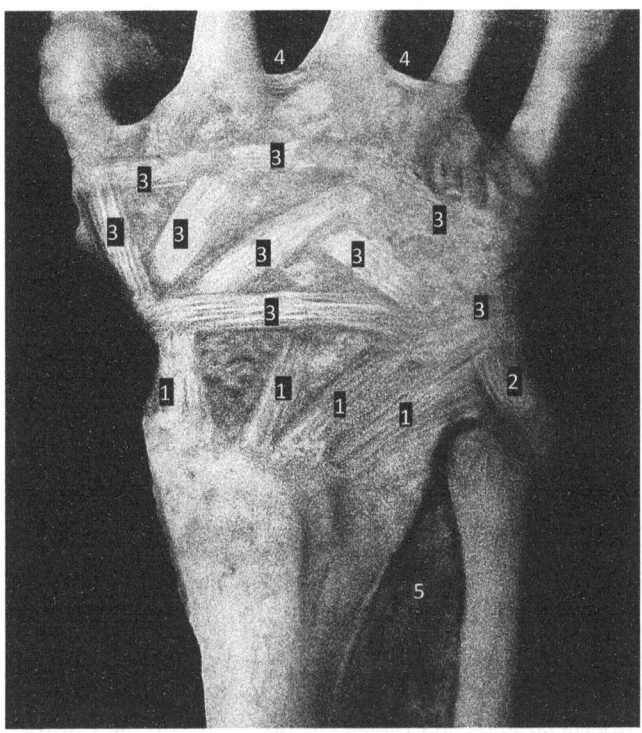

Figura 37.3 Ligamentos radiocárpicos e intercárpicos dorsais. (**1**) ligamentos radiocárpicos dorsais, (**2**) ligamento colateral ulnar, (**3**) ligamentos intercárpicos, (**4**) ligamentos intermetacárpicos, (**5**) membrana interóssea. (Redesenhado digitalmente da referência 3.)

tre os ossos do carpo e o 2º e 3º metacarpianos (raios centrais) são menos móveis e respondem pela estabilidade da mão durante a preensão de objetos. As articulações entre os ossos do carpo e o 4º e o 5º metacarpianos apresentam maior grau de movimento, permitindo, em conjunto com a ampla mobilidade dada ao polegar pela articulação em sela entre o trapézio e o 1º metacarpiano, a adaptação tridimensional da mão no espaço, fornecendo a habilidade de manusear objetos dos mais variados formatos e tamanhos. Nas articulações metacarpofalangianas e interfalangianas, as principais estruturas ligamentares são os ligamentos colaterais e a placa volar, que as estabilizam em toda a amplitude do movimento de flexoextensão. No entanto, na metacarpofalangiana dos dedos, a maior estabilização laterolateral ocorre com a flexão máxima, pois os ligamentos colaterais estão tensionados nessa posição. Nas interfalangianas dos dedos, por sua vez, o tensionamento máximo dos ligamentos colaterais ocorre na extensão destas. Esse fato é resultado da anatomia óssea e ligamentar local e é importante, pois interfere na posição em que devemos imobilizar a mão quando necessário. Imobilizações com flexão de interfalangianas e extensão de metacarpofalangianas devem ser evitadas devido ao potencial que têm para causar rigidez, em virtude da manutenção do relaxa-

mento dos ligamentos, permitindo sua retração. Portanto, as posições ideais de imobilização são a posição "segura" e a posição funcional (meio caminho entre a posição segura e a de relaxamento dos ligamentos). Outra estrutura anatômica importante para fins de imobilização é o resistente ligamento intermetacarpiano transverso, que une distalmente os metacarpianos e tende a minimizar o grau de encurtamento dos metacarpianos centrais (3º ou 4º) quando os metacapianos externos estão íntegros.

Tendões e Músculos

Toda a estrutura osteoligamentar descrita depende das ações muscular e tendinosa adequadas para realização da ampla gama de movimentos permitida por ela. Os tendões extrínsecos e a musculatura intrínseca atuam em conjunto para realização desses movimentos. Os tendões flexores e extensores são responsáveis pelos movimentos de maior amplitude, como a extensão e flexão dos dedos. A musculatura intrínseca atua:

1. Estabilizando os movimentos de flexoextensão (os músculos intrínsecos fletem a metacarpofalangiana e estendem as interfalangianas do 2º ao 5º dedo, evitando a hiperextensão metacarpofalangiana e a deformidade em garra);
2. Proporcionando a adução e abdução dos dedos (músculos interósseos volares e dorsais);
3. Possibilitando a oponência e atuando na flexão do polegar (músculos oponente, abdutor curto, adutor e flexor curto do polegar).

Os tendões extrínsecos extensores distribuem-se em seis túneis dorsais na região do punho, formados pelo retináculo extensor e suas inserções no rádio e na ulna (Figuras 37.4 e 37.5). O 1º túnel contém o extensor curto e o abdutor longo do polegar; o 2º túnel contém os extensores radiais longo e curto do carpo; o 3º túnel contém o extensor longo do polegar; o 4º túnel contém o extensor próprio do 5º dedo e o extensor comum dos dedos; o 5º túnel contém o extensor próprio do 5º dedo; o 6º túnel contém o extensor ulnar do carpo. No dorso da mão, os tendões extensores unem-se por meio de junturas intertendíneas, que têm a função de estabilizar os tendões sobre a cabeça dos metacarpianos. Dirigem-se para os dedos, onde formam o mecanismo extensor em conjunto com os tendões dos músculos intrínsecos. No polegar, temos o extensor longo, que se insere na base dorsal da falange distal; o flexor curto, que se insere na base da falange proximal; e o abdutor longo do polegar, que se insere na base do 1º metacarpiano. Esses tendões atuam para extensão da interfalangiana e metacarpofalangiana do polegar, assim como na abdução desse dedo.

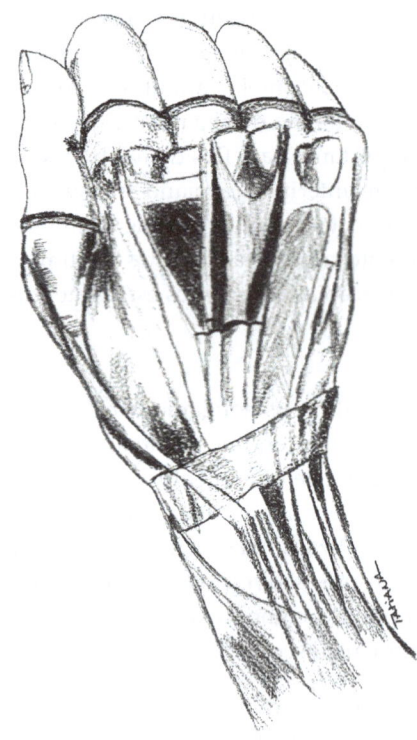

Figura 37.4 Visão dorsal dos tendões extensores do punho e dos dedos com sua disposição no dorso da mão. (Redesenhado da referência 3.)

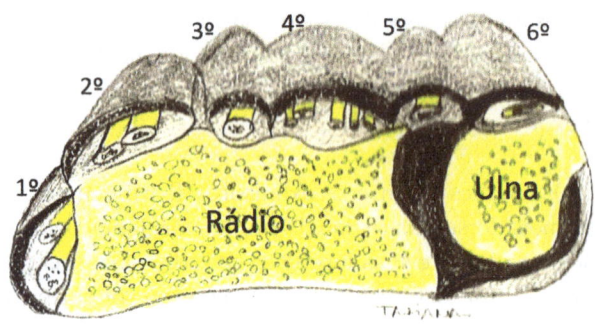

Figura 37.5 Tendões extensores do punho e dos dedos com seu arranjo nos seis túneis dorsais (corte transversal). (Redesenhado da referência 3.)

Os tendões flexores podem ser divididos em flexores do punho e flexores dos dedos e polegar. Incluem o flexor radial do carpo, o palmar longo e o flexor ulnar do carpo. Os flexores dos dedos e polegar são em número de dois para cada dedo e um para o polegar. Originam-se na musculatura do antebraço e passam por dentro do túnel do carpo e de túneis osteofibrosos, que têm áreas de espessamento formando polias flexoras, cuja função é manter os tendões em seu trajeto rente aos ossos, possibilitando movimentos específicos por meio do direcionamento das forças de tração (Figura 37.6). A manutenção da integridade ou a reconstrução das polias A2 e A4 nos dedos e

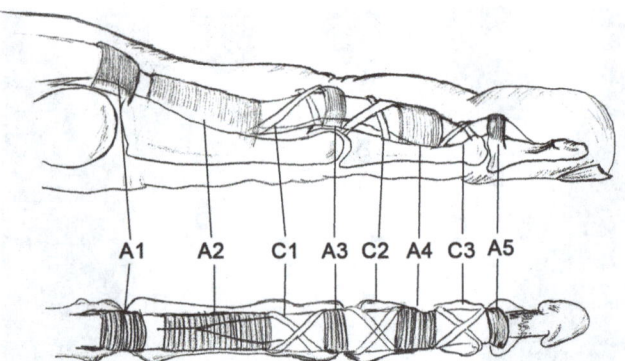

Figura 37.6 Polias anulares (**A**) e cruciformes (**C**) dos flexores dos dedos.

da polia oblíqua do polegar proporciona funcionamento satisfatório do conjunto. Os flexores dos dedos inserem-se na base da falange distal (flexor profundo) e no terço médio da falange média (bandas do flexor superficial). O flexor longo do polegar insere-se na base da falange distal do polegar. O flexor profundo dos dedos torna-se mais superficial após sua passagem pelo quiasma de Camper (divisão do flexor superficial por dentro do qual passa o flexor profundo), e o flexor superficial mergulha ao seu lado para dirigir-se à sua inserção na falange média.

No punho, temos os conjuntos de tendões extensores e flexores do carpo, além dos pronadores e supinadores. Os tendões responsáveis pela extensão do punho são os extensores radiais longo e curto do carpo e o extensor ulnar do carpo, que se originam do epicôndilo lateral do úmero e se inserem, respectivamente, na base do 2º, 3º e 5º metacarpianos. Os tendões responsáveis pela flexão do punho são o flexor ulnar do carpo e o flexor radial do carpo. Ambos originam-se do côndilo medial. O flexor ulnar do carpo faz sua inserção na base volar do 5º metacarpiano e pisiforme, e o flexor radial do carpo na base volar do 2º metacarpiano. Temos, ainda, o palmar longo, tendão ausente em aproximadamente 15% da população geral e que, por sua inserção na fáscia palmar, atua como flexor do punho. Este constitui excelente fonte de enxertos, visto que sua retirada não prejudica a função da mão, e sua localização superficial é de fácil acesso. Os pronadores do antebraço são o pronador redondo (com origem no epicôndilo medial do úmero e inserção na face lateral do rádio) e o pronador quadrado (com origem na face anterior distal da ulna e inserção na face anterior do rádio). O supinador do antebraço origina-se no epicôndilo lateral do úmero e insere-se no terço proximal do rádio.

Nervos

A mão é inervada pelos nervos mediano, ulnar e radial e suas ramificações.

O nervo mediano corre na face volar central do antebraço e, a cerca de 4 cm a 6 cm da prega volar do punho, emite um ramo cutâneo palmar (que dá sensibilidade para a eminência tenar e parte variável da palma da mão). Posteriormente, passa pelo túnel do carpo (estrutura formada pelo arcabouço ósseo dos ossos do carpo e pelo ligamento transverso volar do carpo), emergindo na palma da mão, onde se ramifica em um ramo motor para o oponente do polegar, o abdutor do polegar, 1º e 2º lumbricais e ramos sensitivos para os dedos.

O nervo ulnar corre no lado medial da face volar do antebraço e emite o ramo cutâneo dorsal cerca de 9 cm proximalmente ao estiloide ulnar. Penetra no canal de Guyon (área delimitada pelo pisiforme, hâmulo do hamato, ligamento tranverso do carpo e ligamento palmar do carpo) juntamente com a artéria ulnar. O nervo ulnar bifurca-se dentro do canal de Guyon, formando os ramos superficial e profundo. O ramo superficial é principalmente sensorial, emitindo somente ramo motor para o músculo palmar curto. O ramo profundo é essencialmente motor e inerva, em sequência, os músculos oponente, abdutor e flexor curto do 5º dedo (na região hipotenar), o 3º e 4º lumbricais, os interósseos volares e dorsais, o adutor do polegar e a cabeça profunda do flexor curto do polegar (de forma consistente – ocasionalmente, inerva também a cabeça superficial do flexor curto do polegar).

O nervo radial não tem a função de inervar os músculos intrínsecos da mão. Sua ação motora se faz nos extensores extrínsecos de punho e dedos. O conhecimento da sequência de sua inervação motora nos músculos extrínsecos é importante para determinar o nível de suas possíveis lesões. Em seu trajeto inerva, na sequência, o músculo braquial, o braquiorradial, o extensor radial longo do carpo e o extensor radial curto do carpo (esse último, ocasionalmente, inervado pelo interósseo posterior). Bifurca-se no ramo sensorial superficial e no ramo interósseo posterior, que passa entre o supinador curto e o rádio (arcada de Fröhse). Emite ramos motores para o músculo supinador, extensor comum dos dedos, extensor próprio do 5º dedo, extensor ulnar do carpo, abdutor longo do polegar, extensor longo do polegar, extensor curto do polegar e extensor próprio do 2º dedo. Seu ramo sensorial emerge na face radial do antebraço cerca de 8 cm a 10 cm proximalmente ao processo estiloide radial, entre o braquiorradial e os extensores radiais do carpo.

A sensibilidade da mão tem distribuição típica, mas com algumas variações anatômicas. A distribuição mais comum é aquela em que a sensibilidade volar do polegar, do 2º e do 3º dedos, da metade radial do 4º dedo e da área correspondente da palma é dada pelo nervo mediano. A sensibilidade da metade ulnar volar do 4º dedo, de todo o 5º dedo e da área correspondente da palma e do dorso da mão é dada pelo nervo ulnar. O nervo radial dá sensibilidade para o dorso do polegar e do 2º e 3º dedos até o nível da articulação interfalangiana distal, e para a área correspondente do dorso da mão. A sensibilidade na região da palma da mão e superfície volar dos dedos é a que mais interessa preservar, devido à sua estreita integração com a função preensora e com a capacidade de manipular objetos. Os nervos mediano e ulnar dividem-se, dando origem aos nervos digitais. A sensibilidade das áreas dorsais, embora também seja de grande importância, tem menor impacto na capacidade funcional da mão, quando alterada. Os territórios sensoriais na palma e no dorso da mão estão representados, respectivamente, nas Figuras 37.7 e 37.8.

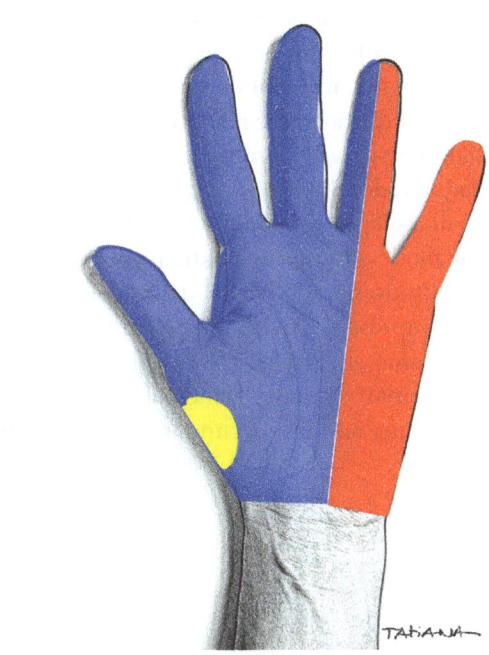

Figura 37.7 Territórios sensoriais na palma da mão. Amarelo: território do nervo radial. Azul: território do nervo mediano. Vermelho: território do nervo ulnar.

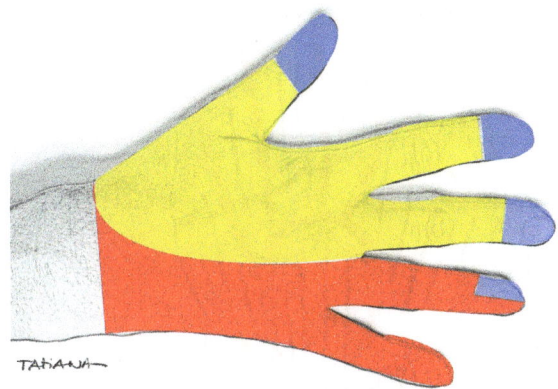

Figura 37.8 Territórios sensoriais no dorso da mão. Amarelo: território do nervo radial. Azul: Território do nervo mediano. Vermelho: Território do nervo ulnar.

Vascularização

A circulação da mão é predominantemente palmar. A irrigação arterial é feita pelas artérias radial e ulnar, que se originam da artéria braquial após sua divisão na região do cotovelo. Dessas artérias, por sua vez, originam-se as artérias da mão (Figura 37.9). Apesar da existência de outros vasos arteriais, como a interóssea anterior e a interóssea posterior, devido à importância para o suprimento sanguíneo geral da mão, serão discutidas principalmente as artérias radial e ulnar. Essas apresentam várias anastomoses entre si, diminuindo a possibilidade de isquemia em caso de ligadura de uma delas. A artéria ulnar é usualmente mais calibrosa, e seu trajeto acompanha o do nervo ulnar desde a transição entre os terços médio e distal do antebraço. Ela se situa em posição medial ao nervo e penetra, juntamente com este, no canal de Guyon, já descrito. Distalmente ao canal de Guyon, divide-se nos ramos superficial (principal) e profundo (secundário). A artéria radial, por sua vez, corre anteriormente aos músculos pronador redondo, flexor superficial dos dedos e flexor longo do polegar, assumindo trajeto cada vez mais radial e localizando-se anterior e radialmente ao músculo pronador quadrado no terço distal do antebraço. Na região do punho, apresenta divisão semelhante à da artéria ulnar em um ramo superficial (secundário) e um ramo profundo (principal). O ramo principal (superficial) da artéria ulnar se une ao ramo secundário (superficial) da artéria radial, formando o arco palmar superficial, localizado superficialmente em relação aos tendões flexores e distalmente à borda do retináculo flexor. O ramo secundário (profundo) da artéria ulnar une-se ao ramo principal (profundo) da artéria radial, formando o arco arterial palmar profundo, que se localiza na região da base dos metacarpianos, profundamente aos flexores profundos e à frente dos músculos interósseos. Os arcos palmares dão origem às artérias metacarpianas palmares, que, por sua vez, originam as artérias digitais. Existem variações anatômicas frequentes e importantes na formação do suprimento sanguíneo dos dedos, e, ocasionalmente, os arcos palmares podem ser até incompletos. Desse modo, intervenções em uma das artérias que irrigam a mão (p. ex., medição da pressão intra-arterial ou confecção de fístulas arteriovenosas) devem ser precedidas de avaliação da patência e suficiência dos arcos palmares, que pode ser feita por meio do teste de Allen.

A drenagem venosa da mão é feita pelos sistemas superficial e profundo, sendo mais importante o primeiro (superficial), que se inicia na face dorsal dos dedos e segue para a região dorsal da mão, apresentando padrão muito variável de distribuição. O sistema profundo consiste nas veias que acompanham as artérias. Ao contrário das artérias, cujo fluxo mais importante é volar, a distribuição da drenagem venosa na mão é predominantemente dorsal.

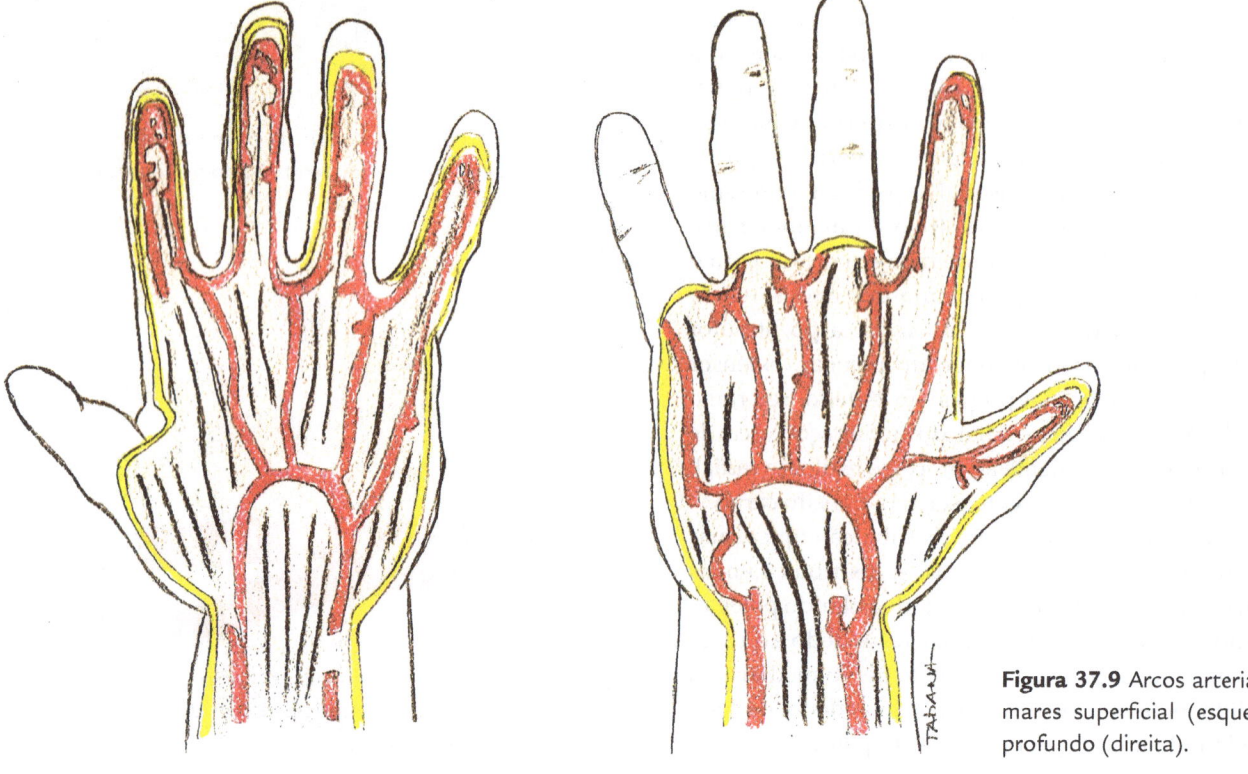

Figura 37.9 Arcos arteriais palmares superficial (esquerda) e profundo (direita).

Pele e Unhas

A pele da mão merece atenção especial por ser altamente diferenciada em sua face palmar, onde é mais espessa e resistente, além de ser firmemente ancorada em uma estrutura formada por tecido conjuntivo fibroso subjacente, que é a fáscia palmar. Essa fáscia tem por função ancorar a pele palmar, diminuindo o grau de mobilidade por deslizamento desta e auxiliando na função de preensão de objetos. A pele da polpa digital apresenta estrutura complexa com grande riqueza de terminações nervosas sensoriais, como os curpúsculos de Vater-Pacini (pressão), Krause (calor), Ruffini (frio), Meissner (tato) e os discos de Merkel (tato). Contém, ainda, os glômus, estruturas vasculonervosas cuja função é a regulação da temperatura e circulação locais.[6] A polpa digital tem anatomia peculiar, com a formação de vários septos fibrosos que se originam no periósteo e se inserem na pele, sendo suscetível a processos infecciosos.

As unhas são placas de células queratinizadas formadas por escamas córneas compactas, aderidas umas às outras e localizadas no dorso das falanges distais dos dedos. Exercem função de defesa, proteção local e auxiliam na preensão de pequenos objetos, além de contribuírem para sensação tátil e de terem importante papel na regulação da circulação local.

SEMIOLOGIA DAS LESÕES DA MÃO[7-9]

O correto diagnóstico das lesões e das afecções da mão é essencial para o estabelecimento de tratamento eficaz e adequado. Normalmente, é sugerida a seguinte sequência de avaliação:

1. Idade, ocupação, mão dominante e ocorrência de problemas preexistentes;
2. Em problemas relacionados com trauma, a história deve incluir as seguintes informações: determinação do histórico dos problemas ocorridos, verificando-se quando, onde e como ocorreram as lesões, ou se iniciaram os sinais e sintomas, quais tratamentos foram previamente administrados e o mecanismo do trauma (isso ajuda a determinar a intensidade da lesão, da contaminação, da perda sanguínea e do nível dos danos às partes deslizantes adjacentes);
3. Em problemas não traumáticos, deve-se pesquisar a época de início das dores, edema, alterações sensoriais, contraturas ou outros sinais e sintomas, sua sequência e se são progressivos;
4. Verificar como a função da mão está modificada nas atividades do dia a dia, trabalho e atividades de lazer;
5. Inspecção de pele e anexos, procurando-se por alterações visíveis da anatomia normal, como deformidades, ferimentos, perda de substância, hematomas, equimoses etc;

6. Investigar fatores de alívio ou agravamento dos sinais e sintomas;
7. Palpação local para avaliação de alterações subcutâneas, tendinosas, nervosas, vasculares, ósseas e mobilidade anormal, tanto óssea quanto articular, buscando possíveis fraturas, luxações, lesões ligamentares, tumores, cistos, nódulos, fluxo sanguíneo anormal, anomalias anatômicas etc;
8. Avaliação sistemática e testes funcionais específicos para funções muscular, vascular, tendinosa, óssea, neurológica e ligamentar.

Avaliação por Sistemas Específicos

Pele

Investigar retrações, aderências aos planos profundos, irregularidades da superfície, elasticidade, edema, alterações de coloração, sudorese, trofismo e textura da pele.

Músculos e tendões

Flexores profundos dos dedos são testados mantendo-se a extensão do dedo examinado com pressão sobre a falange média, e solicitando ao paciente que realize a flexão da falange distal. Testa-se da mesma maneira o flexor longo do polegar (Figura 37.10).

Flexores superficiais dos dedos são testados mantendo-se a extensão dos dedos adjacentes e solicitando ao paciente que realize a flexão do dedo examinado (Figura 37.11).

Extensores extrínsecos dos dedos são testados solicitando ao paciente que realize a extensão das metacarpofalangianas, ao mesmo tempo que flete as interfalangianas (Figura 37.12).

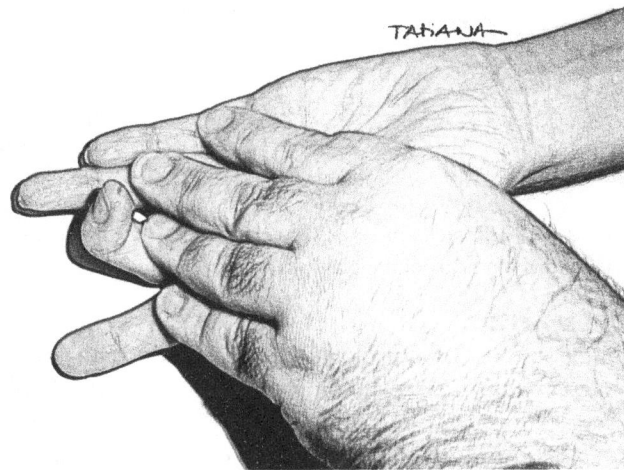

Figura 37.10 Teste para flexores profundos. É feito dedo a dedo, solicitando-se ao paciente que realize a flexão da falange distal mantendo a falange média fixa.

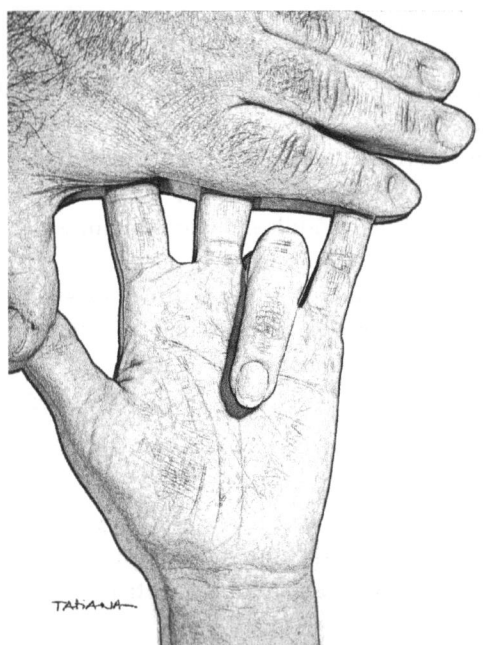

Figura 37.11 Teste para flexores superficiais. Mantêm-se os demais dedos estendidos, enquanto o dedo a ser testado é fletido.

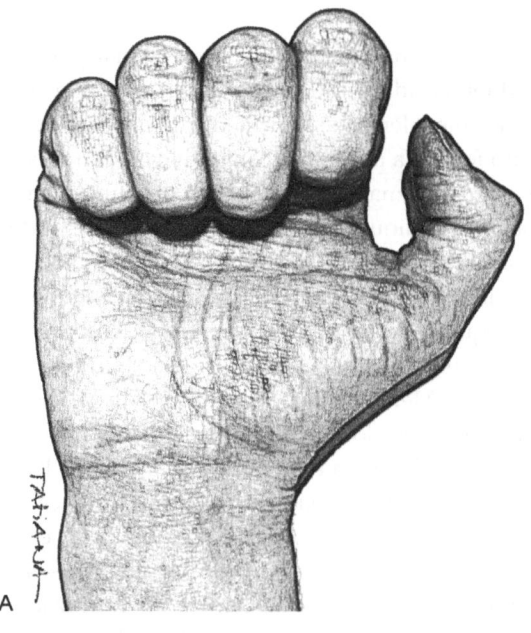

A

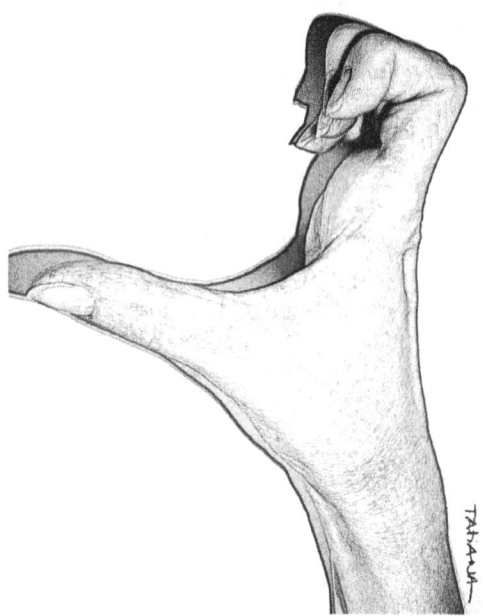

Figura 37.12 Teste para extensores extrínsecos. Realiza-se a extensão das metacarpofalangianas com os dedos fletidos.

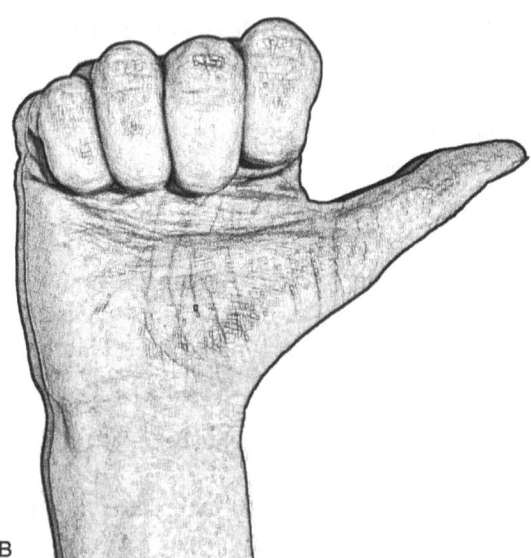

B

Figura 37.13 Teste para extensor longo do polegar. É solicitada ao paciente a extensão da interfalangiana do polegar (**B**) partindo-se da flexão (**A**).

O extensor longo do polegar é testado realizando, isoladamente, a extensão da interfalangiana partindo da flexão (Figura 37.13A e B).

Extensores e flexores do carpo são testados palpando a região próxima a sua inserção durante a realização do movimento pelo qual cada um dos tendões é responsável e verificando o tensionamento destes.

Nervos

Função motora. Teste de adução e abdução dos dedos mostra ao mesmo tempo a preservação dos músculos interósseos e do nervo ulnar, responsável por sua inervação (Figura 37.14A e B).

Teste de oponência do polegar mostra integridade dos músculos oponente e abdutor curto do polegar, assim como preservação do ramo motor do nervo mediano (Figura 37.15).

Não existe inervação motora intrínseca na mão feita pelo nervo radial. Sua inervação motora limita-se aos músculos extrínsecos.

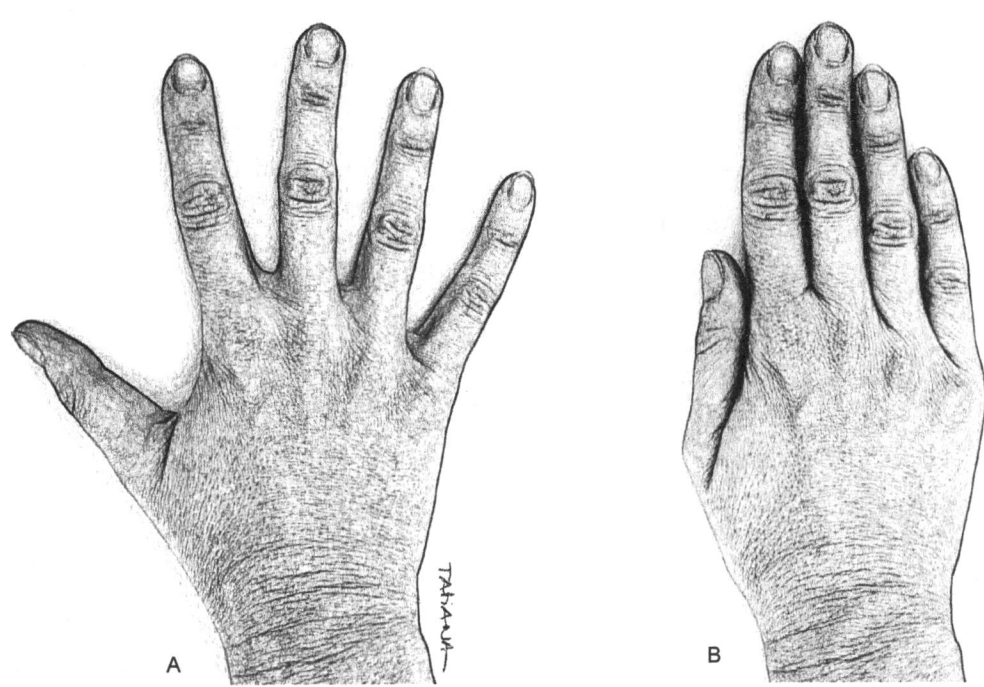

A

B

Figura 37.14 Abdução (**A**) e adução (**B**) ativas dos dedos mostram preservação da inervação motora do nervo ulnar.

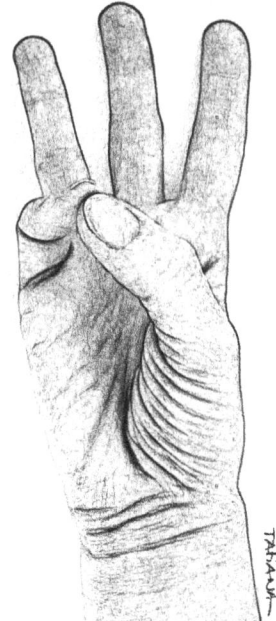

Figura 37.15 Oposição do polegar mostra preservação da inervação motora do nervo mediano.

Função sensorial. A pesquisa de sensibilidade da mão pode ser realizada de modo mais apurado por meio da pesquisa com monofilamentos de Semmes Weinstein. No entanto, na prática diária, informações suficientemente precisas são dadas pela pesquisa da presença ou alteração da sensibilidade ao toque (leve) nas áreas autônomas de cada nervo e seus ramos (Figura 37.16).

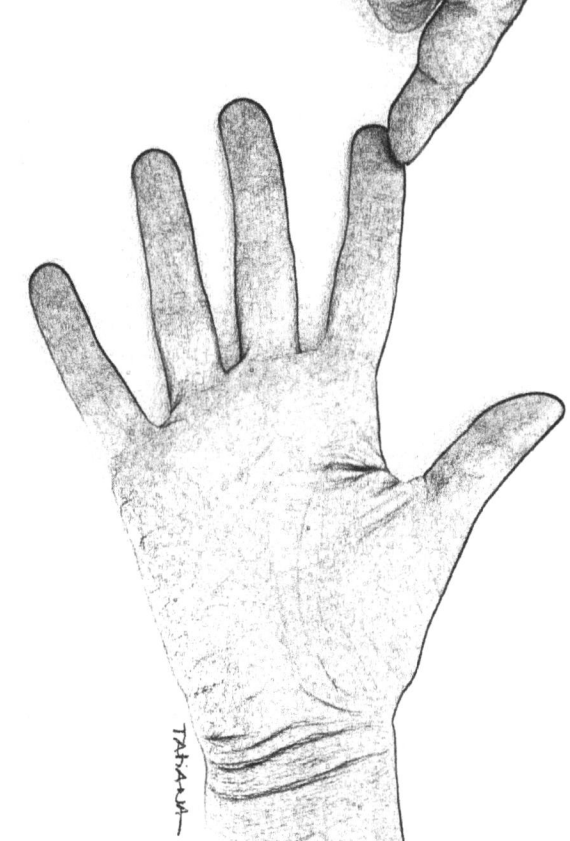

Figura 37.16 A pesquisa da sensibilidade simplificada é feita com toques digitais suaves ao longo dos territórios nervosos. O paciente deve manter os olhos fechados e relatar o que percebe.

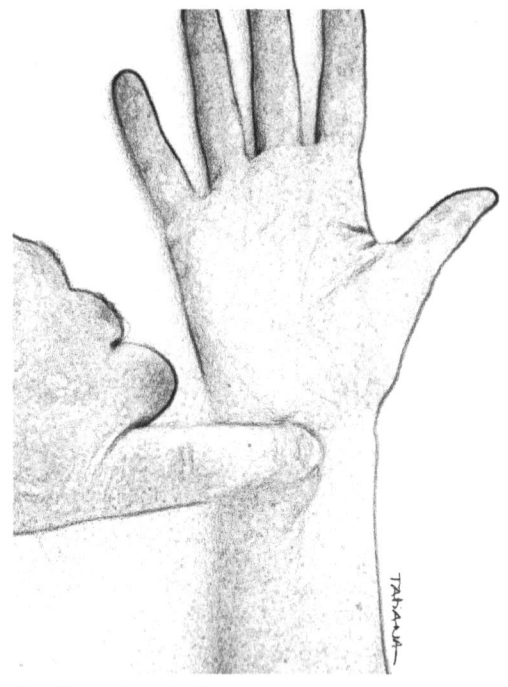

Figura 37.17 O sinal de Tinel presta-se à pesquisa de áreas de hiperexcitabilidade do nervo, em geral áreas de regeneração ou irritação nervosa. É pesquisado de distal para proximal, quando se procura o nível atingido pela regeneração nervosa, ou diretamente sobre a área suspeita de irritação do nervo.

A pesquisa do sinal de Tinel é útil para identificar áreas de irritação e de lesão nervosa. A pesquisa é feita percutindo-se o trajeto do nervo que se quer pesquisar, de distal para proximal. O sinal está presente quando o paciente refere a sensação de "choque" na área percutida. Nas lesões recentes, auxilia no diagnóstico e, nas lesões já tratadas, pode ser usado para verificar a evolução da reparação de um nervo, com progressão distal dos "choques" a partir da área lesada, coincidindo com o crescimento nervoso após reparação, que é quantificado em termos práticos, de forma geral, como sendo de 1 mm/dia (Figura 37.17).

Circulação

A patência do arco palmar e a manutenção do fluxo das artérias radial e ulnar são testadas por meio do teste de Allen. Verifica-se ausência de continuidade do arco superficial em cerca de 20% e do profundo em cerca de 2% da população geral. A oclusão de uma das artérias também pode levar à positividade do teste, que é realizado como demonstrado a seguir.

1. O examinador comprime simultaneamente as artérias radial e ulnar na face volar do punho, interrompendo seu fluxo (Figura 37.18A);
2. É feita flexão forçada dos dedos, repetidas vezes, pelo paciente até se obter mão exangue. Nesse ponto, a mão é mantida aberta (Figura 37.18B);
3. É liberada somente a artéria radial, mantendo-se comprimida a artéria ulnar e verificada a irrigação da palma e dos dedos. Caso todos os dedos e a palma apresentem adequado enchimento em 7 s (variando de 5 s a 10 s na literatura), a artéria é considerada patente, com boa circulação através dos arcos palmares (Figura 37.18C);

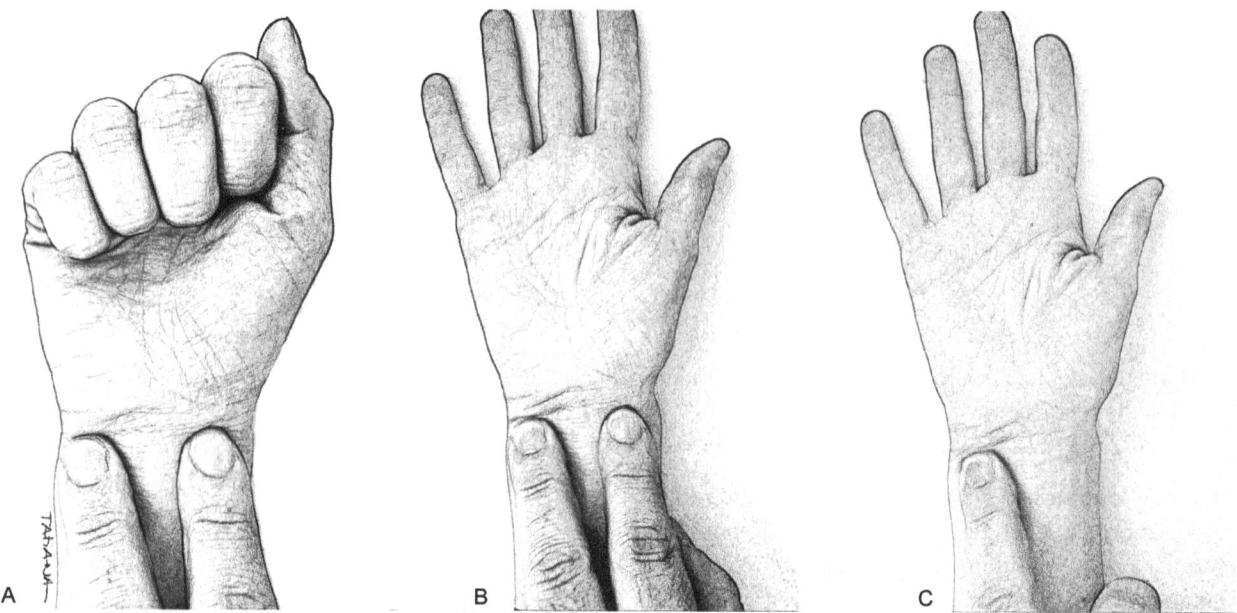

A   B   C

Figura 37.18 Sequência de realização do teste de Allen para avaliação da patência dos arcos arteriais palmares. (**A**) Compressão simultânea das artérias radial e ulnar com flexão forçada dos dedos. (**B**) Mão mantida aberta após flexão forçada dos dedos. (**C**) Liberação da compressão da artéria radial mantendo-se a artéria ulnar comprimida.

4. É feita novamente a compressão das artérias, assim como a flexão repetida dos dedos (passos 1 e 2);
5. É liberada somente a artéria ulnar, mantendo-se comprimida a artéria radial. A mesma avaliação de resultado é feita em relação à artéria ulnar.

A persistência de palidez da mão pode ser resultado também de espasmo vascular, como ocorre em algumas condições traumáticas e no fenômeno de Raynaud. Dessa maneira, é recomendável propedêutica adicional nos casos em que isso é possível, mas deve-se valorizar o resultado em condições de urgência e emergência. Esse teste pode ser realizado também em dedos, com a compressão das artérias digitais para avaliação de sua patência.

Ossos

A avaliação osteoligamentar deve ser feita por meio da palpação local e de exames de imagem, notadamente radiografias. Exames de imagem mais sofisticados podem ser necessários de acordo com as características das lesões. À palpação, é verificada a presença de crepitações ósseas, movimentos anormais em articulações ou diáfises ósseas, associados ou não a dor e deformidade local. A presença desses movimentos anômalos pode indicar fraturas ou lesões ligamentares.

Exames complementares

Radiografias. São muito importantes na avaliação das lesões ósseas e articulares das mãos, e devem ser realizadas diante de qualquer suspeita de fraturas ou luxações. A recomendação geral é de que se façam duas incidências perpendiculares da área a ser estudada, para permitir a visão das possíveis alterações ósseas existentes. Para padronização e melhor entendimento das imagens que serão produzidas, as incidências em anteroposterior (AP) ou posteroanterior (PA) e em perfil (ou lateral) são as mais frequentes. Só se aprende a perceber as alterações ósseas presentes e apreciá-las em toda a sua complexidade após a análise de vários exames. Assim, comparar imagens semelhantes, feitas nas mesmas incidências padronizadas, facilita o aprendizado. Incidências adicionais podem ser necessárias para estudo de áreas não facilmente visíveis com as incidências básicas. Assim, a incidência oblíqua de mão (que dissocia os metacarpianos, sobrepostos na incidência em perfil), as oblíquas pronada e supinada de punho (que permitem, respectivamente, a avaliação do escafoide e da articulação piramidal pisiforme) e outras mais podem ser muito úteis, porém sem substituir as incidências básicas.

Doppler vascular. Útil na avaliação do fluxo vascular quando a simples inspeção, palpação ou o teste de Allen não forem aplicáveis ou forem indefinidos.

Eletroneuromiografia. Mais recomendada em lesões nervosas com mais de 21 dias de evolução, pois nessa fase é que já ocorreram a perda da condução motora residual (após 3 dias de evolução), a perda da condução sensorial residual (após 10 dias de evolução) e o aparecimento das fibrilações na parte miográfica do exame. As duas importantes exceções a essa regra incluem:

1. Quando for necessário localizar, ao longo do trajeto de um nervo, o ponto de lesão (axonotmese ou neurotmese) deste, o que é impossível após a perda da condução axonal residual com degeneração walleriana.
2. Quando for necessário deferenciar, para fins de prognóstico, perda axonal de lesões desmielinizantes.

Esse exame é muito útil no estudo das neuropatias compressivas.

Outros exames mais poderiam ser citados, porém a lista seria muito grande e sem aplicação prática para os fins deste capítulo.

ANESTESIA DA MÃO

A anestesia deve atingir adequadamente as áreas a serem abordadas e ter duração suficiente para permitir a realização do procedimento proposto, respeitando-se as considerações legais e técnicas para sua realização. A técnica escolhida deve propiciar um membro indolor e imóvel pelo tempo necessário à realização do procedimento, pois técnica anestésica insatisfatória para a cirurgia proposta pode impedir que o cirurgião consiga atingir sua meta de tratamento, comprometendo assim o resultado da cirurgia. É recomendável não subestimar a cirurgia proposta nem superestimar a resistência do paciente ao estresse do procedimento. Os bloqueios digitais e os bloqueios dos nervos mediano, ulnar e radial na região do punho são os mais frequentemente utilizados quando a concorrência de um anestesiologista não é necessária. Mais detalhes são encontrados no Capítulo 3.

USO DO TORNIQUETE

O uso do torniquete pneumático é amplamente difundido na cirurgia de mão, e permite realização de operações complexas com menor risco para estruturas nobres, visto que possibilita a visualização precisa do campo cirúrgico sem sangramento local constante, o que levou Bunnel a comentar: *"Operating on a hand without a tourniquet is like trying to fix a watch in a bottle of ink."* ("Operar uma mão sem um torniquete é como tentar consertar um relógio em uma garrafa de tinta" – tradução livre).

A utilização de sedação mais profunda ou de bloqueio de plexo braquial associado ao bloqueio dos ramos do nervo intercostobraquial aumenta a tolerabilidade ao torniquete de modo significativo, permitindo seu uso até o limite seguro. Um paciente normalmente não tolera o uso do torniquete, sem essas medidas, por mais de 20 min a 30 min.

O tempo "seguro" de aplicação do torniquete varia na literatura de 45 min a 4 h, sendo mais amplamente aceito o limite de 2 h. O uso comum em nosso meio é de 1 h e meia. Essa segurança diz respeito principalmente às estruturas nervosas e musculares, que são as que mais sofrem os efeitos do torniquete. Os músculos são mais sensíveis à isquemia e os nervos à compressão mecânica. Um cuidado essencial para o uso do torniquete em membros superiores é colocar o manguito pneumático o mais próximo possível da raiz do membro, para evitar a compressão de sua porção distal sobre a área onde o nervo radial se torna anterior, passando sobre o úmero distal. O formato e as características do manguito também são importantes, já que o *design* do núcleo pneumático e da fixação pode levar à concentração da pressão na porção central ou nas bordas, causando funcionamento deficiente ou aumentando o risco de complicações. Os manguitos não devem ser improvisados com aparelhos de pressão, utilizando-se os que foram fabricados especificamente para esse fim. Torniquetes mais largos que, no entanto, não atinjam a região distal do braço permitem a utilização de menores valores pressóricos. A pressão a ser utilizada é amplamente discutida na literatura, com recomendações variando entre 20 mmHg e 100 mmHg acima da pressão sistólica. Na prática é usada a pressão de 250 mmHg a 300 mmHg para adultos e de 150 mmHg a 200 mmHg para crianças.

A correta colocação do torniquete deve seguir a seguinte sequência de cuidados:

1. Acolchoamento da porção proximal do braço com algodão ortopédico, tomando-se o cuidado de não deixar dobras nem vincos.
2. Colocar o torniquete justo, sem excessiva pressão, mas também não frouxo, junto à raiz do braço a ser operado.
3. Não permitir que líquidos penetrem sob o torniquete durante a preparação. A proteção local com uma compressa, que é retirada antes de se insuflar o torniquete, é normalmente efetiva e suficiente.
4. Programar no torniquete a pressão escolhida e o tempo de utilização corretamente. Caso o torniquete não seja automático, anotar cuidadosamente a hora de início e solicitar que seja comunicado periodicamente o tempo decorrido.
5. Realizar a drenagem sanguínea postural (elevação do membro) associada ou não à ordenha manual.

6. Inflar o torniquete completamente antes de abaixar o membro sobre a mesa cirúrgica.

Outros torniquetes frequentemente utilizados em cirurgia da mão são aqueles feitos com um dreno de Penrose colocado ao redor da base do dedo e mantido tensionado por uma pinça hemostática ou com um dedo de luva, que é recortado, adaptado ao dedo a ser operado e enrolado proximalmente após ter sua ponta recortada. Devido a relatos de pressões acima de 1.600 mmHg terem sido detectadas em drenos de Penrose tensionados e mantidos por pinça hemostática, principalmente quando utilizados por profissionais com menor experiência, sugerimos que, nessas ocasiões em que um torniquete comercial e adequado não possa ser usado, a opção seja feita pelo dedo de luva enrolado proximalmente. A técnica consiste em:

1. Cortar um dedo de luva que corresponda ao diâmetro e ao comprimento do dedo a ser operado.
2. Adaptar o dedo de luva ao dedo a ser operado.
3. Remover sua ponta para permitir a rolagem proximal.
4. Drenar manualmente o sangue presente no dedo.
5. Enrolar o dedo de luva até a base do dedo.

Deve-se tomar, nesses casos, extremo cuidado para não manter a isquemia por tempo prolongado, reservando-se esse expediente somente para situações realmente necessárias e de curta duração. NÃO ESQUECER, NUNCA, DE RETIRAR O TORNIQUETE APÓS O TÉRMINO DO PROCEDIMENTO. COMPLICAÇÕES SÉRIAS JÁ FORAM RELATADAS POR ESSE MOTIVO, RESULTANDO ATÉ MESMO EM AMPUTAÇÃO.[10]

INCISÕES NA MÃO

Ao se planejarem incisões nas mãos, deve-se ter sempre em mente que retrações cicatriciais e cicatrizes hipertróficas podem comprometer a funcionalidade de modo intenso. As pregas palmares e digitais nunca devem ser cruzadas perpendicularmente sob o risco de ocorrência dessas complicações, sendo necessários, por vezes, procedimentos específicos para correção. As incisões recomendadas na palma são aquelas descritas por Littler-Bruner (também chamadas de incisões em zigue-zague) e as incisões mediolaterais nos dedos e nas bordas da mão (Figura 37.19). As incisões curvas que cruzam obliquamente as pregas palmares e digitais também são adequadas. No dorso da mão, as incisões são menos problemáticas devido ao menor potencial de retração, havendo maior liberdade de escolha. Deve-se, no entanto, respeitar as linhas de força gerais para melhor resultado estético.

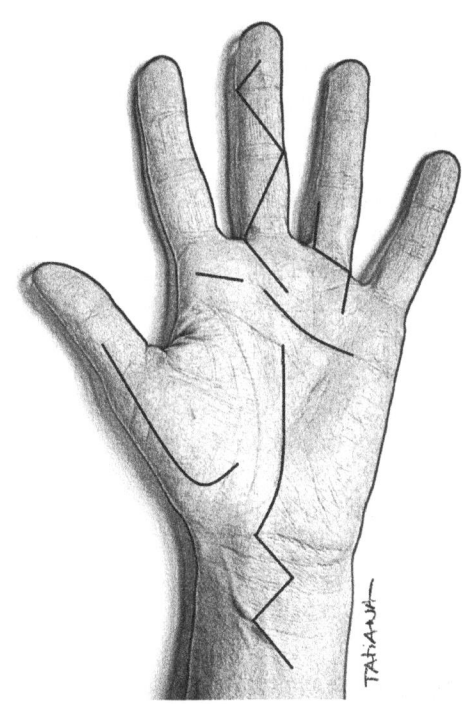

Figura 37.19 Algumas das incisões recomendadas para abordagem cirúrgica da mão (face volar).

LESÕES TRAUMÁTICAS DA MÃO

Lesões abertas de mão devem ser cobertas com compressa estéril para prevenir contaminação adicional. Sangramentos devem ser controlados por elevação do membro ou, se necessário, por compressão digital ou manual aplicada sobre a compressa, com as mãos do cirurgião protegidas por luvas. Avaliação preliminar deve ser realizada com técnica estéril, visando determinar a extensão do ferimento, a presença ou não de perda de substância e os danos às estruturas profundas. Deve-se observar deformidades grosseiras e o estado geral da pele. Nesse momento, normalmente não é necessário explorar a ferida, devendo-se utilizar os testes descritos anteriormente para detecção das lesões das estruturas profundas. Estruturas não testadas devem ser consideradas, a princípio, como lesadas. A limpeza local deve ser feita já com o paciente anestesiado e facilita a definição da extensão dos danos, pois não é raro nos enganarmos quanto à gravidade de uma lesão por avaliá-la enquanto está coberta por sangue ou detritos, ou com o paciente sentindo dores. Definidos os problemas, deve-se planejar a sequência de tratamento. O objetivo inicial é transformar ferimento contaminado em lesão limpa. A limpeza do ferimento deve ser o mais completa possível, por meio da irrigação com solução salina a 0,9% em quantidade suficiente. Corpos estranhos devem ser totalmente removidos, e o desbridamento dos tecidos desvitalizados, realizado. Se esses passos forem seguidos com sucesso, obtém-se lesão com

menor potencial de infecção, e o tratamento primário das estruturas lesadas pode ser iniciado. Caso a gravidade das lesões impeça o tratamento definitivo, por não ter sido conseguida limpeza suficiente, não haver pele para cobertura das áreas importantes ou por qualquer outro motivo, deve-se priorizar a reparação óssea e a cobertura cutânea, deixando-se a correção das outras lesões para um segundo tempo. Esse segundo tempo terá lugar após certeza da ausência de infecções ou após tratamento destas, caso tenham ocorrido, e após obtenção de cobertura muscular ou cutânea satisfatória para as estruturas nobres. Como frequentemente ocorre retração de nervos e tendões no período necessário para o tratamento da pele e das infecções, é aconselhável que, definida a impossibilidade de tratamento primário, seja feito ancoramento dos tendões e nervos lesados aos tecidos próximos de sua posição original, com pontos delicados o suficiente para não aumentar sua lesão.

Lesões de Tendões Flexores

Recuperação de movimentos funcionalmente aceitáveis de dedos após lesão de tendões flexores tem desafiado os cirurgiões em todas as épocas. Em textos de referência mais antigos, era considerada essencial a aderência dos tendões aos tecidos vizinhos para a ocorrência da cicatrização de origem extrínseca. Atualmente, sabe-se que os tendões têm capacidade de cicatrização intrínseca e extrínseca. Na prática é impossível isolar essas formas de cicatrização, ocorrendo ambas simultaneamente. A aderência dos tendões aos tecidos vizinhos é diminuída pelos cuidados cirúrgicos e pós-operatórios que permitem a manutenção do deslizamento adequado. O processo de cicatrização divide-se em três fases distintas que, no entanto, se sobrepõem. A fase inflamatória dura cerca de 3 a 5 dias após a sutura. A fase fibroblástica inicia-se cerca de 5 dias após e dura cerca de 3 a 6 semanas. A fase de maturação continua até 6 a 9 meses. Na fase inflamatória, a resistência do reparo de um tendão baseia-se na técnica de sutura utilizada. Maior contribuição a essa resistência do reparo ocorre gradualmente durante a fase fibroblástica e aumenta, ainda mais, com a remodelação das fibras colágenas do tendão, que adquirem orientação longitudinal e mais resistente, durante a fase de maturação. A nutrição dos tendões flexores é dada pelo aporte sanguíneo pelas vínculas e pela embebição do líquido sinovial.

Os tendões flexores são envoltos em bainhas sinoviais, que se estendem da região do túnel do carpo até os dedos (Figura 37.20).

Os tendões flexores dependem de seu correto posicionamento em relação às falanges e metacarpianos para exercerem suas funções. Esse posicionamento é dado

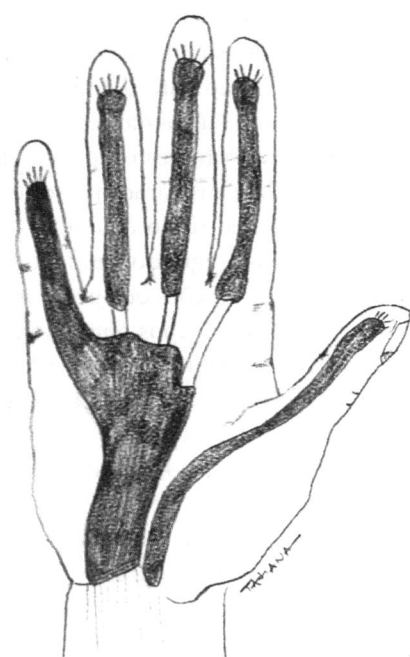

Figura 37.20 Distribuição mais comum das bainhas sinoviais dos flexores.

pelas polias flexoras, que são áreas de espessamento da bainha sinovial dos tendões na zona II, já descritas anteriormente (ver Figura 37.6). A manutenção da integridade das polias A2 e A4 é essencial para a função flexora, embora seja considerada importante a preservação do máximo possível do conjunto de bainha e polias.

As lesões de tendões flexores estão divididas em cinco zonas, estabelecidas pela Federação Internacional das Sociedades de Cirurgia de Mão em 1980 (Figura 37.21).

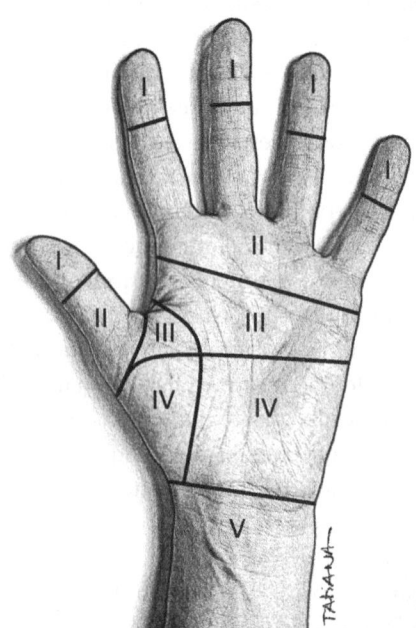

Figura 37.21 Zonas flexoras na mão, punho e antebraço.

- *Zona I*
  Estende-se da inserção dos flexores superficiais, no terço médio da falange média dos dedos, até a inserção do flexor profundo.
- *Zona II*
  Estende-se do início da bainha dos tendões flexores, em nível da polia A1, até a inserção do flexor superficial (chamada antigamente de "zona de ninguém" devido à dificuldade de tratamento das lesões nessa região).
- *Zona III*
  Estende-se do aspecto distal do ligamento transverso volar do carpo à polia A1. É a área de origem dos lumbricais no flexor profundo dos dedos.
- *Zona IV*
  Corresponde ao túnel do carpo.
- *Zona V*
  Estende-se da junção miotendinosa dos flexores até a entrada do túnel do carpo.
  Polegar:

Zona PI.	Distal à interfalangiana e à inserção do flexor longo do polegar.
Zona PII.	Da polia anular até a inserção do flexor longo do polegar.
Zona PIII.	Do término do túnel do carpo ao início da polia anular.
Zona PIV.	No nível do túnel do carpo.
Zona PV.	Proximal ao túnel do carpo.

Zona I

Na zona I, temos as lesões por secção do flexor profundo ou as avulsões fechadas, associadas ou não a fragmentos ósseos. As avulsões do flexor profundo na falange distal foram classificadas por Leddy-Packer em três tipos, de acordo com a presença ou não de fragmento ósseo, o nível da retração e circulação do tendão. Após essa classificação inicial, foi adicionado um quarto tipo, que seria a fratura e a avulsão do tendão flexor profundo do fragmento fraturado. No tipo 1, as vínculas responsáveis pelo aporte sanguíneo ao tendão se rompem completamente, e este retrai-se até a palma da mão (Figura 37.22). A correção deve ser feita no máximo até 10 dias após o trauma, para evitar a degeneração do tendão e a contratura miostática. Pode-se utilizar âncora para fixação do tendão, *pull-out* ou sutura através de túnel ósseo. No tipo 2, o tendão retrai-se até o nível da articulação interfalangiana proximal e, algumas vezes, pode-se ver, na radiografia, pequeno fragmento ósseo nessa localização. Ao contrário das lesões tipo 1, é frequente conseguir a reinserção das lesões tipo 2 até 6 semanas após o trauma. No entanto, em algumas situações, lesões tipo 2 podem transformar-se em lesões tipo 1 com a retração do tendão até a palma em data posterior ao trauma original. Nas le-

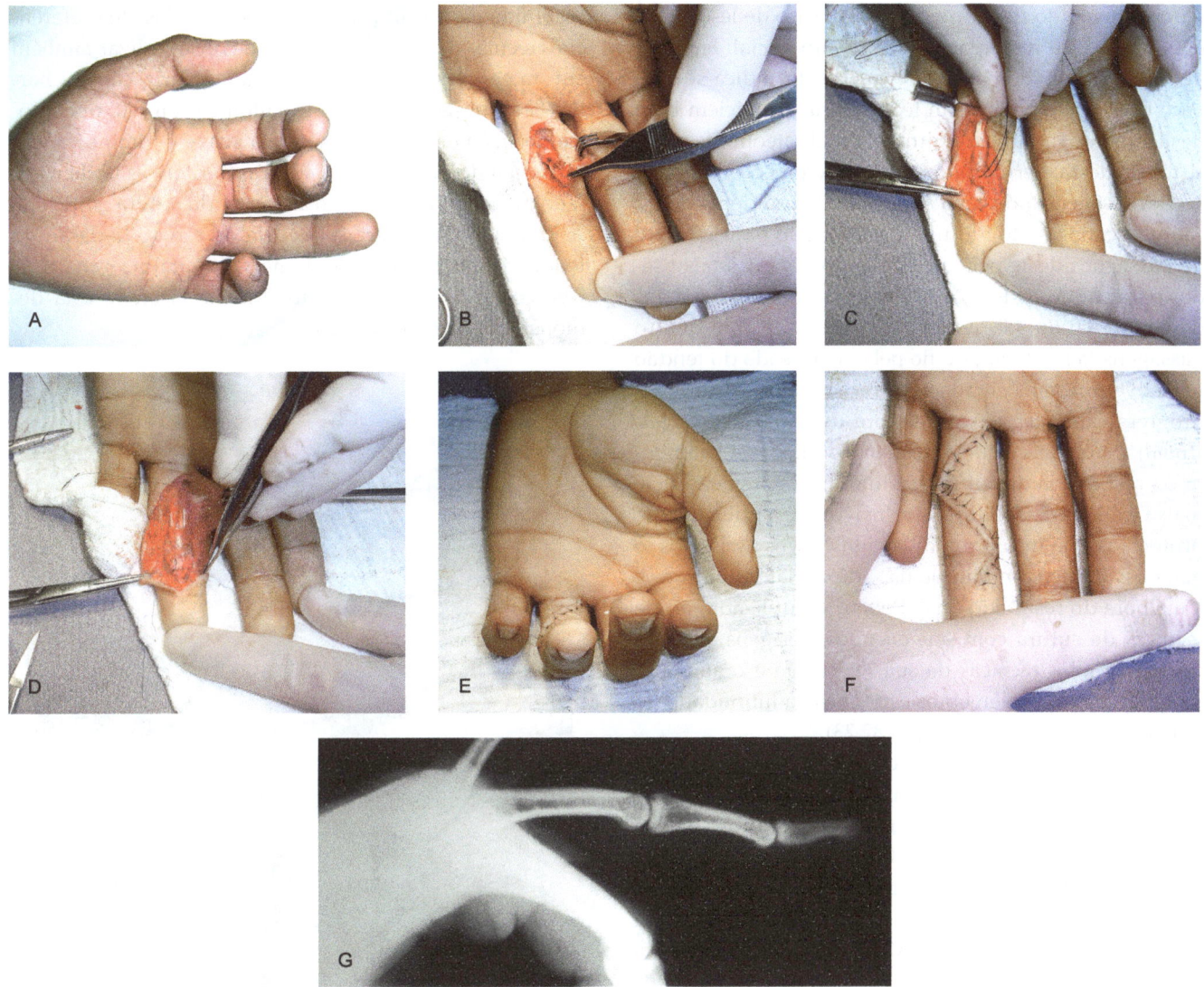

Figura 37.22 (**A**) Posição do 4º dedo após trauma com flexão do 4º dedo contra resistência. (**B**) Lesão do flexor profundo tipo Leddy--Packer I, com migração proximal até o nível da polia A1. (**C**) O tendão foi reconduzido à sua posição original, tomando-se o cuidado de passá-lo adequadamente em seu trajeto pelo quiasma de Camper (decussação das bandas do flexor superficial). (**D**) Reinserção do tendão flexor profundo na falange distal por meio de sutura passada através de túnel ósseo e sutura aos restos tendinosos presentes. (**E**) Posição do dedo após reparo do tendão. (**F**) Detalhe da incisão tipo Brunner após fechada. Notar o amplo acesso dado ao tendão durante a cirurgia. (**G**) Radiografia em perfil mostrando ausência de fragmento ósseo na falange distal.

sões tipo 3 é avulsionado um grande fragmento da falange distal, que permanece unido ao tendão flexor profundo. A radiografia simples mostra a presença de grande fragmento ósseo no nível da articulação interfalangiana distal. Esse fragmento deve ser fixado reconstituindo-se a anatomia da falange distal e permitindo o funcionamento do tendão flexor. Após a classificação de Leddy-Packer, foi identificado um quarto tipo de lesão. Nesse tipo 4, o tendão flexor profundo é avulsionado do fragmento de falange distal fraturada no qual estava inserido. É um tipo de lesão de pior prognóstico, geralmente com resultados de tratamento menos satisfatórios. Mesmo com a possibilidade de realizar o tratamento cirúrgico em épo-

cas diferentes, dependendo do tipo da lesão, recomenda--se, em geral, que as lesões fechadas de tendões flexores sejam tratadas cirurgicamente o mais cedo possível. A sequência de reparação da lesão tipo Leddy-Packer I está representada na Figura 37.22.

Zona II

Com a evolução do conhecimento sobre a biologia, a anatomia intrassinovial dos tendões flexores, mecanismos de resposta ao trauma e biomecânica dos métodos de reparo tendinoso, houve modificação na indicação do tratamento das lesões da zona II.[11] Nessa área era indicado, anteriormente, o uso de enxerto de tendão ou o reparo somente do flexor profundo, em caso de lesões dos dois tendões, e ressecção do flexor superficial, em caso de lesão isolada deste último. Atualmente, indica-se o reparo dos dois tendões com técnicas que propiciem bom deslizamento da sutura dentro do túnel osteofibroso e resistência desta, permitindo reabilitação precoce.

A resistência de uma sutura tendinosa depende do calibre do fio usado, do tipo de fio usado e do número de passagens deste pela área de lesão. Os fios mais usados para sutura de tendões flexores na zona II são os fios de náilon 3.0 ou 4.0. As técnicas de sutura com quatro passagens (*four-strand*) do fio pela área lesada do tendão promovem resistência maior à tração e têm substituído, progressivamente, as suturas com duas passagens (*two strand*), como a técnica de Kessler modificada. O aumento da resistência da sutura tendinosa proporciona início mais rápido da reabilitação, inclusive com a utilização de protocolos que incluam movimentos ativos assistidos, o que possibilita a diminuição das aderências tendinosas e a melhora do resultado final. Podem ser utilizadas ainda técnicas de sutura com seis ou oito passagens, embora as dificuldades técnicas de sua realização e o aumento da quantidade de elementos estranhos na intimidade do tendão limitem seu uso (Figura 37.23).

O acesso cirúrgico deve ser feito por meio das incisões já descritas e, ao abordar a área de lesão tendinosa, a incisão da bainha deve ser aproveitada como acesso, caso não atinja as polias A2 e A4. Caso essas polias tenham sido atingidas, devem ser reparadas com sutura local e o acesso feito através da polia cruciforme mais próxima ou do espaço entre as polias A2 e A4. Utilizada a técnica

escolhida para a sutura dos tendões lesados, de preferência a técnica de quatro passadas, deve-se realizar também sutura periférica epitendínea para regularização das bordas tendinosas com fios de náilon 5.0 ou 6.0, obtendo-se deslizamento tendinoso mais suave e diminuição da formação de *gap*, já que as suturas periféricas podem aumentar em 10% a 50% a resistência da sutura principal. A Figura 37.24 mostra sequência de reparo de lesão do tendão flexor profundo e de nervo digital na zona II. A reconstrução da polia A4 totalmente lacerada está demonstrada na Figura 37.25.

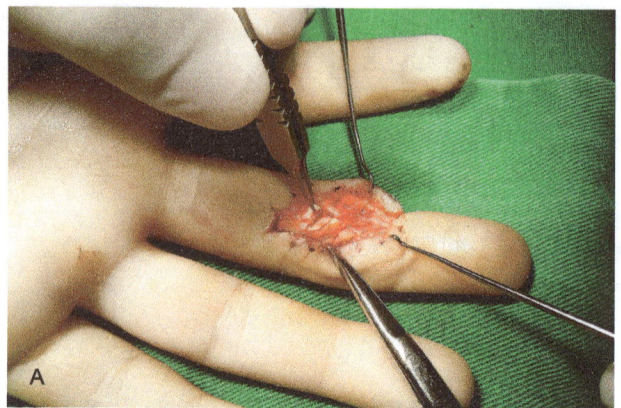

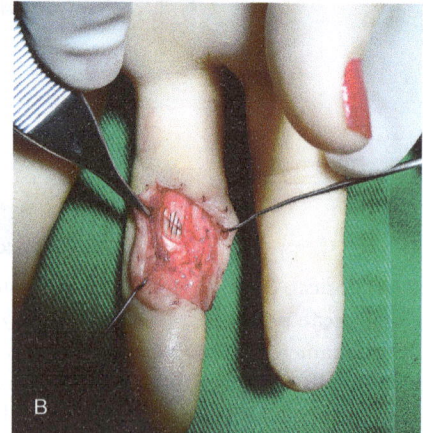

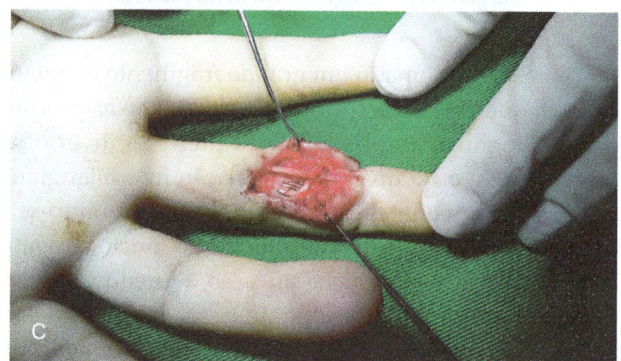

Figura 37.24 (**A**) Lesão de tendão flexor profundo e nervo digital na zona II. (**B**) Tendão suturado com sutura de Kessler dupla (quatro passadas) e uma sutura periférica contínua. (**C**) Microneurorrafia do nervo digital (lesão associada).

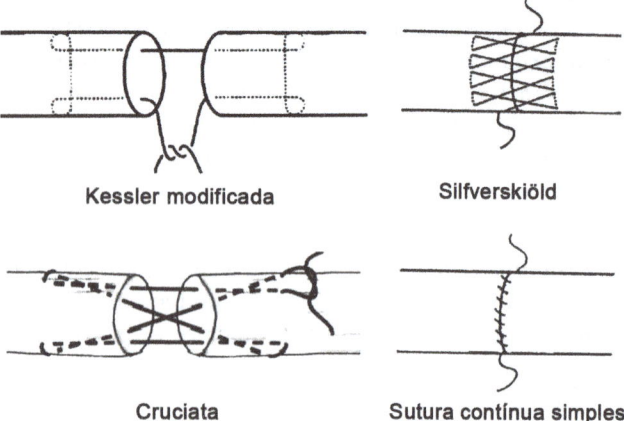

Figura 37.23 Exemplos de suturas utilizadas para os tendões flexores. As suturas de Kessler modificada e cruciata são suturas de núcleo, respectivamente de duas e quatro passadas. Pode-se transformar a sutura de Kessler em sutura de quatro passadas repetindo-a em dois planos, com 90° de diferença entre si. As suturas contínua e de Silfverskiöld são suturas periféricas utilizadas para regularizar a superfície deslizante do tendão e adicionar resistência ao conjunto global.

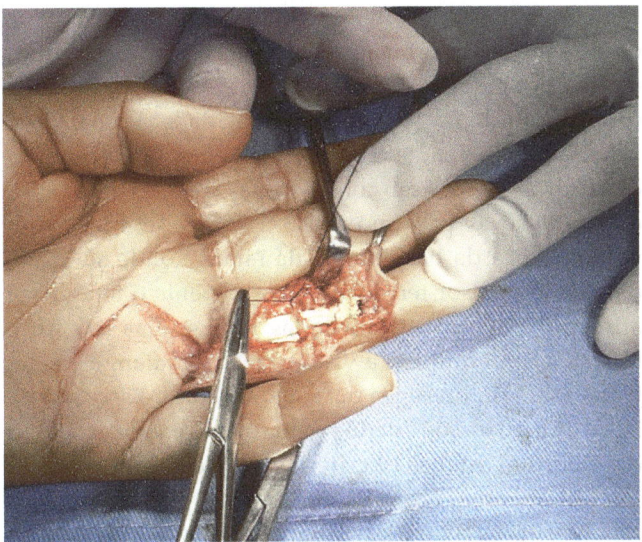

Figura 37.25 Reconstrução da polia A4, totalmente lacerada nessa lesão.

Zonas III, IV e V

A tenorrafia nas zonas III, IV e V é realizada de maneira semelhante à da zona II. Deve-se atentar para a presença dos lumbricais na zona III e, caso exista lesão de algum desses, deve ser feita sua liberação do flexor profundo. Na zona IV (túnel carpiano), a proximidade e o número de estruturas nobres aumentam a possibilidade de lesões complexas acometendo várias estruturas, inclusive o nervo mediano. Na zona V (Figura 37.26), a situação é semelhante, porém é frequente a lesão combinada das artérias ulnar e radial e dos nervos mediano e ulnar associada à lesão dos tendões.

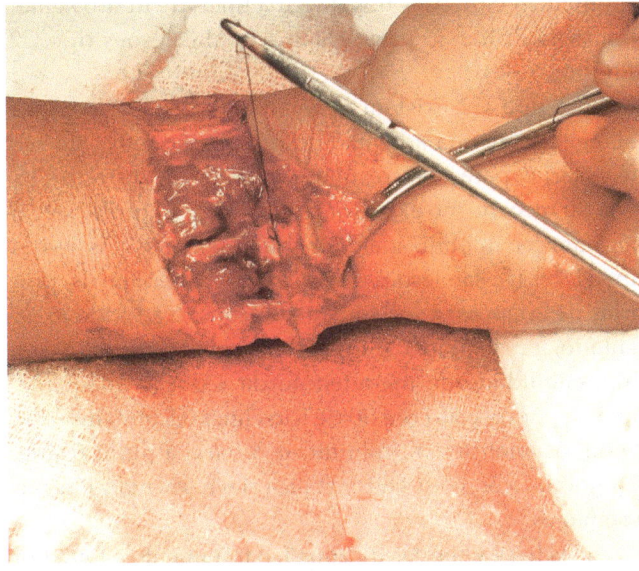

Figura 37.26 Lesão de tendões flexores na zona V associada a lesões de nervos mediano e ulnar, além da artéria ulnar.

Zonas PI, PII e PIII

Nessas regiões, a presença única do flexor longo do polegar e a maior importância dos movimentos da carpometacarpiana do polegar, em comparação com os movimentos da interfalangiana e da metacarpofalangiana, fazem com que o resultado funcional seja satisfatório, na maioria dos casos, ainda que a amplitude de movimento máximo não seja obtida. Usualmente, as lesões nos níveis PI e PII não causam retração, devido à presença do mesotendão. Na zona II, deve-se ter cuidado com a preservação da polia oblíqua, que tem papel semelhante ao das polias A2 e A4 nos dedos (Figura 37.27). No nível PIII pode haver retração do tendão para a região do túnel do carpo. Recomenda-se a localização do flexor longo do polegar por meio de incisão proximal ao túnel do carpo, usualmente sob o flexor radial do carpo, bem como sua condução ao local da lesão por meio de sonda vesical fina, passada de distal para proximal através da bainha do flexor longo do polegar, à qual é suturada a extremidade do tendão.

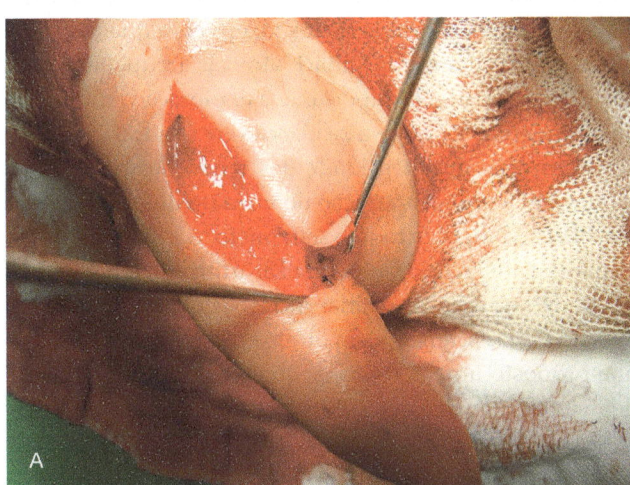

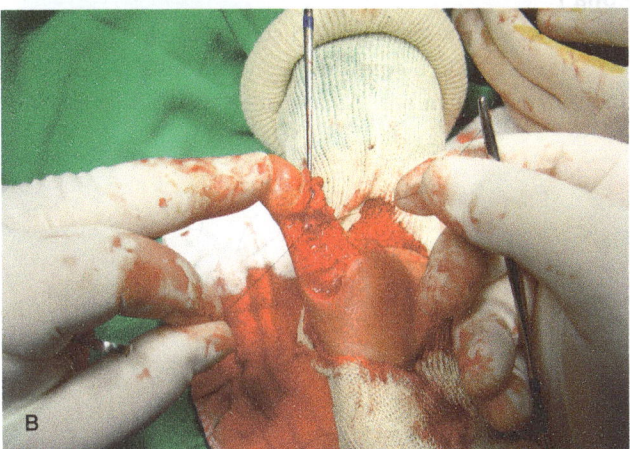

Figura 37.27 (**A**) Uma das incisões possíveis para acesso à lesão de flexor longo do polegar. (**B**) Sutura do flexor longo do polegar na criança.

Zonas PIV e PV

A sutura nessas zonas é feita da mesma maneira que nas demais, porém atenção especial deve ser dada às lesões associadas, muito mais comuns nessa localização.

Cuidados pós-operatórios

Após o tratamento cirúrgico das lesões de flexores, o paciente deve ser imobilizado em semiflexão do punho e dedos com uma tala gessada ou *splint* dorsal, para diminuição da tensão. A seguir, deve ser encaminhado para tratamento fisioterápico precoce com a adoção de protocolo de movimentação passiva ou ativa, de acordo com a técnica cirúrgica empregada pelo cirurgião e suas limitações.

Lesões de Tendões Extensores

A localização mais superficial dos tendões extensores dos dedos e do punho os torna mais vulneráveis a lesões, mesmo em ferimentos com profundidade relativamente pequena. A existência de junções intertendíneas entre os extensores no dorso da mão e a complexidade do mecanismo extensor nos dedos fazem com que o déficit funcional resultante de uma lesão seja frequentemente não diagnosticado. É importante a exploração cuidadosa dos ferimentos durante a realização de seu tratamento e a visualização da integridade dos tendões presentes no local. Com a grande variação do formato dos tendões extensores ao longo de todo o seu trajeto, o principal determinante da técnica de reparo a ser utilizada é o formato do tendão na área abordada. As lesões de extensores são divididas classicamente em oito zonas, embora Doyle tenha proposto uma nona zona, que corresponderia à área dos ventres musculares nos terços médio e proximal do antebraço (Figura 37.28).

Zona I

Nível da interfalangiana distal dos dedos.

Nessa região é comum a lesão da inserção do tendão extensor terminal. As avulsões tendinosas dorsais

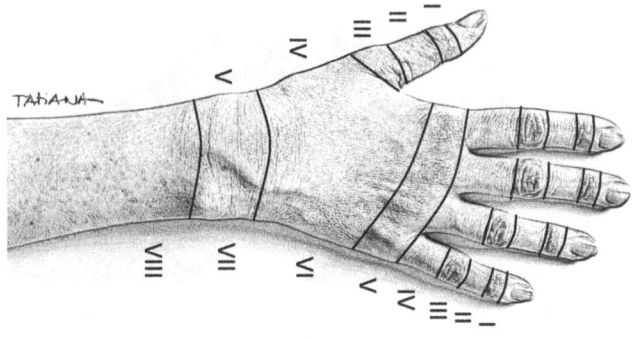

Figura 37.28 Zonas extensoras.

caracterizam-se pela incapacidade de extensão ativa da articulação interfalangiana distal, e seu diagnóstico é feito pedindo-se ao paciente que estenda a falange distal partindo da flexão. A incapacidade de realizar a extensão ativa denota comprometimento do mecanismo extensor. As lesões são consideradas recentes até 15 dias de evolução. O próximo passo é definir se a lesão envolve fratura da base dorsal da falange onde se insere o tendão extensor terminal, ou se somente o tendão foi atingido. Devem ser solicitadas radiografias em AP e lateral, que permitirão a visualização da falange e a determinação da presença ou não da fratura. Esse tipo de lesão é chamado de "dedo em martelo", e a classificação de Albertoni estabelece critérios simples e efetivos para seu tratamento (Figura 37.29).

Nos tipos A1 e B1, o tratamento deve ser feito com imobilização por tala metálica volar ou órtese, mantendo a articulação interfalangiana distal em leve extensão por 6 semanas. A semiflexão associada da interfalangiana proximal pode aumentar a possibilidade de bons resultados, devido ao avanço do tendão extensor terminal por tração das bandas laterais do mecanismo extensor. Nos tipos A2 e B2 é recomendada a fixação da interfalangiana distal em extensão com um fio de Kirschner 1 mm axial, transarticular. No tipo C1, a decisão entre tratamento cirúrgico e conservador está relacionada com a possibilidade de obtenção de redução incruenta satisfatória do fragmento dorsal. Nesse caso, a hipertextensão da interfalangiana distal deve ser evitada, pois provoca o desvio do fragmento dorsal por expulsão deste e aumenta o risco de subluxação. Caso não seja conseguida redução satisfatória, pode-se optar pelo tratamento cirúrgico mediante fixação dos fragmentos com dois fios de Kirschner, de modo semelhante ao utilizado para tratamento das lesões tipo C2 (Figura 37.30).

No tipo C2 existem instabilidade e subluxação da falange distal. Sua adequada centralização e fixação são necessárias para bom resultado funcional futuro. As lesões do mecanismo extensor associadas a fraturas devem permanecer imobilizadas por 4 a 5 semanas. As lesões tipos D1 e D2 são lesões epifisárias de Salter Harris, próprias de crianças, e seu tratamento conservador deve ser tentado, a princípio. Caso se verifique instabilidade com impossibilidade de manutenção da redução adequada, opta-se por fixação com fio de Kirschner 0,8 mm, inserido cuidadosamente para minimizar o dano à placa fisária. A imobilização com tala metálica deve ser mantida por 4 semanas.

Nas lesões abertas da zona I, o tratamento é feito por sutura direta do tendão com náilon 4.0 ou 5.0 e fixação em extensão com fio de Kirschner axial transarticular.

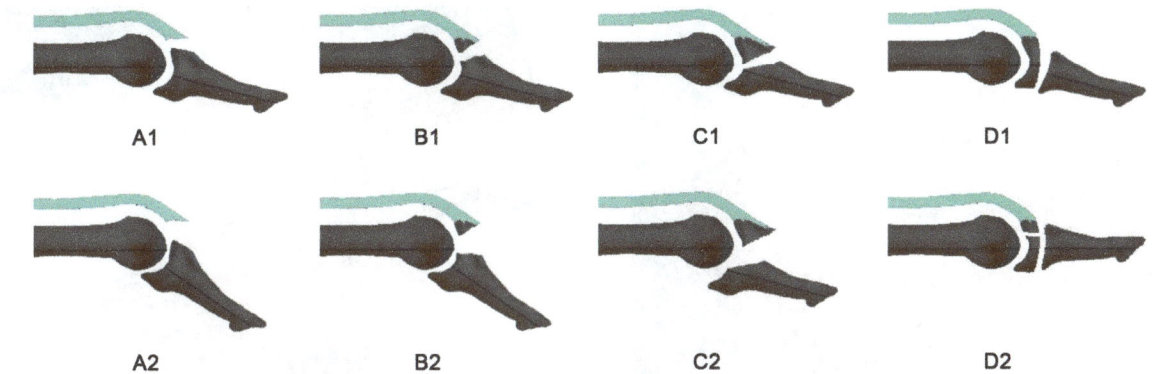

Figura 37.29 Classificação de Albertoni para dedo em martelo.

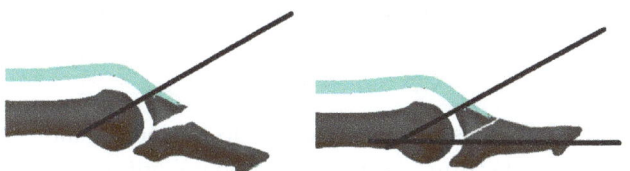

Figura 37.30 Método de colocação de fios de Kirschner para tratamento de dedo em martelo tipo C2.

Zona II

Corresponde ao dorso da falange média.

As lesões nessa região são normalmente abertas e seu tratamento é feito por meio de sutura com fio de náilon 5.0, reparando-se as bandas laterais e as lesões do ligamento triangular (Figura 37.31). Pode-se optar pela proteção da sutura por imobilização com tala metálica por 6 semanas ou fixação com fio de Kirschner axial transarticular.

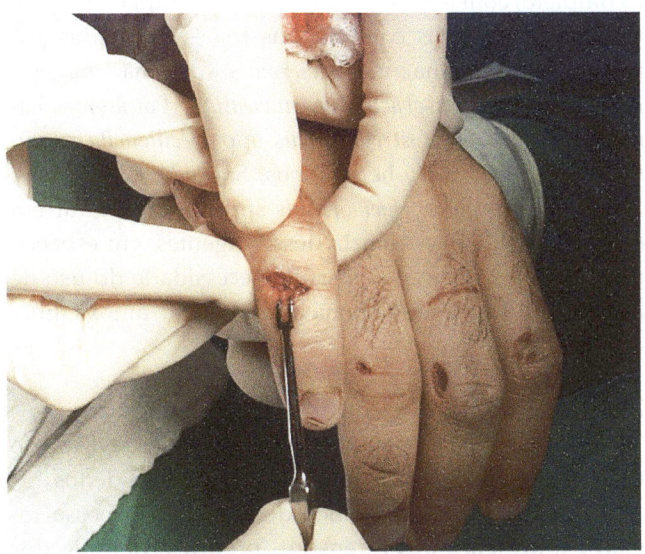

Figura 37.31 Lesão de tendão extensor na zona II.

Zona III

Corresponde à articulação interfalangiana proximal.

A lesão característica dessa região é a ruptura da banda central do mecanismo extensor, responsável pela extensão da falange média, que pode ser aberta ou fechada. Com a ruptura, desenvolve-se a deformidade "em botoeira", na qual as bandas laterais migram volarmente com a passagem da cabeça da falange proximal entre elas. A deformidade "em botoeira" diferencia-se da simples deformidade em flexão da interfalangiana proximal por extensão fixa da interfalangiana distal, com incapacidade de realização da flexão passiva desta por tração das bandas laterais. Essa ruptura pode não ser diagnosticada inicialmente, principalmente nas lesões fechadas, devido à ação limitante que um ligamento triangular íntegro tem sobre a subluxação volar das bandas laterais. Por vezes, somente após atenuação desse ligamento a deformidade se instalará de forma completa. O tratamento consiste na reparação da banda central e, caso necessário, também do ligamento triangular. O reparo da banda central é feito por meio de sutura de núcleo seguida de sutura periférica, como a de Silfverskiöld (Figura 37.32). A sutura de núcleo pode ser passada pela base da falange média, caso não haja tendão distal suficiente para a sutura. No pós-operatório, a imobilização da interfalangiana proximal pode ser obtida com fixação por fio de Kirschner 1 mm cruzado na articulação ou com o uso de tala metálica, devendo ser mantida por 4 a 6 semanas.

Zona IV

Corresponde ao dorso da falange proximal.

As lesões dessa região são normalmente abertas e devem ser tratadas pela sutura direta do mecanismo extensor. Como o tendão tem estrutura achatada em todo o dorso dos dedos, a sutura é realizada em formato de U ou com sutura *cross-stitch* tipo Silfverskiöld, com fio de náilon 4.0 ou 5.0.

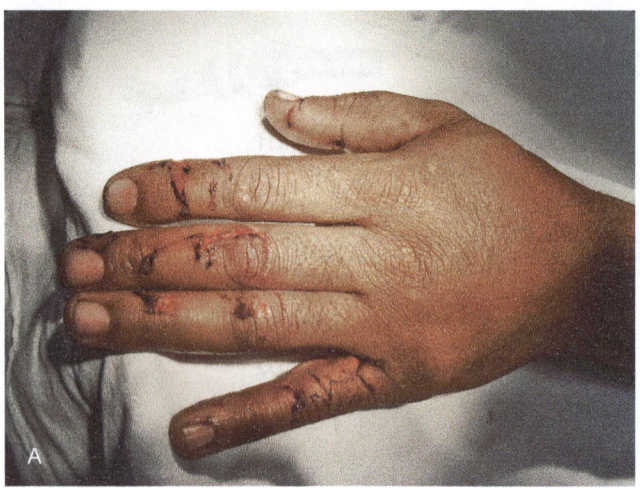

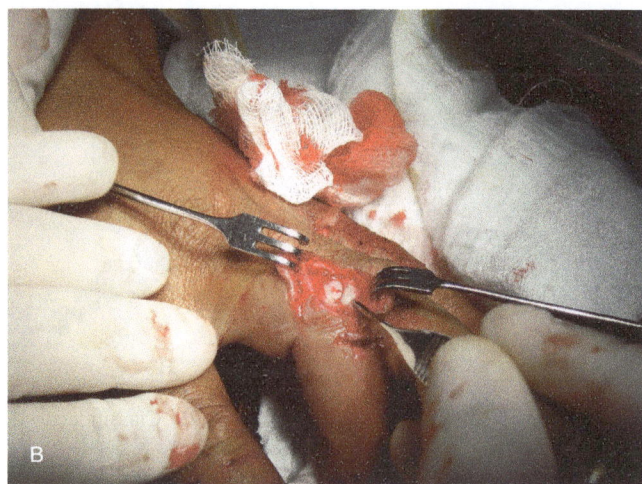

Figura 37.32 (**A**) Aspecto externo de lesão do dedo na zona III. (**B**) Exploração mostrando secção da banda central e da cartilagem articular sob o ferimento.

Zona V

Corresponde ao dorso da metacarpofalangiana dos dedos.

Nessa área, o capuz extensor e as bandas sagitais têm a importante função de centralizar o tendão extensor na cabeça do metacarpiano, evitando sua subluxação para posição lateral e volar à sua localização original, para o vale intermetacarpiano. Caso isso ocorra, existe limitação da extensão ativa da metacarpofalangiana, por mudança do ponto de aplicação de forças. Essas lesões podem ocorrer de forma aberta (mais comum) ou mesmo fechada, por flexão vigorosa forçada da metacarpofalangiana (Figura 37.33). As lesões completas ou subtotais dos extensores e as lesões da banda sagital e capuz extensor que permitam deslocamento do tendão extensor devem ser reparadas cirurgicamente. Podem ser utilizadas para sutura do tendão, nessa região, as técnicas indicadas para tendões flexores, já que o calibre do tendão é maior. A utilização da sutura de quatro passadas é útil para reabilitação precoce. A sutura tipo Silfverskiöld (*cross-stitch*) é também aplicável (ver Figura 37.23). A banda sagital e o capuz extensor podem ser reparados com pontos em U de náilon 5.0 ou sutura contínua tipo chuleio, reconstituindo-se a anatomia original. A imobilização pós-operatória é mantida por 4 semanas, com extensão do punho de 40° e flexão de metacarpofalangianas de 20°. As interfalangianas são mantidas em extensão. São muito comuns as lesões locais ocasionadas por dentes ao se desferir um soco. Com a flexão dos dedos, a secção da pele, capuz extensor e cápsula articular ocorre em níveis diferentes, dificultando ocasionalmente a avaliação da extensão do dano. As feridas por dentes humanos são altamente contaminadas, e seu tratamento cirúrgico deve ser imediato e completo, com a adoção de antibioticoterapia. Os agentes infecciosos mais comuns, nas lesões infectadas por mordedura humana, são *Bacteroides* spp. (não *fragilis*), *Prevotella* spp., *Fusobacterium nucleatum*, *Porphyromonas melaninogenica*, *Peptostreptococcus* spp., *Veillonella parvula*, *Streptococcus* α e γ-hemolíticos, *Staphylococcus aureus*, *Eikenella corrodens* e *Haemophilus* spp. Deve-se levar em conta o perfil de resistência desses agentes, em especial a *Eikenella corrodens*, e a possível necessidade do uso de antibióticos resistentes a penicilinase (p. ex., amoxicilina-clavulanato).

Zona VI

Corresponde ao dorso da mão entre a borda distal do retináculo extensor e a metacapofalangiana dos dedos.

A principal característica dos extensores nessa região é a presença dos extensores próprios do indicador e do 5º dedo e das junturas intertendíneas, como visto na

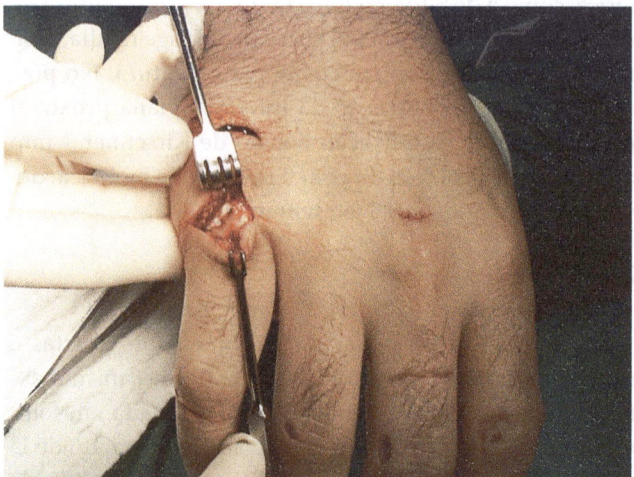

Figura 37.33 Lesão transversal na zona V, já suturada.

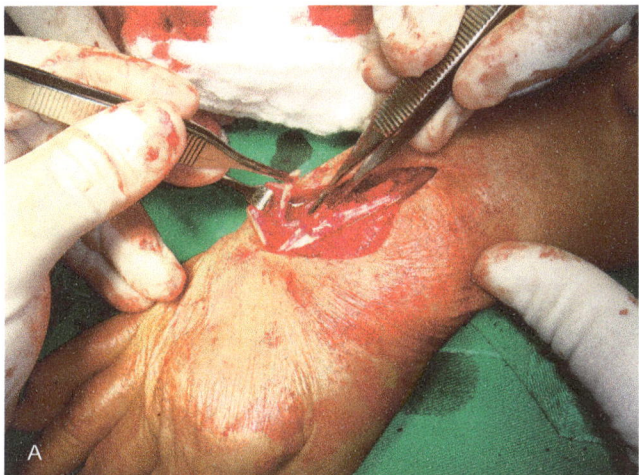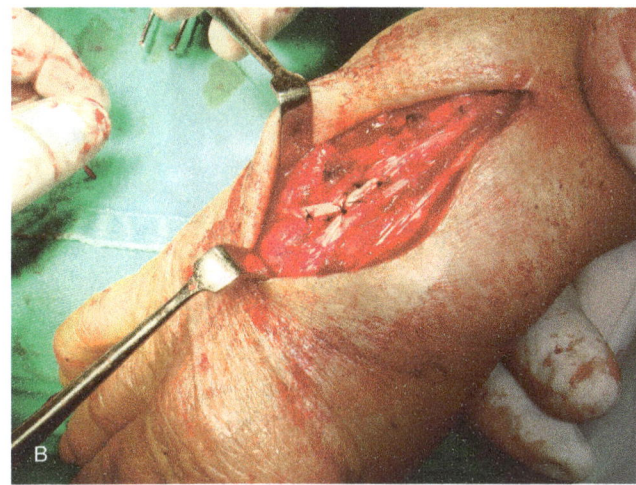

Figura 37.34 (**A**) Lesão de tendões extensores na zona VI com retração antiga do coto proximal. (**B**) Restabelecimento da extensão por meio da solidarização do tendão lesado ao tendão vizinho.

Figura 37.4. A união entre os extensores torna mais difícil o diagnóstico das lesões tendinosas, já que a extensão do dedo correspondente ao tendão lesado pode ser mantida pelo tendão vizinho. A coexistência dos extensores próprios e do comum no indicador e 5º dedos torna possível a extensão destes em caso de lesão isolada de um deles. Diminuição mesmo leve da capacidade de extensão de um dedo e ferimentos pequenos devem ser valorizados. A exploração por ampliação da lesão pode ser necessária. As técnicas de sutura são as mesmas utilizadas para tendões flexores, com o uso de sutura de núcleo e epitendínea, o que é permitido pelo maior calibre dos extensores nessa zona. Por ser área sujeita a traumatismos de maior monta, com perda de substância, ocasionalmente é necessária a utilização de um método de cobertura, como os retalhos cutâneos. A utilização de enxertos de pele limita-se às situações em que o paratendão está preservado, pois, caso contrário, haverá aderência importante. A solidarização de um tendão lesado (com perda de substância deste) ao tendão vizinho é um recurso útil (Figura 37.34). Enxertos de tendão podem ser realizados, em caso de perda de substância dos tendões, quando a cobertura cutânea for adequada. De outro modo, deve-se optar por reconstrução posterior. Uma maneira de obter deslizamento adequado para futuro enxerto tendinoso é a colocação de um espaçador de silicone no trajeto desejado para o tendão, já na fase de cobertura cutânea.

Zona VII

Corresponde à área sob o retináculo dos extensores.

Nessa topografia, os tendões estão dispostos em seis túneis osteofibrosos separados, já descritos. As lesões nessa região são predominantemente abertas e tendem a retrair-se proximalmente, tornando necessária, ocasio-nalmente, dissecção adicional no terço distal do antebraço para localização do coto proximal. Lesões fechadas são raras. Ruptura do extensor longo do polegar na topografia do tubérculo de Lister pode ocorrer, geralmente entre 3 semanas e 3 meses após fraturas do rádio distal. A incidência é muito mais comum em fraturas sem desvio que em desviadas, o que sugere etiologia isquêmica da lesão. É necessário cuidado especial na realização das reparações tendinosas para permitir o deslizamento nesses túneis, que são análogos ao túnel osteofibroso da zona II flexora. Suturas grosseiras ou sem o devido cuidado com a regularidade das bordas podem trazer dificuldade de excursão e limitação de movimentos. As técnicas de sutura são semelhantes às utilizadas na zona II flexora, com realização de sutura de núcleo e periférica concomitantes, utilizando-se fios de náilon 3.0 ou 4.0 e 5.0 ou 6.0, respectivamente. A abertura de porção proximal ou distal do retináculo pode auxiliar na realização do reparo. A necessidade de reconstrução de lacerações completas ou de abertura cirúrgica completa do retináculo não está bem estabelecida, sendo indicada de modo mais enfático somente quando o efeito de "corda de arco" é verificado no peroperatório. Nos casos em que o retináculo é lesado ou aberto em todo o seu comprimento (e não suturado) para realização do reparo tendinoso, a imobilização pós--cirúrgica em extensão leve (cerca de 20°), ao invés de extensão plena, diminui a tendência à formação de "corda de arco".

Zona VIII

Corresponde ao terço distal do antebraço.

Estão presentes nessa zona os tendões e as junções miotendinosas. As lesões tendinosas são predominante-mente abertas, e o tratamento segue as orientações gerais

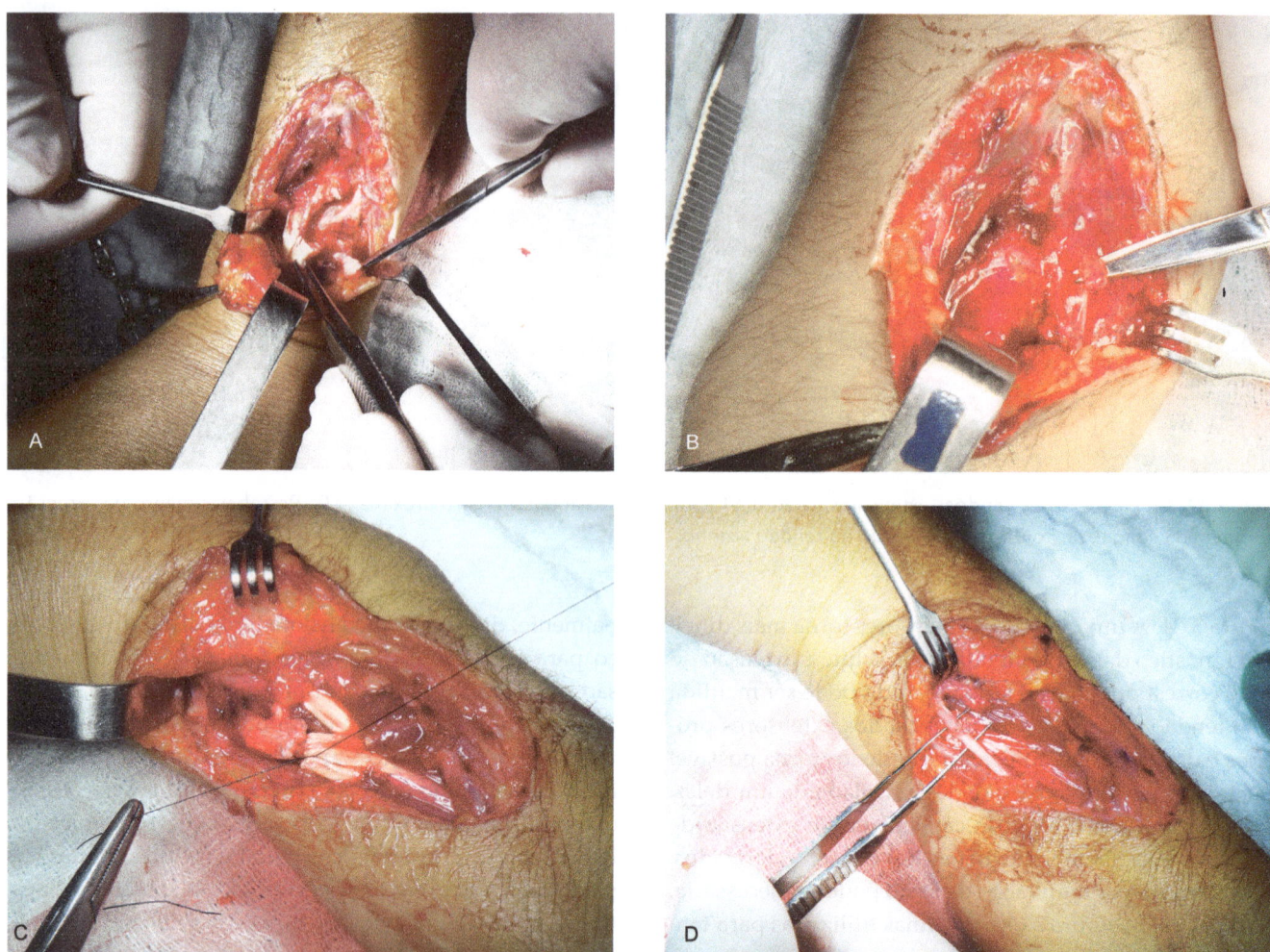

Figura 37.35 (**A**) Lesão dos tendões abdutor longo e extensor curto do polegar na zona VIII. (**B**) Lesão associada do nervo radial. (**C**) Sutura dos tendões lesados. (**D**) Microneurorrafia do radial (lesão associada).

para lesões na zona VI (Figura 37.35). A possibilidade de haver lesão concomitante do nervo radial deve ser sempre lembrada (Figura 37.35D). As lesões na junção musculotendínea podem ser tratadas com suturas em forma de oito para reinserção do tendão ao músculo correspondente. A resistência dessa sutura, no entanto, é menor que as suturas tendinosas, devendo-se ter cuidado no pós-operatório.

Zona IX (Doyle)

Corresponde aos terços médio e proximal do antebraço.

Nessa região, temos principalmente os ventres musculares. Lesões frequentemente incluem outras estruturas nobres, como nervos e vasos. No tratamento das lesões agudas, normalmente são necessários vários pontos em forma de oito com fios absorvíveis 3.0. Em caso de dificuldade de manutenção das suturas por serem os ventres musculares muito friáveis, pode ser utilizada a técnica

de enxerto de tendão como ponte entre as duas porções laceradas do ventre muscular, como descrito por Botte.[8] O punho é imobilizado com extensão de cerca de 40°, e as metacarpofalangianas, com 30° de flexão. As interfalangianas são deixadas livres. A imobilização é mantida por 6 semanas. As lesões nervosas devem ser avaliadas e tratadas concomitantemente.

Polegar

O polegar tem estrutura anatômica distinta dos demais dedos, com a presença de apenas duas falanges e com um mecanismo extensor muito menos complexo. No dorso da interfalangiana e da falange proximal, as lesões são análogas àquelas das zonas I e II extensoras dos dedos longos. Lesões fechadas, no entanto, são raras. O tratamento segue as mesmas orientações propostas para as mesmas áreas dos dedos longos, levando-se em conta que os tendões são menos achatados e mais calibrosos e suturas mais resistentes podem ser utilizadas. No dor-

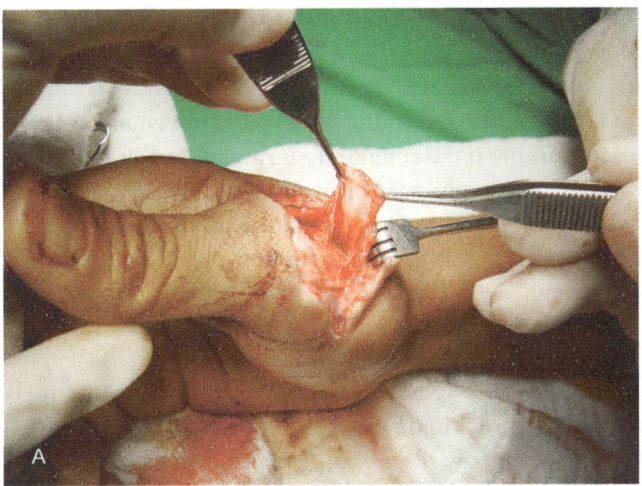 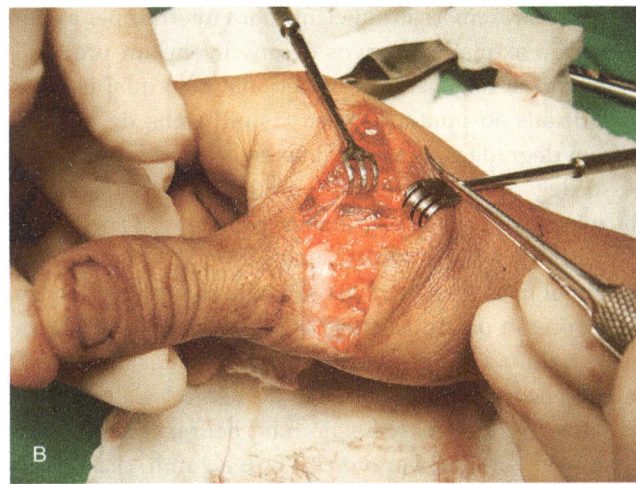

Figura 37.36 (**A**) Lesão dos extensores do polegar na zona IV. (**B**) Reparação completa da lesão com reconstituição da anatomia local.

so da metacarpofalangiana, os tendões extensor curto e extensor longo do polegar dispõem-se lado a lado e recebem prolongamentos do adutor e abdutor curto do polegar, formando estrutura semelhante ao capuz extensor, que deve ser reparada em caso de lesão. Após a tenorrafia, é mantida tala em extensão de punho e polegar por 4 semanas (Figura 37.36A e B).

No dorso do 1º metacarpiano, os tendões extensores do polegar estão bem individualizados e são facilmente visíveis. Ao explorar as lesões nessa região, ocasionalmente é necessário prolongar a incisão proximalmente para localizar o tendão lesado.

Em níveis mais proximais, os extensores curto e longo do polegar dissociam seus trajetos, com o extensor longo dirigindo-se ao 3º túnel dorsal. O extensor curto encontra-se com o abdutor longo do polegar, passando pelo 1º túnel dorsal em direção proximal. As lesões ocorridas dentro do 1º túnel dorsal podem ser reparadas utilizando suturas de núcleo de quatro passadas e, se necessário, sutura periférica associada, semelhante ao que é feito com tendões flexores. Nesse caso, o 1º túnel dorsal não deve ser reparado, para evitar aderências e dificuldades de deslizamento.

Lesões de Nervos Periféricos

Para compreensão do tratamento das lesões de nervos periféricos é necessário conhecer a estrutura do nervo e os eventos que se seguem a uma lesão.

Os nervos periféricos são parte integrante de nosso complexo sistema nervoso, cuja função é informar ao organismo as alterações ocorridas em suas estruturas internas ou no meio que as cerca e permitir reações a essas mudanças. O sistema nervoso tem, como componente básico, o neurônio, com seu corpo celular, dendritos e

axônios. No caso dos nervos periféricos, existem axônios alongados de neurônios localizados no corno anterior da medula espinal (neurônios motores inferiores) ou nos gânglios sensoriais espinais (neurônios sensitivos). Esses axônios, que são colunas de citoplasma neuronal envoltas pela membrana celular e células envoltórias (células de Schwann), formam as fibras nervosas, que podem ser mielínicas (quando as células de Schwann formam várias camadas espiraladas em volta de axônios mais calibrosos) ou amielínicas (quando as células de Schwann formam uma única dobra em torno de neurônios menos calibrosos). No sistema nervoso periférico, as fibras nervosas agrupam-se em feixes, formando os fascículos nervosos, os quais, por sua vez, agrupam-se em feixes maiores, formando os nervos. Nos nervos, as fibras mielínicas e amielínicas são envoltas por tecido conjuntivo, formando, do centro para a periferia, o endoneuro, o perineuro e o epineuro. É descrita também uma camada mais externa, o paraneuro (ou mesoneuro), composto por tecido conjuntivo frouxo, cuja função é envolver todo o nervo, permitindo seu deslizamento em relação aos tecidos vizinhos, fator importante para o adequado funcionamento dos nervos periféricos. Os nervos promovem a comunicação entre os centros nervosos e os órgãos sensitivos ou efetores. Fibras que conduzem as informações da periferia para o centro são chamadas de aferentes, e fibras que conduzem informações do centro para a periferia são chamadas de eferentes. Nervos compostos puramente por fibras aferentes são chamados de sensoriais, e nervos compostos puramente por fibras eferentes são chamados de motores. A maioria dos nervos periféricos contêm fibras dos dois tipos, embora possam predominar fibras sensoriais ou motoras, sendo denominados nervos mistos.

Ao sofrerem lesão suficiente para interromper a continuidade axonal, os nervos desenvolvem um processo chamado de degeneração walleriana, pelo qual os axônios distais ao ponto de lesão e sua bainha de mielina sofrem degradação. Proximalmente ocorre também processo degenerativo, chamado de degeneração retrógrada, que normalmente é de alguns milímetros. O neurônio pode sofrer lesão completa (mais comum quanto mais proximal for a lesão axonal) ou, mais comumente, inicia um processo de aumento de atividade proliferativa, regenerando o axônio lesado. Caso os axônios em crescimento encontrem a parte distal do nervo lesado, ocorre penetração desses axônios no tubo neural e, com ritmo de crescimento que varia de 0,5 mm a 2 mm/dia (sendo considerado em termos práticos 1 mm/dia), dirigem-se para a área-alvo. Caso os axônios em crescimento não encontrem o tubo neural distal, formarão um novelo de crescimento desordenado, chamado de neuroma. Esse neuroma causa extrema sensibilidade dolorosa e desconforto no local onde se forma.

Lesões que afetam predominantemente a bainha de mielina interrompem, de modo transitório, a condução nervosa, sem que haja degeneração distal.

Seddon classificou as lesões nervosas em três tipos e Sunderland[4,5,8] em cinco tipos. O grau I de Sunderland corresponde à neuropraxia de Seddon, em que somente a bainha de mielina é afetada e a recuperação espontânea ocorre em dias ou semanas. Os graus II, III e IV de Sunderland correspondem à axoniotmesis de Seddon, em que o axônio é lesado, mas o epineuro permanece íntegro. Na classificação de Sunderland, a axoniotmesis é dividida em etapas evolutivas. No grau II permanecem íntegros o endoneuro, o perineuro e o epineuro; no grau III permanecem íntegros o perineuro e o epineuro e, no grau IV, permanece íntegro somente o epineuro. O grau V de Sunderland corresponde à neurotmesis de Seddon com ruptura completa do nervo.

Nos graus I a IV de Sunderland e na neuropraxia e axoniotmesis de Seddon, o tratamento cirúrgico não se faz necessário. No grau V ou neurotmesis, deve-se proceder à reparação cirúrgica.

São frequentemente lesados os nervos digitais, que se localizam ventral e lateralmente nos dois lados de cada dedo. Eles seguem juntamente com a artéria e a veia digital, formando os dois pedículos vasculonervosos dos dedos, como já visto no tópico sobre anatomia. Uma vez seccionados, o que ocorre frequentemente nas lesões da face ventral dos dedos, seu território de inervação sensorial apresentará alteração imediata. A pesquisa da sensibilidade na polpa digital é um bom exame para avaliação. No entanto, os nervos, após traumas, podem apresentar um período refratário à excitabilidade variável que, para

fins práticos, será definido como de 2 dias. Esse fato explica a alteração sensorial mesmo com a visualização do nervo digital íntegro. Assim sendo, alterações sensoriais no território de determinado nervo, sem visualização de lesão durante o tratamento do ferimento, não são indicação para sua exploração cirúrgica mais ampla.

As lesões dos nervos mediano e ulnar são frequentes nos ferimentos maciços dos punhos. A técnica de reparo é a mesma.

Técnica

Nas lesões agudas, as opções cirúrgicas são a neurorrafia e o enxerto de nervo (em casos de perda de substância ou retração do nervo). Quanto mais precocemente é feito o reparo da lesão, melhor é o prognóstico. A presença de contaminação grosseira ou esmagamento, no entanto, torna recomendável a realização da neurorrafia em um segundo tempo, preferencialmente até 3 semanas, período em que a lesão ainda é considerada recente.

As suturas neurais recomendadas são as epineurais, que têm menor risco de lesão adicional de fibras nervosas. Com o entendimento cada vez mais profundo dos fatores quimiotáticos de crescimento neural presentes na porção distal do nervo lesado, as suturas fasciculares têm sido indicadas principalmente na realização dos enxertos de nervo, que podem ser colhidos, tradicionalmente, do nervo sural. A neurorrafia deve ser realizada sob magnificação com lupa cirúrgica ou microscópio e utilização de material e técnica microcirúrgicos. São usados fios de náilon com agulhas cilíndricas atraumáticas 8.0 e 9.0 para sutura epineural de nervos mais calibrosos e 10.0 para nervos digitais. São feitos pontos separados em número suficiente para propiciar boa união das bordas, sem causar constrição (Figura 37.37). Os fascículos não devem dobrar sobre si mesmos na área da sutura, o que indica compressão sobre eles, muitas vezes causada ao se incluir excessiva substância do epineuro na sutura. Quando a sutura é feita de modo correto, o epineuro dos cotos é unido adequadamente e não se nota nenhum sinal de que os fascículos tenham sido comprimidos dentro da sutura. É desaconselhada a realização da neurorrafia caso o cirurgião não esteja familiarizado com procedimentos microcirúrgicos.

Lesões Vasculares

Lesões das artérias radial e ulnar (Figura 37.38A) e das artérias e veias digitais devem ser avaliadas cuidadosamente para definição de seu impacto sobre a circulação da mão. Após avaliação das condições da irrigação arterial e da drenagem venosa da mão, caso seja verificada sua suficiência, somente a ligadura dos vasos lesados deve ser feita. Caso se conclua haver fluxo inadequado para algu-

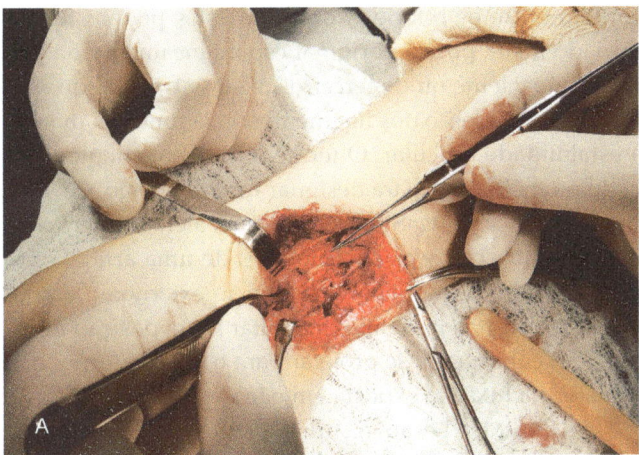
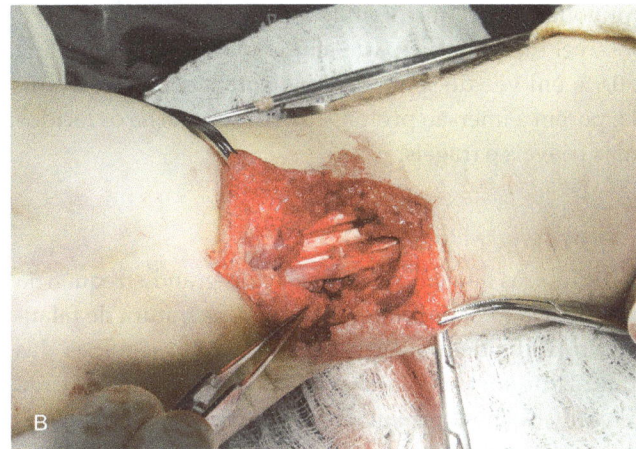

Figura 37.37 (**A**) Secção completa do nervo ulnar. (**B**) Microneurorrafia do ulnar. Notar a regularidade da sutura e a ausência de alterações do contorno do nervo que possam demonstrar inadequação da técnica de reparo.

ma área, deve-se proceder ao reparo vascular. A sutura vascular é feita com fios inabsorvíveis, normalmente prolene ou náilon microvascular 8.0 e 9.0 para artérias ulnar e radial e 10.0 para artérias digitais, uilizando-se pontos separados, com remoção da adventícia dos vasos. Os cotos vasculares são lavados com soluções diluídas de heparina em solução salina a 0,9% e, se necessário, lidocaína a 1% sem vasoconstritor, caso haja espasmo do vaso. A seguir, os cotos são clampados e aproximados, sem tensão para realização da sutura. Os pontos são distribuídos pelo espaço da lesão com as superfícies internas dos vasos se tocando (íntima com íntima), pois o contato da íntima com as demais áreas do vaso, principalmente a adventícia, é muito trombogênico. São feitos primeiramente os pontos diametrais nas posições norte e sul. Após a sutura da parede anterior do vaso, ele é rodado 180° e a sutura da parede posterior é realizada (Figura 37.38B).

Apesar de estar fora do escopo deste capítulo a descrição detalhada de reparos microvasculares, é importante descrever os métodos adequados para preservação de partes amputadas para fins de reimplante. Ao contrário da crença mais difundida, o acondicionamento da parte amputada diretamente em gelo não é adequado. Pode ocorrer congelamento dos tecidos (gelo de *freezer* normalmente está a –14°C), o que inviabiliza o reimplante por lesão tecidual maciça. Estudos de bioenergética mostram que a temperatura ideal para preservação está entre 5°C e 10°C, havendo degeneração rápida abaixo e acima desses valores. A parte amputada deve ser limpa com solução salina a 0,9% e envolta em compressa estéril bem úmida de soro. A seguir, deve ser colocada em um saco plástico vedado e depositada em um recipiente contendo água e gelo. O gelo deve ser trocado à medida que derreter. Esse sistema proporciona a manutenção de temperatura

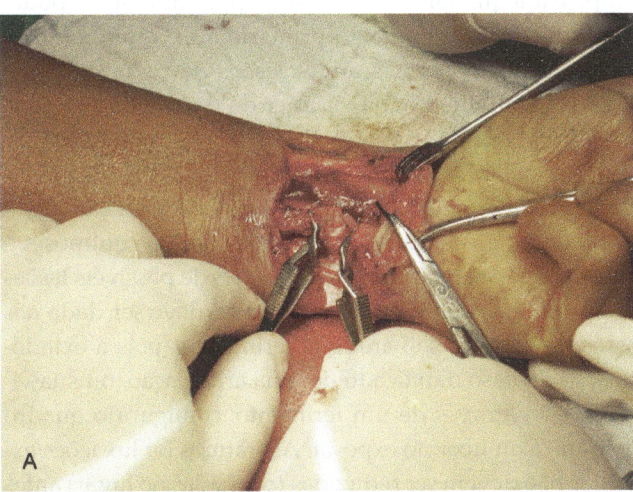
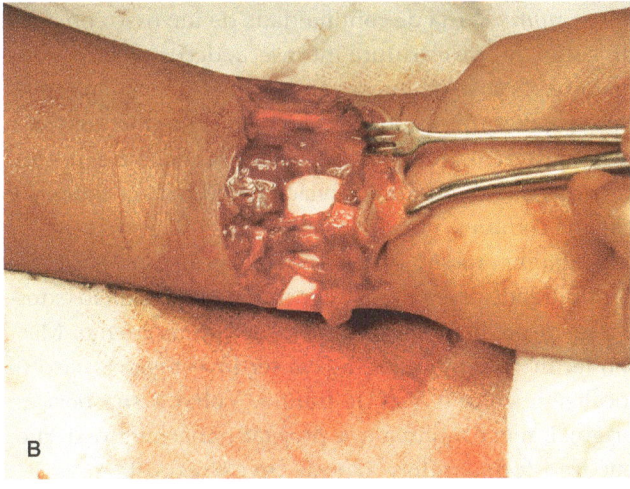

Figura 37.38 (**A**) Lesão da artéria ulnar em paciente com arco palmar insuficiente que desenvolveu sinais de isquemia no 4º e 5º dedos. (**B**) Arteriorrafia realizada. Paciente recuperou fluxo vascular dos dedos afetados.

por volta de 5°C, que permite a conservação adequada. É possível mergulhar a parte amputada em solução salina a 0,9% em vez de se manter somente a compressa úmida, porém a imersão prolongada em soro torna os tecidos mais friáveis e frágeis.

Fraturas e Luxações

Fraturas e luxações ocorrem com grande frequência na mão. Do total das fraturas de mão, as fratura de falanges correspondem a cerca de 60% a 70%, seguidas das fraturas de metacarpianos (30% a 40%). Os raios (cada conjunto de metacarpiano e falanges) mais externos (primeiro metacarpiano e polegar; 5º metacarpiano e 5º dedo) são os mais comumente afetados.

Historicamente, as fraturas de mão eram todas tratadas conservadoramente; seu tratamento cirúrgico se iniciou, realmente, há cerca de 80 anos, tornando-se mais popular nos últimos 30 anos. Isto ocorreu principalmente após melhor entendimento da biomecânica da mão, melhora dos materiais de fixação, melhora das técnicas anestésicas e aumento da expectativa, dos pacientes tratados, de bons resultados.

Bons resultados, no entanto, não podem ser assegurados por perfeita redução anatômica e radiográfica. Algumas vezes é preferível aceitar uma redução não tão anatômica e investir em reabilitação adequada e precoce para obter os melhores resultados. Em geral, tratamentos conservadores são preferíveis aos cirúrgicos. Quando os tratamentos cirúrgicos são indicados, devem ser o mais simples e menos invasivos possível.

Tendo em vista o frequente uso incorreto dos termos referentes às lesões osteoarticulares, uma definição inicial dos mais comuns e importantes é útil no entendimento adequado da condição clínica e das indicações de tratamento.

Fratura: Perda de continuidade de um osso com modificação da sua estrutura intrínseca, decorrente de trauma ou aplicação de forças acima da resistência do referido osso. Fraturas desviadas (em que os fragmentos ósseos se afastaram muito) não são necessariamente expostas, e a descrição da fratura desviada como fratura exposta é engano comum.

Fratura exposta: Fratura na qual a área de perda de continuidade óssea passa a ter contato com o meio externo ao corpo, geralmente através de um ferimento. Mesmo ferimentos pontuais devem ser investigados, caso se localizem sobre a área de fratura. Voltar à sua posição original, sem continuar a se projetar para o meio externo, não transforma fratura exposta em não exposta.

Luxação: Perda do contato entre os ossos participantes de uma articulação. Pode permanecer a ausência de contato entre os referidos ossos ou estes podem ter retornado à sua posição original espontaneamente ou por ação do paciente ou de terceiros. Não se trata de quadro leve e implica lesão dos ligamentos, cuja função é manter a estabilidade articular. O termo é frequentemente utilizado no meio leigo para designar uma contusão.

Luxação exposta: Situação em que, além da perda do contato entre os ossos participantes de uma articulação, ocorre também o contato com o meio externo ao corpo, que pode ou não permanecer. Voltar à sua posição original, sem continuar a se projetar para o meio externo, não transforma luxação exposta em não exposta.

Subluxação: Lesão na qual ocorre modificação no contato dos ossos participantes de uma articulação, embora sem perda de contato total.

Contusão: Lesão na qual não ocorrem fratura nem luxação, normalmente limitada às estruturas presentes ao redor do ponto de trauma, podendo haver equimoses e danos de menor monta à pele, ao subcutâneo e aos músculos.

Embora todas as estruturas anatômicas possam ser grandemente prejudicadas pela ocorrência da infecção, esta é particularmente mais danosa quando acomete o tecido ósseo e a articulação, devido à dificuldade para realização do seu tratamento e à frequência de cronificação do quadro (osteomielite crônica, pioartrite). A osteomielite crônica causa dano progressivo ao osso afetado e pode trazer danos adicionais aos tecidos adjacentes, deteriorando paulatinamente a função da mão. A pioartrite destrói a cartilagem articular, chegando até mesmo à ancilose (fusão) da articulação envolvida. As fraturas expostas e luxações expostas exigem protocolo de tratamento clinicocirúrgico, com limpeza adequada da ferida e antibioticoterapia profilática. Transformando uma fratura exposta e contaminada em lesão suficientemente limpa e adequadamente "coberta" por antibiótico, pode-se realizar seu tratamento primário. Em fraturas ou luxações expostas, sem grandes lesões de partes moles e tratadas em tempo hábil, é sugerido o uso de cefazolina 1 g a 2 g IV, de 8/8 h, por 3 dias.

Na avaliação da mão traumatizada, a procura pelas fraturas e luxações inicia-se com a própria inspeção da região atingida. A deformidade, a presença de equimoses e as áreas de edema localizado são sinais de possíveis lesões ósseas ou articulares. Atenção especial deve ser dada aos ossos localizados sob áreas de ferimentos, pois a exteriorização do osso danificado de uma articulação, ou sua visualização através de um ferimento, configura o quadro de fratura ou luxação exposta. As fraturas ou luxações expostas não devem ser reduzidas (colocadas no lugar) antes que se realize a limpeza completa do osso exposto e dos tecidos ao seu redor, em ambiente cirúrgico adequado.

A investigação segue com a palpação local e a procura por regiões de crepitação óssea ou de movimentos anômalos. É errada a crença difundida de que osso fraturado não apresenta movimentos. Ocasionalmente, os movimentos locais estão até mesmo aumentados, de maneira anômala. Em geral, as estruturas adjacentes, como tendões e músculos, continuam funcionando normalmente. Deve-se, assim, procurar por padrões alterados de movimentos, geralmente acompanhados de dor.

Definindo-se a região suspeita, são feitos exames radiográficos para estudo inicial. A indicação básica é de que sejam feitas pelo menos duas incidências radiográficas de cada área suspeita, em planos perpendiculares, incluindo todo o osso que está sendo estudado e uma articulação abaixo e outra acima deste. Para dedos, indica-se radiografia simples em AP e perfil. Para a mão, radiografia simples em AP, perfil e oblíqua. Para o punho, radiografia simples em AP e perfil, podendo ainda ser necessária a realização de incidências especiais como oblíqua pronada (para escafoide), oblíqua supinada (para articulação piramidal pisiforme), incidência do túnel (para o túnel do carpo e para visualização do hâmulo do osso hamato).

As indicações mais comuns para redução e fixação cirúrgicas de fraturas e luxações são:

1. Fratura intra-articular envolvendo porção significativa da superfície articular, desviada.
2. Presença de múltiplas fraturas impedindo que a mão possa ser colocada em posição para tratamento adequado, sem fixação.
3. Interposição de partes moles entre os fragmentos de uma fratura ou entre ossos luxados, impedindo a redução.
4. Quando uma fratura for parte de avulsão ligamentar ou tendinosa maior.
5. Fraturas ou luxações expostas.
6. Luxação instável da articulação carpometacarpiana do polegar ou dos dedos.
7. Luxação de interfalangiana proximal dos dedos com lesão em botoeira.
8. Luxações inveteradas.
9. Lesões completas do ligamento colateral do lado ulnar da articulação metacarpofalangiana do polegar.

Fraturas de falanges

Podem ser divididas inicialmente em fraturas extra-articulares e fraturas intra-articulares.

Fraturas extra-articulares. O traço da fratura fornece informações sobre o mecanismo que a produziu. Um traço transverso normalmente está associado à apli-

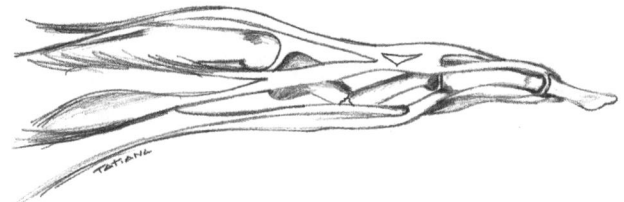

Figura 37.39 Desvio clássico das fraturas da falange proximal devido à ação dos interósseos sobre o fragmento proximal e do mecanismo extensor sobre o fragmento distal.

cação angular de força sobre a falange. Um traço oblíquo geralmente é produzido pela combinação de forças angulares e torcionais. A fratura em espiral, por sua vez, tem sua origem quase que exclusivamente em traumas torcionais. Fraturas longitudinais ou cominutivas ocorrem, em geral, por trauma direto.

O grau e o tipo de desvio dessas fraturas relacionam-se com a distribuição das forças geradas pelos mecanismos extensor e flexor dos dedos.

Fraturas de falange proximal apresentam geralmente desvio dorsal com angulação de vértice volar, pois os músculos interósseos, que se inserem na base da falange proximal, provocam a flexão do fragmento proximal. O mecanismo extensor exerce tração em direção proximal sobre o dorso do fragmento distal, completando os vetores de força necessários para causar tal desvio (Figura 37.39).

Nas falanges médias, o desvio relaciona-se com a localização anatômica do traço de fratura. Fraturas ocorridas distalmente à inserção do flexor superficial dos dedos desenvolvem desvio dorsal com ângulo de vértice volar (Figura 37.40A). As fraturas ocorridas proximalmente à inserção do flexor superficial, por sua vez, desenvolvem desvio volar com angulação de vértice dorsal (Figura 37.40B). As fraturas ocorridas no terço médio da falange média, por sua vez, apresentam equilíbrio entre as forças deformantes, podendo apresentar desvio tanto dorsal quanto volar (Figura 37.40C).

Nas falanges distais, as fraturas estão normalmente relacionadas com o trauma direto local ou com a avulsão por tração tendinosa. O trauma direto cursa, frequentemente, com lesão da polpa digital, do leito ungueal e da unha, podendo dar origem a fratura exposta. Esses casos serão tratados mais adiante no tópico: Lesões de Pontas de Dedos.

A definição entre tratamento conservador ou o cirúrgico das fraturas extra-articulares depende da possibilidade de manter o osso fraturado em posição adequada, apesar da presença das forças deformantes. Não devemos aceitar desvios angulares maiores que 10° em qualquer plano de movimento, nem aceitar qualquer desvio rotacional. O desvio rotacional deve ser avaliado com os

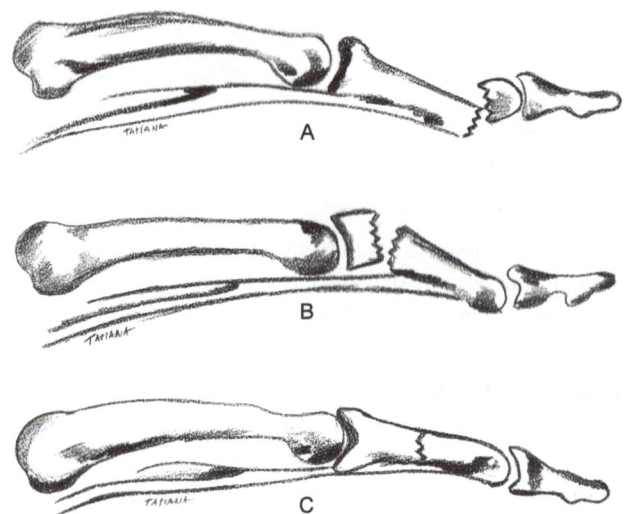

Figura 37.40 (**A**) Desvio dorsal de vértice volar em fraturas da falange média ocorridas distalmente à inserção do flexor superficial. (**B**) Desvio volar de vértice dorsal em fraturas da falange média ocorridas proximalmente à inserção do flexor superficial. (**C**) Fraturas ocorridas no nível da inserção do flexor superficial não apresentam tendência especial de desvio, respondendo às forças aplicadas localmente para produção da fratura.

dedos em flexão e extensão. Um dedo aparentemente alinhado em extensão pode, na verdade, apresentar desvio rotacional significativo em flexão (Figura 37.41). Essa necessidade de avaliação em flexão e extensão aplica-se tanto às fraturas das falanges quanto às de metacarpianos. Quanto mais proximal for o desvio rotacional, maior o desvio total apresentado pelo dedo. Fraturas de falange, em geral, exigem 3 semanas para consolidação.

As Figuras 37.42 e 37.43 mostram, respectivamente, fraturas de falange proximal em espiral e transversa com seu tratamento cirúrgico.

Fraturas intra-articulares. As fraturas intra-articulares têm, como orientação geral de tratamento, redução anatômica e fixação. Os desvios tolerados em outras regiões não são tolerados da mesma maneira na superfície articular por dificultarem os movimentos, trazendo ainda grande aumento no aparecimento de artrose pós-traumática.

As fraturas articulares não cominutivas, com fragmentos que apresentam o tamanho de 33% ou mais da superfície articular, devem ser reduzidas e fixadas. Quando a redução pode ser realizada sob radioscopia e manipulação fechada, são passados, em geral, dois fios de Kirschner 1 mm ou 0,8 mm, que devem ser colocados já com a fratura no lugar e com ângulos de entrada e direções diferentes. Isso previne que a fratura se desloque, por exemplo, ao longo de dois fios paralelos. Caso a redução fechada não seja possível, por rotação do fragmento ou interposição de tecidos, deve-se optar pela redução aberta e fixação. Deve-se buscar a regularidade máxima da superfície articular e, em casos de impactação óssea ou perda de substância óssea, enxerto ósseo deve ser utilizado. A superfície articular deve ser adequadamente sustentada pelo enxerto, e esse deve ser fixado de modo que mantenha sua sustentação.

Nos casos de cominuição importante da superfície articular com impossibilidade de realização de fixação óssea direta, o uso de fixação externa pode ajudar. Um método que permite a retirada da carga da superfície articular, tração longitudinal e reabilitação precoce, ao mesmo tempo, é a confecção de um balancim (Figura 37.44). Sua colocação pode ser feita tanto em lesões da falange proximal quanto da distal. São utilizados dois fios de Kirschner 1,5 mm, que têm a robustez necessária para resistirem à força de tração da fratura. Os elásticos utilizados para tensionamento do aparelho podem

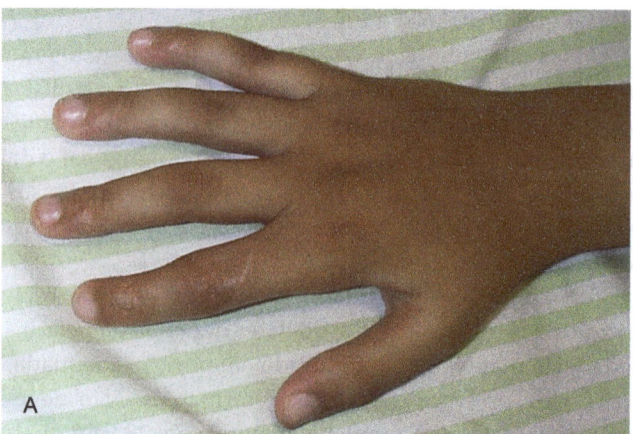

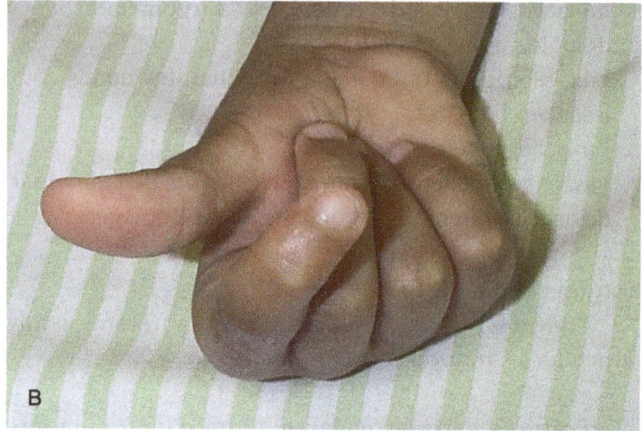

Figura 37.41 (**A**) Desvio rotacional aparentemente suave com o 2º dedo em extensão. (**B**) Flexão do dedo revelando real intensidade do desvio com sobreposição do 2º dedo ao 3º dedo.

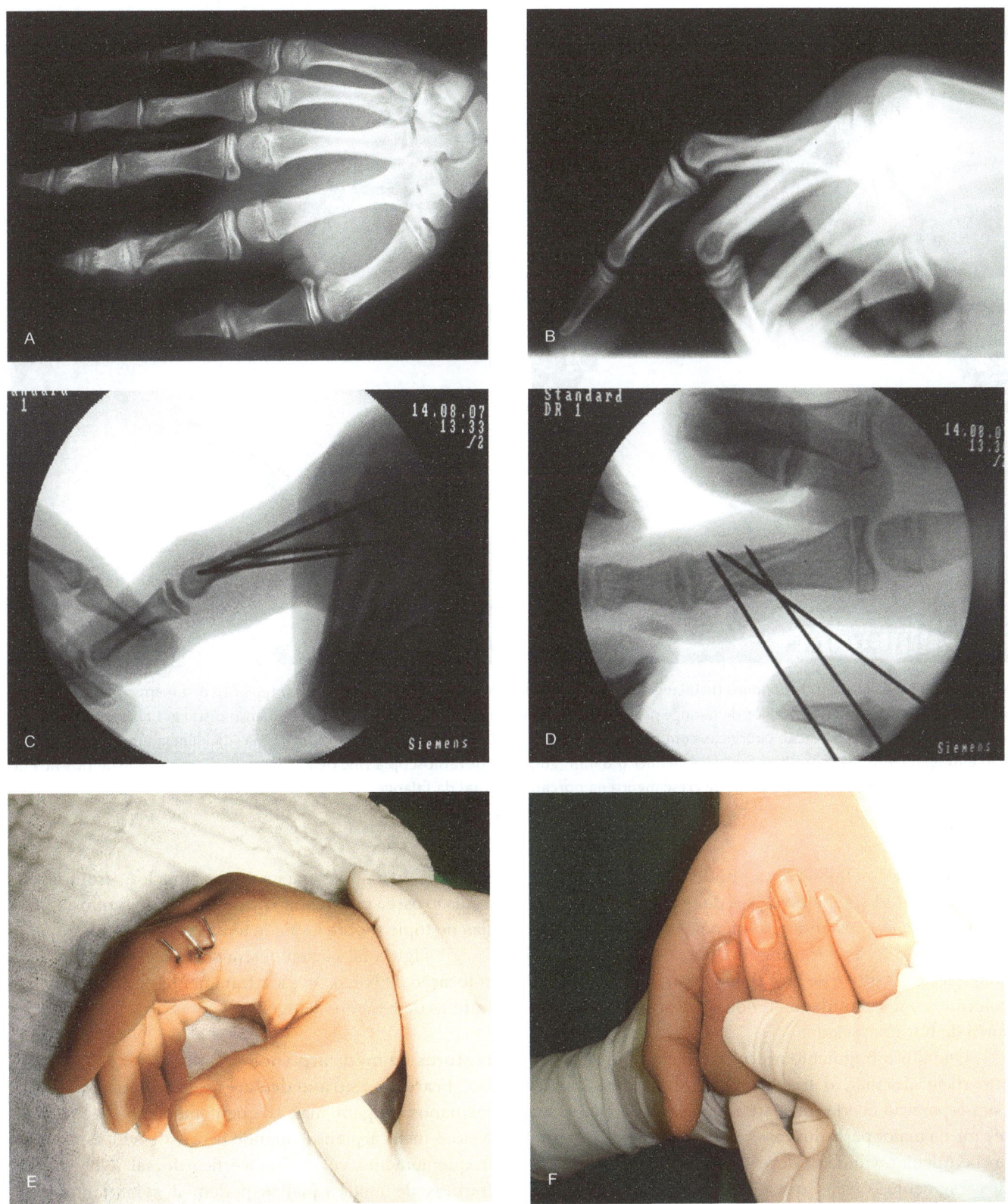

Figura 37.42 (**A**) Fratura em espiral da falange média do dedo indicador (2º dedo) direito cuja intensidade permite perceber o desvio rotacional mesmo na radiografia em AP. (**B**) Incidência em lateral mostrando irregularidade significativa do contorno da falange proximal. (**C**) Fixação cirúrgica, sob controle radioscópico, da falange proximal com fios de Kirschner após adequada redução (incidência lateral). (**D**) Fixação cirúrgica, sob controle radioscópico, da falange proximal, com fios de Kirschner, após adequada redução (incidência em AP). (**E**) Aspecto externo da fixação percutânea com fios de Kirschner. (**F**) Verificação da adequada correção do desvio rotacional por meio da flexão passiva dos dedos.

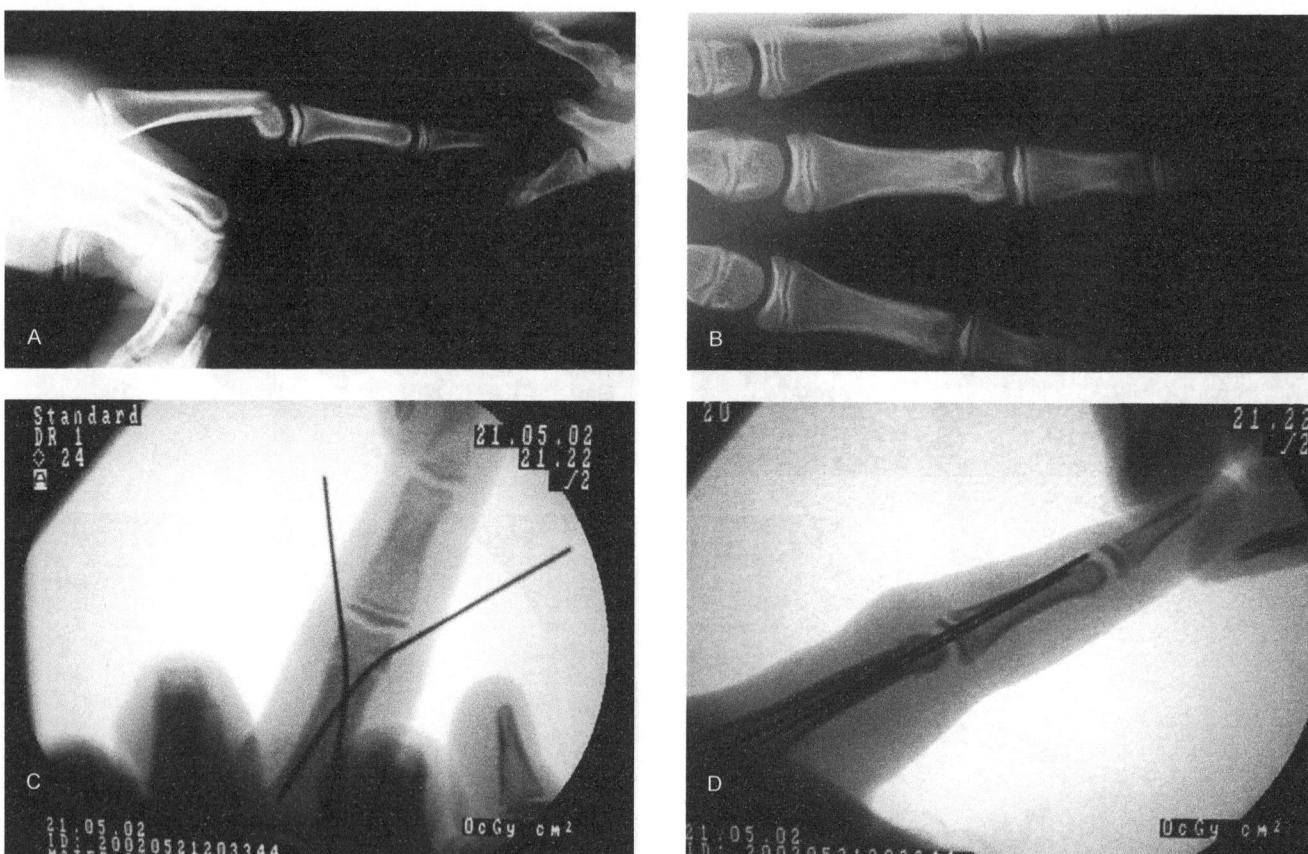

Figura 37.43 (**A**) Fratura de côndilos de falange proximal com desvio volar de vértice dorsal do fragmento distal em criança (incidência lateral). (**B**) Fratura de côndilos de falange proximal com desvio volar de vértice dorsal do fragmento distal em criança (incidência em AP). (**C**) Redução e fixação cirúrgicas com dois fios de Kirschner 0,8 mm, guiadas por radioscopia (incidência em AP). (**D**) Redução e fixação cirúrgicas com dois fios de Kirschner 0,8 mm, guiadas por radioscopia (incidência lateral). A entrada distal dos fios de Kirschner deve-se à presença da placa de crescimento na porção proximal da falange.

ser aqueles normalmente encontrados em papelarias. O ponto de entrada do fio nos ossos deve ser o mais centralizado possível e distante pelo menos 1 cm da superfície articular e do foco de fratura. As dobras do fio são feitas com alicate cirúrgico de bico fino. O número de elásticos colocados e a quantidade de dobras destes controlam a força de tração desejada.

Quando o fragmento articular é menor que 25% da superfície articular, o tratamento deve ser direcionado para reparação aberta das partes moles, o que, por si só, levará, na maior parte dos casos, à recuperação da congruência articular. Cuidado deve ser tomado com a rotação dos fragmentos ósseos, que é boa indicação da correção de suas suturas para reparo dos ligamentos e cápsulas, ou então reparos inadequados serão realizados. Reabilitação precoce especializada deve ser utilizada nesses casos para recuperação ou manutenção da mobilidade articular.

As fraturas intra-articulares por avulsão óssea pelo tendão extensor terminal foram discutidas no tópico sobre lesão de tendões extensores na zona I. As fraturas por avulsão óssea pelo tendão flexor profundo foram abordadas no tópico sobre lesão de tendões flexores na zona I.

A Figura 37.44 demonstra sequência fotográfica da colocação de balancim para tratamento de fraturas cominutivas de base de falange.

Fraturas de metacarpianos

Fraturas extra-articulares. As fraturas dos metacarpianos atingem, mais frequentemente, o 4º e 5º dedos. Nesses metacarpianos, quando ocorre desvio, esse é mais frequentemente volar com vértice dorsal. No entanto, fraturas de metacarpianos podem desviar tanto volar quanto dorsalmente, dependendo da orientação da força do traumatismo. O edema acentuado que normalmente acompanha essas fraturas faz com que seu diagnóstico, às vezes, não seja feito. A série de radiografias em AP, perfil verdadeiro e oblíqua permite boa visualização dos metacarpianos. As fraturas de metacarpianos exigem,

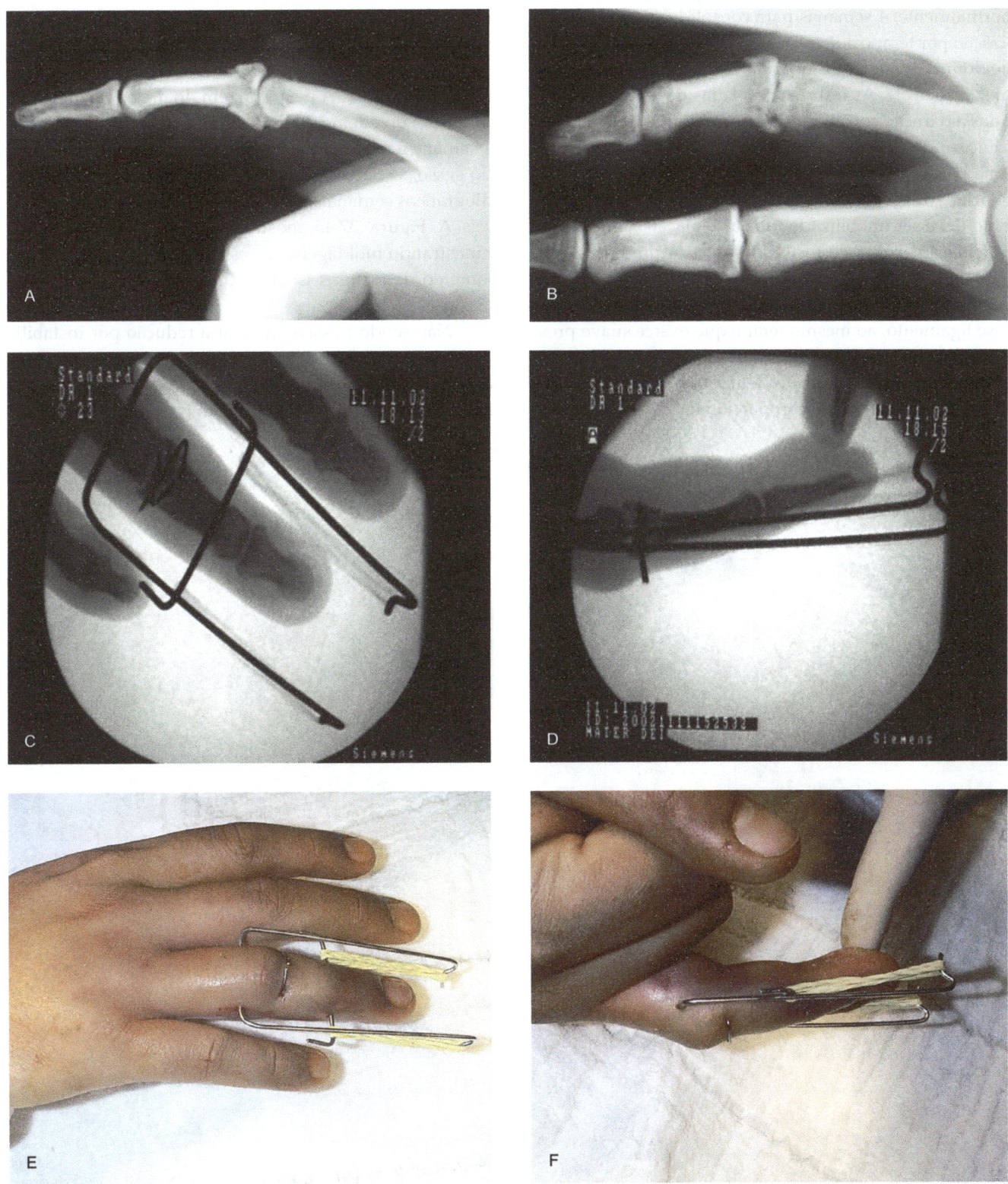

Figura 37.44 (**A**) Fratura dos componentes dorsais e volares da base da falange média, com ausência de resistência suficiente para fixação isolada dos fragmentos (incidência lateral). (**B**) Fratura dos componentes dorsais e volares da base da falange média, com ausência de resistência suficiente para fixação isolada dos fragmentos (incidência em AP). (**C**) Imagem radioscópica mostrando o balancim já colocado, com fixação adicional das fraturas da base da falange (incidência em AP). (**D**) Imagem radioscópica mostrando o balancim já colocado, com fixação adicional das fraturas da base da falange (incidência lateral). Notar a regularização da superfície articular. (**E**) Aspecto externo do balancim em sua posição de funcionamento, com os elásticos instalados (visão em AP). (**F**) Aspecto externo do balancim em sua posição de funcionamento com os elásticos instalados (visão lateral).

normalmente, 4 semanas para consolidação, com imobilização por tempo adicional sendo recomendada em caso de dor ou movimentos no foco de fratura durante o exame de controle. As fraturas desviadas devem ser submetidas a redução sob anestesia locorregional e reavaliadas. Em caso de fraturas isoladas do 3º ou 4º metacarpianos, uma particularidade anatômica permite, de certo modo, "burlar" uma regra ortopédica que diz que o osso fraturado deve ser imobilizado uma articulação acima e uma articulação abaixo do foco de fratura. A presença do ligamento intermetacarpiano transverso permite que um gesso, colocado de tal modo que mantenha tensão sobre esse ligamento, ao mesmo tempo que exerce suave pressão direta sobre o foco de fratura do metacarpiano acometido, cumpra o requisito de imobilização proximal e distal. O ligamento atua proporcionando a estabilização distal, que seria dada pela imobilização da articulação da metacarpofalangiana. Proximalmente, a imobilização do carpo cumpre esse papel, permitindo adequado alinhamento da fratura. A desvantagem do método é que a diminuição do edema da mão (que geralmente ocorre com 1 semana e, novamente, na segunda semana) exige troca do gesso, se necessário com nova redução. Controles radiográficos semanais são necessários.

A Figura 37.45 mostra sequência fotográfica demonstrando moldagem de gesso tipo triângulo para tratamento de fraturas isoladas de metacarpianos centrais (3º ou 4º).

Não sendo possível manter a redução por instabilidade da fratura, cominuição ou quando não se consegue a redução fechada por interposição de partes moles, o tratamento cirúrgico deve ser feito com redução aberta e

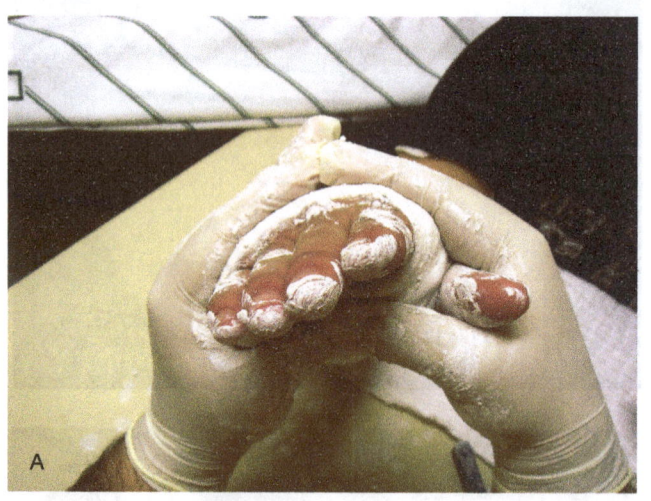
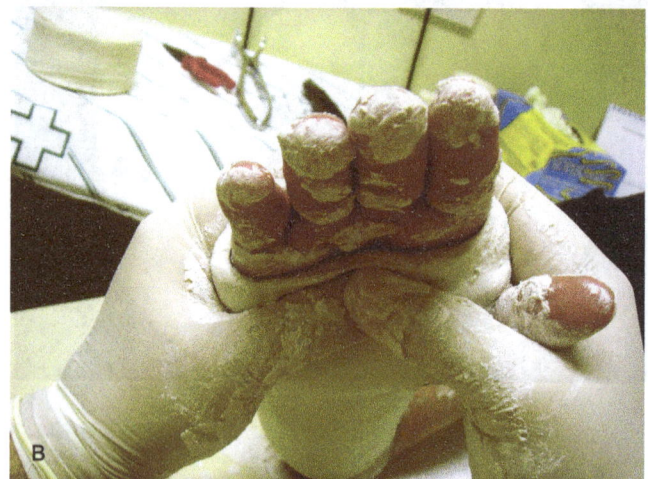
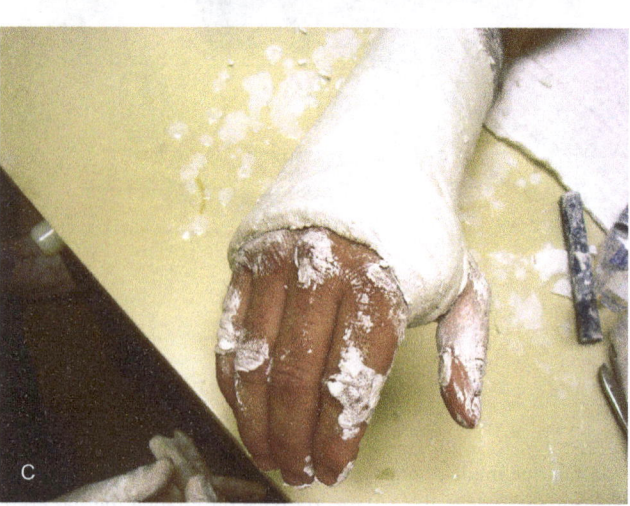
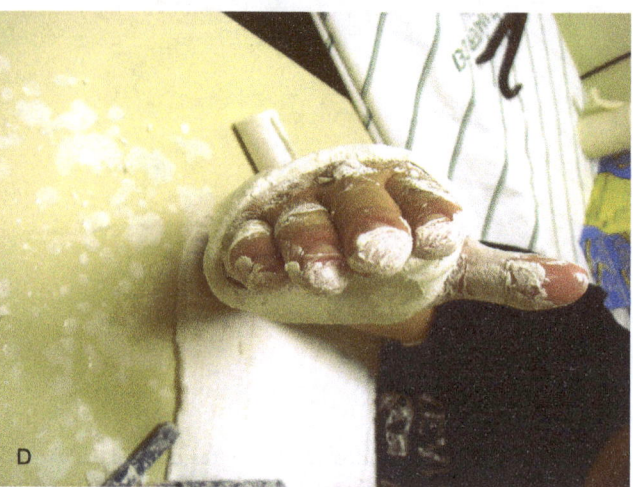

Figura 37.45 Colocação e moldagem de gesso tipo triângulo para fraturas isoladas dos metacarpianos centrais (3º ou 4º). (**A**) Os metacarpianos fixos (2º e 3º) são mantidos em sua posição, enquanto os metacarpianos móveis são forçados volarmente para tensionamento do ligamento intermetacarpiano transverso, formando imagem semelhante a um triângulo. (**B**) Ponto em que o gesso é moldado volarmente. (**C**) Aspecto do gesso já confeccionado e moldado (visão dorsal). (**D**) Aspecto do gesso já confeccionado e moldado (visão frontal).

fixação. As incisões são feitas dorsalmente na mão e, em caso de fraturas múltiplas, são recomendadas incisões longitudinais no espaço entre os metacarpianos contíguos atingidos. Fraturas múltiplas de metacarpianos não contíguos exigem incisões específicas para cada um deles. A fixação pode ser feita com fios de Kirschner 1 mm colocados intramedularmente (com técnica semelhante à descrita para fratura de colo) ou por meio de fios de Kirschner 1 mm ou 1,5 mm colocados transversalmente, utilizando-se um metacarpiano íntegro vizinho como base de sustentação.

Uma combinação de fios intramedulares e fios transversais pode também ser feita, com sucesso.

A Figura 37.46 mostra tratamento de fratura da base de 4º e 5º metacarpianos, desviada, com a combinação de fios transversais e intramedulares.

As fraturas não desviadas devem ser tratadas com tala gessada em posição segura.

Nos metacarpianos, o ponto mais frágil é a região do colo, proximal à cabeça. Traumas axiais, como um soco desferido com a mão fechada, representam o mecanismo de fratura mais comum. Os metacarpianos mais afetados são o 4º e o 5º. A fratura do colo do 5º metacarpiano recebe o epônimo de "fratura do Boxer". O 4º e 5º metacarpianos, por serem mais móveis, toleram melhor desvios na consolidação. Recomenda-se, porém, que todas as fraturas com mais de 10° de desvio do colo do 4º e 5º metacarpianos e qualquer fratura desviada do colo do 2º e do 3º metacarpianos sejam reduzidas. Utiliza-se, na redução, a manobra de Jahss, que consiste na flexão máxima da metacarpofalangiana e da interfalangiana proximal do dedo afetado e a realização de pressão em direção dorsal, aplicada sobre a cabeça da falange proximal até obtenção da redução. Fraturas com desvio inicial maior que 30° são instáveis, e seu tratamento conservador deve envolver imobilização dos quatro dedos em

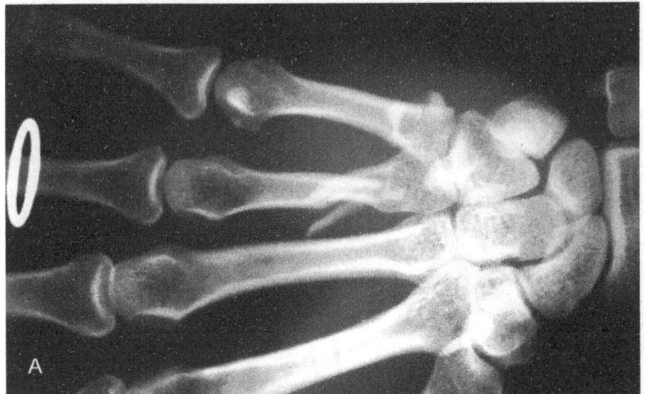 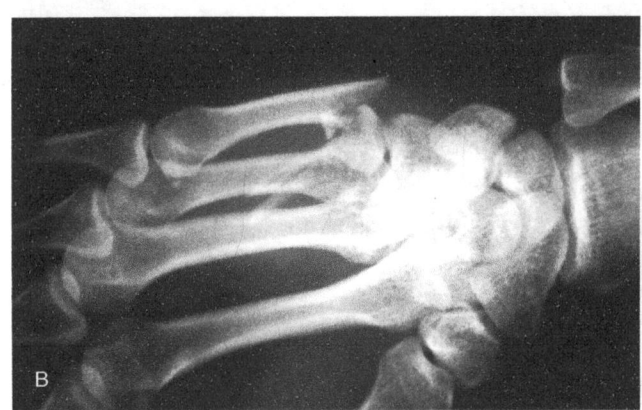
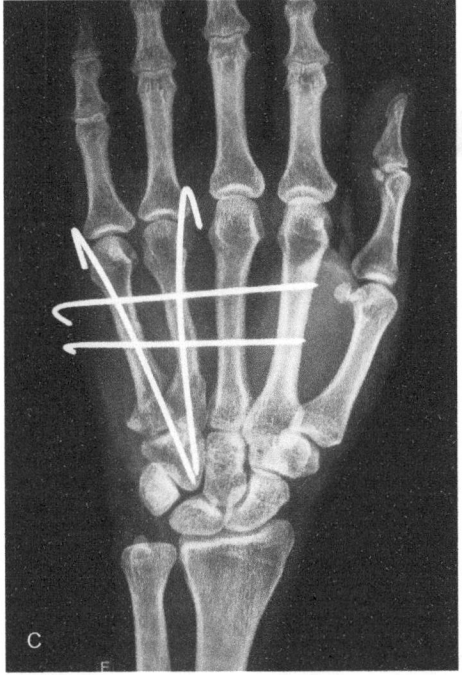 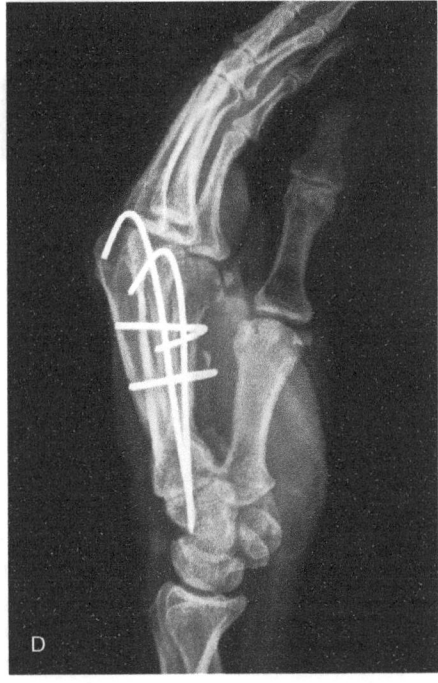

Figura 37.46 (A) Fraturas proximais de 4º e 5º metacarpianos desviadas (incidência em AP). **(B)** Fraturas proximais de 4º e 5º metacarpianos desviadas (incidência oblíqua). **(C)** Redução e fixação cirúrgicas com fios de Kirschner axiais e transversos combinados (incidência em AP). **(D)** Redução e fixação cirúrgicas com fios de Kirschner axiais e transversos combinados (incidência lateral).

posição segura e com controle radiográfico semanal. Em caso de perda de redução ou impossibilidade de mantê-la com a imobilização, é indicada a fixação com três fios de Kirschner 1 mm ou 1,5 mm colocados transversalmente ao metacarpiano, sendo dois na cabeça e um proximal ao foco de fratura, todos ancorados nas duas corticais do metacarpo vizinho, que funciona como fixador. Outra opção é a fixação intramedular anterógrada por meio de acesso proximal dorsal na região da base do metacarpiano, abertura de janela óssea com osteótomo delicado ou

uma fresa inicial, e introdução de dois fios de Kirschner 1 mm ou 1,5 mm com suas pontas levemente anguladas em cerca de 20° para permitir a manipulação da cabeça. Proximalmente, os fios são dobrados em ângulo reto para facilitar sua retirada após 4 semanas. Podem ser deixados sepultados sob a pele ou com sua porção proximal externa. O fio externo facilita a retirada, mas exige curativo semanal. Fio deixado sob a pele exige nova incisão para sua retirada. A Figura 37.47 mostra tratamento de fratura do colo do 5º metacarpiano.

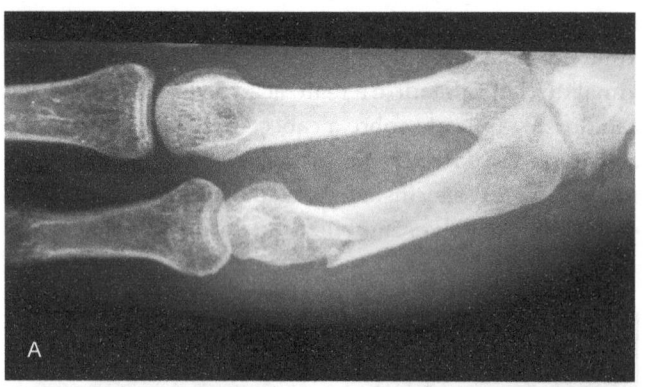

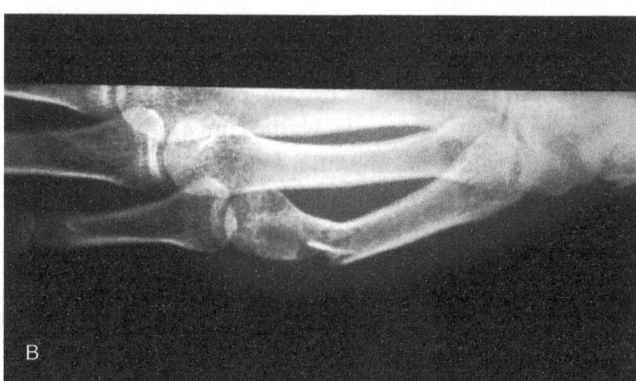

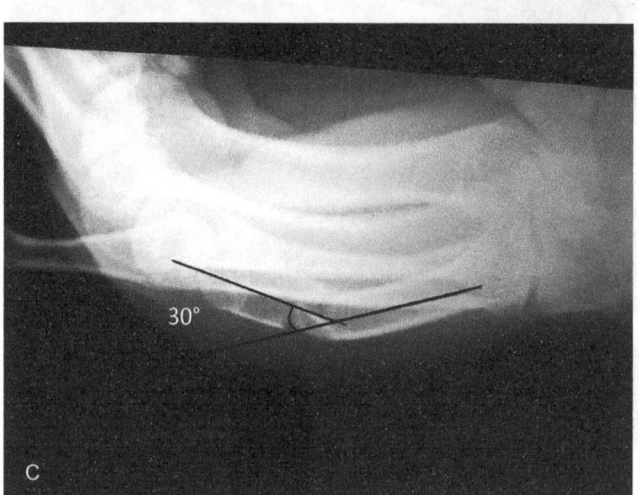

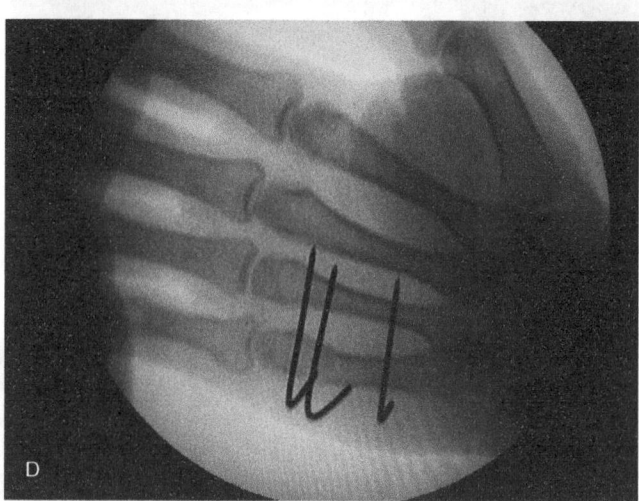

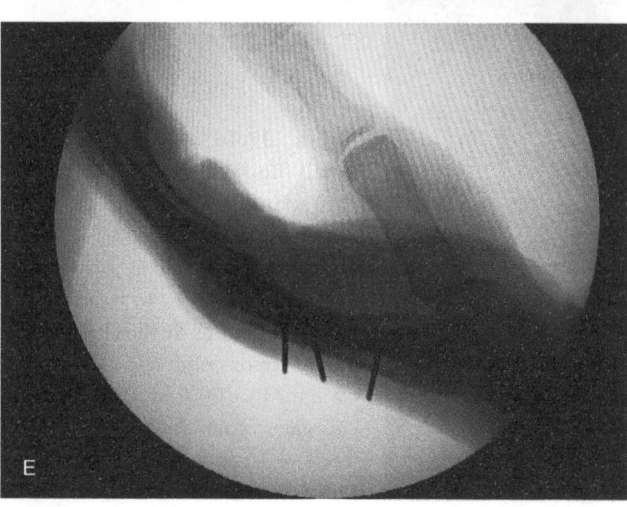

Figura 37.47 (**A**) Fratura desviada do colo do 5º metacarpiano (incidência em AP). (**B**) Fratura desviada do colo do 5º metacarpiano (incidência oblíqua). (**C**) Ângulo do desvio medido em 30°. (**D**) Fixação cirúrgica com três fios de Kirschner transversais (incidência em AP). (**E**) Fixação cirúrgica com três fios de Kirschner transversais (incidência lateral).

Na base dos metacarpianos, atenção especial deve ser dada à ocorrência de desvio rotacional. As fraturas dessa região resultam geralmente de trauma direto tipo esmagamento. Em sua grande maioria, não apresentam desvio significativo. No 4º e 5º metacarpianos, no entanto, essas fraturas podem resultar de força axial aplicada sobre o metacarpiano, como a que ocorre em soco ou queda sobre o punho fechado. As fraturas da base do 4º e 5º metacarpianos merecem especial atenção quanto à sua superfície articular, pois, como apresentam amplitude de movimento considerável e como esse movimento é importante para o posicionamento espacial da mão, devem ser reduzidas e fixadas adequadamente. As fraturas da base do 2º e 3º metacarpianos desviadas são mais raras e, geralmente, decorrem de trauma de alta energia. Os desvios devem ser reduzidos e fixados, restaurando-se o alinhamento ósseo local (Figura 37.48).

No polegar, as fraturas diafisárias e matafisárias do 1º metacarpiano são raras e, caso necessário, podem ser reduzidas e fixadas com técnica semelhante à utilizada para falanges proximais, com a colocação de dois fios de Kirschner 1 mm ou 1,5 mm cruzados, guiados por radioscopia, penetrando na base do metacarpiano, fora da superfície articular e dirigindo-se para a cabeça do metacarpiano, formando imagem de um "X" e não ultrapassando a cabeça (Figura 37.49).

Fraturas intra-articulares. As fraturas intra-articulares do polegar obedecem a dois padrões básicos. Um deles recebe o epônimo de fratura de Bennett (Figura 37.50), constituindo fratura-luxação no qual um fragmento triangular interno da base do primeiro metacarpiano mantém sua relação anatômica com o trapézio, e o restante do polegar, como um todo, apresenta desvio proximal e lateral por ação dos músculos abdutor longo e adutor curto do polegar.

Trata-se de fratura instável cujo melhor tratamento é a redução e a fixação com fios de Kirschner. A redução é

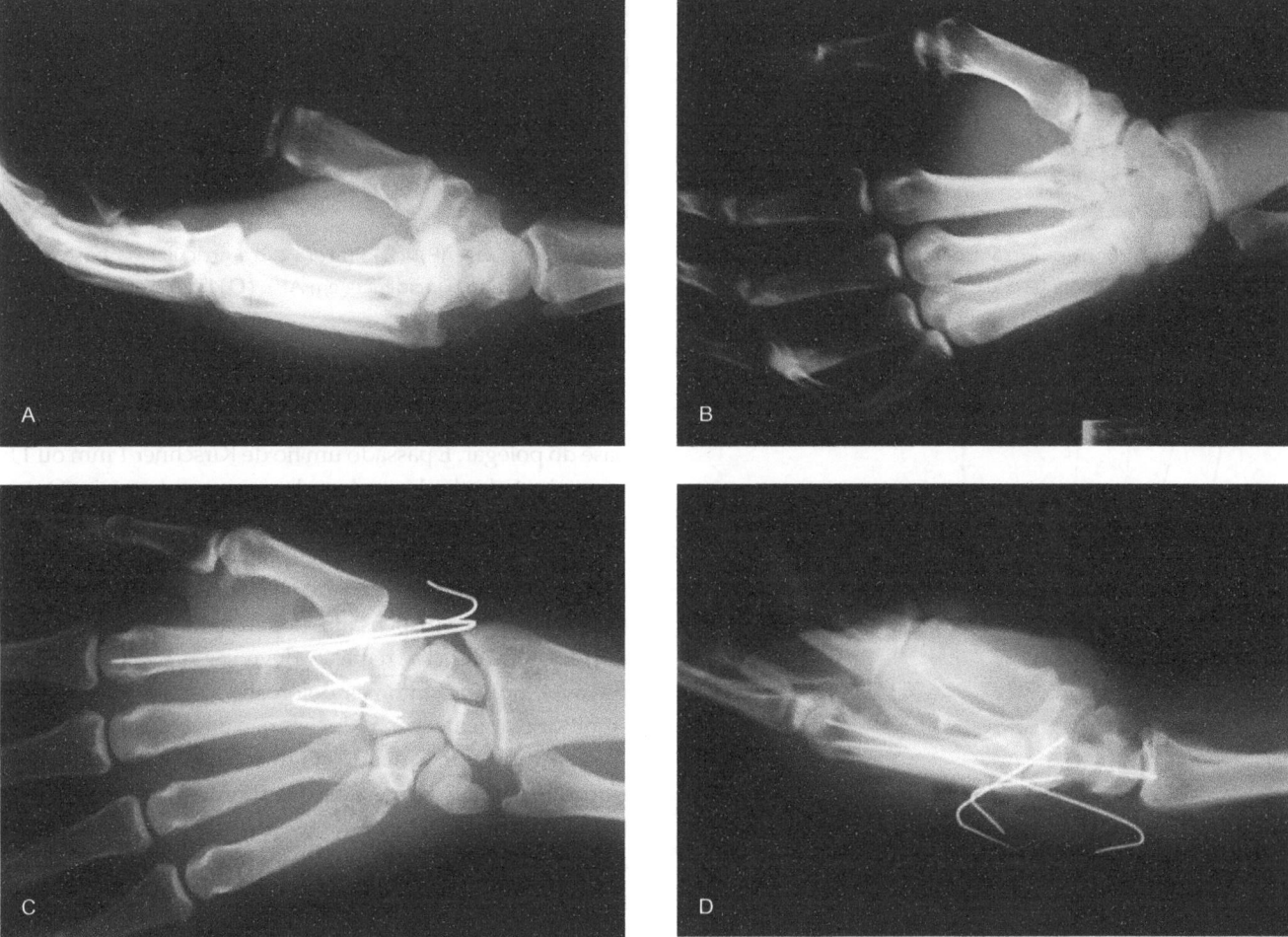

Figura 37.48 (**A**) Rara fratura com desvio dorsal da base do 2º e 3º metacarpianos (incidência lateral). (**B**) Rara fratura com desvio dorsal da base do 2º e 3º metacarpianos (incidência oblíqua) (**C**) Fixação cirúrgica com quatro fios de Kirschner (incidência em AP). (**D**) Fixação cirúrgica com quatro fios de Kirschner (incidência lateral).

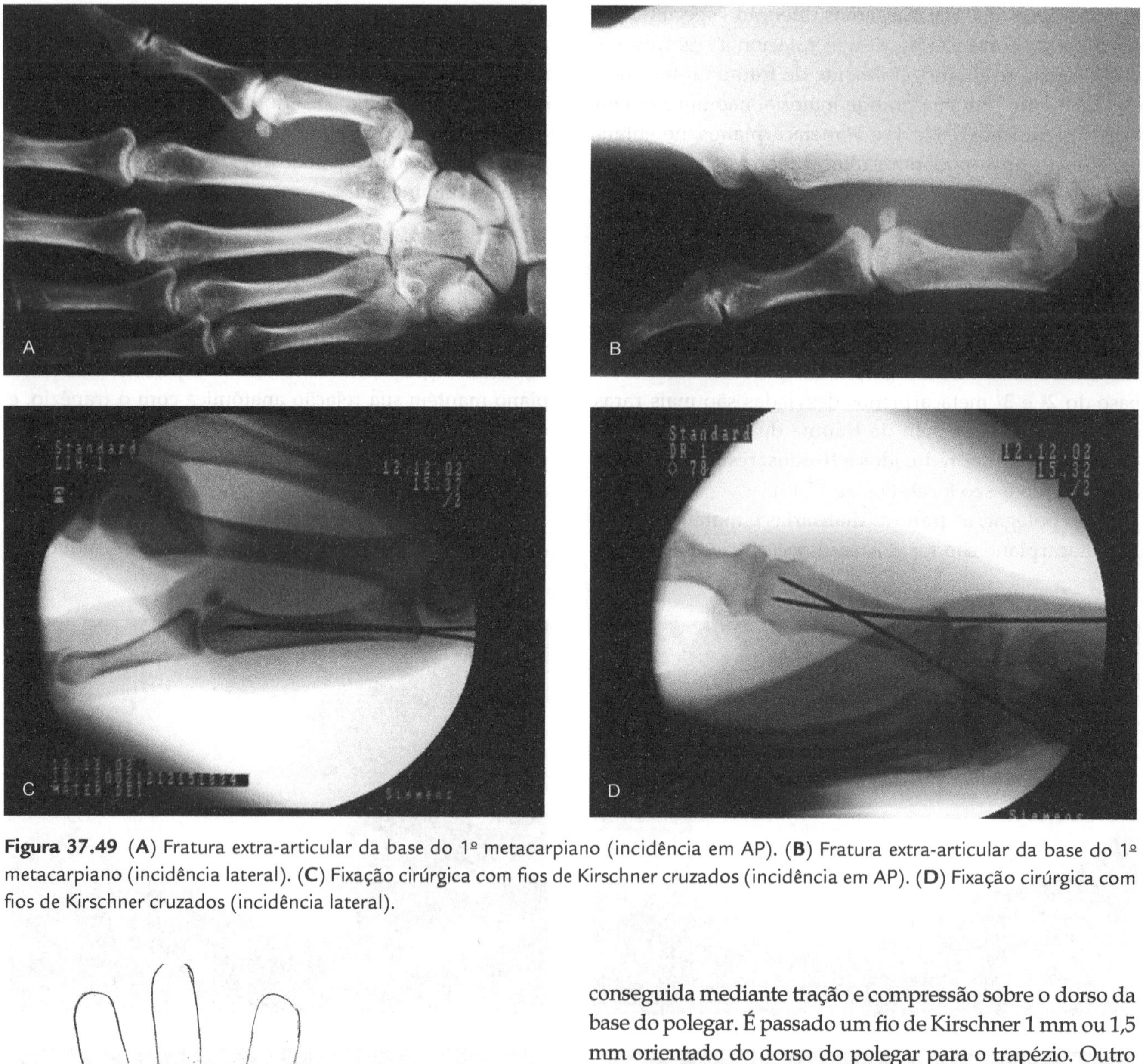

A

B

C

D

Figura 37.49 (**A**) Fratura extra-articular da base do 1º metacarpiano (incidência em AP). (**B**) Fratura extra-articular da base do 1º metacarpiano (incidência lateral). (**C**) Fixação cirúrgica com fios de Kirschner cruzados (incidência em AP). (**D**) Fixação cirúrgica com fios de Kirschner cruzados (incidência lateral).

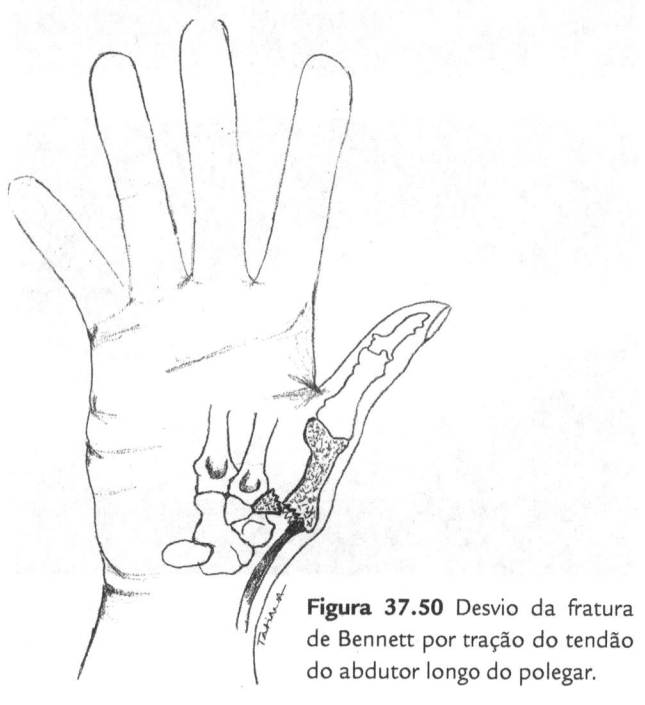

Figura 37.50 Desvio da fratura de Bennett por tração do tendão do abdutor longo do polegar.

conseguida mediante tração e compressão sobre o dorso da base do polegar. É passado um fio de Kirschner 1 mm ou 1,5 mm orientado do dorso do polegar para o trapézio. Outro fio é utilizado para fixar a base do 1º metacarpiano ao 2º metacarpiano. Caso a redução fechada não seja conseguida, faz-se a opção por redução aberta e fixação. A imobilização externa pode ser dispensada, dependendo da estabilidade da fixação obtida. A redução deve ser o mais anatômica possível, pois os sintomas dolorosos residuais aumentam significativamente com reduções não adequadas.

A fratura de Rolando (Figura 37.51) é também uma fratura-luxação na qual, além do fragmento triangular interno, ocorre a formação de fragmento dorsal, formando a imagem de um "Y". O tratamento proposto é o mesmo para a fratura de Bennett. Ressalta-se, no entanto, o pior prognóstico em relação à persistência de dor pós-operatória e ao aparecimento de artrose. No caso da fratura de Rolando, a imobilização pós-operatória com tala gessada, por 4 semanas, é recomendada.

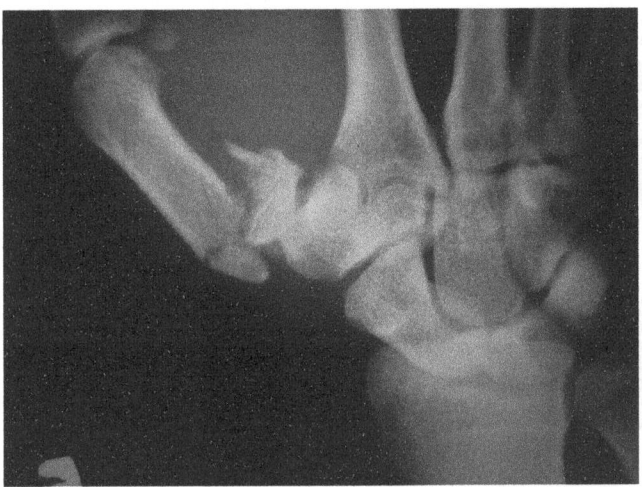

Figura 37.51 Fratura cominutiva da base do 1º metacarpiano com a formação de dois fragmentos triangulares, sendo um volar e outro dorsal. (Fratura de Rolando.)

Fraturas do escafoide

As fraturas do escafoide ocorrem em consequência de quedas com a mão espalmada, com o punho apresentando desvio radial. O escafoide é levado à hiperextensão, enquanto seu fragmento proximal está preso por suas inserções ligamentares, resultando em fratura. Suspeita-se da fratura quando o paciente queixa-se de dor no punho após queda sobre a mão espalmada ou trauma em hiperextensão do punho e apresenta dor à palpação da tabaqueira anatômica. Devido às grandes variações encontradas na intensidade do trauma que origina a fratura, à sensibilidade dolorosa que cada indivíduo apresenta e à possibilidade de não serem vistas alterações radiográficas, mesmo em radiografias de boa qualidade realizadas nas incidências recomendadas (PA com os dedos fechados e desvio ulnar, perfil absoluto, oblíqua pronada e oblíqua supinada), a suspeita de fratura é sempre clínica. As imagens radiográficas positivas de início já permitem a definição do tratamento.

Em termos práticos, na suspeita da fratura de escafoide, é feita a imobilização com tala gessada por 2 semanas. O gesso é retirado e as radiografias são repetidas. Caso a suspeita permaneça, nova imobilização é colocada por mais 2 semanas, após o que é retirada e novas radiografias realizadas. Se não houver mais sinais ao exame clínico e as imagens não mostrarem alterações, o paciente é liberado, porém com a indicação de repetição das radiografias após 1 mês.

A ressonância magnética (RM) é o exame mais sensível e específico para as fraturas de escafoide. Pode ser utilizada nos casos dúbios para diagnóstico de certeza.

Uma classificação útil e simples é a classificação de Trojan-Russe. Divide os traços de fratura em oblíquo horizontal, oblíquo vertical e transverso (Figura 37.52).

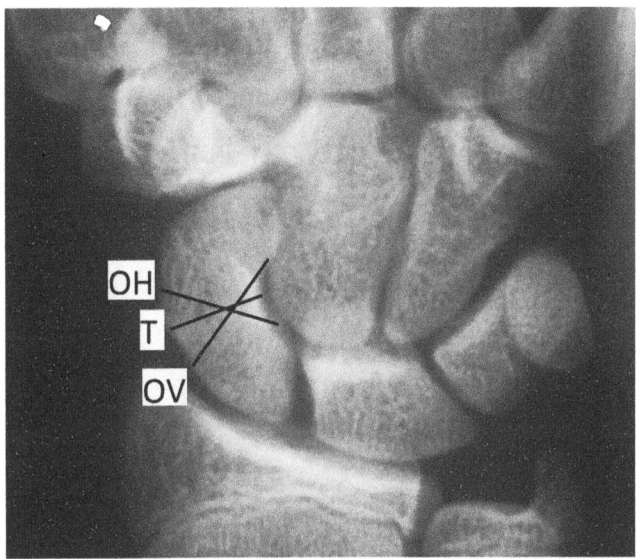

Figura 37.52 Classificação de Trojan-Russe para fraturas do escafoide. OH= oblíquas horizontais – estabilidade relativa. OV= oblíquas verticais – instáveis. T= fraturas transversas – estáveis.

O tratamento deve ser iniciado o mais precocemente possível. Fraturas com mais de 6 semanas de evolução e sem tratamento instituído, fraturas instáveis do tipo oblíquo vertical desviadas e fraturas com desvio maior que 1 mm devem ser tratadas cirurgicamente (Figura 37.53).

A complicação mais frequente das fraturas de escafoide é a pseudoartrose, que é frequente nos casos em que o tratamento conservador foi iniciado após 6 semanas de evolução do trauma, nas fraturas instáveis ou naquelas cujo diagnóstico não foi feito.

Fraturas do polo proximal do escafoide devem ser observadas com cuidado, pois apresentam maior probabilidade de evoluir com necrose do polo proximal e pseudoartrose, devido ao padrão de distribuição retrógrado que a vascularização do escafoide apresenta.

Luxação do carpo

Será discutido o tipo mais comum, que é a luxação perilunar do carpo (Figura 37.54). O mecanismo de trauma é geralmente queda sobre o punho em hiperextensão, com desvio ulnar deste. A luxação pode ser secundária a lesões ligamentares simples, quando os ligamentos ao redor do semilunar são rompidos e o carpo é luxado dorsalmente. Dependendo das forças aplicadas sobre o punho, podem ocorrer fraturas do processo estiloide radial, do escafoide e do capitato, além da luxação dorsal do carpo. O tratamento é emergencial e, após a redução, é recomendada a fixação com fios de Kirschner 1 mm e 1,5 mm, estabilizando as articulações cujos ligamentos foram lesados. Fixa-se o escafoide ao semilunar com dois fios, o semilunar ao piramidal com mais dois fios e o escafoide ao capitato com mais um ou

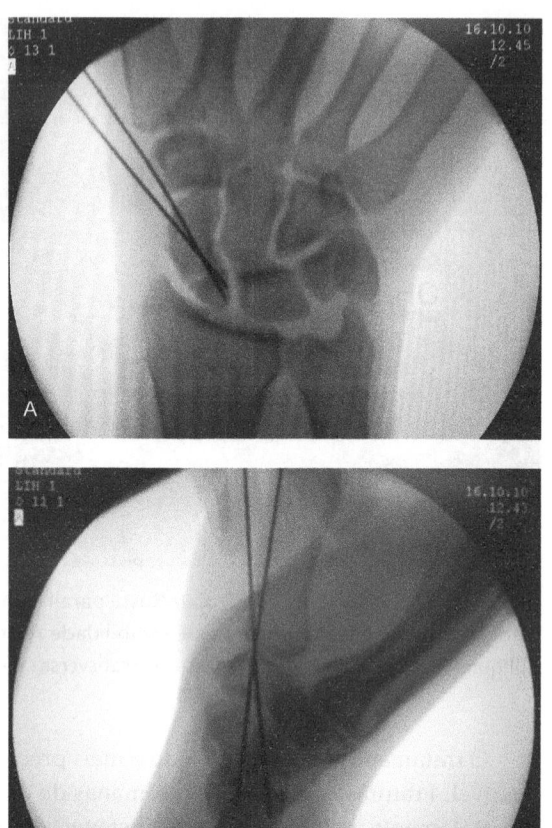

Figura 37.53 Paciente com diagnóstico de fratura do escafoide feito com 6 semanas de evolução após trauma. Fixação percutânea com fios de Kirschner realizada na ocasião do diagnóstico permitiu consolidação adequada após 12 semanas. (**A**) Incidência em AP. (**B**) Incidência oblíqua pronada. (**C**) Incidência lateral.

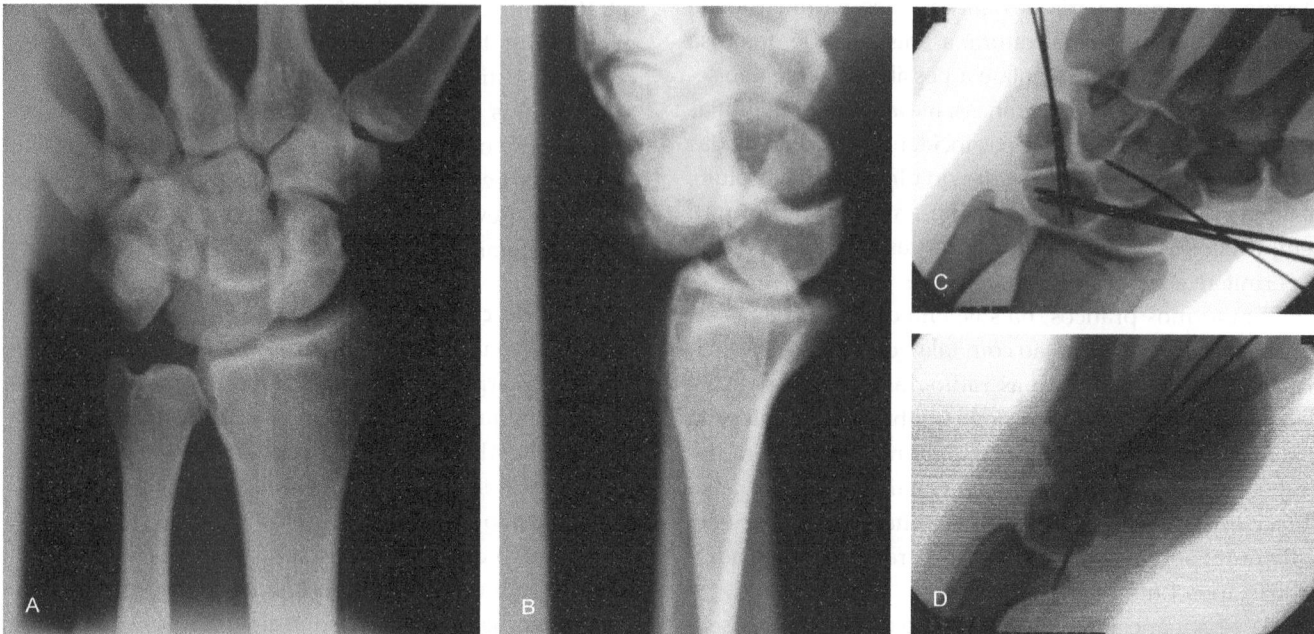

Figura 37.54 (**A**) Luxação perilunar do carpo mostrando as alterações, por vezes sutis, da incidência em AP. (**B**) Luxação perilunar do carpo mostrando as alterações grosseiras da incidência em perfil. (**C**) Fixação cirúrgica percutânea com cinco fios de Kirschner, com o cuidado de se fixar as principais lesões ligamentares entre o escafoide e o semilunar, o semilunar e o piramidal e estabilização da primeira e segunda fileiras mediante fio entre o escafoide e o capitato (incidência em AP). (**D**) Notar a posição correta do semilunar, sem desvios em flexão ou extensão na incidência em perfil (ou lateral).

dois fios. Os ligamentos radiocarpais são adequadamente estabilizados com a imobilização por tala ou luva gessada. Os fios são mantidos por um mínimo de 8 semanas, podendo permanecer até 12 semanas. São liberados movimentos leves do carpo sob supervisão de terapeuta após 6 semanas.

Luxações interfalangianas

A existência de luxação interfalangiana (Figura 37.55) implica a lesão, pelo menos parcial, dos ligamentos da referida articulação. No caso de luxações simples em que a redução é fácil e a articulação é estável aos testes de movimentação e estresse articular, é recomendada a simples imobilização, com união do dedo afetado ao dedo vizinho por meio de tiras adesivas ou de velcro (imobilização solidária ou *buddy tape*) por 2 semanas. Essa imobilização permite movimentos, diminuindo a ocorrência de rigidez. Dolorimento e espessamento da articulação podem permanecer até 9 meses após o trauma. Nas lesões em que a redução é conseguida, mas os movimentos laterolaterais são instáveis após redução, ou quando a redução não é conseguida incruentamente, é indicado o tratamento cirúrgico. Nesses casos, deve-se remover o ligamento interposto, e as lesões ligamentares são reparadas de modo a aumentar a estabilidade articular. O tratamento pós-operatório (Figura 37.55C) é semelhante ao da luxação simples, com imobilização solidária e movimentação precoce. A rigidez articular é complicação frequente desse tipo de lesão.

Nas interfalangianas distais é mais frequente a luxação dorsal (Figura 37.56A e B). Uma opção ao tratamento cirúrgico com reparação ligamentar é a imobilização com 1 fio de Kirschner 1 mm axial, mantido por 3 semanas (Figura 37.56C e D).

Luxações metacarpofalangianas

As luxações metacarpofalangianas podem ser decorrentes de trauma laterolateral ou em hiperextensão. Delas, as mais comuns são aquelas que apresentam protrusão volar da cabeça do metacarpiano e a falange luxa dorsalmente. O tratamento geralmente é cirúrgico, pois a articulação é mantida luxada por interposição da placa volar, do músculo lumbrical, do tendão flexor e do ligamento intermetacarpiano transverso. Ocorre, na grande maioria das vezes, no 2º dedo, podendo ocorrer também no 5º dedo. A técnica cirúrgica consiste em realização de incisão tipo Brunner, distal e proximal à prega palmar, com o cuidado de não seccionar os pedículos vasculonervosos, que, nessa situação, estão deslocados anteriormente. É feita a abertura da polia A1, o que, grande parte das vezes, já permite a redução. Caso contrário, é feita incisão longitudinal no ligamento intermetacarpiano, assim como outra na placa volar. A ferida é suturada e a articulação metacarpofalangiana é imobilizada em flexão.

Lesão ligamentar do polegar

A articulação metacarpofalangiana do polegar é um ponto em que se concentram as forças de preensão que utilizamos no dia a dia. Os ligamentos colaterais do lado ulnar e do lado radial dessa articulação são igualmente importantes para essa função. No entanto, lesões do ligamento colateral do lado radial podem cicatrizar de modo natural, diferentemente do que ocorre com as lesões completas do ligamento colateral do lado ulnar. Esse ligamento é recoberto pela aponeurose do adutor do polegar, que se interpõe entre os dois cotos do ligamento na lesão completa, impedindo a cicatrização e determi-

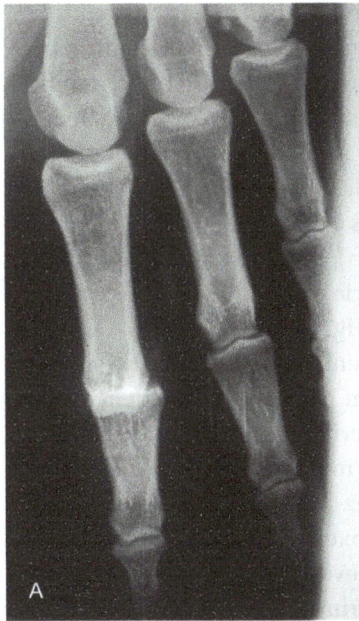
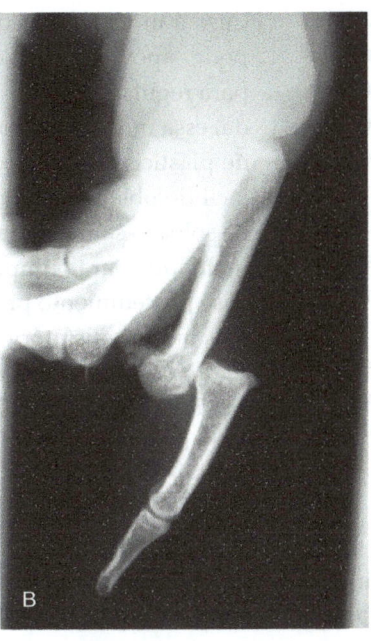
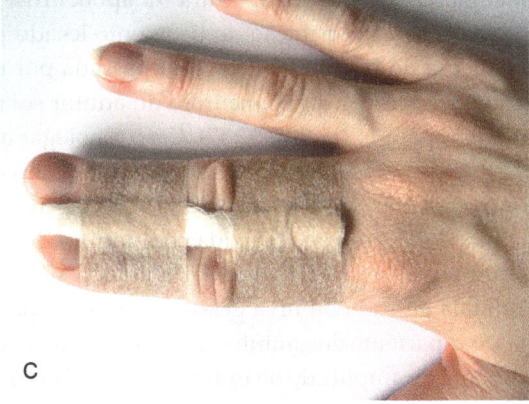

Figura 37.55 (A) Luxação dorsal da articulação interfalangiana proximal (incidência em AP). **(B)** Luxação dorsal da articulação interfalangiana proximal (incidência lateral). **(C)** Imobilização solidária (*buddy tape*) para restrição parcial de movimentos e movimentação precoce.

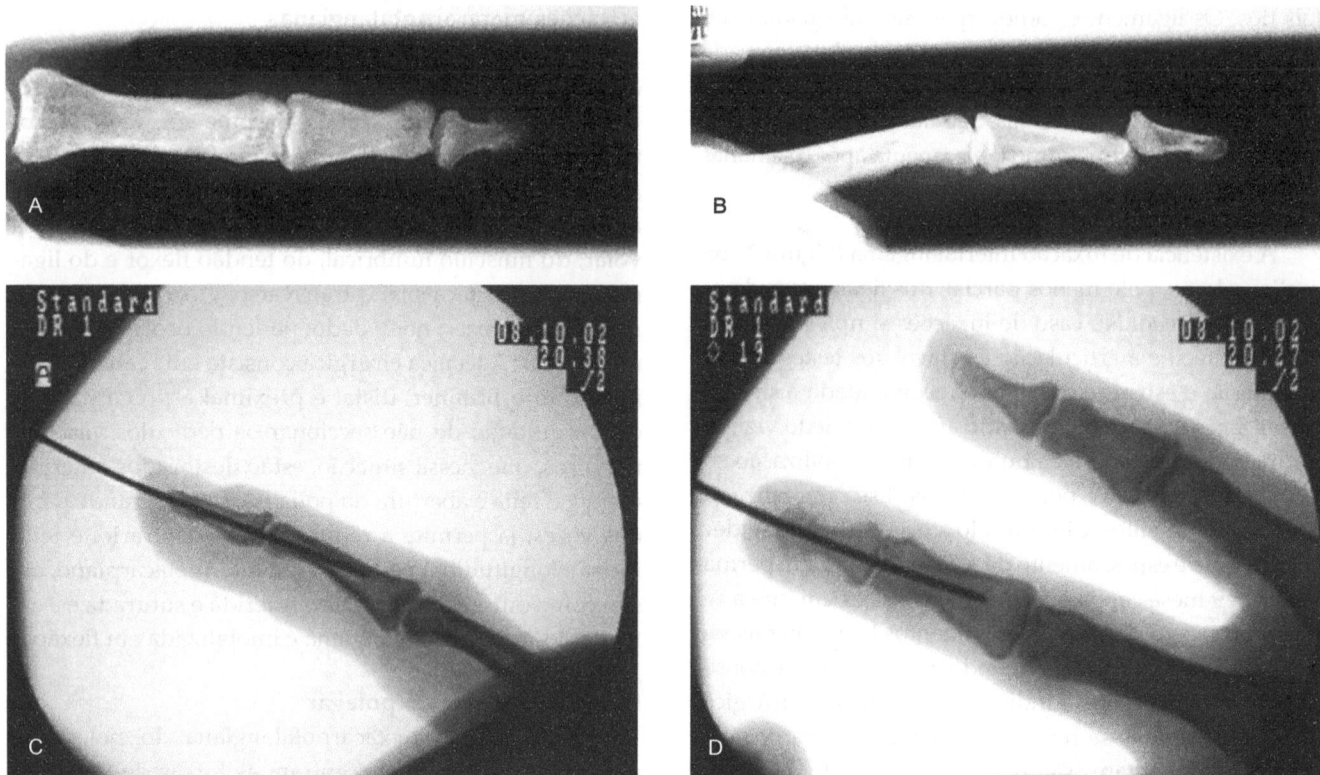

Figura 37.56 (**A**) Luxação instável da interfalangiana distal com reluxação após redução (incidência em AP). (**B**) Luxação instável da interfalangiana distal com reluxação após redução (incidência lateral). (**C**) Fixação cirúrgica com fio de Kirschner axial (incidência lateral). (**D**) Fixação cirúrgica com fio de Kirschner axial (incidência em AP).

nando instabilidade crônica. Em geral, considera-se completa a lesão em que a abertura da articulação ao estresse do ligamento colateral é de 40°. Essas lesões completas devem ser tratadas cirurgicamente. A técnica consiste em uma incisão longitudinal sobre a articulação metacarpofalangiana do polegar, abertura da aponeurose do adutor do polegar, reparação do ligamento lesado por meio de âncora de fixação ou de sutura passada por um túnel ósseo e reparação da aponeurose do adutor sobre o ligamento reparado (Figura 37.57). Caso o polegar apresente subluxação volar da falange proximal por lesão parcial da placa volar, deve ser feita a fixação da metacarpofalangiana em posição reduzida com um fio de Kirschner 1 mm ou 1,5 mm, transarticular oblíquo. A imobilização com tala gessada ou luva gessada é deixada por 4 semanas, e o paciente encaminhado à reabilitação para ganho somente de amplitude de movimentos (ADM). Exercícios de força somente são permitidos após a oitava semana.

Lesões de Pontas de Dedos

É comum o relato de trauma com objetos pesados caindo sobre a mão, uso de ferramentas como martelos e acidentes com portas e janelas. As lesões abertas as-

sociadas a fraturas da falange distal devem ser tratadas cirurgicamente como fraturas expostas, reconstruindo-se o leito ungueal com pontos de Vicryl® 7.0, estabilizando-se a fratura subjacente por meio dos próprios pontos no leito e, se necessário, com fixação por fios de Kirschner. Caso a unha tenha sido avulsionada, mas esteja íntegra, pode, após adequada limpeza, ser usada como molde para regularização do leito ungueal. Caso esteja danificada, essa moldagem pode ser feita pela colocação de molde plástico ou de silicone semirrígidos. Uma alternativa, fácil de obter e descomplicada, é a utilização de frascos de solução salina cortados e esterilizados, que podem ser moldados para cumprir o papel de uma unha artificial. Esse procedimento propicia resultados estéticos e funcionais muito satisfatórios (Figura 37.58).

Nos casos que apresentam ainda perda de substância de pele associada, com impossibilidade de realizar o fechamento simples do ferimento, deve-se avaliar se há exposição óssea ou não. Em caso negativo, a cicatrização por segunda intenção traz melhores resultados, mesmo quando comparada aos enxertos e retalhos. Nos casos em que há exposição óssea, deve ser realizado encurtamento ósseo, transformando o ferimento em uma lesão sem osso

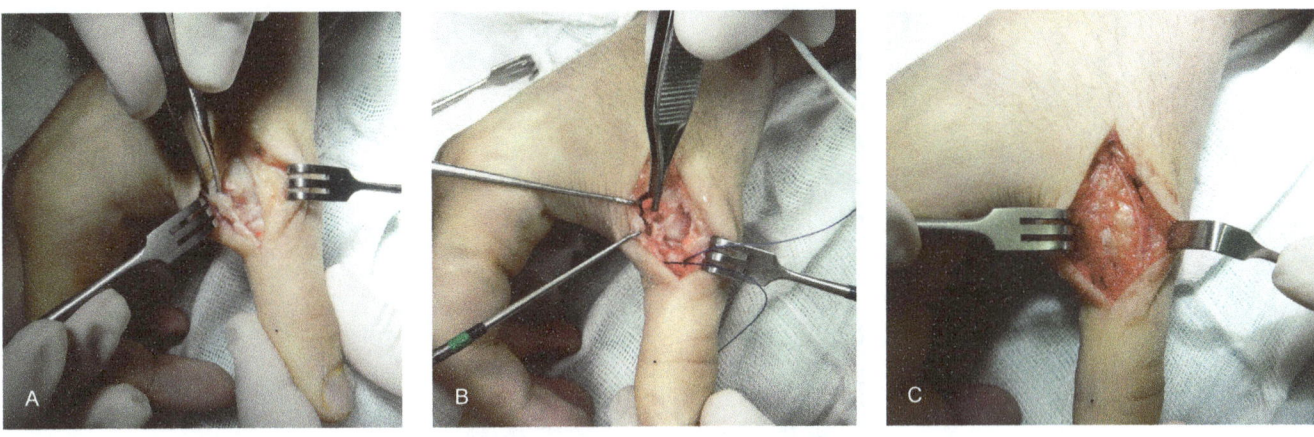

Figura 37.57 Lesão de Stener. (**A**) Abertura da aponeurose do adutor e exposição do ligamento rompido. (**B**) Reinserção do ligamento colateral à base da falange proximal por meio de sutura passada através de túnel ósseo. (**C**) Sutura da aponeurose do adutor sobre o ligamento reconstituído.

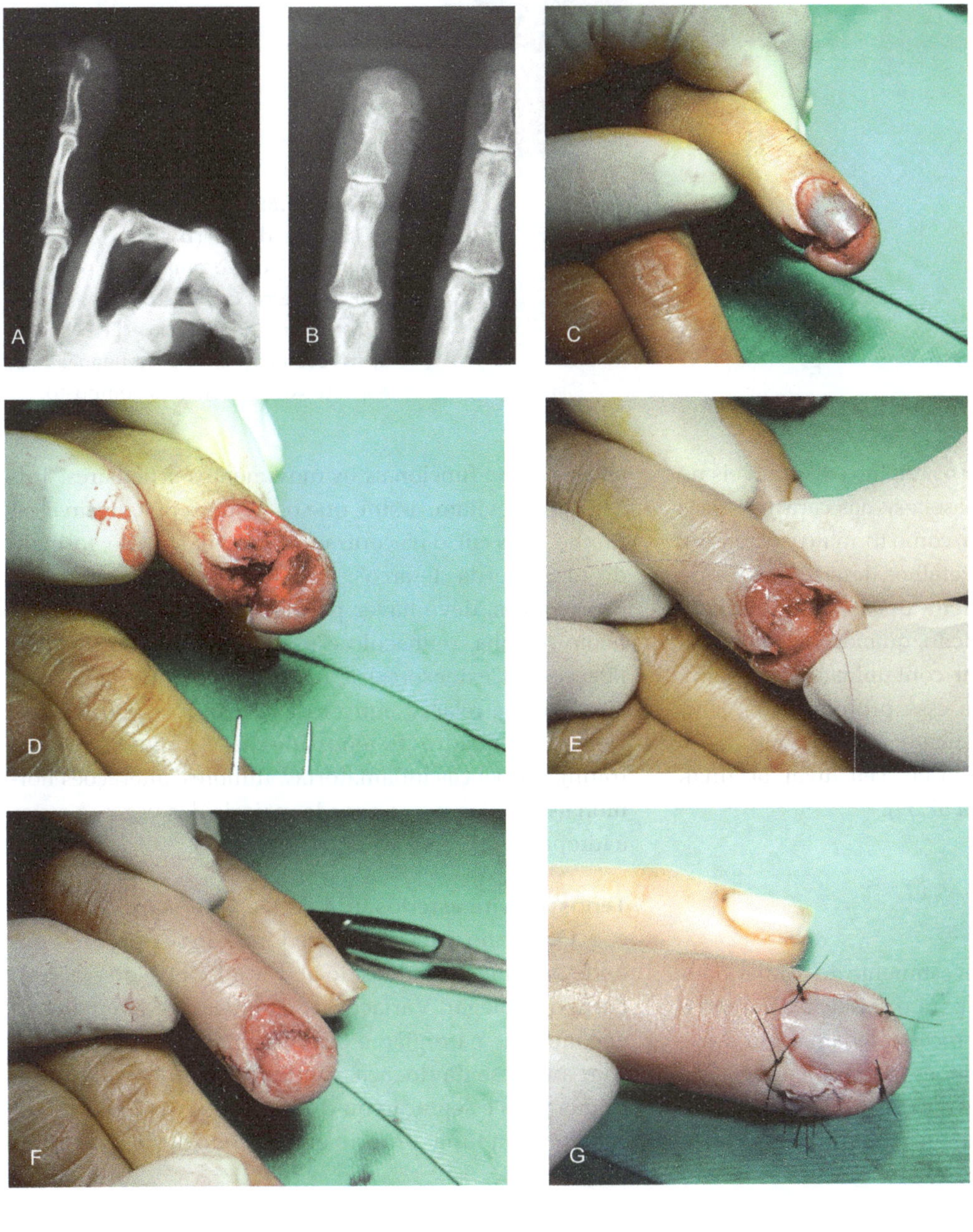

Figura 37.58 (**A**) Radiografia de fratura por esmagamento da falange distal (incidência lateral). (**B**) Radiografia de fratura por esmagamento da falange distal (incidência em AP). (**C**) Aspecto inicial da lesão. (**D**) Lesão do leito ungueal e falange visualizadas após retirada da unha. (**E**) Reconstituição do leito ungueal e consequente estabilização da fratura da falange distal mediante pontos feitos com Vicryl® 7.0. (**F**) Dedo suturado e reconstituição do leito finalizada. Sutura da pele com náilon 5.0. (**G**) Aspecto final após recolocação e sutura da peça ungueal que servirá de molde.

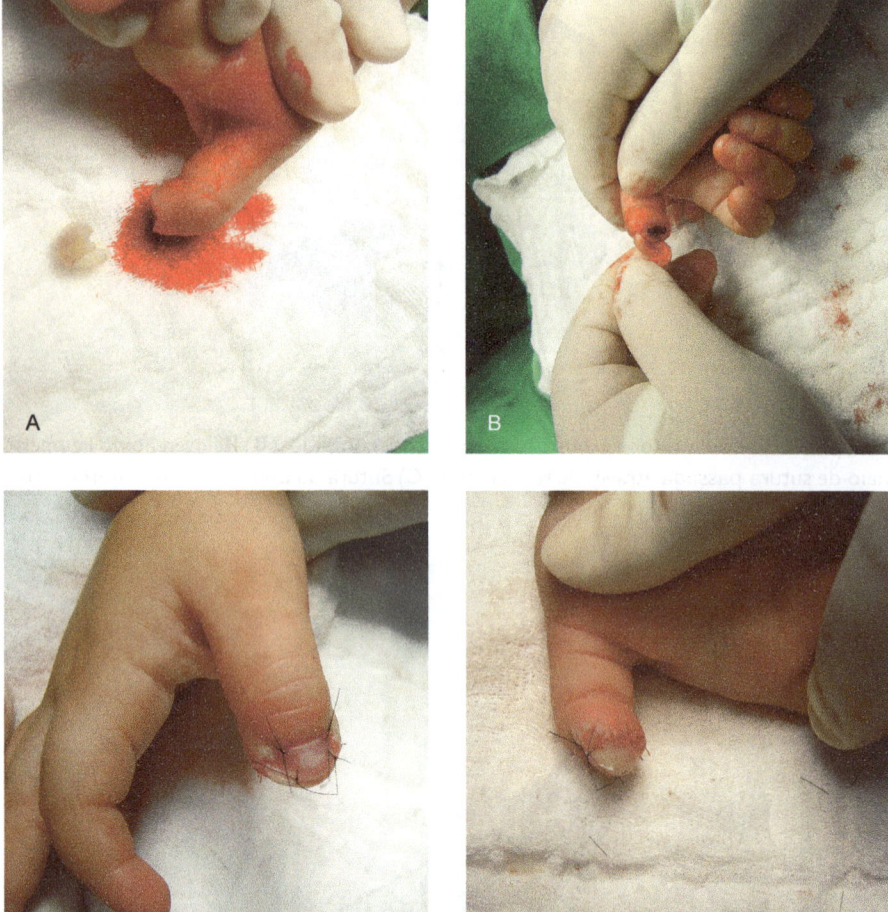
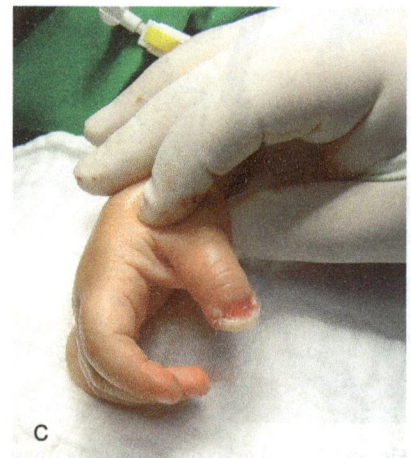

Figura 37.59 (A) Amputação parcial de falange distal. (**B**) Feito emagrecimento da porção amputada para uso como enxerto composto. (**C**) Aspecto após sutura do enxerto. (**D**) Aspecto após recolocação da peça ungueal. (**E**) Aspecto volar do enxerto composto.

exposto. Outra opção é utilizar os retalhos disponíveis no arsenal médico. Sua escolha baseia-se nas características da área de perda de substância, como formato e extensão, e nas estruturas lesadas. Dois retalhos descritos são os de Kutler e de Atasoy. Uma terceira opção seria a utilização da porção amputada do dedo, quando levada à sala de emergência sem apresentar contaminação grosseira, como enxerto composto. Para esse procedimento, simplesmente é tratado, cirurgicamente, o tecido amputado, que é emagrecido e recolocado em seu lugar original, sem microanastomoses (Figura 37.59).

LESÕES NÃO TRAUMÁTICAS[9,12-14]

Tendinites e Tenossinovites

Os tendões apresentam revestimento de bainha sinovial, sendo essa fundamental para o seu deslizamento e nutrição. A tenossinovite é o processo inflamatório desse revestimento. Em algumas regiões existem, também, os retináculos, que são estruturas especializadas na contenção dos tendões junto ao plano ósseo, otimizando o momento de força durante a contração muscular e tornando

efetivamente funcionais os movimentos articulares. Tais estruturas evitam, assim, que os tendões percorram o caminho mais curto na contração muscular, isto é, formando uma "corda de arco". Para o efetivo funcionamento dos tendões, deve haver perfeito equilíbrio entre continente (bainha, retináculo e polias) e conteúdo (tendões flexores ou extensores). Qualquer fator que determine alteração na relação entre essas estruturas pode desencadear um quadro de tenossinovite. As causas incluem traumas, doenças inflamatórias, tumores, alterações hormonais etc. Porém, na grande maioria das vezes, a causa é idiopática.

Tenossinovite estenosante de De Quervain

Ocorre no primeiro túnel dorsal dos extensores, por onde passam os tendões do abdutor longo e do extensor curto do polegar. Variações anatômicas frequentemente encontradas na região e que podem estar relacionadas com a gênese da doença, são tendões abdutores supranumerários e septação ou duplicação do 1º túnel extensor, com um túnel próprio envolvendo o extensor curto do polegar.

O quadro clínico é de dor no lado radial do punho, geralmente com início lento e progressivo. As dores pioram com movimentos do polegar, principalmente a extensão ativa e a flexão passiva. A região do estiloide radial encontra-se dolorosa à palpação.

É muito comum em mulheres, principalmente em gestantes e puérperas, porém podem acometer também os homens, e em qualquer idade.

O diagnóstico eminentemente clínico, além de adequada anamnese, pode ser confirmado pelo teste de Finkelstein (Figura 37.60), que consiste em colocar o polegar fletido na palma da mão e realizar o desvio ulnar do punho, levando intenso desconforto e dor local ao paciente acometido. O exame ultrassonográfico é utilizado como exame complementar nos casos duvidosos ou mesmo para documentar os casos de indicação cirúrgica.

O tratamento conservador vai desde imobilização do polegar e do punho (em média por 15 dias), uso de AINE, sessões de fisioterapia, até infiltração de corticoide (betametasona) com lidocaína (proporção de 1:1) na bainha dos tendões do 1º túnel extensor, tendo, como ponto de referência para o procedimento a ser executado, o estiloide radial, após a devida antissepsia local. Durante a injeção, percebe-se a distensão proximal e distal da bainha dos extensores.

O tratamento cirúrgico consiste em abrir o primeiro túnel extensor, com liberação do abdutor longo e exten-

sor curto do polegar, incluindo a septação (se houver). A via de acesso pode ser longitudinal ou transversa (dependendo da experiência do cirurgião), sobre o estiloide radial, sendo fundamental a dissecção cuidadosa com a localização e proteção dos ramos sensoriais do nervo radial nessa região. O 1º túnel deve ser aberto longitudinalmente, na sua porção mais dorsal, evitando-se, com isso, luxação volar dos tendões. Além do retináculo e espessamento de bainhas, qualquer septação que houver deve ser aberta sob visão direta, com a completa liberação dos tendões. Após hemostasia e sutura da pele, um curativo acolchoado deve ser colocado no paciente, incentivando movimentação ativa do polegar, sem sobrecarga, desde o pós-operatório imediato. A Figura 37.61 mostra a sequência de uma cirurgia de tenólise do 1º túnel dorsal (tratamento de De Quervain).

Dedo em gatilho

É a tenossinovite estenosante dos flexores dos dedos e ocorre no nível da polia A1 (Figura 37.62), situada sobre a articulação metacarpofalangiana. Pode ser primário, sendo mais comum em mulheres por volta do 4º e 5º decênios de vida, ou secundário, relacionado com traumas repetitivos, doenças inflamatórias, metabólicas (como *diabetes mellitus*). Acomete mais frequentemente o polegar, seguido do anular, dedo médio, indicador e mínimo. Há, ainda, a apresentação infantil ou "congênita", que acomete habitualmente o polegar, na maioria das vezes apresentando involução espontânea ou com medidas fisioterápicas, podendo ser indicada cirurgia aberta por volta dos 2 anos de idade nos casos de persistência da doença.

O diagnóstico é essencialmente clínico, podendo ser confirmado pela ultrassonografia, quando necessário. Ao exame físico, percebe-se a presença de nódulo, por vezes volumoso, na substância dos flexores do dedo afetado. A palpação do nódulo é, em geral, dolorosa, podendo variar de leve incômodo a dor intensa. Na flexoextensão, ao movimentarem-se os tendões flexores, verifica-se o ressalto que dá nome à doença.

O dedo em gatilho pode apresentar-se em vários estágios, que vão do grau 0, caracterizado apenas por dor local, passando pelos graus: I (dor associada a bloqueio esporádico); II (caracterizado pelo bloqueio mais constante, porém com redução ativa pelo paciente); III (o desbloqueio é feito de forma passiva auxiliado pela outra mão); IV (deformidade fixa).

O tratamento pode ser conservador, variando desde imobilização (mantendo a articulação metacarpofalangiana semifletida), uso de AINE, sessões de fisioterapia visando analgesia e medidas anti-inflamatórias locais, nas fases iniciais, até infiltração de corticoide e abertura cirúrgica da polia A1.

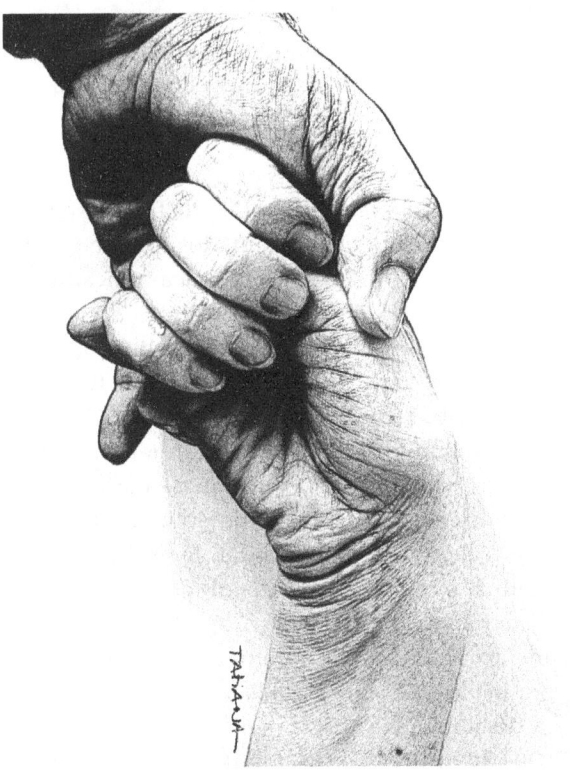

Figura 37.60 Teste de Finkelstein.

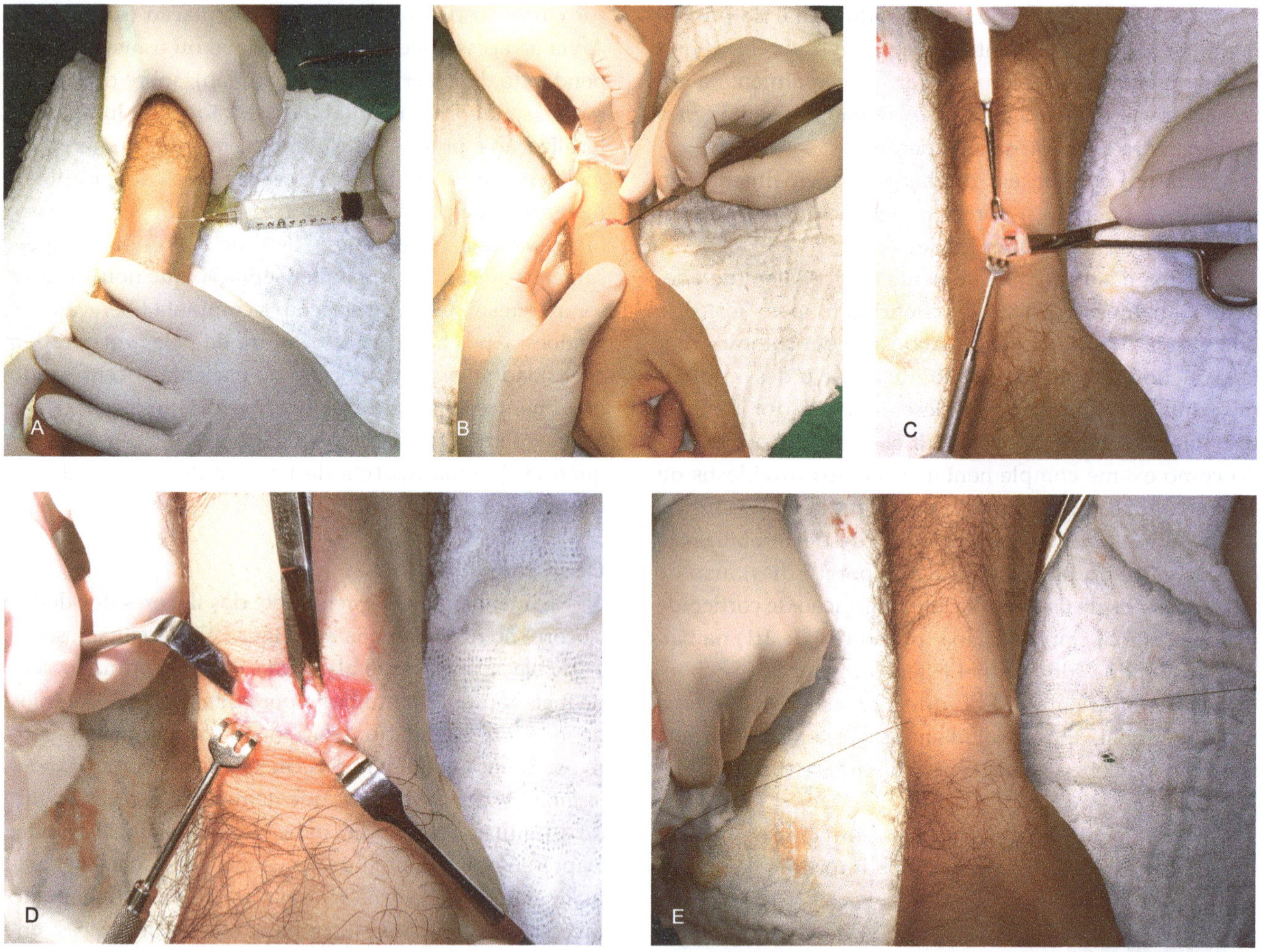

Figura 37.61 Cirurgia para tenossinovite estenosante de De Quervain. (**A**) Anestesia locorregional. (**B**) Incisão transversal na topografia do estiloide radial. (**C**) Dissecção e afastamento do ramo sensorial dorsal do nervo radial. (**D**) Abertura do 1º túnel dorsal. (**E**) Sutura intradérmica com náilon 4.0.

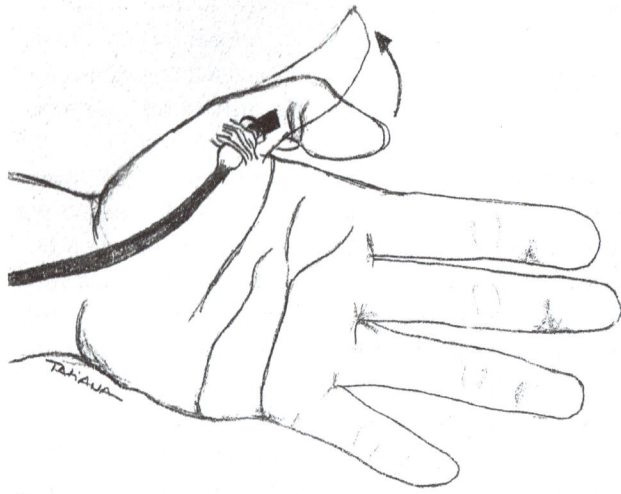

Figura 37.62 Representação esquemática de polegar em gatilho mostrando nódulo na substância do tendão flexor longo deslocando-se sob a polia A1.

A infiltração com corticoide (betametasona) nas fases iniciais produz bons resultados, podendo chegar até a 60% de resolução em uma única aplicação.[12,14] A técnica consiste na infiltração da solução do corticoide associada ao anestésico sem vasoconstritor (na proporção 1:1) numa seringa de 3 ml e com agulha fina (13×4,5 ou 25×7). A agulha é introduzida sobre a polia A1 e direcionada obliquamente à cabeça do metacarpiano, de modo que o bisel da agulha fique quase paralelo ao tendão. Essa orientação facilita a injeção no espaço entre a bainha e o tendão. Caso o tendão tenha sido atingido pela agulha, o que se verifica pedindo ao paciente que faça flexão ativa do dedo (se a agulha acompanhar o movimento, significa que atingiu o flexor), recua-se um pouco e injeta-se a solução, observando a distensão da bainha distalmente. O tratamento cirúrgico é indicado nos casos de insucesso com a infiltração, bem como nos estágios mais avançados.

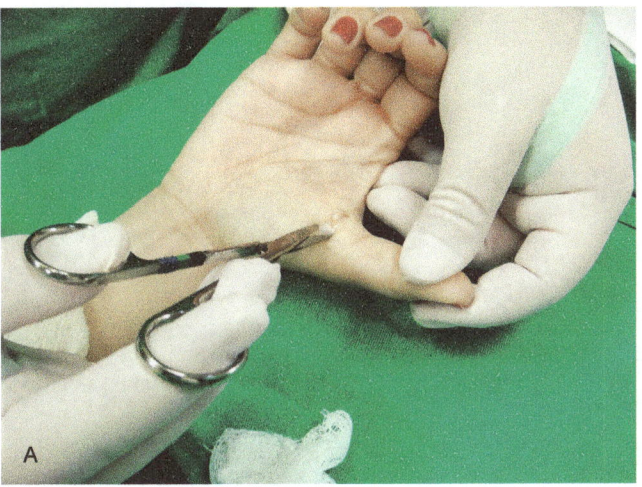 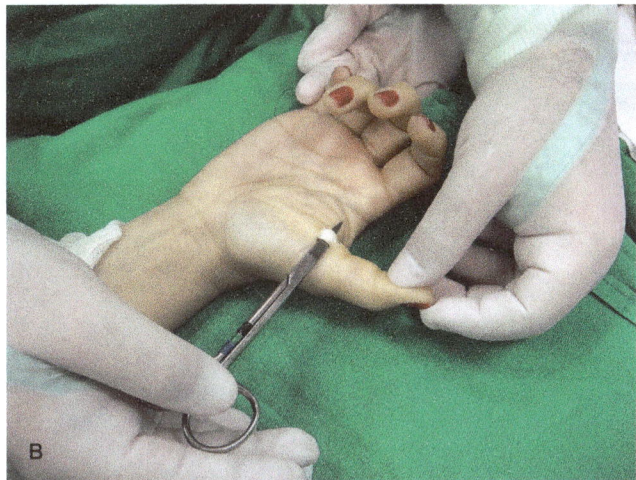

Figura 37.63 Cirurgia para polegar em gatilho. (**A**) Dissecção e afastamento dos pedículos vasculonervosos. (**B**) Tendão flexor longo do polegar adequadamente liberado.

A técnica é a realização de incisão sobre a prega palmar ou próxima a ela (sobre a polia A1), podendo ser transversa (mais realizada), oblíqua ou longitudinal. No momento da dissecção, é essencial que se localizem e protejam os feixes vasculonervosos, especialmente no polegar, pela obliquidade anatômica do feixe radial (Figura 37.63). A polia deve ser aberta mais radialmente, para evitar o desvio ulnar dos flexores forçando a inclinação dos dedos. Além disso, deve-se evitar estender a liberação muito distalmente, para não atingir a polia A2 nos demais dedos e a polia oblíqua no polegar, o que pode levar ao desenvolvimento de disfunção do movimento com formação de corda de arco. Após revisão da hemostasia, sutura-se a pele e confecciona-se um curativo acolchoado, incentivando-se o paciente a movimentar ativamente os dedos desde o pós-operatório imediato.

Tumores de partes moles

Os tumores da mão são encontrados nas mais diversas idades. São frequentemente benignos e raramente malignos. Para determinar o diagnóstico, é importante avaliação clínica adequada, incluindo localização do tumor, tempo de evolução, manifestações clínicas associadas, exame físico detalhado e exames complementares de imagem (radiografias simples, ultrassonografia, ressonância magnética etc.).

Os tumores de partes moles mais comuns incluem os cistos sinovial, mucoso, epidermoide, o tumor glômico, o lipoma, os tumores nervosos, os tumores ósseos benignos e o tumor de células gigantes.

Cisto sinovial

O cisto sinovial ou ganglion é o tumor mais frequente na mão, representando 70% dos tumores de partes mo-

les. Acomete qualquer articulação e/ou tendão da mão e punho, mas com localizações mais frequentes na face dorsorradial do punho (60% a 70%), face volar e radial do punho (18% a 20%) e na bainha dos flexores (10%).[9,12-15] São mais comuns em mulheres, não sendo raros em crianças (Figura 37.64).

A etiologia do cisto sinovial é ainda desconhecida. Dentre as teorias existentes, as mais consideradas são degeneração mucoide, tecidos periarticulares embrionários e traumatismos.

O cisto sinovial é assintomático, na maioria das vezes, embora alguns pacientes se queixem de dor à extensão forçada do punho ou com descarga de peso. Porém, a maioria das pessoas procura o especialista pelo incômodo estético. Exames de imagem podem auxiliar no diagnóstico diferencial. A evolução do cisto é geralmente imprevisível, podendo involuir rapidamente ou até demorar meses, variando de tamanho e consistência. Os cistos dorsais podem apresentar resolução espontânea em torno de 30% em 1 ano. Nas crianças, esse índice atinge até 79% em 1 ano.[15]

Portanto, o tratamento, na maioria das vezes, é conservador, indo desde observação e orientações até aspiração com injeção de corticoide (com efetividade variando na literatura entre 27% e 67%)[15] e ressecção cirúrgica. Apesar da taxa de recidiva (5% a 50%),[13,15] a cirurgia está indicada nos pacientes que se queixam de dor persistente. É fundamental, para o sucesso cirúrgico na ressecção do cisto, a ressecção completa do ducto comunicante articular.

As vias de acesso e os cuidados na dissecção anatômica dependem da localização do cisto. Com o desenvolvimento das técnicas endoscópicas, a artroscopia para ressecção do cisto dorsal e dos ductos comunicantes tem sido usada por alguns especialistas, com sucesso.

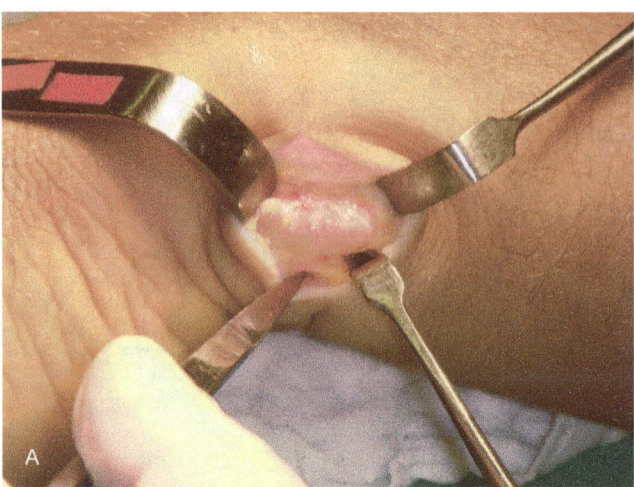 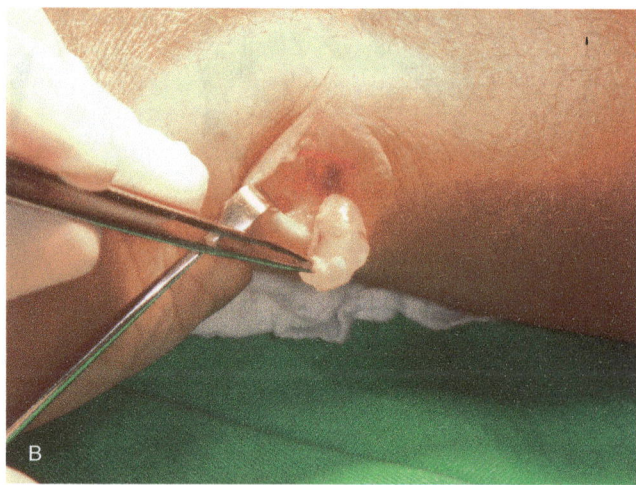

Figura 37.64 (**A**) Ressecção de cisto sinovial. Aspecto intraoperatório. (**B**) Notar a remoção do ducto comunicante pelo orifício deixado.

Cisto mucoso

É um tumor menos frequente, benigno, localizado quase sempre nas interfalangianas distais e interfalangiana do polegar, geralmente entre a articulação e a matriz ungueal, na face dorsal, com cerca de 3 mm a 5 mm de diâmetro. Acomete principalmente as mulheres, numa faixa etária compreendida entre 50 e 70 anos[9] (Figura 37.65).

Geralmente é indolor e consiste em uma lesão translúcida, que pode estar associada a lesão degenerativa articular (artrose com osteofitose). É aderente à pele, não tendo cápsula diferenciada. Pode provocar deformidade ungueal devido à compressão sobre a matriz ungueal.

O tratamento cirúrgico está indicado nos casos que fistulizam ou infectam, sendo necessária a ressecção completa da lesão incluindo a pele, o que pode tornar necessário, para o fechamento, a utilização de retalho local ou enxerto de pele total.

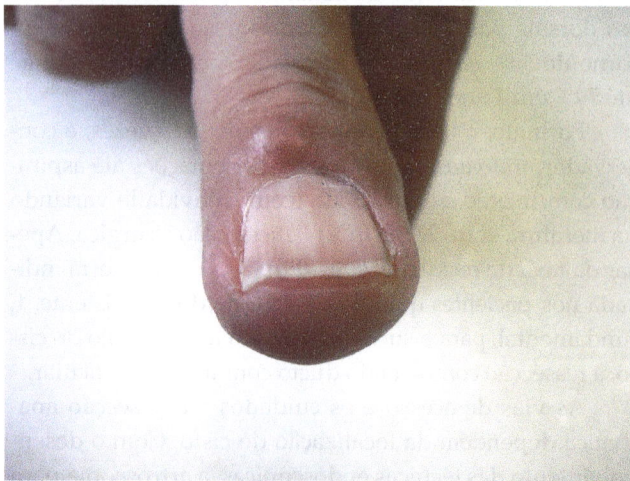

Figura 37.65 Cisto mucoso da interfalangiana distal deformando a unha.

Cisto epidermoide

Também conhecido como cisto de inclusão, é benigno, indolor e geralmente ocorre no subcutâneo das falanges distais, podendo acometer a falange. Sua origem está relacionada com traumatismos locais que, provavelmente, promovem a implantação de células epiteliais nos tecidos subjacentes.

O tratamento é cirúrgico, tomando-se o cuidado para ressecção completa do tumor, pois a recidiva é frequente na ressecção incompleta.

Tumor glômico

É um tumor benigno não tão frequente, originário do glômus, que é estrutura constituída por uma anastomose arteriovenosa enovelada e ricamente inervada por fibras do sistema nervoso autônomo simpático e parassimpático, com função termorreguladora. Localiza-se, com mais frequência (mais de 50%),[9] na região subungueal, causando dor às vezes intensa, principalmente em resposta à pressão local e ao frio. Pode haver deformidade da unha ou até impressão óssea por compressão local do tumor. O diagnóstico muitas vezes é tardio, com o paciente queixando-se de dores durante anos, por não ser a lesão considerada nem suspeitada pelos médicos que o examinaram.

O tratamento consiste na ressecção completa do tumor sob anestesia locorregional (bloqueio digital) associada ao torniquete digital, acercando-se dos devidos cuidados no seu uso.

Lipoma

O lipoma é um tumor benigno de tecido gorduroso normal, encapsulado, frequente no membro superior, mas não tão comum na mão. Tem apresentação clínica variável, dependendo da sua localização, tamanho e tipo (superficial ou profundo).

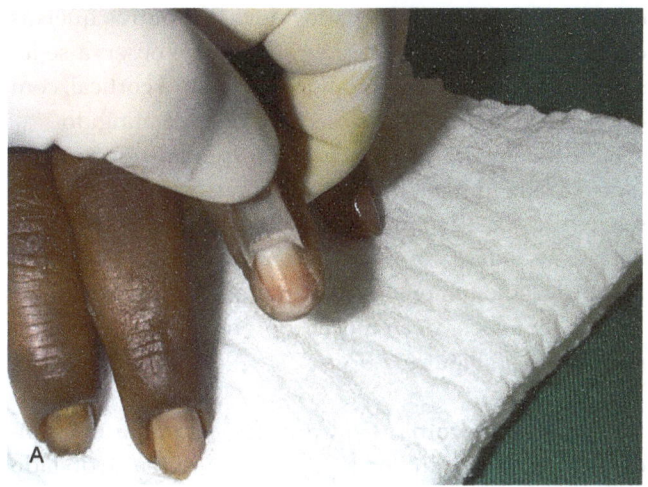 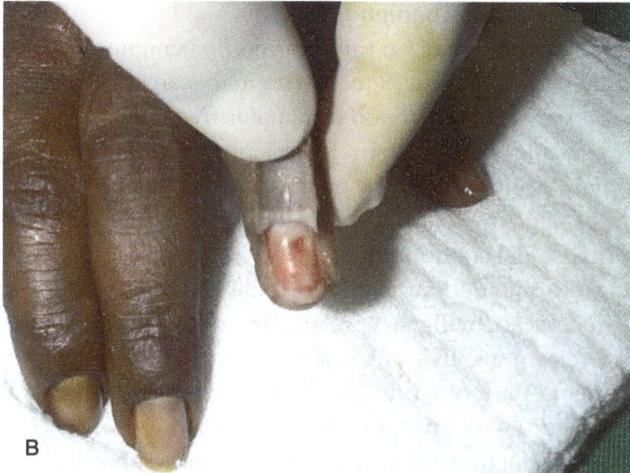

Figura 37.66 (**A**) Tumor glômico no leito ungueal visualizado após remoção da unha. (**B**) Remoção do tumor glômico por meio de curetagem.

Predomina em mulheres e, na grande maioria das vezes, é assintomático, porém ocasionalmente pode produzir sintomas nervosos ou vasculares, dependendo de sua localização ou de compressão. A ressonância magnética está indicada nos casos duvidosos e especialmente no tipo profundo, visando melhor planejamento pré-operatório.

A despeito de ser assintomático e benigno, sua ressecção cirúrgica está indicada, principalmente no tipo profundo. A recorrência é rara e geralmente está associada à ressecção incompleta do tumor.

Tenossinovite vilonodular pigmentada (tumor de células gigantes da bainha de tendão)

É o segundo tumor mais frequente na mão. As mulheres são mais afetadas, com maior incidência entre os 20 e 50 anos, sendo a face palmar predominantemente acometida em relação à dorsal.[9,14]

Avaliação histológica revela tumor simples ou mutilobulado, contendo células gigantes multinucleadas, histiócitos e depósitos de hemossiderina, com graus variados de fibrose e celularidade.

Apesar de não ser invasivo, radiografias podem mostrar erosão da cortical óssea por compressão local. Excisão cirúrgica de toda a lesão está indicada. A taxa de recorrência é alta (30% a 50%)[9,14] para as lesões na parte distal da mão, especialmente na interfalangiana distal (IFD). Sua abordagem depende da região em que ocorre, e as regras gerais para incisões e dissecções locais devem ser observadas.

Tumores nervosos

Os tumores de origem no tecido nervoso são raros no punho e na mão. Dentre estes, o mais comum é o neurilenoma (schwanoma), originário da célula de Schwann. Apresenta-se como massa tumoral bem diferenciada dos fascículos nervosos. Frequentemente encontrado na face flexora do punho e mão, é assintomático na maioria das vezes, podendo, ocasionalmente, causar parestesia distal no território do nervo acometido. Durante a remoção cirúrgica do tumor, deve-se seguir a orientação longitudinal (paralela ao nervo) de suas camadas. Cuidado adicional deve ser tomado para não danificar permanentemente o nervo acometido.

Os neurofibromas, por sua vez, podem apresentar-se como lesão única ou múltipla associada à doença de von Recklinghausen. São de difícil diferenciação do tecido nervoso, aumentando assim o grau de dificuldade cirúrgica e tornando difícil sua remoção sem lesão do nervo acometido.

O tratamento cirúrgico está indicado nos casos sintomáticos, de crescimento rápido e com suspeita de malignização. A transformação maligna do neurofibroma ocorre em torno de 10% a 15% dos casos.[9]

Hemangiomas

Os hemangiomas são lesões vasculares e podem ser de dois tipos: imaturos (ou fásicos) e maduros. São mais comuns no dorso da mão.

Os hemangiomas imaturos ou fásicos são frequentes nas crianças, até o 4º ano de vida, e aproximadamente 70% a 90% regredirão até o 7º ano de vida.[9,14] Podem ser classificados em tuberosos (avermelhados, dérmicos e com aspecto de morango), subcutâneos (cobertos pela epiderme e apresentando múltiplas cavidades) ou mistos.

Os hemangiomas maduros podem ser congênitos ou adquiridos e sem tendência a regressão. Nesses casos, o tratamento cirúrgico está indicado, sendo, por vezes, necessário enxertia de pele para cobertura pós-ressecção tumoral.

Tumores ósseos benignos

Encondroma. É o tumor primário benigno mais comum encontrado no esqueleto da mão, não tendo predileção por sexo, ocorrendo com maior frequência entre os 20 e 40 anos. Acomete, preferencialmente, a falange proximal, seguida da falange média e dos metacarpos, sendo rara sua ocorrência nos ossos do carpo. Pode ocorrer na forma solitária ou múltipla, como na doença de Ollier e na síndrome de Maffucci. Na forma solitária, o risco de degeneração maligna é relativamente baixo, podendo ocorrer em até 10% dos casos. O risco de malignização aumenta para cerca de 25% na doença de Ollier e para mais de 70% na síndrome de Maffucci.[9,14]

Seu diagnóstico frequentemente ocorre após fratura patológica traumática ou, ocasionalmente, por meio de exames de imagem, solicitados devido a outras queixas do paciente. No exame radiográfico típico observa-se lesão lítica, expansiva, insuflando e afilando a cortical, com calcificações permeando a medular do osso atingido.

O tratamento preconizado consiste em ressecção de todo o tecido tumoral por meio de curetagem e enxertia óssea. Nos casos de fratura patológica, recomenda-se aguardar a consolidação óssea e realizar, posteriormente, tratamento da lesão tumoral (exceto em fraturas desviadas).

A sequência de remoção de encondroma está demonstrada na Figura 37.67.

Osteocondroma. Constitui lesão rara na mão, incidindo mais em mulheres. A maioria origina-se do lado da inserção tendinosa ou por displasia da placa de cres-

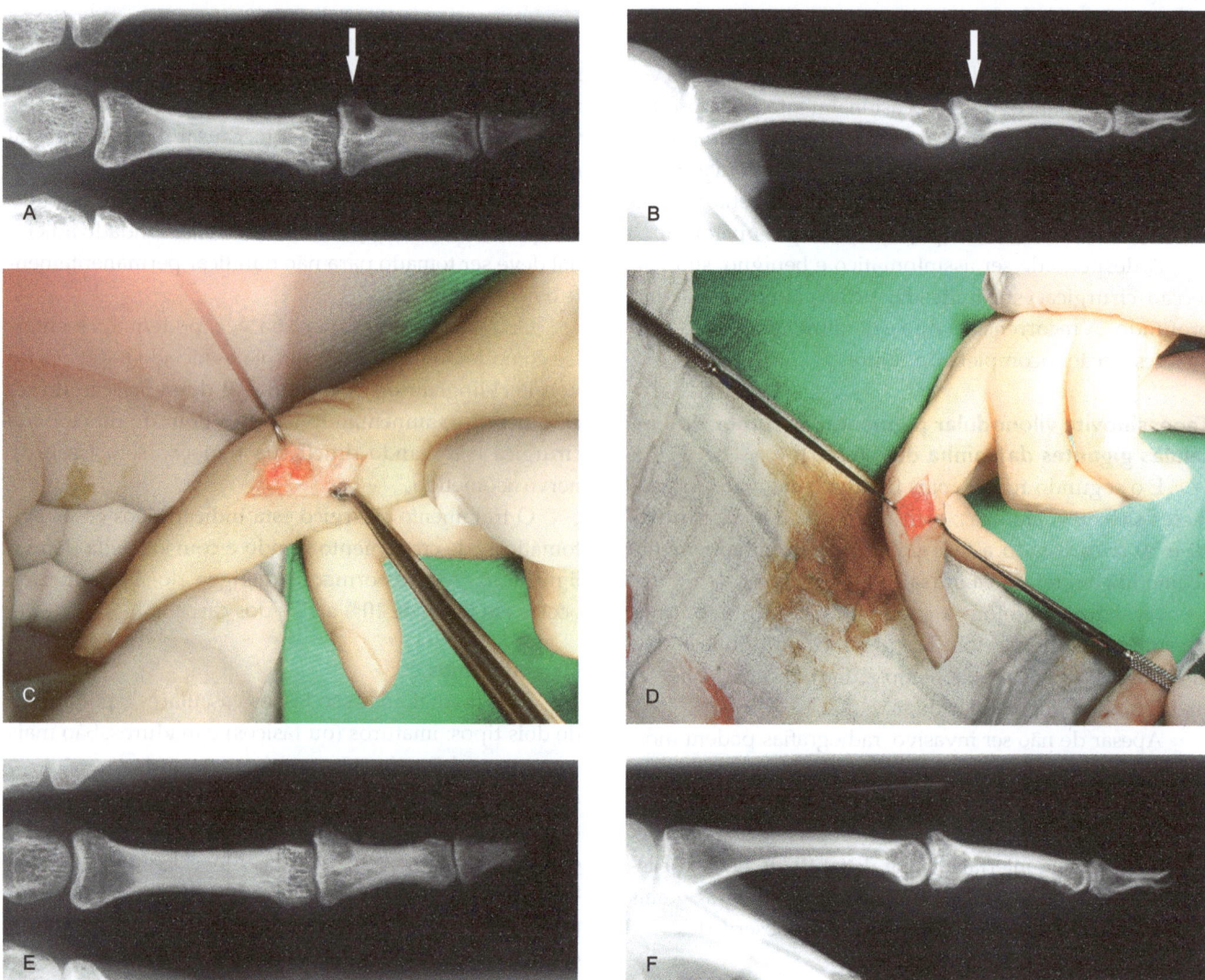

Figura 37.67 Remoção de encondroma. (**A**) Radiografia em AP mostrando encondroma da base da falange média. (**B**) Radiografia em perfil mostrando encondroma da base da falange média. (**C**) Curetagem do encondroma. (**D**) Enxertia do encondroma com osso esponjoso retirado de crista ilíaca. (**E**) Controle radiográfico mostrando preenchimento da loja do tumor (incidência em AP). (**F**) Controle radiográfico mostrando preenchimento da loja do tumor (incidência lateral).

cimento. Pode ocasionar deformidade de crescimento ou rotacional.

Nas suas formas de apresentação, pode ser solitário ou múltiplo, séssil ou pediculado. O tratamento consiste na ressecção em bloco da lesão após fechamento da placa fisária. Na apresentação múltipla pode ocorrer malignização em torno de 10% dos casos.[9]

Cisto ósseo solitário. É mais comum nos ossos longos, principalmente úmero e fêmur, sendo muito raro na mão. Acomente mais as mulheres e jovens com idade entre 9 e 14 anos. Geralmente é descoberto como o encondroma, como resultado de fratura patológica ou em exames não direcionados.

Na mão, acomete preferencialmente os metacarpianos. Sua imagem radiográfica é metafisária, osteolítica, respeitando os limites da placa fisária.

O tratamento consiste em curetagem e enxertia óssea. A recidiva é comum.

Cisto ósseo aneurismático. É um tumor também muito raro na mão. Apesar de benigno, é invasivo e tem alta taxa de recidiva. Acomete mais frequentemente os metacarpos, em pessoas jovens, de até 20 anos.

Radiograficamente, apresenta imagem radiotransparente, lítica, metafisária, excêntrica, às vezes associada a fratura patológica, que geralmente motiva a consulta e o diagnóstico. Clinicamente causa edema, flogose local, dor, mesmo em repouso, e limitação da amplitude de movimentos (ADM).

O tratamento consiste em embolização 48 h antes de cirurgia, em que se realizam ressecção total do tumor e enxertia. Recidiva pode ocorrer.

Osteoma osteoide. É um tumor característico do paciente jovem (entre 10 e 30 anos) e manifesta-se por dor, especialmente noturna. Na mão, a lesão aparece principalmente nas falanges proximais e também no carpo. O diagnóstico diferencial deve ser feito com a osteomielite.

É tumor pequeno, caracterizado, radiograficamente, pela presença do *nidus*, que consiste em pequena área de radiolucência cercada por área de reação periférica esclerótica. O *nidus* pode estar presente na cortical ou na medular.

O tratamento pode ser feito por ressecção completa do *nidus* com enxertia óssea, ou ablação por radiofrequência. Se houver persistência do *nidus*, a recidiva é certa.

Tumor de células gigantes. O tumor de células gigantes tem origem obscura e comportamento imprevisível. Apesar de geralmente benigno, pode malignizar e metastatizar, principalmente para os pulmões. Raro nos ossos da mão e carpo, ocorre com frequência no rádio distal, terceira localização mais comum do corpo. É mais comum em mulheres, na faixa etária entre 20 e 50 anos.

Clinicamente, manifesta-se por dor, aumento de volume e fratura devida ao afilamento da cortical. Radiograficamente, apresenta imagem lítica, excêntrica, acometendo epífise e metáfise, podendo estender-se à diáfise, com trabeculações internas mimetizando bolhas. Estudo radiográfico dos pulmões é recomendado, pela maior chance de metástases quando ocorre transformação maligna.

O tratamento consiste em ressecção em bloco, com enxertia óssea nas lesões menores até ressecção de todo o bloco ósseo acometido, com interposição de aloenxerto.

Contratura de Dupuytren

A contratura de Dupuytren (Figura 37.68) é caracterizada por fibrose e contratura da fáscia palmar, com consequente contratura digital. Não há acometimento dos tendões flexores nessa retração dos dedos. As células responsáveis pela doença são os miofibroblastos, que apresentam características morfológicas de células musculares lisas e fibroblastos. Trata-se, portanto, de doença fibroproliferativa que acomete a fáscia palmar, provocando a formação de nódulos, cordões fibrosos e contratura em flexão dos dedos. A aponeurose palmar é importante para a sustentação da pele palmar, fixando-a aos planos profundos. É constituída de fascículos e origina-se do retináculo dos flexores, dos tendões palmar longo (PL) e flexor ulnar do carpo (FUC), estendendo-se até os dedos.

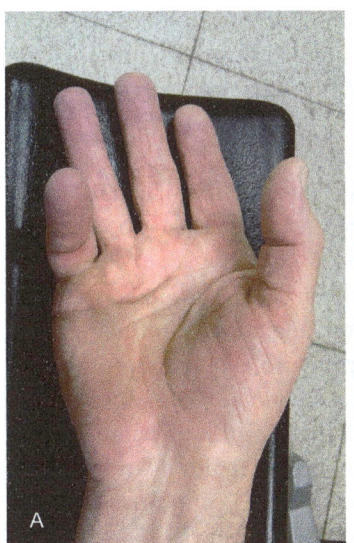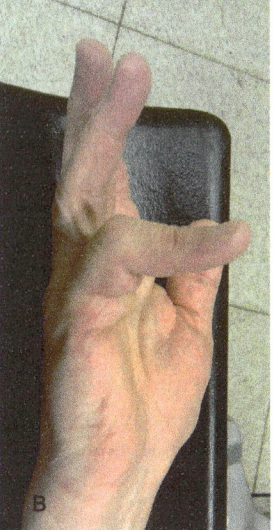

Figura 37.68 Contratura de Dupuytren com retração intensa, já acima do recomendado para abordagem cirúrgica. (**A**) Visão palmar. (**B**) Visão lateral.

Na doença, os componentes envolvidos incluem as bandas pré-tendinosas e espiral, a bainha lateral digital e o ligamento de Grayson (anterior), ficando o ligamento de Cleland (posterior) excluído da doença. O padrão de formação dos cordões fibrosos pode levar ao englobamento do pedículo vasculonervoso nos dedos, dificultando a dissecção e tornando necessário cuidado maior para realizar a remoção do cordão.

Epidemiologicamente, a incidência da contratura de Dupuytren é alta em brancos, principalmente entre descendentes do Norte da Europa, e muito rara em africanos e asiáticos. A idade de prevalência varia entre os 40 e 60 anos, sendo os homens os mais afetados (9:1). Menos de 10% dos pacientes têm menos de 40 anos por ocasião do início dos sinais e sintomas. Geralmente é bilateral, assimétrica, e inicia-se, frequentemente, nos raios mais ulnares da mão (4º e 5º).[9,12,14] Hereditariedade parece ser fator importante na etiologia. Embora a maioria dos casos seja esporádica, pode haver modalidade autossômica dominante de transmissão, com penetrância variada, levando à forma mais agressiva, acometendo o indivíduo mais jovem. Nesses casos, incidência de recidiva é alta e o prognóstico é reservado.

A etiologia ainda é desconhecida. Teorias traumáticas, ocupacionais e metabólicas têm sido propostas, sem nenhuma confirmação evidente. Tem sido observada maior incidência quando associada com alcoolismo, diabetes, epilepsia, tabagismo, doenças pulmonares e infecção por HIV.

A doença é dividida em três estágios:

1. *Proliferativo:* aumento do número de miofibroblastos nos nódulos (indolores);
2. *Involutivo:* os miofibroblastos diminuem e alinham-se ao eixo longitudinal (linhas de tensão);
3. *Residual:* miofibroblastos e nódulos desaparecem, formando tecido acelular fibrótico, caracterizado pelas cordas.

O tratamento nas fases inicial e nodular da doença consiste apenas em observação, já que não há dor nem nenhuma limitação funcional.

A partir do início das contraturas digitais (no nível das articulações metacarpofalangianas e interfalangianas proximais) e adução do primeiro espaço interdigital, o tratamento cirúrgico está recomendado. Quanto mais tardia a abordagem cirúrgica (na vigência de acometimento das interfalangianas proximais), maior a tendência de rigidez da articulação, pois, além da contratura causada pela própria doença, retraem-se também os elementos articulares. Essas alterações tornam o prognóstico reservado quando o acometimento já é de longa duração, o que não se observa nas articulações metacarpofalangianas.

No tratamento cirúrgico, as incisões podem ser transversas (acompanhando o sentido das pregas palmares), longitudinal complementada com zetaplastia, incisão em zigue-zague (de Bruner) e em VY.

O objetivo do tratamento cirúrgico consiste na ressecção do tecido doente e no restabelecimento funcional dos raios acometidos. Na região dos dedos, extremo cuidado na dissecção é de suma importância pela íntima relação entre as cordas e os feixes vasculonervosos, que podem estar desviados do seu curso natural.

As técnicas usadas incluem fasciotomia, fasciectomia parcial e técnica de Mac Cash (palma aberta). Não há técnica única e uniforme que seja aplicada em todos os casos de Dupuytren, variando, assim, conforme o tempo de duração, a gravidade (agressividade) da doença e a limitação clinicocirúrgica do paciente.

Após a remoção dos cordões, revisão criteriosa da hemostasia faz-se necessária. Deve-se usar curativo acolchoado, deixar o membro elevado em tipoia, com retirada de pontos sendo feita por volta de 2 semanas após a cirurgia. É também importante o encaminhamento para reabilitação especializada. As complicações pós-operatórias incluem os hematomas, a necrose de pele, rigidez articular e distrofia simpático-reflexa. A recidiva pode ocorrer, principalmente no paciente jovem com a forma mais agressiva da doença.

Síndrome do Túnel do Carpo

É a compressão do nervo mediano no túnel do carpo, sendo mais comum a conhecida neuropatia compressiva do membro superior.

Anatomicamente, o assoalho do túnel é formado pelos ligamentos volares radiocarpais e intercarpais (interósseos); o teto, pelo ligamento transverso do carpo (abordado na cirurgia) que se fixa, ulnarmente, no hâmulo (ou gancho) do hamato e no pisiforme e, radialmente, na tuberosidade do escafoide e no trapézio. Dentro do túnel, encontram-se os flexores profundos e superficiais dos dedos, o flexor longo do polegar e o nervo mediano.

A síndrome do túnel do carpo (STC) é mais frequente em mulheres, em torno de 70%, entre o quarto e sexto decênios de vida, embora possa ser encontrada em qualquer sexo e faixa etária.[9] O comprometimento unilateral e na mão dominante predomina. Dor e parestesia são as principais queixas, principalmente à noite e ao amanhecer, melhorando com o movimento e a massagem das mãos. Os pacientes queixam-se também, por vezes, de hipoestesia no território do nervo mediano, sendo frequente a queixa de que os objetos caem da mão (por fraqueza da "pinça"). A irradiação proximal da dor é comum. Numa fase mais tardia, o comprometimento motor é certo e, por vezes, irreversível.

Há vários fatores implicados na etiologia dessa síndrome compressiva, que pode originar-se de um ou de uma combinação deles. Alguns autores[9,12,14] acreditam em predisposição genética, segundo a qual algumas pessoas teriam um túnel de dimensões menores e mais rígido. Sabe-se que a desproporção entre continente e conteúdo é a causa mecânica dos sinais e sintomas e alterações neurológicas dessa síndrome.

Traumas de alta ou baixa energia (p. ex., fraturas e/ou luxações do punho) podem causar STC aguda ou mesmo agudizar um quadro crônico.

Dentre outras causas, incluem-se músculos acessórios, origem anômala de lumbricais, implantação baixa de ventres musculares de flexores, tenossinovite dos flexores, artrite reumatoide, hipotireoidismo, *diabetes mellitus*, presença de cisto ou tumor dentro do túnel do carpo, gravidez, amiloidose, abscessos etc.

Além das manifestações descritas, o exame físico e os testes clínicos complementam o diagnóstico. A eletroneuromiografia pode ser usada para confirmação e graduação da gravidade da compressão nervosa.

No exame físico, à ectoscopia pode-se notar hipotrofia ou mesmo atrofia do abdutor curto do polegar da mão acometida, em casos mais avançados.

Nos testes físicos, deve-se testar a força do abdutor curto comparativamente contra resistência imposta. A avaliação sensitiva no território do mediano, assim como o teste da alteração da discriminação entre dois pontos (teste Dellon), fornece informações adicionais. A pesquisa do sinal de Tinel (percussão de um nervo em busca de parestesias), o teste de Phalen (punho fletido contra o punho contralateral por 60 s em busca de parestesias), Phalen invertido (mesmo teste anterior mas com extensão do punho) e o teste de Durkan (pressão digital do examinador sobre o túnel do carpo, mantendo-se a flexão deste por 30 s) fazem parte do arsenal de testes físicos para diagnóstico clínico da STC.

Exames laboratoriais podem ser solicitados para afastar causas metabólicas, como alterações glicêmicas, afecções reumáticas, alterações de hormônios tireoidianos etc. Se anormalidades forem encontradas nesses testes, a doença de base deve ser tratada concomitantemente.

A eletroneuromiografia (ENMG) permite a confirmação do diagnóstico e a graduação da intensidade da neuropatia, possibilitando também o diagnóstico diferencial com alterações medulares, radiculares, do plexo braquial, polineuropatias etc. A latência sensorial distal (a primeira a se alterar na STC) acima de 3,4 ms e a latência motora distal acima de 4,0 ms confirmam a compressão do nervo mediano. Métodos eletroneuromiográficos mais sensíveis, como o teste de Bactrian ou o índice sensorial composto, revelam compressões em fases ainda mais precoces.

A abordagem terapêutica pode ser conservadora ou cirúrgica.

O tratamento conservador está indicado para os pacientes com sintomas que tenham pouco tempo de evolução e ainda não apresentam comprometimento sensorial nem muscular.

Nas gestantes, os sinais e sintomas da STC costumam regredir algumas semanas após o nascimento da criança. No entanto, cerca de 30% poderão permanecer sintomáticas.[9]

As medidas conservadoras a serem tomadas nos casos leves e recentes incluem repouso do membro para atividades manuais e extenuantes, uso de órtese para o punho, uso de anti-inflamatórios não esteroidais (AINE), diuréticos para redução de edema (em casos selecionados), uso de corticoides. As injeções de corticoide são mais efetivas em pacientes que têm apresentado sintomas há menos de 1 ano, transitórios (como no caso das gestantes) e sem comprometimento motor. É relatado, na literatura, alívio de 80% dos pacientes. Entretanto, somente 22% estarão livres dos sintomas após 12 meses.[12] Terapia com *laser*, acupuntura, TENS (estimulação nervosa elétrica transcutânea), ioga e quiropraxia têm sido recentemente propostas, porém sem nenhuma evidência científica.

O tratamento cirúrgico consiste na liberação do retináculo dos flexores. Existem várias técnicas propostas, mas a escolha deverá ser feita pelo cirurgião, que deverá privilegiar aquela em que ele tem maior experiência e se sente mais à vontade. É de suma importância para o cirurgião escolher a abordagem que oferece melhor visualização do nervo mediano, a fim de evitar lesões iatrogências do nervo e/ou dos seus ramos.

As vias de acesso propostas incluem acesso amplo em zigue-zague, pequeno acesso transverso na base da palma da mão, mini-incisão longitudinal entre as regiões tenar e hipotenar, liberação endoscópica. Em todas essas técnicas, o objetivo é abrir completamente o ligamento transverso do carpo e a fáscia antebraquial distal, desfazendo-se a compressão existente sobre os componentes do túnel do carpo. Deve-se, ainda, ter em mente que a emergência do ramo motor pode ocorrer em mais de uma região, porém a quase totalidade de suas áreas de emergência ocorre do lado radial do túnel do carpo. Assim sendo, a abertura do ligamento pelo lado ulnar possibilita maior segurança na abertura do retináculo. Uma referência útil para localização do lado ulnar do túnel do carpo é a linha que passa pelo meio do 4º dedo fletido sobre a palma (Figura 37.69).

As complicações são pouco frequentes, dependendo muito da técnica escolhida, e vão desde alívio parcial dos

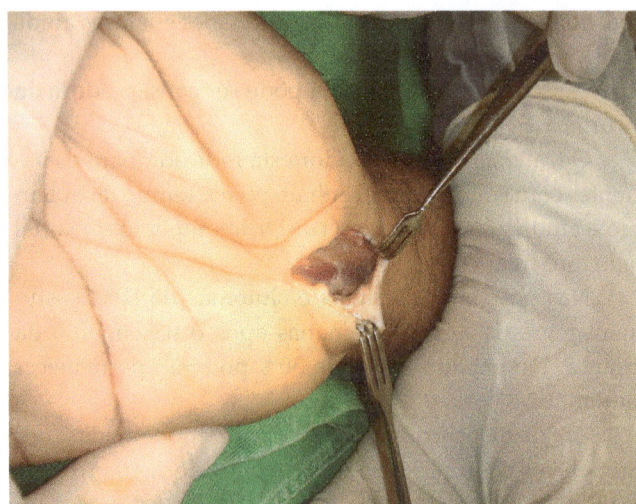

Figura 37.69 Cirurgia para liberação do túnel do carpo mostrando a presença de ventre muscular do flexor superficial dentro do túnel.

sintomas devido à abertura incompleta do retináculo, lesão do ramo cutaneopalmar sensorial ou do ramo motor, lesão dos ramos sensoriais, lesão nervosa completa (neurotmese) e distrofia simpático-reflexa, com dor persistente e rigidez dos dedos associada.

Referências Bibliográficas

1. Anuário estatístico da Previdência Social 2007 – Ministério da Previdência Social.

2. Fonseca MCR, Mazzer N, Barbieri CH, *et al*. Traumas da mão: estudo retrospectivo. *Rev Bras Ortop*, 2006; *41*(5): 181-6.

3. Caetano EB. *Bases Anatômicas e Funcionais das cirurgias do membro superior*. Rio de Janeiro: MedBook, 2010.

4. Wolfe SW, Hotchkiss RN. *Green's Operative Hand Surgery*, 6th ed. Philadelphia: Churchill Livingstone, 2010.

5. Pardini AG, Freitas AD. *Traumatismos da Mão*, 4ª ed. Rio de Janeiro: MedBook, 2008.

6. Junqueira LC, Carneiro J. *Histologia Básica*, 10ª ed. Rio de Janeiro: Guanabara Koogan, 2004.

7. American Society for Surgery of the Hand. *The Hand, Examination and Diagnosis*, 3rd ed. Philadelphia: Churchill Livingstone, 1990.

8. Canale ST, Beaty JH. *Campbell's Operative Orthopaedics*, 11th ed. Philadelphia: Mosby, 2007.

9. Pardini AG, Freitas AD. *Cirurgia da Mão: lesões não traumáticas*, 2ª ed. Rio de Janeiro: MedBook, 2008.

10. Boer HL, Houpt P. Rubber glove tourniquet: perhaps not so simple or safe? *Eur J Plast Surg*, 2007; *30*:91-2.

11. Newmeyer III WL, Manske PR. No man's land revisited: The primary flexor tendon repair controversy. *J Hand Surg*, 2004; *29A*:1-5.

12. American Society for Surgery of Hand. *Hand Surgery Update*, 2ª ed. Philadelphia: Churchill Livingstone, 1999.

13. Hammert WC, Calfee RP. *ASSH Manual of Hand Surgery*. Philadelphia: Lippincott Williams & Wilkins, 2010.

14. Beredjiklian PK, Bozentka DJ. *Review of Hand Surgery*. Saunders, 2003.

15. Hernandes AJ. *Ortopedia do Adulto*. Rio de Janeiro: Revinter, 2004.

Lesões de Nervos e Tendões

Antônio Tufi Neder Filho

LESÕES NERVOSAS

Os nervos periféricos são extensões do sistema nervoso central responsáveis pela integração das atividades das extremidades, em suas funções sensoriais e motoras. São suscetíveis aos mesmos tipos de traumas que afetam outros tecidos: contusão, compressão, esmagamento, estiramento, avulsão e laceração.

Assim sendo, a interrupção de continuidade da estrutura do nervo, por algum tipo de trauma, resulta na parada de transmissão dos impulsos nervosos e na desorganização de suas atividades funcionais.[1]

Anatomia

O sistema nervoso é um mecanismo que alerta o organismo sobre alterações em suas estruturas internas e permite seu relacionamento com o ambiente externo.[1,2]

O nervo periférico contém fibras motoras que inervam as placas nos músculos esqueléticos, fibras sensoriais da pele, músculos, tendões, articulações e fibras autônomas dos vasos, das glândulas e dos folículos pilosos.[1,2]

A unidade funcional do nervo periférico é o neurônio, constituído por um corpo celular, localizado na medula ou no gânglio espinhal e sua expansão, a fibra nervosa, formada pelo axônio e pela bainha conjuntiva que o envolve, o endoneuro.[1,2]

O componente essencial do sistema é o corpo celular com seus dendritos e axônios.

O axônio é uma coluna do citoplasma neuronal (axoplasma) coberto por membrana (axolema)[1] (Figura 38.1).

A fibra nervosa é definida como o axônio e seu envolvimento pela bainha de células de Schwann, que contém a lâmina e membrana basal.

As fibras nervosas podem ser mielinizadas ou não mielinizadas. Axônios maiores são envoltos por células de Schwann e bainha de mielina.[1]

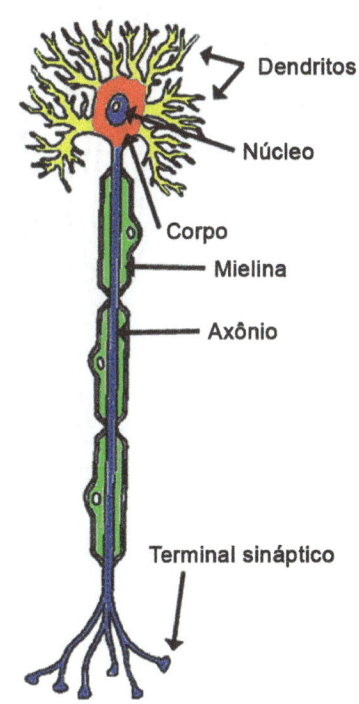

Figura 38.1 Neurônio. (Cortesia do Dr. Antônio Carlos Costa.)

Os nódulos de Ranvier representam os pontos de contiguidade entre as células de Schwann adjacentes.

As fibras nervosas são envolvidas pelo endoneuro, que contém as células orientadas longitudinalmente, por abundantes fibras colágenas e vasos sanguíneos.

As fibras são agregadas em fascículos pelo perineuro. O perineuro é uma barreira de difusão, constituindo forte membrana com resistência à compressão externa, distensão interna e tração longitudinal.[3]

O epineuro é o mais abundante dos tecidos conjuntivos do nervo e ocupa de 60% a 85% da área em secção transversa.[4] Jabaley[5] descreveu o epineuro interno e o externo. Ele ressaltou também o cuidado em preservar o perineuro durante dissecções e suturas, para não lesar a parte condutora do nervo, que contém a mielina interna.

O mesoneuro é um tecido conjuntivo de grande importância clínica. Ele permite o deslizamento do nervo. Lundborg[6] descreveu rico suprimento vascular, os plexos intrínsecos epineural, perineural e endoneural e os vasos regionais extrínsecos que passam através do mesoneuro (Figura 38.2).

Tanto o perineuro como o epineuro são mais espessos nas regiões das articulações, protegendo os nervos periféricos durante os movimentos (Figura 38.3).

Degeneração Nervosa

Após lesão nervosa, ocorrem processos degenerativos no segmento distal, a degeneração walleriana ou centrífuga, e no segmento proximal, a degeneração axônica ou centrípeta.

A degeneração walleriana é um processo de degradação de todas as estruturas do axônio distal à lesão, que perde sua continuidade com o corpo celular do neurônio. A degeneração axônica ocorre em alguns milímetros ou centímetros proximalmente à lesão, e sua extensão varia de acordo com a intensidade do trauma.

Nos processos de degeneração walleriana e axônica, há fagocitose das estruturas degradadas por macrófagos e células de Schwann, que deixam o tubo endoneural vazio e preparado para receber o axoplasma produzido pelo corpo celular durante o processo de regeneração nervosa.

Esse processo se estende seguindo o axônio, as células de Schwann e a bainha de mielina, para a célula do corpo e, por último, os terminais sensoriais e motores. Tem sido demonstrado que o intervalo entre a lesão e a falência da condução neuromuscular varia de 48 h a 160 h.[1]

Quando não ocorre regeneração dos axônios no segmento distal, as alterações tornam-se irreversíveis. As placas motoras desaparecem e o músculo desnervado começa a fibrosar.

A reinervação pode ser esperada entre 1 e 3 meses da degeneração, a reinervação funcional pode ser esperada até 1 ano e a falta de reinervação por 3 meses.[7]

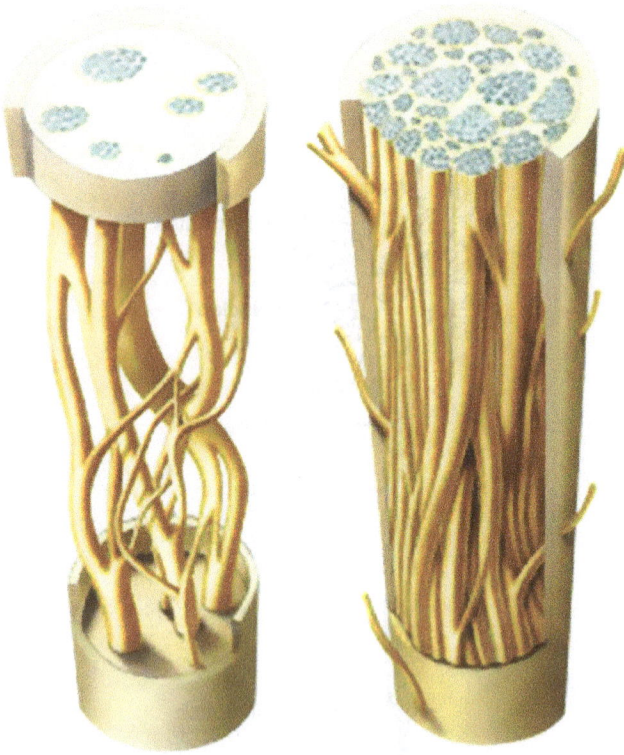

Figura 38.2 Nervo – aspecto plexiforme. (Cortesia do Dr. Rames Mattar Júnior.)

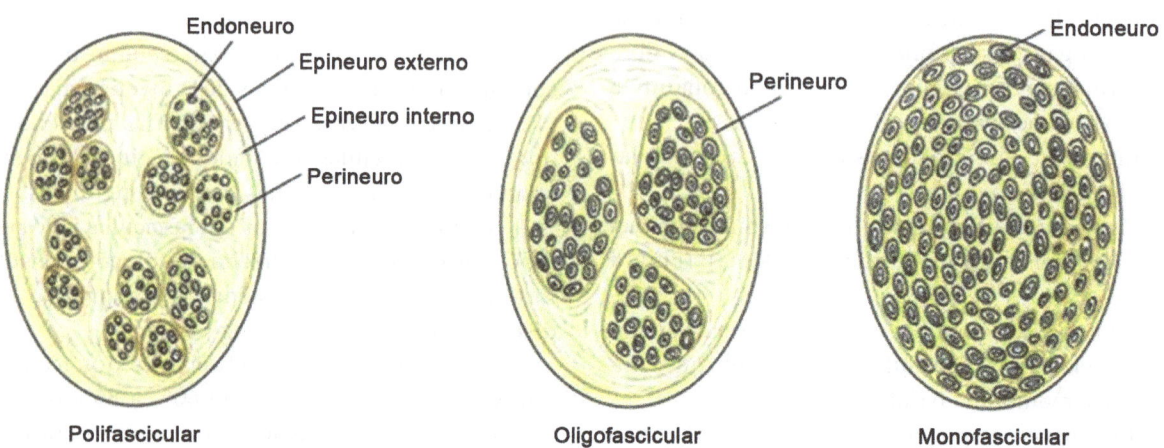

Figura 38.3 O nervo e suas camadas – corte transversal. (Cortesia do Dr. Rames Mattar Júnior.)

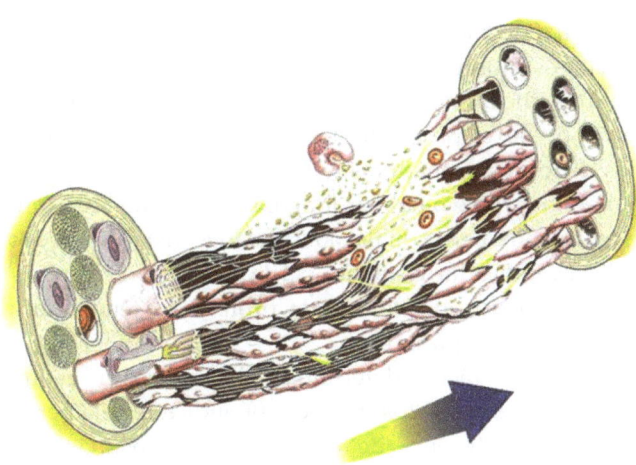

Figura 38.4 Regeneração nervosa. (Cortesia do Dr. Rames Mattar Júnior.)

Regeneração Nervosa

Após a lesão nervosa ocorrem alterações no corpo celular do neurônio conhecidas por cromatólise. Nesse processo, o retículo endoplasmático condensado, conhecido como substância de Nissl, se dispersa pelo citoplasma da célula; o núcleo e o nucléolo aumentam de tamanho e dirigem-se para a periferia da célula; aumenta a quantidade de DNA e RNA; a célula se prepara para um processo de metabolismo intenso, produzindo o axoplasma, que irá invadir o tubo endoneural distal. A velocidade de produção do axoplasma permite regeneração nervosa, em humanos, de 1 mm a 2 mm por dia (Figura 38.4).

Grupos de fibras nervosas, em diferentes níveis, podem ser lesados por trauma mecânico, térmico, químico ou por isquemia. O prognóstico da lesão depende do trauma e do nível da estrutura lesada.

Ferimentos por trauma mecânico com elemento cortante são mais simples e devem ser tratados com reconstrução cirúrgica.

As lesões térmicas por arma de fogo devem ser tratadas inicialmente por métodos não cirúrgicos durante 2 meses, e, dependendo da evolução, a conduta definitiva é realizada.[2]

Classificação das Lesões Nervosas

Seddon[8] classificou as lesões nervosas em três tipos.

Neurapraxia – bloqueio fisiológico da condução sem alterações anatômicas. A estrutura do nervo permanece intacta, mas a condução axonal está interrompida. Não há degeneração walleriana.

Axoniotmese – o axônio está lesado, sua porção distal degenera, mas a lâmina basal das células de Schwann permanece intacta. Surge a degeneração walleriana, causando paralisia motora, sensorial e autonômica. Entre-

tanto, a recuperação pode ser de bom prognóstico, com tempo variável de acordo com o nível da lesão.

Neurotmese – interrupção da continuidade de todos os elementos do nervo. Não há integridade do epineuro. A reparação é sempre cirúrgica. A regeneração e a reinervação nunca são completas, e os pacientes apresentam alguma deficiência funcional motora e sensorial.

Sunderland[9] classificou as lesões nervosas em cinco graus, de um simples bloqueio de condução até a perda da continuidade.

A neurapraxia é o grau 1.

Ele dividiu a axoniotmese em três grupos:

Grau 2 é a lesão do axônio, grau 3 é a lesão da fibra nervosa (axônio + endoneuro) e grau 4 é a lesão do fascículo (axônio + endoneuro + perineuro).

O grau 5 é a neurotmese de Seddon.

As classificações de Seddon e Sunderland estão sumariadas no Quadro 38.1.

Diagnóstico Clínico

A história da lesão é muito importante, e o exame de pacientes com trauma cranioencefálico (TCE) ou que fizeram uso de drogas e álcool pode ser mais difícil. A extensão da lesão é demonstrada por perda da sensibilidade, fraqueza ou paralisia muscular. Depende também do(s) nervo(s) acometido(s).

Alterações motoras

A paralisia é observada claramente após a lesão. A hipotrofia muscular é progressiva, sendo evidente após 4 a 6 semanas. Os músculos tornam-se degenerados e fibróticos caso a reinervação não ocorra em até 2 anos.[2]

Alterações sensoriais

As sensações de dor, tato, temperatura, estereognosia e discriminação de dois pontos são perdidas. A pro-

Quadro 38.1 Classificações de Seddon e Sunderland

Seddon	Sunderland	Lesão
Neurapraxia	Grau 1	Disfunção
Axoniotmese	Grau 2	Axônio
Axoniotmese	Grau 3	Axônio + endoneuro (fibra)
Axoniotmese	Grau 4	Axônio + endoneuro + perineuro (fascículo)
Neurotmese	Grau 5	Axônio + endoneuro + perineuro + epineuro (nervo)

priocepção do movimento articular e a sensação cinetico-postural são mantidas.[2]

Alterações vasomotoras

A desnervação leva à diminuição na circulação. Essa diminuição, associada ao desuso, pode provocar alterações tróficas da pele e das unhas.[2]

Nos membros superiores, as lesões mais comuns e mais importantes são as dos nervos mediano, ulnar e radial, descritas a seguir.

Lesão do Nervo Mediano

A lesão do nervo mediano leva a paralisia e hipotrofia de alguns músculos da região tênar, bem como à perda de sensibilidade nos dedos polegar, indicador, médio e metade radial do anular (Figura 38.5). Os músculos afetados são o abdutor curto do polegar, a porção superficial do flexor curto do polegar, o oponente do polegar e o primeiro e segundo lumbricais. Isto provoca a perda de oponência do polegar e tendência de deformidade em hiperextensão das metacarpofalangianas dos dedos indicador e médio.

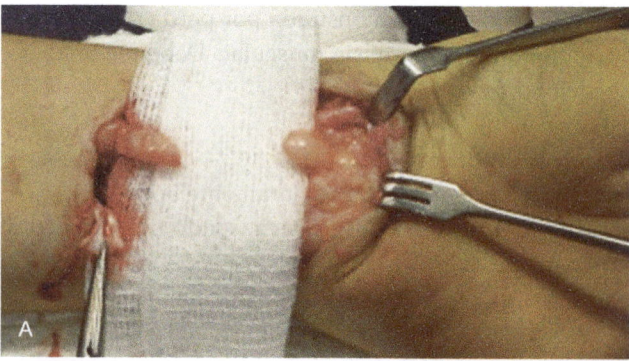

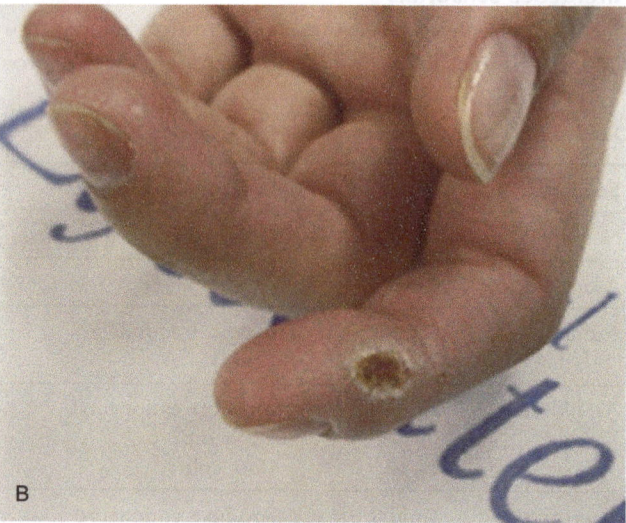

Figura 38.5 Lesão do nervo mediano e consequente ferimento no dedo indicador por falta de sensibilidade.

Quando a lesão é mais alta, no nível do braço ou cotovelo, os músculos extrínsecos também estão comprometidos, incluindo o flexor longo do polegar, a porção radial do flexor profundo dos dedos, o flexor superficial dos dedos, os pronadores redondo e quadrado, o flexor radial do carpo e o palmar longo. Do ponto de vista funcional, ocorre perda da flexão da falange distal dos dedos polegar, indicador e médio, perda dos flexores superficiais dos dedos, deficiência da pronação e tendência a desvio ulnar do punho.

Essas alterações determinam dificuldade em manipular pequenos objetos (também prejudicada pela perda sensorial) e deficiência de força de preensão palmar, dificultando a preensão de objetos maiores.[1,2]

Lesão do Nervo Ulnar

A lesão do nervo ulnar determina paralisia e hipotrofia da maioria dos músculos intrínsecos da mão: interósseos palmares e dorsais, terceiro e quarto lumbricais, músculos da eminência hipotenar, adutor do polegar e porção profunda do flexor curto do polegar. Isto acarreta a deformidade "em garra" da mão, caracterizada por hiperextensão da metacarpofalangiana e flexão das interfalangianas, principalmente dos dedos mínimo e anular. A paralisia dos interósseos resulta na perda da adução e da abdução dos dedos. Os músculos da eminência hipotenar, abdutor do dedo mínimo, flexor curto do dedo mínimo e oponente do dedo mínimo, encontram-se paralisados e hipotróficos. O adutor e o flexor curto do polegar, paralisados, comprometem a adução do polegar (Figura 38.6).

A perda sensorial ocorre no dedo mínimo e metade ulnar do dedo anular.

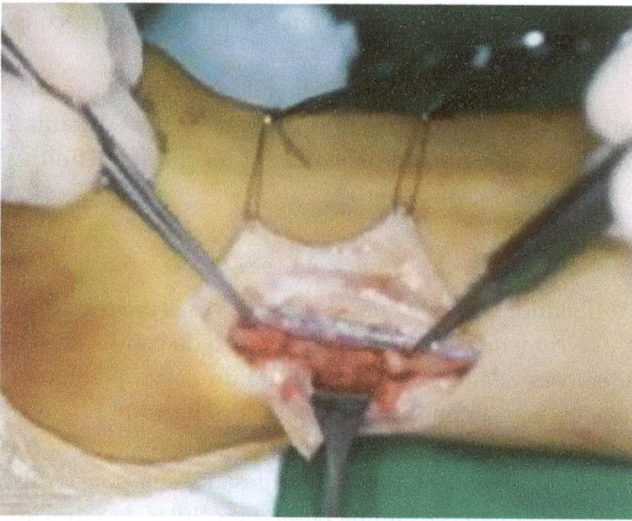

Figura 38.6 Lesão do nervo ulnar com consequente mão em garra ulnar e atrofia de intrínsecos.

Nas lesões mais altas, braço e cotovelo, os músculos flexor ulnar do carpo e flexores profundos do anular e mínimo também estão afetados.

A principal dificuldade desses pacientes é a diminuição da força de preensão em 50%. Esta é atribuída à incapacidade de abdução dos dedos, prejudicando a circundução de um objeto no ato de preensão.[1,2]

A ineficiência da adução do polegar dificulta os pinçamentos com o indicador.

Lesão do Nervo Radial

A lesão do nervo radial é reconhecida pela "postura em flexão" devido à paralisia da musculatura extensora do punho, dedos e polegar, incluindo abdutor longo do polegar, extensor curto do polegar, extensor radial curto do carpo, extensor radial longo do carpo, extensor comum dos dedos, extensor próprio do indicador, extensor próprio do mínimo e extensor ulnar do carpo (Figura 38.7).

A impossibilidade do paciente de posicionar a mão determina dificuldade de preensão dos objetos.

A sensibilidade é perdida no dorso do polegar, indicador, médio e metade radial do anular.[1,2]

Teste de Tinel

O teste de Tinel é um dos mais valiosos sinais clínicos em medicina. Ele permite o entendimento do nível e da gravidade da lesão nervosa, e, em exames posteriores, mostra se a regeneração do nervo está ocorrendo. É realizado fazendo a percussão sobre o nervo (Figura 38.8).

Clinicamente o teste de Tinel significa:

1. Sinal fortemente positivo no local da lesão indica ruptura dos axônios.
2. Regeneração de axônios, espontânea ou após reparo cirúrgico, é confirmada pela presença do sinal positivo no trajeto do nervo.
3. Após um reparo que não funcionou, o sinal permanece forte no local da lesão.
4. Ausência de progressão do sinal em lesões fechadas indica ruptura ou outra lesão que está impedindo a regeneração.
5. A taxa de progressão do sinal é de 1 mm a 2 mm ao dia.

O sinal de Tinel deve ser reservado para neuropatia traumática. Ele permite a distinção entre o trauma e a neuralgia.[1,10]

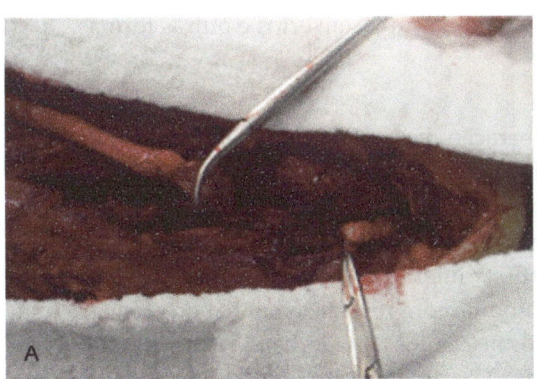
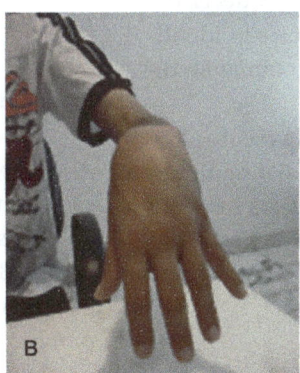
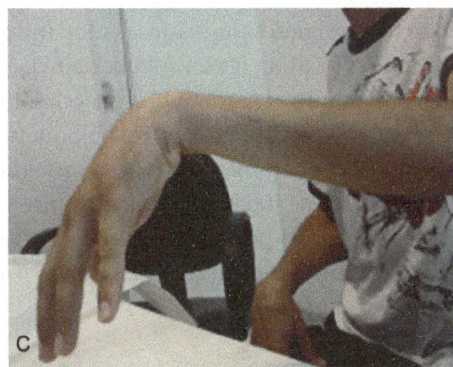

Figura 38.7 Lesão do nervo radial com incapacidade de extensão do punho e dos dedos.

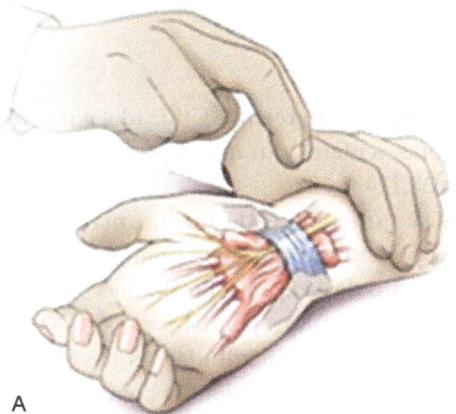
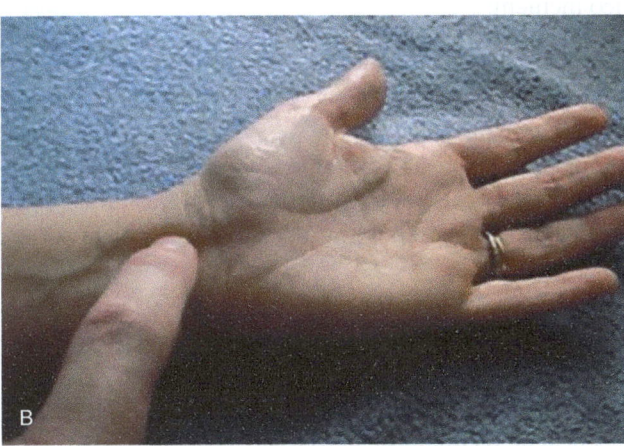

Figura 38.8 Teste de Tinel. (Cortesia do Dr. Antônio Carlos da Costa.)

Eletroneuromiografia (ENMG)

Os estudos da condução do nervo e a eletromiografia devem ser considerados extensão do exame clínico.[11] Um bom exame clínico após o trauma define se houve ou não lesão nervosa. Como enfatizou Dellon,[12] na ENMG, valores normais não necessariamente indicam ausência de alterações neurológicas, e ENMG anormais não significam que o paciente necessita tratamento cirúrgico. A interpretação correta do exame é essencial.

Após a secção do nervo, os axônios não são excitados, e a transmissão neuromuscular falha. A estimulação direta do nervo distal no nível da lesão não terá resposta. Alguma condução pode ser mantida por alguns dias antes que se complete a degeneração walleriana.

Potências de fibrilação são os sinais eletromiográficos mais precoces de desnervação muscular. A reinervação, na ENMG, precede a recuperação clínica.

Lesão em Continuidade

Deixar uma lesão em continuidade ou ressecá-la e suturar o nervo é decisão difícil, principalmente quando há evidência clínica de alguma recuperação. A decisão é mais fácil quando alguns fascículos íntegros são identificados no local da lesão. A consistência e o tamanho do neuroma também ajudam nesse momento.

A ENMG distingue entre o bloqueio de condução e as lesões degenerativas, mas não consegue distinguir entre axoniotmese (favorável) e neurotmese (desfavorável). Essa distinção só pode ser feita após um tempo decorrido ou na exploração cirúrgica. O sinal de Tinel muito forte indica axoniotmese.[1]

Indicações para Cirurgia de Nervo Periférico

As principais indicações para cirurgia de nervo periférico incluem:

- completa paralisia após ferida sobre o curso do nervo;
- completa paralisia de um nervo após cirurgia ou injeção próxima do nervo;
- completa paralisia após trauma fechado, de alta energia, que provocou lesões de partes moles e fraturas;
- completa paralisia após tração em lesão fechada do plexo braquial;
- lesão de nervo associada a lesão arterial;
- lesão de nervo associada a fratura ou luxação (requer redução aberta e fixação urgente);
- piora da lesão do nervo enquanto observado;
- ausência de recuperação após lesão fechada;
- ausência de recuperação após 6 semanas da lesão;

- dor persistente;
- tratamento de neuroma.[1]

Tempo da Cirurgia

Quanto mais precoce a reparação do nervo, melhor o prognóstico. As fibras musculares estriadas, após cerca de 2 anos de desnervação, sofrem processo de degeneração irreversível, e sua reinervação não é acompanhada por retorno de sua função.

Sendo assim, as lesões são classificadas em recentes ou tardias, de acordo com o tempo entre o trauma e o atendimento. Até 3 semanas são recentes e, depois, tardias. O reparo primário, até 1 semana da lesão, é indicado quando a lesão é limpa, incisa, sem componentes de esmagamento, a cobertura cutânea é adequada, a contaminação é mínima e a equipe e o instrumental cirúrgico são apropriados.[1,2]

A sutura tardia é feita após 3 semanas da lesão e inclui a ressecção de neuroma no coto proximal e de glioma no coto distal.

Técnicas Operatórias

O nervo periférico pode ser tratado por neurólise, reconstrução por suturas, enxertos e outras formas.

Neurólise

É a liberação do nervo. Pode ser externa ou interna. A neurólise externa é realizada nos casos de compressão, como na síndrome do túnel do carpo, ou em casos de fibrose após lesão. O epineuro é preservado (Figuras 38.9 e 38.10). A interna envolve a liberação de fascículos e epineurotomia, com ressecção parcial do epineuro e separação dos fascículos. Está indicada nos casos de secção parcial (neuroma em continuidade), transferência de um fascículo para outro nervo, tumores benignos que infiltram o nervo e durante a preparação do nervo para receber um enxerto[1] (Figura 38.11).

Métodos de Sutura

Sutura epineural externa. Utilizada para nervos mono ou oligofasciculares puramente sensoriais ou motores (Figuras 38.12–38.15).

Os feixes são orientados da melhor maneira possível, e o epineuro é unido por dois pontos laterais com náilon 8-0. O reparo da face anterior do nervo é completado com mais três ou quatro pontos.

O nervo é rodado por manipulações nos pontos laterais, e a face posterior é completada com mais três ou quatro pontos. Então, o nervo é rodado no sentido contrário.[1,2]

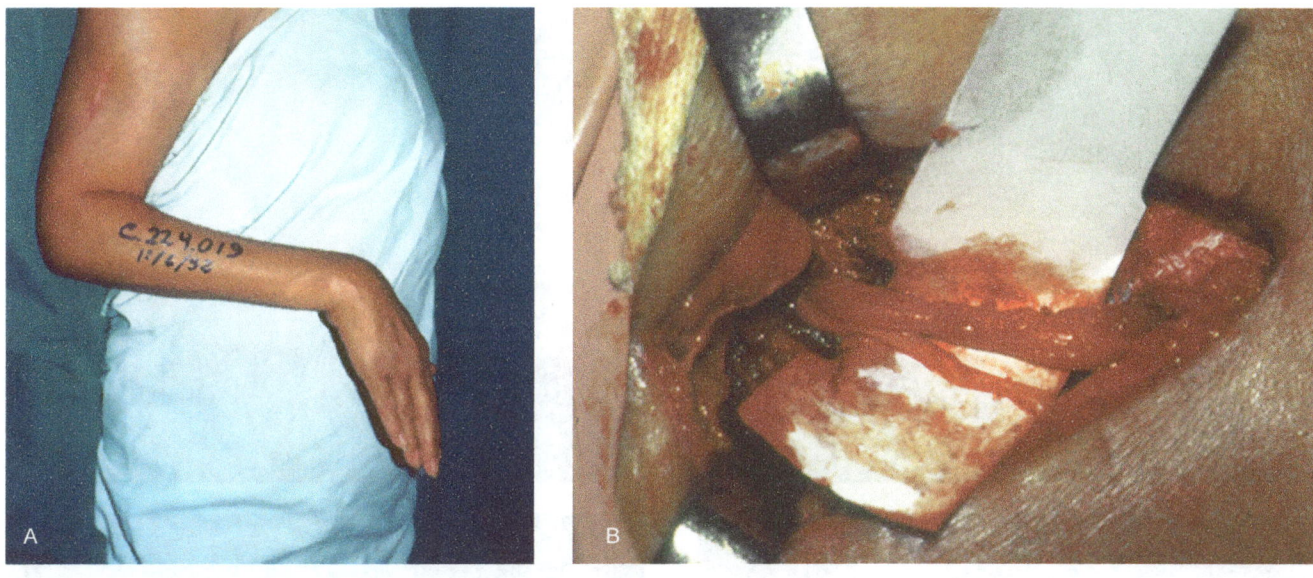

Figura 38.9 Neurólise do nervo radial.

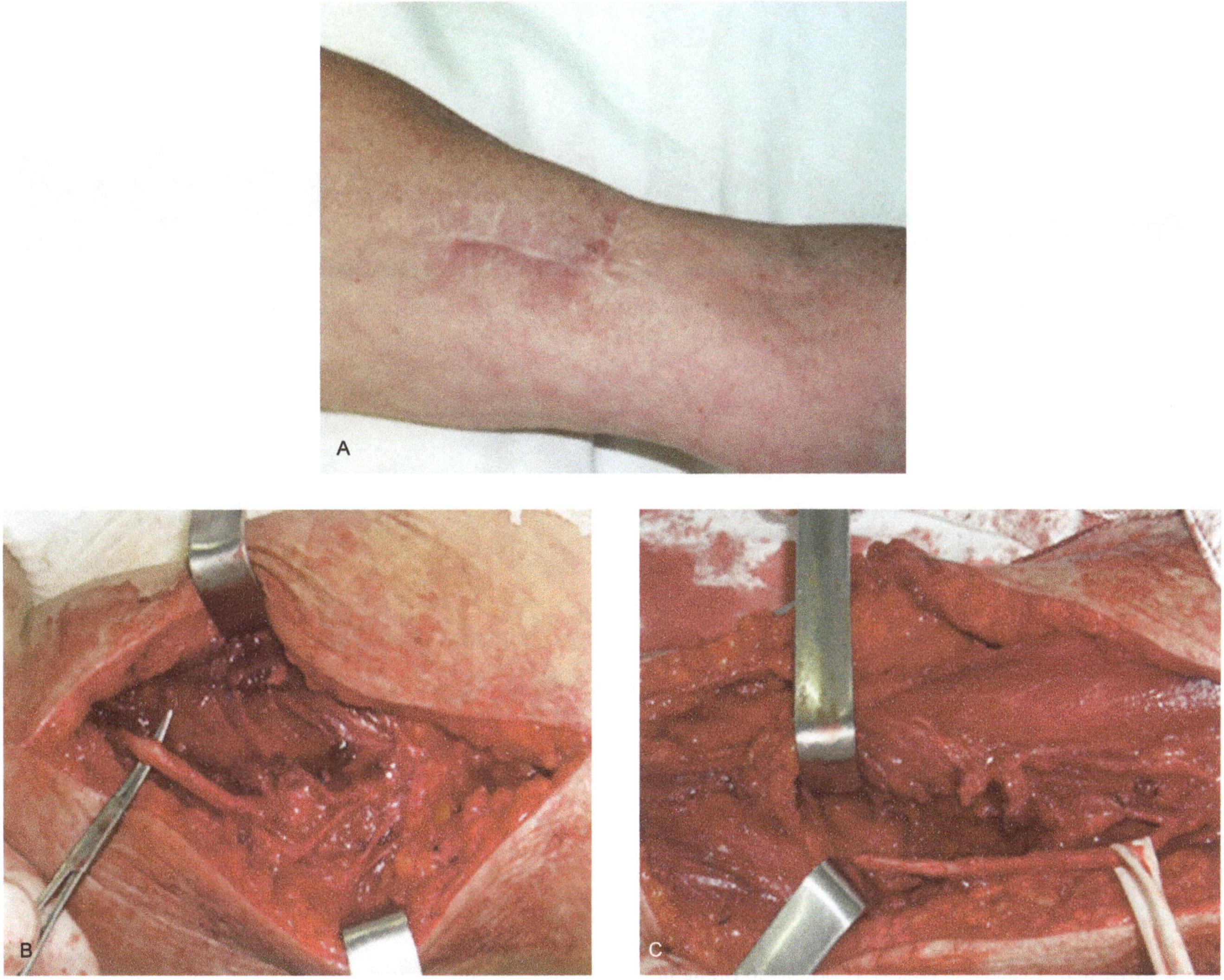

Figura 38.10 Neurólise do nervo mediano.

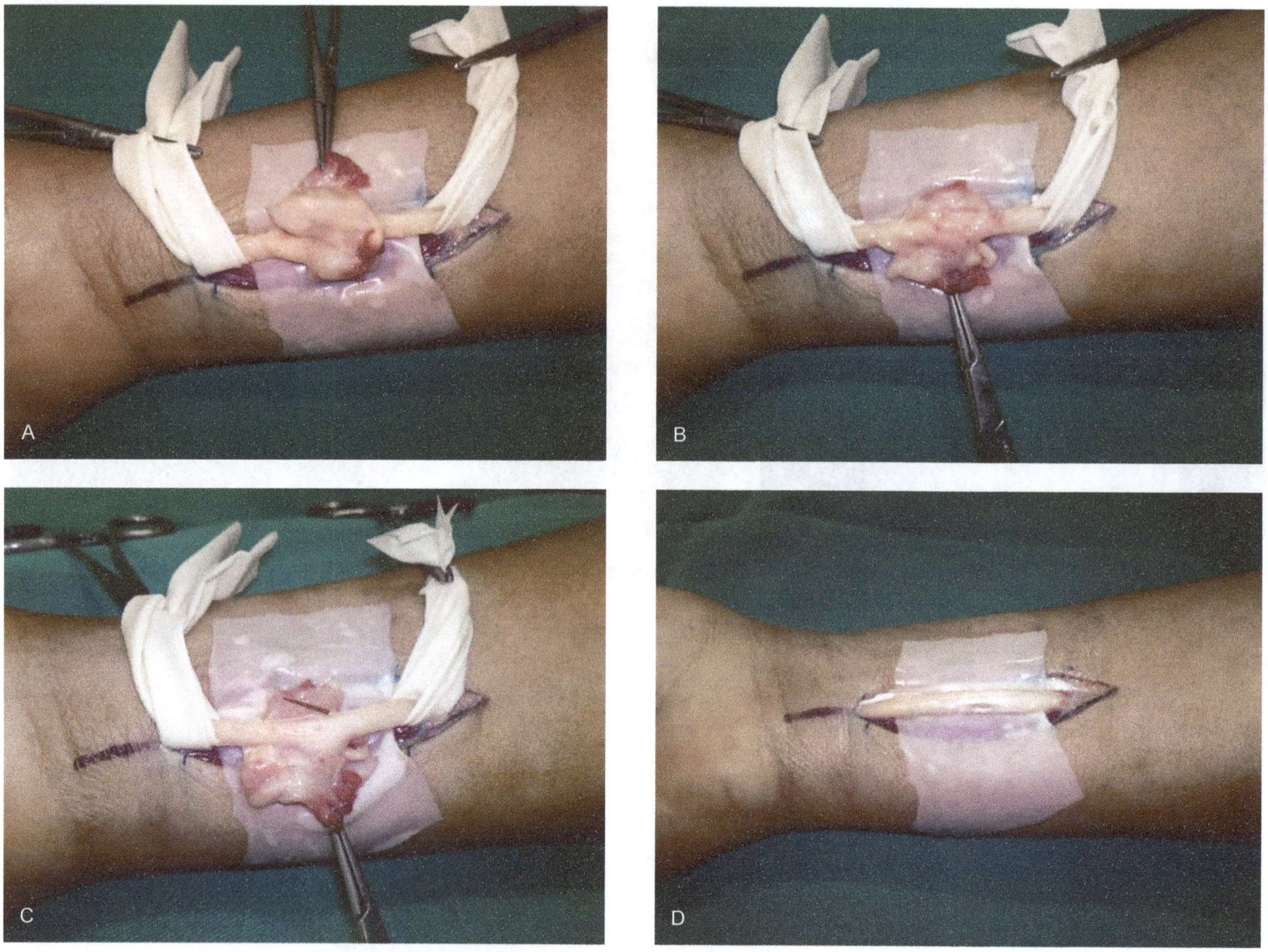

Figura 38.11 Neurólise em neuroma em continuidade no nervo mediano após lesão por espinho. (Cortesia dos Drs. Bruno Maranhão e Sulivan Savaris.)

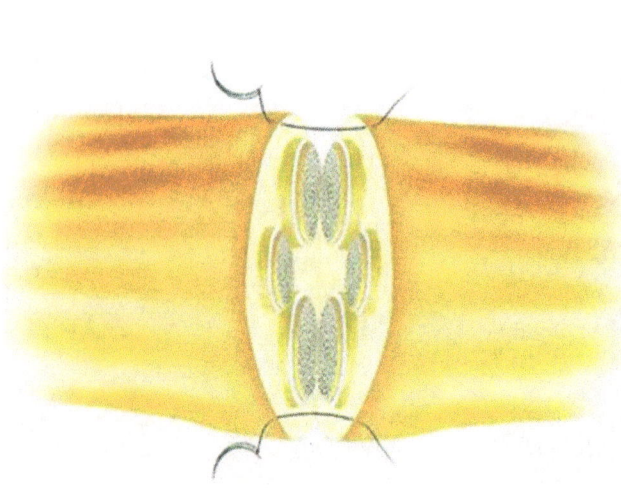

Figura 38.12 Sutura epineural externa. (Cortesia do Dr. Rames Mattar Júnior.)

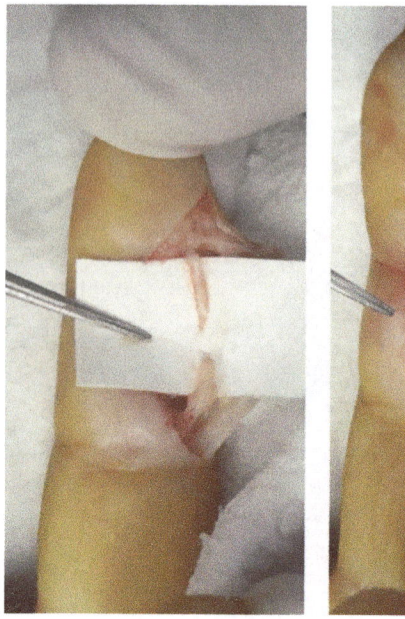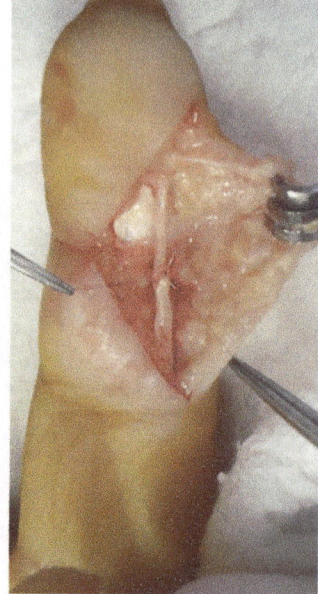

Figura 38.13 Lesão do nervo digital radial do dedo indicador.

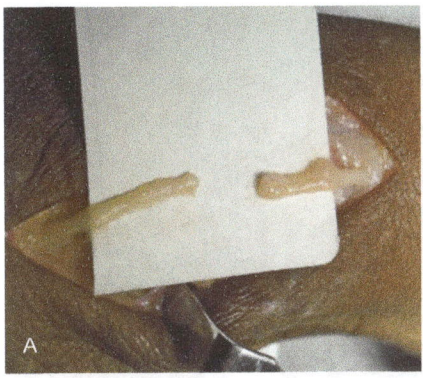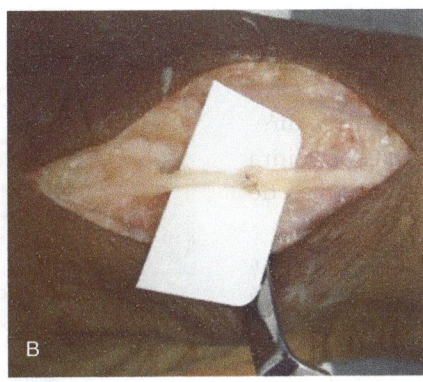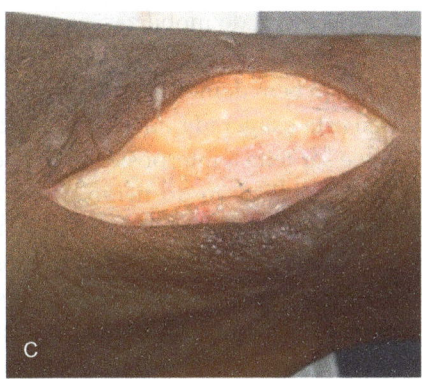

Figura 38.14 Lesão do nervo radial no dorso do punho.

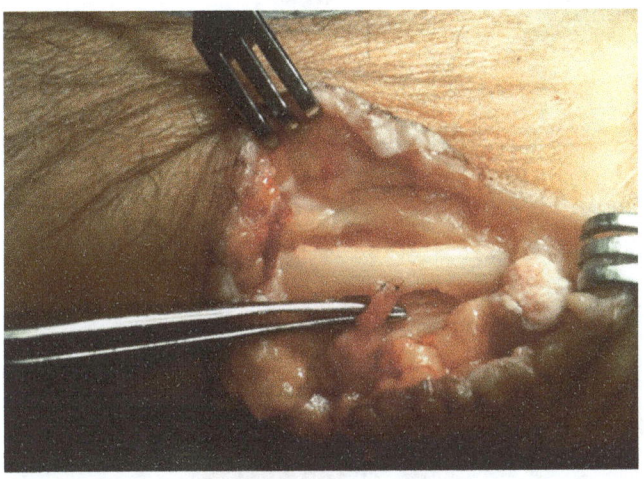

Figura 38.15 Lesão do ramo dorsal do nervo ulnar – neurorrafia terminolateral.

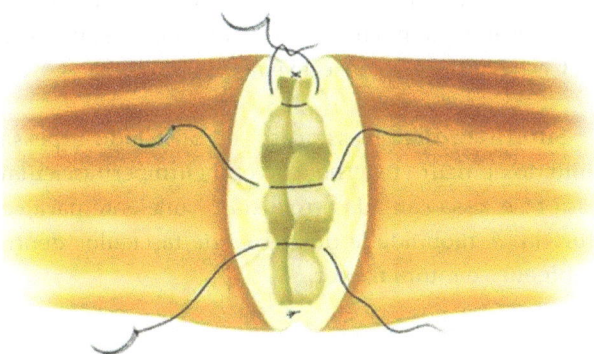

Figura 38.16 Sutura epineural interna. (Cortesia do Dr. Rames Mattar Júnior.)

Sutura epineural interna. Utilizada preferencialmente para nervos polifasciculares ou aqueles que apresentam estrutura organizada de grupos fasciculares. A dissecção e a sutura no nível do epineuro interno proporcionam maior precisão no afrontamento fascicular (Figura 38.16).

Sutura perineural. Utilizada principalmente quando o epineuro é espesso e em lesões parciais. O perineuro é particularmente mais espesso em regiões próximas às articulações. É uma sutura perigosa e pode causar lesão da fibra (Figura 38.17). Alguns princípios devem ser considerados:

- Em cirurgia de nervos periféricos, o primeiro reparo deve ser o melhor reparo possível.[13]
- A causa mais importante de falha na sutura neural é a ressecção inadequada nos cotos da lesão.[14]
- O preparo do leito é muito importante.

A decisão entre sutura direta ou enxerto nem sempre é fácil. A sutura terminoterminal é a preferida. O

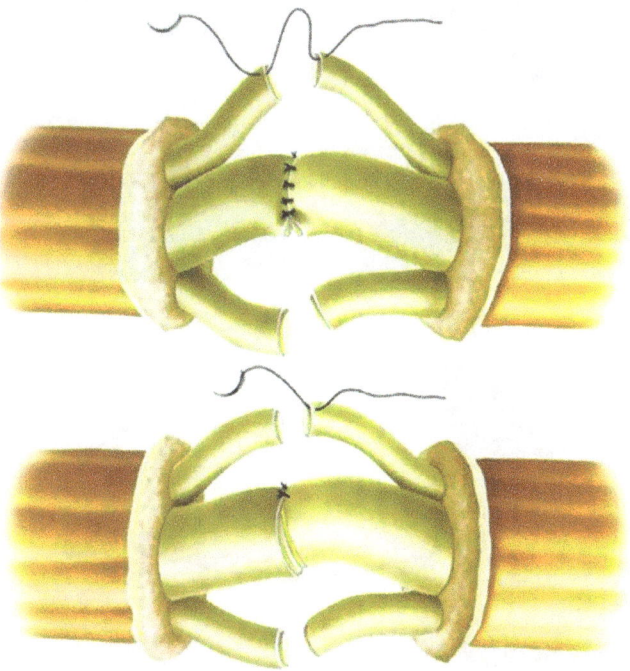

Figura 38.17 Sutura perineural (Cortesia do Dr. Rames Mattar Júnior.)

nervo necessita de mobilização e a tensão na sutura não pode ser excessiva. Os efeitos deletérios da tensão na sutura foram bem demonstrados por Clark *et al.*[15] Quando a tensão está exagerada ou não se consegue a sutura direta, deve ser feita a interposição de enxerto. Isto permitirá melhor mobilização do nervo. Facilita, ainda, o uso de imobilizadores no pós-operatório (Figura 38.18).

Outra possibilidade é fazer a transposição do nervo, como o ulnar no cotovelo, onde se consegue "ganhar" até 3 cm no comprimento (Figura 38.19). Isto é melhor devido ao fato de termos um e não dois níveis de sutura, além de dispensar o uso de enxerto (sem dano na área doadora).

Teste simples para avaliar a tensão na sutura consiste em dar um ponto com fio prolene 7-0 no nervo mediano, com o punho fletido a 30°. Se o epineuro não romper e não causar isquemia nos vasos epineurais, a sutura está boa. Caso contrário, o enxerto é necessário.[1]

Sutura tardia. Nesse caso, é constatado espessamento do epineuro externo e do epineuro perifascicular. Nessa fase, essa camada é robusta o suficiente para ser suturada. A mobilidade dos feixes de fascículos dentro do epineuro é muito menor.

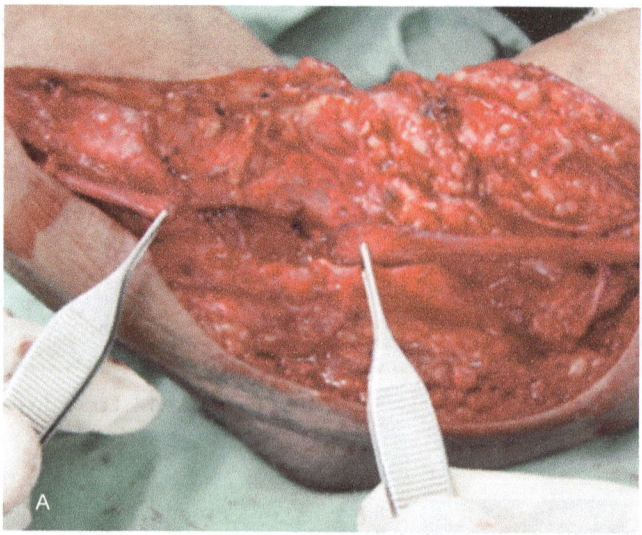

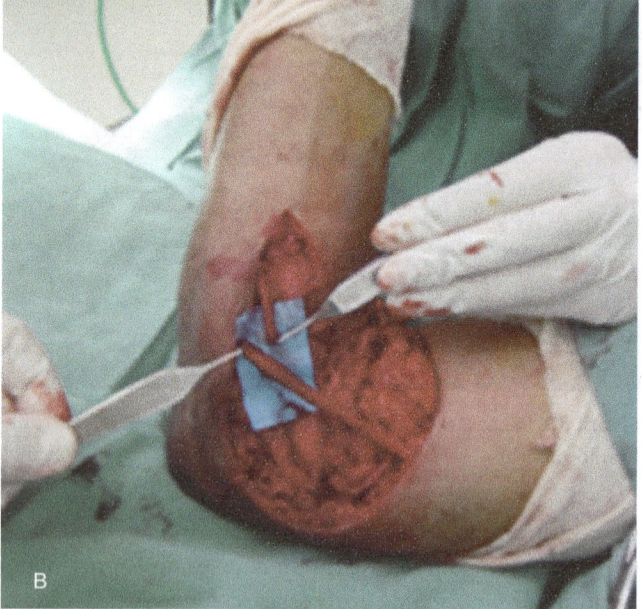

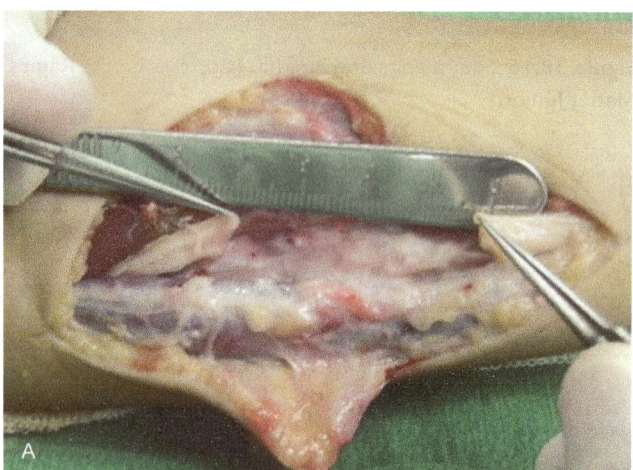

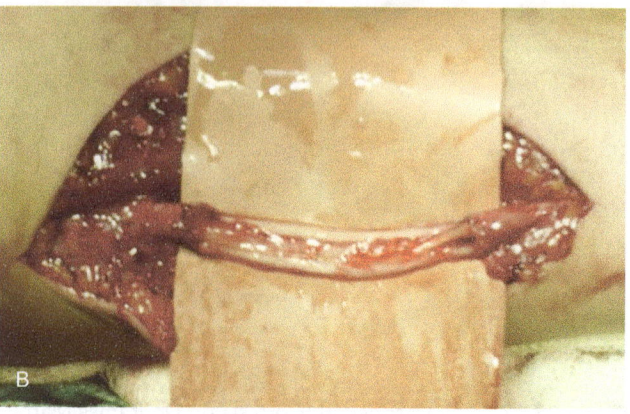

Figura 38.18 Enxerto de nervo.

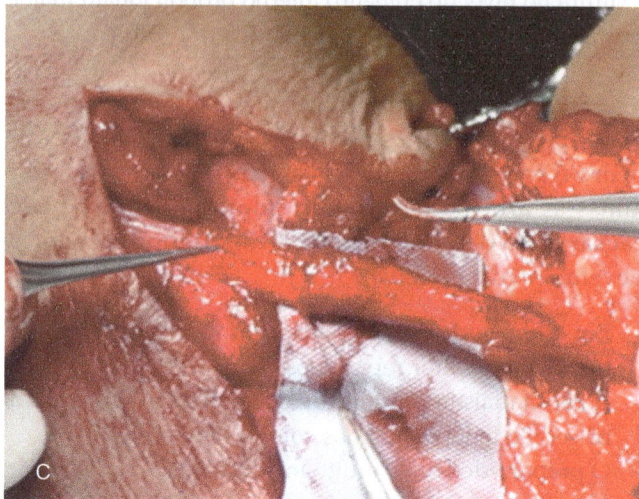

Figura 38.19 Transposição anterior do nervo ulnar para facilitar neurorrafia.

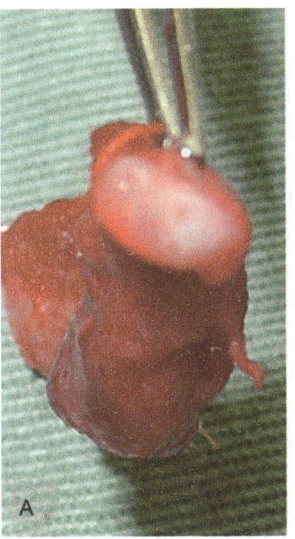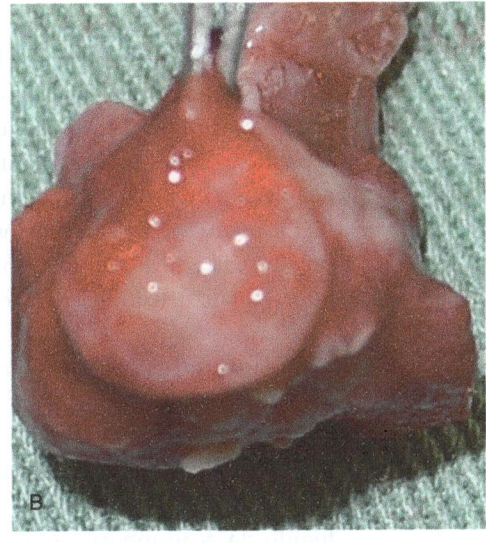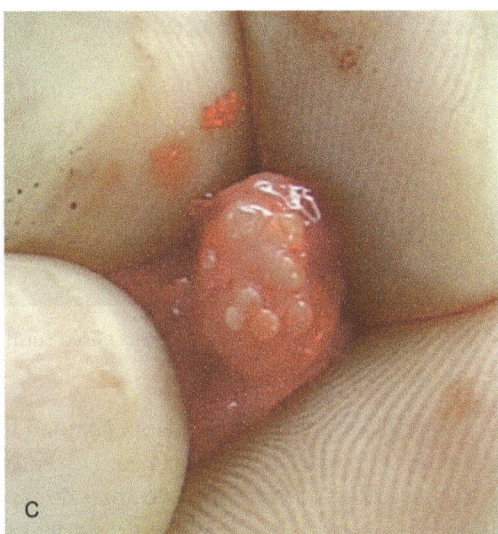

Figura 38.20 Preparo do coto do nervo até se notar os fascículos ("espaguetização").

O nervo pode ter formado dois bulbos separados, ou um bulbo que é o neuroma em continuidade (Figura 38.20). Esses bulbos são ressecados até que os fascículos sejam reconhecidos. Isto é conhecido como "espaguetização" do nervo. Daí, então, a sutura é feita como na fase aguda.

Neurotizações

Na impossibilidade de reconstruir um nervo periférico, sacrifica-se o nervo doador (ou parte dele) para que possa reinervar o nervo lesado. São transposições de um nervo para reparo de outro inviável.

A vantagem é que a parte proximal do nervo doador é viável e a reinervação ocorre mais rapidamente. A parte doadora é colocada o mais próximo possível do órgão efetor.

Como desvantagens são citadas a perda de função do nervo doador, mesmo que clinicamente aceitável, e o fato de que poucos nervos podem funcionar como doadores.

São muito úteis no tratamento das lesões irreversíveis do plexo braquial.

No membro superior, os mais comumente usados são o nervo ulnar parcial para o nervo musculocutâneo (Oberlin)[16] (Figura 38.21), o ramo do nervo radial para o tríceps e para o nervo axilar (Bertelli)[17] e o nervo acessório para o nervo supraescapular (Brunelli).[18]

Adesivo de fibrina

O adesivo de fibrina pode ser utilizado com vantagens nas reconstruções complexas, quando se utilizam enxertos nervosos. Ao colarmos um enxerto ao outro, diminuímos, além do tempo cirúrgico, a quantidade de pontos necessários para o bom afrontamento fascicular e, consequentemente, a agressão da manipulação da sutura.[2]

Enxerto de nervo

O enxerto, quando necessário, pode ser retirado do próprio membro afetado.

O nervo cutâneo medial do antebraço é boa opção.

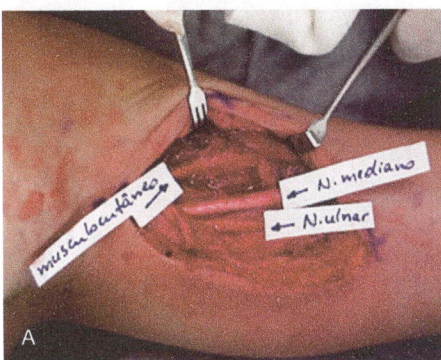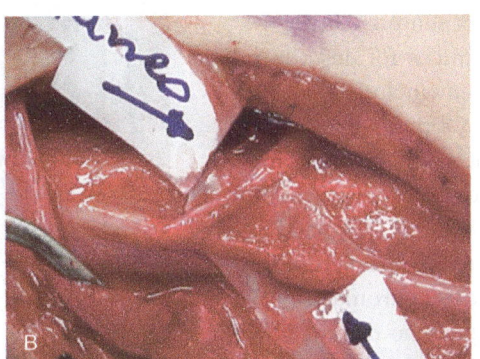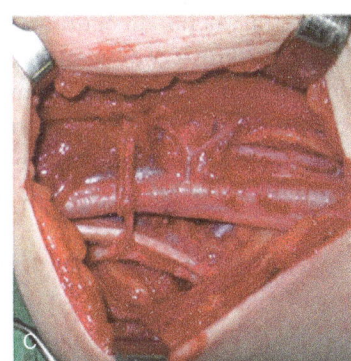

Figura 38.21 Neurotização de ramo do nervo ulnar para nervo musculocutâneo. (Oberlin.)

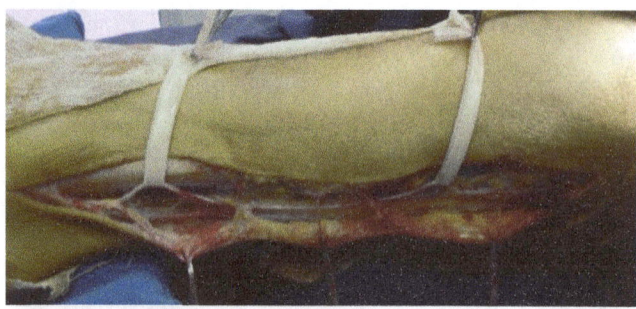

Figura 38.22 Retirada do nervo sural.

O nervo sural é a primeira opção quando se necessita de um segmento maior de nervo.

Não se deve retirar o enxerto antes de explorar a lesão do nervo. Assim, é possível definir a extensão da lesão e medir o intervalo a ser reparado com o enxerto. O enxerto deve ser retirado 15% maior que o defeito a ser reparado.

Outra opção é o cutâneo medial do braço, que pode ser obtido com extensão de até 25 cm.

Técnica de retirada do nervo sural

Paciente em decúbito dorsal com joelho fletido a 70º, com o pé preso na mesa operatória. Acesso longitudinal é feito posterior à linha média, preservando a veia safena. Identifica-se melhor o nervo acima do maléolo lateral. Segue-se, então, proximalmente, lateralmente à veia safena até a perfurante profunda da fáscia na perna.

O nervo pode ser identificado até a sua origem no nervo tibial, na fossa poplítea[1] (Figura 38.22).

Neuroma

O neuroma se forma no nervo após a sua lesão (ver Figura 38.11).

Pode ser completo ou terminal, quando o nervo foi dividido, e incompleto ou em continuidade, quando alguns fascículos estão preservados.

Neuromas em amputações representam problema devido à impossibilidade de conectar o nervo ao coto terminal.

O tratamento do neuroma nem sempre é fácil.

A esclerose com agentes químicos foi descrita por Smith e Gomez,[19] que injetaram triancinolona e anestésico local diretamente no neuroma. Obtiveram resultados satisfatórios na metade dos pacientes com uma única aplicação, chegando até 80% de melhora após várias aplicações.

As técnicas operatórias de neurólise, ressecção e sutura são aplicáveis no tratamento dos neuromas.

Os neuromas de coto de amputação devem ser sepultados em músculos ou mesmo nos ossos, para que cesse o estímulo de dor.

Reabilitação

A reabilitação deve ser iniciada no pré-operatório, com o objetivo de manter a mobilidade articular, promover boa condição de pele, reduzir as aderências e orientar o paciente sobre o processo de reabilitação e reeducação até a sua recuperação funcional.

Devem ser ressaltados os cuidados para manipular objetos cortantes, pontiagudos ou aquecidos, pois, com a alteração da sensibilidade protetora, existe o risco de novos ferimentos. O paciente com alteração sensorial pode compensar a perda com o auxílio da visão, devendo ser orientado nesse sentido.

Após a reconstrução do nervo periférico, é preciso aguardar sua cicatrização, que ocorre em 3 a 4 semanas. Até esse período, o local da reconstrução deve ser protegido da ação mecânica por meio de imobilização com aparelho gessado ou órtese.

O paciente é encaminhado para a reabilitação e reavaliado periodicamente pela evolução do sinal de Tinel. O choque à percussão deve "caminhar" 1 mm/dia.

A presença de dor e choque no mesmo local, sem progressão distal, indica mau prognóstico.

A utilização de imobilizações intermitentes, com órteses, tem por objetivo prevenir as deformidades provocadas pela paralisia e perda do equilíbrio muscular nas diversas formas de lesões dos nervos periféricos.[2]

Avaliação da Sensibilidade

O tato é avaliado pelos monofilamentos de Semmes-Weistein (Figura 38.23). Consiste em um conjunto de monofilamentos de náilon com diâmetros diferentes, capazes de promover pressão de força de 0,05 g a 300 g, quando tocados perpendicularmente na pele, até se cur-

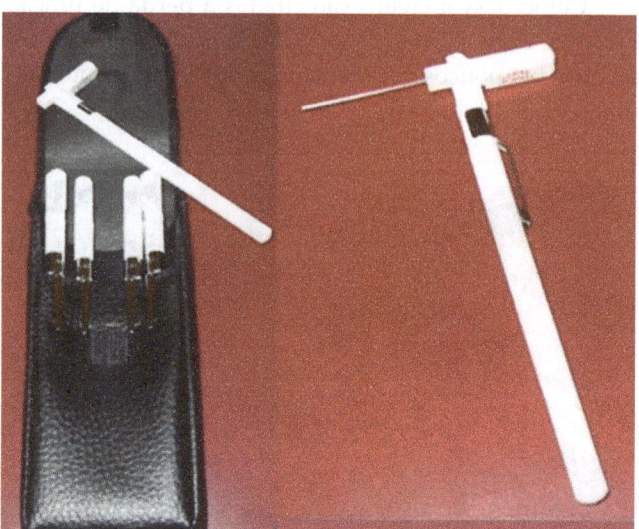

Figura 38.23 Monofilamentos.

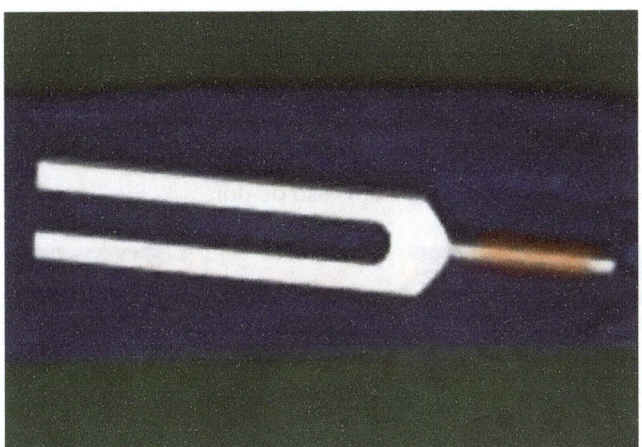

Figura 38.24 Diapasão.

varem. O paciente deve referir se sentiu ou não o toque sem o auxílio da visão.

O teste vibratório é realizado com diapasão. Consiste na aproximação de um diapasão de 30 cps (ciclos por segundo), para corpúsculos de Meissner (tato), e o de 256 cps para os corpúsculos de Pacini (pressão), em vibração, com o paciente com os olhos fechados (Figura 38.24).

A temperatura é determinada com o auxílio de tubos de ensaio com água fria e morna, sendo o paciente capaz de identificá-los com os olhos fechados.

A dor é avaliada pela estimulação delicada com agulha fina, também sem o auxílio da visão. A dor é uma das primeiras sensações recuperadas com a regeneração nervosa.[2,20]

Avaliação da Motricidade

O examinador dá uma nota ao músculo:

- M0 – músculo paralisado.
- M1 – músculo com contração mas incapaz de realizar o movimento.
- M2 – músculo capaz de realizar o movimento sem ação da gravidade.
- M3 – músculo capaz de vencer a força da gravidade.
- M4 – músculo capaz de vencer uma resistência.
- M5 – músculo normal.

São realizadas três medidas com dinamômetro para pinça digital lateral, pinça digital polpa-polpa e preensão[2] (Figuras 38.25 e 38.26).

LESÕES TENDINOSAS

As lesões tendinosas, sobretudo nas mãos, levam a importantes perdas da função. Daí a necessidade de diagnóstico correto para se conseguir definir, rapidamente, estratégia de tratamento e restaurar a função da mão.[21,22]

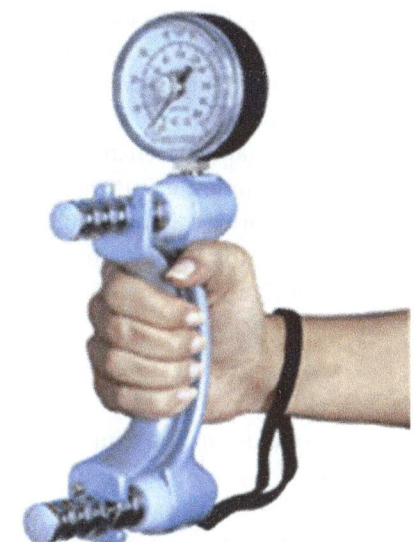

Figura 38.25 Dinamômetro.

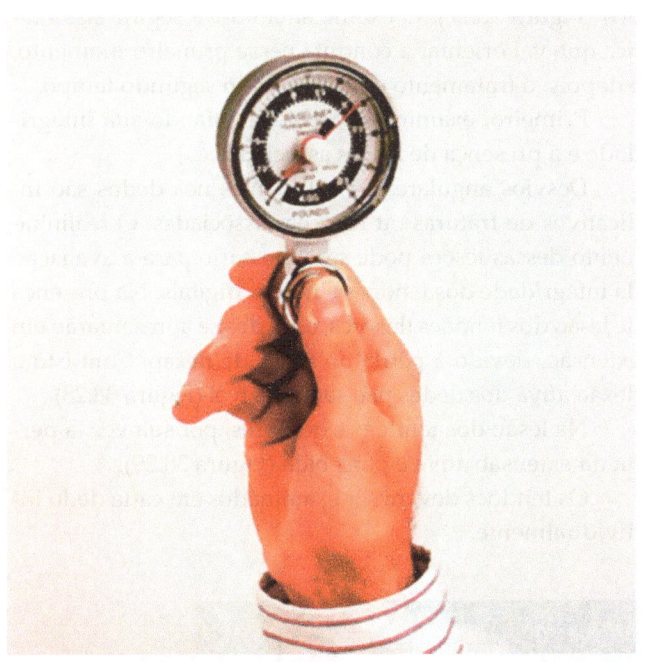

Figura 38.26 Pinça lateral.

No passado, acreditava-se que os tendões eram estruturas avasculares e que, portanto, seu reparo era impossível. Depois, com os estudos que demonstraram a sua vascularização, ficou o desafio de como e quando reparar essas lesões.

No início dos anos 1960, os trabalhos começaram a sugerir que o reparo primário das lesões tendinosas era possível e desejável.[23-26] A partir de então é que surgiram os avanços no entendimento da anatomia, da biologia, dos mecanismos de resposta ao trauma e dos métodos de tratamento. Esses avanços, associados à melhor qualidade dos tipos de sutura, lentes de magnificação e protocolos de reabilitação, tornaram o reparo cirúrgico o tratamento de escolha dessas lesões.

Os objetivos do tratamento cirúrgico incluem boa coaptação das extremidades e sutura resistente, de modo que permita um protocolo de reabilitação precoce. O deslizamento vai inibir o aparecimento de aderências e permitir a cicatrização do tendão e o retorno da sua função.[21,22]

Apresentação Clínica

Através da história do trauma é que se começa o entendimento da lesão.

O exame físico deve ser acurado, e realizado antes de a lesão aberta ser anestesiada. A proximidade dos nervos com os tendões na mão exige exame anterior à anestesia, para que possam ser diagnosticadas as lesões dos nervos digitais por meio da avaliação da sensibilidade nos dedos (Figura 38.27). O exame então deve seguir sistemática que vai orientar a conduta nesse primeiro momento, e depois, o tratamento definitivo num segundo tempo.

Primeiro, examina-se a pele, avaliando sua integridade e a presença de lesões associadas.

Desvios angulares ou rotacionais nos dedos são indicativos de fraturas ou luxações associadas. O realinhamento dessas lesões pode ser necessário para a avaliação da integridade dos tendões e nervos digitais. Na presença de lesão dos tendões flexores, os dedos se apresentarão em extensão, devido à perda do tônus de flexão. Com isto a flexão ativa dos dedos não será possível (Figura 38.28).

Na lesão dos tendões extensores, por sua vez, a perda da extensão ativa é percebida (Figura 38.29).

Os tendões devem ser examinados em cada dedo individualmente.

Para se isolar o tendão flexor superficial de um dedo, bloqueiam-se os outros dedos em extensão (Figura 38.30). Para o flexor profundo, bloqueia-se a interfalangiana proximal em extensão (Figura 38.31). As lesões parciais não serão demonstradas pelo movimento, mas devem ser suspeitadas em caso de dor.

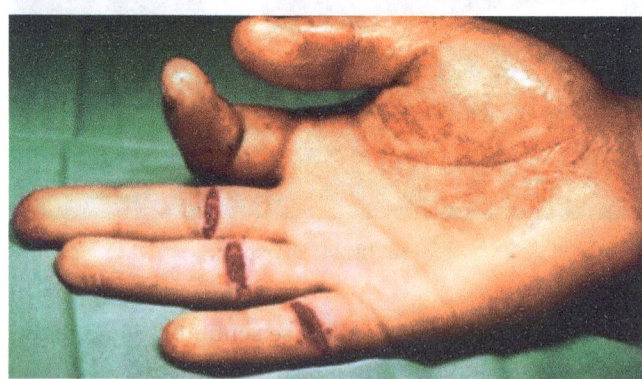

Figura 38.28 Lesão dos tendões flexores dos dedos médio, anular e mínimo.

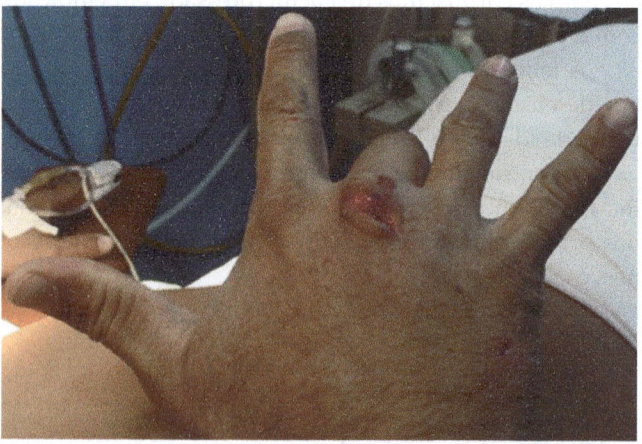

Figura 38.29 Lesão do tendão extensor do dedo médio.

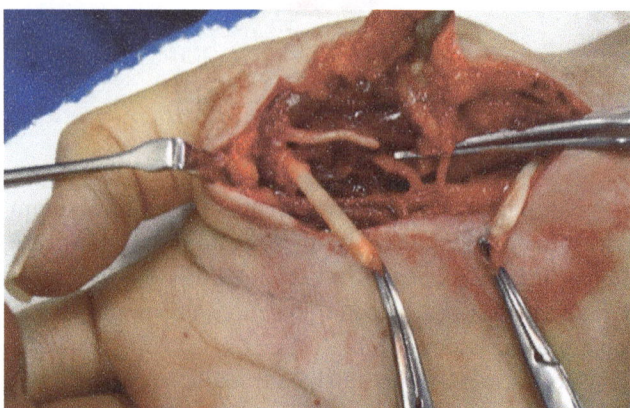

Figura 38.27 Lesão do tendão flexor longo do polegar e do nervo digital radial – repare a proximidade do tendão com os nervos digitais

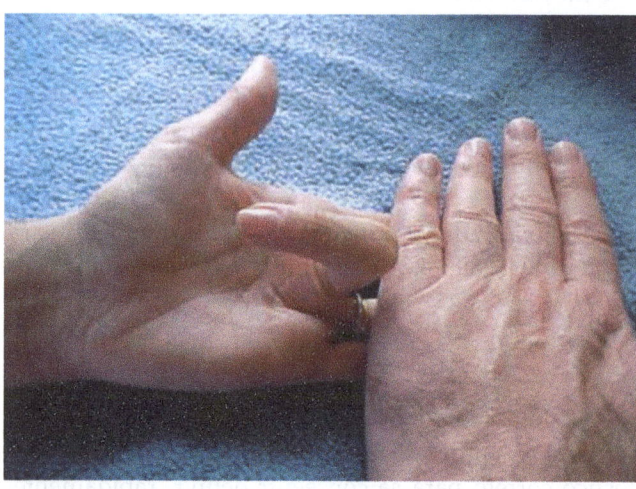

Figura 38.30 Exame do flexor superficial.

A sensibilidade de cada dedo deve ser testada separadamente no território correspondente de cada nervo (Figura 38.32). O teste de discriminação de dois pontos pode ser de grande ajuda nesses casos (Figura 38.33).

A vascularização é avaliada pela presença de perfusão distal, e, quando necessário, deve ser feito teste de Allen digital (Figura 38.34).

Após completar essa avaliação, o cirurgião determina o momento mais adequado para o tratamento cirúrgico, devendo estar apto a realizá-lo. O médico deve estar atento para outros achados no momento da exploração cirúrgica.[21]

Uma radiografia deve ser solicitada para completar a avaliação.

Didaticamente, dividiremos as lesões tendinosas dos flexores e dos extensores.

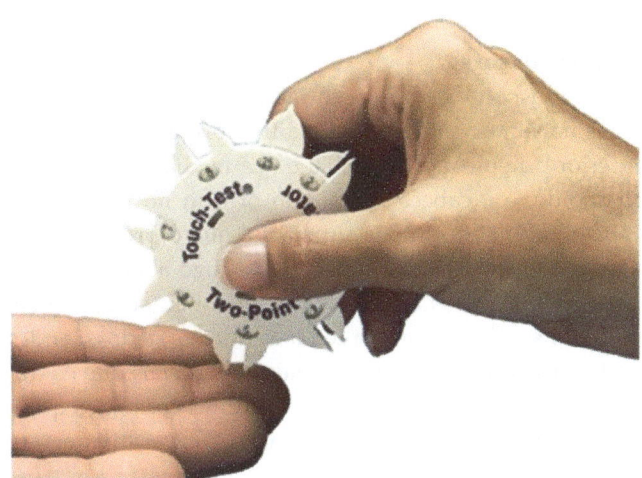

Figura 38.33 Teste de discriminação de dois pontos.

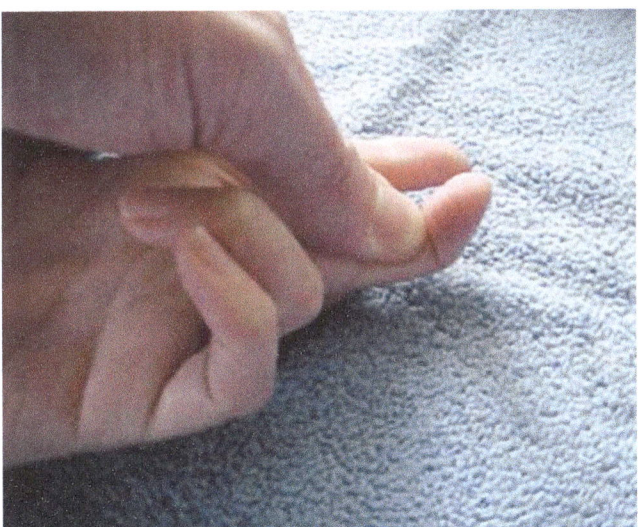

Figura 38.31 Exame do flexor profundo.

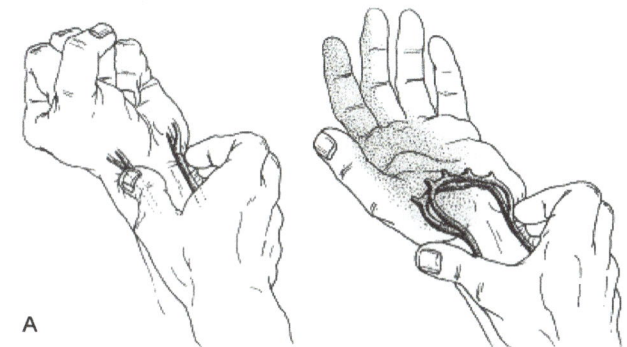

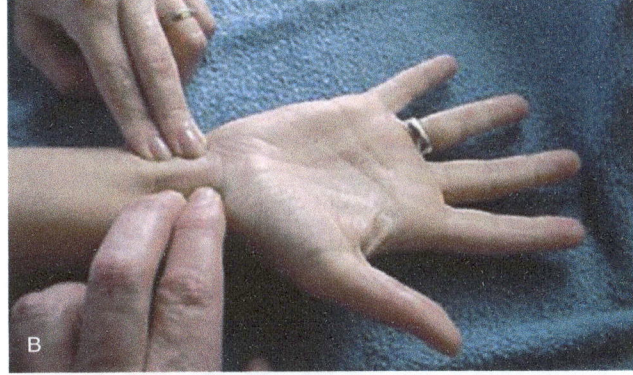

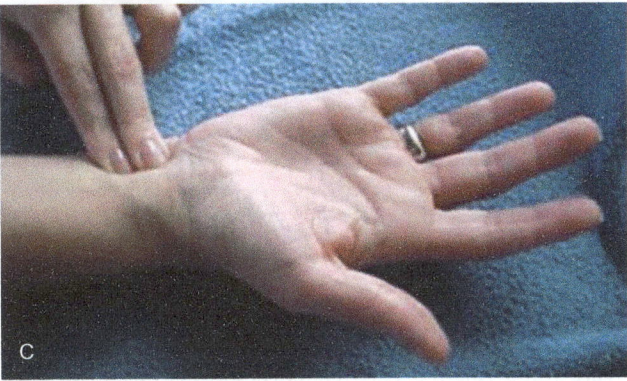

Figura 38.34 Teste de Allen.

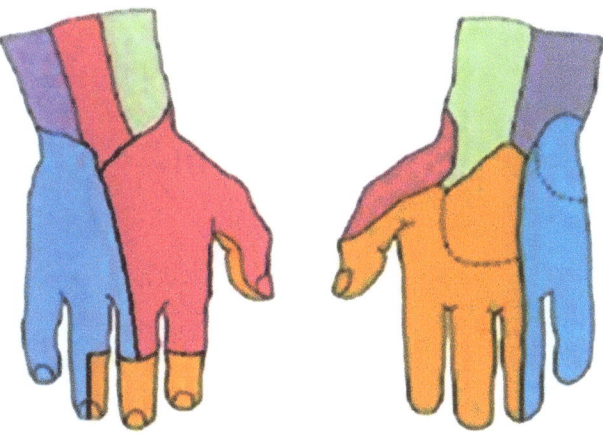

Figura 38.32 Inervação sensitiva da mão – azul nervo ulnar, laranja nervo mediano e rosa nervo radial.

Anatomia

Tendões flexores

O músculo flexor superficial dos dedos tem duas cabeças na sua origem. A cabeça ulnar origina-se na parte anterior do epicôndilo medial e fica medial ao processo coronoide, e a cabeça radial tem origem no rádio logo após o supinador e mais superficial que o pronador redondo. O nervo mediano localiza-se logo abaixo do flexor superficial dos dedos. No meio do antebraço, esse músculo se divide e envia tendões para os dedos, sendo os dos dedos médio e anular mais superficiais que os do indicador e mínimo (Figura 38.35). A inervação dos quatro vem do nervo mediano, e o suprimento sanguíneo é feito pelas artérias radial e ulnar.

O músculo flexor profundo dos dedos origina-se na face volar e medial da ulna proximal e da membrana interóssea. Fica situado na parte mais profunda do antebraço

volar, adjacente ao flexor longo do polegar. O nervo ulnar inerva os flexores profundos do anular e do mínimo, e o nervo interósseo anterior, ramo do mediano, inerva os flexores profundos do indicador e médio. A maior contribuição do suprimento sanguíneo vem da artéria ulnar.[21]

O flexor longo do polegar origina-se no aspecto volar da diáfise do rádio e da parte lateral da membrana interóssea. É inervado pelo interósseo anterior e nutrido predominantemente pela artéria radial.

Kleinert *et al.*[23] e Verdan[26] classificaram os tendões flexores em cinco zonas (Figura 38.36):

- Zona I – distal à inserção do flexor profundo
- Zona II – zona das polias, antigamente chamada de "terra de ninguém"
- Zona III – distal ao túnel do carpo e proximal às polias
- Zona IV – túnel do carpo
- Zona V – proximal ao túnel do carpo

O flexor superficial de cada dedo, quando entra na polia A1, divide-se em duas metades que envolvem o tendão flexor profundo, formando o quiasma de Camper (Figura 38.37). Estas tornam a se unir e inserem-se na base da falange média.

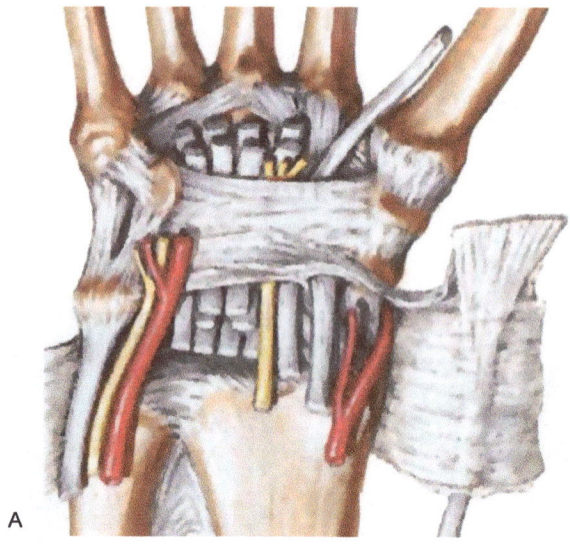
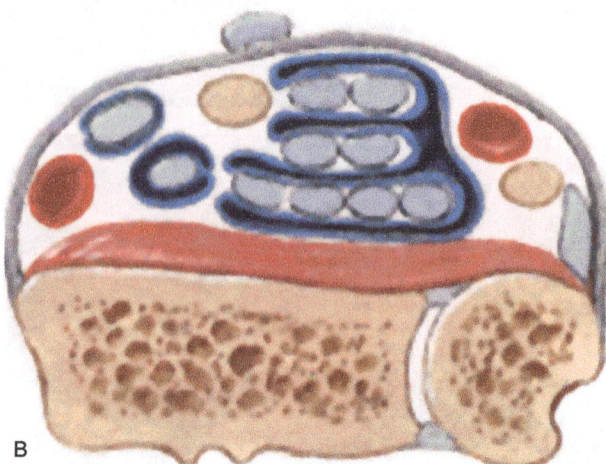

Figura 38.35 Anatomia dos tendões flexores. (Copiado do atlas do Netter.)

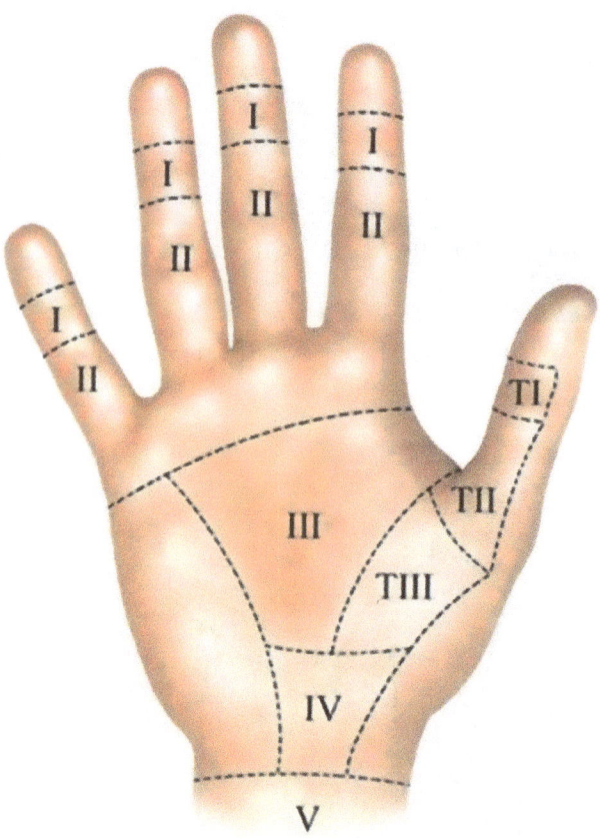

Figura 38.36 Zonas dos tendões flexores, sendo as do polegar precedidas pela letra T. (Cortesia do Dr. Rames Mattar Júnior.)

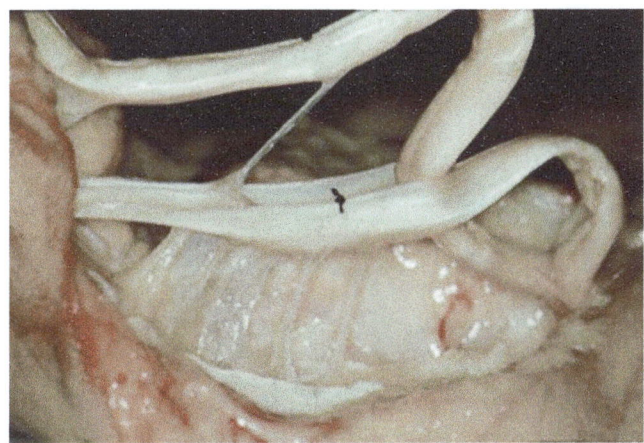

Figura 38.37 Quiasma de Camper. (Cortesia do Dr. Rames Mattar Júnior.)

As zonas I e II são descritas como túnel osteofibroso (Figuras 38.38 e 38.39).

Esse mecanismo de polias é que permite flexão adequada de cada dedo. A lesão das polias resulta no efeito de corda de arco durante a flexão do dedo. Daí a importância da reparação das polias no tratamento dessas lesões.[21,22]

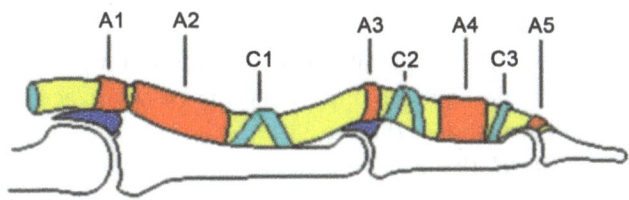

Figura 38.38 Sistemas de polias. (Cortesia do Dr. Antônio Carlos Costa.)

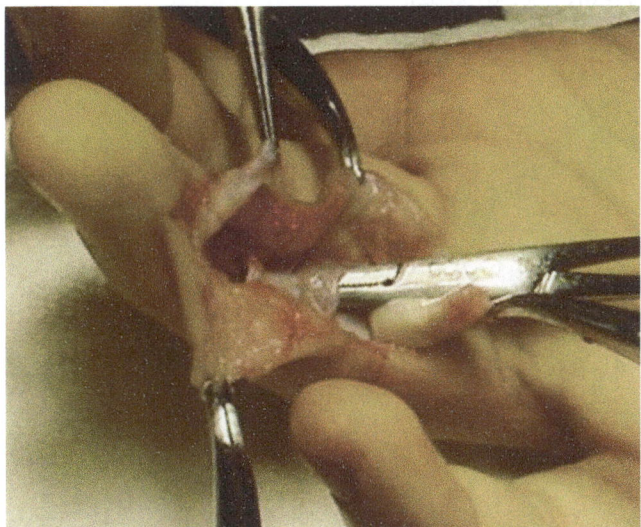

Figura 38.39 Polia do dedo anular.

Tratamento cirúrgico. O momento adequado para realizar a cirurgia depende dos achados no exame físico. A emergência só se justifica nos casos de alteração na perfusão digital. Se a perfusão está comprometida ou se o mecanismo indica que as duas artérias estão lesadas, o reparo microcirúrgico deve ser imediato para artérias e nervos digitais.

Caso a perfusão esteja preservada, a cirurgia deve ser programada dentro de poucos dias, assim que o paciente estiver em condições adequadas. Evidências clínicas e pesquisas sugerem que o reparo deve ser feito logo após a lesão. O reparo tardio pode estar associado a alterações nas extremidades dos tendões e encurtamento muscular.

Nos casos que se apresentam tardiamente, procedimentos de reconstrução ou transposição podem ser necessários. Os mais complicados podem necessitar de enxerto de tendão ou de espaçador de silicone.[22]

Na impossibilidade de reparar os dois tendões flexores, o reparo apenas do flexor profundo pode ser a melhor opção.[27]

As indicações específicas variam de acordo com o local da lesão.

Zona I. A avulsão (Figura 38.40) ou laceração (Figura 38.41) do flexor profundo deve ser abordada com tenorrafia, se a parte distal tem mais de 1 cm, ou reinserção na falange distal, se menor que 1 cm.

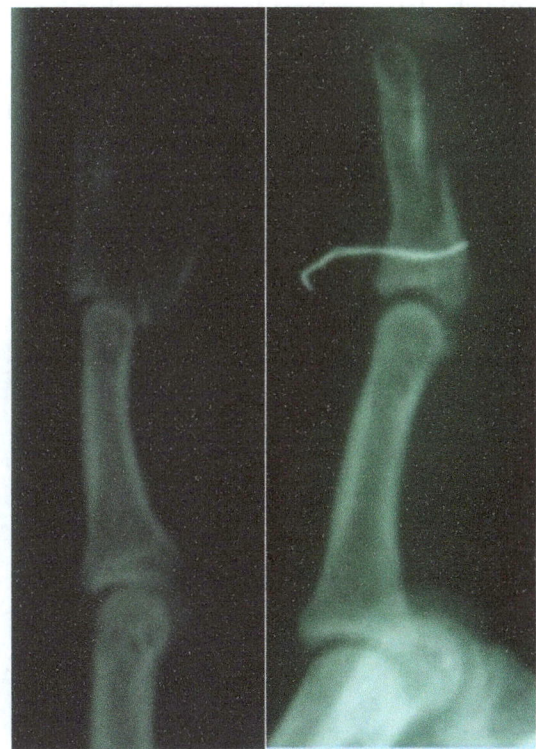

Figura 38.40 Avulsão óssea do flexor profundo na falange distal.

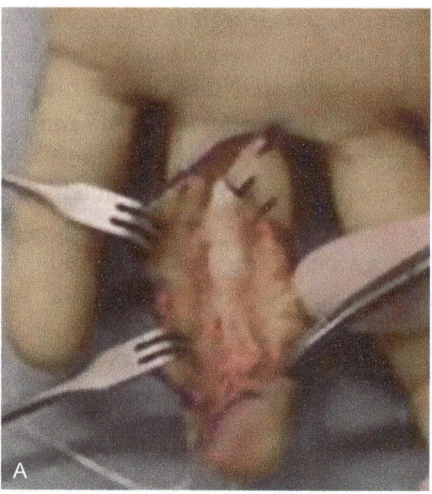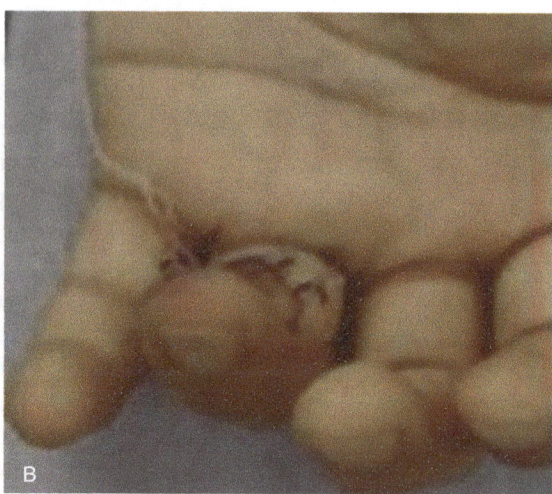

Figura 38.41 Lesão do tendão flexor profundo na zona I.

A reinserção pode ser feita com miniâncoras ou *pull-out*. O *pull-out* deve ser removido após 6 semanas (Figura 38.42).

A avulsão óssea deve ser fixada com miniparafusos ou fios de Kirschner de acordo com o tamanho dos fragmentos.

Zona II. Nessa região, o reparo é feito usando uma sutura central, como, por exemplo, a de Kessler modificada, Tagima, Savage ou a de Indiana[21,30,31] (Figuras 38.43–38.47).

Cuidado deve ser tomado com as polias e o túnel por elas formado.

Os estudos têm se preocupado em aumentar a força da sutura e permitir um deslizamento melhor com atrito menor.

O local do nó, dentro ou fora do sítio da lesão, não altera a força da sutura, e a presença de múltiplas suturas aumenta a força, mas diminui a superfície de reparo do tendão.[32]

O nó colocado distante da lesão pode aumentar o atrito e piorar o deslizamento.[33,34]

A sutura da epitendinosa ou circunferencial tem sido descrita para aumentar a força da tenorrafia (Figura 38.48).

O flexor longo do polegar pode retrair além da região tênar, e uma incisão auxiliar proximal pode ser necessária durante seu reparo.

Um cuidado especial nessa região é com a presença das vínculas, que são importantes na vascularização e nutrição dos tendões (Figura 38.49).

Zonas III, IV e V. Os princípios são os mesmos observados na zona II, porém, nessas regiões, como o espaço é maior, os resultados costumam ser melhores. O planejamento operatório deve incluir possível necessidade de reparo microcirúrgico de artérias e nervos nessas zonas (Figuras 38.50–38.52).

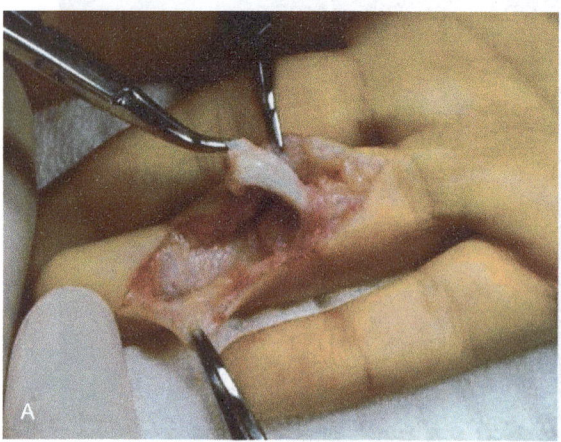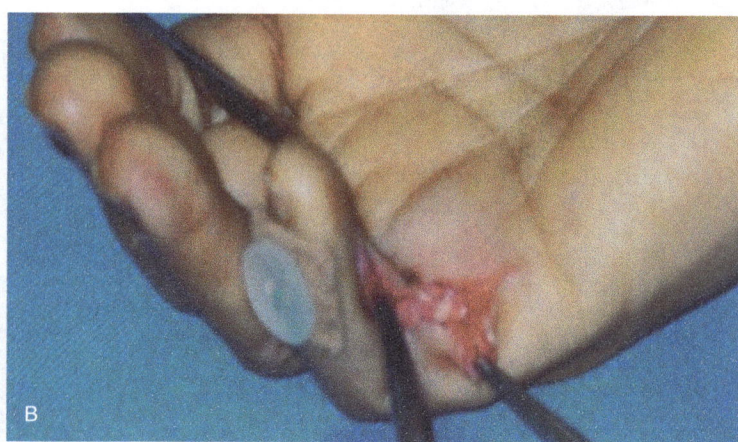

Figura 38.42 Lesão do tendão flexor na zona I – sutura tipo *pull-out* – transfixa o osso e sustentada por um botão externo.

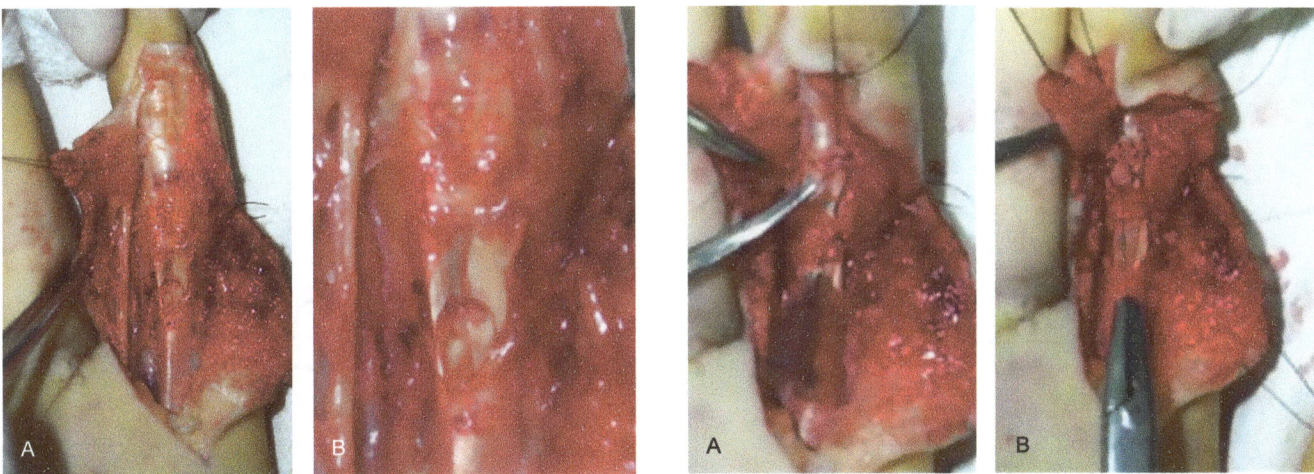

Figura 38.43 Lesão na zona II.

Fig 38.45 Método de Indiana.

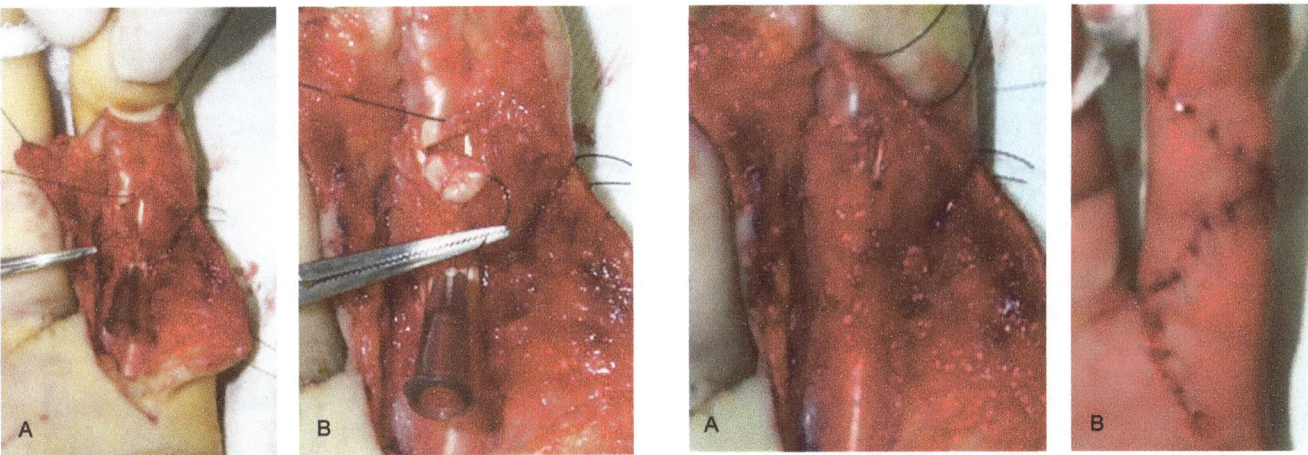

Fig 38.44 Método de Indiana.

Figura 38.46 Método de Indiana.

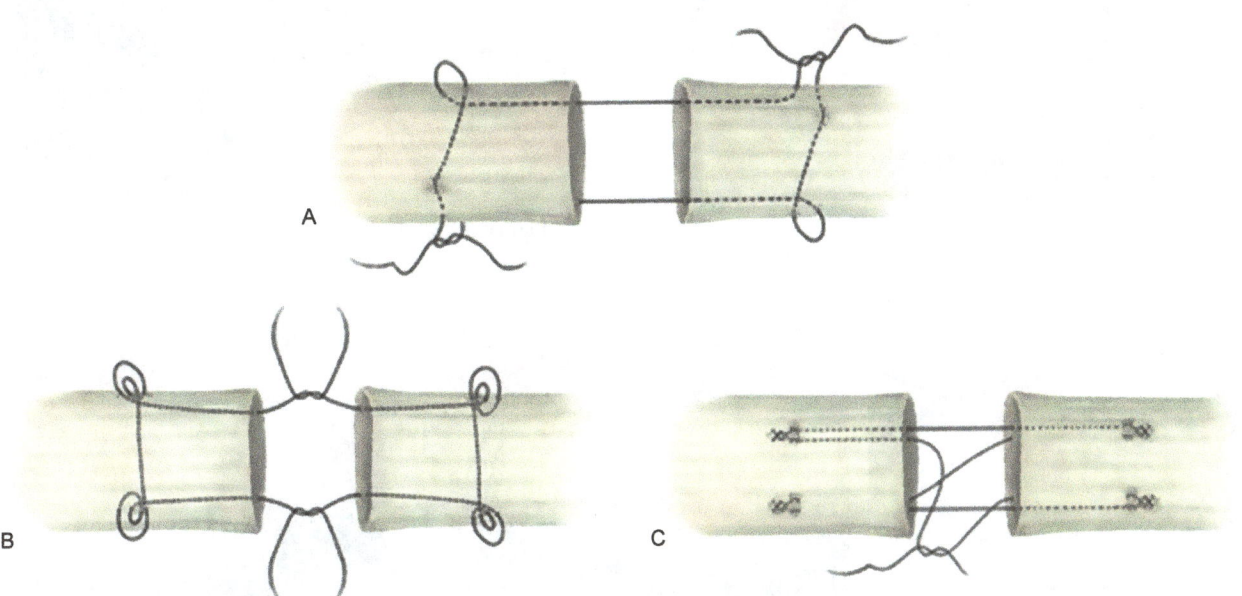

Figura 38.47 Técnicas de sutura de Kessler (**A**), Tagima (**B**) e Savage (**C**). (Cortesia do Dr. Rames Mattar Júnior.)

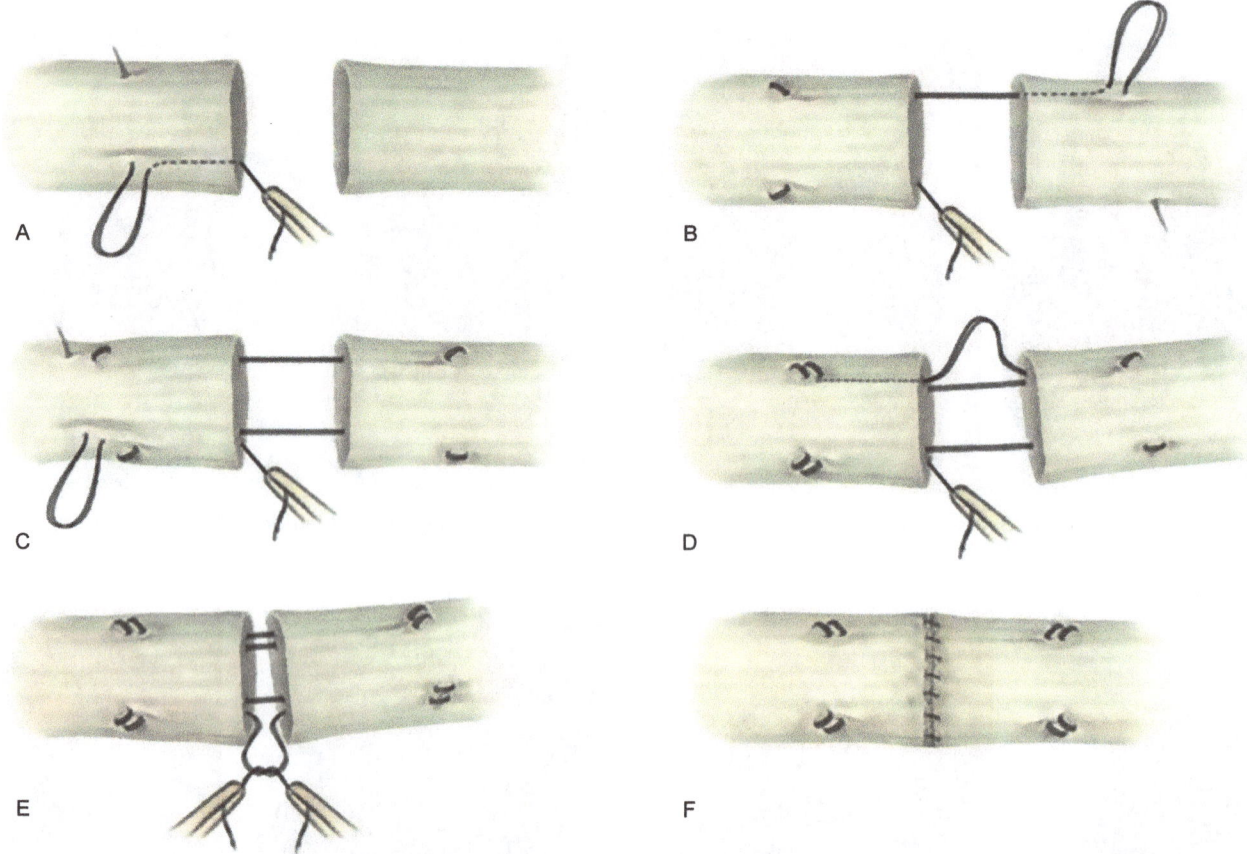

Figura 38.48 Técnica de sutura de oito passadas com sutura peritendinosa complementar. (Cortesia do Dr. Rames Mattar Júnior.)

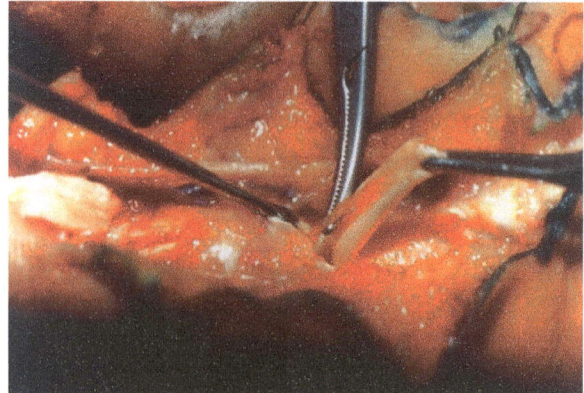

Figura 38.49 Víncula.

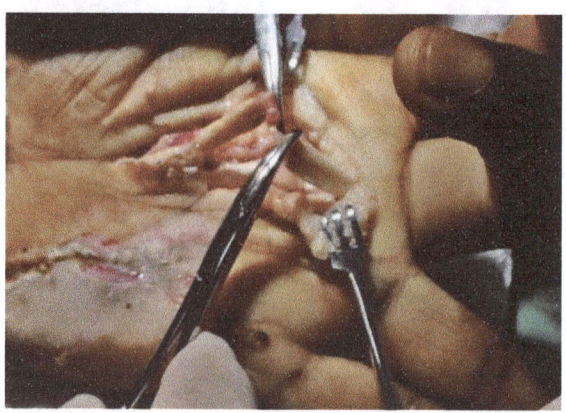

Figura 38.50 Lesão de tendões flexores na zona III.

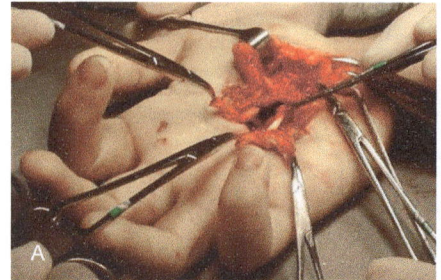
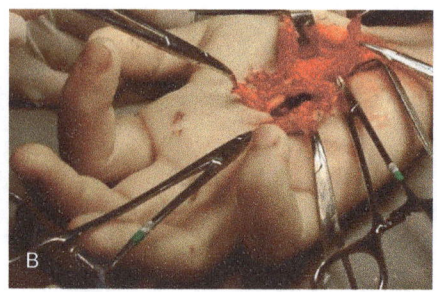
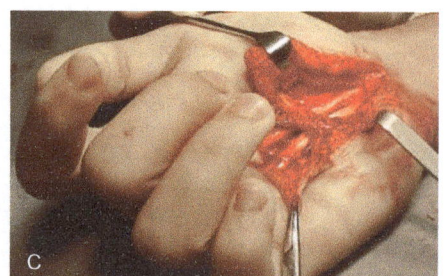

Figura 38.51 Lesão de tendões flexores na zona IV.

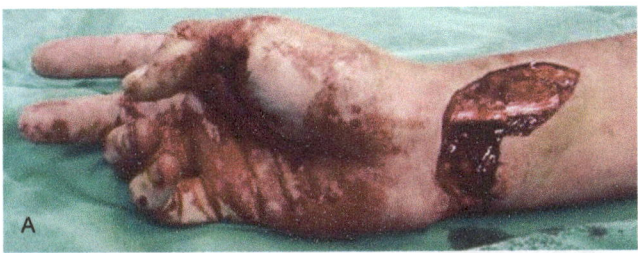

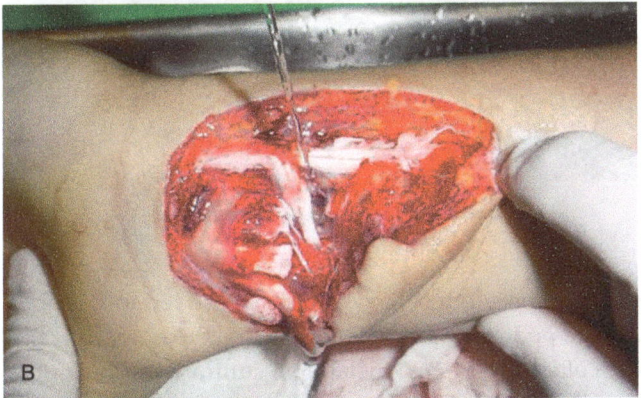

Figurea 38.52 Lesão de tendões flexores na zona V.

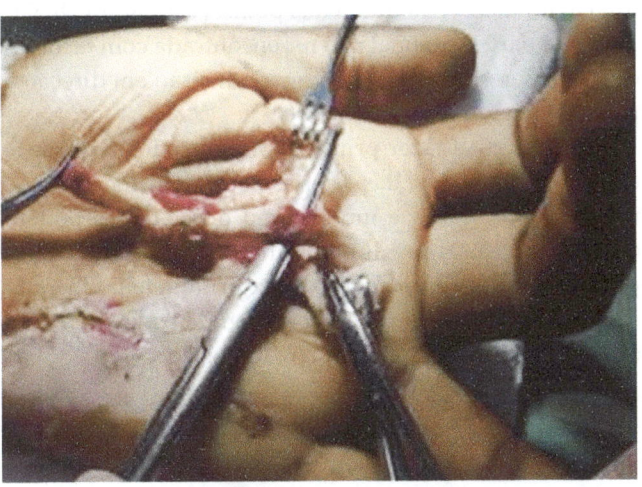

Figura 38.53 Lesão parcial.

Lesões parciais. Ainda persistem debates acerca dessas lesões. Como regra prática, podemos admitir que as lesões de mais de 50% da superfície do tendão devem ser reparadas, pois, com a movimentação ativa, podem romper por completo. As menores devem ser reparadas com sutura simples ou desbridadas para evitar aderências (Figura 38.53).

Técnica operatória. O ambiente ideal para a tenorrafia é o centro cirúrgico.

O paciente é colocado em decúbito dorsal com o membro superior apoiado em uma mesa acessória (Figura 38.54).

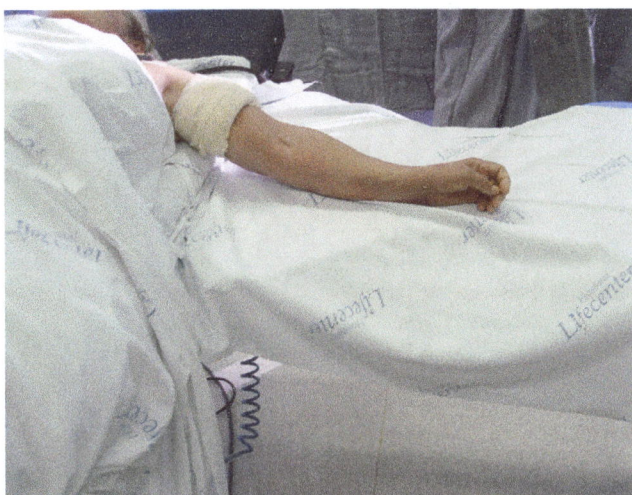

Figura 38.54 Posição do paciente.

O bloqueio de plexo braquial é a anestesia adequada para esses procedimentos.

Antissepsia com polivinilpirrolidona-iodo.

Na indução da anestesia, faz-se antibioticoprofilaxia com cefalosporina de primeira geração.

O torniquete é colocado no braço e, após ser exsanguinado, é insuflado com pressão de 100 mmHg acima da pressão sistólica. O uso do torniquete deve obedecer ao limite de tempo de 2 h e, se necessário, prorrogado por mais 1 h após intervalo de 15 min (Figura 38.55).

Deve-se fazer limpeza exaustiva com solução salina a 0,9%.

A incisão é feita respeitando as linhas de tensão da pele e deve ser em zigue-zague na face volar (Figura 38.56). Esta proporciona boa exposição e mantém intactos a pele e o subcutâneo, que vão cobrir a bainha do tendão. Quando a laceração é maior, a incisão pode ser feita ampliando a ferida, observando as regras da pele.

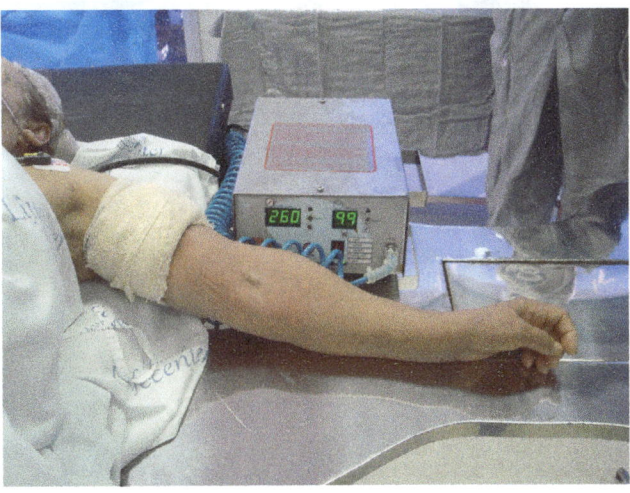

Figura 38.55 Torniquete.

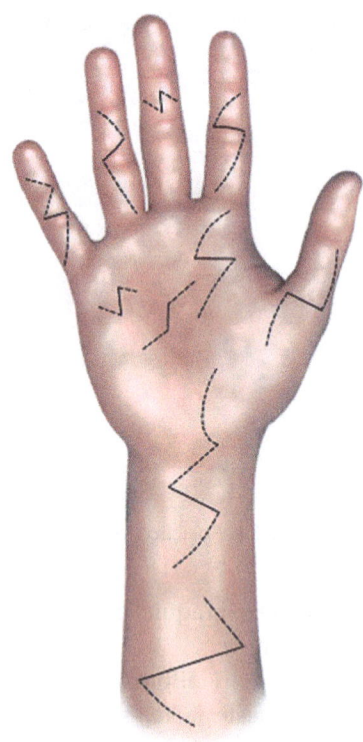

Figura 38.56 Incisões na pele.

Após o inventário da lesão, a parte proximal do tendão é tracionada e transfixada na polia com uma agulha 25 × 7 (Figura 38.57).

Realiza-se, então, a tenorrafia, tomando sempre o cuidado de preservar ou reconstruir as polias, principalmente A2 e A4.

Na zona II pode ser feita uma janela entre as polias A2 e A4 (Figura 38.58).

Se o dedo estava em flexão completa quando lesionado, o coto distal fica mais curto, e, se estava em exten-

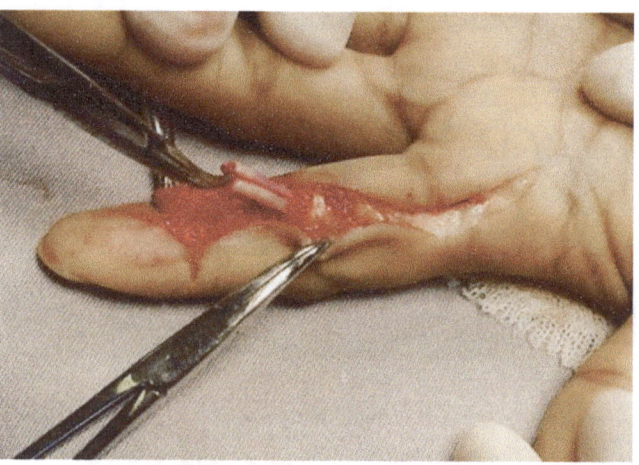

Figura 38.58 Janela entre as polias A2 e A4.

são, fica mais longo. Se o coto distal estiver após a polia A4, ele pode ser aproximado por flexão passiva, ou, ainda, colocando-se nele metade da sutura e tracionando-o por dentro da polia (Figura 38.59).

O coto proximal pode ser acessado de várias maneiras e, para facilitar a tenorrafia, pode ser transfixado com uma agulha 25 × 7 no túnel das polias (ver Figura 38.57).

Se a parte proximal não for encontrada com facilidade, pode ser necessário prolongar a incisão em direção à palma da mão.

É preferível fazer primeiro o reparo dos tendões e, depois, dos nervos e das artérias. Isto se justifica porque manobras de tração e mobilização dos tendões podem danificar o reparo dessas estruturas mais delicadas. O reparo arterial deve ser feito com o torniquete já liberado e utilizando material de microcirurgia. Hemostasia adequada melhora o resultado na reabilitação.

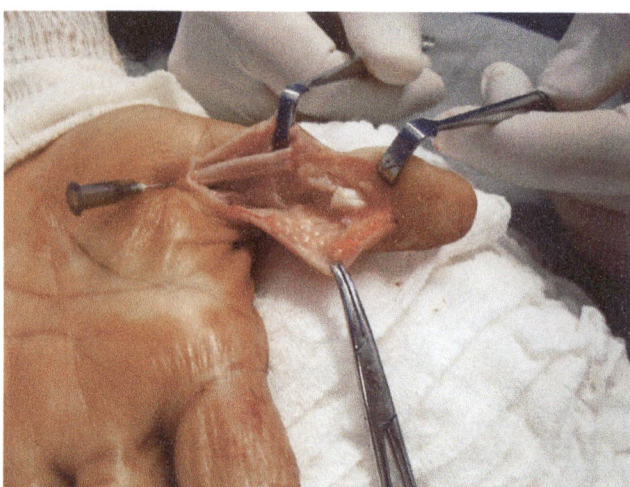

Figura 38.57 Transfixação com agulha.

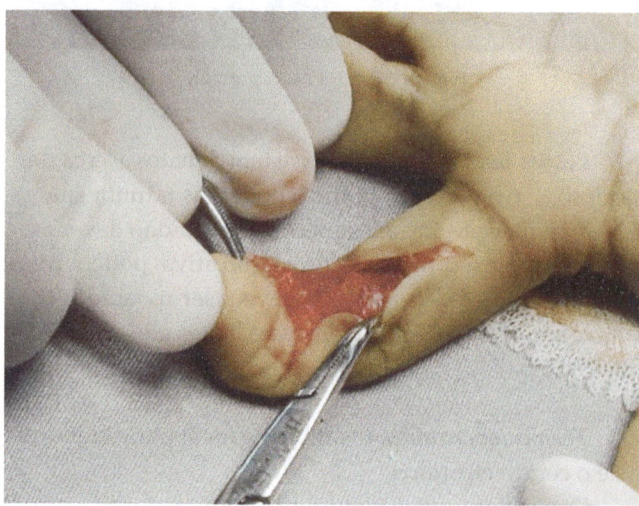

Figura 38.59 Aproximação do coto distal dentro da polia, por flexão passiva do dedo.

Na região do antebraço, a ordem de reparo é: primeiro a artéria, depois os tendões, dos mais profundos para os superficiais e, por último, os nervos.

Após a sutura da pele, colocam-se curativo e uma tala de gesso da seguinte maneira:

- Zona I com o punho e metacarpofalangianas fletidas e as interfalangianas estendidas ou fletidas 10°.
- Zona II com o punho fletido em 30°, metacarpofalangianas com 50° a 70° de flexão e interfalangianas levemente fletidas.

Reabilitação

O paciente deve ser encaminhado ao serviço de terapia da mão para iniciar a reabilitação precocemente, ou seja, nos primeiros dias de pós-operatório.

Complicações

Mesmo com os avanços das técnicas operatórias e dos protocolos de reabilitação, complicações ainda ocorrem e prejudicam o resultado funcional da mão.[35-37]

Infecção, necrose de pele, ruptura da tenorrafia e aderências influenciam negativamente no resultado. Se a ruptura ocorre até 3 semanas após a cirurgia, o reparo deve ser refeito. Após esse período, o sucesso do novo reparo é bem menor. Os pacientes devem ser orientados sobre a possibilidade de enxerto de tendão ou espaçador de silicone (Figuras 38.60 e 38.61).

A aderência impede o deslizamento do tendão, e sua função é prejudicada. A tenólise deve ser feita após se esgotarem os recursos da reabilitação, e somente 4 a 6 meses após o reparo.[38] O requisito para uma tenólise funcionar é que as articulações tenham o movimento passivo completo.

Tendões extensores

Diferente dos flexores, os tendões extensores têm a maioria dos seus reparos livres, e não dentro de um túnel osteofibroso. Conhecer a anatomia e suas peculiaridades é fundamental para o planejamento do tratamento.

Anatomia. Os músculos extensores originam-se na face lateral do cotovelo. A extensão dos dedos depende dos músculos extensor comum dos dedos, extensor próprio do indicador, extensor longo do polegar, extensor próprio do dedo mínimo, abdutor longo do polegar e extensor curto do polegar. A extensão do punho depende dos extensores radiais longo e curto e do extensor ulnar do carpo. Todos esses músculos são inervados pelo nervo interósseo posterior, que é ramo do nervo radial[39] (Figura 38.62).

A junção musculotendinosa ocorre geralmente 4 cm proximal ao punho, embora o EPI tenha fibras musculares na região do punho. O retináculo dos extensores divide o punho em seis túneis (Figura 38.63 e Quadro 38.2).

O quinto túnel é o único que é apenas fibroso, pois não tem inserção óssea. Os demais são osteofibrosos.[39,40]

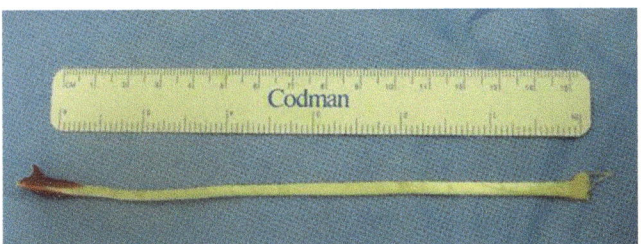

Figura 38.60 Enxerto de tendão do palmar longo retirado.

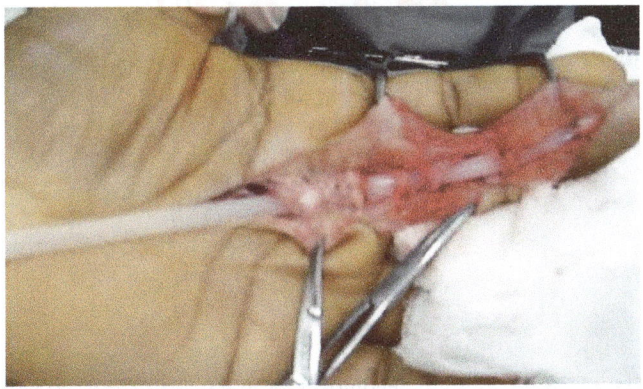

Figura 38.61 Espaçador de silicone.

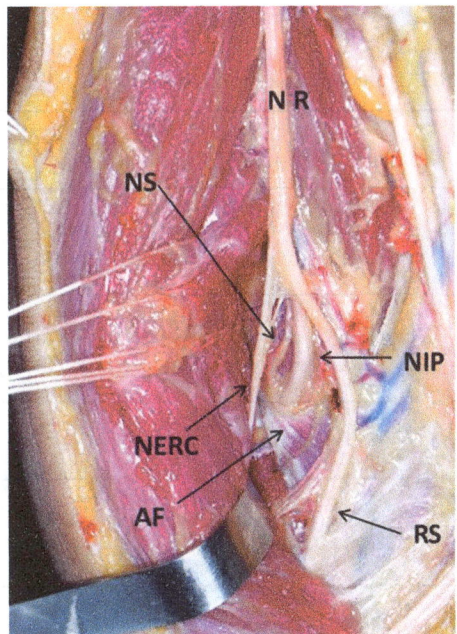

Figura 38.62 Nervo interósseo posterior (NIP) que é ramo do nervo radial (NR), após a divisão com o ramo sensitivo (RS). (Cortesia do Dr. Mário Kuwae.)

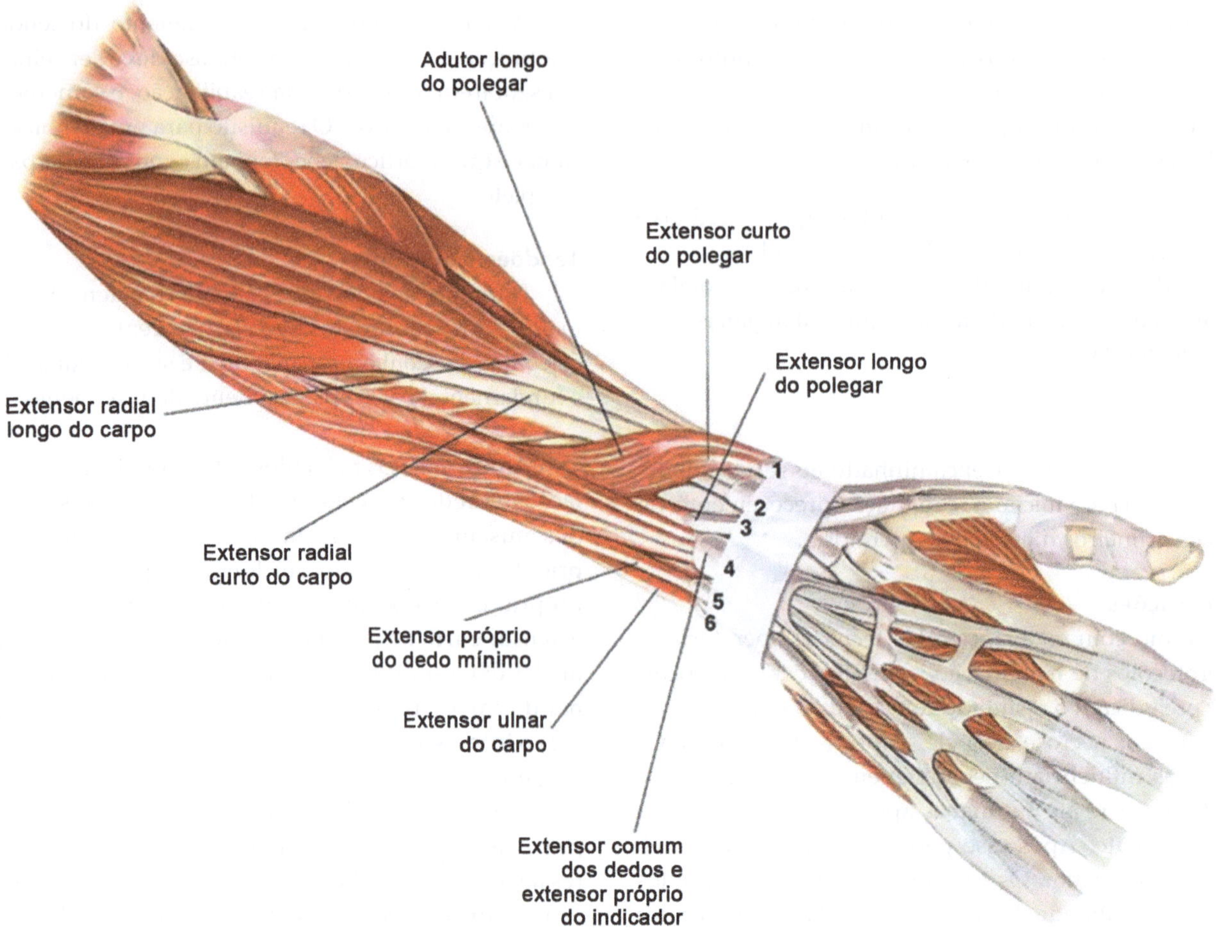

Adutor longo
do polegar

Extensor curto
do polegar

Extensor longo
do polegar

Extensor radial
longo do carpo

Extensor radial
curto do carpo

1
2
3
4
5
6

Extensor próprio
do dedo mínimo

Extensor ulnar
do carpo

Extensor comum
dos dedos e
extensor próprio
do indicador

Figura 38.63 Túneis dos tendões extensores no dorso do punho. (Cortesia do Dr. Rames Mattar Júnior.)

Quadro 38.2 Túneis extensores na zona 7

Túnel	Tendões
Primeiro	ALP (adutor longo do polegar) e ECP (extensor curto do polegar)
Segundo	ERCC (extensor radial curto do carpo) e ERLC (extensor radial longo do carpo)
Terceiro	ELP (extensor longo do polegar)
Quarto	ECD (extensor comum dos dedos) e EPI (extensor próprio do indicador)
Quinto	EPM (extensor próprio do mínimo)
Sexto	EUC (extensor ulnar do carpo)

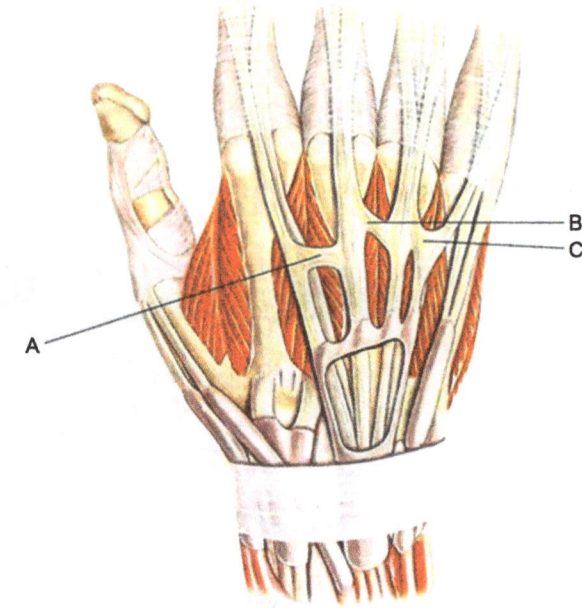

Figura 38.64 Junturas tendinosas (A, B e C). (Cortesia do Dr. Rames Mattar Júnior.)

As junturas tendinosas existem no dorso da mão, proximais às metacarpofalangianas, e unem o tendão do anular ao do mínimo e ao do médio. Existe, ainda, outra mais fina do médio para o do indicador (Figura 38.64). A importância dessas junturas está no fato de que a extensão do dedo pode estar preservada se a lesão ocorre proximalmente a essa juntura.[41] Essas junturas restringem a extensão isolada dos dedos médio e anular.

Os dedos indicador e mínimo conseguem a extensão isolada graças aos seus extensores próprios. As variações dessas junturas foram descritas por Hirai *et al.*[42]

As bandas sagitais mantêm o tendão alinhado sobre a metacarpofalangiana, e a lesão dessas bandas pode resultar em subluxação do tendão (Figura 38.65).

Anatomia do aparelho extensor no dedo. O tendão extensor central insere-se na base da falange média e re-cebe as bandas laterais, que são formadas pelos tendões dos músculos interósseos e lumbricais.[43] Com isto, o tendão extensor é trifurcado sobre a interfalangiana proximal, e esses três se juntam para formar o tendão extensor terminal (Figura 38.66).

As bandas laterais mantêm a posição do ligamento triangular, cuja função é evitar a subluxação volar das bandas laterais, como ocorre na deformidade em botoeira (Figura 38.67).

A função do ligamento retinacular transverso é evitar a subluxação dorsal das bandas laterais, como ocorre na deformidade em pescoço de cisne (Figura 38.68).

A matriz ungueal começa 1,2 mm distal ao tendão extensor terminal.[44]

A extensão do dedo, na metacarpofalangiana, é função dos tendões extrínsecos e, nas interfalangianas, é primariamente dos intrínsecos.

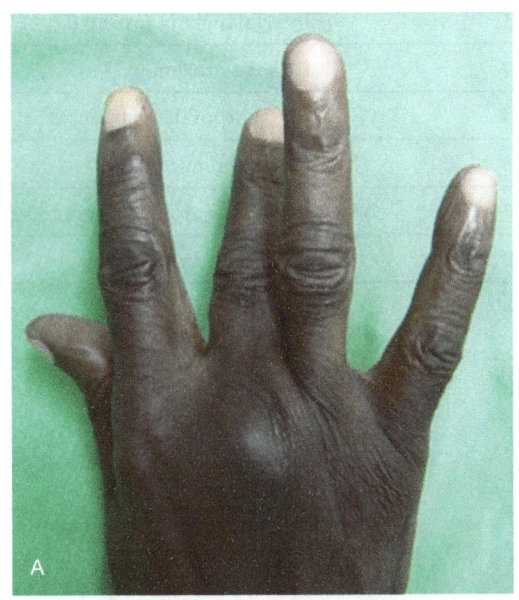

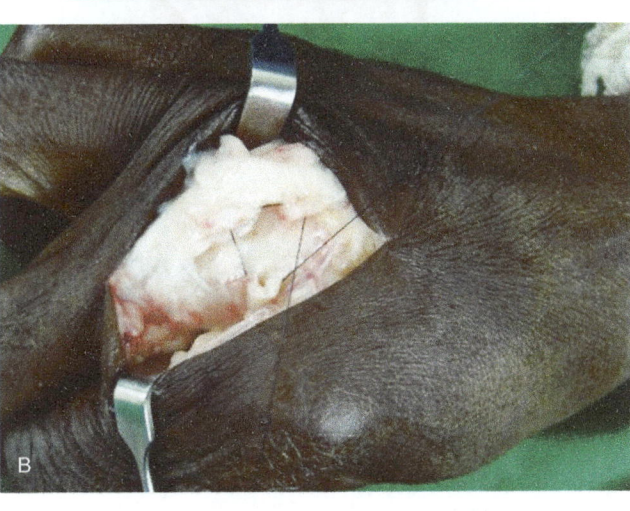

Figura 38.65 Luxação da banda sagital.

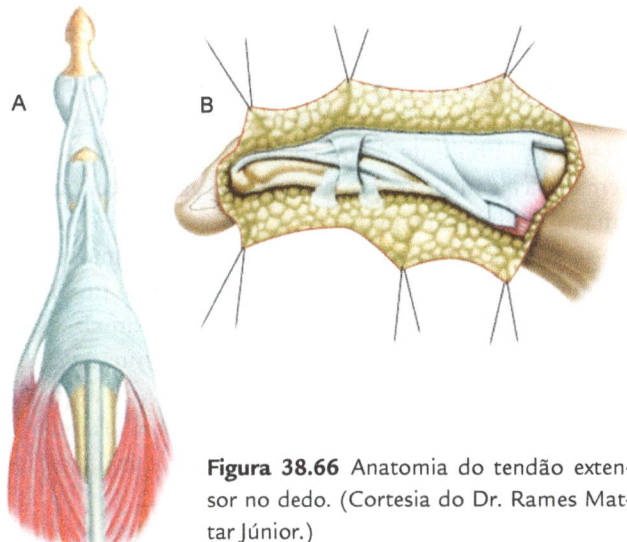

Figura 38.66 Anatomia do tendão extensor no dedo. (Cortesia do Dr. Rames Mattar Júnior.)

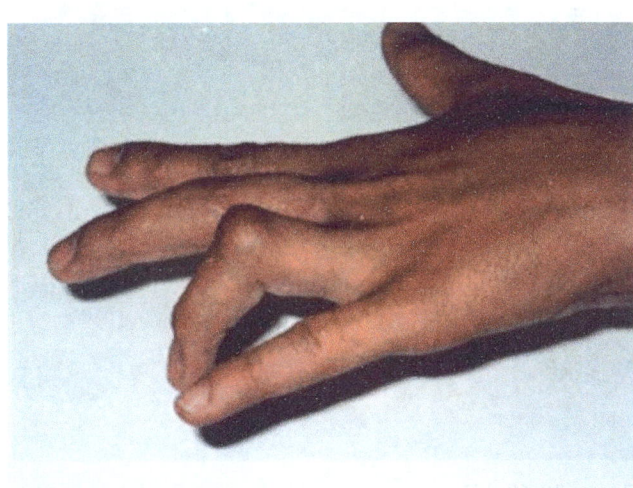

Figura 38.67 Dedo em botoeira.

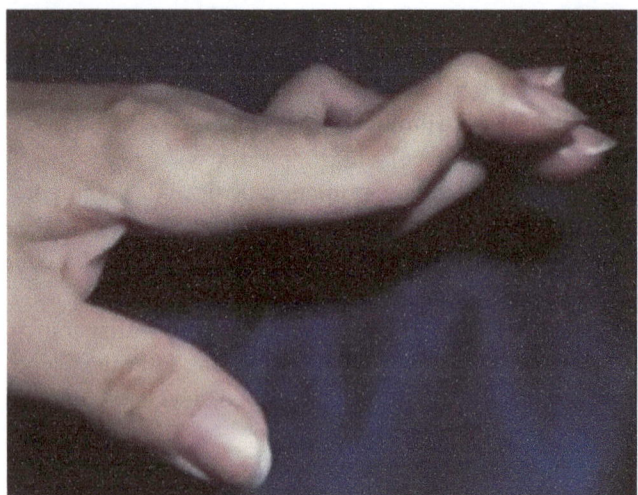

Figura 38.68 Dedo em colo de cisne.

A paralisia da musculatura intrínseca leva à mão em garra, com extensão das metacarpofalangianas e flexão das interfalangianas (Figura 38.69).

Biomecânica dos tendões extensores. Boyes[45] sugeriu que a amplitude de excursão dos tendões extensores do punho é de 3 cm, enquanto a dos dedos é de 5 cm. Essa excursão ocorre no dorso do antebraço, punho e mão e é mínima no dedo.

Vahey *et al.*[46] demonstraram que o alongamento de 1 mm do tendão extensor no dorso da falange proximal provoca queda de 12° na interfalangiana proximal.

Schweitzer e Rayan[47] mostraram que 1 mm de alongamento no tendão extensor terminal provoca a queda de 25° na interfalangiana distal, e 1 mm de encurtamento desse tendão leva à restrição da flexão da interfalangiana proximal.

Zona de lesão dos extensores. Klinert e Verdan[48] dividiram os extensores em oito zonas (Quadro 38.3).

Doyle[49] adicionou a zona nove como sendo a área muscular (Figura 38.70).

Músculos intrínsecos. Os músculos lumbricais originam-se dos tendões flexores profundos dos dedos na região palmar, proximalmente ao túnel osteofibroso. O tendão lumbrical passa radialmente às articulações metacarpofalangianas de cada dedo, volarmente ao ligamento intermetacarpiano transverso, e insere-se no aparelho extensor com fibras que irão compor o tendão extensor central e o tendão extensor lateral.

Quadro 38.3 Zonas dos tendões extensores

Zona 1	Interfalangiana distal
Zona 2	Falange média
Zona 3	Interfalangiana proximal
Zona 4	Falange proximal
Zona 5	Metacarpofalangiana
Zona 6	Dorso da mão
Zona 7	Retináculo dos extensores
Zona 8	Proximal ao retináculo

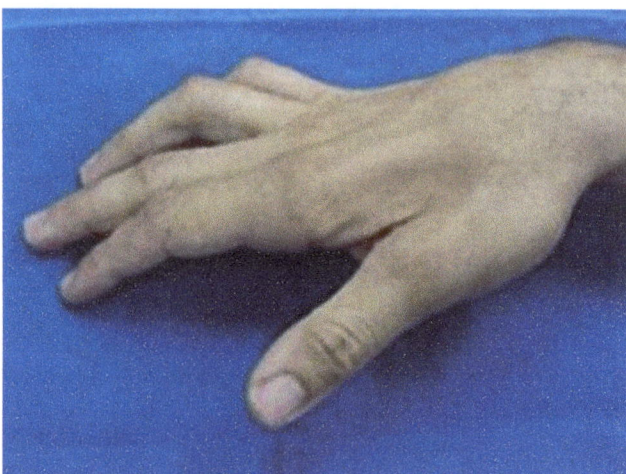

Figura 38.69 Mão em garra – observar atrofia dos músculos intrínsecos.

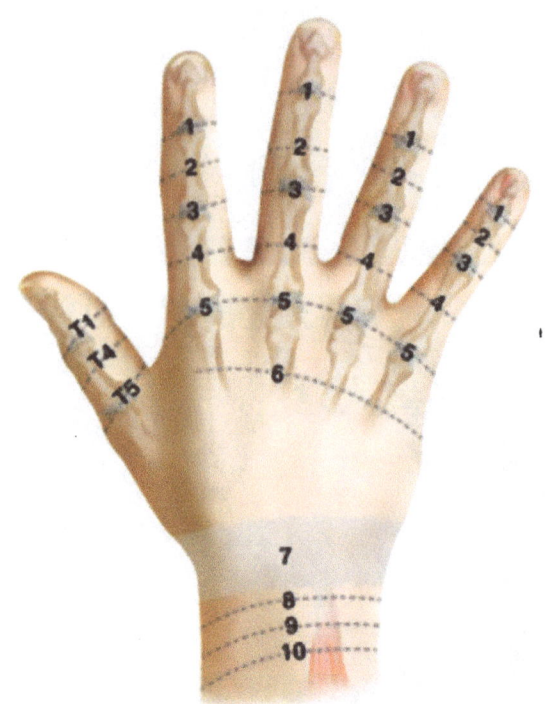

Figura 38.70 Zonas dos tendões extensores. (Cortesia do Dr. Rames Mattar Júnior.)

Os lumbricais dos dedos indicador e médio são inervados pelo nervo mediano, e os lumbricais dos dedos anular e mínimo pelo nervo ulnar.

Os músculos interósseos palmares e dorsais originam-se dos metacarpianos e inserem-se no aparelho extensor; como os lumbricais, emitem fibras para os tendões extensores central e lateral.

Os interósseos são inervados pelo nervo ulnar.

No polegar, o único músculo intrínseco que participa do mecanismo extensor é o adutor, inervado pelo nervo ulnar.

O tendão extensor central insere-se na base da falange medial, e os tendões extensores laterais unem-se mais adiante para formar o tendão extensor terminal, que se insere na falange distal. Tanto o central como os laterais recebem fibras dos intrínsecos e dos extrínsecos.[39,40]

Tratamento cirúrgico

Técnicas de sutura. A sutura vai variar de acordo com a zona acometida, pois, na parte proximal, o tendão é bem mais calibroso que na distal.

Doyle[49] propôs as seguintes técnicas para reparo do tendão extensor:

- Zona 1: sutura contínua incorporando pele e tendão (Figuras 38.71 e 38.72).
- Zona 2: sutura contínua no tendão.
- Zonas 3, 4 e 5 dos dedos longos e zonas 2 e 3 do polegar: Kessler modificado 4-0 e 5-0 (Figuras 38.73–38.75).
- Zonas 6 e 7: Kessler modificado mais sutura contínua (Figuras 38.76 e 38.77).

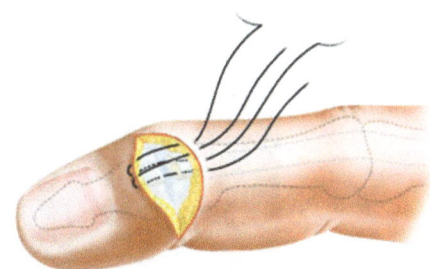

Figura 38.72 Sutura na zona 1. (Cortesia do Dr. Rames Mattar Júnior.)

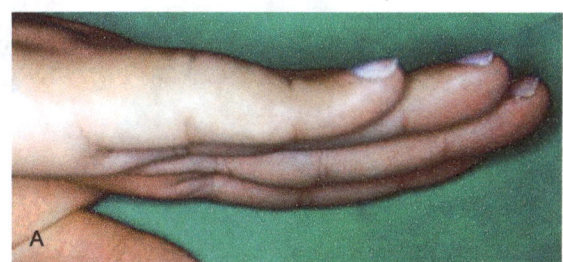

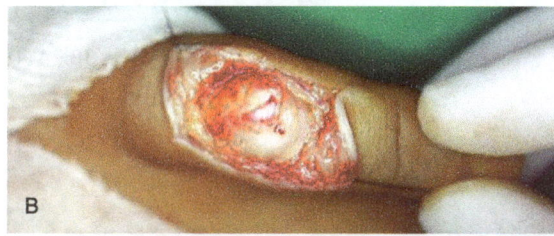

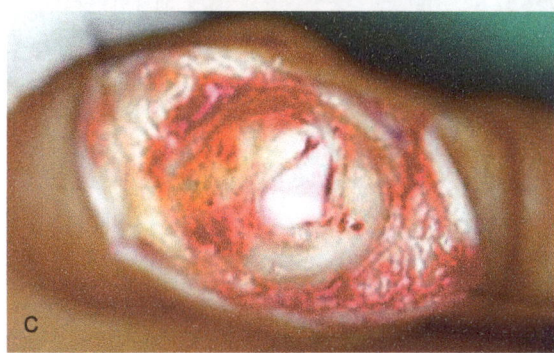

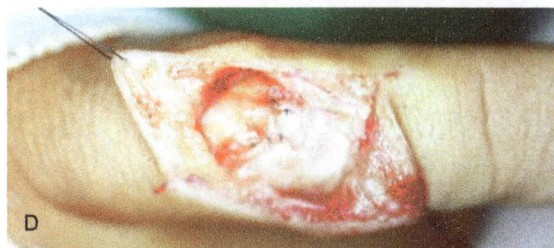

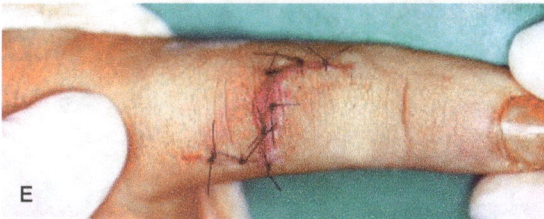

Figura 38.73 Dedo em botoeira (tratamento cirúrgico).

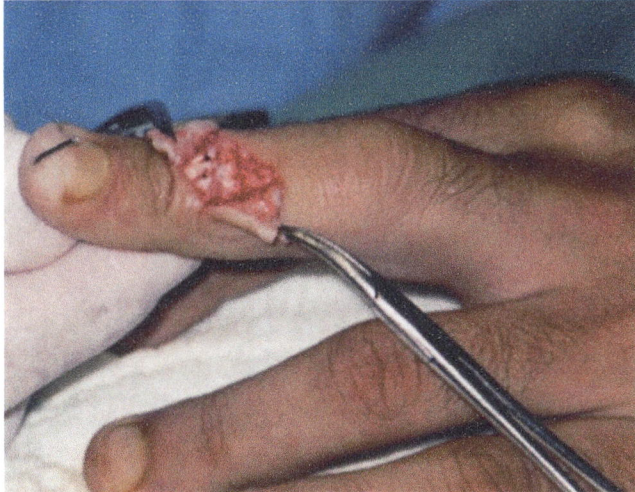

Figura 38.71 Sutura do tendão extensor na zona 1 protegida por fio de Kirschner.

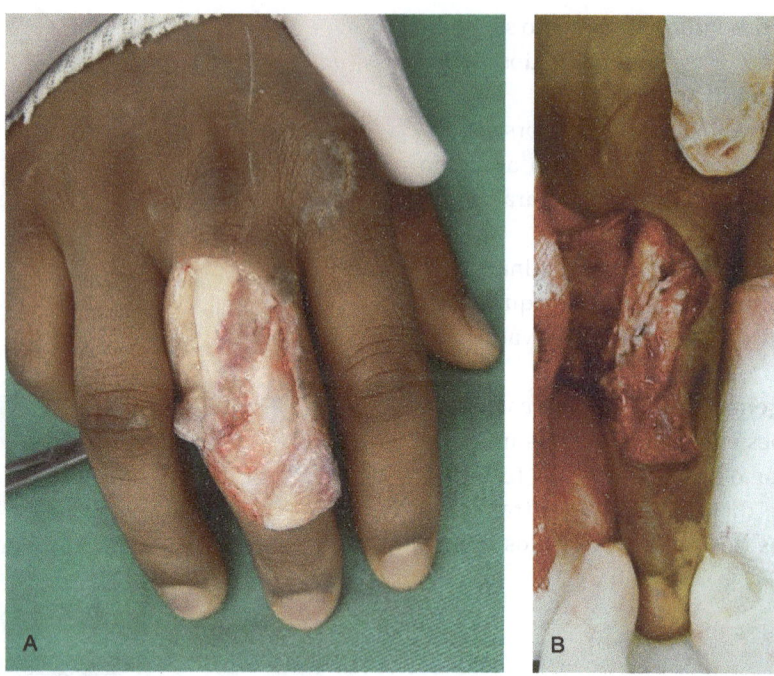

Figura 38.74 Tendões extensores na zona 4.

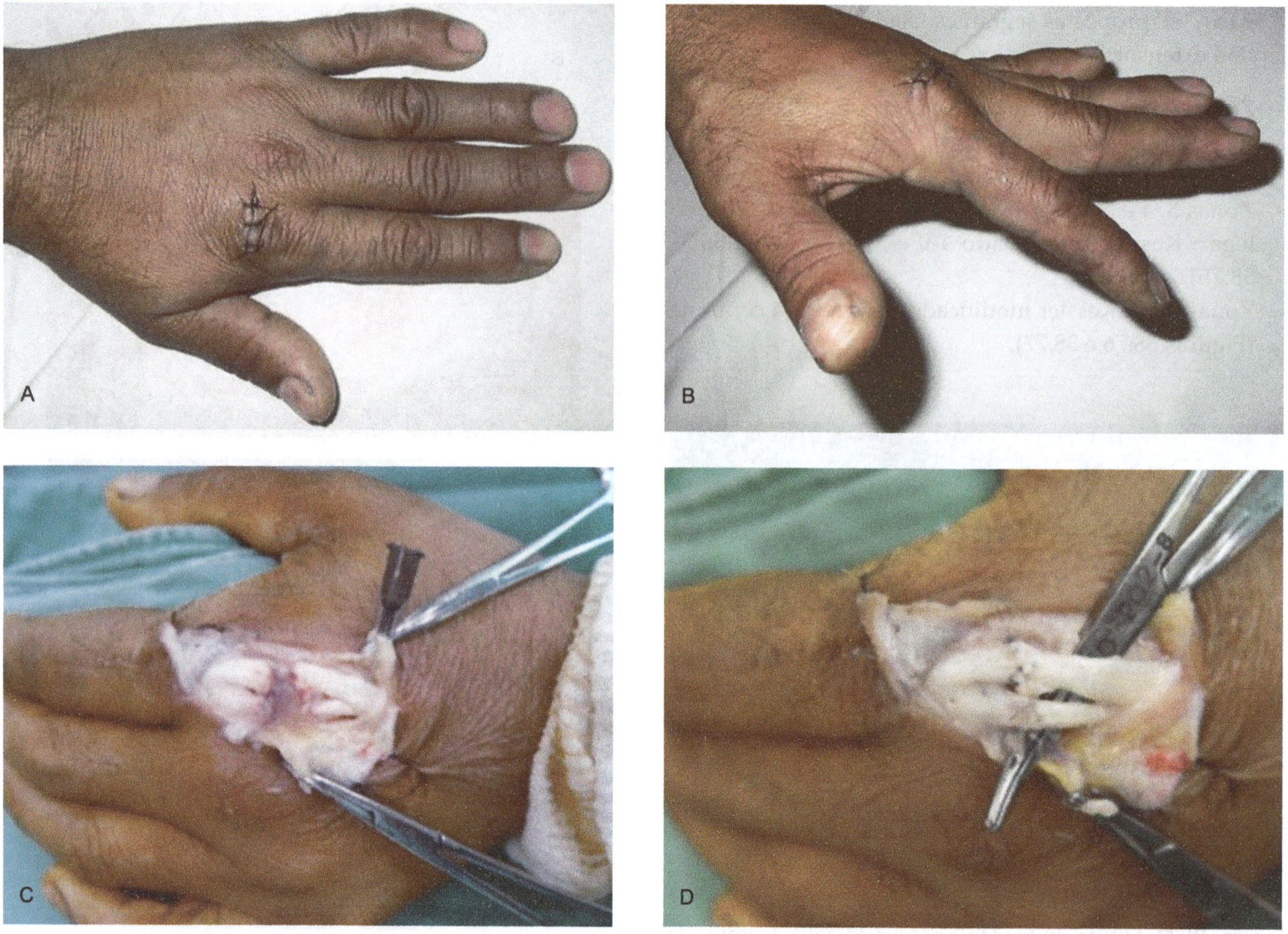

Figura 38.75 Lesão dos tendões extensores do dedo indicador na zona 5.

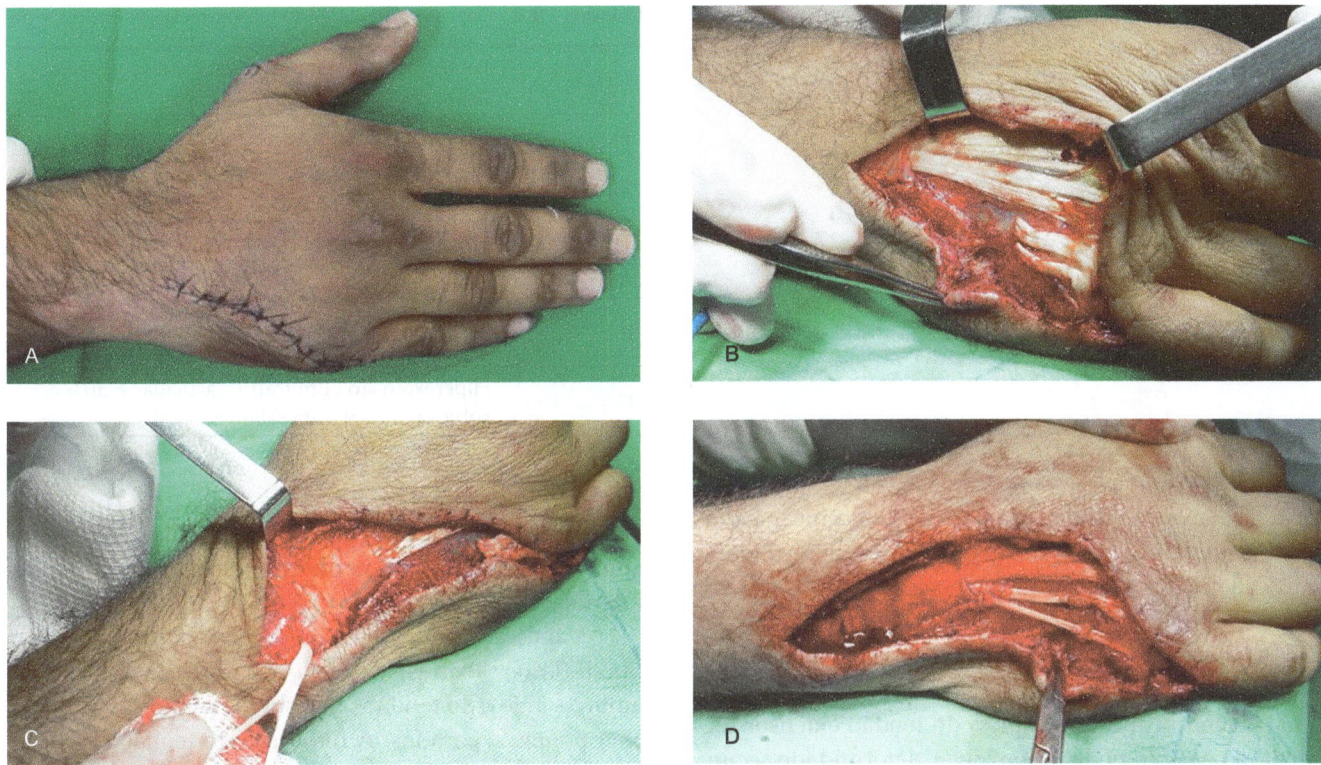

Figura 38.76 Lesão dos tendões extensores do dedo mínimo na zona 6.

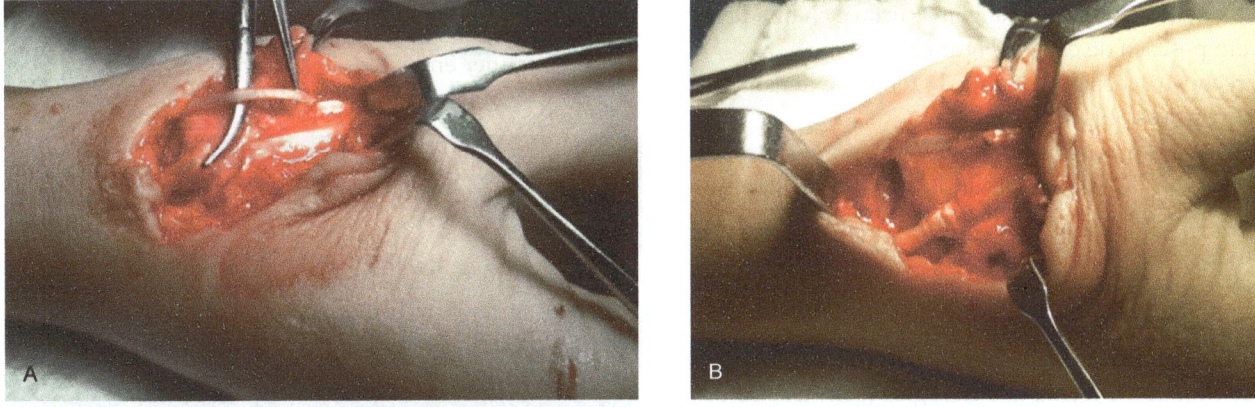

Figura 38.77 Lesão dos tendões extensores do polegar na zona 6.

A sutura nas zonas 1 e 2 deve ser protegida com fio de Kirschner 1.0 bloqueando a interfalangiana distal em extensão (Figura 38.78).

Pós-operatório

- Zonas 1 e 2: manter o fio de Kirschner por 6 semanas.
- Zonas 3, 4 e 5: usar tala de gesso mantendo o punho em 40° de extensão, flexão das metacarpofalangianas e extensão das interfalangianas por 4 semanas.
- Zonas 6 e 7: usar tala gessada com o punho e metacarpofalangianas em extensão por 4 semanas.[49]

Reabilitação. Pacientes devem ser encaminhados ao serviço de terapia da mão após a remoção das talas ou do fio de Kirscnher.

Complicações. Aderências são as principais complicações, pois acarretam extensão insuficiente e limitação da flexão. A tenólise deve ser considerada após 6 meses do reparo.

O movimento passivo deve estar completo; caso contrário, pode ser necessário liberar contraturas de cápsulas e ligamentos.

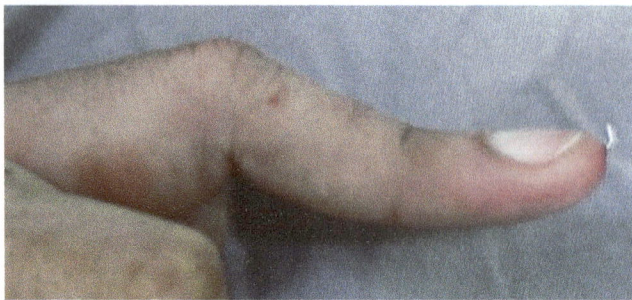

Figura 38.78 Bloqueio da interfalangiana distal em extensão com fio de Kirschner.

Lesões específicas

Dedo em martelo – zona 1. A lesão do tendão extensor terminal ou dos extensores laterais causa incapacidade de extensão da interfalangiana distal e deformidade em flexão dessa articulação, conhecida como "dedo em martelo" (Figura 38.79).

A causa mais comum é o trauma em flexão da interfalangiana distal com o dedo estendido.

Havendo ruptura completa do tendão extensor terminal, o paciente pode desenvolver deformidade secundária em hiperextensão da interfalangiana proximal, devido à retração dos tendões extensores laterais. Essa deformidade em hiperextensão da interfalangiana proximal associada à flexão da interfalangiana distal é chamada de "dedo em pescoço de cisne" (Figura 38.68).

A reconstrução da anatomia do tendão extensor terminal corrige essa disfunção.

O dedo em martelo também pode ser causado por fratura da base da falange distal ou descolamento epifisário em crianças.

Doyle[49] classificou os tipos de dedo em martelo conforme Quadro 38.4.

Tratamento. É praticamente consenso que o tipo I deve ser tratado de forma não cirúrgica (com tala ou órtese), mantendo a interfalangiana distal em extensão por 6 a 8 semanas e, depois, mais 2 semanas de uso noturno.

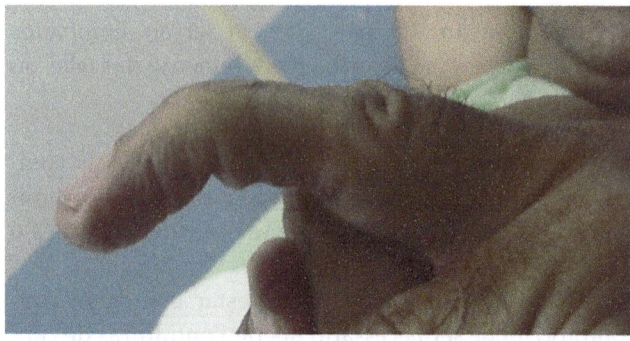

Figura 38.79 Dedo em martelo.

Quadro 38.4 Classificação de dedo em martelo segundo Doyle

Tipo I	Lesão fechada com ou sem pequena avulsão óssea dorsal
Tipo II	Lesão aberta com secção do tendão
Tipo III	Lesão aberta com perda de substância de pele, subcutâneo e tendão
Tipo IV	Dedo em martelo com fratura
A	Transepifisária na criança
B	Hiperflexão com fratura na superfície articular de 20% a 50%
C	Hiperextensão com fratura articular > 50% e subluxação volar da falange distal

Considera-se bom resultado quando o paciente apresenta flexão total e perda de extensão de até 10° na interfalangiana distal.

A indicação de sutura ou reconstrução fica para o tipo II (lesões abertas). A melhor conduta é a sutura conjunta da pele e do tendão extensor, de modo contínuo ou com pontos separados. A dissecção do tendão extensor, além de não trazer benefícios, pode aumentar a morbidade nesse tipo de lesão.

Nas lesões do tipo IV, fragmentos grandes devem ser reduzidos anatomicamente e fixados com fio de Kirschner. A interfalangiana distal deve ser estabilizada com fio de Kirschner em extensão (Figura 38.80).

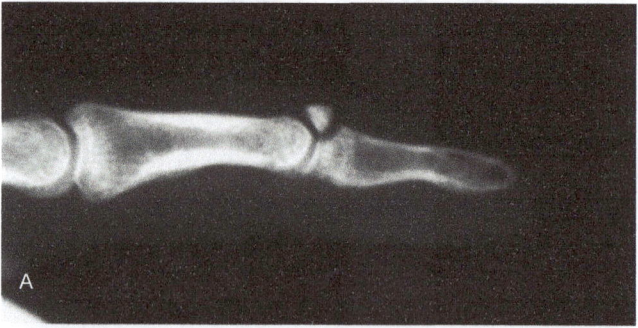

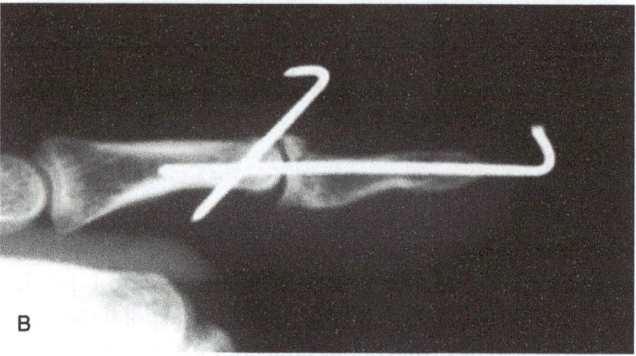

Figura 38.80 Dedo em martelo ósseo fixado com fios de Kirschner – técnica de Ishiguro.

As lesões com fragmentos pequenos podem ser tratadas com tala ou órtese em extensão por 4 a 6 semanas, seguidas de 2 semanas de uso noturno[47] (Figuras 38.81 e 38.82).

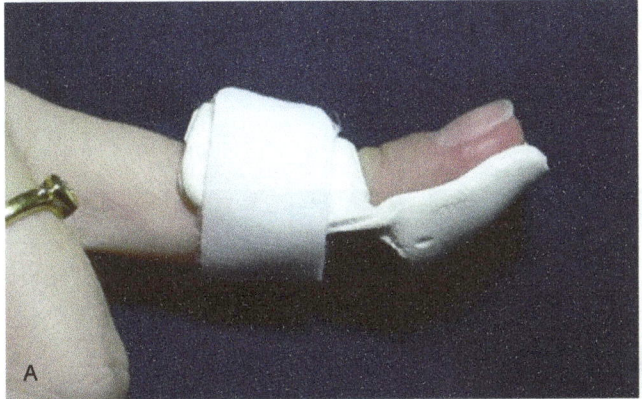

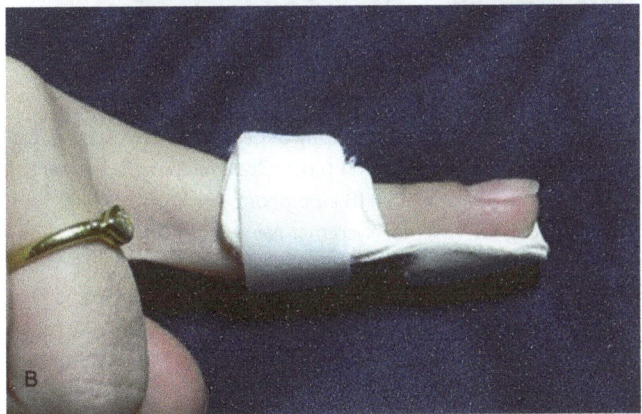

Figura 38.81 Órtese para dedo em martelo, a de cima (**A**) para lesão tendinosa e a de baixo (**B**) para lesão com avulsão óssea.

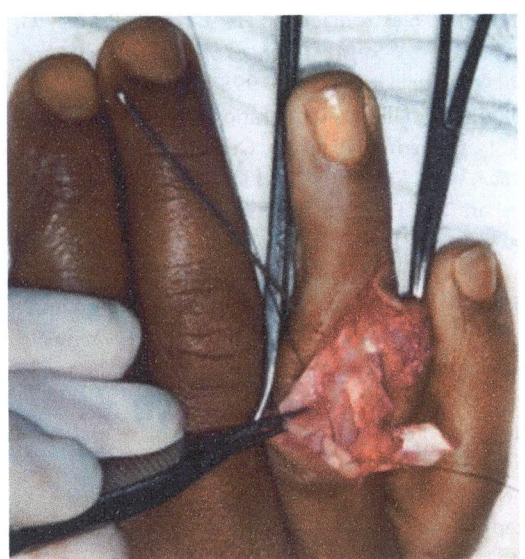

Figura 38.82 Lesão da bandeleta central do tendão extensor

Dedo em botoeira – zona 3. É causado por lesão do tendão extensor central.

Constitui deformidade em hiperflexão da interfalangiana proximal e hiperextensão da interfalangiana distal (Figura 38.67).

O trauma tem mecanismo de flexão da interfalangiana proximal com o dedo em extensão.

Por alguns dias, o paciente ainda consegue estender a interfalangiana proximal por ação dos extensores laterais. A seguir, a cabeça da falange proximal penetra entre os tendões extensores laterais, como se estes fossem uma casa de botão. Os tendões laterais deslocam-se lateral e ventralmente, estirando o ligamento triangular, que pode até se romper. Sem o fator estabilizador do ligamento triangular, os tendões laterais deslocam-se mais volarmente como verdadeiros flexores da interfalangiana proximal. Além disso, essa posição mais ventral dos tendões laterais aumenta a tensão de suas fibras, levando a interfalangiana distal à posição de hiperextensão (Figura 38.83).

O tratamento vai depender do tempo de evolução e redutibilidade da lesão. De maneira didática, as lesões são agudas até 2 semanas, subagudas de 2 a 8 semanas e crônicas a partir de 8 semanas.

Podemos, ainda, dividir essas lesões em abertas, fechadas sem fratura-luxação e fechadas com fratura-luxação.

Por se tratarem de lesões complexas, devem ser encaminhadas ao cirurgião de mão o quanto antes. Uma vez feito o diagnóstico, a recomendação nas lesões fechadas é que sejam imobilizadas com tala de dedo, mantendo as interfalangianas proximal e distal em extensão por 3 semanas, seguidas de mais 3 semanas apenas com a interfalangiana proximal em extensão (Figura 38.84). Pode ser usada também uma órtese dinâmica por 6 semanas (Figura 38.85).

Nas lesões abertas, é possível realizar a sutura aproximando os cotos do tendão extensor central. Após a sutura, a interfalangiana proximal deve ser imobilizada com tala por 6 semanas em extensão.

Dedo em colo (pescoço) de cisne. A deformidade em colo (pescoço) de cisne é o resultado da hiperextensão da articulação interfalangiana proximal e da flexão da interfalangiana distal (Figura 38.68).

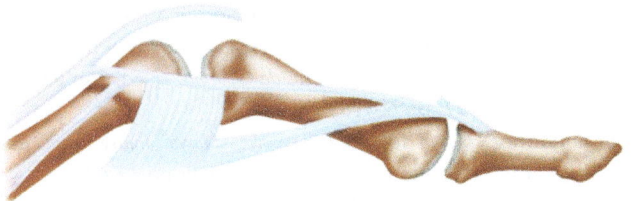

Figura 38.83 Lesão em botoeira.

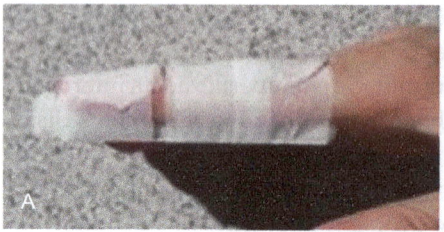 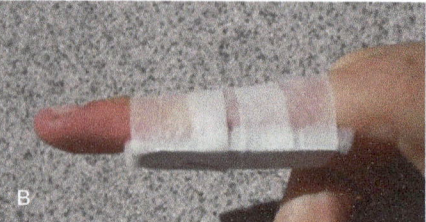 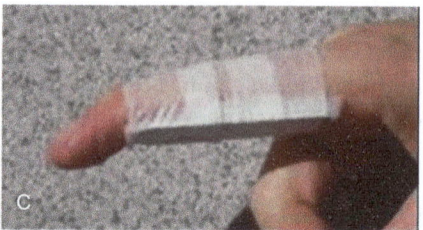

Figura 38.84 Tratamento conservador de dedo em botoeira – lesão fechada – 3 semanas com a tala mais longa e 3 semanas com a interfalangiana distal liberada.

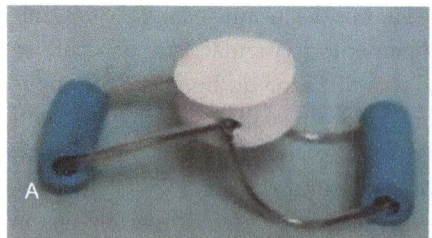 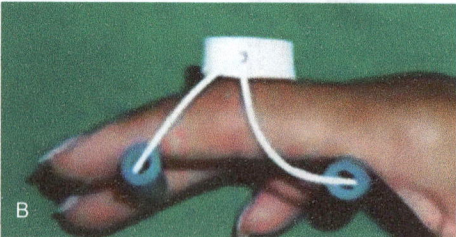 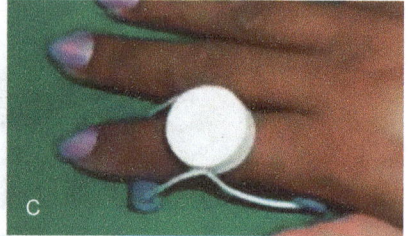

Figura 38.85 Órtese dinâmica para dedo em martelo.

Ocorre devido ao deslocamento dorsal dos tendões extensores laterais, no nível da interfalangiana proximal, causado por lesão ou afrouxamento dos seus elementos contensores, principalmente os ligamentos retinaculares transverso e oblíquo.

Pode ocorrer também secundária à lesão do tendão extensor terminal, fazendo com que a força dos tendões extensores laterais seja transferida para a interfalangiana proximal, ou ocorrer por lesão do tendão flexor superficial, permitindo a hiperextensão da interfalangiana proximal.

Outra causa dessa deformidade é a perda do equilíbrio entre os músculos intrínsecos e extrínsecos, como na paralisia cerebral ou nas sequelas de lesões do sistema nervoso central.

Essa lesão, devido à sua complexidade, deve ser encaminhada ao cirurgião de mão para o tratamento adequado.

Referências Bibliográficas

1. Birch R. Nerve repair. *In:* Green DP, Wolf S, Hotchkiss R, Pederson C, Kozin S (eds.). *Green's Operative Hand Surgery*, 6th ed. New York: Churchill Livingstone, 2011, pp 1035-74.
2. Mattar Jr R, Azze RJ. Tratamento cirúrgico das lesões dos nervos periféricos. *In:* Goffi, FS. *Técnica cirúrgica – Bases Anatômicas, Fisiopatológicas e Técnicas de Cirurgia.* 4ª ed. São Paulo: Atheneu, 1997, pp 65-163.
3. Lundborg G. The nerve trunk. *Nerve Injury and Repair.* London: Churchill Livingstone, 1988, pp 32-63.
4. Sunderland S. Peripheral nerve trunks. *Nerve and Nerve Injuries*, 2nd ed. Edinburgh: Churchill Livingstone, 1978, pp 31-60.
5. Jabaley ME. Internal topography of peripheral nerves as related to repair. *In:* Gelberman RH (ed.). *Operative Nerve Repair and Reconstruction.* Philadelphia: JB Lippincott, 1991, pp 231-40.
6. Lundborg G. Vascular systems. *Nerve Injury and Repair.* London: Churchill Livingstone, 1988, pp 42-6.
7. Brushart TM. Nerve repair and grafting: degenerative changes in muscle. *In:* Green DP, Hotchkiss RN, Pederson WC (ed.). *Green's Operative Hand Surgery*, 4th ed. New York: Churchill Livingstone, 1999, pp 1.384-5.
8. Seddon HJ. Three types of nerve injury. *Brain*, 1943; *66*:237-88.
9. Sunderland S. A classification of peripheral nerve injuries producing loss of function. *Brain*, 1961; *74*:491-516.
10. Tinel J. Nerve Wounds. *In:* Joll CA. London: Ballière Tindall & Cox, Authorised translation Rothwell F, 1917.
11. Smith SJM. Electrodiagnosis. *In:* Birch R, Bonney G, Wynn Parry CB (ed.). *Surgical Disorders of the Peripheral Nerves*, London: Churchill Livingstone, 1998, pp 467-90.
12. Dellon AL. Pitfalls in interpretation of electrophysiological testing. *In:* Gelberman RH (ed.). *Operative Nerve Repair and Reconstruction*, vol 1. Philadelphia: JB Lippincott, 1991, pp 185-96.
13. Brushart TM. Primary versus secondary repair. *In:* Green DP, Hotchkiss RN, Pederson WC (eds.). *Green's Operative Hand Surgery*, 4th ed. New York: Churchill Livingstone, 1999, pp 1.386-7.
14. Spinner RJ. Operative care and technique. *In:* Kim DH, Midha R, Murovic JA *et al.* (eds.). *Kline and Hudson's Nerve Injuries*, 2nd ed. Philadelphia: WB Saunders, 2008, pp 87-106.
15. Clark WL, Trumble TE, Swiontowski MF *et al.* Nerve tension and blood flow in a model of immediate and delayed repairs. *J Hand Surg* [Am], 1992; *17*:677-87.
16. Oberlin C, Beal D, Leechavengvongs S *et al.* Nerve transfer to biceps muscle using a part of ulnar nerve for C5-C6 avulsion of the brachial plexus: anatomical study and report of four cases. *J Hand Surg Am*, 1994; *19*:232-7.

17. Bertelli JA, Ghizoni MF. Reconstruction of C5 and C6 brachial plexus avulsion injury by multiple nerve transfers: spinal accessory to suprascapular, ulnar fascicles to biceps branch, and triceps long or lateral head branch to axillary nerve. *J Hand Surg Am*, 2004; *29*:131-9.

18. Brunelli G, Brunelli LM. Direct neurotization of severely damaged denervated muscles. *Int Surg*, 1980; *65*(6):529-31.

19. Smith JR, Gomez NH. Local injection therapy of neuromata of the hand with triamcinolone acetonide: a preliminary study of twenty-two cases. *J Bone Joint Surg Am*, 1970; *52*: 71-83.

20. Dellon AL. Results of nerve repair in the hand. *In:* Dellon AL (ed.) *Evaluation of Sensibility and Re-education of Sensation in the Hand*. Baltimore: Williams & Wilkins, 1981, pp 193-202.

21. Seiler III JG. Flexor tendon injury. In Green DP, Wolf S, Hotchkiss R, Pederson C, Kozin S (eds.). *Green's Operative Hand Surgery*, 6th ed. New York: Churchill Livingstone, 2011, pp 181-206.

22. Taras JS, Kaufmannn RA. Flexor tendon reconstruction. *In:* Green DP, Wolf S, Hotchkiss R, Pederson C, Kozin S (eds.). *Green's Operative Hand Surgery*. 6th ed. New York: Churchill Livingstone, 2011, pp 238-207.

23. Kleinert H, Kutz J, Ashbell T *et al*. Primary repair of lacerated flexor tendons in "no man's land". *J Bone Joint Surg Am*, 1967; *49*:577-9.

24. Lister GD, Kleinert HE, Kutz JE *et al*. Primary flexor tendon repair followed by immediate controlled mobilization. *J Hand Surg Am*, 1977; *2*:441-51.

25. Lundborg G, Rank F. Experimental intrinsic healing of flexor tendons based upon synovial fluid nutrition. *J Hand Surg Am*, 1978; *3*:21-31.

26. Verdan CE. Half a century of flexor-tendon surgery: current status and changing philosophies. *J Bone Joint Surg Am*, 1972; *54*:472-91.

27. Elliot D, Khandwalla A, Ragoowansi R. The flexor digitorum profundus demi-tendon – a new technique for passage of the flexor profundus tendon through the A4 pulley. *J Hand Surg Br*, 2001; *26*:422-6.

28. Kwai Ben I, Elliot D. "Venting" or partial lateral release of the A2 and A4 pulleys after repair of zone 2 flexor tendon injuries. *J Hand Surg Br*, 1998; *23*:649-54.

29. Weidrich T. Acute repairs of zone II flexor digitorum profundus lacerations, with excision of the flexor digitorum superficialis. *Atlas Hand Clin*, 2000; *5*:131-48.

30. Strickland JW. Flexor Tendon Injuries: I. Foundations of Treatment. *J Am Acad Orthop Surg*, 1995; *3*:44-54.

31. Strickland JW. Flexor tendon injuries: II. Operative Technique. *J Am Acad Orthop Surg*, 1995; *3*:55-62.

32. Norris SR, Ellis FD, Chen MI *et al*. Flexor tendon suture methods: a quantitative analysis of suture material within the repair site. *Orthopedics*, 1999; *22*:413-6.

33. Noguchi M, Seiler JG, Gelberman RH *et al*. In vitro biomechanical analysis of suture methods for flexor tendon repair. *J Orthop Res*, 1993; *11*:603-11.

34. Pruitt DL, Aoki M, Manske PR. Effect of suture knot location on tensile strength after flexor tendon repair. *J Hand Surg Am*, 1996; *21*:969-73.

35. Mackin E. Flexor tenolysis. *In:* Hunter J, Schneider L, Mackin E (ed.). *Tendon Surgery in the Hand*. St. Louis: CV Mosby, 1987.

36. Strickland JW. Flexor tendon repair. *Hand Clin*, 1985; *1*:55-68.

37. Winters SC, Seiler JG, Woo SL *et al*. Suture methods for flexor tendon repair: a biomechanical analysis during the first six weeks following repair. *Ann Chir Main Memb Super*, 1997; *16*:229-34.

38. Lilly SI, Messer TM. Complications after treatment of flexor tendon injuries. *J Am Acad Orthop Surg*, 2006; *14*:387-96.

39. Strauch RJ. Extensor tendon injury. *In:* Green DP, Wolf S, Hotchkiss R, Pederson C, Kozin S (eds.). *Green's Operative Hand Surgery*. 6th ed. New York: Churchill Livingstone, 2011, pp 159-88.

40. Newport ML. Extensor tendon injuries in the hand. *J Am Acad Orthop Surg*, 1997; *5*:59-66.

41. Wehbe MA. Junctura anatomy. *J Hand Surg Am*, 1992; *17*: 1.124-9.

42. Hirai Y, Yoshida K, Yamanaka K *et al*. An anatomic study of the extensor tendons of the human hand. *J Hand Surg Am*, 2001; *26*:1.009-15.

43. Schultz RJ, Furlong J, Storace A. Detailed anatomy of the extensor mechanism at the proximal aspect of the finger. *J Hand Surg Am*, 1981; *6*:493-8.

44. Shum C, Bruno RJ, Ristic S *et al*. Examination of the anatomic relationship of the proximal germinal nail matrix to the extensor tendon insertion. *J Hand Surg Am*, 2000; *25*:1.114-7.

45. Boyes JH. *Bunnell's Surgery of the Hand*, 5th ed. Philadelphia: JB Lippincott, 1970.

46. Vahey JW, Wegner DA, Hastings H. Effect of proximal phalangeal fracture deformity on extensor tendon function. *J Hand Surg Am*, 1998; *23*:673-81.

47. Schweitzer TP, Rayan GM. The terminal tendon of the digital extensor mechanism, part II: kinematic study. *J Hand Surg Am*, 2004; *29*:903-8.

48. Kleinert HE, Verdan C. Report of the Committee on Tendon Injuries (International Federation of Societies for Surgery of the Hand). *J Hand Surg Am*, 1983; *8*:794-8.

49. Doyle JR. Extensor tendons – acute injuries. *In:* Green D (ed.). *Operative Hand Surgery*, 4th ed. New York: Churchill Livingstone, 1999, pp 195-8.

Antônio Tufi Neder Filho

GENERALIDADES

Os cistos sinoviais são os tumores de partes moles benignos mais comuns na mão.[1]

Apresentam-se aderidos à cápsula articular ou à bainha do tendão. Menos frequentemente, podem apresentar-se intratendinosos ou intraósseos.[2] Acometem mais as mulheres[2,3] e ocorrem principalmente entre o segundo e o quarto decênios da vida, sendo descritos desde o primeiro até o oitavo.[2] Os cistos mucosos são mais observados nos idosos.[2] Não são raros em crianças.[4,5] Geralmente são únicos, mas podem apresentar-se multilobulados.[6,7]

QUADRO CLÍNICO

Pacientes portadores de cistos sinoviais mostram quadro clínico variável, podendo ser assintomáticos ou apresentar dor, diminuição de força e hipoestesia. Alguns apresentam queixa cosmética ou, ainda, dúvida sobre o potencial de malignidade. Na maioria das vezes, não relatam dor nem limitação de movimentos, e nenhuma causa específica é identificada.

As localizações mais comuns são o dorso e a face volar do punho, o dorso das interfalangianas distais (cisto mucoso) e a bainha do tendão flexor na prega volar das metacarpofalangianas (Figura 39.1). Não existe nexo causal com a atividade profissional do paciente.[2]

Na maioria das vezes, os pacientes requerem tratamento por medo da natureza da massa ou por queixa estética. Em poucos casos, o cisto pode comprimir o nervo interósseo posterior e provocar dor forte e limitação funcional.[7] A degeneração maligna nunca foi descrita, mas outras lesões de aparência semelhante podem passar despercebidas ou ser confundidas com o cisto sinovial.

Podem aparecer de maneira súbita ou insidiosa e desaparecer espontaneamente.

Podem, ainda, estar associados a outros diagnósticos, como tenossinovites, bossa carpometacarpal, nódulos de Heberden ou síndromes compressivas.[2]

Os lipomas e outros tumores de partes moles da mão também devem ser considerados no diagnóstico diferencial.

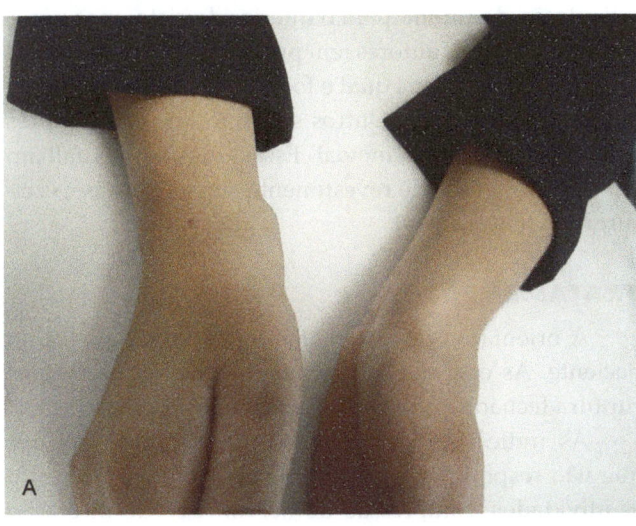
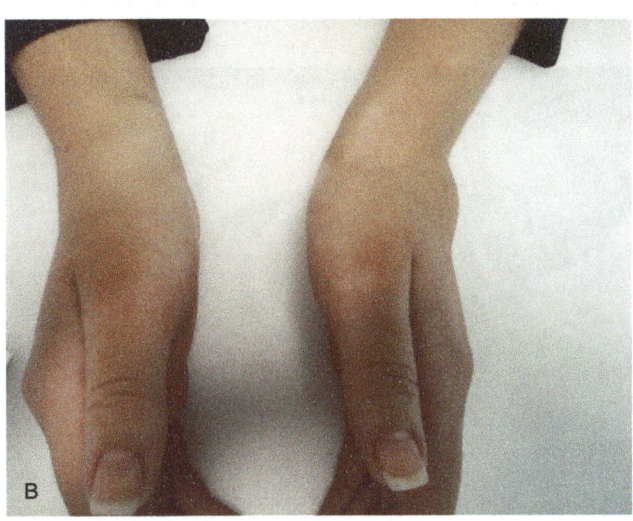

Figura 39.1 Cisto sinovial volar no punho direito e dorsal no punho esquerdo.

EXAMES COMPLEMENTARES

As radiografias normalmente não revelam alterações ósseas, embora cistos com comprometimento intraósseo e os próprios cistos intraósseos possam estar presentes (Figura 39.2).

O diagnóstico de cisto oculto pode ser feito pela ultrassonografia (US), ressonância magnética (RM) (Figura 39.3), cintigrafia óssea ou artroscopia. As duas primeiras têm taxas semelhantes de especificidade e sensibilidade, enquanto a cintigrafia é menos específica. A ultrassonografia é mais barata que a ressonância, mas é dependente do operador.[2]

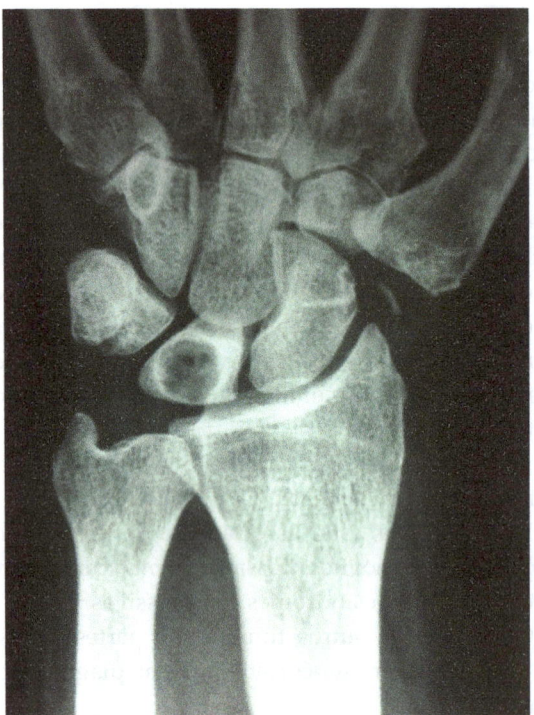

Figura 39.2 Cisto sinovial intraósseo no semilunar.

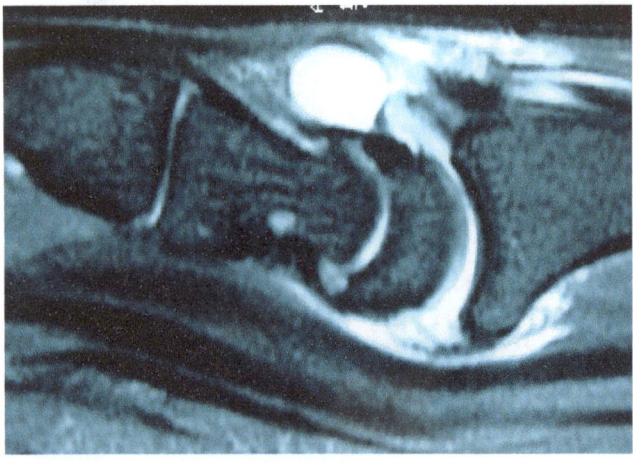

Figura 39.3 Ressonância magnética de cisto sinovial dorsal.

O uso dos exames de US, RM ou tomografia computadorizada (TC) deve ser racional devido ao seu elevado custo.

Estudo demonstra o valor da RM no diagnóstico do cisto oculto nos casos de paciente com dor crônica no punho que não têm causa definida.[8]

ANATOMIA MICROSCÓPICA

A anatomia microscópica é bem conhecida. O cisto apresenta-se liso, claro e translucente. Sua parede é formada por fibras de colágeno com espaçadas linhas de células, sem evidências de forro epitelial ou sinovial. A microscopia eletrônica confirma esses achados.[9,10]

A cápsula do cisto revela fendas cheias de mucina, que se comunicam por ductos com a articulação adjacente. Não apresentam reação inflamatória nem atividade mitótica. O cisto provavelmente se origina de células mesenquimais multifuncionais, as quais são encontradas em suas paredes.[10] Contém um líquido viscoso, limpo, pegajoso, gelatinoso, composto por glicosamina, albumina, globulina e ácido hialurônico. Esse líquido é mais viscoso que o líquido articular.[1,2]

PATOGÊNESE

A etiologia permanece desconhecida; e uma revisão da literatura corrobora esse fato.[2,11,12]

Algumas teorias tentam, com pouca base científica, explicar a origem do cisto sinovial. As possíveis causas incluem: herniação sinovial ou ruptura através da bainha do tendão de Eller (1746); tecido periarticular embriológico de Hoeftman (1876); novos crescimentos da membrana sinovial de Henle (1847); modificações da bursa ou cistos degenerativos de Vogt (1881); degeneração mucosa de Ledderhose (1893), popularizada por Carp e Stout.[1,2,10,13]

Estudos mostram a passagem do líquido vindo da articulação do punho para o interior do cisto, mas não o contrário. Alguns autores têm proposto que o cisto é uma herniação sinovial, na qual é formado um mecanismo de válvula de via única. Outros sugerem que são tumores benignos de origem sinovial. Essas duas teorias falham em explicar a falta de revestimento sinovial em peças cirúrgicas[2] (Figura 39.4).

TRATAMENTO

A orientação do tratamento baseia-se na queixa do paciente. As opções de tratamento incluem observação, ruptura fechada, aspiração e excisão cirúrgica.

As indicações para tratamento cirúrgico são: dor que não responde aos medicamentos, interferência com as atividades, compressão de nervo, risco de ulceração (cisto mucoso), queixa cosmética e volume do cisto, que,

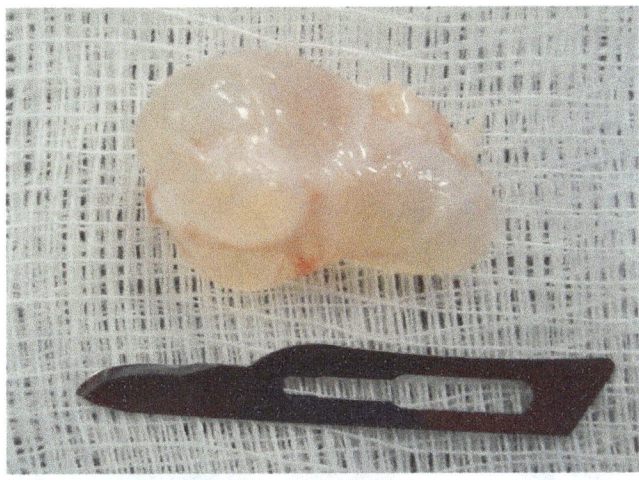

Figura 39.4 Cisto sinovial ressecado.

se muito grande, pode levar à diminuição do arco de movimento.[2]

Estudos comparando os tratamentos cirúrgicos com as técnicas aberta ou artroscópica têm mostrado que os resultados e os índices de recidiva são semelhantes.[14]

Tratamento Não Cirúrgico

A observação tem sido advogada, sobretudo nos pacientes pediátricos, devido à alta taxa de resolução espontânea. Estudos mostram a resolução espontânea em até 50% dos cistos em longo prazo.[2] A aspiração isolada tem sido efetiva em 20% a 30% dos casos, conforme publicado[15] (Figura 39.5). A aspiração associada à infiltração de lidocaína e betametasona costuma reduzir o volume

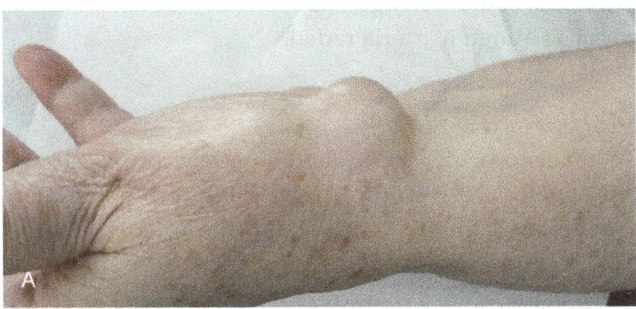

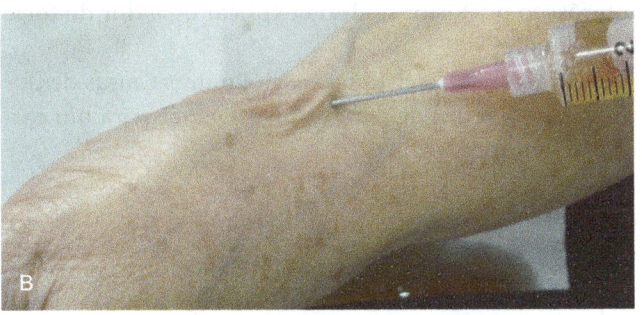

Figura 39.5 Aspiração em cisto sinovial volar.

do cisto e proporcionar alívio por tempo variável.[7,16-19] O uso de agentes esclerosantes pode causar danos à cartilagem articular, não sendo, portanto, recomendado.[2] A aspiração deve ser feita com muita cautela, no cisto volar do punho, devido à proximidade com a artéria radial. O uso da sutura transfixante por 3 semanas associada a aspiração não é recomendado devido ao risco de infecção.[2]

Tratamento Cirúrgico

É indicado para pacientes com sintomas ou queixas cosméticas persistentes.

Deve-se sempre pensar na possibilidade de uma cicatriz pequena. O paciente poderá estar trocando o cisto por uma cicatriz.

O uso da artroscopia advoga menor dano estético e baixas taxas de recidiva, mas as publicações têm demonstrado que os resultados das intervenções abertas e artroscópicas têm sido os mesmos a longo prazo. Contudo, o custo da cirurgia artroscópica é mais elevado e requer curva de aprendizado maior, sem refletir benefícios para o paciente.

Cirurgia aberta

Essa é a técnica mais comumente utilizada no tratamento cirúrgico do cisto.

CISTO SINOVIAL DORSAL DO PUNHO

É o protótipo mais comum e representa 70% dos cistos sinoviais. Usualmente localizado sobre o ligamento entre o escafoide e o semilunar, é facilmente diagnosticado. Pode apresentar-se entre os tendões extensores, mas conectado ao ligamento por um pedículo longo. A não identificação desse pedículo aumenta o índice de recidiva. A palpação cuidadosa revela a direção e extensão desse pedículo.

Embora tenham sido descritos em outras articulações do carpo, tal ocorrência é rara.

O uso do torniquete é de grande ajuda nesses casos. A incisão é feita transversalmente no dorso do punho (sobre o cisto). Tipicamente, o cisto aparece entre o tendão extensor longo do polegar (lado radial) e os tendões extensores comuns dos dedos (lado ulnar).

Dissecam-se o cisto e seu pedículo até a cápsula. Abre-se a cápsula entre o rádio distal e o polo proximal do escafoide, ressecando o cisto e a parte da cápsula onde o pedículo se insere. Nessa região pode ser observado o ligamento escafossemilunar, que deve ser preservado intacto. Mesmo que um ducto de mucina seja percebido entre as fibras desse ligamento, ele não deve ser violado.

Após a ressecção do cisto, a cápsula pode apresentar um defeito de 1 cm ou 1,5 cm de diâmetro, que não deve ser suturado, para evitar perda do arco de movimento (Figura 39.6). A sutura ou não da cápsula ou do pedículo

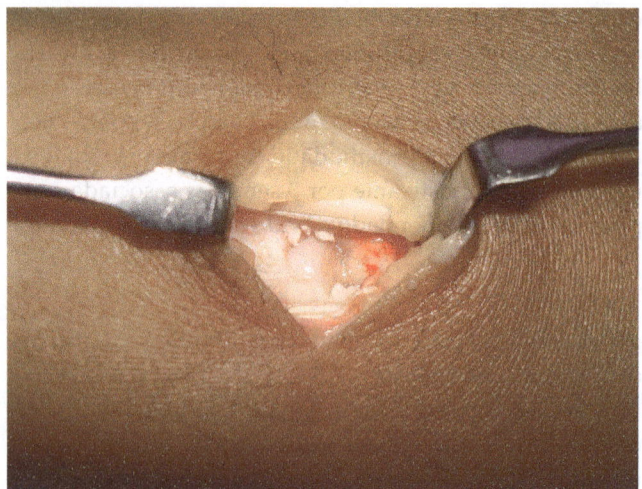

Figura 39.6 Cisto sinovial dorsal ressecado – observar cápsula, que não deve ser suturada.

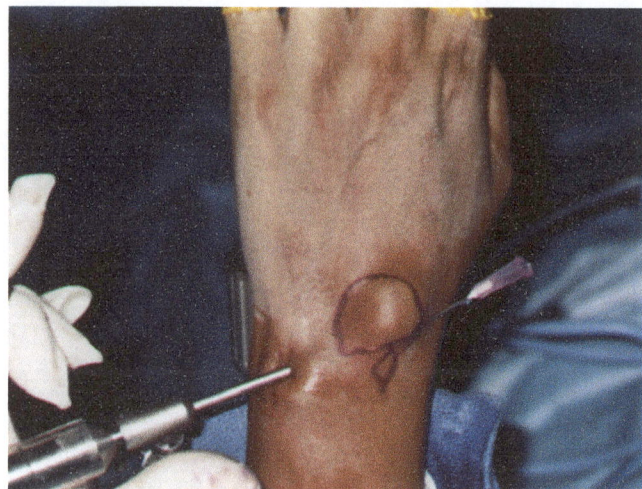

Figura 39.7 Cisto sinovial dorsal por artroscopia.

do cisto não muda o prognóstico para melhor e não diminui o índice de recidiva.[2] Libera-se o torniquete e faz-se hemostasia. A sutura deve ser intradérmica, com fio inabsorvível. Utiliza-se um curativo.

TÉCNICA ARTROSCÓPICA PARA O CISTO DORSAL

Para a realização de técnica artroscópica, os pacientes devem ser submetidos a bloqueio do plexo braquial. Está indicado o uso do torniquete pneumático com pressão de 250 mmHg. A técnica cirúrgica é descrita a seguir:

– Paciente em decúbito dorsal com o braço fixado à mesa e o cotovelo fletido a 90º, com o punho em extensão e tração longitudinal de 3 kg a 5 kg, conectado por malhas chinesas.
– Uma óptica de 2,7 mm com 30º de angulação volar é utilizada. A irrigação é feita com solução salina por bomba de infusão, através da cânula do artroscópio. A aspiração é feita pela mesma cânula (Figura 39.7).
– O cisto é excisado com um *shaver* de 2,85 mm. A óptica é introduzida no portal 6-R e o *shaver* no portal 4-5. Faz-se, então, o inventário de toda a articulação, assim como a identificação do cisto. Uma leve pressão sobre o cisto ajuda nessa identificação. Sabe-se que ele, geralmente, está localizado na junção da cápsula com o ligamento escafossemilunar.
– O *shaver* é então colocado diretamente dentro do cisto, cuja descompressão é percebida pela extrusão de material gelatinoso. Deve-se tomar cuidado para preservar a parte dorsal do ligamento escafossemilunar. Os portais são deixados abertos para drenagem do excesso de líquido e um curativo é feito.

Os movimentos são encorajados nos primeiros dias.[6,20,21]

TÉCNICA ARTROSCÓPICA PARA O CISTO VOLAR

A posição e os equipamentos são os mesmos da técnica descrita para o cisto dorsal.

A óptica é colocada no portal 3-4 e o *shaver* no portal 1-2. Faz-se leve pressão sobre o cisto volar, para ajudar na sua identificação, e, se necessário, pode ser colocada uma agulha transfixando-o.

O cisto é identificado no intervalo entre os ligamentos radioescafocapitato e radiossemilunar longo. A excisão é feita com *shaver*, que não deve ser muito avançado para não atingir a artéria radial.[7]

CISTO OCULTO

O cisto oculto é pequeno e não faz protrusão sobre a pele. Ocorre entre o escafoide e o semilunar, e pode ser palpado somente em flexão completa do punho. Pode ser a causa de dor forte do punho sem outra explicação. A sua relação íntima com o nervo interósseo posterior poderia explicar essa dor de forte intensidade.

A presença do cisto não exclui outras causas de dor no punho, e todas devem ser investigadas para um correto diagnóstico.[1]

CISTO SINOVIAL VOLAR DO PUNHO

É o segundo tipo de cisto sinovial mais comum, correspondendo a 20% das ocorrências. Apresenta-se sobre o rádio distal ou sobre o tubérculo do escafoide.

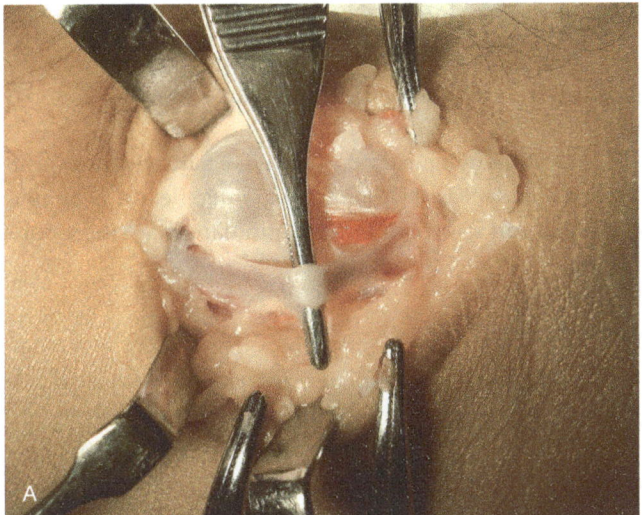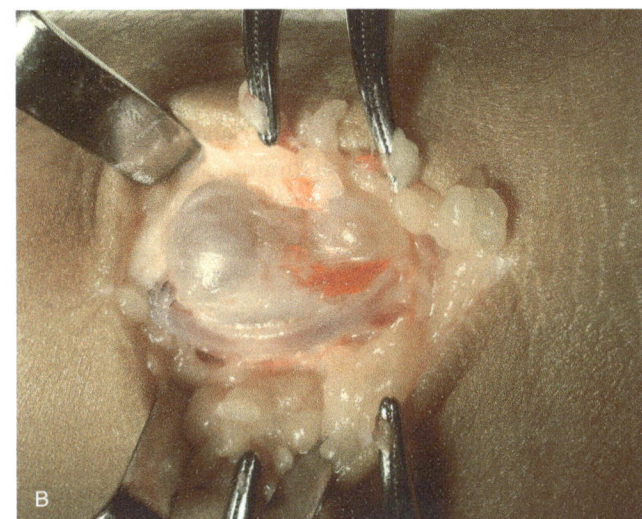

Figura 39.8 Relação entre o cisto volar e a artéria radial.

Emerge entre o tendão flexor radial do carpo e o tendão abdutor longo do polegar, e tem íntimo contato com a artéria radial e seus ramos (Figura 39.8).

Outra apresentação é a que se origina na articulação entre o trapézio e o escafoide.

Embora possa parecer de pequeno tamanho, durante o peroperatório pode ser surpreendentemente maior.

É importante avaliar a patência da artéria radial no pré-operatório, o que pode ser feito com o teste de Allen. Todo cuidado deve ser tomado durante a cirurgia para se preservar a artéria radial[1,2] (Figura 39.9).

A cirurgia é similar à do cisto dorsal. A incisão deve ser planejada levando-se em conta a extensão do cisto. Geralmente, uma incisão longitudinal ou transversa é suficiente, mas dificuldades podem ser percebidas diante da necessidade de mobilizar estruturas com incisões transversas muito pequenas.

Com a pele afastada, abre-se a fáscia do antebraço longitudinalmente.

O uso de lupa de magnificação ajuda na identificação e proteção da artéria radial.

O pedículo é tracionado da cápsula volar, abre-se a cápsula (3 mm ou 4 mm) e resseca-se o cisto. Hemostasia e sutura da pele são então realizadas.

Mais uma vez, a sutura da cápsula é contraindicada, e a movimentação precoce é encorajada (Figura 39.10).

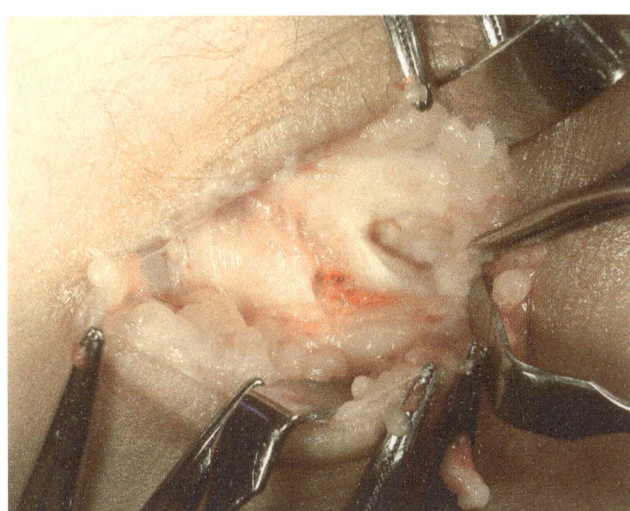

Figura 39.10 Cisto volar ressecado – observar abertura da cápsula, que não deve ser suturada.

Figura 39.9 Cisto volar ressecado e artéria radial preservada.

CUIDADOS PÓS-OPERATÓRIOS

O uso de tala gessada ou *splint* no pós-operatório ajuda a diminuir a dor, mas deve ser mantido por um período de 3 dias, quando devem ser encorajados os movimentos para evitar perda ou diminuição destes.

A fisioterapia no pós-operatório fica reservada para os pacientes que não recuperarem a amplitude completa dos movimentos.

CISTO DE BAINHA DE TENDÃO FLEXOR

É o terceiro tipo mais comum e responde por 12% dos cistos sinoviais. Origina-se na bainha do tendão flexor superficial e emerge através da polia A1, que é um ligamento anular. É um cisto pequeno, de 3 mm a 8 mm, duro, doloroso e palpado sobre a articulação metacarpofalangiana (Figura 39.11). A punção seguida de infiltração de corticosteroides pode aliviar ou postergar o tratamento cirúrgico, mas o paciente deve ser orientado quanto à provável ocorrência de recidivas. A cirurgia tem resultado mais previsível.

É realizada com anestesia local (lidocaína a 1% sem vasoconstritor), e o uso do torniquete é bem tolerado pelo paciente por causa da rapidez do procedimento.

Utiliza-se incisão transversa sobre o cisto, podendo-se aproveitar a prega de flexão da metacarpofalangiana. Devem ser identificados os pedículos neurovasculares ulnar e radial e isolado o cisto.

O cisto é ressecado junto com a porção da bainha do tendão onde ele está aderido.

Libera-se o torniquete, procede-se à hemostasia e à sutura da pele com mononáilon 5-0.

O curativo é simples e os movimentos são liberados de imediato. Recidivas são raras.

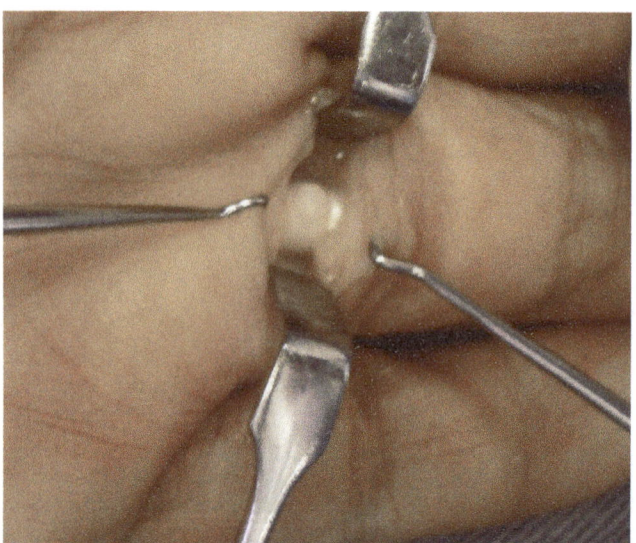

Figura 39.11 Cisto de bainha de tendão flexor.

CISTO DE BAINHA DE TENDÃO EXTENSOR

Tipicamente ocorre sobre os metacarpos e é distinguido pela movimentação dos dedos. Move-se com os tendões.

O tratamento cirúrgico também é feito com anestesia local, e a ressecção é similar à do tendão flexor. A bainha do tendão onde o cisto é ressecado não necessita ser suturada.

CISTO MUCOSO

É o cisto da articulação interfalangiana distal, e geralmente ocorre entre o quinto e sétimo decênios da vida. Mede de 3 mm a 5 mm e é de aparecimento rápido (Figura 39.12). Devido à proximidade com a matriz ungueal, pode comprimi-la e causar defeito na unha (Figura 39.13). Existe ainda a possibilidade de ulcerar (Figura 39.14).

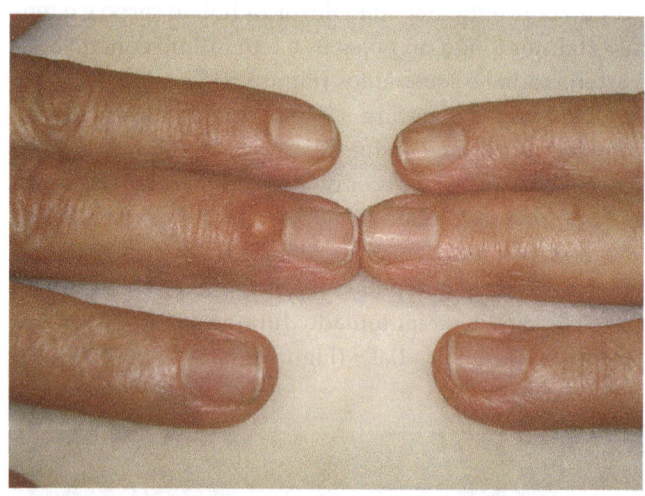

Figura 39.12 Cisto mucoso no dedo médio.

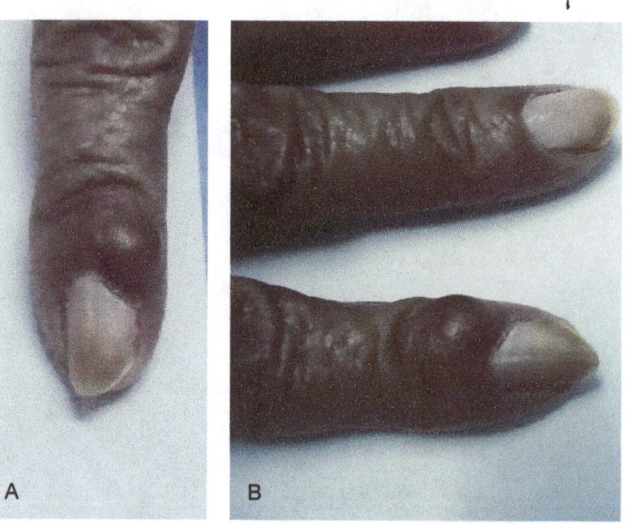

Figura 39.13 Cisto mucoso causando deformidade na unha.

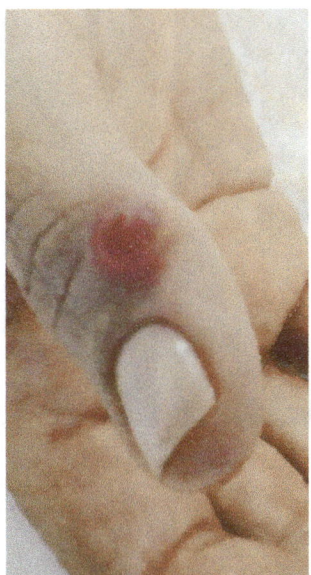

Figura 39.14 Cisto mucoso no polegar – observar risco de ulceração.

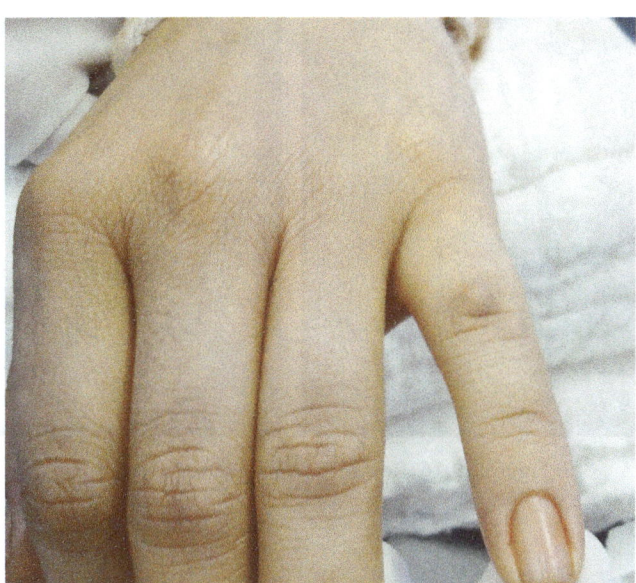

Figura 39.15 Cisto na interfalangiana proximal.

Pode ser acompanhado de osteófitos ou nódulos de Heberden. Geralmente se localiza de um lado do tendão extensor.

O tratamento cirúrgico tem resultados satisfatórios. A anestesia é local e deve ser feita na região volar da base do dedo, no nível da articulação metacarpofalangiana. A anestesia nesse local atinge os nervos digitais radial e ulnar, e é suficiente para anestesiar todo o dedo. O torniquete aqui pode ser substituído por um dreno de Penrose nº 1 aplicado na base do dedo, após a anestesia, e removido logo após a sutura.

A incisão pode ser transversa, em L ou elíptica se a pele estiver envolvida. O cisto é ressecado junto com a cápsula articular. Deve-se tomar cuidado para não atingir a inserção do tendão extensor nem a matriz da unha.

Osteófitos podem ser removidos com uma goiva delicada. Procede-se então à sutura da pele e ao curativo.

Cistos maiores desta região podem requerer retalhos de rotação para o fechamento.

O alívio da pressão sobre o leito ungueal restaura a aparência normal da unha.

CISTO DE ARTICULAÇÃO INTERFALANGIANA

É similar ao cisto mucoso. Emerge da cápsula articular e pode provocar dor e interferir com o arco de movimento (Figura 39.15).

Tratamento cirúrgico é realizado com anestesia local e dreno de Penrose para o garrote, idênticos ao do cisto mucoso. A incisão é curvilínea sobre a interfalangiana proximal. Faz-se pequena incisão elíptica sobre as fibras oblíquas do aparelho extensor e remove-se o cisto na cápsula articular, entre a inserção do ligamento colateral e do tendão extensor. Sutura da pele com mononáilon 5-0 e curativo simples.

OUTROS CISTOS E OUTRAS LOCALIZAÇÕES

Outros cistos podem estar em qualquer parte da mão e devem ser abordados de acordo com o local, sua anatomia e observando os cuidados já descritos (Figuras 39.16 e 39.17).

DIAGNÓSTICO DIFERENCIAL

Deve ser feito com cisto de inclusão epidérmica, tumor de células gigantes (Figura 39.18), lipomas (Figura 39.19), sinovite vilonodular (Figura 39.20), nódulos reumatoides (Figura 39.21), gota (Figura 39.22) e granulomas.

BOSSA CARPOMETACARPAL

Os cistos dorsais podem ser confundidos com a bossa carpometacarpal. Esta é uma proeminência óssea que se desenvolve no dorso da segunda ou terceira articulação carpometacarpal, podendo apresentar um ossículo acessório (Figura 39.23). É dura, imóvel e sobressai com a flexão do punho. Incide mais em mulheres, na mão direita e durante o terceiro ou quarto decênios de vida.

Pode ser assintomática e, em 30% das vezes, acompanha-se de um cisto sinovial.

A etiologia proposta inclui desgaste progressivo e degenerativo, corroborada pelo fato de a bossa aparecer em torno da quarta década de vida.[22]

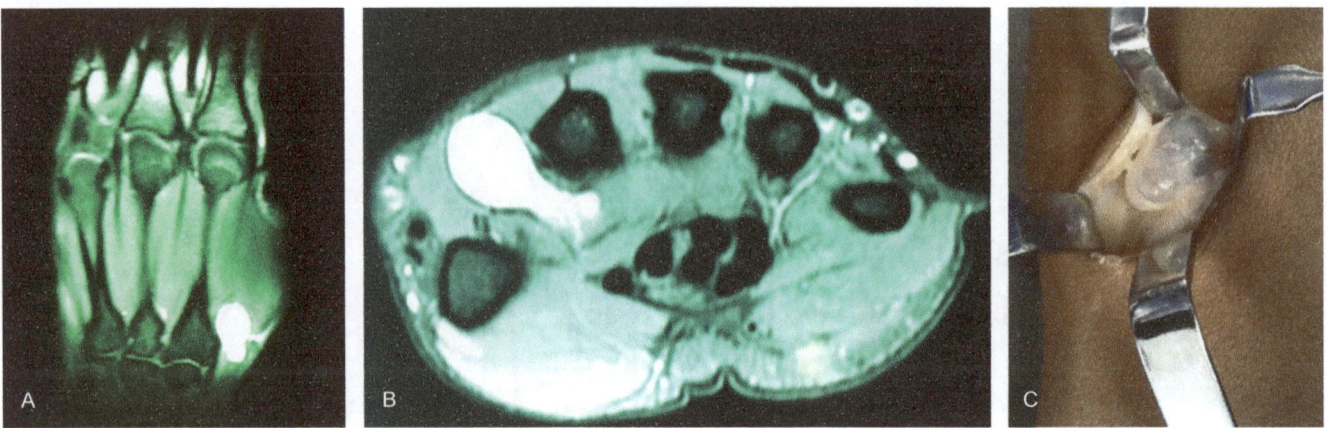

Figura 39.16 Ressonância magnética e intraoperatório de cisto sinovial entre o primeiro e o segundo metacarpais.

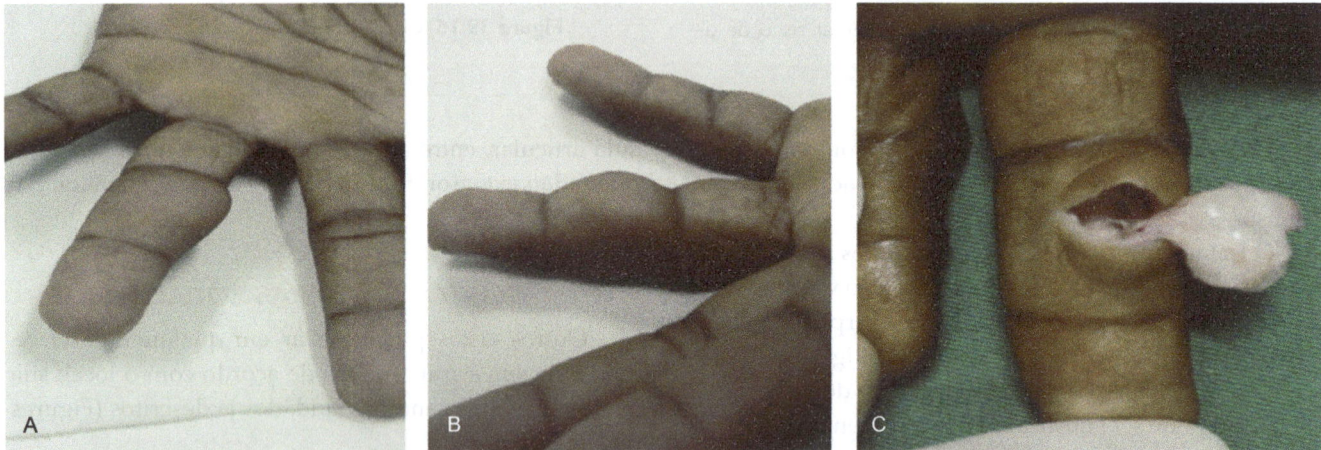

Figura 39.17 Cisto sinovial na falange média do dedo anular.

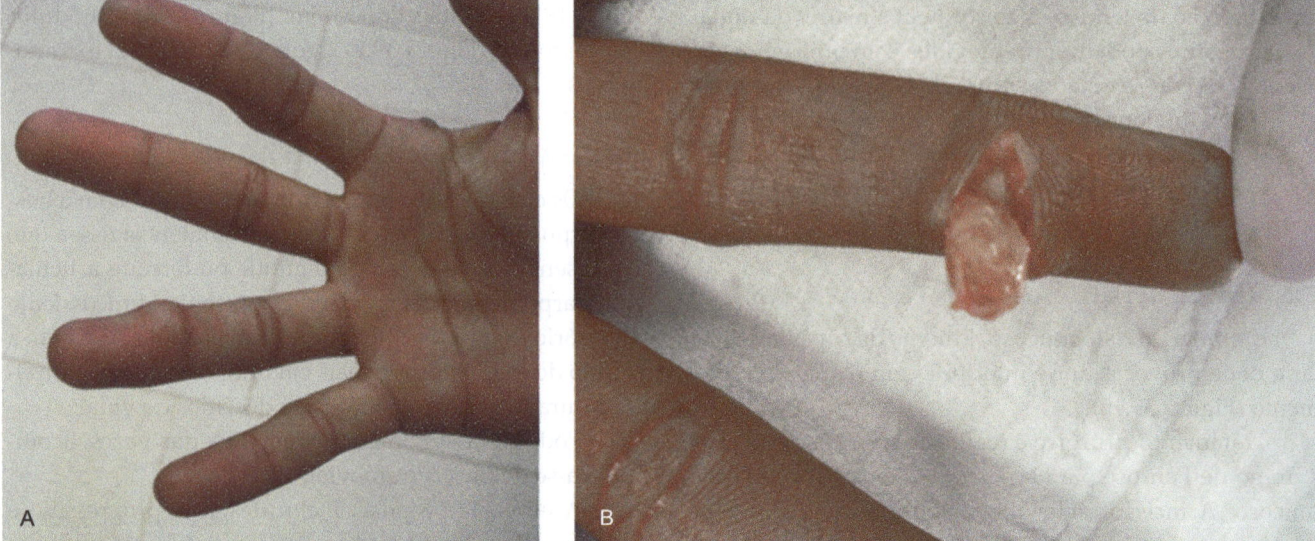

Figura 39.18 Tumor de células gigantes no dedo anular.

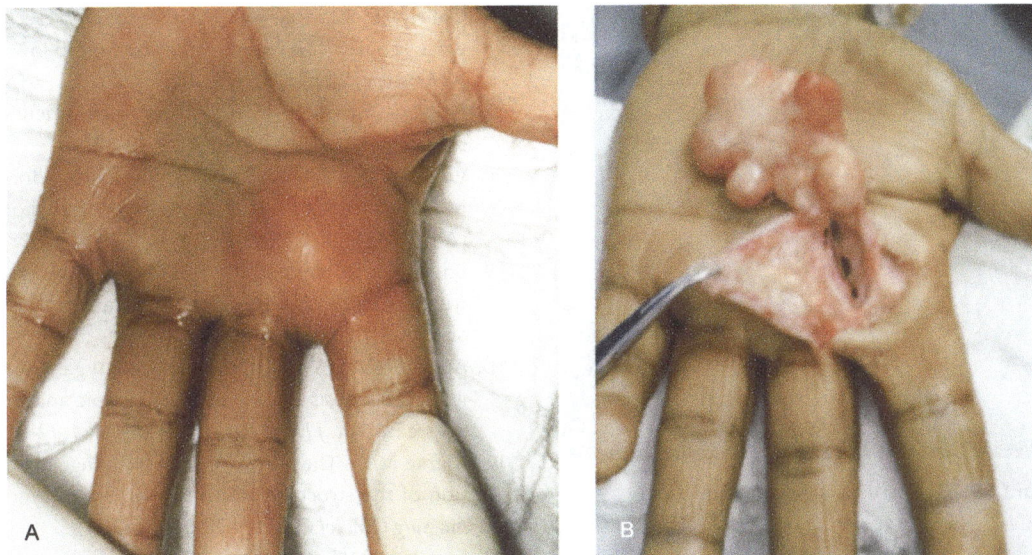

Figura 39.19 Lipoma entre o segundo e o terceiro metacarpais.

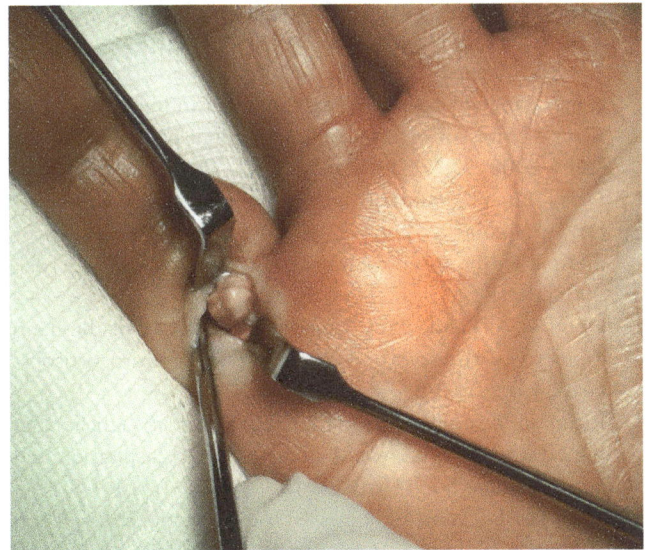

Figura 39.20 Sinovite vilonodular no dedo mínimo.

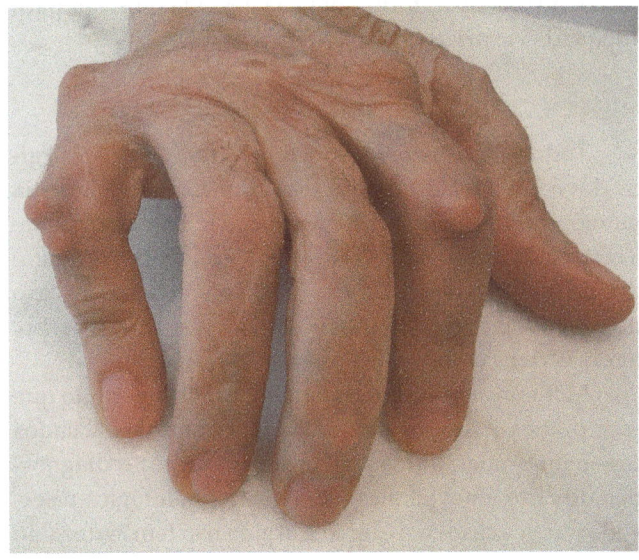

Figura 39.21 Nódulos reumatoides nas interfalangianas proximais.

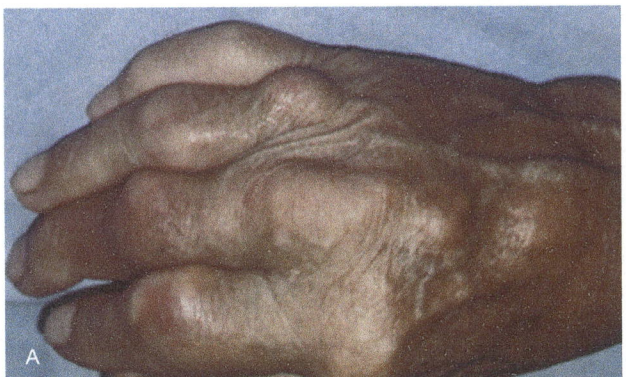

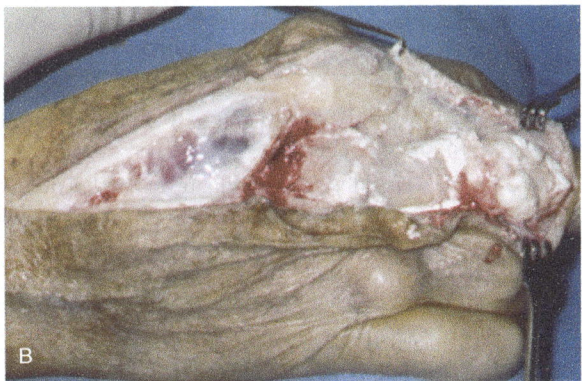

Figura 39.22 Gota na mão.

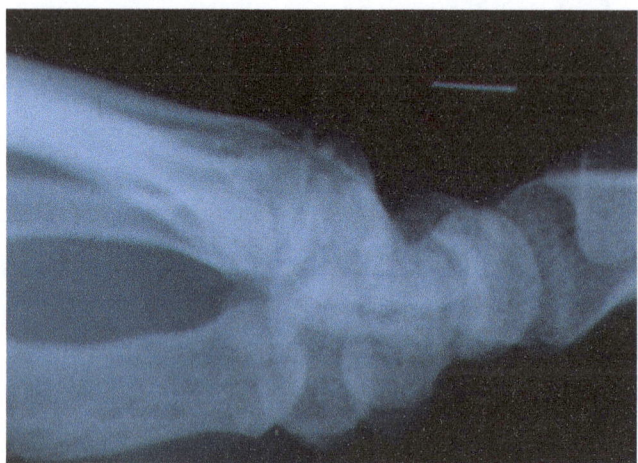

Figura 39.23 Bossa carpometacarpal.

O tratamento inicial é conservador e, nos casos de persistência dos sintomas, a cirurgia deve ser realizada com remoção do cisto e do osteófito. Necessita imobilização, no pós-operatório, com tala gessada ou *splint* para adequada cicatrização e alívio da dor.[1,22]

HISTOLOGIA

Todo cisto sinovial submetido a tratamento cirúrgico deve ser enviado para o departamento de anatomia patológica. Essa prática assegura ao médico e ao paciente a certeza do diagnóstico. Os pacientes devem ser orientados a guardar o resultado como documento para, no caso de desenvolverem um tumor em outra parte do corpo, terem certeza de que não tem relação com o cisto.

McKeon *et al.*[23] publicaram um artigo sugerindo que essa prática pode ser desnecessária quando os achados pré- e intra-operatórios são consistentes para o diagnóstico do cisto sinovial, ficando a análise patológica reservada para os casos em que o cirurgião não tem certeza do diagnóstico durante a cirurgia.

Referências Bibliográficas

1. Athanasian EA. Bone and soft tissue tumors. *In:* Green DP, Wolf S, Hotchkiss R, Pederson C, Kozin S (eds.) *Green's Operative Hand Surgery*, 6th ed. New York: Churchill Livingstone, 2011, pp 2141-95.
2. Thornburg LE. Ganglions of the hand and wrist. *J Am Acad Orthop Surg*, 1999; *7*:21-8.
3. Duncan KH, Lewis Jr RC. Scapholunate instability following ganglion cyst excision: a case report. *Clin Orthop Relat Res*, 1988; *228*:250-3.
4. MacCollum MS. Dorsal wrist ganglions in children. *J Hand Surg* [Am], 1977; *2*:325.
5. Wang AA, Hutchinson DT. Longitudinal observation of pediatric hand and wrist ganglia. *J Hand Surg* [Am], 2001; *26*:599-602.
6. Gallego S, Mathoulin C. Arthroscopic resection of dorsal wrist ganglia: 114 cases with minimum follow-up of 2 years. *Arthroscopy*, 2010; *26*:1675-82.
7. Ho P, Griffiths J, Lo W *et al.* Current treatment of ganglion of the wrist. *Hand Surgery*, 2001; *6*:49-58.
8. Vo P, Wright T, Hayden F *et al.* Evaluating dorsal wrist pain: MRI diagnosis of occult dorsal wrist ganglion. *J Hand Surg* [Am], 1995; *20*:667-70.
9. Loder RT, Robinson JH, Jackson WT *et al.* A surface ultrastructure study of ganglia and digital mucous cysts. *J Hand Surg* [Am], 1988; *13*:758-62.
10. Angelides AC, Wallace PF. The dorsal ganglion of the wrist: its pathogenesis, gross and microscopic anatomy, and surgical treatment. *J Hand Surg* [Am], 1976; *1*:228-35.
11. Clarke WC. The pathogenesis of ganglia, with a description of the structure and development of synovial membrane. *Surg Gynecol Obstet*, 1908; *7*:56-78.
12. Enneking WF. Staging of musculoskeletal neoplasms. *In:* Uhthoff HK, Stahl E, (ed.). *Current Concepts of Diagnosis and Treatment of Bone and Soft Tissue Tumors*. New York: Springer-Verlag, 1984, pp 1-21.
13. Carp L, Stout AP. A study of ganglion, with special reference to treatment. *Surg Gynecol Obstet*, 1928; *47*:460-8.
14. Kang L, Akelman E, Weiss AP. Arthroscopic versus open dorsal ganglion excision: a prospective, randomized comparison of rates of recurrence and residual pain. *J Hand Surg* [Am], 2008; *33*:471-5.
15. Dias J, Buch K. Palmar wrist ganglion: does intervention improve outcome. A prospective study of the natural history and patient-reported treatment outcomes. *J Hand Surg* [Br], 2003; *28*:172-6.
16. Holm PCA, Pandey SD. Treatment of ganglia of the hand and wrist with aspiration and injection of hydrocortisone. *Hand*, 1973; *5*:63-8.
17. Richman JA, Gelberman RH, Engber WD *et al.* Ganglions of the wrist and digits: results of treatment by aspiration and cyst wall puncture. *J Hand Surg* [Am], 1987; *12*:1041-3.
18. Stephen AB, Lyons AR, Davis TR. A prospective study of two conservative treatments for ganglia of the wrist. *J Hand Surg* [Br], 1999; *24*:104-5.
19. Zubowicz VN, Ishii CH. Management of ganglion cysts of the hand by simple aspiration. *J Hand Surg* [Am], 1987; *12*:618-20.
20. Rizzo M, Berguer RA, Steinmann SP, Bishop AT. Arthroscopic resection in the management of dorsal wrist ganglions: Results with a minimum 2-year follow-up. *J Hand Surg* [Am], 2004; *29*:59-62.
21. Luchetti R, Badia A, Alfarano M *et al.* Arthroscopic resection of dorsal wrist ganglia and treatment of recurrences. *J Hand Surg* [Br], 2000; *35*:38-40.
22. Capo J, Orillaza N, Lim P. Carpal boss in na adolescent: case report. *J Hand Surg* [Am], 2009; *34*:1808-10.
23. McKeon K, Boyer M, Goldfarb C. Use of routine histologic evaluation of carpal ganglions. *J Hand Surg* [Am], 2006; *31*:284-8.

Cirurgia Ambulatorial na Criança | Capítulo

Clécio Piçarro
Marcelo Eller Miranda
Paulo Custódio Furtado Cruzeiro
Bernardo Almeida Campos

40

INTRODUÇÃO

Existem várias afecções na criança que requerem tratamento cirúrgico ambulatorial. Devido à não cooperação das crianças, muitos procedimentos de pequeno e médio portes são realizados sob sedação, ou por meio de anestesia geral, e em ambiente hospitalar. Porém, no pós-operatório, as crianças podem receber alta hospitalar no mesmo dia, sem necessidade da internação, daí a designação de cirurgia ambulatorial.

A fim de garantir a segurança e a eficácia dos procedimentos ambulatoriais na criança, alguns quesitos fundamentais devem ser atendidos. Eles incluem: (1) centro cirúrgico bem equipado com instrumental cirúrgico, anestésico e de monitoração apropriados para crianças; (2) equipe médica e de enfermagem treinadas em pacientes pediátricos; (3) sala de recuperação anestésica equipada com monitoração e anestesista disponível; (4) estrutura hospitalar disponível, caso se requeira internação ou para tratamento de qualquer complicação anestésica ou cirúrgica, inclusive com pediatra para acompanhamento e centro de tratamento intensivo (CTI) pediátrico.

A seguir serão abordadas as principais afecções cirúrgicas ambulatoriais na criança, com ênfase no diagnóstico e na conduta.

APÊNDICES PRÉ-AURICULARES

Os apêndices pré-auriculares são lesões cutâneas, quase sempre pediculadas, que se situam na região anterior à orelha (Figura 40.1). Sua etiologia relaciona-se com a embriologia do pavilhão auricular. Podem ser únicos ou múltiplos, uni ou bilaterais. Muitos contêm cartilagem em seu interior, que se estende até o tecido subcutâneo adjacente. Podem estar associados a uropatias congênitas. A indicação cirúrgica se dá por motivos estéticos. Aconselha-se realizar o procedimento após o período neonatal. O tratamento cirúrgico consiste na incisão na base da lesão e sua excisão.

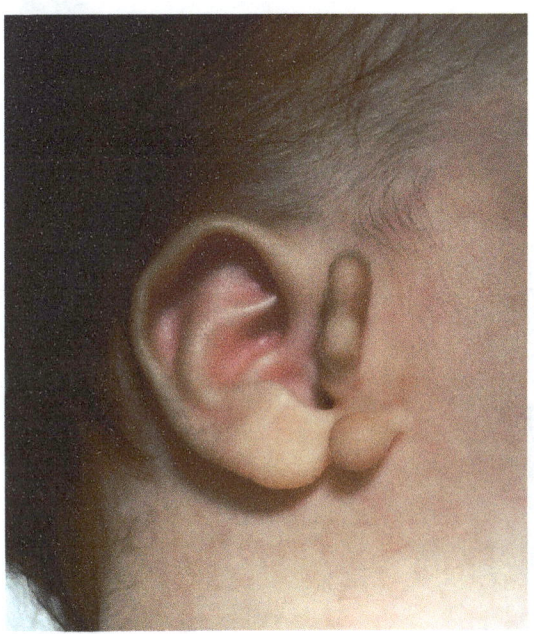

Figura 40.1 Criança com apêndices pré-auriculares.

FÍSTULAS E CISTOS PRÉ-AURICULARES

Trata-se de trajetos fistulosos revestidos de epiderme, com orifício localizado quase sempre na inserção da hélix do pavilhão auricular (Figura 40.2). A fístula mede 1 a 2 cm de extensão, ramificando-se e bifurcando-se em condutos e seios, que se estendem ao tecido subcutâneo adjacente. Representam inclusões ectodérmicas que se relacionam com a embriogênese da orelha externa.[1] Em geral, essas lesões não provocam nenhum transtorno, mas podem obstruir (devido a secreções epiteliais retidas) e evoluir com infecções bacterianas secundárias (Figura 40.3), às vezes recorrentes.

O tratamento se faz por meio de ressecção cirúrgica. A injeção de azul de metileno no trajeto fistuloso, no pré-operatório imediato, já com a criança anestesiada, facilita a dissecção e ressecção completa do cisto ou seio pré-auricular. Na presença de infecção, deve-se usar an-

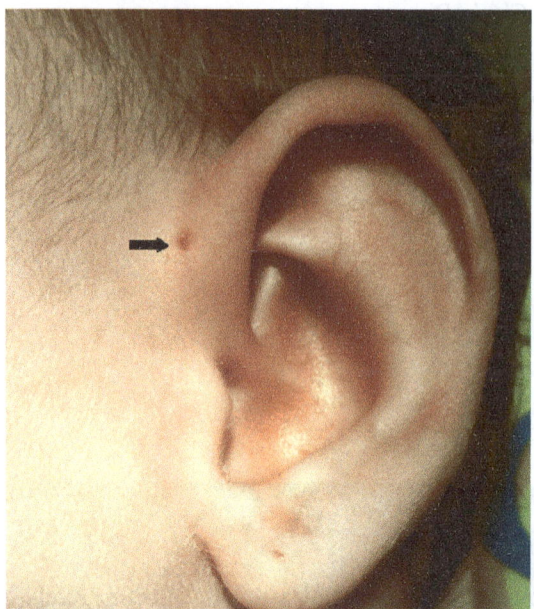

Figura 40.2 Criança com seio pré-auricular (seta).

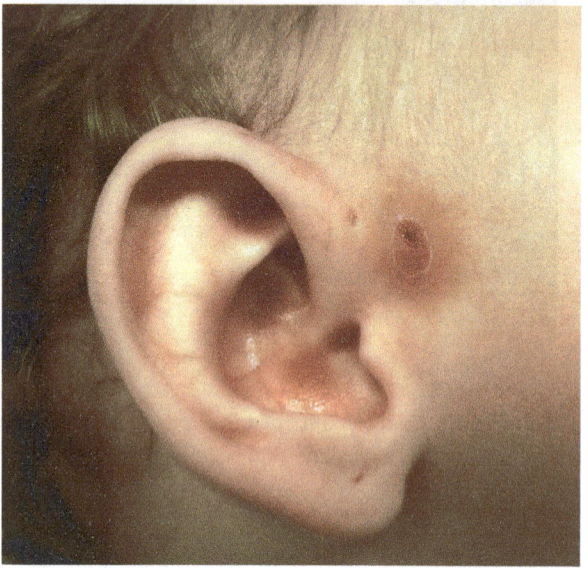

Figura 40.3 Seio pré-auricular infectado.

tibióticos por via oral; se houver coleções associadas, é necessária a drenagem cirúrgica. Nesses casos, a correção cirúrgica definitiva é feita somente após o término do tratamento do processo infeccioso.

ANCILOGLOSSIA

Também denominada freio lingual curto, a anciloglossia é popularmente conhecida como *língua presa*. Apresenta-se, na maioria das vezes, como membrana sublingual delgada, transparente e pouco vascularizada, principalmente em recém-nascidos e lactentes; nota-se uma membrana mais espessa, mais comumente nas

crianças maiores. A anciloglossia pode acarretar dificuldade de amamentação ou, em alguns casos, distúrbios da fala, uma vez que ela prejudica a movimentação ou impede a protrusão da língua.

Existem controvérsias na literatura acerca do tratamento adequado da anciloglossia, se conservador ou cirúrgico. Devido à simplicidade do tratamento cirúrgico, considera-se essa a melhor conduta, que consiste na frenotomia lingual, ou seja, na secção do freio lingual,[2] já nos primeiros meses de vida. A frenotomia pode ser feita no próprio ambulatório, apenas com uso de anestesia tópica. Em lactentes maiores, ou quando o freio lingual é mais espesso, a secção do freio lingual curto deve ser feita sob sedação, no centro cirúrgico, com uso de eletrocautério.

RÂNULA

Trata-se de formação cística que ocorre sob a mucosa do assoalho da boca, ao lado do freio sublingual, podendo, ocasionalmente, estender-se ao lado oposto (Figura 40.4).

Essa denominação decorre de sua semelhança com o saco laríngeo da rã. Ocorre devido à retenção de saliva da glândula salivar sublingual. A rânula apresenta consistência elástica e brilho azulado. É mais frequente em meninas e em crianças menores de 4 anos. Pode provocar distúrbios da deglutição e da fala. Raramente evolui com infecção secundária.

O diagnóstico diferencial inclui cisto dermoide, linfangioma e hemangioma. O cisto dermoide situa-se na linha média da região sublingual, apresenta cor amarelada e é facilmente deslocado de sua posição pela palpação digital, simultaneamente dentro e fora da boca. O hemangioma apresenta coloração avermelhada, e o linfangioma geralmente é uma lesão de maior tamanho com múltiplos

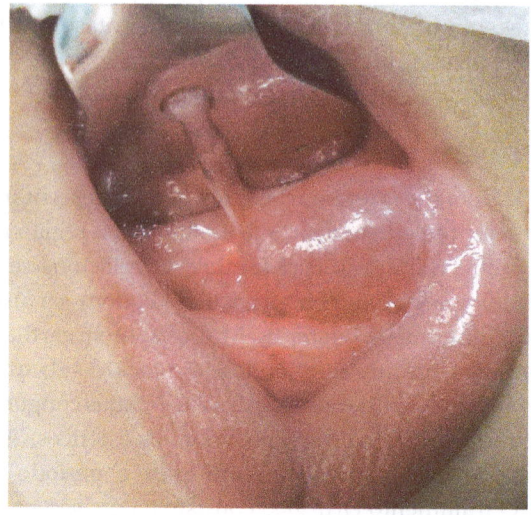

Figura 40.4 Rânula, em assoalho da boca.

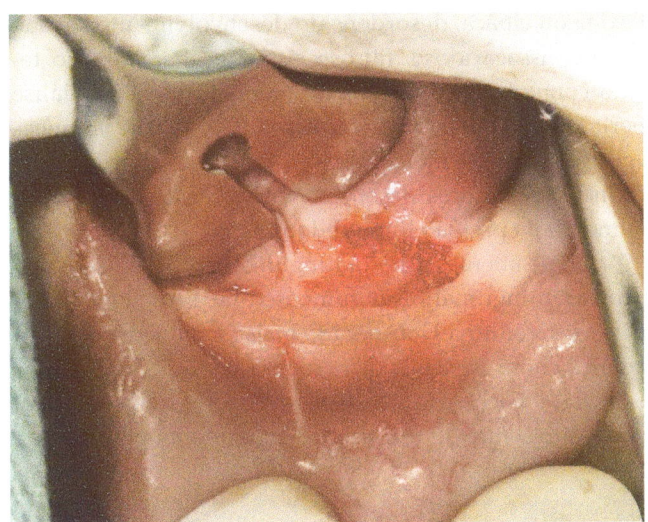

Figura 40.5 Ressecção da porção superior da rânula e sutura das bordas da ferida (marsupialização).

cistos, que ocorrem não só no assoalho da boca, mas também na região cervical.

O tratamento é sempre cirúrgico, e o mais apropriado é a marsupialização do cisto, que consiste na ressecção de cerca de 2 cm da parede superior, teto da lesão, com sutura das bordas cruentas das áreas seccionadas com fios absorvíveis – marsupialização (Figura 40.5). A punção deve ser evitada devido à alta incidência de recidiva. A ressecção completa da rânula não deve ser feita, pois trata-se de cirurgia complexa e demorada.

CISTO DERMOIDE

Trata-se de lesão cística congênita que pode ocorrer na linha média do pescoço (Figura 40.6) ou no supercílio. Pode ser notada desde o nascimento, porém, às vezes, é diagnosticada apenas em crianças maiores.[3] O principal diagnóstico diferencial se faz com cisto tireoglosso, que também ocorre na linha média. Entretanto, diferentemente do cisto dermoide, o cisto tireoglosso se movimenta com a protrusão da língua.

O tratamento é cirúrgico e consiste em sua completa exérese.

CISTO/FÍSTULA BRANQUIAL

É a segunda causa mais comum de lesão congênita do pescoço na criança. Inclui grupo de lesões decorrentes do não fechamento dos arcos branquiais durante a embriogênese. A maioria das lesões relaciona-se com anomalias do primeiro, segundo ou terceiro arco branquial. Geralmente, a fístula branquial caracteriza-se por um orifício externo, que pode ocorrer na região lateral do pescoço, na borda lateral do músculo esternocleidomastóideo, desde a mandíbula até a região inferior do pescoço. Pode ocorrer drenagem intermitente de saliva quando o trajeto fistuloso comunica-se internamente com a faringe (Figura 40.7). Eventualmente pode haver infecção secundária e saída de secreção purulenta pelo orifício. Os cistos são mais comuns em adolescentes e adultos jovens, e formam-se na porção distal da fístula branquial. O diagnóstico da fístula é feito pela ectoscopia, mas, eventualmente, faz-se necessária sua exploração por meio de pequeno cateter. Nesse caso, pode-se injetar contraste e realizar exame radiológico, confirmando-se o trajeto da fístula até a faringe.[3]

O tratamento cirúrgico consiste na dissecção e ressecção completa do trajeto fistuloso, com ligadura proximal da fístula, junto à hipofaringe (Figura 40.8). A injeção de azul de metileno no óstio externo da fístula, logo antes do início do procedimento, facilita a dissecção. No caso

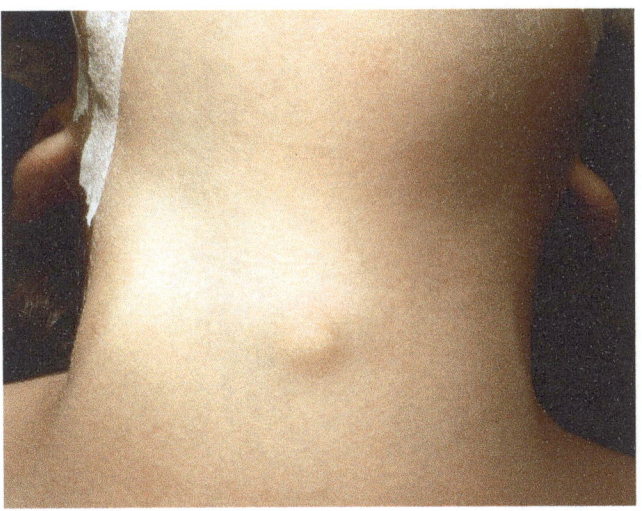

Figura 40.6 Cisto dermoide na linha média do pescoço.

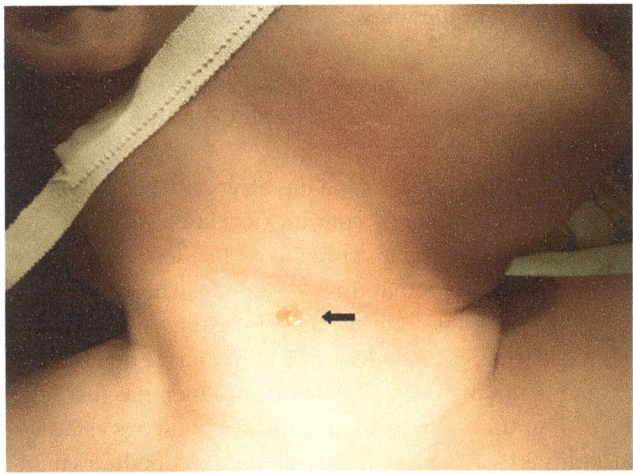

Figura 40.7 Fístula branquial em região lateral do pescoço. Notar saída de saliva (seta).

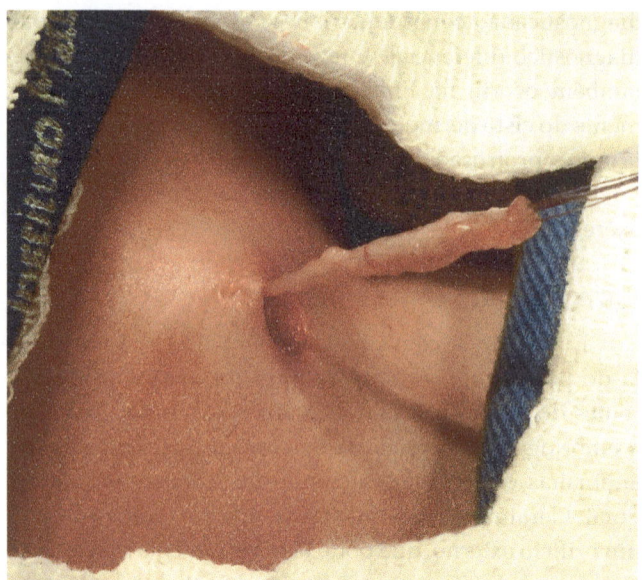

Figura 40.8 Fístula branquial já dissecada em toda sua extensão.

do cisto branquial, este deve ser ressecado, tomando-se cuidado com as estruturas anatômicas adjacentes no pescoço; verificar e ligar provável trajeto fistuloso com a faringe.

HÉRNIA INGUINAL E HIDROCELE

Apesar de a etiofisiopatologia da hérnia inguinal e da hidrocele, na criança, ainda não estar completamente esclarecida, provavelmente essas condições se relacionam com a persistência do conduto peritoneovaginal, que comunica, numa fase gestacional, o abdome à região inguinal. Na hérnia inguinal ocorre a passagem de uma víscera da cavidade abdominal, através desse canal; daí denominar-se hérnia inguinal indireta. Esta perfaz cerca de 99% das hérnias inguinais nas crianças. Nos meninos, a maioria das estruturas que herniam são o intestino ou omento, e, nas meninas, pode ainda haver a saída do ovário da cavidade pélvica em direção à região inguinal. Na hidrocele ocorre apenas a passagem de líquido do abdome para o escroto, através de um conduto bem mais estreito.

A hérnia inguinal é uma das afecções cirúrgicas mais frequentes nas crianças, com incidência de até 4,4% nos recém-nascidos a termo, porém com incidência de 10% a 30% nas crianças prematuras. Apresenta-se no lado direito em 60% a 65% das crianças; no lado esquerdo, em 25%; e bilateralmente, em 10% dos casos. A hérnia inguinal é mais frequente nos meninos (5%) do que nas meninas (0,5%).[1]

Além da prematuridade, outras condições estão associadas ao maior risco de hérnia inguinal pediátrica: hidropisia fetal, ascite, onfalocele, gastrosquise, peritonite meconial, história familiar de hérnia inguinal, extrofia de

bexiga ou cloaca, desordens do desenvolvimento sexual, mucopolissacaridose, fibrose cística e alterações do tecido conjuntivo (síndrome de Ehlers-Danlos). A diálise peritoneal ambulatorial contínua (CAPD = *continuous ambulatory peritoneal dialysis*) e a derivação ventriculoperitoneal são fatores desencadeantes, em decorrência do aumento da pressão intra-abdominal.[1]

Clinicamente, a hérnia inguinal manifesta-se como protrusão inguinal ou inguinoescrotal, sem sinais inflamatórios, redutível, observada mais facilmente quando a criança chora, tosse, após manobra de Valsalva ou após exercícios físicos (Figuras 40.9 e 40.10). O cordão inguinal pode apresentar-se espessado, o que denota a presença

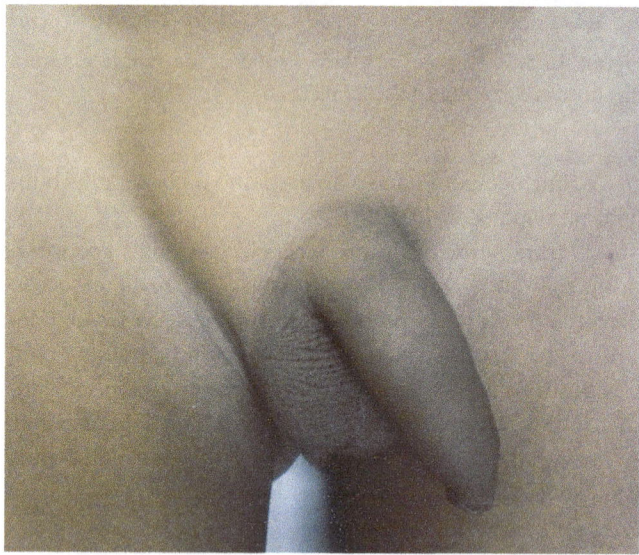

Figura 40.9 Criança com hérnia inguinal à direita.

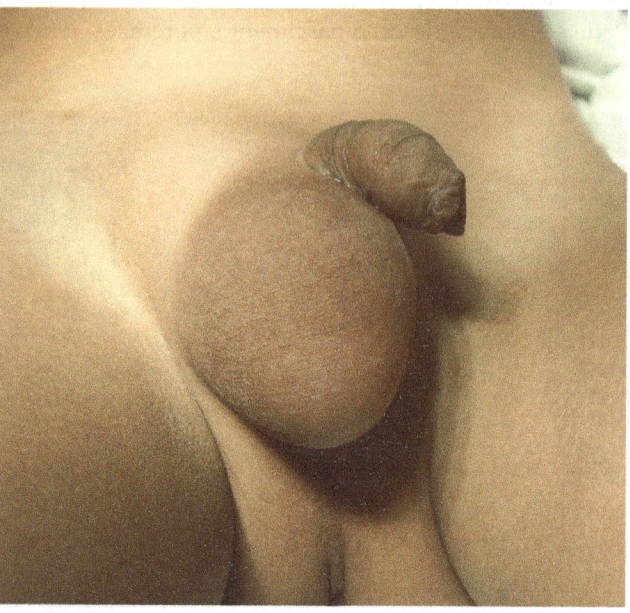

Figura 40.10 Criança com hérnia inguinoescrotal à direita.

do saco herniário. O conteúdo do saco herniário inguinal pode ser reduzido para a cavidade abdominal por meio de manobras manuais ou espontaneamente. Ao exame físico, é importante que se avaliem, pela palpação, os testículos nos meninos, pois, caso não estejam no escroto, deve-se realizar o diagnóstico diferencial com criptorquidia.

Nas meninas, a tumefação inguinal ocorre próximo à raiz do grande lábio, e, em alguns casos, o ovário pode estar domiciliado na região inguinal. No caso de se palparem gônadas em ambos os lados, deve-se examinar cuidadosamente a genitália externa, e sempre suspeitar de estado intersexual – síndrome do testículo feminilizante.

A hidrocele caracteriza-se por lesão escrotal, cística à transiluminação, indolor, que pode variar de tamanho ao longo do dia, e não está associada a abaulamento inguinal (Figuras 40.11 e 40.12). Menos comumente, pode

ocorrer hidrocele ao longo do cordão inguinal, também conhecida como cisto de cordão. O diagnóstico diferencial de hidrocele deve ser feito com hérnia inguinoescrotal, hérnia inguinal encarcerada e tumor do testículo.

O encarceramento de alças intestinais no interior do saco herniário é a complicação mais frequente da hérnia inguinal. O encarceramento pode ocorrer em até 30% das crianças com hérnia inguinal no primeiro ano de vida. O diagnóstico é confirmado pela presença de tumefação muito dolorosa e irredutível na região inguinal, geralmente unilateral (Figura 40.13). O encarceramento pode ser a primeira manifestação clínica de uma hérnia inguinal. Podem ocorrer sinais de obstrução intestinal, como vômitos, parada de eliminação de gases e fezes e distensão abdominal. Se não houver tratamento adequado em tempo hábil, pode ocorrer estrangulamento do conteúdo herniário com isquemia e necrose de alças intestinais no interior do saco herniário. Nesses casos, outra complicação possível seria isquemia do testículo ipsilateral.

O tratamento da hérnia inguinal é sempre cirúrgico e deve ser realizado logo após o diagnóstico, em qualquer idade, até mesmo em recém-nascidos, para evitar complicações. Nas hérnias inguinais unilaterais, a exploração cirúrgica inguinal contralateral de rotina é assunto controverso na literatura médica.

Na maioria das crianças, a correção cirúrgica é feita em nível ambulatorial, mesmo com uso de anestesia geral. Nesses casos, as crianças devem ficar em observação por algumas horas após a cirurgia, até que ocorram eliminação dos anestésicos gerais e boa aceitação da dieta. No caso de crianças com alguma comorbidade, elas precisam ser internadas por 24 h. Em prematuros com menos de 50 semanas corrigidas de gestação, a observa-

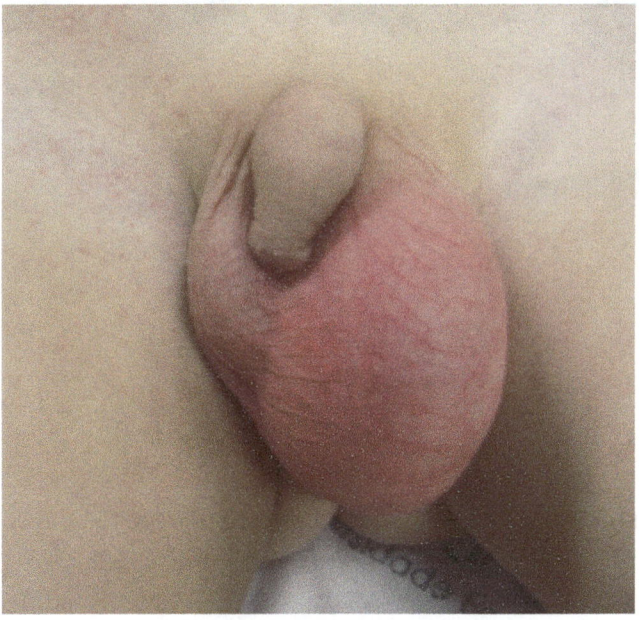

Figura 40.11 Hidrocele esquerda.

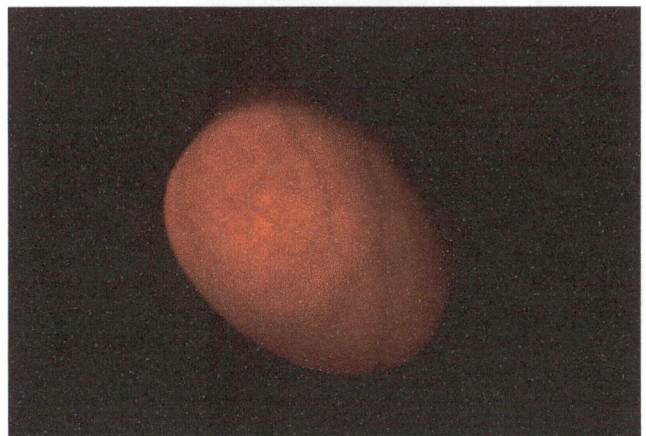

Figura 40.12 Transiluminescência do escroto com hidrocele.

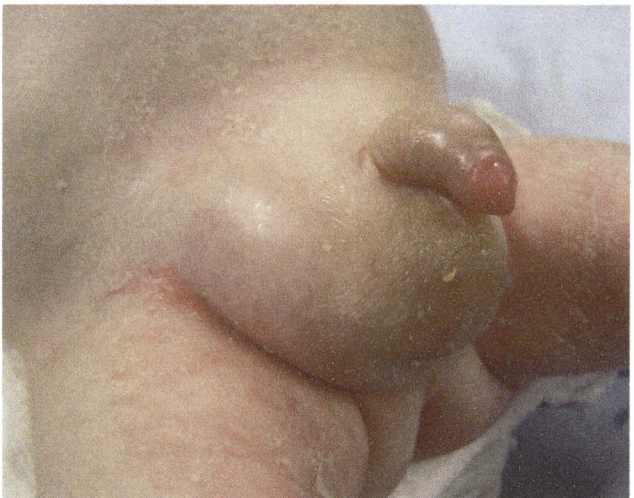

Figura 40.13 Recém-nascido prematuro com hérnia inguinal encarcerada à direita.

ção nas primeiras 24 h de pós-operatório é feita em CTI, sob monitoração, devido ao risco de apneia.[4]

Os detalhes da técnica cirúrgica da hernioplastia inguinal na criança incluem:

1. *Via de acesso:* incisão transversa na pele sobre a prega inguinal, de cerca de 2 cm de extensão, do lado correspondente ao da hérnia inguinal (Figura 40.14);
2. *Incisão da aponeurose do músculo oblíquo externo:* no sentido de suas fibras até o anel inguinal superficial (Figura 40.15);
3. Identificação do cordão espermático e, em sua porção medial, do saco herniário (Figura 40.16);
4. *Dissecção e abertura longitudinal do saco herniário:* toma-se cuidado para não lesar vísceras porventura existentes no seu interior; secção completa do saco herniário, no sentido transversal, criando-se dois cotos. O coto proximal do saco é liberado das estruturas do funículo espermático até o anel inguinal profundo (Figura 40.17);
5. *Ligadura alta do colo do saco herniário e secção da parte excedente do seu coto proximal* (Figura 40.18): em crianças, na maioria dos casos, não há necessidade de reforçar a parede posterior da região inguinal, tampouco usar próteses;
6. *Síntese por planos anatômicos* (Figura 40.19): aponeurose do músculo oblíquo externo com uso de fio absorvível (poliglactina, 3-0 ou 4-0); tecido subcutâneo e pele – sutura intradérmica com fio absorvível (poliglecaprone, 5-0).

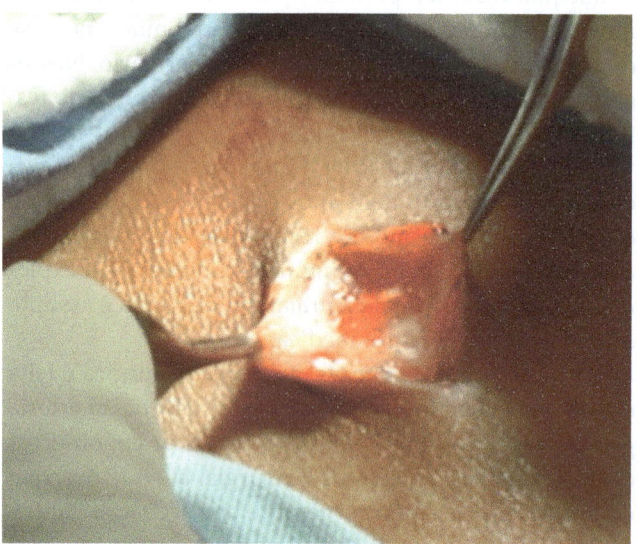

Figura 40.14 Acesso sobre a prega inguinal.

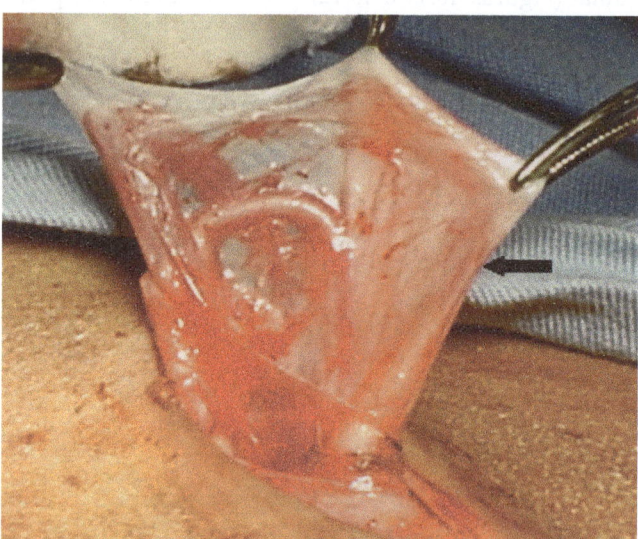

Figura 40.16 Cordão espermático. Notar saco herniário (seta), além das estruturas do cordão, ducto deferente e vasos.

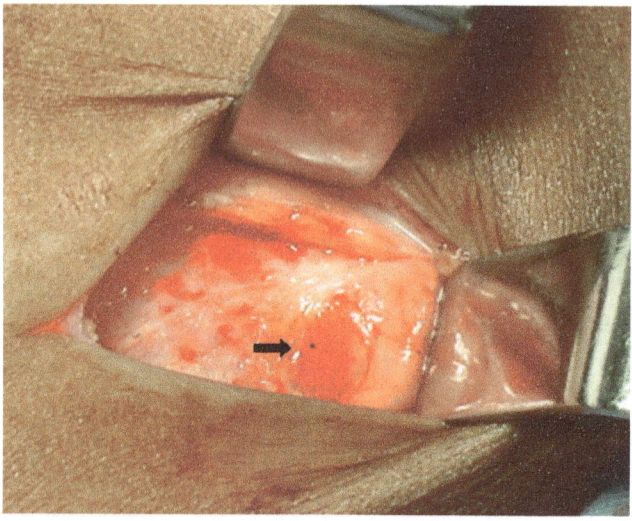

Figura 40.15 Anel inguinal externo identificado e dissecado (seta).

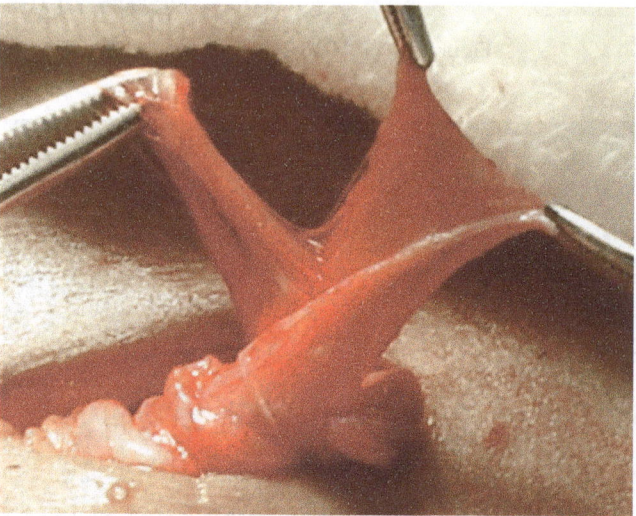

Figura 40.17 Dissecção do saco herniário e separação das estruturas do cordão espermático.

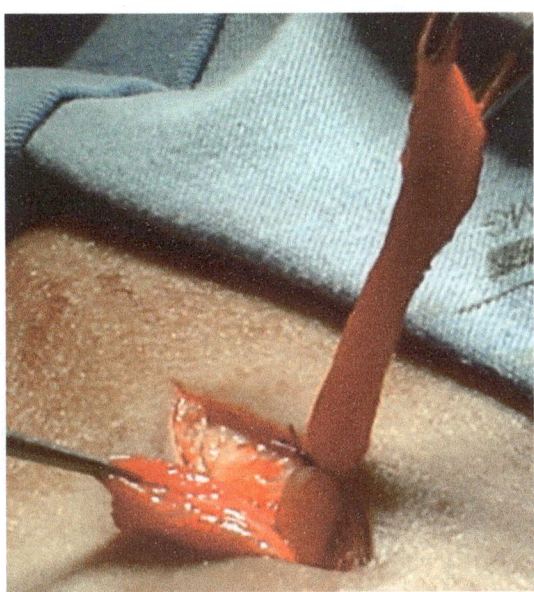

Figura 40.18 Saco herniário a ser seccionado após ligadura proximal.

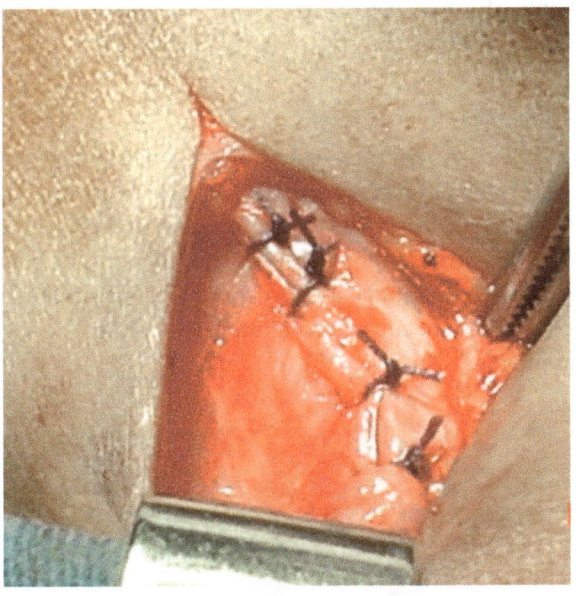

Figura 40.19 Sutura da aponeurose do músculo oblíquo externo.

Nos casos iniciais de hérnia inguinal encarcerada, deve-se tentar realizar a redução digital. Caso não se consiga, pode-se prescrever analgésicos potentes, no intuito de relaxar a criança e facilitar a redução. Na hipótese de falha na redução da hérnia, deve-se operar a criança, em caráter de urgência, para evitar o estrangulamento do conteúdo herniado. Se a criança apresentar manifestações de obstrução intestinal, é recomendável corrigir distúrbios hidreletrolítcos, tomando o cuidado de não retardar o ato operatório de urgência.

Em relação à hidrocele, a idade cirúrgica recomendada seria no segundo ano de vida, uma vez que, na maio-

ria das crianças, ocorre resolução espontânea da hidrocele até o fim do primeiro ano de vida, devido à obliteração do conduto peritoneovaginal. O tratamento cirúrgico da hidrocele na criança consiste basicamente na dissecção, ligadura e secção do conduto peritoneovaginal, por meio de inguinotomia, como já descrito para a hernioplastia.

HÉRNIA UMBILICAL

A hérnia umbilical é afecção frequente em crianças, com incidência de 10% a 20% em recém-nascidos a termo. É mais comum em prematuros, com relatos de incidência de até 75%, e em crianças nascidas com menos de 1.500 g. Também é mais comum em crianças melanodérmicas, em pacientes com hipotireoidismo, síndrome de Down, mucopolissacaridoses e síndrome de Beckwith-Wiedemann.[5]

Clinicamente consiste em protrusão umbilical, que se torna mais evidente com o aumento da pressão intra-abdominal, pela manobra de Valsalva, com o choro ou a tosse da criança, ou quando a criança faz esforços físicos; normalmente, a hérnia umbilical é assintomática e seu conteúdo é facilmente reduzido pela palpação (Figura 40.20).

Ocorre resolução espontânea da hérnia umbilical, na maioria dos casos, até 3 a 6 anos de idade, com relatos de resolução espontânea em crianças melanodérmicas com até 11 anos de idade. Porém, hérnias umbilicais com anel herniário largo, com mais de 1,5 cm de diâmetro, raramente melhoram espontaneamente.[1]

As complicações da hérnia umbilical, como encarceramento ou estrangulamento, são raras na faixa etária pediátrica. Em alguns casos, a hérnia umbilical pode ser sintomática, fato comum em lactentes com história de prematuridade, nos quais pode ocorrer semiencarceramento, com dor abdominal e constipação. Nesses casos, a hérnia umbilical apresenta anel relativamente estreito, porém com grande conteúdo herniado.

A conduta é expectante, e os pais devem ser informados da grande chance de resolução espontânea até

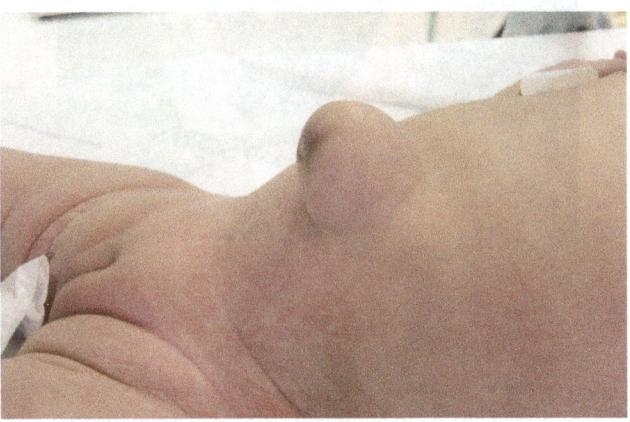

Figura 40.20 Lactente com grande hérnia umbilical.

cerca de 5 anos de idade. O tratamento cirúrgico seria indicado: (1) nas hérnias umbilicais que persistem após os 5 anos de idade; (2) nos casos raros que evoluem com encarceramento e/ou estrangulamento; (3) nos casos sintomáticos; (4) nos grandes defeitos, com anel maior que 1,5 cm; (5) eventualmente, com finalidade estética, para evitar distúrbios psicológicos.

Os detalhes técnico-cirúrgicos da hernioplastia umbilical pediátrica incluem: (1) incisão transversa curvilínea da pele, na borda inferior do umbigo; (2) dissecção e abertura do saco herniário; (3) ressecção do saco herniário, com identificação e reparo das bordas do anel herniário fibroso umbilical; (4) sutura transversa do defeito aponeurótico, em plano único, com fio absorvível, pontos separados de poliglactina, 2-0 ou 3-0; (5) fixação da cicatriz umbilical com sutura da borda interna do umbigo ao plano aponeurótico; (6) síntese do tecido subcutâneo com pontos separados e sutura intradérmica da pele.

HÉRNIA EPIGÁSTRICA

A hérnia epigástrica é um defeito congênito aponeurótico, na linha alba, entre o umbigo e o apêndice xifoide. Caracteriza-se, clinicamente, como abaulamento na região epigástrica, que surge com o aumento da pressão intra-abdominal. Diferente da hérnia umbilical, a hérnia epigástrica não apresenta tendência à resolução espontânea, e pode ser causa de dor abdominal na criança, haja vista que, normalmente, o conteúdo que faz protrusão pelo defeito é a gordura pré-peritoneal, que é muito sensível.

O tratamento é cirúrgico. A via de acesso é a incisão transversal na pele, na topografia da hérnia; identificação, dissecção e ressecção do tecido gorduroso herniado (Figura 40.21); identificação das bordas do defeito herniá-

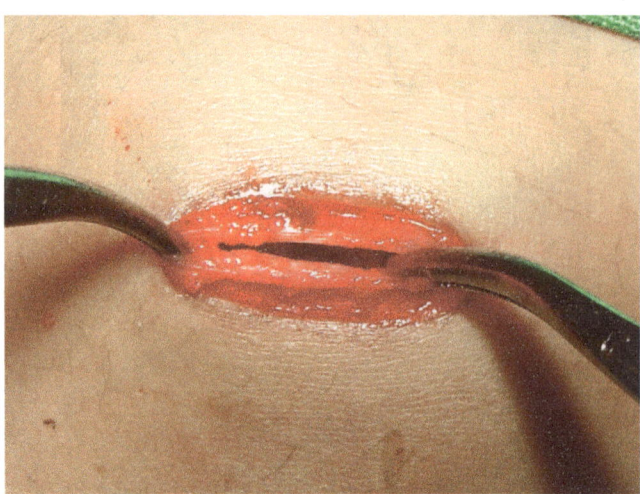

Figura 40.22 Defeito na aponeurose da hérnia epigástrica, já dissecado e reparado.

rio na parede abdominal anterior (Figura 40.22); sutura da aponeurose com pontos separados de fio absorvível de longa duração; síntese do tecido subcutâneo e sutura intradérmica da pele.

PROLAPSO DO RETO

O prolapso do reto, em crianças, consiste na exteriorização intermitente, através do ânus, da mucosa retal, que desliza sobre a camada muscular do reto (Figura 40.23). Ocorre geralmente em crianças menores de 5 anos de idade, e o habitual é a cura espontânea na maioria dos casos. A incidência varia com fatores geográficos e socioeconômicos.

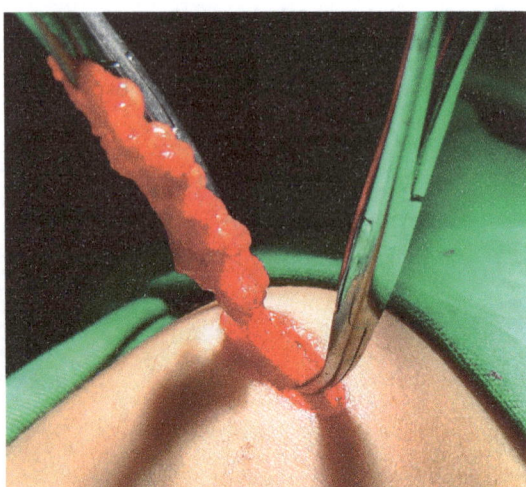

Figura 40.21 Conteúdo herniado (gordura pré-peritoneal) através do defeito na linha alba da aponeurose, na hérnia epigástrica.

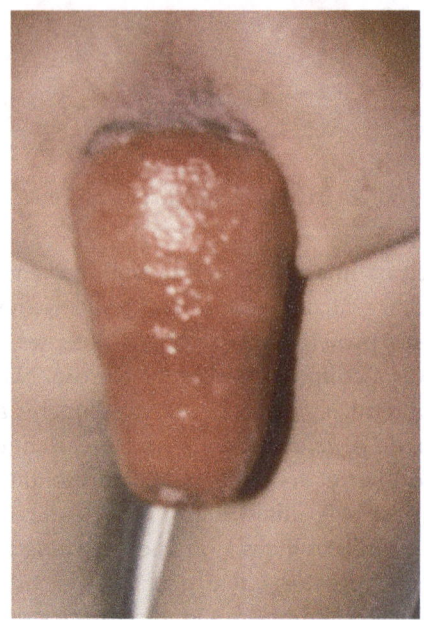

Figura 40.23 Grande prolapso retal em pré-escolar.

São fatores anatômicos predisponentes o curso mais vertical do reto, fraqueza da sustentação perineal do reto, posição relativamente baixa do reto na pelve e ausência de curvatura anterior do sacro. Pode estar relacionado com alterações do hábito intestinal (constipação e diarreia), parasitoses intestinais e desnutrição. A fibrose cística (20% casos) e os pólipos podem estar presentes.[1]

Inicialmente, o prolapso retal reduz-se espontaneamente; entretanto, quando é persistente, deve-se realizar a redução manual deste, para evitar o risco de sofrimento vascular. Na maioria dos casos, essa redução manual é feita sem dificuldade, pelos próprios pais da criança. Pode ocorrer sangramento, o que torna obrigatório o diagnóstico diferencial com pólipo retal.

Inicialmente, o tratamento do prolapso retal consiste na adoção de medidas que visam à correção dos hábitos intestinais e cura da parasitose intestinal, se presentes. Na falha dessas medidas, indica-se a injeção de soluções esclerosantes na submucosa do reto, sob anestesia geral. Essas soluções provocam reação inflamatória asséptica no local da injeção, com formação de aderências entre a mucosa e a musculatura retal, impedindo o deslizamento da mucosa retal.

As substâncias esclerosantes mais utilizadas são: morruato de sódio a 5%, solução salina a 30%, glicose a 25% e Deflux®. Injeta-se a solução em um dos quadrantes da circunferência anal ou no espaço retrorretal, com ajuda de toque retal (Figura 40.24). Em cada sessão, injeta-se a solução esclerosante em um único quadrante anal; assim, evita-se a estenose anal se houver reação inflamatória exagerada à solução esclerosante.

Em 80% dos casos, o prolapso retal cura-se após uma única aplicação de injeção esclerosante, que inicialmente deve ser feita no nível das 3 h. Quando ocorre recidiva, há necessidade de nova aplicação da solução esclerosante, no nível das 9 h. Deve-se sempre evitar a injeção no quadrante anal às 12 h, pelas suas relações com a uretra, em meninos, e com a vagina, em meninas.

Nos casos de falência do tratamento com agentes esclerosantes, o tratamento do prolapso retal pode ser feito pela fixação do reto na fáscia pré-sacral (retopexia), por laparotomia ou laparoscopia, em regime de internação hospitalar.

PÓLIPO RETOSSIGMOIDIANO

Também chamado pólipo juvenil, é mais comum em meninos entre 2 e 6 anos de idade. Manifesta-se clinicamente por hematoquezia ou enterorragia indolor, após as evacuações, podendo ocorrer exteriorização do pólipo pelo ânus com redução espontânea ou manual (Figuras 40.25 e 40.26). A maioria dos pólipos retais é única, sendo portanto acessíveis ao toque retal. Tocando-se ou não o pólipo, a retossigmoidoscopia rígida é indicada, devendo sempre ser realizada sob anestesia geral na criança. A retossigmoidoscopia permite a confirmação diagnóstica e a excisão do pólipo, que geralmente é pediculado (Figura 40.27).

Quando a retossigmoidoscopia não identifica o pólipo ou outra causa de sangramento, deve-se indicar a colonoscopia. Em crianças, pólipos em porções mais proximais do cólon são menos comuns. Na faixa etária pediátrica, o pólipo retossigmoidiano é quase sempre benigno (hamartomas), mas sempre deve ser encaminhado para exame histopatológico.

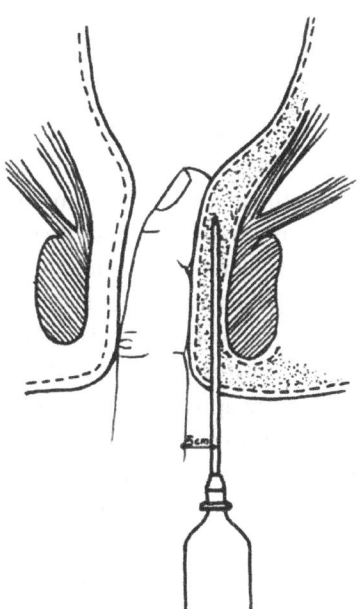

Figura 40.24 Injeção de solução esclerosante na submucosa do reto, com auxílio de toque retal.

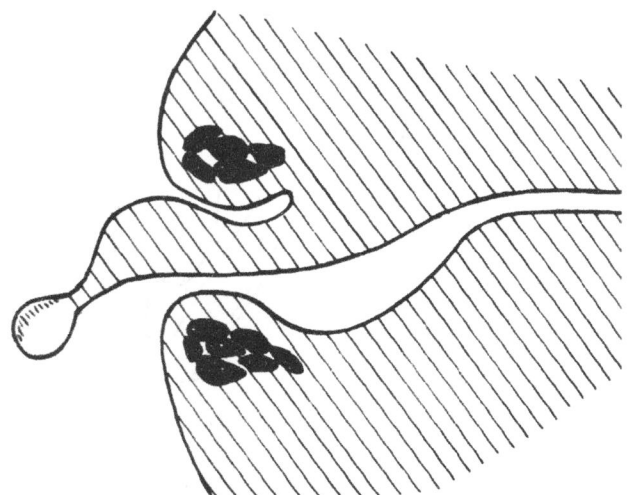

Figura 40.25 Representação esquemática do pólipo retal exteriorizado através do ânus.

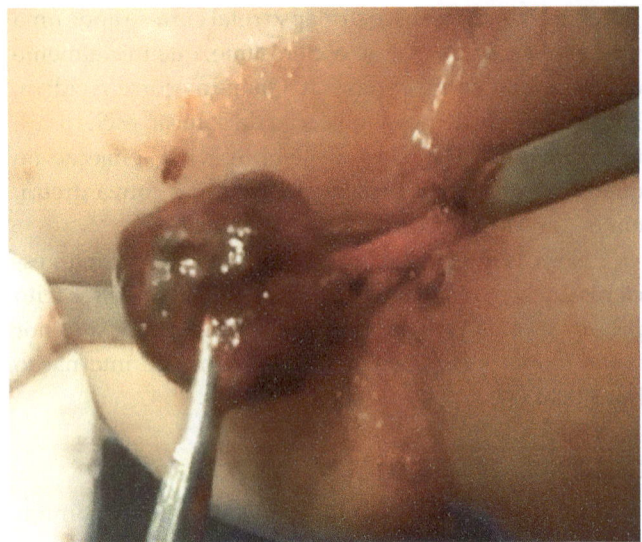

Figura 40.26 Pólipo retal em criança sendo retirado sob anestesia geral.

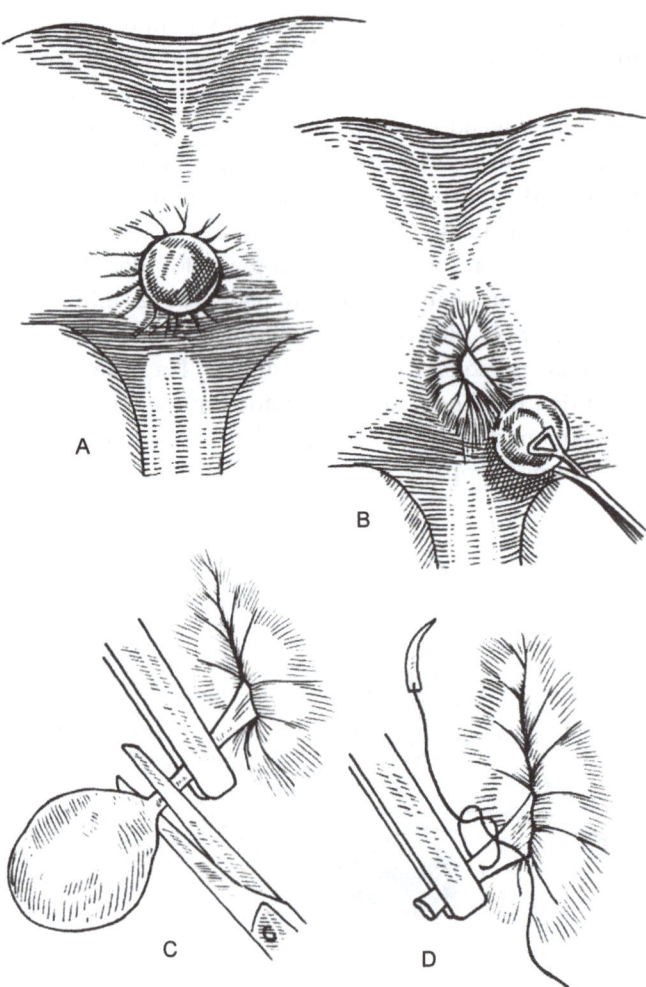

Figura 40.27 (**A**) Exteriorização do pólipo através do ânus. (**B**) Tração do pólipo para exposição do seu pedículo. (**C**) Pinçamento e secção do pedículo do pólipo. (**D**) Ligadura transfixante do pedículo.

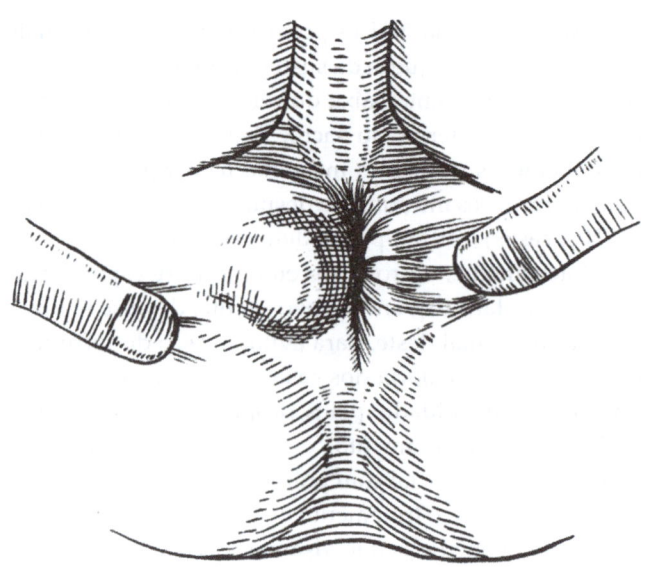

Figura 40.28 Abscesso perianal.

ABSCESSO PERIANAL

Caracteriza-se por tumefação endurecida, avermelhada, dolorosa e bem delimitada, situada nas margens do ânus, cotendo pus no seu interior (Figura 40.28). Em geral, forma-se por invasão do tecido celular subcutâneo da região perianal por bactérias da flora retal via vasos linfáticos e canais glandulares.

O tratamento consiste na drenagem cirúrgica, que pode ser feita sob anestesia local ou geral, além do uso de antibióticos, com cobertura para flora retal.

FÍSTULA PERIANAL

Consiste em trajeto subcutâneo perianal, que apresenta orifício externo, situado nas proximidades do ânus, e orifício interno, localizado no canal anal (Figura 40.29). Em geral, origina-se do abscesso perianal. A fístula perianal em crianças é quase sempre subcutânea, raramente atravessando os esfíncteres do ânus. Em certos casos, não existe orifício interno; trata-se apenas de seio perianal. A fístula perianal apresenta-se usualmente com infecção crônica, estando sujeita a crises agudas.

A cura espontânea ou com uso de antibióticos tópicos é rara. O tratamento cirúrgico está indicado para toda fístula perianal que persiste após 60 dias do seu aparecimento. Consiste na fistulotomia ou fistulectomia, sob anestesia geral. A criança é colocada em posição de litotomia e o trajeto fistuloso é cateterizado com estilete metálico (Figura 40.30). Na fistulotomia, realiza-se incisão longitudinal sobre o estilete abrindo o trajeto fistuloso, que deve ser curetado. Na fistulectomia, todo trajeto fistuloso é dissecado e ressecado. Tanto na fistulotomia quanto na fistulectomia, deve-se deixar a ferida resultante cicatrizar por segunda intenção.

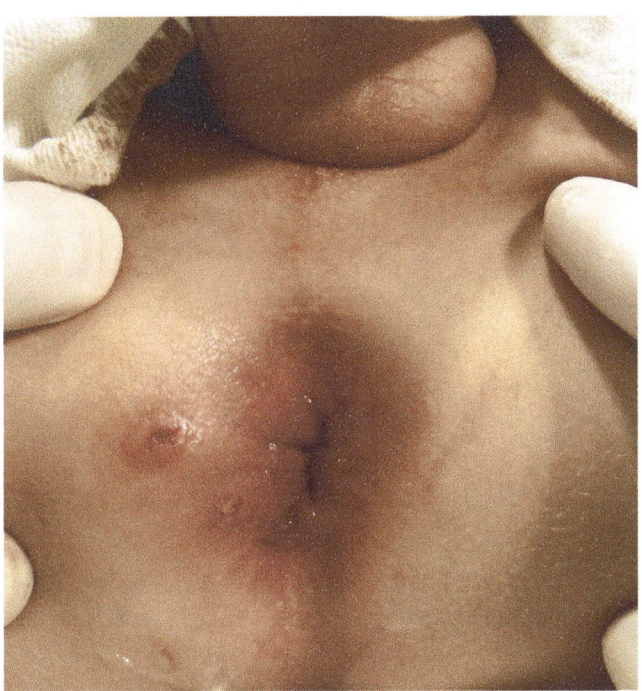

Figura 40.29 Fístula perianal. Notar seu orifício externo.

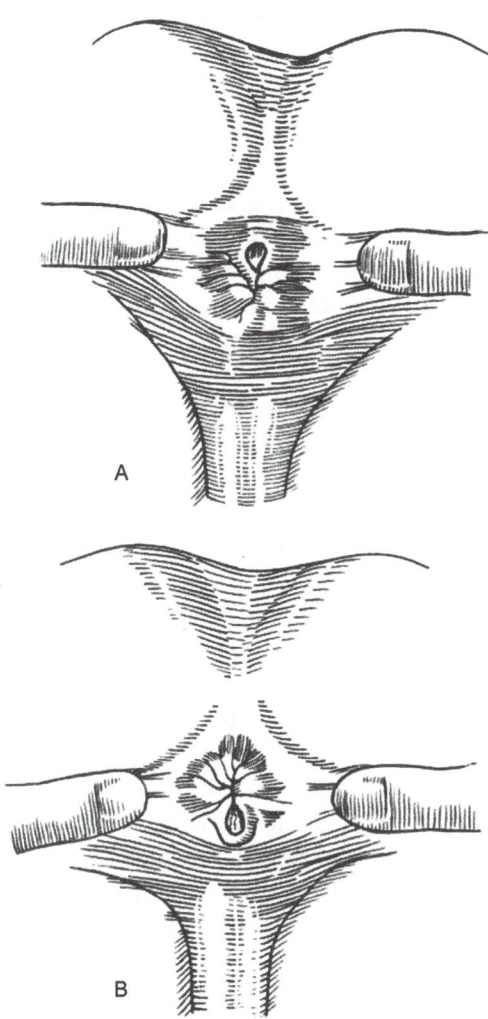

Figura 40.31 Fissura anal com plicoma cutâneo. (**A**) Na comissura anal posterior. (**B**) Na comissura anal anterior.

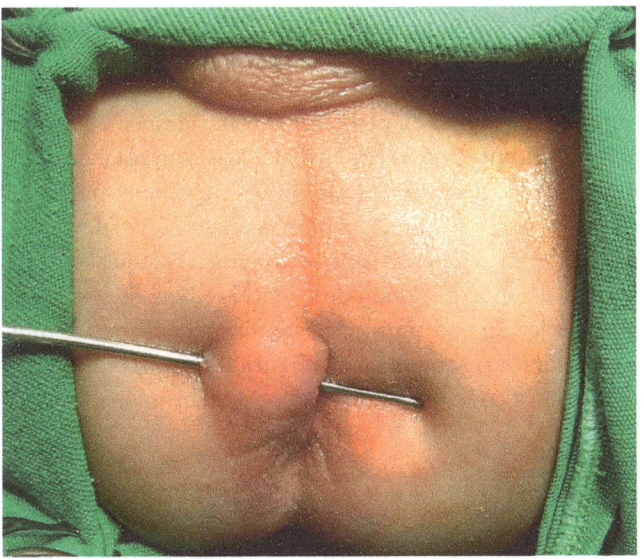

Figura 40.30 Fístula perianal. Trajeto fistuloso cateterizado com estilete metálico.

FISSURA ANAL

É uma ferida localizada na junção cutâneo-mucosa do ânus (Figura 40.31). Nas fissuras anais mais antigas, encontra-se sempre plicoma de pele na margem da ferida.

Na maioria dos casos, a fissura anal forma-se devido ao trauma de fezes endurecidas ou de diarreias. Outras vezes, inicia-se em local infectado do ânus, principalmente nas criptas (criptites).

As manifestações clínicas principais são dor durante a evacuação e perda de sangue vivo em pequenas quantidades. Quase sempre, a constipação intestinal é relatada como causa e/ou efeito das fissuras anais.

O tratamento é conservador, e deve-se tratar a constipação intestinal com dieta e laxativos à base de óleo mineral, além do uso tópico de gel de lidocaína e banhos de assento com água morna. O tratamento cirúrgico, raramente indicado, restringe-se aos casos de falha no tratamento conservador. Consiste na secção da porção distal do esfíncter interno do ânus, sob anestesia geral.

SINÉQUIA DE PEQUENOS LÁBIOS

É uma oclusão parcial ou total do vestíbulo vaginal decorrente da aderência dos pequenos lábios. O tratamento consiste na liberação instrumental romba dessa aderência e na aplicação de creme com estradiol por, no máximo, 2 semanas. A liberação da sinéquia deve ser realizada, idealmente, sob sedação para evitar traumatismos psicológicos à criança.

FIMOSE

Fimose é a dificuldade ou impossibilidade de se fazer a retração do prepúcio para expor a glande ou mesmo o meato uretral. Em crianças maiores, decorre da estenose do anel prepucial, que impede a retração do prepúcio e a exposição da glande. A fimose pode complicar-se com balanopostites, cistos de retenção de esmegma e parafimose (Figura 40.32).

Trata-se de evento fisiológico que ocorre em todo recém-nascido do sexo masculino, em que há aderência entre a mucosa da glande e do prepúcio. Essa aderência vai resolvendo espontaneamente. Por volta dos 3 anos de idade, em cerca de 90% dos meninos, já é possível expor parte da glande à retração manual do prepúcio. Porém, apenas no início da adolescência o pênis apresentará a glande completamente exposta, como no adulto. Até lá, haverá ainda alguma aderência entre as mucosas da glande e do prepúcio.[6]

A conduta, na criança, é conservadora. Basta orientar os pais sobre a evolução natural da fimose. Deve-se desmistificar a necessidade de tratamento e desencorajar os pais a realizar qualquer tipo de massagem ou manobras forçadas para a retração do prepúcio, para evitar fissuras e consequente formação de cicatriz estenosante.

No caso de fimose fisiológica, em crianças menores, que cursam com algum tipo de desconforto, como obstrução parcial do jato urinário, balanopostites de repetição ou mesmo ansiedade dos pais, pode-se usar corticoide tópico (creme de dexametasona ou outros corticoides associados a hialuronidase), 1 ou 2 vezes ao dia, durante

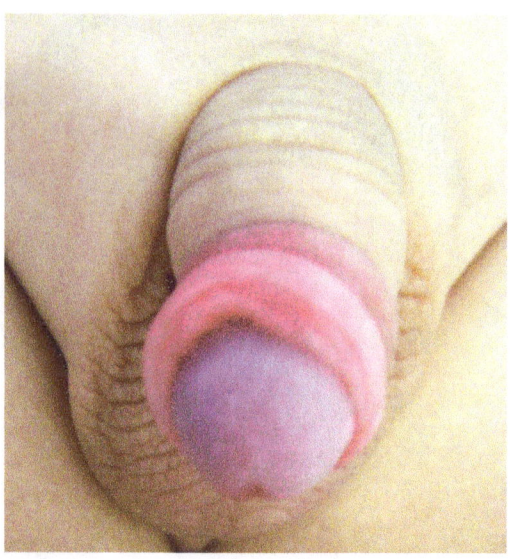

Figura 40.33 Resolução de fimose após uso do tratamento tópico com dexametasona.

2 meses. Essa conduta, na maioria dos casos, leva à resolução parcial ou total da fimose (Figura 40.33).[6] Caso haja necessidade, pode-se repetir esse tratamento tópico.

O tratamento cirúrgico (circuncisão ou postectomia) é pouco indicado em crianças, e deve ser realizado nos casos sintomáticos, após insucesso do tratamento clínico, ou por motivos religiosos. A postectomia está também indicada nos adolescentes, nas crianças diabéticas com balanopostite de repetição, nas crianças que apresentam anel prepucial fibrótico ou estenótico, e quando há relato prévio de parafimose.[7] Outra indicação da postectomia é a balanite xerótica, doença de etiologia ainda desconhecida, semelhante ao líquen escleroso e atrófico. Consiste em prepúcio não retrátil, com coloração esbranquiçada (Figura 40.34). A confirmação do diagnóstico se faz por meio do exame histológico.

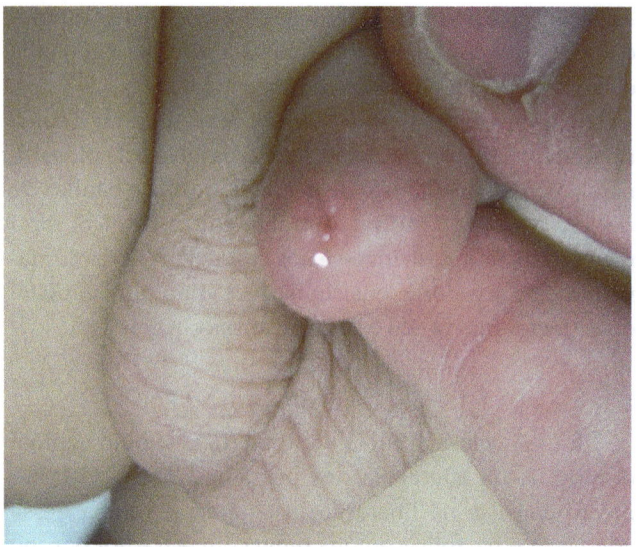

Figura 40.32 Lactente com fimose fisiológica.

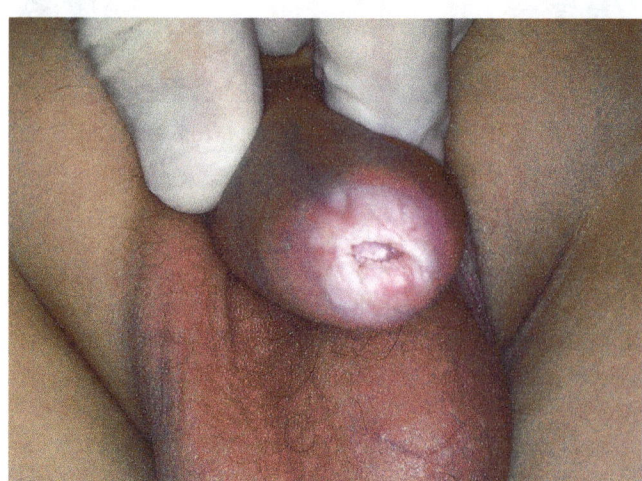

Figura 40.34 Adolescente com balanite xerótica. Notar prepúcio estenosado e com coloração esbranquiçada.

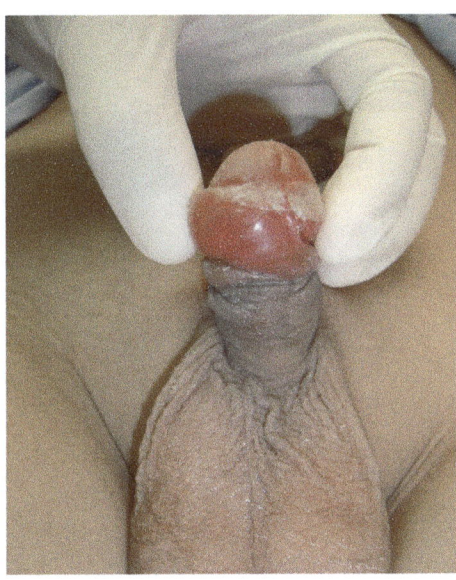

Figura 40.35 Parafimose. Notar edema no prepúcio distal e glande.

A parafimose é a complicação mais grave da fimose. Acontece quando o prepúcio se retrai, deixando a glande totalmente descoberta, e não se consegue recolocá-lo na posição original. Nesse caso, o anel prepucial constringe a glande no nível do sulco balanoprepucial, dificulta o retorno venoso e provoca edema intenso no prepúcio retraído e na glande (Figura 40.35). Inicialmente, tenta-se a redução incruenta da parafimose. Quando essa manobra não é possível, pratica-se a incisão dorsal do anel prepucial para permitir o retorno do prepúcio à sua posição original, recobrindo a glande. Após resolução do edema local, geralmente após 30 a 40 dias, a postectomia eletiva deve ser realizada para evitar a recidiva da parafimose.

Na criança, a postectomia compreende os seguintes tempos operatórios:

1. Anestesia geral ou sedação, associada a bloqueio peniano com lidocaína ou bupivacaína *sem vasoconstritor*;
2. Antissepsia das regiões hipogástrica, inguinal, genital, perineal e raiz da coxa;
3. Dilatação manual ou instrumental do óstio prepucial, exposição e antissepsia da glande e do sulco balanoprepucial;
4. Alongamento do freio peniano: incisão transversal e sutura longitudinal com pontos separados de poliglactina 5-0;
5. Tração do prepúcio com duas pinças hemostáticas colocadas nas posições 6 h e 12 h;

6. Demarcação do local da incisão prepucial com uma pinça hemostática reta, deixando sempre mais tecido na face anterior para evitar retração e encurvamento ventral do pênis;
7. Incisão da pele sob a pinça hemostática reta ou clampe, mantendo a mucosa íntegra;
8. Cauterização dos vasos submucosos;
9. Secção da mucosa, o suficiente para permitir a exposição da glande, mas cuidando-se para manter pelo menos 1 cm de colar mucoso em torno do sulco balanoprepucial;
10. Sutura cutâneo-mucosa com pontos separados de poliglactina 5-0. Inicialmente, colocam-se quatro pontos cardinais, definindo-se quatro quadrantes, cada um deles preenchido com dois a três pontos;
11. Curativo com gel de lidocaína ou pomada de neomicina (não pelo efeito antimicrobiano, mas sim para impedir a aderência do curativo) e gaze. Deve-se manter o pênis elevado sem compressão (com fita de micropore, cueca ou fralda frouxa) para evitar edema e sangramento.

As complicações precoces da postectomia são: sangramento, hematoma e infecção. A complicação tardia mais temida da postectomia é a retração excessiva do prepúcio com exposição permanente do sulco balanoprepucial, podendo causar dor durante o coito e diminuição da sensibilidade erógena da glande. Essa retração é evitada pela manutenção de colar mucoso ao redor do sulco balanoprepucial.

Referências Bibliográficas

1. Holcomb GW, Murphy JP. *Ashcraft's Pediatric Surgery*, 5th ed. Philadelphia: WB Saunders, 2010.
2. Lalakea ML, Messner AH. Ankyloglossia: does it matter? *Pediatr Clin North Am*, 2003; *50*: 381-97.
3. Martins MA, Piçarro C, Cruzeiro PCF. Pescoço. *In:* Marins MA, Vasconcelos MC, Ferreira RA (eds.). *Semiologia da Criança e do Adolescente*. Rio de Janeiro: Medbook, 2010, pp 263-72.
4. Lau ST, Lee YH, Caty MG. Current management of hernias and hydroceles. *Semin Pediatr Surg*, 2007; *16*:50-7.
5. Snyder CL. Current management of umbilical abnormalities and related anomalies. *Semin Pediatr Surg*, 2007; *16*:41-9.
6. Freitas RG, Nobre YD, Demarchi GTS *et al*. Topical treatment for phimosis: time span and others factors behind treatment effectiveness. *J Pediatr Urol*, 2006; *2*:380-5.
7. Petroianu A, Miranda ME, Oliveira RG (eds). *Blackbook Cirurgia*, 1ª ed. Belo Horizonte: Blackbook Editora, 2008.

Hérnias da Parede Abdominal | Capítulo

Rafael Calvão Barbuto
Manoel Jacy Vilela Lima
Vinícius Rodrigues Taranto Nunes

41

ASPECTOS GERAIS

A hérnia é a protrusão de uma estrutura anatômica através de orifício (natural ou criado) ou de área de fraqueza do arcabouço de contenção de um órgão ou organismo. As hérnias são classificadas em primárias, quando ocorrem espontaneamente (podendo ser congênitas ou adquiridas), ou secundárias, quando decorrentes de traumas ou operações abdominais prévias, como as hérnias incisionais. A cavidade abdominopélvica pode apresentar defeitos herniários primários em toda a extensão da sua cobertura musculoaponeutórica: região do assoalho pélvico, região da cúpula abdominal, parede abdominal anterior e parede abdominal posterior (Quadro 41.1).

As hérnias primárias da parede abdominal são aquelas que ocorrem nos pontos de fraqueza do arcabouço musculoaponeuroticofascial da parede abdominal, sendo comumente referidas como hérnias externas, para diferenciar-se das "hérnias internas". O termo "hérnia interna" refere-se à protrusão de víscera ou alça intestinal restrita à cavidade abdominal através de fossas retroperitoneais, forames da cavidade abdominal ou mesmo de defeitos congênitos ou adquiridos do mesentério.

No caso da parede abdominal, a estrutura herniada (gordura pré-peritoneal, víscera ou outra estrutura abdominal) é recoberta pelo saco herniário, um envoltório formado pelo peritônio parietal. Nos defeitos em que não há cobertura peritoneal, chamamos evisceração. Portanto, três elementos são importantes na identificação da hérnia: o orifício ou defeito herniário, o saco herniário e o seu conteúdo.

As hérnias da parede abdominal são afecções frequentes da espécie humana, acometendo cerca de 5% da população geral (crianças e adultos). Acredita-se que a posição ereta assumida pelo homem durante sua evolução tenha alterado os mecanismos musculoaponeuroticosfasciais de proteção dos orifícios naturais da parede, além da redistribuição das forças de pressão dentro do abdome. Isso torna o homem mais suscetível às hérnias do que os animais quadrúpedes.[1]

Suas causas são multifatoriais, porém sempre associadas a, pelo menos, um dos dois grandes distúrbios gerais: o aumento da pressão intra-abdominal e a debilidade estrutural e funcional do aparelho musculoaponeuroticofascial de contenção da parede abdominal (Quadro 41.2).

Para que a correção da hérnia seja eficiente, é necessário que as afecções de base associadas a esses distúrbios gerais sejam tratadas, ou pelo menos minimizadas, antes da realização da operação.

Quadro Clínico

O quadro clínico geral das hérnias é caracterizado por uma tumefação associada ou não a dor local. Outros sintomas, como parestesia e desconforto, podem estar associados, dependendo da localização e da frequência de aparecimento da tumefação. Nas hérnias redutíveis, ou seja, quando o conteúdo herniário oscila entre o saco herniário e a cavidade abdominal, observa-se tumefação

Quadro 41.1 Hérnias primárias encontradas na cobertura musculoaponeurótica da cavidade abdominopélvica

Região da cavidade abdominopélvica	Hérnia
Assoalho pélvico	Hérnias perineais, hérnias ciáticas
Cúpula abdominal	Hérnias diafragmáticas (forames de Bochdalek e Morgagni)
Parede abdominal anterior	Hérnias inguinais, hérnias femorais, hérnias umbilicais, hérnias epigástricas, hérnias da linha semilunar e hérnias obturatórias
Parede abdominal posterior	Hérnias lombares: hérnias do triângulo lombar superior (Grynfeltt) e hérnias do triângulo lombar inferior (Petit)

Quadro 41.2 Fatores associados à gênese das hérnias da parede abdominal

Fator desencadeante	Afecção de base associada
Aumento da pressão intra-abdominal	Situações que levam ao aumento agudo e repentino da pressão intra-abdominal: exercícios abdominais vigorosos, traumatismos, crise de tosse e/ou vômitos. Afecções crônicas: obesidade, ascite, constipação crônica, doenças pulmonares (tosse frequente e insidiosa, DPOC), massas e tumores abdominopélvicos, prostatismo.
Debilidade estrutural e funcional da parede abdominal	Associadas a doenças do colágeno, doenças crônicas degenerativas, alterações da massa muscular, tabagismo, doenças genéticas (como a deficiência de alfa-1-antitripsina).

temporária associada a dor local. Nas hérnias encarceradas, o saco herniário está aderido às bordas do defeito e a mobilidade do seu conteúdo é restrita. Nesses casos, a compressão do saco herniário é mais frequente e, dependendo do seu conteúdo, pode causar sinais e sintomas de obstrução intestinal, além de dor intensa e constante. Nas hérnias estranguladas, o conteúdo herniário é fixo e o anel herniário estreito, levando ao sofrimento vascular das estruturas do interior do saco herniário. Portanto, além das manifestações gerais e obstrutivas, podem ocorrer necrose das estruturas contidas no saco herniário, perfuração de vísceras ocas (com extravasamento de secreção entérica ou fezes), peritonite e sepse, requerendo tratamento cirúrgico de urgência.

Exame Clínico

De modo geral, as hérnias da parede abdominal são facilmente detectadas ao exame clínico, com exceção dos pacientes com sobrepeso ou obesidade mórbida. O paciente com suspeita de hérnia pode ser examinado tanto em decúbito quanto em ortostatismo, solicitando-lhe realizar manobras que aumentem a pressão intra-abdominal (Valsalva), o que causa a protrusão do saco herniário. O decúbito dorsal favorece o exame das hérnias da parede abdominal anterior superior. Nesse caso, pode-se solicitar ao paciente que se levante sem o auxílio dos braços, aumentando a pressão intra-abdominal e tornando a hérnia mais evidente. Nas hérnias inguinais, a posição ortostática parece ser mais adequada ao exame. O examinador fica sentado com o paciente de pé à sua frente e introduz o dedo indicador através do anel inguinal externo, solicitando-lhe que realize a manobra de Valsalva. Nas hérnias indiretas, pode-se perceber o saco herniário empurrando a ponta do dedo para trás; nas hérnias diretas, o saco herniário empurra a polpa digital para cima.

Exames Complementares

Nos casos em que o diagnóstico clínico é duvidoso, pode-se solicitar exames de imagem para sua confirmação. A herniografia constitui exame eficaz, porém é mais invasivo e com maior índice de complicações quando comparado aos demais exames de imagem. Tem sensibilidade entre 81% e 100%, especificidade entre 92% e 98,4% e um baixo índice de resultados falso-positivos, variando de 0% a 18,75%.[2] As complicações, as restrições de indicação (permite somente a investigação da pelve e da parede abdominal anteroinferior) e as dificuldades técnicas em sua execução têm tornado seu uso cada vez menor.

A ultrassonografia de parede abdominal é excelente exame, sendo atualmente o mais realizado. Tem sensibilidade significativamente mais elevada que a herniografia,[3] porém seus resultados estão diretamente relacionados com o biotipo do paciente e experiência do examinador.

Nos casos mais complexos, sobretudo nos pacientes com obesidade mórbida, a tomografia computadorizada, ou até mesmo a ressonância magnética, apresenta melhores resultados. Apesar de esses exames terem sensibilidades semelhantes, a ressonância magnética é menos utilizada devido ao seu alto custo.

HÉRNIAS DA PAREDE ABDOMINAL ANTERIOR

A grande maioria das hérnias ocorre na parede abdominal anterior, especialmente na região infraumbilical, distribuídas da seguinte maneira de acordo com diferentes autores: 70% a 75% das hérnias são inguinais (sendo a proporção indiretas/diretas 2:1), 6% a 17% são femorais, 3% a 8,5% são umbilicais, 1,6% a 5% são epigástricas e menos de 2% representam as formas raras de hérnias (Figura 41.1).[4-6]

A alta incidência na região infraumbilical anterior é explicada pela maior pressão dos órgãos intra-abdominais sobre a parede nesse nível, por ação da força da gravidade.

Anatomia da Região Inguinofemoral

O conhecimento da anatomia inguinofemoral é imprescindível para a classificação das hérnias, bem como para seu correto tratamento. Na região inferolateral da parede abdominal anterior, estão localizadas várias es-

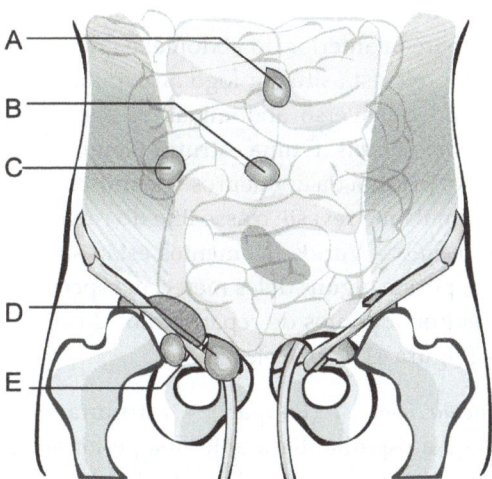

Figura 41.1 Hérnias da parede abdominal anterior: (**A**) hérnia epigástrica; (**B**) hérnia umbilical; (**C**) hérnia da linha semilunar (Spiegel); (**D**) hérnia inguinal; (**E**) hérnia femoral.

truturas fasciais, aponeuróticas e musculares envolvidas na gênese das hérnias inguinais e femorais e utilizadas no seu reparo.

A parede abdominal anterolateral é constituída, sucessivamente, a partir da sua superfície até a cavidade abdominal, pela pele, tecido celular subcutâneo (fáscia areolar ou de Camper, superficialmente, e fáscia laminar ou de Scarpa, mais profunda), músculos laterais do abdome (oblíquo externo, oblíquo interno e transverso do abdome), *fascia transversalis*, gordura pré-peritoneal e peritônio (Figura 41.2).

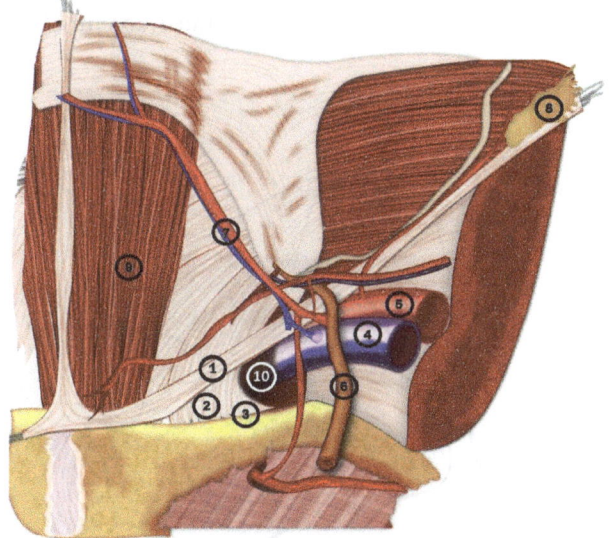

Figura 41.2 Visão interna da região inguinal masculina direita: (**1**) ligamento inguinal (Poupart); (**2**) ligamento lacunar (Gimbernat); (**3**) ligamento pectíneo ou iliopectíneo (Cooper); (**4**) veia ilíaca interna; (**5**) artéria ilíaca interna; (**6**) ducto deferente; (**7**) vasos epigástricos inferiores; (**8**) espinha ilíaca anterossuperior; (**9**) músculo reto abdominal; (**10**) canal femoral.

As estruturas a seguir merecem atenção especial:

Canal inguinal – O canal inguinal é um conduto natural de sentido lateromedial, com cerca de 4 cm de extensão, localizado na parede abdominal anterior inferior, que serve de passagem para o cordão inguinal. É delimitado, superiormente (teto), pela aponeurose do músculo oblíquo externo, inferiormente (assoalho) pela *fascia transversalis*, lateralmente pelo ligamento inguinal e medialmente pelo tendão conjunto. Apresenta uma abertura profunda, o anel inguinal interno, que se comunica com a cavidade abdominal e de onde emerge o cordão inguinal, além de abertura superficial, o anel inguinal externo, por onde o cordão inguinal sai em direção ao escroto. O cordão inguinal mostra diferenças anatômicas nos dois gêneros, sendo as mais importantes: a presença dos ductos deferentes (nos homens) e a presença do ligamento redondo do útero e ausência do plexo venoso pampiniforme (nas mulheres). O anel inguinal interno é delimitado inferiormente pela *fascia transversalis* e superior, lateral e medialmente pelo músculo oblíquo interno, que lança fibras longitudinais para formar o cremáster. O cremáster, juntamente com a fáscia cremastérica e outras estruturas fasciais, envolve o cordão inguinal e atua na contração do escroto. O anel inguinal externo é formado por uma abertura na aponeurose do músculo oblíquo externo, logo acima do tubérculo púbico. Nesse ponto, as fibras aponeuróticas se separam, formando dois pilares, medial e lateral, que delimitam a saída do cordão inguinal.

Bainha femoral – A bainha femoral é estrutura fascial tubular por onde os vasos ilíacos externos e os linfáticos deixam a pelve em direção à coxa, dando origem aos vasos femorais. Está localizada abaixo da *fascia transversalis*, portanto, num plano anatômico inferior ao do canal inguinal, sendo constituída por três compartimentos: lateral e intermédio, por onde passam, respectivamente, a artéria e a veia femorais, e medial, onde está localizado o canal femoral (Figura 41.2-10).

Canal femoral – O canal femoral é um conduto estreito e curto (menor que 2 cm), pouco distensível, preenchido por tecido gorduroso, vasos linfáticos e por um linfonodo inguinal profundo. Esse linfonodo (linfonodo de Cloquet) é considerado por muitos como fator predisponente à formação da hérnia femoral, que se insinua nesse local. É delimitado superiormente pelo trato iliopúbico e ligamento inguinal, inferiormente pelo ligamento iliopectíneo, medialmente pelo ligamento lacunar e, lateralmente, pela veia femoral. O orifício de entrada do canal femoral, localizado na pelve, é denominado anel femoral.

Orifício miopectíneo de Fruchaud – É a região de transição entre a pelve e o membro inferior, de formato ovalado, revestida apenas pela *fascia transversalis* (Figura 41.3).

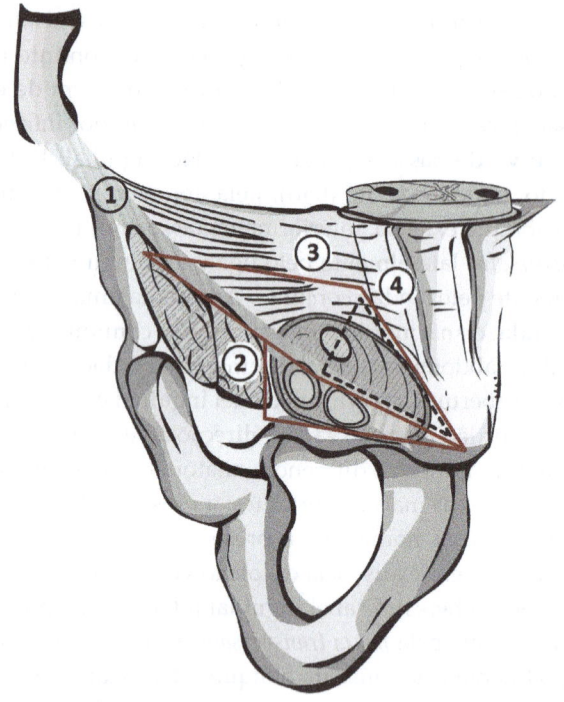

Figura 41.3 Orifício miopectíneo de Fruchaud: delimitado pelas bordas externas dos triângulos vermelhos. A área acima de ligamento inguinal delimitada pela linha vermelha representa o triângulo de Hessert. A área demarcada pela linha preta pontilhada delimita o triângulo de Hesselbach. (**1**) ligamento inguinal; (**2**) músculo iliopsoas; (**3**) músculos oblíquo interno e transverso do abdome; (**4**) músculo reto do abdome.

É delimitado superiormente pelos músculos oblíquo interno e transverso do abdome, lateralmente pelo músculo iliopsoas, medialmente pela bainha do músculo reto abdominal e inferiormente pelo ligamento iliopectíneo. A ausência de proteção muscular e a frágil cobertura aponeurótica tornam essa região mais vulnerável ao aparecimento das hérnias inguinais e femorais. O ligamento inguinal divide a região em dois andares: inferior, local de fragilidade para as hérnias femorais, e superior, onde se localiza o triângulo de Hessert. O triângulo de Hessert é área de aparecimento das hérnias inguinais e é delimitado pelo ligamento inguinal, pela bainha lateral do músculo reto abdominal e pelo tendão conjunto. O triângulo de Hessert contém ainda outra região anatômica importante, o triângulo de Hesselbach, delimitado pelo ligamento inguinal, borda lateral do músculo reto abdominal e vasos epigástricos inferiores e local de surgimento das hérnias inguinais diretas.

Tendão conjunto – Estrutura em forma de arco localizada na região medial do canal inguinal, formada pela fusão das porções musculoaponeuróticas terminais dos músculos oblíquo interno e transverso do abdome, próximo à sua inserção no púbis.

Fascia transversalis – A fáscia endoabdominal reveste toda a parede anterior do abdome; na região abdominal inferior, ela está situada logo abaixo da aponeurose do músculo transverso abdominal, recebendo o nome de *fascia transversalis*. É uma estrutura laminar de tecido conjuntivo, distinta da aponeurose do músculo transverso abdominal, que reveste o assoalho do canal inguinal.

Ligamentos – Vários ligamentos estão situados nessa região, porém alguns deles merecem especial atenção, pois constituem pontos de reparo utilizados nas hernioplastias (Figura 41.4). São eles:

- *Ligamento inguinal* (Poupart) – estrutura conjuntiva que liga a espinha ilíaca anterossuperior ao tubérculo púbico, em continuidade com a borda inferolateral da aponeurose do músculo oblíquo externo. Delimita lateralmente o canal inguinal e serve como ponto anatômico de reparo na maioria das técnicas de hernioplastia.
- *Ligamento pectíneo ou iliopectíneo* (Cooper) – faixa de tecido conjuntivo que recobre o periósteo desde a linha pectínea (localizada no ramo superior do púbis) até o osso ílio.
- *Trato iliopúbico* (Thomson) – estrutura formada por tecido conjuntivo fibroso e localizada na borda inferior do ligamento inguinal, na transição entre este e a parede posterior (*fascia transversalis*).
- *Ligamento lacunar* (Gimbernat) – formado a partir de fibras da porção medial do ligamento inguinal que se dirigem inferiormente, inserindo-se na linha pectínea do púbis. Está localizado medialmente, no ramo superior do osso ílio, no ponto de transição entre os li-

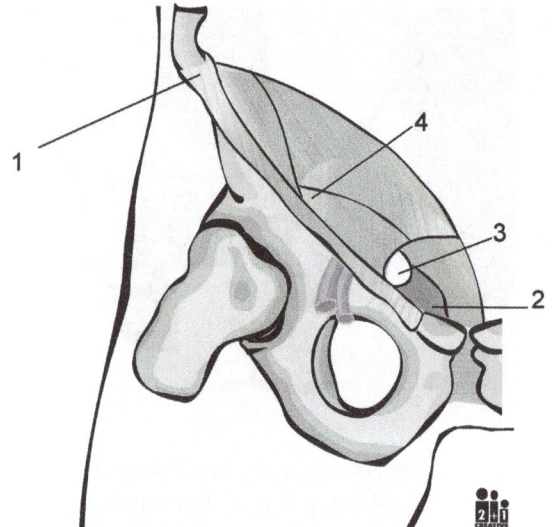

Figura 41.4 Região inguinal direita: (**1**) ligamento inguinal; (**2**) ligamento iliopectíneo; (**3**) anel inguinal superficial; (**4**) anel inguinal profundo.

gamentos inguinal e iliopectíneo, delimitando o canal femoral nesse ponto.

- *Vascularização da região inguinofemoral* – as camadas superficiais são vascularizadas pelas artéria e veia epigástrica superficial, ramo e tributária, respectivamente, da artéria femoral e da veia safena magna. A vascularização profunda, por sua vez, é proveniente dos vasos ilíacos externos, por meio da artéria e veia epigástricas inferiores, que emergem no canal inguinal pelo anel inguinal interno (Figura 41.2).
- *Inervação da região inguinofemoral* – a inervação inguinofemoral é derivada de ramos espinais anteriores de T12 a L3 que se conectam para formar os seguintes nervos (Figura 41.5):
- *Nervo ilioinguinal* – corre paralela e inferiormente ao nervo ílio-hipogástrico, perfurando o músculo transverso do abdome para chegar ao canal inguinal. Juntamente com o cordão inguinal, cruza todo o canal inguinal, saindo através do anel inguinal externo para inervar a pele da base do pênis e parte alta do escroto, nos homens, ou o monte pubiano e os grandes lábios, nas mulheres (Figura 41.6).
- *Nervo ílio-hipogástrico* – localiza-se entre o músculo oblíquo interno e a aponeurose do músculo oblíquo externo durante sua passagem pelo canal inguinal. Inerva a região púbica (Figura 41.6), após perfurar aponeurose do músculo oblíquo externo na porção inferomedial, sendo frequentemente lesado nesse ponto durante a dissecção do tendão conjunto ou na realização da incisão relaxadora.

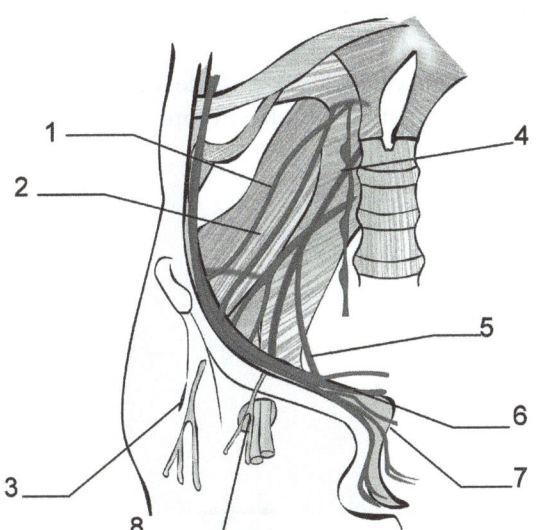

Figura 41.5 Nervos da região inguinal: (**1**) nervo ilioinguinal; (**2**) nervo ílio-hipogástrico; (**3**) nervo cutâneo lateral da coxa; (**4**) nervo genitofemoral; (**5**) ramo genital do nervo genitofemoral; (**6**) nervo ílio-hipogástrico; (**7**) nervo ilioinguinal; (**8**) ramo femoral do nervo genitofemoral.

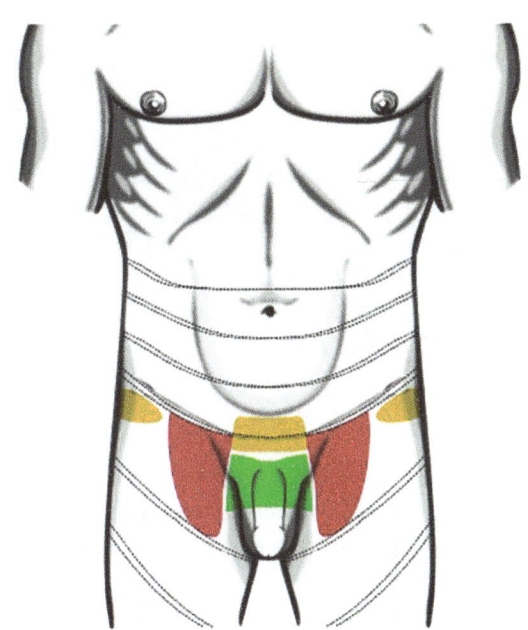

Figura 41.6 Inervação da região inguinofemoral: *verde:* território do nervo ilioinguinal; *amarelo:* território do nervo ílio-hipogástrico; *vermelho:* território do ramo femoral do nervo genitofemoral.

- *Nervo genitofemoral* – divide-se em dois ramos: genital e femoral. O ramo genital penetra o canal inguinal através do anel inguinal interno, corre junto à região posterior do cordão inguinal, emergindo pelo anel inguinal externo. Inerva o músculo cremáster e a pele da região escrotal, nos homens, ou o monte pubiano e os lábios maiores, nas mulheres. O ramo femoral inerva a região anterossuperior da coxa (Figura 41.6).

Com exceção do ramo genital do nervo genitofemoral, todos esses nervos são sensoriais, estando, portanto, associados a hipoestesia, anestesia ou dor quando lesados. A lesão do ramo genital do nervo genitofemoral altera a motricidade do músculo cremáster.

Hérnia Inguinal

A hérnia inguinal é a doença de tratamento cirúrgico mais comum, correspondendo a cerca de 15% de todos os procedimentos cirúrgicos em adultos.[7]

Sua incidência, dependendo da população, é 2 a 5 vezes maior no gênero masculino, ocorrendo especialmente no lado direito (Figura 41.7). Essa predileção pelos homens pode ser explicada pela maior extensão do canal inguinal nesse gênero.

As hérnias inguinais podem ser classificadas como indiretas, mais comuns em crianças e adultos jovens; diretas, mais prevalentes nos idosos; ou mistas, quando estão presentes dois sacos herniários (direto e indireto)

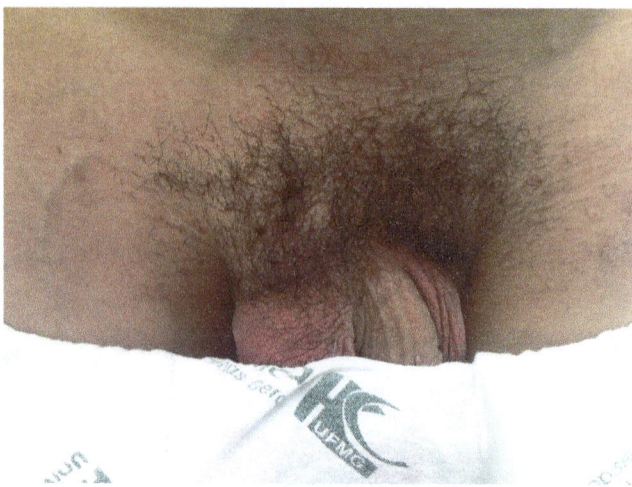

Figura 41.7 Hérnia inguinal indireta: nota-se discreto abaulamento na região inguinal direita (na área do anel inguinal externo) após manobra de Valsalva.

simultaneamente. Do ponto de vista anatômico, as hérnias inguinais indiretas estão associadas à persistência do conduto peritoneovaginal (canal criado pela descida dos testículos da cavidade abdominal até o escroto), emergindo pelo anel inguinal interno juntamente com o cordão inguinal, lateralmente aos vasos epigástricos inferiores. Quando volumoso, o saco herniário pode atravessar todo o canal inguinal, saindo através do anel inguinal externo e daí para o escroto, formando a hérnia inguinoescrotal (Figura 41.8).

A hérnia inguinal direta faz protrusão através da parede posterior, na região delimitada pelo triângulo de Hesselbach, e, portanto, medialmente aos vasos epigástricos inferiores. Geralmente está contida no canal inguinal, exceto nos casos em que há grande destruição do assoalho inguinal.

Vários sistemas de classificação para as hérnias inguinofemorais têm sido criados ao longo dos anos. Atu-

Quadro 41.3 Sistema de classificação de Nyhus para as hérnias inguinofemorais[8]

Tipo	Característica
I	Hérnia inguinal indireta com anel profundo normal
II	Hérnia inguinal indireta com anel profundo alterado, sem defeito na parede posterior
IIIa	Hérnia inguinal direta
IIIb	Hérnia inguinal indireta com anel profundo dilatado e presença de alterações na parede posterior
IIIc	Hérnia femoral
IVa	Hérnia inguinal direta recorrente
IVb	Hérnia inguinal indireta recorrente
IVc	Hérnia femoral recorrente
IVd	Hérnias combinadas recorrentes

almente, o sistema proposto por Nyhus tem sido o mais utilizado pela facilidade de aplicação e também por contemplar todos os tipos de hérnias inguinofemorais, primárias ou recidivadas (Quadro 41.3).

Hérnia Femoral

A hérnia femoral é a protrusão observada através do canal femoral. Clinicamente, nota-se uma tumefação, muitas vezes irredutível, junto à prega inguinal, associada a dor local ou irradiada para o abdome e/ou membro inferior (Figura 41.9).

Representa cerca de 2% a 8% de todas as hérnias da parede abdominal dos adultos, representando cerca de

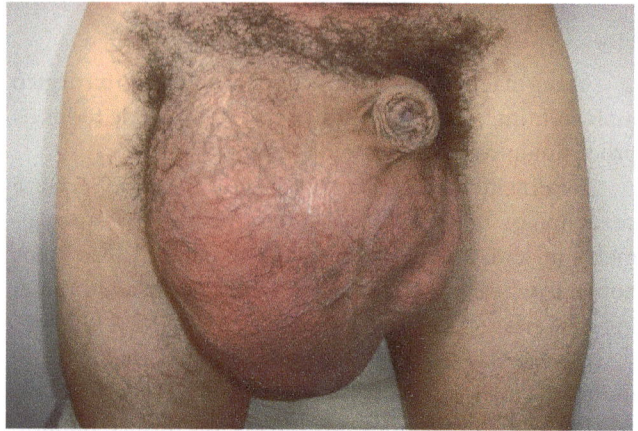

Figura 41.8 Hérnia inguinoescrotal volumosa à direita.

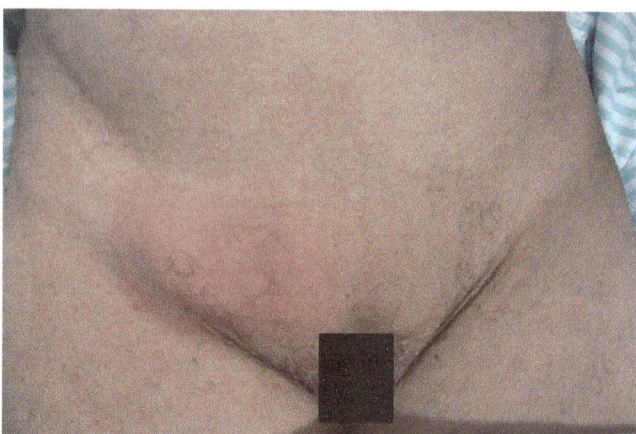

Figura 41.9 Hérnia femoral estrangulada à direita: observa-se tumefação junto à prega inguinal direita associada a hiperemia local.

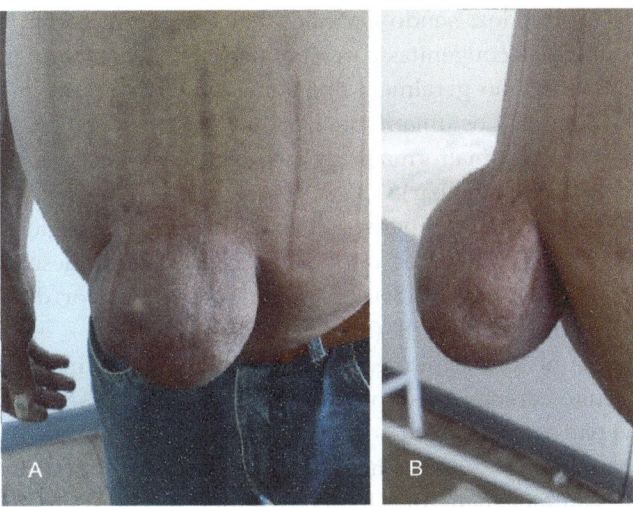

Figura 41.10 Hérnia umbilical volumosa em paciente com ascite: (**A**) visão frontal; (**B**) visão lateral.

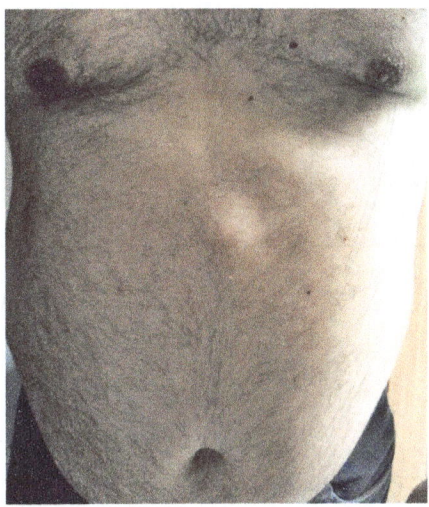

Figura 41.11 Hérnia epigástrica: observa-se tumefação mediana na parede abdominal, logo abaixo do ângulo subesternal.

2,5% a 5% das hérnias que ocorrem no homem e 20% a 34 % na mulher.[9] Apesar de, no gênero feminino, serem o tipo de hérnia mais frequente, sua incidência geral é igual ou até maior nos homens, já que estes são mais acometidos pelas hérnias. Além do gênero, a idade é fator importante na distribuição da doença, sendo raras na infância e mais comuns entre 40 e 70 anos, com pico no quinto decênio de vida. Essa hérnia merece especial atenção devido ao elevado índice de estrangulamento (20% a 40%) e mortalidade (6% a 23%).[9]

Hérnia Umbilical

As hérnias umbilicais ocorrem no orifício umbilical não obliterado ou reaberto. Estima-se que 10% a 20% dos recém-nascidos tenham hérnia umbilical, sendo mais frequente em prematuros, negros e com alto peso ao nascimento.[5,6] Nas crianças é mais comum do segundo ao quarto ano de vida. No adulto, por outro lado, é cerca de 10 vezes mais comum em mulheres, especialmente dos 60 aos 70 anos de idade[5,6] (Figura 41.10).

Na infância, as hérnias umbilicais devem ser operadas se persistirem após os 6 anos de idade, nos casos sintomáticos com anéis herniários maiores que 1,5 cm, pois dificilmente desaparecem, e nas complicações, como encarceramento ou estrangulamento.[5] A operação deve ser considerada também quando há grande repercussão psicológica na criança. No adulto, como é mais frequente a ocorrência de encarceramento ou estrangulamento, a hérnia deve ser tratada.[10]

Hérnia Epigástrica

As hérnias epigástricas ocorrem geralmente na região supraumbilical ao longo da linha alba (Figura 41.11).

Sua etiologia está associada ao entrecruzamento anormal das fibras aponeuróticas dos músculos do abdome e/ou à penetração de vasos perfurantes, pontos de fraqueza da linha alba. O conteúdo herniário usualmente é composto por gordura pré-peritoneal e/ou omento. Sua incidência varia de 1,6% a 5% da população, sendo mais frequente em homens (5:1) de meia-idade.[5,6] A maioria dessas hérnias é assintomática, e os sintomas, quando presentes, são muito variáveis, podendo ir desde dor, hiperestesia, distensão abdominal, náuseas ou mesmo dispepsia.[11]

Hérnia de Spiegel (ou Hérnia da Linha Semilunar)

Representa de 0,12% a 2,4% de todas as hérnias da parede abdominal, ocorrendo igualmente em ambos os lados e gêneros, mais comumente em pacientes idosos, com pico de incidência entre 50 e 60 anos.[12]

Está situada na linha de Spiegel, região compreendida entre a borda lateral dos músculos retos abominais e a linha semilunar, desde a oitava cartilagem costal até o púbis (Figura 41.12).

Ocorre, com maior frequência, abaixo da linha arqueada, região de maior debilidade aponeurótica, devido à ausência da lâmina posterior da aponeurose do músculo reto abdominal. São consideradas hérnias interparietais, ou seja, herniam entre as porções aponeuróticas dos músculos laterais do abdome, não se exteriorizando através da camada aponeurótica mais superficial. Devido a essa característica, são de difícil diagnóstico, necessitando, na maioria das vezes, de um exame de imagem para sua confirmação. As manifestações clínicas são inespecíficas, sendo caracterizadas por tumefação lateral e inferior à cicatriz umbilical associada a dor mal definida

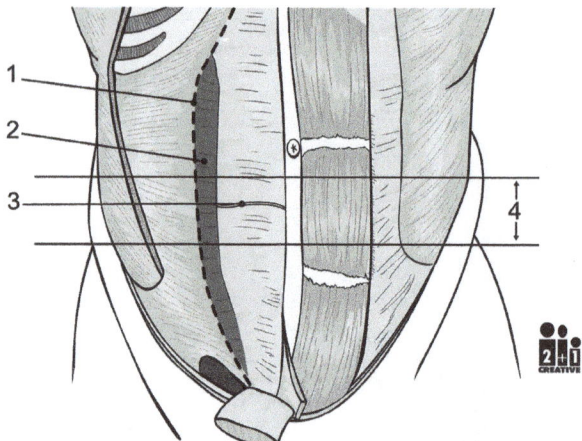

Figura 41.12 Parede abdominal anterior: (**1**) linha semilunar; (**2**) linha de Spiegel; (**3**) linha arqueada; (**4**) cinturão da hérnia de Spiegel (área mais frequente de ocorrência da hérnia de Spiegel).

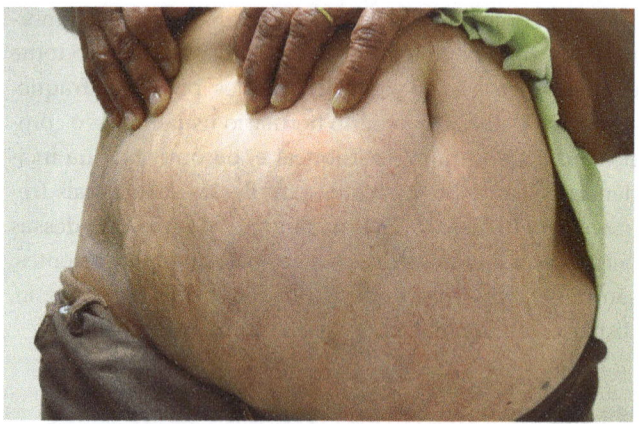

Figura 41.13 Hérnia da linha semilunar (Spiegel): observa-se discreta tumefação em flanco direito (logo abaixo da mão direita da paciente).

(Figura 41.13). Os sinais e sintomas tornam-se mais exuberantes proporcionalmente ao aumento de volume da tumefação, e também nos casos de estrangulamento, que podem chegar até a 25% das ocorrências.

HÉRNIAS DA PAREDE ABDOMINAL POSTERIOR

As hérnias da parede abdominal posterior ou hérnias lombares são afecções raras, que ocorrem na região posterolateral da parede abdominal. Representam apenas 5% de todas as hérnias e são classificadas em congênitas ou adquiridas. As hérnias adquiridas representam 80% das hérnias lombares e a maioria (50% a 55%) tem origem idiopática, sendo, por isso, classificadas como primárias.[13] Os outros 25% a 30% são decorrentes de situações como traumas abdominais, desnutrição grave, obesida-

de e gravidez, sendo classificadas como secundárias.[13] As hérnias congênitas correspondem a 20% das hérnias lombares, são geralmente bilaterais e mais comuns em mulheres.[13] Costumam manifestar-se na infância e estão associadas a malformações congênitas (como aplasia da musculatura lombar).

As hérnias lombares podem ocorrer em duas regiões anatômicas diferentes: o trígono lombar superior, descrito por Grynfeltt em 1866, e o trígono lombar inferior, descrito por Petit em 1783 (Figura 41.14).[5,13]

A história clínica é semelhante à dos outros tipos de hérnia, caracteriza-se por tumefação lombar, associada ou não a dor lombar e/ou desconforto abdominal, que se torna cada vez mais sintomático à medida que aumenta de volume. As hérnias lombares adquiridas apresentam alto índice de encarceramento (24%) e estrangulamento (18%), podendo associar-se a sinais de obstrução e isquemia intestinal nesses casos.[14]

Hérnia do Trígono Lombar Superior (Grynfeltt)

Ocorre nos espaços delimitados superiormente pela 12ª costela e borda inferior do músculo serrátil posterior

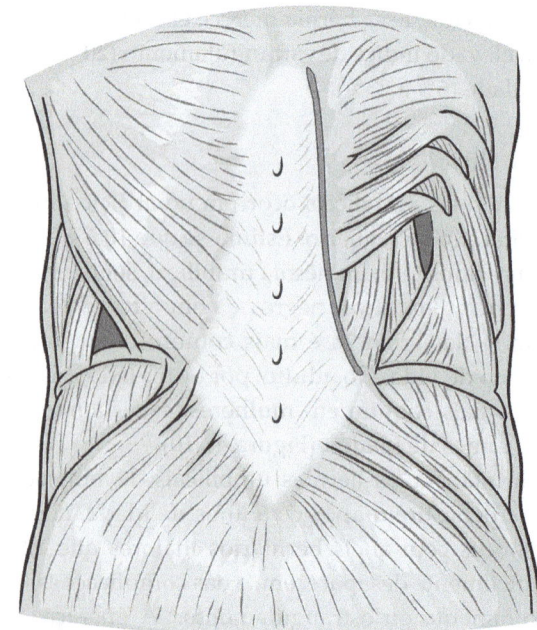

Figura 41.14 Áreas de fraqueza da parede abdominal posterior: trígono lombar inferior (Petit) delimitado pela crista ilíaca, músculo oblíquo externo e borda do músculo grande dorsal – área escura demarcada à esquerda; trígono lombar superior (Grynfeltt) delimitado pela 12ª costela, borda inferior do músculo serrátil posterior inferior, borda lateral do músculo oblíquo interno e musculatura paravertebral – área escura demarcada à direita.

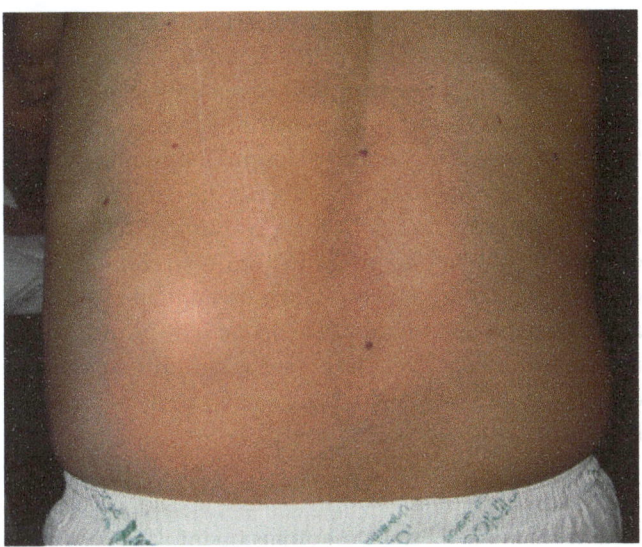

Figura 41.15 Hérnia lombar (de Grynfeltt) – tumefação em região lombar esquerda.

inferior, lateralmente pela borda lateral do músculo oblíquo interno e medialmente pela musculatura paravertebral (músculos eretores da espinha) e músculo quadrado lombar (Figura 41.14). Ocorre mais no lado esquerdo, sobretudo em homens entre 50 e 70 anos, sendo mais frequente que as hérnias do trígono lombar inferior, já que seu espaço anatômico é maior[13,14] (Figura 41.15).

Hérnia do Trígono Lombar Inferior (Petit)

Ocorre nos espaços delimitados pela crista ilíaca inferiormente, o músculo oblíquo externo lateralmente e a borda do músculo grande dorsal medialmente (Figura 41.14). É mais frequente em mulheres jovens, sobretudo naquelas que praticam atividades físicas.

TRATAMENTO DAS HÉRNIAS DA PAREDE ABDOMINAL

O tratamento definitivo das hérnias da parede abdominal é sempre cirúrgico e o seu reparo é denominado hernioplastia, herniorrafia ou herniotomia. Apesar de ser considerado procedimento de médio porte, necessita de período de observação hospitalar no pós-operatório imediato. Além do porte cirúrgico, outros fatores vão interferir no tempo de recuperação pós-operatória, incluindo as condições pré-operatórias do paciente, o tipo de medicação pré-anestésica utilizada e o tipo de anestesia.

Tratamento das Hérnias em Regime Ambulatorial

A maioria das hérnias da parede abdominal pode ser tratada no nível ambulatorial em regime de semi-internação ou "internação-dia". Nessa modalidade, os pacientes são internados no dia da operação e liberados em até 24 h após o procedimento cirúrgico, ou antes disso, caso o paciente preencha adequadamente os critérios de alta.

A cirurgia ambulatorial apresenta inúmeras vantagens sobre a internação hospitalar. Além de propiciar o rápido retorno às atividades e a redução nos índices de infecção hospitalar e de complicações pós-operatórias, o ambiente diferente do padrão hospitalar tradicional diminui a ansiedade do paciente, que ainda pode ter o suporte da família durante o tratamento.

Os pacientes com hérnia da parede abdominal anterior são os que melhor se adequam à modalidade de internação-dia. Essas hernioplastias têm tempo operatório geralmente curto, demandando baixas doses de anestésico e, consequentemente, menor tempo de recuperação pós-operatória. A única exceção nesse grupo é feita às hérnias da linha semilunar, que necessitam dissecção mais ampla e cuidadosa, aumentando o tempo operatório e demandando, muitas vezes, anestesia geral. As hernioplastias epigástricas, umbilicais e inguinofemorais geralmente são anestesiadas por meio de bloqueio lombar ou anestesia local, o que facilita sua realização em nível ambulatorial. Nas hernioplastias da parede abdominal posterior, por sua vez, o posicionamento do paciente na mesa cirúrgica (decúbito ventral), aliado ao uso de medicamentos sedativos, contraindica a realização de bloqueio lombar, pois dificulta a intubação orotraqueal (caso seja necessária conversão para anestesia geral) e aumenta o risco de aspiração traqueobrônquica (especialmente no caso de vômitos). Portanto, essas hérnias podem até ser abordadas ambulatorialmente, mas requerem anestesia geral.

As hérnias do assoalho pélvico, bem como as hérnias da cúpula abdominal, necessitam de acesso intra-abdominal para sua correção, sendo, portanto, obrigatória a abordagem sob anestesia geral. Além disso, o pós-operatório é mais rigoroso, o que dificulta sua realização na modalidade ambulatorial.

No Brasil, as herniorrafias inguinais foram responsáveis por 500 mil operações, realizadas entre 1993 e 1996 somente no Sistema Único de Saúde (SUS). Apesar do incremento dessas operações em regime de semi-internação na década passada, dados do Ministério da Saúde demonstram que somente entre 7% e 8% do total de hernioplastias realizadas pelo SUS no Brasil ocorrem nesse regime.[15]

Nas próximas seções serão pormenorizados os procedimentos operatórios (anestesiológicos e cirúrgicos) realizados no tratamento das hérnias da parede abdominal anterior.

Quadro 41.4 Aspectos do paciente e da unidade de saúde necessários à realização da anestesia ambulatorial

Critérios para seleção de pacientes	Condições da unidade de saúde
• Pacientes hígidos ou com doenças associadas controladas (ASA I e II); • Residência próxima ao hospital-dia ou com tempo de deslocamento de até 30 a 60 min (de acordo com a cirurgia); • Índice de massa corporal (IMC) < 30; • Procedimentos cirúrgicos que dispensem cuidados especiais no pós-operatório; • Acompanhante adulto que o auxilie no primeiro dia de pós-operatório.	• Condições estruturais adequadas; • Condições de esterilização e desinfecção do material dentro das normas sanitárias; • Condições mínimas para a prática de anestesia; • Garantia de suporte hospitalar para os casos que necessitarem de internação; • Garantia de assistência, após a alta dos pacientes, em decorrência de complicações, durante 24 h por dia.

Técnica Anestésica

A anestesia ambulatorial é o procedimento realizado para atender aos pacientes submetidos a exames diagnósticos ou a terapêutica cirúrgica que permanecem sob cuidados médicos até a completa recuperação de suas funções físicas e psíquicas, não excedendo o período de 24 h. A anestesia ambulatorial pode ser realizada por meio de técnica geral, regional, local ou, ainda, combinada, e deve obedecer a condições relacionadas com o paciente e a unidade de saúde para que sua realização tenha sucesso (Quadro 41.4).

Na anestesia local e no bloqueio regional, geralmente se associa sedação monitorada. As técnicas de anestesia local variam de acordo com a localização da hérnia e a via de acesso, como descrito a seguir.

Anestesia local

Várias soluções anestésicas podem ser utilizadas nas técnicas de anestesia local, porém o mais importante é nunca exceder a dose máxima do anestésico ou da combinação anestésica, evitando-se complicações. Uma boa solução anestésica pode ser obtida associando-se lidocaína a 1%, outro medicamento anestésico de início de ação mais tardio e duradouro (bupivacaína a 0,5% ou ropivacaína a 2%) e água destilada, em iguais proporções (1:1:1). Essa solução permite início de ação rápido e maior duração de efeito anestésico, melhorando também a analgesia pós-operatória. A associação de substâncias alcalinizantes, como bicarbonato de sódio, aumenta a fração ionizada dos medicamentos anestésicos, potencializando

seu efeito. O uso de vasoconstritor (adrenalina) junto à solução anestésica (na diluição de 1:100.000) diminui a absorção desses medicamentos, o que também aumenta a potência anestésica, além de reduzir o sangramento local. Considerando-se um adulto pesando 70 kg, pode-se utilizar 20 mL de cada uma das soluções descritas (lidocaína a 1%, bupivacaína a 0,5% ou ropivacaína a 2,0% e água destilada), obtendo-se uma mistura com volume total de 60 mL. Se houver necessidade de aumentar o tempo anestésico, pode-se associar até 0,1 mEq de bicarbonato/mL de solução anestésica (nesse caso, 3 mL de solução de bicarbonato de sódio a 8,4%, ou 5 mL de solução de bicarbonato de sódio a 5%).

Acesso inguinal. Por meio desse acesso, podem ser tratadas tanto as hérnias inguinais quanto as femorais.[16] Após a antissepsia da região inguinal, a solução anestésica é infiltrada nos seguintes locais:

• Pele e tecido subcutâneo, ao longo do local onde será feita a incisão.
• Plano profundo (subaponeurótico), a partir do ponto localizado 2 cm medialmente à espinha ilíaca anterossuperior, estendendo-se a infiltração inferiormente "em leque", para bloquear os nervos ilioinguinal e ílio-hipogástrico.
• Área do tubérculo púbico, por meio de infiltração "em leque" em direção superior e no plano profundo, abrangendo a extensão medial do ramo superior do púbis.
• Região paralela e lateral ao ligamento inguinal, especialmente na porção inferior, para bloquear as fibras do nervo genitofemoral.

Após a abertura do canal inguinal, deve ser feita infiltração do anel inguinal interno, sob visão. Como o saco herniário é constituído de peritônio parietal, tecido com rica inervação, sua tração está associada a dor de maior magnitude. Portanto, tão logo seja identificado, é necessária infiltração generosa da sua base para permitir a dissecção, ligadura e ressecção do seu excesso, quando necessário. A infiltração deve ser complementada sob demanda, caso seja observado algum sinal de dor por parte do paciente, devendo-se ficar sempre atento para não exceder a dose máxima de anestésico.

Acesso femoral e hérnias epigástricas e umbilicais. Nos acessos femorais e nos acessos para o tratamento das hérnias epigástricas e umbilicais, a anestesia pode ser realizada por bloqueio de campo, infiltrando-se a área que circunda a hérnia. À medida que a dissecção vai se tornando mais profunda, deve-se aprofundar também a infiltração anestésica, de modo a abranger a aponeurose, o saco herniário e até o peritônio, se este estiver envolvido na dissecção. Deve-se ter especial atenção ao anestesiar a região femoral, aspirando-se continuamente a seringa com o anestésico, de modo a evitar a injeção intravascular.

Técnica Operatória

As hernioplastias podem ser realizadas por via "aberta" (laparotômica) ou laparoscópica, com ou sem a utilização de próteses, por meio de várias técnicas, de acordo com o tipo de hérnia.

A laparotomia é a via de acesso mais utilizada nas hernioplastias devido, principalmente, à facilidade de disponibilização do instrumental cirúrgico e à simplicidade das técnicas de anestesia local. Nas técnicas abertas ditas "anatômicas", o tratamento é realizado pela aproximação de estruturas anatômicas sadias, adjacentes ao defeito herniário. Essas técnicas geralmente recebem o nome de seu(s) criador(es), sendo, portanto, conhecidas por epônimos. Apresentam índices de recidiva considerados altos, pois as estruturas utilizadas no reparo apresentam graus variáveis de deterioração, além de muitas vezes serem suturadas sob tensão.

Com o intuito de minimizar esses fatores, as próteses têm sido cada vez mais utilizadas nas hernioplastias. Essas próteses, que atuam como estrutura de suporte aponeurótico-fascial, podem ser inseridas por via aberta ou laparoscópica, porém sempre respeitando os princípios básicos de sua utilização, que consistem na realização do reparo dos tecidos e dos planos de sutura sem tensão. A prótese contribui ainda para o reforço do tecido lesado, já que a deterioração das estruturas de reforço (seja por destruição ou pelos distúrbios de cicatrização decorrentes de doenças intrínsecas do colágeno) é outro importante fator associado à recidiva.

A prótese ideal deve ser inerte, além de manter sua estrutura, força tênsil e tamanho inalterados, ou com alterações mínimas, durante o tempo de uso. A estrutura deve conter poros que permitam a migração das células inflamatórias, favorecendo o processo de cicatrização. A prótese de polipropileno (tela de Marlex), quando em contato com os tecidos vivos, apresenta contração progressiva em todas as direções, podendo chegar a 54% em modelos experimentais.[17] Apesar de apresentar retração, ela tem outras características benéficas que, associadas ao custo satisfatório, a tornam a prótese mais utilizada atualmente.

Na via aberta, geralmente a prótese é inserida sobre as camadas aponeurótico-fasciais, mas pode também ser posicionada abaixo delas, na posição pré-peritoneal. Nas hérnias inguinais ou femorais multirrecidivadas e volu-

mosas, as técnicas pré-peritoneais "abertas" com utilização de prótese (como as técnicas de Stoppa e de Nyhus), constituem excelente opção.

A hernioplastia laparoscópica está obrigatoriamente associada ao uso de próteses, além de necessitar de instrumental cirúrgico específico. A via transabdominal pré-peritoneal (TAAP – *transabdominal preperitoneal*) é a mais utilizada no tratamento laparoscópico das hérnias da parede abdominal anterior. Nessa via, o acesso à hérnia é feito pela cavidade abdominal e, em seguida, o peritônio é aberto, o saco herniário identificado e reduzido e o defeito tratado com a fixação da prótese por grampeamento ou pontos. As próteses comuns, após inseridas, devem ser recobertas pelo peritônio; porém, quando a prótese é de material antiaderente (p. ex., o politetrafluoretileno – PTFE), a síntese do peritônio é dispensada. Nas hérnias inguinais, além da TAAP, pode-se utilizar a via totalmente extraperitoneal (TEP – *totally extraperitoneal*), onde os trocartes são introduzidos no espaço pré-peritoneal. Esse espaço é dissecado pela insuflação de um dispositivo tipo balão (localizado no terço distal do trocarte da câmera), a hérnia é reduzida e o defeito reparado com a inserção e fixação da prótese na posição pré-peritoneal.

Nesse capítulo, daremos ênfase às abordagens cirúrgicas realizadas por via aberta, já que podem ser realizadas sob anestesia local ou bloqueio anestésico, tornando-se, assim, as técnicas cirúrgicas mais utilizadas na abordagem ambulatorial das hérnias.

Hernioplastias inguinais

A via clássica das hernioplastias inguinais é a incisão oblíqua, paralela ao ligamento inguinal, que vai desde o tubérculo púbico até o ponto (cerca de 2 cm) medial e inferior à espinha ilíaca anterossuperior (Figura 41.16A). Alguns cirurgiões utilizam uma incisão transversa, tendo como referência o ponto médio entre os anéis inguinais interno e externo (Figura 41.16B).

Os tempos cirúrgicos iniciais são semelhantes a todas as hernioplastias inguinais. Após a incisão da pele, são dissecadas as fáscias de Camper e Scarpa, com especial atenção à veia epigástrica superficial (que cruza o campo operatório transversalmente), até a identificação da aponeurose do músculo oblíquo externo. Em seguida, a aponeurose é aberta no sentido oblíquo (paralelo ao sentido das fibras aponeuróticas), desde o anel inguinal externo até a porção superior do músculo oblíquo interno. A abertura e a dissecção da aponeurose do músculo oblíquo interno devem ser cuidadosa, de modo a evitar lesão nervosa, especialmente do nervo ilioinguinal. Após a exposição do canal inguinal, o cordão inguinal é dissecado e isolado (com auxílio de um dreno de Penrose), sendo o saco herniário identificado e tratado de acordo

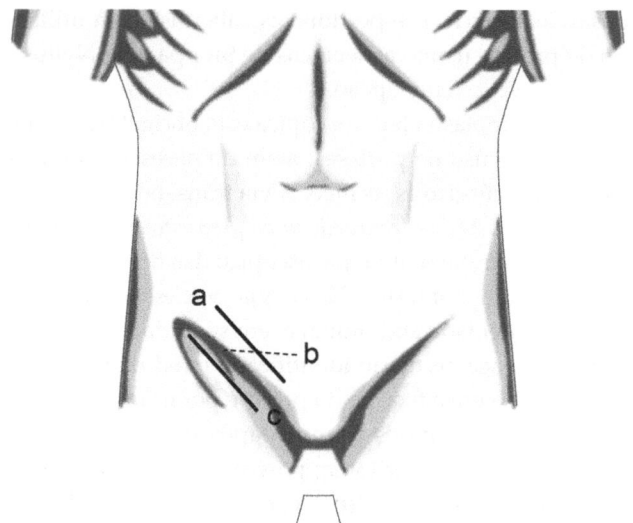

Figura 41.16 Incisões cirúrgicas da região inguinofemoral (inguinotomias): (**a**) incisão oblíqua; (**b**) incisão transversa; (**c**) acesso femoral.

com suas características. Se direto, ele não deve ser aberto, apenas invaginado ou então imbricado por meio de sutura contínua; se indireto, pode ser tratado de várias maneiras. Os sacos indiretos grandes, encarcerados ou estrangulados devem ser abertos na busca de possíveis lesões de estruturas do seu conteúdo; em seguida, a parte distal em excesso é ressecada e o coto proximal ligado com fio absorvível. Se estiver muito aderido ao escroto, o saco herniário pode ser separado dos elementos do cordão inguinal, por meio de uma manobra técnica conhecida como "manobra de Ombredane". Em seguida, o saco é seccionado, sendo a porção proximal ligada e a porção distal suturada de modo evertido, para evitar a formação de hidrocele ou cisto de cordão. Os sacos indiretos me-

nores não necessitam, obrigatoriamente, ser abertos para exploração; podem ser apenas dissecados e reconduzidos à cavidade abdominal através do anel inguinal interno.

Após a abordagem do saco herniário, é realizado o tratamento do defeito herniário utilizando diferentes técnicas, que serão descritas a seguir.

Técnica de Bassini. Primeira técnica proposta para o tratamento das hérnias; pode ser empregada na correção das hérnias indiretas e diretas, onde há destruição da parede posterior. Nessa técnica, a parede posterior é aberta desde o anel inguinal interno até o tubérculo púbico e dissecada da gordura pré-peritoneal (Figura 41.17A).

Em seguida é realizada a síntese do defeito pela aproximação "em bloco" das estruturas mediais do canal inguinal (tendão conjunto, aponeurose do músculo transverso do abdome e *fascia transversalis*) ao trato iliopúbico/ligamento inguinal, utilizando pontos separados de fio inabsorvível (Figura 41.17B). O tratamento proposto por Bassini inspirou várias outras técnicas que utilizam o mesmo princípio, porém com modificações no número de planos de síntese e/ou no tipo de sutura. A dor pós-operatória é frequente e a taxa de recorrência varia de 5% a 15%, considerada alta quando comparada às outras técnicas "anatômicas".[18]

Técnica de Shouldice. Essa técnica segue os mesmos princípios de Bassini, com a aproximação das estruturas mediais do canal inguinal ao ligamento inguinal. Entretanto, a síntese é feita em dois planos, cada um deles com duas linhas de sutura.

Após a exposição do canal inguinal, a parede posterior é aberta desde o anel inguinal interno até o tubérculo púbico, paralelamente e a cerca de 2 cm do ligamento in-

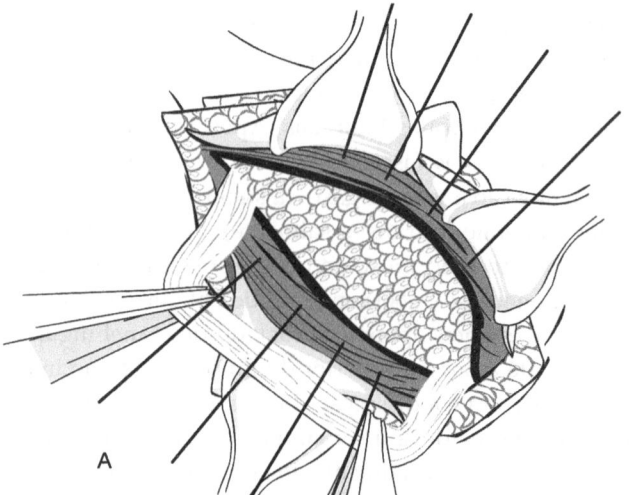

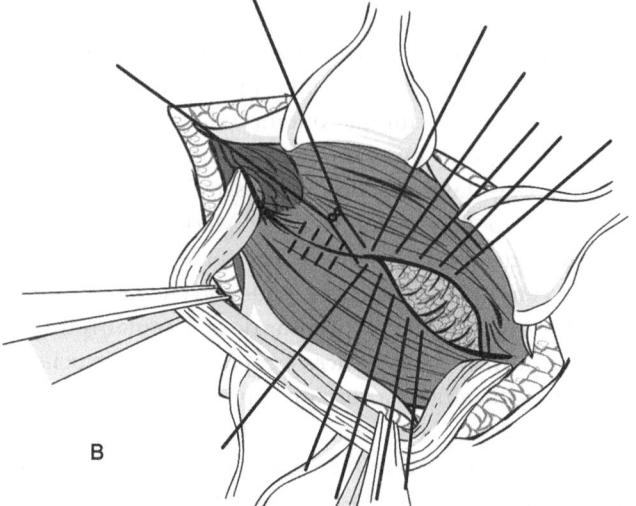

Figura 41.17 Técnica de Bassini: (**A**) após a abertura da parede posterior, passam-se pontos separados unindo-se o tendão conjunto ao ligamento inguinal e trato iliopúbico; (**B**) aproximação das estruturas, reconstruindo a parede inguinal posterior.

guinal, formando dois retalhos: um retalho lateral, mais estreito e junto ao ligamento inguinal, e outro medial, mais extenso (Figura 41.18A e B).

No primeiro plano é feita uma "síntese em jaquetão" realizada por meio de duas linhas de sutura (ida e volta): a primeira linha inicia-se no tubérculo púbico, unindo a borda medial do retalho lateral à face posterior do retalho medial até o anel inguinal interno (Figura 41.18C); a segunda linha de sutura retorna unindo a borda lateral do retalho medial ao trato iliopúbico (Figura 41.18D). Originalmente, o segundo plano era feito com duas linhas de sutura contínuas, a primeira desde o anel inguinal interno até o tubérculo púbico, e a segunda, retornando do tubérculo púbico em direção ao anel inguinal interno, ambas unindo o arco do transverso ao ligamento inguinal. Atualmente, a maioria dos cirurgiões fazem o segundo plano apenas com uma linha de sutura contínua (Figura 41.18E), pois acreditam que a sutura dupla aumenta a tensão local, contribuindo para a recidiva herniária. Outra modificação da técnica original é o fio de aço, que, aos poucos, foi sendo substituído pelos fios sintéticos monofilamentares, como o fio de polipropileno. Após o tratamento do defeito, é realizada a síntese da aponeurose do músculo oblíquo externo com reconstrução do anel inguinal externo (Figura 41.18F). Nessa técnica, deve-se ficar atento para a calibração correta do anel inguinal profundo, pois as várias linhas de sutura aumentam a possibilidade de estenose do anel inguinal profundo e,

consequentemente, de estrangulamento dos elementos do cordão inguinal. O índice de recidiva varia de 1% a 7% nos diferentes serviços, e a associação a dor crônica pós-operatória é uma queixa comum.[18]

Tampão de tela (*Mesh plug*). Obedecendo ao princípio da sutura livre de tensão, Lichtenstein (1974) propôs o preenchimento do defeito herniário com um tampão de polipropileno, sendo depois popularizado por Rutkow e Robbins.[19] Em vez de fazer o reparo sobrepondo tecidos diferentes, geralmente aproximados sob tensão, ele inseriu uma rolha ou tampão de polipropileno no local do defeito. Esse tampão é suturado com pontos que passam pelas bordas íntegras do defeito e transfixam o tampão, de modo a fixá-lo firmemente, impedindo sua migração (Figura 41.19).

Os tampões não são utilizados rotineiramente, pois tratam apenas pontualmente o defeito, sem proteger o restante da parede posterior do canal inguinal, resultando em altas taxas de recidiva.

Técnica de Lichtenstein. Descrita por Irving Lichtenstein, em 1984, essa técnica preconiza a correção das hérnias inguinais inserindo a tela de Marlex sobre a parede posterior do canal inguinal.[19] Após o isolamento do cordão inguinal e o tratamento do saco herniário direto ou indireto, as estruturas anatômicas do canal inguinal são dissecadas. Essa dissecção deve estender-se até cerca

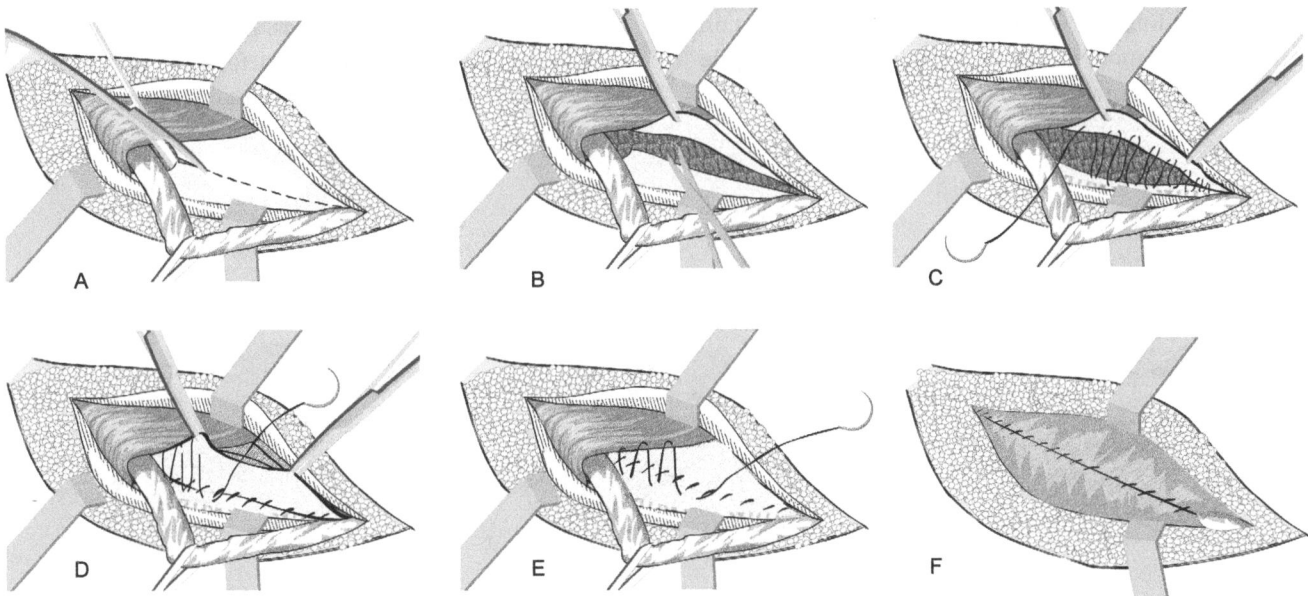

Figura 41.18 Técnica de Shouldice: (**A**) abertura da parede inguinal posterior; (**B**) dissecção da gordura pré-peritoneal; (**C**) primeiro plano: aproximação da borda medial do retalho lateral à face posterior do retalho medial; (**D**) segundo plano: aproximação da borda lateral do retalho medial ao trato iliopúbico; (**E**) aproximação do arco do transverso ao ligamento inguinal; (**F**) síntese da aponeurose do músculo oblíquo externo com reconstrução do anel inguinal externo.

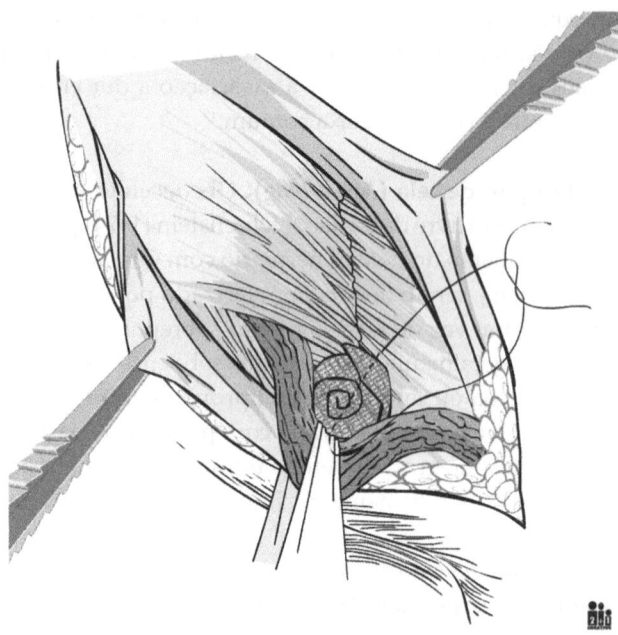

Figura 41.19 Tampão de tela (*Mesh plug*): fixação do tampão de polipropileno para obstrução do defeito herniário e diminuição da abertura do anel inguinal profundo.

de 5 cm acima do anel inguinal interno, no espaço entre o músculo oblíquo interno e a aponeurose do músculo oblíquo externo.

Em seguida, uma prótese de polipropileno (tela de Marlex) retangular, de cerca de 8 cm × 12 cm é inserida sobre a parede posterior, sendo fixada ao longo do ligamento inguinal, desde o tubérculo púbico até a altura do anel inguinal interno, por meio de sutura contínua com fio inabsorvível monofilamentar, geralmente polipropileno 2-0 ou 3-0 (Figura 41.20A).

A tela é então cortada longitudinalmente (no sentido de sua maior extensão) desde a borda superior até a altura do anel inguinal interno, formando dois retalhos: um lateral, ao longo do ligamento inguinal com cerca de 1/3 da largura total da tela, e outro medial, representando os 2/3 restantes. O cordão inguinal é posicionado na fenda entre os dois retalhos da tela, no ponto de sua emersão pelo anel inguinal profundo, e, logo a seguir, é passado um ponto unindo a borda lateral do retalho medial e a borda lateral do retalho lateral da tela ao ligamento inguinal, superolateralmente ao anel inguinal profundo, contribuindo para sua reconstrução (Figura 41.20B). Esse ponto deve ser calibrado de modo a não estrangular os elementos do cordão inguinal e tampouco deixar espaço suficiente para propiciar recidiva herniária. A tela é então "assentada" sobre a parede posterior, sendo acomodada superiormente no espaço dissecado entre o músculo oblíquo interno e a aponeurose do músculo oblíquo externo. A tela deve ser fixada sem tensão, devendo ser prevista "sobra lateral" para minimizar seu encolhimento; portanto, ela deve ultrapassar em, pelo menos, 2 a 3 cm o tubérculo púbico inferiormente e o anel inguinal interno superiormente. A região superomedial da tela é fixada com pontos simples absorvíveis (Figura 41.20C), tomando cuidado para não prender o nervo ílio-hipogástrico sob a tela, o que pode ser evitado fazendo-se pequena abertura na tela para sua passagem. É a técnica mais utilizada atualmente devido aos seus baixos índices de recidiva (entre 1% e 5 %) e sua fácil execução técnica.[18]

Hernioplastias femorais

Nas hernioplastias femorais, pode-se utilizar o acesso inguinal, abordando a região femoral por meio da abertura da parede posterior do canal inguinal, além do

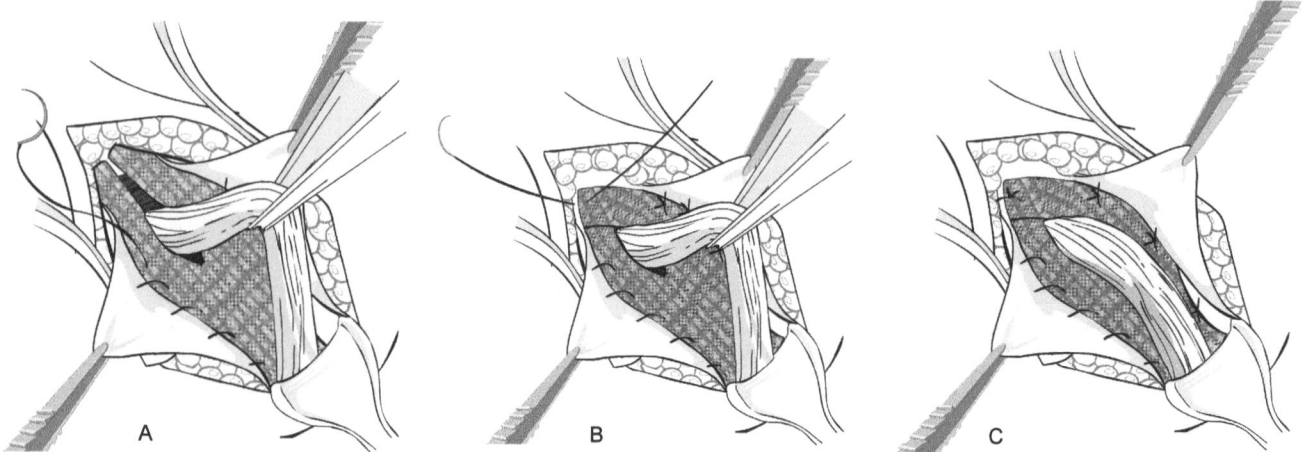

Figura 41.20 Técnica de Lichtenstein: (**A**) fixação da tela de polipropileno ao ligamento inguinal; (**B**) reconstrução do anel inguinal profundo com a fixação das bordas (lateral e medial) superiores da tela de polipropileno ao ligamento inguinal; (**C**) aspecto final da técnica com a tela de polipropileno posicionada na parede posterior do canal inguinal.

acesso femoral (ou crural), realizado através de incisão paralela e inferior à prega inguinal (Figura 41.16C).

Técnica de McVay. As bases dessa técnica foram apresentadas na transição dos séculos XIX e XX por Georg Lotheissen e posteriormente aperfeiçoada e descrita por Chester McVay, que associou ao procedimento uma incisão relaxadora na bainha anterior do músculo reto abdominal.[9] Apesar de ser mais utilizada na correção das hérnias femorais, trata também os defeitos inguinais. A técnica é realizada por inguinotomia, e, após a exposição do canal inguinal, a parede posterior é aberta junto ao ligamento inguinal, desde o anel inguinal profundo até o tubérculo púbico (Figura 41.21A).

A região pré-peritoneal é dissecada até a identificação do anel femoral e do ramo inferior do osso púbis, que é coberto pelo ligamento iliopectíneo (Figura 41.21B). Nas hérnias femorais, são feitas a exploração do canal femoral e a redução do saco herniário, por meio de dissecção cuidadosa, evitando-se, assim, lesão dos vasos ilíacos/femorais. Em seguida é feita a síntese da parede posterior unindo-se a *fascia transversalis* ao ligamento iliopectíneo, desde o ligamento lacunar até a borda medial do canal femoral, com pontos separados de fio inabsorvível multifilamentar (Figura 41.21C). Nesse local é feito um ponto de transição que passa pelo ligamento iliopectíneo e ligamento inguinal. Esse ponto, além de fechar o canal femoral, modifica o plano de síntese, já que, a partir daí, a sutura continuará com a aproximação da *fascia transversalis* ao ligamento inguinal (Figura 41.21D). O ponto de transição deve ser suficiente para ocluir o canal femoral, sem, contudo, causar compressão dos vasos ilíacos/femorais, o que poderia levar a dor e parestesia, além de sinais de insuficiência vascular no membro inferior ipsilateral. Para facilitar a execução dessa técnica, os nós cirúrgicos são apertados somente após a passagem de todos os pontos, completando assim a síntese da parede posterior (Figura 41.21E). As taxas de recidiva variam de 5% a 15% e podem ser influenciadas pela tensão da área reconstruída, que pode permanecer grande, mesmo após a incisão relaxadora.[9,18]

Síntese primária por acesso femoral. Além do acesso inguinal, as hérnias femorais podem ser tratadas pelo acesso femoral (ou crural). Esse acesso é feito por incisão paralela e imediatamente inferior à prega inguinal (Figura 41.16C), expondo assim o saco herniário femoral (Figura 41.22A). O saco é dissecado e reduzido para o interior da cavidade abdominopélvica (Figura 41.22B), e o defeito herniário é tratado aproximando-se as bor-

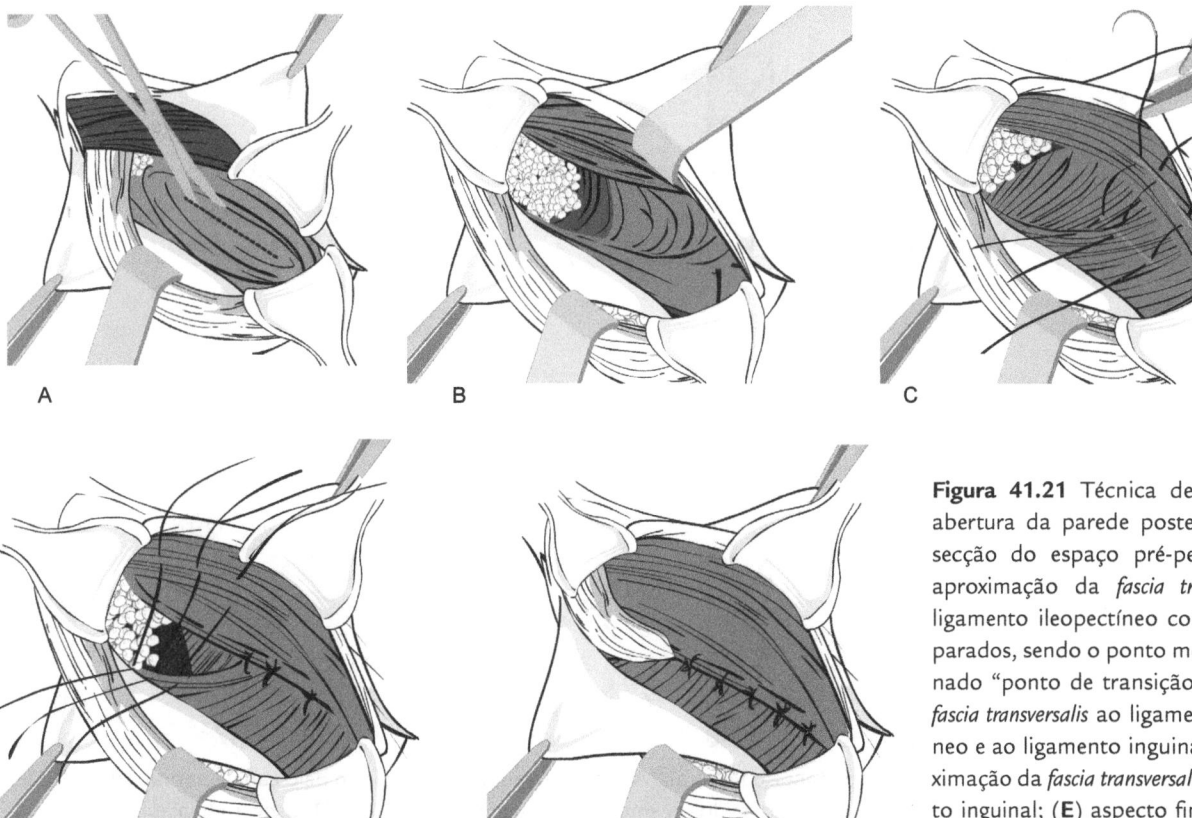

Figura 41.21 Técnica de McVay: (**A**) abertura da parede posterior; (**B**) dissecção do espaço pré-peritoneal; (**C**) aproximação da *fascia transversalis* ao ligamento ileopectíneo com pontos separados, sendo o ponto medial denominado "ponto de transição (aproxima a *fascia transversalis* ao ligamento ileopectíneo e ao ligamento inguinal); (**D**) aproximação da *fascia transversalis* ao ligamento inguinal; (**E**) aspecto final da parede posterior do canal inguinal.

das externas dos ligamentos inguinal e iliopectíneo, por meio de pontos separados com fios inabsorvíveis (Figura 41.22C e D).

Tampão de tela (*Mesh plug*). Assim como nas hérnias inguinais, os tampões de prótese são utilizados no tratamento das hérnias femorais, tanto por acesso inguinal quanto femoral. O tampão é inserido no canal femoral e fixado com pontos que, além de transfixá-lo, passam pelos ligamentos inguinal e iliopectíneo (Figura 41.23A e B).

Como já relatado anteriormente, apesar de não ser muito utilizada nas hernioplastias inguinais, essa técnica, quando realizada por via femoral, constitui excelente opção para os pacientes submetidos a hernioplastia inguinal por via "aberta" e que, posteriormente, evoluem com hérnia femoral.

Ainda assim, alguns cirurgiões resistem em utilizá-la, temendo complicações como a erosão, reação inflamatória tipo corpo estranho ou mesmo a compressão dos vasos femorais, o que leva a alterações vasculares no membro inferior ipsilateral.[19]

Hérnias epigástricas

Nas hernioplastias epigástricas, a incisão mais funcional e estética é a transversal, devido às linhas de força. Porém, a incisão longitudinal permite a exposição de extensão maior da linha alba, importante na exploração de defeitos simultâneos (Figura 41.24A e B).

Após a diérese da pele, procede-se à dissecção do tecido subcutâneo, até a identificação do defeito e exposição do saco herniário (Figura 41.24C). O saco é então dissecado, liberado do anel herniário, podendo ser aberto para identificação do seu conteúdo. O excesso de saco deve ser ligado (com fio absorvível) e ressecado ou apenas reduzido, de acordo com o volume da hérnia (Figura 41.24D).

A reconstrução do defeito herniário é realizada pela síntese da aponeurose sadia ao seu redor, utilizando-se fio inabsorvível, preferencialmente com pontos separados. Pontos em "U", em "X" ou mesmo sutura contínua podem facilitar a aproximação das bordas no caso de grandes defeitos da aponeurose (Figura 41.24E, F e G).

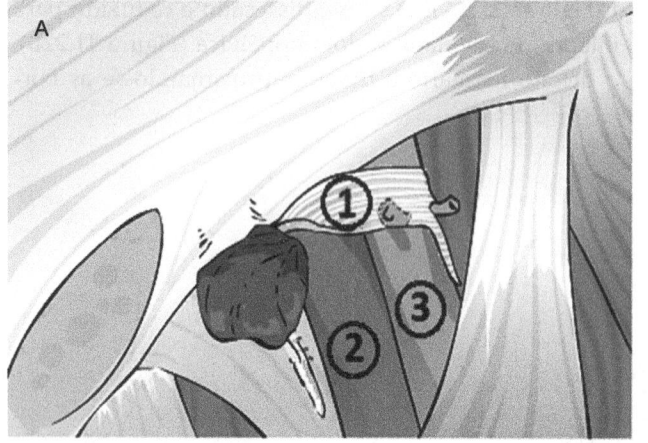
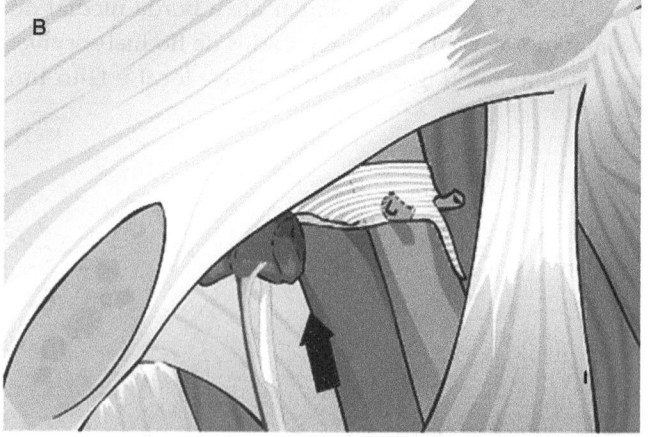
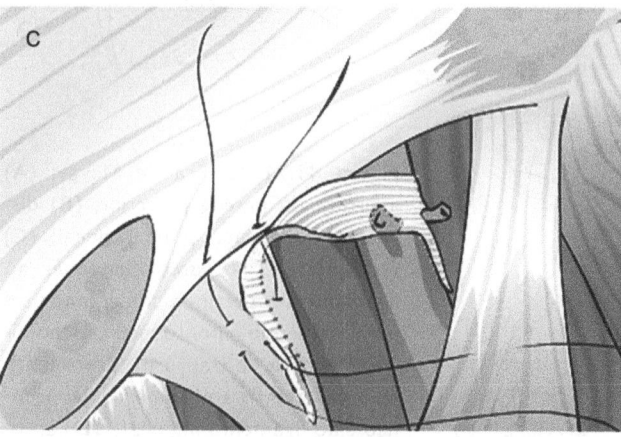
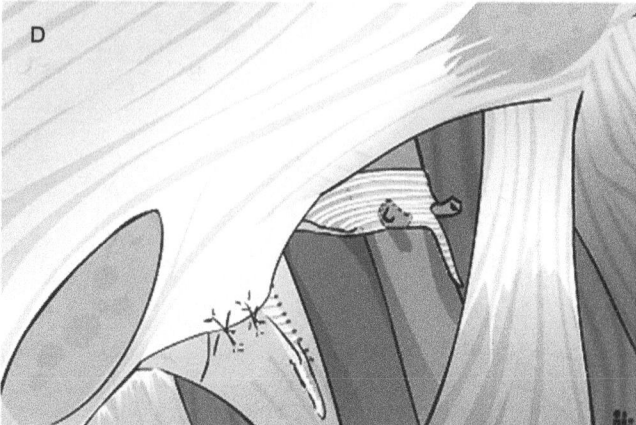

Figura 41.22 Síntese primária da hérnia femoral por acesso femoral: (**A**) hérnia femoral protrundindo pelo canal femoral; (**B**) redução do conteúdo herniário; (**C**) aproximação das bordas externas dos ligamentos inguinal e iliopectíneo; (**D**) aspecto final (visão anterior) da síntese do canal femoral. (**1**) Bainha femoral; (**2**) veia femoral; (**3**) artéria femoral.

O uso de próteses deve ser aventado na reconstrução de grandes defeitos e nos casos de recidiva, pois reduz a recorrência.[6]

A tela de Marlex pode ser implantada no plano supra-aponeurótico (Figura 41.25A e B), após a síntese da aponeurose, ou no plano pré-peritoneal (Figura 41.25C), depois de aproximar o peritônio e antes da síntese da aponeurose.

Hernioplastia umbilical

A incisão da hernioplastia umbilical deve ser, preferencialmente, arciforme infraumbilical com concavidade orientada para cima, por ser mais anatômica, funcional e estética (Figura 41.26A). Porém, outros tipos de incisões podem ser utilizados principalmente nas hérnias gigantes.

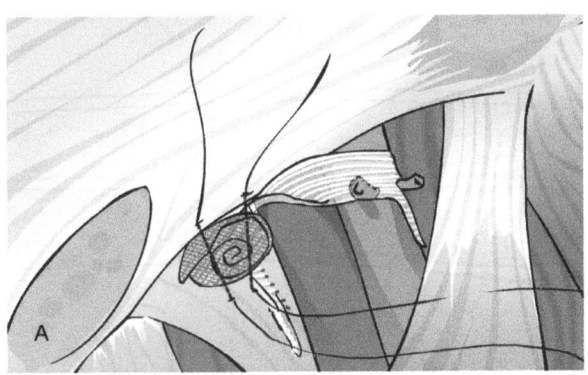
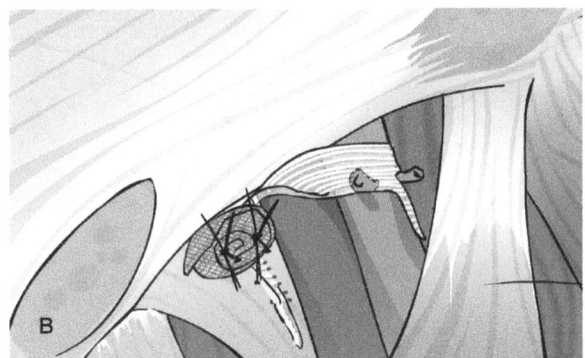

Figura 41.23 Síntese da hérnia femoral por acesso femoral utilizando-se o tampão de tela de polipropileno (*Mesh plug*): (**A**) tampão inserido no canal femoral; (**B**) aspecto final da síntese com ancoragem do tampão às bordas do canal femoral (ligamentos inguinal e iliopectíneo) com pontos transfixantes.

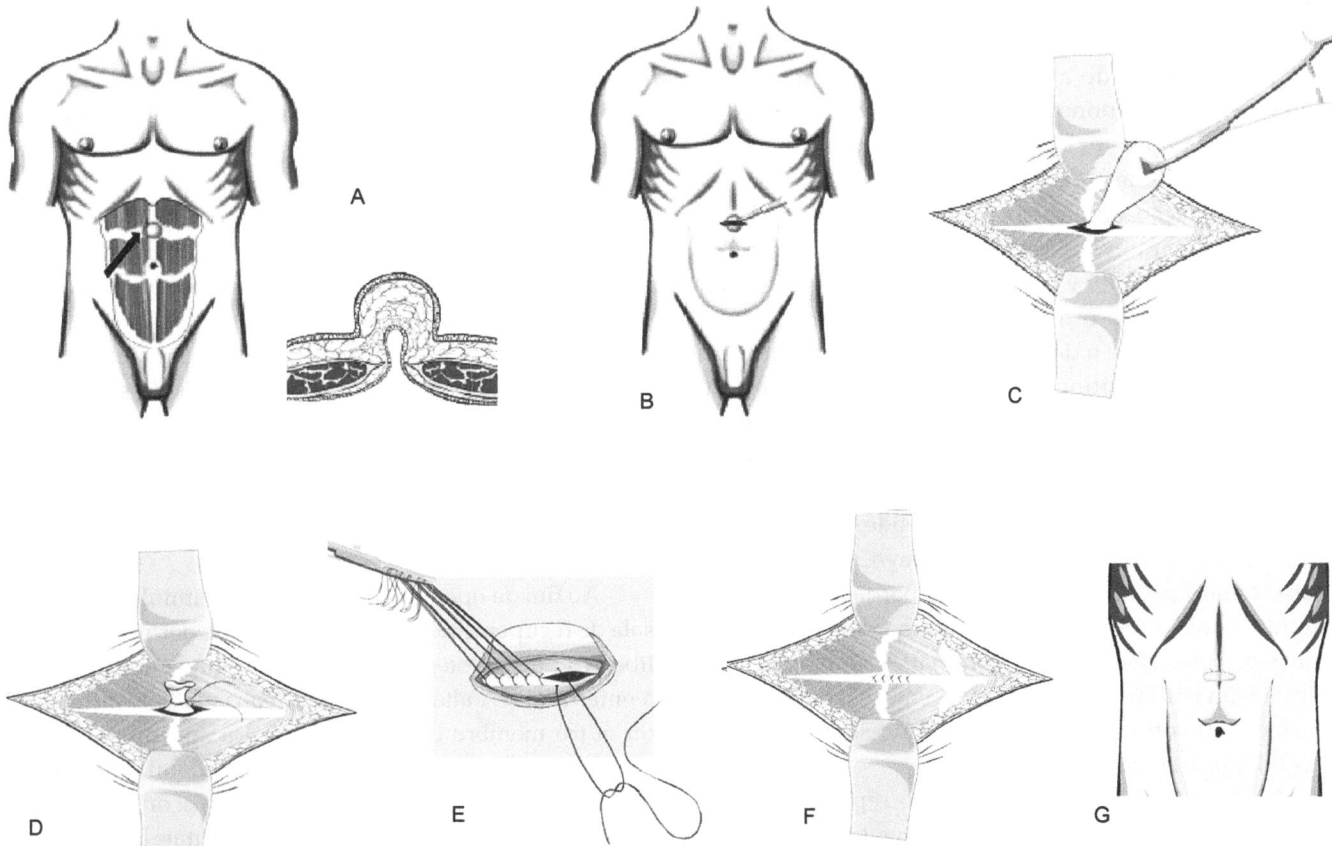

Figura 41.24 Hernioplastia epigástrica: (**A**) hérnia epigástrica visão anterior (*seta*) e corte longitudinal no nível do defeito demonstrando a descontinuidade da aponeurose na linha mediana; (**B**) incisão transversa no local da hérnia; (**C**) identificação e dissecção do saco herniário até sua base; (**D**) ligadura e ressecção do saco herniário distal; (**E**) síntese primária do defeito herniário com pontos separados; (**F**) aspecto final da síntese do defeito herniário; (**G**) síntese da pele com sutura contínua intradérmica.

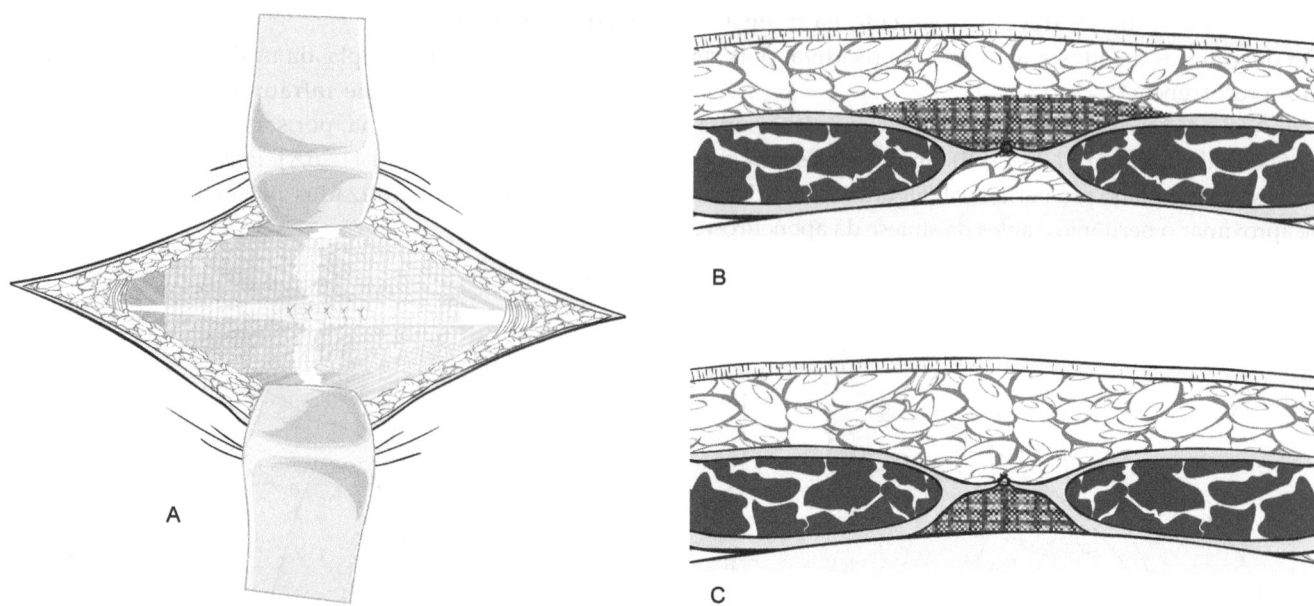

Figura 41.25 Correção do defeito herniário com prótese: (**A**) aspecto da tela de polipropileno colocada em plano supra-aponeurótico após síntese primária do defeito herniário; (**B**) corte transversal de parede abdominal anterior demonstrando o posicionamento da prótese no plano supra-aponeurótico; (**C**) corte transversal de parede abdominal anterior demonstrando o posicionamento da prótese no plano pré-peritoneal.

Após a diérese, inicia-se a dissecção do tecido subcutâneo, circundando a cicatriz umbilical o mais próximo possível da aponeurose. Quando bem dissecada, pode-se circundar a cicatriz umbilical com uma pinça passa-fio (Mixter) para melhor orientar a secção do ponto de fixação da cicatriz à aponeurose, tomando-se cuidado para evitar lesão da pele (Figura 41.26B). Em seguida o defeito é identificado e o saco herniário aberto, expondo-se o anel herniário (Figura 41.26C). As aderências entre o defeito e o saco herniário devem ser liberadas, permitindo sua redução para dentro da cavidade abdominal. Nas hérnias volumosas, pode-se ressecar o excesso de gordura pré-peritoneal, facilitando sua redução.

O reparo do defeito herniário pode ser feito por síntese primária ou pela técnica de Mayo. O reparo primário é feito pela aproximação das bordas do anel no sentido transversal do abdome, mesma disposição das linhas de força da parede abdominal. A síntese do defeito é feita com pontos separados, em "X", em "U" ou mesmo com sutura contínua, utilizando-se fio inabsorvível (Figura 41.26D).

Na técnica de Mayo, realiza-se o reparo do orifício herniário por meio do imbricamento de planos, realizando-se pontos em "U" passando pela borda do retalho inferior e transfixando o retalho superior pouco distante da borda deste (Figura 41.26E). Em seguida, realiza-se outro plano de sutura com pontos simples da borda do retalho superior à aponeurose sadia do retalho inferior (Figura 41.26F). Utiliza-se fio inabsorvível, preferencialmente monofilamentar. Após o reparo do defeito por qualquer uma das técnicas, deve-se fixar o umbigo na aponeurose com fio inabsorvível (Figura 41.26G), posicionando-se a cicatriz umbilical simetricamente no abdome. Por fim, fecha-se a pele (Figura 41.26H) e realiza-se curativo compressivo para evitar a formação de hematomas.[12]

Nos casos em que o anel herniário é maior do que 3 cm ou quando a hérnia é recidivada, pode-se utilizar prótese para o reforço da parede abdominal.

Critérios de Alta e Acompanhamento Ambulatorial

Ao fim da operação o paciente é encaminhado para a sala de recuperação pós-anestésica, onde permanece até a liberação do anestesiologista, sendo então encaminhado à enfermaria. A alta hospitalar é realizada pelo cirurgião ou outro membro da equipe cirúrgica após atender aos critérios estabelecidos pelo Conselho Federal de Medicina, que preconiza os seguintes parâmetros: orientação no tempo e espaço; estabilidade dos sinais vitais há pelo menos 60 min; ausência de náuseas e vômitos; ausência de dificuldade respiratória; capacidade de ingerir líquidos; capacidade de locomoção como antes, se a cirurgia o permitir; sangramento ausente ou mínimo; ausência de dor

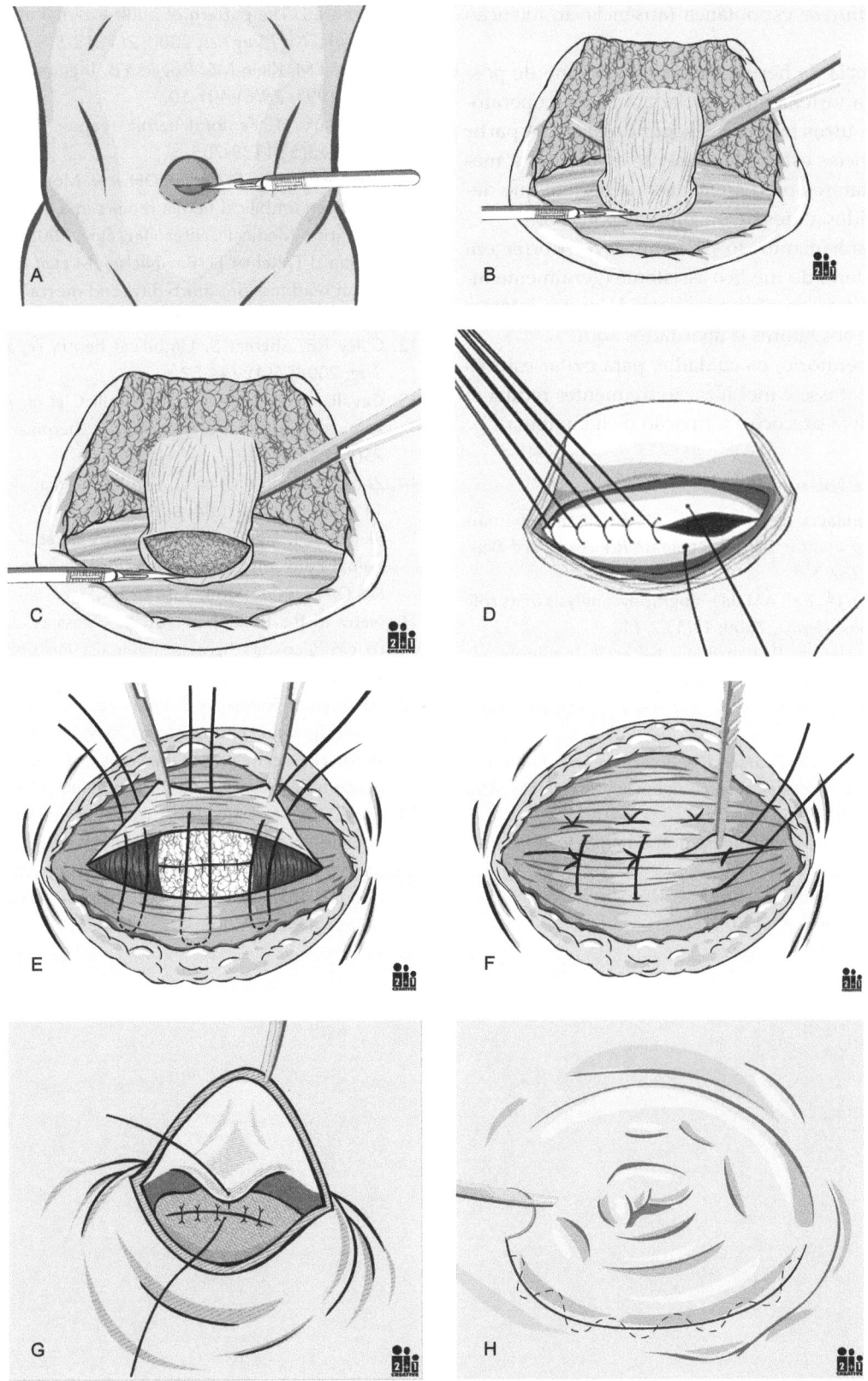

Figura 41.26 Hernioplastia umbilical: (**A**) incisão arciforme infraumbilical; (**B**) dissecção do tecido subcutâneo, circundando-se a cicatriz umbilical com pinça Mixter; (**C**) incisão do saco herniário aderido à cicatriz umbilical e exposição do anel herniário; (**D**) síntese primária do defeito herniário com pontos separados; (**E**) primeiro plano da técnica de Mayo: pontos em U unindo a borda do retalho inferior ao retalho superior, distalmente à sua borda; (**F**) segundo plano da técnica de Mayo: aproximação da borda do retalho superior à aponeurose do retalho inferior; (**G**) fixação do umbigo; (**H**) síntese da pele com sutura contínua intradérmica.

importante e diurese espontânea (ausência de retenção urinária).[20]

A recorrência da hérnia até o primeiro ano de pós-operatório está fortemente associada à técnica operatória, ficando os outros fatores em segundo plano. A partir daí, as recorrências estão intimamente associadas à manutenção dos fatores predisponentes da hérnia, que devem ser resolvidos, antes de uma nova operação.

O acompanhamento do paciente deve ocorrer em intervalos a critério do médico assistente (geralmente intervalos de 3 meses), porém num período nunca inferior a 1 ano, devido aos fatores já abordados aqui.

No pós-operatório, os cuidados para evitar esforço físico excessivo, tosse e mobilização frequentes reduzem o risco de recidiva precoce e formação de hematomas.

Referências Bibliográficas

1. Leme PL, Squilacci L, Turatti RC. Quem fuma tem mais chance de apresentar hérnia inguinal? *Rev Assoc Med Bras*, 2010; *56*(3):262-3.
2. Ng TT, Hamlin JA, Kah AM. Herniography: analysis of its role and limitations. *Hernia*, 2009; *13*(1):7-11.
3. Robinson P, Hensor E, Lansdown MJ *et al.* Inguinofemoral hernia: accuracy of sonography in patients with indeterminate clinical features. *AJR Am J Roentgenol*, 2006; *187*(5):1.168-78.
4. Dabbas N, Adams K, Pearson K *et al.* Frequency of abdominal wall hernias: is classical teachingout of date? *J R Soc Med Sh Rep*, 2011; *2*(1):1-5.
5. Salameh JR. Primary and unusual abdominal wall hernias. *Surg Clin N Am*, 2008; *88*:45-60.
6. Muschaweck U. Umbilical and epigastric hernia repair. *Surg Clin North Am*, 2003; *83*:1207-21.
7. Garba ES. The pattern of adult external abdominal hérnias in Zaria. *Nig J Surg Res*, 2000; *2*(1):12-5.
8. Nyhus LM, Klein MS, Rogers FB. Inguinal hernia. *Curr Probl Surg*, 1991; *28*(6):401-50.
9. Hachisuka T. Femoral hernia reapair. *Surg Clin North Am*, 2003; *83*(5):1189-205.
10. Farrow B, Awad S, Berger, DH *et al.* More than 150 consecutive open umbilical hernia repairs in a major Veteran Administration Medical Center. *Am J Surg*, 2008; *196*(5):647-51.
11. Bisgaard T, Kehlet H, Bay-Nielsen M *et al.* A nationwide study on readmission, morbidity, and mortality after umbilical and epigastric hernia repair. *Hernia*, 2011; *15*(5):541-6.
12. Cilley RE, Shereef S. Umbilical hernia repair. *Op Tech Gen Surg*, 2004; *6*(4):244-52.
13. Cavallaro G, Sadighi A, Paparelli C *et al.* Anatomical and surgical considerations on lumbar hérnias. *Am Surg*, 2009; *75*(12):1238-41.
14. Zhou X, Nue JO, Chen G. Lumbar hernia: clinical analysis of 11 cases. *Hernia*, 2004; *8*(3):260-3.
15. Skinovski J, Sigwalt MF, Bertinato, LP *et al.* Herniorrafia inguinal com anestesia locorregional – (uso se ropivacaína). *Rev Col Bras Cir*, 2006; *33*(4):224-7.
16. Neto RML, Bulchman AACM, Messias, LRR. Tratamento cirúrgico das hérnias inguinais. *Rev Col Bras Cir*, 2004; *31*(2):102-6.
17. Bachman S, Ramshaw B. Prosthetic material in ventral hernia repair: how do I choose? *Surg Clin N Am*, 2008; *88*(1):101-12.
18. Woods B, Neumayer L. Open repair of inguinal hernia: an evidence-based review. *Surg Clin North Am*, 2008; *88*(1):139-55.
19. Earle DB, Mark LA. Prosthetic material in inguinal repair: how do I choose? *Surg Clin North Am*, 2008, *88*(1):179-201.
20. Santos JS, Sankarankutty AK, Salgado Jr W. Cirurgia ambulatorial: do conceito à organização de serviços e seus resultados. *Medicina*, 2008; *41*(3):270-82.

Laparoscopia

Capítulo 42

Marco Túlio Costa Diniz
Alexandre Lages Savassi-Rocha
Luiz Fernando Barreto Sampaio

INTRODUÇÃO

A palavra *laparoscopia* deriva das palavras gregas *lapara* – tecido mole do corpo encontrado entre as costelas, o quadril, os flancos e a região lombar – e *skopein* – olhar para. Foi utilizada, pela primeira vez, por Jacobaeus, em 1911, ao publicar sua descrição sobre a inspeção das cavidades abdominal, torácica e pericárdica em humanos. Celioscopia e ventroscopia foram outras palavras utilizadas inicialmente, nos primórdios do desenvolvimento dessa técnica.[1-3]

Inicialmente era realizada com aparelho de cistoscopia, e, sem a possibilidade de compartilharem as imagens obtidas com o restante da equipe cirúrgica, os cirurgiões limitavam-se a realizar procedimentos com propósito diagnóstico, com a possibilidade máxima de coletar material para estudo citológico.[1,3]

Em 1921, Korbsch e Goetze tornaram possível a realização do pneumoperitônio. Desenvolveram, respectivamente, uma agulha e um insuflador, que viabilizaram a ideia de injetar ar no espaço peritoneal, permitindo avaliar seu conteúdo por visão direta. Em 1929, Kalk descreveu a técnica com mais de um ponto de punção, além de ter desenvolvido a óptica de visão oblíqua, o que possibilitaria a realização de procedimentos mais complexos. Veress, em 1938, projetou agulha com ponta retrátil para puncionar, com maior segurança, o tórax de pacientes com tuberculose pulmonar que necessitavam realizar pneumotórax terapêutico.[1-3] Com discretas modificações, a agulha de Veress foi adaptada e vem sendo utilizada até os dias atuais para realizar o pneumoperitônio, com menor risco de lesionar vasos ou vísceras. Uma outra técnica, que consiste em realizar o primeiro acesso peritoneal por via aberta, foi descrita por Hasson, em 1978, e também é utilizada até os dias atuais em casos cuja punção parece mais arriscada.

A introdução da fibra óptica como fonte de luz, na década de 1960, também foi passo essencial no aprimoramento dessa técnica. Mas somente em 1986, após acoplar à óptica um *chip* de computador que projetava as imagens em um televisor, tornou-se possível a realização de procedimentos gastrintestinais de maior complexidade, sincronizando as ações do cirurgião com as dos seus auxiliares.[1-3]

A importância dos ginecologistas nessa fase inicial da laparoscopia fica evidente quando notamos que a primeira apendicectomia laparoscópica foi realizada por Semm em 1982. Só a partir de 1987, quando a primeira colecistectomia laparoscópica foi realizada por Mouret, em Lyon, é que essa técnica tornou-se o centro das atenções dos cirurgiões gerais, que assumiram, a partir de então, a responsabilidade por seu estudo e aprimoramento, ampliando em muito suas indicações.[2,3] Atualmente fica difícil encontrar procedimentos que não possam ser realizados por videolaparoscopia.

Em âmbito ambulatorial, alvo deste capítulo, a cirurgia laparoscópica também tem se desenvolvido de maneira muito rápida.[4,5] Colecistectomias, cirurgias para correção de acalásia e DRGE, hernioplastias laparoscópicas ambulatoriais, entre outras, já são rotina em todo o mundo, e diversos outros procedimentos estão sendo incluídos como possíveis de serem realizados dessa maneira. Esplenectomias, apendicectomias e até hepatectomias laparoscópicas ambulatoriais já são realidade em alguns centros especializados. As vantagens da internação reduzida são evidentes e bem conhecidas, tanto para o paciente quanto para o sistema de saúde.[6,7]

VIDEOLAPAROSCOPIA E CIRURGIA AMBULATORIAL

O desenvolvimento e a popularização da cirurgia videolaparoscópica, assim como a introdução de medicamentos anestésicos de curta duração e com menores efeitos colaterais, têm contribuído bastante para expandir os limites da cirurgia ambulatorial. Dados americanos validam essa afirmativa, ao demonstrarem expansão de menos de 20% na década de 1980 (era pré-laparoscopia) para mais de 70%, nos dias atuais, de operações realizadas em regime ambulatorial nos EUA.[7] O Quadro 42.1

Quadro 42.1 Cirurgias laparoscópicas atualmente realizadas em regime ambulatorial

Abdominais	Colecistectomias; hernioplastias; fundoplicaturas; esplenectomias; esofagocardiomiotomias; apendicectomias; adrenalectomias
Ginecológicas	Ligadura tubária; cauterização de implantes de endometriose; laparoscopias diagnósticas
Torácicas	Simpatectomias

lista os procedimentos que atualmente podem ser realizados em nível ambulatorial.

Conceitualmente, o período de internação em cirurgia ambulatorial não excede 24 h. Há controvérsias, entretanto, sobre considerar o pernoite na instituição ainda como procedimento ambulatorial.[4]

Os benefícios já conhecidos do procedimento minimamente invasivo, principalmente no que se refere à menor resposta orgânica ao trauma cirúrgico e à possibilidade de retorno precoce às atividades habituais, encaixam-se perfeitamente no ideal de um procedimento ambulatorial. Menor dor pós-operatória, realimentação e deambulação precoces, após o procedimento, também contribuem para a possibilidade de alta hospitalar mais rápida, reduzindo custos e possíveis infecções hospitalares. Mesmo pacientes considerados de maior risco cirúrgico (ASA III ou maiores de 70 anos) podem ser bons candidatos à cirurgia laparoscópica em nível ambulatorial.[8]

Equipamentos

É evidente que os benefícios da cirurgia videolaparoscópica cresceram proporcionalmente ao desenvolvimento tecnológico dos seus equipamentos. Apesar da recente popularização dessa técnica, o custo referente aos materiais utilizados, seja para aquisição, seja para manutenção e conservação destes, ainda restringe seu uso a centros de saúde que dispõem de maiores recursos financeiros. A visão do gestor de saúde a longo prazo deve considerar a boa relação custo-benefício para ampliar seus investimentos na área, considerando a redução do período de internação e as menores complicações do sítio cirúrgico relacionados com a laparoscopia.[9]

São fundamentais para realizar a cirurgia videolaparoscópica: insuflador automático de gás; laparoscópio (óptica); cabo de fibra óptica e fonte de luz; microcâmera com processador de imagem; monitor de vídeo e reservatório de CO_2. Habitualmente, esse material fica armazenado em um armário vazado, com divisórias para seus principais itens (Figura 42.1).

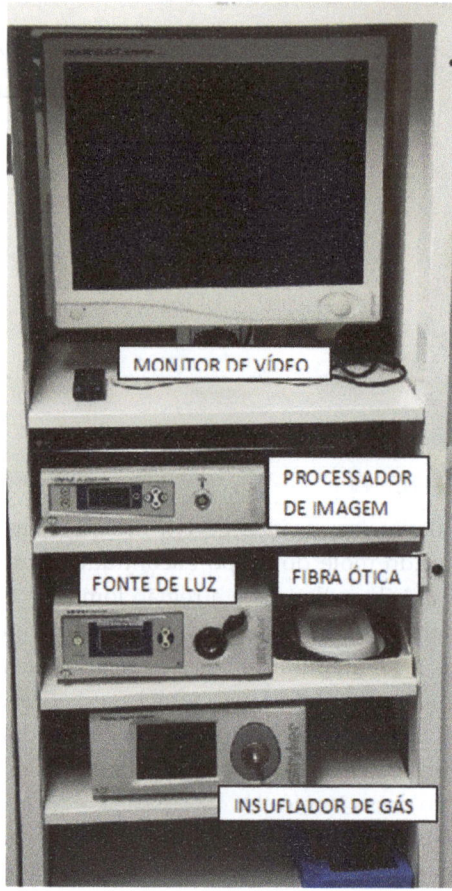

Figura 42.1 Equipamento básico para cirurgia laparoscópica.

O instrumental necessário pode variar, conforme a complexidade do procedimento proposto, desde pinças mais simples, como ganchos e tesouras, até materiais mais modernos e de alto custo, como grampeadores e ultrassom endoscópicos. Aspectos técnicos e funcionais de alguns desses materiais serão descritos a seguir.

Insuflador automático de gás

O pneumoperitônio precisa ser mantido dentro de padrões seguros e estáveis, evitando alterações súbitas que possam trazer instabilidade ao paciente ou perda de visibilidade ao cirurgião e sua equipe. A função do insuflador é, basicamente, manter níveis adequados e constantes de pneumoperitônio. Ele deve conter medidores do fluxo de gás, do volume total de gás infundido e da pressão intra-abdominal. Idealmente, deve também ter alarmes que evidenciem alterações potencialmente danosas em qualquer um desses parâmetros citados.

Laparoscópio (óptica)

O laparoscópio é um tubo composto internamente por sistema de lentes chamado óptica, disponível em vários diâmetros, mais comumente de 10 mm, e com angula-

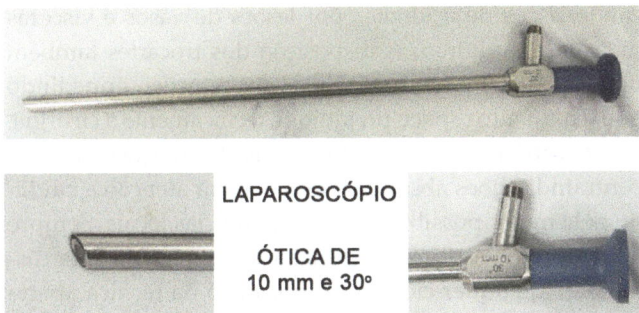

LAPAROSCÓPIO

ÓTICA DE
10 mm e 30°

Figura 42.2 Laparoscópio.

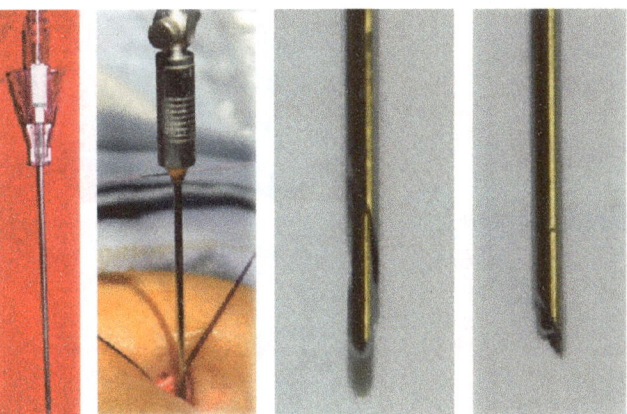

Figura 42.4 Agulha de Veress com ponta retrátil.

ções em extremidade distal de 0°, 30° ou 45°. As de 30° são as mais usadas para cirurgias do aparelho digestivo. Uma fonte de luz externa a conduz por meio de um cabo de fibra óptica através do laparoscópio, até sua extremidade distal, para iluminar o campo operatório (Figura 42.2).

Nos primórdios da cirurgia laparoscópica, apenas o olho do cirurgião tinha contato com a extremidade proximal da óptica. Atualmente, as imagens são captadas por uma microcâmera constituída por um ou mais *chips*, que transformam a imagem em impulso elétrico e permitem sua interpretação por processador e sua transmissão até um monitor de vídeo. A chamada videolaparoscopia permitiu, enfim, ação sincronizada entre cirurgião e auxiliares, otimizando a realização dos procedimentos e tornando universal o acesso às imagens das operações realizadas.

Instrumental

Os principais instrumentos estão demonstrados na Figura 42.3.

A agulha de Veress é utilizada para confecção do pneumoperitônio. Trata-se de instrumento formado por bainha externa com extremidade cortante e outro tubo cilíndrico interno de extremidade romba, que é retrátil e ultrapassa a extremidade da bainha. Ao ser pressionada contra estrutura resistente, sua parte interna romba

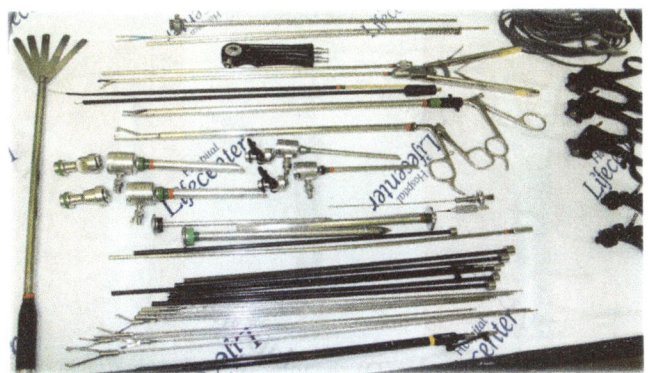

Figura 42.3 Instrumental para cirurgia laparoscópica.

retrai-se, expondo a bainha externa cortante. Depois de vencida tal resistência, volta-se para sua forma original não cortante. A agulha contém, ainda, uma conexão externa para a borracha do insuflador de gás, que permite iniciar o pneumoperitônio (Figura 42.4).

Trocartes são dispositivos tubulares através dos quais se introduzem, na cavidade peritoneal, os mais diversos instrumentos. São compostos por uma bainha externa e por um mandril interno, que são independentes. Após transpor a parede abdominal, retira-se o mandril interno. Os instrumentos passarão através da bainha externa oca, dotada de uma válvula para impedir a saída do gás, e de uma conexão através da qual ele poderá ser infundido.

Habitualmente projetados com diâmetros entre 5 mm e 12 mm, vêm ganhando mercado cada vez mais os trocartes de 2 mm e 3 mm, utilizados nas chamadas minilaparoscopias. Podem ser permanentes ou descartáveis, sendo a última opção mais segura, por dispor de mecanismo semelhante ao da agulha de Veress, e menos traumática, pelo desenvolvimento de mandris que atuam mais por dissecção que por corte. Entretanto, como a maioria dos materiais descartáveis, eles elevam significativamente o custo da cirurgia (Figura 42.5).

Afastadores, pinças de dissecção, de apreensão, de coagulação, aplicadores de clipes hemostáticos e grampeadores fazem parte de um arsenal utilizado para manipulação, incisão, preensão, exposição, dissecção, secção e síntese necessárias durante os procedimentos cirúrgicos (Figura 42.6).

Aspectos Técnicos

Como todo procedimento cirúrgico, a videolaparoscopia também deve prezar por cuidados que reduzam o risco de complicações e/ou acidentes no intraoperatório. Os pacientes com extremos de peso merecem atenção es-

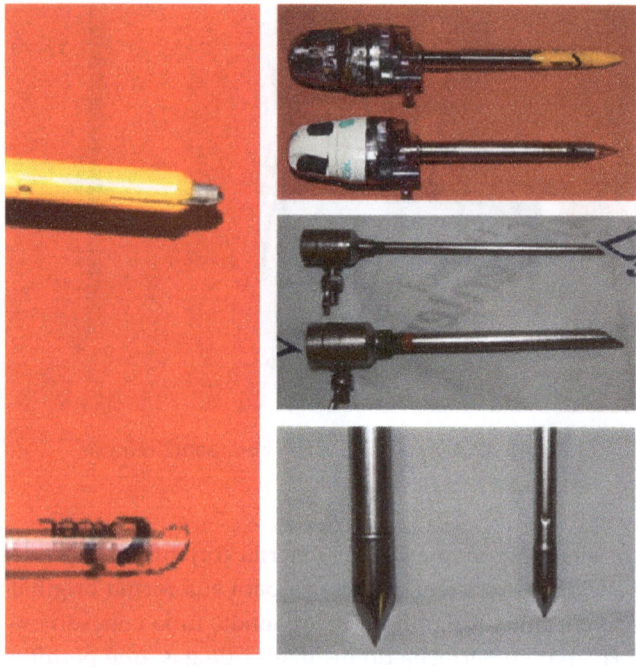

Figura 42.5 Trocartes descartáveis e permanentes. Notar diferença dos mandris e possibilidade de ponta retrátil em trocartes descartáveis.

pecial. Em pacientes obesos, material específico pode ser necessário para transpor a barreira adiposa subcutânea. Estão disponíveis no mercado linhas próprias de trocartes, pinças e agulhas de Veress para essa população de pacientes. No outro extremo, pacientes muito magros devem ser puncionados inicialmente com bastante cautela, minimi-

zando riscos de acidentes por lesões de vasos e vísceras durante o peritônio. A disposição dos trocartes também deve ser bastante estudada antes das punções, impedindo que o reduzido espaço prejudique tecnicamente a cirurgia.

Cicatrizes próximas aos locais de punções não são contraindicações absolutas, mas exigem atenção e cuidado pela maior possibilidade de aderências locais. Sempre que possível, a primeira punção deve ser realizada distante de qualquer cicatriz ou por meio da técnica aberta (por visão direta).

O posicionamento do paciente na mesa de operações deve seguir padrões ergonômicos, evitando posições viciosas. Fato importante na cirurgia laparoscópica, mais do que na técnica convencional, é que todo paciente deve estar bem fixado sobre a mesa, considerando que mudanças de posicionamento são mais frequentemente necessárias para melhor visibilização do campo operatório.

Materiais avulsos devem estar à disposição para evitar conversão por falta ou falha de equipamento. Todos os movimentos realizados na cavidade peritoneal devem ser realizados sob visão direta, inclusive a entrada e saída das pinças através dos trocartes. Acidentes durante introdução de instrumentos na cavidade não são incomuns quando esses cuidados são negligenciados.

É importante lembrar que a visão na laparoscopia é bidimensional e ampliada. Os movimentos na cavidade abdominal devem ser sempre delicados e cuidadosos. A tecnologia tridimensional dos monitores modernos, atualmente mais acessível, deve em breve trazer melhorias para a técnica laparoscópica.

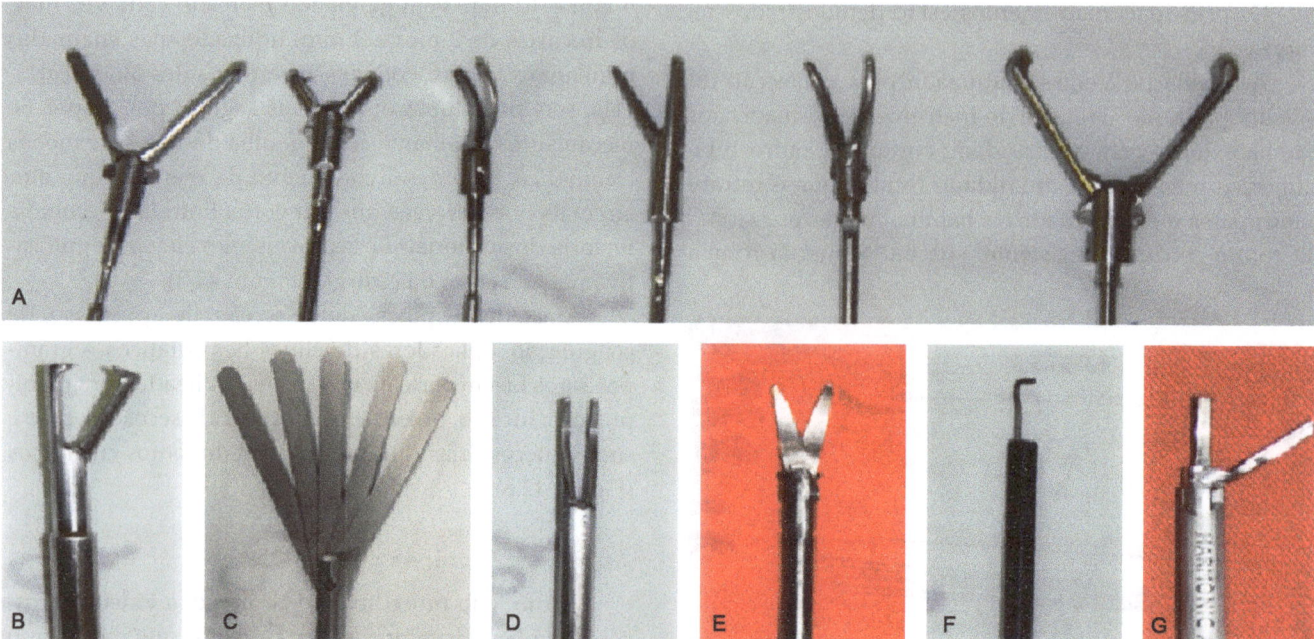

Figura 42.6 (A) pinças de dissecção e apreensão; **(B)** pinça "jacaré"; **(C)** afastador de fígado; **(D)** clipador; **(E)** tesoura; **(F)** gancho; **(G)** bisturi harmônico.

O anestesista deve estar familiarizado com o procedimento laparoscópico e com as possíveis alterações e complicações relacionadas com o pneumoperitônio. Alguns procedimentos inicialmente eram realizados somente com anestesia local, mas o desconforto causado ao paciente não justifica mais sua realização em tais condições. A anestesia deve ser geral, permitindo melhor controle ventilatório e hemodinâmico do paciente. O uso do capnógrafo é essencial para segurança do procedimento.

As contraindicações ao procedimento laparoscópico estão cada vez mais restritas. Instabilidade hemodinâmica, insuficiência cardíaca ou pulmonar graves constituem limitações evidentes. As indicações em pacientes com câncer e em mulheres grávidas devem ser bem analisadas. Sobretudo em câncer de vesícula biliar, são descritos implantes tumorais em locais de inserção dos trocartes.

Pneumoperitônio

Apesar de a laparoscopia sabidamente causar menos efeitos colaterais do que a cirurgia aberta, alterações fisiológicas são também significativas nessa técnica. Em grande parte, o responsável por elas é o aumento da pressão intra-abdominal secundário ao pneumoperitônio.

A infusão de gás no espaço peritoneal permite identificar com clareza as estruturas anatômicas, possibilitando a realização de procedimentos com a segurança devida. Diversos tipos de gases diferentes já foram utilizados com esse propósito: ar ambiente, hélio e óxido nitroso. Tração mecânica da parede abdominal (sem insuflação de gás) também já foi utilizada para criar um espaço na cavidade peritoneal.

Atualmente, o gás mais utilizado é o dióxido de carbono (CO_2), pela sua grande difusibilidade, facilidade de obtenção, preço acessível e por não ser inflamável. No entanto, ainda assim não é o gás ideal. Sua característica de alta solubilidade no sangue ocasiona rápida absorção e pode causar alterações no equilíbrio acidobásico, com elevação de pCO_2 e produção de acidose. Uma adequada função respiratória e ventilação efetiva no peroperatório são importantes para compensar esse efeito colateral. Um estudo avaliou recentemente essas alterações, ao comparar parâmetros acidobásicos em grupos de pacientes submetidos a cirurgias abdominais abertas ou por laparoscopia. Evidenciou redução do pH durante o pneumoperitônio, relacionado com o aumento da $PaCO_2$, com retorno a valores normais após retirada do gás. Por outro lado, a queda de pH após laparotomia foi relacionada com fatores metabólicos, e manteve-se por período de 1 h após o término do procedimento.[10]

As demais alterações evidenciadas durante o pneumoperitônio decorrem das alterações fisiológicas ocasionadas pelo aumento da pressão intra-abdominal.

Quadro 42.2 Principais alterações fisiológicas causadas pelo pneumoperitônio

Pulmonares	Maior pressão de pico nas vias aéreas superiores Redução da complacência pulmonar Deslocamento cranial do diafragma
Circulatórias	Aumento da pressão venosa central Aumento da resistência vascular sistêmica Aumento da pressão arterial média Redução do fluxo sanguíneo renal
Efeitos do CO_2	Dilatação arteriolar Depressão miocárdica
Sistema nervoso central	Aumento da pressão intracraniana

A complacência pulmonar e a capacidade vital ficam reduzidas, havendo aumento da pressão de pico das vias aéreas superiores e deslocamento cranial do diafragma. Devemos estar atentos para a possibilidade de retenção de CO_2 levando a acidose e para a ocorrência de barotrauma e pneumotórax. Ocorre aumento da pressão venosa central, da resistência vascular sistêmica e da pressão arterial média, o que aumenta o trabalho cardíaco e reduz o fluxo sanguíneo renal.[9] Essas principais alterações estão resumidas no Quadro 42.2.

Quando o aumento da pressão abdominal é brusco ou excessivo, pode levar a efeito inverso ao anteriormente citado, com redução do débito cardíaco mesmo com níveis baixos de pressão abdominal, principalmente quando a elevação ocorre rapidamente. A recomendação é que se instale o pneumoperitônio de maneira lenta e progressiva, mantendo níveis de pressão abdominal preferencialmente abaixo de 15 mmHg.[2,3,9]

Técnicas para realização do pneumoperitônio.

Parte fundamental de toda cirurgia laparoscópica, a realização do pneumoperitônio é também importante pelo fato de trazer riscos de lesionar alças e vasos durante o acesso à cavidade peritoneal.

A escolha do local de punção deve ser criteriosa, e locais próximos a cicatrizes devem ser evitados. Habitualmente, opta-se pela punção na porção inferior da cicatriz umbilical, mas outros sítios devem ser priorizados em pacientes com hipertensão portal, que pode ocasionar a formação de circulação colateral na região periumbilical ou, ainda, quando a cicatriz umbilical está muito próxima ou muito distante da região a ser explorada. Alternativas de locais para punção são: pararretal externa direita ou esquerda, supraumbilical ou, ainda, na região subcostal direita ou esquerda, sobre a projeção da linha hemiclaclavular.

Realiza-se incisão na pele de acordo com o tamanho do trocarte a ser utilizado no local, ou incisão mínima, somente para passagem da agulha de Veress, quando a punção não será sítio de trocarte. Disseca-se o tecido celular subcutâneo subjacente até a aponeurose estar exposta. Idealmente, deve-se tracionar anteriormente a aponeurose para realizar a punção com maior segurança. Pontos de reparo podem ser confeccionados nas laterais da aponeurose ou pinças de Backhaus podem ser utilizadas com esse fim.

Alguns cuidados são importantes antes da punção peritoneal. A bexiga deve ser esvaziada, no pré-operatório imediato, espontaneamente ou por meio de cateterização uretral. A cateterização naso ou orogástrica, com o objetivo de esvaziar o estômago, também é mandatória. Com a aponeurose tracionada, introduz-se a agulha de Veress direcionada para a pelve.

Com o objetivo de certificar o posicionamento da agulha no espaço peritoneal, pode-se aspirar com uma seringa e, posteriormente, injetar solução salina. A introdução da solução sem resistência comprova a localização da agulha. Em seguida, conecta-se a agulha ao insuflador e verifica-se a pressão indicada no aparelho. Valores elevados (superiores a 5 mmHg) devem ser revistos, pois há risco de obstrução da agulha ou mau posicionamento desta.

A insuflação do gás deve ser lenta, preferencialmente com fluxo abaixo de 1 L/min, pelas razões previamente citadas. Após infusão mínima, pode-se ainda fazer mais um teste para verificar se a cavidade peritoneal está sendo corretamente insuflada. A percussão do abdome no hipocôndrio direito deve promover um som timpânico, e a distensão da parede abdominal deve ser uniforme.

Atingido o valor de 12 mmHg a 15 mmHg, retira-se a agulha de Veress e procede-se à introdução do primeiro trocarte. É importante obedecer a todos os princípios fundamentais para punção e introdução desse trocarte, já que é um tempo cirúrgico sem controle visual da cavidade abdominal, sujeito a acidentes. A óptica deve ser introduzida através desse trocarte, e um rápido inventário da cavidade abdominal deve ser realizado de imediato. A passagem dos demais trocartes realizada sempre sob visão direta, e sua posição vai variar conforme o procedimento proposto. Para maior facilidade no manejo dos instrumentos, é interessante que o ângulo formado entre as punções esteja entre 60° e 90°.

COMPLICAÇÕES

Lesões durante a punção com agulha de Veress ou passagem do primeiro trocarte podem ser catastróficas, levando o paciente a choque hemorrágico em minutos, ou causando perfurações entéricas que poderão ser diagnosticadas somente no pós-operatório.

Enfisema subcutâneo pode ocorrer em grandes proporções e assustar o paciente e seus familiares, mas costuma regredir espontaneamente em poucas horas, sem trazer distúrbios funcionais permanentes. Do mesmo modo, o pneumotórax e o pneumomediastino normalmente não necessitam terapêutica específica, exceto se bastante volumosos ou se causarem repercussões hemodinâmicas ou ventilatórias.

As arritmias cardíacas podem ocorrer em até 17% dos procedimentos laparoscópicos. Habitualmente são temporárias e relacionadas com as alterações causadas pelo aumento da concentração sanguínea do CO_2 e respectiva queda do pH.[2,3,9]

Complicação rara, porém potencialmente fatal, é a embolia gasosa maciça, secundária à entrada de grande volume de CO_2 na corrente sanguínea. Deve ser suspeitada quando houver grande aumento da $PaCO_2$ (detectada pelo capnógrafo) ou colapso cardiovascular súbito. Deve-se desfazer imediatamente o pneumoperitônio, colocar o paciente em posição de Trendelenburg e decúbito lateral esquerdo, puncionar acesso venoso central e tentar aspirar o gás contido no ventrículo direito.[2,3,9]

Dor no ombro, uni ou bilateral, é queixa em até 30% do pacientes submetidos a cirurgia laparoscópica.[9,11] Geralmente é autolimitada e desaparece em até 48 h. É secundária à estimulação do nervo frênico por rápida distensão abdominal ou à irritação direta do diafragma pelo CO_2. Medidas para reduzir sua incidência incluem relaxamento muscular adequado, evitar pressões intra-abdominais elevadas e instalar lentamente o pneumoperitônio.

Náuseas e vômitos devem ser prevenidos na sala de cirurgia, durante o processo de despertar do paciente. São mais comuns em mulheres jovens, sobretudo quando operadas no período menstrual.

Hérnias incisionais e infecções do sítio cirúrgico são menos frequentes do que na técnica aberta, e podem ser evitadas realizando síntese da aponeurose em incisões maiores para o primeiro caso e tomando os devidos cuidados para reduzir o risco de infecções.

Além dessas complicações gerais, podem ocorrer algumas específicas, dependendo de cada procedimento. Inicialmente atribuídas à curva de aprendizado, sabe-se atualmente que as complicações por lesões inadvertidas das vias biliares, durante colecistectomias videolaparoscópicas, são, de fato, maiores do que na técnica convencional aberta, mesmo para cirurgiões experientes.[11,12]

CONVERSÃO PARA CIRURGIA ABERTA

Denomina-se "conversão" quando se torna necessário realizar laparotomia em procedimento iniciado pela via laparoscópica. Tem, como causas mais frequentes, a inexperiência do cirurgião com o método, a presença de aderências e processos inflamatórios intensos, a ocorrência de hemorragias ou lesões de vísceras de difícil correção pela técnica laparoscópica, dúvidas na identificação das estruturas ou falhas no equipamento.[2,3,9,11] Em colecistectomias, ocorrem em cerca de 2% a 4% na maioria dos serviços.[9,11] Não deve ser encarada como insucesso, e sim como mudança de tática na abordagem cirúrgica.

Deve-se ter em mente que a cirurgia laparoscópica é uma via de acesso alternativa, e que seus evidentes benefícios não justificam expor o paciente a maiores riscos. As limitações técnicas devem ser reconhecidas, principalmente pelos cirurgiões mais inexperientes e impulsivos. Converter cirurgia laparoscópica em aberta é atitude que demonstra maturidade e respeito pelo paciente por parte da equipe cirúrgica, e não deve ser postergada por orgulho profissional nem por motivos estéticos.

Referências Bibliográficas

1. Lau WY, Leow CK, Arthur KC Li. History of endoscopic and laparoscopic surgery. *World J Surg*, 1997; *21*:444-53.

2. Ferreira JT, Savassi-Rocha AL. Cirurgia laparoscópica. *In: Técnica Cirúrgica*, 1ª ed. Rio de Janeiro: Guanabara Koogan, 2006, pp 806-821.

3. Diniz MTC, Ferreira JT, Andrade MAC, Vignolo MC. Videolaparoscopia. *In: Cirurgia Ambulatorial*, 3ª ed. Rio de Janeiro: Guanabara Koogan, 1999, pp 599-608.

4. Skattum J, Edwin B, Trondsen E *et al*. Outpatient laparoscopic surgery: Feasibility and consequences for education and health care costs. *Surg Endosc*, 2004; *18*:796-801.

5. Dubois L, Vogt KN, Davies W *et al*. Impact of an outpatient appendectomy protocol on clinical outcomes and cost: A case-control study. *J Am Coll Surg*, 2010; *211*:731-7.

6. Edwin B, Skattum X, Raeder J *et al*. Outpatient laparoscopic splenectomy. *Surg Endosc*, 2004; *18*:1331-4.

7. Santos JS, Sankarankutty AK, Júnior WS *et al*. Cirurgia ambulatorial: do conceito à organização de serviços e seus resultados. *Medicina* [Ribeirão Preto], 2008; *41*(3):270-82.

8. Voitk A, Ignatius S, Schouten BD *et al*. Is outpatient surgery safe for the higher risk patient? *J Gastrointest Surg*, 1998; *2*:156-8.

9. Chang C, Rege RV. Cirurgia minimamente invasiva. *In: Sabiston Textbook of Surgery*, 17th ed. 2005, pp 445-70.

10. Kwak HJ, Jo YY, Lee KC *et al*. Acid-base alterations during laparoscopic abdominal surgery: A comparison with laparotomy. *Br J Anaesth*, 2010; *105*(4):442-7.

11. Sampaio JA, Kruse CK, Passarin TL *et al*. Estenoses biliares benignas: reparação e resultados com o uso de silastic transhepático transanastomótico. *ABCD Arq Bras Cir DIG*, 2010; *23*(4):259-65.

12. Jansen FW, Kapiteyn K, Trimbos-Kemper T *et al*. Complications of laparoscopy: a prospective multicentre observational study. *Br J Obstet Gynaecol*, 1997; *104*:595-600.

Procedimentos sob Controle Ultrassonográfico

Rogério Augusto Pinto da Silva
Marcelo Dias Sanches

BIÓPSIA PERCUTÂNEA

A ultrassonografia tem sido extensamente utilizada para guiar biópsias desde seus primórdios, gerando rica literatura. Em pesquisa realizada no site PubMed (http://www.ncbi.nlm.nih.gov), da National Library of Medicine dos Estados Unidos, em junho de 2011, cruzando as palavras *ultrasound* e *biopsy* foram obtidas 88.500 referências, sendo a primeira de 1972.[1] Destas, 10.000 referem-se ao fígado.

Indicações

A demanda por biópsia hepática tem apresentado crescimento acentuado nos últimos anos, especialmente devido à pandemia pelos vírus das hepatites B e C, além do crescimento expressivo dos casos de esteatoepatite tanto alcoólica quanto não alcoólica. Outras doenças parenquimatosas hepáticas, tais como as hepatites autoimunes e colangiopatias de diversas etiologias, necessitam de avaliação histopatológica. Os pacientes acometidos necessitam não só do diagnóstico quanto do estadiamento proporcionado pela avaliação histopatológica, a qual deve ser periodicamente revista.[2] Trata-se, portanto, de grave problema de saúde pública, de custo elevadíssimo devido ao grande número de portadores dessas afecções.

Para tanto, deve-se obter amostra do parênquima hepático para avaliação do grau de fibrose e inflamação, sendo recomendado que haja, pelo menos, 10 espaços porta nas amostras, que podem ser obtidas tanto cirurgicamente quanto percutaneamente com agulhas especiais. A associação da ultrassonografia implica maior acurácia e segurança ao acompanhar, em tempo real, o avanço da agulha até a víscera.

A biópsia também pode estar indicada nas lesões focais hepáticas, tanto para o diagnóstico definitivo quanto para o estadiamento de neoplasias hepáticas secundárias, mesmo que pequenas.[3] Para esse fim, pode-se obter fragmentos para análise histológica, bem como grumos celulares para estudo citológico.

A biópsia percutânea ecoguiada também se presta ao diagnóstico de doenças parenquimatosas ou tumores do baço,[4] rim, omento[5] e linfonodos abdominais.[6,7] Várias doenças glomerulares indutoras de síndrome nefrótica ou hematúria necessitam da biópsia para diagnóstico etiológico, incluindo não só a microscopia óptica como a imunofluorescência.[8]

Pré-Requisitos

A biópsia percutânea idealmente deve ser realizada com mínima morbidade e mortalidade e com alta eficácia, traduzida pela obtenção de espécimes adequados tanto para o diagnóstico da doença parenquimatosa difusa quanto para o das lesões focais.

A biópsia, por ser invasiva, deve ser realizada somente mediante apresentação do pedido médico por escrito, contendo a justificativa para o procedimento. Na marcação do exame, o paciente deve ser instruído quanto ao preparo, exames laboratoriais necessários e procedimentos para reembolso do médico e da instituição.

O paciente deve ser questionado quanto à história prévia de hemorragias durante cirurgias, extrações dentárias, feridas, menstruação etc. Também, deve-se perguntar a respeito do uso de medicamentos anticoagulantes ou antiagregantes plaquetários. Se necessário, pode ser solicitado coagulograma, especialmente quando houver história ou suspeita de hepatopatia aguda ou crônica. O risco de hemorragia é mínimo, sendo quase zero para punção do parênquima em pacientes com coagulograma normal. A punção de nódulos oferece risco ligeiramente maior, sendo desejável estudá-los com Doppler colorido antes e no decorrer da punção para evitar atingir alguma artéria inadvertidamente.

Pacientes renais crônicos, em especial aqueles em tratamento dialítico, exigem cuidados especiais. Deve-se evitar o uso de heparina durante a sessão de hemodiálise imediatamente anterior quanto posterior. O uso de vasopressina (DDAVP) IV, na dose de 0,3 µg/kg, 1 h antes do procedimento, pode ser benéfico na prevenção do sangramento ao promover o aumento da atividade plasmática do fator VIII e do fator antígeno de von Willebrand.

Deve-se evitar realizar a biópsia em pacientes com infecção bacteriana não tratada, devido ao risco de possível infecção em coágulo pós-biópsia.

É indispensável solicitar ao paciente que leia e assine, por extenso, termo de consentimento informado, declarando compreender a necessidade da biópsia e o que será realizado, bem como as possíveis complicações. O termo deve ser assinado pelos pais ou responsáveis de pacientes incapazes de colaborar com o procedimento, como crianças, pacientes confusos ou dementes, os quais podem necessitar sedação ou anestesia geral. Ao contrário do que muitos pensam, o termo tranquiliza o paciente, que assim toma ciência do que será feito em sua linguagem, esclarecendo e informando sobre o procedimento, bem como complicações (ver http://docs.google.com/View?id=dcfk69mz_108dbfmbqcn).

Preparo

- Jejum de 6 a 8 h para prevenir vômitos no caso de reação vagal.
- Suspender uso de antiplaquetários (dipiridamol, clopidogrel, AAS etc.) bem como anti-inflamatórios não esteroides (ácido acetilsalicílico, nimesulida, diclofenaco etc.) por, pelo menos, 5 dias antes da biópsia.
- Suspender uso de anticoagulantes cumarínicos (Marcoumar®, Marevan® etc.) por, pelo menos, 10 dias.
- Suspender heparina (Liquemine®) ou enoxaparina (Clexane®) injetável por, pelo menos, 12 h.
- Não interromper o uso de anti-hipertensivos ou antibióticos.

Vantagens e Desvantagens

A biópsia guiada por ultrassom apresenta a vantagem de poder ser realizada, com segurança, ambulatorialmente, com anestesia local, o que reduz custos, especialmente em comparação com a biópsia laparoscópica ou cirúrgica.[9] As biópsias às cegas exigem internação hospitalar por, pelo menos, 24 h e acompanhamento clínico-ambulatorial, o que limita a disponibilidade e aumenta o custo, enquanto as biópsias guiadas por tomografia computadorizada demandam mais tempo, além de empregarem radiação ionizante e, para localizar lesões focais, uso de contraste iodado.[10] A ressonância magnética, por sua vez, exige materiais especiais não ferrosos, além de magnetos especiais, de campo aberto, que possibilitam o acesso do médico ao paciente, apresentando, portanto, maior custo.

Amostras adequadas são obtidas na biópsia guiada por ultrassom em quase todos os casos, mesmo de lesões focais de difícil acesso.[11] O procedimento pode ser realizado em salas pequenas e os aparelhos são, atualmente, amplamente disponíveis nas redes pública e privada. Para o paciente, essas vantagens se traduzem em maior segurança e menor risco do que as biópsias realizadas às cegas.

O ultrassom pode acompanhar, em tempo real, a penetração da agulha até o alvo, além de ser inócuo. Consequentemente, pode ser repetido várias vezes.[12] A única limitação está na eventual não visibilização de lesões focais pelo método, o que pode ocorrer devido à sobreposição de sombra acústica de ossos ou gases, ou no caso de nódulo isoecogênico.[12] Tal desvantagem tem sido contornada pelo uso do contraste por microbolhas, que realça diversos tipos de lesões, especialmente malignas, na fase sinusoidal.

A principal desvantagem resume-se à necessidade de radiologista/ultrassonografista treinado em procedimentos invasivos, o que exige que tenha realizado, pelo menos, 20 a 40 biópsias supervisionadas.

Material

O desenvolvimento das biópsias percutâneas foi facilitado pela introdução, no mercado, de diversos dispositivos automáticos ou semiautomáticos de punção, bem como de agulhas especiais (Figura 43.1).

A biópsia aspirativa utiliza apenas agulha fina com calibre entre 20G e 26G de comprimento variável. Essa agulha permite aspiração de grumos celulares com os quais são confeccionados esfregaços para estudo citológico. Esse tipo de biópsia destina-se ao diagnóstico de neoplasias, não se prestando para análise de alterações teciduais inflamatórias ou degenerativas. Os esfregaços devem ser colocados em frascos com álcool, sendo conveniente que uma ou duas lâminas sejam enviadas fora destes.

Quando se deseja obter amostra tecidual para exame histopatológico, deve-se empregar outro tipo de agulha, como a de Menghini ou a agulha *Tru-cut*. Esta última, dotada de mandril com reentrância em sua extremidade, pode ser adaptada a diversos dispositivos de disparo automático, que tornam a obtenção de espécimes adequados independente da experiência do operador. Desse modo, amostras de volume relativamente constante podem ser obtidas com facilidade (Figura 43.2). O calibre dessas agulhas mais utilizadas varia de 16G a 20G e o avanço automatizado varia de 1 cm a 2 cm.[13] Para exame histopatológico o fragmento deverá ser colocado imediatamente em frasco com formol a 10%.

O fragmento hepático exige, pelo menos, 10 espaços portais para análise, o que é usualmente fornecido em dois fragmentos com a agulha *Tru-cut* 16G. Pacientes com cirrose tendem a apresentar maior índice de material insuficiente devido à presença de fibrose, o que pode ser contornado pela realização de mais disparos em locais diferentes.

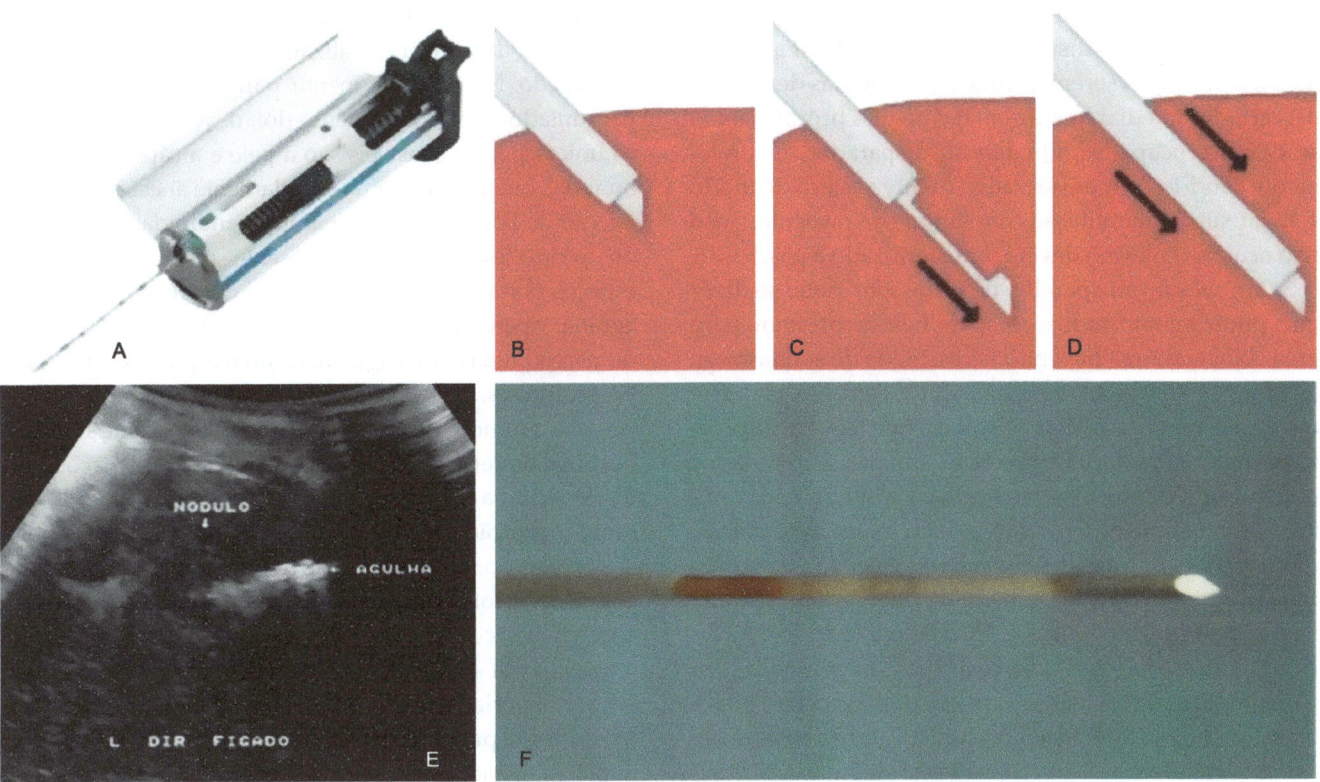

Figura 43.1 (A) Exemplo de disparador automático montado com agulha do tipo *Tru-cut*. **B**, Ao penetrar no órgão, o mandril encontra-se envolto pela agulha. **C**, Durante o disparo, o mandril avança rapidamente, penetrando no parênquima ou nódulo. **D**, Em seguida, a agulha externa avança, cobrindo novamente o mandril, retirando pequena amostra de tecido. **E**, Biópsia ecoguiada de nódulo hepático – a agulha aparece como linha ecogênica (branca) no interior do nódulo. **F**, Fragmento no interior do mandril da agulha *Tru-cut*. Observar que uma extremidade é avermelhada, correspondendo a tecido hepático normal, enquanto a outra ponta é brancacenta, correspondendo a tecido tumoral.

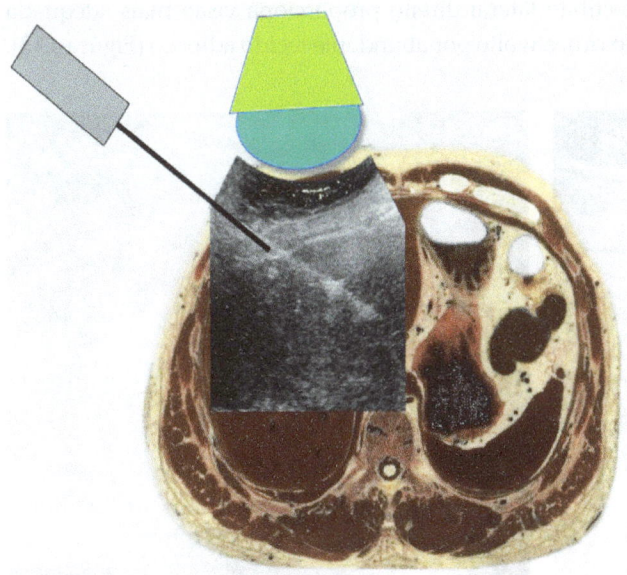

Figura 43.2 Representação esquemática da biópsia guiada por eco. O transdutor ultrassonográfico deve ser posicionado de modo a acompanhar, em tempo real, o avanço da agulha até o local do disparo, mostrando a posição da agulha e do órgão no monitor.

Os fragmentos renais devem ser colocados em três frascos com diferentes meios conservantes. O ideal é obter, pelo menos, 10 glomérulos para microscopia óptica (no qual serão realizadas colorações por HE, tricrômico de Masson, prata metenamina e picros-sírius), 10 para a imunofluorescência (para determinar a natureza do depósito – IgA, IgG, IgM, Kappa, Lambda, C1q, C3 e fibrinogênio) e, pelo menos, dois para a microscopia eletrônica, a qual se destina à avaliação da membrana basal (síndrome de Alport ou doença da membrana fina) e pesquisa de depósitos fibrilares ou doença de depósito, como a doença de Fabry.

O tamanho da amostra pode ser menor nas neoplasias, as quais devem ser biopsiadas preferencialmente na periferia do tumor, onde há menor possibilidade de necrose e onde se espera encontrar maior número de células mitóticas. Além disso, vários tumores apresentam áreas de necrose em sua porção central, prejudicando o estudo histopatológico.

Todo o material a ser utilizado, incluindo o da antissepsia e o da anestesia, deverá estar disposto na mesa no início do procedimento. No caso da agulha *Tru-cut*, deve-se proceder à sua montagem no disparador. O médico deverá estar ciente de seu funcionamento, sendo conveniente testar o disparo antes de introduzir a agulha no paciente. Após serem utilizadas, as agulhas devem ser descartadas imediatamente em recipientes próprios. Não se deve reencapá-las. Quanto ao disparador, é conveniente cobri-lo com preservativo ou luva estéril de modo a evitar sua contaminação com sangue do paciente. Caso isso ocorra, o mesmo deverá ser esterilizado a gás.

Em relação ao aparelho de ultrassom, pode-se dizer que praticamente todos os aparelhos se prestam para guiar biópsias, não havendo necessidade de sondas nem de guias especiais, sendo o transdutor convexo, com frequência central de 3 MHz a 5 MHz, suficiente. Excepcionalmente, lesões muito superficiais em pacientes magros podem ser visibilizadas melhor com a sonda endocavitária ou linear de alta resolução. Para lesões neoplásicas, o ultrassom contrastado por microbolhas auxilia na localização e delimitação, sem prejuízo da visibilização da agulha (ver http://youtu.be/PGPTJywEP1Y).

Agulhas um pouco mais calibrosas são utilizadas para o diagnóstico microbiológico em coleções suspeitas, possibilitando aspiração de maior quantidade de secreções da lesão para cultura e bacterioscopia. Meios de cultura para aeróbios e anaeróbios deverão estar disponíveis para semear o material aspirado. Parte deste também deverá ser enviada na própria seringa ou em frasco estéril para bacterioscopia e, se necessário, pesquisa de fungos ou de micobactérias.

Técnica

O paciente em geral se apresenta ansioso, preocupado e com muito medo, o que é compreensível frente ao desconhecido. A grande maioria dos pacientes pode ser acalmada com conversa breve e franca, quando então o procedimento é descrito, neutralizando as fantasias induzidas pelo medo. Não se deve mentir para o paciente – quando perguntado se o procedimento dói, deve-se esclarecer que os únicos pontos sensíveis são a pele e a cápsula hepática ou renal, que podem ser adequadamente anestesiadas com injeção de lidocaína. A inervação na intimidade do fígado ou do rim é escassa, estando presente somente nos maiores espaços porta, os quais devem ser evitados no disparo da agulha. Apenas quando é necessário cruzar grande porção do parênquima com a agulha, como nas punções de nódulos profundos, o paciente poderá sentir alguma dor.

Para punção do parênquima hepático, pode ser escolhido qualquer lobo, desde que se evitem os espaços porta, de modo a prevenir hemorragia ou hemobilia. Entretanto, a punção do lobo direito por via intercostal oferece acesso seguro, estando a superfície do fígado usualmente a 2 cm de profundidade. Além disso, depois da biópsia, é necessário comprimir o local puncionado para facilitar a hemostasia – o decúbito lateral direito é mais tolerável para a maioria dos pacientes, sendo, portanto, desejável que o local puncionado esteja à direita. Para a biópsia hepática, posiciona-se o paciente em decúbito lateral esquerdo sobre um coxim, e, com o membro superior direito colocado sobre a cabeça, realiza-se a antissepsia.

No caso do rim, deve-se escolher o rim com córtex de melhor aspecto e mais facilmente acessível, ou seja, com trajeto mais curto e que não esteja "escondido" atrás das costelas. A biópsia é realizada usualmente em decúbito dorsal, exceto nos pacientes obesos, quando o decúbito lateral direito proporciona visão mais adequada do rim, envolto por abundante tecido adiposo (Figura 43.3).

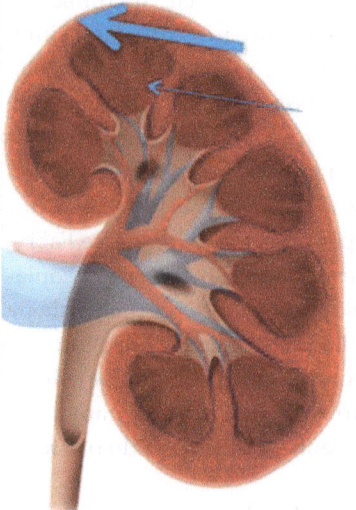
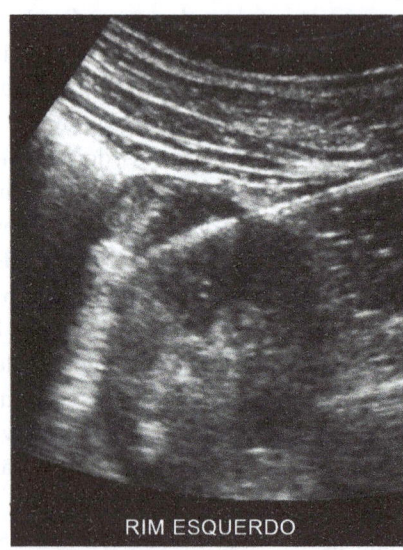
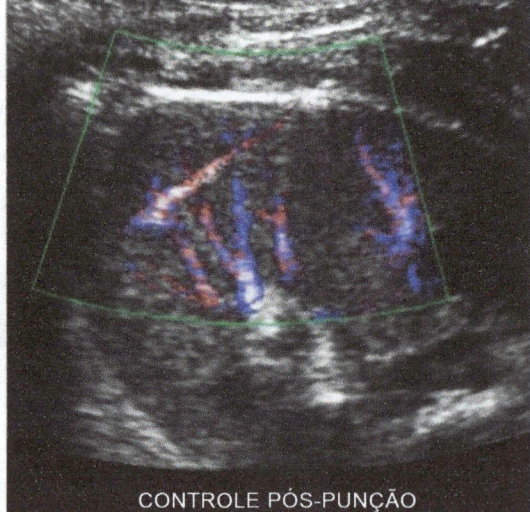

RIM ESQUERDO

CONTROLE PÓS-PUNÇÃO

Figura 43.3 Biópsia renal. A agulha deve ser direcionada para o córtex renal, mais periférico, evitando-se as pirâmides, situadas na face interna da corticomedular. O mapeamento com Doppler colorido evidencia refluxo pelo trajeto da agulha, o qual pode ser quantificado no estudo espectral.

A clorexedina degermante a 2% oferece vantagens para a punção guiada por eco, pois permite a visibilização ecográfica prolongada, enquanto os produtos iodados com degermante degradam a imagem ultrassonográfica. O transdutor deve ser encapado com preservativo ou luva estéril, não só para proteção do campo quanto da agulha e da própria sonda, que poderão ser contaminadas com sangue do paciente, frequentemente portador de viroses crônicas.

Escolhido o local de melhor acesso, é realizada a anestesia local com 10 mL de lidocaína a 1% ou 2%, sem vasoconstritor, associada a 1 mL de bicarbonato de sódio a 8,4%. Inicialmente infiltra-se a pele e o subcutâneo, com agulha 26G curta (de insulina) e, em seguida, com agulha mais calibrosa e longa. Esta última deve ser introduzida sob visão ecográfica até o peritônio. Nesse ponto, usualmente, a injeção torna-se mais desconfortável, o que assusta o paciente; este deve então ser tranquilizado, explicando-lhe que a sensação irá desaparecer em poucos segundos.

O efeito anestésico é praticamente instantâneo, e a biópsia pode ser realizada após 1 min a 2 min. A monitoração da penetração da agulha deve ser constante, desde a pele até o interior do fígado, podendo ser realizada pelo mesmo médico ou por outro. Nesse caso, é necessário o entrosamento entre ambos, que devem ter plena compreensão de como a imagem ultrassonográfica é formada, ou seja, que a imagem mostrada no monitor de vídeo corresponde a uma fina camada de tecidos e que a agulha deve ser mantida nesse plano. Eventuais correções de rota devem ser realizadas calmamente, sempre mantendo a ponta da agulha no campo da ultrassonoscopia.

Escolhido o local da punção, realiza-se, se possível, o mapeamento com Doppler colorido para melhor definição dos pequenos tratos portais, que não devem estar presentes no trajeto estimado da agulha. Assim sendo, efetua-se o disparo. Logo após a retirada da agulha, é conveniente checar, com o ecodoppler colorido, se há evidência de refluxo sanguíneo pelo trajeto da agulha. Caso não haja, ou se este for pequeno, de baixa velocidade e padrão venoso, a biópsia pode ser repetida mais 1 ou 2 vezes. Idealmente, o cilindro de tecido obtido deve ser consistente, com pelo menos 1,5 cm de comprimento, sendo avermelhado nas biópsias de parênquima hepático e renal e brancacento nos tumores ou linfonodos.

Repetições são, entretanto, desaconselhadas nas biópsias de nódulos isolados, especialmente os malignos, quando pode estar indicado tratamento cirúrgico, para minimizar a possibilidade de disseminação tumoral. Entretanto, essa complicação pode ser prevenida pelo uso do método coaxial, em que a agulha que irá penetrar no tumor é introduzida por dentro de outra, um pouco mais curta, cuja extremidade é posicionada antes da massa.[14] Isto evita a ocorrência de contato de material tumoral com tecidos saudáveis no trajeto da agulha. Também é desaconselhado puncionar nódulos e massas sem passar primeiro com a agulha por parênquima de aspecto normal, de modo a evitar que possíveis partículas tumorais sejam implantadas no peritônio ou na parede abdominal (Figura 43.4).

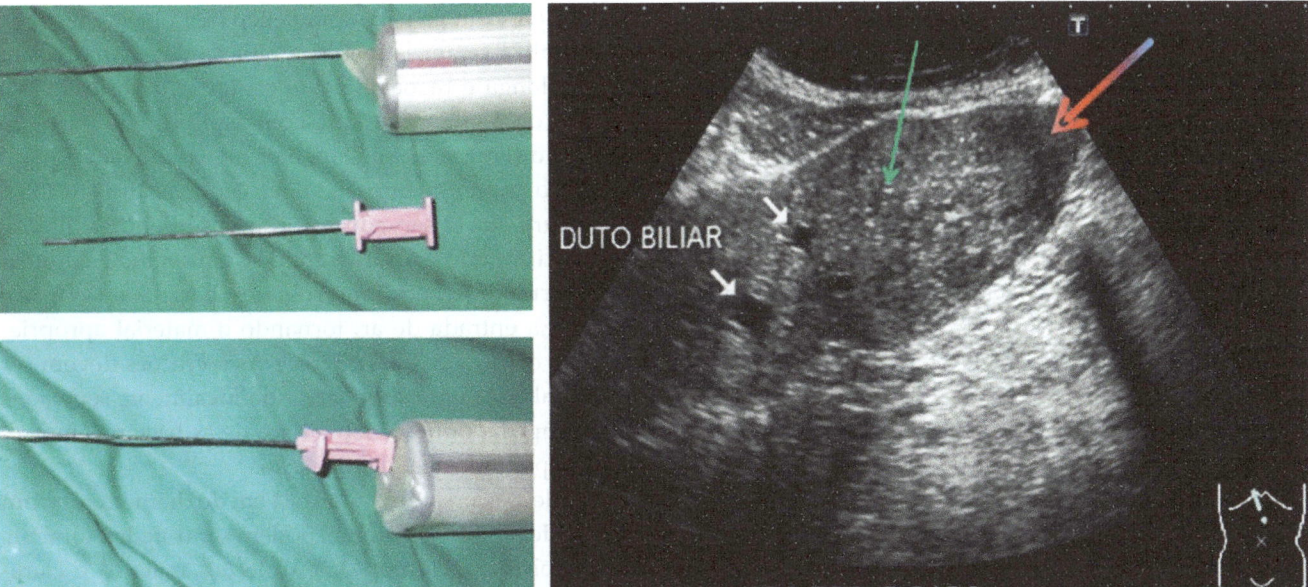

Figura 43.4 Profilaxia de disseminação tumoral pode ser realizada pelo método coaxial por meio do qual se utilizam duas agulhas, uma mais grossa posicionada junto a margem do tumor, envolvendo outra mais fina, passando por dentro. Deve-se também evitar a punção direta do tumor (*seta fina*) sem passar por parênquima de aspecto normal (*seta grossa*).

O material obtido deve ser corretamente embalado, de modo a evitar perda do conteúdo (secreções ou líquido conservante), bem como etiquetado com nome, data e local da punção e prontamente enviado ao laboratório.

O paciente deve ser mantido em repouso comprimindo o local puncionado por, pelo menos, 1 h a 2 h. Dor após a punção pode ser apenas acompanhada, sem tratamento, no caso de ser de leve intensidade, pois tende a desaparecer espontaneamente; se for intensa, pode ser tratada adequadamente com injeção endovenosa de analgésicos. A ocorrência de dor é mais comum após a biópsia hepática, sendo usualmente referida ao ombro, durante cerca de 30 min. Dor intensa, após a biópsia renal, não costuma ocorrer e geralmente é devida à presença de hematoma subcapsular ou fístula arteriovenosa.

DRENAGEM PERCUTÂNEA

Abscessos profundos estão associados a elevada morbidade e mortalidade, se não diagnosticados e tratados adequadamente. Na maioria das vezes, o abscesso deve ser aspirado ou drenado, sem o que os antibióticos não podem atuar adequadamente.

Uma vez identificada a coleção, o paciente torna-se candidato à punção guiada.[15] Entretanto, alguns cuidados devem ser tomados em relação ao procedimento, principalmente na prevenção de hemorragia. É importante esclarecer o paciente e familiares, em particular os pais de crianças, sobre o procedimento, seus riscos e benefícios, e que o paciente ou seu responsável legal leia e assine consentimento por escrito, declarando concordar com este e conhecer as possíveis complicações e riscos. A recusa em assinar o termo constitui contraindicação para a sua realização, a não ser em casos extremamente urgentes em que o paciente esteja confuso ou desacordado e/ou quando um responsável não seja encontrado em tempo hábil, o que deve ser registrado no prontuário médico. Do mesmo modo, é importante que o médico ou a equipe que referencia o paciente esteja de acordo, indicando o procedimento. É importante lembrar que possíveis complicações poderão ser tratadas por toda a equipe, especialmente cirurgiões.

É usual a recomendação de jejum de alimentos sólidos de 6 h a 8 h e de líquidos de 2 h a 3 h antes do procedimento, exceto nos casos de urgência. Apesar de, geralmente, os procedimentos em adultos serem realizados apenas com anestesia local, pode ocorrer reação vagal seguida de vômitos, o que torna desejável que o estômago esteja vazio. Crianças ou adultos muito agitados podem necessitar sedação ou anestesia geral, que também exige jejum prévio.

Alguns autores advogam a cobertura de antibióticos antes do procedimento, para prevenir ou minimizar bacteriemia. Entretanto, seu uso pode prejudicar a identificação dos microrganismos pela cultura. Deve-se, pois, individualizar a conduta, levando em consideração o quadro clínico e o estado geral do paciente, antes de indicar antibioticoterapia sistêmica. Punções por via transretal ou transvaginal requerem prévia antissepsia do reto ou vagina de modo a minimizar a transferência de bactérias.[16]

Existem diversas técnicas de drenagem guiadas por ultrassom. Em geral, utilizam-se transdutores convencionais do tipo convexo ou setorial, com ou sem guia para a agulha. A agulha é percebida como estrutura retilínea hiperecogênica cuja ponta, caracteristicamente, apresenta maior *brilho*, o que é conhecido como *sinal da vela.* Esse brilho se acentua no momento em que a ponta penetra em meio líquido, o que ajuda a distinguir entre a endentação da parede da coleção e a real perfuração desta (Figura 43.5).

A punção pode ser feita por uma ou duas pessoas. O trabalho em dupla agiliza o procedimento. Em geral, o aparelho ultrassonográfico fica à direita do paciente, e o médico que introduz a agulha, à esquerda.

Após antissepsia e anestesia local, escolhe-se o trajeto de passagem da agulha. Por vezes, o uso de coxins de apoio favorece a exposição da região a ser puncionada, especialmente se for intercostal. Nem sempre o menor caminho é o melhor, especialmente quando se estiver puncionando coleções subfrênicas. Deve-se evitar trespassar o recesso pleural, que, muitas vezes, não é visibilizado pela ultrassonografia, puncionando-se o mais inferior e anteriormente possível. Da mesma maneira, deve-se evitar passar por líquido ascítico, cavidade vesical ou cistos com a agulha, não havendo problema em atravessar estruturas sólidas, tais como o parênquima hepático ou o omento.

Realiza-se, inicialmente, a punção da cavidade com agulha longa e razoavelmente calibrosa, tipo Jelco 14G ou 16G ou agulha de raqui, com aspiração de parte do conteúdo (Figura 43.5). O melhor material é o obtido no início do procedimento. Ele deve ser semeado em meio de cultura ou conservado na própria seringa, da qual se deve retirar todo o ar, dobrando-se em seguida a agulha ou obstruindo-a com uma rolha de borracha, de modo a evitar a entrada de ar, tornando o material apropriado para cultura de anaeróbios.[17] As secreções devem ser encaminhadas para cultura, sendo idealmente semeadas até 2 h após a punção, sob o risco de as bactérias morrerem, impedindo sua identificação.

Coleções pequenas, de até 4 cm de diâmetro ou com menos de 50 mL de volume, podem ser tratadas somente com aspiração (Figura 43.5). Coleções maiores e claramente infectadas merecem colocação de dreno. Quando o líquido não for evidentemente purulento, é conveniente aguardar o resultado da cultura para decidir sobre a colocação de cateter. Existem três técnicas básicas de dre-

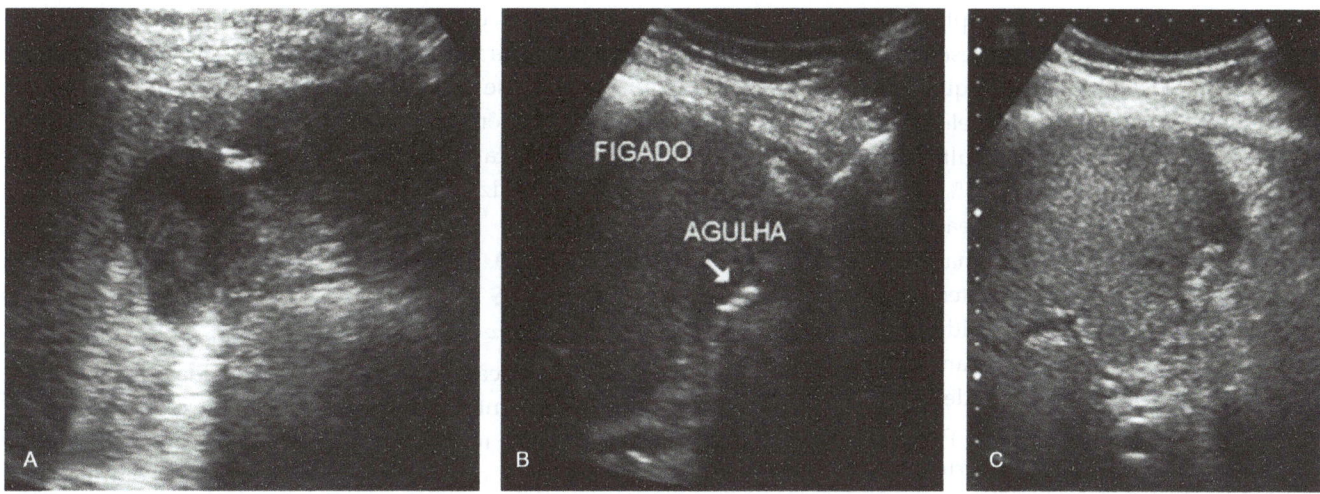

Figura 43.5 (**A**) Coleção no leito vesicular após colecistectomia laparoscópica em paciente febril. (**B**) Na punção guiada por eco com agulha tipo Jelco 14G, aspirou-se material purulento. (**C**) A coleção foi completamente esvaziada.

nagem guiada por imagem: a técnica do trocarte simples, a do cateter montado em trocarte e a técnica de Seldinger.

Quando a drenagem do abscesso é bem-sucedida, o paciente apresenta melhora do estado geral e desaparecimento da febre em 24 h (quando se trata de coleção hepática única) a 7 dias (para os de origem pancreática).[18,19] Coleções uniloculadas são mais fáceis de drenar e res-pondem de maneira mais favorável à simples aspiração ou drenagem de curta duração, com a cura ocorrendo em 90% a 95% dos casos (Figura 43.6A e B). Coleções mul-tisseptadas são mais difíceis de drenar – muitas vezes, é necessário romper os septos com fio-guia metálico flexí-vel introduzido pela agulha – técnica conhecida como de-corticação guiada por eco (Figura 43.6C a E). O fio, ao ser

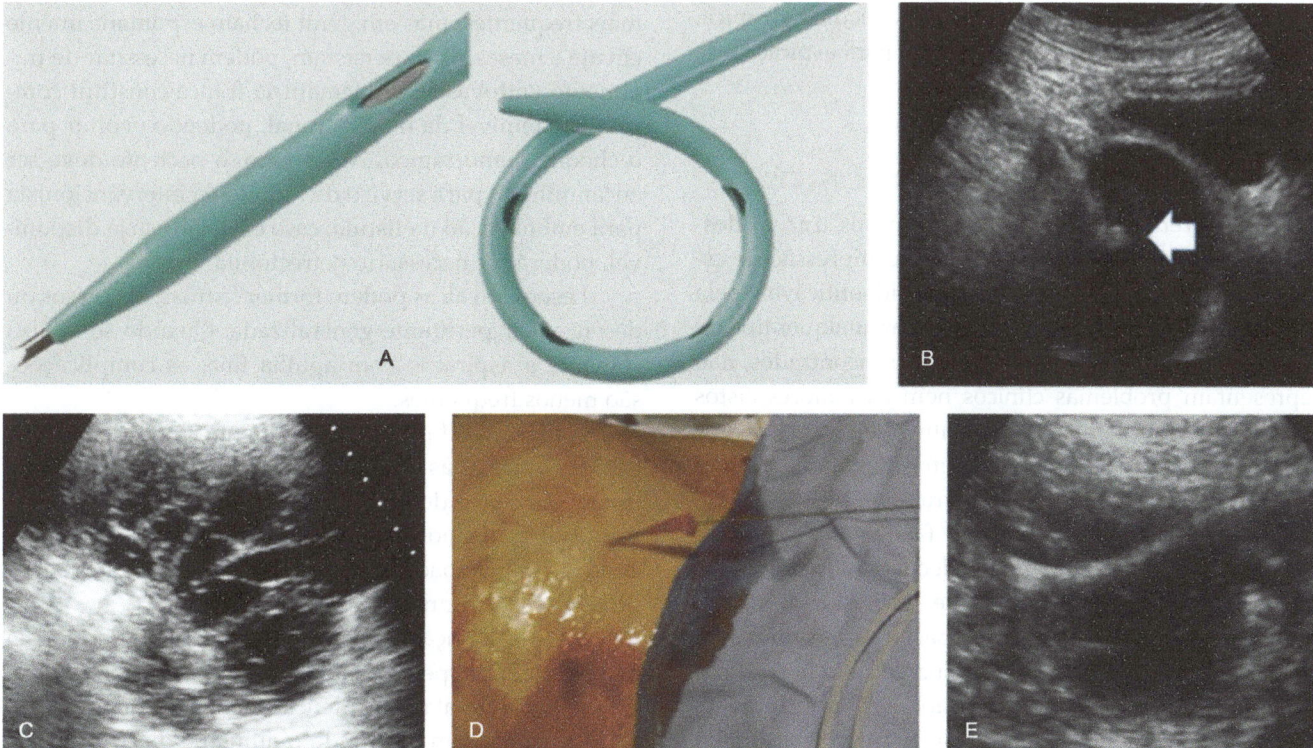

Figura 43.6 (**A**) Dreno tipo *pig-tail*: pode ser introduzido montado em agulha com mandril perfurante (à esquerda). O material do dreno se retorce após a retirada da agulha, assumindo forma circular, o que dificulta sua retirada involuntária. (**B**) Colocação guiada por eco de dreno em coleção pélvica (*seta branca*). (**C-E**) Técnica da decorticação guiada por eco. (**C**) Coleção septada de difícil aspi-ração com agulha. (**D**) Punção guiada por eco com passagem de fio-guia por Jelco 14G. (**E**) Fio-guia rompendo septos da coleção.

introduzido, vai rompendo os septos, abrindo comunicação entre as diversas lojas. A presença de coágulos muitas vezes impede a drenagem, o que pode tornar-se fator de confusão, pois muitas vezes eles apresentam aspecto anecoide, sugerindo líquido ao ultrassom. Nesse caso, a eficácia da drenagem varia de 35% a 77% dos casos.

Coleções de origem pancreática tendem a persistir por tempo prolongado caso haja fístula com o ducto pancreático, o que pode ser determinado pela elevada concentração de amilase no líquido aspirado. Se esta for maior do que a encontrada no sangue, considera-se que há fístula pancreática, a qual pode ser resolvida em 60% a 90% dos casos pela drenagem percutânea. Ocorrendo insucesso, deve-se proceder à cirurgia de marsupialização da coleção.[20]

Uma das principais causas de falha da drenagem percutânea está na retirada precoce do dreno, antes de certificar-se de que realmente a drenagem terminou porque a coleção acabou.[21] Na coleção multiloculada, o dreno pode estar situado dentro de apenas uma loja, deixando outras intactas, que, para serem drenadas, devem ter seus septos perfurados de modo a uni-las. Outra possibilidade é o dreno estar obstruído por secreções espessas ou coágulos, necessitando ser lavado.

A drenagem percutânea também pode ser realizada para desobstrução de vias biliares, para realização de colecistostomia, para descompressão de vesícula hidrópica, em pacientes de alto risco cirúrgico, e para aspiração de pseudocistos.

TRATAMENTO PERCUTÂNEO DE CISTOS

Cistos renais ou hepáticos volumosos trazem desconforto ao paciente devido à dor ou compressão de estruturas adjacentes, sendo facilmente identificáveis pela ultrassonografia. Não é necessário tratar qualquer tipo de cisto, pois os menores, frequentemente encontrados, não representam problemas clínicos nem os maiores cistos significam doença maligna. Usualmente, apenas cistos com mais de 5 cm a 8 cm de diâmetro ou volume estimado em mais de 100 cm^3 requerem tratamento.

O tratamento percutâneo é facilmente realizado, com elevada resolutividade, obedecendo aos princípios gerais relacionados anteriormente. No caso de cistos, utiliza-se, para punção, dreno especial muito fino, com calibre 5 Fr, multifenestrado em sua extremidade, montado em agulha fina. Após a punção, realiza-se completa aspiração do conteúdo líquido, pois o dreno se acomoda às dimensões progressivamente menores do cisto. Em seguida, injetam-se de 2 mL a 10 mL de álcool no interior do cisto, dependendo do volume aspirado. Após injeção do álcool, acopla-se seringa com xilocaína ao dreno, sendo o anestésico injetado tanto dentro do cisto quanto durante sua retirada.

Utiliza-se essa técnica na paracentese de alívio, exceto pela ausência de injeção de álcool na cavidade abdominal. Entretanto, em casos de carcinomatose peritoneal pode ser realizada injeção de quimioterápicos.

COMPLICAÇÕES DOS PROCEDIMENTOS INVASIVOS

Johnson[22] classificou os radiologistas em dois grupos, em relação a complicações ocorridas durante procedimentos intervencionistas: o grupo experiente, que já as teve, e os inexperientes, que ainda vão encontrá-las, ou, como se diz em nosso meio, só tem complicações quem pratica o método. Ocorrem com frequência variável, de acordo com o diâmetro do cateter, a experiência da equipe, a nosologia prevalente etc.[23] As mais temidas referem-se à perfuração de vasos, sobretudo artérias, ou punção inadvertida de alças intestinais no trajeto da agulha. A hemorragia pode levar ao choque ou exigir intervenção cirúrgica. Entretanto, tal complicação é muito rara em pacientes com coagulação normal.[24]. Alguns autores sugerem solicitar hematócrito antes e 2 h depois do procedimento. Fístulas arteriovenosas ou porto-hepáticas constituem outra consequência possível de biópsias. No caso da biópsia renal, as fístulas arteriovenosas são mais frequentes, mas em geral fecham espontaneamente em até 6 meses. Caso persistam, podem necessitar de tratamento endovascular. Hematúria franca constitui complicação temível da biópsia renal, podendo evoluir para o choque hemorrágico. Nesse caso, o paciente deve ser encaminhado para serviço de radiologia intervencionista para embolização da fístula; caso este não esteja disponível, poderá ser necessário nefrectomia.

Lesões em alças podem formar fístulas, abscessos ou desencadear peritonite generalizada. Quando se realiza somente a aspiração com agulha fina, as complicações são menos frequentes.

A presença de ascite não aumenta a taxa de complicações em biópsias hepáticas.[25] Smith[26] encontrou mortalidade em torno de 0,03% em 16.381 biópsias, causadas principalmente por hemorragia hepática e pancreatite aguda. Mesmo pacientes com hemangiomas hepáticos podem ser puncionados com segurança.[27]

A disseminação de células neoplásicas pela biópsia é mais lembrada pelos médicos do que ocorre na prática. Várias séries relatam incidência menor do que 1%, enquanto outros têm destacado o aumento da prevalência desse achado pela disseminação das biópsias.[28-30] Ocorre, mais frequentemente, em tumores naturalmente muito agressivos e está associada à disseminação para outros locais além do trajeto da agulha.

Disseminação de material infectado para cavidades estéreis, tais como a pleural, a peritoneal, a bexiga, ou ainda cistos e hematomas, constitui complicação temida das punções de abscessos. Por isso, as punções por via intercostal devem ser realizadas o mais próximo possível da reborda costal ou na região subcostal. O planejamento da via de punção deve ser cuidadoso. Não há maior problema em atravessar vísceras sólidas, como o fígado, para atingir abscesso subfrênico. A lavagem vigorosa de cavidade infectada com grandes volumes de solução salina deve ser evitada devido ao risco de disseminação bacteriana.

O índice de complicações das punções de abscessos abdominais varia muito entre os autores, sendo em média de 10% a 30%. Quando o abscesso não apresenta paredes bem definidas (ou *maduras*), há mais chances de ocorrer bacteriemia após a punção. Alguns defendem que se execute o procedimento após início da antibioticoterapia, enquanto outros ressaltam que esta pode inibir o crescimento bacteriano e defendem seu início somente após a obtenção do material.

Referências Bibliográficas

1. Kristensen JK, Holm HH, Rasmussen SN, Barlebo H. Ultrasonically guided percutaneous puncture of renal masses. *Scand J Urol Nephrol*, 1972; *15*:49-56.
2. Grant A, Neuberger J. Guidelines on the use of liver biopsy in clinical practice. *Gut*, 1999; *45*:1-11.
3. Yu SC, Liew CT, Lau WY, Leung TW, Metreweli C. US-guided percutaneous biopsy of small (< or = 1-cm) hepatic lesions. *Radiology*, 2001; *218*(1):195-9.
4. Pinto-Silva RA, Garbaccio VL. Biópsia esplênica. *In:* Petroianu A. *O Baço*. São Paulo: CLR Balieiro, 2003, pp 80-7.
5. Souza FF, Mortelé KJ, Cibas ES, Erturk SM, Silverman SG. Predictive value of percutaneous imaging-guided biopsy of peritoneal and omental masses: results in 111 patients. *AJR* 2009; *192*:131-6.
6. Silverman SG, Israel GM, Herts BR, Richie JP. Management of the incidental renal mass. *Radiology*, 2008; *249*:16-31.
7. Fisher AJ, Paulson EK, Sheafor DH, Simmons CM, Nelson RC. Small lymph nodes of the abdomen, pelvis, and retroperitoneum: usefulness of sonographically guided biopsy. *Radiology*, 1997; *205*(1):185-90.
8. Uppot RN, Harisinghani MG, Gervais DA. Imaging-guided percutaneous renal biopsy: Rationale and approach. *Am J Roentgenol*, 2010; *194*:1443-9.
9. Silverman SG, Deuson TE, Kane N *et al.* Percutaneous abdominal biopsy: cost-identification analysis. *Radiology*, 1998; *206*:429-35.
10. Sheafor DH, Paulson EK, Simmons CM, DeLong DM, Nelson RC. Abdominal percutaneous interventional procedures: comparison of CT and US guidance. *Radiology*, 1998; *207*:705-10.
11. Yu SCH, Liew CT, Lau WY, Leung TW, Metreweli C. US-guided percutaneous biopsy of small (1-cm) hepatic lesions. *Radiology*, 2001; *218*:195-9.
12. Marco-Doménech SF, Gil-Sánchez S, Fernández-García P *et al.* Sonographically guided percutaneous biopsy of gastrointestinal tract lesions. *Am J Roentgenol*, 2001; *176*:147-51.
13. Riemann B, Menzel J, Schiemann U, Domschke W, Konturek JW. Ultrasound-guided biopsies of abdominal organs with an automatic biopsy system. A retrospective analysis of the quality of biopsies and of hemorrhagic complications. *Scand J Gastroenterol*, 2000; *35*:102-7.
14. Maturen KE, Nghiem HV, Marrero JA *et al.* Lack of tumor seeding of hepatocellular carcinoma after percutaneous needle biopsy using coaxial cutting needle technique. *Am J Roentgenol*, 2006; *187*(5):1184-7.
15. Pinto-Silva RA. Tubos, sondas e drenos em imaginologia. *In:* Petroianu A, Pohl FF (eds.). *Tubos, Sondas e Drenos*. Rio de Janeiro: Guanabara-Koogan, 2000, pp 42-56.
16. Alexander AA, Eschelman DJ, Nazarian LN, Bonn J. Transrectal sonographically guided drainage of deep pelvic abscesses. *Am J Roentgenol*, 1994; *162*:1227-30.
17. dos Santos SG, de Carvalho MAR, Serufo JC *et al.* Antimicrobial susceptibility of microorganisms recovered from intraabdominal infections at Belo Horizonte, Brazil. *Am J Infect Control*, 2004; *32*(7):414-6.
18. Giorgio A, Tarantino L, Mariniello N *et al.* Pyogenic liver abscesses: 13 years of experience in percutaneous needle aspiration with US guidance. *Radiology*, 1995; *195*:122-4.
19. VanSonnenberg E, D'Agostino HBD, Casola G, Halasz NA, Sanchez RB, Goodacre BW. Percutaneous abscess drainage: current concepts. *Radiology*, 1991; *181*:617-26.
20. vanSonnenberg E, Wittich GR, Chon KS *et al.* Percutaneous radiologic drainage of pancreatic abscesses. *Am J Roentgenol*, 1997; *168*:979-84.
21. Lang EK, Springer RM, Glorioso LW, Cammarata CA. Abdominal abscess drainage under radiologic guidance: causes of failure. *Radiology*, 1986; *159*(2):329-36.
22. Johnson ND. Pediatric interventional sonography. *In:* Rumackcn, Wilson SR, Charboneau JW. *Diagnostic Ultrasound*, 2nd ed. St. Louis: Mosby-Year Book, 1998, pp 1815-32.
23. Giorgio A, Tarantino L, de Stefano G *et al.* Complications after interventional sonography of focal liver lesions: a 22-year single-center experience. *J Ultrasound Med*, 2003; *22*(2):193-205.
24. Riemann B, Menzel J, Schiemann U, Domschke W, Konturek JW. Ultrasound-guided biopsies of abdominal organs with an automatic biopsy system. A retrospective analysis of the quality of biopsies and of hemorrhagic complications. *Scand J Gastroenterol*, 2000; *35*(1):102-7.
25. Little AF, Ferris JV, Dodd GD, Baron RL. Image-guided percutaneous hepatic biopsy: effect of ascites on the complication rate. *Radiology*, 1996; *199*:79-83.
26. EH Smith. Complications of percutaneous abdominal fine-needle biopsy – review. *Radiology*, 1991; *178*:253-8.
27. Cronan JJ, Esparza AR, Dorfman GS, Ridlen MS, Paolella LP. Cavernous hemangioma of the liver: role of percutaneous biopsy. *Radiology*, 1988; *166*:135-8.

28. Durand F, Regimbeau JM, Belghiti J *et al.* Assessment of the benefits and risks of percutaneous biopsy before surgical resection of hepatocellular carcinoma. *J Hepatol*, 2001; *35*(2):254-8.

29. Kim SH, Lim HK, Lee WJ, Cho JM, Jang HJ. Needle-tract implantation in hepatocellular carcinoma: frequency and CT findings after biopsy with a 19.5-gauge automated biopsy gun. *Abdom Imaging*, 2000; *25*(3):246-50.

30. Silva MA, Hegab B, Hyde C, Guo B, Buckels JAC, Mirza DF. Needle track seeding following biopsy of liver lesions in the diagnosis of hepatocellular cancer: a systematic review and meta-analysis. *Gut*, 2008; *57*(11):1592-6.

Terapêutica Endoscópica Digestiva | Capítulo

Walton Albuquerque
Vitor Arantes
Rodrigo Roda Rodrigues da Silva
Rodrigo Albuquerque

44

INTRODUÇÃO

Com o desenvolvimento da videoendoscopia a partir da década de 1980, ocorreu uma democratização dos procedimentos endoscópicos – antes só vistos pelo examinador que olhava diretamente na ocular do aparelho –, passando toda a equipe a participar do exame; com isso, houve enorme impulso no desenvolvimento das técnicas terapêuticas. Com a tendência mundial de cirurgias minimamente invasivas, diversos cirurgiões concentraram suas atividades em endoscopia digestiva, com interesse especial para as terapêuticas.

Dentro do contexto deste livro, vamos focar o capítulo em terapêuticas endoscópicas ambulatoriais, lembrando que algumas técnicas aqui descritas, embora ambulatoriais, eventualmente podem exigir que o paciente seja internado pelas condições clínicas que apresenta. Didaticamente, vamos dividir este capítulo por órgãos: esôfago, estômago e duodeno; vias biliares e pâncreas; cólon e reto.

ESÔFAGO

Tratamento Endoscópico de Varizes de Esôfago (Ligadura Elástica e Escleroterapia)

A hemorragia por varizes esofagianas (VE) é complicação devastadora da hipertensão portal, associada a mortalidade de 20% em 6 semanas, apesar de todo o progresso do tratamento medicamentoso e endoscópico dos últimos decênios.[1,2] A abordagem multidisciplinar permite o controle do sangramento em até 85% dos casos em serviços de referência. Entretanto, o ressangramento precoce pode ocorrer em até 20% dos casos nas primeiras 6 semanas. O sangramento tardio ocorre em até 60% dentro de 2 anos após o episódio inicial, com mortalidade estimada em 33%.[1,3] Portanto, todos os pacientes sobreviventes a um episódio de hemorragia por VE devem ser submetidos a profilaxia secundária ainda na primeira semana após o episódio inicial. O tratamento endoscópico

nessa situação, realizado em nível ambulatorial, será o objetivo do presente capítulo.

Como opções de profilaxia secundária, destacam-se o tratamento farmacológico com betabloqueadores não seletivos (propranolol, naldolol), a erradicação endoscópica das varizes (ligadura elástica de varizes esofagianas – LEVE e escleroterapia), a TIPS (anastomose portossistêmica intra-hepática transjugular) e tratamento cirúrgico.

Os dois mais recentes consensos sobre hipertensão portal estabeleceram recomendações para a profilaxia secundária do sangramento por VE em função da condição prévia do paciente.[4,5] Caso este esteja em uso de betabloqueador em dose adequada, deve-se indicar a LEVE. Entretanto, se a dose do betabloqueador não estiver adequada, pode-se corrigi-la ou indicar a LEVE. Na ausência de terapêutica profilática prévia, pode-se optar pelo betabloqueador e/ou LEVE. Na falha da terapêutica endoscópica como profilaxia secundária, e se houver contraindicação ao betabloqueador, a TIPS seria a próxima opção. A cirurgia estaria indicada como último recurso em pacientes não responsivos e com boa reserva hepática.

Injeção de esclerosantes por via endoscópica (escleroterapia)

Utilizada há vários decênios, trata-se de técnica simples, de baixo custo, que consiste na injeção de agente esclerosante no interior do cordão varicoso ou adjacente a este, induzindo à trombose do vaso e inflamação do tecido adjacente. É realizada usando-se cateter flexível, com uma agulha, em sua extremidade, de 23G de calibre por até 5 mm de extensão, passada pelo canal de biópsias de endoscópio convencional. Existem variações técnicas referentes ao tipo de agente esclerosante utilizado, sua concentração, volume, intervalo e número de sessões necessárias para a erradicação das VE. Os agentes esclerosantes mais utilizados são a etanolamina a 5% (Brasil e Europa) e o morruato de sódio a 5% (EUA). Ambas as soluções são associadas à redução da taxa de ressangramento em pacientes cirróticos.[6]

É injetado de 1 mL a 5 mL de esclerosante por vez, em vários cordões varicosos a partir da junção esofagogástrica. O volume total varia amplamente, mas não deve ultrapassar 20 mL por sessão (Figura 44.1). São necessárias cerca de seis a oito sessões com intervalos de 2 semanas para a erradicação das VE.[3,6]

Complicações relacionadas com a escleroterapia podem ocorrer em 16% a 40% dos casos.[7-9] Complicações menores e de resolução espontânea incluem a dor torácica, febre, disfagia e derrame pleural assintomático.[8,9] A complicação mais frequente é a formação de ulcerações esofágicas, que podem sangrar em até 20% dos casos.[3] Tais úlceras podem ser profundas, cursar com perfuração do esôfago ou criar fístulas com os órgãos adjacentes. Complicações menos frequentes incluem a peritonite bacteriana, trombose da veia porta, mielite transversa e formação de abscessos a distância.[3,9]

Ligadura elástica de varizes esofagianas

Em 1988, Stiegmann e Goff descreveram o tratamento das varizes esofagianas pela técnica de ligadura.[10] Seu mecanismo de ação baseia-se na aspiração do cordão varicoso para um cilindro plástico adaptado à extremidade do endoscópio. Uma vez aspirado, dispara-se uma banda elástica na base do cordão, causando o seu estrangulamento que provoca necrose seguida por ulceração, a qual é gradativamente substituída por tecido fibroso. Sob sedação leve, as bandas são liberadas a partir da junção esofagogástrica, em distribuição helicoidal, evitando a colocação de bandas no mesmo nível com o intuito de evitar a formação de estenoses circunferenciais. Até 10 bandas podem ser aplicadas em única sessão. As sessões são repetidas em intervalos de 2 a 4 semanas até a erradicação das varizes. A erradicação é obtida após três ou quatro sessões, sendo definida como a incapacidade de aspirar ou ligar os finos cordões remanescentes[7] (Figura 44.2).

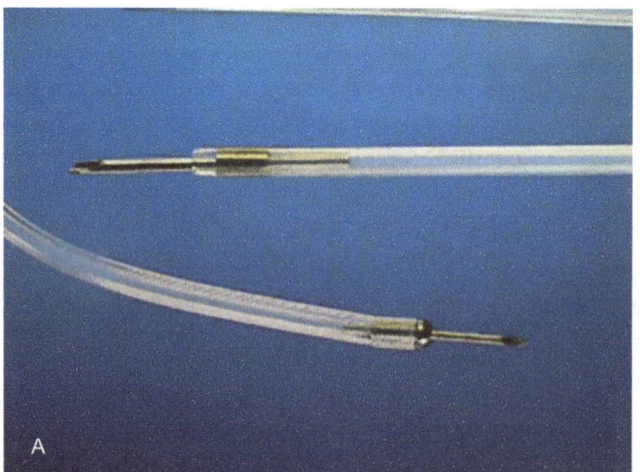
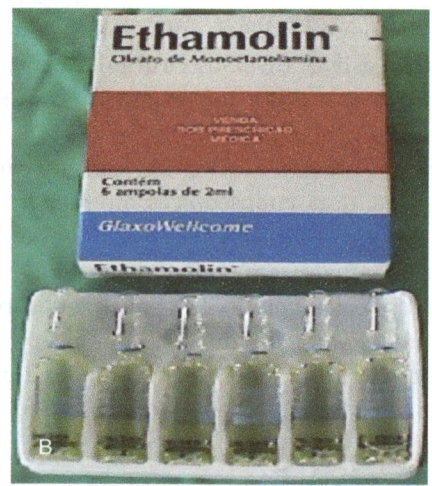
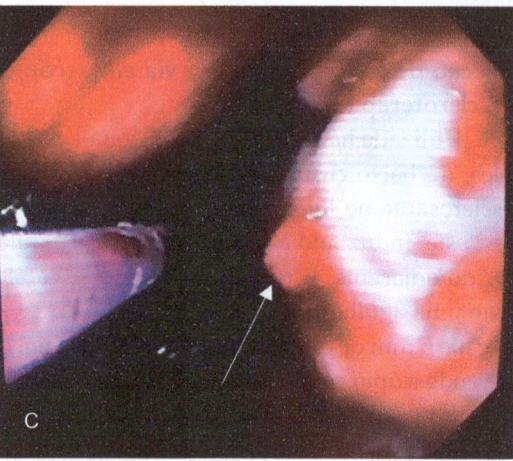
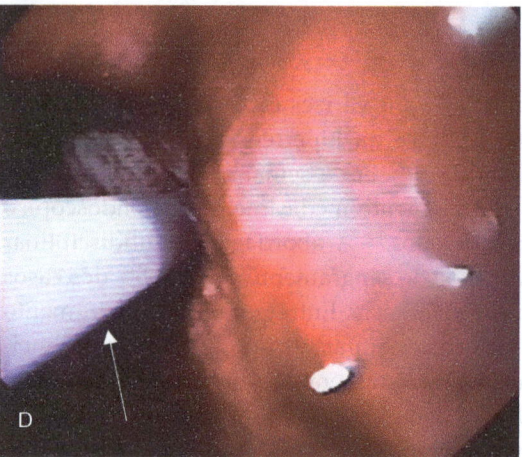

Figura 44.1 Escleroterapia endoscópica de variz esofagiana com ponto de ruptura. (**A**) Cateter de escleroterapia. (**B**) Esclerosante. (**C**) Visão endoscópica da variz com o ponto de ruptura (*seta*). (**D**) Introdução da agulha do cateter de esclerose na variz rente ao ponto de ruptura e injeção do agente esclerosante (*seta*).

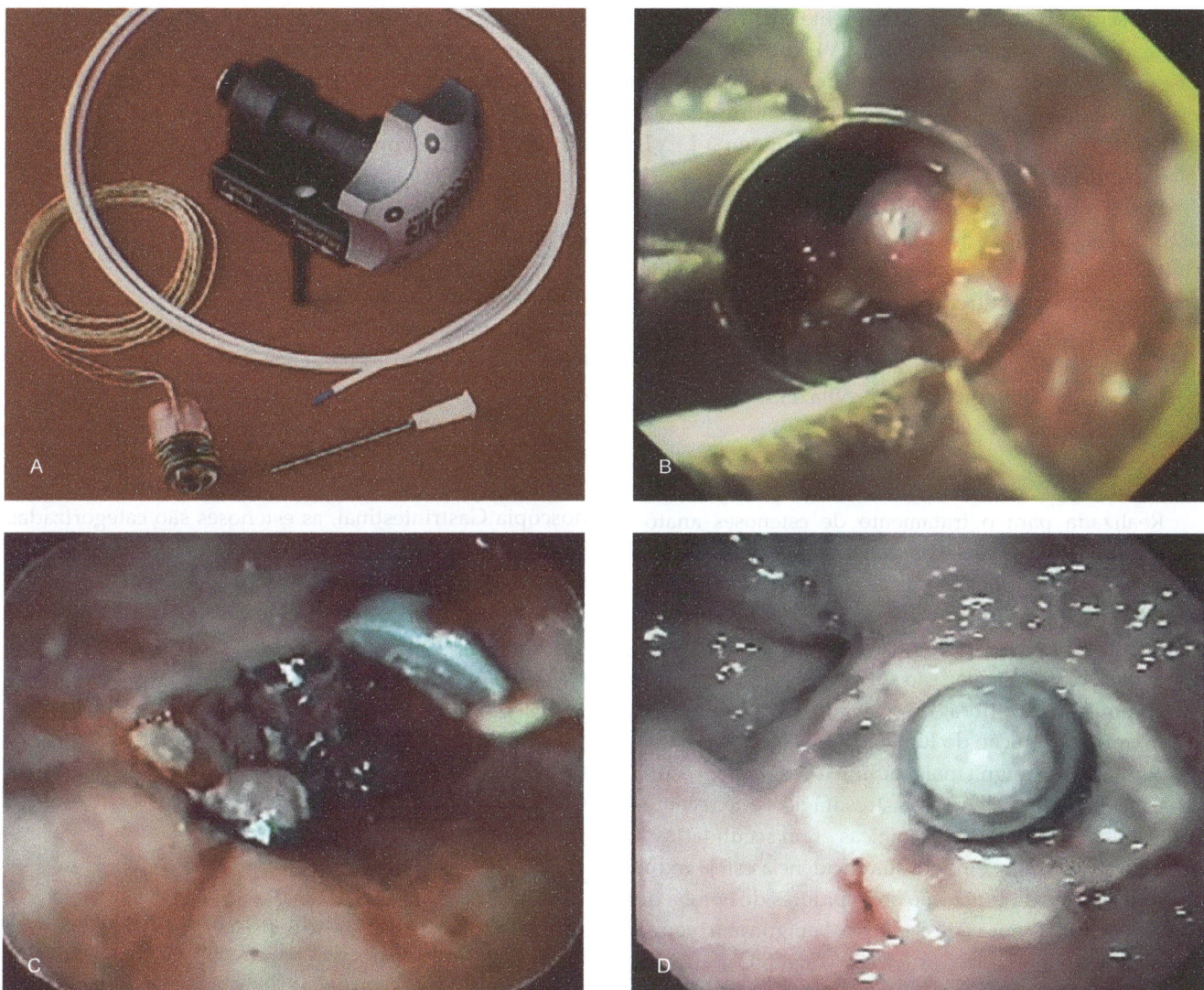

Figura 44.2 Sequência da LEVE. (**A**) *Kit* de ligadura. (**B** e **C**) Ligadura elástica dos cordões varicosos. (**D**) Úlcera na base da ligadura 1 semana após.

As complicações, quando ocorrem, costumam ser menores e autolimitadas. Disfagia e dor torácica ocorrem em até 45% dos casos.[3] As úlceras formadas são mais superficiais, cicatrizam mais rapidamente e sangram menos frequentemente que as úlceras causadas pela escleroterapia.[11] Complicações graves são raras, mas sangramento pelas úlceras ou ruptura das varizes também são descritos.[3]

Alguns estudos comparativos entre a escleroterapia e a LEVE: em 1995, Laine e Cook[12] publicaram metanálise de sete trabalhos que evidenciou significativa superioridade da LEVE em relação à escleroterapia, quando avaliados a taxa de ressangramento, mortalidade, formação de estenoses e números de sessões exigidas para a erradicação das varizes.[13] Uma segunda metanálise, incluindo 13 artigos e publicada por De Franchis e Primignani,[13] corroborou a superioridade da LEVE na redução da taxa de res-

sangramento, porém com sobrevida similar entre os pacientes tratados com LEVE e escleroterapia. Outro estudo demonstrou que a chance de bacteriemia e complicações infecciosas foi 5 a 10 vezes superior em pacientes tratados com escleroterapia.[14] Além das diferenças em termos de segurança e eficácia, a motilidade do esôfago também é significativamente alterada após a escleroterapia, e não pela LE.[14,15] Por tais razões, a LE é considerada o tratamento de escolha tanto no sangramento ativo como na profilaxia secundária.

Dentre as poucas desvantagens da LE em relação à escleroterapia, destaca-se a maior taxa de recidiva das varizes. Entretanto, tais cordões podem ser tratados por novas sessões e não implicam maior taxa de ressangramento.[13]

Após algumas sessões de LEVE, a fibrose parietal impede a aspiração de varizes de fino calibre, e estas podem recidivar. Uma prática frequente entre os endoscopistas é a complementação da LEVE com a esclerose desses finos vasos com baixas doses de esclerosante. Entretanto, ainda não há evidências na literatura que sugiram superioridade do tratamento combinado à LEVE isoladamente.

Diante do exposto, conclui-se que o tratamento endoscópico ocupa lugar de destaque entre os métodos de profilaxia secundária do sangramento por VE. Devido às complicações mais frequentes e mais graves, a escleroterapia é cada vez menos utilizada, sendo quase que completamente substituída pela LEVE tanto na vigência do sangramento ativo quanto na profilaxia secundária.

Dilatação Endoscópica do Esôfago

Realizada para o tratamento de estenoses anatômicas e funcionais, causadas por afecções benignas ou malignas. A formação de estenoses benignas deve-se à produção de tecido fibroso e depósito de colágeno estimulada por ulcerações profundas ou inflamação crônica. Fibras musculares lesadas são substituídas por tecido fibroso, composto por fibras de colágeno que, ao se encurtarem, causam redução do lúmen do esôfago.[16]

A estenose benigna mais comum do esôfago é secundária à esofagite por refluxo gastresofágico. Até recentemente, 80% das estenoses esofágicas eram secundárias à esofagite por refluxo, embora sua incidência esteja reduzindo em função da utilização de inibidores de bomba de prótons.[17] Outras causas de estenoses benignas incluem o tratamento radioterápico, estenoses congênitas, anel de Schatzki, ingestão de cáusticos, estenoses de anastomoses. Causas menos frequentes incluem estenoses secundárias ao tratamento endoscópico de varizes (escleroterapia, LEVE), à impactação de corpo estranho ou comprimidos, esofagites infecciosas e esofagite eosinofílica.

Estenoses malignas podem resultar do crescimento endoluminal do tumor ou compressão extrínseca por lesões em órgãos adjacentes. O endoscopista deve estar atento durante a avaliação de uma estenose, colhendo biópsias sempre que houver a suspeita de malignidade. Em pacientes jovens com história de impactação alimentar, biópsias dos terço distal, médio e proximal devem ser colhidas para o diagnóstico de esofagite eosinofílica. A coleta de biópsias é considerada segura mesmo quando realizadas no mesmo ato da dilatação.[18]

Clinicamente, as estenoses benignas de esôfago manifestam-se com disfagia para sólidos, geralmente com boa tolerância aos líquidos. Distúrbios motores do esôfago geralmente cursam com disfagia tanto para sólidos como para líquidos. O tratamento endoscópico é bem indicado para os pacientes com estenoses sem distúrbios motores. A única exceção a essa regra é a acalásia, que apresenta boa resposta à dilatação pneumática.

A caracterização das estenoses de esôfago é realizada pelo exame endoscópico e pelo estudo contrastado do esôfago. A endoscopia é considerada o teste diagnóstico inicial de escolha para pacientes com disfagia acima de 40 anos e naqueles com pirose, odinofagia e emagrecimento concomitantes.

Indicações de dilatação

A principal indicação é o alívio da disfagia em pacientes com estenoses benignas. Menos frequentemente, a dilatação de estenoses malignas pode ser necessária para estadiamento ecoendoscópico ou passagem de prótese autoexpansível com intuito paliativo.

Segundo *guideline* da Sociedade Americana de Endoscopia Gastrintestinal, as estenoses são categorizadas em dois grupos: simples ou complexas. As estenoses simples são simétricas, concêntricas, com diâmetro ≥ 12 mm. Estenoses complexas apresentam uma ou mais das seguintes características: assimétricas, diâmetro < 12 mm, ou impossibilidade de ultrapassar o endoscópio.[18] Tal caracterização é importante para a programação do procedimento e para predizer resposta ao tratamento endoscópico. Estenoses complexas são de difícil tratamento e devem ser estudadas por exame contrastado do esôfago previamente à dilatação.

Tipos de dilatadores

Em nosso meio, os dilatadores mais utilizados são as velas de *Savary-Gilliard* e os balões do tipo TTS (*trough the scope*). As velas de *Savary-Gilliard* são fabricadas com material plástico, o polivinil (Figura 44.3). Têm flexibilidade, baixo atrito e alta consistência. Ao serem progredidas sobre fio-guia, transformam a força axial ou longitudinal em força radial, dilatando a estenose. É o método preferi-

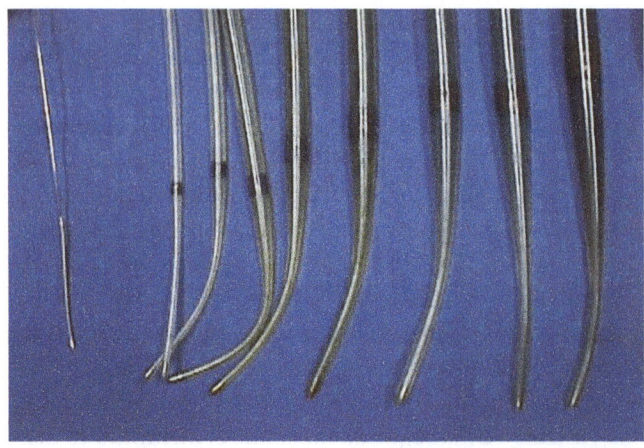

Figura 44.3 Velas de dilatação de estenose de esôfago com o fio-guia metálico.

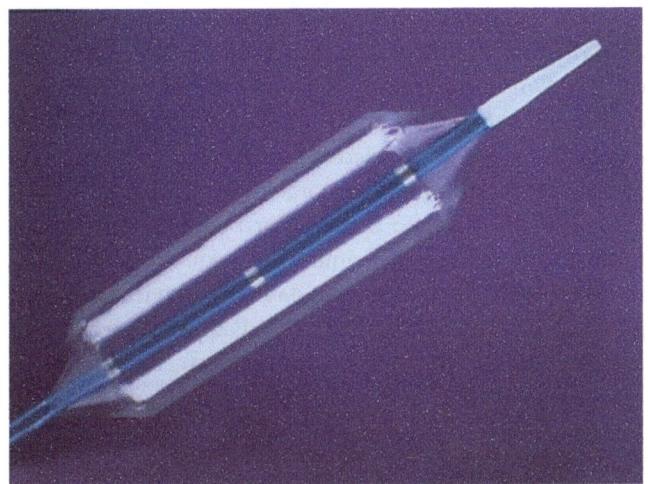

Figura 44.4 Dilatador pneumático de esôfago.

do por vários endoscopistas sob a alegação de maior controle e percepção do grau de resistência oferecido pela estenose. Além disso, essas velas permitem a dilatação de estenoses longas.

Os balões de dilatação esofágica são de poliuretano, material com boa distensibilidade e baixa complacência. Podem ser preenchidos por ar (pneumáticos) ou água (hidrostáticos). O tamanho varia de único a graduado (vários diâmetros de acordo com a pressão aplicada). Podem ser passados pelo canal de biópsias dos gastroscópios (*trough-the-scope*) ou sobre um fio-guia deixado abaixo da estenose (*over the wire*). Seus diâmetros variam entre 6 mm e 40 mm (Figura 44.4).

Preparo

Alguns cuidados minimizam a ocorrência de eventos indesejáveis:

1. Termo de consentimento livre e esclarecido deve informar complicações e possibilidade de cirurgia.
2. Estudar minuciosamente a causa e anatomia da estenose. Trata-se de estenose benigna? São necessárias biópsias? A anatomia da estenose é favorável ao tratamento endoscópico? Qual o diâmetro estimado da estenose? Qual a sua extensão? Há desvio de eixo entre os segmentos esofágicos acima e abaixo da estenose? Qual a extensão da estenose? Há hérnia hiatal associada?
3. Jejum mínimo de 6 h.
4. Interromper anticoagulantes.
5. Antibioticoprofilaxia não é necessária de rotina.
6. Sedação consciente é indicada e suficiente na maioria dos casos.
7. Posicionamento: hiperextensão cervical facilita a passagem das velas e evita lesões da hipofaringe durante a passagem de velas ou balões.

Técnica

O endoscopista deve ser parcimonioso diante das estenoses esofágicas. A escolha do dilatador inicial deve ser baseada no diâmetro estimado da estenose. Tradicionalmente é adotada a "regra dos três", em que são utilizados, no máximo, três dilatadores de diâmetros progressivamente maiores por sessão. Por exemplo: se a estenose tem o diâmetro estimado em 7 mm, devemos iniciar a dilatação com a vela de 7 mm e posteriormente são utilizadas outras duas velas de diâmetros maiores (9 mm e 11 mm). Na segunda sessão, baseado no diâmetro alcançado, utilizam-se outras três velas de diâmetros progressivamente maiores.

A utilização da fluoroscopia não é rotineira, porém desejável nas dilatações de estenoses complexas, longas, de trajeto tortuoso, presença de hérnia hiatal volumosa, divertículos ou resistência à progressão do fio-guia.

Após o procedimento, o paciente deve ser observado cuidadosamente, com aferição do pulso, pressão sanguínea e temperatura com o intuito de detectar precocemente uma perfuração inadvertida.

O intervalo entre as sessões varia entre 1 e 3 semanas até que se obtenha o alívio da disfagia.

Resultados

A resposta imediata é considerada excelente, independentemente do tipo de estenose e da técnica utilizada. Entretanto, resultados em longo prazo são influenciados pela condição de base. Pior resposta ocorre nas estenoses longas, de pequeno diâmetro, secundárias à radiação. Melhores resultados, em longo prazo, são obtidos quando se alcança o diâmetro mínimo de 13 mm.[18] Características clínicas também influenciam os resultados. Hérnia hiatal de grande tamanho e pirose após a dilatação são considerados preditores de pior resposta.[19] Uma análise multivariada demonstrou que a etiologia não péptica (funcional, iatrogênica, cáustica, anastomoses etc.) sugere significativamente maior chance de recidiva dos sintomas dentro de 1 ano.[20]

Pacientes com estenoses pépticas e com anéis de Schatzki devem iniciar o tratamento da doença do refluxo gastresofágico antes e continuar após as sessões de dilatação. Estudos comparativos com antagonistas dos receptores de histamina demonstraram que o inibidor de bomba de prótons reduz as chances de recidiva e o número de sessões necessárias.[18,21,22]

Estudos não controlados de pequena amostra sugerem que a injeção de esteroides na estenose, imediatamente antes ou depois da dilatação, reduz as chances de recidiva e do número de sessões.[23,24]

Acalásia

A dilatação para a acalásia pressupõe o rompimento das fibras musculares do esfíncter inferior do esôfago (EEI). Tal efeito é obtido com balões pneumáticos de grande calibre (30 mm a 40 mm). Embora os resultados em curto prazo sejam bons, a recidiva ocorre em aproximadamente 33% dos casos e os resultados, em longo prazo, persistem em apenas 40% dos pacientes.[18] O risco de perfuração é estimado em 4%, com mortalidade inferior a 1%. A dilatação é realizada sobre um fio-guia, com ou sem auxílio da fluoroscopia, utilizando-se inicialmente o balão de 30 mm.

Uma alternativa disponível para o tratamento da acalásia é a injeção de toxina botulínica no EEI. A toxina age inibindo a liberação de acetilcolina nas terminações nervosas, ocasionando o relaxamento do EEI, com o intuito de causar o relaxamento via inibição da liberação de acetilcolina ao nível das terminações nervosas. Tecnicamente, realiza-se a injeção em quatro pontos nos centímetros distais do esôfago, próximo à junção esofagogástrica. A dose total é de 100 unidades, diluída em 5 mL a 10 mL de água bidestilada. O alívio da disfagia é obtido em 85% dos pacientes, mas é temporário. A recidiva da disfagia é superior a 50% em 6 meses.[25] Em estudos randomizados, a dilatação pneumática é superior à injeção de toxina botulínica com índices de remissão cumulativos maiores (70% a 89% contra 32% a 38%).[25,26]

O tratamento cirúrgico da acalásia tem obtido melhores resultados que a dilatação endoscópica pneumática ou injeção de toxina botulínica. A miotomia obtém melhora da disfagia, em longo prazo, em até 83% dos pacientes.[18] A cardiomiotomia laparoscópica tem demonstrado resultados similares, porém faltam estudos de acompanhamento em longo prazo. Autores sugerem que a injeção de toxina botulínica pode dificultar e influenciar no sucesso do tratamento cirúrgico.[27]

Antes de indicar o tratamento endoscópico da acalásia, o paciente deve ser informado sobre as opções existentes. A cirurgia ou a dilatação endoscópica são boas opções para candidatos sintomáticos em boas condições clínicas. A dilatação endoscópica pode ser realizada em pacientes que não responderam à miotomia cirúrgica; entretanto, em caso de não resposta, outra técnica cirúrgica deve ser oferecida ao paciente. Em pacientes com risco cirúrgico proibitivo, a injeção de toxina botulínica deve ser a abordagem preferida.

Análises de custo indicam que a dilatação pneumática constitui abordagem de melhor custo-efetividade para pacientes com bom risco cirúrgico.[18]

Contraindicações e complicações

As principais complicações são perfuração, sangramento e aspiração. Dentre estas, a mais grave é a perfuração, ocorrendo em 0,1% a 0,4% das dilatações de estenoses benignas.[28] O risco é maior em estenoses complexas e na-

quelas secundárias à radiação. A incidência de perfuração após dilatação também depende da experiência do endoscopista. Um estudo demonstrou que a chance é multiplicada por quatro quando o endoscopista realizou menos de 500 exames endoscópicos diagnósticos.[29] A perfuração pode ocorrer em topografia torácica ou abdominal. Deve ser suspeitada quando ocorrer dor persistente, dispneia, taquicardia ou febre. O exame físico pode demonstrar enfisema subcutâneo do tórax ou da região cervical. A radiografia de tórax normal não a exclui. Pequenas perfurações podem ser vistas somente ao esofagograma com contraste hidrossolúvel ou tomografia de tórax.

Conclusão

A dilatação endoscópica de estenoses benignas constitui tratamento efetivo e recomendado para pacientes com disfagia. O uso de balões ou velas é igualmente efetivo, e a preferência depende da experiência do endoscopista e das características da estenose. Nos casos não responsivos, a injeção de corticosteroides pode melhorar os resultados. Para o tratamento da acalásia, o tratamento cirúrgico e dilatação com balão são boas opções para pacientes com boas condições clínicas. A injeção de toxina botulínica é o procedimento de escolha para pacientes com elevado risco cirúrgico.

Corpos Estranhos no Esôfago e Estômago

A ingestão de corpo estranho (CE) é ocorrência comum nos serviços de urgência. Felizmente, a maioria dos objetos (80%) migra espontaneamente pelo trato digestório. Entretanto, os 20% restantes podem causar graves complicações, como laringospasmo, obstrução intestinal, aspiração, sangramento, perfuração, fistulização e sepse. A mortalidade secundária à ingestão de CE é desconhecida, porém raros casos são relatados.[30,31]

Os grupos de pacientes mais suscetíveis à ingestão de CE são as crianças, pacientes psiquiátricos, alcoólatras e presidiários. Pacientes idosos, com dentição precária, paladar alterado, visão comprometida e vida solitária também são mais vulneráveis a esses eventos.

O local mais frequente de impactação de CE é o esôfago (75% dos casos).[32] Isto ocorre por se tratar do segmento gastrintestinal de menor calibre (exceto pelo apêndice). As manifestações relacionadas com CE esofágico são disfagia, odinofagia, sialorreia. Dor intensa, vômitos, tosse, dispneia, estridor sugerem complicações. Enfisema subcutâneo sugere perfuração esofágica.

O diagnóstico é feito pela história e radiografia, em duas incidências, das regiões cervical e torácica (Figura 44.5). Objetos metálicos planos (p. ex., moedas) costumam apresentar-se no plano sagital, quando localizados na traqueia, e frontal, quando no esôfago.

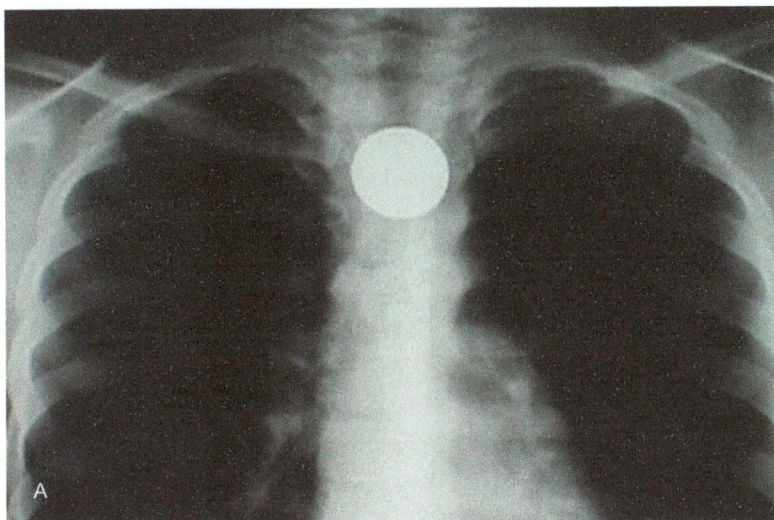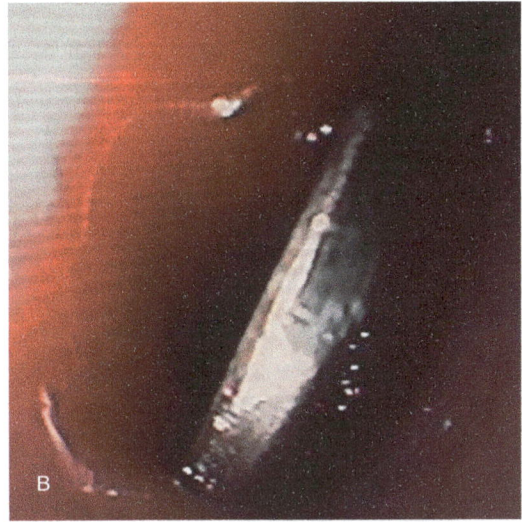

Figura 44.5 A, Radiografia de tórax mostrando material radiopaco arredondado na topografia do esôfago cervical. **B**, Endoscopia confirmando a presença de moeda impactada no esôfago cervical de uma criança. Foi feita a remoção endoscópica.

Deve-se procurar por sinais radiográficos que sugiram complicações (enfisema subcutâneo, consolidação, derrame pleural).

Devido à grande variedade de objetos ingeridos, o endoscopista deve ser capaz de manipular diversos acessórios endoscópicos para cada situação e, com isso, obter taxa de sucesso elevada. A maioria dos objetos pode ser retirada endoscopicamente usando pinças do tipo dente-de-rato ou jacaré, alça de polipectomia ou cesta de extração de cálculos biliares. Antes da endoscopia, o endoscopista pode fazer simulação externa com o acessório que vai usar de acordo com o corpo estranho ingerido, para otimizar o procedimento. Eventualmente, pode utilizar o recurso do uso de um *overtube* (tubo de plástico largo passado pela boca até o esôfago), em caso de múltiplos objetos pontiagudos, que protegeria o esôfago e permitiria a passagem sucessiva do endoscópio.

A decisão de remover um CE deve basear-se na idade, sinais e sintomas do paciente e tempo da ingestão; tamanho, formato e natureza do material ingerido; anatomia do local em que o objeto se localiza; condições técnicas do endoscopista.

Alguns princípios norteiam a conduta:

a. Crianças ou adultos com sinais de obstrução das vias aéreas por corpo estranho devem ser submetidos a endoscopia imediatamente.

b. Pacientes com corpo estranho no sistema digestório e que se alimentaram recentemente, deve-se aguardar o jejum de 6 h antes de se realizar o procedimento. Exceções a essa regra incluem CE pontiagudos e baterias impactados no esôfago.

c. Não se justifica conduta expectante em CE cortantes ou pontiagudos impactados no esôfago.

d. Em nenhuma circunstância, baterias devem ser deixadas no esôfago. Trata-se de emergência, devido à ação extremamente rápida da substância alcalina na mucosa, com elevado risco de perfuração. Uma vez que tenha progredido para o estômago, pode ser observada por até 48 h.

e. Moedas localizadas nos dois terços superiores do esôfago devem ser retiradas assim que possível (aguardar o jejum de 8 h). Quando no terço distal, pode-se optar pela conduta expectante por 12 h na ausência de sinais e/ou sintomas. Caso persista no esôfago ou na presença de sintomas, deve ser retirada. Se progredir para o estômago, poderá ser acompanhada por radiografia após 1 semana. Se não progredir, deverá ser retirada. Deve-se levar em conta o tamanho das moedas; moedas maiores que 20 mm são consideradas como CE de alto risco em crianças e com baixa probabilidade de migração.[31]

f. Um CE (verdadeiro ou alimentar) não deve ser deixado no esôfago por mais que 24 h.

g. Não se devem abordar endoscopicamente cápsulas de cocaína, devido ao risco de ruptura e complicações fatais.

h. Em crianças, a conduta expectante só se justifica se: a ingestão do CE foi testemunhada; se o CE não apresentar características que propiciem perfuração; se a duração da impactação for menor que 24 h; se os sintomas e sinais clínicos forem mínimos.

O Quadro 44.1 ilustra o algoritmo de conduta em CE do trato digestório alto.

Quadro 44.1 Algoritmo da conduta em corpos estranhos do trato digestório alto (Modificado de Charkston *et al.*[35])

```
┌─────────────┐   ┌─────────────┐          ┌─────────────┐                    ┌─────────────┐
│Corpo estranho│  │Corpo estranho│         │Corpo estranho│                   │Corpo estranho│
│  orofaringe  │  │  hipofaringe │         │  esofágico  │                     │   gástrico   │
└──────┬──────┘   └──────┬──────┘          └──────┬──────┘                    └──────┬──────┘
       │                 │                        │                                  │
       ▼                 │              ┌─────────┴────────┐              ┌──────────┴─────────┐
┌─────────────┐          │              ▼                  ▼              ▼                    ▼
│ Remoção com │          │         ┌─────────┐       ┌─────────┐  ┌──────────────┐  ┌──────────────┐
│laringoscópio│          │         │ 2/3 sup │       │ 1/3 inf │  │CE baixo risco/│  │CE alto risco/│
└─────────────┘          │         └────┬────┘       └────┬────┘  │ assintomático │  │ sintomático  │
                         │              │                 │       └──────┬───────┘  └──────────────┘
                         │              ▼                 ▼              ▼
                         │         ┌─────────┐       ┌─────────┐  ┌──────────────┐
                         │         │   CE    │       │  Moeda  │  │      Rx      │
                         │         │alto risco│      └─────────┘  │   seriado    │
                         │         └────┬────┘                    └──────┬───────┘
                         │              │                                │
                         │              │                         ┌──────┴───────┐
                         │              │                         │     Não      │
                         │              └──────────────┐          │   progride   │
                         │                              │         └──────────────┘
                         │                              ▼
                         │                    ┌──────────────────┐
                         └───────────────────►│Remoção endoscópica│◄────────────
                                              └─────────┬────────┘
                                                        ▼
                                              ┌──────────────────┐
                                              │ Falha/complicações│
                                              └─────────┬────────┘
                                                        ▼
                                              ┌──────────────────┐
                                              │Esofagoscopia rígida│
                                              │   ou cirurgia     │
                                              └──────────────────┘
```

Obs.: CE baixo risco: bordas rombas, atóxicos e de pequenas dimensões; CE de alto risco: pontiagudos e de grandes dimensões (diâmetro maior que 2 cm ou extensão maior que 5 cm).

Conclusão

A ingestão de CE é ocorrência comum nos serviços de urgência. A maioria dos CE não causa sintomas, nem exige abordagem endoscópica/cirúrgica. Entretanto, os CE impactados no esôfago merecem especial atenção e devem ser retirados precocemente. CE no esôfago pode ser acompanhado radiograficamente somente se for atóxico, de bordas rombas e pequenas dimensões (calibre superior a 2 cm ou extensão maior que 5 cm).

TERAPÊUTICA DO ESTÔMAGO E DUODENO

Gastrostomia Endoscópica

Descrita em 1980 em crianças, a técnica de gastrostomia endoscópica por tração é simples e rápida.[33] Toda vez que um paciente não conseguir alimentar-se adequadamente por via oral por período prolongado, esse procedimento deve ser lembrado.

Atualmente, com a melhoria da assistência médica, houve aumento da vida média da população e, com isso, mais idosos têm apresentado distúrbio da deglutição por várias causas, muitas das vezes necessitando desse procedimento, que é o mais amplamente utilizado dentre todas as terapêuticas endoscópicas.

Embora seja simples, requer atenção especial ao paciente, que muitas vezes está debilitado pela afecção de base. As contraindicações inicialmente descritas praticamente desapareceram. Atualmente, apenas a não identificação da transiluminação e/ou da palpação digital é considerada contraindicação formal. Pacientes com problemas sistêmicos, tais como coagulopatia, desnutrição grave e dermatite no local da punção abdominal, devem ter essas afecções corrigidas antes do procedimento.

O procedimento deve obedecer aos seguintes passos:

1. Analisar se a indicação está correta;
2. Examinar o paciente e eventuais exames complementares (coagulograma, níveis séricos das proteínas);
3. Conversar detalhadamente com a família sobre o procedimento e os cuidados após este;
4. Solicitar a assinatura do termo de consentimento informado;
5. Jejum de 8 h;
6. Administração de antibiótico venoso profilático minutos antes do procedimento;
7. Procedimento realizado no próprio setor de endoscopia, com monitoração cardiorrespiratória, administração de O_2 por cateter nasal e sedação venosa leve;
8. Com o paciente em decúbito dorsal, faz-se a endoscopia digestiva completa para avaliar se não há contraindicação local para o procedimento;
9. Antissepsia da parede abdominal, colocação de campo operatório esterilizado, com pequena fenda, geralmente no epigástrio, local onde se identifica, por transiluminação, o lúmen do endoscópio (Figura 44.6A);
10. Confirmação de que esse ponto é o melhor contato entre o estômago e a parede abdominal, por meio da palpação digital, que empurra as paredes abdominal e gástrica, visualizada pelo endoscópio;
11. Anestesia tópica da parede abdominal com lidocaína;
12. Pequena incisão da parede abdominal e passagem de uma agulha, ao mesmo tempo em que o endoscopista distende com ar a cavidade gástrica (Figura 44.6B);
13. Seguindo a identificação da agulha dentro do estômago por endoscopia, passa-se um fio de náilon por dentro da agulha, que é apreendido por uma alça de polipectomia passada dentro do canal de biópsias do endoscópio;
14. Traciona-se para o exterior o conjunto endoscópio/fio aprisionado com a alça (Figura 44.6C);
15. No exterior, fixa-se a sonda de gastrostomia (dotada de ponteira pontiaguda) ao fio de náilon tracionando-os até a cavidade gástrica e, desta, para o exterior;
16. Introduz-se novamente o endoscópio pela boca para checagem final do posicionamento interno da sonda de gastrostomia;
17. Fixa-se a sonda na pele com curativo simples e conecta-se a ponteira para permitir o acoplamento da dieta, que poderá ser introduzida poucas horas após o procedimento (Figura 44.6D);
18. Orientam-se os familiares a fazer curativo diário com sabão neutro ao redor da sonda e entrar em contato com a equipe médica em caso de eventual intercorrência.

Em algumas situações especiais, é desejável que a sonda fique no jejuno (jejunostomia). Nessa circunstância, pode-se passar uma sonda mais fina por dentro da sonda de gastrostomia. Aquela é guiada até o jejuno por endoscopia, ou mesmo colocada diretamente no jejuno, pela mesma técnica, com endoscópio mais longo.

As complicações sérias são raras, porém, frequentemente, há pequenos vazamentos ou mesmo irritação da pele em torno da sonda de gastrostomia, que são corrigidos com medidas locais. Raramente há necessidade de retirada da sonda por alguma complicação.

O tempo de permanência da sonda dependerá da recuperação da deglutição do paciente. Caso ele não a recupere, a sonda poderá ficar enquanto estiver funcionando e em bom aspecto. A troca da sonda é fácil e não necessita de endoscopia; apenas tracionando-a é possível retirá-la, e, no seu trajeto, passa-se sonda própria com balonete.

Retirada de Corpo Estranho

A ingestão de CE é de ocorrência comum. Felizmente, a maioria dos objetos progride sem causar sintomas. Apenas 10% a 20% não conseguem passar pelo TGI e necessitarão de remoção endoscópica. O tratamento cirúrgico só é necessário em 1% dos casos.[34,36]

Devido à grande variedade de artigos ingeridos, o endoscopista deve ser capaz de manipular diversos acessórios endoscópicos para cada situação e, com isso, obter taxa de sucesso elevada. A decisão de remover um CE deve basear-se na idade e condições clínicas do paciente; tamanho, formato, tempo e natureza do material ingerido; anatomia do local em que o objeto se localiza; condições técnicas do endoscopista com a menor morbimortalidade possível.

O perfil mais comum dos pacientes que ingerem CE inclui crianças, pacientes psiquiátricos, alcoolismo agudo ou crônico e presidiários. Pacientes idosos, com dentição precária, paladar alterado, visão comprometida e vida solitária, também são vulneráveis a esses eventos.

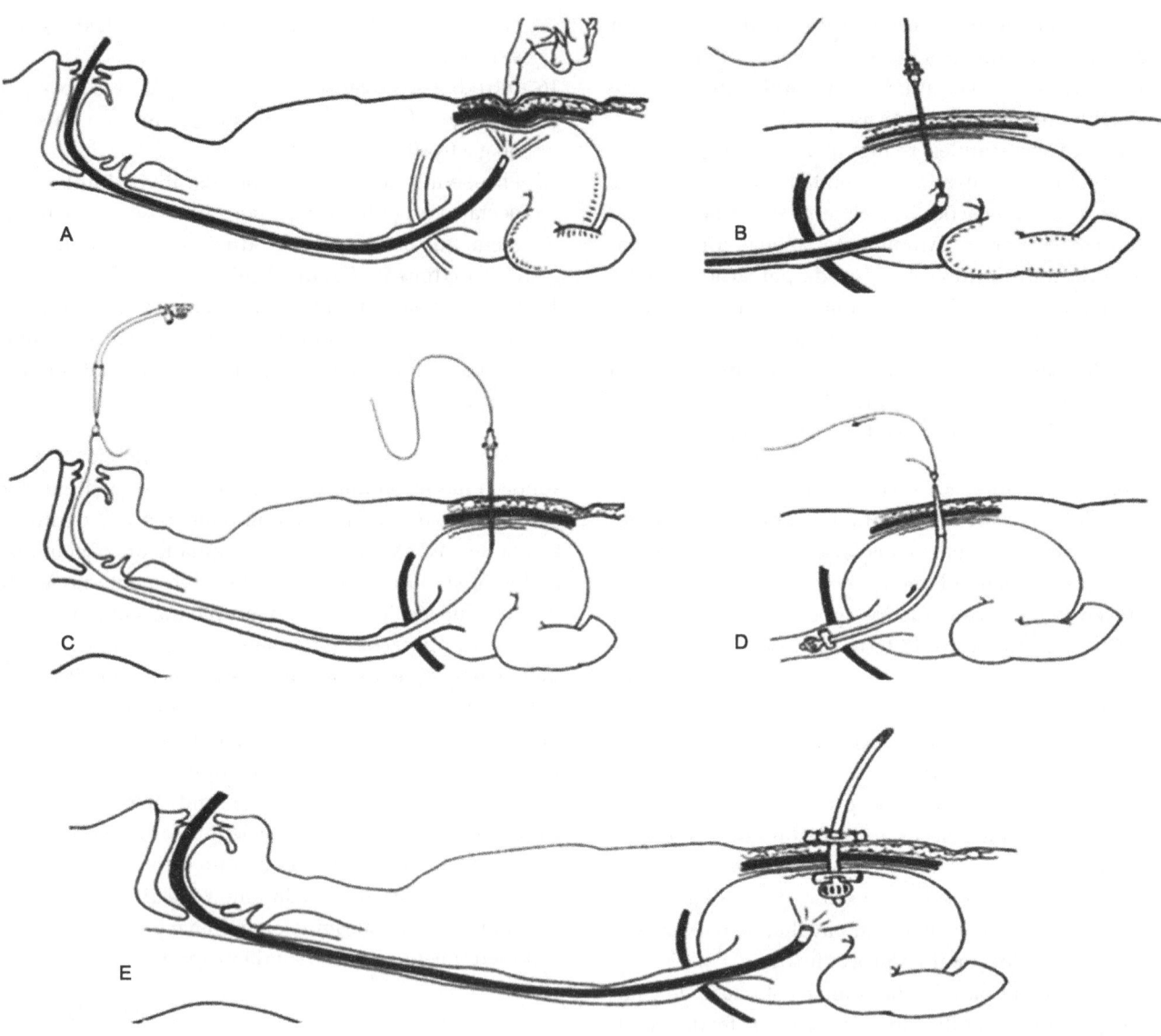

Figura 44.6 Técnica de gastrostomia endoscópica percutânea. (**A**) Transiluminação da parede abdominal pelo endoscópico, no ponto indicado através da digitopressão externa efetuada com a ponta dos dedos. (**B**) Punção por agulha calibrosa no ponto determinado pela transiluminação, com passagem de fio-guia metálico pelo lúmen do cateter, a ser apreendido por pinça de corpo estranho conectada ao endoscópio. (**C** e **D**) Tração do fio introduzido pela porção localizada em parede abdominal: note que a outra extremidade está exteriorizada pela boca e fixada à sonda de gastrostomia. (**E**) Visão final da gastrostomia endoscópica, visualizando anteparo no lúmen gástrico, e outro externo rente à parede abdominal, garantindo a fixação da sonda.

Em geral, são quatro os tipos de materiais ingeridos: bezoares; alimentos; CE verdadeiros, como ossos, moedas, dentaduras e pinos; vários tipos de próteses médicas.

O diagnóstico baseia-se na alta suspeita clínica, nos sinais e sintomas e nos achados de radiografias simples, dependendo do tipo de objeto ingerido. Espinhas de peixe, ossos de galinha, vidros, madeira e plásticos habitualmente não são radiopacos. Para material radiopaco, as radiografias devem ser feitas pelo menos em duas incidências. A endoscopia tem alta acurácia para o diagnóstico.

Após o diagnóstico, a remoção endoscópica poderá estar indicada. O momento da endoscopia deve ser avaliado rigorosamente e depende do tipo do material ingerido, tempo de ingestão, topografia da impactação e sintomatologia do paciente.

Pacotes de drogas, especialmente cocaína, devem ser tratados conservadoramente nas primeiras 48 h, com acompanhamento radiológico. Caso não sejam eliminados, a intervenção cirúrgica será mais segura, pois a manipulação endoscópica poderá romper o pacote, provocando intoxicação aguda maciça.[37]

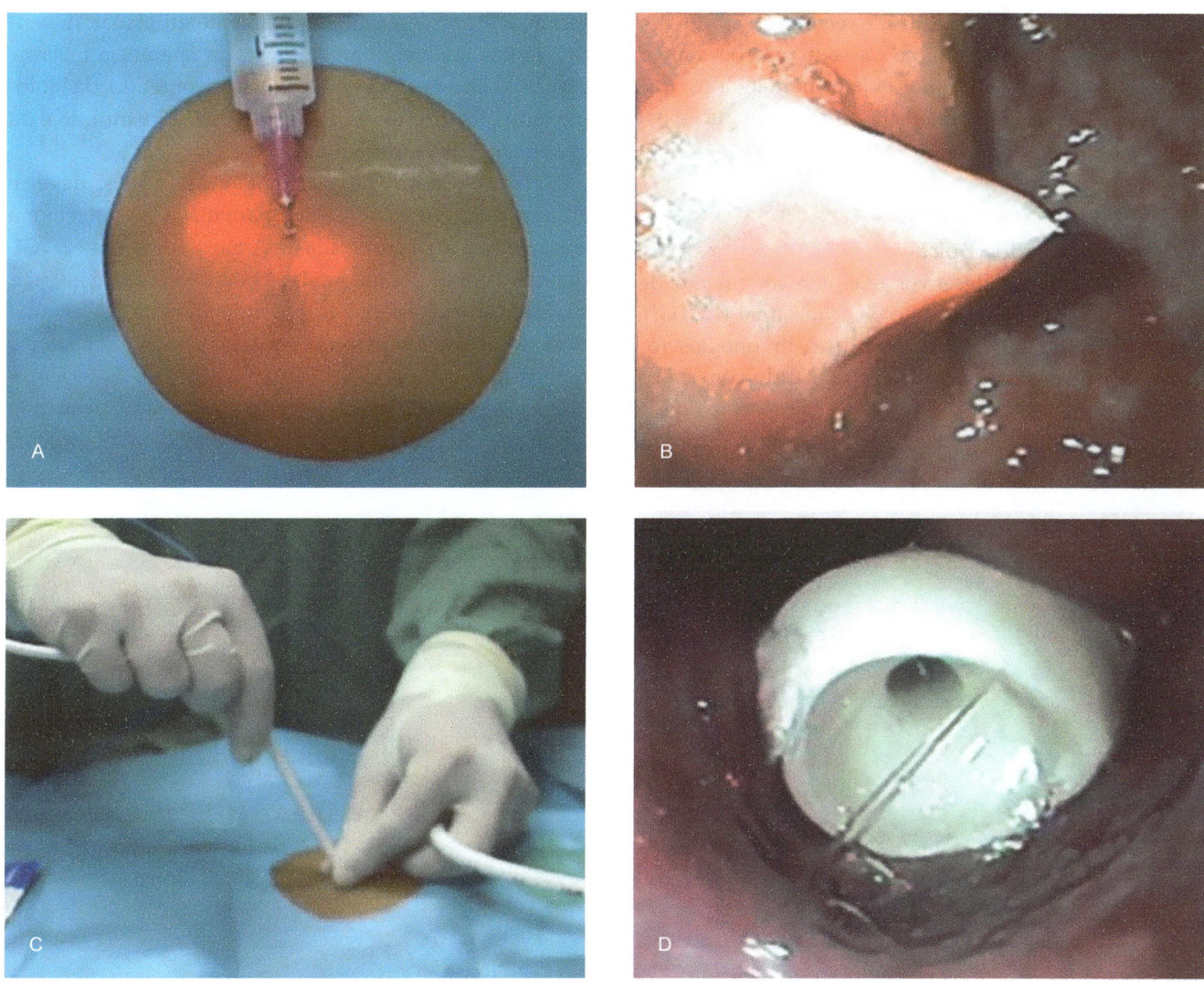

Figura 44.7 Sequência de gastrostomia endoscópica percutânea pela técnica de tração. (**A**) Identificação pelo auxiliar do local de transiluminação pelo endoscópico, local de realização da anestesia. (**B**) Visão intragástrica do momento da punção com a agulha, por onde será introduzido fio-guia. (**C**) Tração da sonda de gastrostomia que está transfixando a cavidade gástrica e a parede abdominal. (**D**) Visão por endoscopia do anteparo da sonda de gastrostomia, rente à parede gástrica.

Baterias que persistem na cavidade gástrica por mais de 48 h devem ser removidas endoscopicamente, pois, além de causarem dano local devido ao contato, ação direta de corrosivos ou da corrente de voltagem, podem liberar substâncias tóxicas, especialmente o mercúrio, e levar a intoxicação sistêmica, com efeitos graves em vários órgãos.

Escova de dente pode ser ingerida acidentalmente. Nesse caso, a história clínica e radiografia simples de abdome fazem o diagnóstico. A retirada endoscópica é necessária.

Bezoar é um tipo de CE no estômago decorrente de aglutinado de fibras (fitobezoar), cabelo (tricobezoar), alimentos ou outras substâncias menos comuns. Essa massa tende a aumentar progressivamente até provocar repercussão clínica, ocasião em que é diagnosticada e tratada.

O fitobezoar pode ser tratado por endoscopia, sendo fragmentado em várias partes e removido pelo *overtube*. Tricobezoar é difícil de tratar por endoscopia, sendo a cirurgia a abordagem padrão.

Vários outros objetos no estômago podem ser retirados, sobretudo aqueles para tratar de pacientes obesos, tais como bolo alimentar pós-operatório, balão, anel gástrico migrado pós-cirurgia etc.

As técnicas endoscópicas utilizadas são variadas. A maioria dos objetos pode ser retirada endoscopicamente usando pinça de CE tipo dente-de-rato ou jacaré, alça de polipectomia ou cesta de extração de cálculos biliares. Antes da endoscopia, o endoscopista deve fazer simulação externa com o acessório que vai usar de acordo com o CE ingerido, para otimizar o procedimento.

Eventualmente pode utilizar o recurso do uso de um *overtube* (tubo de plástico largo passado pela boca até o esôfago), em caso de múltiplos objetos pontiagudos, que protegeria o esôfago e permitiria a passagem sucessiva do endoscópio (Figuras 44.8 e 44.9).

Ressecção de Neoplasias Superficiais

Mucosectomia endoscópica

Essa técnica foi desenvolvida para tratamento de neoplasias superficiais do trato gastrintestinal (NSTGI), quando a possibilidade de metástases linfonodais for virtualmente zero. Isto pode ser conseguido com baixo custo, morbidade e mortalidade, e mantendo a qualidade de vida dos pacientes. Várias técnicas de mucosectomias

foram descritas e são alternativamente utilizadas, dependendo das condições anatômicas, da aparência macroscópica e tamanho da lesão, do órgão acometido, da biologia da lesão, dos recursos disponíveis na instituição e da experiência da equipe endoscópica.

Para o estudo da morfologia das lesões, deve-se adotar a classificação de Paris para que a linguagem e a conduta sejam padronizadas.[38] A morfologia das NSTGI, quando bem estudada, prediz a possibilidade de invasão vertical (profundidade) e, consequentemente, de acometimento linfonodal. Cada morfologia tem significado diferente para cada órgão.

O diagnóstico pode ocorrer durante o rastreamento das neoplasias em condições ou fatores de alto risco, ou

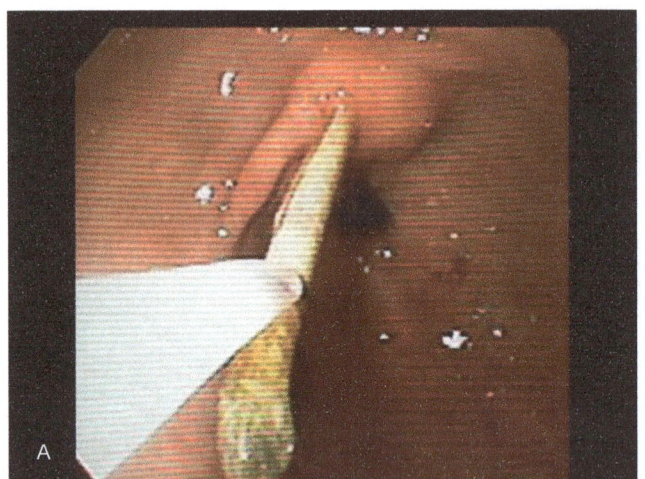
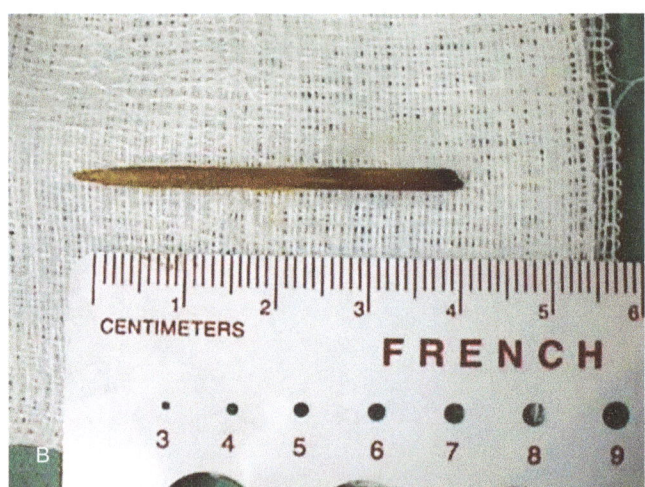

Figura 44.8 Retirada endoscópica de corpo estranho no antro gástrico. (**A**) Endoscopia digestiva evidenciando impactação de "palito de dente" no antro gástrico tracionado por pinça de retirada de corpo estranho. (**B**) "Palito de dente", medindo 4 cm, após retirada por endoscopia.

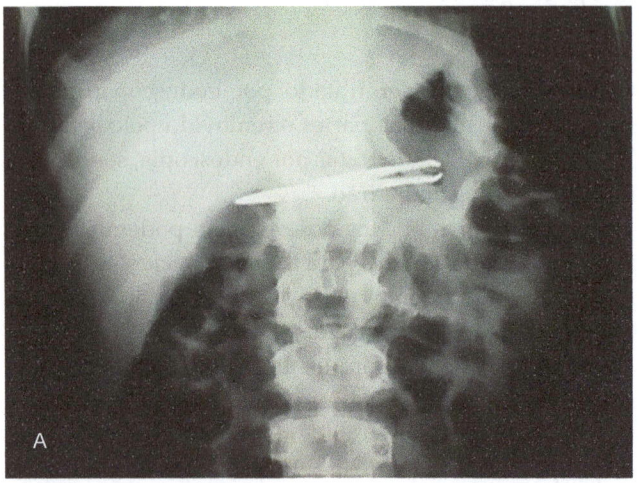
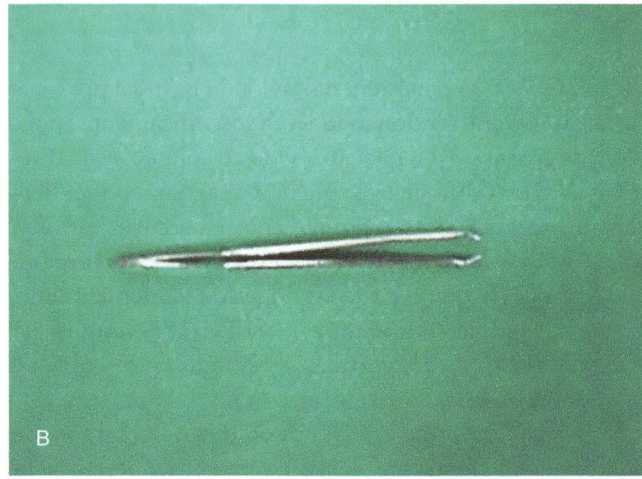

Figura 44.9 Corpo estranho em estômago à radiografia simples de abdome. (**A**) Radiografia simples de abdome em AP demonstrando imagem hipotransparente em topografia de região epigástrica, correspondente ao estômago. (**B**) Pinça metálica retirada do estômago por endoscopia.

Terapêutica Endoscópica Digestiva | **835**

incidentalmente durante exames endoscópicos com outras indicações. O endoscopista não deve esquecer que, por definição, as NSTGI são assintomáticas e que apenas o alto nível de suspeita e exame minucioso poderão fazer a detecção.

O aspecto endoscópico das NSTGI pode ser de difícil reconhecimento. As áreas de mucosa anormal identificadas durante o exame endoscópico devem ser avaliadas com cromoscopia. Esta fornece análise macroscópica detalhada da lesão e delimitação rigorosa da sua margem e, portanto, de sua extensão, com o potencial de melhorar a possibilidade de tratamento curativo por mucosectomia. A estimativa da profundidade das NSTGI antes do tratamento endoscópico pode ser melhorada por meio da utilização da ecoendoscopia, principalmente com *probes* de alta frequência.[39-42]

Técnicas de mucosectomia

- *"Injetar e cortar"*. A elevação da lesão na camada mucosa é obtida por meio da injeção de solução na submucosa, com a criação de uma bolha que é apreendida por alça diatérmica e ressecada utilizando corrente elétrica. Essa injeção é importante para diminuir a possibilidade de perfuração[43] (Figura 44.10).

- *"Injetar, elevar com pinça e cortar"* (strip biopsy). Após a injeção na submucosa, utilizando endoscópio de duplo canal, uma pinça de apreensão larga é introduzida por um dos canais do endoscópio para tracionar a lesão para o interior da alça diatérmica previamente introduzida pelo outro canal do endoscópio. Essa alça é fechada e a lesão é ressecada com passagem da corrente elétrica (Figura 44.11).

- *"Aspirar e cortar"*. Essa técnica utiliza um *cap* transparente fixado à ponta do endoscópio. Uma alça com formato especial é introduzida pelo canal do aparelho e armada em ranhura no interior do *cap*. A seguir, realiza-se a aspiração da lesão enquanto a alça é fechada. Após a apreensão da lesão, a aspiração é interrompida e corrente elétrica é aplicada para realizar a mucosectomia (Figura 44.12).

- *"Aspirar, aplicar banda elástica e cortar"*. A área de lesão é ligada com banda elástica de ligadura de varizes esofagianas, para transformar lesão plana em polipoide e facilitar a apreensão. A ressecção da lesão é realizada acima ou abaixo da banda elástica (Figura 44.13).

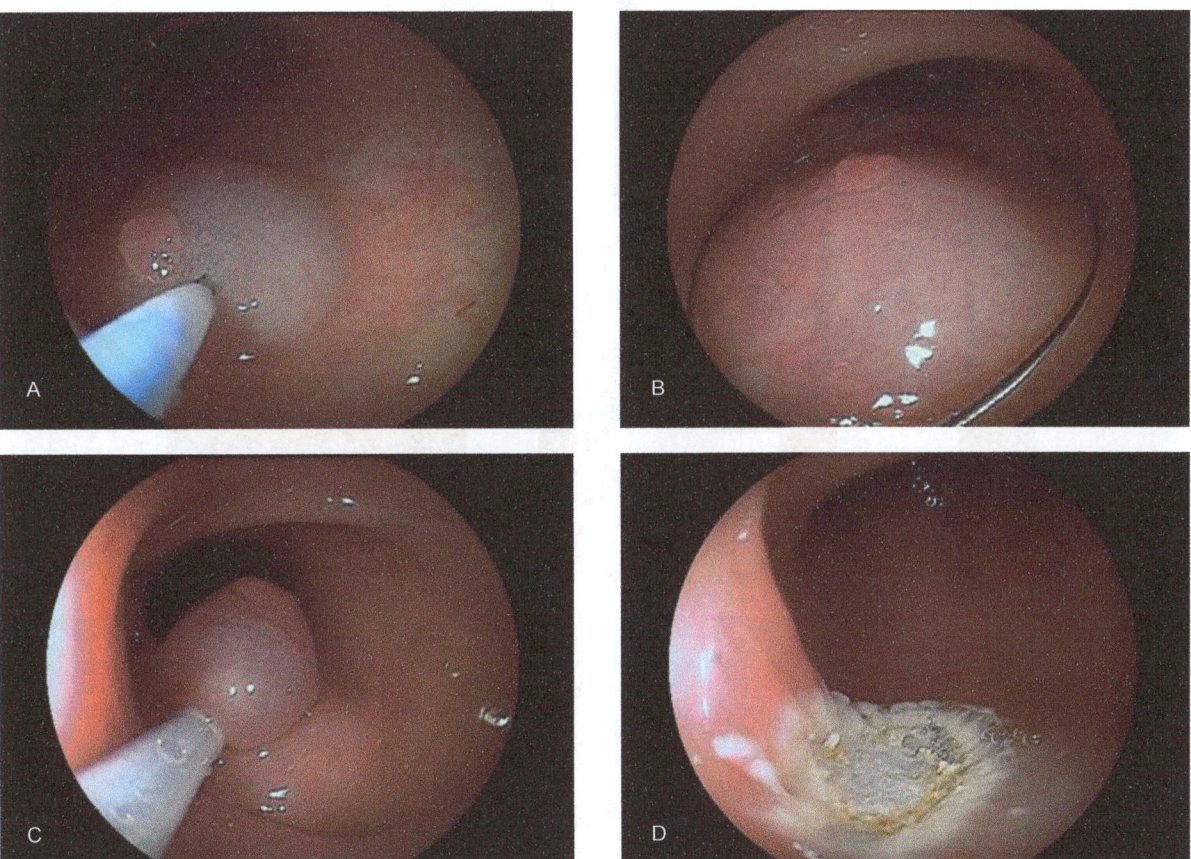

Figura 44.10 Mucosectomia pela técnica "injetar e cortar". (**A**) Injeção de solução salina na base de pequeno adenoma de cólon, com boa elevação. (**B**) Alça metálica de polipectomia aberta, sobre a área elevada. (**C**) Alça de polipectomia fechada, apreendendo a base da lesão com margem de segurança. (**D**) Aspecto final da mucosectomia com retirada completa da lesão, com margem de segurança e fundo limpo, sem sangramentos e livre de lesão.

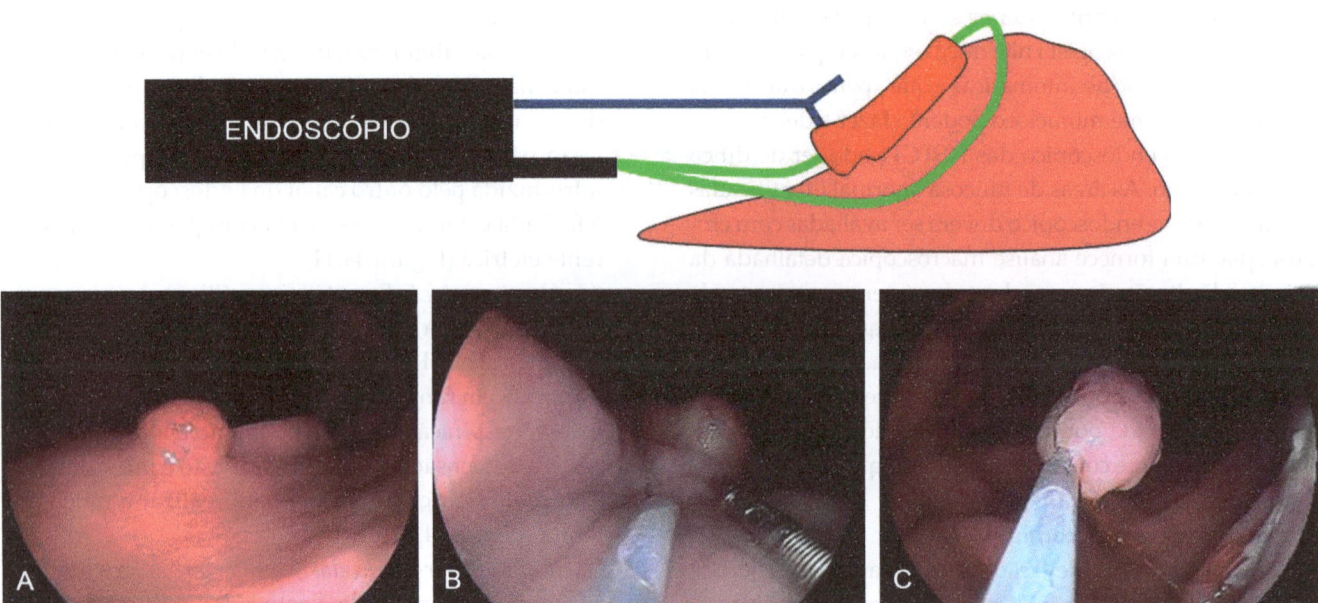

Figura 44.11 Técnica de mucosectomia "injetar, elevar com pinça e cortar". (**A**) Lesão polipoide em corpo gástrico à endoscopia após injeção de substância. (**B**) Elevação da lesão com pinça e apreensão com alça metálica. (**C**) Lesão apreendida em alça após corte utilizando eletrocautério.

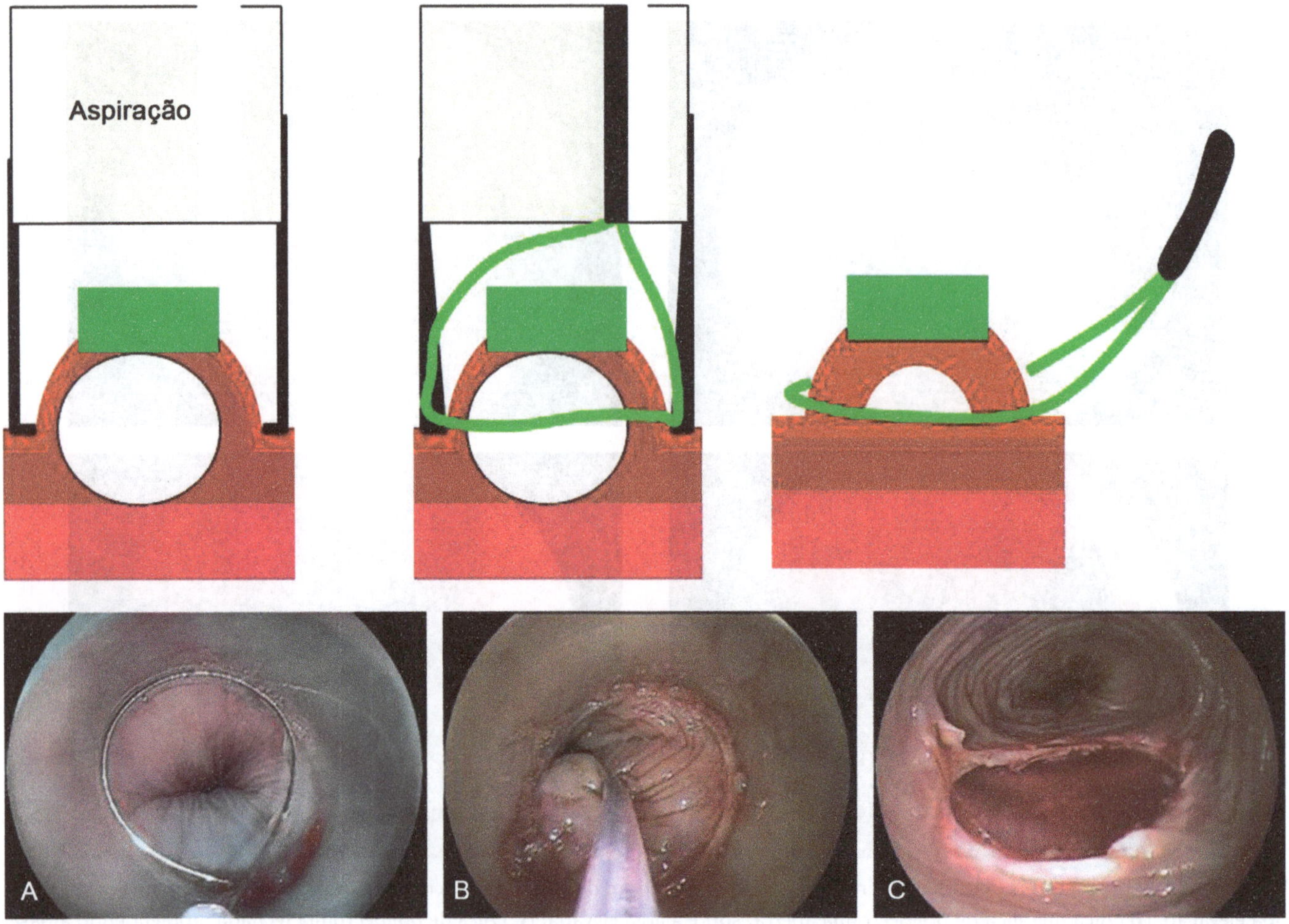

Figura 44.12 Técnica de mucosectomia "aspirar e cortar". (**A**) Aspiração da lesão utilizando *cap*: note a presença da alça metálica aberta ao redor da lesão. (**B**) Secção por eletrocoagulação da lesão ligada à alça metálica. (**C**) Aspecto final após retirada da lesão.

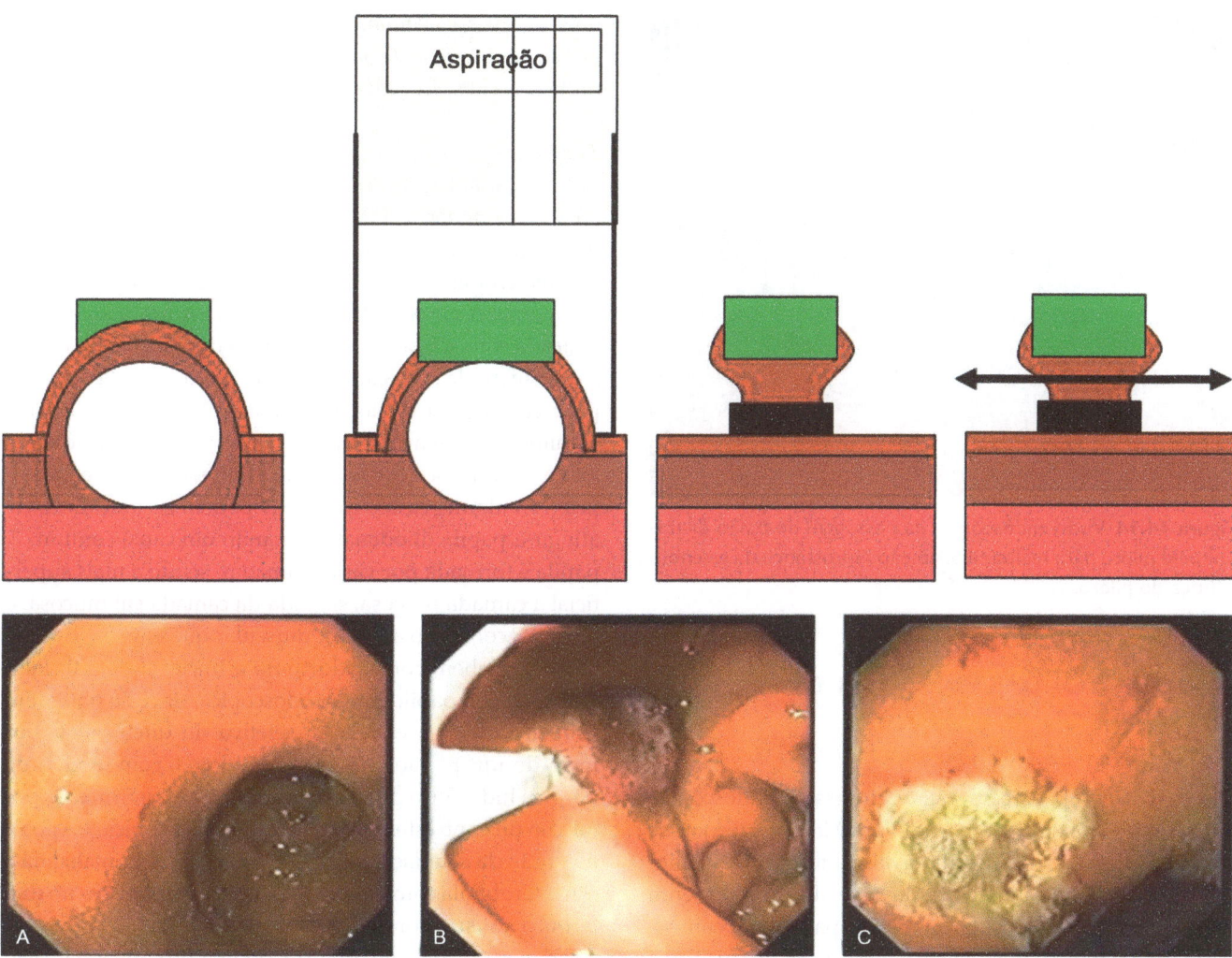

Figura 44.13 Técnica de mucosectomia "aspirar, aplicar banda elástica e cortar". (**A**) Pequeno carcinóide em bulbo duodenal. (**B**) Apreensão da lesão após aspiração e aplicação de banda elástica na base. (**C**) Aspecto final após mucosectomia.

Dilatação Endoscópica Piloroduodenal

Úlcera péptica é ainda a causa frequente de obstrução piloroduodenal. Dor e distensão abdominais, vômitos, desidratação e perda de peso são manifestações clínicas mais comuns. Esses pacientes apresentam-se com tempo de esvaziamento gástrico aumentado, o que obriga jejum prolongado e, por vezes, drenagem gástrica antes da realização de procedimentos endoscópicos pelo risco de aspiração pulmonar.

Para realizar a dilatação endoscópica, é utilizado balão dilatador hidrostático (disponível em diversos tamanhos), com objetivo de alcançar diâmetro de 15 mm que, em geral, é suficiente para melhora clínica.

Antes da dilatação endoscópica são realizadas avaliações clínica, radiológica e endoscópica minuciosas para certificar as condições clínicas, nutricionais e de coagulação do paciente, além de detalhes da estenose, inclusive com biópsias para pesquisa de *Helicobacter pylori* e exclu-

são de neoplasia maligna. Durante a endoscopia digestiva, um cateter com balão dilatador é passado pelo canal de trabalho do endoscópio e inserido cuidadosamente no ponto da obstrução, fazendo com que o balão permaneça centralizado no interior da estenose. Realiza-se a expansão do balão sobre pressão controlada durante alguns minutos, ou até se desfazer a cintura do balão quando acompanhado por fluoroscopia. Desinsufla-se o balão e faz-se revisão local cuidadosa, à procura de sangramento ou perfuração, e ultrapassa-se a região dilatada para certificar-se de que houve boa resposta imediata (Figura 44.14).

Recorrência de obstrução após a primeira sessão não é rara, e muitos pacientes necessitam de novas dilatações para sucesso. Kuwada e Alexander[44] avaliaram 19 pacientes com estenoses pépticas. Observaram que 84% apresentaram retorno dos sinais e sintomas após tempo médio de 9 meses. Complicações como sangramento e perfuração podem estar presentes.

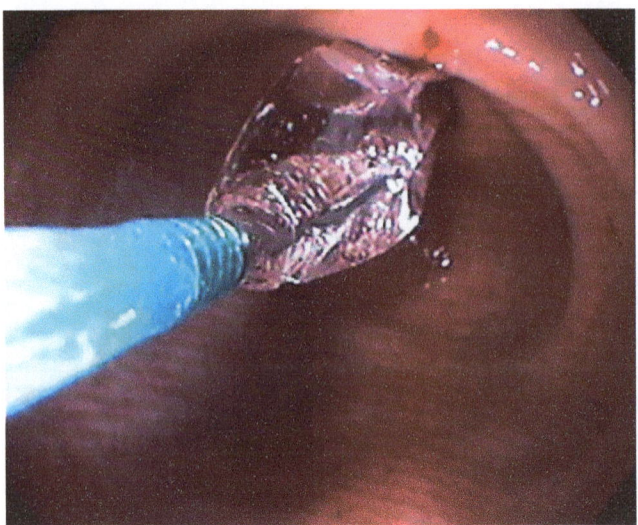

Figura 44.14 Visão endoscópica da passagem do balão dilatador pelo piloro para realizar a dilatação hidrostática da estenose péptica do piloro.

TERAPÊUTICA DAS VIAS BILIARES E PÂNCREAS

Papilotomia Endoscópica

A colangiopancreatografia retrógrada endoscópica (CPRE), descrita em 1968 por William McCune, tornou-se ferramenta essencial no estudo das enfermidades biliopancreáticas.[45] Inicialmente, tratava-se de procedimento exclusivamente diagnóstico que servia para o mapeamento da árvore biliar e dos ductos pancreáticos. A partir dos trabalhos pioneiros de Kawai e Classen, em 1974, surgiu a papilotomia endoscópica, que transformou a CPRE em procedimento terapêutico para uma série de enfermidades, tais como a coledocolitíase, a fístula biliar e a disfunção do esfíncter de Oddi. Foi graças a esse cunho terapêutico que a CPRE sobreviveu ao surgimento da colangiopancreatografia por ressonância magnética (CPRM), método não invasivo que fornece imagens de resolução semelhantes às da CPRE. Atualmente, a CPRE diagnóstica foi praticamente abandonada, e a quase totalidade dos pacientes encaminhados para o procedimento tem objetivo terapêutico que foi definido por exames de imagem não invasivos, tais como o ultrassom abdominal, a tomografia computadorizada do abdome, a CPRM e o ultrassom endoscópico. Em geral, a CPRE é procedimento realizado em regime hospitalar; todavia, também pode ser feito em caráter ambulatorial, com admissão pela amanhã, acompanhamento durante o dia e liberação após 6 h de observação, caso o paciente se encontre assintomático e com boa aceitação da dieta. Essa conduta encontra-se bem estabelecida para pacientes de baixo risco, em geral portadores de litíase da via biliar não complicada, que não apresentem comorbidades graves, que tenham procedimento endoscópico sem nenhuma intercorrência e disponham de sistema fácil de retorno ao hospital em caso de necessidade.

Técnica

A papilotomia endoscópica tornou-se pré-requisito para quase todas as intervenções terapêuticas nas vias biliar e pancreática. Desde sua descrição, há mais de 40 anos, a esfincterotomia biliar e pancreática não mudou significativamente. A ampola de Vater é uma estrutura anatômica delicada, situada na segunda porção duodenal, que recebe a drenagem da secreção biliar pelo colédoco e da secreção pancreática pelo ducto de Wirsung.[45] Ambos os ductos geralmente drenam separadamente na papila duodenal maior, dando origem ao termo confluência biliopancreática. Em alguns casos, os ductos podem se unir antes de atingir a papila duodenal, formando um canal comum. A papila é formada por várias camadas, sendo a mais superficial a camada mucosa, seguida da camada submucosa, e ambas recobrem o esfíncter muscular que envolve os dois ductos, também conhecido como esfíncter de Oddi. Para realização da papilotomia endoscópica, deve-se obter, em primeiro lugar, a canulação seletiva do ducto biliar por meio de um papilótomo ou canulótomo, com auxílio de fio-guia hidrofílico de ponta atraumática e confirmação por injeção de contraste e visibilização fluoroscópica.[46] Após a obtenção da canulação ductal seletiva, pode ser realizada a esfincterotomia com papilótomo, que apresenta um fio diatérmico em sua porção distal. Esse fio, uma vez arqueado e com uso de corrente de corte, poderá promover a secção do esfíncter. Essa manobra permitirá o acesso aos ductos biliar e/ou pancreático de instrumentos de extração de cálculos, tais como balão extrator e cesta, de dilatadores e próteses. Quando o objetivo do procedimento for explorar a via biliar, o fio-guia deverá ser posicionado no colédoco e a secção do esfíncter deverá ser dirigida para a posição de 11 h a 12 h da papila, onde se situa o ducto biliar. De outro modo, se o interesse da intervenção endoscópica for manipular o ducto pancreático, o fio-guia deverá ser posicionado no Wirsung e a papilotomia deverá ser dirigida para a posição de 1 h a 2 h. Usualmente é mais fácil canular o ducto pancreático do que o ducto biliar. Nos casos em que a canulação biliar seletiva não é obtida de forma convencional, podem ser empregadas técnicas de acesso ductal, que foram consagradas com o termo pré-corte.[47] Essa técnica de acesso consiste no uso de um estilete com fio diatérmico curto, aplicado na porção mais abaulada da papila (infundíbulo) na posição de 11 h a partir do óstio da papila, buscando realizar dissecção plano a plano das camadas mucosa, submucosa até atingir o esfíncter muscular e o epitélio do ducto biliar, permitindo assim a canulação profunda e o acesso seletivo da via biliar (Figura 44.15).

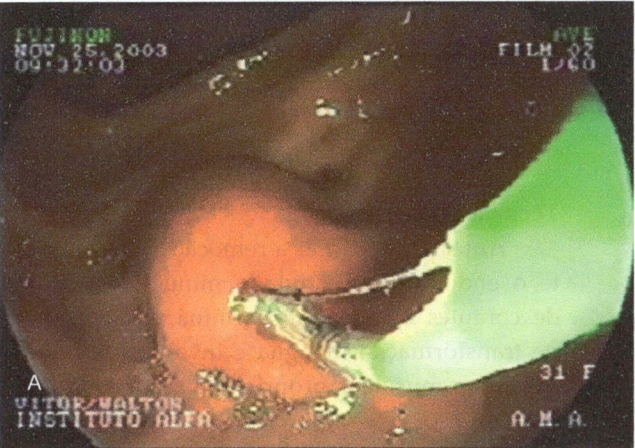
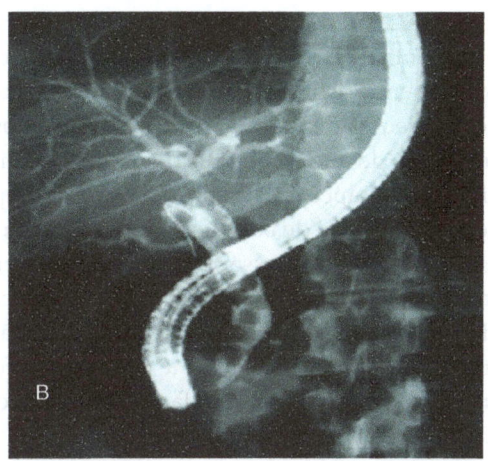
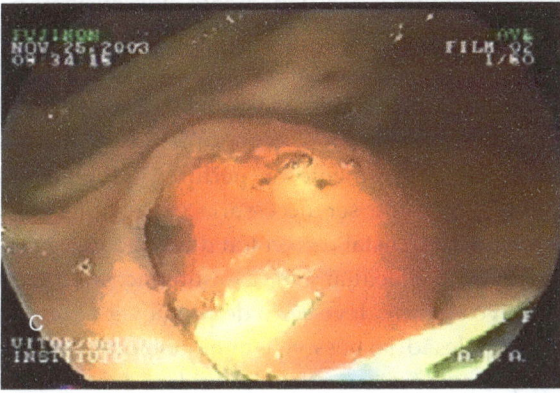
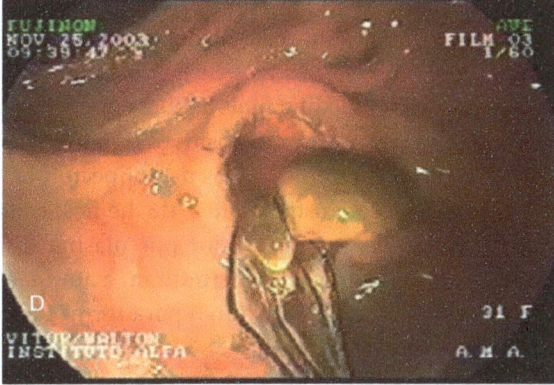

Figura 44.15 Técnica de colangiografia com papilotomia endoscópica e retirada de cálculos biliares. (**A**) Papilótomo posicionado na papila duodenal maior e injetando o contraste iodado. (**B**) Colangiopancreatografia retrógrada endoscópica evidenciando dilatação do hepatocolédoco com múltiplas falhas de enchimento facetadas consistente com coledocolitíases. (**C**) Papilotomia endoscópica ampla. (**D**) Retirada dos cálculos de colédoco com cesta de Dormia.

Indicações

As principais indicações da papilotomia endoscópica são:

- Retirada de cálculos da via biliar principal, particularmente em situações de obstrução biliar, pancreatite aguda biliar ou infecção (colangite);
- Retirada de cálculos pancreáticos;
- Fechamento de fístulas biliares ou pancreáticas, podendo associar-se ou não a colocação de *stent*;
- Retirada de áscaris ou outros elementos da via biliar, tais como sangue (hemobilia) e barro biliar;
- Disfunção do esfíncter de Oddi, particularmente quando acompanhada de dilatação do hepatocolédoco, sintomas de cólica biliar e elevação de enzimas canaliculares ou pancreatite aguda recorrente (disfunção do tipo I);
- Tratamento de estenoses benignas e malignas da via biliar, em que a papilotomia é utilizada para facilitar a introdução de cateteres de dilatação, escovas de citologia e *stents*.

TERAPÊUTICA DO CÓLON E RETO

Polipectomia Endoscópica

A polipectomia endoscópica é o método de escolha para tratamento das lesões polipoides do TGI, particularmente no intestino grosso. Essa técnica adquiriu grande importância na medicina devido ao vertiginoso crescimento e popularização da colonoscopia, nos últimos 20 anos, como método de rastreamento do câncer colorretal.[48]

A combinação da detecção e retirada dos pólipos durante a colonoscopia exerce comprovado efeito preventivo ao desenvolvimento do câncer colorretal. A polipectomia endoscópica é técnica minimamente invasiva, indolor, realizada habitualmente sob sedação e em regime ambulatorial, com baixos riscos de complicações; na maior parte das vezes, acresce poucos minutos ao tempo do exame. A ressecção do pólipo, sempre que possível, deve ser executada no mesmo ato do exame diagnóstico, e a recuperação do espécime para estudo histológico é essencial para avaliar a probabilidade de cura com a intervenção endoscópica. Lesões polipoides de grande tamanho (acima de 2 cm) requerem agendamento do procedimento terapêutico em horário especial, com tempo mais prolongado, sendo aconselhável o respaldo hospitalar.

São pré-requisitos para a polipectomia endoscópica: treinamento do endoscopista e da equipe auxiliar em procedimentos terapêuticos; campo de visão adequado, com preparo intestinal de boa qualidade sem resíduos fecais; disponibilidade de acessórios de diferentes formatos e tamanhos, e unidade eletrocirúrgica adequada; sedação efetuada por especialista treinado, sob monitoração cardiopulmonar contínua, de modo a oferecer conforto e segurança ao paciente e tranquilidade e concentração no ato endoscópico ao endoscopista; consentimento informado do paciente e de seu responsável para a execução da terapêutica.

O grande progresso da técnica colonoscópica e dos videoendoscópios de alta resolução e de magnificação de imagens, com canais de trabalho mais calibrosos, e a disponibilidade atual de arsenal de dispositivos desenvolvidos para terapêutica endoscópica (alças de polipectomia, cateteres de injeção, *cap*, instrumentos de hemostasia como endoclipes, *endoloops*, coagulador por plasma de argônio, pinças de coagulação etc.) permitiram a ampliação do tratamento endoscópico curativo para formações polipoides de grande tamanho.

Indicações

São quatro as preocupações principais relacionadas com o tratamento endoscópico dos pólipos: existência de malignidade, ressecção incompleta, recorrência da lesão e eventos adversos. Sabidamente, três fatores estão associados com a malignidade do pólipo: tamanho, formação séssil e componente viloso.[48] Pólipos sésseis e vilosos maiores que 2 cm podem conter transformação maligna em 23% a 51% dos casos, embora, na experiência de alguns centros de referência, esses índices sejam mais baixos, oscilando entre 11% e 12%.[49,50] Por princípio, todas as lesões polipoides de aspecto benigno cujo acometimento esteja restrito à camada epitelial, sem áreas ulceradas, friáveis, endurecidas ou deprimidas indicativas de invasão submucosa ou degeneração maligna, e que demonstrem não estarem aderidas aos planos profundos após a injeção de soluções na submucosa, são candidatas à ressecção endoscópica. Para endoscopistas experientes em terapêuticas avançadas, o tamanho da lesão não constitui critério isolado que contraindique a ressecção por via endoscópica. Eventualmente, a limitação ao tratamento endoscópico surge devido à forma da lesão, à sua localização no cólon e à maneira como ela se expõe para a abordagem endoscópica. Lesões parcialmente escondidas atrás de pregas, particularmente nas flexuras colônicas, nos ângulos do cólon direito, ou mesmo atrás da popila ileoce-

cal, oferecem grandes obstáculos para sua identificação e ressecção completa, mesmo quando medem menos de 20 mm. Por outro lado, no reto, até mesmo lesões polipoides extensas, com espraiamento lateral e mais de 60 mm, podem ser totalmente ressecadas por via endoscópica.

Técnica de polipectomia

Antes de se iniciar a remoção da lesão, é importante o endoscopista estudá-la minuciosamente com uso de corantes como indigocarmina para descartar sinais de transformação maligna e invasão profunda da submucosa e muscular própria. No planejamento tático da ressecção, deve-se testar a unidade eletrocirúrgica e os acessórios, variar o decúbito do paciente e efetuar manobras para obter o posicionamento mais eficiente e funcional possível, com o aparelho retificado e responsivo aos comandos. A lesão deve ser posicionada no eixo de saída dos instrumentos pelo canal de biópsia, favorecendo as manobras com a alça e o controle da situação em caso de algum sangramento ou perfuração (Figura 44.16). A retroflexão pode ser necessária em algumas situações, como no reto distal e no cólon direito, para se expor melhor a lesão e facilitar a injeção submucosa e ressecção. O objetivo sempre deve ser o de promover a retirada completa da lesão, se possível em monobloco e em um único tempo, pois assim o risco de recidiva é menor. As lesões polipoides com pedículos calibrosos, longos ou tortuosos, por vezes representam grande desafio ao endoscopista, principalmente para sua apreensão completa em apenas uma laçada.

O pedículo apresenta a vantagem de possibilitar o emprego de manobras profiláticas para evitar o sangramento, tais como injeção de vasoconstritores (adrenalina), hemoclipes e *endoloops*. O índice de sucesso da ressecção completa e em bloco de lesões pediculadas é

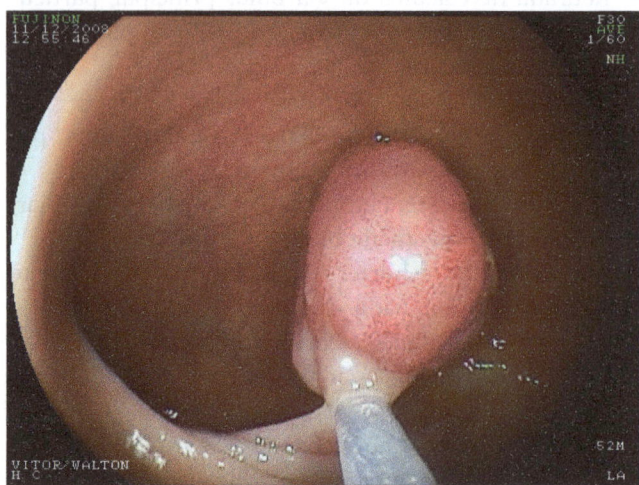

Figura 44.16 Polipectomia com alça diatérmica de pólipo pediculado de padrão adenomatoso.

bastante elevado, e, consequentemente, os riscos de recorrência são em geral muito baixos.

Em lesões de pedículo largo, pode ser injetada solução de epinefrina 1:10.000 diretamente no pedículo, para reduzir o risco de hemorragia. Em seguida, é feito teste do cautério e do acessório antes de se proceder à laçada. É preferível utilizar alça de polipectomia hexagonal para as lesões maiores. A secção é realizada no pedículo abaixo da cabeça do pólipo, com margem livre de 0,5 cm a 1 cm dependendo do tamanho do pedículo, aplicando-se corrente de coagulação. A secção deve ser lenta e a pressão na alça deve ser progressiva, para compressão efetiva do pedículo. Deve-se ter atenção para evitar contato entre a alça e a parede intestinal contralateral durante a eletrocoagulação. Nas lesões sésseis, emprega-se a injeção submucosa de solução salina na base da lesão, iniciando-se pela vertente proximal da lesão. A desvantagem da solução salina é a sua rápida dissipação. Outras soluções mais viscosas, como a hidroxipropilmetilcelulose, foram desenvolvidas e podem ser empregadas em lesões espraiadas.[51,52] As lesões sésseis de até 20 mm podem ser ressecadas em monobloco, enquanto as maiores podem ser removidas em fragmentos (mucosectomia em *piecemeal*) ou por técnicas mais complexas de dissecção endoscópica de submucosa. O objetivo deve ser sempre a ressecção completa na primeira sessão, visto que a exérese de tecidos residuais em sessões subsequentes pode ser dificultada pelo processo cicatricial.

Resultados de literatura

Existe extensa literatura médica publicada sobre os resultados da polipectomia endoscópica. O grupo de Hamburgo publicou uma série de 176 pacientes com pólipos colorretais (47 pediculados, 129 sésseis) de aspecto endoscópico benigno e maiores que 30 mm.[50-54] Foram utilizadas alça monofilamentar oval e corrente de coagulação. Os pólipos pediculados foram ressecados em bloco após prévia injeção de adrenalina no pedículo ou aplicação de hemoclipes e *endoloops*. Os pólipos sésseis foram removidos pela técnica de *piecemeal* com fulguração de resíduos de adenoma não passíveis de enlaçamento. Hemorragias ocorreram em 24% da amostra, todas tratadas endoscopicamente por esclerose e/ou clipes. Coexistência de malignidade foi verificada em 12% dos pólipos. Oito pacientes com critérios desfavoráveis foram enviados para cirurgia. Controle endoscópico foi realizado aos 3, 6 e 12 meses de *follow-up*. Ocorreu recidiva dos adenomas em 16% dos casos, sendo uma recorrência maligna. Os autores demonstraram a eficácia da ressecção endoscópica para lesões polipoides de grande tamanho, e, devido ao índice significativo de recorrência, recomendaram acompanhamento endoscópico rigoroso.

Stergiou *et al.*[49] relataram série de 68 pólipos maiores que 30 mm ressecados com alça de polipectomia. Ultrassom endoscópico foi utilizado de rotina para descartar invasão submucosa. Manobras de prevenção de hemorragia, como injeção submucosa de salina-epinefrina e aplicação de *endoloops* em pedículos, foram empregadas em 34% e 29% dos casos respectivamente. A ressecção completa das lesões em monobloco foi mais frequente em pólipos pediculados, sendo possível em 38% dos casos. *Piecemeal* foi efetuado nas lesões sésseis (62%). Hemorragia aguda precoce pós-polipectomia ocorreu em 18% dos casos e tardia em 4%, tratadas endoscopicamente com hemoclipes e injeção de solução com adrenalina. A histologia dos espécimes mostrou tecido adenomatoso em todos os casos, coexistindo malignidade em 12% dos pólipos. No primeiro controle endoscópico em 3 meses foi constatada lesão adenomatosa residual em 29% dos casos. Apenas um paciente foi referido para cirurgia.

Church[54] publicou série com de 263 pólipos maiores que 20 mm removidos endoscopicamente. Dezoito casos necessitaram operação devido a critérios de malignidade desfavoráveis. Hemorragia tardia ocorreu em 17 casos e síndrome pós-polipectomia em dois casos. O índice de recidiva em 6 meses foi de 22%.

Conforme pode ser observado nas séries descritas em centros de referência em endoscopia terapêutica, a remoção endoscópica de pólipos é factível e com altas taxas de cura. O risco de complicações, tais como hemorragia e perfuração, é maior quando as lesões polipoides são grandes, e, na maioria das vezes, podem ser corrigidos por via endoscópica. Nas lesões polipoides com mais de 20 mm, a coexistência de malignidade é observada em cerca de 12% dos casos e, quando é realizada a ressecção em fatias, o índice de recidiva situa-se entre 16% e 22%. Com o objetivo de reduzir as complicações hemorrágicas, alguns grupos preconizam medidas hemostáticas profiláticas sistemáticas; porém, em estudo randomizado comparativo, a aplicação profilática de hemoclipes após a mucosectomia colorretal não interferiu nas taxas de hemorragia.[55]

Para combater a recidiva das lesões colorretais, tem sido proposta a complementação da ressecção endoscópica das lesões sésseis e espraiadas com a coagulação por plasma de argônio. Zlatanic *et al.*[56] reportaram 77 polipectomias à *piecemeal* para lesões sésseis maiores que 20 mm divididas em três grupos: ressecção completa; ressecção incompleta + coagulação com argônio; ressecção incompleta. No controle em 6 meses, observaram recidiva em 50% dos casos nos dois primeiros grupos e em 100% dos casos no terceiro grupo, demonstrando que, na presença de ressecções à *piecemeal* incompletas, a coagulação com argônio reduz pela metade a recidiva dos adenomas.

Brooker *et al.*[57] analisaram 20 lesões sésseis maiores que 15 mm ressecadas pela técnica de *piecemeal* e randomizadas em dois grupos: complementação com argônio das margens e controle. No grupo-controle foram identificadas 7 recidivas em 10 lesões, enquanto, no grupo tratado com argônio, ocorreu recidiva em apenas 1 caso em 10 lesões.

COAGULAÇÃO COM PLASMA DE ARGÔNIO EM ENDOSCOPIA

Introdução

A coagulação com plasma de argônio (CPA) é um método de aplicação de corrente elétrica de alta frequência, por meio do uso do gás de argônio ionizado e condutor de eletricidade, veiculado por cateter flexível introduzido no canal de trabalho do endoscópio.[58] Inicialmente desenvolvido para uso em cirurgias, esse método vem ampliando sua aplicação em endoscopia, permitindo o tratamento minimamente invasivo de lesões vasculares gastrintestinais. A unidade de CPA consiste em um bisturi eletrocirúrgico monopolar de alta frequência, uma fonte de gás de argônio acondicionada em cilindro metálico com válvula de pressão, medidor do fluxo de gás, pedal de ativação do sistema e cateteres flexíveis descartáveis. O cateter utilizado é constituído de um tubo de teflon, com ponta de cerâmica na extremidade, que abriga eletrodo monopolar de tungstênio condutor da corrente elétrica. A ativação do sistema de CPA pelo pedal sincroniza a dispensa de corrente elétrica e do gás de argônio, tornando o gás ionizado e permitindo a aplicação de corrente elétrica no órgão-alvo. O gás ionizado possibilita a aplicação tangencial ou frontal da corrente elétrica no tecido-alvo com dano térmico superficial. A zona de coagulação atinge, em média, 1 mm a 3 mm de profundidade, e esta função depende da potência empreendida no bisturi, do fluxo de gás estabelecido, da distância entre o cateter e o tecido e da duração da aplicação. O princípio técnico essencial é evitar o contato entre o *probe* aplicador e o tecido, mantendo distância mínima que permita a dispersão do gás ionizado e, consequentemente, a coagulação do tecido. A superficialidade da coagulação tissular tornou esse dispositivo bastante atrativo para uso em endoscopia ambulatorial, permitindo o tratamento endoscópico minimamente invasivo de uma série de afecções digestivas.

Indicações

As principais indicações clínicas do uso da CPA em endoscopia digestiva são:

A. Retite actínica, presente em pacientes submetidos à radiação pélvica que desenvolveram lesões vasculares no reto e sigmoide, com manifestação de hematoquezia ou perda crônica de sangue (Figuras 44.17 e 44.18).

B. *Watermellon stomach* ou ectasia vascular do antro gástrico, que consiste em lesões vasculares situadas no estômago, predominantemente no antro, caracterizadas por estrias concêntricas e em faixa de lesões vasculares avermelhadas que convergem para o piloro, causando perda crônica de sangue e anemia ferropriva ou quadros agudos de hemorragia digestiva alta (Figuras 44.19 e 44.20).

C. Malformações arteriovenosas, também chamadas angiodisplasias ou ectasias vasculares, que podem ocorrer em todo o TGI, mas que são mais frequentes no cólon, podendo ocasionar anemia ferropriva por perda crônica inaparente de sangue ou raramente manifestar sangramento agudo e hematoquezia ou melena (Figuras 44.21 e 44.22).

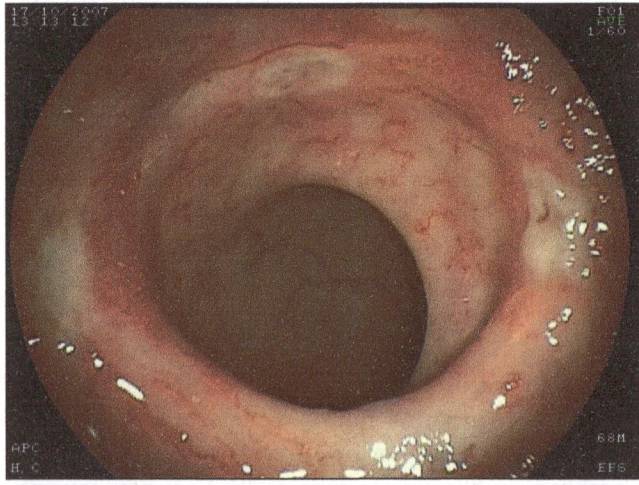

Figura 44.17 Lesões vasculares no reto distal secundárias a radioterapia (retite actínica).

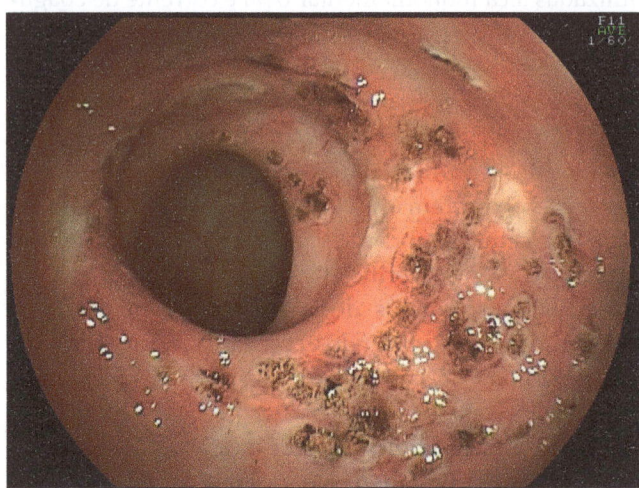

Figura 44.18 Tratamento endoscópico com coagulador por plasma de argônio.

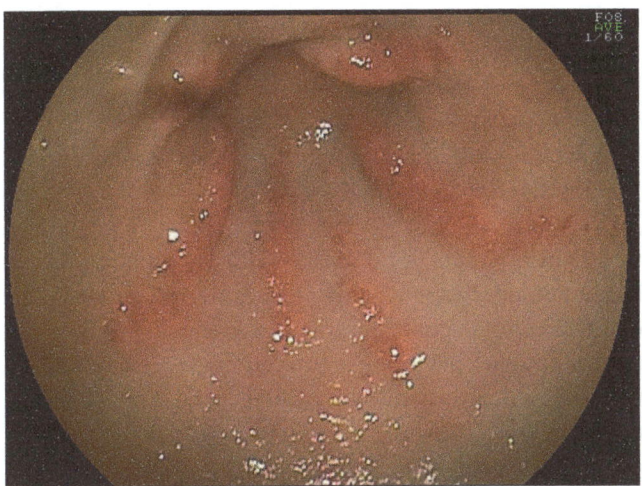

Figura 44.19 Lesões vasculares no antro gástrico, convergentes para o piloro (*watermellon stomach*).

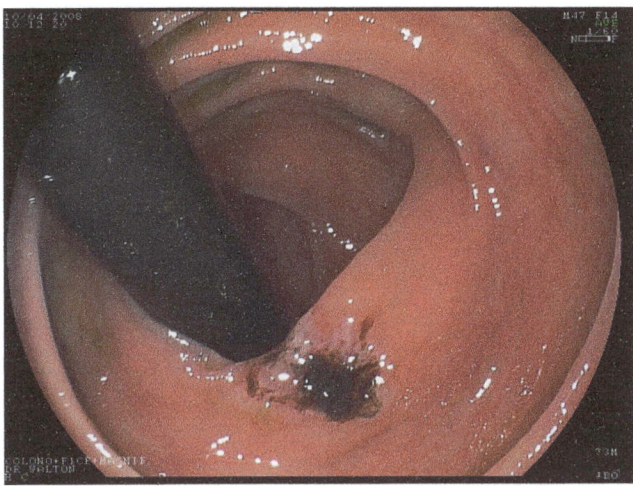

Figura 44.22 Tratamento endoscópico com coagulador por plasma de argônio.

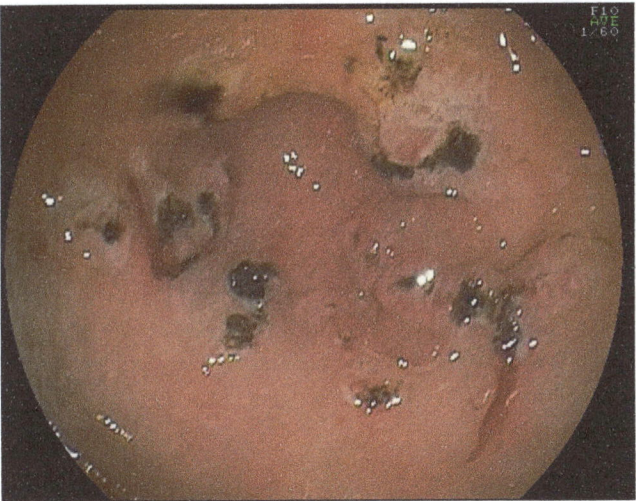

Figura 44.20 Tratamento endoscópico com coagulador por plasma de argônio.

D. Lesões ulceradas pépticas com sangramento agudo, particularmente como adjunto à terapia de injeção de vasoconstritores.

E. Terapia complementar de varizes esofagianas após erradicação das varizes com ligadura elástica, para reduzir o risco de recorrência das varizes.

F. Terapia adjunta de lesões adenomatosas colorretais espraiadas tratadas por mucosectomia endoscópica em fragmentos (*piecemeal*), especialmente quando restam diminutas ilhas de tecido adenomatoso no sítio de ressecção, com o objetivo de minimizar a recidiva local das lesões (Figuras 44.23, 44.24, 44.25 e 44.26).

G. Ablação do epitélio metaplásico no esôfago, conhecido como esôfago de Barrett. Essa indicação é controversa e atualmente pouco utilizada, devido aos estudos que mostraram células metaplásicas residuais presentes abaixo do epitélio escamoso neoformado após a abla-

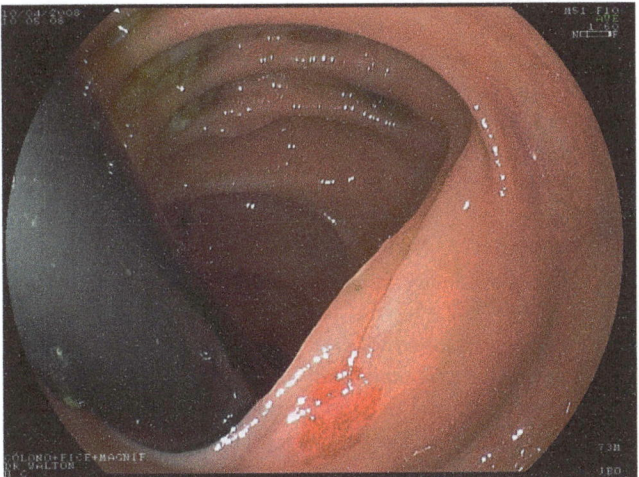

Figura 44.21 Angiodisplasia no cólon direito observada em retroflexão.

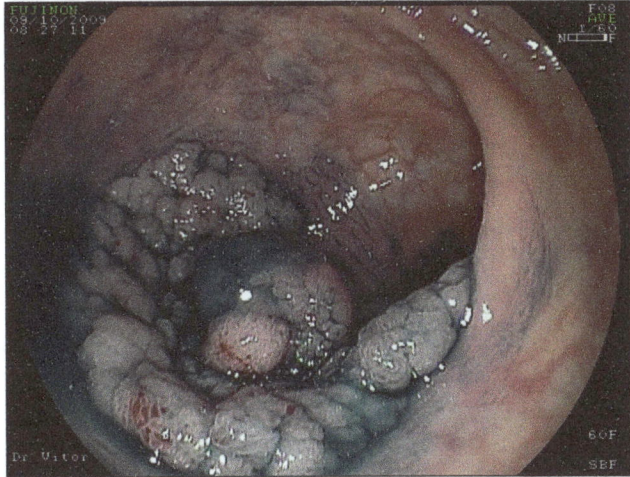

Figura 44.23 Lesão com espraiamento lateral (LST) no reto do tipo granular e forma nodular mista.

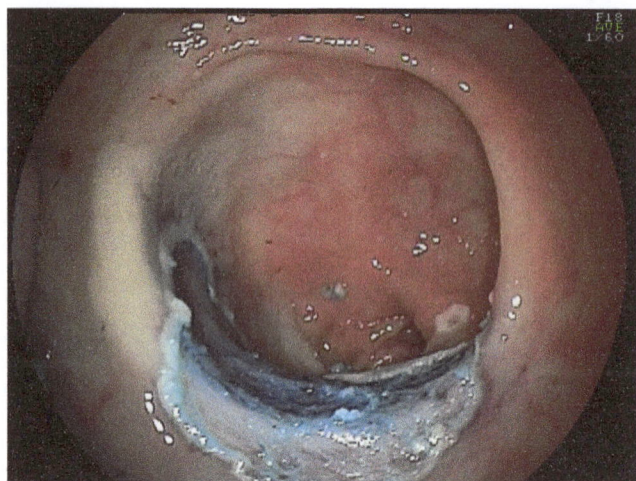

Figura 44.24 Aspecto após a mucosectomia em *piecemeal*.

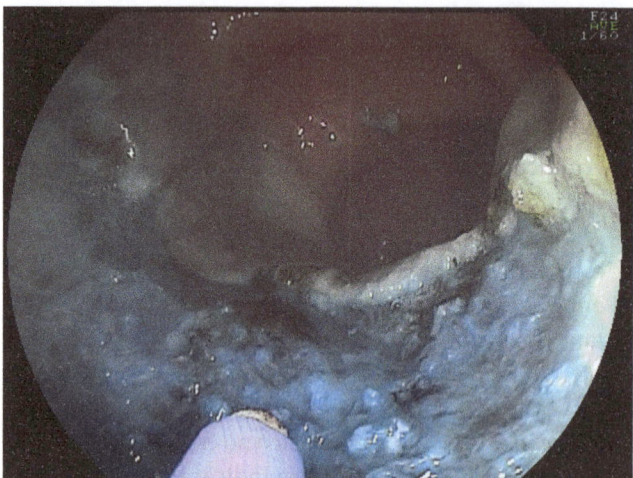

Figura 44.25 Coagulação com plasma de argônio nas bordas do sítio de ressecção e de algumas ilhotas resíduas.

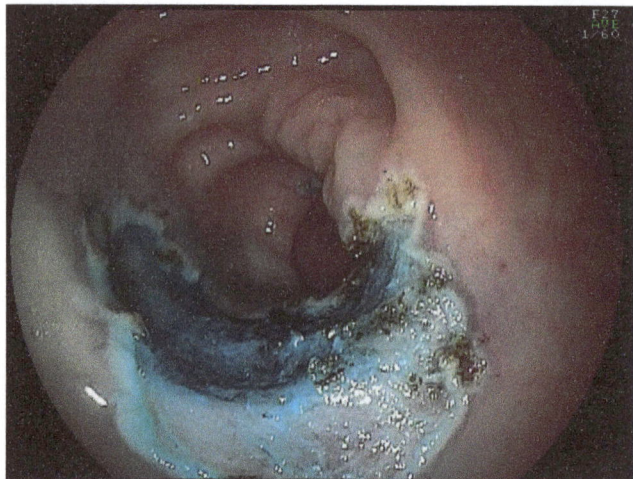

Figura 44.26 Aspecto final após coagulação com plasma de argônio complementar à mucosectomia.

ção, levantando dúvidas acerca do potencial curativo dessa técnica.

H. Secção da extremidade de próteses biliares metálicas autoexpansíveis, quando ocorre migração do *stent* para o lúmen duodenal, induzindo úlcera na parede contralateral ou ocluindo o lúmen.

O inconveniente do uso da CPA em endoscopia é a necessidade de repetição de sessões de tratamento para obtenção da resposta terapêutica desejada, sobretudo no que se refere à eletrocoagulação de lesões vasculares. Como a CPA promove ablação superficial, existe tendência à recidiva das lesões, requerendo vigilância periódica, que pode ser feita em regime ambulatorial e cujo intervalo varia em função da resposta clínica e controle da hemoglobina.

Referências Bibliográficas

1. D'Amico G, De Franchis R. Upper digestive bleeding in cirrhosis. Post-therapeutic outcome and prognostic indicator. *Hepatology*, 2003; *38*:599-612.
2. Chalasani N, Kahi C, Francois F *et al*. Improved patient survival after acute variceal bleeding: a multicenter, cohort study. *Am J Gastroenterol*, 2003; *98*:653-9.
3. Villanueva C, Colomo A, Aracil C *et al*. Current endoscopic therapy of variceal bleeding. *Best Pract Res Clin Gastroenterol*, 2008; *22*:261-78.
4. Lebrec D, Vinel JP, Dupas JL. Complications of portal hypertenson in adults: a French consensus. *Eur J Gastroenterol Hepatol*, 2005; *17*:403-10.
5. De Franchis R. Evolving consensus in portal hypertension. Report of the Baveno IV Consensus Workshop on Methodology and Therapy in Portal Hypertension. *J Hepatol*, 2005; *43*:167-76.
6. Park WG, Yeh RW, Triadafilopoulos G. Injection therapies for variceal bleeding disorders on the GI tract. *Gastroint Endosc*, 2008; *67*:313-23.
7. Lo GH. The role of endoscopy in secondary prophylaxis of esophageal varices. *Clin Liver Dis*, 2010; *14*:307-23.
8. Baillie J, Yudelman P. Complications of endoscopic sclerotherapy of esophageal varices. *Endoscopy*, 1992; *24*:284-91.
9. Schuman BM, Beckman JW, Tedesco FJ *et al*. Complications of endoscopic injection sclerotherapy: a review. *Am J Gastroenterol*, 1987; *82*:823-30.
10. Stiegmann GV, Goff JS. Endoscopic esophageal varix ligation: preliminary clinical experience. *Gastrointest Endosc*, 1988; *34*:113-7.
11. Lo GH, Lai KH, Shen MT *et al*. A comparison of the incidence of transient bacteremia and infectious sequelae after sclerotherapy and rubber band ligation of bleeding esophageal varices. *Gastrointest Endosc*, 1994; *40*:675-9.
12. Laine L, Cook D. Endoscopic ligation compared with sclerotherapy for treatment of esophageal variceal bleeding. *Ann Intern Med*, 1995; *121*:280-7.

13. De Franchis R, Primignani M. Endoscopic treatments for portal hypertension. *Semin Liver Dis*, 1999; *19*:439-55.

14. Viazis N, Armonis A, Vlachogiannakos J et al. Effects of endoscopic variceal treatment on esophageal function: a prospective, randomized study. *Eur J Gastroenterol Hepatol*, 2002; *14*:263-9.

15. Chen SM, Lo GH, Lai KH et al. Influence of endoscopic variceal ligation on esophageal motility. *J Gastroenterol Hepatol*, 1999; *14*:231-5.

16. Lew RJ, Kochman ML. A review of endoscopic methods of esophageal dilation. *J Clin Gastroenterol*, 2002; *35*:117-26.

17. Richter JE. Peptic strictures of the esophagus. *Gastroenterol Clin North Am*, 1999; *28*:875-91.

18. Guideline esophageal dilation. *Gastrointest Endosc*, 2006; *63*:755-60.

19. Said A, Brust DJ, Gaumnitz EA et al. An objective end point for dilation improves outcome of peptic esophageal strictures: a prospective randomized trial. *Gastrointest Endosc*, 1997; *45*:354-9.

20. Chiu YC, Hsu CC, Chiu KW et al. Factors influencing clinical applications of endoscopic balloon dilation for benign esophageal strictures. *Endoscopy*, 2004; *36*:595-600.

21. Barbezat GO, Schulup M, Lubcke R. Omeprazole therapy decreases the need for dilatation of peptic oesophageal strictures. *Aliment Pharmacol Ther*, 1999; *13*:1041-5.

22. Marks RD, Richter JE, Rizzo J et al. Omeprazole versus H2-receptor antagonists in treating patients with peptic stricture and esophagitis. *Gastroenterology*, 1994; *106*: 907-15.

23. Zein NN, Greseth JM, Perrault J. Endoscopic intralesional steroid injections in the management of refractory esophageal strictures. *Gastrointest Endosc*, 1995; *41*:596-8.

24. Altintas E, Kacar S, Tunc B et al. Intralesional steroid injection in benign esophageal strictures resistant to bougie dilation. *J Gastroenterol Hepatol*, 2004; *19*:1388-91.

25. Bansal R, Nostrand TT, Scheiman JM et al. Intrasphincteric botulinum toxin versus pneumatic balloon dilation for treatment of primary achalasia. *J Clin Gastroenterol*, 2003; *36*:209-14.

26. Vaezi MF, Richter JE, Wilcox CM et al. Botulinum toxin versus pneumatic dilatation in the treatment of achalasia: a randomised trial. *Gut*, 1999; *44*:231-9.

27. Vaezi MF, Richter JE. Diagnosis and management of achalasia: American College of Gastroenterology Practice Parameter Committee. *Am J Gastroenterol*, 1999; *94*:3406-12.

28. Hernandez LV, Jacobson JW, Harris MS. Comparison among the perforation rates of Maloney, balloon, and Savary dilation of esophageal strictures. *Gastrointest Endosc*, 2005; *51*:460-2.

29. Quine MA, Bell GD, McCloy RF et al. Prospective audit of perforation rates following upper gastrointestinal endoscopy in two regions of England. *Br J Surg*, 1995; *82*:530-3.

30. Cheng W, Tam PK. Foreign body ingestion in children: experience with 1265 cases. *J Pediatr Surg*, 1999; *34*:1472-6.

31. Smith MT, Wong RK. Foreign bodies. *Gastrointest Endosc Clin N Am*, 2007; *17*:361-82.

32. Clarkston WK. Gastrointestinal foreign bodies - when to remove them, when to watch and wait. *Postgrad Med*, 1992; *92*:46-59.

33. Gauderer MWL, Ponsky JL, Izant RJ Jr. Gastrostomy without laparotomy: a percutaneous endoscopic technique. *J Pediatric Surg*, 1980; *15*:872-5.

34. Davidoff E, Towne JB. Ingested foreign bodies. *N Y State J Med*, 1975; *75*:103-7.

35. Schwartz GE, Polsky HS. Ingested foreign bodies of the gastrointestinal tract. *Am Surg*, 1976; *42*:236-8.

36. Perelman H. Toothpick perforation of the gastrointestinal tract. *J Abdom Surg*, 1962; *4*:51-3.

37. Suarez CA, Aranjo A, Lester JL III. Cocaine-condom ingestion: Surgical treatment. *JAMA*, 1977; *238*:1391-2.

38. The Paris endoscopic classification of superficial neoplastic lesions: esophagus, stomach, and colon. *Gastrointest Endosc*, 2003; *58*:S3-43.

39. Saitoh Y, Obara T, Einami K et al. Efficacy of high-frequency ultrasound probes for the preoperative staging of invasion depth in flat and depressed colorectal tumors. *Gastrointest Endosc*, 1996; *44*:34-9.

40. Murata Y, Suzuki S, Ohta M et al. Small ultrasonic probes for determination of the depth of superficial esophageal cancer. *Gastrointest Endosc*, 1996; *44*:23-8.

41. Akahoshi K, Chijiiwa Y, Hamada S et al. Endoscopic ultrasonography: a promising method for assessing the prospects of endoscopic mucosal resection in early gastric cancer. *Endoscopy*, 1997; *29*:614-9.

42. Akahoshi K, Chijiwa Y, Hamada S et al. Pretreatment staging of endoscopically early gastric cancer with a 15 MHz ultrasound catheter probe. *Gastrointest Endosc*, 1998; *48*:470-6.

43. Fujishiro M, Yahagi N, Kashimura K et al. Comparison of various submucosal injection solutions for maintaining mucosal elevation during endoscopic mucosal resection. *Endoscopy*, 2004; *36*:579-83.

44. Kuwada SK, Alexander GL. Long-term outcome of endoscopic dilation of non malignant pyloric stenosis. *Gastrointest Endosc*, 1995; *41*:15-7.

45. Maydeo A, Borkar D. Techniques of selective cannulation and sphincterotomy. *Endoscopy*, 2003; *35*:S19-S23.

46. Freeman ML, Guda NM. ERCP cannulation: a review of reported techniques. *Gastrointest Endosc*, 2005; *61*:112-25.

47. Sriram PVJ, Rao GV, Reddy DN. The precut - when, where and how? A review. *Endoscopy*, 2003; *35*:S24-S30.

48. Zauber AG, Winawer SJ. Initial management and follow-up surveillance of patients with colorectal adenomas. *Gastroenterol Clin N America*, 1997; *26*:85-101.

49. Stergiou N, Riphaus A, Lange P et al. Endoscopic snare resection of large colonic polyps: how far can we go? *Int J Colorectal Dis*, 2003; *18*:131-5.

50. Binmoeller KF, Bohnacker S, Seifert H et al. Endoscopic snare excision of "giant" colorectal polyps. *Gastrointest Endosc*, 1996; *43*:183-8.

51. Feitoza AB, Gostout CJ, Burgart LJ et al. Hydroxypropyl methylcellulose: a better submucosal fluid cushion for endoscopic mucosal resection. *Gastrointest Endosc*, 2003; *57*:41-7.

52. Arantes V, Albuquerque W, Benfica E *et al*. Submucosal injection of 0.4% hydroxypropyl methylcellulose facilitates endoscopic mucosal resection of early gastrointestinal tumors. *J Clin Gastroenterol*, 2010; *44*:615-9.

53. Seitz U, Bohnacker S, Seewald S, Thonke F, Soehendra N. Long-term results of endoscopic removal of large colorectal adenomas. *Endoscopy*, 2003; *35*:S41-S44.

54. Church JM. Experience in the endoscopic management of large colonic polyps. *ANZ Journal of Surgery*, 2003; *73*:988-95.

55. Shioji K, Suzuki Y, Kobayashi M *et al*. Prophylactic clip application does not decrease delayed bleeding after colonoscopic polipectomy. *Gastrointest Endosc*, 2003; *57*:691-4.

56. Zlatanic J, Waye JD, Kim PS, Baiocco PJ, Gleim GW. Large sessile colonic adenomas: use of argon plasma coagulator to supplement piecemeal snare polipectomy. *Gastrointest Endosc*, 1999; *49*:731-5.

57. Brooker JC, Saunders BP, Shah SG *et al*. Treatment with argon plasma coagulation reduces recurrence after piecemeal resection of large sessile colonic polyps: a randomized trial and recommendations. *Gastrointest Endosc*, 2002; *55*:371-5.

58. Vargo JJ. Clinical applications of the argon plasma coagulator. *Gastrointest Endosc*, 2004; *59*:81-8.

Tratamento de Lesões Cutâneas Crônicas

Eline Lima Borges
Vera Lúcia de Araújo Nogueira Lima
Daclé Vilma Carvalho

Capítulo

45

INTRODUÇÃO

As feridas cirúrgicas, por serem intencionais, são planejadas e realizadas de modo a reduzir os riscos de complicações. Têm tendência à regressão espontânea e completa, dentro de um prazo esperado. No entanto, podem tornar-se complexas quando apresentam complicações no processo de cicatrização.[1]

Nos últimos anos, apesar dos avanços tecnológicos ocorridos na assistência prestada aos pacientes submetidos ao ato anestésico-cirúrgico, ainda ocorrem complicações nas feridas operatórias. Entre as complicações mais frequentes, destacam-se seroma, hematoma, infecção e deiscência.[1] Os pacientes que apresentam tais complicações necessitam de cuidados específicos na lesão cirúrgica para acelerar o processo de cicatrização, que ocorre geralmente por segunda intenção.

O seroma, complicação frequente na ferida cirúrgica abdominal, é uma coleção de fluidos linfáticos levemente ácidos, claros, amarelados, com baixa concentração de oxigênio (O_2), encontrados na camada subcutânea. Esse tipo de complicação é de etiologia incerta, consequência de algumas operações, principalmente abdominais, que envolvem elevação de retalhos cutâneos e transecção de canais linfáticos. Atrasa a cicatrização e aumenta o risco de infecção. O tratamento é a abertura da incisão e fechamento da ferida por segunda intenção.[1]

O hematoma é coleção anormal de sangue ou coágulos na incisão ou na camada subcutânea. É uma das complicações mais comuns e preocupantes por constituir, potencialmente, meio adequado para o crescimento de microrganismos. As principais causas são a hemostasia imperfeita, técnicas agressivas durante o procedimento cirúrgico e uso de anticoagulantes. O sangue extravasado se infiltra nos planos de menor resistência e, quando se forma o coágulo, este obstrui os canalículos linfáticos e os capilares, diminuindo a resistência à infecção, além de levar ao afastamento das bordas e impedir a sua aposição, predispondo à deiscência. Na maioria dos casos, pequenos hematomas formados no período de até 2 semanas de pós-operatório podem ser tratados com medidas conservadoras. O tratamento consiste, na maioria dos casos, em evacuação dos coágulos em condições estéreis, oclusão dos vasos sangrantes e fechamento da lesão.[1]

Pode-se considerar como infecção cirúrgica todo processo inflamatório da ferida ou cavidade operatória que drene secreção purulenta, com ou sem cultura positiva. Pode ser circunscrita à incisão ou envolver estruturas adjacentes à ferida, ou seja, tecidos outros que foram expostos ou manipulados durante a operação. A infecção da ferida cirúrgica é a causa mais frequente de morbidade em pacientes hospitalizados.[2]

A infecção ainda é relevante problema na era da cirurgia moderna, apesar dos avanços da anestesia, antibióticos, instrumentos, técnica e vigilância operatória e diagnóstico precoce. A infecção na ferida ainda ocorre e acomete pessoas de todas as classes sociais e raças. Surge mais comumente entre o quinto e sexto dias de pós-operatório. Seu custo é elevado e, ocasionalmente, leva ao óbito.

A deiscência de ferida é a ruptura precoce, parcial ou total, da camada fascial no curso do pós-operatório. Ocorre em 1% a 3% dos procedimentos cirúrgicos, mais frequentemente entre 5 e 21 dias de pós-operatório.[3]

Vários fatores podem predispor à deiscência, tais como seroma, infecção, alta pressão intra-abdominal (distensão abdominal, obesidade, ascite, tosse, vômitos, espirro).[4]

O fechamento inadequado das camadas fasciais possibilita o rompimento dos tecidos previamente suturados. Para preveni-la, é importante adequação do fechamento. Isso inclui realizar incisão precisa, evitar desvitalização das bordas fasciais, aplicar os pontos de sutura e apertá-los corretamente, além de selecionar o material apropriado.[4] Outro fator de destaque é a idade, pois a ocorrência de deiscência aumenta com esta. Um estudo demonstrou que, no grupo de pacientes com menos de 45 anos, a incidência de deiscência foi de 1,3% e, no grupo de pacientes com mais de 45 anos, aumentou para 5,4%.[3]

Doenças consumptivas reduzem consideravelmente a capacidade de síntese de colágeno. O câncer consome nutrientes e oxigênio, predispondo seu portador à anemia e à desnutrição, tornando-se fator de risco para complicações como deiscência e infecção da ferida cirúrgica.

A técnica cirúrgica como fator predisponente à deiscência foi analisada, em estudo de metanálise,[5] realizado para definir o papel da sutura no fechamento do espaço morto no subcutâneo, na prevenção de complicações após parto-cesárea. Concluiu-se que a sutura do subcutâneo gorduroso durante o parto-cesárea resulta em redução de 34% no risco de deiscência em mulheres com espessura de gordura maior que 2 cm.

Estudo realizado para identificar os fatores de risco para deiscência de ferida e determinar os fatores que poderiam ser previsíveis demonstrou que a hipoproteinemia, náuseas e vômitos, febre, infecção da ferida, distensão abdominal, tipo de material da sutura, presença de dois ou mais drenos abdominais e experiência do cirurgião são fatores associados à deiscência de ferida. Nesse estudo, houve aumento do número de pacientes com deiscência juntamente com o aumento dos fatores de risco, alcançando 100% dos pacientes com oito fatores de risco.[6]

Grande parte desses fatores atua alterando a microcirculação e, consequentemente, a perfusão sanguínea. Os dados de mortalidade após deiscências são de 9,4% a 43,8%, com média de 18,1%. A morte não é causada pela deficiência em si, mas pelas complicações que certamente contribuem para esses dados.[6]

As feridas cirúrgicas, inicialmente classificadas como agudas, quando apresentam complicações no processo de cicatrização tornam-se crônicas.[1]

Destaca-se que diagnóstico e tratamento bem-sucedidos de pacientes com lesão crônica requerem cuidado holístico e abordagem por equipe multiprofissional. Todo paciente deve ser avaliado antes de se examinar a lesão propriamente dita.

PREPARO DO LEITO DA LESÃO

Nesse item, destaca-se a avaliação da lesão para indicação de cobertura adequada.

O conceito de preparo do leito da ferida foi descrito, pela primeira vez, em 2000 por Sibbald *et al.*[7] e Falanga.[8] Esse conceito fornece subsídios para o gerenciamento de lesão cutânea. O preparo do leito de feridas é entendido como gestão global da ferida para acelerar a cura endógena ou para aumentar a eficácia de outras medidas terapêuticas.[7,9] Representa nova direção no pensamento de cuidados de lesão cutânea. No entanto, os processos envolvidos não são novos e já fazem parte de boas práticas de cuidados de feridas há algum tempo. O que mudou foi que a realização do gerenciamento de ferida deve concentrar-se sobre a ferida e o paciente como um todo, e tem objetivo definido. Frequentemente, isso exigirá abordagem multidisciplinar estruturada para o cuidar.[10]

Essas alterações são sustentadas pelo conhecimento, cada vez maior, a respeito do microambiente biológico existente dentro de uma lesão crônica, além de estarem centradas na inter-relação do funcionamento de células anormais, equilíbrio bacteriano, inadequados mensageiros bioquímicos e componentes disfuncionais da matriz da ferida.[10]

O preparo do leito das feridas é processo essencial para obter o máximo de benefícios dos produtos atuais usados no cuidado avançado de lesão cutânea, e pode ser conseguido por meio da remoção de barreiras que atrasam o processo de cicatrização. A supressão desses obstáculos pode acelerar a cura ou aumentar a eficácia de outras medidas terapêuticas.[7] Esse processo visa criar ambiente ideal de cicatrização de feridas, produzindo boa vascularização, leito estável com pouco ou nenhum exsudato, por meio de diagnóstico e tratamento adequados da causa da lesão, atenção centrada às preocupações do paciente quanto ao ato.[10]

No preparo do leito da ferida, destacam-se os seguintes pontos:[10]

- criação de ambiente ideal de cicatrização de feridas, promovendo boa vascularização e leito estável com mínimo exsudato;
- manejo da carga bacteriana com terapia local ou sistêmica, pois essa exerce impacto direto na cicatrização de feridas;
- desbridamento da necrose – porque está relacionada com a carga bacteriana e é, muitas vezes, processo gradual. Para tal, existem vários métodos alternativos disponíveis. A escolha do método dependerá do estado do paciente, das características da lesão, do prazo para o desbridamento, da habilidade do profissional e dos recursos disponíveis;
- gestão do exsudato, que varia de produtos absorventes por meio de dispositivos de pressão negativa à compressão. O exsudato de lesão crônica pode retardar ou impedir a cicatrização de feridas e pode refletir em alterações na carga bacteriana;
- controle da disfunção celular presente em lesão crônica, que atrasa a cura na senescência da célula (en-

velhecimento). Essas disfunções muitas vezes não se limitam ao leito da lesão e podem refletir o processo de doença subjacente.

A natureza complexa das anormalidades bioquímicas indica a necessidade de maior compreensão do mecanismo subjacente da não cura de feridas crônicas.

Em 2006, foi publicada atualização para o preparo do leito da ferida, que aborda o benefício de relacionar as recomendações com as evidências identificadas por meio das diretrizes da melhor prática de enfermagem da Associação das Enfermeiras Registradas de Ontário (Registered Nurses' Association of Ontario's – RNAO). Até essa data, a RNAO havia publicado três diretrizes referentes ao tratamento de úlcera por pressão, úlcera venosa e úlcera decorrente do diabetes. Os componentes relacionados com os cuidados locais da lesão estão incluídos nessa revisão de 2006. As recomendações contidas no documento elaborado por esse órgão estão apresentadas no Quadro 45.1. Elas foram classificadas, conforme o seguinte nível de evidência,[11] em:

- *Ia:* evidência obtida de estudos de metanálise ou revisão sistemática de ensaios clínicos randomizados controlados.
- *Ib:* evidência obtida de, pelo menos, um estudo/ensaio clínico randomizado controlado.
- *IIa:* evidência obtida a partir de, pelo menos, um estudo controlado bem concebido sem seleção aleatória.
- *IIb:* evidência obtida de, pelo menos, um estudo tipo quase-experimental bem estruturado, sem aleatorização.

Quadro 45.1 Recomendações para o preparo do leito da ferida

Número	Recomendação	Nível de evidência
	Identificar e tratar a causa	
1	Avaliar a capacidade do paciente para curar. O fornecimento de sangue adequado deve estar presente, bem como a correção de outros fatores importantes para auxiliar a cicatrização.	IV
2	Diagnosticar e corrigir ou modificar as causas de dano tecidual tratáveis.	IV
	Considerar as preocupações do paciente	
3	Avaliar e apoiar a gestão das preocupações centradas no paciente (dor e qualidade de vida).	IV
	Habilitar para a cura	
4	Fornecer suporte para aumentar a adesão do paciente ao plano de tratamento e sua educação.	IV
	Prestar cuidados no local da lesão	
5	Avaliar e controlar o histórico da ferida e características físicas (localização + MEASURE*).	IV
6	Desbridar feridas reparáveis removendo tecidos não viáveis, contaminados ou infectados (por meio de métodos cirúrgico, autolítico, enzimático, mecânico ou biológico [larvas estéreis]). Feridas que não podem ser reparadas devem ter apenas o tecido não viável removido. O desbridamento ativo para tecido com sangramento é contraindicado.	Ib
7	Limpar feridas com soluções de baixa toxicidade (como água ou solução fisiológica). Soluções antissépticas tópicas devem ser reservadas para feridas que não cicatrizam ou para aquelas cuja carga bacteriana local é mais preocupante do que a estimulação da cura.	III
8	Avaliar e tratar a ferida para reduzir a carga bacteriana ou infecção (distinguir da inflamação persistente de origem não bacteriana).	IIa
9	Selecionar cobertura adequada para as necessidades da ferida, do paciente e do cuidador ou situação clínica.	IV
10	Avaliar a taxa esperada de cicatrização de ferida. Se for inferior, reavaliar as recomendações 1 a 9.	III a IV
11	Usar terapias ativas para ferida (agentes biológicos, enxertos de pele, terapias adjuvantes) quando outros fatores foram corrigidos e a cicatrização não progride.	Ia a IV
	Fornecer apoio organizacional	
12	Para melhores resultados, educação e fundamentação devem estar associadas a equipes multiprofissionais com a cooperação dos sistemas de saúde.	IV

***MEASURE** é um acrônimo *Measure* (medida), *Exudate* (exsudato), *Appearance* (aparência), *Suffering* (sofrimento), *Undermining* (neutralização), *Re-evaluate* (reavaliação) e *Edge* (borda).

Fonte: Sibbald RG, Orsted HL, Coutts PM, Keast DH. Best Practice recommendations for preparing the wound bed: Update 2006. *Wound Care*, 2006; 4(1):15-29.

- *III:* evidência obtida a partir de estudos descritivos bem projetados, não experimentais, como estudos comparativos, estudos de correlação e estudos de caso.
- *IV:* evidências obtidas de relatórios de comitê de peritos ou pareceres e/ou experiências clínicas de respeitadas autoridades.

Os autores da diretriz *Best Practice Recommendations for Preparing the Wound Bed: Update 2006* afirmam que estudos usados para a elaboração do documento não eram abrangentes, mas serviram para fornecer um guia prático e fácil de seguir no atendimento de pacientes com lesão. As recomendações são baseadas nas melhores evidências disponíveis e destinam-se a apoiar o cuidado prestado pelo enfermeiro e por outros profissionais no planejamento e oferecimento da melhor prática clínica.[11]

O preparo do leito da ferida compreende aspectos básicos, tais como gerenciamento de infecção, tecido necrótico e exsudato, além de aspectos mais complexos, como, por exemplo, manejo das alterações fenotípicas das células da ferida. Isto é, quando células do centro ou da borda da lesão se tornam senescentes e não respondem a determinados tratamentos, exigem a reengenharia da ferida crônica, utilizando-se tratamentos com agentes biológicos para reconstituir a estrutura cutânea, tais como a terapia celular com o emprego de fatores de crescimento ou cultura de células.

Para o preparo do leito da ferida, devem ser considerados: equilíbrio bacteriano, gerenciamento do tecido necrótico, gerenciamento do exsudato, correção da disfunção celular e equilíbrio bioquímico. Apesar de esses componentes estarem inter-relacionados, a importância relativa de cada um em determinada lesão poderá variar. Essa especificidade demandará avaliação e tomada de condutas individualizadas.

Existem quatro componentes no preparo do leito da ferida, cada um deles enfocando diferente anomalia fisiopatológica que compromete a ferida crônica. Esses componentes formam um esquema que oferece ao profissional de saúde enfoque global do tratamento das feridas crônicas, distinto dos utilizados para as lesões agudas. Baseado no trabalho da Junta Consultiva Internacional sobre o Preparo do Leito de Feridas (International Wound Bed Preparation Advisory Board), foi criado um acrônimo com os nomes dos componentes no idioma inglês, denominado de TIME. Para maximizar seu valor nas diferentes disciplinas e línguas, o International Wound Bed Preparation Advisory Board da European Wound Management Association (EWMA) desenvolveu, posteriormente, os termos do TIME, apresentados no Quadro 45.2.[12]

O objetivo do TIME é otimizar o leito da ferida mediante a redução do edema, do exsudado e da carga bacteriana, e, de modo não menos importante, a correção de anomalias que atrasam a cicatrização. Devem-se considerar os fatores subjacentes intrínsecos e extrínsecos que influenciam a cicatrização da lesão.[12] Assim, o TIME fornece abordagem sistemática para o tratamento de feridas, concentrando-se em cada fase de cicatrização e, por conseguinte, na remoção dos obstáculos presentes, o que permite que as lesões cicatrizem. É baseado em quatro áreas de intervenção clínica e leva à formação de melhor e bem vascularizado leito da ferida, aumentando a eficácia de outras medidas terapêuticas.

O esquema TIME não é linear. Assim sendo, durante o processo de cicatrização, deve-se prestar atenção nos diferentes elementos do esquema. Os profissionais podem usar o TIME para avaliar o papel das diferentes intervenções terapêuticas. Uma única intervenção pode afetar mais de um elemento do esquema: o desbridamento, por exemplo, não só eliminará tecido necrótico, mas também reduzirá a carga bacteriana.[12]

Para resumir, o preparo do leito da ferida fornece abordagem estruturada e sistemática para o tratamento de lesões que não cicatrizam. A eliminação das barreiras, por meio dos princípios do TIME, deve facilitar a cicatrização endógena. Desbridamento, redução da

Quadro 45.2 Apresentação do TIME

Acrônimo TIME	Questionamentos	Termos propostos pelo EWMA Advisory Board
T – Tecido inviável ou deficiente	A ferida contém tecido não viável (por vezes é referida como necrose)	Gestão do tecido não viável
I – Infecção ou inflamação	A ferida indica sinais de aumento da contaminação bacteriana ou inflamação	Controle da inflamação e infecção
M – Manutenção da umidade	A ferida indica produção de exsudato em excesso ou é muito seca	Controle do exsudato
E – Epitelização da margem não evoluindo	As bordas da ferida estão comprometidas e a epiderme deixa de migrar pelo tecido de granulação	Estimulação das bordas epiteliais (margens)

carga microbiana e gestão de exsudato são referidos coletivamente como preparo do leito da ferida. São esses processos que preparam o leito da ferida para apoiar as atividades necessárias para a cicatrização desta. Todos os profissionais envolvidos, ou que venham a envolver-se com avaliação de pacientes com lesão, devem compreender o conceito do preparo do leito da ferida e remover as barreiras que impedem a cura da lesão.

A primeira recomendação do TIME (Tecido inviável ou deficiente) é a gestão do tecido necrótico.

A presença de tecido necrótico ou comprometido é frequente em lesões crônicas que não evoluem para cicatrização. Se o tecido não vascularizado é suprimido, reduz-se as bactérias e células que impedem o processo de cicatrização (carga celular), propiciando meios para estimular a formação de tecido sadio.[12]

Segundo estudos recentes sobre a senescência das células da ferida e sua ausência de resposta a certos sinais, é particularmente importante o desbridamento, que elimina a carga celular e permite estabelecer um meio estimulante.[13] Ao contrário das feridas agudas, que somente precisam, quando muito, de um desbridamento, as crônicas podem necessitar de desbridamentos repetidos.

A segunda recomendação do TIME (Infecção ou inflamação) é o controle da infecção ou inflamação.

Frequentemente, as feridas crônicas apresentam alto nível de colonização por organismos bacterianos ou fúngicos. Isto deve, em parte, ao fato de essas feridas permanecerem abertas durante prolongados períodos, embora também sofram influência de outros fatores, como, por exemplo, fluxo sanguíneo escasso, hipóxia e processo de enfermidade subjacente. Não há dúvidas de que é necessário tratar, de modo agressivo e rápido, as infecções clínicas que desencadeiam a lesão ou impedem a sua completa cicatrização. A evidência demonstra que uma carga bacteriana superior a 10^5 organismos por grama de tecido prejudica gravemente a cicatrização,[14] embora não se compreendam bem nem se saibam os motivos desse fato.

Algumas lesões crônicas apresentam excesso de microrganismos que liberam toxinas, desencadeando alterações locais. Esse progresso microbiano que precede a infecção da lesão é conhecido como "gravemente colonizado" ou "criticamente colonizado". É condição que não apresenta, ainda, sinais de infecção clínica, na qual a carga biológica atinge o nível máximo controlável pelo organismo do paciente ou se aproxima desse nível.[15] Em situação normal, a microbiota natural de uma lesão está em equilíbrio, mas, quando a carga biológica ultrapassa o nível controlável pelo organismo do paciente, uma ferida pode tornar-se clinicamente infectada. As lesões crônicas com cicatrização demorada são suscetíveis a bactérias; portanto, é possível que o excesso de bactérias cause a demora na cicatrização.[16]

A infecção clínica é identificada quando há crescimento microbiológico rompendo o equilíbrio parasito-hospedeiro, multiplicação e invasão de tecidos com danos celulares. Reações imunológicas do hospedeiro são desencadeadas, interrompendo o processo de cicatrização. É essencial o monitoramento dos sinais e sintomas locais e sistêmicos de infecção para diminuir os prejuízos e intervir adequadamente.[17]

O efeito direto da infecção inclui produção de toxinas que induzem aumento da quantidade de citoquinas pró-inflamatórias. As exotoxinas microbianas produzidas lesam diferentes células, levando à necrose tecidual. As bactérias contribuem para a redução das proteínas que favorecem quimiotaxia, aumento da produção de enzimas citotóxicas e dos radicais livres, acentuam a hipóxia exacerbada pelos metabólitos vasoconstritivos, promovendo aumento da lesão tecidual.[13,16]

Determinados fatores de risco estão relacionados com o desenvolvimento de infecções em lesões agudas e crônicas. Nas agudas são consideradas as cirurgias contaminadas, procedimentos ou cirurgias longas, traumas sem tratamento imediato, presença de tecido necrótico, corpo estranho ou hipóxia. Nas lesões crônicas, os fatores mais frequentes são presença de tecido necrótico, permanência prolongada da lesão, área e profundidade extensas e localização em áreas com alto potencial de contaminação, como região anal.[17]

A infecção das lesões agudas ou cirúrgicas em pacientes saudáveis é geralmente evidente. Os sinais clássicos são calor, exsudação purulenta, hiperemia, dor e edema. Nas lesões crônicas e nos pacientes debilitados, não obstante, o diagnóstico depende da identificação de sinais locais sutis (atraso na cicatrização, presença de friabilidade do tecido de granulação com pigmentações e despigmentações patológicas, ausência de tecido de granulação no leito ou presença de tecido anormal, formação de bolsas ou pontes nas bases da ferida, alteração no odor, deterioração e reabertura da lesão, aumento na drenagem do exsudato, maceração, inflamação e celulite, desconforto ou aumento da dor na região da lesão e formação de abscesso)[13,16] ou de sinais gerais inespecíficos, tais como anorexia, mal-estar geral ou deterioração do controle da glicemia nos pacientes diabéticos. A infecção produz sinais e sintomas diferentes em função do tipo e etiologia das lesões.[17] Para facilitar a identificação das infecções nas lesões agudas e crônicas foi elaborada a síntese das alterações, apresentadas no Quadro 45.3.

É importante identificar e diferenciar os sinais e os sintomas da colonização, colonização crítica, infecção local, disseminada e generalizada.[17] O alcance e a intensi-

Quadro 45.3 Sinais e sintomas de infecções em lesões agudas e crônicas

Sinais e sintomas de infecção em lesões agudas (p. ex., cirúrgicas, traumáticas e queimaduras)	
Infecção local	**Propagação da infecção**
Surgimento e aumento da dor	Aumento da extensão do eritema
Eritema	Linfedema
Calor local	Crepitação em tecidos moles
Secreção purulenta	Deiscência ou aumento da extensão da lesão
Edema	Pirexia
Atraso no processo de cicatrização	
Abscesso	
Odor desagradável	

Sinais e sintomas de infecção em lesões crônicas (p. ex., úlceras por pressão, venosas e arteriais e decorrentes do diabetes)	
Infecção local	**Propagação da infecção**
Surgimento, aumento ou alteração da dor	Aumento da extensão da lesão
Eritema	Eritema extenso em bordas
Calor local	Crepitação em tecidos moles
Secreção purulenta	Pirexia
Edema	Linfedema
Atraso no processo de cicatrização	Alteração da condição geral de saúde (não especificada)
Tecido friável ou com sangramentos	
Alteração da coloração do tecido	
Abscesso	
Odor desagradável, aumento da exsudação	

Fonte: World Union of Wound Healing Societies (WUWHS). *Principles of best practice: wound infection in clinical practice. An international consensus.* London: MEP Ltd, 2008.

dade da infecção de uma ferida influenciarão o tratamento, conforme apresentado na Figura 45.1.

Recentemente tem aumentado o interesse na ação do biofilme em feridas crônicas e seu papel no atraso da cicatrização ou na recorrência da lesão. Os biofilmes são colônias bacterianas rodeadas de revestimento protetor à base de polissacarídeos. Essas colônias desenvolvem alta resistência a agentes antimicrobianos. Entretanto, é necessária melhor investigação para determinar o papel dos biofilmes no atraso da cicatrização das feridas crônicas.[12]

Quando um paciente com uma ferida apresenta sinais de infecção potencialmente letal, como sepse ou necrose tumoral extensa, por exemplo, fascite necrosante ou gangrena gasosa, é necessário que o médico atue rapidamente.[17]

Os profissionais que lidam com pacientes com lesão devem estar familiarizados com os sinais e os sintomas característicos de lesões de diversas etiologias.[17]

A terceira recomendação do TIME (**M**anutenção da umidade) é o controle do exsudato.

O exsudato deriva do líquido que extravasa dos vasos sanguíneos, e muito se assemelha ao plasma san-

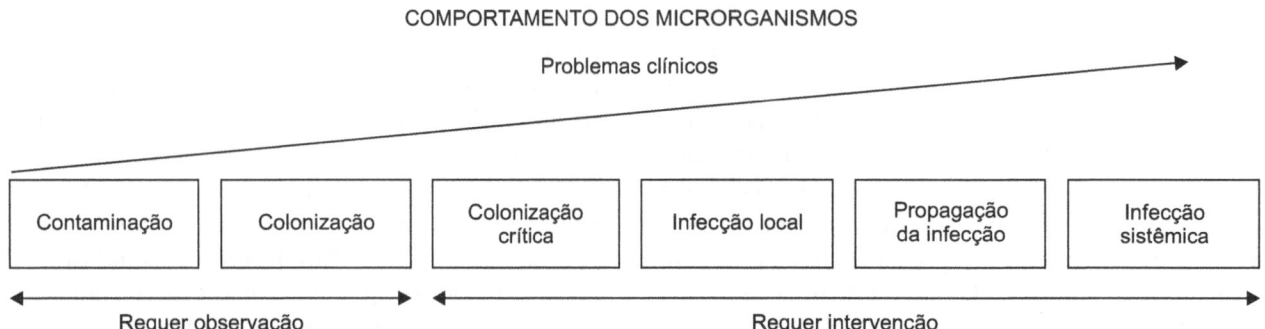

Figura 45.1 Problemas clínicos conforme intensidade e comportamento dos microrganismos na lesão. Fonte: World Union of Wound Healing Societies (WUWHS). *Principles of best practice: wound infection in clinical practice. An international consensus.* London: MEP Ltd, 2008.

guíneo. O líquido dos capilares extravasa para os tecidos corporais, a uma taxa determinada pela permeabilidade das paredes dos capilares e pelas pressões hidrostática e osmótica destes. A relação entre os fatores que determinam a quantidade de líquido que extravasa é conhecida como a hipótese de Starling. Geralmente, os capilares reabsorvem a maioria (perto de 90%) do extravasado. A pequena quantidade que não é reabsorvida (ao redor de 10%) é devolvida à circulação central através do sistema linfático. Consequentemente, em situação de homeostasia, a fuga procedente dos capilares se encontra equilibrada com a reabsorção e a drenagem do líquido.[18]

Os estudos experimentais que indicam que a manutenção da umidade das feridas acelera a reepitelização têm conduzido ao desenvolvimento de ampla variedade de coberturas, capazes de conservar a umidade e estimular a "cicatrização de feridas em um ambiente úmido". A maioria dos estudos de cicatrização de feridas em meio úmido foi desenvolvida em experimentos com feridas agudas, embora os resultados tenham sido extrapolados rapidamente para as feridas crônicas. Ao contrário do que se acreditava, manter umidade em uma ferida não aumenta as taxas de infecção.[12]

Não está claro se as coberturas que conservam a umidade atuam mantendo o exsudato em contato com a ferida. Uma razão dessa dúvida é que esse exsudato parece ter propriedades diferentes em feridas agudas e crônicas. Por exemplo, o exsudato obtido de lesões agudas estimula a proliferação *in vitro* de fibroblastos, queratinócitos e células endoteliais. Ao contrário, o exsudato procedente de lesões crônicas bloqueia a proliferação celular e a angiogênese, além de conter quantidades excessivas de metaloproteinases da matriz (MMP), capazes de destruir proteínas essenciais da matriz extracelular, incluindo a fibronectina e a vitronectina. Não há dúvidas de que algumas MMP desempenham papel-chave na cicatrização das lesões. Por exemplo, a colagenase intersticial (MMP-1) é importante para a migração dos queratinócitos. Não obstante, há indícios de que a atividade excessiva, ou a má distribuição de outras enzimas (MMP-2, MMP-9), dificulta a cicatrização.[19]

Em uma lesão cutânea, o trauma inicial provoca a inflamação, um dos primeiros estágios do processo de cicatrização. Os mediadores que fazem parte da inflamação, como, por exemplo, a histamina, aumentam a permeabilidade capilar de modo que os elementos da série branca possam migrar e os vasos sanguíneos permitir a saída de mais líquido. O excesso do líquido penetra na ferida, formando a base do exsudato. Na lesão em processo de cicatrização, a produção do exsudato geralmente é reduzida com o tempo. Na lesão que não cicatriza como previsto, a produção do exsudato pode persistir e ser excessiva

devido à existência contínua de processos inflamatórios ou de outros processos. Embora um ambiente úmido seja necessário para obter ótima cicatrização, as condições de umidade ou secura extremas afetam de forma negativa esse processo.[18]

O exsudato contém substâncias diversas, dentre elas água, eletrólitos, nutrientes, mediadores inflamatórios, células da série branca, enzimas proteolíticas (p. ex., MMP), fatores do crescimento e produto final. Nas feridas em processo de cicatrização, o exsudato parece favorecer a cura de diversas maneiras, incluindo a estimulação da proliferação celular. As MMP, que degradam a matriz extracelular de sustentação das células, estão sobretudo presentes na forma inativa. Nas lesões crônicas, parece que o exsudato tem efeitos opostos. Esse exsudato contém concentrações elevadas de mediadores inflamatórios ativados e de MMP.

É necessário realizar maior investigação para esclarecer a função do exsudato, especialmente no atraso do processo de cicatrização. Isto poderia ampliar o conhecimento e auxiliar no desenvolvimento de novas estratégias de tratamento.[18]

Além da própria lesão, o exsudato é influenciado por amplo espectro de fatores locais e sistêmicos. Tradicionalmente, a informação sobre o exsudato é obtida pelo exame de sua cor, consistência, odor e quantidade. Essas características podem indicar componentes, contaminantes ou causas subjacentes.[18]

Um excesso de exsudato da lesão não deve conter MMP anormais ou inapropriadamente ativadas, podendo resultar em prejuízo à cicatrização. Os componentes normais do plasma, se presentes continuamente, podem conduzir ao que se tem formulado como a hipótese do "aprisionamento de fatores do crescimento". Essa teoria desenvolveu-se no contexto das úlceras venosas, porém pode ser aplicada a vários tipos de lesões crônicas.[19]

A hipótese é que determinadas macromoléculas, inclusive os fatores de crescimento, são retidas nos tecidos, o que poderia levar à falta de disponibilidade ou má distribuição de mediadores críticos, incluindo as citoquinas. A retenção de fatores de crescimento e citoquinas, assim como o material da matriz, embora limitada, tem o potencial de provocar uma cascata de anormalidades patogênicas, e as coberturas podem desempenhar uma função importante na modulação desses fatores.[12]

A quantidade de exsudato produzida por uma ferida depende, em parte, da sua superfície. Em consequência, quanto maior a sua superfície, maior é o volume provável do exsudato. Considera-se que alguns tipos de feridas têm altas taxas de produção de exsudato, como, por exemplo, queimaduras, úlceras venosas, áreas doadoras de pele, úlceras inflamatórias, lesões reumatoides e pioderma gangrenoso.[18]

Além da ferida de grande extensão, um aumento na produção do exsudato pode ser indicativo de processos patológicos subjacentes, como infecção ou outros fatores. Por exemplo, aumento na produção do exsudato em um paciente com úlcera venosa crônica pode ser a devido a:[18]

- inflamação/ infecção da ferida;
- períodos prolongados com as pernas em posição para baixo;
- pouca disposição ou capacidade de cooperar com o uso da terapia compressiva;
- desenvolvimento ou deterioração de insuficiência cardíaca congestiva com consequente formação de edema periférico.

O diagnóstico de infecção ou de qualquer outro processo patológico subjacente é baseado em avaliação e investigação meticulosas. O aumento da produção do exsudato não é prova suficiente, isoladamente, de um diagnóstico.[18]

A quarta recomendação do TIME (Epitelização da margem não evoluindo) é a estimulação das bordas epiteliais.

A cicatrização eficaz precisa de restabelecimento de um epitélio intacto e a recuperação da funcionalidade da pele. No entanto, o processo de epitelização pode ser afetado de modo indireto quando ocorrem falhas na matriz da lesão ou quando a isquemia inibe a migração de queratinócitos, ou, de modo direto, devido aos defeitos reguladores, de mobilidade celular afetada ou adesão dentro dos queratinócitos.[12]

Acumulam-se provas de que as células residentes das lesões crônicas sofrem mudanças fenotípicas que afetam a sua capacidade de proliferação e mobilidade. Não se sabe até que ponto esse fato se deve à senescência da célula. A resposta dos fibroblastos de úlcera diabética aos fatores de crescimento parece ser deficiente, necessitando de sequência de fatores de crescimento. Em outras lesões crônicas, observações similares foram feitas. Por exemplo, os fibroblastos de úlceras venosas e úlceras por pressão mostram diminuição de sua capacidade de proliferação, que está relacionada com a incapacidade de cicatrização e com uma resposta reduzida frente ao fator de crescimento derivado das plaquetas (PDGF). Não se sabe se essa anomalia fenotípica das células das lesões é observada somente *in vitro* ou se tem papel no atraso da cicatrização e na aplicação dos tratamentos eficazes atuais.[12]

A preparação do leito da ferida não deveria ser interpretada como algo separado da avaliação global da feri-da, que incluiria as necessidades psicológicas do paciente e etiologias subjacentes e associadas. Dessa maneira, se todos os elementos do TIME fossem observados, muitas feridas evoluiriam para a cicatrização. É necessário haver maior audácia terapêutica, e um dos desafios para os enfermeiros ou profissionais de saúde consiste em reconhecer quando se deve introduzir intervenções terapêuticas para acelerar a cicatrização.

Em síntese, o profissional deve ser capaz de responder às seguintes questões a fim de iniciar o processo de preparo do leito da ferida:

- o leito da ferida está limpo ou há tecido necrosado para ser removido?
- existem sinais clínicos que indicam problema com a carga bacteriana?
- o ambiente da lesão parece seco e há risco de desidratação das células?
- o objetivo para a terapia tópica é a absorção ou drenagem?

Importante progresso tem sido realizado e, no momento, existem vários enfoques terapêuticos.

COBERTURAS

Desde a Antiguidade, o tratamento de feridas requer atenção dos profissionais, familiares e cuidadores envolvidos com o paciente portador de lesão. Para o tratamento tópico da lesão, é imprescindível que a indicação da cobertura seja criteriosa, bem como a avaliação da resposta do organismo no processo cicatricial. De acordo com as características apresentadas pela lesão, a cobertura pode ter as seguintes finalidades (não necessariamente todas): promover ambiente úmido; ser de fácil aplicação e remoção, além de proteger contra traumas mecânicos; absorver excesso de exsudato; ser impermeável a bactérias, protegendo a ferida de infecções cruzadas, bem como impermeável à água e a outros fluidos; ser atóxica e hipoalergênica; proporcionar conforto e segurança; acompanhar o contorno do corpo e limitar o movimento dos tecidos adjacentes; prevenir espaço morto e auxiliar na hemostasia.[20]

A qualidade de produtos disponíveis no mercado para o tratamento tópico da lesão confunde os profissionais, e alguns optam pelo tratamento convencional, como, por exemplo, óleos, pomadas e cremes.

A seleção da cobertura é determinada por certos fatores, incluindo a natureza e localização da ferida, material disponível e custo do tratamento. Deve ser baseada em conhecimento clínico e evidências científicas, garantindo assistência especializada, com eficiência, menor custo e respeitando o compromisso ético e legal.

A escolha da cobertura dependerá de sua estrutura e composição, da avaliação da lesão, que pode requerer absorção do exsudato, controle do odor desagradável, do número de microrganismos, alívio da dor, além de promover desbridamento autolítico. A cobertura deverá manter ambiente com umidade fisiológica, facilitando a produção do tecido de granulação e o processo de epitelização.

Conforme o desempenho, a cobertura pode ser classificada em passiva, quando protege e cobre as lesões, ou interativa ou bioativa, quando proporciona microambiente úmido, facilitando a cicatrização. Essa resgata e estimula a liberação de substâncias ativas no processo de cicatrização. As coberturas interativas são amplamente utilizadas, pois mantêm o microambiente úmido, permitem absorção de exsudato e retenção de bactérias presentes no leito da ferida em suas fibras e, ainda, propiciam temperatura ideal para a mitose celular, além de estimularem o desbridamento autolítico. Todas as funções citadas favorecem a cicatrização em menor tempo, além de apresentarem melhor custo-benefício.

Quanto à sua especificidade, as coberturas são classificadas em primárias ou secundárias. A primeira é aplicada diretamente sobre a lesão, enquanto a segunda é colocada sobre a primeira. Destaca-se que algumas coberturas são únicas, isto é, não necessitam de outra cobertura sobre elas.

Para facilitar o entendimento sobre o comportamento das coberturas, elas serão classificadas em absorventes, hidratantes, controladoras de odor e redutoras de microrganismos.[21] A escolha da cobertura é respaldada pelas características da lesão e pelo volume do exsudato.

Coberturas Absorventes

A principal característica das coberturas absorventes é absorver o excesso de exsudato e manter o leito da lesão com umidade fisiológica. Nessa categoria, encontram-se as coberturas de alginato de cálcio, hidrofibra, espuma e compressa absorvente. Exceto essa última, as demais coberturas estão disponíveis com ou sem prata.

A cobertura de alginato de cálcio está na categoria de cobertura primária, é estéril, oclusiva, permeável, disponível na forma de placa ou cordão. Contém sais naturais de ácido algínico, extraído de algas marinhas marrons, da espécie *Laminaria*, encontradas nos mares da Noruega, Escócia e Irlanda.

As fibras de alginato de cálcio em contato com exsudato e sangue geram reação de troca iônica entre o cálcio do alginato, o sódio do sangue e o exsudato. Essa troca transforma o alginato em gel suave, fibroso, não aderente, com capacidade de absorção, mantendo o meio úmido, que facilita a migração de células epiteliais, estimula a ação macrofagocitária no desbridamento autolítico e libera fatores de crescimento, diminuindo o tempo de cicatrização.

Outra ação do alginato de cálcio é a sua capacidade de reter microrganismos em suas fibras.[22-23] Esse fato foi confirmado no estudo realizado por Dehaut e Maingault (1994)[22] para comparar o comportamento do alginato de cálcio e das gazes frente às bactérias da lesão avaliadas à microscopia eletrônica. Os pesquisadores concluíram que o índice de retenção de bactérias nas coberturas de alginato foi significativamente superior ($p < 0,001$) quando comparado com a cobertura de gaze. Acrescentaram que houve liberação de bactérias que já se encontravam retidas na gaze quando eram pressionadas. Na cobertura de alginato de cálcio, 60% das bactérias permaneceram aderidas, com destaque para *Staphylococcus aureus*, *Streptococcus pyogenes*, *Proteus mirabilis* e *Pseudomonas aeruginosa*, enquanto, na gaze, todas as bactérias foram liberadas.[22]

A capacidade que as coberturas de alginato de cálcio têm para reter microrganismos em suas fibras deve-se à sua estrutura. Portanto, elas devem ser cortadas e nunca esgarçadas, para não danificar suas tramas. Para o seu manuseio, faz-se necessário o uso de tesouras e luvas estéreis.

Para a indicação do alginato de cálcio, é essencial que a lesão apresente volume de exsudato de moderado a intenso, independentemente de sua etiologia. A cobertura em forma de placa pode ser utilizada em lesões com ou sem infecção, deiscências cirúrgicas, úlcera venosa, por pressão ou neurotróficas. A presença de sangramento ou tecido necrótico não impede o uso dessa cobertura porque o alginato de cálcio é capaz de propiciar a hemostasia e o desbridamento autolítico. Para a lesão com presença de *sinus*, descolamento ou com profundidade, recomenda-se o alginato de cálcio em forma de cordão e coberturas com prata para as lesões criticamente colonizadas ou com infecção.

Destaca-se que o alginato de cálcio necessita de cobertura secundária que pode ser a gaze dupla, gaze aberta ou compressa. Para tornar-se impermeável, é necessária a aplicação de filme de poliuretano.

O uso do alginato de cálcio não requer que seja umedecido com solução salina a 0,9%, uma vez que ele está indicado em lesões de volume de exsudato de moderado a intenso. Assim sendo, a principal contraindicação para o uso dessa cobertura é a presença de pouco exsudato ou a sua ausência, além de lesão com perda tecidual superficial ou recoberta por escara.

A hidrofibra é um produto da evolução técnico-científica composto por carboximetilcelulose, que é considerada um hidrocoloide em fibra. É uma cobertura primária, maleável, em forma de placas e fitas brancas. Essa cobertura absorve o excesso de exsudato, retendo-o em suas fibras e transformando-o em gel translúcido. Mantém o meio úmido, auxilia no desbridamento autolítico, evitando a maceração da pele ao redor da lesão, porque a absorção se faz somente de modo vertical.

A retenção de microrganismos pela hidrofibra foi comprovada nos estudos realizados por Walker et al. (2003)[23] e Newman et al. (2006),[24] identificando que a formação do gel coeso, quando a cobertura entra em contato com o exsudato da lesão, é efetiva no encapsulamento de ampla população de bactérias potencialmente patogênicas, tais como Pseudomonas aeruginosa e Staphylococcus aureus.

A hidrofibra é indicada para lesões com volume de exsudato moderado a intenso, com ou sem infecção, independentemente de sua perda tecidual (lesões superficiais, profundas ou com sinus). Mesmo na presença de exposição óssea ou de tendão, recomenda-se essa cobertura pela sua eficácia em manter a umidade nessas estruturas, preservando-as do ressecamento e consequente necrose.

Em lesões secas ou pouco exsudativas, não se aplica a hidrofibra porque não haverá umidade suficiente para a ação do produto. Por ser classificada como cobertura primária, demanda a aplicação de cobertura secundária, que, conforme a extensão da lesão ou o volume do exsudato, pode ser realizada com gaze dupla, gaze aberta ou compressa.

Essa cobertura não pode ser esgarçada e, para o seu corte e manuseio, deve-se utilizar tesouras e luvas estéreis. A sua aplicação requer margem de 1 cm na pele íntegra ao redor da lesão.

As coberturas de espuma são compostas de lâminas de poliuretano; são encontradas em vários tamanhos e formatos e com diferentes capacidades de absorção de exsudato e de adesividade à pele. Necessitam de revestimento secundário quando não apresentam a camada externa de poliuretano. Conforme o produto, pode haver revestimento externo de filme de poliuretano, o que garante impermeabilidade à água. Podem ser semipermeáveis ou impermeáveis a trocas gasosas e apresentam alta capacidade de absorção e de isolamento térmico, além de não aderirem ao leito da lesão.

Destaca-se que as coberturas com bordas não podem ser cortadas, pois perdem sua impermeabilidade. Também não devem ser usadas em lesões com perda tecidual superficial e pouco exsudativas, com predomínio de tecido necrótico, nem em úlceras com sangramento abundante.

Nos pacientes com pele frágil, pode ser aplicado, previamente, creme como barreira na pele circundante, para proteção desta. Em alguns casos, faz-se necessário o uso de solução salina, quando da sua remoção, para preservar o leito lesado.

A substituição da cobertura deve ser efetuada a cada 5 ou 7 dias, ou quando completamente trespassada por exsudato, sendo este visível na superfície externa.

A compressa absorvente geralmente é constituída por fibras de acrílico, raiom e viscose ou algodão. A camada em contato com a lesão pode ser coberta com fina película microperfurada de poliuretano, de alta e baixa densidades, que garante a absorção do exsudato e mantém o meio úmido, evitando aderência da cobertura ao leito da lesão, ou ser aluminizada por deposição de vapor (100% alumínio) que evita aderência da compressa ao leito da ferida e não favorece o crescimento bacteriano.

É indicada para lesões sem espaço morto e com volume de exsudato pequeno a moderado, como, por exemplo, lesões traumáticas, áreas doadoras e receptoras de pele, úlceras venosas, úlceras por pressão de estágio II e feridas cirúrgicas com deiscência parcial.

Para preservar o tecido de granulação das lesões, faz-se necessário aplicar fina camada de hidrogel amorfo no leito da lesão antes de ocluí-la com a referida cobertura.

As coberturas de compressa absorvente apresentam melhor ação em lesões com predomínio de tecido de granulação. Destaca-se que elas são oclusivas, apesar de permeáveis. Podem permanecer sobre a lesão por até 3 dias, conforme o volume de exsudato presente.

Coberturas Hidratantes

As coberturas classificadas como hidratantes têm a capacidade de preservar a umidade na lesão, fornecendo umidade, formando gel ou mantendo a própria umidade do leito. Essas coberturas têm a principal função de manter a hidratação das células, porque agem na presença de mínimo volume de exsudato. O que as diferencia das coberturas absorventes é a ausência de capacidade de absorver volume exsudato de moderado a intenso.

Na categoria de hidratantes estão disponíveis, no mercado nacional, as membranas de poliuretano, o hidrocoloide em placa e os hidrogéis.

As membranas de poliuretano, também denominadas de filmes de poliuretano, são coberturas primárias, oclusivas, de natureza química, transparentes, elásticas. Podem ser encontradas nas formas estéril e não estéril, semipermeável ou impermeável. Também podem estar associadas à compressa absorvente. Agem como barreira bacteriana e viral, e preservam a umidade natural da lesão, reduzindo a desidratação e formação de crosta. Têm como vantagem a possibilidade de visualização da lesão.

As membranas estéreis que não estão associadas à compressa absorvente não têm habilidade para absorver exsudato, sendo, portanto, indicadas para lesões com pouco exsudato, úlceras por pressão de estágio I, queimaduras de primeiro grau, lesões com perda tecidual superficial, abrasões e lacerações.

Em pacientes com pele friável, o uso de membrana de poliuretano não é recomendado devido ao risco de perda da epiderme no momento da retirada do produto. Destaca-se que a membrana estéril não pode ser cortada porque esse ato modifica a sua estrutura e reduz a sua capacidade de adesividade à pele.

As membranas não estéreis podem ser cortadas e aplicadas na pele adjacente a lesões drenantes, fístulas e traqueostomia com o objetivo de proteção dessa área. Outra indicação é usá-las como cobertura secundária, aplicando-as sobre cobertura estéril, para garantir a impermeabilidade.

As membranas de poliuretano associadas à compressa absorvente (constituída de raiom não tecido entre duas camadas de polietileno poroso) absorvem sangue e exsudato e minimizam a aderência à lesão. Permitem a monitoração constante do curativo através da película transparente e observação de formação de fluidos. Estão indicadas, exclusivamente, para ferida cirúrgica por primeira intenção, suturas após traumas não cirúrgicos, cortes com aproximação de bordas; na primeira, requer observação diária do profissional.

O hidrocoloide em placa é uma cobertura oclusiva estéril, impermeável à água e a agentes externos, formada por duas camadas, sendo uma externa, composta por filme ou espuma de poliuretano, flexível e impermeável, e outra interna, composta de partículas hidroativas à base de hidrocoloides, que geralmente são a carboximetilcelulose, pectina e gelatina. Dependendo do fabricante, a cobertura pode apresentar associação de dois ou três hidrocoloides. O uso do hidrocoloide requer pele íntegra ao redor da lesão para aplicação e manutenção da adesividade da placa.

Quando em contato com o leito da lesão, as partículas de celulose dos hidrocoloides se expandem e absorvem o excesso de exsudato, promovendo a formação de um gel amarelado, viscoso, de odor acentuado, que pode causar incômodo ao paciente quando ocorre ou durante a troca do curativo.

A camada impermeável isola a lesão do ar atmosférico, levando à hipóxia no leito da lesão, estimulando a angiogênese. Também mantém a umidade no leito lesado e as terminações nervosas umedecidas. Consequentemente, essa ação resulta no alívio da dor para o paciente. Outra ação decorrente da impermeabilidade é fornecer proteção para a lesão, impedindo a propagação de microrganismos patogênicos.[25]

Geralmente, na prática clínica, muitos profissionais suspeitam que coberturas oclusivas potencializam infec-

ção de lesão. No entanto, apesar de forte colonização por microrganismos da pele, a infecção clínica não é decorrente da oclusão. Coberturas oclusivas podem ajudar a prevenir infecções, ao formarem barreira para agentes patogênicos potenciais. O uso de coberturas de hidrocoloide demonstrou ser capaz de impedir a disseminação de *Staphylococcus aureus* resistente à meticilina. A taxa de infecção clínica foi confirmada, por ensaios clínicos publicados, como inferior, quando são usadas coberturas oclusivas em vez de curativos não oclusivos. A provável explicação para o fato é que a oclusão estimula a atividade normal das defesas dos organismos, com o aumento de polimorfonucleares na lesão.[26]

Em 1990 foi publicada revisão sobre a microbiota normal da pele e as taxas de infecção de lesões tratadas com curativo convencional (não oclusivo) e coberturas oclusivas. Os autores identificaram taxa de infecção global com os curativos convencionais de 7,1% em 1.085 lesões, enquanto, com as coberturas oclusivas usadas em 3.047 lesões, encontrou-se taxa de 2,6%, com diferença significativa. Em estudos em que os dois tipos de tratamento foram diretamente comparados, as taxas foram de 7,6% e 3,2%, respectivamente. Uma das razões para essa diferença são os fatores específicos dos tratamentos utilizados, ou seja, curativo convencional e coberturas oclusivas.[27]

O hidrocoloide desencadeia a liberação de enzimas, causando estimulação da ação dos macrófagos, o que leva à remoção de tecido necrótico e liberação de fator de crescimento derivado de plaquetas (PDGF), fator de crescimento de fibroblastos (FGF) e fator de crescimento epidermal (EGF). A ação dos fatores de crescimento estimula a formação de tecido de granulação e a epitelização da lesão.

A capacidade de acelerar o processo de cicatrização foi comprovada no estudo de metanálise para determinar a eficácia da cobertura de hidrocoloide na cicatrização de lesões crônicas, em comparação com curativo de gaze convencional. Foram analisados todos os ensaios clínicos controlados, publicados e em fase de publicação, disponíveis antes de dezembro de 2001 referentes ao tema. A *odds ratio* (razão de probabilidade) geral encontrada foi 1,72, ou seja, a possibilidade de a ferida cicatrizar com o uso do hidrocoloide é quase 2 vezes maior do que quando tratadas com gaze convencional. Esse resultado foi clínica e estatisticamente significativo.[28]

Em relação ao custo do tratamento com o uso do hidrocoloide, comprovou-se que ele é inferior em relação ao tratamento convencional.[25] Esse dado foi investigado no estudo realizado por Shinohara *et al.* (2008),[29] com o objetivo de comparar a cobertura oclusiva de hidrocoloide com o curativo de gaze relativamente ao custo e à incidência de infecção de lesões após cirurgia abdominal. Foi avaliado um total de 134 pacientes que se submeteram a incisões e que foram randomizados para o tratamento com hidrocoloide ou gaze. O hidrocoloide permaneceu na lesão até a retirada dos fios da sutura, enquanto a gaze foi trocada diariamente no pós-operatório. Os cálculos de custo representaram o número de curativos necessários para cada grupo de tratamento, conforme determinado pela frequência das trocas e custo do curativo. Com os resultados obtidos, os autores concluíram que o hidro-coloide foi mais barato e mais simples de usar quando comparado com a gaze, que precisava ser trocada diaria-mente (p< 0,0001). Quanto ao risco de infecção de lesão, não houve aumento com o uso do hidrocoloide em rela-ção à gaze.

Estudo de revisão da literatura[25] sugere que a apli-cação de hidrocoloide, mais comumente associada ao tratamento de úlceras, tais como úlceras por pressão e úlceras de perna, também pode oferecer benefícios no tratamento de lesões agudas de todos os tipos, tais como diminuir o tempo de cura das áreas doadoras em cerca de 40%, em comparação com os tratamentos tradicionais. A escolha do hidrocoloide em placa para o tratamento de lesões ampara-se no volume de exsudato, que deve ser pouco a moderado, e não na etiologia da lesão. Lesão cuja placa de hidrocoloide apresenta perda de gel até 48 h após a sua aplicação significa que o volume de exsudato é moderado a intenso e, portanto, requer uso de cobertu-ras absorventes.

As lesões com perda tecidual acentuada, caracte-rizadas pela profundidade, devem ser preenchidas em um terço com hidrocoloide na forma de pó ou pasta, compostos por partículas de carboximetilcelulose. Os dois terços restantes são preenchidos com a expansão do hidrocoloide quando esse entra em contato com o exsudato. A ação do hidrocoloide em pó é também de aumentar a capacidade de duração da placa. Esses pro-dutos atuam como camada de contato entre o leito da lesão e a cobertura, reduzindo o risco de trauma no mo-mento da remoção da placa.

Em pacientes de pele frágil pode ocorrer maceração, ao redor da lesão, decorrente da umidade proveniente do gel. Nos casos de maceração, a cobertura deverá ser substituída por outra categoria de absorvente, podendo--se, também, aplicar protetor cutâneo antes da aplicação da placa de hidrocoloide.

Os hidrogéis são populares porque são eficazes, confortáveis, fáceis de usar e têm relação custo-benefício favorável. Com a utilização adequada, esses produtos fornecem controle de hidratação na superfície da lesão, às vezes absorvendo o excesso de exsudato e muitas ve-zes fornecendo umidade.[30]

As coberturas de hidrogel são semioclusivas e con-têm rede de ligações cruzadas de polímeros hidrofílicos. Nessa cobertura, há predomínio de água com polímeros para aumentar a sua viscosidade e permitir que o ma-terial fique aderido somente à superfície da lesão. Esses polímeros podem consistir em repetidas unidades mono-méricas de polivinilpirrolidona, poliacrilamida ou óxido polietileno.[21]

Essas coberturas facilitam o desbridamento autolíti-co por meio da manutenção de ambiente rico em umida-de. São recomendados para lesões que variam de seca a levemente exsudativa e podem ser usadas para degradar lentamente o tecido necrótico da sua superfície.[21]

Estudos clínicos mostram que o hidrogel exerce efei-to "calmante", especialmente em queimaduras[31] ou áreas de radiodermite, devido à sua capacidade de manter o gel sobre as terminações nervosas expostas.[21]

Os hidrogéis geralmente são aplicados como géis viscosos amorfos com a capacidade de aderir à superfície da lesão sem escorregar. Vários pesquisadores referem--se à propriedade como a "quantidade de aderência". Os hidrogéis podem ser cobertos com filmes de diferentes taxas de transmissão de vapor (MVTR) para formar uma cobertura em vez de um gel amorfo. Modificações da es-trutura da cobertura incluem borda adesiva. Algumas coberturas de hidrogel contêm filme na camada superior, que pode ser removido para diminuir as propriedades de hidratação do gel e permitir maior liberação de umi-dade. Todos os hidrogéis têm natureza semitransparente, permitindo o monitoramento contínuo da ferida sem a remoção da cobertura.[21]

Diversos fabricantes produzem coberturas de hidro-gel com diferentes propriedades físicas e químicas, tais como: cobertura de hidrogel composta de solução salina hipertônica a 20%, que é um forte agente para desbrida-mento autolítico; cobertura de hidrogel composta de so-lução salina a 9%, que suaviza escaras e oferece ambiente desfavorável para o crescimento de microrganismos; e cobertura de hidrogel constituída por gel aquoso, que, contendo polímero de carboximetilcelulose e propileno-glicol, atua como umectante e conservante.[21]

As coberturas de hidrogel revelaram-se eficazes para facilitar a reparação de úlceras por pressão, diabe-tes, vasculares, queimaduras e outras lesões. Elas têm suplantado o curativo de gaze umedecida em solução salina, que requer muitas aplicações.[30]

Estudos realizados não mostraram diferença significa-tiva na eficácia dessas diferentes coberturas no tratamento de lesões crônicas, apesar das diferenças na sua composição química,[21] o que implica que outros fatores, como custo e facilidade de manuseio, podem guiar o profissional na esco-lha do produto dentro dessa classe de cobertura.[30]

Coberturas Controladoras de Odor

A produção de odor na lesão pode representar grande problema para os pacientes e seus cuidadores. Se a formação do odor não pode ser evitada, pode ser necessário usar cobertura capaz de adsorver as moléculas voláteis liberadas pela lesão, que são responsáveis pelo cheiro.

As lesões mais comumente associadas à produção de odor incluem úlceras de perna e lesões (cancerosas) fúngicas de todos os tipos. O cheiro dessas lesões é causado por um coquetel de agentes voláteis, que inclui cadeia curta de ácidos orgânicos (n-butírico, n-valérico, n-caproico, n-haptanoico e n-caprílico) produzidos por bactérias anaeróbias, juntamente com uma mistura de aminas e diaminas, como a cadaverina e a putrescina, que são produzidas por processos metabólicos de outras bactérias proteolíticas.[32]

Nas lesões criticamente colonizadas ou com infecção, principalmente quando apresentam predomínio de tecido necrótico, o odor geralmente está presente. A maneira mais eficaz de lidar com essas lesões é prevenir ou erradicar o excesso de microrganismos responsáveis pelo odor.

A administração de antibióticos sistêmicos ou agentes antimicrobianos para controle do odor de lesões pode ser eficaz em alguns casos, mas, muitas vezes, a natureza da lesão é tal que não é possível obter concentração eficaz do antibiótico no local da infecção por esse método, particularmente em presença de tecido necrótico. Os antissépticos mais modernos tendem a ter valor limitado, e muitos deles apresentam efeitos adversos na cicatrização.

Em 1976, uma abordagem para o controle de odor foi relatada por Butcher *et al.*,[33] que descreveram o uso de um tecido de carvão desenvolvido pela instituição Chemical Defence Establishment, de Porton Down. Esse material foi incorporado a almofadas contendo gaze cirúrgica e uma camada de tecido repelente de água. Quando essas almofadas foram usadas no tratamento de câncer de mama, gangrena e pós-operatório imediato de operações geradoras de colostomias, os odores associados a esses eventos foram totalmente suprimidos.

Durante o processo de fabricação da cobertura, a superfície do carbono é dividida para formar pequenos poros e aumentar a área de superfície eficaz das fibras e, portanto, sua capacidade de remover o cheiro desagradável. Acredita-se que as moléculas responsáveis pela produção do cheiro são atraídas para a superfície do carbono, onde são adsorvidas pelas forças elétricas. A maior parte dessas moléculas é pequena e detectada pelo nariz em baixas concentrações no ar. Uma única cobertura com ampla superfície de área de carbono é capaz de reter grande número de moléculas, removendo o odor durante períodos prolongados.

O resultado de um estudo, para avaliar o desempenho de quatro tipos de coberturas (Actisorb Plus®, CarboFlex®, Carbonet® e Lyofoam C®) contendo carvão, demonstrou claramente diferenças na capacidade dos produtos em evitar a difusão de dietilamina volátil no ar circundante. Uma cobertura que não contém carvão ativado é capaz de atrasar a passagem da dietilamina através da cobertura, mas é menos eficaz do que quando está associada ao carvão. Isto sugere que as propriedades de absorção de odor da cobertura são determinadas por, pelo menos, dois fatores: absorção física (função exercida pela presença de alguma camada absorvente) e a atividade do carvão propriamente dita. Produtos que combinam camada física absorvente com um componente de carvão mostram melhores desempenhos. Os resultados dessa investigação sugerem que existam diferenças no desempenho desses produtos que podem ter implicações clínicas importantes.[34]

Coberturas Redutoras de Microrganismos

Lesões crônicas apresentam maior carga bacteriana, causam impacto físico negativo sobre os pacientes, prejudicando sua qualidade de vida, além de aumentarem os custos de tratamento.

O excesso de microrganismos na lesão pode comprometer o processo de cicatrização e até impedir o seu fechamento. As coberturas consideradas redutoras de microrganismos apresentam antimicrobianos na sua composição capazes de reduzir, em parte, os microrganismos e seu crescimento sem, contudo, prejudicarem os tecidos em formação. Nessa categoria, no momento, devem ser consideradas as coberturas com prata.

O uso da prata como agente antimicrobiano advém da Antiguidade, quando as pessoas aprenderam que armazenar a água em vasos de prata mantinha a sua qualidade. Também as pessoas do Oeste americano colocavam dólares de prata em seus barris de água para preservá-la. Tais ocorrências antecederam a teoria de Pasteur (publicada em 1877) e conhecimentos sobre o papel dos microrganismos na doença.

Na década de 1940, com o advento de antibióticos, a investigação sobre o uso da prata de forma terapêutica diminuiu drasticamente. Na década de 1960, a prata voltou a ter evidência, com o uso de soluções de nitrato de prata a 0,5% para queimar lesão, reacendendo o interesse por novas pesquisas. Em 1968, foi introduzido o uso do creme de sulfadiazina de prata a 1%, que se tornou um dos principais agentes tópicos no tratamento de queimadura nos últimos 40 anos.[35]

Atualmente está comprovado que a prata é eficaz contra ampla gama de bactérias aeróbias, anaeróbias, gram-negativas e gram-positivas, leveduras, fungos filamentosos e vírus (incluindo o *Staphylococcus aureus* resistente à meticilina [MRSA] e enterococos resistentes à vancomicina [VRE]), quando ela é fornecida em concentração adequada. A prata mata microrganismos por meio de vários mecanismos de ação, tais como inibição da respiração celular, desnaturação de ácidos nucleicos e alteração da permeabilidade da membrana celular.[36]

Em combinação com suas amplas propriedades antimicrobianas, a prata também parece ter propriedades anti-inflamatórias, como sugerido pela perda de rubor em lesões crônicas tratadas com prata.[37]

As concentrações de prata necessárias para criar efeito biológico são dependentes do ambiente local. Em um sistema aquoso intocado, concentrações tão baixas como 10 μg/L são eficazes no controle de bactérias, enquanto, nos meios orgânicos complexos, a concentração inibitória mínima (MIC) aumenta para 20 μg/mL a 40 μg/mL.[38]

A literatura sobre a eficácia antimicrobiana da prata é inconclusiva ou contraditória em relação ao grau de atividade biológica de Ag + e Ag0, quantidades mínimas e ideais de agente ativo necessárias e eficácia dos diversos regimes de dosagem. Alguns autores afirmam que a prata não induz à resistência bacteriana se usada em concentrações adequadas. Poucos casos de resistência foram relatados no passado, quando o nitrato de prata (0,5% ou 3,176 mg/L) e a sulfadiazina de prata (1% ou 3,025 mg/L) eram as principais fontes de prata. No entanto, Hermans (2007)[39] afirma que, até a presente data, microrganismos não comuns à lesão demonstraram resistência à prata pura. Para a sulfadiazina de prata, alguns microrganismos, incluindo algumas cepas de *Pseudomonas aeruginosa*, foram identificados com resistência ao produto. Além disso, uma estirpe de *Salmonella* (agente não patogênico de lesão) demonstrou resistência à prata pura.

No mercado existem diversas coberturas com prata que disponibilizam quantidade distinta de prata iônica.[40] A comparação da quantidade de prata presente em diversas coberturas disponíveis no mercado está apresentada no Quadro 45.4.[40]

Em 2008 foi publicado um estudo de revisão sistemática, com o objetivo de determinar a eficácia de liberação da prata de coberturas usadas no tratamento de lesões crônicas infectadas. Foram revisadas publicações de 1950 a maio de 2007. O principal ponto identificado pela revisão é que coberturas com liberação de prata mostraram efeitos positivos em lesões crônicas infectadas. A qualidade dos ensaios era limitada devido à presença de viés, não descrição da randomização, falta de apresentação detalhada da medição de resultados e ausência de relato da análise estatística. Os autores concluíram que há necessidade de investigação com pesquisas decorrentes

Quadro 45.4 Comparação da quantidade de prata nas diversas coberturas

Nome comercial da cobertura	Quantidade de Ag (mg/100 cm²)
Silverlon®	546,0
Calgitrol Ag™	141,0
Acticoat®	105,0
Contreet® Espuma	85,0
Contreet® Hidrocoloide	32,0
Aquacel Ag®	8,3
Arglaes™ powder	6,87
SilvaSorb®	5,3
Actisorb® Silver 220	2,7

Fonte: Thomas S.[40]

de projetos com método adequado, incluindo a medição de resultados sobre a eficácia das coberturas com liberação de prata.[41]

As feridas cirúrgicas com cicatrização por terceira intenção geralmente estão comprometidas com infecção e requerem que o espaço morto seja preenchido, o excesso de exsudato absorvido, o tecido de granulação preservado, o tecido necrótico desbridado pelo método autolítico e a quantidade de microrganismos reduzida. Nesses casos são recomendadas as coberturas que propiciem tais ações, como o alginato de cálcio, carvão ou espumas. A primeira escolha é uma dessas coberturas com prata e, a seguir, após a regressão da infecção, as coberturas sem prata.

Atualmente é consenso que o tratamento ideal inclui abordagem holística, controlando e eliminando os fatores locais e sistêmicos que interferem no processo de cicatrização. Para as feridas cirúrgicas com cicatrização por segunda intenção, como aquelas em que há perda considerável de tecido e de pele, deiscência, processo infeccioso, que precisa manter sua drenagem por mais tempo, ou quando, embora superficial, a ferida tenha área extensa, são indicadas as coberturas oclusivas para absorver o excesso de exsudato, preservar o leito da ferida com a umidade fisiológica, além de não aderir nem provocar trauma no momento de ser retirada.

Pode-se utilizar a cobertura de alginato de cálcio na forma de placa ou cordão, hidrocoloide, cobertura absorvente não aderente, espumas e placas de carvão. O tempo demandado para a troca do curativo vai depender do material utilizado, da característica e localização da ferida, da presença ou não de infecção e do volume do exsudato.

CASOS CLÍNICOS

A seguir é apresentada a síntese de três casos clínicos de pacientes com lesões localizadas em diversas áreas, acompanhados pelas autoras no Setor de Estomaterapia do Hospital das Clínicas da Universidade Federal de Minas Gerais.

Caso 1

Homem de 51 anos, solteiro, trabalhava como caseiro de um sítio. Negava história de etilismo e tabagismo. Era portador de hidradenite supurativa há mais de 10 anos, em região axilar e glútea, com recorrência de infecção, tratada com antibioticoterapia oral. Em 2009, a lesão na região glútea foi infectada por miíase, quando o paciente foi encaminhado ao hospital e submetido a ressecção tecidual parcial mais drenagem externa, gerando duas lesões: uma na região glútea e outra na região superior da coxa direita.

Após 3 dias de internação, foi encaminhado em boas condições ao ambulatório para continuidade do tratamento tópico das lesões em glúteo e coxa direita, que estavam sendo tratadas com alginato de cálcio. O paciente mantinha tratamento da infecção com antibiótico oral.

No primeiro dia de atendimento ambulatorial, a lesão no glúteo direito (Figura 45.2) apresentava tecido necrótico amarelo em 90% da superfície, bordas despregadas, com sinais clínicos de infecção caracterizados por rubor, calor, exsudato purulento de volume acentuado e odor desagradável, profundidade de 2,5 cm, dimensões de 5,1 cm de comprimento × 10,5 cm de largura, correspondendo à área de 53,55 cm².

Em função das características da lesão, iniciou-se tratamento tópico com cobertura de carvão ativado com prata. Após 1 mês de tratamento foi suspenso o antibiótico oral e a lesão apresentava regressão dos sinais de infecção, evidenciada pelo desaparecimento do odor desagradável (fato confirmado pelo relato do paciente), além da redução da quantidade de tecido necrótico que se encontrava em 60% da superfície, 20,3% da área lesada e 1,3 cm de profundidade. Nesse momento, a lesão tinha área de 42,66 cm² (5,4 cm × 7,9 cm) e 1,2 cm de profundidade (Figura 45.3), sendo mantido o tratamento com cobertura de carvão ativado com prata até epitelização completa da lesão, que ocorreu com 3 meses e 20 dias (Figura 45.4).

A lesão da coxa direita (Figura 45.5) também apresentava sinais de infecção no primeiro dia. As bordas eram despregadas e na pele, ao redor da lesão, estavam presentes calor e rubor. A área lesada era de 58,14 cm² (5,1 cm × 11,4 cm) e 3 cm de profundidade. O tecido necrótico amarelo de aspecto bem aderido e úmido comprometia 80% da superfície. Apresentava ainda grande volume de exsudato serossanguinolento com odor desagradável.

A lesão foi tratada com cobertura de carvão ativado com prata. Após 1 mês, apresentou tecido de epitelização nas bordas, com redução na área de 71,3% e 1,8 cm na profundidade, correspondendo à área de 16,64 cm² (2,6 cm × 6,4 cm). Houve desbridamento autolítico do tecido, com redução para 50% da superfície (Figura 45.6). Essa lesão epitelizou após 3 meses e 20 dias de tratamento com cobertura de carvão com prata (Figura 45.7).

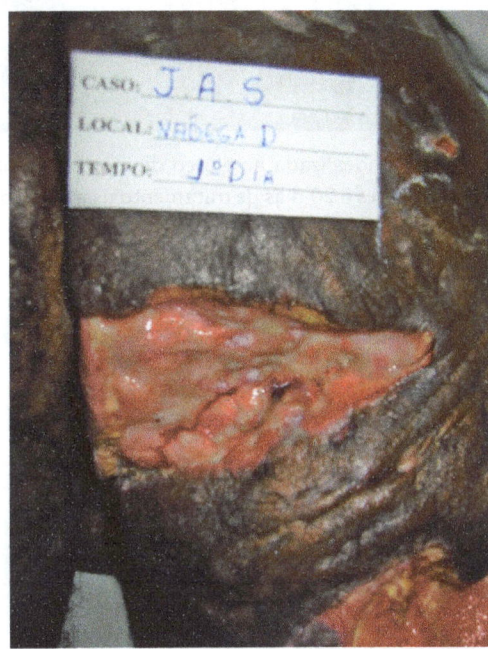

Figura 45.2 Lesão localizada no glúteo direito antes do início do tratamento usando cobertura de carvão com prata.

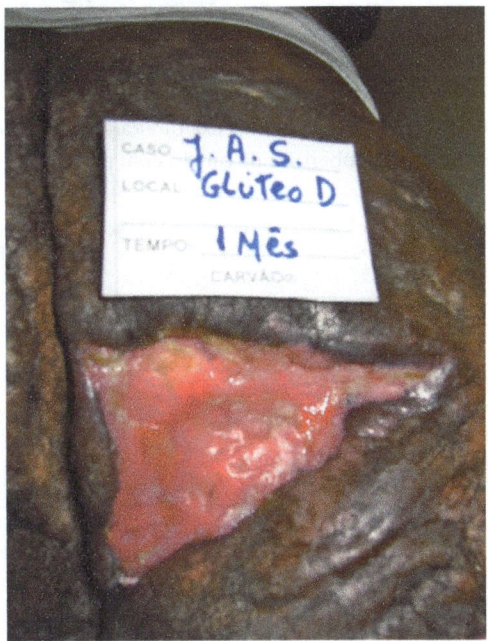

Figura 45.3 Lesão localizada no glúteo direito após 1 mês de tratamento usando cobertura de carvão com prata.

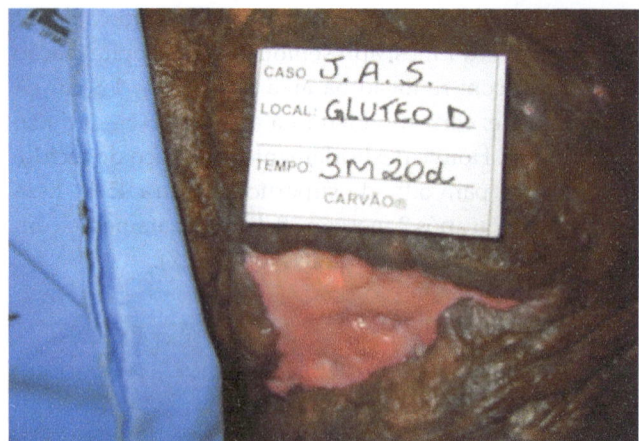

Figura 45.4 Lesão localizada no glúteo direito totalmente epitelizada após 3 meses e 20 dias de tratamento usando cobertura de carvão com prata.

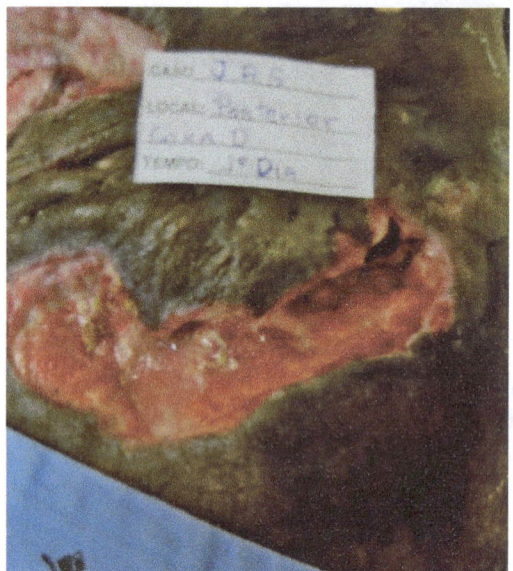

Figura 45.5 Lesão localizada na coxa direita antes do início do tratamento usando cobertura de carvão com prata.

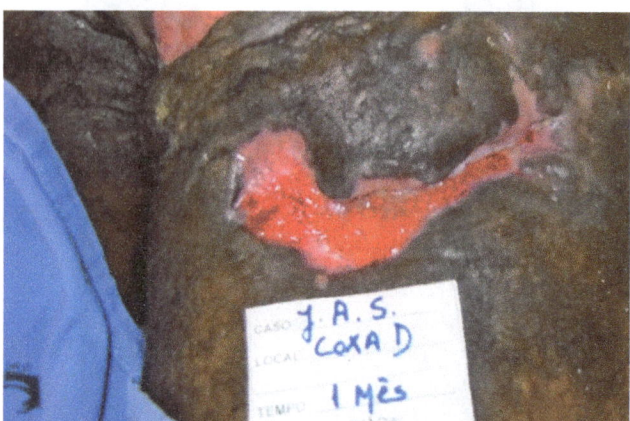

Figura 45.6 Lesão localizada na coxa direita após 1 mês de tratamento usando cobertura de carvão com prata.

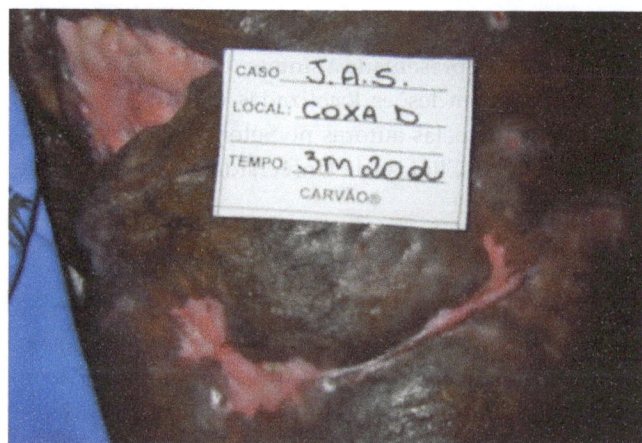

Figura 45.7 Lesão localizada na coxa direita totalmente epitelizada após 3 meses e 20 dias de tratamento usando cobertura de carvão com prata.

Caso 2

Mulher de 69 anos, viúva, mãe de quatro filhos, residia com a irmã. Era diabética controlada com 40 U de insulina humana de manhã, 10 U à tarde e 5 U de insulina regular antes do almoço e jantar. Apresentava hipertensão de difícil controle, tratada com os medicamentos orais Losartan® e Captopril®. À admissão, queixava de dor intensa, classificada com escore 5 na escala de 0 a 10, e apresentava níveis pressóricos de 210 mmHg × 120 mmHg e sobrepeso (IMC de 27,61 kg/m²).

Apresentava lesão no calcâneo direito (Figura 45.8) proveniente de trauma ocorrido há 3 meses, com área total de 22,44 cm² (6,8 cm × 3,3 cm), além de área de 11,34 cm² (4,2 cm × 2,7 cm) com exposição de tendão. Tinha tecido necrótico de tom amarelo, aderido à borda superior, comprometendo 20% da superfície.

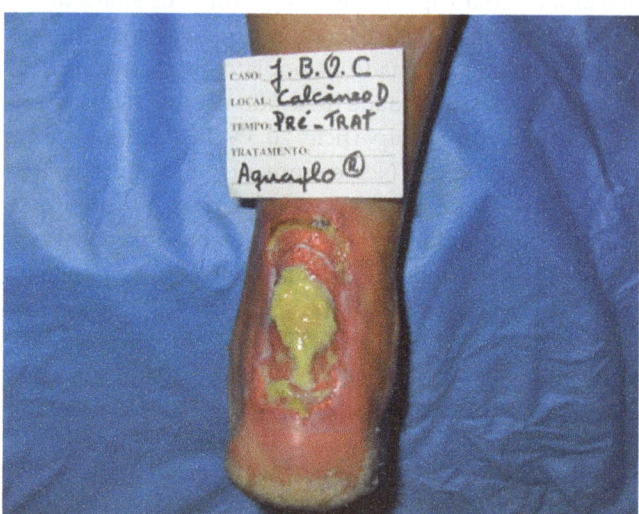

Figura 45.8 Lesão no calcâneo direito antes do início do tratamento com cobertura interativa.

O tratamento implementado foi a cobertura de hidrogel para fornecer umidade ao leito lesado, com o objetivo de evitar o ressecamento da lesão e preservar a parte do tendão exposta. Optou-se por duas trocas de curativos semanais.

Após a quarta troca da cobertura, 80% do tendão tinham sido recobertos por tecido de granulação vermelho vivo, como mostra a Figura 45.9. Nesse momento, a cobertura de hidrogel foi substituída pelo hidrocoloide em placa, mantido até o final do tratamento. A lesão epitelizou completamente após 6 meses de tratamento (Figura 45.10).

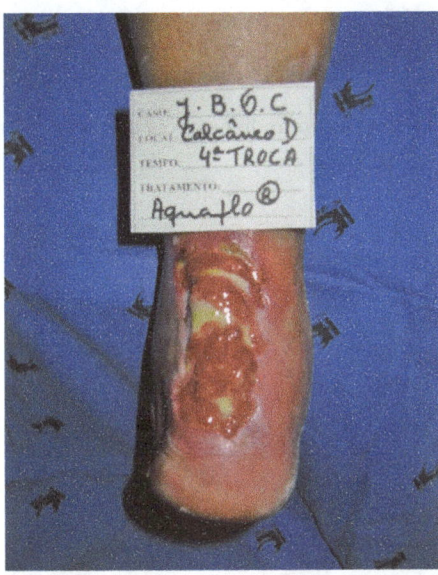

Figura 45.9 Lesão no calcâneo direito após 15 dias de tratamento e quatro trocas de cobertura de hidrogel.

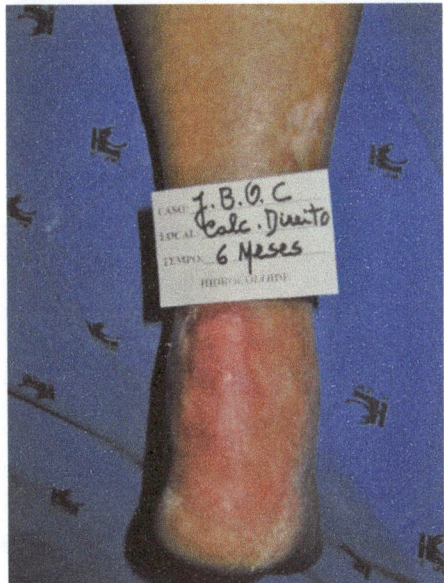

Figura 45.10 Lesão no calcâneo direito epitelizada após 6 meses de tratamento com coberturas interativas.

Caso 3

Homem, 46 anos, solteiro, artesão e músico, residia com a mãe. Vegetariano, negava etilismo e tabagismo. Hígido até surgimento de abscesso perineal, sendo internado com urgência e submetido a operação de drenagem, com realização de colostomia temporária, evoluindo para infecção de partes moles na região suprapúbica e perineal.

À admissão no serviço ambulatorial apresentava lesões nas regiões perineal e suprapúbica.

A lesão no períneo media 14 cm de comprimento e 11 cm de largura, com área total de 154 cm², 10% de tecido necrótico amarelo, exsudato em volume abundante, sem sinais de infecção e sem odor desagradável (Figura 45.11). Foi iniciado tratamento com alginato de cálcio como cobertura primária, com duas trocas semanais e cobertura secundária com "compressa esterilizada". O paciente foi orientado e treinado a realizar as trocas das coberturas secundárias 3 vezes ao dia, e a ocluí-las com plástico para o banho de aspersão.

Após 1 mês de tratamento, a lesão apresentou 88,56 cm² (12,3 cm × 7,12 cm), com uma redução de 42,5% e 100% de tecido de granulação vermelho vivo em toda a sua extensão. Em 2 meses de tratamento, utilizando-se a cobertura de alginato, a lesão teve redução significativa de 85% em sua área, atingindo 22,96 cm² (13,8 cm × 12,8 cm), como mostra a Figura 45.12.

Com 4 meses de tratamento, sem apresentar nenhuma intercorrência, a lesão encontrava-se totalmente epitelizada (Figura 45.13).

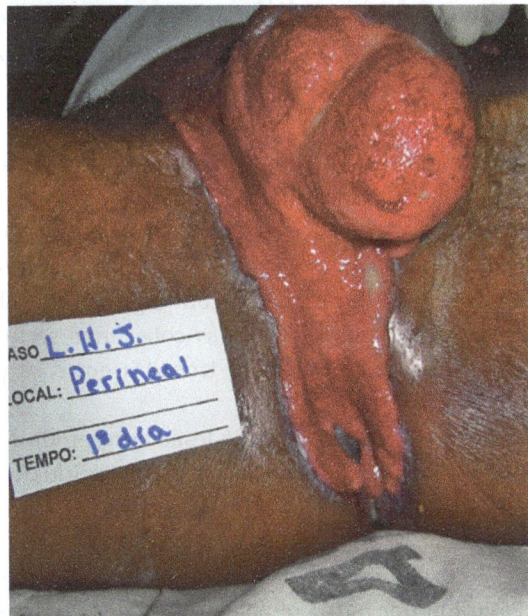

Figura 45.11 Lesão localizada na região perineal antes do início do tratamento com cobertura de alginato de cálcio.

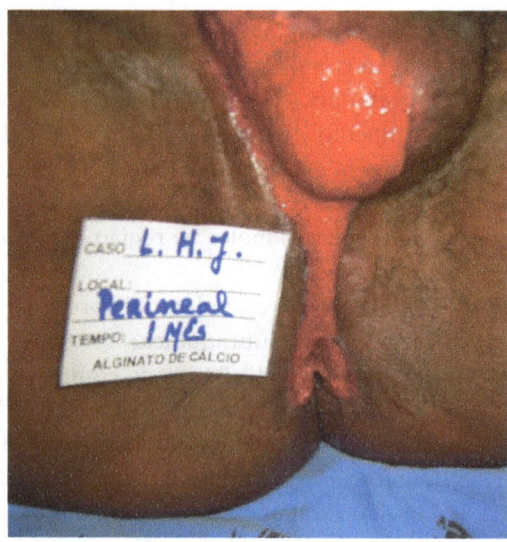

Figura 45.12 Lesão localizada na região perineal após 1 mês de tratamento com cobertura de alginato de cálcio.

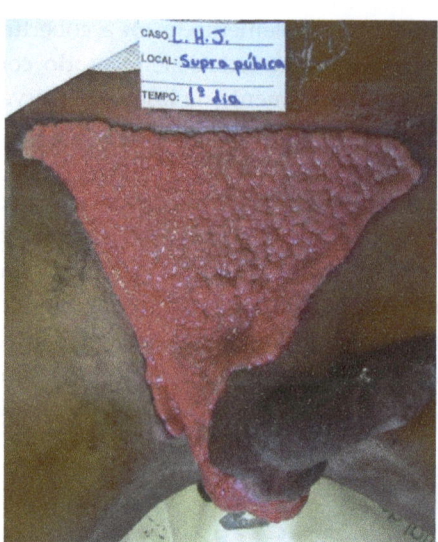

Figura 45.14 Lesão suprapúbica antes de iniciar o tratamento no serviço ambulatorial.

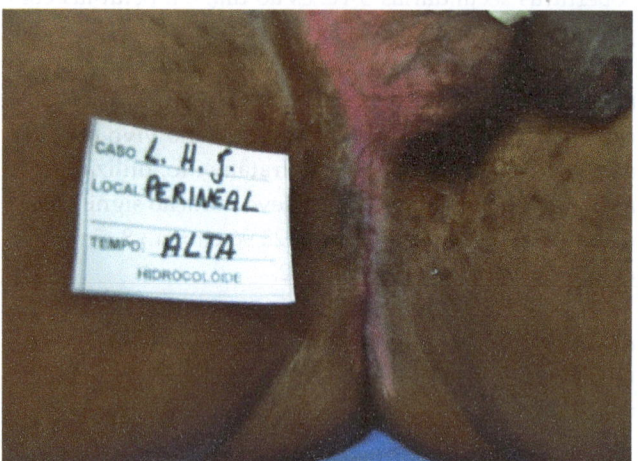

Figura 45.13 Lesão localizada na região perineal epitelizada após 4 meses de tratamento com coberturas interativas.

A lesão em região suprapúbica, no primeiro dia de tratamento ambulatorial, media 224,4 cm² (13,6 cm × 16,5 cm). Apresentava 30% de tecido necrótico amarelo em rede, exsudato abundante, sem sinais de infecção (Figura 45.14). Iniciado o tratamento com alginato de cálcio, com duas trocas semanais, com as coberturas secundárias "compressas esterilizadas", trocadas em casa pelo paciente, 3 vezes ao dia.

Após 1 mês de tratamento, a lesão apresentou redução de 87,6% da área, apresentava 100% de tecido de granulação e halo de epitelização (Figura 45.15).

Aos 3 meses de tratamento e com diminuição do volume de exsudato, a cobertura de alginato de cálcio foi substituída por hidrocoloide em placa. Com 2 meses usando essa nova cobertura, a lesão epitelizou-se, conforme a Figura 45.16.

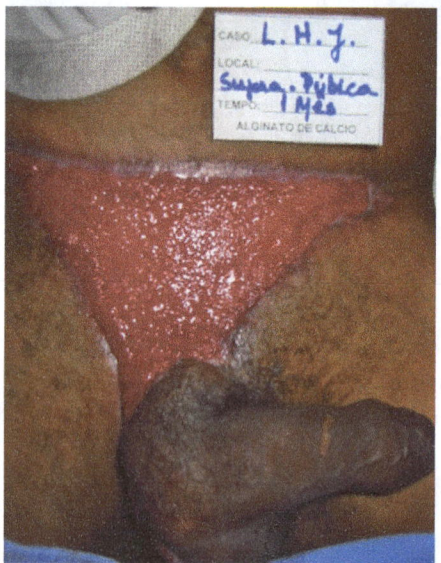

Figura 45.15 Lesão suprapúbica após 1 mês de tratamento com cobertura de alginato de cálcio.

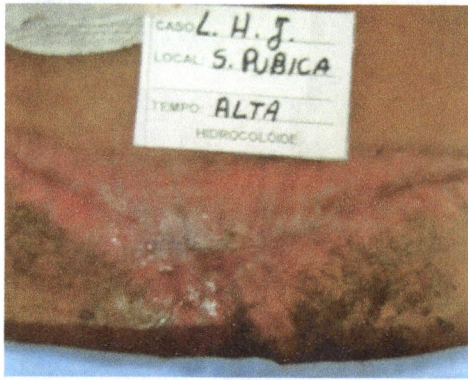

Figura 45.16 Lesão suprapúbica epitelizada após 3 meses de tratamento com coberturas interativas no serviço ambulatorial.

Referências Bibliográficas

1. Merril TD. Surgical complications. In: Townsend CM, Beauchamp RD, Evers BM, Mattox KL. *Sabiston Textbook of Surgery: the biological basis of modern surgical practice.* 17ᵗʰ ed. Philadelphia: Saunders, 2004, pp 297-332.

2. Blengio MF, Frioni SP, Carrara CB *et al.* Infección de la herida quirúrgica. Análisis de los factores de riesgo. *Rev Hosp Maciel,* 2000; *5*(1):8-12.

3. Fackeldey V, Hoer J, Klinge U. Fascial healing and wound failure. *Chirurg,* 2004; *75*(5):477-83.

4. Tillou A, Weng J, Alkousakis T *et al.* Fascial dehiscence after trauma laparotomy: a sign of intra-abdominal sepsis. *Am J Surg,* 2003; *69*(11):927-9.

5. Chelmow D, Rodriguez EJ, Sabatini MM. Suture closure of subcutaneous fat and wound disruption after cesarean delivery: a meta-analysis. *Obstet Gynecol,* 2004; *103*(5):974-80.

6. Çöl C, Soran A, Çöl M. Can postoperative abdominal wound dehiscence be predicted? *Tokai J Exp Clin Med,* 1998; *23*(3):123-7.

7. Sibbald RG, Williamson D, Orsted HL, Campbell K *et al.* Preparing the wound bed-debridement, bacterial balance, and moisture balance. *Ostomy Wound Manage,* 2000; *46*(11):143-5.

8. Falanga V. Classifications for wound-bed preparation and stimulation of chronic wounds. *Wound Repair Regen,* 2000; *8*:347-52.

9. Falanga V. Wound bed preparation and the role of enzymes: a case for multiple actions of therapeutic agents. *Wounds: A Compendium of Clinical Research and Practice,* 2002; *14*(2):1-10.

10. Vowden K, Vowden P. Wound bed preparation. *World Wide Wounds.* 2002. http://www.worldwidewounds.org/2002/april/Vowden/Wound-Bed-Preparation.html. Last Modified: Wednesday, 17-Jul-2002. Acesso em 25 de janeiro 2011.

11. Sibbald RG, Orsted HL, Coutts PM *et al.* Best practice recommendations for preparing the wound bed: Update 2006. *Wound Care,* 2006; *4*(1):15-29.

12. European Wound Management Association (EWMA). *Position Document: Wound Bed Preparation in Practice.* London: MEP Ltd, 2004. 17p.

13. Schultz GS, Sibbald RG, Falanga V *et al.* Wound bed preparation: a systematic approach to wound management. *Wound Repair Regen,* 2003; *11*(2) suppl: S1-28.

14. Robson MC. Wound infection: a failure of wound healing caused by an imbalance of bacteria. *Surg Clin North AM,* 1997; *77*(3):637-50.

15. Bowler PG, Duerden BI, Armstrong DG. Wound microbiology and associated approaches to wound management. *Clin Microbiol Rev,* 2001; *14*(2):244-69.

16. Sibbald RG, Orsted H, Schultz GS *et al.* Preparing the wound bed: focus on infection and inflammation. *Ostomy Wound Manage,* 2003; *49*(11):24-51.

17. World Union of Wound Healing Societies (WUWHS). *Principles of best practice: wound infection in clinical practice. An international consensus.* London: MEP Ltd, 2008. Available from www.mepltd.co.uk 10p.

18. World Union of Wound Healing Societies (WUWHS). *Principles of best practice: wound exudate and the role of dressings. A consensus document.* London: MEPLtd, 2007.

19. Mast BA, Schultz GS. Interactions of cytokines, growth factors, and proteases in acute and chronic wounds. *Wound Rep Reg,* 1996; *4*:411-20.

20. Thomas S. *A strutured approach to the selection of dressings.* [on line] 1997 [citado 2003 nov 15]. Disponível em: URL:http://worldwidewounds.com/1997/july/Thomas-Guide/Dress-Select.html.

21. Okan D, Woo K, Ayello EA *et al.* The role of moisture balance in wound healing. *Advances in Skin & Wound Care,* 2007; *20*(1):39-53.

22. Dehaut F, Maingault M. Kinetic binding of bacteria on two types of dressing: algosteril (calcium alginate) and gauze. *Poster presentation, First European Workshop Surgery-Engineering: Synergy in Biomaterial Applications.* Montpelier, France, 1994.

23. Walker M, Hobotb JA, Newmanb GR, Bowler PG. Scanning electron microscopic examination of bacterial immobilisation in a carboxymethyl cellulose (AQUACEL®) and alginate dressings. *Biomaterials,* 2003; *24*(5):883-90.

24. Newman GR, Walker M, Hobota JA *et al.* Visualisation of bacterial sequestration and bactericidal activity within hydrating Hydrofiber® wound dressings. *Biomaterials,* 2006; *27*(7):1129-39.

25. Thomas S. Hydrocolloid dressings in the management of acute wounds: a review of the literature. *Int Wound J,* 2008; *5*(5):602-13.

26. Hutchinson JJ, Lawrence JC. Wound infection under occlusive dressings. *J Hosp Infect,* 1991; *17*(2):83-94.

27. Hutchinson JJ, McGuckin M. Occlusive dressings: A microbiologic and clinical review. *Am J Infect Control,* 1990; *18*(4):257-68.

28. Singh A, Halder S, Chumber S *et al.* Meta-analysis of randomized controlled trials on hydrocolloid occlusive dressing versus conventional Gauze dressing in the healing of chronic wounds. *Asian J Surg,* 2004; *27*(4):326-32.

29. Shinohara T, Yamashita Y, Satoh K *et al.* Prospective evaluation of occlusive hydrocolloid dressing versus conventional gauze dressing regarding the healing effect after abdominal operations: randomized controlled trial. *Asian J Surg,* 2008; *31*(1):1-5.

30. Eisenbud D, Hunter H, Kessler L *et al.* Hydrogel wound dressings: where do we stand in 2003? *Ostomy Wound Manage,* 2003; *49*(10):52-7.

31. Osti E. Cutaneous burns treated with hydrogel (Burnshield) and a semipermeable adhesive film. *Arch Surg,* 2006; *141*:39-42.

32. Moss CW, Dees B, Guerrant GO. Gas chromatography of bacterial fatty acids with a fused silica capillary column. *J Clin Microbiol,* 1974; *28*:80-5.

33. Butcher G, Butcher JA, Maggs FAP. The treatment of malodorous wounds. *Nursing Mirror,* 1976; *142*(16):64.

34. Thomas S, Fisher B, Fram P *et al.* Odour absorbing dressings: A comparative laboratory study. *World Wide Wound,* 1998 Disponível: http://www.worldwidewounds.com/1998/march/

Odour-Absorbing-Dressings/odour-absorbing-dressings. html. Last Modified: 29-Mar-2001. Acesso em 03 de fev. 2011.

35. Monafo W, Moyer C. The treatment of extensive thermal burns with 0.5% silver nitrate solution in early treatment of severe burns. *Ann NY Acad Sci*, 1968; *150*:937-41.

36. Warriner R, Burrell R. Infection and the chronic wound: A focus on silver. *Advances in Skin & Wound Care*, 2005; *18* (suppl 1):2-12.

37. Demling RH, DeSanti L. Effects of silver on wound management. *Wounds*, 2001; *13* (1 suppl A):4.

38. Ricketts CR. Mechanism of prophylaxis by silver compounds against infection of burns. *Br Med J*, 1970; (2):440-6.

39. Hermans MH. Silver-containing dressings and the need for evidence. *Advances in Skin & Wound Care*, 2007; *20*(3):166-73.

40. Thomas S. *MRSA and the use of silver dressings: overcoming bacterial resistance*. World Wide Wounds, 2004. Last Modified: 22-Jul-2005.Disponível: http://www.worldwidewounds.com/2004/november/Thomas/Introducing-Silver-Dressings.html.

41. Lo SF, Hayter M, Chang CJ *et al*. A systematic review of silver-releasing dressings in the management of infected chronic wounds. *J Clin Nurs*, 2008; *17*(15):1973-85.

Cicatrizes Hipertróficas e Queloides: como Evitar e como Tratar?

Carlos Inácio Coelho de Almeida

Capítulo 46

INTRODUÇÃO

O processo bioquímico que envolve a reparação de um ferimento normalmente culmina em fina cicatriz como a única evidência de uma lesão cutânea.

Entretanto, em certos indivíduos e em determinadas circunstâncias, o processo de reparo pode ter desenrolar imprevisível, resultando em cicatrizes elevadas, conhecidas como queloides e cicatrizes hipertróficas.

A primeira referência a queloides remonta à idade das pirâmides do Egito. Em 1806, Alibert lapidou o termo *Cheloid* do grego, que significa *pinça* ou *garra de caranguejo*.

Cicatrizes hipertróficas e queloides são únicas em humanos e não ocorrem em animais por razões desconhecidas. Ambas as lesões causam sintomas desconfortáveis de prurido, sensibilidade exacerbada e dor. Ambas são caracterizadas por excessiva deposição de colágeno, cujas causas são discutíveis e inconclusivas.

O curso clínico e a aparência física definem o queloide e cicatrizes hipertróficas como entidades distintas. Queloides caracterizam-se por crescimento exuberante e progressivo do tecido cicatricial, ultrapassando os limites da lesão original, contrastando com as cicatrizes hipertróficas, que, embora sejam frequentemente hiperemiadas e elevadas, permanecem confinadas àqueles limites e tendem a regredir com o tempo.[1] Ambas apresentam recorrência após excisão e sutura cirúrgica.

As complicações dessas formações cicatriciais anormais são, por vezes, intensas, e o seu manuseio clínico é frequentemente frustrante.

Paciente e cirurgião devem aceitar a realidade de que nem o uso das modalidades de tratamento atualmente disponíveis, nem as técnicas cirúrgicas refinadas ou a habilidade do cirurgião poderão garantir prevenção ou cura dessas cicatrizes patológicas.[2,3]

IMPACTO DA INFLAMAÇÃO COMO EVENTO CRÍTICO NA FORMAÇÃO DA CICATRIZ

A lesão cutânea inicia sequência de eventos que caracteriza o processo de cicatrização para restaurar a integridade dos tecidos.

Existem três estágios na cicatrização das feridas: inflamação, proliferação e remodelação da matriz, que resultam na formação da cicatriz.

Imediatamente após a lesão, é desencadeada uma cascata inflamatória inicial, que terá grande influência no desenrolar do processo cicatricial e no seu resultado final tardio. Os neutrófilos infiltram o ferimento e elaboram metaloproteínas matriciais e colagenases, que promovem a limpeza da ferida, removendo tecidos necróticos, corpos estranhos e bactérias, deixando área desprovida de matriz que será, subsequentemente, preenchida com tecido cicatricial (Figura 46.1).

O estágio final da cicatrização inclui migração e proliferação de fibroblastos, produção e deposição de colágeno e angiogênese. O processo de remodelação da síntese e lise do colágeno pode perdurar por mais de 2 anos após a lesão inicial, existindo complexa interação entre células que elaboram fatores de crescimento, citoquinas e componentes da matriz extracelular e modulam o metabolismo do colágeno. Fatores de crescimento e citoquinas, como o PDGF (fator de crescimento derivado das plaquetas), o TGF-B (*transforming growth factor beta*), o VEGF (fator de crescimento do endotélio vascular) e o KGF (fator de crescimento dos queratinócitos), exercem papel importante nas fases inflamatórias e de remodelação[7] (Figura 46.2).

O exato mecanismo pelo qual a inflamação promove a cicatrização não é conhecido; entretanto, suspeita-se que o desenvolvimento da cicatriz seja programado durante o processo inflamatório. Embora tradicionalmente se acredite que a resposta inflamatória constitui evento-chave da cicatrização da ferida na pele adulta, estudos

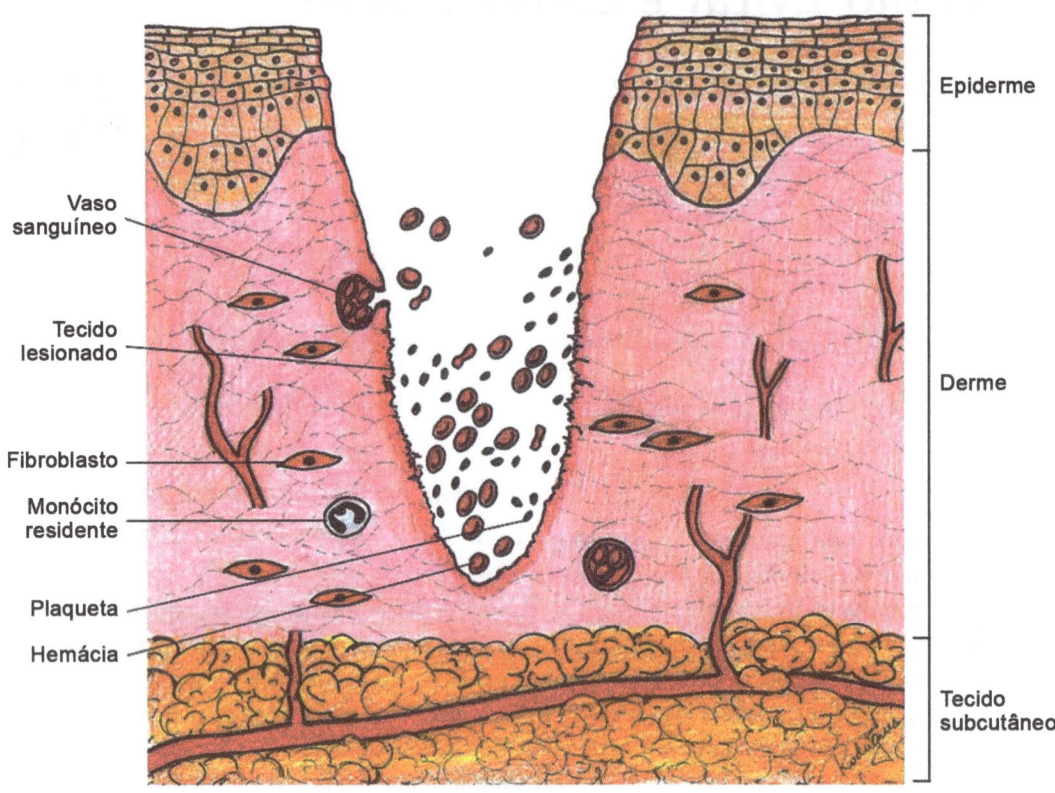

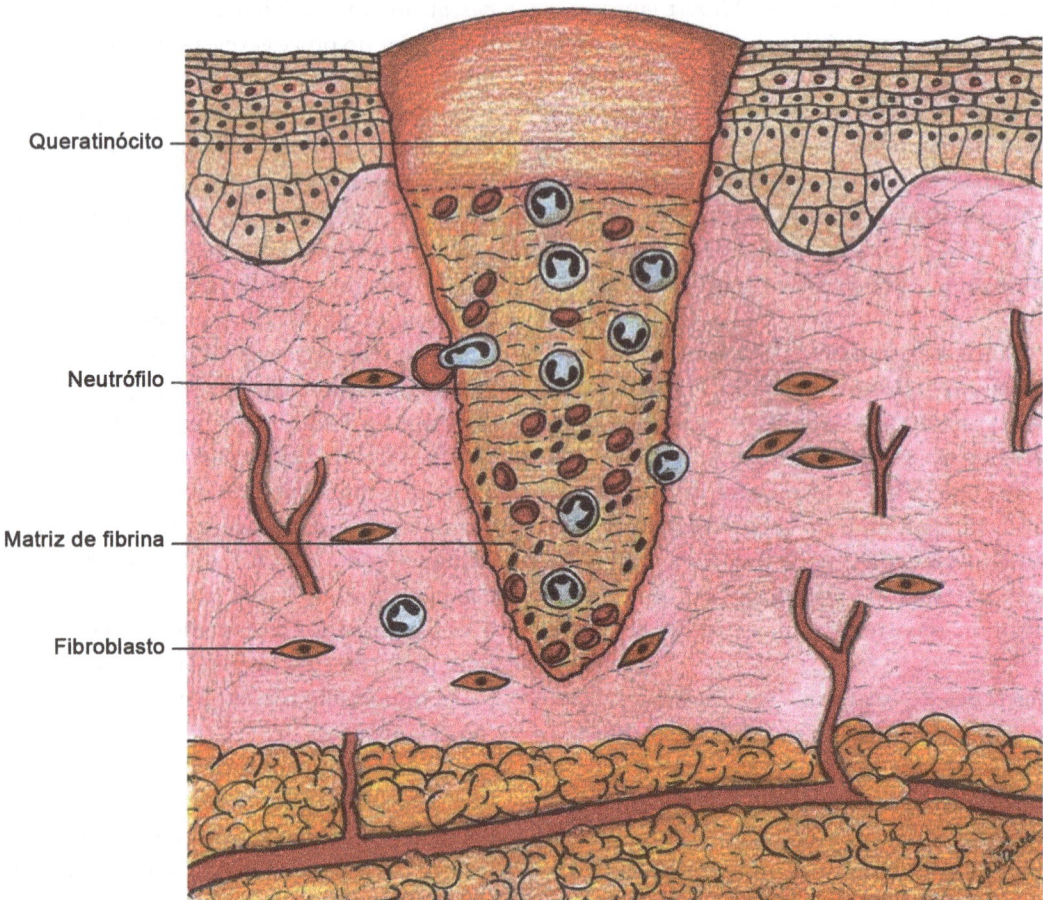

Figura 46.1 Inflamação: infiltração de neutrófilos e macrófagos, início da proliferação fibroblástica (*continua*).

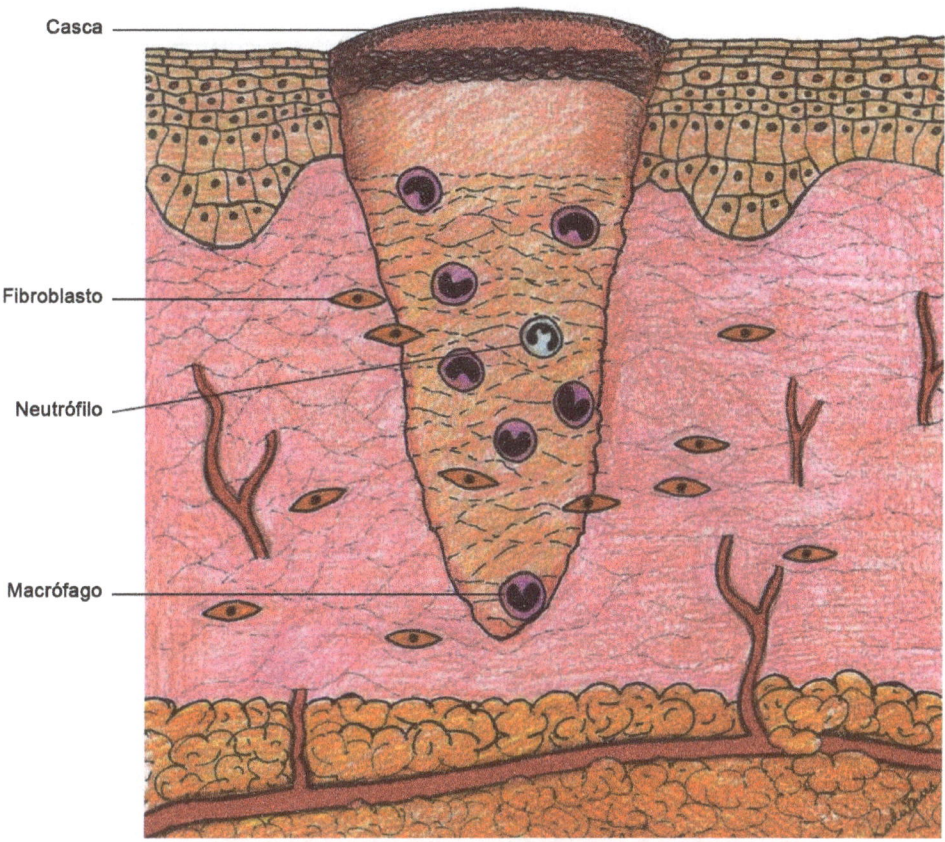

Figura 46.1 (*continuação*).

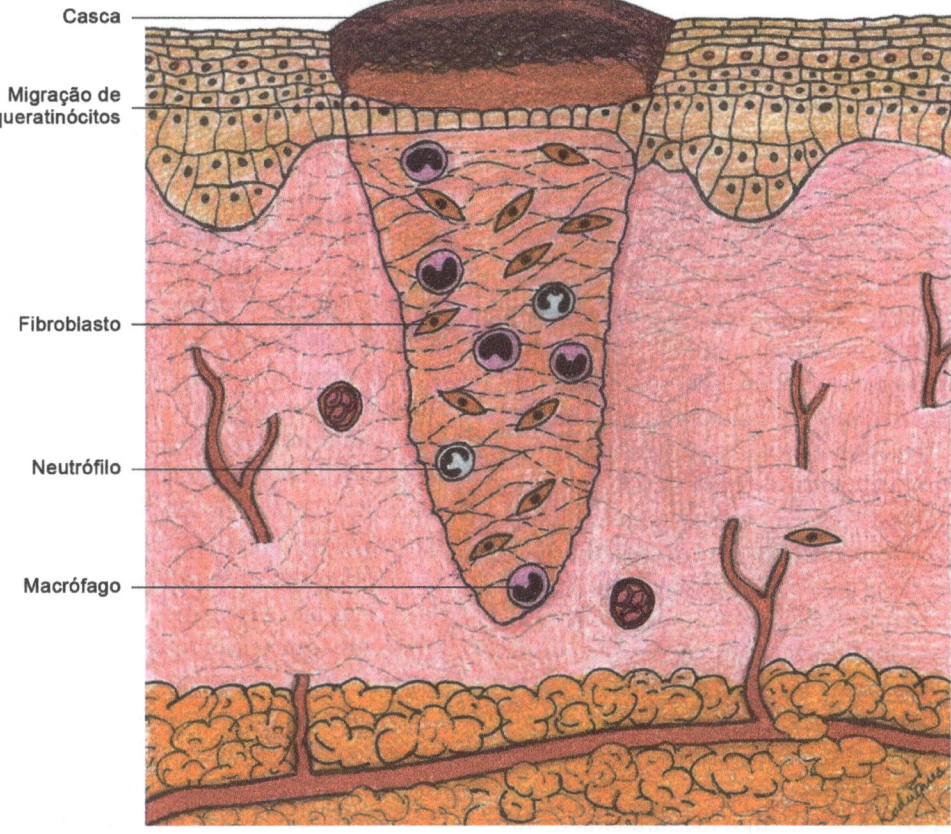

Figura 46.2 Migração e proliferação de fibroblastos, produção e deposição de colágeno, angiogênese e remodelação (*continua*).

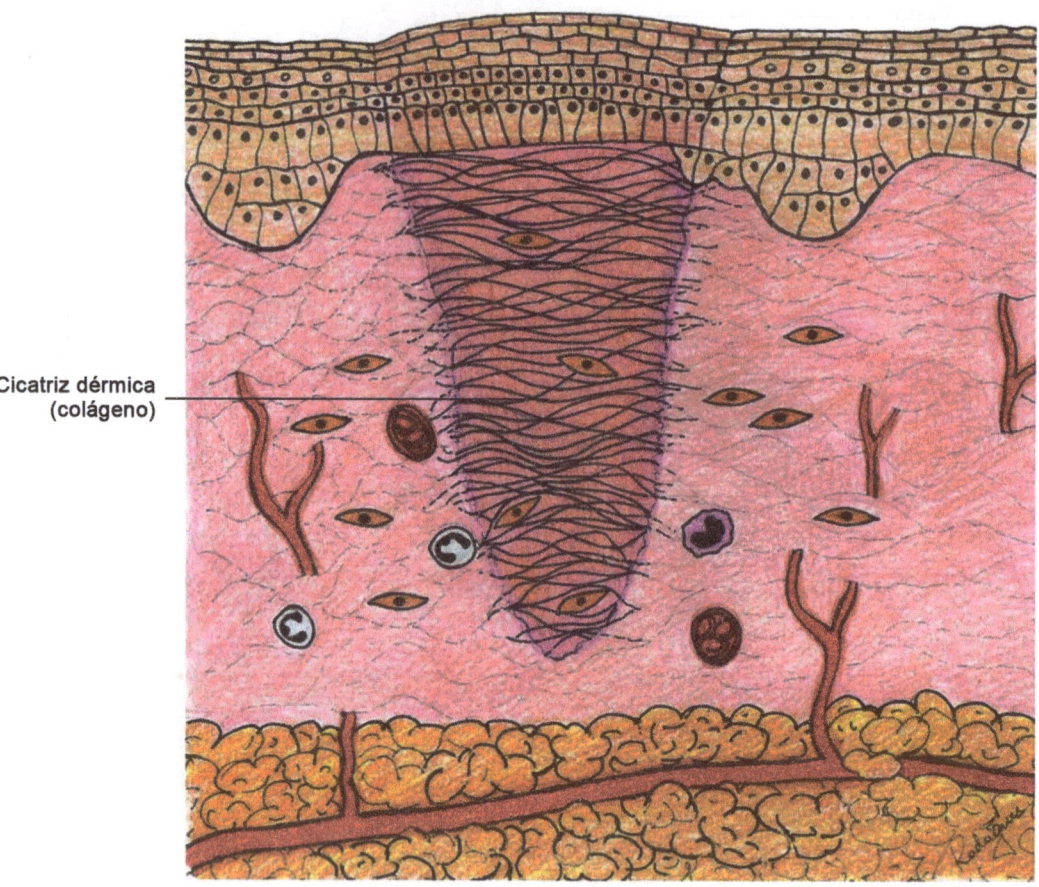

Cicatriz dérmica (colágeno)

Figura 46.2 (*continuação*).

da cicatrização fetal sugerem que alta intensidade inflamatória deve promover maior formação cicatricial, ao invés de ajudar a cicatrização da ferida.[4]

DIAGNÓSTICO: QUELOIDES X CICATRIZES HIPERTRÓFICAS

Queloides e cicatrizes hipertróficas constituem entidades clínicas e histoquímicas separadas.

Enquanto as cicatrizes hipertróficas se originam de incisões cirúrgicas, traumas ou queimaduras, os queloides, além dessas causas, muitas vezes surgem a partir de lesões muito pequenas, como de um discreto processo inflamatório, incluindo acne e injeções, podendo mesmo originar-se de lesão desconhecida. Ambas são desordens fibroproliferativas do processo de reparação das feridas, relacionadas a cicatrização excessiva, apresentando exacerbação da síntese, deposição e acúmulo do colágeno.[4]

Clinicamente, a cicatriz hipertrófica permanece confinada às bordas da cicatriz original, enquanto o queloide invade a derme normal adjacente, ultrapassando os limites originais da cicatriz (Figura 46.3).

A cicatriz hipertrófica é do tipo autolimitada de hipercicatrização; surge após a quarta semana, cresce intensamente por vários meses e, então, regride. Ao regredir gradualmente com o passar do tempo, torna-se plana e nivelada à pele circunjacente.

Em contraste, os queloides podem aparecer mais tardiamente, sucedendo a cicatriz inicial, e, então, gradual e progressivamente, crescem por tempo indeterminado. Prurido, dor e desfiguramento estético estão muitas vezes presentes.

Os queloides têm tendência familiar e predisposição genética com característica autossômica dominante, ocorrendo, com maior frequência, em indivíduos de pele escura. Apresentam incidência de 6% a 16% na população negra de origem africana, não se manifestando nas extremidades das faixas etárias.

Apesar de comportar-se como tumor benigno, a excisão completa e fechamento primário do defeito trazem, como consequência, a recorrência na grande maioria dos casos.

É provável que os pacientes com queloides apresentem excessivos sinais para iniciar a cicatrização ou careçam de mecanismos apropriados para frear o processo. Em última instância, a falta de sinais de "pare" resulta em reparo contínuo e descontrolado.

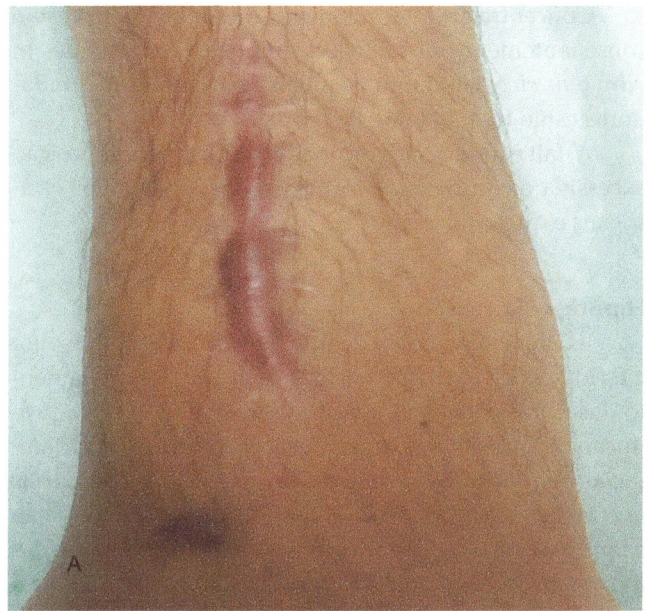 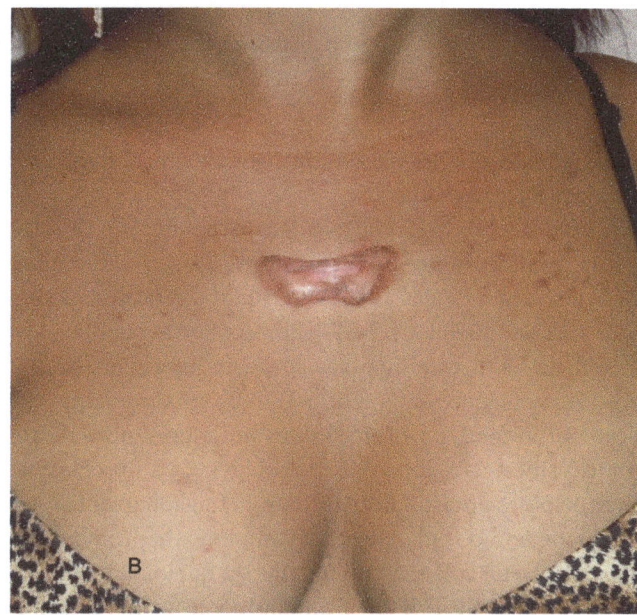

Figura 46.3 (**A**) Cicatriz hipertrófica pós-traumática no punho; (**B**) queloide pré-esternal por acne abscedada.

Embora ambos, queloides e cicatrizes hipertróficas, apresentem densidade de fibroblastos aumentada, os primeiros apresentam taxa mais elevada de proliferação dos fibroblastos.

Os queloides consistem, principalmente, em colágeno, e são relativamente acelulares nas suas porções centrais, estando os fibroblastos concentrados sobretudo ao longo de suas bordas alargadas. Adicionalmente, observa-se expressiva redução de células apoptóticas em queloides, quando comparado às cicatrizes normais e hipertróficas, sugerindo a persistência de número aumentado de fibroblastos ativados.

As fibras colágenas dos queloides são mais espessas e mais onduladas que aquelas encontradas em cicatrizes normais e hipertróficas; assumem orientação aleatória, muitas vezes organizando-se em espessos feixes em torno de nódulos focais de proliferação fibroblástica. Diversamente, nas cicatrizes hipertróficas, as fibras colágenas se orientam paralelamente à superfície epidérmica.

Colágeno do tipo I (mais rígido) e colágeno do tipo III (mais elástico) compõem a pele e a cicatriz na proporção de 4:1, ao contrário da parede vascular, onde essa proporção é inversa. Aumento da taxa do colágeno do tipo I em relação ao tipo III é observado em queloides, mas não em cicatrizes hipertróficas.

A atividade metabólica, medida pela concentração enzimática, como transaminase alamínica e trifosfato de adenosina, está elevada em queloides quando comparada a cicatrizes hipertróficas e normais.[5-7]

PATOGÊNESE

Cicatrizes Hipertróficas

Suturas sob tensão, infecções, corpos estranhos e áreas cruentas expostas exercem papel relevante na patogênese das cicatrizes hipertróficas.[6]

Tensão

As cicatrizes hipertróficas muitas vezes se formam devido à excessiva tensão ao longo das margens da ferida, e são frequentes em regiões da pele submetidas a trações constantes decorrentes dos movimentos naturais do corpo.

Tensão e linhas de tensão da pele em estado de relaxamento podem estar relacionadas com a formação de cicatrizes hipertróficas. O colágeno é orientado em sentido perpendicular ao da contração muscular; portanto, incisões perpendiculares às fibras musculares teoricamente cicatrizam com o colágeno orientado naturalmente. Estudos sugerem que as incisões paralelas às linhas de tensão da pele raramente formam cicatrizes anormais, enquanto aquelas posicionadas perpendiculares a essas linhas ou em articulações têm maior probabilidade de se tornarem hipertróficas.

Infecções, corpos estranhos, áreas cruentas expostas

São condições que prolongam o processo inflamatório associado à cicatrização, induzindo a secreção anormal de mediadores pró-inflamatórios, com consequente resposta imediata anormal pelos fibroblastos. Cicatriz hipertrófica é o resultado final desse processo.

Queloides

As seguintes hipóteses têm sido propostas para a formação e o crescimento dos queloides.[4]

Alterações do contexto dos fatores de crescimento e da matriz extracelular

TGF-B e PDGF são fatores de crescimento pró-fibróticos, normalmente produzidos durante a fase proliferativa da cicatrização, e cujas atividades estão significativamente anormais em queloides. TGF-B apresenta três subtipos: os TGF-B$_1$ e TGF-B$_2$ estimulam a síntese, proliferação e deposição do colágeno, enquanto o TGF-B$_3$, predominante na cicatrização fetal, ao contrário dos anteriores, atua reduzindo a síntese e a deposição do colágeno. Os fibroblastos dos queloides apresentam descontrole funcional e alta sensibilidade aos TGF-B. Áreas com aumento da proliferação e deposição de colágeno no interior do queloide mostram taxas elevadas de TGF-B$_{1 e 2}$. Similarmente, os fibroblastos dos queloides têm número 4 a 5 vezes maior de receptores do PDGF, cujos efeitos estimuladores são sinérgicos com os TGF-B$_{1 e 2}$. Por que o contexto dos fatores de crescimento está anormal nos queloides? Estudos *in vitro* revelam que os queratinócitos dos queloides podem induzir o fenótipo queloidiano em fibroblastos normais. Supõe-se também que padrões proliferativos fetais desabilitados em adultos ressurgem nos queloides ou, ainda, que a hipóxia dos tecidos, no queloide, ativa o gatilho para liberação dos fatores de crescimento angiogênico, fazendo brotar proliferações endoteliais, cujo crescimento, seguido de oclusão, retarda a maturação da ferida e aumenta a produção de colágeno pelos fibroblastos. A matriz extracelular dos queloides está anormal, com elevadas taxas de fibronectina e certos proteoglicanos, e com reduzidas taxas de ácido hialurônico, contribuindo para o fenótipo fibrótico. Biglicanos e decorin são proteoglicanos que interligam as fibrilas colágenas e influenciam a arquitetura do colágeno. Os queloides têm produção aberrante desses proteoglicanos, resultando em arquitetura desorganizada do colágeno e da matriz extracelular.

Turnover do colágeno

A degradação do colágeno é tão importante quanto a sua produção nos complexos mecanismos do processo cicatricial. A síntese e a degradação do colágeno estão sob controle, em absoluto estado de equilíbrio. A perda desse equilíbrio resulta em reparação anormal dos tecidos. O desequilíbrio pode ser devido a alterações tanto da degradação quanto da síntese do colágeno.

O colágeno é degradado por colagenases produzidas nos fibroblastos e nas células inflamatórias. Enzimas que inibem ou degradam colagenases exercem papel adicional no controle do colágeno.

Concentrações de inibidores das colagenases estão consistentemente elevadas em amostras de queloides *in vitro* e *in vivo*, enquanto os níveis das enzimas degradadoras estão frequentemente reduzidos.

A falta de degradação pode resultar em deposição excessiva e consequente formação das hipertrofias cicatriciais e queloidianas.

Hipótese da tensão

Existem suposições de que a tensão mecânica sobre a ferida em cicatrização possa provocar o desalinhamento das fibras colágenas em formação, resultando na produção de queloides. Forças mecânicas dirigem a proliferação fibroblástica e a síntese do colágeno. Experiências *in vitro* e *in vivo* têm sugerido que a tração e a tensão não só promovem a produção do colágeno, como também determinam sua arquitetura e orientação, influenciando a remodelação da derme. De fato, embora tração e tensão sejam importantes fatores determinantes da aparência final da cicatriz, elas exercem papel mais relevante na patogênese da cicatriz hipertrófica do que na formação dos queloides.

Imunodisfunção genética

Os queloides tendem a ocorrer em indivíduos de pele negra, e as tendências familiares sugerem padrão de herança poligênica autossômica dominante. Entretanto, a compleição negra não se relaciona diretamente com a elevada taxa de formação queloidiana. Uma influência genética está provavelmente direcionada a um imunofenótipo. Estudos sugerem associação do grupo sanguíneo A e HLA (*human leucocyte antigen*) B14, 21, BW35, DR5 E DQW3 em pacientes com diátese queloidiana.[5] A cicatriz queloidiana pode ser considerada doença autoimune do tecido conjuntivo. Anticorpos circulantes podem ligar-se aos fibroblastos e estimular a proliferação e produção do colágeno, de forma similar aos anticorpos antitireoidianos na tireoidite de Hashimoto. Estudos clínicos sugerem que pacientes que desenvolvem queloides apresentam hipersensibilidade genética do sistema imunológico mediada por células. O crescimento dos queloides, caracterizado por lenta fase inicial e acompanhado por rápido crescimento secundário, sugere a ocorrência de reação imune local. Existe a hipótese de que os queloides sejam secundários à reação imunológica ao sebo. Quando as unidades pilossebáceas são expostas ao sistema circulante durante a lesão cutânea, indivíduos que retêm linfócitos T sensíveis ao sebo iniciam resposta imune mediada por células.

Todas essas observações sugerem causa multifatorial biomolecular para a formação do queloide.

CLASSIFICAÇÃO

Uma classificação com descrição detalhada do tipo de cicatriz é útil para instituição de terapia adequada.

Foi proposto esquema de classificação clinicamente fundamentado pelo International Advisory Panel on Scar Management,[2] que é composto por cirurgiões plásticos, cirurgiões de queimados e dermatologistas.

Diagnóstico preciso e consistente é essencial para otimizar a condução do tratamento das cicatrizes (ver Quadro 46.1).

Quadro 46.1 Classificação clínica

Tipo de cicatriz	Características
Cicatriz madura	Cor clara, cicatriz plana.
Cicatriz imatura	Cor vermelha, prurido ou dor ocasionais, levemente elevada no processo de remodelação. Muitas irão maturar normalmente, tornando-se planas, e apresentarão coloração semelhante à da pele circunjacente, embora possam tornar-se mais pálidas ou mais pigmentadas.
Cicatriz hipertrófica linear (cirúrgica ou traumática)	Vermelha, elevada, por vezes pruriginosa, confinada às bordas da lesão original, nas primeiras semanas após o evento. Essas cicatrizes aumentam de tamanho rapidamente por 3 a 6 meses, e, então, após fase estagnada, começam a regredir. Elas geralmente maturam, apresentando-se elevadas, com a aparência de discreto cordão e com largura aumentada, o que é variável. O processo de maturação pode perdurar por mais de 2 anos.
Amplas cicatrizes hipertróficas (queimados)	Cicatriz difusa, elevada, por vezes pruriginosa, confinada às bordas da queimadura.
Queloides menores	Focalmente elevados, pruriginosos, estendendo-se sobre o tecido normal. Isto pode se desenrolar por mais de 1 ano após a lesão, sem regressão espontânea. Excisão cirúrgica simples é frequentemente seguida de recorrência. É possível que haja anormalidade genética na cicatrização queloidiana. Locais tipicamente afetados incluem os lobos auriculares.
Queloides maiores	Cicatrizes grandes (>5 cm), elevadas, frequentemente dolorosas ou pruriginosas, estendendo-se sobre os tecidos normais. Habitualmente resultam de pequenos traumas e podem continuar a se expandir por anos.

PREVENÇÃO – COMO EVITAR?

Não há substituto para meticulosa atenção aos detalhes, técnica atraumática e uso de instrumentos delicados. Acurada aposição e eversão das bordas é obtida com delicadas suturas subdérmicas e cutâneas. Não existem dados que relacionem a etiologia da cicatrização anormal com o tipo específico de material de sutura utilizado ou a técnica cirúrgica empregada. Entretanto, queloides e cicatrizes hipertróficas podem ser minimizados por meio do uso de suturas subcuticulares com fios monofilamentares absorvíveis ao invés de pontos separados de suturas inabsorvíveis.[5]

Fatores de risco relacionados com o desenvolvimento de cicatrizes hipertróficas e queloides, e que podem ser minimizados pelo cirurgião, incluem: tensão por distensão mecânica, infecções e corpos estranhos.

Tensão por Distensão Mecânica

Tensão na ferida alarga a cicatriz. Bordas bem definidas e bem alinhadas, aproximadas sem tensão, cicatrizam com menor quantidade de tecido cicatricial. Cicatrizes hipertróficas raramente se desenvolvem em idosos, cuja pele caracteristicamente tem pouca tensão. O fechamento das feridas sobre as linhas de mínima tensão da pele em repouso (linhas de Langer) usualmente produz cicatrizes finas, enquanto as cicatrizes perpendiculares a essas linhas tendem a ser hipertróficas, devido à atividade muscular que resulta em tensão sobre a pele. Além disso, posicionar a incisão paralelamente ou dentro de um sulco natural proporciona melhor possibilidade de camuflagem da linha cicatricial.[5,6]

É bem conhecido que cicatrizes hipertróficas e queloides ocorrem frequentemente em locais específicos, como a parede anterior do tórax, ombros, região escapular, parede abdominal, região suprapúbica e lóbulos auriculares. Essas regiões têm em comum o fato de que são constantemente submetidas à distensão cutânea causada pelos movimentos diários naturais do corpo.

Essa observação sugere que, para prevenir o desenvolvimento de cicatrizes hipertróficas e queloides, seja recomendável não submeter a pele a distensão mecânica contínua e, como consequência, possibilitar o repouso da ferida para que ela possa cicatrizar em condições favoráveis.

Para evitar trações cutâneas durante o processo cicatricial, a ferida deve ser ocluída com materiais adesivos, incluindo *tapes*, bandagens, roupas compressivas ou fitas de silicone.

Fita de micropore hipoalergênico pode aliviar a tensão ao longo da ferida e minimizar o risco de alargamento. Oferece suporte local, produz plataforma estável para a ferida e previne o estiramento das margens da sutura por movimentos de tração lateral. Acredita-se que o uso dessas fitas diminui a tendência a infecções, promovendo cicatrização mais rápida e efetiva em ambiente úmido e semipermeável. Apesar da carência de estudos prospectivos para justificar o seu uso, a fita de Micropore® é rotineiramente usada e recomendada por muitos autores. É aplicada por 6 a 8 semanas após a operação, quando a cicatriz já atingiu adequada resistência tênsil.

Fitas de silicone são amplamente usadas na prevenção e tratamento dos queloides e cicatrizes hipertróficas, tendo um histórico de mais de 20 anos. A eficácia da fita de silicone em pacientes com risco elevado de desenvolver cicatrizes patológicas é apoiada por vários estudos controlados e randomizados, embora outros tenham demonstrado apenas fraca evidência de que essa modalidade de tratamento possa prevenir cicatrização anormal nesses indivíduos.[8] O mecanismo de ação proposto supõe que a oclusão proporcione melhor hidratação, eleve a temperatura em 1°C, o que poderia afetar a cinética das colagenases e alterar a expressão da adesão molecular do infiltrado linfocitário.

Infecções e "Corpos Estranhos"

Ambos, infecção e reação a corpos estranhos, prolongam o processo inflamatório associado à cicatrização das feridas. É provável que infecção e corpos estranhos induzam a secreção anormal de mediadores pró-inflamatórios e, como consequência, resposta anormal imediata dos fibroblastos.

Portanto, é crucial que as feridas sejam mantidas limpas por meio de irrigação após operações ou traumas, evitando o contato da derme lesada com corpos estranhos, incluindo brincos nos lóbulos auriculares.

Alto Risco

Finalmente, em pacientes que apresentam risco extremamente elevado, com história pregressa de queloides e hipertrofia cicatricial, submetidos a operações em áreas de risco, infiltrações concomitantes de corticoides intralesionais podem ser aplicadas profilaticamente e repetidas mensalmente, se necessário, com taxas de sucesso acima de 90% em *follow-up* de 30 meses em alguns estudos.[6,8]

COMO TRATAR?

Não existe terapia ideal que direcione o tratamento das cicatrizes hipertróficas e queloides, refletindo a nossa claudicante compreensão da patogênese dessas entidades. Embora inúmeras evidências deem suporte às várias hipóteses etiológicas apresentadas, a cau-

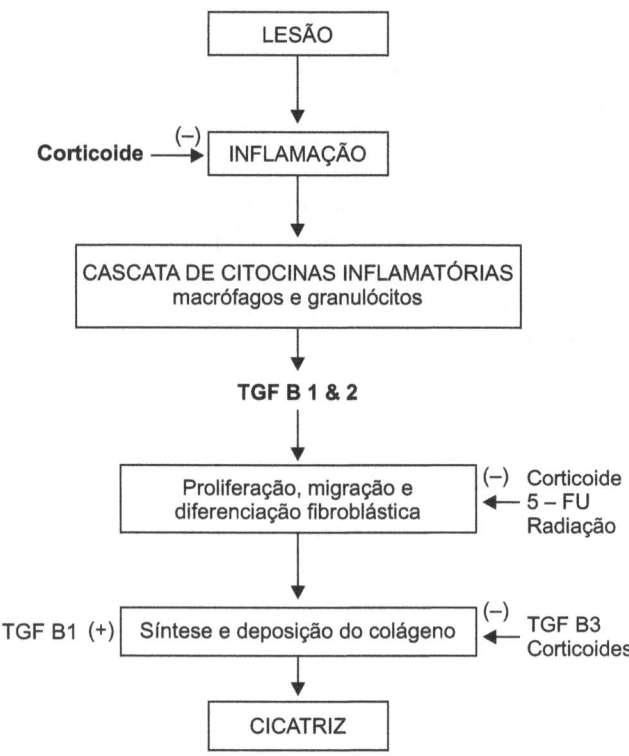

Figura 46.4 Lesão, resposta inflamatória e moduladores terapêuticos seletivos da formação cicatricial.

sa do queloide e uma terapia focada permanecem em aberto. O melhor tratamento atual continua a ser a terapia combinada, que reduz significativamente as taxas de recorrência, quando comparada à monoterapia. Entretanto, a combinação mais eficaz necessita ainda ser identificada.[4,5,8]

É provável que, no futuro, a combinação de tratamentos intradérmicos, extradérmicos e sistêmicos proporcione ao paciente terapia mais confiável e efetiva (Figura 46.4).

Corticosteroides

A corticoterapia intralesional é o método mais efetivo e o mais largamente empregado no tratamento dos queloides. O acetonido de triancinolona, potente anti-inflamatório de hidrocortisona, fluorado no seu nono carbono, aplicado intralesionalmente, é terapia de primeira linha para os queloides. É usado tanto como terapia coadjuvante associada à cirurgia, quanto como tratamento monoterápico, ou, ainda, como componente de terapias multimodais. Vários estudos demonstram eficácia acima de 80% como agente monoterápico.[4,5,8]

Usualmente são utilizadas injeções intralesionais de 10 mg por centímetro linear de queloide a cada 2 a 6 semanas, até a resolução clínica ou aparecimento de efeitos colaterais (Figura 46.5).

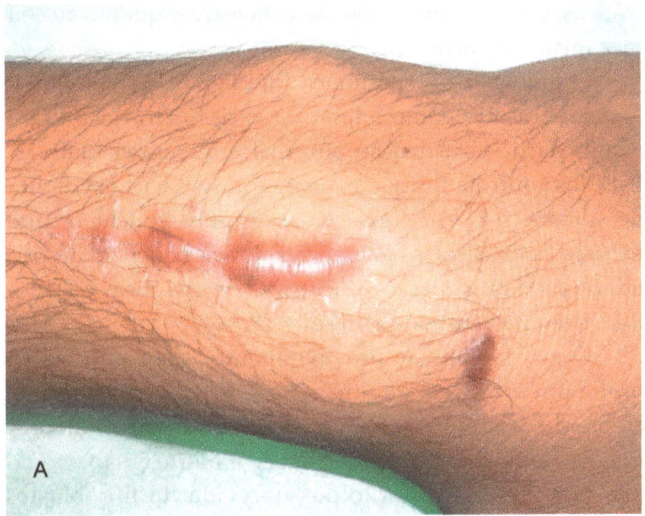
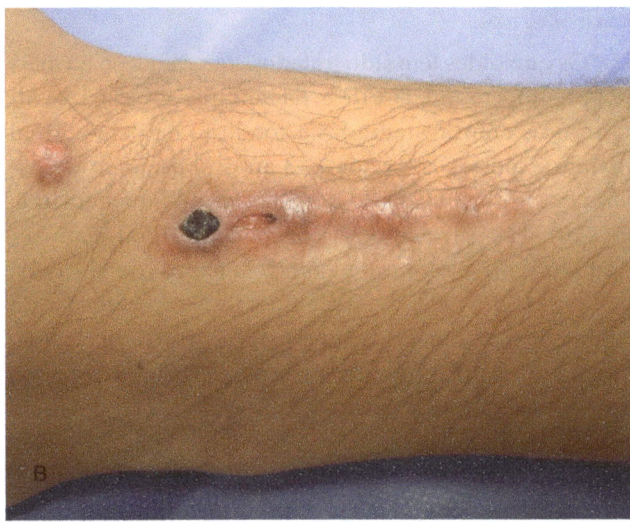

Figura 46.5 (**A**) Cicatriz hipertrófica pós-traumática; (**B**) trigésimo dia após corticoterapia intralesional; observam-se áreas de epidermólise e regressão da hipertrofia cicatricial.

Os corticoides efetivamente reduzem a massa cicatricial do queloide ou impedem a hipercicatrização, primariamente pela supressão da resposta inflamatória, que é o principal modulador do processo cicatricial, e, secundariamente, pela inibição da proliferação dos fibroblastos, redução da síntese e aumento da degeneração do colágeno. Induzem alterações ultraestruturais na síntese do colágeno, promovendo a organização dos feixes fibrilares e desarranjo dos característicos nódulos queloidais. Estudos recentes[6,8] demonstram que os corticoides alteram a expressão de múltiplos genes que participam da formação da cicatriz inibindo a produção de fatores de crescimento pró-fibróticos pelos fibroblastos e queratinócitos ($TGF-B_{1 e 2}$ e COL4A1 e COL7A1).

Efeitos adversos incluem ulcerações (Figura 46.5), atrofia da pele e do subcutâneo, telangiectasias, alterações da pigmentação em cerca de metade dos pacientes tratados, que costumam resolver espontaneamente. Precauções devem ser observadas em cicatrizes hipertróficas e queloides menores para evitar o hipertratamento, que pode provocar atrofia dos tecidos, criando deformidades adicionais significativas (Figura 46.6).

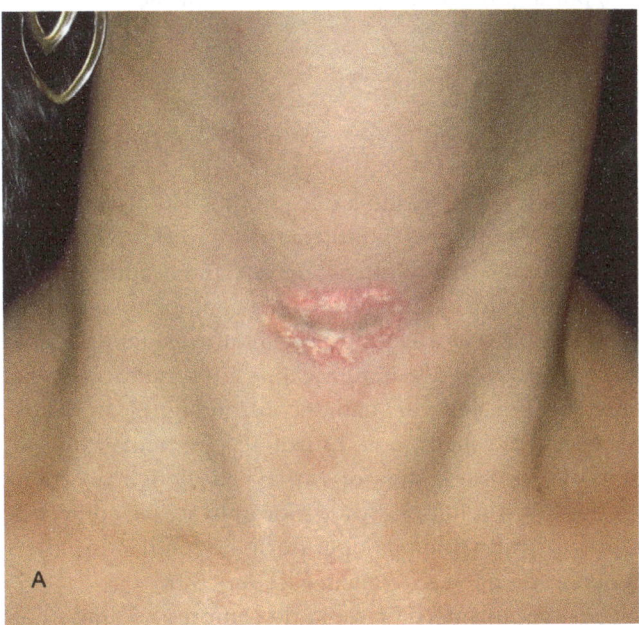
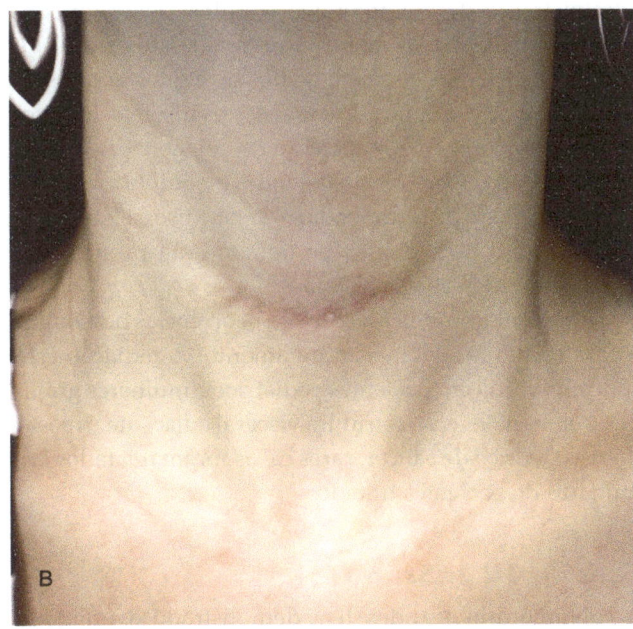

Figura 46.6 (**A**) Atrofia cicatricial intensa pós-corticoterapia intralesional preventiva; (**B**) aspecto após excisão e ressutura.

Radioterapia

Os queloides têm sido tratados com radiação há mais de 1 século. Freund, em 1898, relatou que as cicatrizes hipertróficas eram restauradas à condição de pele normal quando expostas aos raios X, 3 anos após a sua descoberta por Wilhelm Conrad Roentgen. Subsequentemente, em 1901, Harris relatou que os queloides poderiam ser "tratados" pré-operatoriamente pela exposição aos raios X. Freund, em 1909, descreveu o primeiro protocolo de tratamento combinado, incluindo cirurgia e radioterapia. Desde então, diferentes protocolos foram desenvolvidos para tratamento dos queloides. Alguns destes incluem radiação externa com baixa voltagem (superficial) ou ortovoltagem (supervoltagem) de raios X (fótons) ou raios beta (elétrons). Outros incluem braquiterapias (radiações ionizantes superficiais) usando raios beta (fósforo 32 ou estrôncio 90) e raios y (radiações eletromagnéticas de baixa voltagem de cobalto 60 ou irídio 192).[7,9,10]

A radioterapia efetivamente reduz as taxas de recorrência dos queloides. Seu uso tem sido limitado pelo risco teórico de indução a transformações malignas. Como tratamento coadjuvante após excisão cirúrgica, tem eficácia que varia de 65% a 99% em acompanhamento de longo prazo, com resultados consistentemente melhores que os obtidos com a excisão cirúrgica isolada.[7,9] Cirurgia em combinação com radioterapia é considerada o mais efetivo tratamento para grandes queloides.

Não existe consenso quanto à dosagem e fracionamento ideal para o tratamento radioterápico dos queloides. Geralmente, a radioterapia inicia-se imediatamente após a excisão cirúrgica, como terapia fracionada ou em apenas uma sessão com dose total de 10 Gy a 15 Gy. A administração de braquiterapia em altas doses foi considerada mais efetiva que a radioterapia superficial ou elétrons de baixa energia em relatos de alguns autores.[9,10]

A radiação danifica diretamente os fibroblastos, afetando a estrutura e a organização do colágeno. Aumenta a taxa de apoptose, restabelecendo o equilíbrio da população celular. É recomendável o seu uso seletivo em queloides recentes, devido ao aumento da proliferação fibroblástica nessas jovens lesões.[7,9]

Pigmentação e ulcerações são ocorrências ocasionais e geralmente resolvem sem tratamento. A radiação está contraindicada em pacientes pediátricos, mulheres grávidas e em regiões com estrutura visceral adjacente. Apesar do risco teórico de câncer, raros casos foram relatados em milhares de pacientes tratados.

Fitas de Gel de Silicone

Numerosos estudos têm demonstrado a utilidade das fitas de silicone no tratamento das cicatrizes hipertróficas, porém sem evidências conclusivas quanto ao seu mecanismo de ação.[2]

O silicone, um polímero interligado do dimetilsiloxane, é usado como adjunto à excisão cirúrgica, para profilaxia da cicatrização anormal em incisões eletivas. Estudos controlados que investigaram a eficiência da fita de silicone não são consensuais. Alguns concluem que existem apenas fracas evidências do seu benefício ou utilidade para prevenção de cicatrizes hipertróficas ou queloides em pacientes de alto risco.[4,6,8]

O gel de silicone provavelmente atua como membrana impermeável que mantém a pele hidratada, funcionando de maneira análoga ao extrato córneo. Estudos *in vitro* demonstram que o silicone é inerte e não exerce nenhum efeito na função ou sobrevida do fibroblasto. Acredita-se, no entanto, que ele aumenta a hidratação dos queratinócitos, alterando a secreção de fatores de crescimento que repercutem na atividade fibroblástica e na produção do colágeno. Não existem evidências de que os efeitos clínicos do silicone sejam mediados por alterações na pressão, temperatura, oxigenação dos tecidos ou entrada de silicone na derme. Outros estudos[4,8] revelaram maturação mais rápida das cicatrizes em relação aos controles, com redução da dor, do prurido e da rigidez, além de significativa redução da tensão sobre a linha cicatricial.

O uso da fita de silicone requer cobertura de toda a cicatriz durante 6 a 12 meses por, no mínimo, 12 h/dia, idealmente por 24 h/dia, exceto quando da limpeza da pele. É uma modalidade não invasiva de tratamento, com raros efeitos adversos, incluindo macerações, erupções e erosões, que resolvem espontaneamente com remoção da fita, por alguns dias, seguida de nova aplicação.

Compressão Mecânica – Terapia de Pressão

A pressoterapia, após a excisão cirúrgica das cicatrizes patológicas, é considerada efetiva, com mínimos efeitos adversos, desde a década de 1940. Estudo randomizado com grupo-controle de Van der Kar *et al.*[9] em pacientes queimados concluiu que a aplicação de compressão mecânica apropriada com, pelo menos, 15 mmHg, sobre cicatrizes de queimaduras, tende a acelerar o processo de maturação. Outro estudo similar anterior, por sua vez, não encontrou significativas diferenças em relação aos controles.[6,8] De maneira geral, acredita-se que a pressoterapia seja efetiva no tratamento dos queloides. Sua maior aplicação é como tratamento adjuvante pós-operatório no lóbulo auricular. As taxas de não recorrência excedem 80%.

O mecanismo da terapia de compressão ainda não foi determinado. Visto que a tensão afeta a produção e a organização do colágeno, é possível que alguns dos benefícios terapêuticos da pressão resultem das alterações da tensão sobre a ferida, ou, ainda, da isquemia, que promove a degradação do colágeno e modula a atividade do fibroblasto.

Deve ser aplicada continuamente, após a retirada dos pontos, por 12 meses. É simples e com mínimos efeitos adversos.

Laser

Tem sido advogada, mas não demonstrada, a eficácia do uso do *laser* no tratamento dos queloides. A excisão do queloide com o *laser* de CO_2 não apresentou vantagens sobre a excisão cortante convencional, com taxas de sucesso similares quando associada às terapias coadjuvantes.[2,4,6,8,12]

Os queloides respondem ao 585 nm *pulsed dye laser* com eficácia de 75% e mínima morbidade em pacientes selecionados.[12] O mecanismo de ação é pela termólise seletiva da molécula de hemoglobina, que resulta em danos microvasculares, seguidos por necrose de coagulação e hipóxia dos tecidos. É possível que possa também causar a dissociação dos feixes de colágeno. O principal problema com o 585 *pulsed dye laser* é o fato de a melanina ser um cromóforo competidor, perdendo eficácia em indivíduos com pele escura, que representam justamente o fenótipo com maiores riscos para o desenvolvimento de queloides.

Crioterapia

A criocirurgia emprega métodos de repetidos congelamentos rápidos e reaquecimento, provocando a morte celular e a necrose tissular com eficácia relatada em torno de 75%, com redução de 80% do volume da cicatriz e alívio dos sintomas.[4,8,11] Diferentemente da excisão cirúrgica, a criocirurgia tem efeito benéfico direto sobre o colágeno queloidal, resultando em melhora da organização dos feixes fibrilares. É sabido que os queloides ocorrem em queimaduras térmicas cutâneas, mas não em áreas de necrose por congelamento. Embora ambos, queimadura e congelamento, induzam a necrose dos tecidos, parece que produzem diferentes mediadores pró-inflamatórios, conduzindo a uma resposta diversa dos fibroblastos a esses distintos fatores[6] (Figura 46.7).

As aplicações são dolorosas e limitam-se a cicatrizes menores. Os principais efeitos adversos são as cicatrizes atróficas, deprimidas e hipopigmentação.[11]

Os principais mecanismos dos tratamentos dos queloides e cicatrizes hipertróficas, atualmente disponíveis, estão sumariados no Quadro 46.2.

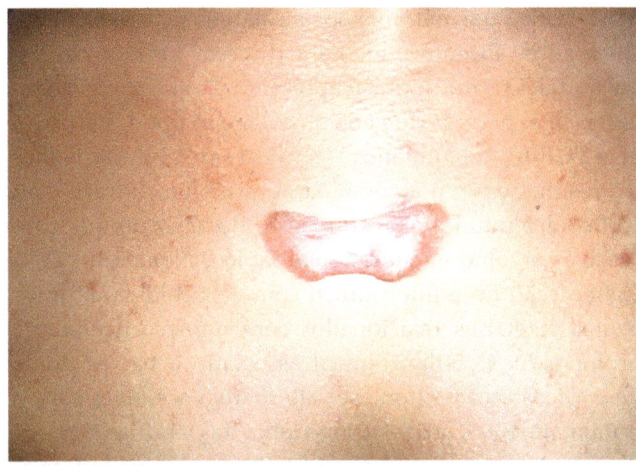

Figura 46.7 Queloide com hipopigmentação e atrofia central da massa cicatricial após criocirurgia.

Quadro 46.2 Tratamento dos queloides e cicatrizes hipertróficas com respectivos mecanismos de ação

Terapias	Mecanismo proposto
Corticosteroides	Inibição dos mediadores inflamatórios Inibição da proliferação fibroblástica Inibição da síntese do colágeno Aumento da degradação do colágeno Inibição do TGF-B_1 e $_2$
5-fluorouracil	Inibição da proliferação fibroblástica Inibição do TGF-B_1
Laser	Fototermólise vascular seletiva Inibição do TGF-B Inibição da proliferação fibroblástica Deposição de colágeno tipo 3
Fita de gel de silicone	Hidratação Inibição da deposição do colágeno Redução da ação do TGF-B_2
Pressoterapia	Redução da tensão de oxigênio Inibição da proliferação fibroblástica Inibição da síntese do colágeno Aumento da lise do colágeno
Radiação	Inibição da proliferação fibroblástica Inibição da formação de brotos neovasculares
Crioterapia	Decréscimo da síntese do colágeno Destruição mecânica do tecido cicatricial Neovascularização da cicatriz

Terapias Emergentes

5-Fluorouracil

Constitui terapia experimental para os queloides que tem mostrado algum potencial em testes preliminares. Trata-se de um antimetabólico que inibe a proliferação fibroblástica por mecanismos ainda não completamente elucidados. Promove melhora discreta na cicatrização queloidal. O 5-fluorouracil apresenta, também, efeito inibidor da expressão do gene do colágeno tipo I, induzido pelo TGF-B_1, em humanos.[1,2,4,6,8] Têm sido obtidos melhores resultados com a combinação do 5-fluorouracil com corticoides intralesionais ou *pulsed dye laser* do que com o seu uso como agente monoterápico. Notadamente, a combinação do 5-fluorouracil com corticoides reduz os efeitos colaterais relacionados com monocorticoterapia prolongada. O 5-fluorouracil associado a baixas doses de corticosteroides pode ser alternativa aceitável para o tratamento de cicatrizes após a falha das terapias convencionais, apresentando poucos efeitos colaterais indesejáveis. Estudo recente de Haurani *et al.*[1] sugeriu 10 sessões mensais de aplicação intralesional de 50 mg/sessão, com exposição total de 500 mg. Outros trabalhos serão necessários para determinar a dose ideal apropriada.

Outros medicamentos

Bleomicina e interferon são medicamentos que estão sendo pesquisados para o tratamento dos queloides e cicatrizes hipertróficas, ainda com resultados inconclusivos. Outros medicamentos incluem os retinoides, bloqueadores do canal de cálcio, anti-histamínicos, penicilamina B aminopropionitrilo, colchicina etc.

Fatores de crescimento

Durante os últimos 2 decênios, a família dos TGF-B tem sido o grupo de citoquinas moduladoras do processo cicatricial mais frequentemente estudado. Numerosos estudos têm demonstrado a redução das cicatrizes, tanto com a aplicação tópica do TGF-B_3 (inibidor da síntese e deposição do colágeno), quanto com técnicas neutralizadoras dos TGF-$B_{1\,e\,2}$ (estimuladores da produção do colágeno e da proliferação fibroblástica) (Quadro 46.2). Os resultados preliminares são positivos e seguros. Estudos futuros demonstrarão a sua real eficácia como terapia disponível para tratamento das cicatrizes patológicas.[2,4,6,8]

Tratamento Cirúrgico

Não há dúvidas de que a abordagem molecular integrada terá importante participação na modificação do curso do processo cicatricial. Entretanto, até um futuro ainda imprevisível, as cicatrizes permanecerão como desafio para as técnicas de revisão cirúrgica. É recomendável que o cirurgião aguarde pela maturação cicatricial antes de se aventurar pelos métodos invasivos. O período de maturação gira em torno de 18 meses (Figura 46.8).

Excisão cirúrgica isolada de queloide tem demonstrado resultados consistentemente ruins, com taxas de recorrência que variam de 40% a 100%. A excisão simples parece estimular a síntese adicional de colágeno, resultando em recrudescimento rápido e, frequentemente, em um queloide maior. A ressecção cirúrgica pode ser completa ou subtotal. A excisão intralesional foi creditada com melhores pós-operatórios e menores recorrências. Acredita-se que a margem do queloide sirva de tala ou suporte para aliviar a tensão e reduzir o estímulo para a síntese do colágeno. Entretanto, estudos comparativos não acharam méritos especiais nessa abordagem e, atualmente, ambas, excisão subtotal e completa, são praticadas. A zetaplastia e a W-plastia para correção de um queloide, isoladamente, quase sempre resultam em outro queloide. Não há alterações mecânicas da pele capazes de evitar a recorrência do queloide. Da mesma maneira, não existem estudos que demonstrem diferenças taxativas quanto ao uso de materiais de suturas absorvíveis ou inabsorvíveis. Entretanto, existem algumas evidências de que suturas monofilamentares inabsorvíveis sejam mais benéficas em áreas de grande tensão, como a região pré-esternal. As excisões cirúrgicas podem ser fechadas primariamente ou por meio de inúmeras técnicas reconstrutivas. Em geral, as suturas são removidas o mais cedo possível e os pontos intradérmicos subcuticulares são preferenciais para evitar marcas que, subsequentemente, possam desenvolver outros queloides.[4,6] Dois princípios podem ser empregados para a excisão das cicatrizes hipertróficas:[2,5] excisão fusiforme e reorientação.

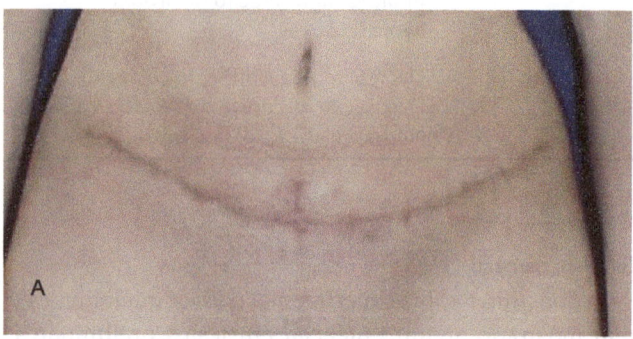
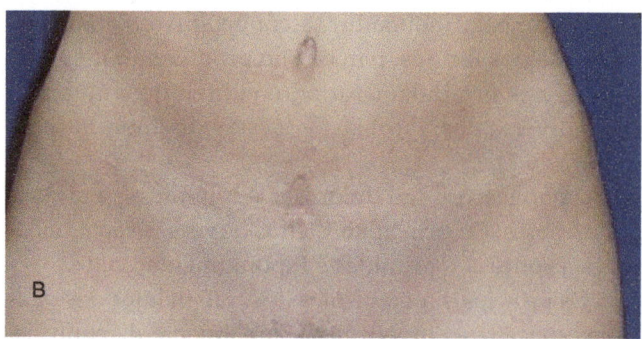

Figura 46.8 (**A**) Cicatriz imatura; (**B**) Cicatriz após período de maturação de 18 meses.

Excisão fusiforme

a. Excisão direta, com fechamento primário sempre que possível, alinhando a cicatriz com as linhas de mínima tensão da pele em repouso (Figura 46.9).

b. Excisões parceladas em múltiplos estágios ou expansão dos tecidos, recomendadas quando as cicatrizes são muito largas para uma simples excisão fusiforme e fechamento primário. Um exemplo são as extensas alopecias cicatriciais. Ambas, excisões parceladas e expansão tissular, utilizam propriedades similares às da pele de distensão e crescimento gradual, para produção de maior quantidade de tecido normal.

Reorientação

O ótimo posicionamento da cicatriz acompanha as linhas de Langer, o que implica mínima tensão da pele em repouso. Quando a orientação da cicatriz é desfavorável, o princípio é reorientar, em vez da simples excisão e ressutura. A reorientação pode ser obtida por zetaplastias, W-plastias ou múltiplos Z. A zetaplastia é uma técnica simples em cirurgia plástica e tem quatro fundamentos: alongar uma cicatriz; quebrar uma linha reta; mobilizar tecidos de uma área para outra; obliterar ou criar uma brida ou fissura. O clássico Z é a transposição de dois retalhos triangulares formados com a linha cicatricial, em ângulo de 60°, para obtenção de alongamento teórico de 73%. Entretanto, os ângulos variam de acordo com a localização da cicatriz proposta. A técnica inclui uma diagonal contratural (no sentido da contratura cicatricial) e uma diagonal transversa. Dois efeitos ocorrem após a transposição dos retalhos: a diagonal contratural alonga-se e a diagonal transversa é reduzida. Em um Z bem confeccionado, após a incisão ou excisão da cicatriz e a incisão dos retalhos, a liberação dos tecidos resultará na transposição e interdigitação espontânea e natural desses retalhos triangulares, praticamente na posição prevista, para obtenção do alongamento desejado da linha cicatricial (Figura 46.10).

ALGORITMO DO TRATAMENTO DAS CICATRIZES HIPERTRÓFICAS E QUELOIDES[2,4,5,6,8]

Cicatrizes Hipertróficas Imaturas (Vermelhas)

É difícil prever se a cicatriz imatura irá regredir ou progredir. Quando o eritema persiste inalterado por 1 ou 2 meses, o risco de progressão para cicatriz hipertrófica linear aumenta. Muitos autores recomendam, nessa fase, o tratamento com o *pulsed dye laser* para reduzir a vascularização da cicatriz.

Cicatriz Hipertrófica Linear

As opções de tratamento incluem a aplicação de cintas compressivas ou fitas de silicone tópicas, *pulsed dye laser* e reexcisão. Esta última está mais indicada em casos de cicatrização excessiva decorrente de infecções ou deiscências de sutura.

Extensas Cicatrizes Hipertróficas dos Queimados (Vermelhas e Elevadas)

Compressão, fisioterapia, massagens, fitas de silicone, corticoterapia, *laser* e cirurgias compõem as múltiplas terapias aplicáveis nesses casos em centros especializados. O tratamento cirúrgico inclui zetaplastias, excisões parceladas em múltiplos estágios, expansão de tecidos, excisões e enxertos ou reconstrução com retalhos.

Queloides Menores

Aplicações de corticoides diretamente dentro da cicatriz oferece o maior benefício no curso inicial do que-

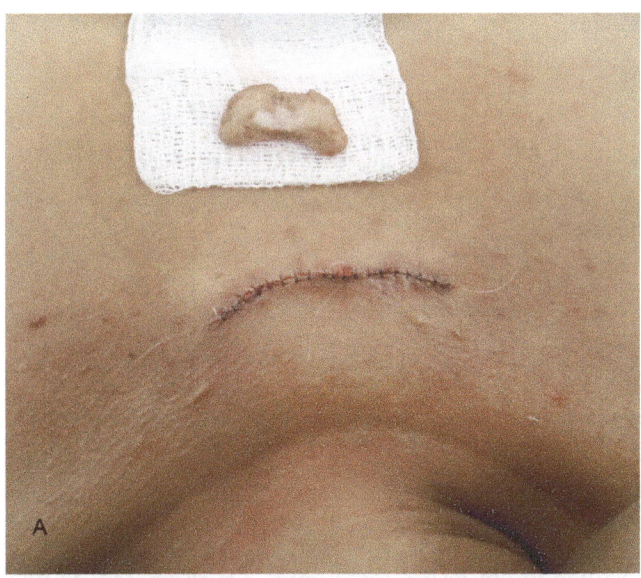
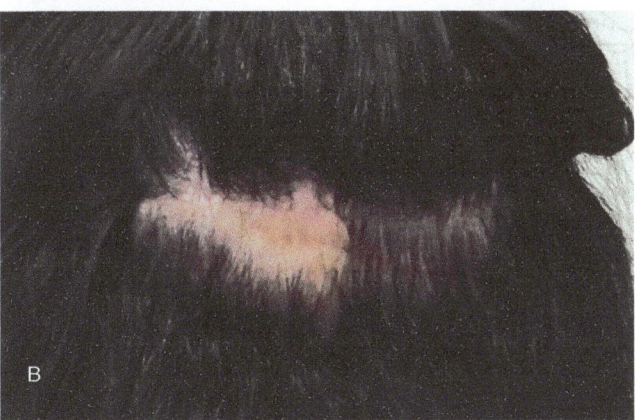

Figura 46.9 (A) Excisão fusiforme e sutura de queloide pré-esternal; **(B)** pequena alopecia por cicatrização hipertrófica. Indicação para revisão fusiforme.

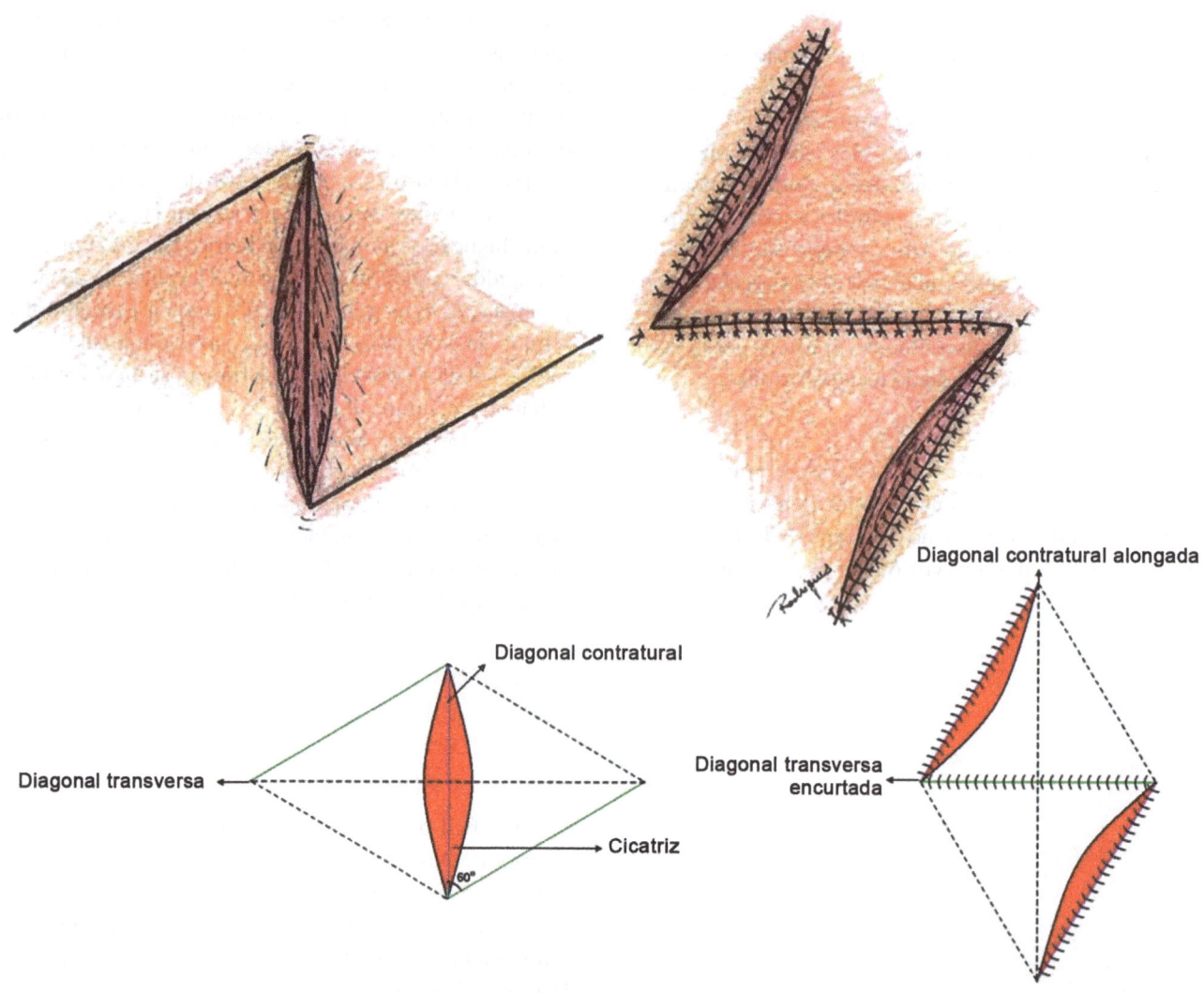

Figura 46.10 Zetaplastia clássica. Observar o alongamento da diagonal contratural e o encurtamento da diagonal transversa.

loide. O acetonido de triancinolona, 10 mg/mL, é usado inicialmente, podendo-se chegar a 40 mg/mL, associado à lidocaína quando não há resposta adequada. Bainha de gel de silicone pode ser usada concomitantemente. Queloides maduros e antigos respondem mal às injeções de corticoide e às fitas de silicone. Excisão cirúrgica com terapia coadjuvante, incluindo corticoides intralesionais, fitas de silicone, compressão mecânica, é alternativa razoável. Um curto período de radioterapia de baixas doses locais, imediatamente após a excisão, reduz consideravelmente as taxas de recorrência.

Queloides Maiores

São difíceis de tratar efetivamente, e muitos são resistentes a qualquer tratamento. Cirurgias associadas a todas as terapias coadjuvantes existentes podem falhar,

resultando em lesões recorrentes. Os riscos são de que o próximo queloide seja maior e de controle mais difícil. Radioterapia é geralmente usada nesse grupo.

O algoritmo do tratamento das cicatrizes hipertróficas e queloides está expresso no Quadro 46.3

CONCLUSÃO

Muitos estudos impactantes ainda serão necessários para aprofundar o conhecimento biomolecular da patogênese multifatorial da hipercicatrização humana. É possível que, em um futuro ainda não vislumbrável, surjam novas terapias mais eficazes, focalizadas nos exatos mecanismos que desencadeiam as cicatrizes patológicas, e que possam proporcionar resultados mais promissores que os obtidos com os recursos terapêuticos atuais.

Quadro 46.3 Algoritmo do tratamento das cicatrizes hipertróficas e queloides

Cicatriz	Conduta
Cicatriz hipertrófica imatura	Fita de silicone Pressoterapia Corticoide intralesional *Pulsed dye laser*
Cicatriz hipertrófica linear	Compressão mecânica Fitas de gel de silicone *Pulsed dye laser* Excisão cirúrgica completa (risco de reincidência)
Extensas cicatrizes hipertróficas (queimados)	Cirurgias (W- e zetaplastias, excisões parceladas, expansão de tecidos, retalhos, enxertos) Compressão mecânica Fita de gel de silicone Fisioterapia

Queloides menores	Tratamento conservador:
	  – Corticoides
	  – Crioterapia
	  – *Laser*
	  – Antitumor (5-FU)
	Cirurgia e corticoides
	Cirurgia e radioterapia
	Pressoterapia
	Fita de gel de silicone

Queloides maiores	Cirurgia e radioterapia
	Cirurgia e corticoides
	Laser de CO_2 e corticoterapia
	Cirurgia, corticoterapia e 5-FU
	Terapias combinadas, fitas de gel de silicone e pressoterapia
	Terapias múltiplas combinadas
	Terapias emergentes:
	  – Antitumorais
	  – Imunossupressores
	  – Outros

Referências Bibliográficas

1. Haurani MJ, Foreman K, Yang JJ, Siddiqui A. 5-Fluorouracil treatment of problematic scars. *Plast Reconstr Surg*, 2009; *123*:139-48.
2. Lorenz HP, Longaker MT. Wound Healing: Repair biology and wound and scar treatment. *In:* Mathes SJ. *Plastic Surgery*, 2nd ed. Philadelphia, PA: Elsevier Inc, 2006.
3. Cohen IK, Peacock EE Jr. Keloids and hypertrophic scars. *In:* McCarthy JG. *Plastic Surgery*. Philadelphia, PA: WB Saunders Company, 1990.
4. Al-Attar A, Mess S, Thomassen JM, Kauffman CL, Davison SP. Keloid pathogenesis and treatment. *Plast Reconstr Surg*, 2006; *117*:286-300.
5. Parkhouse N, Cubison TCS, Humzah MD. Scar revision. *In:* Mathes SJ. *Plastic Surgery*, 2nd ed. Philadelphia, PA: Elsevier Inc, 2006, pp 235-42.
6. Ogawa R. The most current algorithms for the treatment and prevention of hypertrophic scars and keloids. *Plastic Reconstr Surg*, 2010; *125*:557-68.
7. Ogawa R, Yoshitatsu S, Yoshida K, Miyashita T. Is radiation therapy for keloids acceptable? The risk of radiation-induced carcinogenesis. *Plast Reconstr Surg*, 2009; *124*:1196-201.
8. Reish RG, Eriksson E. Scars: A review of emerging and currently available therapies. *Plast Reconstr Surg*, 2008; *122*:1068-78.
9. Van der Kar AL, Kreulen M, Van Zuijlen PPM, Oldenburger F. The results of surgical excision and adjuvant irradiation for therapy-resistant keloids: a prospective clinical outcome study. *Plast Reconstr Surg*, 2007; *119*:2248-54.
10. Ragoowansi R, Cornes PGS, Moss ALM, Glees JP. Treatment of keloids by surgical excision and immediate postoperative single-fraction radiotherapy. *Plast Reconstr Surg*, 2003; *111*:1853-9.
11. Har-Shai Y, Amar M, Sabo E. Intralesional cryotherapy for enhancing the involution of hypertrophic scars and keloids. *Plast Reconstr Surg*, 2003; *111*(6):1841-52.
12. Alster TS, Nanni CA. Pulsed dye laser treatment of hypertrophic burn scars. *Plast Reconstr Surg*, 1998; *102*(6):2190-5.

Agradecimentos:

Dr. Fernando Henrique Carmo de Oliveira Rodrigues, pelo suporte artístico.

Sr. Paulo Vicente Coelho de Almeida, pelo suporte de informática.

Lipoaspiração | Capítulo

47

Thiago Degani Dumont
Júnea Martins da Costa Araújo

INTRODUÇÃO

A lipoaspiração é a operação estética mais realizada na especialidade da Cirurgia Plástica. Foi o cirurgião francês Yves Gerard Illouz quem introduziu as bases da técnica utilizada hoje, quando apresentou seu artigo sobre o tratamento do contorno corporal por lipólise e subsequente lipoaspiração[1] durante o Congresso Brasileiro de Cirurgia Plástica, em Fortaleza, no ano de 1980. Muitos dos princípios apresentados por Illouz ainda são empregados: infiltração com solução hipotônica para facilitar a aspiração de gordura e diminuir o sangramento; cânulas rombas com orifícios laterais conectadas ao aspirador; criação de túneis no tecido gorduroso, não muito superficiais, para preservar a tonicidade da pele, evitar os linfáticos e o surgimento de aderências; acesso por incisões pequenas, preferencialmente em locais pouco visíveis. A técnica seca apresentada por Pierre Fournier[2] tornou-se popular a partir de 1983, pricipalmente entre cirurgiões que encontravam dificuldade em avaliar a quantidade de gordura a ser aspirada quando os tecidos estavam infiltrados. No entanto, logo foi demonstrado que a ausência de infiltração aumentava muito o sangramento operatório.

ANATOMIA

O tecido adiposo é o maior depósito energético do organismo, constituindo 15% a 20% do peso corporal no homem e 20% a 25% na mulher. Pode ser encontrado recobrindo a quase totalidade da superfície corporal, com exceção do pênis, do escroto, das pálpebras e parte da orelha.

O tecido subcutâneo encontra-se envolvido em uma estrutura denominada sistema fascial superficial (SFS), que separa o tecido em duas camadas e recebe diversos nomes de acordo com a região do corpo (fáscia de Scarpa, fáscia de Colles, *fascia innominata*, entre outros). Separadas por esse sistema fascial, são encontradas as camadas areolar e lamelar (Figura 47.1).

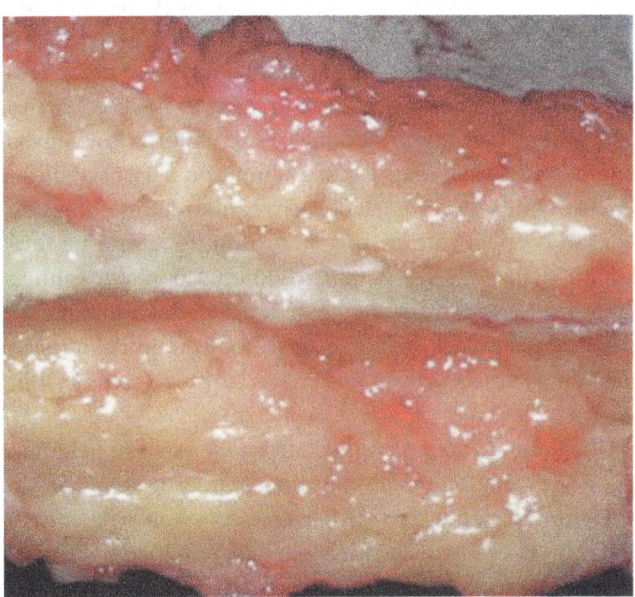

Figura 47.1 Foto de peça anatômica evidenciando as camadas do subcutâneo areolar (mais superficial) e lamelar (mais profunda), bem como o sistema fascial superficial.

As células de gordura apresentam dois tipos de receptores: receptores beta-1, que estimulam a lipólise, e receptores alfa-2, que bloqueiam a lipólise.[3] Isso poderia explicar a grande dificuldade de perder medidas com dietas e exercícios físicos em determinadas áreas do corpo, como flancos, culotes e abdome.

PREPARO PRÉ-OPERATÓRIO

A lipoaspiração é um procedimento cirúrgico; o paciente deve ser avaliado com os mesmos padrões aplicados para qualquer paciente cirúrgico, incluindo anamnese completa e exame físico, bem como exames complementares quando indicados. Logicamente, os mesmos pacientes que se beneficiariam de lipoaspirações de grande volume são aqueles com maior risco de complicações, incluindo cicatrização inadequada, infecção e trombose venosa profunda.[4] Devido a esses riscos, a lipoaspiração está indicada para pacientes portadores de lipodistrofias localizadas e não para o tratamento de obesidade. A Sociedade Brasileira de Cirurgia Plástica (SBCP) preconiza, como limites máximos de volume aspirado, os valores de 5% a 7% do peso corporal.

Na avaliação do paciente e da área do corpo a ser tratada, deve-se estimar a capacidade de retração da pele para se adaptar ao novo contorno após a lipoaspiração. Estima-se que haja, em média, cerca de 10% de retração da pele nesse tipo de operação.[3] O cirurgião deve atentar para o fato de que a pele de diferentes regiões do corpo responde de diferentes maneiras ao tratamento, devendo identificar e analisar fatores que podem prejudicar sua retração, como estrias, fotoenvelhecimento, idade avançada e flacidez. Áreas como dorso, flancos e culotes respondem com ótima adaptação da pele ao novo contorno corporal. Áreas como abdome e face interna das coxas têm boa resposta, mas deve-se atentar para a possibilidade de evoluírem com flacidez e irregularidades. Áreas de adesão da pele com os planos profundos, como na face lateral distal das coxas, sulco glúteo, depressão glútea lateral e fossa poplítea, devem ser evitadas ou tratadas com muita cautela. Não se deve realizar lipoaspiração nas mãos, antebraços, panturrilhas, tornozelos e pés (Figura 47.2).

Qualquer área com flacidez ou excesso de pele não deve ser tratada apenas com lipoaspiração, devendo-se, preferencialmente, programar ressecções de pele concomitantes como na técnica de lipoabdominoplastia descrita por Saldanha.[5]

Todos os pacientes devem receber orientações pré-operatórias verbalmente e por escrito, bem como assinar termo de consentimento informado. Fotos padronizadas

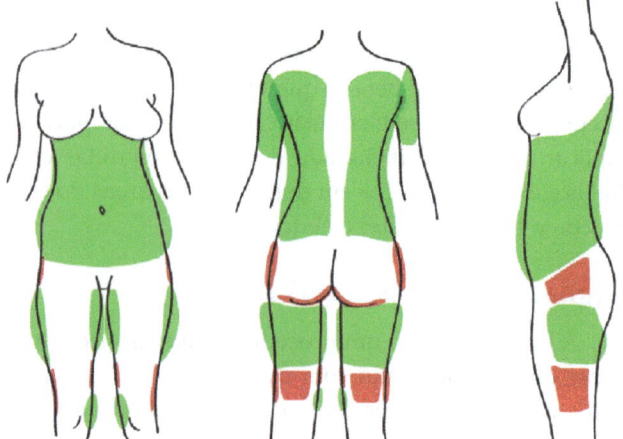

Figura 47.2 Em verde, áreas que respondem bem à lipoaspiração, com boa acomodação da pele; em vermelho, áreas em que a pele apresenta íntima aderência com os planos profundos e que devem ser evitadas ou tratadas com cautela.

devem ser realizadas e termos de consentimento para registros fotográficos e publicação de imagens em trabalhos científicos devem ser assinados.

TÉCNICA CIRÚRGICA

Marcação da Pele e Posicionamento na Mesa Cirúrgica

Antes da anestesia, o paciente deve ser marcado com canetas especiais em posição ortostática, de forma estática e dinâmica. Essa marcação deve ser usada como referência durante o ato operatório.

O paciente deve ser posicionado na mesa cirúrgica de maneira que o cirurgião tenha livre acesso às áreas tratadas, podendo haver mudança de decúbito durante o ato operatório.

Anestesia

O procedimento operatório inicia-se com a seleção da técnica anestésica, que pode ser anestesia geral, bloqueios regionais ou anestesia local. Por ser boa opção para pacientes tratados em caráter ambulatorial, destaca-se, neste capítulo, a anestesia local, que pode ser associada à sedação venosa ou oral, dependendo da disponibilidade de um anestesista.

A lidocaína é o anestésico local mais usado para infiltração subcutânea, devendo-se evitar o uso da marcaína em lipoaspiração pela maior incidência de complicações.[6] Historicamente, a dose recomendada de lidocaína deve ser menor que 7 mg/kg; entretanto, fatores como baixa toxicidade, quando associada a adrenalina, lenta absorção a partir do tecido subcutâneo e aspiração de parte da solução infiltrada durante o procedimento, permitiram a quebra desse paradigma. Doses de lidocaína de 35 mg/kg têm sido aceitas para soluções contendo epinefrina injetadas no subcutâneo.[6] Entretanto, é importante ressaltar que o pico plasmático de lidocaína pode ocorrer de 10 h a 12 h após a infiltração.[7]

Inúmeras *soluções anestésicas* foram descritas para anestesia local em lipoaspiração. A seguir seguem alguns exemplos de soluções e seus respectivos autores:

Illouz:[3]
200 mL de água destilada
800 mL de solução salina a 0,9%
1.000 UI de hialuronidase
1 mg de adrenalina
60 mL de lidocaína a 1%

Klein:[8]
1.000 mL de solução salina a 0,9%
1 mL de adrenalina

25 mL de lidocaína a 2%
10 mL de bicarbonato de sódio a 10%

Toledo:[9]
1.000 mL lactato de Ringer
2 mL de adrenalina
40 mL de lidocaína a 2%
10 mL de bicarbonato de sódio a 3%

Com relação ao *volume de líquido a ser infundido*, observam-se as seguintes técnicas:

- *Seca*: realizada sob anestesia geral ou bloqueio regional, não é acompanhada de infiltração no subcutâneo. Cerca de 20% a 25% do volume aspirado consiste em sangue; assim, deve-se evitar aspiração maior que 1.000 mL usando-se essa técnica.
- *Úmida*: infiltram-se 200 mL a 300 mL de solução por área a ser tratada. A perda sanguínea estimada é de cerca de 4% a 30% do volume aspirado.
- *Superúmida*: estima-se o volume de tecido adiposo a ser aspirado e infiltra-se solução na proporção de 1:1. Apresenta perda sanguínea estimada de cerca de 1% do volume aspirado.
- *Tumescente*: estima-se o volume de tecido adiposo a ser aspirado e infiltra-se solução na proporção de 3:1. Com essa técnica, estima-se perda sanguínea de 1% do volume aspirado.

Princípios

Na execução do ato operatório, o cirurgião deve preservar ao máximo as conexões da pele com os planos profundos, respeitando vasos sanguíneos e linfáticos e as terminações nervosas da área tratada.

O uso de instrumentos adequados é de fundamental importância. Inicialmente, as cânulas de lipoaspiração tinham de 4 mm a 12 mm de diâmetro; atualmente, elas variam de 2 mm a 5 mm. O uso de cânulas mais finas diminuiu a incidência de irregularidades nas áreas tratadas. As cânulas são de ponta romba, retas e com orifícios ventrais e/ou laterais. Existem ainda cânulas curvas e com acabamentos específicos, recebendo diferentes denominações, como as cânulas de Pontes, Mercedes, Toledo, Ewaldo, Pitanguy e outras. As cânulas são conectadas a um sistema de pressão negativa, podendo este ser lipoaspirador ou seringas.

Os túneis devem ser realizados na massa gordurosa em diferentes níveis de profundidade, evitando-se excessiva aspiração da camada areolar.[3] Esses túneis devem, classicamente, ser realizados de forma cruzada, mas trabalhos recentes sugerem que sejam feitos paralelas às

fibras musculares encontradas na profundidade da área tratada.[10]

Deve-se evitar traumatismo excessivo à pele da área tratada, preferindo-se manter a mão espalmada sobre a pele ao pinçamento e tração dos tecidos.

O respeito ao volume máximo aspirado de 5% a 7% do peso corporal é de fundamental importância.

Quando necessário, o tecido adiposo aspirado pode ser preparado e injetado na forma de enxerto gorduroso em áreas onde se pretende promover aumento de volume, como para aumento glúteo ou correção de irregularidades.

Acessórios como vibrolipoaspiradores e cânulas associadas a um dispositivo de ultrassom podem ser usados dependendo da experiência do cirurgião.

PÓS-OPERATÓRIO

Para receber alta hospitalar, o paciente deve apresentar sinais vitais estáveis, orientação no tempo e espaço, movimentos voluntários, dor controlada, mínimas náuseas e vômitos e tolerância à deambulação.

Imediatamente após a operação, o paciente é vestido com cinta compressiva que deve ser usada continuamente por 30 dias. Essa cinta pode ser associada com espuma compressiva, durante a primeira semana, para evitar marcas e dobras na pele e promover distribuição uniforme da pressão. Da segunda à quarta semana, a cinta pode ser associada a talas compressivas. Fisioterapia tipo drenagem linfática pode iniciar-se a partir do primeiro dia pós-operatório, e é usualmente mantida por 10 dias.

Cerca de 70% a 80% do edema desaparece ao final do primeiro mês pós-operatório. O restante do edema desaparece gradualmente nos próximos meses, sendo o resultado final considerado a partir de 6 meses.

Equimoses são comuns após lipoaspiração, podendo manifestar-se em áreas não tratadas, como tornozelos, já que seguem padrão gravitacional. Geralmente não duram mais que 3 semanas, período em que a exposição solar deve ser evitada para prevenir pigmentação definitiva da pele.

TÁTICA PESSOAL

A seguir descreveremos detalhes da técnica usada em nosso serviço, que nada mais são que uma compilação de ensinamentos de mestres como Teófilo Taranto, Luiz Alberto Lamana e João Carlos Cisneiros.

As lipoaspirações são realizadas sob anestesia peridural e sedação. O paciente é posicionado em decúbito dorsal com os membros superiores paralelos ao corpo. Campos cirúrgicos são colocados transpassados de cada lado, recobrindo toda a mesa cirúrgica, os membros superiores e a porção superior do tórax. As pernas são recobertas por campos em forma de botas de tecido estéril. Com esse preparo, o paciente pode ser posicionado em decúbito lateral para acessar dorso, flancos, glúteo e culotes, bem como em decúbito dorsal para acessar abdome e face interna das coxas, apenas mudando-o de posição na mesa cirúrgica, sem que haja necessidade de sucessivas antissepsias para cada posição (Figura 47.3). Assim, o tempo operatório é reduzido em cerca de 30 mim a 40 min. O decúbito ventral é evitado.

Realiza-se infiltração superúmida com solução salina a 0,9% e adrenalina na concentração de 1:1.000.000, em temperatura ambiente. Para tal, conecta-se agulha de Klein a equipo de soro calibroso, e este a um frasco contendo a solução de infiltração. Esse frasco é adaptado a uma bolsa de compressão pneumática, permitindo infiltração rápida, fácil e uniforme (Figura 47.4).

As cânulas de 4 mm e 5 mm são as utilizadas e devem ser conectadas a lipoaspirador por meio de borrachas de lipoaspiração. Ao final da aspiração do tecido adiposo,

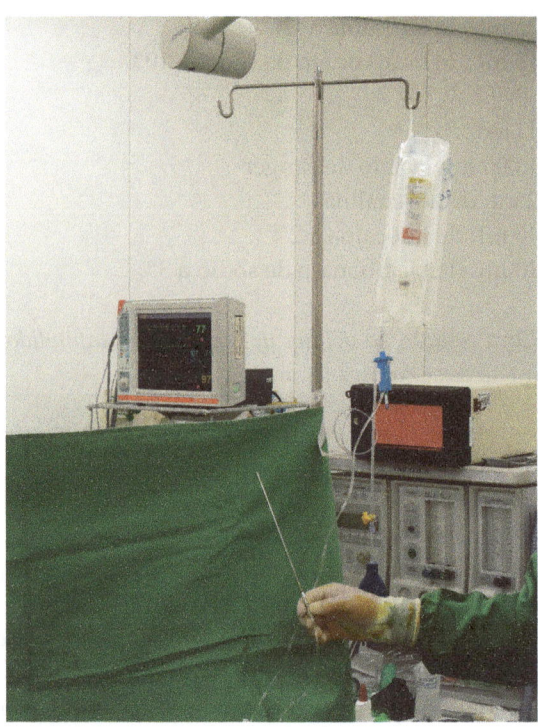

Figura 47.4 Montagem de agulha de Klein a equipo de soro, e este à bolsa compressora, para infusão de solução com adrenalina.

realiza-se regularização do retalho com cânula de 4 mm, desconectada do lipoaspirador, preservando cerca de 4 mm de espessura da camada areolar e liberando quaisquer grumos de gordura remanescentes conectados ao retalho. O uso dessa técnica reduz significativamente a incidência de irregularidades e dispensa o uso de cânulas muito finas e longas que podem representar maior risco de perfurações inadvertidas.

Para tratamento de celulites, são usadas cânulas de Toledo e, para lipoenxertia, prepara-se a gordura aspirada, em frasco apropriado, apenas com decantação. Aspira-se a gordura em seringas de 60 mL e injeta-se com cânulas de lipoenxertia em múltiplos túneis e planos variados (Figura 47.5).

Os portais são suturados com pontos subdérmicos e intradérmicos usando-se náilon 4 zeros incolor, recobrindo-se as suturas com micropore.

O paciente sai da mesa cirúrgica usando malhas elásticas, que são mantidas por 30 dias. Estas são associadas a espumas compressoras na primeira semana e a talas compressoras na segunda, terceira e quarta semanas.

Botas de compressão pneumática intermitente são mantidas até que o paciente deambule livremente, e heparina é usada para profilaxia de eventos tromboembólicos de acordo com a classificação de risco do paciente. Drenagem linfática é realizada por fisioterapeuta especializado a partir do primeiro dia pós-operatório.

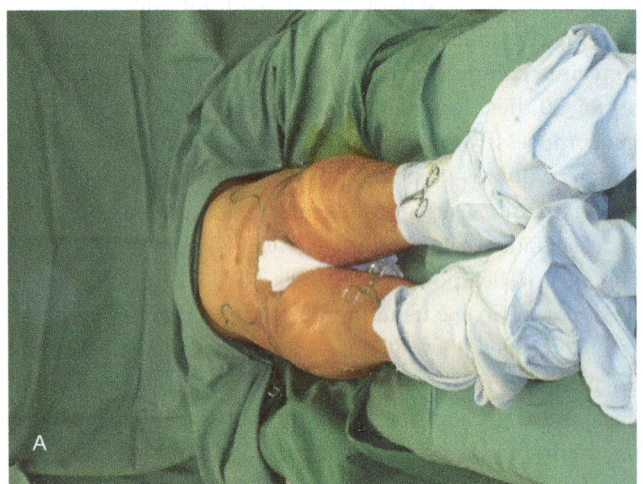

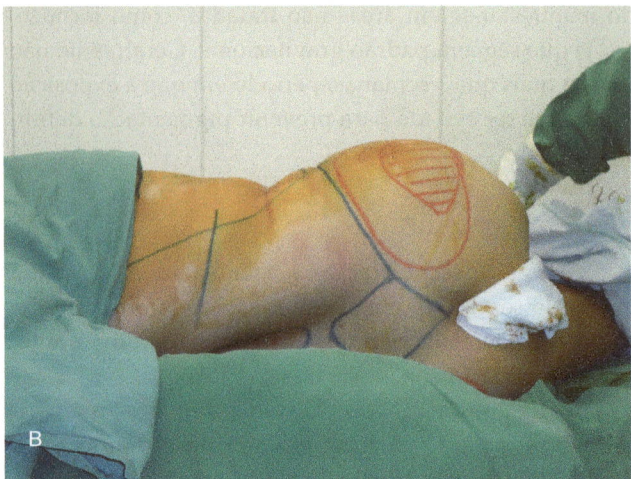

Figura 47.3 Preparo e posicionamento da paciente na mesa cirúrgica.

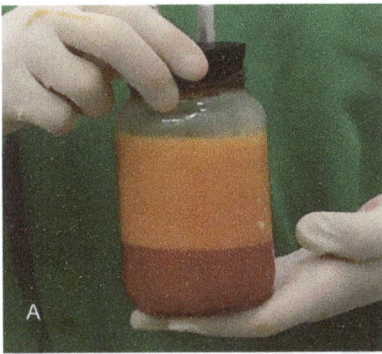
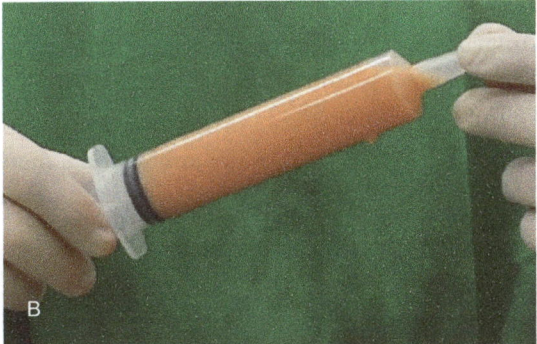
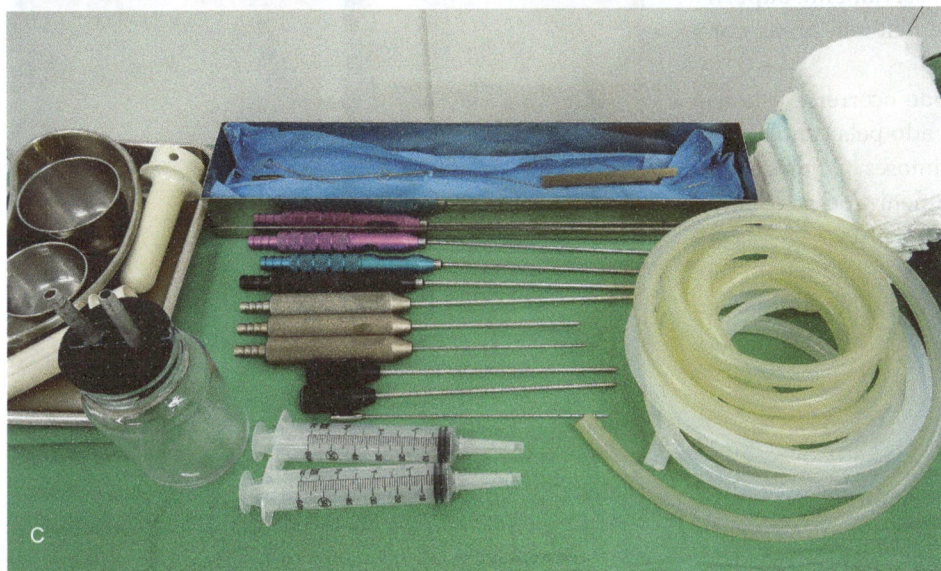

Figura 47.5 (**A**) Tecido adiposo decantado. (**B**) Aspirado em seringa de 60 mL para lipoenxertia. (**C**) Mesa cirúrgica para lipoaspiração e lipoenxertia.

COMPLICAÇÕES

De maneira geral, considera-se a lipoaspiração como procedimento muito seguro, especialmente se realizado por profissional habilitado. Seguindo-se as diretrizes de segurança, apresenta incidência de morte de 0,002% ou 1 por 47.415 pacientes.[11]

Hipovolemia e sobrecarga hídrica devem ser prevenidas por meio de reposição hídrica adequada e constante monitoramento do paciente, especialmente em operações maiores. A sobrecarga hídrica pode ocorrer em lipoaspirações grandes (maiores que 5 L) realizadas pela técnica tumescente. Essa sobrecarga é mais frequente quando o volume infiltrado é maior que 70 mL/kg.[11]

Perfurações de órgãos abdominais e torácicos, apesar de raras, podem ocorrer. Para prevenção dessas complicações, deve-se realizar o procedimento com absoluto controle dos movimentos da cânula, manter o paciente bem posicionado na mesa operatória, evitar cruzar áreas de cicatrizes prévias no abdome e diagnosticar hérnias abdominais no preparo pré-operatório.

Necrose de pele é bastante rara e está associada a grandes lipoaspirações com trauma excessivo da cânula à pele.

Trombose venosa profunda e tromboembolismo pulmonar podem ocorrer, e o cirurgião deve estar atento para as manifestações clínicas destas complicações a fim de estabelecer diagnóstico e tratamento precoces. Por ser a principal causa de morte em pacientes submetidos a cirurgia plástica,[12] a prevenção de acidentes tromboembólicos deve receber papel de destaque na segurança desses pacientes. A síndrome da embolia gordurosa, apesar de rara, também pode ocorrer.[13]

A taxa de infeção do sítio cirúrgico é de 0,5%. Infecções graves, como a fascite necrotizante, são mais raras e podem manifestar-se, inicialmente, por dor desproporcional ao trauma cirúrgico. Em regra, o paciente sem complicações apresenta apenas dor leve no pós-operatório, comparada àquela gerada por exercício físico intenso.

Hematomas e seromas são mais frequentes em pacientes obesos. Para sua prevenção, sugere-se ordenhar qualquer excesso de líquido livre na área operada antes das suturas, uso de malhas compressivas a partir do fim do ato cirúrgico e deambulação precoce.[6]

O surgimento de irregularidades é a complicação mais frequente em lipoaspiração.[6] Podem ser tratadas conservadoramente ou com fisioterapia até o sexto mês pós-operatório. Pequenas nodulações no subcutâneo são frequentemente observadas durante a primeira semana, mas desaparecem, em sua grande maioria, até o terceiro mês. As irregularidades que persistem por mais de 1 ano podem ser tratadas cirurgicamente por meio de liberação com cânula de Toledo associada ou não a lipoenxertia. As irregularidades podem ser prevenidas evitando-se o uso de cânulas com diâmetro maior que 5 mm, confeccionando-se retalho bem regular, evitando-se lipoaspiração excessivamente superficial e realizando-se ressecções de pele em áreas com flacidez evidente.

Hiperpigmentação da pele pode ocorrer e está associada a trauma excessivo, provocado pela cânula ou à exposição solar na presença de equimoses. Cremes clareadores com hidroquinona podem amenizar essa complicação em longo prazo.

Alterações da sensibilidade da pele geralmente são transitórias, podendo manifestar-se como hipoestesia ou hiperestesia.

RESULTADOS

Caso 1:

Paciente desejava melhorar o contorno corporal e apresentava deformidade em culote direito, consequente a trauma na infância. Submetida a lipoaspiração de dorso, flancos e abdome. O culote foi tratado com lipoaspiração e lipoenxertia. Foi realizada lipoenxertia para aumento glúteo. Aspectos antes e 6 meses depois da operação (Figura 47.6).

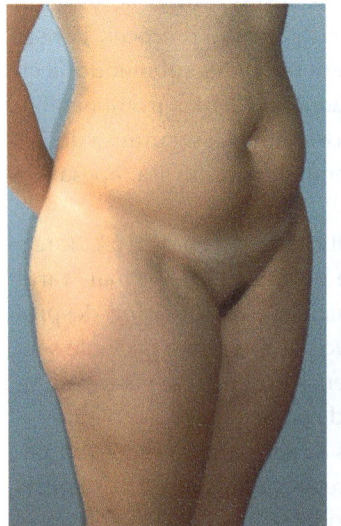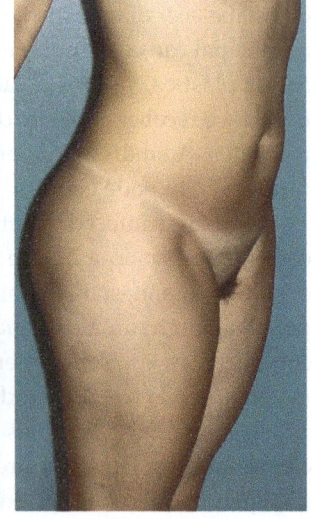

Figura 47.6 Paciente submetida a lipoaspiração de dorso, flancos e abdome. O culote foi tratado com lipoaspiração e lipoenxertia. Foi realizada lipoenxertia para aumento glúteo. Aspectos antes e 6 meses depois da operação.

Caso 2:

Paciente desejava melhorar o contorno corporal após duas gestações. Submetida a lipoabdominoplastia e lipoaspiração de flancos e culotes. Concomitantemente, foi submetida a mamoplastia de aumento. Aspectos antes e 6 meses depois da operação (Figura 47.7).

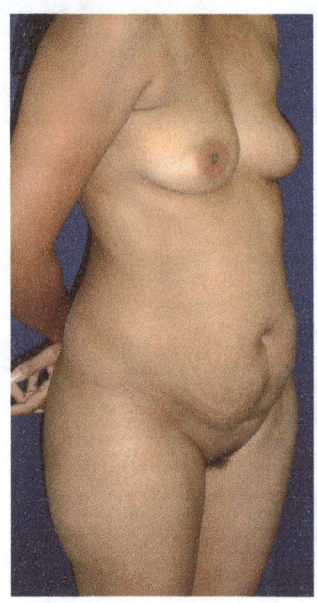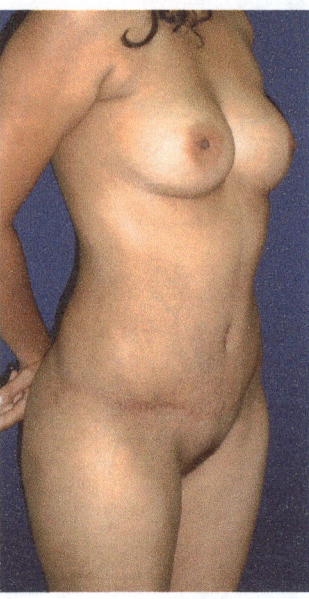

Figura 47.7 Aspectos (em incidência oblíqua) pré-operatórios e após 6 meses de lipoabdominoplastia, lipoaspiração de flancos e culotes e mamoplastia de aumento.

Caso 3:

Paciente desejava melhorar o contorno corporal. Submetida a lipoaspiração de dorso e flancos. Esse caso evidencia a boa capacidade de retração da pele de áreas como dorso e flancos. A paciente é mostrada antes e 5 meses depois da operação (Figura 47.8).

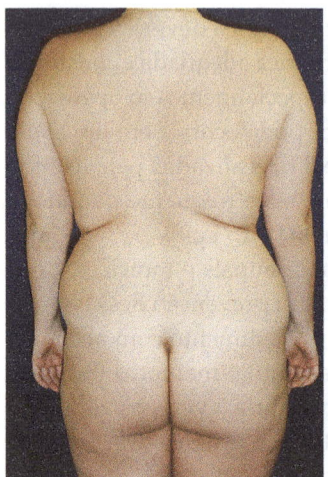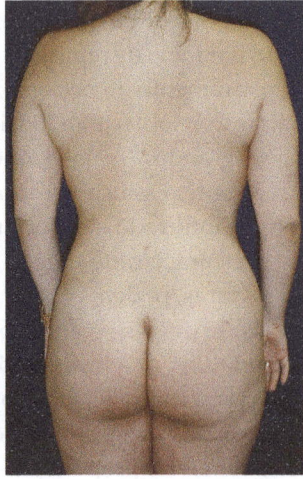

Figura 47.8 Paciente antes e depois de 5 meses de lipoaspiração de dorso e flancos.

Caso 4:

Paciente portador de ginecomastia desejava melhorar o contorno corporal. Submetido a ressecção de glândulas mamárias e lipoaspiração de tórax, abdome, dorso e flancos. O paciente é mostrado antes e 5 meses depois da operação (Figura 47.9).

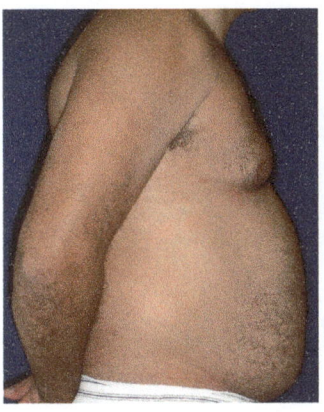 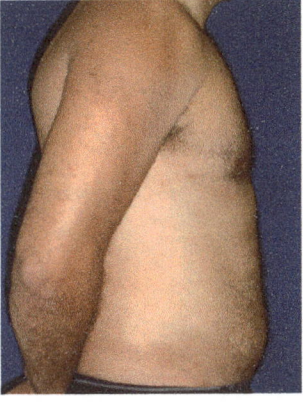

Figura 47.9 Paciente antes e depois de 5 meses de ser submetido a ressecção de glândulas mamárias e lipoaspiração de tórax, abdome, dorso e flancos.

Referências Bibliográficas

1. Illouz YG. A new method for localized lipodistrophies. *Rev Chir Esthet*, 1980; *4*:19(6).

2. Fournier P, Otteni F. Lipodissection in body sculpturing: The dry procedure. *Plast Reconstr Surg*, 1983; *72*:598-609.

3. Illouz YG. Liposculpture et chirurgie de la silhouette. *Encycl Méd Chir, Techniques Chirurgicales – Chirurgie Plastique Reconstructrive et Esthétique*, 1998, pp 45-120.

4. Iverson RE, Lynch DJ. Practice advisory on liposuction. *Plast Reconstr Surg*, 2004; *113*:1478-90.

5. Saldanha OR. Lipoabdominoplasty: the Saldanha technique. *Clin Plast Surg*, 2010; *37*(3):469-81.

6. Iverson RE, Pao VS. Liposuction. *Plast Reconstr Surg*, 2008; *121*(4 suppl):1-11. (Review)

7. Fodor PB, Watson JP. Wetting solutions in ultrasound-assisted lipoplasty. *Clin Plast Surg*, 1999; *26*:289-93.

8. Klein JA. Tumescent technique for liposuction surgery. *Am J Cosmetic Surg*, 1987; *4*:263-7.

9. Toledo LS. Superficial syringe liposculpture. *In: Annals of the II Simposium "Recent Advances in Plastic Surgery -RAPS/90"*. São Paulo: Marques-Saraiva, 28-30 March, 1990, p 446.

10. Fabio LF, Ewaldo BS, Pablo SF *et al*. Lipomioescultura. *Rev Bras Cir Plást*, 2010; *25*(supl):95.

11. Horton JB, Janis JE, Ririch RJ. Patient safety in the office--based setting. *Plast Reconstr Surg*, 2008; *122*(3 suppl):1-21. (Review)

12. Seruya M, Baker SB. Article: venous thromboembolism prophylaxis in plastic surgery patients. *Plast Reconstr Surg*, 2008; *122*(3 suppl):1-9. (Review)

13. Gingrass MK. Lipoplasty complications and their prevention. *Clin Plast Surg* 1999; *26*:341-54.

Toxina Botulínica | Capítulo

Rachel Guerra de Castro

48

INTRODUÇÃO

A toxina botulínica (TxB), causadora do botulismo, é a mais potente exotoxina conhecida. Nos últimos anos, seu uso terapêutico e estético cresceu exponencialmente.

Na década de 1970, pesquisadores utilizaram-se da paralisia muscular causada pela toxina botulínica para o controle da atividade da musculatura extrínseca dos olhos, visando o tratamento do estrabismo. Em 1989, a toxina botulínica teve seu uso aprovado nos Estados Unidos e foi introduzida no arsenal terapêutico da dermatologia nos anos de 1990. Desde então, a injeção intramuscular ou intradérmica de TxB para a melhora de rugas faciais finas tornou-se o procedimento estético mais realizado nos Estados Unidos, resultando em quase 3 milhões de aplicações em 2007.[1]

O que se observa, na atualidade, é o surgimento progressivo de indicações da TxB, que passa a integrar o contingente de várias especialidades: oftalmologia, neurologia, dermatologia, cirurgia plástica, gastrenterologia, ginecologia e clínica de dor.

As toxinas botulínicas utilizadas são do tipo A e tipo B. No mercado brasileiro, encontra-se apenas a toxina botulínica do tipo A, sendo as formulações comerciais disponíveis: Botox® (Allergan), Dysport® (Ipsen), Xeomin® (Merz Pharmaceuticals), Prosigne® (Cristália) e Botulift® (Bergamo).

Considerando que, em formulações comerciais diferentes, a TxB é apresentada em unidades que não são intercambiáveis, ou seja, uma unidade de Dysport® não é igual a uma unidade de Botox®, o órgão de controle americano, Food and Drug Administration (FDA), modificou a nomenclatura das toxinas disponíveis no mercado americano em 2009. Assim, para enfatizar a diferença entre doses e potências de Botox® (TxB-A), Dysport® (TxB-A) e Myobloc® (TxB-B), essas substâncias passaram a ser chamadas: toxina onabotulínica (Botox®), toxina abobotulínica (Dysport®) e toxina rimabotulínica (Myobloc®).[2]

CARACTERÍSTICAS E MECANISMO DE AÇÃO DA TOXINA BOTULÍNICA

O botulismo é causado por toxinas produzidas pelo *Clostridium botulinum*, bactéria gram-positiva, esporulada e anaeróbia. Sete diferentes cepas de *Clostridium* produzem sorotipos distintos de TxB: A, B, C, D, E, F e G. Os seres humanos são afetados por cinco desses sorotipos (A, B, E, F e G) e não são afetados pelas toxinas C e D.[1,3]

Quando injetada, a TxB provoca desnervação química por bloqueio da liberação de acetilcolina pelo axônio terminal do neurônio motor, na fenda sináptica da junção neuromuscular.[1] As diferentes toxinas atuam em pontos celulares distintos e, embora todas façam desnervação química, elas diferem quanto ao perfil clínico do efeito.[3,4]

O bloqueio da liberação de acetilcolina pelo axônio culmina com a paralisia do músculo adjacente, que se inicia em 3 a 7 dias e tem seu ápice em 2 semanas. A reversão da paralisia muscular ocorre entre 3 a 4 meses, tempo necessário à regeneração sináptica.[1] A duração do efeito relaciona-se com as doses utilizadas. Mesmo doses muito baixas apresentam algum efeito, e o aumento da dose aumenta a duração do efeito até que seja atingido um platô (3 e 4 meses), quando então doses maiores deixam de aumentar a duração do efeito[3] (Figura 48.1).

Devido à sua efetividade e alto grau de segurança, a injeção de TxB tem se tornado importante ferramenta no tratamento de uma série de transtornos caracterizados por hiper-reatividade muscular, tais como: estrabismo, blefarospasmo, espasmo hemifacial, distonia cervical e rugas faciais dinâmicas. Além disso, a capacidade da TxB de bloquear a liberação de acetilcolina nas terminações nervosas autonômicas, que inervam o tecido glandular e o músculo liso, estendeu seu uso a outras condições, como hiperidrose, enxaqueca, cefaleia tensional e dor miofascial.[4]

A TxB sorotipo A (TxB-A) foi a primeira desenvolvida para uso clínico, sendo estudada para o tratamento do estrabismo nos anos de 1970.[5] Em 1989, a toxina

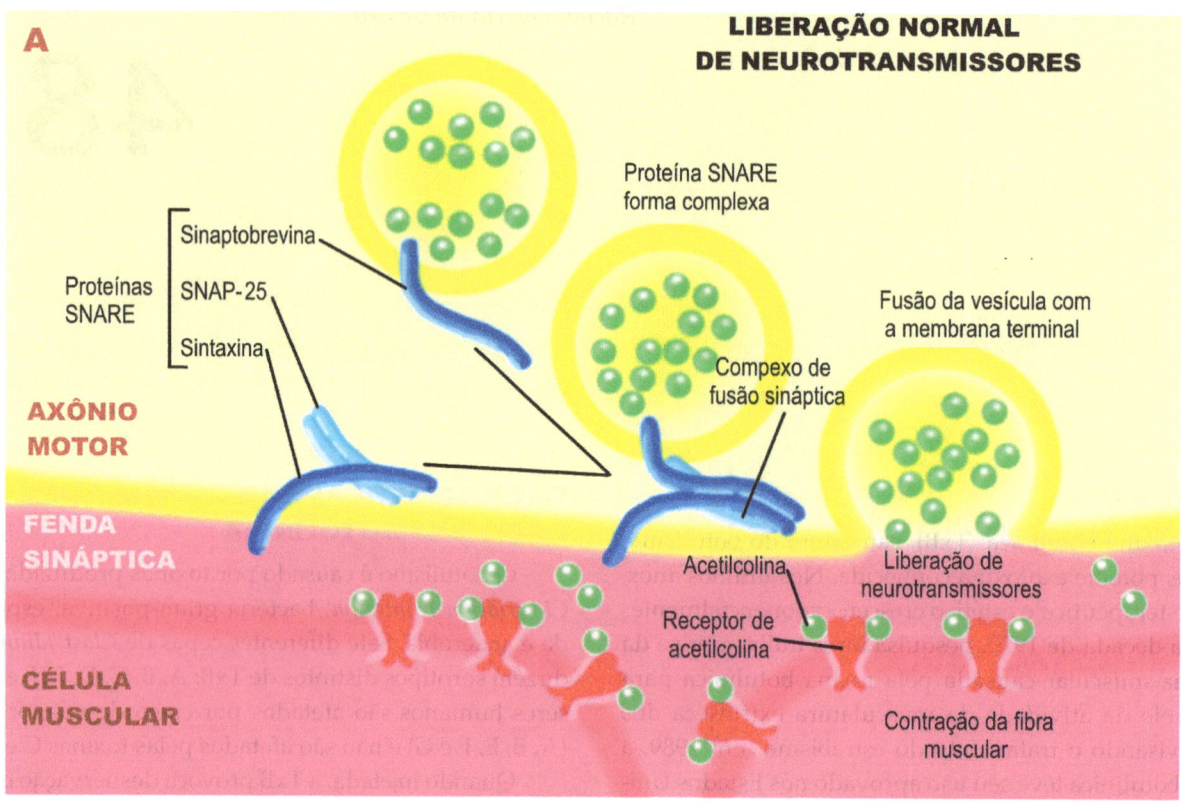

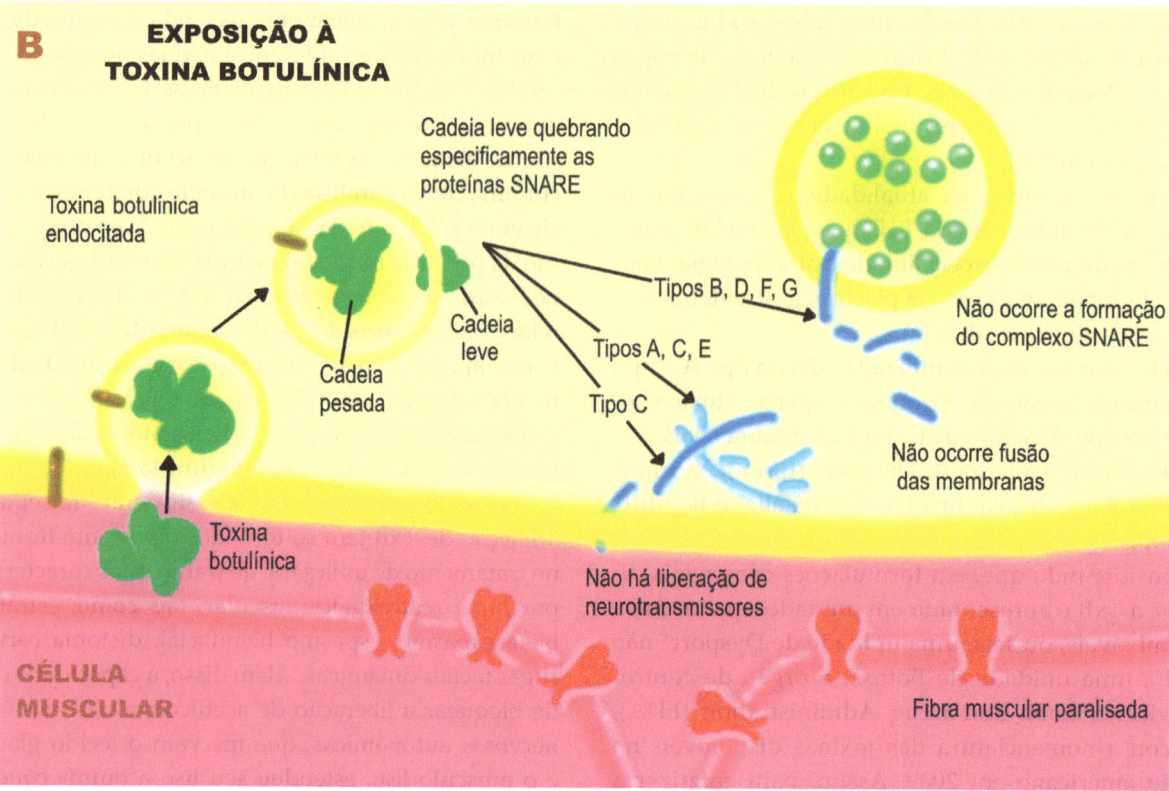

Figura 48.1 Mecanismo de ação da toxina botulínica: (**A**) na junção neuromuscular normal, as vesículas citoplasmáticas pré-formadas (contendo acetilcolina) se fundem à membrana do neurônio por meio de proteínas do complexo SNARE. O neurotransmissor é liberado na fenda sináptica e ocorre a contração muscular; (**B**) a molécula de toxina botulínica é internalizada por endocitose na membrana do neurônio pré-sináptico. Livre no citoplasma, a toxina botulínica atua no complexo SNARE impedindo a liberação da acetilocolina na fenda sináptica.

botulínica tipo A foi aprovada nos Estados Unidos para o tratamento de estrabismo e blefarospasmo. Em 1991, a primeira formulação comercial de TxB-A estava disponível comercialmente sob a marca Botox®, produzida pelo laboratório Allergan. O único outro sorotipo de TxB comercializado é a TxB-B (Myobloc® e Neurobloc®), ainda não disponível no Brasil.

Estudos comparativos entre TxB-A (Botox®) e TxB-B têm demonstrado que a TxB-B tem início de ação mais rápido, menor duração do efeito, difusão mais ampla nos tecidos e aplicação mais dolorosa, devido ao pH mais ácido. Apesar da menor duração do efeito, a TxB-B apresenta-se como esperança nos casos em que o paciente desenvolve anticorpos contra a TxB-A, tornando-se resistente aos efeitos terapêuticos da droga[1] (ver Tabela 48.1).

Entre as TxB do tipo A disponíveis no mercado (Botox®, Dysport®, Xeomin®, Prossigne® e Botulift®), os estudos mostram eficácia semelhante, com pequenas diferenças em relação à duração do efeito, ao halo de difusão do medicamento e à antigenicidade[1,6-8] (ver Tabela 48.2).

UTILIZAÇÃO (DILUIÇÃO E MANIPULAÇÃO)

A toxina botulínica Botox® (Allergan) é disposta em frasco contendo 100 U de TxB-A seca a vácuo, 500 µ de albumina e 900 µg de cloreto de sódio. O fabricante recomenda que o produto seja reconstituído em solução salina a 0,9% estéril. Uma vez reconstituído, a bula recomenda que o medicamento seja utilizado em 4 horas e mantido sob refrigeração (2°C a 8°C).[1] Apesar dessa recomendação, estudos mostram que a TxB-A mantém o

Tabela 48.1 Comparação entre toxina botulínica A e toxina botulínica B

	TxB-A (Botox®)	TxB-B (Miobloc®)
Peso molecular	150 KDa* (900**)	700 KDa
Reconstituição	Sim, em NaCl a 0,9%	Não
pH da solução	7,0	5,6
Particularidades		Dor mais intensa Maior raio de difusão Início de ação mais rápido
Local de ação no complexo SNARE	SNAP-25***	VAMP****
Duração do efeito	3 a 6 meses	8 a 10 semanas
Equivalência	1	1:125

*Núcleo ativo da toxina botulínica.
**Peso molecular do complexo proteico inteiro.
***Proteína intracelular essencial à transmissão sináptica da acetilcolina. Alvo molecular da TxB-A.
****Sinaptobrevina, alvo molecular da TxB-B.

Tabela 48.2 Comparação entre as toxinas botulínicas do tipo A disponíveis no mercado

	Botox®	Dysport®	Prossigne®	Xeomin®	Botulift®
Laboratório	Allergan	Ipsen	Lanzhou (Cristália)	Merz (Biolab)	Bergamo (MedyTox)
Unidades/frasco	100 U	500 U	100 U	100 U	100 U
Proteínas	Albumina humana	Albumina humana	Gelatina, dextrana, sacarose	Albumina humana	Albumina humana
Peso molecular (KDa)*	900	500 a 900	500 a 900	150	950
Equivalência	1	2:1 a 4:1	Aprox. 1:1	Aprox. 1:1	Aprox. 1:1
Armazenamento**	2°C a 8°C	2°C a 8°C	2°C a 8°C	2°C a 8°C	2°C a 8°C

* O núcleo ativo da toxina botulínica tem 150 KDa. Nas formulações de maior peso molecular, o núcleo ativo está ligado a um complexo proteico.
** Temperatura de armazenamento da solução pronta para uso.

efeito terapêutico por até 6 semanas após a reconstituição,[9] e muitos usuários confirmam essa observação em sua prática clínica. A concentração ideal da solução depende da formulação comercial e do procedimento. Para uso estético, a diluição é feita com 1 mL (100 U por mL) a 2,5 mL (40 U por mL). Para a aplicação, é recomendado o uso de seringa de insulina de 0,3 mL com agulha de 30G (seringa BD ultrafina II®).

O efeito das injeções de TxB-A na face costuma aparecer em 3 ou 4 dias e é observado por 3 a 4 meses, embora possa durar por até 6 meses ou mais.

CONTRAINDICAÇÕES

- Desordens neuromusculares, como esclerose lateral amiotrófica e miastenia *gravis*.
- Hipersensibilidade a TxB ou a qualquer dos integrantes de sua formulação.
- Gravidez e amamentação: em animais, observaram-se baixo peso fetal, retardo na ossificação, aborto e malformações; entretanto, os poucos relatos de aplicação inadvertida de TxB-A em gestantes não demonstram teratogenicidade nem outras intercorrências. Mesmo assim, devido à reduzida experiência com a administração de TxB em gestantes, seu uso é contraindicado.[10]
- Paciente em uso de aminoglicosídeos, devido a possível interação medicamentosa.
- Ocorrência de infecção no local de aplicação, distúrbios de coagulação e uso de anticoagulantes.

INDICAÇÕES

A TxB-A tem sua grande indicação nos quadros de hiperatividade muscular. Suas indicações aprovadas são o estrabismo, blefarospasmo, distonia cervical, hiperidrose axilar e rítides glabelares. Na literatura, encontramos a avaliação do uso (ainda não aprovado) da toxina botulínica em numerosas desordens, sendo alguns usos já consagrados, dentre os quais estão as outras hiperidroses focais (mãos, pés, virilha, face, tronco), enxaqueca, cefaleia tensional, dor miofascial, espasticidade muscular, acalásia do esôfago, tremores essenciais, fissura anal, hiperplasia prostática benigna, hiperatividade neurogênica do esfíncter detrusor, bexiga hiperativa[11-13] (ver Tabela 48.3).

Tabela 48.3 Uso não cosmético da toxina botulínica

Neurologia	Oftalmologia	Gastrenterologia	Clínica de dor
Distonias focais	Estrabismo	Acalásia	Dor lombar
Blefarospasmo	Blefarospasmo	Fissura anal crônica	Cefaleia tensional
Distonia cervical	Exotropia	Anismo	Enxaqueca
Distonias ocupacionais	Nistagmo	Soluços intratáveis	Dor cervicogênica
Distonia oromandibular	Ptose palpebral*	Dor anorretal	Dor miofascial
Tremor essencial		Gastroparesia pilórica	
Espasticidade (AVC, paralisia cerebral)		Hipertonia do esfíncter de Oddi	
Mioclonias			
Hipertrofia muscular neurogênica			

*Ptose palpebral terapêutica para proteção da córnea.

ORL*	Bucomaxilo	Distúrbios salivares	Geniturinário
Disfonia espasmódica	Bruxismo	Sialocele	Dissinergia do esfíncter detrusor
Granulomas laríngeos	Hipertrofia do masseter	Sialorreia	Bexiga hiperativa
Puberofonia	Distúrbios de ATM**	Fístula parotídea	Vaginismo
Estenose glótica posterior		Síndrome de Frey	Retenção urinária
Tremor vocal essencial		Ptialismo	
Tiques vocais			

*ORL: otorrinolaringologia.
**ATM: articulação temporomandibular.

Observação: como a maior parte da bibliografia disponível, assim como a experiência do autor, envolve a utilização da toxina botulínica do tipo A da marca Botox®, e como as unidades de TxB em formulações distintas podem não ser intercambiáveis, nas descrições técnicas seguintes as doses utilizadas referem-se a unidades de Botox®, salvo disposto em contrário.

Após mais de 20 anos de sucesso e satisfação com o uso da toxina botulínica nas rugas dinâmicas da porção superior da face (fronte, glabela e periorbitária), sua indicação evoluiu também para as porções média e inferior da face e do pescoço.[14] Atualmente, além das rugas dinâmicas, utiliza-se a TxB-A para "esculpir", restaurar o contorno facial e sua simetria. Assim, é possível a modificação do posicionamento dos supercílios com sua elevação, abertura da fenda palpebral e redução do músculo masseter com a suavização da linha mandibular.

As rugas dinâmicas, de expressão, resultam da movimentação repetida de músculos que forçam a movimentação da pele suprajacente, levando, com o passar dos anos, à formação de vincos (rugas estáticas). A aplicação da TxB-A nesses músculos (frontal na fronte, corrugadores e prócero na glabela, porção lateral do músculo orbicular dos olhos nos "pés de galinha", entre outros) atua prevenindo a formação dos vincos na pele e, em longo prazo, permitindo que haja modificação no uso da musculatura (p. ex., pacientes deixam de franzir a glabela tão frequentemente) e remodelação da pele suprajacente à área tratada, acarretando melhora no aspecto das rugas estáticas.

Atualmente, a TxB-A é frequentemente empregada em associação a outras técnicas de rejuvenescimento, como preenchedores, *laser*, dermoabrasão, luz intensa pulsada e cirurgias, atingindo resultados ainda melhores e aumentando a longevidade de tais procedimentos.[4,14]

A toxina botulínica tem sido usada em torno de linhas de sutura. O relaxamento muscular pericicatricial diminui a tensão nas mesmas, permitindo cicatrização mais eficiente e prevenindo cicatrizes inestéticas.[14]

TÉCNICA DE APLICAÇÃO

No tratamento estético do paciente, os objetivos da aplicação são a redução das rugas, a melhora do contorno facial e simetria da face. Para tanto, busca-se novo balanço dinâmico entre músculos faciais antagonistas. Um exemplo disso são os músculos da glabela, mm. corrugadores e músculo prócero (depressores do supercílio), e os mm. frontais (elevadores do supercílio). É a variação no ponto de equilíbrio entre esses músculos que determinará supercílios elevados, arqueados ou retificados.[15]

Antes da aplicação, os pacientes devem ser bem orientados em relação aos riscos, benefícios, expectativas e duração dos efeitos da toxina botulínica. Um consentimento informado deve ser preenchido e assinado. Aplicações anteriores devem ser discutidas e revistas e, finalmente, deve-se fazer fotografias da musculatura que será tratada, em repouso e contração. As fotografias antes e depois do procedimento são muito úteis na avaliação de resultados.[15] Conhecer o local de aplicação, a dose utilizada e o resultado obtido é a chave para o sucesso de aplicações posteriores, pois permitem a repetição do procedimento quando o paciente ficou muito satisfeito e, em contrapartida, a modificação naqueles em que correções foram necessárias.[16]

Na literatura, os consensos recomendam as doses e os pontos de aplicação da toxina botulínica;[17] entretanto, o conhecimento profundo da anatomia da face, a avaliação criteriosa de cada paciente, sua expressão no repouso e sua mímica facial e a compreensão do efeito desejado são fundamentais na obtenção de bons resultados.[16] A marcação dos pontos de aplicação deve ser feita com o paciente sentado ou recostado a 60°. A face é avaliada em repouso e com a contração da musculatura, e os pontos são marcados sobre o músculo que será tratado. A dose administrada em cada ponto depende da massa muscular, de sua atividade e do gênero do paciente; em músculos mais fortes e em homens, as doses necessárias tendem a ser maiores.[15]

Apesar de a aplicação de toxina botulínica ser um procedimento rápido e pouco doloroso, recomenda-se a utilização de gelo ou de anestésicos tópicos alguns minutos antes da aplicação. As injeções de indicação estética são habitualmente aplicadas por via intramuscular, podendo ser utilizada a via subcutânea ou a intradérmica. As injeções intradérmicas são úteis para minimizar a ocorrência de hematomas em regiões pouco espessas, onde os vasos sanguíneos estão muito expostos, como na porção lateral dos olhos.

A seguir, comentaremos a aplicação no terço superior da face, região onde a aplicação da toxina botulínica é mais bem estabelecida e estudada, e nas axilas, para o tratamento da hiperidrose. No terço superior da face (glabela, fronte e região lateral dos olhos), as rugas dinâmicas são o principal sinal de envelhecimento, pois nessas áreas os músculos e a pele estão intimamente relacionados e existe pouco subcutâneo (Figura 48.2).

Glabela[4,16]

Os músculos envolvidos na movimentação da glabela são os corrugadores dos supercílios, orbicular dos olhos (movem os supercílios medialmente), prócero e depressor do supercílio (movem os supercílios para baixo). A movimentação da glabela é responsável pela formação de rugas verticais e, algumas vezes, horizontais entre as sobrancelhas. Os músculos corrugadores e prócero são usados apenas na expressão facial; assim, eles são os alvos no tratamento da glabela, tendo como objetivo o en-

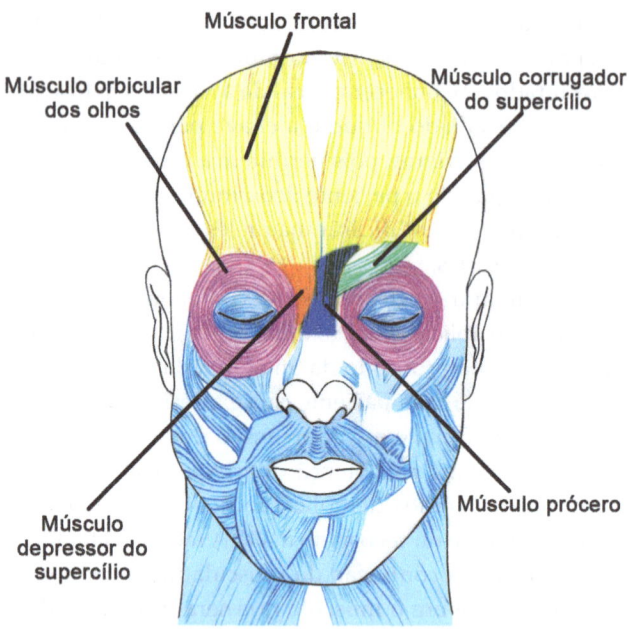

Figura 48.2 Anatomia do terço superior da face.

fraquecimento desses músculos. O tratamento da glabela leva à suavização das rugas e à elevação dos supercílios (Figura 48.3).

Habitualmente, a glabela feminina é tratada com doses de 20 U a 30 U, enquanto na glabela masculina utilizam-se, em média, 40 U. Entretanto, essas doses variam de acordo com a massa muscular e o nível de atividade muscular. Em relação aos pontos de aplicação, classicamente, a toxina é distribuída em cinco pontos, sendo dois em cada lado dos corrugadores e um no músculo prócero (Figura 48.4). No tratamento dos corrugadores, injetam-se 5 U a 10 U (mulheres) ou 10 U a 15 U (homens) de TxB no interior do músculo, no ponto que fica logo acima da borda superior do osso orbital, na linha que passa no canto interno dos olhos, e, em um segundo ponto, lateral, 1 cm acima da borda óssea da órbita, na linha média da pupila, faz-se a aplicação de 3 U a 5 U. No músculo prócero, injetam-se 5 U a 10 U intramusculares em sua linha média.

Pode-se ainda aplicar pequenas doses de 1 U a 2 U nas caudas dos supercílios, para permitir sua elevação com o

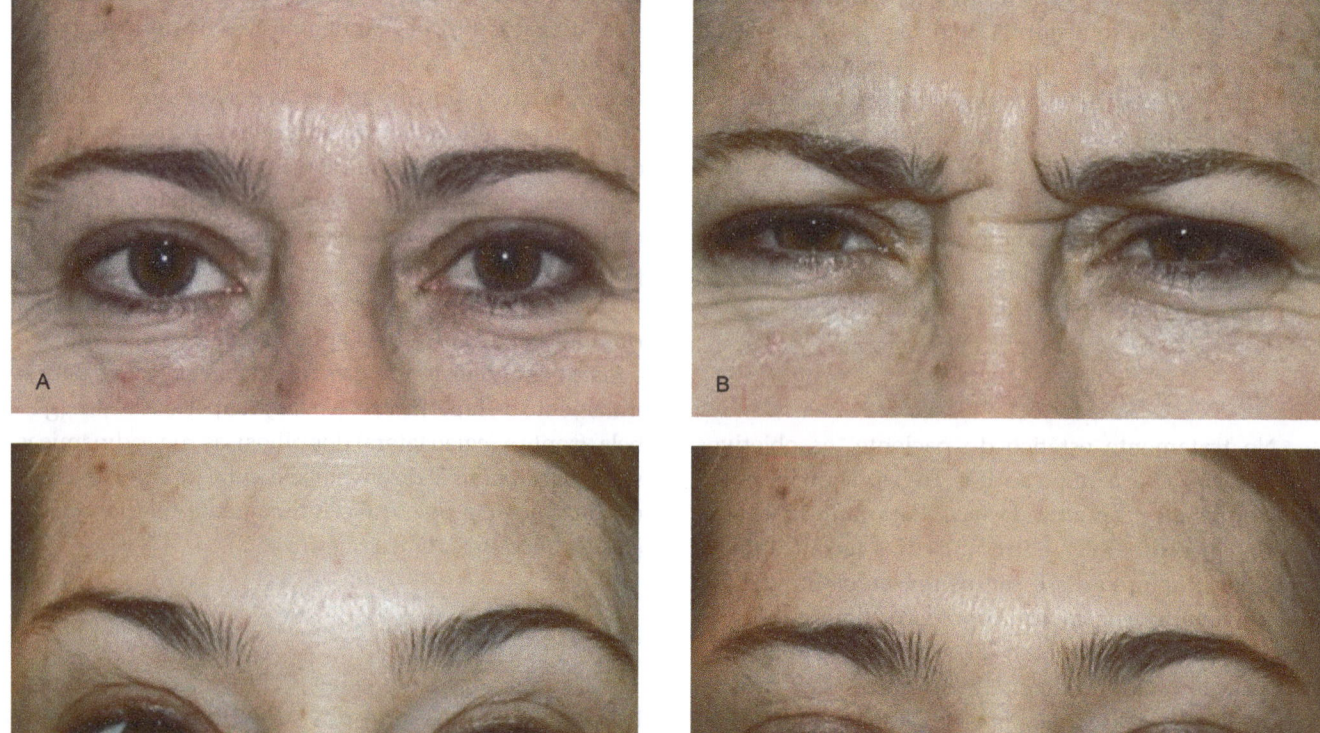

Figura 48.3 Linhas glabelares. No paciente em repouso (**A**) e durante o ato de franzir as sobrancelhas (**B**). Paciente em repouso (**C**) e tentando franzir as sobrancelhas (**D**) 2 semanas após o tratamento com TxB-A. Observar a elevação dos supercílios.

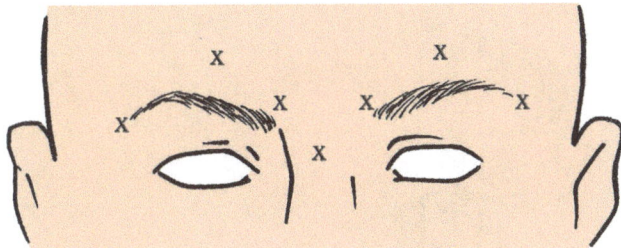

Figura 48.4 Locais das injeções para tratamento das rugas glabelares.

relaxamento do músculo orbicular dos olhos nesse ponto, uma vez que ele colabora na depressão dos supercílios.

Frontal[4,16]

A contração da musculatura frontal é responsável pela formação dos vincos horizontais na fronte; entretanto, é a atividade dos frontais que permite a elevação dos supercílios. Assim, o enfraquecimento do frontal pode ocasionar a indesejada ptose dos supercílios ou completa inexpressividade da face (face congelada). Portanto, o objetivo do tratamento da região frontal deve ser a suavização das rugas, e não a sua eliminação completa. Para tal, acredita-se que a fronte deva sempre ser tratada em conjunto com os músculos depressores do supercílio, para que continue havendo equilíbrio entre os músculos elevadores e os depressores. Além disso, evita-se o tratamento do m. frontal em seus 2 cm inferiores, logo acima dos supercílios. Também é importante estar atento ao tratar o músculo frontal de idosos, pois estes podem necessitar do frontal para a compensação de ptose palpebral e melhor abertura dos olhos (Figura 48.5).

Geralmente, são utilizadas 10 U a 20 U, distribuídas nas porções média e superior da fronte, em pontos de 2 U ou 1 U. O número de pontos varia de acordo com as características anatômicas do músculo (Figura 48.6).

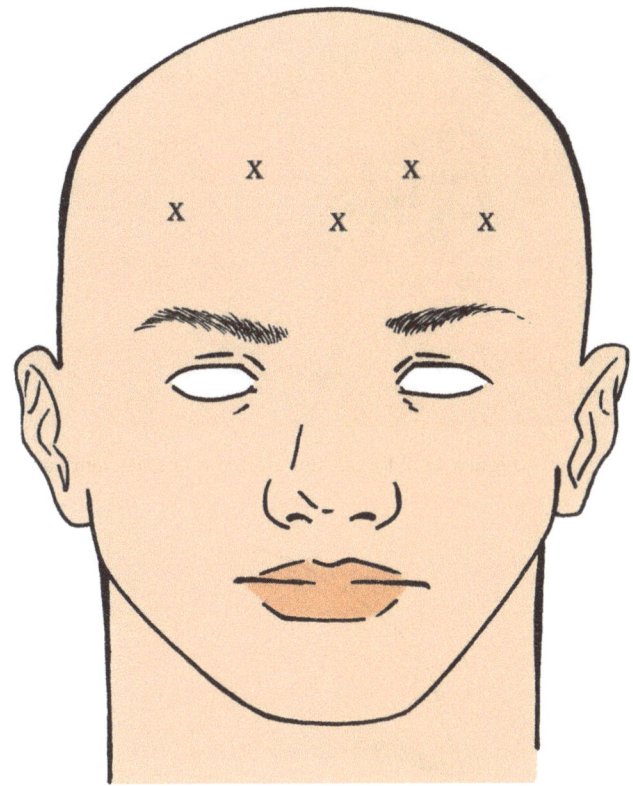

Figura 48.6 Locais de aplicação nas linhas horizontais da fronte.

Lateral dos olhos[4,16]

As rítides que irradiam do canto externo do olho são produzidas pela contração da porção lateral do músculo orbicular dos olhos. O objetivo do tratamento nessa área é produzir o enfraquecimento muscular da porção lateral do músculo orbicular dos olhos, e não a sua completa paralisia, uma vez que o fechamento das pálpebras exige a contração do músculo orbicular.

As doses relatadas são de 8 U a 16 U para cada lado nas mulheres e 12 U a 16 U nos homens, distribuídos em

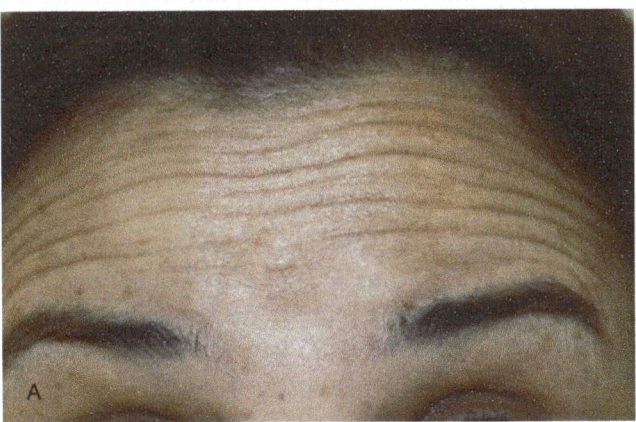
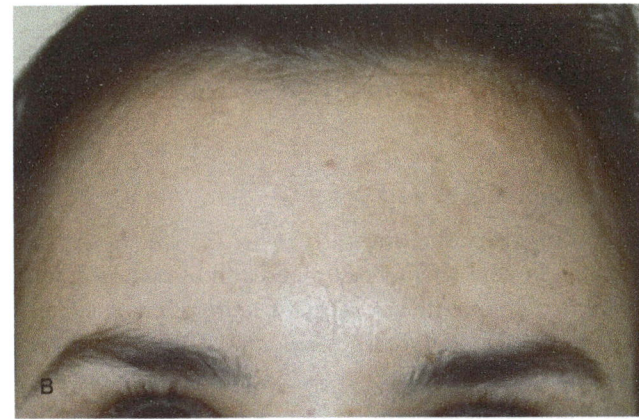

Figura 48.5 Linhas frontais da fronte produzidas pela elevação do supercílio, antes (**A**) e depois (**B**) da aplicação de TxB-A.

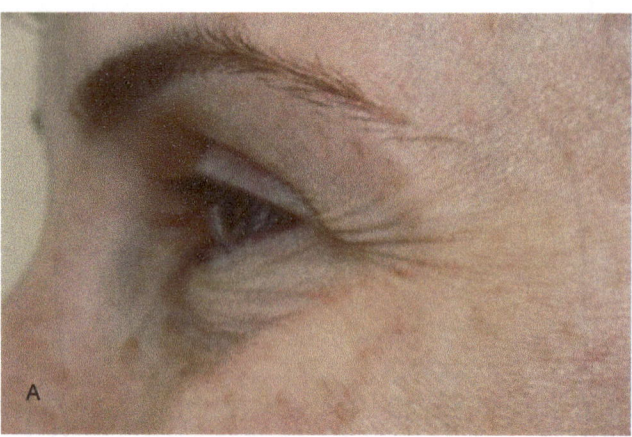 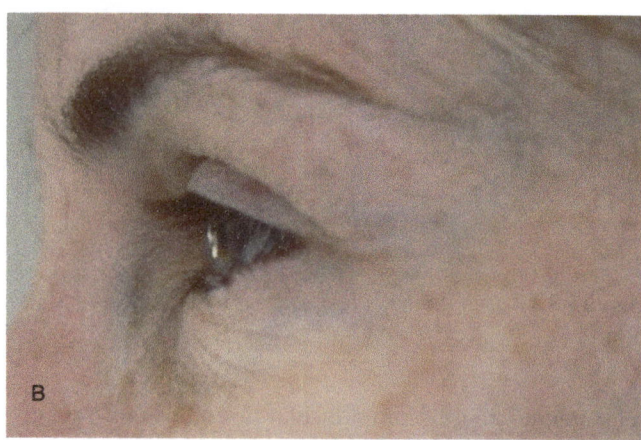

Figura 48.7 Rugas laterais dos olhos. Paciente antes (**A**) e 2 semanas depois do tratamento com TxB-A (**B**).

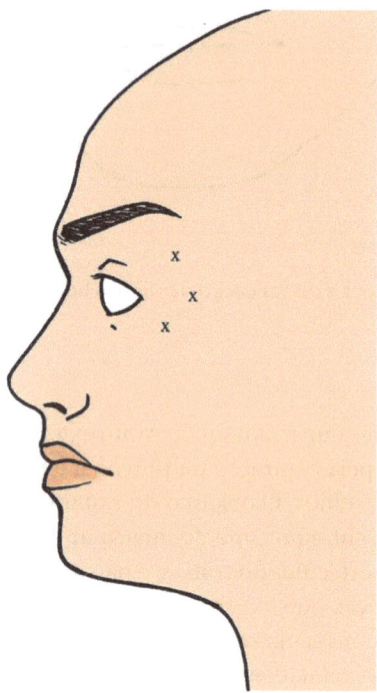

Figura 48.8 Locais de aplicação para as rítides laterais dos olhos (pés-de-galinha).

dois a quatro pontos. A aplicação deve ser mais superficial, evitando-se a formação de hematomas (Figuras 48.7 e 48.8).

Hiperidrose Axilar[18,19]

A hiperidrose (transpiração excessiva), é afecção que ocorre com frequência, repercutindo negativamente, tanto do ponto de vista social quanto psicológico, nos afetados. As modalidades terapêuticas disponíveis são clínica (tópicos, como o cloreto de alumínio e iontoforese) e cirúrgica (simpatectomia e curetagem das glândulas na região axilar). Nos pacientes em que o tratamento tópico

falhou e que não querem ou não podem ser submetidos à cirurgia, a desnervação química pela toxina botulínica constitui excelente opção terapêutica. Os resultados da aplicação de toxina botulínica para o tratamento da hiperidrose são muito satisfatórios e com efeitos colaterais mínimos.

Nas axilas, são utilizados, em média, 50 U em cada lado, distribuídas na área de sudorese. A área de sudorese é definida pelo teste iodo-amido (teste de Minor), pelo qual uma solução de iodo é aplicada sobre a pele limpa e barbeada e, então, deixada secar. Sobre o iodo seco é polvilhado o pó de amido; a mistura torna-se preto azulada nas áreas de sudorese. A toxina é distribuída nessas áreas em pontos colocados a 1 cm ou 2 cm de distância um do outro (a toxina se difunde cerca de 1 cm a partir do ponto de injeção), sendo aplicada em injeções intradérmicas ou subdérmicas. A anidrose inicia-se em 48 h e dura 6 a 10 meses, podendo chegar a 12 meses.

Os efeitos da toxina botulínica sobre a musculatura iniciam-se em 3 a 4 dias e atingem o máximo em 2 semanas. Nesse prazo, é recomendável que os pacientes retornem para fotografias pós-procedimento e aplicações adicionais, quando necessárias. Os pacientes deverão ser orientados em relação à duração do efeito (3 a 6 meses) e deverão ser submetidos a nova aplicação apenas decorrido o prazo mínimo de 3 meses, para que se evite a formação de anticorpos por injeções muito frequentes.

CUIDADOS PÓS-PROCEDIMENTO

Nenhuma intervenção específica é necessária após a aplicação da TxB. Uma leve pressão manual pode ser exercida sobre a área de puntura para evitar equimoses. Bolsas de gelo aplicadas por 5 min a 10 min após a aplicação podem reduzir desconforto e edema após a injeção. Solicita-se que o paciente evite a manipulação do local tratado por 24 h, a fim de impedir a difusão indesejada da toxina. Em relação à atividade no pós-tratamento, existem controvérsias, mas a maioria dos autores recomenda que a atividade física pesada e o decúbito sejam evitados por 3 h a 4 h após a aplicação.[15]

Evidências sugerem que a TxB-A liga-se preferencialmente ao músculo ativamente estimulado; assim, pede-se ao paciente que contraia e relaxe repetidamente os músculos tratados por 2 h a 3 h após as injeções.[4]

COMPLICAÇÕES

As doses injetadas de toxina botulínica variam de 30 U a 300 U, dependendo do número de áreas tratadas em uma sessão. Trata-se de agente com ampla margem de segurança, uma vez que a dose letal estimada é de aproximadamente 40 U/kg, ou seja, 2.800 U para uma pessoa de 70 kg.[5] Efeitos colaterais graves e sistêmicos são raríssimos e têm, como principal grupo de risco, crianças tratadas para espasticidade, devido às altas doses necessárias.[2,14]

Os efeitos adversos leves também são raros. São observadas reações na área de injeção (dor, sangramento, equimose), reação de hipersensibilidade à TxB ou a outro composto do medicamento e perda do efeito terapêutico após algumas aplicações. A perda do efeito terapêutico da TxB deve-se à sua potencial imunogenicidade. A formação de anticorpos neutralizantes contra a TxB-A é evento raro que, habitualmente, relaciona-se com o uso de grandes doses com curtos intervalos entre as aplicações. Sendo assim, a maioria dos relatos encontra-se no uso terapêutico da TxB-A, como nos casos de espasticidade. É importante salientar que a marca Botox® da Allergan sofreu alteração em sua composição em 1998, quando o conteúdo total de proteínas por frasco foi reduzido, diminuindo-se o potencial imunogênico.

A maior parte das complicações relaciona-se com a atuação da TxB fora do músculo-alvo ou em tecido glandular adjacente à área tratada, ocorrendo, assim, desnervação química transitória de musculatura não desejada. Dessa maneira, pode-se observar efeitos tais como ptose palpebral, frouxidão da pálpebra inferior, excesso de lacrimejamento, diplopia, ptose da sobrancelha, diminuição da força de fechamento ocular, xeroftalmia, incompetência da boca, disartria e incapacidade de assobiar, elevação demasiada da cauda das sobrancelhas e assimetria do sorriso. Essas complicações são evitadas utilizando-se técnica apurada, baixas doses e soluções concentradas para deter a difusão excessiva da TxB. Além disso, deve-se evitar a manipulação da área tratada nas primeiras horas após a aplicação.[14] Quando aplicada no pescoço, em doses elevadas, a TxB pode gerar disfagia e fraqueza do flexor do pescoço. O tratamento da hiperidrose axilar praticamente não ocasiona efeitos colaterais relacionados com a toxina botulínica. Na hiperidrose palmar e plantar, deve-se estar atento ao risco de fraqueza muscular significativa, ocasionada por grandes doses e aplicações profundas.

O FUTURO

Devido ao sucesso das injeções de TxB para o tratamento da hiperidrose focal em pés, mãos, axilas e face, investigadores têm considerado o potencial de formulações tópicas.[1]

CONSIDERAÇÕES FINAIS

A TxB tem sido utilizada em humanos há mais de 30 anos com ótimos resultados, altos níveis de satisfação e segurança. O futuro da TxB é promissor em todas as áreas de atuação. Entretanto, é seu uso cosmético que deve continuar apresentando o crescimento mais expressivo. Nos EUA houve aumento de mais de 40 vezes no número de aplicações cosméticas de TxB em 10 anos.[1]

A TxB-A tornou-se o tratamento de escolha para a suavização de rugas hipercinéticas na face, criando aparência mais jovem e agradável. A demanda do público cresce e o procedimento populariza-se, abrindo caminho para o mau uso e abuso. Tanto no Brasil como em outros países, já se observou a utilização do medicamento por não médicos e até de TxB em formulações não aprovadas pelos órgãos de controle (ANVISA, FDA).[1] Mesmo sendo de fácil uso, minimamente invasiva, eficaz, muito bem tolerada pelos pacientes e segura, a aplicação de TxB não é um procedimento trivial, e deve ser realizada por profissionais médicos com conhecimentos específicos de anatomia, controle e tratamento de eventuais complicações.

Referências Bibliográficas

1. Freeman SR, Cohen JL. New neurotoxins on the horizon. *Aesthetic Surg J*, 2008; *28*:325-30.
2. Information for healthcare professionals: OnabotulinumtoxinA (marketed as Botox/Botox Cosmetic), AbobotulinumtoxinaA (marketed as Dysport) and RimabotulinumtoxinA (marketed as Myobloc). Disponível em: http://www.fda.gov/Drugs/DrugSafety/PostmarketDrugSafetyInformationforPatientsandProviders/ucm124362.htm.
3. Wollina U. Botulinum toxin: non-cosmetic indications and possible mechanisms of action. *J Cutan Aesthet Surg*, 2008; *1*:3-6.
4. Carruthers A, Carruthers J. Toxina botulínica. *In:* Bolognia JL, Jorizzo JL, Rapini RP (eds.). *Dermatology*, 2nd ed. Mosby Elsevier, 2008, pp 2381-91.
5. Scott AB, Rosenbaum A, Collins CC. Pharmacologic weakening of extraocular muscles. *Invest Ophtalmol*, 1973; *12*:924-7.

6. Hexsel DM, Dal'AForno T, Hexsel C *et al*. A randomized pilot study comparing the action halos of two commercial preparations of botulinum toxin type A. *Dermatol Surg*, 2008; *34*:52-9.

7. Almeida ART, Marques E, Cunha JT *et al*. Pilot study comparing the diffusion of two formulations of botulinum toxin type A in patients with forehead hyperhidrosis. *Dermatol Surg*, 2007; *33*:S37-S43.

8. Carruthers A, Carruthers J. Botulinum toxin products overview. *Skin Theraphy Letter*, 2008; *13*:1-4.

9. Hexsel DM, Almeida ART, Rutowitsch M *et al*. Multicenter, double-blind study of the efficacy of injections with botulinum toxin type A reconstituted up to six consecutive weeks before application. *Dermatol Surg*, 2003; *29*:523-9.

10. Munish Paul. Controversy: botulinum toxin in pregnancy. *J Cutan Aesthet Surg*, 2009; *2*:4-5.

11. Cheng CM, Chen J, Patel RP. Unlabeled uses of botulinum toxins: a review, part 1. *Am J Health-Syst Pharm*, 2006; *63*:145-62.

12. Cheng CM, Chen J, Patel RP. Unlabeled uses of botulinum toxins: a review, part 2. *Am J Health-Syst Pherm*, 2006; *63*:225-31.

13. Zalvan C, Bentsianov BN, Gonzalez-Yanes O *et al*. Non cosmetic uses of botulinum toxin. *Dermatol Clin*, 2004; *22*:187-95.

14. Carruthers J, Carruthers A. Botulinum toxin in facial rejuvenation: an update. *Dermatol Clin*, 2009; *27*:417-25.

15. Matarasso A, Shafer D. Botulinum neurotoxin type A-ABO (Dysport): clinical indications and practice guide. *Aesthet Surg J*, 2009; *29*:S72-S79.

16. Fagien S, Raspaldo H. Facial rejuvenation with botulinum neurotoxina: an anatomical and experiential perspective. *J Cosmet Laser Ther*, 2007; *9*:23-31.

17. Carruthers JD, Glogau RG, Blitzer A. Advances in facial rejuvenation: botulinum toxin type A, hyaluronic acid dermal fillers, and combination therapies-consensus recommendations. Facial Aesthetics Consensus Group Faculty. *Plast Reconstr Surg*, 2008; *121*:5S-30S.

18. Heymann WR. Hyperhidrosis and botulinun toxin: expanding horizons. *J Am Acad Dermatol*, 2008; *59*:332-3.

19. Talarico S. Nascimento MM, Macedo FS *et al*. A double-bind, randomized, comparative study of two type A botulinum toxins in the treatment of primary axillary hyperhidrosis. *Dermatol Surg*, 2007; *33*:S44-S50.

Procedimentos Ambulatoriais em Cirurgia Plástica

Capítulo

49

Teófilo Braz Taranto Goulart
Alcebíades Vitor Leal Filho
Marcelo Ourives

INTRODUÇÃO

O avanço da tecnologia cirúrgica e de recursos da anestesia permitiu aumento no número de procedimentos ambulatoriais em várias especialidades. Atualmente, nos EUA, 80% das operações são realizadas em regime ambulatorial.[1] Nesse país é considerado procedimento ambulatorial aquele em que o período de internação é inferior a 24 h, sendo, em tal caso, permitido o pernoite.[2]

De particular prevalência nos procedimentos ambulatoriais, há o crescimento exponencial no número de cirurgias plásticas realizadas. Segundo a American Society for Aesthetic Plastic Surgery (ASAPS), no ano de 2008, aproximadamente 1 milhão e 700 mil procedimentos cirúrgicos estéticos foram realizados nos EUA, sendo cerca de 80% em regime ambulatorial e 20% em regime de internação hospitalar.[3]

É importante ressaltar que uma cirurgia plástica, realizada em caráter ambulatorial, tem a mesma dimensão e complexidade da realizada em ambiente hospitalar. O ato cirúrgico é o mesmo. A visão de que os procedimentos realizados em ambulatórios são mais simples é equivocada.

A cirurgia ambulatorial traz muitos benefícios ao paciente: o não afastamento da família e da casa por muito tempo torna o procedimento mais agradável e menos estressante para o paciente; a contenção de custos deve ser considerada; o atendimento personalizado ao paciente é mais efetivo; o agendamento das operações fica facilitado. Essas vantagens são convenientes não apenas para o paciente e equipe médica, mas também para a sociedade em geral, que passa a beneficiar-se de maior número de leitos disponíveis nos hospitais.

SEGURANÇA

A questão segurança sempre permeou as discussões envolvendo cirurgia plástica ambulatorial. A conveniência e a redução de custos de um centro cirúrgico ambulatorial só poderão ser consideradas eficientes se a segurança do paciente for reconhecida como a principal prioridade.

A cirurgia plástica ambulatorial pode ser segura, conforme demonstrou Byrd *et al.*, em revisão de 5.316 casos consecutivos, na qual foi encontrada taxa de complicações menor que 1%. Além disso, vários estudos mostram taxas de complicações em pacientes ambulatoriais entre 0,33% e 0,7% e taxa de mortalidade de aproximadamente 0,002%.[1]

O Brasil ocupa o segundo lugar no *ranking* mundial de operações plásticas, ficando atrás apenas dos EUA. Estima-se que, em 2009, tenham sido realizadas 640.000 operações plásticas no Brasil. Por isso, o Conselho Federal de Medicina e a Sociedade Brasileira de Cirurgia Plástica estão elaborando um Protocolo de Segurança em Cirurgia Plástica, em vias de publicação.

Há consenso, em todas as publicações, de que a segurança da cirurgia plástica ambulatorial está diretamente ligada a estabelecimentos de assistência à saúde devidamente licenciados pela autoridade sanitária competente, à capacitação profissional e à criteriosa escolha de procedimentos e rigorosa seleção de pacientes.

ESTABELECIMENTOS DE ASSISTÊNCIA À SAÚDE

A tendência à realização de cirurgias plásticas ambulatoriais também é observada no Brasil, o que levou o Conselho Federal de Medicina (CFM) a emitir a Resolução 1886/2008, estabelecendo "Normas mínimas para funcionamento de consultórios médicos e complexos cirúrgicos para procedimentos com internação de curta permanência".

A resolução define operações de curta permanência como todos os procedimentos clinico-cirúrgicos (com exceção daqueles que acompanham partos) que, pelo seu porte, dispensam pernoite do paciente. Eventualmente, o pernoite do paciente poderá ocorrer, e o tempo de permanência, no estabelecimento, não deverá ser superior a 24 h (Figuras 49.1 e 49.2). As anestesias para cirurgias com internação de curta permanência permitem pronta ou rápida recuperação do paciente, sem necessidade de pernoite, exceto em casos eventuais.

O Termo de Compromisso, firmado em 16/07/2010, entre o Ministério Público do Distrito Federal e Territórios, o Conselho Regional de Medicina do Distrito Federal e a Diretoria de Vigilância Sanitária do Distrito Federal, visa a implementação de regime de segurança para a realização de cirurgias plásticas em ambiente não hospitalar.

A associação dos conceitos contemplados por esses dois instrumentos com as diretrizes deles emanadas, detalhadas a seguir, fornece orientação para a realização de cirurgias plásticas ambulatoriais seguras, de acordo com o porte dos procedimentos, a saber:

- cirurgias de menor porte;
- cirurgias de pequeno porte;
- cirurgias de médio porte;
- cirurgias conjugadas;
- cirurgias de grande porte.

Cirurgias de Menor Porte

Unidade tipo I: É representada pelo consultório médico, independente de um hospital, destinado à realização de procedimentos clínicos ou de diagnóstico, sob anestesia local, sem sedação, em dose inferior a 3,5 mg/kg de lidocaína (ou dose equipotente de outros anestésicos locais), sem internação.

É permitida, nessa unidade, a realização dos seguintes procedimentos:

a. biópsias;
b. drenagens de abscesso;
c. expansão tecidual;
d. dermoabrasão;
e. correção de hemangiomas e de pequenas lesões cutâneas;
f. infiltrações lesionais;
g. sutura de pequenos ferimentos.

Cirurgias de Pequeno Porte

Unidade tipo II: É o estabelecimento de saúde, independente de um hospital, destinado à realização de pro-

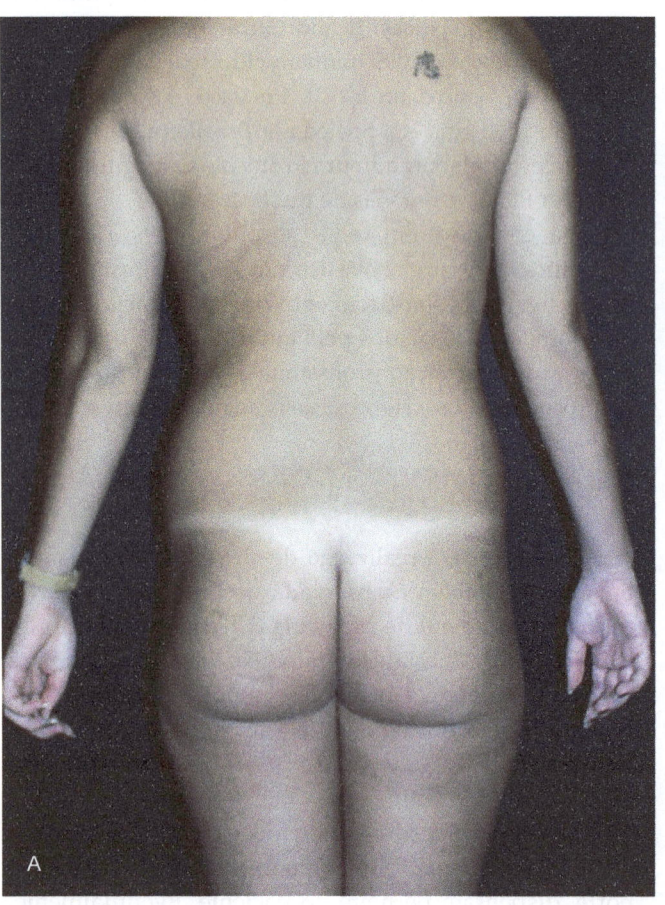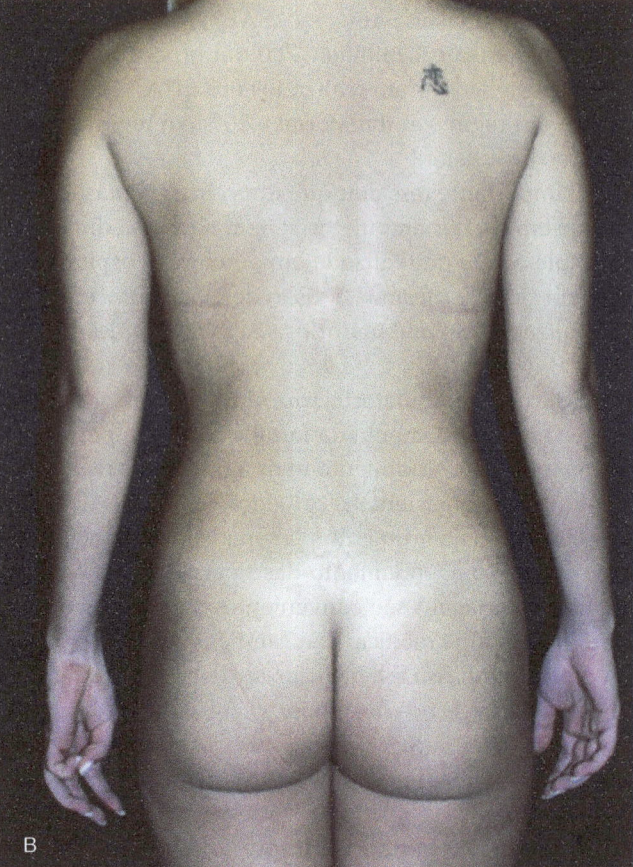

Figura 49.1 Pré- e pós-operatório de lipoaspiração de flancos com anestesia peridural e alta hospitalar no mesmo dia.

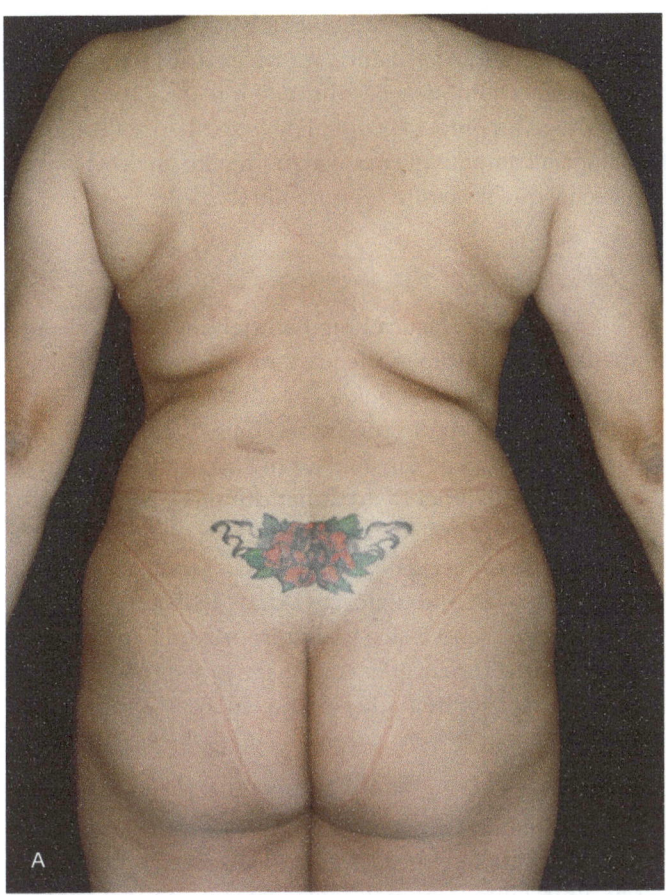
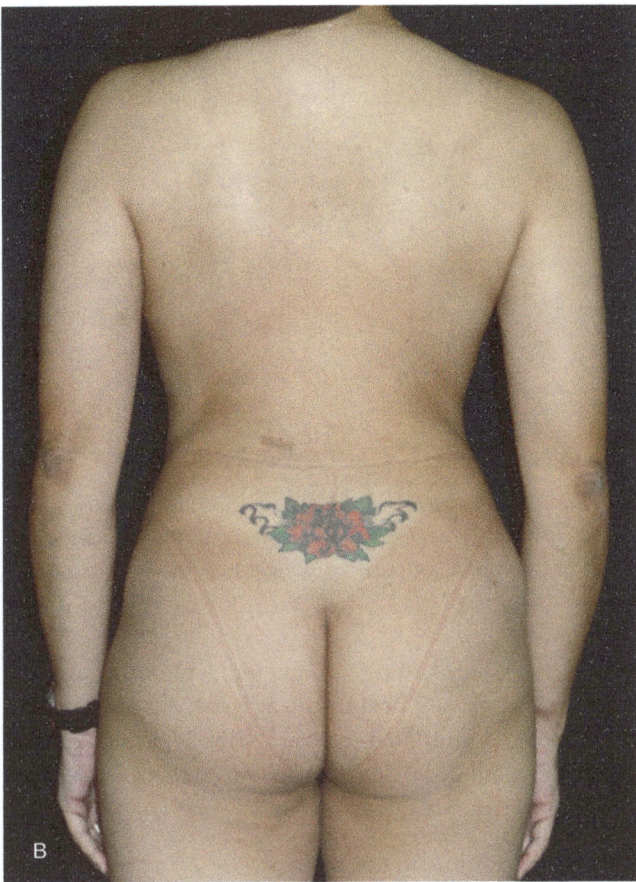

Figura 49.2 Pré- e pós-operatório de lipoaspiração de dorso com anestesia peridural e alta hospitalar no dia seguinte, com menos de 24 h de internação, caracterizando procedimento de curta permanência.

cedimentos clinicocirúrgicos de pequeno e médio portes, com condições para internações de curta permanência, em salas cirúrgicas adequadas a essa finalidade, devendo contar com salas de recuperação ou de observação de pacientes.

Nessa unidade, realizam-se cirurgias/procedimentos de pequeno e médio portes, sob anestesia locorregional (com exceção dos bloqueios subaracnóideo e peridural), com ou sem sedação.

O pernoite, quando necessário, será feito em hospital de apoio, sendo obrigatório garantir a referência para esse hospital de apoio.

Na unidade em questão, é permitida a realização dos seguintes procedimentos, além dos já enumerados na unidade tipo I:

a. correção de pálpebras;
b. correção de pequenas cicatrizes (ate 10 cm);
c. lipoaspiração de pequeno porte (sucção de até 300 mL);
d. lipoenxerto de pequeno porte (enxerto de até 150 mL);
e. otoplastias;

f. correção de ginecomastia de pequeno porte;
g. correção de hipertrofias de mamilos e de mamilo invertido.

Cirurgias de Médio Porte

Unidade tipo III: É o estabelecimento de saúde, independente de um hospital, destinado à realização de procedimentos clinicocirúrgicos, com internação de curta permanência, em salas cirúrgicas adequadas a essa finalidade.

Deverá contar com equipamentos de apoio e de infraestrutura adequados ao atendimento do paciente (Figura 49.3).

Nessa unidade realizam-se operações de pequeno e médio portes, sob anestesia locorregional, com ou sem sedação, e sob anestesia geral, com agentes anestésicos de eliminação rápida.

Corresponde à previsão de internação por, no máximo, 24 h, podendo ocorrer alta antes desse período, a critério médico.

A internação prolongada do paciente, quando necessária, deverá ser feita no hospital de apoio.

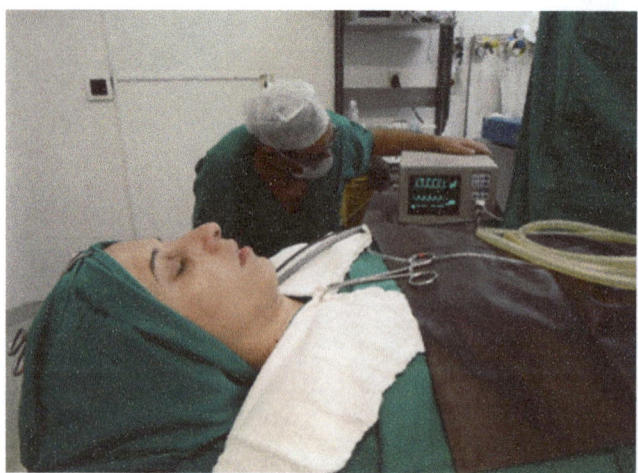

Figura 49.3 Bloco cirúrgico de unidade tipo III, demonstrando procedimento a ser realizado sob anestesia local e sedação, com monitoração cardíaca e presença obrigatória de anestesiologista.

Tais unidades, obrigatoriamente, terão que garantir a referência para um hospital de apoio.

Nelas é permitida a realização dos seguintes procedimentos, além dos discriminados nos dois tipos de unidade anteriormente mencionados:

a. redução e aumento das mamas;
b. ritidoplastias;
c. rinoplastias;
d. abdominoplastias;
e. lipoaspiração;
f. associação nominal de até duas cirurgias de pequeno ou de médio porte.

Cirurgias Conjugadas e de Grande Porte

Unidade tipo IV: É a unidade anexada a um hospital geral ou especializado, que realiza procedimentos clinicocirúrgicos com internação de curta permanência, em salas cirúrgicas da unidade ambulatorial, ou no centro cirúrgico do hospital, e que pode utilizar a estrutura de apoio do hospital.

Essa unidade realiza cirurgias com anestesia locorregional, com ou sem sedação, e com anestesia geral, com agentes anestésicos de eliminação rápida.

Não está prevista a internação do paciente nessa unidade por mais de 24 h. Ultrapassado esse tempo, a internação ocorrerá no hospital e somente quando houver complicações.

Nessa unidade, é permitida a realização de procedimentos não mencionados nas unidades anteriores e a associação nominal de mais de duas cirurgias.

Os estabelecimentos classificados como unidades tipos II, III e IV deverão contar com apoio hospitalar, incluindo laboratório, radiologia, banco de sangue e outros recursos que venham a ser necessários para atender a eventuais complicações durante a realização de cirurgia/procedimento. O hospital deverá estar localizado em distância compatível com o atendimento emergencial ao paciente que necessite ser removido.

CAPACITAÇÃO PROFISSIONAL

A cirurgia plástica ambulatorial deve ser realizada apenas por cirurgiões adequadamente treinados e devidamente autorizados pelo Conselho Regional de Medicina (CRM), devendo ser observada a qualificação, pelo cirurgião titular, de um auxiliar médico, considerando-se eventual impedimento do titular durante o ato cirúrgico. Absolutamente indispensável, em casos selecionados, é a presença de especialista em anestesia, familiarizado com procedimentos ambulatoriais, que deliberará sobre o procedimento anestésico mais apropriado. É importante, também, que o cirurgião realize somente procedimentos para os quais foi treinado e o faça em local apropriado.

SELEÇÃO DOS PROCEDIMENTOS

Existem poucos dados objetivos quanto à exclusão de determinado procedimento do ambiente ambulatorial. Entretanto, algumas considerações são importantes ao se decidir pela intervenção em nível ambulatorial. As principais incluem:

A. Perda de sangue peroperatória – deve ser evitado o regime ambulatorial em todo procedimento em que se estima perda de sangue importante (mais de 500 mL).[1,4]
B. Cirurgias associadas – a associação de cirurgias pode acarretar aumento da probabilidade de desenvolvimento de complicações.[5] Contudo, cirurgias associadas são rotineiramente realizadas, com segurança, em nível ambulatorial. Quanto à associação de lipoaspiração com outras cirurgias, ela deve ser criteriosa e seguir, rigorosamente, o estabelecido na Resolução 1711/2003 do Conselho Federal de Medicina, uma vez que a taxa de mortalidade tem aumento significativo quando a lipoaspiração é realizada simultaneamente a outros procedimentos.[1]
C. Duração dos procedimentos – as opiniões são conflitantes em relação à importância da duração da cirurgia plástica ambulatorial como fator preditor isolado de complicações. Estudos realizados em várias unidades ambulatoriais nos EUA revelam que operações com duração superior a 2 h e 30 min expõem o paciente a maior risco de pequenas complicações (dor pós-operatória, sangramento e febre), retardo na alta e/ou internação não programada. Procedimentos

longos ou complexos devem ser agendados para os primeiros horários, permitindo tempo de recuperação adequado antes da alta. Cirurgias eletivas, idealmente, não devem ultrapassar 6 h de duração.[5]

D. Anestesia – o tema Anestesia Ambulatorial tem capítulo específico neste livro. No entanto, algumas considerações parecem-nos pertinentes e serão brevemente comentadas.

Na avaliação pré-anestésica, ou, idealmente, na consulta pré-anestésica realizada antes do dia do procedimento, selecionam-se os pacientes com problemas médicos subjacentes e que, portanto, necessitariam de avaliação médica mais específica ou de tratamento efetivo antes da cirurgia. Nessas interconsultas com especialistas, espera-se que as condições clínicas do paciente possam ser otimizadas.[7-9]

A avaliação compreende história clínica detalhada, seguida da avaliação dos testes laboratoriais, quando indicados, e exame físico criterioso, com ênfase no exame das vias aéreas, no sentido de sinalizar dificuldade para intubação orotraqueal. Medicamentos em uso podem ou não ser mantidos. Atualmente, são bem conhecidos aqueles que podem causar interações medicamentosas com os anestésicos e/ou ser incompatíveis com a cirurgia (fitoterápicos),[9] devendo, portanto, ser suspensos, tomando-se como referência sua farmacocinética.

Os exames laboratoriais requeridos não diferem dos exigidos para qualquer procedimento cirúrgico, levando-se sempre em consideração a história clínica do paciente. O Comitê de Ética da ASA (American Society of Anesthesiologists)[10] estabelece que a paciente em idade fértil deve ter o teste de gravidez oferecido, mas não obrigado, a menos que haja razão médica convincente para isso.

Concluída a avaliação e sanadas todas as dúvidas do paciente, orientações devem ser dadas a respeito do jejum pré-operatório, da medicação ansiolítica, da indicação ou não da profilaxia para tromboembolismo e da técnica anestésica indicada. Termo de consentimento informado, devidamente assinado pelas partes, deve ser anexado ao prontuário médico.

Especialmente em anestesia para cirurgia plástica de curta permanência hospitalar (ambulatorial), deseja-se técnica anestésica eficiente, segura, com rápida recuperação pós-operatória e curto tempo para alta hospitalar.[5]

Basicamente, todas as técnicas anestésicas podem ser utilizadas em cirurgia plástica ambulatorial. Independentemente da técnica a ser utilizada, ela quase sempre vem acompanhada de sedação. O Conselho Federal de Medicina (CFM) editou a Resolução 1670/2003, definindo os tipos de sedação e reconhecendo-os como ato médico. Eles incluem:

- *Sedação leve ou mínima (ansiólise)* – é um estado obtido com o uso de medicamentos em que o paciente responde ao comando verbal; não há comprometimento das funções respiratórias e cardiovasculares.
- *Sedação moderada/analgesia* – é um estado de depressão da consciência, obtido pelo uso de medicamentos, no qual o paciente responde ao estímulo verbal isolado ou acompanhado de estímulo tátil; as funções respiratórias e cardiovasculares são mantidas.
- *Sedação profunda/analgesia* – é representada pela depressão da consciência induzida por medicamentos. Nela, o paciente dificilmente é despertado por comandos verbais, mas responde a estímulos dolorosos. A ventilação espontânea pode estar comprometida e ser insuficiente. A função cardiovascular geralmente é mantida. Tal sedação só pode ser realizada por médicos qualificados, ficando o paciente a cargo do médico que não está realizando o procedimento cirúrgico.[6]

O sucesso de todo procedimento cirúrgico, sobretudo o da cirurgia plástica, está na interação estreita entre cirurgião, anestesiologista e paciente. A técnica anestésica por si deve ser de responsabilidade do anestesiologista, visando o conforto do paciente e ofertando as melhores condições para o cirurgião e sua equipe.

As técnicas anestésicas mais utilizadas para a cirurgia plástica, em regime ambulatorial, são:[5,7-12]

- Anestesia local com ou sem sedação.
- Anestesia regional, incluindo a raquianestesia e a peridural.
- Anestesia geral.

A anestesia local é empregada em cirurgias de superfície, de pequeno ou médio porte, para procedimentos que envolvam pequenas áreas.

Por meio da infiltração de anestésico local em pele e tecido subcutâneo, produz-se perda da sensibilidade temporária, causada pela inibição da condução nervosa. Seu uso deve restringir-se somente à área a ser operada.

Frequentemente é realizada pelo próprio cirurgião, que deve levar sempre em conta a dose máxima do anestésico para cada paciente, considerando seu peso e idade. A Resolução CFM 1886/2008 recomenda a dose máxima de 3,5 mg/kg de lidocaína (dose equipotente para os outros anestésicos locais) nos casos que não requerem internação.

As técnicas regionais têm sido preferidas na cirurgia plástica ambulatorial. Elas têm mostrado benefícios consideráveis com relação ao melhor controle da dor; menor incidência de náuseas e vômitos; potencialmente menor tempo para alta; menor incidência de dor crônica; e, também, melhor relação custo/benefício, em comparação com a anestesia geral. Destaque feito para a peridural, que pode ser realizada em qualquer segmento da coluna, de acordo com a necessidade do local da analgesia. Obviamente, tal técnica requer treinamento adequado do profissional que vai realizá-la, bem como ambiente adequado e preparado para possíveis complicações que porventura possam advir. Possíveis riscos são inerentes a todo e qualquer procedimento médico, e as complicações vão de mais brandas e reversíveis a mais complexas e irreversíveis; com o advento da ultrassonografia, no entanto, as técnicas regionais estão cada vez mais seguras e precisas.

A anestesia geral é a única que não tem contraindicação. Pode ser necessária a qualquer momento do procedimento. Como escolha principal, há evidências de que a anestesia geral esteja associada à recuperação mais rápida, especialmente quanto ao despertar da anestesia e à recuperação.

Medicamentos cuja ação seja de curta duração devem ser preferidos. Facilidade de titulação, rápido despertar e potencialização do bloqueio neuromuscular (permitindo a redução da dose desses agentes) favorecem a manutenção da anestesia com agentes inalatórios (sevoflurano e desflurano).

O óxido nitroso (N_2O) é comumente utilizado como parte de uma técnica de anestesia balanceada, devido a suas propriedades amnésicas e analgésicas, baixo custo, redução do consumo de anestésicos mais caros e indução mais rápida e suave, quando associado a outros agentes inalatórios. Uma metanálise de ensaios clínicos randomizados mostrou que o efeito emético do N_2O não é significativo em cirurgias de curta duração, e não há nenhuma evidência convincente para evitar N_2O.

Opioides têm papel importante na prática anestésica. Entretanto, os efeitos colaterais relacionados (náuseas, vômitos e sedação) podem retardar a alta. O uso de remifentanil está associado a rápido despertar, recuperação e retorno às atividades funcionais. Permite também a redução da concentração dos anestésicos inalatórios. Devido à sua rápida eliminação, o planejamento de adequada analgesia pós-operatória se faz imperioso.

Sempre que o uso de bloqueadores neuromusculares (BNM) se fizer necessário, o uso de monitoração do bloqueio neuromuscular deve ser encorajado. Succinilcolina está associada, entre outros, à dor muscular em cirurgia ambulatorial. O recém-lançado sugammadex é um reversor específico do rocurônio, capaz de reverter o bloqueio, ainda que profundo, de maneira mais eficaz e com menos efeitos colaterais que a neostigmina. Em casos em que coexiste intubação difícil e não prevista na avaliação pré-operatória, a utilização de sugammadex, para rever-

ter o bloqueio neuromuscular, induzido pelo rocurônio, é de grande importância.

Mais recentemente, a monitoração cerebral da anestesia, com BIS (*Bispectral Index*), reduziu o tempo de despertar em 30% a 55%. A titulação da dose de anestésicos com o BIS permite despertar mais rápido e de melhor qualidade (menos sonolência, tonturas, fadiga, náuseas e vômitos), além de proporcionar maior economia (reduz o consumo de anestésico em 19%). Esse monitor é mais eficaz na anestesia geral com ventilação controlada e em cirurgias prolongadas (duração superior a 30 min).

Com a evolução dos dispositivos supraglóticos – máscara laríngea (ML) –, o uso de bloqueadores neuromusculares pode ser evitado, e os pacientes toleram bem a ML em planos anestésicos mais superficiais, quando comparados à intubação traqueal. Essas características podem permitir recuperação mais rápida.

É preciso lembrar que, ao tirar a consciência do paciente, o anestesiologista torna-se responsável por tudo que venha a ocorrer com ele; portanto, cumpre ficar sempre atento a seu posicionamento na mesa cirúrgica, à monitoração da temperatura, além das recomendações dos conselhos disciplinadores.

Em qualquer técnica anestésica a ser utilizada para a realização de cirurgia plástica, é de fundamental importância o conhecimento do procedimento e de peculiaridades dele que possam interferir no ato anestésico. É da consulta pré-anestésica que sai o planejamento da melhor técnica para o paciente, tendo-se o cuidado de nunca descartar a anestesia geral. É recomendado que o anestesiologista esteja familiarizado com os procedimentos, tenha experiência com a técnica e conheça bem o perfil do paciente.

O processo de recuperação inicia-se na sala de cirurgia, ao término do procedimento, concluindo-se com o retorno do paciente a seu estado fisiológico pré-operatório.[5,7-10,12-15]

No Brasil, o CFM, com a Resolução 1886/2008, regulamenta a alta para o domicílio (SRPA II para casa), que prevê:

- orientação no tempo e espaço;
- estabilidade dos sinais vitais há, pelo menos, 60 min;
- ausência de náuseas e vômitos;
- ausência de dificuldade respiratória;
- capacidade de ingerir líquidos;
- capacidade de locomoção como antes, se a cirurgia o permitir;
- sangramento ausente ou mínimo;
- ausência de dor importante;
- ausência de retenção urinária.

Outro fator importante, na recuperação do paciente de cirurgia plástica, é o controle da dor e de náuseas e vômitos pós-operatórios (NVPO).

O controle da dor deve ser feito com técnica multimodal de analgesia, utilizando-se, sempre que possível, técnicas de bloqueios, infiltrações de feridas com anestésicos locais, analgésicos comuns (dipirona, paracetamol), AINE e, se necessário, opioides em doses tituladas. O uso associado de dexametasona potencializa a analgesia dos AINE.

Náuseas e vômitos estão entre os efeitos adversos mais comuns associados à anestesia e cirurgia. Esses sintomas estão entre as experiências mais desagradáveis associadas à cirurgia e entre as principais causas de insatisfação do paciente no período pós-operatório.[10] A identificação de pacientes sob risco aumentado de NVPO é importante, e profilaxia deve ser feita nesses casos. A etiologia é multifatorial, decorrendo do comprometimento de diversos neurotransmissores em vias neurais específicas, incluindo vias serotoninérgicas, dopaminérgicas, histaminérgicas e colinérgicas, ato que reflete a grande quantidade de fármacos disponíveis para profilaxia e tratamento. Por esses motivos, várias combinações são propostas, tanto para profilaxia como para o tratamento, devendo o anestesiologista escolher a que traz melhores resultados.

Concluindo, podemos afirmar que as técnicas anestésicas utilizadas para procedimentos em cirurgias plásticas, em regime ambulatorial, são seguras. A tendência mundial é que pacientes cada vez mais se beneficiem do regime de curta permanência hospitalar.

SELEÇÃO DE PACIENTES

Anamnese

A seleção adequada do paciente para a realização de uma cirurgia plástica em nível ambulatorial começa na primeira consulta. Os antecedentes pessoais, a história familiar e os antecedentes cirúrgicos devem ser minuciosamente investigados e devidamente registrados, com particular atenção ao uso de tabaco (tabagismo?), medicação crônica (especialmente hormônios ginecológicos orais), alergia (a medicamentos, látex, fitas adesivas e esparadrapo), buscando fatores que possam predispor a complicações per- e pós-operatórias. É fundamental estabelecer o risco do paciente para trombose venosa profunda (TVP). Exames pré-operatórios de rotina e avaliação cardiológica de risco cirúrgico devem atestar o estado de higidez do candidato à cirurgia plástica ambulatorial.

O exame físico é essencial para registrar as condições gerais – idade, peso, altura e avaliação dos sinais vitais do paciente.

O diagnóstico e tratamento proposto devem ficar claramente estabelecidos, bem como a estimativa da duração do procedimento cirúrgico.

Idade

Os dados de trabalhos conduzidos em ambulatórios cirúrgicos hospitalares são conflitantes em relação à idade como fator para o aumento do risco de cirurgias ambulatoriais. Alguns estudos documentaram discreto aumento do risco de internações não programadas pós-cirurgias ambulatoriais, em pacientes idosos (65 anos ou mais), enquanto outros estudos não encontraram efeitos da idade em admissões hospitalares não programadas ou complicações pós-operatórias. Embora alguns dados ilustrem que idosos podem apresentar modesto aumento no risco de complicações per- e pós-operatórias, este não é alto o suficiente para, isoladamente, constituir contraindicação para a cirurgia ambulatorial.[5]

Índice de Massa Corporal

O paciente obeso (IMC igual ou superior a 30 kg/m^2), além de comorbidades, apresenta risco aumentado de falha nos bloqueios anestésicos regionais, de infecção, de internamentos hospitalares não programados e de complicações, especialmente respiratórias. A obesidade aumenta também o risco de trombose venosa profunda.

A cirurgia plástica ambulatorial para obesos deve limitar-se a procedimentos rápidos com sedação superficial. Intervenções maiores, com níveis de anestesia mais profundos, são mais seguras se realizadas com internação hospitalar.[5]

Apneia Obstrutiva do Sono

Embora os dados disponíveis na literatura sejam insuficientes para contraindicar a cirurgia ambulatorial em pacientes com apneia obstrutiva do sono, orientações da ASA são de que tais indivíduos correm risco maior para obstrução de vias aéreas e depressão respiratória, o que pode significar maior permanência pós-operatória e monitoração.

Em recente pesquisa, 84% dos membros da Sociedade Canadense de Anestesia concordam que os portadores de apneia não devem realizar cirurgias ambulatoriais sob anestesia geral.[5]

Estado Físico

A Resolução 1886/2008 do Conselho Federal de Medicina[4] estabelece que os pacientes passíveis de serem submetidos a cirurgia com internação de curta permanência são os classificados nas categorias ASA I e

ASA II da American Society of Anesthesiologists (1962). Trabalhos americanos atestam a segurança de procedimentos ambulatoriais para pacientes classificados nas categorias de ASA I a ASA III. Abaixo explicitados:

- *ASA I* – pacientes sem transtornos orgânicos, fisiológicos, bioquímicos ou psicológicos; a enfermidade que necessita de intervenção é localizada e não gera transtornos sistêmicos;
- *ASA II* – pacientes apresentam pequenos ou moderados transtornos gerais, seja pela enfermidade sob intervenção, seja por outra (p. ex., enfermidade cardíaca leve, diabetes leve ou moderado, anemia, hipertensão compensada, idades extremas e obesidade).
- *ASA III* – pacientes com doença sistêmica ou múltiplas doenças sistêmicas leves, diabetes grave com complicações vasculares, moderado a grave grau de insuficiência pulmonar, angina de peito ou enfarte do miocárdio cicatrizado.

DESCRIÇÃO SUMÁRIA DOS PROCEDIMENTOS AMBULATORIAIS MAIS REALIZADOS EM CIRURGIA PLÁSTICA

Rinoplastia

O nariz, por ser órgão único e saliente na face, desempenha papel estético de grande importância para o indivíduo, tendo caráter funcional – é responsável pelo aquecimento, umidificação e filtração do ar. Sua abordagem requer conhecimento profundo da anatomia nasal e fisiologia da respiração.

O nariz é composto de estruturas ósseas e cartilaginosas, divididas, didaticamente, em três zonas (Joseph), que são numeradas no sentido craniocaudal de I a III, sendo a zona I constituída pelos ossos nasais; a II, pelas cartilagens triangulares; e a zona III, pelas cartilagens alares, correspondendo à ponta nasal (Figura 49.4).

Na avaliação pré-operatória, alguns pontos estéticos devem ser considerados, devendo-se levar em conta o tipo físico, o sexo, os traços raciais e o bom-senso. O resultado almejado deve ser um nariz harmonioso e em equilíbrio com outras estruturas faciais.

A anestesia pode ser local (com sedação), ou geral. Para infiltração nasal, utiliza-se associação com adrenalina em proporções de 1:120.000.

A abordagem cirúrgica compreende o tratamento do dorso nasal (zonas I e II), tratamento da ponta (zona III), encurtamento (zona III) e estreitamento (zona I).

As vias de acesso podem ser por incisões internas (rinoplastia clássica) ou com incisões externas, aplicadas na columela (exorrinoplastia), possibilitando ampla vi-

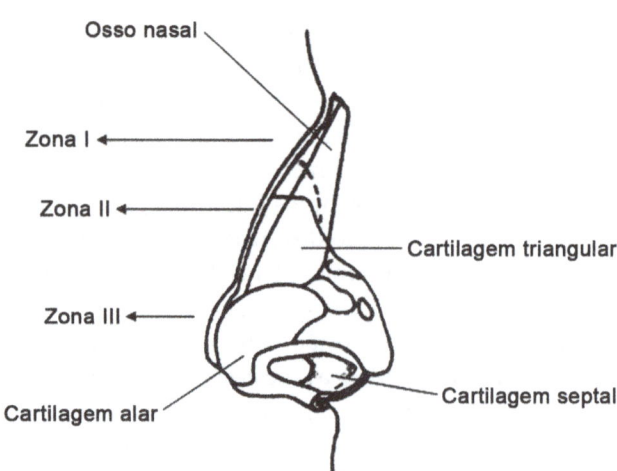

Figura 49.4 Anatomia nasal demonstrando as zonas de Joseph, as estruturas ósseas e as cartilagens nasais.

são e abordagem da ponta nasal ou da asa nasal, para sua redução (Figura 49.5).

No pós-operatório, moldes rígidos, como o gesso, são usados para imobilização nasal, seguidos por curativos com fitas microporosas por 30 dias.

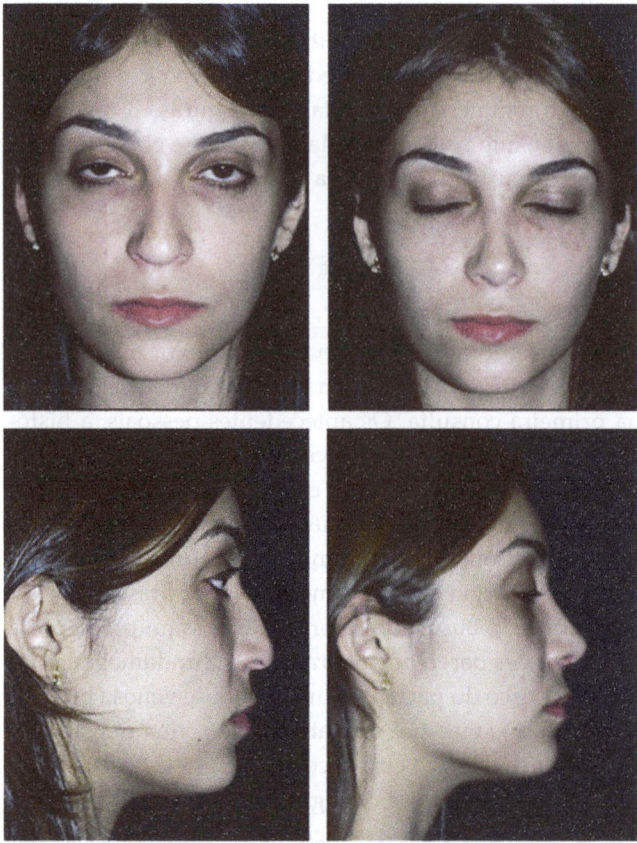

Figura 49.5 Pré- e pós-operatório de rinoplastia realizada sob anestesia local e sedação.

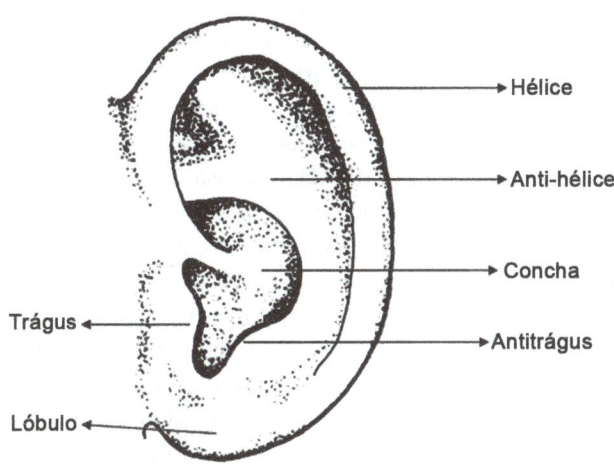

Figura 49.6 Anatomia da orelha.

Otoplastia

Orelha em abano é o defeito congênito mais comum das orelhas. Anatomicamente, caracteriza-se por apagamento da anti-hélice e aumento do ângulo cefaloconchal, além de outras alterações estruturais. Seu desenvolvimento completa-se até os 7 anos de idade, quando, em idade escolar, as crianças são vítimas de *bullying* (chacotas, apelidos etc.), podendo interferir em seu convívio social. Estatisticamente, tal cirurgia é mais realizada entre os 5 e 15 anos de idade.

A orelha apresenta eminências e depressões que, anatomicamente, podem ser classificadas em: concha, anti-hélice, hélice, trágus, antitrágus e lóbulo (Figura 49.6).

O tratamento cirúrgico da orelha em abano consiste na moldagem da anti-hélice com diminuição do ângulo escafoconchal e na abordagem da concha para diminuição do ângulo cefaloconchal. Várias técnicas são descritas e consistem em uma abordagem retroauricular, com incisões e ressecções cartilaginosas, seguidas de pontos para confecção da futura anti-hélice e correção da deformidade conchal. Anestesia geral é utilizada em crianças e local com sedação em adultos (Figuras 49.7 e 49.8).

Blefaroplastia

A blefaroplastia é a cirurgia indicada para corrigir alterações estético-funcionais das pálpebras. Dermatocalase (*derma* = pele; *chalasis* = relaxamento) é a afecção cirúrgica palpebral mais frequente na cirurgia plástica. Ela pode apresentar-se nos indivíduos jovens ou adultos, individualmente ou associada à protrusão das bolsas gordurosas palpebrais. Podem ocorrer também, principalmente nos indivíduos jovens, abaulamentos palpebrais decorrentes das bolsas gordurosas, sem flacidez cutânea concomitante.

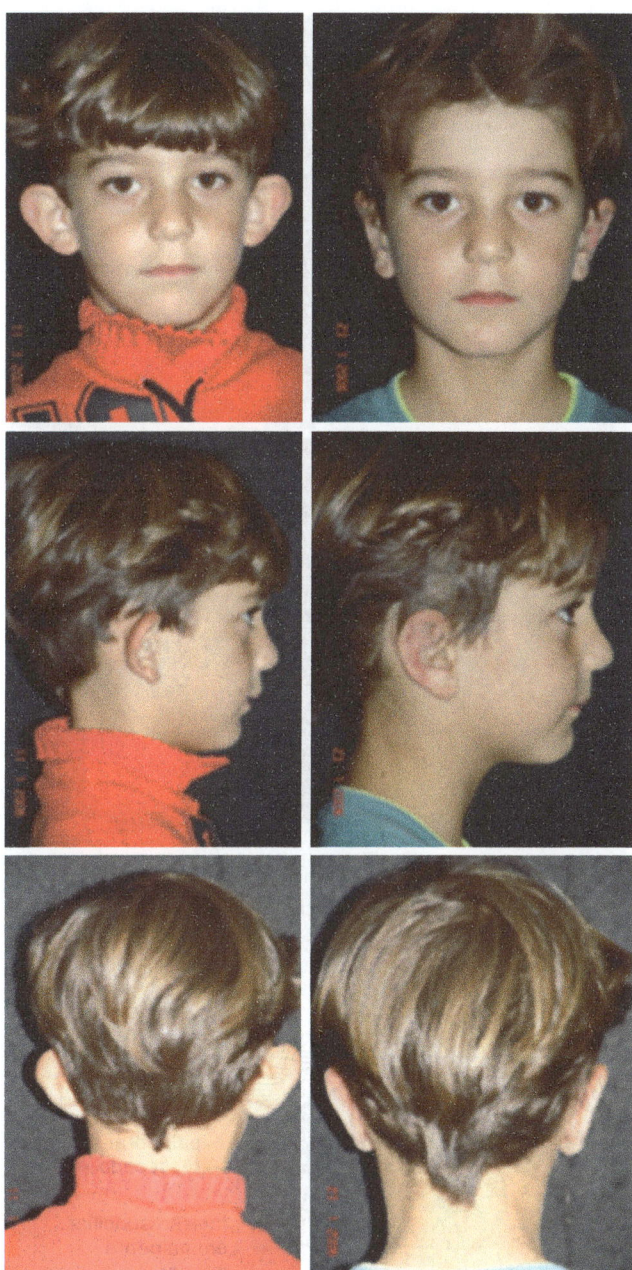

Figura 49.7 Pré- e pós-operatório de otoplastia realizada em criança sob anestesia geral.

As blefaroplastias são consideradas cirurgias de médio porte e devem ser realizadas em ambiente cirúrgico, com a participação de anestesiologista, monitoração do paciente e equipe cirúrgica completa. A anestesia pode ser local (com sedação), ou geral, e utiliza-se solução com adrenalina para minimizar sangramentos. Após a cirurgia, o paciente é mantido em observação por algumas horas e liberado para o domicílio, com orientações de compressas geladas por 72 h. A retirada dos pontos é realizada entre os segundo e terceiro dias, e fitas microporosas são mantidas até o sétimo dia (Figura 49.9).

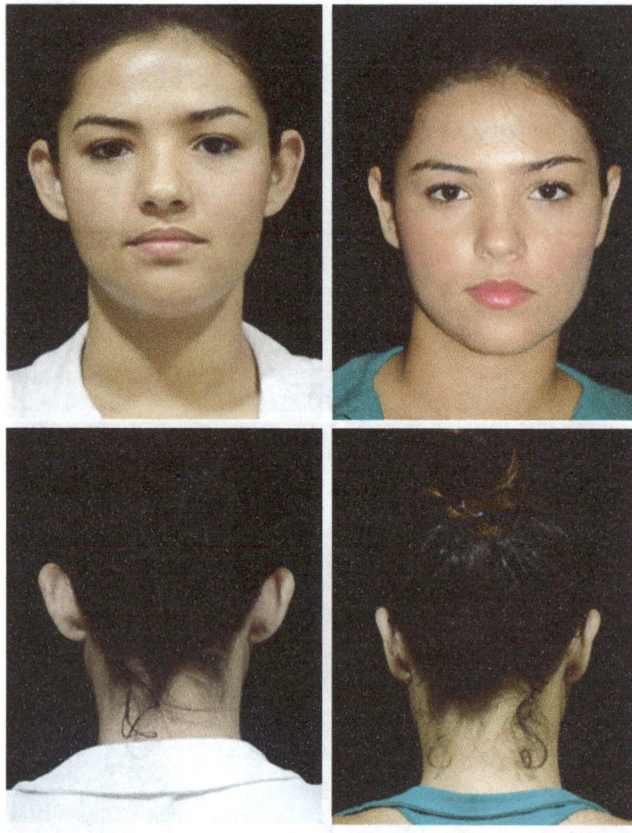

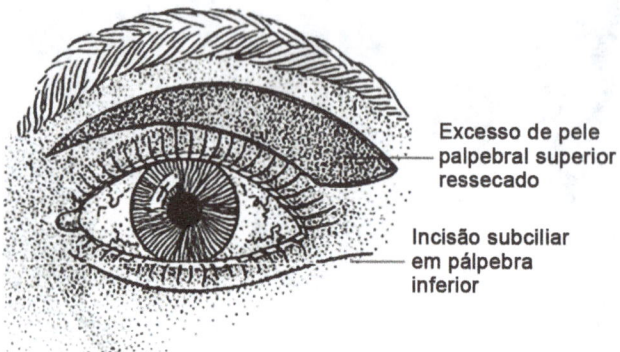

Figura 49.8 Pré- e pós-operatório de otoplastia realizada em adulto sob anestesia local e sedação.

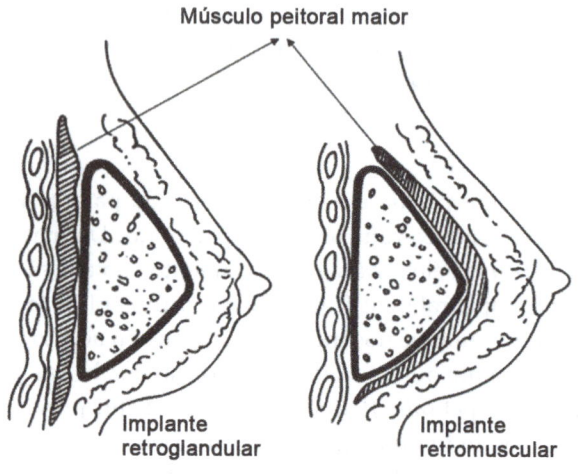

Excesso de pele palpebral superior ressecado

Incisão subciliar em pálpebra inferior

Figura 49.9 Marcação operatória na blefaroplastia clássica.

Aumento Mamário

A mama é considerada, para a mulher, órgão de máxima feminilidade, sendo importante para o seu equilíbrio psicossocial. Em termos anatômicos, o tamanho médio de cada mama é de 200 a 300 g, podendo elevar-se para 500 g no período de lactação. Teoricamente, a hipomastia é classificada quando se encontram valores abaixo desses limites, mas influências sociais, culturais e pessoais devem ser levadas em conta.

Com o objetivo de restaurar a harmonia corporal, pacientes vêm procurando o uso de materiais inertes para o aumento mamário, e, a partir de 1963, com o advento dos implantes mamários de gel de silicone, preconizados por Cronin e Gerow, a correção da hipoplasia mamária tornou-se mais difundida. Além dessa indicação, o uso do implante mamário de silicone também tem sido utilizado para sequelas de mamoplastias, amastias uni- ou bilaterais, ptoses mamárias e sequelas pós-mastectomias.

As próteses mamárias de silicone mais utilizadas no mercado, atualmente, são as de superfície texturizada, podendo também ser empregadas as de superfície lisa ou de poliuretano. Quanto ao perfil, os implantes podem ser alto, moderado ou baixo, e, quanto à forma, as próteses mamárias podem ser redondas ou anatômicas (cônicas).

Quanto à técnica cirúrgica, as vias de acesso podem ser transaxilar, transareolomamilar, periareolar, inframamária ou abdominal (Figura 49.10), e as próteses podem ser colocadas em espaços retroglandulares ou retromusculares (Figura 49.11). A anestesia pode ser local (com

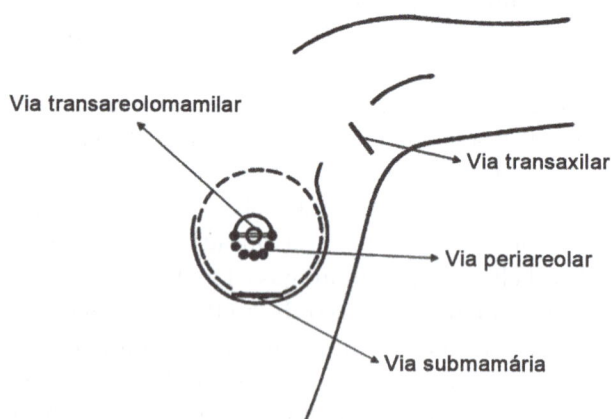

Via transareolomamilar

Via transaxilar

Via periareolar

Via submamária

Figura 49.10 Principais vias de acesso nas mamoplastias de aumento.

Músculo peitoral maior

Implante retroglandular

Implante retromuscular

Figura 49.11 Localizações dos implantes mamários.

sedação), bloqueio intercostal, ou geral. O ato operatório deve ser cercado de assepsia rigorosa, pois uma infecção pode determinar futura eliminação da prótese. Deve-se proceder à cuidadosa hemostasia e ao fechamento da ferida por planos.

As complicações mais frequentes incluem:

- *Hematoma:* dor, aumento de volume mamário e equimose fazem suspeitar de hematoma. Se pequeno, o tratamento é expectante e, se volumoso, é necessária a reintervenção para limpeza da loja cirúrgica.
- *Seroma:* quando volumoso, necessita-se de punções aspirativas.
- *Infecção:* bastante rara, manifesta-se por edema, desconforto, secreção seropurulenta e extrusão da prótese. A retirada do implante geralmente é necessária, associada ao tratamento com antibióticos (antibioticoterapia), sendo a prótese recolocada depois de 3 a 6 meses.
- *Exposição da prótese:* ocorre em casos excepcionais, tendo como causas usuais infecção ou tensão excessiva na sutura.
- *Ruptura do implante:* pode ser devido a trauma prévio, manobras de capsulotomia fechada ou longa permanência do implante, sendo a forma assintomática a mais frequente.
- *Assimetria mamária:* pode ser devida a descolamentos assimétricos das lojas, uso de implantes de tamanhos diferentes ou contraturas capsulares.
- *Hipossensibilidade:* pequena hipossensibilidade transitória pode ocorrer, mas a lesão de ramo nervoso no quarto espaço intercostal pode levar à insensibilidade definitiva da aréola e mamilo.
- *Enfisema subcutâneo:* pode ocorrer devido à dissecção da loja retroglandular, mas a dissecção retromuscular pode levar a pneumotórax iatrogênico.
- *Contratura capsular:* reação típica à de um corpo estranho pode levar à contratura da cápsula periprotética, determinando dor local, endurecimento ou deformidade mamária.

Estudos demonstram que o uso de próteses mamárias não aumenta o risco de câncer de mama. Recomenda-se que o acompanhamento deva ser anual nas pacientes assintomáticas, por meio de exame clínico e imaginológico, com objetivo da detecção precoce do câncer de mama e da ruptura assintomática das próteses (Figuras 49.12 e 49.13).

Mamoplastia Redutora

A redução mamária é operação praticada desde os primórdios da cirurgia plástica por motivos funcionais e,

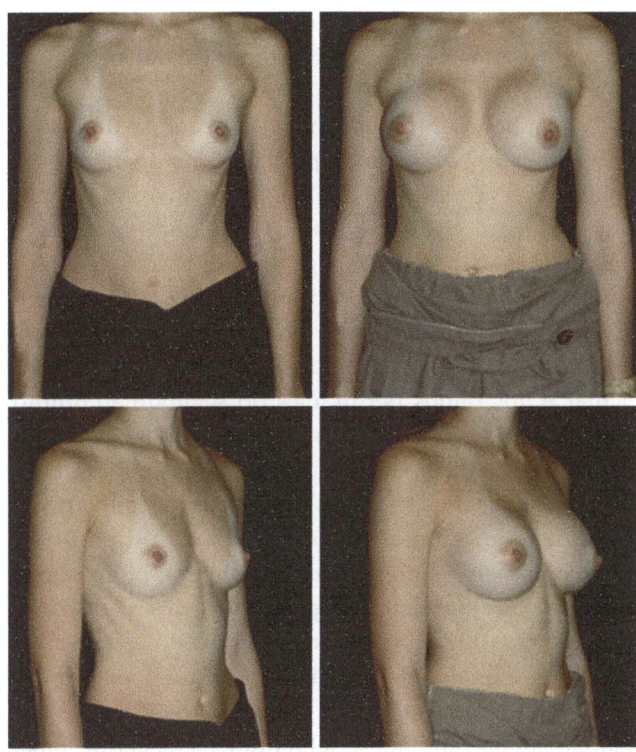

Figura 49.12 Pré- e pós-operatório de mamoplastia de aumento com uso de implante mamário redondo e localização retromuscular, realizada sob anestesia geral.

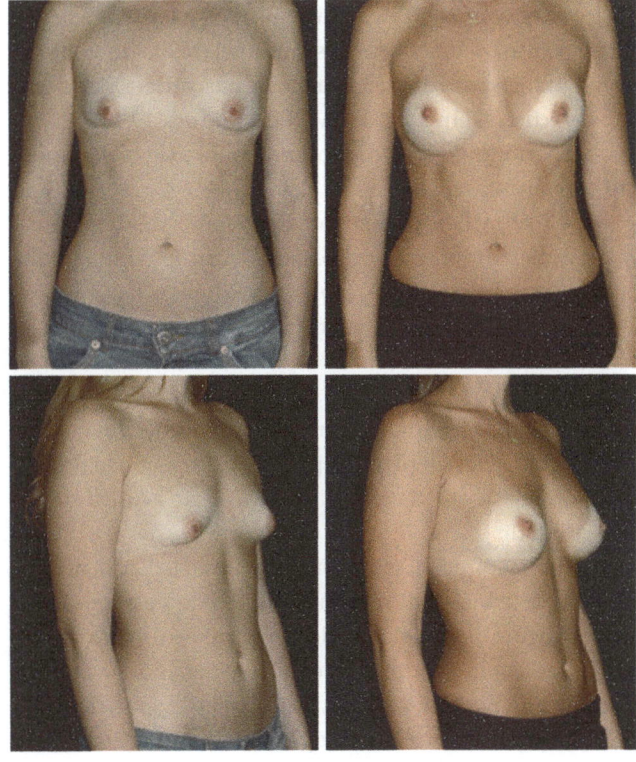

Figura 49.13 Pré- e pós-operatório de mamoplastia de aumento com uso de implante mamário de perfil anatômico e localização retroglandular subfascial, realizada sob bloqueio intercostal e sedação.

posteriormente, para fins estéticos. Numerosas técnicas são empregadas para esse fim, com resultados e cicatrizes variáveis.

O conhecimento anatômico da irrigação da mama é de grande importância no planejamento operatório. A circulação é proveniente das artérias mamária internas, torácica lateral e intercostais, determinando a nutrição glandular e cutânea. A drenagem venosa apresenta muitas anastomoses sem padrão muito definido, mas que acompanham os pedículos arteriais. A inervação mamária deriva do plexo cervical, por meio do ramo supraclavicular e dos ramos perfurantes do segundo ao quinto nervos intercostais, sendo o quarto ramo responsável pela inervação da aréola.

As indicações cirúrgicas podem ser por hipertrofia mamária, que cause alterações funcionais ou posturais ou por motivos estéticos, como assimetria, ptose ou hipertrofia não sintomática. A paciente deve ser advertida sobre a necessidade de cicatrizes, podendo estas ser de tamanhos e qualidades variáveis. No pré-operatório, a paciente deve ser estudada quanto a possíveis doenças mamárias concomitantes, sobretudo naquelas de faixa etária mais avançada.

A anestesia é indicada conforme cada caso ou preferência da equipe, mas pode ser por bloqueio intercostal, peridural ou geral.

As técnicas cirúrgicas são diversas e baseiam-se em incisões, ressecções e fixações variadas do tecido glandular, e em incisões cutâneas que geram cicatrizes periareolares, verticais, em L ou T invertido (Figura 49.14).

O período de internação raramente exige 24 h, mesmo com anestesia geral.

Complicações podem ocorrer, como deiscência de suturas, hematomas, infecções, cicatrização de má qualidade, necrose de pele e complexo areolomamilar, hipoestesias ou mau resultado estético.

Abdominoplastia

Na avaliação clinicocirúrgica do abdome, deve-se levar em conta três elementos: pele, gordura e musculatura anterior. A escolha da técnica irá variar de acordo com a deformidade.

A lipoaspiração, como procedimento isolado, limita-se aos pacientes com mínima flacidez de pele e musculatura e acúmulos variados de gordura. As áreas a serem aspiradas são marcadas com o paciente em pé, e a anestesia utilizada poderá ser local, peridural ou geral, de acordo com a quantidade a ser aspirada. A aspiração deverá ser feita em camada profunda com cânulas finas (3 a 4 mm), em túneis entrecruzados. É preciso que seja feita de maneira uniforme, de modo a evitar acúmulos residuais de gordura.

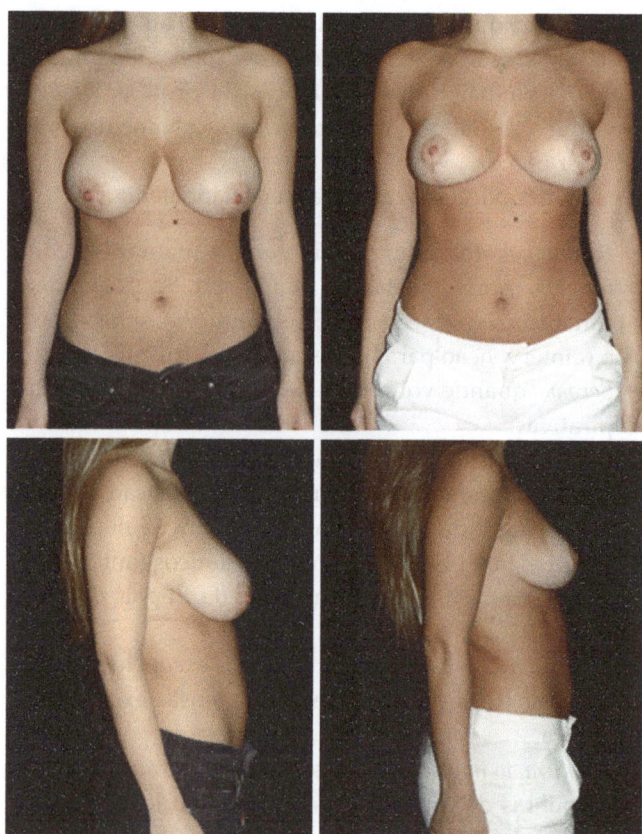

Figura 49.14 Pré- e pós-operatório de mamoplastia redutora, realizada sob bloqueio intercostal e sedação.

Pacientes com flacidez cutânea limitada ao abdome inferior, que não pode ser corrigida somente com lipoaspiração, precisam ser tratados com a abdominoplastia com cicatriz reduzida – ressecção de um pequeno fuso de pele na região suprapúbica –, associada à lipoaspiração. O descolamento suprafascial na linha mediana permitirá a correção da diástase dos músculos retos, se assim indicado.

A abdominoplastia clássica é destinada a pacientes com pronunciada flacidez de pele, diástase dos músculos retos abdominais e acúmulo variado de gordura. A incisão é marcada na região suprapúbica e segue uma dobra natural da pele abdominal. O retalho é então descolado superiormente até o nível do apêndice xifoide, mantendo o umbigo preso à aponeurose, após sua desinserção da pele. Procede-se à plicatura mediana dos músculos retos abdominais e à ressecção do excesso de pele e tecido gorduroso, após tração inferior do retalho. A sutura é feita por planos, e o umbigo, após sua exteriorização, é reinserido na pele (Figura 49.15). O paciente é estimulado a deambular no dia seguinte, e o retorno às atividades físicas se dará após 30 dias (Figura 49.16).

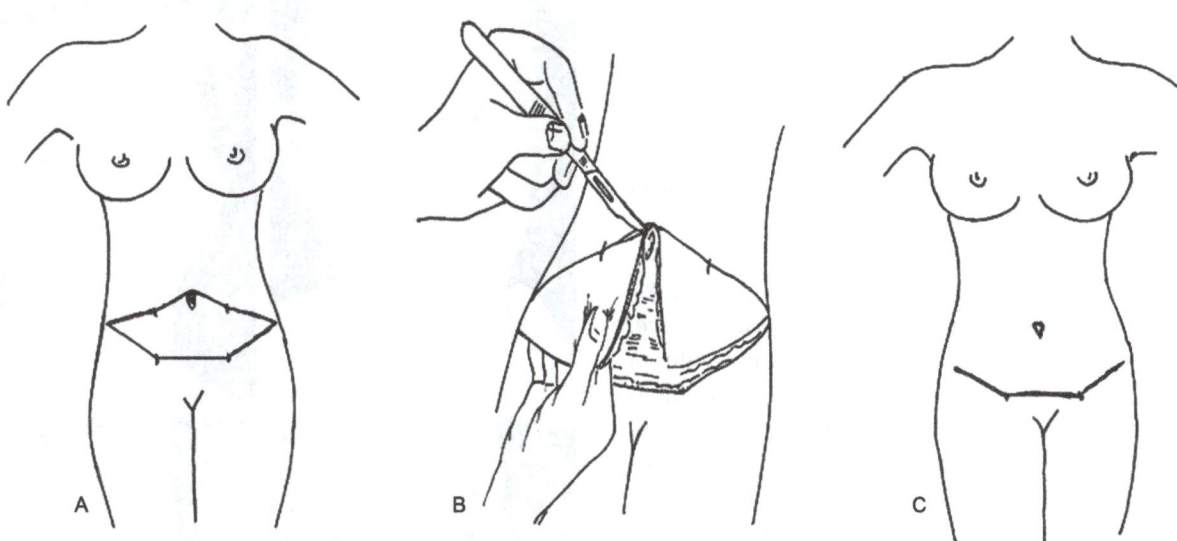

Figura 49.15 (**A**) Marcação de segmento de pele a ser ressecado na abdominoplastia clássica; (**B**) tração inferior do retalho dermo-gorduroso para ressecção do seu excesso; (**C**) umbigo após exteriorização, reinserido à pele, e cicatriz bem posicionada em região suprapúbica seguindo uma dobra natural do abdome.

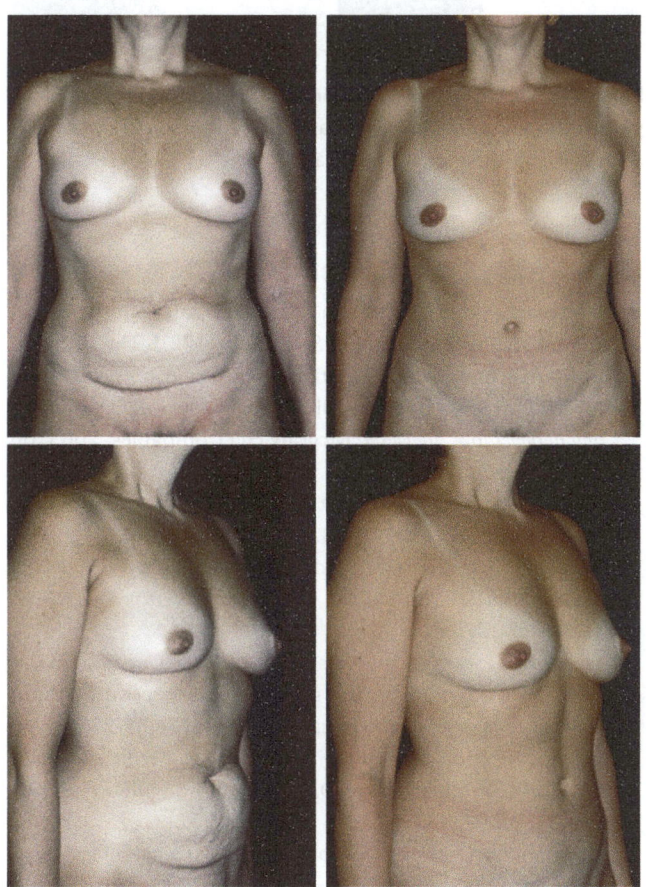

Figura 49.16 Pré- e pós-operatório de abdominoplastia clássica realizada sob anestesia peridural e alta hospitalar no dia seguinte, com menos de 24 h de internação.

Ritidoplastia

Atualmente, muitos são os procedimentos que visam o rejuvenescimento facial, sejam eles cirúrgicos ou não. A ritidoplastia é um procedimento cirúrgico que visa restaurar a harmonia facial deteriorada pelo efeito do tempo.

O envelhecimento manifesta-se por relaxamento dos tecidos moles e perda do equilíbrio entre os ossos, músculos, gordura e pele, com mudanças relacionadas com volume, forma, posição e consistência.

Na região frontal, a indicação primária mais comum para a cirurgia de rejuvenescimento é a ptose dos supercílios e canto lateral das pálpebras superiores. Os procedimentos cirúrgicos mais amplamente utilizados para a região frontal são:

• *Ritidoplastia frontal clássica* – é procedimento realizado por meio de uma incisão coronal, que se estende da implantação do polo superior da orelha de um lado até o outro, a uma distância de 7 cm a 9 cm da linha capilar anterior. A anestesia pode ser local, com sedação endovenosa, ou geral. Após o levantamento do retalho, sendo mais comumente usado o plano subgaleal, procede-se à miotomia dos músculos corrugadores, do prócero e dos ventres dos frontais. Em seguida, o retalho é tracionado superiormente e removido seu excesso.

• *Ritidoplastia frontal endoscópica* – com o auxílio de um endoscópio, e por meio de três a cinco pequenas incisões no couro cabeludo e descolamento subperiostal, realiza-se a desinserção dos supercílios dos planos profundos e o tratamento da musculatura depressora (próceros, corrugadores e depressor do supercílio). Após, realiza-se a fixação da cauda do supercílio, por pontos, à fáscia temporal profunda, sem a retirada de pele. A principal vantagem dessa técnica é a ausência da incisão coronal e suas possíveis consequências.

Na região cervicofacial, o objetivo principal é corrigir as deformidades do pescoço e porção inferior da face. As estruturas anatômicas profundas mais importantes, a serem tratadas cirurgicamente, são o sistema musculoaponeurótico superficial (SMAS) e o músculo platisma. O platisma é um músculo par, plano, localizado nas regiões laterais do pescoço, com origem na região torácica e ascensão em direção à face, inserindo-se na comissura labial, mandíbula e entrecruzando-se com as fibras do platisma oposto. Superiormente, o músculo platisma continua com o SMAS, formando entidade anatômica única.

Tecnicamente, a abordagem cirúrgica dessa região consiste em descolamento cutâneo (Figura 49.17), tratamento das estruturas profundas (complexo SMAS-platisma) e tração da pele. A extensão do tratamento do SMAS varia, podendo ser desde sua plicatura até ressecções parciais ou descolamentos com trações. A abordagem do platisma consiste em ressecções, incisões e plicaturas em suas fibras mediais (Figura 49.18).

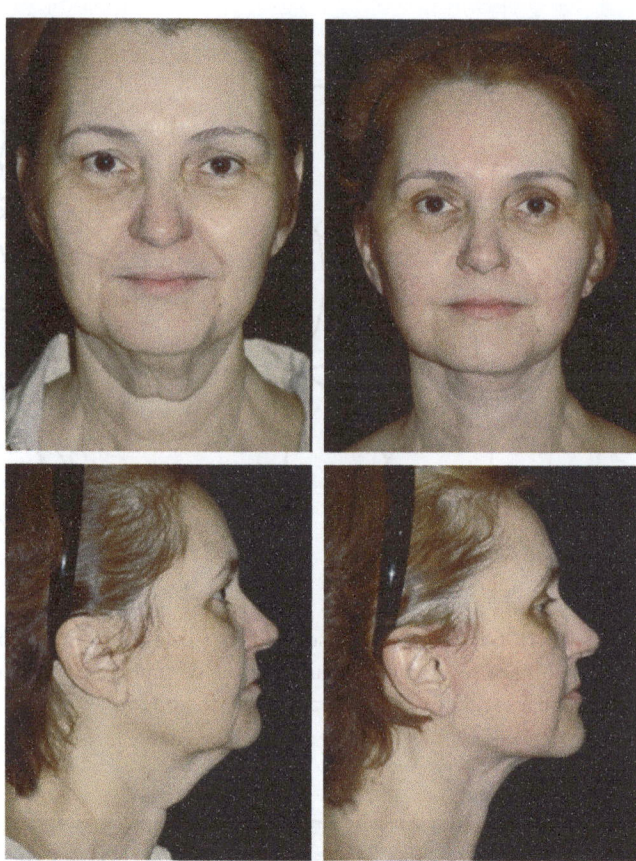

Figura 49.18 Pré- e pós-operatório de ritidoplastia cervicofacial para tratamento das bandas platismais e tração cutânea, realizada sob anestesia local e sedação.

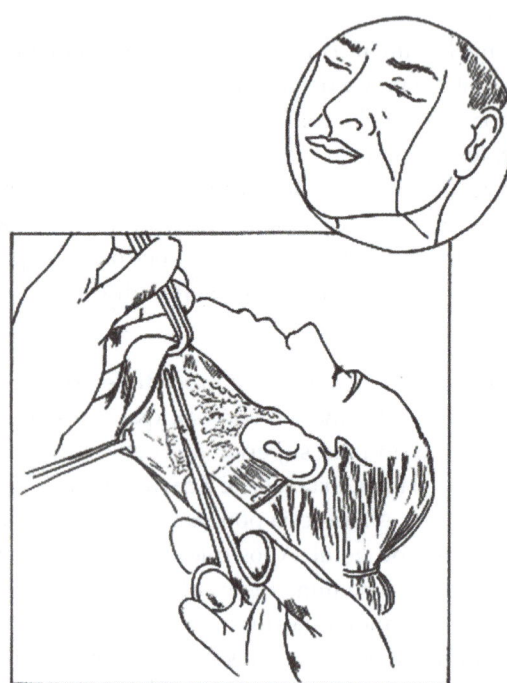

Figura 49.17 Ritidoplastia com incisão abrangendo a região temporal, pré-auricular, retroauricular e occipital para abordagem dos planos profundos e posterior tração cutânea.

Referências Bibliográficas

1. Horton JB, Janis JE, Rohrich RJ. Patient safety in the office--based setting. *Plast Reconstr Surg*, 2008; 122:1,21.
2. Lydia AC. Ambulatory anesthesia: then and now. *In:* Susan MS, Karen CN, Stephen MK. (eds.). *Ambulatory Anesthesia and Perioperative Analgesia*. Mcgraw Hill Companies, 2005, pp 3-8.
3. American Society of Aesthetic Plastic Surgery. *Cosmetic Surgery National Data Bank.* 2008.
4. Resolução do Conselho Federal de Medicina CFM 1886/2008. Publicada no D.O.U. em 21 de novembro de 2008, seção I, p 271.
5. Haeck PC, Swanson JA, Iverson RE *et al*. Evidence-based patient safety advisory: patient selection and procedures in ambulatory surgery. *Plast Reconstr Surg* 2009; *124*:65-275.
6. Resolução do Conselho Federal de Medicina CFM 1670/2003. Publicada no D.O.U. em 14 de julho de 2003, seção I, p 78.
7. Cangiani LM. Anestesia ambulatorial. *In:* Cangiani LM, Posso IP, Potério GMB *et al. Tratado de Anestesiologia SAESP*, 6ª ed. São Paulo: Atheneu 2006, pp 1403-33.
8. Cangiani LM. *Anestesia Ambulatorial*. Rio de Janeiro: Atheneu, 2002.

9. Diannel LS. Ambulatory anesthesia for cosmetic surgery. *In:* Susan MS, Karen CN, Stephen MK. *Ambulatory Anesthesia Perioperative Analgesia.* Mcgraw Hill Companies, 2005, pp 311-20.

10. Fleisher LA. *Evidence-Based Practice of Anesthesiology*, 2nd ed. Philadelphia: Elsevier, 2009.

11. Perrot DH, Yuen JP, Anderden RV *et al.* Office-based ambulatory anesthesia: outcomes of clinical practice of oral and maxilofacial surgeons. *J Oral Maxillofac Surg,* 2003; *61:*983-5: discussion 995-6.

12. Song D, Joshi GP, White PF. Fast-track eligibility after ambulatory anesthesia: a comparison of desflurane, sevoflurane and propofol. *Anesh Analg,* 1998; *86*(2):267-72.

13. Gan TJ, Meyer T, Apfel C *et al.* Consensus guidelines for managing postoperative nausea and vomiting. *Anesth Analg,* 2003; *97*:62-71.

14. Porto AM. Critérios de alta. *In:* Cangiani LM. *Anestesia Ambulatorial.* São Paulo: Atheneu, 2001, pp 323-6.

15. Liu SS. Effects of bispectral índex monitoring on ambulatory anesthesia: a meta-analysis of randomized controlled trials and a cost analysis. *Anesthesiology,* 2004; *101*:311-5.

Índice Remissivo